《伤寒论》《金匮要略》成书年代考证

申洪砚　编著

中医古籍出版社

Publishing House of Ancient Chinese Medical Books

图书在版编目（CIP）数据

《伤寒论》《金匮要略》成书年代考证/申洪砚编著 . —北京：中医古籍出版社，2019. 12
ISBN 978-7-5152-1896-0

Ⅰ.①伤… Ⅱ.①申… Ⅲ.①《伤寒论》-研究 ②《金匮要略方论》-研究

Ⅳ.①R222

中国版本图书馆 CIP 数据核字（2020）第 006923 号

《伤寒论》《金匮要略》成书年代考证

申洪砚 编著

责任编辑 孙志波
封面设计 韩博玥
出版发行 中医古籍出版社
社　　址 北京东直门内南小街 16 号（100700）
电　　话 010-64089446（总编室）010-64002949（发行部）
网　　址 www.zhongyiguji.com.cn
印　　刷 北京中献拓方科技发展有限公司
开　　本 880mm×1230mm 1/16
印　　张 64
字　　数 1716
版　　次 2019 年 12 月第 1 版 2019 年 12 月第 1 次印刷
书　　号 978-7-5152-1896-0
定　　价 384.00 元

前　言

本书主要探讨《伤寒论》和《金匮要略》的成书年代问题。《金匮要略》的成书年代，根据宋林亿等之《金匮要略方论序》及宋本《伤寒论》国子监之牒文、明吴迁本《金匮要略》国子监之牒文等，应该不难界定。但对于《伤寒论》成书年代的界定，却是迷雾重重，误区不一。

张仲景的名字常常和《伤寒论》一书产生认识误区。张仲景是汉代民间传说的名医，史书无载。但自晋代以来，直至唐代，相继出现了多种冠名张仲景的书，《伤寒论》就是其中的一部。根据本书作者的考证，《伤寒论》是一本成书于唐代（公元730年左右）的书，自然不会是汉代的张仲景所撰。因为《伤寒论》冠上了张仲景的名字，所以人们一提起张仲景，就不由地联系到了《伤寒论》，并误认为该书为汉代之作了。

冠名张仲景的书，远比冠名华佗的书为多。如：《张仲景方》、《张仲景杂方》、《张仲景诸要方》、《张仲景辨伤寒》、《张仲景疗妇人方》、张仲景《金匮玉函经》、张仲景《五脏荣卫论》、张仲景《五脏论》、《张仲景口齿论》、《张仲景药辨诀》、张仲景《脉经》、张仲景《疗黄经》等。甚至连一些名、效方剂，也要冠上张仲景的名字以一睹为快。例如：张仲景八味肾气丸、张仲景三黄汤、张仲景青龙汤、张仲景飞尸走马汤、张仲景三物备急丸等。《诸病源候论·卷六》引皇甫谧语："寒食药者，世莫知焉。或言华佗，或曰仲景。"名、效方剂不知出处，就要冠上名人之名，以增强其影响力。

其实，冠名张仲景的方书，并不是《伤寒论》的前身，它们和《伤寒论》也没有太大的联系。从晋代开始，冠名张仲景的方书就开始出现了。《经方小品》（《小品方》）自序："《张仲景辨伤寒并方》有九卷。""《张仲景杂方》有八卷。""右十六件，皆是《秘阁四部书目录》所载录者。"

到了宋代，《张仲景方》仍存世。宋淳祐九年（1249）之《重修政和经史证类备用本草》一书的参用书目中，就有《张仲景方》一书。可见冠名张仲景的方书，流传了近千年。冠名张仲景的方书虽然不少，但这都不是《伤寒论》，《伤寒论》也不是以《张仲景方》为基础编撰出来的。

《伤寒论》是在其前的《备急千金要方》《千金翼方》《金匮玉函经》《金匮玉函

要略方》《脉经》等书对于伤寒病的认识、论证、治疗、概括精华等成果的基础上才得以问世的。这些书中，之所以仅提"仲景"或"张仲景"之名，而只字不提《伤寒论》，正是因为这些书的成书时间均在《伤寒论》之前，他们看不到也听不到《伤寒论》这一书名，所以自然不会提及《伤寒论》了。而张仲景之名，与《伤寒论》一书，并不能相提并论。

唐代之前流传的一些张仲景的散在语言，其实并不是《伤寒论》之语，更不是《伤寒论》的遗文。例如：《备急千金要方·卷一》："仲景曰：凡欲和汤合药，针灸之法，宜应精思，必通十二经脉，知三百六十孔穴，荣卫气行，知病所在，宜治之法，不可不通。""张仲景曰：欲疗诸病，当先以汤荡涤五脏六腑，开通诸脉，治道阴阳，破散邪气，润泽枯朽，悦人皮肤，益人气血，水能净万物，故用汤也。"《金匮玉函经·卷一》："仲景曰：不须汗而强与汗之者，夺其津液，令人枯竭而死；又须汗而不与汗之者，使诸毛孔闭塞，令人闷绝而死；又不须下而强与下之者，令人开肠洞泄，便溺不禁而死；又须下而不与下之者，令人心内懊憹，胀满烦乱，浮肿而死；又不须灸而强与灸之者，令人火邪入腹，干错五脏，重加其烦而死；又须灸而不与灸之者，使冷结重水，久而弥固，气上冲心，无地消散，病笃而死。又须珍贵之药，非贫家野居所能立辨。是由怨嗟以为药石无验者，此弗之思也。"《近效方》："张仲景云：足太阳者，是膀胱之经也。膀胱者，是肾之腑也。而小便数，此为气盛，气盛则消谷，大便硬，衰则为消渴也。"《医心方·卷二十·治服石烦闷方》："张仲景云：解散发烦闷，欲吐不得，单服甘草汤方。""《张仲景方》云：黄芩汤，治散发腹内切痛方。""张仲景云：半夏汤，治散发，干呕不食饮方。"

此等引例之语，均不见于今之《伤寒论》，且风行服用"寒食散"，是晋代之事，张仲景是汉代人，怎么能为晋代解"寒食散"之毒去拟定治法方剂呢？显然上述的《张仲景方》，只是冠名张仲景的方书，其治疗方剂也非张仲景所为，而只是冠其名而已。

《伤寒论》是在以汗吐下作为伤寒病的治疗大法这一大环境下产生的书。没有汗吐下为治则这一大环境，是不会诞生出《伤寒论》的。从这一视角来看，汉代是不具备产生《伤寒论》这一条件的。最能体现汗吐下治则的书，首先集中出现在了唐代。例如《备急千金要方·卷九·伤寒上》中，孙思邈在伤寒病的治疗上，十分重视汗吐下治则，将"发汗散""发汗汤""发汗丸""宜吐""宜下""发汗吐下后"等列为纲领性的篇题，使伤寒篇通篇无处不体现出汗吐下治疗大法的存在。

再看《千金翼方·卷九·伤寒上》，更是说得明白："夫寻方之大意，不过三种，一则桂枝，二则麻黄，三则青龙。此之三方，凡疗伤寒不出之也。其柴胡等诸方，皆是吐下发汗后不解之事，非是正对之法。"孙思邈治伤寒，于汗吐下三法之中，更加推崇汗法。

《脉经·卷七》列汗吐下三法则为伤寒证治之纲，如："病不可发汗证第一、病可发汗证第二、病发汗以后证第三；病不可吐证第四、病可吐证第五；病不可下证第六、病可下证第七、病发汗吐下以后证第八。"

宋本《伤寒论》，沿承《千金翼方》《金匮玉函经》等汗吐下三法则之宗旨，汗吐下三大法则的应用，通篇无处不在。例如峻汗之麻黄汤、大青龙汤，缓汗之桂枝汤，轻汗之麻黄桂枝各半汤；峻吐之瓜蒂散，缓吐之栀子豉汤；峻下之大承气汤、缓下之小承气汤、润下之麻子仁丸等。在前人的基础上，《伤寒论》继承并进一步完善了汗吐下三大治疗法则，使其在伤寒病的治疗中，发挥了更有效、更重要的作用。

《外台秘要》是首部收载有《伤寒论》方剂的方书。在此之前，文献资料中看不到关于《伤寒论》一书的任何记载。《外台秘要》中收录的《伤寒论》资料，应该是《伤寒论》最原始的并且是最真实的版本。这为我们研究《伤寒论》的成书时间，奠定了重要的基础。至少可以说，《外台秘要》看到了真实的《伤寒论》，说明《伤寒论》成书时间距其不会太远。因为《外台秘要》前之任何方书均未提及过《伤寒论》。一本没有问世的书，大家自然是看不到的。

关于《伤寒论》的书名，《外台秘要》的引录只叫作"《伤寒论》"，宋人林亿等《伤寒论》序中也说"今先校定张仲景《伤寒论》十卷"。是《伤寒论》之书名本来就只叫作"《伤寒论》"，而不叫"《伤寒卒病论》"。由此可知，凡《伤寒论》书名中带有"卒病"二字者，皆唐末以后人所为。《伤寒论》自序中有"为伤寒卒病论合十六卷"一句，则此自序当为后人杜撰无疑。

《伤寒论》原本只论述证治伤寒病，与杂病无涉，而疟疾、黄疸、百合病、狐惑等诸多病候，在此书中并不视作"杂病"范畴来对待，而只是视为伤寒病的病候表现之一，是伤寒病证的一部分。这一点从《诸病源候论·卷八》伤寒病诸候以及《备急千金要方·卷十·伤寒下》等篇中就可以得到证明。"卒"是"急"义，而不是"杂（雜）"义，也就是说，《伤寒论》原本就不是伤寒杂病合论之书，而只是论治伤寒病的专书。杂病说的衍生和误说，只不过是后人所为罢了。

尽管《外台秘要》反映的是《伤寒论》的最初原貌，宋代林亿等校定的《伤寒论》并不与之相同，却与《千金翼方》《金匮玉函经》《脉经》等书有着高度的吻合性。这说明林亿等之宋本《伤寒论》，其参用的底本并不是《外台秘要》中收载的原始《伤寒论》，而是《千金翼方》《金匮玉函经》等书。

《伤寒论》本来是一本唐代的书，却被误为汉代之著作。因其辨证详备，选方精辟，临床应用效果良好，加之又冠上了张仲景的名字，更增加了其传播速度，扩大了其影响力，于是备受医家推崇，成了经典之作。

一斑之见，盼能起到抛砖引玉的作用。

本书的出版，得到了中医古籍出版社，特别是孙志波老师的大力支持，在此谨表示深切的感谢！

申洪砚

2017 年 3 月

目 录

第一章 《伤寒论》成书年代考证

第一节 《千金翼方》伤寒篇是宋本
《伤寒论》的原始底本

一、《千金翼方》时《伤寒论》尚未问世

《千金翼方》伤寒篇，指《千金翼方》第九卷、第十卷两卷。因其专门论述伤寒病之证治，故称其为伤寒篇。《千金翼方》为唐代医家孙思邈所撰，成书于公元682年。此时及其此前的文献，并没有记载或提及《伤寒论》一书。虽然此时文献记载张仲景的书已有多种，但都不是《伤寒论》，而全部都是托名，实际上并非张仲景所著。一些方书如《肘后方》《小品方》《古今录验方》《千金方》等，以及《本草经集注》《诸病源候论》等书，也不断提及张仲景的只言片语、个别方剂及其"仲景""张仲景"之名称，但这些都和《伤寒论》一书无直接联系。

张仲景虽是民间医生，正史不载，但在中医界名气之大，却有目共睹，比起华佗来，甚至有过之而无不及。所以，自晋代开始，直至唐代，不断有冠名张仲景的书出现。

张仲景，是东汉末年民间传说中的一位名医。其生平事迹，正史无载。如《汉书》《后汉书》《三国志》《晋书》等，均无张仲景之传记。根据多位学者考证，张仲景与华佗（145—208）为同时代人或略晚。据郭霭春《中国医史年表》，张仲景卒于公元211年。由此可知，从晋代开始，凡是冠名张仲景的书，均非张仲景所著。

最早提及"仲景"之名的是晋代葛洪的《抱扑子内篇》，该书卷五"至理篇"说："越人救虢太子于既殒，胡医活绝气之苏武，淳于能解颅以理脑，元化能刳腹以浣胃，文挚愆期以瘳危困，仲景穿胸以纳赤饼。此皆医家之薄技。"由此看出，在晋时的民间传说中，仲景的名气已与华佗（元化）、淳于意等相提并论了。

此外，传说的仲景医术，并不是伤寒病专项或者是精湛于辨证施方，而是与华佗的"刳腹"医技相类同的"穿胸"。

另外，葛洪也只字未提仲景有任何著作。葛洪博览群书，学识渊博，在《抱扑子内篇》中引经据典，甚至民间谚语都引用。仅在该书遐览篇中，就列出道经、符书等书目近三百种。是葛洪当时未听到也未见到仲景之书（包括书名），所以没有记载或提及。

值得一提的是，葛洪在《抱扑子内篇·卷十五·杂应篇》中，提到了华佗及其著作。葛洪说："余见戴霸、华他所集《金匮绿囊》，崔中书《黄素方》及《百家杂方》五百许卷。甘胡、吕傅、周始、甘唐通、阮河南等各撰集《暴卒备急方》，或一百十，或九十四，或八十五，或四十六。世人皆谓精悉，不可加也。余究而观之，殊多不备，诸急病其尚未尽，又浑漫杂错，无其条贯。有所寻按，不即可得。而治卒暴之候，皆用贵药，动数十种，自非富室而居京都者，不能素储，不可卒

辨也，又多令人以针治病，其灸法又不明处所分寸，而但说身中孔穴荣输之名，自非旧医备览《明堂流注偃侧图》者，安能晓之哉？余所撰百卷，名曰《玉函方》。皆分别病名，以类相续，不相杂错，其救卒三卷，皆单行径易，约而易验，篱陌之间，顾盼皆药。众急之病，无不毕备。家有此方，可不用医。"

葛洪当时见到了华佗《金匮绿囊》，崔中书的《黄素方》和《百家杂方》，甘胡、吕傅、周始、甘唐通、阮河南等五位名医各自的《暴卒备急方》，另外又提到《明堂流注偃侧图》和他本人著的百卷《玉函方》。既然张仲景当时与华佗齐名，若有著作，必然会被葛氏看到或听到，这说明葛洪之时，张仲景并没有任何著作问世。

到了隋代，仲景医术的传说发生了明显的改变，由原来擅长"穿胸"外科之术，变成了精于审方治病。《诸病源候论·卷六·寒食散发候》："皇甫云：然寒食药者，世莫知焉。或言华佗，或曰仲景。考之于实，佗之精微，方类单省；而仲景经有侯氏黑散，紫石英方。皆数种相出入，节度略同。然则寒食草、石二方，出自仲景，非佗也。且佗之为治，或刳断肠胃，洗涤五脏，不纯任方也。仲景虽精，不及于佗。至于审方物之候，论药石之宜，亦妙绝众医。"

晋代盛行服用寒石散（五石散）以养生，结果导致中毒受害者不少。于是又出现了一些专门解石药中毒的方剂，用来治疗服用寒石散后出现的各种不良反应和中毒症状。

虽然道家方士炼丹服石之法早已有之，但寒石散在汉代服用者很少。南北朝时的名医秦承祖说："寒石散之方虽出汉代，而用之者寡，靡有传焉。魏尚书何晏首获神效，由是大行于世，服者相寻也。"

《千金方·解五石毒》："寒食五石更生散方，旧说此药方，上古名贤无此。汉末有何侯者行用，自皇甫士安以降，有进饵者，无不发背解体，而取颠覆。余自有识性已来，亲见朝野仕人遭者不一。所以宁食野葛，不服五石。明其大大猛毒，不可不慎也。有识者遇此方即须焚之。"

《医心方·卷二十》引录了一条张仲景解寒食散毒性的一则方剂：

张仲景云：解散发烦闷，欲吐不得，单服甘草汤方。

甘草五两，切。

以水五升，煮取二升，服一升，得吐便止。

这当然不是张仲景的方剂了，因为张仲景公元211年已经去世，他不可能未卜先知地去预料其后之晋代会风行服石，并且提前去拟定解石药毒性的方剂。

唐代房玄龄等于公元648年撰成的《晋书》，也说张仲景擅长审证定方。该书卷五十一之皇甫谧传中说："岐伯剖腹以蠲肠，扁鹊造虢而尸起，文挚徇命于齐王，医和显术于秦晋，仓公发秘于汉皇，华佗存精于独识，仲景垂妙于定方。"

《小品方》成书于公元440年左右。日本尊经阁文库所藏《小品方》（残卷）自序中说："汉末有张仲景，意思精密，善详旧效，通于往古。自此以来，未闻胜者。夫学术之验，皆依智慧开悟，心意安审，寻详经法，得其变通，然后处方耳。"

这里也说张仲景精于审证处方。不过此"自序"，有后人添置之嫌，也就是说此"自序"中对于张仲景的评价，仍是隋唐时的说法。该"自序"中之"右十六件""右二件"等之"件"字作为量词使用，是隋唐以后的事。而且《小品方》正文之中并不使用，只是用"右三物""凡四物""右五味"等"物""味"等量词，而不用"件"。

姜生、汤伟侠主编的《中国道教科学技术史》一书中，在考证《雷公炮炙论》的成书年代时说："《炮炙论》中量词'下''件''度'，连词'只是''诸般'，名词'脚''时候'，多为唐宋之词。例如《旧唐书·刑法志》：'一状所犯十人以上，所断罪二十件以上为大。'件：《正字通》：'俗号物数曰若干。'《炮炙论·砒石条》：'三件便下火煅。'"

笔者阅《千金方·卷十二·万病丸散篇》，有"凡人有上件等病"之语。此唐时用"件"字之例。

宋代林亿等在校正《伤寒论序》时说："张仲景《汉书》无传，见《名医录》。云：南阳人，名机，仲景乃其字也。举孝廉，官至长沙太守。始受术于同郡张伯祖。时人言，识用精微过其师。"

《名医录》为唐代甘伯宗所撰，是唐时已有了张仲景生平事迹之传说与记载。此时距张仲景去世已数百年之久，甘氏依据的是民间传说还是当时的文献所载，就不得而知了。不过张仲景任长沙太守之说，有人提出质疑，认为根本不存在此事。

例如张功耀教授在《张仲景疑案》中说："据《三国志》记载，东汉末第一任长沙太守是孙坚。由于孙坚镇压湖南境内的黄巾军，平定零陵、桂阳农民起义有功，公元187年被任命为长沙太守。孙坚担任长沙太守至192年。192年，孙坚推荐吴人苏代继任长沙太守。刘表攻下长沙后，刘表任命张羡为长沙太守。查我家里保存的《张氏族谱》，张羡为我一百世祖张茂的兄长，张平的长子，汉留侯张良的第19代孙。

"张羡担任长沙太守不久，即与刘表不和，终至张羡叛表。而后，刘表组织对张羡的围攻，数年不下。张羡最后病死长沙。临死前，张羡任命自己的儿子张怿继承长沙太守。刘表趁机再攻长沙。张怿败，长沙陷于刘表。汉建安十三年，刘表病死，刘表的儿子归顺了曹操，曹操任命韩玄担任长沙太守。七年后，曹操再任命廖立接任。廖立担任这个职务六年以后，长沙被吴人攻破。从那以后，长沙不再受汉室控制，也不再有汉室臣民担任长沙太守。这样一来，东汉至魏蜀吴三足鼎立，唯一可能的张姓长沙太守，只有张羡和张悦。于是有人便做出假定，张羡即张仲景。

"前已述及，张羡乃我第一百世祖张茂的兄长，张良的第19代孙。据宋代裴松之引《英雄记》所做的注解，张羡是南阳人，曾在零陵、桂阳担任过要职，深得湘间民心。但因张羡性格倔强，官场上多有得罪，这也成为张羡叛表的主要原因。不过，无论《后汉书》《三国志》，还是《英雄记》，都没有关于张羡、张怿父子曾经学医、行医、断人生死的任何记载。他们错综复杂的政治经历，似乎也容不得他们在刘表的冲突中逍遥于岐黄之术。

"《伤寒卒病论序》曰：'余宗族素多，向余二百。建安纪年以来，犹未十稔，其死亡者，三分有二，伤寒十居其七……'相传这是张仲景写的。如果确实，那张羡就更不可能是张仲景了。因为汉建安十年，张羡已死。一个死者是完全不可能'勤求古训，博采众方'去写作《伤寒论》的。"

笔者曾在《黄帝内经书名与成书年代考证》一书中，对《伤寒论序》做过考证，认为《伤寒论序》晚于《千金方》。那么序中之"建安纪年"等语，就不能当真看了。

梁代陶弘景在《本草经集注·序录》中两次提到张仲景。

"秦皇所焚，医方卜术不预，故犹得全录。而遭汉献迁徙，晋怀奔进，文籍焚靡，千不遗一。今之所存，有此四卷，是其本经。所出郡县，及后汉时制，疑仲景、元化等所记。又有《桐君采药录》，说其花叶形色；《药对》四卷，论其佐使相须。魏晋以来，吴普、李当之等，更复损益。或五百九十五，或四百卅一，或三百一十九。或三品混糅，冷热舛错，草石不分，虫树无辨。且所主治，互有多少。医家不能备见，则识智有浅深。"

这里说张仲景精通本草药性，又将《神农本草经》之成书，安在了仲景、华佗头上。

"春秋以前及和、缓之书蔑闻，道经略载扁鹊数法，其用药犹是本草家意。至汉淳于意及华佗等方，今之所存者亦皆备药性。张仲景一部，最为众方之祖宗，又悉依本草。但其善诊脉，明气候以消息耳。至于剖肠剖臆，刮骨续筋之法，乃别术所得，非神农家事。"

这里指出淳于意、华佗都曾有方书问世，而张仲景的方书更善于审脉辨证。陶氏只说"张仲景一部"，并未指明书名。陶氏在《肘后方》中引录张仲景的书名是《张仲景诸要方》。

《肘后方·卷一·救卒中恶死方》："又《张仲景诸要方》，捣薤汁以灌鼻中。"

《肘后方·卷一·救卒客忤死方》："又《张仲景诸要方》：'麻黄四两　杏仁七十枚　甘草一两以水八升，煮取三升，分令咽之。通治诸感忤。'"

《肘后方·卷四·治卒患胸痹痛方》："仲景方神效：枳实　桂等分，捣末，橘皮汤下方寸匕，日三服。"

这里的"仲景方"，不知是否为上《张仲景诸要方》之简称。

南朝阮孝绪在《七录》中，收载冠有张仲景名之书目两种。

《张仲景辨伤寒》十卷，亡；

《张仲景辨病要方》一卷，亡。

《张仲景辨病要方》，疑即陶弘景所称的《张仲景诸要方》，《张仲景辨伤寒》并非《伤寒论》。当时对于伤寒病的重视程度比较高，而且通过诸多医家的不断努力，已经积累了一定的治疗伤寒病之经验，对伤寒的病因病理认识、审证处方治疗等都较前有了不少提高。在这样的大环境下，才会出现冠名张仲景的《张仲景辨伤寒》一书。

《七录》同时收录的当时关于伤寒病的书目有：

《徐文伯辨伤寒》一卷，亡；

《疗伤寒身验方》一卷，亡；

《伤寒总论》二卷，亡。

可见当时伤寒学之说，已初具规模。

据日本尊经阁文库所藏《小品方》（残卷）之自序，其前有：

《张仲景辨伤寒并方》九卷；

《张仲景杂方》八卷。

《张仲景辨伤寒并方》九卷，疑即《七录》之《张仲景辨伤寒》十卷。该书问世时间不长，就已亡佚一卷。《小品方》自序注："而世上有不啻九卷。"说明当时还有不是九卷的其他版本。

《隋书·经籍志·三》：

《张仲景方》十五卷，注：仲景，后汉人。梁有《黄素药方》二十五卷，亡。

《张仲景辨伤寒》十卷。

《张仲景辨病要方》一卷。

《张仲景疗妇人方》二卷。

与《七录》相较，这里又多出了《张仲景方》和《张仲景疗妇人方》二书目。这说明仲景的名气越传越大，所以冠名张仲景的书，也日渐增多。据上注文，将"梁有《黄素药方》二十五卷"，依附于仲景书目之下，而不另列，无疑又欲将《黄素药方》归之于仲景名下。而据葛洪的《抱朴子内篇》，《黄素方》为崔中书（崔知悌）所撰。这里又出现了疑点，崔中书为唐人，因曾任"中书侍郎"而得名。葛洪为晋人（283—363），他怎么会记载唐人之事呢？除非是重名或是后人添加于《抱朴子》中之文。

日本的《医心方》，成书于公元984年，主要收录我国唐代及其前的中药方剂。在众多的引用书中，只有《张仲景方》和《张仲景药辨诀》，并无《伤寒论》。公元891年的《日本国见在书目》

也只有《张仲景方》九卷，而无《伤寒论》。

在唐朝的公元630—894年这264年间，日本共向中国成功派出十三次遣唐使，少则几十人，多则几百人。我国唐以前和唐代的书籍，绝大部分就是通过这些日本遣唐使者和赴日的中国人向日本传播的。《日本国见在书目》记载的中医书达160余部，计1309卷之多。在这众多的中医书中，并无《伤寒论》，这一情况实际上也与我国的情况暗中相合。在《千金翼》之时，即公元682年及其之前，《伤寒论》并未问世，因此两国的文献就都只有张仲景的其他方书而无《伤寒论》。

《医心方》记载有《张仲景药辨诀》一书，此书目在我国文献中尚无。

《医心方·卷二·针灸服药吉凶日第七》："《张仲景药辨诀》云：凡春戊辰、己巳、戊午；夏丁亥、乙酉、己丑、己未；秋戊子、戊辰、庚辛。冬乙卯、辛酉、己未、己亥。

"右日，《虾蟆经》云：皇帝禁合药日四时忌，今古传讳，不合药、服药也。

"又云：天有五不生日，不可合药、服药；

"乙丑、丁卯、己巳、癸未、乙酉、庚戌、戊申、丁亥、庚寅、丙辰、戊午、庚子。

"右十二日，扁鹊不治病，大凶。"

这里说的是配制药、服药的禁忌日。

《医心方》引用《张仲景方》五处：

1.《医心方·卷九·治咳嗽方第一》

《张仲景方》治卅年咳，大枣丸方：

大枣百枚，去核　杏仁百枚，熬豉百廿枚

凡三物，豉、杏仁捣令相得，乃纳枣，捣令熟，和调丸，如枣一丸，含之，稍咽汁，日二，渐增之，常用良。

2.《医心方·卷十·治通身水肿方第十九》

《张仲景方》青龙汤，治四肢疼痛，面目腑肿方：

麻黄半斤，去节，去沫　细辛二两　干姜二两　半夏二两，洗

凡四物，切，以水八升，煮得二升，一服止。

又云：治脾胃水，面目手足腑肿，胃管坚大满，短气，不能动摇，桑根白皮汤方：

桑根白皮　切，二升　桂一尺　生姜三两　人参一两

凡四物，切，以水三斗，煮取桑根，竭得一斗，绞去滓，纳桂、人参、生姜、黄饴十两煮之，竭得七升，服一升，消息更服。

3.《医心方·卷十六·治恶核肿方第九》

《张仲景方》治消核肿，黄芪贴方：

黄芪三两　真当归三两　大黄三两　芎劳一两　白蔹三两　黄芩三两　防风三两　芍药二两鸡子十枚　黄连二两

凡十物，捣筛，以鸡子白和涂纸上，贴肿上，躁易。

又方：捣茱萸以囊盛，薄核上，亦可令速消开，多得效验。

4.《医心方·卷廿·治服石心腹胀满方第十四》

《张仲景方》云：黄芩汤，治散发，腹内切痛方：

栀子二两　香豉三升　黄芩二两

凡三物，切，绵裹，以水九升，煮取三升，分三服，以衣覆卧，亦应有汗。

5.《医心方·卷廿·治服石大小便难方第卅六》

《张仲景方》治寒食散大小行难方：

香豉二升　大麻子一升，破

右二物，以水四升，煮取一升八合，去滓，停冷，一服六合，日三。

《医心方》引"张仲景"三处：

1.《医心方·卷二·灸例法第六》

"张仲景述：夫病其脉大者不宜灸也。

"凡欲灸者，当详所宜，审应灸处，疏孔穴名，应灸壮数出之，以疏临图像，依法名寸数量度点灸之，疏如经所记壮数也。

"凡灸之腥熟，宜视其人盛衰所在，大熟则伤衰，腥少则不能愈疾。是以宜节度盛衰也。

"凡男女之体，同以腰上为阳，以腰下为阴也，男以背为阴，腹为阳，女以腹为阴，背为阳。

"凡灸法，当先发于上，然后灸下；先发于阳，然后灸阴，则为顺也。

"凡灸诸俞，皆令如经也。不如经者，徒病无益。灸得脓坏，风寒乃出，不坏病则不除也。

"凡肾气有风冷，令人如邪鬼状，但数报灸令熟，风寒除自愈。

"凡头者，人神所治，气之精也。病则气虚精散。夫灸头必令当病，使火气足，却邪则止火也。足而不止，则神出不得入，伤精明，营卫衰损也；未足而止，则邪微有余，喜因天阴阳而发也。

"四肢者，身之枝干也，其气系于五脏，随血脉出入养四肢也。其分度浅易达也。是以灸头及四肢不欲顿熟，宜稍与而数报之，积灸计壮数足愈疾断邪而已矣。

"腹者，水谷之所藏，风寒之所结，灸务欲令熟为欲多也。脊者，身之梁栋，脏腑之所系，太阳之合。阴阳发动，冷气成病，精神气微，得火则令气散，且背脊重厚，灸宜熟，务多善也。"

2.《医心方·卷廿·治服石烦闷方第二》

"张仲景云：解散发，烦闷，欲吐不得，单服甘草汤：

"甘草五两，切

"以水五升，煮取二升，服一升，得吐便止。"

3.《医心方·卷廿·治服石不能食方第卅》

"张仲景云：半夏汤，治散发，干呕不食饮方：

"半夏八两，洗，炮　生姜十两　桂心三两　橘皮三两

"右四物，以水七升，煮取三升半，分三服，一日令尽。"

从《医心方》收载《张仲景方》治疗寒食散服用后诸症的方剂来看，《张仲景方》显然是托名张仲景之方书，因为张仲景早已去世，不可能再治晋代之后服石中毒之病证。

唐代还有一本托名张仲景的书，叫作《五藏论》，题名张仲景撰。书中论述的内容比较杂乱，与书名似乎不合。

书中论述五脏六腑生理病理关系的内容：

"肺为丞相，脾为大夫，心为帝王，肝为将军，肾为列女。肝与胆合，脾与胃通，小肠连心，大肠连肺，膀胱合肾。是以肝盛则目赤，心热则口干，肾虚则耳聋，肺风则鼻塞。目是肝候，舌是心官，耳作肾司，鼻为肺应，心主血脉，肺主皮肤，肾主于骨。骨假筋立，筋藉肉行，肉假皮存。

面肿关脾，皮因骨长，故知骨患由肾，筋患则出肝，肉患则伤脾，皮患则由肺。"

论述经脉生理：

"十二经脉，上下巡环，八脉奇经，内外流转。三焦六腑，四海七神，胸膈咽喉，唇舌牙齿，臂肘指爪，膝胫脚踝，九窍八卯，三阴五会，小腹柱口，脐肋脊膂，背胁项股，颔额鼻柱，鬓眉髭发，俱有处患，并有所因。"

论述脏腑病证：

"戏言者心病，多欠者肾邪，啼哭者损肺，呻吟者脾疾。肤白者是冷，皮青者是风，颜黑者是温，面黄者是热。心风者则好忘，脾虚则喜饥，肾冷则腰疼，肝实则多怒。声细者患冷，声沉者患风，声轻者患虚，声粗者患热。视毛则知血，见爪则知筋，看目则知肝，察齿则知肾。骨伤则齿黑，血伤则皮焦。筋绝则爪干，声嘶则气少，声赤能发血。"

论述天人相应：

"天地之内，人最为贵。头圆法天，足方法地。天有四时，人有四肢；天有五行，人有五脏；天有六律，人有六腑；天有七星，人有七孔；天有八风，人有八节；天有十二时，人有十二经脉；天有二十四气，人有二十四俞；天有三百六十日，人有三百六十骨节；天有昼夜，人有睡眠；天有雷电，人有嗔怒；天有日月，人有眼目。地有泉水，人有血脉；地有九州，人有九窍；地有山石，人有骨齿；地有草木，人有毛发。四大五荫，假合成身，一大不调，百病俱起。"

论述名医：

"陶景注经，说酸咸而陈冷热；雷公妙典，咸述炮炙之宜；仲景其方，委说根茎之用；雷公《药对》，虚谈犯触之能；宋侠正方，直说五风之妙；扁鹊能回丧车，起死人昧后，并是神方；华佗割骨除根，患者悉得瘳愈；刘涓子秘述，学在鬼边；徐百一之丹方，偏疗小儿之效；淮南葛氏之法，秘要不传；《集验》之方，人间行用。"

此段文字中，有"仲景其方"，可证《五藏论》并非张仲景所撰，而是托名。

论述药性：

"灵瑞之草，然则长生钟乳，饵之令悦愉；犀角有骶触之义，故能趁痓祛邪；牛黄怀沉香之功，是以安魂定魄；蓝田玉屑，镇压精神；中台麝香，差除妖魅；河内牛膝，疗膝冷去腰疼；上蔡防风，愈头风而瘳胁痛；晋地龙骨，绝甘利而去头疼；泰山茯苓，发阴阳而延年益寿；甘草有安和之性，故受国老之名；大黄宣引众公，乃得将军之号；半夏有消痰之力，制毒要藉生姜；当归有止痛之能，相使还须白芷；泽泻、茱萸，能使耳目聪明；远志、人参，巧含开心益智。"

论述药材和炮制：

"秦胶有结罗纹之状，干漆作蜂窠之形。丹砂会取光明，升麻只求青绿。秦椒须汗，矾石须炮。杜仲削去胶皮，桂心取其有味。石英研之似粉，杏仁别捣如膏。菟丝酒渗乃良，朴硝火烧方好。防葵为轻唯上，狼毒为重唯佳。黄芩以腐肠为精，蔄茹以漆头为用。石南采叶，甘菊收花。五加割取其皮，牡丹槌去其骨。鬼箭破血，仍有射鬼之灵，神屋除湿，非带报神之验。"

论病证治疗：

"呕吐汤煎干葛，筋转酒煮木瓜，目赤须点黄连，口疮宜含黄柏。痹转应痛，须访茵芋；瘙痒皮肤，汤煎萌翟；伤寒发汗，要用麻黄；壮热不除，宜加竹叶。"

"瘿气昆布妙除，痈肿卤砂石却；肠痈必须硝石，脱肛宜取鳖头；下贱虽曰地浆，天行病饮者皆愈；黄龙汤出其厕内，时气病服者能除。"

据《脉经》所载，唐代还应该有托名张仲景撰著的脉学专著。

《脉经·卷三》引录张仲景论脉之文：

"肝死脏，浮之脉弱，按之中如索不来，或曲如蛇行者死。"

"心死脏，浮之脉实，如豆麻击手，按之益躁疾者死。"

"脾死脏，浮之脉大缓，按之中如覆杯，洁洁状如摇者死。"

"肺死脏，浮之虚，按之弱，如葱叶，下无根者死。"

"肾死脏，浮之坚，按之乱如转圆，益下入尺中者死。"

《脉经·卷五·张仲景论脉第一》：

"脉有三部，阴阳相乘，荣卫气血，在人体躬。呼吸出入，上下于中，因息游布。津液流通，随时动作，效象形容。春弦秋浮，冬沉夏洪。察色观脉，大小不同，一时之间，变无经常。尺寸参差，或短或长。上下乖错，或存或亡。病辄改易，进退低昂。心迷竟惑，动失纲纪，愿为缕陈，令得分明。

"师曰：'子之所问，道之根源。脉有三部，尺寸及关，荣卫流行，不失衡铨。肾沉心洪，肺浮肝弦。此自经常，不失铢分。出入升降，漏刻周旋。水下二刻，脉一周身。旋复寸口，虚实见焉。变化相乘，阴阳相干。风则浮虚，寒则紧弦。沉潜水畜，支饮急弦。动弦为痛，数洪热烦。设有不应，知多所缘。三部不同，病各异端。太过可怪，不及亦然。邪不空见，终必有奸。审审表里，三焦别分。知邪所舍，消息诊看。料度腑脏，独见若神。为子务记，传与贤人。'"

《宋史·艺文志》载有"张仲景《脉经》一卷"，宋《崇文总目》载："《张仲景口齿论》一卷。"

张仲景虽为民间流传名医，正史不载。但自晋代开始，直至唐代，托其名撰书者层出不穷。本草、灸法、脉学、妇科、黄疸、伤寒、杂病、口齿等多科之书，均有托名张仲景撰著者。到了宋代，《张仲景方》一书尚存。《重修政和经史证类备用本草》一书中引用书目中，即有《张仲景方》。

综上所述，在《千金翼方》之时，既往冠名张仲景的书虽然不少，但都不是《伤寒论》。《伤寒论》此时尚未问世，孙思邈不可能看到《伤寒论》。据孙氏《千金翼·卷九·伤寒上》之开篇语，《伤寒篇》是孙氏根据当时盛行之治疗伤寒病之方剂，再参照既往伤寒治疗之例，并结合自己的临床经验，搜集整理而成。《千金翼·伤寒篇》，是日后《伤寒论》一书的原始底本，是最初的《伤寒论》。从这一概念出发，唐代的孙思邈，才是真正的《伤寒论》的原始作者。

《千金翼·卷九·伤寒上》：

"论曰：伤寒热病，自古有之。名贤睿哲，多所防御。至于仲景，特有神功。寻思旨趣，莫测其致。所以医人未能镵仰。尝见太医疗伤寒，惟大青、知母诸冷物投之，极与仲景本意相反。汤药虽行，百无一效。伤其如此，遂披伤寒大论。鸠集要妙，以为其方。行之以来，未有不验。旧法方证，意义幽隐。乃令近智所迷。览之者，造次难悟。中庸之士，绝而不思。故使闾里之中，岁致夭枉之痛。远想令人慨然无已。今以方证同条，比类相附。须有检讨，仓卒易知。

"夫群方之大意，不过三种。一则桂枝，二则麻黄，三则青龙。此之三方，凡疗伤寒不出之也。其柴胡等诸方，皆是吐下发汗后不解之事，非是正对之法。术数未深，而天下名贤，止而不学，诚可悲夫！又有仆隶卑下，冒犯风寒，天行疫疠，先被其毒，悯之酸心，聊述效意，为之救法。方虽是旧，弘之惟新。"

孙思邈在此段文字中只提"仲景"，而只字未提《伤寒论》，是其当时所见，只是署名张仲景治疗伤寒病的某些方剂，而并非《伤寒论》。一般人治伤寒"惟大青、知母等诸冷物"，而张仲景治伤寒病发热症之方剂，却以温热药为用。所以孙氏说他"特有神功"，并且批评宫廷太医用寒凉药治伤寒"极与仲景本意相反，汤药虽行，百无一效"。

《张仲景方》是一本冠名张仲景并且流传时间较长的方书。从梁代的陶弘景开始，一直到宋代五百年间一直存世。陶弘景把它叫作《张仲景诸要方》，阮孝绪《七录》叫作《张仲景辨病要方》，《小品方》自序将《七录》所载《张仲景辨伤寒》与《张仲景辨病要方》相混淆而成《张仲景辨伤寒并方》《张仲景杂方》。《七录》之《张仲景辨伤寒》，书名并无"方"字，《小品方》自序"伤寒"后加"并方"二字，则与《七录》所载乖戾。

《张仲景方》中不乏治疗伤寒病的方剂，但这些方剂都是当时流行通用的方剂，并非该书所独创，只不过是该书的撰集者对当时的通行方剂进行搜集，择其精要，汇录成册后冠以张仲景的名字罢了。陶弘景之说可以印证。

陶弘景在《肘后方·卷二》中说："凡治伤寒方甚多，其有诸麻黄、葛根、桂枝、柴胡、青龙、白虎、四顺、四逆二十余方，并是至要者。"

由此知麻黄、桂枝、柴胡、青龙、白虎等二十多首方剂，在当时已经流行通用。

孙思邈在此基础上更是精辟地将它归纳为三大类方："寻方之大意，不过三种：一则桂枝，二则麻黄，三则青龙。此之三方，凡疗伤寒不出之也。其柴胡等诸方，皆是吐下发汗后不解之事，非是正对之法。"

由此知孙氏归纳整理的"伤寒篇"，是根据当时医界通用流行的方剂，并结合自己的临床经验而成。孙氏"披伤寒大论，鸠集要妙，以为其方"。"披"，发扬、发挥之义。《汉书·薛宣传》集注："披，发也。"《文选·琴赋》注："披，开也。""披伤寒大论"，就是发挥伤寒学之说之义。《千金方·卷九》："《小品》曰：古今相传，称伤寒为难治之疾。"所以把伤寒病看作"大病"。孙氏"鸠集要妙"，并"以方证同条，比类相附"，而成此伤寒之篇，使旧方发挥出了新的疗效功能（"方虽是旧，弘之惟新"）。孙氏身体力行，临床多年，体会到这些方剂对伤寒病的治疗效果显著，"行之以来，未有不验。"

《千金翼·伤寒篇》，并不沿袭或归纳《张仲景方》一书，这从《千金翼》撰写体例中就可以知道。因该伤寒篇中，并不指出某方为张仲景方，而其他卷中，凡录用他人方，则多明确注明。例如：

卷十一之"书生丁季受杀鬼丸方""刘次卿弹鬼丸方""老君神明白散"。

卷十五之"雷氏千金丸""张仲景八味肾气丸"。

卷十六之"九江太守散""苍梧道士陈元膏""孔子枕中散"。

卷十七之"西州续命汤"。

卷十八之"秦王九疸散"。

卷十九之"淮南五柔丸""崔文行平肾丸"。

卷二十之"江南度世丸"。

卷二十二之"崔尚书乳煎""曹公方"。

更明显者，卷二十三疮痈上则直接将"黄父相痈疽论第一"作为篇名。

由上体例可知，如果孙思邈当时看到或依据的是张仲景《伤寒论》，在篇题或篇中必然会示明张仲景《伤寒论》，可是篇题篇中均无。是孙氏当时并未见到《伤寒论》，这和当时及之前的文献记载是相符的，即《伤寒论》未问世。

二、唐代及之前的伤寒病学说基础

（一）《甲乙经》中的伤寒热病论说

《甲乙经》即《针灸甲乙经》。

《甲乙经·卷七·六经受病发伤寒热病第一·上》

黄帝问曰：夫热病者，皆伤寒之类也。或愈或死，其死皆以六七日之间，其愈皆以十日已上者何也？

岐伯对曰：太阳者，诸阳之属也，其脉连于风府，故为诸阳主气。人之伤于寒也，则为病热。热虽甚，不死。其两感于寒而病者，必不免于死矣。伤寒一日，太阳受之，故头项痛，腰脊背强。二日阳明受之，阳明主肉，其脉侠鼻，络于目，故身热目痛而鼻干，不得卧。三日少阳受之，少阳主骨，其脉循胁，络于耳，故胸胁痛而耳聋。三阳皆受病而未入于府，故可汗而已。四日太阴受之，太阴脉布胃中，络于嗌，故腹满而嗌干。五日少阴受之，少阴脉贯肾，络肺，系舌本，故口躁舌干而渴。六日厥阴受之，厥阴脉循阴器而络于肝，故烦满而囊缩。三阴三阳，五脏六腑皆受病，营卫不行，五脏不通，则死矣。

这里的六经传变次序，与后世之伤寒学说基本相同，即太阳—阳明—少阳—太阴—少阴—厥阴。六经的主要病证，与后世有别。这里太阳病之头项仅有"痛"，而无"强"证，其"强"，指腰脊背而言。后世则作"头项强痛"，"强"与"痛"证，并存于头项中了。这里的阳明病，无"经"证、"腑"证之别，只有"身热目痛而鼻干，不得卧"，后世则有阳明腑证之大便躁结与阳明经证之身热大汗、不恶寒之别。这里太阴病、少阴病只有热证表现，如太阴病之"腹满而嗌干"，少阴病之"口躁舌干而渴"，后世太阴病有"自利不渴""脏有寒"，少阴病有"下利""恶寒而蜷卧""手足寒""手足逆冷"等寒证表现。

这里将伤寒病归属于外感热病的范畴，为日后伤寒病的病因病理研究及疾病属性归类，奠定了基础。这里一日太阳二日阳明三日少阳等按日传经之说，也为日后伤寒病的病理传变过程之说打下了基础。

其不两感于寒者，七日太阳病衰，头痛少愈。八日阳明病衰，身热少愈。九日少阳病衰，耳聋微闻。十日太阴病衰，腹减如故，则思饮食。十一日少阴病衰，渴止，舌干乃已。十二日厥阴病衰，囊纵，少腹微下，大气皆下，其病日已矣。

治之各通其脏脉，病日衰已矣。其未满三日者，可汗而已；已满三日者，可泄而已。

这里指出伤寒好转的过程，也是由阳经至阴经，逐日好转。值得一提的是，这里提出的伤寒病未满三日用汗法，已满三日用下法的治则，为日后伤寒病以汗吐下为中心的治疗大法奠定了基础。未满三日，病邪在阳在上，故用汗法治疗；已满三日，病在内在下，邪实者用下法治疗。

热病已愈，其时有所遗者何也？曰：诸遗者，热甚而强食，故有所遗。若此者，皆病已衰而热有所藏，因其谷气相薄，两热相合，故有所遗。治遗者，视其虚实，调其逆顺，可使立已。病热少愈，食肉则复，多食则遗，此其禁也。

其两感于寒者，一日太阳与少阴俱病，则头痛口干烦躁；二日阳明与太阴俱病，则腹满身热，不欲食，谵语；三日少阳与厥阴俱病，则耳聋囊缩而厥，水浆不入，不知人者，故六日而死矣。

曰：五脏已伤，六腑不通，营卫不行，如是后三日乃死。何也？曰：阳明者，十二经脉之长，其血气盛，故不知人。三日其气乃尽，故死。

此节指出热病余热不尽或热病愈后"食复"的病机及其治疗大则。另外论述了互为表里的阴阳二经同时感受寒邪的病证表现及病理传变时间。

肝热病者，小便先黄，腹痛多卧，身热，热争则狂言及惊，胸中胁满痛，手足躁，不得安卧。庚辛甚，甲乙大汗。气逆则庚辛死。刺足厥阴少阳。其逆则头疼贡贡，脉引冲头痛也。

心热病者，先不乐。数日乃热，热争则心烦闷，善呕，头痛面赤，无汗。壬癸甚，丙丁大汗，气逆则壬癸死。刺手少阴太阳。

脾热病者，先头重，颊痛烦心，欲呕，身热。热争则腰痛不可用俯仰，腹满泄，两颌痛甲乙甚，戊己大汗，气逆则甲乙死。刺足太阴阳明。

肺热病者，先悽悽然厥，起皮毛，恶风寒，舌上黄，身热。热争则喘咳，痛走胸膺背，不得大息，头痛不甚，汗出而寒。丙丁甚，庚辛大汗。气逆则丙丁死。刺手太阴阳明，出血如大豆，立已。

肾热病者，先腰痛胻酸，苦渴，数饮，身热。热盛则项痛而强，胻寒且酸，足下热，不欲言。其逆则项痛员员然。戊己甚，壬癸大汗，气逆则戊己死。刺足少阴太阳。诸当汗者，至其所胜日汗甚。

以上论述五脏热病病状、发汗之日、病理转归、针刺之经脉等。

肝热病者，左颊先赤；心热病者，颜颌先赤；脾热病者，鼻先赤；肺热病者，右颊先赤；肾热病者，颐先赤。病虽未发者，见赤色者刺之，名曰治未病。

热病从部所起者，至期而已。其刺之反者，三周而已。重逆则死。

此指出五脏热病在面部之先兆表现，并提出治未病的概念。

诸治热病，先饮之寒水，乃刺之。必寒衣之，居止寒处，身寒而止。病甚者，为五十九刺。

热病先胸胁痛满，手足躁，刺足少阳，补足太阴。病甚者为五十九刺。

热病先身重骨痛，耳聋好瞑，刺足少阴。病甚者，为五十九刺。

热病先眩冒而热，胸胁满，刺足少阴、少阳、太阳之脉。色荣颧骨，热病也。荣未夭，曰今且得汗，待时自已。与厥阴脉争见者死，其死不过三日。

热病，气内连肾、少阳之脉，色荣颊前，热病也。荣未夭，曰今且得汗，待时自已。与手少阴脉争见者，死。其死不过三日。

此述热性病的早期物理疗法（饮寒水，居寒处）及不同证型热病的针刺经脉，热病预后等。

其热病气穴，三椎下间，主胸中热；四椎下间，主胃中热；五椎下间，主肝热；六椎下间，主脾热；七椎下间，主肾热。

此述背部脊椎下方主治热病之穴位。

《甲乙经·卷七·六经受病发伤寒热病第一·中》

黄帝问曰：病热有所痛者何也？岐伯对曰：病热者，阳脉也。以三阳之盛也。人迎一盛在少阳；二盛在太阳；三盛在阳明。夫阳入于阴，故病在头与腹，乃䐜胀而头痛也。

曰：病身热，汗出而烦满不解者，何也？曰：汗出而身热者，风也；汗出而烦满不解者，厥也。病名风厥。太阳为诸阳主气，故先受邪。少阴其表里也，得热则上从，上从则厥。治之表里刺之，饮之服汤。

曰：温病汗出，辄复热，而脉躁疾者，不为汗衰，狂言不能食，病名曰何？曰：名曰阴阳交，交者死。

人所以汗出者，皆生于谷，谷生于精，今邪气交争于骨肉而得汗者，是邪退精胜，则当能食而不复热。复热者，邪气也。汗者，精气也。今汗出而辄复热者，是邪胜也。不能食者，精无俾也。热而留者，寿可立而倾也。

夫汗出而脉躁盛者死。今脉不与汗相应。此不胜其病，其死明矣。狂言者，是失志。失志者死。此有三死，不见一生，虽愈必死。

病风且寒且热，炅汗出，一日数欠。先刺诸分理络脉。汗出且寒且热，三日一刺，百日而已。

人迎脉盛大有力，是热性病之脉象特征。人迎脉一倍于常人，热邪在少阳经；二倍于常人，热邪在太阳经；三倍于常人，热邪在阳明经。

汗出邪热不衰，是邪盛的表现。汗后脉盛急不减，也是邪盛正虚之表现。

热病始手臂者，先取手阳明太阴；而汗出始头首者，先取项太阳；而汗出始足胫者，先取足阳明；而汗出臂，太阴可出汗足阳明可出汗。取阴而汗出甚者，止之阳；取阳而汗出甚者，止之阴。

振寒凄凄，鼓颔不得汗出，腹胀烦闷，取手太阴。

热病三日，气口静，人迎躁者，取之诸阳，五十九刺，以泻其热，而出其汗，实其阴以补其不足。

身热甚，阴阳皆静者，勿刺之。其可刺者，急取之，不汗则泄。所谓勿刺，皆有死征也。

热病七日八日，脉口动，喘而眩者，急刺之，汗且自出。浅刺手大指间。

热病七日八日，脉微小，病者溲血，口中干，一日半而死。脉代者，一日死。

热病已得汗而脉尚躁，喘且复热，勿庸刺。喘盛者必死。

热病七日八日，脉不躁，不散数，后三日中有汗。三日不汗，四日死。未汗勿庸刺。

热病先肤痛，窒鼻，充面，取之皮，以第一针五十九刺。苛鼻干，索于皮肺，不得，索之于火。火者心也。

热病先身涩，烦而热，烦闷，唇嗌干，取之皮，以第一针五十九刺。

热病肤胀口干，寒汗出，索脉于心，不得，索之于水。水者肾也。

热病嗌干，多饮、善惊，卧不能安，取之皮肉，以第六针五十九刺。目眦赤，索肉于脾，不得，索之于木。木者肝也。

热病而胸胁痛，手足躁，取之筋间，以第四针，针于四逆。筋躄目浸，索筋于肝，不得，索之于金。金者肺也。

热病数惊，瘛疭而狂，取之脉以第四针，急泻有余者。癫疾毛发去，索血于心，不得，索之于水。水者肾也。

热病身重，骨痛耳聋好瞑，取之骨，以第四针五十九刺。骨病不食，啮齿耳青，索骨于肾。不得，索之于土。土者脾也。

热病不知所痛，耳聋，不能自收，口干，阳热甚，阴颇有寒者，热在髓也，死不治。

热病头痛，颞颥目脉紧，善衄，厥热病也，取之以第三针，视有余不足。

热病体重，肠中热，取之以第四针，于其俞及下诸指间，索气于胃络得气也。

热病侠脐急痛，胸胁满，取之涌泉与阴陵泉，以第四针针嗌里。

热病而汗且出，及脉顺可汗者，取鱼际、太渊、大都、太白，泻之则热去，补之则汗出。汗出太甚，取内踝上横脉以止之。

上论诸热证针刺取经脉法。

热病已得汗而脉尚躁盛者，此阴脉之极也，死；其得汗而脉静者生。

热病脉常躁盛而不得汗者，此阳脉之极也，死；其脉躁盛得汗而脉静者生。

热病死候有九：一曰汗不出，大颧发赤者死。二曰泄而腹满甚者死。三曰目不明，热不已者死。四曰老人婴儿热而腹满者死。五曰汗不出呕血者死。六曰舌本烂，热不已者死。七曰咳而衄，汗不出，出不至足者死。八曰髓热者死。九曰热而痉者死。热而痉者，腰反折瘛疭，齿噤齘也。凡此九者，不可刺也。

此述热病之死证。

所谓五十九刺者，两手内外侧各三，凡十二痏；五指间各一，凡八痏；足亦如是。头入发际一寸，傍三分，各三，凡六痏；更入发际三寸边五，凡十痏；耳前后，口下者各一，项中一，凡六痏；颠上一，囟会一，发际一，廉泉一，风池二，天柱二。

《素问》曰：五十九者，头上五行，行五者，从越诸阳之热逆也。大杼、膺俞、缺盆、背俞，此八者以泻胸中之热；气冲、三里、巨虚上下廉，此八者，以泻胃中之热；云门、髃骨、委中、髓空，此八者，以泻四肢之热；五脏俞傍五，此十者，以泻五脏之热。凡此五十九者，皆热之左右也。

上述当时流行的治疗热性病的五十九个穴位。

头脑中寒，鼻鼽，目泣出，神庭主之。

头痛身热，鼻窒，喘息不利，烦满汗不出，曲差主之。

头痛目眩，颈项强急，胸胁相引不得倾侧，本神主之。

热病汗不出，上星主之，先取谚譆，后取天牖、风池。

热病汗不出，而呕苦烦心，承光主之。

头项痛重，暂起僵仆，鼻窒鼽衄，喘息不得通，通天主之。

头项恶风，汗不出，凄厥恶寒，呕吐，目系急，痛引颊，头重项痛，玉枕主之。

颊清不得视，口沫泣出，两目眉头痛，临泣主之。

脑风头痛，恶见风寒，鼽衄，鼻窒，喘息不通，承灵主之。

头痛身热，引两颔急，脑空主之。

醉酒风热发，两角眩痛，不能饮食，烦满呕吐，率谷主之。

项强刺瘖门。

热病汗不出，天柱及风池、商阳、关冲、腋门主之。

颈痛，项不得顾，目泣出，多眵蔑，鼻鼽衄，目内眦赤痛，气厥耳目不明，咽喉偻。引项筋挛不收，风池主之。

伤寒热盛，烦呕，大椎主之。

头重目瞑，凄厥，寒热，汗不出，陶道主之。

身热头痛，进退往来，神道主之。

头痛如破，身热如火，汗不出，瘛疭，寒热，汗出恶寒，里急，腰腹相引痛，命门主之。

颈项痛不可以俯仰，头痛，振寒，瘛疭，气实则胁满，侠脊有寒气，热，汗不出，腰背痛，大杼主之。

风眩头痛，鼻不利，时嚏，清涕自出，风门主之。

凄凄振寒，数欠伸，膈俞主之。

热病汗不出，上窌及孔最主之。

肩髃间急，凄厥恶寒，魄户主之。

项背痛引颈，魄户主之。

肩痛胸腹满，凄厥，脊背急强，神堂主之。

喘逆，鼽衄，肩甲内廉痛，不可俯仰，眇季胁引少腹而痛胀，谚譆主之。

背痛恶寒，脊强俯仰难，食不下，呕吐多涎，膈俞主之。

热病头痛身重，悬颅主之。

胸胁胀满，背痛，恶风寒，饮食不下，呕吐不留住，魂门主之。

善嚏，头痛身热，颔厌主之。

热病头痛，引目外眦而急，烦满，汗不出，引颔齿，面赤皮痛，悬颅主之。热病偏头痛，引目外眦，悬厘主之。

头目瞳子痛，不可以视，挟项强急，不可以顾，阳白主之。

头风痛，鼻衄衊，眉头痛，善嚏，目如欲脱，汗出寒热，面赤，颊中痛，项椎不可以左右顾，目系急，瘛疭，攒竹主之。

寒热，凄厥鼓颔，承浆主之。

身热痛，胸胁痛，不可反侧，颅息主之。

肩背痛，寒热，瘰疬绕颈，有大气，暴聋气蒙，耳目不开，头颔痛，泪出，鼻衄不得息，不知香臭，风眩喉痹，天牖主之。

热病胸中澹澹，腹满暴痛，恍惚不知人，手清，少腹满，瘛疭，心痛，气满不得息，巨阙主之。

头眩病身热，汗不出，上脘主之。

身寒热，阴都主之。

热病象疟，振栗鼓颔，腹胀睥睨，喉中鸣，少商主之。

寒厥及热，烦心，少气，不足以息，阴湿痒，腹痛不可以食饮，肘挛支满，喉中焦，干渴，鱼际主之。

热病振栗鼓颔，腹满阴萎，咳引尻，溺出虚也。鬲中虚，食欲呕，身热，汗不出，数唾涎，呕吐血下，肩背寒热，脱色，目泣出，皆虚也。刺鱼际补之。

病温身热，五日已上汗不出，刺太渊，留针一时，取之。若未满五日，禁不可刺也。

热病先手臂瘛疭，唇口聚，鼻张目下，汗出如转珠，两乳下二寸坚，胁满，悸，列缺主之。

上述热病种种征象及相应之针刺俞穴治疗，不少症状，与《伤寒论》所述类同。如"头痛身热""颈项强急""头项痛重""恶风""热病汗不出""恶见风寒""寒热，汗出恶寒""凄厥恶寒""凄凄振寒""背痛恶寒""恶风寒"等。其中，"凄厥恶寒""凄凄振寒"，与《伤寒论》之"啬啬恶寒，淅淅恶风"义同。

《甲乙经·六经受病发伤寒热病第一·下》

振寒瘛疭，手不伸，咳嗽唾浊，气膈善呕，鼓颔不得汗，烦满，因为衄衊，尺泽主之。左窒刺右，右窒刺左。

两胁下痛，呕泄上下出，胸满短气，不得汗，补手太阴以出之。

热病烦心，心闷而汗不出，常中热，心痛，身热如火，浸淫烦满，舌本痛，中冲主之。

热病发热，烦满而欲呕哕，三日以往不得汗，怵惕，胸胁痛不可反侧，咳满溺赤，大便血，衄不止，呕吐血，气逆，噫不止，嗌中痛，食不下，善渴，舌中烂，掌中热，欲呕，劳宫主之。

热病，烦心而汗不止，肘挛腋肿，善笑不休，心中痛，目赤黄，小便如血，欲呕，胸中热，苦不乐，太息，喉痹嗌干，喘逆，身热如火，头痛如破，短气胸痛，太陵主之。

热病，烦心，善呕，胸中澹澹善动而热，间使主之。

面赤皮热，热病汗不出，中风，热，目赤黄，肘挛腋肿，实则心暴痛，虚则烦心，心惕惕不能动，失智，内关主之。

心澹澹然善惊，身热，烦心，口干，手清，逆气，呕血，时瘛，善摇头，颜青，汗出不过肩，伤寒温病，曲泽主之。

多卧善唾，肩髃痛寒，鼻鼽赤多血，浸淫起面，身热，喉痹如鲠，目眦伤，忽振寒，肩疼，二间主之。

鼻鼽衄，热病汗不出，遗目，目痛，瞑，头痛，龋齿，痛泣出，厥逆头痛，胸满不得息，阳溪主之。热病肠澼，臑肘臂痛，虚则气鬲满，有不举，温留主之。

伤寒余热不尽，曲池主之。

头痛振寒，清冷渊主之。

头痛，项背急，消泺主之。

振寒，小指不用，寒热，汗不出，头痛，喉痹，舌卷，小指之间热，口中热，烦心，心痛，臂内廉及胁痛，聋，咳，瘛疭，口干，头痛不可顾，少泽主之。

振寒寒热，肩臑肘臂痛，头不可顾，烦满，身热恶寒，目赤痛，眦烂，生翳膜，暴痛，鼽衄，发聋，臂重痛，肘挛，痂疥，胸中引臑，泣出而惊，颈项强，身寒，头不可以顾，后溪主之。

热病汗不出，胸痛，不可息，颔肿寒热，耳鸣、聋、无所闻，阳谷主之。

泄风，汗出至腰，项急不可以左右顾及俯仰，肩弛肘废，目痛痂疥，生疣，瘛疭，头眩目痛，阳谷主之。

振寒寒热，颈项肿，实则肘挛，头项痛，狂易，虚则生疣，小者痂疥，支正主之。

风眩头痛，少海主之。

气喘，热病衄不止，烦心，善悲，腹胀，逆息热气，足胫中寒，不得卧，气满，胸中热，暴泄，仰息，足下寒，膈中闷，呕吐，不欲食饮，隐白主之。

热病汗不出，且厥，手足清，暴泄，心痛腹胀，心尤痛甚，此胃心痛也，大都主之，并取隐白。腹满善呕烦闷，此皆主之。

热病先头重，额痛，烦闷，身热，热争则腰痛不可以俯仰，胸满，两颔痛甚，善泄，饥不欲食，善噫，热中，足清，腹胀，食不化，善呕泄，有脓血，苦呕无所出。先取三里，后取太白章门主之。

热病满闷不得卧，太白主之。

热中少气厥阳寒，灸之热去，烦心不嗜食。咳而短气，善喘，喉痹，身热，脊胁相引，忽忽善忘，涌泉主之。

热病烦心，足寒清多汗，先取然谷，后取太溪，大指间动脉，皆先补之。

目痛引眦，少腹偏痛，背伛瘛疭，视昏嗜卧，照海主之。泻左阴蹻，取足左右少阴前，先刺阴蹻，后刺少阴。气在横骨上。

热病汗不出，默默嗜卧，溺黄，少腹热，嗌中痛，腹胀内肿，漾心，心痛如锥针刺，太溪主之。

手足寒至节，喘息者死。

热病刺然谷，足先寒，寒上至膝乃出针。

善啮颊齿唇，热病汗不出，口中热痛，冲阳主之。胃脘痛，时寒热，皆主之。

热病汗不出，善噫，腹胀满，胃热谵语，解溪主之。

厥头痛，面浮肿，烦心，狂见鬼，善笑不休，发于外有所大喜，喉痹不能言，丰隆主之。

阳厥凄凄而寒，少腹坚，头痛，胫股腹痛，消中，小便不利，善呕，三里主之。

胁痛咳逆不得息，窍阴主之及爪甲与肉交者，左取右，右取左，立已。不已，复取。

手足清，烦热汗不出，手肢转筋，头痛如锥刺之，循循然不可以动，动益烦心，喉痹，舌卷口干,臂内廉痛不可及头,耳聋鸣,窍阴皆主之。

膝外廉痛,热病汗不出,目外眦赤痛,头眩,两颔痛,寒逆泣出,耳聋鸣,多汗,目痒,胸中痛,不可反侧,痛无常处,侠溪主之。

厥四逆,喘,气满,风,身汗出而清,髀骱中痛,不可得行,足外皮痛,临泣主之。

目视不明,振寒,目翳,瞳子不见,腰两胁痛,脚酸转筋,丘墟主之。

身懈寒少气,热甚恶人,心惕惕然,取飞阳及绝骨,跗下临泣,立已。淫泺胫酸,热病汗不出,皆主之。

头重鼻衄及瘛疭,汗不出,烦心,足下热,不欲近衣,项痛,目翳,鼻及小便皆不利,至阴主之。

身疼痛,善惊互引,鼻衄,通谷主之。

暴病头痛,身热痛,肌肉动,耳聋,恶风,目眦烂赤,项不可以顾,髀枢痛,泄,肠澼,束骨主之。

衄衄血不止,淫泺头痛,目白翳,跟尻瘇,头顶肿痛,泄注,上抢心,目赤眦烂无所见,痛从内眦始,腹满,颈项强,腰脊不可俯仰,眩,心痛,肩背相引,如从后触之状,身寒从胫起,京骨主之。

下部寒,热病汗不出,体重,逆气头眩,飞扬主之。

衄衄,腰脊痛,脚腨酸重,战栗不能久立,腨如裂,脚跟急痛,足挛引少腹痛,喉咽痛,大便难,腹胀,承山主之。

上述外感热病各种兼证的针刺治疗。

《甲乙经·卷七·太阳中风感于寒湿发痉第四》

热而痉者,腰反折,瘛疭,齿噤齘。

张仲景曰:太阳病,其证备,其身体强,几几然,脉反沉迟者,此为痉。

夫痉脉来,按之筑筑而弦,直上下行。

刚痉为病,胸满口噤,卧不着席,脚挛急,其人必齘齿。

太阳病,发热,脉沉细为痉。

痉家其脉伏坚,直上下行。

太阳病,发热无汗恶寒,此为刚痉。

太阳病,发热汗出,不恶寒,此为柔痉。

太阳中湿,病痉,其脉沉,与筋平。

太阳病,无汗,小便少,气上冲胸,口噤不能语,欲作刚痉。然刚痉,太阳中风感于寒湿者也,其脉往来进退,以沉迟细异于伤寒热病。其治不宜发汗,针灸为嘉,治之以药者,可服葛根汤。

痉即"痉"字,指肌肉筋脉拘挛之证。这里指出痉证有虚实之分,发热无汗恶寒为实证,即刚痉;发热汗出不恶寒为虚证,即柔痉。感受风热及寒湿,均可导致痉病。

风痉身反折,先取足太阳及腘中及血络出血。痉,中有寒,取三里。

痉,取之阴跷及三毛上,及血络出血。

痉,取囟会、百会及天柱,膈俞,上关,光明主之。

痉,目不眴,刺脑户。

痉,脊强反折,瘛疭,癫疾,头重,五处主之。

痉，互引善惊，太冲主之。

痉，反折，心痛，气短，小便黄闭，长强主之。

痉，脊强互引，恶风，时振栗，喉痹，大气满，喘，胸中郁郁，身热，眩，目䀮䀮，项强，寒热，僵仆，不能久立，烦满里急，身不安席，大杼主之。

痉，筋痛急互引，肝俞主之。

热痉，脾俞及肾俞主之。

热痉互引，汗不出，反折，尻臀内痛，似瘅疟状，膀胱俞主之。

痉，反折互引，腹胀腋挛，背中怏怏，引胁痛，内引心中脊内，肺俞主之；又刺阳明，从项而数背椎，侠脊脊而痛，按之应手者，刺之尺泽，三痏立已。

痉，互引身热，然谷、谵语主之。

痉，反目憎风，丝竹空主之。

痉，互引，唇吻强，兑端主之。

痉，烦满，龂交主之。

痉，口噤，互引，口干，小便赤黄，或时不禁，承浆主之。

痉，口噤，大迎主之。

痉，不能言，翳风主之。

痉，先取太溪，后取太仓之原主之。

痉，脊强里紧，腹中拘痛，水分主之。

痉，脊强，口不开，多唾，大便难，石关主之。

痉，脊强反折，京门主之。

痉，腹大坚，不得息，期门主之。

痉，上气，鱼际主之。

痉，互引，腕骨主之。

热病汗不出，善呕苦；痉，身反折，口噤，善鼓颌，腰痛不可以顾，顾而有似拔者，善悲，上下取之出血，见血立已。

痉，身反折，口噤，喉痹不能言，三里主之。

痉，惊，互引，脚如结，腨如裂，束骨主之。

痉，目反白多，鼻不通利，涕黄，便血，京骨主之。

痉，脊强，头眩痛，脚如结；腨如裂，昆仑主之。

痉，反折，飞扬主之。

上述痉病诸症针刺俞穴。

《甲乙经·卷八·五脏传病发寒热第一·上》

是故风者，百病之长也。今风寒客于人，使人毫毛毕直，皮肤闭而为热。当是之时，可汗而发；或痹不仁，肿痛，当是之时，可汤熨及火灸，刺而去。弗治，病入舍于肺，名曰肺痹，发咳上气；弗治，肺即传而行之肝，病名曰肝痹，一名曰厥，胁痛出食，当是之时，可按可刺。

弗治，肝传之脾，病名曰脾风，发瘅，腹中热，烦心，汗出，黄瘅。当此之时，可汗可药，可浴。

弗治，脾传之肾，病名曰疝瘕，少腹烦冤而痛，汗出，一名曰蛊。当是之时，可按可药。

弗治，肾传之心，病筋脉相引而急，名之曰瘛。当此之时，可灸可药。

弗治，十日法当死。肾传之心，心即复反传而之肺，发寒热，法当三岁死。此病之次也。

此论感受风寒，失于治疗而导致五脏病变。其传变次序与六经传变有异，按肺—肝—脾—肾—心之序传变。

风感则为寒热。

皮寒热，皮不可附席，毛发焦，鼻槁腊，不得汗，取三阳之络，补手太阳。

肌寒热，病肌痛，毛发焦，唇槁腊，不得汗，取三阳于下，以去其血者，补太阴以去其汗。

骨寒热，痛无所安，汗注不休，齿未槁，取其少阴于阴股之络。齿色槁，死不治，骨厥亦然。

感受风邪之外感寒热证，其疾病由浅至深发展，即皮—肌—骨，也就是由外向内传变。

灸寒热之法，先取项大椎，以年为壮数，次灸橛骨，以年为壮数，视背俞陷者灸之，举臂肩上陷者灸之，两季胁之间灸之，外踝上绝骨之端灸之，足小指次指之间灸之，腨下陷脉灸之，外踝后灸之，缺盆骨上，切之坚动如筋者灸之，膺中陷骨间灸之，掌束骨下灸之，脐下关元三寸灸之，毛际动脉灸之，膝下三寸分间灸之，足阳明灸之，跗上动脉灸之。巅上一灸之，取犬所啮处灸之，即以犬伤病法三炷灸之，凡当灸二十九处。

此述外感寒热病的灸法。

《甲乙经·卷八·五脏传病发寒热第一·下》

寒热取五处，及天池、风池、腰俞、长强、大杼、中膂内俞、上髎、龈交、上关、关元、天牖、天容、合谷、阳溪、关冲、中诸、阳池、消泺、少泽、前谷、腕骨、阳谷、少海、然谷、至阴、昆仑主之。

寒热骨痛，玉枕主之。

寒热懈懒，淫泺胫酸，四肢重痛，少气难言，至阳主之。

肺寒热，呼吸不得卧，咳，上气，呕沫，喘，气相追逐，胸满胁膺急，息难，振栗，脉鼓，气膈，胸中有热，支满不嗜食，汗不出，腰脊痛，肺俞主之。

寒热心痛，循循然与背相引而痛，胸中悒悒不得息，咳唾血，多涎，烦中善馈，食不下，呕逆，汗不出，如疟状，目䀮䀮，泪出悲伤，心俞主之。

咳而呕，膈寒，食不下，寒热，皮肉骨痛，少气不得卧，胸满支两胁，膈上兢兢，胁痛腹䐜，胸脘暴痛，上气，肩背寒痛，汗不出，喉痹，腹中痛，积聚，默然嗜卧，怠惰不欲动，身常湿湿，心痛无可摇者，脾俞主之。

咳而胁满急，不得息，不得反侧，腋胁下与脐相引，筋急而痛，反折，目上视，眩，目中循循然，眉头痛，惊狂，衄，少腹满，目䀮䀮，生白翳，咳引胸痛，筋寒热，唾血短气，鼻酸，肝俞主之。

寒热，食多身羸瘦，两胁引痛，心下贲痛，心如悬，下引脐，少腹急痛，热，面黑，目䀮䀮，久喘咳，少气，溺浊赤，肾俞主之。

骨寒热，溲难，肾俞主之。

寒热头痛，水沟主之。

寒热颈瘰疬，大迎主之。

肩痛引项，寒热，缺盆主之。

寒热汗不出，胸中热满，天髎主之。

寒热肩肿，引胛中痛，肩臂酸，臑俞主之。

寒热项适疬，耳鸣无闻，引缺盆肩中热痛，麻痹不举，肩贞主之。

寒热疬，目不明，咳上气，唾血，肩中俞主之。

寒热适疬，胸中满，有大气，缺盆中满痛者死，外溃不死，肩痛引项，臂不举，缺盆中痛，汗不出，喉痹，咳嗽血，缺盆主之。

咳上气，喘，暴喑不能言，及舌下挟缝青脉，颈有大气，喉痹，咽中干，急不得息，喉中鸣，翕翕寒热，项肿肩痛，胸满腹皮热，衄，气短哽心痛，隐疹头痛，面皮赤热，身肉尽不仁，天突主之。

肺系急，胸中痛，恶寒，胸满悒悒然，善呕胆，胸中热，喘，逆气，气相追逐，多浊唾，不得息，肩背风，汗出，面腹肿，鬲中食饐，不下食，喉痹，肩息肺胀，皮肤骨痛，寒热烦满，中府主之。

寒热胸满，头痛，四肢不举，腋下肿，上气，胸中有声，喉中鸣，天池主之。

咳，胁下积聚，喘逆，卧不安席，时寒热，期门主之。

寒热，腹胀膜，怏怏然不得息，京门主之。

寒濯濯，心烦，手臂不仁，唾沫，唇干引饮，手腕挛，指肢痛，肺胀，上气，耳中生风，咳喘逆，痹，臂痛，呕吐，饮食不下，膨膨然，少商主之。

唾血，时寒时热，泻鱼际，补尺泽。

臂厥，肩膺胸满痛，目中白翳，眼青转筋，掌中热，乍寒乍热，缺盆中相引痛，数欠，喘不得息，臂内廉痛，上鬲，饮已烦满，太渊主之。

寒热胸背急，喉痹，咳上气喘，掌中热，数欠伸，汗出善忘，四肢厥逆，善笑，溺白，列缺主之。

寒热咳呕沫，掌中热，虚则肩背寒栗，少气不足以息，寒厥，交两手而瞀，口沫出；实则肩背热痛，汗出，四肢暴肿，身湿，摇，时寒热，饥则烦，饱则善面色变，口噤不开，恶风泣出，列缺主之。

烦心咳，寒热，善哕，劳宫主之。

寒热，唇口干，喘息，目急痛，善惊，三间主之。

胸中满，耳前痛，齿痛，目赤痛，颈肿，寒热，渴饮辄汗出，不饮则皮干热，曲池主之。

寒热颈适疬，咳嗽呼吸难，灸五里，左取右，右取左。

寒热颈适疬，肩臂不可举，臂，臑俞主之。

风寒热，液门主之。

寒热颈颔肿，后溪主之。

寒热善呕，商丘主之。

呕厥寒，时有微热，胁下支满，喉痛，嗌干，膝外廉痛，淫泺胫酸，腋下肿，马刀瘘，唇肿，吻伤痛，太冲主之。

心如悬，阴厥，脚腨后廉急，不可前却，血痹肠澼便脓血，足跗上痛，舌卷不能言，善笑，足痿不收履，溺青赤白黄黑。青取井，赤取荥，黄取输，白取经，黑取合。

血痔，泄，后重，腹痛如癃状，狂仆必有所扶持，及大气涎出，鼻孔中痛，腹中常鸣，骨寒热无所安，汗出不休，复留主之。

男子如蛊，女子如阻，寒热少腹偏肿，阴谷主之。

少腹痛，飧泄出糜，次指间热，若脉陷，寒热身痛，唇渴不干，汗出，毛发焦，脱肉少气，内有热，不欲动摇，泄脓血，腰引少腹痛，暴惊，狂言非常，巨虚下廉主之。

胸中满，腋下肿，马刀瘘，善自啮舌颊，天牖中肿，淫泺胫酸，头眩，枕骨颔腮肿，目涩身痹，洒淅振寒，季胁支满，寒热，胸胁腰腹膝外廉痛，临泣主之。

寒热颈肿，丘墟主之。

寒热项腋下肿，申脉主之。

寒热瘃痹，四肢不举，腋下肿，马刀瘘，喉痹，髀膝胫骨摇，酸痹不仁，阳辅主之。寒热，痹胫不收，阳交主之。

寒热腰痛如折，束骨主之。

寒热目晛晛，善咳，喘逆，通谷主之。

寒热善啼，头重足寒，不欲食，脚挛，京骨主之。

寒热篡反出，承山主之。

寒热篡后出，痔疣，脚腨酸重，战栗不能久立，脚急肿，跗痛筋足挛，少腹痛引喉嗌，大便难，承筋主之。

跟厥膝急，腰脊痛引腹，篡阴股热，阴暴痛，寒热膝酸重，合阳主之。

上述病发寒热的诸症表现及主治腧穴。

（二）《素问》中的伤寒热病论说

《素问》，指《黄帝内经·素问》。该书对伤寒的病因病理、传变规律、症状辨析、治疗大法等均有论述。

在《素问·热论》中，对伤寒的定义、伤寒病六经传变规律、六经主要病状、伤寒后遗症等均做了论述。

《素问·热论》

黄帝问曰：今夫热病者，皆伤寒之类也。或愈或死。其死皆以六七日间，其愈皆以十日以上者，何也？不知其解，愿闻其说。岐伯对曰：巨阳者，诸阳之属也。其脉连于风府，故为诸阳主气也。人之伤于寒也，则为病热，热虽甚不死；其两感于寒而病者，必不免于死。

此将外感热病，与伤寒病归为一类，并指出足太阳经为三阳经之主，由于其脉连于风府，所以能为诸阳经主气。而外感风寒，也是足太阳经首当其冲。

帝曰：愿闻其状。岐伯曰：伤寒一日，巨阳受之故头项痛，腰脊强；二日阳明受之，阳明主肉，其脉侠鼻络于目，故身热目疼而鼻干，不得卧也；三日少阳受之，少阳主胆，其脉循胁络于耳，故胸胁痛而耳聋；三阳经络皆受其病，而未入于藏者，故可汗而已；四日太阴受之，太阴脉布胃中络于嗌，故腹满而嗌干；五日少阴受之，少阴脉贯肾络于肺，系舌本，故口躁舌干而渴；六日厥阴受之，厥阴脉循阴器而络于肝，故烦满而囊缩。三阴三阳，五藏六府皆受病，荣卫不行，五藏不通则死矣。

六经之症状表现，多与其经脉循行路线相关。例如阳明脉侠鼻络目，所以在感受寒邪发热的同时，有目疼、鼻干等症；太阴脉布胃络咽，所以邪至太阴经，会出现腹满嗌干之症。

本段提出，病在三阳经，均宜发汗治疗的观点。

其不两感于寒者，七日巨阳病衰，头痛少愈；八日阳明病衰，身热少愈；九日少阳病衰，耳聋微闻；十日太阴病衰，腹减如故，则思饮食；十一日少阴病衰，渴止不满，舌干已而嚏；十二日厥阴病衰，囊纵少腹微下，大气皆去，病日已矣。帝曰：治之奈何？岐伯曰：治之各通其藏脉，病日衰已矣。未满三日者，可汗而已；已满三日者，可泄而已。

"不两感于寒"，即未再次感于寒邪之义。邪气不再次侵犯，六经病证即逐日依次衰减。

帝曰：热病已愈，时有所遗者何也？岐伯曰：诸遗者，热甚而强食之，故有所遗也。若此者，皆病已衰，而热有所藏，因其谷气相薄，两热相合，故有所遗也。帝曰：善，治遗奈何？岐伯曰：视其虚实，调其逆从，可使必已矣。帝曰：热病当何禁之？岐伯曰：病热少愈，食肉则复，多食则遗，此其禁也。

本段指出热病后遗症的原因、治疗大则及外感热病的禁忌证。

帝曰：其两感于寒者，其脉应与其病形何如？岐伯曰：两感于寒者，病一日则巨阳与少阴俱病，则头痛口干而烦满；二日则阳明与太阴俱病，则腹满身热，不欲食，谵言；三日则少阳与厥阴俱病，则耳聋囊缩而厥，水浆不入，不知人，六日死。帝曰：五藏已伤，六府不通，荣卫不行，如是之后，三日乃死何也？岐伯曰：阳明者，十二经脉之长也，其血气盛，故不知人，三日其气乃尽，故死矣。

再次感受寒邪，常常表里二经同病，其传变时间由原来的六天缩短为三天，即三天六经已传尽。此病情常常较重，出现了"谵言""水浆不入""不知人"，甚至死亡等情况。

凡病伤寒而成温者，先夏至日者为病温，后夏至日者为病暑。暑当与汗皆出，勿止。

外感寒邪而成之热病，早于夏至前的叫温病，晚于夏至后的叫暑病。

外感热病，正邪交争的态势，是疾病转归的主要因素之一。正气盛，则邪退病却；正不胜邪，则热病转重。

《素问·评热病论》

黄帝问曰：有病温者，汗出辄复热，而脉躁疾不为汗衰，狂言不能食，病名为何？岐伯对曰：病名阴阳交，交者死也。帝曰：愿闻其说。岐伯曰：人之所以汗出者，皆生于谷，谷生于精。今邪气交争于骨肉而得汗者，是邪却而精胜也。精胜，则当能食而不复热。复热者，邪气也。汗者，精气也，今汗出而辄复热者，是邪胜也。不能食者，精无俾也，病而留者，其寿可立而倾也。且夫《热论》曰：汗出而脉尚躁盛者死。今脉不与汗相应，此不胜其病也。其死明矣。狂言者是失志，失志者死。今见三死，不见一生，虽愈必死也。

《素问·刺热》

肝热病者，小便先黄，腹痛，多卧，身热。热争，则狂言及惊，胁满痛，手足躁，不得安卧。庚辛甚，甲乙大汗，气逆则庚辛死。刺足厥阴少阳。其逆则头痛员员，脉引冲头也。

心热病者，先不乐，数日乃热，热争，则卒心痛，烦闷善呕，头痛面赤，无汗。壬癸甚，丙丁大汗，气逆则壬癸死。刺手少阴太阳。

脾热病者，先头重颊痛，烦心颜青，欲呕身热。热争，则腰痛不可以俛仰，腹满，泄，两颔痛。甲乙甚，戊己大汗，气逆则甲乙死。刺足太阴阳明。

肺热病者，先淅然厥，起毫毛，恶风寒，舌上黄，身热。热争，则喘咳，痛走胸膺背，不得大息，头痛不堪，汗出而寒。丙丁甚，庚辛大汗，气逆则丙丁死。刺手太阴阳明，出血如大豆，立已。

肾热病者，先腰痛胻酸，苦渴数饮，身热热争，则项痛而强，胻寒且酸，足下热，不欲言。其逆则项痛员员澹澹然。戊己甚，壬癸大汗，气逆则戊己死。刺足少阴太阳。诸汗者，至其所胜日汗出也。

肝热病者，左颊先赤；心热病者，颜先赤；脾热病者，鼻先赤；肺热病者，右颊先赤；肾热病者，颐先赤。病虽未发，见赤色者刺之，名曰治未病。热病从部所起者，至期而已；其刺之反者，三周而已。重逆则死。诸当汗者，至其所胜日，汗大出也。

此述五脏热病之病状及针刺经脉，针刺治未病之法。

热病先胸胁痛，手足躁，刺足少阳，补足太阴。病甚者为五十九刺。

热病始于手臂痛者，刺手阳明太阴而汗出止。

热病始于头首者，刺项太阳而汗出止。

热病始于足胫者，刺足阳明而汗出止。

热病先身重骨痛，耳聋好瞑，刺足少阴。病甚者为五十九刺。

热病先眩冒而热，胸胁满，刺足少阴少阳。

上述热病见经络之症的刺法，下述热病之预后。

太阳之脉，色荣颧骨，热病也。荣未交，日今且得汗，待时而已；与厥阴脉争见者，死期不过三日。其热病内连肾，少阳之脉色也。少阳之脉，色荣颊前，热病也。荣未交，日今且得汗，待时而已；与少阴脉争见者，死期不过三日。

热病气穴：三椎下间主胸中热，四椎下间主鬲中热，五椎下间主肝热，六椎下间主脾热，七椎下间主肾热，荣在骶也，项上三椎陷者中也。颊下逆颧为大瘕，下牙车为腹满，颧后为胁痛，颊上者，鬲上也。

此述治疗热病之脊椎下腧穴功效，并述热病面部之望诊。热病面部赤色从面颊下上逆至颧的，为阴疝类病证；面部赤色见颊车部位的是腹胀满之证；面部赤色见于颧骨之后的，是胁痛病；面部赤色见于颊上的，为鬲上脏器之病。

《素问·生气通天论》

因于寒，欲如运枢，起居如惊，神气乃浮；因于暑，汗，烦则喘喝，静则多言，体若燔炭，汗出而散。

感受寒邪，人体发热寒战像运枢之转动不止一样；感受暑热之邪，会出现多汗、烦热、喘促、谵语，身体像烧炭一样发热等症。

冬伤于寒，春必病温。

冬天感受寒邪，邪气潜藏体内，到春天会发生热性病。

《素问·气厥论》

脾移热于肝，则为惊衄；肝移热于心，则死；心移热于肺，传为鬲消；肺移热于肾，传为柔痓；肾移热于脾，传为虚，肠澼，死，不可治；胞移热于膀胱，则癃，溺血；膀胱移热于小肠，鬲肠不便，上为口糜；小肠移热于大肠，为虙瘕，为沉；大肠移热于胃，善食而瘦入，谓之食亦；胃移热于胆，亦曰食亦；胆移热于脑，则辛颏鼻渊。鼻渊者，浊涕下不止也。传为衄蔑，瞑目。故得之气厥也。

此论脏腑热邪传变。

《素问·骨空论》

灸寒热之法，先灸项大椎，以年为壮数。次灸橛骨，以年为壮数。视背俞陷者灸之，举臂肩上陷者灸之，两季胁之间灸之，外踝上绝骨之端灸之，足小指次指间灸之，腨下陷脉灸之，外踝后灸之，缺盆骨上，切之坚痛如筋者灸之，膺中陷骨间灸之，掌束骨下灸之，脐下关元三寸灸之，毛际动脉灸之，膝下三寸分间灸之，足阳明跗上动脉灸之，巅上一灸之。犬所啮之处灸之三壮，即以犬伤病法灸之。凡当灸二十九处。伤食灸之，不已者，必视其经之过于阳者，数刺其俞而药之。

此述伤寒热病之灸治部位。

《素问·水热穴论》

帝曰：夫子言治热病五十九俞，余论其意，未能领别其处，愿闻其处，因闻其意。岐伯曰：头上五行行五者，以越诸阳之热逆也；大杼、膺俞、缺盆、背俞，此八者，以泻胸中之热也；气街、三里、巨虚上下廉，此八者，以泻胃中之热也；云门、髃骨、委中、髓空，此八者，以泻四支之热也；五藏俞傍五，此十者，以泻五藏之热也。凡此五十九穴者，皆热之左右也。

此述治疗热病的五十九个穴位。

帝曰：人伤于寒而传为热，何也？岐伯曰：夫寒盛则生热也。

寒邪太甚，使阳气闭阻，所以郁积而生热证。

（三）《灵枢经》中的伤寒热病论说

《灵枢·寒热病》

皮寒热者，不可附席，毛发焦，鼻槁腊，不得汗。取三阳之络，以补手太阴。

肌寒热者，肌痛，毛发焦而唇槁腊，不得汗。取三阳于下，以去其血者，补足太阴以出其汗。

骨寒热者，病无所安，汗注不休，齿未槁，取其少阴于阴股之络；齿已槁，死不治。骨厥亦然。

此述热病之不同程度及针刺大法。

《灵枢·热病》

热病三日，而气口静，人迎躁者，取之诸阳五十九刺，以泻其热而出其汗。实其阴以补其不足者。身热甚，阴阳皆静者，勿刺也；其可刺者，急取之，不汗出则泄。所谓勿刺者，有死征也。

热病三日，病在阳经，邪在外在上，故用针刺法促汗而泻邪。

热病七日八日，脉口动喘而短者，急刺之，汗且自出，浅刺手大指间。

热病七日八日，脉微小，病者溲血，口中干，一日半而死；脉代者，一日死。热病已得汗出，而脉尚躁，喘且复热，勿刺肤。喘甚者死。

此指出热病兼尿血、脉代、喘者，是肾、心、肺邪盛，正不胜邪之死证。

热病七日八日，脉不躁，躁不散，数后，三日中有汗；三日不汗，四日死。未曾汗者，勿腠刺之。

热病出汗，为正气鼓动有力；不出汗为正不胜邪，所以说不汗者第四日死。

热病先肤痛，窒鼻充面，取之皮以第一针，五十九。苛轸鼻，索皮于肺，不得索之火。火者心也。

第一针即九针中的第一种针镵针，五十九指治疗热病当时常用的五十九个穴位。"苛轸鼻"，指鼻部红疹一类的疾病，多因肺热所致。

热病先身涩，倚而热，烦悗，干唇口嗌，取之皮，以第一针，五十九。肤胀口干，寒汗出，索脉于心，不得索之水。水者肾也。

"身涩"之"涩"或为"温"字之误，形近致误。作温，义例合。

热病嗌干多饮，善惊，卧不能起，取之肤肉，以第六针，五十九，目眦青，索肉于脾，不得索之木。木者肝也。

第六针，指九针中的员利针。

热病面青脑痛，手足躁，取之筋间，以第四针，于四逆，筋躄目浸，索筋于肝，不得索之金。

金者肺也。

热病数惊，瘛疭而狂，取之脉，以第四针，急泻有余者，癫疾毛发去，索血于心，不得索之水。水者肾也。

热病身重骨痛，耳聋而好瞑，取之骨，以第四针，五十九刺。骨病不食，啮齿耳青，索骨于肾，不得索之土。土者脾也。

第四针指九针中的锋针。"好瞑"之"瞑"，通"鸣"，指耳鸣。

热病不知所痛，耳聋，不能自收，口干，阳热甚，阴颇有寒者，热在髓，死不可治。

热病头痛颞颥，目瘛脉痛，善衄，厥热病也。取之第三针，视有余不足，寒热痔。

第三针，指九针之鍉针。"厥热病"之"厥"通"其"。"寒热痔"之"痔"，通"之"。

热病体重，肠中热，取之以第四针，于其腧及下诸指间，索气于胃胳得气也。

"胳得"为"络之"之音转。"胃胳得气"，即"胃络之气"。

热病，挟脐急痛，胸胁满，取之涌泉及阴陵泉，取以第四针，针嗌里。

热病而汗且出，及脉顺可汗者，取之鱼际、太渊、大都、太白，泻之则热去，补之则汗出。汗出太甚，取内踝上横脉以止之。

热病已得汗而脉尚躁盛，此阴脉之极也，死；其得汗而脉静者，生。热病者，脉尚盛躁而不得汗者，此阳脉之极也，死；脉盛躁得汗静者，生。

针刺用补法有发汗作用，用泻法有退热作用。脉躁盛为邪盛，故云"死"；脉平稳为正气恢复，所以说"生"。

热病不可刺者有九：一曰汗不出，大颧发赤，哕者，死；二曰泄而腹满甚者，死；三曰目不明，热不已者，死；四曰老人婴儿，热而腹满者，死；五曰汗不出，呕下血者，死；六曰舌本烂，热不已者，死；七曰咳而衄，汗不出，出不至足者，死；八曰髓热者，死；九曰热而痉者，死。腰折，瘛疭，齿噤齘也。凡此九者，不可刺也。

此述热病之死证。

所谓五十九刺者，两手外内侧各三，凡十二痏；五指间各一，凡八痏，足亦如是；头入发一寸傍三分各二，凡六痏；更入发三寸边五，凡十痏；耳前后口下者各一，项中一，凡六痏；巅上一，囟会一，发际一，廉泉一，凡池二，天柱二。

此述治疗热病之五十九穴。

气满胸中，喘息，取足太阴大指之端，去爪甲如薤叶，寒则留之，热则疾之，气下乃止。

心疝暴痛，取足太阴、厥阴，尽刺去其血络。

喉痹舌卷，口中干，烦心心痛，臂内廉痛，不可及头，取手小指次指爪甲下，去端如韭叶。

目中赤痛，从内眦始，取之阴跷。风痉身反折，先取足太阳及腘中及血络出血。中有寒，取三里。

癃，取之阴跷及三毛上及血络出血。

此述热病兼证针刺治疗之法。

男子如蛊，女子如怚，身体腰脊如解，不欲饮食，先取涌泉见血，视跗上盛者，尽见血也。

"蛊"，此指腹胀之症。"怚"为"蛊"之音转，义同蛊。

《灵枢·五变》

黄帝曰：人之善病寒热者，何以候之？少俞答曰：小骨弱肉者，善病寒热。黄帝曰：何以候骨之小大，肉之坚脆，色之不一也？少俞答曰：颧骨者，骨之本也。颧大则骨大，颧小则骨小。皮肤薄而其肉无䐃，其臂懦懦然，其地色殆然，不与其天色同，污然独异，此其候也。然后臂薄者，其髓不满，故善病寒热也。

此述体质虚弱、骨小肌瘦之人，易患外感热病类疾病。

《灵枢·百病始生》

是故虚，邪之中人也，始于皮肤，皮肤缓则腠理开，开则邪从毛发入，入则抵深，深则毛发立，毛发立则淅然，故皮肤痛。留而不去，则传舍于络脉，在络之时，痛于肌肉，故痛之时息，大经乃代，留而不去，传舍于经，在经之时，洒淅喜惊。留而不去，传舍于输，在输之时，六经不通，四肢则肢节痛，腰脊乃强，留而不去，传舍于伏冲之脉，在伏冲之时体重身痛，留而不去，传舍于肠胃，在肠胃之时，贲响腹胀，多寒则肠鸣飧泄，食不化，多热则溏，出糜。留而不去，传舍于肠胃之外，募原之间，留着于脉，稽留而不去，息而成积，或着孙脉，或着络脉，或着经脉，或着输脉，或着于伏冲之脉，或着于膂筋，或着于肠胃之募原，上连于缓筋，邪气淫泆，不可胜论。

此述外感邪气由浅到深之传变过程，与六经之病理传变不同。

《灵枢·刺节真邪》

黄帝曰：《刺节》言发蒙，余不得其意。夫发蒙者，耳无所闻，目无所见。夫子乃言刺府输，去府病，何输使然？愿闻其故。岐伯曰：妙乎哉问也！此刺之大约，针之极也。口说书卷，犹不能及也。请言发蒙耳，尚疾于发蒙也。黄帝曰：善。愿卒闻之。岐伯曰：刺此者，必于日中，刺其听宫，中其眸子，声闻于耳，此其输也。黄帝曰：善。何谓声闻于耳？岐伯曰：刺邪以手坚按其两鼻窍而疾偃，其声必应于针也。黄帝曰：善。此所谓弗见为之，而无目视，见而取之，神明相得者也。

"发蒙"，指发汗之法，"蒙"为"濛"之借字，指汗。《诗·东山》王先谦疏："'濛'作'蒙'。"《玉篇·水部》："濛，微雨儿。"

发汗法是治疗伤寒热病的常用方法。此述发汗的针刺方法。

黄帝曰：《刺节》言彻衣，夫子乃言尽刺诸阳之奇腧，未有常处也。愿卒闻之。岐伯曰：是阳气有余而阴气不足，阴气不足则内热，阳气有余则外热，内热相搏，热于怀炭，外畏绵帛近，不可近身，又不可近席。腠理闭塞，则汗不出，舌焦唇槁，腊干嗌燥，饮食不让美恶。黄帝曰：善。取之奈何？岐伯曰：取之于其天府、大杼三痏，又刺中膂，以去其热，补足手太阴以去其汗。热去汗稀，疾于彻衣。黄帝曰：善。

"彻衣"是一种治疗热病之针刺方法。

凡刺热邪，越而苍，出游不归乃无病。为开通辟门户，使邪得出，病乃已。

"越而苍"为"曰以沧"之音转。"沧"寒凉之义。"越而苍"即使其寒凉之义。

大热遍身，狂而妄见、妄闻、妄言，视足阳明及大络取之虚者补之，血而实者泻之。因其偃卧，居其头前，以两手四指挟按颈动脉，久持之，卷而切推，下至缺盆中，而复止如前，热去乃止。此所谓推而散之者也。

对于高热之症，除用针刺方法外，另辅以按摩方法以协助退热。

《灵枢·九针论》

四者时也，时者，四时八风之客于经络之中，为瘤病者也。故为之治针，必筩其身而锋其末，令可以泻热出血，而瘤病竭。

四曰锋针，取法于絮针，筩其身，锋其末，长一寸六分。主痈热出血。

锋针，是一种治疗热病，泻热出血的针具。

（四）《难经》中伤寒病的论说

《难经·五十八难》

伤寒有几？其脉有变不？然：伤寒有五，有中风，有伤寒，有湿温，有热病，有温病，其所苦各不同。

中风之脉，阳浮而滑，阴濡而弱；湿温之脉，阳浮而弱，阴小而急；伤寒之脉，阴阳俱盛而紧涩；热病之脉，阴阳俱浮，浮之而滑，沉之散涩；温病之脉，行在诸经，不知何经之动也。各随其经之所在而取之。

此将中风、湿温、热病、温病都归为伤寒一类的疾病。

伤寒有汗出而愈，下之而死者；有汗出而死，下之而愈者，何也？然：阳虚阴盛，汗出而愈，下之即死，阳盛阴虚，汗出而死，下之而愈。

治疗伤寒病，汗、下之法在当时已是常用之法，但要辨证施治，正确使用汗下之法，才能祛邪获效。

寒热之病，候之如何也？然：皮寒热者，皮不可近席，毛发焦，鼻槁，不得汗；肌寒热者，皮肤痛，唇舌槁，无汗；骨寒热者，病无所安，汗注不休，齿本槁痛。

此论述皮、肌、骨三种感受寒邪而致之浅深不同的寒热病证。丁锦："皮寒热者，即仲景所谓太阳之表，风用桂枝汤，寒用麻黄汤，汗之而愈；肌寒热者，即仲景所谓邪在半表半里，用小柴胡汤和解而愈；骨寒热者，里发寒热也，即仲景谓正阳阳明里证，用承气汤下之而愈。"

（五）《诸病源候论》中伤寒病的论述

《诸病源候论·卷七·伤寒病诸候·上》

伤寒候

经言：春气温和，夏气暑热，秋气清凉，冬气冰寒，此则四时正气之序也。

冬时严寒，万类深藏，君子固密，则不伤于寒。夫触冒之者，乃为伤寒耳。其伤于四时之气，皆能为病，而以伤寒为毒者，以其最为杀厉之气也。即病者，为伤寒；不即病者，其寒毒藏于肌骨中；至春变为温病；夏变为暑病。暑病者，热重于温也。

是以辛苦之人，春夏必有温病者，皆由其冬时触冒之所致，非时行之气也。

此认为寒邪伤人最甚，且是春温、暑热病之致病基础。

其时行者，是春时应暖而反寒，夏时应热而反冷，秋时应凉而反热，冬时应寒而反温，非其时，而有其气。是以一岁之中，病无少长，多相似者，此则时行之气也。

此述时行病之致病因素及流行特征。

夫伤寒病者，起自风寒，入于腠理，与精气交争，荣卫否隔，周行不通。病一日二日，气在孔窍皮肤之间，故病者头痛恶寒，腰背强重，此邪气在表，洗浴发汗即愈。病三日以上，气浮在上部，胸心填塞，故头痛、胸中满闷，当吐之则愈。病五日以上，气深结在脏，故腹胀身重，骨节烦疼，当下之则愈。

这里述伤寒之邪，是由浅入深，由表及里传变，并指出汗、吐、下治疗伤寒病之大法。这里未指出伤寒病的六经传变，即病邪在太少阴阳经脉之间的传变，应当是对伤寒病理传变过程的一种早

期的、朴素的认识。

夫热病者，皆伤寒之类也。或愈或死，皆以六七日间，其愈皆以十日以上何也？巨阳者，诸阳之属也，其脉连于风府，故为诸阳主气。人之伤于寒也，则为病热，虽甚不死。其两感于寒而病者，必死。

两感于寒者，其脉应与其病形何如？两伤于寒者，病一日，则巨阳与少阴俱病，则头痛口干烦满；二日，则阳明与太阴俱病，则腹满、身热、不食、谵言；三日，则少阳与厥阴俱病，则耳聋囊缩厥逆，水浆不入，则不知人，六日而死。夫五脏已伤，六腑不通，荣卫不行，如是之后，三日乃死。何也？阳明者，十二经脉之长也，其气血盛，故不知人，三日其气乃尽，故死。

其不两伤于寒者，一日巨阳受之，故头项痛，腰脊强；二日阳明受之，阳明主肉，其脉夹鼻络于目，故身热而鼻干，不得卧也；三日少阳受之，少阳主骨，其脉循胁络于耳，故胸胁痛耳聋。三阳经络皆受病，而未入通于脏也，故可汗而已。四日太阴受之，太阴脉布于胃，络于嗌，故腹满而嗌干；五日少阴受之，少阴脉，贯肾络肺，系舌本，故口热舌干而渴；六日厥阴受之，厥阴脉循阴器，而络于肝，故烦满而囊缩。三阴三阳，五脏六腑皆病，荣卫不行，五脏不通则死矣。

其不两感于寒者，七日巨阳病衰，头痛少愈；八日阳明病衰，身热少愈；九日少阳病衰，耳聋微闻；十日太阴病衰，腹减如故，则思饮食；十一日少阴病衰，渴止不满，舌干已而咳；十二日厥阴病衰，囊纵少腹微下，大气皆去，病日已矣。

治之奈何？治之各通其脏脉，病日衰。其病未满三日者，可汗而已；其病三日过者，可泄之而已。

此沿承《素问》之论，述伤寒病之六经传变及汗下治疗大法。

太阳病，头痛至七日已上，并自当愈，其经竟故也。若欲作再经者，当针补阳明，使经不传则愈矣。

此针刺扶正，防病传变之法。

相病之法，视色听声，观病之所，候脉要诀，岂不微乎？脉洪大者有热，此伤寒病也。夫伤寒脉洪浮，秋佳春成病。寸口脉紧者，伤寒头痛；脉来洪大，伤寒病。少阴病，恶寒卷而利，手足四逆者，不治；其人吐利躁逆者，死。利止而眩，时时自冒者，死；四逆，恶寒而拳，其脉不至，其人不烦而躁者，死；病六日，其息高者死。

伤寒热盛，脉浮大者生，沉小者死；头痛，脉短涩者死，浮滑者生；未得汗，脉盛大者生，细小者死；诊人瀼瀼大热，其脉细小者死，不治。伤寒热病，脉盛躁不得汗者，此阳之极，十死不治。未得汗脉躁疾，得汗生，不得汗难瘥。

头痛脉反涩，此为逆，不治。脉浮大而易治；细微为难治。

此论伤寒脉象及死证。

发汗若吐下者、若亡血无津液者，而阴阳自和必愈。

夫下后发汗，其人小便不利，此亡津液，勿治，其小便利必自愈。

阳已虚，尺中弱者，不可发其汗也。

咽干者，不可发其汗也。

伤寒病，脉弦细，头痛而发热，此为属少阳。少阳不可发汗，发汗则谵语为属胃。胃和则愈，不和则烦而悸。

少阴病，脉细沉而微，病在里，不可发其汗。少阴病脉微，亦不可发汗。无阳故也。阳已虚，尺中弱涩者，复不可下。

太阳病，发热而恶寒，热多而寒少，脉微弱则无阳，不可发其汗；脉浮可发其汗。

发热，自汗出而不恶寒，关上脉细数，不可吐。

若诸四逆厥者，不可吐，虚家亦然。

寒多热少，可吐者，此谓痰多也。治疟亦如之。

头项不强痛，其寸脉微，胸中愊牢，冲喉咽不得息，可吐之。

治伤寒欲下之，切其脉牢，牢者实之脉。或不能悉解，宜摸视手掌，溅溅汗湿者，便可下矣。若掌不汗，病虽宜下，且当消息，温暖身体，都皆津液通，掌亦自汗，下之即了矣。

上述汗吐下之禁忌。

太阴之为病，腹满，吐食，不可下。下之益甚，时腹自痛。下之，胸下结牢。脉浮，可发其汗。

阳明病，心下牢满不可下，下之遂利，杀人，不可审，不可脱尔祸福，正在于此。

太阳与少阳并病，心下牢，头项强眩，不可下。

三阳并病，腹满身重，大小便调，其脉浮牢而数，渴欲饮水。此不可下，其汤熨针石，别有正方，补养宣导今附于后。

《养生方》导引法云：端坐生腰，徐以鼻内气，以右手持鼻，闭目吐气。治伤寒头痛洗洗，皆当以汗出为度。又云：举左手，顿左足，仰掌，鼻内气四十息，止。除身热背痛。

此例举太阴病、阳明病、二阳合病、三阳并病之不可下证，并附导引治伤寒病发汗之法。

伤寒发汗不解候

伤寒，初，一日至二日，病在皮肤，名为在表。表者阳也。法宜发汗。今发汗而不解者，此是阳不受病。阳受病者，其人身体疼痛，发热而恶寒，敕啬拘急，脉洪大。有此证候，则为病在表，发汗则愈。若但烦热，不恶寒，身不疼痛，此为表不受病，故虽强发其汗，而不能解也。

此脉洪大视为表证之脉，与《伤寒论》将脉洪大视阳明内热炽盛之证明显不同。表证宜发汗，发汗可解；无表证则发汗也不解除病状。

伤寒取吐候

伤寒大法，四日病在胸膈，当吐之愈。有得病二三日，便心胸烦闷，此为毒气已入，有痰实者，便宜取吐。

此指出吐法之适应证。

中风伤寒候

中风伤寒之状，阳浮热自发，阴弱汗自出。啬啬恶寒，淅淅恶风，翕翕发热，鼻鸣干呕，此其候也。

太阳病中风，以火劫发其汗，邪风被火热，血气流溢失常，两阳相熏灼，其身发黄。阳盛即欲衄。虚则小便难。阴阳俱虚竭，身体则枯燥，但头汗出，齐颈而还，腹满微喘，口干咽烂，或不大便，久则谵言，甚者至哕。手足躁扰，寻衣摸床，小便利者，其人可治。

此述伤寒中风之主症及太阳中风误治之变证。

阳明中风，口苦而咽干，腹满微喘，发热恶寒，脉浮若紧，下之则腹满，小便难。阳明病，能食为中风；不能食，为中寒。

脉浮或脉紧，是表邪仍在，且虽腹满但里实未成，故不宜下，所以"下之则腹满，小便难"。阳明经受邪，能食者为伤于风邪，不能食为伤于寒邪。风为阳邪，胃阳尚不受影响；寒为阴邪，中阳受伤后则不能饮食。

少阳中风，两耳无闻，目赤，胸中满而烦，不可吐之，吐之则悸而惊。

少阳病，无痰邪实结之证不可吐。

太阴中风，四肢烦疼，其脉阳微阴涩而长，为欲愈。

少阴中风，其脉阳微阴浮，为欲愈。

厥阴中风，其脉微浮，为欲愈；不浮，为未愈。

脉浮为正气鼓舞，邪气外出之象，所以说是病得愈之征兆。此理念多被后世沿用。

伤寒一日候

伤寒一日，太阳受病，太阳者，膀胱之经也，为三阳之首，故先受病。其脉络于腰脊，主于头项。故得病一日而头项背膊腰脊痛也。

此书之例，太阳病只是伤寒病范畴下的一项具体经脉病证。伤寒病是纲，太阳病是目。太少阴阳诸经证，多冠以"伤寒"之纲，如伤寒太阳病，伤寒阳明病、伤寒少阳病……则其义昭然若揭；若省去"伤寒"二字，直云太阳病、阳明病等，反而云雾不清，不易理解其义。据此书，太少阴阳等，本是附于"伤寒"之下的，如本书之"伤寒太阳病""伤寒阳明病""伤寒少阴病"等。这应当是伤寒病早期称谓和一种状态，而直云"太阳病""少阳病"等则是其后省略"伤寒"二字后的称谓状态。

伤寒二日候

伤寒二日，阳明受病。阳明者，胃之经也，主于肌肉，其脉络鼻入目。故得病二日，肉热鼻干，不得眠也。诸阳在表，表始受病，在皮肤之间，可摩膏火灸发汗而愈。

摩膏火灸，都是当时治疗伤寒病的发汗方法。

伤寒三日候

伤寒三日，少阳受病。少阳者，胆之经也，其脉循于胁，上于头耳。故得病三日，胸胁热而耳聋也。三阳经络始相传，病未入于脏，故皆可汗而解。

前云少阳经无实邪不可吐，此云三阳经之邪均可汗。

伤寒四日候

伤寒四日，太阴受病。太阴者，脾之经也，为三阴之首。是故三日已前，阳受病讫，传之于阴，而太阴受病焉。其脉络于脾，主于喉嗌。故得病四日，腹满而嗌干也。其病在胸膈，故可吐而愈。

伤寒太阴脾经之病，尚有吐法之治法。足太阴脾经与足阳明胃经互为表里，仅腹满而胃腑尚不实结，嗌干又为邪气上扰之证，所以可用吐法祛邪以复正。

伤寒五日候

伤寒五日，少阴受病。少阴者，肾之经也。其脉贯肾络肺，系于舌，故得病五日，口热舌干，渴而引饮也。其病在腹，故可下而愈。

病在里，热甚伤津，用下法泻火抽薪而避免津液继续伤耗。

伤寒六日候

伤寒六日，厥阴受病。厥阴者，肝之经也。其脉循阴器，络于肝。故得病六日，烦满而囊缩也。此则阴阳俱受病，毒气在胃，故可下而愈。

此伤寒厥阴病用下法之例。"阴阳俱受病"，指阴经阳经已经逐次受病，并非阴阳经同时皆受病之义。由于此处病机为"毒气在胃"，所以用泻下法祛邪去毒。《伤寒论》厥阴病无下法，可明此处非袭《伤寒论》之说，且当在《伤寒论》成书之前。

伤寒七日候

伤寒七日，病法当小愈。阴阳诸经，传病竟故也。今七日以后，病反甚者，欲为再经病也。再经病者，是阴阳诸经络，重受病故也。

此"再经病"，与《素问》"两感于寒"义同。即再次感受寒邪之义。

伤寒八日候

伤寒八日，病不解者，或是诸阴阳经络，重受于病，或因发汗吐下之后，毒气未尽，所以病证犹在也。

此认为由于再次感受寒邪，或汗吐下治疗不彻底所致，已不按原来的六经传变作解。另说明当时盛行用汗吐下法治疗伤寒病。

伤寒九日以上候

伤寒九日以上病不除者，或初一经受病，即不能相传；或已传三阳讫，而不能传于阴，致停滞累日，病证不罢者；或三阳三阴，病传已竟，又重感于寒，名为两感伤寒，则腑脏俱病，故日数多而病候改变。

此改变了《素问》一日太阳、二日阳明、三日少阳、四日太阴、五日少阴、六日厥阴之模式传经说，指出了伤寒病邪传经的各种不同情况。如只传一经即止，传罢阳经不传阴经、六经传毕后再感寒邪脏腑俱病等。

伤寒咽喉痛候

伤寒病，过经而不愈，脉反沉迟，手足厥逆者，此为下部脉不至，阴阳隔绝，邪客于足少阴之络。毒气上熏，故咽喉不利，或痛而生疮。

伤寒病，六经已传遍而不愈，说明邪已不在少阴经。此咽喉不利，或痛而生疮，为伤寒少阴病之变证。此病机为邪气侵犯少阴络脉，毒气上熏咽喉。此说当为伤寒咽喉病的早期之说。

《伤寒论》直接将咽痛生疮归之为少阴经病，在此基础上发挥为四条病证：少阴病，下利，咽痛，胸满，心烦，猪肤汤主之；少阴病二三日，咽痛者，可与甘草汤，不瘥者，与桔梗汤；少阴病，咽中伤，生疮，不能语言，声不出者，苦酒汤主之；少阴病，咽中痛，半夏散及汤主之。

伤寒斑疮候

伤寒病，证在表。或未发汗，或经发汗未解，或吐下后而热不除，此毒气盛故也。毒既未散，而表已虚，热毒乘虚，出于皮肤，所以发斑疮瘾疹，如锦文。重者，喉口身体皆成疮也。

伤寒口疮候

夫伤寒，冬时发其汗，必吐利，口中烂生疮，以其表里俱虚热，热不已，毒气熏上焦故也。

斑疮隐疹、口疮，均属伤寒病变证之类，均由热毒侵袭上焦肌表所致。

伤寒登豆疮候

伤寒热毒气盛，多发疱疮，其疮色白或赤，发于皮肤，头作瘭浆，戴白脓者，其毒则轻；有紫黑色作根，隐隐在肌肉里，其毒则重。甚者五内七窍皆有疮。其疮形如登豆，故以名焉。

登豆疮："登豆"，古之礼器、祭器，圆形有盖，木制的称豆，瓦帛的称登。疮形如登豆，故名登豆疮，后又称为"豌豆疮""天痘"，现在通称天花。

伤寒登豆疮后灭瘢候

伤寒病发疮者，皆是热毒所为。其病折则疮愈，而毒气尚未全散。故疮痂虽落，其瘢犹黶，或凹凸肉起，所以宜用消毒灭瘢之药以傅之。

登豆疮本归属"时气""天行"类疾病，此归为伤寒类疾病论述。

伤寒谬语候

伤寒四五日，脉沉而喘满者，沉为在里，而发汗，其津液越出，大便为难，表虚里实，久久则诫语。

发汗后，重发其汗，亡阳诫语，其脉反和者，不死。

阳明病，下血而诫语者，此为热入血室，但头汗出，当刺期门穴，随其实者而泻之，濈然汗出者则愈。

病若谵言妄语，身当有热，脉当得洪大，而反手足四厥，脉反沉细而微者，死病也。

谵言妄语身热，脉洪大者生；沉细微，手足四逆者死。

谬语，诫语，均谵语之义。此谵语的形式，有四种原因，即大便难之谵语，伤津亡阳之谵语，热入血室之谵语，热邪炽盛之谵语。《伤寒论》则述大便躁结之谵语者多。

伤寒烦候

此由阴气少，阳气胜，故热而烦满也。

少阴病，恶寒而拳，时自烦，欲去其衣被者，可治也。

病脉已解，而反发烦者，病新瘥，又强与谷，脾胃气尚弱，不能消谷，故令微烦，损谷即愈。

少阴病，脉微细而沉，但欲卧，汗出不烦。自欲吐，五六日，自利后，烦躁不得卧寐者死。

发汗后下之，脉平而小烦，此新虚，不胜谷故也。

"病脉已解，而反发烦者"，《伤寒论·辨阴阳易差后劳复篇》作"病人脉已解，而日暮微烦"。"病脉已解"指病证病脉均已消除；"病人脉已解"则病理脉象解除。以"病源"之义为妥，此《伤寒论》沿袭致误之例。

"而反发烦"愈后本不当再有烦躁之症，今反见烦躁之症，所以说"反发烦"。《伤寒论》作："日暮微烦"，"烦"成了"微烦"，而且只是在傍晚出现。其实，《病源》此句之"故令微烦"之"微"字，为"其"字之音转。"微烦"，即"其烦"，与前之"发烦"义同，只是烦躁之义，无所谓"微烦""甚烦"之分别。《伤寒论》涉《病源》此句之"微"字而误成"日暮微烦"。此可佐证《病源》之说在前，《伤寒论》沿袭在后。

"自利后，烦躁不得卧寐者死"，《伤寒论·少阴病篇》作"自利，复烦躁不得卧寐者死"。《病源》作"后"字，因果关系明显。自利后进一步伤津耗气，致使阴阳离决虚阳上浮，扰乱神明，所以烦躁不得卧寐。《伤寒论》之"复"字，则成"下利，同时又烦躁不得卧寐"之义，因果关系不明。

此"复（復）"，当为"后（後）"之形误。此明《伤寒论》在后沿袭之误。

伤寒虚烦候

伤寒发汗吐下已后，腑藏俱虚，而热气不散，故虚烦也。

正气伤耗，邪热不除，热扰神明，导致虚烦。

伤寒烦闷候

伤寒，毒气攻胃，故烦闷。或服药以后，表不解，心下有水气，其人微呕，热满而烦闷也。

毒气即邪气。邪气攻胃，胀满躁结，神明不安，故致烦闷；水饮滞留，发热呕吐，心神无主，所以烦闷。

伤寒渴候

伤寒渴者，由热气入于藏，流于少阴之经。少阴主肾，肾恶躁，故渴而引饮。

肾主水而恶躁，热邪煎灼少阴肾水津液，津不上承，所以口渴引饮。

伤寒呕候

伤寒阳明病，热入胃与谷气并，故令呕。或已经吐下，虚热在脏，必饮水，水入则胃家虚冷，亦呕也。

伤寒发热无汗，呕不能食，而反汗出濈然，是为转在阳明。

伤寒呕多，虽有阳明证，不可攻也。

少阴病，下利，脉微涩，呕而汗出者，必数更衣反少，当温其上，灸其厥阴。渴欲饮水者，与之愈。

"少阴病"一条，《伤寒论》将其一分为二。《伤寒论·少阴病篇》："少阴病，下利，脉微涩，呕而汗出，必数更衣，反少者，当温其上，灸之。"《伤寒论·厥阴篇》："厥阴病渴欲饮水者，少少与之愈。"

"当温其上，灸其厥阴"，语义完整通顺。《伤寒论》"灸"后未接下文，只好将"其"字改成"之"字而止句。另将"厥阴"后加"病"字，又在"与"前增"少少"二字，移于厥阴病篇。

两者相较，显系《病源》之说在先，《伤寒论》分离为二在后。《病源》不可能将前后不连接之两句去字拼合为一，况其原文，本就文理通顺，并无移接续断之嫌疑。

伤寒干呕候

此谓热气在于脾胃也。或发汗解后，胃中不和，尚有蓄热，热气上熏，则心下否结，故干呕。

伤寒吐逆候

伤寒少阴病，其人饮食入口则吐，或心中温温，欲吐不能，当遂吐之。若始得之，手足寒，脉弦迟，此中有寒饮，不可吐也，当温之。

病人脉数，数为有热，当消谷引食，反吐者，师发其汗，阳微膈气虚，脉则为数，数为客阳，不能消谷，胃中虚冷故也。

上条当吐、不可吐之证，说得明明白白，条理清晰。胸中有实邪，当即刻吐之；胸中有寒饮则不可吐，当温之。

至《伤寒论》少阴病篇，则语句多有混淆，将"手足寒，脉迟弦"置于"当吐之"之前，使人不易明白。本为寒证之症状，当在"不可吐也，当温之"之前，却置于"当吐之"前而使本来清晰可辨之当吐、不当吐之证，变得含糊混淆。

"病人脉数"条之"客阳"，指外侵之邪热假阳。人体之正常阳气，即生气，能发挥人体的正常生理机能。如胃中阳气，能消化水谷。但外来之"客阳"，是不能替代正常胃阳的生理功能的，它只是一种致病因素，所以把它叫作"客阳"，以与正常阳气区别开来。

《伤寒论》太阳病篇"客阳"作"客热"，义虽类同，但不若《病源》之"客阳"确当。

伤寒哕候

伤寒大吐下之后，极虚，复虚极，其水郁以发其汗者，因得哕。所以然者，背寒中冷故也。

伤寒哕而满者，视其前后，知何部不利，利之即愈。

阳明病能食，下之不解，其人不能食，攻其热必哕。所以哕者，胃中虚冷故也。又病人本虚，伏热在胃，则胸满，胸满则气逆也。气逆不可攻其热，攻其热必哕。

"阳明病能食"一条，《伤寒论·阳明病篇》作"阳明病，不能食，攻其热必哕。所以然者，胃中虚冷故也；以其人本虚，攻其热必哕"。当为《病源》此条之约文。

伤寒喘候

伤寒太阳病，下之微喘者，外未解故也。夫发汗后，饮水多者必喘，以水停心下，肾气乘心，故喘也。

《伤寒论·太阳病篇》："发汗后，饮水多，必喘；以水灌之，亦喘。"

伤寒厥候

厥者，逆也。逆者，谓手足逆冷也。此由阳气暴衰，阴气独盛。阴盛于阳，故阳脉为之逆，不通于手足，所以逆冷也。

伤寒，一日至四五日，厥者必发热。前发热者，后必厥。厥深热亦深，厥微热亦微。

厥，下之，发其汗者，口伤烂赤。

伤寒，先厥发热，下利必自止，而反汗出，必咽喉中强痛，甚为喉痹。发热无汗，而利必自止。不止，便脓血。便脓血者，其喉不痹。

伤寒先厥者，不可下之。发热而利者，见厥复利。

伤寒病厥五日，热亦五日。设六日当复厥，不厥之者，自愈。厥不过热五日，故知愈也。发热而厥，七日而下利者，为难治。

其脉从手足厥逆者，可灸之。

下利，手足厥，无脉，灸之不温，反微喘者，死。

下利，厥，烦躁不能卧者，死。

病六七日，其脉数，手足厥，烦躁，阴厥，不还者，死。

发热，下利，至厥不止者，死。

下利后其脉绝，手足厥，卒时脉还，手足温者为生，不还者死。

"厥，下之，发其汗者，口伤烂赤。"此说厥证不宜汗下，汗下后会导致伤津亡阳，阴阳格拒，虚阳上浮而出现口伤烂赤之症。

厥证多寒热错杂，气血阴阳失调之证，里无实结，故不宜用下法。《伤寒论·厥阴病篇》作"厥应下之，而反发汗者，必口伤烂赤"，与《病源》原义背戾。

"伤寒病厥五日，热亦五日"一条，"厥不过热五日，故知愈也。"意为其厥的日数不超过发热五日的日数，所以知道病当好转。《伤寒论·厥阴病篇》作"厥终不过五日，以热五日，故知自愈"。本欲解释《病源》之文，反不如《病源》原文说得明白。

伤寒悸候

悸者动也，谓心下悸动也。此由伤寒病发汗已后，因又下之，内有虚热则渴，渴则饮水，水气乘心，必振寒而心下悸也。

太阳病，小便不利者，为多饮水，心下必悸。小便少者，必苦里急。

夫脉浮数，法当汗出而愈，而下之，身体重，心悸。不可发汗，当自汗出而解。所以然者，尺中微，里虚表实，津液自和，便自汗出愈也。

"里虚表实"，《伤寒论》太阳病篇作"此里虚，须表里实"。此"里虚"，为使用下法后所致，津气伤耗，正气一时难复，造成"里虚"之证，脉浮数而未用汗法，表邪仍在，故称"表实"。已用下法，不宜再用汗法伤耗正气，所以待内之津液有所恢复后，便能自汗出而解。

《伤寒论》之"须表里实"，不知是何义，让人费解。若作治法理解，则与后文"便自汗出愈"相矛盾。原本不须再治，只待自汗出而自愈；若作生理机能调节理解，则本已"表实"，为何又要"表里实"？此《伤寒论》沿袭增注《病源》原文之误。

伤寒痉候

痉之为状，身热足寒，项颈强，恶寒，时头热，面目热，摇头，卒口噤，背直，身体反张是也。此由肺移热于肾，传而为痉。痉有刚柔。太阳病，发热无汗，而反恶寒，为刚痉；发热汗出而恶寒，为柔痉。诊其脉沉细，此为痉也。

《千金翼方·卷九·伤寒上》："太阳病，发热无汗，而反恶寒，是为刚痉；太阳病，发热汗出，而不恶寒者，是为柔痉。注：一云恶寒。"

《金匮要略·痉湿暍病篇》："太阳病，发热无汗，反恶寒者，名曰刚痉；太阳病，发热汗出，而不恶寒，名曰柔痉。"

此均沿承《病源》之说而来。《病源》"柔痉"之"恶寒"，《千金翼方》《金匮》成了"不恶寒"。但《千金翼》注明"一云恶寒"。

伤寒心否候

太阳少阳并病，脉浮紧，而下之，紧反入里，则作否。否者，心下满也。

病发于阴者不可下，下之则心下痞，按之自软，但气否耳，不可复下也。

若热毒乘心，心下否满，面赤目黄，狂言恍惚者，此为有实，宜速吐下之。

《伤寒论·太阳病篇》作"脉浮而紧，而复下之，紧反入里，则作痞，按之自濡，但气痞耳"。

又"病发于阳而反下之，热入，因作结胸；病发于阴而反下之，因作痞也。所以成结胸者，以下之太早故也"。

伤寒结胸候

结胸者，谓热毒结聚于心胸也。此由病发于阳，而早下之，热气乘虚，而否结不散也。按之痛，其脉寸口浮，关上反自沉是也。脉大，不可下，下之即死；脉浮而大，下之为逆。

而阳脉浮，关上细沉紧，而饮食如故，时小便利者，名为脏结。脏结病，舌上白胎滑，为难治。不往来寒热，其人反静，舌上不胎者，不可攻之。

《伤寒论·太阳病篇》取上文之简要，改成问答形式论述：

问曰：病有结胸、有脏结，其状何如？答曰：按之痛，寸脉浮、关脉沉，名曰结胸也。何谓脏结？答曰：如结胸状，饮食如故，时时下利，寸脉浮，关脉小细沉紧，名曰脏结。舌上白胎滑者，难治。

脏结无阳证，不往来寒热，其人反静，舌上胎滑者，不可攻也。

《诸病源候论卷八·伤寒病诸候·下》

伤寒余热候

伤寒病，其人或未发汗吐下，或经服药已后，而脉洪大实数，腹内胀满，小便赤黄，大便难，或烦或渴，面色变赤，此为腑脏有结热故也。

伤寒五脏热候

伤寒病，其人先苦身热嗌干而渴，饮水即心下满，洒淅身热，不得汗，恶风，时咳逆者，此肺热也。

若其人先苦身热嗌干，而小腹绕脐痛，腹下满，狂言默默，恶风欲呕者，此肝热也。

若其人先苦手掌心热，烦心欲呕，身热，心下满，口干不能多饮，目黄，汗不出，欲得寒水，时妄笑者，此心热也。

若其人先苦身热，四肢不举，足胫寒，腹满，欲呕而泄，恶闻食臭者，此脾热也。

若其人先苦嗌干，内热连足胫，腹满，大便难，小便赤黄，腰脊痛者，此肾热也。

伤寒变成黄候

阳明病无汗，小便不利，心中懊侬，必发黄。若被火，额上微汗出，而但小便不利，亦发黄。

其人状，变黄如橘色，或如桃枝色，腹微满，此由寒湿气不散，瘀热在于脾胃故也。

此述发黄之因，一是寒湿，一是瘀热。《伤寒论·阳明篇》相对应的条文是：

阳明病被火，额上微汗出而小便不利者，必发黄。

阳明病，无汗，小便不利，心中懊恼者，身必发黄。

阳明病，发热汗出者，此为热越，不能发黄也；但头汗出，身无汗，剂颈而还，小便不利，渴引水浆者，此为瘀热在里，身必发黄，茵陈蒿汤主之。

伤寒发汗已，身目为黄，所以然者，以寒湿在里不解故也，以为不可下也，于寒湿中求之。

伤寒七八日，身黄如橘子色，小便不利，腹微满者，茵陈蒿汤主之。

伤寒瘀热在里，身必黄，麻黄连轺赤小豆汤主之。

《伤寒论》之说，亦不外寒湿、瘀热二因。前二条，《病源》"若被火"句，为承接上句"阳明病无汗"之文，故云"亦发黄"。至《伤寒论》，则此二句独立为条，所以云"必发黄"。

伤寒心腹胀满痛候

此由其人，先患冷癖因发热病，服冷药及饮冷水，结在心下。此为脏虚动于旧癖故也。或吐下已后，病不解，内外有热，故心腹胀满痛。此为有实也。

水饮停结，内外有热，是导致心腹胀满疼痛的致病因素。

伤寒宿食不消候

此为被下后，六七日不大便，烦热不解，腹满而痛。此为胃内有干粪挟宿食故也。或先患寒癖，因有宿食，又感于伤寒，热气相搏，故宿食不消。

感受寒邪，可以导致发热；宿食不消，躁结于内，亦可导致热证。

伤寒大便不通候

伤寒，阳脉微而汗出少，为自和；汗出多，为太过。

阳明脉实，因发其汗，汗出多者，亦为太过。太过者，阳气绝于里。阳气绝于里则津液竭，热结在内，故大便牢，不通也。

自汗也好，发汗也好，凡汗出过多，均可导致津液伤耗，胃肠缺少滋润而致大便躁结不通之症。对此，《伤寒论》也多有论述。《伤寒论·阳明病篇》："少阳阳明者，发汗利小便已，胃中躁烦实，大便难是也。""太阳病，若发汗，若下，若利小便，此亡津液，胃中干躁，因转属阳明，不更衣内实，大便难者，此名阳明也。""阳明病，本自汗出，医更重发汗，病已差，尚微烦不了了者，此必大便硬故也。以亡津液，胃中干躁，故令大便硬。"

伤寒小便不通候

伤寒发汗后而汗出不止，津液少，胃内极干，小肠有伏热，故小便不通。

《伤寒论·太阳病篇》："大下之后，复发汗，小便不利者，亡津液故也。""太阳病发汗，遂漏不止，其人恶风，小便难。""阳明中风，口苦咽干，腹满微喘，发热恶寒，脉浮而紧，若下之，则腹满，小便难也。"

伤寒热毒利候

此由表实里虚，热气乘虚而入，攻于脾胃，则下黄赤汁，此热毒所为也。

伤寒脓血利候

此由热毒伤于肠胃，故下脓血如鱼脑，或如烂肉汁，壮热而肠痛，此湿毒气盛故也。

此指出大便脓血之症，由热毒、湿毒所致，即今称之"湿热"邪气。《伤寒论·阳明病篇》："脉数不解，而下不止，必挟热便脓血也"，《伤寒论·厥阴病篇》："伤寒先厥后发热，下利必自止，而反汗出，咽中痛者，其喉为痹。发热无汗，而利必自止；若不止，必便脓血。""伤寒发热四日，厥反三日，复热四日，厥少热多者，其病当愈；四日至七日，热不除者，必便脓血。"

伤寒利候

伤寒病，若表实里虚，热乘虚而入，攻于肠胃，则下黄赤汁；若湿毒气盛，则腹痛壮热，下脓血如鱼脑，如烂肉汁；若寒毒入胃，则腹满身热，下清。下清者，不可攻其表，汗出必胀满，表里俱虚故也。

伤寒六七日，不利，更发热而利者，其人汗出不止者，死。但有阴无阳故也。

下利有微热，其人渴，脉弱者，今自愈。脉沉弱弦者，下重。其脉大者，为未止；脉微弱数者，为欲自止。虽发热不死。

少阴病，八九日而身手足尽热，热在膀胱，必便血下利。脉浮数，尺中自滑，其人必清脓血。若利止，恶寒而拳，手足温者，可治也。

阳明病下利，其脉浮大，此皆为虚弱，强下之。故伤寒下利日十余行，其脉反实，死。

《伤寒论》相对应的条文如下。

《伤寒论·厥阴病篇》："下利清谷，不可攻其表，汗出必胀满。""下利脉数，有微热汗出，今自愈；设复紧，为未解。""下利，脉沉弦者，下重也；脉大者，为未止；脉微弱数者，为欲自止，虽发热，不死。"

《伤寒论·少阴病篇》："少阴病八九日，一身手足尽热者，以热在膀胱，必便血也。""少阴病，下利，若利自止，恶寒而蜷卧，手足温者，可治。"

《伤寒论·厥阴病篇》："下利，寸脉反浮数，尺中自涩，必清脓血。"

伤寒病后胃气不和利候

此由初受病时，毒热气盛，多服冷药，以自泻下，病折已后，热势既退，冷气乃动，故使心下愊牢，噫哕食臭，腹内雷鸣而泄利。此由脾胃气虚冷故也。

《伤寒论·太阳病篇》："伤寒汗出，解之后，胃中不和，心下痞硬，干噫食臭，胁下有水气，腹中雷鸣，下利者，生姜泻心汤主之。""伤寒中风，医反下之，其人下利日数十行，谷不化，腹中雷鸣，心下痞硬而满，干呕，心烦不得安。医见心下痞，谓病不解，复下之，其痞益甚。此非热结，但以胃中虚，客气上逆，故使硬也。甘草泻心汤主之。"

伤寒上气候

此由寒毒气伤于太阴经也。太阴者，肺也。肺主气，肺虚为邪热所客，客则胀，胀则上气也。

《金匮要略·肺痿肺痈咳嗽上气病篇》："上气，喘而躁者，属肺胀。""咳而上气，此为肺胀。其人喘，目如脱状。""肺胀咳而上气，烦躁而喘，脉浮者，心下有水。"

伤寒咳嗽候

此由邪热客于肺也。上焦有热，其人必饮水，水停心下，则肺为之浮，肺主于咳，水气乘之，故咳嗽。

这里指出了咳嗽的两个致病因素，即热邪致咳和水饮致咳。《伤寒论》除热邪、水饮外，又有肺寒气逆之咳、肾虚气逆之咳等。

《伤寒论·太阳病篇》："伤寒表不解，心下有水气，干呕，发热而咳。""伤寒，心下有水气，咳而微喘，发热不渴，服汤已渴者，此寒去欲解也。"

《伤寒论·阳明病篇》："阳明病，反无汗而小便利，二三日而咳，手足厥者，必苦头痛。""阳明病，但头眩，不恶寒，故能食而咳，其人咽必痛。"

《伤寒论·少阴病篇》："少阴病，咳而下利，谵语者，被火气动故也。""少阴病，下利六七日，咳而呕渴，心烦不得眠。"

伤寒衄血候

伤寒病血衄者，此由五脏热结所为也。心主于血，肝藏于血。血热邪伤于心肝，故衄血也。衄者，鼻出血也。肺主于气，而开窍于鼻，血随气行，所以从鼻出。

阳明病口躁，但欲漱水不欲咽者，必衄。

衄家不可攻其表，汗出额上，菹急而紧，直视而不能眴，不得眠。

亡血，不可攻其表，汗出则寒栗而振。脉浮紧，发热，其身无汗，自衄者愈。

《伤寒论·太阳病篇》："太阳病，脉浮紧，发热，身无汗，自衄者愈。"

《伤寒论·阳明病篇》："阳明病，口躁，但欲漱水，不欲咽者，此必衄。"

《伤寒论·太阳病篇》："衄家，不可发汗，汗出，必额上陷脉急紧，直视不能眴，不得眠。"

"衄家不可攻其表"条之"菹"字，为"俎"之借字，引为"肉"义。"菹急而紧"，即肌肉拘急之义，所以后文说"直视而不能眴"。"眴"，眨眼义。肌肉拘急，所以目直视而不能眨眼。

《管子·禁藏》《集校》引陈奂曰："菹与苴同。"《说文通训定声》："苴，假借又为俎。"是俎、苴、菹并通之证。《山海经。海外西经》郭璞注："俎，肉几也"，《庄子·庚桑楚》成玄英注："俎，切肉之几。"

此明《伤寒论》在《病源》之后，将"菹"字改为"脉"字。而《病源》改"脉"为"菹"之可能性，显然不大。

伤寒吐血候

此由诸阳受邪热，初在表，应发汗而汗不发，致使热毒入深，结于五脏，内有瘀积，故吐血。

《伤寒论·太阳病篇》："脉浮热甚，而反灸之，此为实。实以虚治，因火而动，必咽躁吐血。"

伤寒阴阳毒候

夫欲辨阴阳毒病者，始得病时，可看手足指，冷者是阴，不冷者是阳。若冷至一二三寸者病微，若至肘膝为病极。过此难治。

阴阳毒病无常也。或初得病，便有毒，或服汤药，经五六日以上，或十余日后，不瘥，变成毒者。其候身重背强，喉咽痛，糜粥不下，毒气攻心，心腹烦痛，短气，四支厥逆，呕吐，体如被打，发斑。此皆其候。重过三日则难治。

阳毒者，面目赤，或便脓血；阴毒者，面目青而体冷。若发赤斑，十生一死；若发黑斑，十死一生。

阳毒为病，面目斑斑如锦纹，喉咽痛，清便脓血。七日不治，五日可治。九日死，十一日亦死。

《金匮要略·百合狐惑阴阳毒病篇》："阳毒之为病，面赤斑斑如锦文，咽喉痛，唾脓血。五日可治，七日不可治，升麻鳖甲汤主之。""阴毒之为病，面目青，身痛如被杖，咽喉痛，五日可，七日不可治，升麻鳖甲汤去雄黄、蜀椒主之。"

坏伤寒候

此谓得病十二日已上，六经俱受病讫，或已发汗吐下，而病证不解，邪热留于腑脏，致令病候多变，故曰坏伤寒。

本太阳病不解，转入少阳，胁下牢满，干呕不能食，往来寒热，尚未吐下，其脉沉紧，与小柴胡汤。若已吐下发汗，饮柴胡证罢，此为坏病，知犯何逆，以法治之。

寸口脉洪而大，数而滑。洪大荣气长，滑数胃气实。荣长阳即盛，郁怫不得出。胃实即牢，大便难即干躁。三焦闭塞，津液不通，医已发，阳气盛不用，复重下之，胃躁畜大便，遂候，小便不利，荣卫相搏，烦心发热，两目如火，鼻干面正赤，舌躁齿黄焦，故大渴。过经成坏病。

《伤寒论·少阳病篇》："本太阳病，不解，转入少阳者，胁下硬满，干呕不能食，往来寒热。尚未吐下，脉沉紧者，与小柴胡汤。若已吐下发汗温针，谵语，柴胡汤证罢，此为坏病。知犯何逆，以法治之。"

伤寒百合候

百合病者，谓无经络，百脉一宗，悉致病也。多因伤寒虚劳，大病之后不平复，变成斯疾也。其状意欲食，复不能食，常默默欲得卧，复不得卧。欲出行，复不能行。饮食或有美时，或有不用饮时。如强健人，而卧不能。行如有寒，复如无寒；如有热，复如无热。若小便赤黄。

百合之病，诸药不能治，得药即剧吐利，如有神灵者。身形如和，其人脉微数，每尿辄头痛。其病六十日不愈；若尿头不痛，淅淅然者，四十日愈；若尿快然但眩者，二十日愈。体证或未病而预见，或病四五日而出，或病二十日、一月微见，其状恶寒而呕者，病在上焦也。二十三日当愈；其状腹满微喘，大便硬，三四日一大便，时复小溏者，病在中焦也，六十三日当愈；其状小便淋沥难者，病在下焦也，四十三日当愈。各随其证，以治之耳。

《金匮要略·百合狐惑阴阳毒病篇》："论曰：百合病者，百脉一宗，悉致其病也。意欲食复不能食，常默默，欲卧不能卧，欲行不能行。饮食或有美时，或有不能闻食臭时。如寒无寒，如热无热，口苦，小便赤，诸药不能治，得药则剧吐利，如有神灵者。身形如和，其脉微数。每溺时头痛者，六十日乃愈；若溺时不头痛，淅然者，四十日愈；若溺快然，但头眩者，二十日愈。其症或未病而预见。或病四五日而出，或病二十日，或一月微见者，各随症治之。""百合病见于阴者，以阳法救之；见于阳者，以阴法救之。见阳攻阴，复发其汗，此为逆；见阴攻阳，乃复下之，此亦为逆。"

伤寒狐惑候

夫狐惑二病者，是喉、阴之为病也。初得状如伤寒，或因伤寒而变成斯病。其状默默欲眠，目瞑不得卧，卧起不安。虫食于喉咽为惑，食于阴肛为狐。恶饮食，不欲闻食臭，其人面目翕赤翕黑翕白。食于上部，其声嘎，食于下部，其咽干。此皆由湿毒气所为也。

《金匮要略·百合狐惑阴阳毒病篇》："狐惑之为病，状如伤寒，默默欲眠，目不得闭，卧起不安。蚀于喉为惑，蚀于阴为狐，不欲饮食，恶闻食臭，其面目乍赤、乍黑、乍白。蚀于上部则声喝，甘草泻心汤主之；蚀于下部则咽干，苦参汤洗之；蚀于肛者，雄黄熏之。"

《病源》"翕赤翕黑翕白"，《金匮》作"乍赤、乍黑、乍白"。"翕"，忽然、一会儿之义，"翕赤翕黑翕白"，指面色一阵发红，一阵发黑，变化忽然。《文选·左思·吴都赋》刘逵注："翕忽，疾貌。"刘良注："翕忽，变化疾速貌。"

"乍"与"翕"义同，亦"忽"义。《孟子·公孙丑上》朱熹集注："乍，犹忽也。"此明《金匮》在后，意改《病源》之证。

伤寒湿䘌候

凡得伤寒时气热病，腹内有热，又人食少肠胃空虚，三虫行作求食，食人五脏及下部。䘌病之候，齿无色，舌上尽白，甚者唇里有疮，四支沉重，忽忽善眠，如此皆为虫食其肛，肛烂见五脏即死。当数看其上唇内有疮，唾血，唇内如粟疮者，则心内懊恼痛，此虫在上，食其五脏。下唇内生疮者，其人不寤，此虫食下部。皆能杀人。

《诸病源候论·卷十八·湿䘌候》："湿䘌病，由脾胃虚弱，为水湿所乘，腹内虫动，侵食成䘌也。多因下利不止，或生病后，客热结腹内所为。其状，不能饮食，忽忽喜睡，绵绵微热，骨节沉重，齿无色，舌上尽白，细疮如粟。若上唇生疮，是虫食五脏，则心烦懊；若下唇生疮，是虫食下部，则肛门烂开；甚者腑脏皆被食，齿下上断悉生疮，齿色紫黑，利血而湿，由水气也。

"脾与胃合，俱象土，胃为水谷之海，脾气磨而消之。水谷之精，化为血气，以养腑脏。若脾胃和，则土气强盛，水湿不能侵之。脾胃虚弱，则土气衰微，或受于冷，乍伤于热，使水谷不消化，糟粕不牷实，则成下利，翻为水湿所伤。

"若时病之后，肠胃虚热，皆令三尸九虫因虚动作，侵食五脏，上出唇口，下至肛门。胃虚气逆，则变呕哕。虫食腑脏伤败，利出瘀血，如此者死。其因脾胃虚微，土气衰弱，为水湿所侵，虫动成䘌，故名湿䘌也。

"又云：有天行之湿，初得不觉，行坐不发，恒少气力，或微利，或不利，病成则变呕吐，即是虫内食于脏。

"又云：有急结湿，先因腹痛下痢，脓血相兼出，病成翻大小便不通，头项皆痛，小腹急满，起坐不安，亦是内食五脏。凡如此，虽初证未发于外，而心腹亦常烦懊，至于临困，唇口及肛门方复生疮，即死也。"

《诸病源候论·三虫候》："三虫者，长虫、赤虫、蛲虫也。为三虫，犹九虫之数也。长虫、蛔虫也，长一尺，动则吐清水，出则心痛，贯心则死。赤虫，状如生肉，动则肠鸣。蛲虫至细微，形如菜虫也，居胴肠间，多则为痔，极则为癞，因人疮处，以生诸痈、疽、癣、瘘、疬、疥、龋虫，无所不为。此既是九虫内之三者，而今别立名，当以其三种偏发动成病，故谓之三虫也。"

伤寒病后热不除候

此谓病已间，五脏尚虚，客邪未散，真气不复，故且暮犹有余热，如疟状。此非真实，但客热也。

伤寒下部痛候

此由大肠偏虚，毒气冲于肛门，故下部卒痛，甚者痛如鸟啄。

伤寒病后渴候

此谓经发汗吐下已后，脏腑空虚，津液竭绝，肾家有余热，故渴。

此述津伤虚热之渴。《伤寒论》则有热盛伤津、阴虚津少、气不化津等多种口渴之症。《伤寒论·太阳病篇》："服桂枝汤，大汗出后，大烦渴不解，脉洪大者，白虎加人参汤主之。""服柴胡汤已，渴者属阳明，以法治之。""太阳病中风，以火劫发汗，邪风被火热，血气流溢，失其常度，两阳相熏灼，其身发黄，阳盛则欲衄，阴虚小便难，阴阳俱虚竭，身体则枯燥，但头汗出，齐颈而还，腹满微喘，口干咽烂，或不大便。久则谵语。""发汗已，脉浮数，烦渴者，五苓散主之。""中风发热，六七日不解而烦，有表里证，渴欲饮水，水入则吐者，名曰水逆。五苓散主之。""本以下之，故心下痞，与泻心汤，痞不解，其人渴而口躁，烦，小便不利者，五苓散主之。"

伤寒病后不得眠候

夫卫气昼行于阳，夜行于阴。阴主夜，夜主卧，谓阳气尽，阴气盛，则目瞑矣。今热气未散，与诸阳并，所以阳独盛，阴偏虚，虽复病后仍不得眠者，阴气未复于本故也。

此指出失眠之因为阳盛阴虚，卫气失调所致。《伤寒论》则有热邪、内寒、阴虚、阳虚、津伤等多种原因，可导致失眠。

《伤寒论·太阳病篇》："发汗吐下后，虚烦不得眠，若剧者，必反复颠倒。""衄家，不可发汗、汗出，必额上陷脉急紧，直视不能眴，不得眠。""阳明病……若加温针，必怵惕，烦躁不得眠。"

《伤寒论·少阴病篇》："少阴病，脉数细沉，但欲卧，汗出不烦，自欲吐。至五六日，自利，复烦躁不得卧寐者，死。""少阴病，得之二三日以上，心中烦，不得卧，黄连阿胶汤主之。""少阴病，下利六七日，咳而呕渴，心烦不得眠者，猪苓汤主之。"

伤寒病后虚羸候

其人血气先虚，复为虚邪所中，发汗吐下之后，经络损伤，阴阳竭绝，热邪始散，真气尚少，五脏犹虚，谷神未复，无津液以荣养，故虚羸而生病焉。

伤寒病后不能食候

此由阳明太阴受病，被下之后，其热已除，而脾胃为之虚冷，谷气未复，故不能食也。

《伤寒论·太阳病篇》："太阳病，当恶寒发热，今自汗出，反不恶寒发热，关上脉细数者，以医吐之过也。一二日吐之者，腹中饥，口不能食。"

《伤寒论·阳明病篇》："阳明病，若能食，名中风；不能食，名中寒。""阳明病，若中寒者，不能食，小便不利，手足濈然汗出，此欲作痼瘕，必大便初硬后溏，所以然者，以胃中冷，水谷不别故也。"

《伤寒论·少阳病篇》："本太阳病，不解，转入少阳者，胁下硬满，干呕不能食，往来寒热。"

《伤寒论·厥阴病篇》："凡厥利者，当不能食。"

伤寒病后虚汗候

夫诸阳在表，阳气虚则自汗。心主于汗，心脏偏虚，故其液妄出也。

《伤寒论·太阳病篇》："伤寒，脉浮，自汗出，小便数，心烦，微恶寒，脚挛急，反与桂枝汤攻其表，此误也。得之便厥，咽中干，烦躁吐逆者，作甘草干姜汤与之，以复其阳。""病常自汗出者，此为荣气和。荣气和者，外不谐，以卫气不共荣气谐和故尔。""病人脏无他病，时发热自汗出而不愈者，此卫气不和也。""太阳病，当恶寒发热，今自汗出，反不恶寒发热，关上脉细数者，以医吐之过也。"

《伤寒论·阳明病篇》："阳明病外证云何？答曰：身热，汗自出，不恶寒，反恶热也。""三阳合病……若自汗出者，白虎汤主之。""阳明病，自汗出，若发汗，小便自利者，此为津液内竭，虽硬不可攻之。"

伤寒内有瘀血候

夫人先瘀结在内，因伤寒病，若热搏于久瘀，则发热如狂。若有寒则小腹满，小便反利，此为血瘀，宜下之。其脉沉结者，血证谛也。

《伤寒论·阳明病篇》："阳明证，其人喜忘者，必有蓄血。所以然者，本有久瘀血，故令喜忘，屎虽硬，大便反易，其色必黑者，宜抵当汤下之。""病人无表里证，发热七八日，虽脉浮数者，可下之。假令已下，脉数不解，合热则消谷善饥，至六七日不大便者，有瘀血，宜抵当汤。"

《伤寒论·太阳病篇》："太阳病不解，热结膀胱，其人如狂，血自下，下者愈。其外不解者，尚未可攻，当先解其外。外解已，但少腹急结者，乃可攻之，宜桃核承气汤。""太阳病，六七日表证仍在，脉微而沉，反不结胸，其人发狂者，以热在下焦，少腹当硬满，小便自利者，下血乃愈。所以然者，以太阳随经，瘀热在里故也，抵当汤主之。""太阳病身黄，脉沉结，少腹硬，小便不利者，为无血也。小便自利，其人如狂者，血证谛也，抵当汤主之。""伤寒有热，应小便不利，今反利者，为有血也，当下之，不可余药，宜抵当丸。"

伤寒毒攻眼候

肝开窍于目，肝气虚，热乘虚上冲于目，故目赤痛，重者生疮、翳白膜、息肉。

伤寒毒攻足候

此由热毒气从内而出，循经络攻于足也。人五脏六腑，井荣输，皆出于手足指，故毒从脏腑而出。

伤寒毒流肿候

人阴阳俱虚，湿毒气与风热相搏，则荣卫涩，荣卫涩，则血气不散，血气不散，则邪热致壅，随其经络所生而流肿也。

《诸病源候论·卷三十一·流肿候》："流肿，凡有两候，有热有冷。冷肿者，其痛隐隐然，沉深着臂髀，在背上则肿起，凭凭然而急痛，若手按之及针灸之，即肿起是也；热肿者，四支热如火炙之状，移无常处，或如手，或如盘，着背腹是。剧则背热如火，遍身熠熠然，五心烦热，唇口干燥，如注之状。此皆风邪搏血气所生，以其移无常处，故谓流肿。"

伤寒病后脚气候

此谓风毒湿气滞于肾经，肾主腰脚。今肾既湿，故脚弱而肿，其人小肠有余热，即小便不利，则气上，脚弱而气上，故为脚气也。

《诸病源候论·卷十三·脚气缓弱候》："凡脚气病，皆由感风毒所致。此病多不即觉，或先无他疾而忽得之，或因众病后得之。初甚微，饮食嬉戏气力如故。当熟察之，其状自膝至脚有不仁，或若痹，或淫淫如虫所缘，或脚指及膝胫洒洒尔，或脚屈弱不能行，或微肿，或酷冷，或疼痛，或缓纵不随，或挛急，或至困能饮食者，或有不能者；或见饮食而呕吐，恶闻食臭，或有物如指，发于腨肠，径上冲心气上者，或举体转筋，或状热头痛，或胸心冲悸，寝处不欲见明；或腹内苦痛，而兼下者，或言语错乱有善忘误者，或眼浊精神昏愦者。此皆病之证也。"

伤寒病后霍乱候

霍乱吐下利止后，更发热。伤寒其脉微涩，本是霍乱，今是伤寒，却四五日至阴经上转，入阴当利，本素呕下利者，不治。若其人即欲大便，但反失气而不利，是为更属阳明。心强，二十二日愈。所以然者，经竟故也。下后当强，强能食者愈。今反不能食，到后经中颇能食，复一经，能食，过之一日当愈。若不愈者，不属阳明也。恶寒脉微而后利，利止必亡血。

《伤寒论·辨霍乱病篇》："问曰：病有霍乱者何？答曰：呕吐而利，此名霍乱。""问曰：病发热，头痛，身疼，恶寒，吐利者，此属何病？答曰：此名霍乱。霍乱自吐下，又利止，复更发热也。"

"伤寒，其脉微涩者，本是霍乱，今是伤寒，却四五日，至阴经上，转入阴必利，本呕下利者，不可治也。欲似大便，而反失气，仍不利者，此属阳明也。便必硬，十三日愈。所以然者，经尽故也。

"下利后，当便硬，硬则能食者愈。今反不能食，到后经中，颇能食，复过一经能食，过之一日当愈。不愈者，不属阳明也。"

伤寒病后疟候

病后邪气未散，阴阳尚虚，因为劳事，致二气交争，阴胜则发寒，阳胜则发热，故寒热往来，有时休作，而成疟也。

《金匮要略·疟病篇》："温疟者，其脉如平，身无寒但热，骨节疼烦，时呕，白虎加桂枝汤主之。"

"疟多寒者，名曰牝疟，蜀漆散主之。"

《诸病源候论·卷十一·温疟候》："夫温疟与寒疟安舍？温疟者，得之冬中于风寒，寒气藏于骨髓之中，至春则阳气大发，邪气不能出，因遇大暑，脑髓烁，脉肉消释，腠理发泄，因有所用力，邪气与汗皆出。此病藏于肾，其气先从内出之于外，如此则阴虚而阳盛，则热。衰则气复反入，入则阳虚，阳虚则寒矣。故先热而后寒，名曰温疟。"

"疟先寒而后热，此由夏伤于大暑，汗大出，腠理开发，因遇夏气凄沧之水寒，藏于腠理皮肤之中，秋伤于风，则病成矣。夫寒者阴气也；风者阳气也。先伤于寒而后伤于风，故先寒而后热，病以时作，名曰寒疟。先伤于风而后伤于寒，故先热而后寒，亦以时作，名曰温疟。夫病疟六七日，但见热者，温疟矣。"

"寒疟候，此由阴阳相并，阳虚则阴盛，阴盛则寒，寒发于内，而并于外，所以内外俱寒，故病发，但战栗而鼓颔颐也。"

伤寒病后渴利候

此谓大渴饮水，而小便多也。其人先患劳损，大病之后，肾气虚则热，热乘之则肾躁，肾躁则渴，渴则引水，肾虚则不能制水，故饮水数升，小便亦数升，名曰渴利也。

伤寒肺痿候

大发汗后，因复下之，则亡津液，而小便反利者，此为上虚，不能制于下也。虚邪中于肺，肺痿之病也。欲咳而不能，唾浊涎沫，此为肺痿之病也。

《诸病源候论·卷二十一·肺痿候》："肺主气，为五脏上盖。气主皮毛，故易伤于风邪。风邪伤于腑脏，而血气虚弱，又因劳役大汗之后，或经大下而亡津液，津液竭绝，肺气壅塞，不能宣通诸脏之气，因成肺痿也。其病咳唾而呕逆涎沫，小便数是也。咳唾咽躁欲饮者，必愈；欲咳而不能咳，唾干沫，而小便不利者，难治。诊其寸口脉数，肺痿也，甚则脉浮弱。"

《金匮要略·肺痿肺痈咳嗽上气病篇》："问曰：热在上焦者，因咳为肺痿。肺痿之病从何得之？师曰：或从汗出，或从呕吐，或从消渴，小便利数，或从便难，又被快药下利，重亡津液，故得之。曰：寸口脉数，其人咳，口中反有浊唾涎沫者何？师曰：为肺痿之病。若口中辟辟躁，咳即胸中隐隐痛，脉反滑数，此为肺痈。咳唾脓血，脉数虚者为肺痿，数实者为肺痈。"

肺痿吐涎沫而不咳者，其人不渴，必遗尿，小便数。所以然者，以上虚不能制下故也。此为肺中冷，必眩，多诞唾，甘草干姜汤以温之。

伤寒失声候

邪客于肺，肺主声而通于气，今外邪与真气相搏，真气虚而邪气盛，故声为之不通也。

《诸病源候论·卷一·风失音不语候》："喉咙者，气之所以上下也；会厌者，音声之户；舌者，声之机；唇者，声之扇。风寒客于会厌之间，故卒然无音。皆由风邪所伤，故谓风失音不语。"

《灵枢·忧恚无言》："黄帝问于少师曰：人之卒然忧恚而无音者，何道之塞？何气出行，使音不彰？愿闻其方。少师答曰：咽喉者，水谷之道也；喉咙者，气之所以上下者也；会厌者，音声之户也；口唇者，音声之扇也；舌者，音声之机也；悬雍垂者，音声之关也；颃颡者，分气之所泄也；横骨者，神气所使，主发舌者也。故人之鼻洞涕出不收者，颃颡不开，分气失也。是故厌小而疾薄，则发气疾。其开合利，其出气易；其厌大而厚，则开合难，其气出迟，故重言也。人卒然无音者，寒气客于厌，则厌不能发，发不能下至，其开合不致，故无音。"

《伤寒论·少阴病篇》："少阴病，咽中伤，生疮，不能语言，声不出者，苦酒汤主之。"

伤寒梦泄精候

邪热乘于肾，则阴气虚，阴气虚则梦交通。肾藏精，今肾虚，不能制于精，故因梦而泄。

《诸病源候论·卷四·虚劳失精候》："肾气虚损，不能藏精，故精漏失。其病小腹弦急，阴头寒，目眶痛，发落。诊其脉，数而散者，失精脉也。凡脉芤动微紧，男子失精也。"

《诸病源候论·卷四·虚劳梦泄精候》："肾虚为邪所乘，邪客于阴，则梦交接。肾藏精，今肾虚不能制精，因梦感动而泄也。"

《金匮要略·血痹虚劳病篇》："夫失精家，少腹弦急，阴头寒，目眩，发落。脉极虚芤迟，为清谷亡血失精；脉得诸芤动微紧，男子失精，女子梦交，桂枝龙骨牡蛎汤主之。"

伤寒劳复候

伤寒病新瘥，津液未复，血气尚虚，若劳动早，更复成病。故劳复也，若言语思虑则劳神，梳头澡洗则劳力。劳则生热，热气乘虚还入经络，故复病也。其脉紧者宜下之。

《伤寒论·辨阴阳易差后劳复病篇》："大病差后，劳复者，枳实栀子豉汤主之。""伤寒差以后，更发热，小柴胡汤主之。脉浮者，以汗解之，脉沉实者，以下解之。""大病差后，从腰以下有水气者，牡蛎泽泻散主之。""大病差后，喜唾，久不了了，胸上有寒，当以丸药温之，宜理中丸。""伤寒解后，虚羸少气，气逆欲吐，竹叶石膏汤主之。"

《诸病源候论·卷九·时气劳复候》："夫病新瘥者，血气尚虚，津液未复，因即劳动，更成病焉。若言语思虑，则劳于神，梳头澡洗，则劳于力，未堪劳而强劳之，则生热，热气还经络，复为病者，名曰劳复。"

《诸病源候论·卷九·热病劳复候》："夫热病新瘥，津液未复，血气尚虚，因劳动，早劳则生热，热气乘虚还入经络，故复病也。"

《诸病源候论·卷十·温病劳复候》："谓病新瘥，津液未复，血气尚虚，因劳动早，更生于热，热气还入经络，复成病也。"

伤寒病后食复候

伤寒病新瘥，及大病之后，脾胃尚虚，谷气未复，若食猪肉、肠血、肥鱼及久腻物，必大下利，医所不能治也，必至于死。若食饼饵粢、黍饴脯炙鲙枣栗诸果脯物，及牢强难消之物，胃气虚弱，不能消化，必更结热。适以药下之，则胃气虚冷，大利难禁。不可下之，必死。下之亦危，皆难救也。大病之后多坐此死，不可不慎护也。

夫病之新瘥后，但得食糜粥，宁少食乃饥，慎勿饱，不得他有所食。虽思之，勿与。引日转久，可渐食羊肉糜若羹，慎不可食猪、狗等肉。

《伤寒论·辨阴阳易差后劳复病篇》："病人脉已解，而日暮微烦，以病新差，人强与谷，脾胃气尚弱，不能消谷，故令微烦，损谷则愈。"

《诸病源候论·卷九·时气食复候》："夫病新瘥者，脾胃尚虚，谷气未复，若即食肥肉、鱼鲙、饼饵、枣、栗之属，则未能消化，停积在于肠胃，使胀满结实，因更发热，复为病者，名曰食复也。"

《诸病源候论·卷十·温病食复候》："凡得温毒病新瘥，脾胃尚虚，谷气未复，若食犬、猪、羊肉并肠血及肥鱼炙脂腻食，此必大下利，下利则不可复救。又禁食饼饵，炙脍，枣栗诸生果。难消物则不能消化，停积在于肠胃，便胀满结实，大小便不通，因更发热，复成病也。非但杂食，梳头洗浴，诸劳事等，皆须慎之。"

伤寒病后令不复候

伤寒病后，多因劳动不节，饮食过度，更发于病，名之为劳复。复者谓复病如初也。此由经络尚虚，血气未实，更致于病耳。令预服药及为方法以防之，故云令不复也。

伤寒阴阳易候

阴阳易病者，是男子妇人伤寒病新瘥，未平复，而与之交接得病者，名为阴阳易也。其男子病新瘥，未平复，而妇人与之交接得病者，名阳易；其妇人得病新瘥，未平复，而男子与之交接得病者，名阴易。若二男二女，并不相易。所以呼为易者，阴阳相感动，其毒度著如人之换易也。

其得病之状，身体热冲胸，头重不能举，眼内生眯，四支拘急，小腹疞痛，手足拳，皆即死。其亦有不即死者，病苦小腹里急，热上冲胸，头重不欲举，百节解离，经脉缓弱，气血虚，骨髓空竭，便恍恍吸吸，气力转少，著床不能摇动，起居仰人，或引岁月方死。

《伤寒论·辨阴阳易差后劳复病篇》："伤寒阴阳易之为病，其人身体重，少气，少腹里急，或引阴中拘挛，热上冲胸，头重不欲举，眼中生花，膝胫拘急者，烧裈散主之。"

《诸病源候论·卷九·时气病后阴阳易候》及《诸病源候论·卷十·温病阴阳易候》论述与伤寒阴阳易候相同。

伤寒交接劳复候

夫伤寒病新瘥，未满百日，气力未平复，而以房室者，略无不死也。有得此病愈后六十日，其人已能行射猎，因而房室，即吐涎而死。病虽云瘥，若未平复，不可交接，必小腹急痛，手足拘拳，二时之间亡。《范汪方》云：故督邮顾子献，得病已瘥未健，诣华旉视脉，旉曰：虽瘥尚虚，未平复，阳气不足，勿为劳事也。余劳尚可，女劳即死。临死将吐舌数寸。献妇闻其瘥，从百余里来省之，住数宿，止交接之间三日死。

妇人伤寒，虽瘥未满百日，气血骨髓未牢实，而合阴阳，快者当时，乃未即觉恶，经日则令百节解离，经络缓弱。气血虚，骨髓空竭，便恍恍吸吸，气力不足，著床不能动摇，起居仰人，食如故，是其证也。丈夫亦然。其新瘥，虚热未除，而快意交接者，皆即死。若瘥后与童男交接者，多不发复，复者，亦不必死。

《诸病源候论·卷九·时气病瘥后交接劳复候》："夫病新瘥者，阴阳二气未和，早合房室，则令人阴肿入腹，腹内疞痛，名为交接劳复。"《诸病源候论·卷十·温病交接劳复候》："病虽瘥，阴阳未和，因早房室，令人阴肿缩入腹，腹疞痛，名为交接之劳复也。"

（六）《千金方》中的伤寒病论说及其方剂

《千金方·卷九·伤寒上》
伤寒例第一

论曰：《易》称天地变化，各正性命，然则变化之迹亦无方，性命之功难测。故有炎凉寒燠风雨晦冥水旱妖灾虫蝗怪异，四时八节种种施化不同，七十二候，日月运行各别。终其晷度，方得成年，是谓岁功毕矣。天地尚且如然，在人安可无事？故人生天地之间，命有遭际，时有否泰、吉凶悔吝、苦乐安危、喜怒爱憎、存亡忧畏。关心之虑，日有千条，谋身之道，时生万计。乃度一日。是故天无一岁不寒暑，人无一日不忧喜。故有天行温疫病者，即天地变化之一气也。斯盖造化必然之理，不得无之。故圣人虽有补天立极之德，而不能废之。虽不能废之，而能以道御之。其次有贤人善于摄生，能知撙节，与时推移，亦得保全。天地有斯瘴疠，还以天地所生之物以防备之。命曰：知方则病无所侵矣。

然此病也，俗人谓之横病，多不解治，皆云日满自差，以此致枉者，天下大半。凡始觉不佳，即须救疗，迄至于病愈，汤食竞进，折其毒势，自然而差，必不可令病气自在，恣意攻人，拱手待麷。斯为误矣。今博采群经以为上下两卷，广设备拟，好养生者可得详焉。

此述人受天地自然异常变异之影响以及自身起居情志之影响，会发生疫病，尤其是被当时人称为"横病"之伤寒病。无病要防病于未然，有病要尽早积极治疗。

《小品》曰：古今相传，称伤寒为难治之疾，时行温疫是毒病之气，而论治者不判伤寒与时行温疫为异气耳，云：伤寒是雅士之辞，天行温疫是田舍间号耳。不说病之异同也。考之众经，其实殊矣。所宜不同，方说宜辨，是以略述其要。

伤寒自古被视为难治之证，而伤寒与时行温疫虽同属外感热性病类疾病，其病因病机治疗等，并不相同。

经言春气温和，夏气暑热，秋气清凉，冬气冰冽。此四时正气之序也。冬时严寒，万类深藏，君子周密，则不伤于寒。或触冒之者，乃为伤寒耳。其伤于四时之气，皆能为病，而以伤寒为毒者，以其最为杀疠之气也。中而即病，名曰伤寒。不即病者，其寒毒藏于肌骨中，至春变为温病，至夏变为暑病。暑病热极，重于温也。是以辛苦之人，春夏多温病热病者，皆由冬时触冒寒冷之所致，非时行之气也。

此述寒邪厉于其他邪气，其致病有即时发病和潜伏至春夏发病两种形式，且与时行邪气有别。

凡时行者，是春时应暖而反大寒，夏时应热而反大冷，秋时应凉而反大热，冬时应寒而反大温。此非其时而有其气。是以一岁之中，病无长少，多相似者，此则时行之气也。

此述时行病之致病因素及病证特点。

伤寒之病，逐日深浅，以施方治。今世人得伤寒，或始不早治，或治不主病，或日数久淹，困乃告师，师苟依方次第而疗，则不中病。皆宜临时消息制方，乃有效耳。

此述伤寒病的治疗，应根据每个人的具体状况，辨证论治，方能生效。

华佗曰：夫伤寒一日在皮，当摩膏、火灸之即愈。若不解者，二日在肤，可依法针，服解肌散发汗，汗出即愈。若不解，至三日在肌，复一发汗即愈。若不解者，止，勿复发汗也。至四日在胸，宜服藜芦丸，微吐之则愈。若病困，藜芦丸不能吐者，服小豆瓜蒂散，吐之则愈也。视病尚未醒醒者，复一法针之。五日在腹，六日入胃，入胃乃可下也。若热毒在外，未入于胃，而先下之者，其热乘虚入胃，即烂胃也。然热入胃，要须下去之，不可留于胃中也。

此述伤寒病按表里浅深依次传变，说明当时伤寒六经传变之说，并未成定律。汗吐下三法的运用大则：在表宜发汗，在上宜吐，在内宜下。

胃若实热为病，三死一生，皆不愈；胃虚热入，烂胃也。其热微者，赤斑出。此候五死一生，剧者黑斑出者，此候十死一生。但论人有强弱，病有难易，得效相倍也。

得病无热，但狂言烦躁，不安精彩，言语不与人相主当者，勿以火迫之。但以猪苓散一方寸匕服之，当逼与新汲水一升若二升，强饮之，令以指刺喉中，吐之，病随手愈。若不能吐者，勿强与水，水停则结心下也。当更以余药吐之，皆令相主。不尔，更致危矣。若此病辈，不时以猪苓散吐解之者，其死殆速耳。亦可先以去毒物及法针之尤佳。夫饮膈实者，此皆难治，此三死一生也。病者过日不以时下，则热不得泄，亦胃烂斑出。

此邪在膈上，神明扰乱，不宜用火法升阳助邪，宜用吐法逐邪外越，当时习用猪苓散吐法，也可用饮水涌吐法。

春夏无大吐下，秋冬无大发汗。发汗法，冬及始春大寒时，宜服神丹丸，亦可摩膏、火灸。若春末及夏月始秋，此热月不宜火灸及重覆，宜服六物青散。若崔文行度瘴散、赤散雪煎亦善。若无丸散及煎者，但单煮柴胡数两，伤寒时行亦可服，以发汗。至再三发汗不解，当与汤。实者转下之。其脉朝夕驶者，为澼实也。朝平夕驶者，非澼也。转下汤为可早与。但当少与，勿令大下耳。少与当数其间也。

此汗法之注意事项及汗下二法之应用。

诸虚烦热者，与伤寒相似。然不恶寒，身不疼痛，故知非伤寒也。不可发汗。头不痛，脉不紧数，故知非里实，不可下也。如此内外皆不可攻。而强攻之，必遂损竭，多死难全也。此虚烦但当与竹叶汤。若呕者，与橘皮汤一剂，不愈，为可重与也。此法数用，甚有效验。伤寒后虚烦，亦宜服此汤。

此述伤寒之鉴别及孙氏治疗虚烦之经验之谈。由此明竹叶汤（《伤寒论》名竹叶石膏汤）治伤寒后虚烦，是孙氏对前有经验之总结。这里只字未提《伤寒论》，一是说明当时此书未出现，二是说明孙氏不可能抄袭《伤寒论》，当是《伤寒论》沿用孙氏之例。

王叔和曰：夫阳盛阴虚，汗之则死，下之则愈；阳虚阴盛，下之则死，汗之则愈。夫如是则神丹安可以误发？甘遂何可以妄攻？虚盛之治，相背千里。吉凶之机，应若影响。然则桂枝下咽，阳盛则毙；承气入胃，阴盛以亡。若此阴阳虚实之交错，其候至微；发汗吐下之相反，其祸至速。而医术浅狭，不知不识，病者殒没，自谓其分。至令冤魂塞于冥路，夭死盈于旷野。仁爱鉴兹，能不伤楚？

此述辨别虚实寒热，为汗吐下三法应用之基础，误判则致实实虚虚之弊。

夫伤寒病者，起自风寒，入于腠理，与精气分争。营卫否隔，周行不通，病一日至二日气在孔窍皮肤之间，故病者头痛恶寒，腰背强重，此邪气在表，发汗则愈；三日以上，气浮在上部，填塞胸心，故头痛胸中满，当吐之则愈；五日以上，气沉结在脏，故腹胀身重，骨节烦疼，当下之则愈。

此伤寒病邪传变之说，并未承袭《诸病源候论》六经传变之说，而是以表里传变为主去论治。病之初，邪在腠理孔窍之间，用汗法治疗；病在胸心膈等上部，用吐法治疗；病邪沉结入内，用下法治疗。

明当消息病之状候，不可乱投汤药，虚其胃气也。经言脉微不可吐，虚细不可下，又夏月亦不可下也。此医之大禁也。脉有沉浮转能变化，或人得病数日，方以告医，虽云初觉，视病已积日在身，其疹瘵结成，非复发汗解肌所除。当诊其脉，随时形势救解求免也，不可苟以次第为固，失其机要，乃致祸矣。

此伤寒次第，病三日以内发汗者，谓当风解衣，夜卧失覆，寒温所中，并时有疾疫贼风之气而相染易，易为恶邪所中也。至于人自饮食生冷过多，腹脏不消，转动稍难，头痛身温，其脉实大者，便可吐下之，不可发汗也。

此反复强调，应根据病情变化，灵活施治，不可拘泥伤寒按日期次序治疗等说，以免延误或误治疾病。

陈廪丘云：或问得病连服汤药发汗，汗不出，如之何？答曰：医经云：连发汗汗不出者，死病也。吾思之，可蒸之，如蒸中风法。热湿之气于外迎之，不得不汗出也。后以问张苗，苗云：曾有人做事，疲极汗出，卧单簟中冷得病。但苦寒倦。诸医与丸散汤，四日之内凡八过发汗，汗不出。苗令烧地布桃叶蒸之，即得大汗，于被中就粉傅身，使极燥乃起，便愈。后数以此发汗，汗皆出也。

人性自有难汗者，非惟病使其然也。蒸之则无不汗出也。诸病发热恶寒，脉洪者，便宜发汗，温粉粉之，勿令遇风。

当发汗，而其人适失血及大下利，则不可大汗也。数方与桂枝汤，使体润漐漐，汗出连日，当自解也。

此述名医张苗药蒸发汗法。此云："发热恶寒脉浮洪者，便宜发汗。"脉浮为邪在表，脉洪为阳盛，故宜发汗。《伤寒论·太阳篇》："服桂枝汤，大汗出，脉洪大者，与桂枝汤，如前法。"发汗后脉仍洪大，为阳盛在表，与《千金》之"脉浮洪"例同，故再与桂枝汤发汗解表除热。

论曰：凡人有少苦，似不如平常，即须早道。若隐忍不治，异望自差，须臾之间，以成痼疾。小儿女子，益以滋甚。若时气不和，当自戒勒。若小有不和，即须治疗，寻其邪由及在腠理，以时早治，鲜不愈者。患人忍之数日乃说，邪气入脏则难可制止，虽和、缓，亦无能为也。痈疽疔肿，喉痹客忤，尤为其急，此自养生之要也。

此再述疾病早治之重要性。

凡作汤药，不可避晨夜，时日吉凶，觉病须臾，即宜便治，不等早晚，则易愈矣。服药当如方法，若纵意违师，不须治之也。

服药不分早晚昼夜，以病证需要为主，并应遵医嘱按时服药。

凡伤寒，多从风寒得之，始表中风寒，入里则不消矣。未有温覆而当不消也。凡得时气病，五六日而渴，欲饮水，饮不能多，不当与也。所以尔者，腹中热尚少，不能消之，便更为人作病矣。若至七八日，大渴欲饮水者，犹当依证而与之，与之勿令极意也，言能饮一斗者，与五升。若饮而腹满小便涩，若喘，若哕，不可与之。忽然大汗出者，欲自愈也，人得病能饮水，欲愈也。

不能耐受饮水，为正气未复，阳气虚少，所以不宜多饮。得水后如常人，汗、尿如常，为正气复，津液运行正常，所以病将愈。

凡温病可针刺者五十九穴。

外感热病，包括伤寒病，都可针刺热病五十九穴的方法治疗。至孙思邈时，这种针刺治外感热病的方法，已经流行了200余年。

辟温第二

岁旦屠苏酒方

辟疫气，令人不染温病及伤寒，岁旦屠苏酒方。

大黄十五铢　白术十八铢　桔梗　蜀椒各十五铢　桂心十八铢　乌头六铢　菝葜十二铢　一方有防风一两

右七味，㕮咀，绛袋盛，以十二月晦日日中，悬沉井中，令至泥。正月朔日平晓出药，置酒中煎数沸，于东向户中饮之。屠苏之饮，先从小起，多少自在。一人饮，一家无疫；一家饮，一里无疫。饮药酒得三朝，还滓置井中，能仍岁饮，可世无病。当家内外有井，皆悉著药辟温气也。

太乙流金散方

辟温气，太乙流金散方。

雄黄三两　雌黄二两　矾石一两半　鬼箭羽一两半　羖羊角二两，烧

右五味，治下筛，三角绛袋盛一两带心前，并挂门户上。若逢大疫之年，以月旦青布裹一刀圭，中庭烧之，温病人亦烧熏之。

雄黄散

辟温气，雄黄散方。

雄黄五两　朱砂一作赤术　菖蒲、鬼臼各二两

右四味，治下筛，以涂五心、额上、鼻人中及耳门。

一物柏枝散

天气不和，疾疫流行，预备一物柏枝散方。

取南向社中柏东南枝，暴令干，捣末，酒服方寸匕。神良。

粉身散

芎藭　白芷　藁本各等份。

右三味，治下筛，内米粉中以粉身。

此取芳香避邪、祛邪气之义。

杀鬼烧药方

辟温气，杀鬼烧药方。

雄黄　丹砂　雌黄各一斤　羚羊角　羖羊角亦得　芜荑　虎骨　鬼臼　鬼箭羽　野丈人　石长生　猳猪屎　马悬蹄各三两　青羊脂　菖蒲　白术各八两　蜜蜡八斤

右十六味，末之，以蜜蜡和为丸，如弹许大，朝暮及夜中，户前微火烧之。

此药烟熏燃，杀疫气，避温病之法。

虎头杀鬼丸方

辟温虎头杀鬼丸方。

虎头五两　朱砂　雄黄　雌黄各一两半　鬼臼　皂荚　芜荑各一两

右七味，末之，以蜜蜡和为丸，如弹子大，绛袋盛，系臂，男左女右，及悬屋四角，晦望夜半，中庭烧一丸。

此通过药物散发之气味（佩带或烧燃）来避免温疫之气感染。

辟温杀鬼丸

辟温杀鬼丸，熏百鬼恶气方。

雄黄　雌黄各二两　羖羊角　虎骨各七两　龙骨　鳖甲　鲮鲤甲　蝟皮各三两　樗鸡十五枚　空青一两　芎藭　真珠各五两　东门上鸡头一枚

右十三味，末之，烊蜡二十两，并手丸如梧子。正旦门户前烧一丸，带一丸，男左女右，辟百恶。独宿、吊丧、问病各吞一丸小豆大。天阴大雾日，烧一丸于尸膈前，佳。

此丸通过烧熏、佩带、口服等，以预防多种温病疫气感染。

雄黄丸

汉建宁二年，太岁在酉，疫气流行，死者极众，即有书生丁季廻从蜀青城山来，东过南阳，从西市门入，见患疫疠者颇多，遂于囊中出药，人各惠之一丸。灵药沾唇，疾无不瘥。市中疫鬼数百千余，见书生施药，悉皆惊怖而走。乃有鬼王见书生，谓有道法兼自施药，感众鬼等奔走，若是，遂诣书生欲求受其道法。书生曰：吾无道法，乃囊中之药。呈于鬼王，鬼王视药，惊惶叩头乞命而走。此方药带之入山，能辟虎狼虫蛇，入水能除水怪蛟蜃。

雄黄丸方

雄黄　雌黄　曾青　鬼臼　真珠　丹砂　虎头骨　桔梗　白术　女青　芎藭　白芷　鬼督邮　芜荑　鬼箭羽　藜芦　菖蒲　皂荚各一两

右十八味，末之，蜜丸如弹子大，绢袋盛，男左女右带之。卒中恶及时疫，吞如梧子一丸，烧一弹丸户内。

此通过汉代之传说，以显示此药防避温疫之效果。

赤散

赤散，辟温疫气，伤寒，热病方。

藜芦　踯躅花各一两　附子　桂心　真珠各六铢　细辛　干姜各十八铢　牡丹皮　皂荚各一两六铢

右九味，末之，内真珠合治之。分一方寸匕置绛囊中带之，男左女右，着臂自随。觉有病时，便以粟米大内着鼻中，又酒服一钱匕，覆取汗，日三服，当取一过汗耳。

此将药纳鼻中、佩带、酒服相结合，以防避温疫伤寒。

治肝温病方

治肝腑脏温病，阴阳毒。颈背双筋牵。先寒后热。腰强急缩。目中生花。

桂心一两　白术　芒硝　大青　栀子各三两　柴胡五两　石膏　生姜各八两　生地黄　香豉各一升

右十味，㕮咀，以水九升，煮取三升，分三服。

方中大青、芒硝、生地黄、栀子泻热解毒，清风凉血；柴胡清肝疏气；桂心、生姜、香豉疏解表邪。

治肝腑脏温病、阴阳毒、先寒后热、颈筋牵挛、面目赤黄、身中直强方。

玄参一两　细辛二两　栀子　黄芩　升麻　芒硝各三两　石膏三两　车前草暴，切，二升　竹叶切，五升

右九味，㕮咀，以水一斗半，煮竹叶、车前取七升，去滓，下诸药，煎至三升，下芒硝，分三服。

此以清热凉血为主，故用玄参、黄芩、石膏、栀子、竹叶、芒硝等。细辛、升麻散邪解毒，车前草清肝利胆。

治心温病方

治心腑脏温病、阴阳毒、战掉不定、惊动方。

大青　黄芩　栀子　知母　芒硝各三两　麻黄四两　玄参六两　石膏　生葛根各八两　生地黄切，一升

右十味，㕮咀，以水九升，煮取三升，去滓，下芒硝，分三服。

方中生地、大青、黄芩、玄参、栀子清心凉血，石膏、知母、芒硝清热泻火，生葛根、麻黄祛风散邪。此以清热凉血为主。

治脾温病方

治脾腑脏温病、阴阳毒、头重颈直、皮肉痹结、核隐起方。

大青　羚羊角　升麻　射干　芒硝各三两　栀子四两　寒水石五两　玄参八两

右八味，㕮咀，以水七升，煮取三升，分三服。

脾主运化水谷，化生气血。脾脏受邪，毒气滞阻，津液不畅，气血不通，所以头重颈直，皮肉痹结；热邪在血，所以斑核瘾疹发于皮肤。方中羚羊角、玄参、大青凉血解毒；寒水石、芒硝泻火去温；升麻、射干透疹宣毒。

治肺温病方

治肺腑脏温病、阴阳毒、咳嗽连续声不绝、呕逆方。

麻黄　栀子　紫菀　射干　玄参　葛根各三两　桂心　甘草各二两　杏仁　前胡各四两　石膏八两

右十一味，㕮咀，以水九升，煮取三升，分三服。

热邪灼肺，毒犯肺经，所以咳嗽频繁，甚则呕吐。方中石膏、射干清泻肺火，麻黄、杏仁、紫菀、前胡等宣肺止咳；葛根辛凉解表；玄参、栀子清热凉血；桂枝、甘草调营卫，温中止咳。

治肺腑脏温病、阴阳毒、热暴气斑点方。

栀子　大青　升麻　芒硝各三两　葱须切，四两　豉一升　石膏　生葛各八两　一作生姜

右八味，㕮咀，以水七升，煮取三升，下芒硝，分三服。

温病犯肺，热毒袭血，所以见皮肤红疹斑点。方中栀子、大青凉血消疹；生葛、升麻凉血解毒；葱须透疹散邪，豆豉清热除烦；石膏、芒硝清泻肺胃之火。

治肾温病方

治肾腑脏温病、身面如刺、腰中欲折、热毒内伤方。

茵陈蒿　栀子　芒硝各三两　苦参　生葛各四两　生地黄　石膏各八两　葱白　豉一升

右九味，㕮咀，以水九升，煮取二升半，下硝，分三服。

肾脏温病，热毒内伤。方用茵陈、生地、石膏、豆豉凉血；用苦参、生葛解毒；用葱白散邪；芒硝泻热逐瘀。

萎蕤汤

温风之病，脉阴阳俱浮，汗出体重，其息必喘，其形状不仁，嘿嘿但欲眠，下之者则小便难，发其汗者必谵言，加烧针则耳聋难言，但吐下之则遗矢便利。如此疫者，宜服萎蕤汤。

萎蕤　白薇　麻黄　独活　杏仁　芎䓖　甘草　青木香各二两　石膏三两

右九味，㕮咀，以水八升，煮取三升，去滓，分三服。取汗。若一寒一热，加朴消一分及大黄三两下之。如无木香，可用麝香一分。原注："《小品方》云：萎蕤汤治冬温，及春月中风伤寒则发热头眩痛，喉咽干，舌强，胸内疼，心胃痞满，腰背强，亦治风温。"

此治风温、冬温、体虚伤寒之方。萎蕤即玉竹，有滋润益气扶正之功效。方中萎蕤、芎䓖、甘草调和气血，扶助正气；麻黄、独活宣散邪气；石膏、白薇清泻温热；杏仁降气平喘，青木香解毒理气。

伤寒膏第三

用药物摩擦皮肤，也是当时治疗伤寒病的一种常用方法。

青膏方

治伤寒，头痛项强，四肢烦疼，青膏方。

当归　芎䓖　蜀椒　白芷　吴茱萸　附子　乌头　莽草各三两

右八味，㕮咀，以醇苦酒渍之再宿，以猪脂四斤煎，令药色黄，绞去滓，以温酒服枣核大三枚，日三服，取汗。不知，稍增。可服可摩。如初得伤寒一日，苦头痛背强，宜摩之佳。

本方以散寒祛风为主。方中附子、吴茱萸、蜀椒祛散寒邪；当归、芎䓖温经行血；白芷辛温疏表；乌头、莽草祛风解毒。

黄膏方

治伤寒敷色，头痛项强，贼风走风，黄膏方。

大黄　附子　细辛　干姜　蜀椒　桂心各半两　巴豆五十枚

右七味，㕮咀，以醇苦酒渍一宿，以腊月猪脂一斤煎之，调适其火，三上三下药成。伤寒赤色发热，酒服梧子大一枚，又以火摩身数百过。兼治贼风绝良。风走肌肤，追风所在，摩之神效，千金不传。此赵泉方也。

方以祛散寒邪药中，加入大黄凉血解毒，既可增加解毒祛邪之效，又无药性太过燥热之弊。

白膏

治伤寒头痛，向火摩身体，酒服如杏核一枚，温覆取汗。摩身当千过，药力乃行。并治恶疮，小儿头疮，牛领、马鞍皆治之。先以盐汤洗疮，以布拭之，傅膏臃肿，火灸摩千过，日再，自消者方。

天雄 乌头 莽草 羊踯躅各三两

右四味，㕮咀，以苦酒三升，渍一夕，作东向露灶，又作十二聚湿土各一升许大，取成，煎猪脂三斤，着铜器中，加灶上炊，以苇薪令释，内所渍药炊令沸，下，着土聚上，沸定复上，如是十二过，令土尽遍，药成去滓。伤寒咽喉痛，含如枣核一枚，日三。摩时勿令近目。

此方以祛寒除风、解毒消肿为主。

发汗散第四

发汗是当时治疗伤寒病初期的首选方法，彼时已积累了丰富的临床经验。

度瘴发汗青散

治伤寒敕色，恶寒发热，头痛项强，体疼方。

麻黄二两半 桔梗 细辛 吴茱萸 防风 白术各一两 乌头 干姜 蜀椒 桂心各一两六铢

右十味，治下筛，温酒服方寸匕，温覆取汗，汗出止。若不得汗，汗少不解，复服如法。如得汗足，如故，头痛发热。此为内实，当服驶豉丸，若翟氏丸。如得便，头重者，可以二大豆许，内鼻孔中，觉燥，涕出，一日可三四度，必愈。兼辟时行病。

"敕"为"赤"之音转。"敕色"，即"赤色"，面色红赤之义。此伤寒宜汗之治症中，尚无"脉浮紧"一项，而此症日后则逐渐成为应用麻黄发汗的主要依据之一。

当时对汗法已很有讲究。既不能过汗，又不能少汗。过汗则伤津亡阳，少汗不汗则病邪不除。尽管麻黄为峻汗之剂，仍需"温覆"以助其发汗，其目的就是尽快取汗以获得临床效果。

从方剂的配伍上可以看出，当时治疗伤寒外感之邪，并无明显的温表与温里之药物明显划分。在应用细辛、防风、桂心等辛温解表药的同时，常常同时应用干姜、吴茱萸、蜀椒、乌头等温中祛寒药。看来当时以"寒邪"的概念认识为重，而不以表里来截然区分寒邪定位。

五苓散

主时行热病，但狂言烦躁，不安精彩，言语不与人相主当者方。

猪苓 白术 茯苓各十八铢 桂心十二铢 泽泻三十铢

右五味，治，下筛，水服方寸匕，日三，多饮水，汗出即愈。

五苓散在《伤寒论》中是一个渗湿利水、消除水饮之剂，但在孙思邈之时，却被视作一个具有发汗作用的方剂，所以被列入发汗类方剂中，并且具有退热逐邪作用。这里助力发汗的辅助措施，不是当时常用的"温覆""啜粥"，而是多饮水（当指热水，《伤寒论》已变为"多饮暖水"），促进汗出。

由此获知，五苓散，本为古人治疗伤寒病之发汗剂，至《伤寒论》时，变为了利水除饮剂。

崔文行解散

治时气不和，伤寒发热者方。

桔梗 细辛各四两 白术八两 乌头一斤

右四味，治，下筛。若中伤寒，服钱五匕，覆取汗，解。若不觉，复小增之，以知为度。若时气不和，旦服钱五匕，辟恶气，欲省病，服一服。皆酒服。

此方重用乌头，祛风散寒，解毒化痰。细辛辅乌头散寒祛风，白术益气补脾以扶正，酒服以促进药力，运行气血。

六物青散

治伤寒敕色恶寒方。

附子　白术各一两六铢　防风　细辛各一两十八铢　桔梗　乌头各三两十八铢

右六味，治，下筛。以温酒服钱五匕。不知，稍增之。服后食顷，不汗出者，进温粥一杯以发之。温覆，汗出漐漐，可也。勿令流离，勿出手足也。汗出，止。若大汗出不止者，温粉粉之。微者不须粉。不得汗者，当更服之。得汗而不解者，当服神丹丸。

本方是一首当时常用的治疗伤寒病的方剂。方中的服用方法，助汗方法及出汗要求，如进温粥、温覆令漐漐汗出，勿令汗流滴等，均被日后《伤寒论》中的桂枝汤所借鉴采用。

本方治疗伤寒病的机理，不外祛风散寒解毒三项。方中附子、乌头祛风散寒解毒；防风、细辛疏解肌表风寒；桔梗利气，白术益气，温酒助推气血，调和荣卫。

青散

治春伤寒，头痛发热方。

苦参　厚朴　石膏各三十铢　大黄　细辛各二两　麻黄五两　乌头五枚

右七味，治，下筛。觉伤寒头痛发热，以白汤半升，和药方寸匕，投汤中，熟讫，去滓，尽服。覆取汗，汗出，温粉粉之。良久，一服不除，宜重服之。或当微下利者，有大黄故也。

春日伤寒，多挟风邪，所以方中用麻黄、细辛祛风散寒，发汗解表；乌头祛风制毒，苦参清热解毒，大黄凉血解毒；厚朴温气除寒，石膏具辛凉解表功效。

白薇散

诏书发汗白薇散，治伤寒二日，不解者方。

白薇十二铢　杏仁　贝母各十八铢　麻黄一两八铢

右四味，治，下筛。酒服方寸匕，自覆卧，汗出即愈。

此治伤寒初起，病邪在表之方。方中麻黄发汗逐邪，白薇除热止烦。肺主皮毛，邪在肌表，用杏仁、贝母以行利肺气，助表邪之清除。

华佗赤散方

治伤寒，头痛身热，腰背强引颈，及风，口噤，疟不绝，妇人产后中风寒，经气腹大，华佗散方。

丹砂十二铢　蜀椒　蜀漆　干姜　细辛　黄芩　防己　桂心　茯苓　人参　沙参　桔梗　女萎　乌头各十八铢　雄黄二十四铢　吴茱萸三十铢　麻黄　代赭各二两半

右十八味，治，下筛。酒服方寸匕，日三。耐药者，二匕。覆令汗出。欲治疟，先发一时所，服药二匕半，以意消息之。细辛、姜、桂、丹砂、雄黄不熬，余皆熬之。

方中麻黄、细辛、桂心、桔梗发汗散邪；蜀椒、干姜、吴茱萸祛除寒邪；丹砂、雄黄、蜀漆、乌头解毒制邪；人参、沙参、女萎调补气血；代赭降气镇邪；黄芩清热解毒。

赤散

治伤寒头痛项强，身热，腰脊痛，往来有时方。

干姜　防风　沙参　细辛　白术　人参　蜀椒　茯苓　麻黄　黄芩　代赭　桔梗　吴茱萸各一两　附子二两

右十四味，治，下筛。先食酒服一钱匕，日三。

方以扶正祛寒为主。方中有人参、沙参、白术、茯苓之益气扶正；有附子、吴茱萸、蜀椒、干姜之祛散寒邪；有麻黄、细辛之辛温发散。

乌头赤散

治天行疫气病方。

乌头一两半　皂荚半两　雄黄　细辛　桔梗　大黄各一两

右六味，治，下筛。清酒若井华水服一刀圭，日二。不知，稍增，以知为度。除时气病，若牛马六畜中水行疫，亦可与方寸匕。人始得病一日时，服一刀圭，取两大豆许，吹着两鼻孔中。

方以祛邪解毒为主。乌头、雄黄、大黄祛邪解毒；皂荚、桔梗通利气血；细辛祛逐寒邪，疏散表邪。

水解散

治时行，头痛壮热一二日，水解散方。

桂心　甘草　大黄各二两　麻黄四两

右四味，治，下筛。患者以生熟汤浴讫，以煖水服方寸匕，日三。覆取汗，或利便差。丁强人服二方寸匕。原注：《延年秘录》有黄芩、芍药各二两；《古今录验》无甘草，有芍药，治天行热病，生疱，疮疼痛，解肌出汗。

方中麻黄、桂枝合用，发汗疏散表邪，甘草、大黄解毒逐疫。

治时病方

治时病表里大热欲死方。

大黄　寒水石　芒消　石膏　升麻　麻黄　葛根

右八味，等份，治，下筛。水服方寸匕，日二。

方以清热散邪为主。升麻、麻黄、葛根，发汗散邪；大黄、寒水石、石膏、芒消清泻热邪。

发汗汤第五

例曰：大法春夏宜发汗。凡发汗，欲令手足皆周，至漐漐然一时间许益佳，但不可令如水流离霂霂耳。凡服汤药发汗，中病便止，不必尽剂也。凡云可发汗而无汤者，丸散亦可用。要以汗出为解，然不及汤，随证良验。凡病无故自汗出，复发其汗，愈。卫复和故也。

夫脉浮者，病在外，可发汗，宜桂枝汤。

夫阳脉浮大而数者，亦可发汗，宜桂枝汤。

病常自汗出，此为荣气和，荣气和而外不解，此为卫气不和也。荣行脉中，卫行脉外，复发其汗，卫和则愈，宜桂枝汤。

病人脏无他病，时时发热，自汗出而不愈者，此卫气不和故也。先其时发汗则愈，宜桂枝汤。

太阳病发热汗出者，此为荣弱卫强，故令汗出，欲救风邪，宜桂枝汤。

太阳病头痛发热，汗出恶风寒，宜桂枝汤。

太阳病下之微喘者，表未解也，宜桂枝加厚朴杏人汤。

太阳病外证未解者，不可下，宜桂枝汤。

太阳病先发其汗不解，而下之，其脉浮者不愈。浮为在外，而反下之，故令不愈。今脉浮，故在外，当须解其表则愈，宜桂枝汤。

太阳病下之气上冲者，可与桂枝汤。不上冲不可与。

凡桂枝本为解肌，若脉浮紧，发热无汗者，勿与之。常知此，勿误也。

凡酒客勿与桂枝汤，若服必呕。

凡服桂枝汤吐者，后必吐脓血也。

上述孙氏搜集的桂枝汤适应证中，其中也有孙氏的经验之谈。这里只字未提《伤寒论》，亦未说"张仲景云"等语，是孙氏所据，并非《伤寒论》。桂枝汤、麻黄汤、青龙汤等治疗伤寒病，至孙思邈时，已经在医界流行了一百五十多年，积累了不少的临床运用经验。孙氏根据当时医书的记载，并结合自己的临床体会，列出了上述十多条桂枝汤适应证、禁忌证、注意事项等。

陶弘景在《肘后方·卷二》中说："凡治伤寒方甚多，其有麻黄、葛根、桂枝、柴胡、青龙、白虎、四顺、四逆二十余方，并是至要者。"是当时桂枝等方，已作为治疗伤寒病的主要方剂之一，在医界频繁使用。

在《千金方》后三十年的《千金翼》一书中，随着阅览书籍的日渐增多和临床经验的进一步积累，孙思邈又增加了十余种桂枝汤适应证。如"伤寒发汗已解，半日许复烦，其脉浮散，可复发其汗，宜服桂枝汤""伤寒医下之后，身体疼痛，清便自调，急当救表，宜桂枝汤"。

上述诸条，均被《伤寒论》所采用，除个别字句略异外，有的明显是补注解释之文。

"太阳病，头痛发热，汗出，恶风寒，宜桂枝汤"一条，《伤寒论》太阳病篇脱"寒"字；"宜桂枝汤"，作"桂枝汤主之"。

"太阳病，外证未解者，不可下，宜桂枝汤。"《伤寒论·太阳病篇》作"太阳病，外证未解，不可下也，下之为逆；欲解外者，宜桂枝汤"。此补入了增义联贯之文。

"病常自汗出者，此为荣气和。荣气和而外不解，此为卫气不和也。荣行脉中，卫行脉外。复发其汗，卫和则愈。宜桂枝汤。"

《伤寒论·太阳病篇》："病常自汗出者，此为荣气和，荣气和者，外不谐，以卫气不共荣气谐和故尔，以荣行脉中，卫行脉外，复发其汗，荣卫和则愈，宜桂枝汤。"此显然增加了注释成分。

桂枝汤

治中风，其脉阳浮而阴弱。阳浮者热自发，阴弱者汗自出。啬啬恶风，淅淅恶寒，嗡嗡发热，鼻鸣干呕方。

此桂枝汤治症，源自《诸病源候论》。《诸病源候论·卷七·伤寒诸候上·中风伤寒候》："中风伤寒之状，阳浮热自发，阴弱汗自出。啬啬恶寒，淅淅恶风，嗡嗡发热，鼻鸣干呕。此其候也。"

"啬啬"与"淅淅"义同，形容怕冷战栗之状，所以《千金》与《病源》"风""寒"二字互易。"嗡嗡"，并非成无己之说："若合羽所覆，言热在表也。"合羽覆盖之热，当是闷热难奈之状，何又来恶见风寒之"啬啬恶风，淅淅恶寒"？证候岂不相互矛盾？此"嗡嗡"，是一会儿，阵阵之义。"嗡嗡"发热，即一阵阵发热之义。有《病源》可证。

《诸病源候论·卷八·伤寒狐惑候》："其人面目翕赤翕黑翕白。"此"翕"，则明显是"一会儿""一阵儿"之义。《金匮要略·百合狐惑阴阳毒病篇》将"翕"字变成了"乍"字。义同。

桂枝汤方

桂枝　芍药　生姜各三两　甘草二两　大枣十二枚

右五味，咀三物，切姜，擘枣，以水七升，煮枣令烂，去滓，乃内诸药。水少者益之。煮令微沸，得三升。去滓，服一升，日三。小儿以意减之。初服少多便得汗出者，小阔其间，不得汗者，小促其间。令药势相及汗出，自护如法，特须避风。病若重，宜夜服。若服一剂不解，疾证不变者，当复服之。至有不肯汗出，服两三剂乃愈。服此药食顷，饮热粥以助药力。

此桂枝汤煎服法，或源自姚僧垣之《集验方》。该书约成书于540年左右。该煎服法为：

右五味，切姜擘枣，次切余药。以水七升，煮枣令烂，去滓，乃内诸药，水少者益之，煮令微微沸，得三升，去滓，服一升，日三。小儿以意减之。初一服便得汗出者，后服小小阔其间，如不得汗者，小小促之。其药势相及，汗出自获，如服六物青散法。若病重者昼夜服。特须避风。若服一剂，晬时不解，病证不变者，当更服之。至有不肯汗出者，服二三剂乃愈。服此药食顷，亦当饮热粥以助药力。

若初得病证，便以火发汗，火气太过，汗出不解，烦躁不得眠，因此汤加龙骨牡蛎各三两，减桂心、生姜各一两，不用白芍；若虚劳里急，腹中痛者，取前桂枝汤二升，加胶饴一升，适寒温分再服；若得大汗出者，只用桂枝二两。

发汗后重发汗，亡阳谵语，其脉反和者不死。发汗已解，半日许重发烦，其脉浮数，可复发汗，宜桂枝汤方。忌海藻、生葱、菘菜等。

《千金翼》桂枝汤煎服法：

右五味，㕮咀三味，以水七升，微火煮取三升，去滓，温服一升，须臾，饮热粥一升余，以助药力。温覆令汗出，一时许益善。若不汗，再服如前。复不汗，后服小促其间，令半日许三服。病重者，一日一夜乃差。当晬时观之。服一剂汤，病证犹在，当复作服之。至有不汗，当服三剂乃解。

《外台秘要》引《伤寒论》桂枝汤煎服法：

右五味，切，以水七升，煮取三升，去滓，温服一升。须臾，啜稀粥一升助药力。覆取微汗。忌生葱、海藻、菘菜。

宋本《伤寒论》桂枝汤煎服法：

右五味，㕮咀三味，以水七升，微火煮取三升，去滓，适寒温，服一升。服已须臾，啜热稀粥一升余，以助药力。温覆令一时许，遍身漐漐微似有汗者益佳，不可令如水流漓，病必不除。若一服汗出病差，停后服，不必尽剂。若不汗，更服，依前法。又不汗，后服小促其间。半日许，令三服尽。若病重者，一日一夜服，周时观之，服一剂尽，病证犹在者，更作服。若汗不出，乃服至二三剂。禁生冷、黏滑、肉面、五辛、酒酪、臭恶等物。

《伤寒论》桂枝汤煎服法，更接近《千金翼》。

麻黄汤

治伤寒头及腰痛，身体骨节疼，发热恶寒，不汗而喘，麻黄汤方。

麻黄三两　桂心　甘草各一两　杏仁七十枚，喘不甚用五十枚

右四味，㕮咀，以水九升，煮麻黄减二升，去沫，内诸药煮取二升半，绞去滓，服八合，覆令汗。

此治症中，尚无"太阳病"及"脉浮紧"字样。至《千金翼》，则有"太阳病，头痛发热，身体疼，腰痛，骨节疼，恶风，无汗而喘，麻黄汤主之""太阳病脉浮紧，无汗而发热，其身疼痛，八九日不解，其表证仍在，此当发其汗……宜麻黄汤""伤寒脉浮紧，不发其汗因致衄，宜麻黄汤"等论述。

大青龙汤

治中风伤寒，脉浮紧，发热恶寒，身体疼痛，汗不出而烦躁方。

麻黄六两　桂心　甘草各二两　石膏如鸡子一枚，碎　生姜三两　杏仁四十枚　大枣十二枚

右七味，㕮咀，以水九升，煮麻黄去沫，乃内诸药，煮取三升，分服一升，厚覆，当大汗出。温粉粉之即止。不可再服。服之则筋惕肉𥆧，此为逆也。不汗乃再服。

此视大青龙汤为发汗重剂，故煎服法中要求"厚覆"，取其"当大汗"。至《千金翼》，煎服法

中"厚覆，当大汗"变成了"取微似汗"。《伤寒论·太阳病篇》大青龙汤煎服法同《千金翼方》。根据天人相应的观点，古人认为人身之汗液，犹同天之雨液。而传说龙为布云施雨之神兽，方名"大青龙"，即寓意峻汗之意。方中重用麻黄，其量为麻黄汤用量之一倍，又辅以桂枝、生姜之辛温发汗，其发汗之力当峻于麻黄汤。

阳毒汤（升麻汤）

治伤寒一二日便成阳毒，或服药吐下之后变成阳毒。身重腰脊痛，烦闷不安，狂言，或走，或见鬼，或吐血下痢，其脉浮大数，面赤斑斑如锦文，咽喉痛，唾脓血，五日可治，至七日不可治。宜服升麻汤方。

升麻 甘草各半两 当归 蜀椒 雄黄 桂心各六铢

右六味，㕮咀，以水五升，煮取二升半，分三服。如人行五里进一服。温覆手足，毒出则汗，汗出则解。不解，重作服之。得吐亦佳。原注：仲景无桂心，有鳖甲手大一片，《肘后》与《千金》同，《古今录验》有栀子六铢，鳖甲如手一片。

《诸病源候论·卷八·伤寒阴阳毒候》："夫欲辨阴阳毒病者，始得病时，可看手足指。冷者是阴，不冷者是阳。若冷至一二三寸者病微，若至肘膝，为病极。过此难治。

"阴阳毒病无常也。或初得病，便有毒；或服汤药，经五六日以上，或十余日后不瘥，变成毒者。

"其候身重背强，咽喉痛，糜粥不下。毒气攻心，心腹烦痛。短气，四支厥逆，呕吐，体如被打，发斑。此皆其候。重过三日则难治。阳毒者，面目赤，或便脓血；阴毒者，面目青，而体冷。若发赤斑，十生一死；若发黑斑，十死一生。

"阳毒为病，面目斑斑如锦纹，喉咽痛，清便脓血。七日不治，五日可治。九日死，十一日亦死。"

《古今录验》："阳毒汤，疗伤寒一二日便成阳毒，或服药吐下之后，变成阳毒，身重腰背痛，烦闷不安，狂言，或走，或见神鬼，或吐血下利，其脉浮大数，面赤斑斑如锦纹，喉咽痛，唾脓血，五日可疗，至七日不可疗也。宜服升麻汤方。

"升麻二分 当归二分 蜀椒汗，一分 雄黄研 栀子 桂心各一分 甘草二分，炙 鳖甲大如手一片，炙

"右八味，切，以水五升，煮取二升半，分三服。如人行五里久，再服。温覆手足，毒出则汗，汗出则解。不解重作服，亦取得吐佳。阴毒去雄黄。忌海藻、菘菜、生葱、苋菜。《张仲景方》无栀子、桂心。阴毒去雄黄、蜀椒。"

《金匮要略·百合狐惑阴阳毒病》："阳毒之为病，面赤斑斑如锦文，咽喉痛，唾脓血。五日可治，七日不可治。升麻鳖甲汤主之。"

升麻鳖甲汤方

升麻二两 当归一两 蜀椒炒，去汗，一两 甘草二两 鳖甲手指大一片，炙 雄黄半两，研

右六味，以水四升，煮取一升，顿服之。老小再服，取汗。原注：《肘后》《千金方》阳毒用升麻汤，无鳖甲，有桂，阴毒用甘草汤，无雄黄。又"以水四升"，《肘后》作"以水二升"。

《张仲景方》《仲景方》，并非《伤寒论》。梁时陶弘景称之为《张仲景诸要方》，《隋书·经籍志》称《张仲景方》，《太平御览·卷720》引《养生论》之说，名《张仲景方论》。此书至宋代仍存世，但此书并不是《伤寒论》，只是托名张仲景撰著的一本方书。

《金匮要略》升麻鳖甲汤之鳖甲"手指大一片"，其"指"字，据《千金方》注及《古今录验

方》，当为赘加之字。如指大则分量过小，当是如手大为妥。

《千金》阳毒汤中，雄黄、升麻解毒祛疫，甘草益气解毒；当归行血逐瘀；桂心宣散表邪；蜀椒通气止痛。

阴毒汤（甘草汤）

阴毒汤治伤寒初病一二日，便结成阴毒，或服药六七日已上至十日，变成阴毒。身重背强，腹中绞痛，咽喉不利，毒气攻心，心下坚强，短气不得息，喘逆，唇青面黑，四肢厥冷，其脉沉细紧数。仲景云：此阴毒之候，身如被打。五六日可治，至七日不可治也。甘草汤方。

甘草 升麻各半两 当归 蜀椒各六铢 鳖甲一两

右五味，㕮咀，以水五升，煮取二升半，分三服。如人行五里顷，更进一服。温覆取汗。毒当从汗出，汗出则愈。若不汗则不除，重作服。原注：《仲景方》去蜀椒。

《古今录验》："阴毒汤，疗伤寒初病，一二日便结成阴毒，或服汤药六七日以上至十日，变成阴毒，身重背强，腹中绞痛，喉咽不利，毒气攻心，心下坚强，短气不得息，呕逆，唇青面黑，四肢厥冷，其脉沉细紧数，一本无数字。仲景云：此阴毒之候，身如被打。五六日可疗，至七日不可疗。宜服甘草汤方。

"甘草，炙 升麻 当归各二分 蜀椒一分，出汗 鳖甲大如手一片，炙

"右五味，切，以水五升，煮取二升半，分再服。如人行五里顷，复服。温覆，当出汗，汗出则愈。若不得汗，则不解，当重服令汗出。忌海藻、菘菜、苋菜。"

《金匮要略·百合狐惑阴阳毒病篇》："阴毒之为病，面目青，身痛如被杖，咽喉痛，五日可治，七日不可治。升麻鳖甲汤去雄黄蜀椒主之。"

甘草汤中之甘草、升麻解毒益气；鳖甲散结化瘀；当归活血止痛；蜀椒散寒消阴。

阴旦汤

治伤寒肢节疼痛，内寒外热，虚烦方。

芍药 甘草各二两 干姜 黄芩各三两 桂心四两 大枣十五枚

右六味，㕮咀，以水一斗，煮取五升。去滓，温服一升，日三夜再。覆令小汗。

敦煌卷子本《辅行诀脏腑用药法要》小阴旦汤，治天行，身热，汗出，头目痛，腹中痛，干呕，下利者。

黄芩三两 芍药三两 生姜二两，切 甘草二两，炙 大枣十二枚

右方，以水七升，煮取三升，温服一升，日三服。服汤已，如人行三四里时，令病者啜白酨浆一器，以助药力。身热去，自愈也。

《千金方》阴旦汤，即桂枝汤加黄芩，生姜易干姜；《辅行诀》小阴旦汤，即桂枝汤去桂加黄芩。桂枝汤本为疏散风寒，解表退热之剂。伤寒或天行邪气在表者均适用。加黄芩以清热解毒。

阳旦汤

治伤寒中风，脉浮，发热往来，汗出恶风，头项强，鼻鸣干呕，桂枝汤主之。随病加减如左。

以泉水一斗，煮取四升，分服一升，日三。自汗者，去桂枝，加附子一枚；渴者去桂，加栝楼根三两；利者，去芍药、桂，加干姜三累，附子一枚，炮；心下悸者，去芍药，加茯苓四两。虚劳里急，正阳旦主之。煎得二升，内胶饴半斤，为再服。若脉浮紧，发热者，不可与之。

阳旦汤即桂枝汤。敦煌卷子本《辅行诀脏腑用药法要》名"小阳旦汤"：小阳旦汤，治天行，发热，自汗出而恶风，鼻鸣干呕者。

桂枝三两 芍药三两 生姜二两，切 甘草，炙，二两 大枣十二枚

右方，以水七升，煮取三升，温服一升。服已，即啜热粥饭一器，以助药力。稍令汗出。不可大汗流漓汗之，则病不除也。若不汗出，可随服之，取瘥止。日三服。若加饴一升，为正阳旦汤。

《辅行诀脏腑用药法要》署名陶弘景撰。书中多处引录陶氏之说，书中不称时气、时行而称为"天行"，天行病中，无"太阳""少阳"等字样，且无小建中汤之名而叫作"阳旦汤"。据此，此书或是陶氏弟子撰著，时间当略早于《千金方》。

《古今录验》阳旦汤

疗中风伤寒，脉浮，发热往来，汗出恶风，项颈强，鼻鸣干呕，阳旦汤主之方。

大枣十二枚，擘　桂心三两　芍药三两　生姜三两　甘草二两，炙

右六物，㕮咀，以泉水六升，煮取四升，分四服，日三。自汗者，去桂心，加附子一枚，炮；渴者，去桂加栝楼三两；利者，去芍药、桂加干姜三累、附子一枚，炮；心下悸者，去芍药加茯苓四两；虚劳里急者，正阳旦主之，煎得二升，纳胶饴半升，分为再服。若脉浮紧发热者，不可与也。忌海藻、菘菜、生葱等物。

此方中不当有黄芩，有黄芩则为阴旦汤。栝楼当从《千金》为栝楼根，因栝楼根生津止渴之效较优。

六物解肌汤

治伤寒，发热，身体疼痛方。

葛根四两　茯苓三两　麻黄　牡蛎　生姜各二两　甘草一两

右六味，㕮咀，以水八升，煮取三升，分三服。再服后得汗，汗通即止。原注：《古今录验》无生姜、甘草。

方中麻黄、葛根、生姜发汗散邪，祛风解肌；茯苓、甘草益气和正；佐牡蛎防其汗泄太过。《古今录验方》解肌汤：疗伤寒发热，身体疼痛，解肌汤方。

葛根四两　麻黄去节　茯苓各三两　牡蛎二两，熬

右四味，切，以水八升，煮取三升。分三服。徐徐服之，得汗通则止。忌酢物。《千金》有生姜、甘草。

解肌汤

治伤寒温病方。

葛根四两　麻黄一两　黄芩　芍药　甘草各二两　大枣十二枚

右六味，㕮咀，水一斗，煮取三升。饮一升，日三服。三四日不解，脉浮者，宜重服发汗。脉沉实者，宜以驮豉丸下之。原注：《延年秘录》有桂心一两。

《延年秘录》解肌汤

主天行病二三日，头痛壮热者方。

干葛四两　麻黄三两，去节　芍药二两　黄芩二两　甘草一两，炙　大枣十二枚，擘　桂心一两

右七味，以水八升，煮取二升半，去滓，分三服，得汗愈。忌海藻、菘菜、生葱等。

葛根、麻黄，发汗解肌；黄芩清热解毒；芍药、甘草、大枣，调和荣卫气血。

伤寒时气方

治伤寒、时气、温疫，头痛壮热，脉盛，始得一二日者方。

丹砂一两

末之，以水一斗，煮取一升，顿服之，覆，取汗。

疫气伤寒方

治疫气、伤寒，三日已前不解者方。

好豉一斗，绵裹　葱白切，一升　小男儿尿三升

右三味，先熬豉葱令相得，则投小便，煮取二升，分再服。徐徐服之，覆令汗。神验。

豆豉辛凉解表，清热除烦；葱白发汗解肌，通气宣邪；童尿滋阴除热，利气逐邪。

解肌升麻汤

治时气三四日不解方。

升麻　芍药　石膏　麻黄

甘草一两　杏仁三十枚　贝齿二枚　一作贝母十八铢。

右七味，㕮咀，以水三升，煮取一升，尽服。温覆，发汗便愈。

方中麻黄，发汗解表；升麻、甘草，解毒益气；石膏清热；芍药止痛；杏仁、贝齿降气逐痰。

葛根龙胆汤

治伤寒三四日不瘥，身体烦毒而热方。

葛根八两　龙胆　大青各半两　升麻　石膏　萎蕤各一两　甘草　桂心　芍药　黄芩　麻黄各二两　生姜二两

右十二味，㕮咀，以水一斗，煮葛根，取八升，内余药，煮取三升。分四服，日三夜一。

方以解表退热，清热凉血为主。方中葛根、麻黄、生姜、桂心发汗解肌，寒散表邪；龙胆、石膏、大青、黄芩、升麻清热泻火，凉血解毒；萎蕤、芍药、甘草调和气血荣卫，增助抗御邪气之力。

伤寒方

治伤寒四五日，头痛壮热，四肢烦疼，不得饮食方。

栀子仁　黄连　黄柏　大黄各半两　好豉一升　葱白七茎

右六味，㕮咀，以水八升，煮上四物六七沸，内后葱白、豉，煮得三升，顿服一升，日三。汤讫，温覆令汗出，粉之。得汗便止。后服勿复取汗。不得汗者，复服重发，此药无忌，特宜老小，神良。

头痛高热，所以方用栀子仁、黄连、黄柏、大黄清热泻火解毒；邪在肌表，四肢疼烦，所以用豆豉、葱白以发汗解肌，祛除表邪。

七物黄连汤

治夏月伤寒，四肢烦疼，发热，其人喜烦，呕逆，支满，剧如祸祟，寒热相搏，故令喜烦，七物黄连方。

黄连　茯苓　黄芩各十八铢　芍药　葛根各一两　甘草一两六铢　小麦三合

右各㕮咀，以水七升，煮取三升，冷，分三服。不能一升者，可稍稍服之。汤势安乃卧。药主毒气，服汤之后，胸中热及咽喉痛，皆瘥，其明日复煮一剂，如法服之。服此汤无毒，但除热下气，安病人。小儿服者取三分之一，以水四升，煮得二升，稍稍服。

方中黄连清热解毒，燥湿和胃止呕；黄芩清泻上焦热邪；葛根辛凉解表，兼和胃止呕利；小麦安神除烦，养肝和胃；甘草、茯苓、芍药调补气血，和谐荣卫，补益正气。

三匕汤

治伤寒中风，得之三日至七八日不解，胸胁痛，四肢逆，干呕，水浆不下，腹中宿食不消，重，下血，一日数十行。方：

茯苓如鸡子大　黄芩　人参各三两　栝楼根四两　芒硝　干地黄各一升大黄　麻黄　寒水石各半斤

右九味，捣，筛令相得，以散三方寸匕，水一升，煮，令三沸，绞去滓，服之。日三。温覆汗出即愈，病剧，与六七匕。

黄芩、栝楼根、寒水石清泻肺胃之热；大黄、芒硝逐泻宿食积热；干地黄凉血补血；茯苓、人参益气健脾。

五香麻黄汤

治伤寒，忽发肿，或着四肢，或在胸背，虚肿，浮如吹状，亦着头面、唇口、颈项。剧者偏着脚胫外，如轴大，而不痛不赤。着四肢者，乃欲不遂。悉主之方。

麝香半两　熏陆香　鸡舌香各一两　沉香　青木香　麻黄　防风　独活　秦艽　萎蕤　甘草各二两　白薇　枳实各二两

右十三味，咬咀，以水九升，煮取三升，分三服。覆取汗后，外摩防己膏。

伤寒病导致气滞水肿，方用麝香、熏陆香、鸡舌香、沉香、青木香等行气通窍，以利水湿流行；麻黄发汗利水，有解表散寒消肿之效；防风、独活、白薇、秦艽祛风除湿；枳实合五香以行气消滞；甘草调和中气，益气健脾。

治伤寒邪在经络方

治伤寒三日外，与前药不瘥，脉势仍数者，阳气犹在经络，未入脏腑方。

桂枝　黄芩　甘草各二两　升麻　葛根　生姜各三两　芍药六两　石膏八两　栀子二七枚

右九味，咬咀，以水九升，煮取二升七合，分二服。相去十里久。若前两服讫，即得汗，后服即停。不得汗，更进一服。得汗即止。不得汗者，明日去栀子，加麻黄二两，足水二升，再依方服。

邪在阳经，未入脏腑，此仍为发汗逐邪之剂。方中桂枝、葛根、升麻、生姜、发汗解肌；石膏、栀子清泻热邪；甘草、芍药调和气血营卫。

雪煎方

治伤寒，雪煎方。

麻黄十斤　杏仁一斗四升　大黄一斤十三两，如金黄色者

右三味，咬咀，以雪水五斛四斗，渍麻黄于东向灶釜中三宿，内大黄，搅令调，炊以桑薪，煮得二斛，去滓，复内釜中，捣杏仁内汁中，复炊之，可余六七斗汁，绞去滓，置铜器中，又以雪水三斗，合煎之。搅令调，得二斗四升。药成可丸。冷凝，丸如弹丸。有病者，以三沸白汤五合，研一丸入汤中，适寒温服之，立汗出。若不愈者，复服一丸。密盛药，勿令泄气。

此取麻黄之发汗散寒，大黄之清热泻火，杏仁之利肺降气，雪水之甘凉除温。

发汗丸第六

神丹丸

治伤寒敕涩恶寒，发热体疼者方。

附子　乌头各四两　人参　茯苓　半夏各五两　朱砂一两

右六味，末之，蜜丸，以真丹为色，先食服如大豆二丸，生姜汤下，日三。须臾，进热粥二升许，重覆，出汗止。若不得汗，汗少不解，复服如前法。若得汗足，应解而不解者，当服桂枝汤。此药多毒，热者令饮水，寒者温饮解之。治疟，先发服二丸，原注：《要略》用细辛，不用人参，别有射罔枣大一枚，名赤丸，主寒气厥逆。

方中附子、乌头温散寒邪，祛风解毒；茯苓、半夏和胃逐饮，除逆化痰；朱砂解毒镇邪；人参资益正气。《金匮要略·腹满寒疝宿食病篇》："寒气厥逆，赤丸主之。赤丸方：茯苓四两　乌头二两，炮　半夏四两，洗　一方用桂　细辛一两

"右四味，末之，内真朱为色，炼蜜丸如麻子大，先食，酒饮下三丸，日再，夜一服。不知，稍增之，以知为度。"

麦奴丸

治伤寒五六日以上不解，热在胸中，口噤不能言，惟欲饮水，为坏伤寒。医所不能治，为成死人，精魂已竭，心下才温，以杖发其口开，灌药咽中，药得下即愈。麦奴丸一曰黑奴丸，二曰水解丸方。

釜底墨　灶突墨　梁上尘　麦奴　黄芩　大黄　芒硝各一两　麻黄二两

右八味，末之，蜜丸如弹子大，以新汲水五合，研一丸，破渍置水中，当药消尽服之，病者渴欲饮水，极意，不问升数，欲止，复强饮。能多饮为善，不欲饮水当强饮之。服药须臾当寒，寒竟，汗出便解。若服药日移五六尺许不汗，复服如前法。不过再三服，佳。小麦黑勃名麦奴。

方以解毒祛邪为主。麦奴、釜底墨、灶突墨、梁上尘祛逐解毒；大黄、芒硝、黄芩清热泻毒；麻黄发汗祛邪。

宜吐第七

例曰：大法春宜吐。凡服吐药，中病便止，不必尽剂也。

病如桂枝证，头不痛，项不强，而脉寸口浮，胸中硬满，气上冲咽喉，不得息者，此以内有久痰，宜吐之。

病胸上诸寒，胸中郁郁而痛，不能食，欲得使人按之，按之反有涎出，下利日十余行，而其人脉迟，寸脉微滑者，此宜吐之，吐之利即止。

少阴病，饮食入口则吐，心中愠愠然欲吐，复不能吐者，宜吐之。宿食在上管。宜吐之。

病手足逆冷，脉乍结者，客气在胸中，心下满而烦，饥不能食者，以病在胸中，宜吐之。

"病如桂枝证，头不痛，项不强"一条，《伤寒论·太阳病篇》："病如桂枝证，头不痛，项不强，寸脉微浮，胸中痞硬，气上冲喉咽，不得息者，此为胸有寒也，当吐之，宜瓜蒂散。"

此"寒"字，系沿袭《千金》，此篇下文之"病如桂枝证……此为胸有寒也，宜吐之，瓜蒂散方"而来。《千金》此条，"寒"字，系"痰"字之音转。《千金》上文明示："此以内有久痰，宜吐之"，可证。

喻嘉言："寒者痰也。痰饮内动，身必有汗。加以发热恶寒，全似中风。但头不痛，项不强。此非外入之风，乃内蕴之痰，窒塞胸间，宜用瓜蒂散，以涌出其痰也。"

尤在泾："此痰饮类伤寒证。寒为寒饮，非寒邪也。《活人》云：'痰饮之为病，能令人憎寒发热，状类伤寒。但头不痛，项不强，为异。'正此之谓。"

"少阴病，饮食入口则吐"一条，《伤寒论·少阴病篇》作"少阴病，饮食入口则吐，心中温温欲吐，复不能吐。始得之，手足寒，脉弦迟者，此胸中实，不可下也，当吐之"。此明《伤寒论》之时，已对《千金》之文进行了增补释义。

瓜蒂散

病如桂枝证，头不痛，项不强，寸脉微浮，胸中痞坚，气上撞咽喉，不得息者，此为胸有寒也，宜吐之，瓜蒂散方。

瓜蒂　赤小豆各一两

右二味，治，下筛，取一钱匕，香豉一合，熟汤七合，煮作稀粥，去滓，取汁和散，温顿服之，不吐者，少少加，得快吐，乃止。原注：张文仲以白汤三合和服。

《伤寒论·太阳病篇》瓜蒂散方

瓜蒂散方

瓜蒂一分，熬黄　赤小豆一分

右二味，各别捣筛，为散已，合治之。取一钱匕，以香豉一合，用熟汤七合，煮作稀糜，去滓、取汁和散，温、顿服之。不吐者，少少加。得快吐，乃止。诸亡血，虚家，不可与瓜蒂散。

柯琴："此阳明涌泄之峻剂，治邪结于胸中者也。胸中为清虚之府，三阳所受气，荣卫所由行。寒邪凝结于此，胃气不得上升，内热不得外达，以致痞硬。其气上冲咽喉不得息者，此寒格于上也；寸脉微浮，寒束于外也。此寒不在荣卫，非汗法所能治。因得酸苦涌泄之品因而越之。上焦得通，中焦得达，胸中之阳气复，肺气之治节行，痞硬可行而消也。

"瓜蒂能提胃中阳气，以除胸中之寒热，为吐剂中第一品。然其性走而不守，故必得谷气以和之。赤小豆可以保心气。"

汪苓友："盖胸有风寒，则其人平素饮食之积必郁而成热，变而为疾，所以瓜蒂散亦涌痰热之药也。"

水导散

治时气病，烦热如火，狂言妄语，欲走方。

甘遂半两　白芷一两

右二味，治，下筛。水服方寸匕。须臾，令病人饮冷水，腹满即吐之。小便当赤。原注：一名灌肠汤。此治大急者。

此用饮水助吐法。大热在身，狂躁不宁，急欲吐之以清除上焦热邪痰结。甘遂涤疾逐饮，有吐利之作用，白芷行气和胃，饮冷水以助催吐。

藜芦丸

治伤寒不得吐方。

藜芦　附子各一两

右二味，末之，蜜和如扁豆大。伤寒不食服二丸。不知，增之。此谓得病一日已上，四日已来，服药后移三丈不吐，进热粥汁发之。

藜芦涤痰催吐，附子散寒祛邪。

酒疸方

治伤寒、温病三四日，胸中恶，欲令吐者，服酒疸方。

醇苦酒半升　猪疸一具

右二味，尽和饮之，吐即愈。

宜下第八

例曰：大法秋宜下。以汤胜丸散也。中病便止，不必尽剂也。

伤寒有热而小腹满，应小便不利，今反利者，此为有血也，当须下之，宜抵当丸。

太阳病，身黄，脉沉结，小腹坚满，小便不利者，为无血也；小便自利，其人如狂者，为血证谛也，属抵党汤下之。

《伤寒论·太阳病篇》："伤寒有热，少腹满，应小便不利，今反利者，为有血也，当下之，不可余药，宜抵当丸。"

此条增"不可余药"四字。黄竹斋:"'热'下,《玉函》《脉经》《外台》有'而'字。此《千金》在先, 《玉函》《脉经》《外台》等诸书,均在《千金》之后,因此据《千金》而增'而'字。"

《伤寒论·太阳病篇》:"太阳病,身黄,脉沉结,少腹硬,小便不利者,为无血也;小便自利、其人如狂者,血证谛也。抵当汤主之。"

《千金》"小腹坚满"此作"少腹硬"。黄竹斋:"《玉函》《脉经》《千金翼》'硬'作'坚'。"此均据《千金》而来。

太阳病不解,热结在膀胱,其人如狂,其血自下即愈。其外不解,尚未可攻。当先解其外。外已解,但小腹结者,可攻之。

阳明病脉迟,虽汗出不恶寒,体必重,短气腹满而喘,有潮热者。此为欲解,可攻里也。手足濈然而汗出者,大便已坚,宜承气汤;若汗多微发热恶寒者,为外未解也,桂枝汤主之。其热不潮未可与承气;若腹大满而不大便者,可少与承气汤,微和其胃气,勿令大下。

《伤寒论·阳明病篇》:"阳明病,脉迟,虽汗出,不恶寒者,其身必重,短气,腹满而喘,有潮热者,此为欲解,可攻里也。手足濈然而汗出者,此大便已硬也,大承气主之;若汗多,微发热恶寒者,外未解也。其热不潮,未可与承气汤;若腹大满不通者,可与小承气汤微和胃气,勿令大泄下。"

按孙氏之例,凡云"承气汤",均指"大承气汤"。如《千金翼·卷九》:"少阴病得之二三日,口燥咽干,急下之,宜承气汤。""少阴病下利清水,色青者,心下必痛,口干燥者,可下之,宜承气汤。""少阴病六七日,腹满不大便者,急下之,宜承气汤。""承气汤方:大黄四两,厚朴八两,炙,枳实五枚,炙,芒硝三合。右四味,以水一斗,先煮二味,取五升,内大黄更煮取二升,去滓,内芒硝更煎一沸,分再服,得下者止。"

由此知《千金》此条前"承气汤",《伤寒论》作"大承气汤",有增补释义之意。《千金》后之"可少与承气汤",《伤寒论》更是误作"可与小承气汤"。"少与承气汤",是少服一点大承气汤,微和胃气,不致大泻下之意。大承气汤方中有芒硝,且大黄后下,即便是"少与",其泻下之效也较明显,只不过比大泻相对较缓而已。小承气汤方中无芒硝,大黄又不后下,三味(大黄、厚朴、枳实)同时煎煮,其泻下之力会大打折扣,而以行气通滞为主。据此,则《千金》原本不误。

阳明病潮热,大便微坚,与承气汤;不坚者不可与之。若不大便六七日,恐有燥屎。欲知之法,少与承气汤,腹中转矢气者,为有燥屎,乃可攻之;若不转气者,此为头坚后溏,不可攻之也。攻之必胀满,不能食,欲饮水者即哕。其后发热者,大便必复坚,宜与少承气和之,不转气者,慎勿攻之。

《伤寒论·阳明病篇》:"阳明病,潮热,大便微硬者,可与大承气汤;不硬者,不可与之。若不大便六七日,恐有燥屎。欲知之法,少与小承气汤,汤入腹中,转矢气者,此有燥屎也,乃可攻之;若不转矢气者,此但初头硬,后必溏,不可攻之。攻之必胀满不能食也。欲饮水者,与水则哕。其后发热者,必大便复硬而少也,以小承气汤和之。不转矢气者,慎不可攻也。"

《千金》原本之"少与承气汤",指大承气汤。《伤寒论》作"少与小承气汤",误。《千金》"少与承气和之",为少服一点大承气汤和胃气之义,《伤寒论》作"以小承气汤和之",亦误。

"汤入腹中""此但初头硬,后必溏""与水则哕"等,均为《伤寒论》补《千金》原文之句。

阳明证,其人喜忘者,必有蓄血。所以然者,本有久瘀血,故令喜忘。屎虽坚,大便必黑,宜抵党汤下之。

《伤寒论·阳明病篇》："阳明证，其人喜忘者，必有蓄血。所以然者，本有久瘀血，故令喜忘。屎虽硬，大便反易，其色必黑者，宜抵当汤下之。"

《伤寒论》在《千金》基础上，增注"大便反易"四字。尤在泾："喜忘即善忘。蓄血者，热与血蓄于血室也。以冲任之脉并阳明之脉，而其人又本有瘀血久留不去，适与邪得，即蓄积而不解也。蓄血之证，其大便必硬。"

钱天来："喜忘者，言语动静随过随忘也。言所以忘者，以平日本有积久之瘀血在里故也。"

阳明病，发热汗出者，此为热越，不能发黄。但头汗出，身无汗，剂颈而还，小便不利，渴引水浆者，此为瘀热在里，身必发黄。宜下，以茵陈汤。

"剂"，为"齐"之假字。《后汉书·刘梁传》李贤注："'剂'，作'齐'。"《说文通训定声·刀部》："剂，假借为齐。"是剂通齐之证。"以茵陈汤"，《伤寒论·阳明病篇》作"茵陈蒿汤主之"。

少阴病，得之二三日，口燥咽干，急下之，宜承气汤。

少阴病，得之六七日，腹满不大便者，急下之，宜承气汤。

二条之"承气汤"，《伤寒论·少阴病篇》均作"大承气汤"。

夫实则谵语，虚则郑声。郑声，重语也。直视谵语喘满者，死。下痢者亦死。

谵语为语言狂乱，实热所致；郑声为音弱絮叨重复，属气虚。张志聪："此统论谵语之有虚实也。夫言主于心，实则谵语者，邪气实而语言昏乱也；虚则郑声者，心气虚而语言重复也。"

伤寒四五日，脉沉喘满。沉为在里而反发汗，津液越出，大便为难，表虚里实，久则谵语。

此条《伤寒论》置于阳明篇中。

大承气汤

主热盛，腹中有燥屎，谵语者方。

大黄四两　厚朴八两　枳实五枚　芒硝五合

右四味，㕮咀，以水一斗，先煮二物，取五升，去滓，内大黄煎取二升，去滓，下芒硝更煎一两沸。分再服。得快利止。

《伤寒论》"芒硝"作"三合"。

此治症中并不言"阳明病"，这说明了两个问题。一是《千金》时，伤寒病的论治，并不以太少阴阳等六经来划分归类。观《千金·卷九·伤寒上》，伤寒病以汗吐下法来类归。

其二，治疗伤寒的方剂，在《千金》之时，原本并不是机械地某方专用于某一经病证的治疗。例如大承气汤，并不专属阳明经证治，太阳经、少阴经中也多有其应用指征。尽管《伤寒论》以六经辨证来归类伤寒病的论治，但依然可以明显地体现出这一特点。这种沿承，是不可能完全改变其初始特征的。

清热泻火、降气通便是大承气汤的主要功能。方中大黄、芒硝清热通便逐瘀，厚朴、枳实行气降逆通滞。

抵党丸

水蛭二十枚　桃仁三十枚　虻虫二十枚　大黄三两

右四味，末之，蜜合和，分为四丸。以水一升煮一丸。取七合顿服之。晬时当下血，不下更服。

《伤寒论·太阳病篇》桃仁作"二十五个"，"末之，蜜合和，分为四丸"作"捣分四丸"。黄竹斋："桃仁二十五个，去皮尖，《玉函》《外台》《成本》作'三十个'；'为末蜜和合，分为四丸'，《宋板》《成本》作'捣分四丸'。今依《千金》补正。"

《玉函》《外台》《成本》本《千金》之用量而更正；黄竹斋据《千金》之原文而补正《伤寒论》之简易。此明《伤寒论》沿袭《千金》时，每有臆改的情况。

本方以破血行瘀为主。水蛭、虻虫破血逐瘀、化癥消结；桃仁活血逐瘀；大黄行血通滞。

抵党汤方

水蛭三十枚　桃仁三十枚　虻虫二十枚　大黄三两

右四味，哎咀，以水五升，煮取三升，去滓，服一升，不下更服。

此方《伤寒论·太阳病篇》作"水蛭熬，虻虫各三十个，去翅足，熬，桃仁二十个，去皮尖，大黄三两，酒洗"。

《伤寒论》用量，与《千金》有异。虻虫作"三十个（《千金》为二十个）"，桃仁"二十个（《千金》为三十个）"。

《伤寒论》增加了药物炮制方法，如"熬""去翅足""去皮尖""酒洗"等。这些《千金方》原本无。古人在沿袭的过程中每做增补，是一个常见的现象。

煎服法中，宋版《伤寒论》脱"哎咀"二字，而成本《伤寒论》易为"为末"二字，字虽异而义却类。此《伤寒论》沿袭脱文之例。

本方为破瘀逐血的峻剂，其效力峻于抵当丸，也猛于桃核承气汤。

承气汤方

枳实五枚　大黄四两　芒硝半升　甘草二两

右四味，哎咀，以水五升，煮取二升，去滓，适寒温，分三服。如人行五里，进一服。取下利为度。若不得利，尽服之。

《千金翼》此方去枳实，甘草后加"炙"字，芒硝作"半两"，归属于承气汤类，但并无方名，只云"又方"。其后之《金匮玉函经》，始称其方"调胃承气汤"，芒硝又依《千金》作"半升"，甘草有"炙"字。《伤寒论》又与《金匮玉函经》同，叫作"调胃承气汤"。《金匮玉函经》大黄后有"清酒浸"三字，《伤寒论》作"去皮，清酒洗"。

由此可知，《千金》及《千金翼》，原本并无"调胃承气汤"之名，自《金匮玉函经》始，才有"调胃承气汤"之名，《伤寒论》沿袭之。这也是《金匮玉函经》晚于《千金翼》，却早于《伤寒论》的一个佐证。《脉经》《金匮要略》均无"调胃承气汤"，这可佐证《金匮要略》的前身《金匮玉函要略方》也无"调胃承气汤"之方名。这些都可佐证《金匮玉函经》《伤寒论》晚于《千金翼方》。

生地黄汤

治伤寒有热，虚羸少气，心下满，胃中有宿食，大便不利方。

生地黄三斤　大黄四两　大枣二枚　甘草一两　芒硝二合

右五味，合捣，令相得，蒸五升米下，熟，绞取汁，分再服。

方中生地黄凉血清热，为君药；大黄、芒硝清胃下宿食，凉血祛邪，为臣药；甘草和胃益气为佐药；大枣护脾益血为使药。

大柴胡加萎蕤知母汤方

柴胡半斤　黄芩　芍药各三两　半夏半升　生姜五两　大黄　甘草各一两　人参三两　萎蕤知母各二两

右十味，哎咀，以水一斗，煮取三升，去滓，服一升，日三。取下为效。原注：《集验》用枳实四枚，不用芍药。

方中大黄、知母清泻火邪，消除燥结；黄芩清泄肺胃之热；生姜、柴胡祛风治表，协调肝气；

半夏降逆通气；人参、萎蕤、甘草、芍药调补气血，扶助正气。共成扶正祛邪之剂。

伤寒头痛壮热百节疼痛方

柴胡四两　升麻　黄芩　大青　杏人各三两　芍药　知母　栀子人各四两　香豉一升　石膏八两

右十味，㕮咀，以水九升，煮取二升七合，分温三服，若热盛，加大黄四两。

柴胡、升麻、香豉辛凉解表，清热除烦；黄芩、大青、栀子仁清热凉血解毒；石膏、知母泻火；知母、杏仁滋阴。共成凉血解表之剂。

驮豉丸

治伤寒留饮，宿食不消，驮豉丸方。

豉一升　巴豆三百枚，今用二百枚　杏仁六十枚　黄芩　黄连　大黄　麻黄各四两　芒硝　甘遂各三两

右九味，末之，以密和丸如大豆，服二丸，不得下者，增之。原注：崔氏云，此《黄素方》。

驮豉丸是当时治疗伤寒的常用方剂，且流传已久。方中麻黄、豆豉解肌宣表；巴豆、甘遂、芒硝逐瘀除结；大黄、黄连、黄芩清热解毒。

发汗吐下后第九

伤寒已解半日许，复心烦热，其脉浮数者，可更发汗，宜桂枝汤。

《伤寒论·太阳病篇》："伤寒发汗，已解，半日许复烦，脉浮数者，可更发汗，宜桂枝汤。"

"伤寒"后，较《千金》增"发汗"二字；《千金》之"复心烦热"，《伤寒论》却简为"复烦"。

凡发汗后，饮水者必喘。宜慎也。

此似为孙氏经验之谈。《伤寒论·太阳病篇》："发汗后，饮水多，必喘；以水灌之，亦喘。""以水灌之"，为用凉水冲洗退热之法。《伤寒论·太阳病篇》文蛤散方下云："身热皮粟不解，欲引衣自覆者，若以水潠之洗之，益令热劫不得出。"顾尚之："以水灌洗，则水气由皮毛而入肺，故皆足致喘也。"

竹叶汤

治发汗后，表里虚烦，不可攻者，但当与竹叶汤方。

竹叶二把　人参　甘草各二两　半夏半升　石膏一斤　麦门冬一升　生姜四两

右七味，㕮咀，以水一斗，煮取六升，去滓，内粳米半升，米熟，去之。分服一升，日三。原注：张文仲无生姜。

《伤寒论》名竹叶石膏汤。治伤寒解后虚羸少气、气逆欲吐之症。本方为清热养阴、益气生津之剂。方中石膏、竹叶清热除烦；人参、麦冬、甘草、粳米益气生津、养阴滋液；半夏降逆止呕。

桂枝二麻黄一汤

服桂枝汤大汗后，脉洪大者，与桂枝汤。若形如疟，一日再发，汗出便解者，属桂枝二麻黄一汤方。

桂枝一两十七铢　麻黄十六铢　芍药一两二铢　生姜各一两六铢　甘草一两二铢　杏仁十六枚大枣五枚

右七味，㕮咀，以水五升，煮麻黄再沸，去沫，内诸药。煮取二升，适寒温，分再服。取微汗而已。

"服桂枝汤大汗后，脉洪大者，与桂枝汤"，《伤寒论·太阳病篇》作"服桂枝汤，大汗出，脉

洪大者，与桂枝汤，如前法"，《伤寒论》之"大汗出"，不若《千金》原文之"大汗后"义妥。若依《伤寒论》，则大汗出、脉洪大二证并见，当为白虎汤证，而不宜桂枝汤。《千金》大汗后，是发汗已，只存脉洪大一症，为表邪仍在，故宜桂枝汤再汗。

《伤寒论》此方桂枝下增"去皮"、麻黄下增"去节"、生姜下增"切"、杏仁下增"去皮尖"、甘草下增"炙"、大枣下增"擘"等炮制方法。

小青龙汤

治伤寒表未解，心下有水气，干呕，发热而咳，或渴，或痢，或噎，或小便不利、小腹满，或喘者，小青龙方。

桂心　麻黄　甘草　干姜　芍药　细辛各三两　五味子　半夏各半两

右八味，㕮咀，以水一斗，煮麻黄减二升，去上沫，内诸药，煮取三升，分三服。相去十里顷，复服之。若渴者，去半夏，加栝楼根三两；若微痢，去麻黄，加荛花如一鸡子，熬令赤色；若噎，加附子一枚；若小便不利，小腹满者，去麻黄，加茯苓四两；若喘者，去麻黄，加杏仁半升，数用神效。

《伤寒论·太阳病篇》："伤寒表不解，心下有水气，干呕，发热而咳，或渴，或痢，或噎，或小便不利、少腹满，或喘者，小青龙汤主之。"

"伤寒，心下有水气，咳而微喘，发热不渴，服汤已渴者，此寒去欲解也。小青龙汤主之。"

此为发汗散水之剂。柯琴："能化胸中之热气而为汗，故名大青龙；能化心下之水气而为汗，故名小青龙。盖大青龙表证多，只烦躁是里证；小青龙里证多，只发热是表证。故有大小发汗之殊耳。两青龙俱治有表里证，皆用两解法。大青龙是里热，小青龙是里寒，故发表之药相同，而治里之药则殊也。"

方中麻黄、桂枝、细辛，发汗散寒除饮；干姜温肺行水；半夏燥湿化痰；五味子、芍药敛阴和卫；甘草和中益气。

麻黄杏仁石膏甘草汤

治伤寒发汗出而喘，无大热，麻黄杏仁石膏甘草汤方。

麻黄四两　杏仁五十枚　石膏半斤　甘草二两

右四味，㕮咀，以水七升，先煮麻黄，令减二升，内诸药，煎取三升，分三服。

《伤寒论·太阳病篇》："发汗后，不可更行桂枝汤。汗出而喘，无大热者，可与麻黄杏仁石膏甘草汤。"

钱天来："李时珍云：麻黄乃肺经专药，虽为太阳发汗之重剂，实发散肺经火郁之药也。杏仁利气而能泄肺。石膏寒凉能肃西方金气，乃泻肺肃肺之剂。非麻黄汤及大青龙之汗剂也。"

栀子汤

发汗若下后，烦热，胸中窒，气逆抢心者，栀子汤方。

栀子十四枚　香豉四合，绵裹

右二味，以水四升，煮栀子取二升半，内豉，煮取一升半，分二服。温进一服，得快吐，止后服。

《伤寒论·太阳病篇》名"栀子豉汤"，该篇说："发汗吐下后，虚烦不得眠，若剧者，必反复颠倒，心中懊侬，栀子豉汤主之。""发汗，若下之，而烦热，胸中窒者，栀子豉汤主之。""伤寒五六日，大下之后，身热不去，心中结痛者，未欲解也，栀子豉汤主之。"

栀子清热泻火，香豉清热除烦，所以适用于宣透胸中余热、胸闷心烦等症。

厚朴汤

治发汗后腹胀满，厚朴汤方。

厚朴八两　半夏半升　生姜八两　甘草二两　人参一两

右五味，㕮咀，以水一斗，煮取三升，分三服。

《千金》本名"厚朴汤"，《伤寒论·太阳病篇》名"厚朴生姜半夏甘草人参汤"。方以厚朴为君药，宽中除满；生姜宣通阳气；半夏降逆利膈；甘草、人参和中补脾。共治汗后脾虚，脘腹胀满之症。

玄武汤

太阳病发汗，汗出不解，其人仍发热，心下悸，头眩，身瞤动，振振欲擗地，属玄武汤方。

茯苓　芍药　生姜各三两　白术二两　附子一枚

右五味，㕮咀，以水八升，煮取二升，温服七合。

玄武汤是一首古老的经典方剂，在公元460年左右之《深师方》中就已出现。后因避讳，改名为"真武汤"。玄武汤治疗伤寒发热、水饮内停等症。方中附子祛散风寒，温通经脉；白术健脾燥湿，和胃除饮；茯苓益气健脾，淡渗利水；生姜温中散寒，解表退热；芍药和血益阴，协调荣卫。共治阳虚水饮之证。

《伤寒论·太阳病篇》附子下增"炮，去皮，破八片"六字；生姜下增"切"字。"煮取二升"作"煮取三升"。"七合"后增"日三服"三字。

葛根黄连汤

太阳病，反下之，利遂不止，脉促者，表未解，喘而汗出者，葛根黄连汤方。

葛根半斤　黄连　黄芩各三两　甘草二两

右四味，㕮咀，以水八升，先煮葛根减二升，内诸药，煮取三升，去滓，分再服。

《千金》本名"葛根黄连汤"，《伤寒论·太阳病篇》名"葛根黄芩黄连汤"。"煮取三升"《伤寒论》作"煮取二升"。"味"后，《伤寒论》无"㕮咀"二字。

方中葛根清肌解表；黄黄、黄芩清热燥湿；甘草调胃和中。

茯苓汤

伤寒发汗吐下后，心下逆满，气上冲胸，起即头眩，其脉沉紧，发汗则动经，身为振摇者，茯苓汤方。

茯苓四两　白术　桂心各三两　甘草二两

右四味，㕮咀，以水六升，煮取三升，去滓，分三服。

此方《千金》时名"茯苓汤"，至《千金翼》时，孙氏易名为"茯苓桂枝白术甘草汤"。其后，《金匮玉函经》《脉经》《伤寒论》均沿袭《千金翼》之方名。

"桂心"，《伤寒论》用"桂枝"并云"去皮"，则实仍桂心。"白术"，《伤寒论》作"二两"。"甘草"下，《伤寒论》有"炙"字。"味"后，《伤寒论》略去"㕮咀"二字。

尤在泾："此伤寒邪解而饮发之证。饮停于中则满，逆于上则气冲而头眩，入于经则身振振而动摇，《金匮》云：'膈间支饮，其人喘满，心下痞坚，其脉沉紧。'又云：'心下有痰饮，胸胁支满，目眩。'又云：'其人振振身瞤剧，必有伏饮'是也。发汗则动经者，无邪可发，而反动其经气。故与茯苓、白术以蠲饮气，桂枝、甘草以生阳气。所谓病痰饮者，当以温药和之也。"

凡寸口脉浮，关上自沉，为结胸。原注《巢源》作沉细。

凡伤寒，病发于阳，而反下之，热入，因作结胸。

《诸病源候论·卷七·伤寒结胸候》："结胸者，谓热毒结聚于心胸也。此由病发于阳，而早下之，热气乘虚，而否结不散也。按之痛，其脉寸口浮，关上反自沉者是也。脉大不可下，下之即死；脉浮而大，下之为逆。而阳脉浮，关上细沉紧，而饮食如故时小便利者，为脏结。脏结者，舌上白胎滑为难治。不往来寒热，其人反静，舌上不胎者，不可攻之。"

《伤寒论》："问曰：病有结胸，有脏结，其状何如？答曰：按之痛，寸脉浮，关脉沉，名曰结胸也。

"何为脏结？答曰：如结胸状，饮食如故，时时下利，寸脉浮，关脉小细沉紧，名曰脏结。舌上白胎滑者，难治。脏结无阳证，不往来寒热，其人反静，舌上胎滑者，不可攻也。病发于阳而反下之，热入，因作结胸。"

《伤寒论》"舌上胎滑者，不可攻也"之"胎滑"，系涉上文"舌上白胎滑"而误。根据《病源》"舌上不胎者，不可攻之"是苔不厚腻，无积滞瘀热，则不宜用下法。当从《病源》作"舌上不胎者"。

大陷胸丸

结胸病，项亦强，如柔痉状，下之即和，宜大陷胸丸方。

大黄八两　芒硝　杏仁　葶苈各五两

右四味，捣筛二物，别研杏仁、芒硝如脂，和散，取如弹丸大一枚，甘遂末一钱匕，白蜜二合，水一升，煮取八合，温，顿服之。病乃自下。如不下，更服，取下为效。

"水一升，煮取八合"，《伤寒论》作"水二升，煮取一升"。

柯琴："此水结因于气结。用杏仁之苦温以开胸中之气，气降则水下矣；气结因于热邪，用葶苈之大寒以清气分之热，源清而流洁矣；水结之所，必成窠臼，甘遂之苦辛，所以直达其窠臼也。然太阳之气化不行于胸中，则阳明之胃府亦因热而成实。必假大黄芒硝小其制而为丸，和白蜜以缓之，使留恋于胸中。"

大陷胸汤

伤寒六七日，结胸热实，其脉沉紧，心下痛，按之正坚，宜大陷胸汤。

太阳病重发汗而复下之，不大便五六日，舌上干而渴，日晡所小有潮热，心胸大烦，从心下至小腹，坚满而痛，不可近，宜大陷胸汤方。

甘遂末一钱匕　大黄六两，切　芒硝一升

右三味，以水六升，先煮大黄取二升，去滓，内芒硝一沸，内甘遂，分再服。一服得快利，止后服。

"正坚"，《伤寒论·太阳病篇》作"石硬"；"潮热"后，《伤寒论》无"心胸大烦"四字；"内芒硝一沸"，《伤寒论》作"内芒硝煮一两沸"，显有补充之意。

水热滞结胸中，方中用甘遂逐水破结；芒硝能滞软坚；大黄泻热涤滞。

甘草泻心汤

伤寒中风，医反下之，其人下痢，日数十行，谷不化，腹中雷鸣，心下痞坚结满，干呕、心烦，不能得安。师见心下痞，谓病不尽，复下之，其痞益甚。此非结热，但以胃中虚，客气上逆使然也。宜甘草泻心汤方。

甘草四两　黄芩　干姜各二两　黄连一两　半夏半升　大枣十二枚

右六味，㕮咀，以水一斗，煮取六升，去滓，分服一升，日三。原注加人参三两乃是。

林亿按："上生姜泻心汤法，本云理中人参黄芩汤。今详泻心以治痞，痞气因阴而生，是半夏、生姜、甘草泻心三方，皆本于理中也。其方必有人参。今甘草泻心中无者，脱落之也。又按《千金》并《外台秘要》治伤寒鳖食，用此方皆有人参，知脱落无疑。"

黄竹斋："《古本》有人参三两。"

《伤寒论·太阳病篇》黄芩、干姜均为"三两"；甘草下有"炙"字；半夏下有"洗"字；大枣下有"擘"字，"去滓"后，有"再煎取三升"五字。

"客气上逆使之然也"，《伤寒论》作"客气上逆，故使硬也"。

王晋三："甘草泻心非泻结热，因胃虚不能调剂上下，致水寒上逆，火热不得下降结为痞。故君以甘草、大枣，和胃之阴；干姜、半夏，启胃之阳，坐镇下焦，客气使不上逆；仍用芩、连将已逆为痞之气轻轻泻却，而痞乃成泰矣。"

陈平伯："心下痞本非可下之实热，但以妄下胃虚，客热内陷，上逆心下耳。是以胃气愈虚，痞结愈甚。夫虚者宜补，故用甘温以补虚；客者宜除，心借苦寒以泄热。"

生姜泻心汤

治伤寒发汗后，胃中不和，心下痞坚，干噫食臭，胁下有水气，腹中雷鸣，下痢者，属生姜泻心汤。

生姜四两　甘草三两　半夏半升　黄连一两　人参三两　黄芩三两　干姜一两　大枣十二枚

右八味，哎咀，以水一斗，煮取六升，去滓，分服一升，日三。

徐灵胎："汗后而邪未尽，必有留饮在心下。其证虽杂，而方中诸药一一对证。""凡诸泻心诸法，皆已汗已下已吐之余疾。此方生姜干姜同用，取辛以开之。"

黄竹斋："案此即小柴胡汤去柴胡增生姜，加黄连干姜也。君以生姜者，以其善解食臭，而有和胃散水之长也；半夏止呕降逆，芩、连涤热泻痞；参、枣补虚以生津；干姜温里而祛寒；甘草补中以和胃。"

"去滓"后，《伤寒论》有"再煎取三升"五字；"味"后，《伤寒论》无"哎咀"二字。《伤寒论》生姜下有"切"字；甘草下有"炙"字；半夏下有"洗"字；大枣下有"擘"字。

白虎汤

伤寒吐下后七八日不解，结热在里，表里俱热，时时恶风，大渴，舌上干燥而烦，欲饮水数升，宜白虎汤方。

石膏一升　知母六两　甘草二两　粳米六合

右四味，哎咀，以水一斗，煮米熟去滓，分服一升，日三。诸亡血及虚家不可与白虎汤。若立夏后至立秋前得用之，立秋后不可服。春三月尚凛冷，亦不可与之，与之则呕利腹痛。

《伤寒论·太阳病篇》此条治疗用白虎加人参汤。《千金方》此条及其以下两条，均用白虎汤而不加人参，《伤寒论》则三条治症均用白虎加人参汤。

《千金翼》有其方，但不用方名。《千金翼·卷九》："伤寒脉浮滑，此以表有热，里有寒，白虎汤主之方。"其方后云"又方"而未有"白虎加人参汤"之方名。由此知孙氏之书，原本并无"白虎加人参汤"之名。

成书于公元350年左右的《范汪方》，当是最早收载白虎汤方剂的方书，其方中并不用人参。

《范汪方·卷三十一·伤寒》："伤寒脉浮，发热无汗，其表不解者，不可与白虎汤主之方；渴欲饮水，无表证者，白虎汤主之方。

"知母六两　石膏一升，碎，绵裹　甘草三两，炙　粳米六合

"右四味，切，以水一斗二升，煮取米熟，去米内药，煮取六升，去滓分六服，日三服。忌海藻菘菜。兼疗天行之病。"

公元 440 年左右成书的《小品方》，开始收载白虎加人参汤。

《小品方·卷六》："服桂枝汤大汗后，烦渴不解，脉洪大者，属白虎加人参汤方。

"知母六两　甘草二两，炙　石膏一升，碎，绵裹　人参二两　粳米一升

"右五味，切，以水一斗二升，煮米熟，去米，内诸药，煮取六升，去滓，温服一升，日三。忌海藻、菘菜。"

高文铸："白虎加人参汤，程本《外台》此方主治作'治伤寒汗出，恶寒身热，大渴不止，欲饮水一二斗者'。"

伤寒无大热，而口干渴，心烦，背微恶寒，宜服白虎汤。

伤寒脉浮，发热无汗，其表不解，不可与白虎汤；渴欲饮水，无表证，宜白虎汤。

若渴欲饮水，口燥舌干者，宜白虎汤。

《伤寒论·太阳病篇》："伤寒，若吐若下后，七八日不解，热结在里，表里俱热，时时恶风，大渴，舌上干燥而烦，欲饮水数升者，白虎加人参汤主之。

"伤寒，无大热，口燥渴，心烦，背微恶寒者，白虎加人参汤主之。

"伤寒，脉浮，发热无汗，其表不解，不可与白虎汤；渴欲饮水，无表证者，白虎加人参汤主之。"

上三条，《千金》均用白虎汤。《千金》使用白虎加人参汤时，即"又方"，实即白虎加人参汤，《伤寒论》反倒用"白虎汤"。《千金翼·卷九》："伤寒脉浮滑，此表有热里有寒，白虎汤主之方……又方：

"知母六两　石膏一斤，碎　甘草二两，炙　人参三两　粳米六合

"右五味，以水一斗，煮米熟汤成，去滓，温服一升，日服三服。立夏后至立秋前得用之；立秋后不可服；春三月病常苦里冷，白虎汤亦不可与之，与之即呕利而腹痛；诸亡血及虚家亦不可与白虎汤。得之则腹痛而利。但当温之。"

《伤寒论·太阳病篇》："伤寒，脉浮滑，此表有热，里有寒，白虎汤主之。

"知母六两　石膏一斤，碎　甘草二两，炙　粳米六合

"右四味，以水一斗，煮米熟，汤成，去滓，温服一升，日三服。"

白虎加人参汤方

知母六两　石膏一斤，碎，绵裹　甘草二两，炙　粳米六合　人参三两

右五味，以水一斗，煮米熟，汤成，去滓，温服一升，日三服。

《金匮玉函经》成书于《千金翼》之后，《伤寒论》之前。其中白虎汤、白虎加人参汤的论述，有与《伤寒论》相合的，亦有不合的。较之与《千金方》和《千金翼》，该书出现了白虎加人参汤之方名。

《金匮玉函经·卷三》："伤寒，若吐若下后，七八日不解，热结在里，表里俱热，时时恶风，大渴，舌上干燥而烦，欲饮水数升者，白虎加人参汤主之。"

《伤寒论·太阳病篇》此条亦用白虎加人参汤。

《金匮玉函经·卷三》："伤寒脉浮，发热无汗，其表不解者，不可与白虎汤；渴欲饮水，无表证者，白虎汤主之。"

《伤寒论·阳明病篇》："若渴欲饮水，口干舌燥者，白虎加人参汤主之。"与《玉函》不同。

《金匮玉函经·卷六》："服桂枝汤，大汗出，大烦渴不解，若脉洪大，属白虎汤证。"

《伤寒论·太阳病篇》此条用白虎加人参汤。

《千金翼·卷十》："服桂枝汤汗出,大烦渴不解,若脉洪大,与白虎汤。"

《金匮玉函经》所本为《千金翼》。由此知白虎汤其源流较早,而白虎加人参汤则出现较晚,至《千金翼》时尚无其方名,其前之《千金方》则只有白虎汤。至于《小品方》之白虎加人参汤,由于是辑本,且治症与《千金翼》《玉函经》《伤寒论》所述相同,则未免有失实之嫌,故不以为据。

《千金翼》时,白虎汤和白虎加人参汤可以相互替代使用;《金匮玉函经》时,白虎汤与白虎加人参汤初步开始区别使用,但仍是白虎汤指征应用多,白虎加人参汤指征少;至《伤寒论》则白虎汤与白虎加人参汤完全区分使用。从这一点看,也可佐证三书的成书时间是《千金翼》在先,其次是《金匮玉函经》,再次才是《伤寒论》。

《金匮玉函经·卷八》白虎汤方:

石膏一斤,碎　知母六两　甘草二两　粳米六合

右四味,以水一斗,煮米熟汤成,去滓,温服一升,日三服。

白虎加人参汤方:

人参三两　石膏一斤　知母六两　甘草二两　粳米六合

右五味,以水一升,煮米熟汤成,去滓,温服一升,日三服。

石膏之用量,《千金方》与《范汪》《小品》同,为"一升"。《千金翼》易为"一斤",其后,《玉函》《伤寒论》均为"一斤"。

《千金方》白虎汤服法后"诸亡血及虚家不可与白虎汤。若立夏后至立秋前得用之。立秋后不可服。春三月尚凛冷,亦不可与之,与之呕利腹痛"诸字,《千金翼方》与此大体相同,但《金匮玉函经》与《伤寒论》无。这说明是孙氏搜录之说,抑或是孙氏经验之谈。同时也说明是《金匮玉函经》《伤寒论》沿袭《千金》及《千金翼》白虎汤(白虎加人参汤)方剂治症,而非孙氏抄袭《金匮玉函经》或《伤寒论》,因为二书无此诸字,孙氏从何抄袭?

又,《千金翼方》,将白虎加人参汤称为"又方"而不标方名,可以佐证《千金翼》在《金匮玉函经》及《伤寒论》之前。如若在二书之后,现成的方名(白虎加人参汤)为何不采用,却用"又方"二字呢?

青葙子丸

治伤寒后结热在内,烦渴,青葙子丸方。

青葙子五两　黄芩　栝楼根　苦参各一两　黄柏二两　龙胆　栀子仁　黄连各三两

右八味,末之,蜜丸,先食服如梧子大七丸,日三。不知,稍加。原注:一本云伤和为丸。

方以清热泻火为主。方中黄芩、黄连、黄柏、龙胆草清热泻火;苦参清热解毒;栀子仁、青葙子清肝凉血;栝蒌根清热生津,止燥除烦。

大青汤

伤寒热病十日以上,发汗不解,及吐下后诸热不除,及下痢不止,斑出皆治之,大青汤方。

大青四两　甘草　阿胶各二两　豆豉一升

右四味,㕮咀,以水八升,煮取三升,去滓,煮三沸,去豉,内阿胶令烊,顿服一升,日三服。欲尽,复作,常使有余。渴者当饮,但除热,止吐下,无毒。原注:《深师》治劳复。《肘后》有赤石脂三两,胡洽《集验》同。

本方治疗汗吐下后津伤阴虚、余热不除之证。方中大青叶清热解毒,凉血除斑;豆豉清热除烦;阿胶滋补阴血;甘草益气复正。

治伤寒病后余热不解方

治伤寒后，不了了，朝夕有热，如疟状方。

知母二两 麻黄 甘草 芍药 黄芩 桂心各一两

右六味，哎咀，以水七升，煮取二升半，服五合，日三。温覆，令微汗。若心烦不得眠，其人欲饮水，当稍稍饮之，令胃中和则愈。

方中麻黄、桂心宣散表热；黄芩、知母清泻里热；芍药、甘草调和气血荣卫。

江南诸师秘《仲景要方》不传

《仲景要方》是一本托名张仲景撰著的方书。该书在陶弘景时就已问世，陶弘景称之为"《张仲景诸要方》"。该书流行的时间比较长，从梁代直至宋代，一直存世。但这并不是《伤寒论》。因《伤寒论》此时尚未问世，孙氏不可能见到《伤寒论》。

初得病或先头痛，身寒热，或嗇嗇欲守火，或腰背强直，面目如饮酒状，此伤寒初得一二日，但列火灸心下三处。第一处，去心下一寸，名巨阙；第二处，去心下二寸，名上管；第三处，去心下三寸，名胃管。各灸五十壮，然或人形大小不同，恐寸数有异，可绳度，随其长短寸数最佳。

取绳从心头骨名鸠尾，头度取脐孔中，屈绳取半，当绳头名胃管，又中屈半绳，更分为二分，从胃管向上度一分，即是上管；又上度一分，即是巨阙。大人可灸五十壮，小儿可三壮。亦随其年，灸之大小以意斟也。若病者三四日以上，宜先灸胸上二十壮，以绳度鼻正上尽发际中，屈绳断去半，便从发际入发中，灸绳头，名曰天聪，又灸两颞颥，又灸两风池，又灸肝输百壮。余处各二十壮。又灸太冲三十壮。神验。

此述灸法治伤寒之法。

《千金方·卷十·伤寒下》

伤寒杂治第一

论曰：凡除热解毒，无过苦酸之物。故多用苦参、青葙、艾、栀子、葶苈、苦酒、乌梅之属，是其要也。

夫热盛非苦酢之物不解也。热在身中，既不时治，治之，又不用苦酢之药，此如救火不以水也，必不可得脱免也。

此指出治疗伤寒热病，当用苦酸之品以清热泻火解毒。

又曰：今诸疗多用辛甘，姜、桂、人参之属，此皆贵价难得，常有比行求之，转以失时。而苦参、葶苈、青葙、艾之属，所在尽有，除热解毒最良。胜于贵价药也。前后数参并用之，得病内热者，不必按药次也。便以青葙、苦参、艾、苦酒疗之，但稍与促其间，无不解也。

治疗应以价廉实效为主，不应相互攀比贵药而延误病情。

扁鹊曰：病在腠理，汤熨之所及；病在血脉，针石之所及。病在骨髓，无可奈何。而凡医治病，或言待使病成乃顿去之，此为妄矣。当预约束家中及所部曲，具语解此意，使有病者知之为要。

此述疾病早治之意义。

治温病方

治温气病欲死方：

苦参一两

以酒二升，煮取一升，尽饮之，当吐则除。诸毒病服之，覆取汗，皆愈。注：《张文仲》及《肘后》云：治热毒气，垂死破棺千金汤。

苦参清热解毒，所以治疗温病疫气。

苦参汤

治热病五六日以上，苦参汤方。

苦参三两　黄芩二两　生地黄八两

右三味，㕮咀，以水八升，煎取二升，适寒温，服一升，日再。

方中苦参、黄芩清热泻火，生地黄清热凉血。

凝雪汤

治时行毒病七八日，热积聚胸中，烦乱欲死，起死人榻汤方。

芫花一升

以水三升，煮取一升半，渍故布，薄胸上，不过三薄，热即除，当温暖四肢护厥逆也。

此药物湿敷退热之法。

栝楼汤

治伤寒中风五六日以上，但胸中烦，干呕，栝楼汤方。

栝楼实一枚　黄芩　甘草各三两　生姜四两　大枣十二枚　柴胡半斤

右六味，㕮咀，以水一斗二升，煮取五升，绞去滓，适寒温，服一升，日三。

柴胡、生姜疏散表热；栝楼实、黄芩清泻里热；甘草、大枣调和荣卫，益气健脾。

芦根饮子

治伤寒后呕哕反胃及干呕不下食，芦根饮子方。

生芦根，切　青竹茹各一升　生姜三两　粳米三合

右四味，以水七升，先煮千里鞋底一只，取五升，澄清，下药，煮取二升半，随便饮，不瘥，重作，取瘥。

伤寒病后胃气已伤，故不用大苦大寒之品，而用生芦根、青竹茹之轻清胃热、止呕除烦；粳米和胃护脾、生津润燥；生姜和胃止呕。

治伤寒后呕哕方

通草三两　生芦根，切，一升　橘皮一两　粳米三合

右四味，㕮咀，以水五升，煮取二升，随便稍饮，不瘥更作，取瘥止。

通草利气消饮；生芦根清热和胃；橘皮行气止呕；粳米润胃止哕。

治伤寒后虚羸少气呕吐方

石膏一升　竹叶二把　麦门冬一升　人参二两　半夏一升

右五味，㕮咀，以水一斗，煮取六升，去滓，内粳米一升，米熟汤成，饮一升，日三服。一方加生姜五两。

此即竹叶石膏汤脱甘草，《千金》时（652）此方尚无方名。至《千金翼方》时（682），始有"竹叶石膏汤"之方名。《金匮玉函经》《伤寒论》步《千金翼方》之后，沿袭使用"竹叶石膏汤"之名。由此佐证，《千金翼方》早于《金匮玉函经》和《伤寒论》。

《千金方》所据，当是公元540年左右成书之《集验方》，该书此方亦无方名。

《集验方·卷一》：治伤寒虚羸少气，气逆，苦呕吐方。

石膏一斤，碎，绵裹　竹叶一把　麦门冬一升，去心　人参二两　半夏一升，洗　生姜四两　甘草二两，炙

右七味，切，以水一斗二升，煮取六升，去滓，内粳米一升，米熟去米，饮一升，日三服。忌

海藻、菘菜、羊肉、饧。

在敦煌卷子《辅行诀脏腑用药法要》中，此方也不叫"竹叶石膏汤"，而叫作"大白虎汤"。原文：

大白虎汤：

治天行热病，心中烦热，时自汗出，舌干，渴欲饮水，时呷嗽不已，久不解者方。

石膏如鸡子大一枚，打　麦门冬半升　甘草，炙，二两　粳米六合　半夏半升　生姜二两，切竹叶三大握

右方七味，以水一斗二升，先煮粳米，米熟讫，去米，内诸药，煮至六升，去滓，温服二升，日三服。

《辅行诀脏腑用药法要》是一本早于《千金方》之书。这从《千金方》此方煎服法后之"一方加生姜五两"一句中就可得到佐证。此方正有生姜一味。不管《千金方》是否看到了本书，其含有生姜的此方当在《千金方》之前。在此书中，方名"大白虎汤"，说明此时"竹叶石膏汤"之名尚未使用。

《千金翼方》竹叶石膏汤方

伤寒解后，虚羸少气，气逆欲吐，竹叶石膏汤方。

竹叶二把　半夏半升，洗　麦门冬一升，去心　甘草，炙　人参各二两　石膏一斤，碎　粳米半升

右七味，以水一斗，煮取六升，去滓，内粳米熟汤成，温服一升，日三服。

《金匮玉函经》竹叶石膏汤方

伤寒解后，虚羸少气，气逆欲吐，竹叶石膏汤主之。

竹叶二把　石膏一斤　半夏半升　人参三两　甘草二两，炙　粳米半升　麦门冬一升，去心

右七味，以水一斗，煮取六升，去滓，内粳米，煮米熟汤成，去米，温服一升，日三服。

《伤寒论》竹叶石膏汤方

伤寒解后，虚羸少气，气逆欲吐，竹叶石膏汤主之。

竹叶二把　石膏一斤　半夏半升，洗　麦门冬一升，去心　人参二两　甘草二两，炙　粳米半升

右七味，以水一斗，煮取六升，去滓，内粳米，煮米熟汤成，去米，温服一升，日三服。

半夏，《集验方》《千金方》作"一升"，《辅行诀脏腑用药法要》《千金翼方》《金匮玉函经》均作"半升"，《伤寒论》作"半升"；竹叶，《千金方》作"二把"，《千金翼方》《金匮玉函经》《伤寒论》同。《辅行诀脏腑用药法要》作"三大握"，《集验方》作"一把"。

煎服法中，《千金翼方》"内粳米熟汤成"，《金匮玉函经》作"内粳米，煮米熟汤成"，是其在《千金翼方》之后补字增义之例。

治毒热攻手足赤肿焮热疼痛欲脱方

煮马屎若羊屎汁渍之，日三度。

又方

猪膏和羊屎涂之亦佳。

又方

浓煮虎杖根，适寒温，以渍手足，令至踝上一尺止。

又方

取好酒煮苦参渍之。

又方

稻穰灰汁渍之。

又方

取常思草，绞取汁渍之。一名苍耳。

此将手足热毒红肿列为伤寒之类。

漏芦连翘汤

治时行热毒，变作赤色痈疽，丹疹毒赤肿，及眼赤痛，生障翳方。

漏芦　连翘　黄芩　麻黄　白蔹　甘草各二两　枳实　大黄各三两

右九味，㕮咀，以水九升，煮取三升，分三服。相去五里久更服。热盛者，可加芒硝二两。

漏芦、连翘、黄芩、大黄、白蔹等清热解毒，凉血消肿；麻黄、升麻疏散表邪；甘草、枳实理气和中。

猪胆汤

治伤寒五六日，斑出，猪胆汤方。

猪胆　苦酒各三合　鸡子一枚

右三味，合煎三沸，强者尽服之，赢人须煎六七沸，分为二服，汗出即愈。

此清热凉血之剂。

治人及六畜时气热病豌豆疮方

浓煮黍穰汁洗之。一茎是穄穰，即不瘥。疮若黑者，捣蒜封之。

又方

煮芸苔洗之。

治热病后豌豆疮方

黄连三两

以水二升，煮取八合，顿服之。

又方

真波斯青黛，大如枣，水服之，瘥。

又方

青木香二两

以水三升，煮取一升，顿服之。

又方

若赤黑如疥大，一作疾火者，煎羊脂摩傅之。

又方

小豆屑、鸡子白和傅。

又方

女人月水帛拭之。

又方

小儿着取月水汁和水浴之。

木香汤

治疮出烦疼者，木香汤方。

青木香二两　熏陆香　矾石　丁香各一两　麝香半两

右五味，㕮咀，以水四升，煮取一升半，分再服。热毒盛者，加犀角一两。无犀角以升麻代病轻者，去矾石。神验。

此芳香祛邪、解毒祛疫之剂。

又方

疮上与芒硝和猪胆涂，勿动，痂落无痕，仍卧黄土末上，良。此病小便涩，有血者，内坏疮皆黑厌不出脓者，死不治也。

治内发疮盛方

酢四合　大猪胆一具

右二味，合煎三沸，服一合，日五服之，良验。

酢即醋，有凉血解毒之效。猪胆汁清热泻火。

治豌豆疮初发，觉欲作者方

煮大黄五两，服之愈。

豌豆疮即天花。大黄清热凉血解毒。

治时行病发疮方

取好蜜遍身摩疮上，亦可以蜜煎升麻摩之。并数数食之。

豌豆疮灸法

热病后发豌豆疮，灸两手腕研子骨尖上三壮，男左女右。

伤寒鼻衄方

治伤寒鼻衄，肺间有余热故也。热因血自上，不止，用此方。

牡蛎一两半　石膏一两六铢

右二味，治，下筛，酒服方寸匕，日三四。亦可蜜丸服如梧子大。用治大病瘥后，小劳便鼻衄。

此为清热凉血、固涩止血之剂。

治伤寒热病，喉中痛，闭塞不通方

生乌扇一斤，切　猪脂一斤

右二味，合煎，药成去滓，取如半鸡子，薄绵裹之，内喉中，稍稍咽之，取瘥。

乌扇即射干，有清热解毒之效。猪脂滋阴润喉。

又方

升麻三两　通草四两　芍药　羚羊角各三两　射干二两　生芦根，切，一升

右六味，㕮咀，以水七升，煮取二升半，分作三服。

射干、升麻清热解毒；生芦根、芍药清热滋阴，凉血生津；羚羊角凉血泻火解毒；通草利气通痹。

治热病口中苦，下气除热，喉中鸣，煎方

石膏半升　蜜一升

右二味，以水三升，先煮石膏取二升，乃内蜜复煎，取如饧，含如枣核许，尽，复含之。大良。

石膏清热，蜜润喉，故治口苦喉鸣之症。

治伤寒热病后，口干喜唾，咽痛方

大枣二十枚　乌梅十枚

右二味，合捣，蜜和。含如杏核大，咽其汁甚验。

此生津止痛之含剂。

赤石脂禹余粮汤

伤寒服汤药而下利不止，心下痞坚，服泻心汤竟，复以他药下之。利不止。医以理中与之而利益甚。理中治中焦，此利在下焦，赤石脂禹余粮汤主之方。

禹赤石脂　余粮各一斤，碎

右二味，以水六升，煮取二升，分三服。若不止，当利小便。

《千金翼方》此方禹余粮名"太乙禹余粮"，《金匮玉函经》名"禹余粮"，《伤寒论》名"太乙禹余粮"。

禹余粮与太一禹余粮本为一物，《神农本草经》将其分为两种论述。《新修本草》："太一禹余粮及禹余粮，一物而以精粗为名尔。"《本草纲目》："《别录》言禹余粮生东海池泽及山岛，太一禹余粮生太山山谷。石中黄出余粮处皆有之，乃壳中未成余粮黄浊水也。据此则三者一物也。生于池泽者为禹余粮，生于山谷者为太一余粮。其中水黄浊者为石中黄水，其凝如粉者为禹粮，凝干如石者为石中黄。其说本明，而注者臆度，反致义晦。晋、宋以来，不分山谷池泽所产，故通称为太一禹余粮，而苏恭复以紫赤色者为太一，诸色为禹余粮。"

"若不止，当利小便"一句，《千金方》及《千金翼方》本在此方煎服法之末，《金匮玉函经·卷三》将此句移至方前主症论述之末之"赤石脂禹余粮汤主之"之后。《伤寒论·太阳病篇》则沿袭《金匮玉函经》置此句于"赤石禹余粮汤主之"之后。"若不止"，《金匮玉函经》作"若不止者"，《伤寒论》作"复不止者"。

由此可知，《金匮玉函经》在《千金翼方》之后，而《伤寒论》又在《金匮玉函经》之后。

伤寒后下利脓血方

治伤寒后下利脓血方。

阿胶一两　黄柏二两　黄连四两　栀子仁十四枚

右四味，㕮咀，以水六升，煮取二升，去滓，内阿胶更煎令消，分为三服。原注：《甲乙方》无黄柏有黄芩。

黄连、黄柏清热燥湿；栀子仁清热解毒；阿胶养血滋阴。

治赤白下脓，小儿得之二三日皆死，此有䘌虫在下部方。

麝香　矾石　巴豆　附子　真珠　雄黄

右六味，等份，治合。取桑条如箭竿长三寸，以绵缠头二寸，唾濡绵，展取药着绵上，内谷道中。半日复易之，日再，神效。

此为解毒杀虫之剂。

麻黄升麻汤

治伤寒六七日，其人大下后，脉沉迟，手足厥逆，下部脉不至，咽喉不利，唾脓血，泄利不止，为难治，麻黄升麻汤方。

麻黄　知母　葳蕤，一作菖蒲　黄芩各三两　升麻　芍药　当归　干姜　石膏　茯苓　白术　桂心　甘草　麦冬各二两

右十四味，㕮咀，以水一斗，先煮麻黄减二升，去上沫，内诸药，煮取三升，分服一升，微取汗，愈。

此方《小品方》有载。《小品方·卷六》："治伤寒六七日，其人大下，寸脉沉迟，手足厥逆，

下部脉不至，咽喉痛不利，唾脓血，泄利不止者，麻黄升麻汤方。

"麻黄二两半 升麻五分 当归五分 知母 葳蕤，一作菖蒲 黄芩各三分 麦门冬，去心，一作天门冬 桂心 芍药 干姜 石膏，碎 甘草，炙 茯苓 白术各一分

"右十四味，切，以水一斗，先煮麻黄减二升，掠去上沫，内诸药，煮取三升，去滓，温分三服。相去如炊三斗米顷，令尽。汗出便愈。忌海藻、菘菜、生葱、醋、桃、李、雀肉等。"

《千金翼方》药物之剂量不同。《千金翼方·卷十·伤寒下》："伤寒六七日，其人大下后，脉沉迟，手足厥逆，下部脉不至，咽喉不利，唾脓血，泄利不止，为难治。麻黄升麻汤主之。

"麻黄，去节，二两半 知母十八铢 黄芩十八铢 葳蕤十八铢 升麻一两六铢 当归一两铢 芍药 桂枝 石膏，碎，绵裹 干姜 白术 茯苓 麦门冬，去心 甘草，炙，各六铢

"右一十四味，以水一斗，先煮麻黄二沸，去上沫，内诸药，煮取三升，去滓，分温三服。一炊间，当汗出愈。"

《金匮玉函经·卷四》："伤寒六七日，大下后，寸脉沉迟，手足厥逆，下部脉不至，咽喉不利，唾脓血，泄利不止者，为难治。麻黄升麻汤主之。"

《金匮玉函经·卷七》："麻黄升麻汤方

"麻黄二两半 升麻 当归各一两六铢 黄芩 葳蕤 知母各十八铢 石膏，碎，绵裹 甘草，炙 桂枝 芍药 干姜 白术 茯苓 麦门冬，去心 各六铢

"右十四味，㕮咀，以水一斗，先煮麻黄一二沸，去上沫，内诸药，诸取二升，去滓，分温三服。一饭间，当出汗愈。"

这里明显可以看出，《金匮玉函经》沿袭的是《千金翼方》。

《千金方》只云"麻黄升麻汤方"，《千金翼方》为"麻黄升麻汤主之"，《金匮玉函经》亦为"麻黄升麻汤主之"。《千金方》之"桂心"，是早于"桂枝"称谓的一种药物用法。《千金翼方》时称"桂枝"，是一种称谓晚于"桂心"的药物笼统用法。《金匮玉函经》同《千金翼方》称作"桂枝"；用量方面，《金匮玉函经》也与《千金翼方》相同。

煎服方面，《千金方》作"温分三服"，《金匮玉函经》与《千金翼方》同，均作"分温三服"；《千金翼方》"一炊间，当汗出愈"，《金匮玉函经》作"一饭间，当出汗愈"，这显系其在《千金翼方》之后，臆改之例；《千金翼方》"脉沉迟"《金匮玉函经》改作"寸脉沉迟"，这是增字补义之例。

《伤寒论·厥阴病篇》："伤寒六七日，大下后，寸脉沉而迟，手足厥逆，下部脉不至，喉咽不利，唾脓血，泄利不止者，为难治。麻黄升麻汤主之。

"麻黄二两半，去节 升麻一两一分 当归一两一分 知母十八铢 黄芩十八铢 葳蕤十八铢，一作菖蒲 芍药六铢 天门冬六铢，去心 桂枝六铢，去皮 茯苓六铢 甘草六铢 干姜六铢

"右十四味，以水一斗，先煮麻黄一两沸，去上沫，内诸药，煮取三升，去滓，分温三服。相去如炊三斗米顷，令尽，汗出愈。"

从"寸脉沉而迟""先煮麻黄一两沸"可以看出，《伤寒论》沿袭了《金匮玉函经》。方中用量，基本上也与《千金翼方》相同。但同时参考了《小品方》，如"相去如炊三斗米顷，令尽，汗出愈"。

《伤寒论释义》："伤寒六七日，大下后，表邪内陷，表未尽解，中气大伤，阳气被郁，寸脉沉而迟，是下后津伤，阳气内陷；手足厥冷，是脾阳不布四末；下部脉不至，是气虚于下；咽喉不利，唾脓血，是因津虚而热上迫；泄利不止，是因气虚而液下脱；似此正虚邪陷，阴阳错杂，寒热

兼见，表里不解之证，故云‘难治’，以麻黄升麻汤主之。

"本方为清上温下、扶正益阴、发越郁阳之剂。钱天来云：‘此因误下，寒邪陷入阴中，故以麻黄为君，升麻为臣，桂枝为佐，以升发其寒邪，知母、黄芩为臣，所以杀其郁热之邪也；石膏为佐，所以肃清上焦，利咽喉而解胃热也；当归、葳蕤、天冬、芍药，养血滋阴，所以止唾脓血也；白术补土，干姜守中，甘草和脾，茯苓淡渗，皆所以温里寒而理中焦，补下后之虚，治泄利不止也。此条脉证虽繁，治法虽备，然终是寒邪误陷所致，故必待麻黄、升麻、桂枝之汗解而后愈，故麻黄、升麻之分两居多也。’"

热毒方

治温毒及伤寒内虚外热攻胃，下黄赤汁及烂肉，汁赤滞下，伏气腹痛，诸热毒方。

栀子二十枚　豉一升　薤白一握

右三味，以水四升，煮栀子、薤白令熟，次内豉，煮取二升半。分三服，频服取瘥。

治病后虚肿方

豉五升　醇酒一斗

煮三沸，及热顿服，不耐酒者随性，覆取汗。

治汗不止方

地黄三斤，切，以水一斗，煮取三升，分作三服。

又方

白术叶，作饮，饮之。

又方

白术方寸匕，以饮服之。

治卒得汗不止方

以温酒服牛羊脂。

又方

服尿亦止。

治盗汗及汗无时方

韭根四十九枚

水二升，煮一升，顿服。

又方

豉一升

牡蛎固涩止汗；白术益气固中；防风疏风和卫。

劳复第二

论曰：凡热病新瘥及大病之后，食猪肉及羊血、肥鱼、油腻等，必当大下利。医所不能治也。必至于死。若食饼饵、粢黍、饴哺、鲙炙、枣栗诸果物、脯条及坚实难消之物，胃气尚虚弱，不能消化，必更结热，适以药下之，则胃气虚冷，大利难禁。不下之必死，下之复危，皆难救也。热病及大病之后，多坐此死，不可不慎也。

病新瘥后，但得食糜粥，宁少食令饥，慎勿饱。不得他有所食。虽思之，勿与之也。引日转久，可渐食羊肉白糜，若羹汁雉兔、鹿肉。不可食猪、狗肉也。新瘥后当静卧，慎勿早起，梳头洗面。非但体劳，亦不可多言语，用心，使意劳烦。此皆令人劳复。故督邮顾子献得病已瘥未健，诣华专视脉曰：虽瘥尚虚，未得复。阳气不足，慎勿劳事。余劳尚可，女劳则死。当吐舌数寸。其妇闻其夫瘥，百余里来省之。经宿交接，中间三日发热，口噤。临死舌出数寸而死。

病新瘥未满百日，气力未平复，而以房室者，略无不死。有士盖正者，六十日已能行射猎，以房室则吐涎而死。及热病房室，名为阴阳易之病，皆难治，多死。近者有一士大夫，小得伤寒，瘥已十余日，能乘马往来。自谓平复。以房室，即小腹急痛，手足拘拳而死。

上述食复、劳复、房复等伤寒热病复发之证。

时病瘥后未满五日，食一切肉面者，病更发，大困。

时病瘥后新起，饮酒及韭菜，病更复。

时病新瘥，食生鱼鲊，下利必不止。

时病新瘥，食生菜，令颜色终身不平复。

时病新瘥汗解，饮冷水者损心包，令人虚不复。

时病新瘥，食生枣及羊肉者，必膈上作热蒸。

时病新瘥，食羊犬等肉者，必作骨中蒸热。

时病新瘥，食鱼肉与瓜、生菜，令人身热。

时病新瘥，食蒜鲙者，病发必致大困。

上述时病愈后食忌。

黄龙汤

治伤寒瘥后，更头痛壮热，烦闷方。原注：仲景名小柴胡汤。

柴胡一斤 半夏半升 黄芩三两 人参 甘草各二两 生姜四两 大枣十二枚

上七味，㕮咀，以水一斗，煮取五升，去滓，服五合，日三。不呕而渴者，去半夏，加栝楼根四两。

小柴胡汤，在此名"黄龙汤"。《千金方·卷三·妇人方中》有小柴胡汤："治妇人在蓐得风，盖四肢苦烦热，皆自发露所为。若头痛，与小柴胡汤；不痛，但烦热，与三物黄芩汤。小柴胡汤方：

"柴胡半斤 黄芩 人参 甘草各二两 生姜二两 大枣十二枚 半夏半升

"右七味，㕮咀，以水一斗二升，煮取六升，去滓，服一升，日三服。"

小柴胡汤是一首古老的经典方剂。其治证较多。

《范汪方·卷十四》："治寒疝腹中痛，小柴胡汤方。

"柴胡半斤 半夏半升，洗 黄芩三两 甘草三两，炙 人参三两 生姜三两 大枣十二枚

"凡七物，㕮咀，以水一斗二升，煮得六升，去滓，服一升，日三。"

《范汪方·卷三十一》："伤寒二三日以上至七八日不解者，可服小柴胡汤方：

"柴胡半斤 人参 甘草，炙 黄芩 生姜各三两 半夏五合，洗 大枣十二枚，擘

"右七味，切，以水一斗二升，煮取三升，分三服。微覆，取汗，半日便差，不差，更服一剂。忌羊肉、饧、海藻、菘菜。"

《古今录验方》小前胡汤："疗伤寒六七日不解，寒热往来，胸胁苦满，默默不欲食，心烦喜呕，寒疝腹痛方。

"前胡八两 半夏半升，洗 生姜五两 黄芩 人参 炙甘草 干枣十二枚，擘

"右七味，切，以水一斗，煮取三升。分四服。忌羊肉、饧、海藻、菘菜。"

此小前胡汤，即小柴胡汤。《范汪方》治寒疝腹痛用柴胡，此用前胡。《崔氏方》疗伤寒六七日不解、寒热往来、胸胁苦满之"小前胡汤"与《古今录验》同，用前胡。由此知，当时小柴胡

汤不但名称不统一，且常有将柴胡易前胡者。

《古今录验》黄龙汤（即小柴胡汤），当为《千金方》黄龙汤之所依据：

"黄龙汤，疗伤寒十余日不解，往来寒热，状如温疟，渴，胸满，心腹痛方。

"半夏半升，洗　生姜三两　人参三两　柴胡半斤　黄芩三两　甘草三两，炙　大枣十二枚，擘

"右七味，切，以水一斗二升，煮取六升，去滓，更煎服三升，温服一升，日三服。不呕而渴，去半夏，加栝楼根四两，服如前。忌羊肉、饧、海藻、菘菜等物。"

至《千金翼方》时，只用小柴胡汤之名，而不用黄龙汤之名。

《千金翼方·卷九·伤寒上》："伤寒中风，有柴胡证，但见一证便是，不必悉具也。凡柴胡汤证而下，柴胡证不罢，复与柴胡汤解者，必蒸蒸而振却，发热汗出而解。伤寒五六日，中风，往来寒热，胸胁苦满，嘿嘿不欲饮食，心烦喜呕，或胸中烦而不呕，或渴或腹中痛，或胁下痞坚，或心下悸，小便不利，或不渴，外有微热，或咳，小柴胡汤主之。

"柴胡八两　黄芩　人参　甘草，炙　生姜各三两，切　半夏半升，洗　大枣十二枚，擘

"右七味，以水一斗二升，煮取六升，去滓再煎，温服一升，日三。

"若胸中烦，不呕者，去半夏、人参，加栝蒌实一枚；渴者，去半夏，加人参合前成四两半；腹中痛者，去黄芩，加芍药三两；胁下痞坚者，去大枣，加牡蛎六两；心下悸，小便不利者，去黄芩，加茯苓四两；不渴，外有微热者，去人参，加桂三两，温覆，微发其汗；咳者，去人参、大枣、生姜，加五味子半升，干姜二两。"

《千金翼方》本一条论述，《金匮玉函经》解析为三条。

《金匮玉函经·卷二》：

"中风五六日，伤寒，往来寒热，胸胁苦满，嘿嘿不欲饮食，心烦喜呕，或胸中烦而不呕，或渴，或腹中痛，或胁下痞坚，或心中悸，小便不利，或不渴，外有微热，或咳，小柴胡汤主之。"

"伤寒中风，有小柴胡证，但见一证便是，不必悉具。"

"凡柴胡汤证而下之，柴胡证不罢者，复与柴胡汤，必蒸蒸而振却，发热汗出而解。"

《千金翼方》"有柴胡证"，《金匮玉函经》增一"小"字，为"有小柴胡证"。这是其在《千金翼方》之后增字释义之例，可佐证该书晚于《千金翼》。

《伤寒论·太阳病篇》将此条分成与《金匮玉函经》相同的三条：

伤寒五六日，中风，往来寒热，胸胁苦满，嘿嘿不欲饮食，心烦喜呕，或胸中烦而不呕，或渴，或腹中痛，或胁下痞硬，或心下悸，小便不利，或不渴，身有微热，或咳者，小柴胡汤主之。

伤寒中风，有柴胡证，但见一证便是，不必悉具。

凡柴胡汤证而下之，若柴胡证不罢者，复与柴胡汤，必蒸蒸而振却，发热汗出而解。

桂林古本《伤寒论》，将此条解析为二条：

伤寒五六日，中风，往来寒热，胸胁苦满，嘿嘿不欲食饮，必烦喜呕，或胸中烦而不呕，或渴，或腹中痛，或胁下痞硬，或心下悸，小便不利，或不渴，身有微热而咳者，小柴胡汤主之。

伤寒与中风，有柴胡证，但见到一证便是，不必悉具。凡柴胡汤证而误下之，若柴胡证不罢者，复与柴胡汤，必蒸蒸而振却，复发热汗出而解。

《金匮玉函经》小柴胡汤方：

柴胡半斤　黄芩　人参　甘草　生姜各三两　半夏半升　大枣十二枚

右七味，哎咀，以水一斗二升，煮取六升。去滓，再煮取三升，温服一升，日三。

若胸中烦，不呕者，去半夏、人参，加栝楼实一枚；若渴者，去半夏加人参合前成四两半，栝楼根四两；若腹中痛者，去黄芩，加芍药三两；若胁下痞坚者，去大枣，加牡蛎四两；若心下悸，小便不利者，去黄芩，加茯苓四两；若不渴，外有微煮者，去人参加桂三两，温覆微发其汗；若咳者，去人参、大枣、生姜，加五味子半升，干姜二两。

此加减法中，较《千金翼方》增出"㕮咀""取三""栝楼根四两"等字。牡蛎，《千金翼方》量作"六两"。

《伤寒论》小柴胡汤方：

柴胡半斤　黄芩三两　人参三两　半夏半升，洗　甘草，炙　生姜三两，切　大枣十二枚，擘

右七味，以水一斗二升，煮取六升，去滓，再煎取三升，温服一升，日三服。

若胸中烦而不呕者，去半夏、人参，加栝楼实一枚；若渴，去半夏加人参，合前成四两半，栝楼根四两；若腹中痛者，去黄芩，加芍药四两；若胁下痞硬，去大枣，加牡蛎四两；若心下悸，小便不利者，去黄芩，加茯苓四两；若不渴，外有微热者，去人参，加桂枝三两，温覆微汗愈；若咳者，去人参、大枣、生姜，加五味子半升，干姜二两。

《伤寒论》基本上沿用了《金匮玉函经》的小柴胡汤加减法。《千金翼方》《金匮玉函经》之"桂"，《伤寒论》作"桂枝"。"桂"是一程较古老的称谓，自《神农本草经》始称"桂"，直至唐代。"桂枝"的称谓则较晚，其前多见"桂心"。

桂林古本《伤寒论》小柴胡汤方：

柴胡半斤　黄芩三两　人参三两　半夏半升，洗　甘草三两，炙　生姜三两，切　大枣十二枚，擘

右七味，以水一斗二升，煮取六升，去滓，再煎取三升，温服一升，日三服。

若胸中烦而不呕者，去半夏、人参，加栝楼实一枚；若渴，去半夏，加人参合煎成四两半，栝楼根四两；若腹中痛者，去黄芩，加芍药三两；若胁下痞硬，去大枣，加牡蛎四两；若不渴，外有微热者，去人参，加桂枝三两，温覆微汗愈；若咳者，去人参、大枣，加五味子半升，去生姜，加干姜二两。

《张文仲方》小柴胡汤方：

柴胡半斤　人参　甘草，炙　黄芩　生姜各二两　半夏五合，洗　大枣十二枚，擘

右七味，切，以水一斗二升，煮取三升，分三服。微覆取汗，半日使差。不差，更服一剂。忌羊肉、饧、海藻、菘菜。

《张文仲方》成书于690年左右，略晚于《千金翼方》。

《辅行诀脏腑用药法要》大阳旦汤（即小柴胡汤加芍药）：

治凡病头目眩晕，咽中干，每喜干呕，食不下，心中烦满，胸胁支痛，往来寒热方。

柴胡八两　人参　黄芩　生姜各三两　甘草，炙，二两　芍药四两　大枣十二枚　半夏一升，洗

右八味，以水一斗二升，煮取六升，去滓，重上火，缓缓煎之，取得三升。温服一升，日三服。

《辅行诀脏腑用药法要》早于《千金方》。此方治症中并无"伤寒""中风"及太少阴阳经等字。

伤寒劳复方

治伤寒温病后劳复，或食，或饮，或动作。方：

栀子仁三七枚　石膏五两　鼠屎尖头大者二十枚　香豉一升

右四味，㕮咀，以水七升，煮取三升，分三服。

此清热除烦之利。

枳实栀子汤

治大病瘥后，劳复者方。

枳实三枚　栀子十四枚　豉一升，绵裹

右三味，㕮咀，以酢浆七升，先煎减三升，次内枳实、栀子，煮取二升，次内豉煮五六沸，去滓，分再服。覆取汗。如有宿食者，内大黄，如博棋子五六枚。

《范汪方》《集验方》均载此方。二书均早于《千金方》。

《集验方》枳实栀子汤：治大病已差，劳复者，枳实栀子汤方

枳实三枚　栀子十四枚，擘

右二味，以酢浆一斗，先煎取六升，煮药取三升，内豉一升，煎五六沸，去滓，分再服。覆取汗。如有宿食者，内大黄如棋子一枚。

《千金翼方·卷十·伤寒下》："大病已后，劳复，枳实栀子汤主之方：

"枳实三枚，炙　豉一升，绵裹　栀子十四枚，擘

"右三味，以酢浆七升，先煎取四升。次内二味，煮取二升，内豉煮五六沸，去滓，分温再服。若有宿食，内大黄如博棋子大五六枚，服之愈。"

《金匮玉函经·卷四》："大病差后，劳复者，枳实栀子汤主之。若有宿食者，加大黄如博棋子大五六枚。"

《金匮玉函经·卷八》枳实栀子豉汤方：

枳实三枚，炙　栀子十四枚，擘　豉一升，绵裹

右以清浆水七升，空煎减三升，内枳实栀子，煮取二升；内豉，更煮五六沸，去滓，分温再服。取汗出。若有宿食，加大黄如博棋子大五六枚。

《金匮玉函经》在《千金翼方》在基础上，方名中加入"豉"字，成为"枳实栀子豉汤"。煎服法中，"酢浆（即醋浆、酸浆）"改为"清浆水"；"先煎"作"空煎"；"次内二味"作"内枳实栀子"。《千金方》"覆取汗"，《金匮玉函经》作"取汗出"，脱"覆"字，义则有所欠失。

《金匮玉函经》之增易之字，多有说明。注释之义，这也印证了此书晚于《千金翼方》。

《伤寒论·辨阴阳易差后劳复病篇》："大病差后，劳复者，枳实栀子豉汤主之。

"枳实栀子豉汤方

"枳实三枚，炙　栀十四枚，擘　香豉一升，绵裹

"右三味，以清浆水七升，空煮取四升，内枳实、栀子，煮取二升，下豉，更煮五六沸，去滓，温分再服。覆令微似汗。若有宿食者，内大黄如博棋子大五六枚，服之愈。"

《伤寒论》此处明显系沿袭《金匮玉函经》。如方名中加"豉"字、"清浆水"、"空煮"、"内枳实、栀子"等。这说明《伤寒论》成书晚于《金匮玉函经》。

治新差，早起及食多，劳复方

豉五合　鼠屎二十一枚，尖头者

右二味，以水二升，煮取一升，尽服之。温卧，令小汗愈。原注：《崔氏》加栀子七枚尤良。《肘后》有麻子人内一升，加水一斗。亦可内枳实三枚，葱白一虎口。

治重病新差，早起劳及饮食多，致复，欲死方

烧鳖甲末，服方寸匕。

治食大饱，不消，劳复，脉实者方

豉一升 鼠屎二十一枚 栀子七枚 大黄三两

右四味，㕮咀，以水六升，煮取二升，分三服。微取汗，应小鸭溏者，止。不溏者，复作。

麦门冬汤

治劳复，起死人，麦门冬汤，气欲绝，用有效方。

麦门冬一两 京枣二十枚 竹叶，切，一升 甘草二两

右四味，㕮咀，以水七升，煮粳米一升，令熟，去米，内诸药，煎取三升，分三服。不能服者，绵滴汤口中。

此清热和胃、益气生津之方。麦门冬滋阴清热；竹叶清热除烦；大枣益气和胃。

治食劳方

曲一升，煮取汁，服之。

神曲有健胃消食之功效。

又方

杏仁五十枚

以酢（即醋）二升，煎取一升，服之取汗。

治伤寒差后一年，心下停水，不能食方

生地黄（五斤）白术（一斤）好曲（二斤）

右三味，合捣相得，曝干，下筛。酒服方寸匕，日三，加至二匕。

生地黄清热凉血，生津除烦；白术益气健脾；神曲消食行滞。脾健则水饮痰湿消除。

论曰：妇人温病虽瘥，未苦平复、血脉未和、尚有热毒，而与之交接得病者，名为阴易之病。其人身体重，热上冲胸，头重不能举，眼中生眵眵，四肢一云膝胫拘急，小腹绞痛，手足拳，皆即死。其亦有不即死者，病苦少腹里急，热上冲胸，头重不欲举，百节解离，经脉缓弱，血气虚，骨髓竭，便嘘嘘吸吸，气力转少，着床不能动摇，起止仰人，或引岁月方死。医者张苗说，有婢得病，瘥后数十日，有六人奸之皆死。

此述阴易病之病因及证候。

百合第三

论曰：百合病者，谓无经络，百脉一宗，悉致病也。皆因伤寒虚劳大病已后，不平复，变成斯病。其状恶寒而呕者，病在上焦也，二十三日当愈；其状腹满微喘、大便坚，三四日一大便，时复小溏者，病在中焦也，六十三日当愈；其状小便淋沥难者，病在下焦也，三十三日当愈。各随其证以治之。

百合之为病，令人意欲食，复不能食；或有美时，或有不用闻饮食臭时；如有寒，其实无寒；如有热，其实无热；常默默欲卧，复不得眠，至朝，口苦，小便赤涩；欲行复不能行，诸药不能治，治之即剧吐利，如有神灵所为也。

百合病，身形如和，其脉微数，其候每溺时即头觉痛者，六十日乃愈；百合病，候之溺时头不觉痛，淅淅然寒者，四十日愈；百合病，候之溺时觉快然，但觉头眩者，二十日愈。

百合病证，其人或未病而预见其候者，或已病四五日而出，或一月二十后见其候者，治之善误也，依证治之。

此述百合病之症状及病期。

论曰：百合病，见在于阴而攻其阳，则阴不得解也，复发其汗，为逆也；见在于阳而攻其阴，

则阳不能解也。复下之，其病不愈。原注：《要略》云：见于阴者，以阳法救之，见于阳者，以阴法解之。见阳攻阴，复发其汗，此为逆，其病难治；见阴攻阳，乃复下之，此亦为逆，其病难治。

《金匮要略·百合狐惑阴阳毒病篇》"见阳攻阴，复发其汗""见阴攻阳，乃复下之"之说，与《千金方》正好相反。据《外台秘要·卷二》引小品方："凡百合病见于阴而以阳法攻，其阴不得解也。复发其汗，此为逆，其病难治；见于阳而以阴法攻之，其阳不得解也。复下之，其病不愈。"则当以《千金方》为是。此《金匮要略》沿袭之误。

百合知母汤

治百合病已经发汗之后，更发者，百合知母汤方。

百合七枚，擘　知母三两

右二味，以泉水先洗渍百合一宿，当沫出水中，明旦去水。取百合，更以泉水二升煮百合，取一升汁置之。复取知母，切，以泉水二升，煮取一升汁，合和百合汁中，复煮取一升半，分再服，不瘥，更依法合服。

百合滋阴益气，安神宁志；知母清热益阴；泉水调中除热。其治阴虚诸热之证。

《金匮要略》百合知母汤

百合七枚，擘　知母三两，切

右先以水洗百合，渍一宿，当白沫出。去其水，更以泉水二升，煎取一升，去滓；别以泉水二升，煎知母，取一升，去滓，后合和，煎取一升五合，分温再服。

这里可以看出，《金匮要略》对于《千金方》的煎服法，做了缩减改动。

百合滑石代赭汤

治百合病，已经下之后，更发者。百合滑石代赭汤方。

百合七枚，擘　滑石三两　代赭一两

右三味，先以泉水渍百合一宿，去汁，乃以水二升煮百合，取一升，去滓。又以水二升，煮二味，取一升，内百合汁如前法，复煎取一升半，分再服。

百合清热滋阴，滑石清热利水，代赭石降逆和胃。

《金匮要略》滑石代赭汤方：百合病下之后者，滑石代赭汤主之。

百合七枚，擘　滑石三两，碎，绵裹　代赭石如弹子大一枚，碎，绵裹

右先以水洗百合，渍一宿，当白沫出，去其水，更以泉水二升，煎取一升，去滓；别以泉水二升，煎滑石、代赭，取一升，去滓。后合和，重煎，取一升五合，分温服。

《外台秘要·卷二》引张仲景《伤寒论》百合滑石代赭汤：

百合七枚，擘，以泉水渍一宿，上当白沫出，去之　滑石三两，碎　代赭如弹丸一枚，碎

右三味，先以泉水二升，煮百合取一升，去滓，置一厢，又以泉水二升，煮和二味，取一升。去滓，合煎取一升半，分再服。

《千金方》此方用水煮，《金匮要略》《外台秘要》引《伤寒论》均用泉水煮。《医心方·卷十四》引《千金方》此方，用水煮。是《千金方》为妥。《金匮要略》《伤寒论》依前方百合知母汤用泉水煎煮之例，移用至此。《医心方》："以水三升，煮取一升。"

百合鸡子汤

治百合病已经吐之后，更发者，百合鸡子汤方。

百合七枚，擘

渍一宿，去汁，以泉水二升，煮取一升。取鸡子黄一枚，内汁中搅令调，分再服。

《金匮要略》百合鸡子汤：

百合病，吐之后者，用后方主之。

百合七枚，擘　鸡子黄一枚

右先以水洗百合，渍一宿，当白沫出，去其水，更以泉水二升，煎取一升，去滓，内鸡子黄，搅匀，煎五分，温服。

《外台秘要》引《伤寒论》百合鸡子汤：

吐之已更发者，百合鸡子汤主之。

百合七枚

右一味，依前法，泉水二升，煮取一升，去滓，扣鸡子一枚，取中黄内百合汤中，搅令调，温，再服之。

《医心方》引《千金方》：

治百合病，已经吐之后者方。

百合汁一升，如前法，取鸡子黄一枚，纳汁中，搅令调，分再服。

所载诸方，均无"煎五分"三字。疑《金匮要略》赘衍。

百合地黄汤

治百合病始不经发汗吐下，其病如初者，百合地黄汤方。

百合七枚，擘

渍一宿，去汁，以泉水二升，煮取一升，内生地黄汁二升，复煎取一升半，分再服。大便当去恶沫为候也。

《金匮要略》百合地黄汤：

百合病不经吐下发汗，其病形如初者，百合地黄汤主之。

百合七枚，擘　生地黄汁一升

右以水洗百合，渍一宿，当白沫出，去其水，更以泉水二升，煎取一升，去滓，内地黄汁，煎取一升五合，分温再服。中病勿更服，大便当如漆。

《外台秘要》引《伤寒论》百合生地黄汤：

不吐不下不发汗，病形如初，百合生地黄汤主之方。

百合七枚

右一味，依前法渍，以泉水二升，煮取一升，生地黄汁一升，二味汁相和，煮取一升半，温分再服。一服中病者，更勿服也。大便当出恶沫。

《医心方》引《千金方》：

治百合病，始，不经发汗，不吐，不下，其病如初者方。

生地黄汁三升，和百合汁后，煎取一升半，分再服。大便当去恶沫为候也。

桂林古本《伤寒论》百合地黄汤：

百合病，不经发汗、吐下，病形如初者，百合地黄汤主之。

百合七枚　地黄汁一升

右二味，先洗煮百合如上法，去滓，纳地黄汁，煎取一升五合，分温再服。中病勿更服。大便当如漆。

《小品方》百合生地黄汤：

不吐、不下、不发汗，病形如初，百合生地黄汤主之方。

百合七枚

右一味，依前法渍，以泉水二升，煮取一升，出地黄汁一升，二味汁相和，煮取一升半，温分再服。一服中病者，更勿服也。大便当出恶沫。

《千金方》此方煎服法中"大便当去恶沫"，《金匮要略》易为"大便当如漆"。

治百合病，经月不解，变成渴者方

百合根一升，以水一斗渍一宿，以汁先洗病人身也，洗身后食白汤饼，勿与盐豉也。渴不瘥，可用栝楼根并牡蛎等份为散，饮服方寸匕，日三。

《金匮要略》百合洗方：

百合病一月不解，变成渴者，百合洗方主之。

右以百合一升，以水一斗，渍之一宿，以洗身，洗已，食煮饼，勿以盐豉也。

百合病，渴不差者，栝楼牡蛎散主之。

栝楼根　牡蛎，熬，等份

右为细末，饮服方寸匕，日三服。

《千金方》此方本无方名，《金匮要略》增添了方名；《千金方》栝楼根、牡蛎亦无方名，且并于此方之后一并论述。《金匮要略》增"栝楼牡蛎散"方名，并解析为二条论述。

《医心方》引《千金方》：

治百合病，经一月不解，变如渴者方

取百合根一升，以水一斛，渍之一宿，以汁洗病人身也。洗身竟，食白饼，勿与盐豉也。渴不差，可用瓜蒌根并牡蛎分等为散，饮服方寸匕，日三。

《小品方》此方无方名。

百合病，经一月不解，变成渴者方。

百合根切，一升

右一味，以水一升，渍之一宿，以汁洗病人身也。洗身讫，食白汤饼，勿与盐豉也。渴不差，可与栝楼根并牡蛎等份为散，饮服方寸匕，日三服。

桂林古本《伤寒论》百合洗方：

百合病一月不解，变成渴者，百合洗方主之；不差，栝楼牡蛎散主之。

百合一升

右一味，以水一斗，渍之一宿，以洗身；洗已，食煮饼，勿以盐豉也。

栝楼牡蛎散方

栝楼根　牡蛎熬，各等份

右二味，捣为散，白饮和服方寸匙，日三服。

治百合病变而发热者方

百合根一两，干之　滑石三两

右二味，治，下筛，饮服方寸匕，日三。当微利，利者止，勿复服，热即除。一本云：治百合病小便赤涩，脐下坚急。

《金匮要略》百合滑石散方：

百合病变发热者，一作发寒热，百合滑石散主之。

百合一两，炙　滑石三两

右为散，饮服方寸匕，日三服。当微利者止服，热则除。

《千金方》此方无方名，《金匮要略》增添了方名，当在《千金方》之后。

治百合病变腹中满痛者方

但取百合根，随多少，熬令黄色，捣筛为散，饮服方寸匕，日三。满消痛止。

《小品方》收载此方。《外台秘要》引《千金方》，《医心方》引《千金方》，均有此方。《金匮要略》无此方。这间接佐证，《千金方》早于《金匮要略》。

伤寒不发汗变成狐惑病第四

论曰：狐惑之病，其气如伤寒，嘿嘿欲眠，目不得闭，起卧不安。其毒在咽喉为惑病，在阴肛为狐病。狐惑之病，并恶饮食，不欲食，闻食臭，其面目翕赤翕白翕黑。毒食于上者，则声喝也。注：喝一作嗄。毒食于下部者，则干咽也。

此由温毒气所为。食于上者，泻心汤主之；食于下者，苦参汤淹洗之；食于肛外者，熏之，并用雄黄三片稍置瓦铈中炭火烧向肛熏之，并服汤也。

《千金方》此论，本于《诸病源候论》。《诸病源候论·卷八·伤寒狐惑候》："夫狐惑二病者，是喉阴之为病也。初得状如伤寒，或因伤寒而变成斯病。其状默默然欲眠，目挛不得卧，卧起不安。虫食于喉咽为惑，食于阴肛为狐。恶饮食，不欲闻食臭。其人面翕赤翕黑翕白。食于上部，其声嘎，食于下部，其咽干。此皆由湿毒气所为也。"

治狐惑汤方

黄连四两　薰草四两

右二味，㕮咀，白酢浆一斗渍一宿，煮取二升，分为三服。

黄连清热解毒，薰草祛风逐邪。

赤小豆当归散

其人脉数无热，微烦，嘿嘿但欲卧，汗出。初得之三四日，眼赤如鸠眼，得之七八日，其四眦黄黑。能食者，脓已成也。赤小豆当归散主之方。

以赤小豆三升

渍之，令生牙足，乃复干之。加当归三两为末，浆水服方寸匕，日三，即愈。

赤小豆清热解毒，当归活血化瘀。

尤在泾："脉数微烦，默默但欲卧，热盛于里也。无热汗出，病不在表也。三四日目赤如鸠眼者，肝藏血中之热，随经上注于目也。

"经热如此，脏热可知，其为蓄热不去，将成痈肿无疑。至七八日目四眦黑，赤色极而变黑，则痈尤甚矣。

"夫肝与胃互为胜负者也。肝方有热，势必以其热侵及于胃。而肝即成痈，胃即以其热并之于肝。故曰：若能食者，知脓已成也。

"赤豆、当归，乃排脓血、除湿热之良剂也。再案此一条，注家有目为狐惑病者，有目为阴阳毒者。要之亦是湿热蕴毒之病。"

《金匮要略》赤小豆当归散：

病者脉数，无热微烦，默默但欲卧，汗出。初得之三四日，目赤如鸠眼，七八日四眦，注：一本此有"黄"字，黑。若能食者，脓已成也，赤小豆当归散主之。

赤小豆三升，浸令芽出，曝干　当归三两

右二味，杵为散，浆水服方寸匕，日三服。

《千金方》之"渍之，令生牙足，及复干之"，《金匮要略》易为"浸令芽出，曝干"，并移至

"赤小豆"之下。由此知《金匮要略》在《千金》之后，概括其义而为之。

泻心汤

其病形不可攻，不可灸。因火为邪，血散脉中，伤脉尚可，伤脏则剧，并输益肿，黄汁出，经合外烂，肉腐为痈脓。此为火疸，医所伤也。夫脉数者，不可灸，因火为邪即为烦，因虚逐实，血走脉中，火气虽微，内攻有力。焦骨伤筋，血难复也。应在泻心。泻心汤兼治下痢不止，腹中幅坚而呕吐肠鸣者方。

半夏半升　黄芩　人参　干姜各三两　黄连一两　甘草三两　大枣十二枚

右七味，㕮咀，以水一斗，煮取六升，分服一升，日三。原注：仲景名半夏泻心，《要略》用甘草泻心。

《千金方》此方只名"泻心汤"，至《千金翼方》中，此方名半夏泻心汤。《金匮要略》此方用甘草泻心汤。

《金匮要略·百合狐惑阴阳毒病篇》："狐惑之为病，状如伤寒，默默欲眠，目不得闭，卧起不安。蚀于喉为惑，蚀于阴为狐，不欲饮食，恶闻食臭，其面目乍赤乍黑乍白。蚀于上部则声喝，注：一作嘎，甘草泻心汤主之。

"甘草泻心汤：

"甘草四两　黄芩　人参　干姜各三两　黄连一两　大枣十二枚　半夏半斤

"右七味，水一斗，煮取六升，去滓，再煎，温服一升，日三服。"

《千金方》用假字"食"，《金匮要略》则直用"蚀"字；《千金方》"翕"，《金匮玉函经》意改为"乍"。

"半夏"，《千金翼方》《金匮玉函经》用量均为"半升"，《金匮要略》沿袭为"半斤"。

《千金方》甘草泻心汤方中无人参；《千金翼》说"一方有人参"；《金匮玉函经》沿袭《千金翼》时脱去"一方有人参"五字，致使宋版《伤寒论》再袭《金匮玉函经》时，方中已无人参。《金匮要略》此方则有人参。

《外台秘要》引《伤寒论》，此方有人参。是原本《伤寒论》中此方有人参，宋版《伤寒论》脱失。

蚀于下部则咽干，苦参汤洗之；蚀于肛者，雄黄熏之。

雄黄熏方

雄黄

右一味为末，筒瓦二枚合之烧，向肛熏之。

《千金方》有雄黄熏法之论述而未专项列方，《金匮要略》据其意而列出雄黄熏方。另，《千金方》无苦参汤之具体方剂，《金匮要略》也应此而无苦参汤之具体方剂。这是《金匮要略》沿袭《千金方》之佐证。

伤寒发黄第五

论曰：黄有五种，有黄汗、黄疸、谷疸、酒疸、女劳疸。

黄汗者，身体四肢微肿，胸满不渴，汗出如黄柏汁。良由大汗出，卒入水中所致。

黄疸者，一身面目悉黄如橘。由暴得热，以冷水洗之，热因留胃中，食生黄瓜熏上所致。若成黑疸者，多死。

谷疸者，食毕头眩，心忪怫郁不安而发黄。则失饥大食，胃气冲熏所致。

酒疸者，心中懊痛，足胫满，小便黄，面发赤斑黄黑。由大醉当风入水所致。

女劳疸者，身目皆黄，发热恶寒，小腹满急，小便难。由大劳大热而交接，竟入水所致。

《诸病源候论·卷十二》："黄汗候。黄汗之为病，身体洪肿，发热汗出不渴，状如风水，汗染衣，正黄如柏汁。其脉自沉。此由脾胃有热，汗出而入水中浴，若水入汗孔中，得成黄汗也。

"黄疸候。黄疸之病，此由酒食过度，腑脏不和，水谷相并，积于脾胃，复为风湿所搏，瘀结不散，热气郁蒸，故食已如饥，令身体面目及爪甲小便尽黄，而欲安卧。若身体多赤黑多青皆见者，必寒热身痛。

"面色微黄，齿垢黄，爪甲上黄，黄疸也。渴而疸者，其病难治；疸而不渴，其病可治。发于阴部，其人必呕；发于阳部，其人振寒而微热。

"酒疸候。夫虚劳之人，若饮酒多，进谷少者，则胃内生热，因大醉当风入水，则身目发黄，心中懊侬，足胫满，小便黄，面发赤斑。若下之，久久变为黑疸，面目黑，心中如噉蒜齑状，大便正黑，皮肤爪之不仁，其脉浮弱，故知酒疸。

"心中热欲呕者，当吐之则愈。其小便不利，其候当心中热。足下热，是其候证明也。脉浮先吐之；脉沉先下之。

"谷疸候。谷疸之状，食毕头眩，心忪怫郁，不安而发黄。由失饥大食，胃气冲熏所致。阳明病，脉迟，食难用饱，饱者则发烦，头眩者，必小便难。此欲为谷疸，虽下之，其腹必满，其脉迟故也。

"女劳疸候。女劳疸之状，身目皆黄，发热恶寒，小腹满急，小便难。由大劳大热而交接，交接竟，入水所致也。"

黄芪芍药桂苦酒汤

黄汗之为病，身体洪肿，发热，汗出不渴，状如风水，汗染衣色，正黄如柏汁，其脉自沉。从何得之？此病以汗出入水中浴，水从汗孔入得之。

治黄汗，黄芪芍药桂苦酒汤方。

黄芪五两　芍药三两　桂心三两

右三味，㕮咀，以苦酒一升、水七升，合煎取三升，饮二升，当心烦也。至六七日稍稍自除。心烦者，苦酒阻故也。

《范汪方》黄芪芍药桂心酒汤

师曰：黄汗为病，身体肿，发汗出而渴，状如风水，汗沾衣者，色正黄如柏汁，脉自沉也。问曰：从何得之？师曰：以汗出，水入汗孔，水从外入而得之。宜黄芪芍药桂心酒汤主之方。

黄芪五两　芍药三两　桂心三两

右三味，切，以苦酒一升，水七升，合煮取三升，去滓，温服一升，正当心烦也。至六七日稍稍自除。其心烦不止者，以苦酒阻故也。一方用美清醯代酒。忌生葱。

《古今录验》黄芪芍药桂心酒汤

黄芪五两　芍药三两　桂心三两

右三味，切，以苦酒一斤，水七升和，煮取三升，去滓，温服一升。正当心烦也，至六七日稍稍自除。其心烦不止者，以苦酒咀故也。咀一作阻。一方用美清醯代酒。忌生葱。

《金匮要略·水气病篇》："问曰：黄汗之为病，身体肿，注：一作重。发热汗出而渴，状如风水，汗沾衣，色正黄如柏汁，脉自沉，从何得之？师曰：以汗出入水中浴，水从汗孔入得之。宜芪芍桂酒汤主之。

"黄芪芍药桂枝苦酒汤方

"黄氏五两　芍药三两　桂枝三两

"右三味，以苦酒一升，水七升，相和，煮取三升，温服一升。当心烦，服至六七日乃解。若心烦不止者，以苦酒阻故也。原注：一方用美酒醯代苦酒。"

《金匮要略》"至六七日"前，增一"服"字，义较其前诸说明了。

桂枝加黄芪汤

黄疸之病，疸而渴者，其病难治；疸而不渴，其病可治。发于阴部，其人必呕；发于阳部，其人振寒而微热。

诸病黄疸，宜利其小便。假令脉浮，当以汗解。宜桂枝加黄芪汤方。

桂枝　芍药　生姜各三两　甘草二两　黄芪五两　大枣十二枚

右六味，㕮咀，以水八升，微火煎取三升。去滓，温服一升，覆取微汗。须臾不汗者，饮稀热粥以助汤。若不汗，更服汤。

此发汗退黄之剂。桂枝、生姜发汗解肌，散湿退黄；黄芪益气利水退黄；甘草、大枣、芍药调和荣卫。

《范汪方》桂枝汤加黄芪五两方

凡黄汗之病，两胫自冷，假令发热，此属历节。食已则汗出，又身常夜卧盗汗出者，此劳气也。若汗出即发热者，久久身中必甲错也。发热不止者，必生恶疮也。若身重，汗出已，辄轻者，久久必身瞤瞤则胸中痛，又从腰以上必汗出，下无汗，腰髋弛痛，如虫在皮肤中状，剧者不能食，身疼重，烦躁，小便不利者，名曰黄汗，桂枝汤加黄芪五两主之方。

桂心三两　芍药三两　甘草二两　生姜三两　大枣十二枚，擘　黄芪五两，去皮

右六味，切，以水八升，微火煎取三升，去滓，温服一升，覆取微汗，须臾间不汗者，食稀热粥一升余，以助汤力。若不汗者，更服汤也。忌海藻、菘菜、生葱。

《古今录验》桂枝加黄芪汤

桂心二两　芍药五两　甘草二两，炙　生姜三两　大枣十二枚，擘　黄芪五两，去皮

右六味，切，以水八升，微火煎取三升，去滓，温服一升，覆取微汗，须臾间不汗者，食稀热粥一升余，以助汤力。若不汗者，更服汤也。忌海藻、菘菜、生葱。

《外台秘要》引《伤寒论》桂枝加黄芪五两方

凡黄汗之病，两胫自冷，假令发热，此属历节，食已则汗出，又身常夜卧盗汗出者，此劳气也。若汗出即发热者，久久身必甲错也。发热不止者，必生恶疮也。若身重汗出已，辄轻者，久久身必瞤，瞤则胸中痛，又从腰以上必汗出，下无汗，腰髋弛痛，如虫在皮肤中状，剧者不能食，身疼重烦躁，小便不利者，名曰黄汗。桂枝汤加黄芪五两主之方。

桂心三两　芍药三两　甘草三两，炙　生姜三两　大枣十二枚　黄芪五两

右六味，切，以水八升，微火煎取三升，去滓，温服一升，覆取微汗须臾间不汗者，食稀热粥一升余，以助汤力。若不汗者，更服汤也。忌海藻、菘菜、生葱。

《金匮要略》桂枝加黄芪汤

黄汗之病，两胫自冷，假令发热，此属历节，食已汗出，又身常暮盗汗出者，此劳气也。若汗出已，反发热者，久久其身必甲错。发热不止者，必生恶疮。若身重，汗出已，辄轻者，久久必身瞤瞤即胸中痛，又腰以上必汗出，下无汗，腰髋弛痛，如有物在皮中状，剧者不能食，身疼重，烦躁，小便不利，此为黄汗。桂枝加黄芪汤主之。

诸病黄家，但利其小便，假令脉浮，当以汗解之，宜桂枝加黄芪汤主之。

桂枝三两　芍药三两　甘草二两　生姜三两　大枣十二枚　黄芪二两

右六味，以水八升，煮取三升，温服一升，须臾，饮热稀粥一升余，以助药力。温覆取微汗。若不汗，更服。

《外台秘要》引《伤寒论》此方中，对《千金方》中此方之煎服法，增字以补其义，而《金匮要略》则在此基础上，进行了简缩。其"诸病黄家，但利其小便"句，明显袭自《千金方》。据此，此二书当在《千金方》之后。

麻黄醇酒汤

治伤寒，热出表，发黄疸，麻黄醇酒汤方

麻黄三两

以醇酒五升，煮取一升半，尽服之，温覆，汗出即愈。冬月寒时用清酒，春月宜用水。

此亦发汗退黄法。

《小品方》麻黄醇酒汤

黄疸，麻黄醇酒汤主之方。

麻黄一大把，去节，绵裹

右一味，美清酒五升，煮取二升半，去滓，顿服之。

《外台秘要》引《伤寒论》麻黄醇酒汤方

麻黄一大把，去节，美清酒五升，煮取二升半，去滓，顿服尽。《古今录验》云：伤寒热出表，发黄疸，宜汗之则愈。冬月用酒，春宜用水煮之良。

《金匮要略》附方引《千金方》麻黄醇酒汤

麻黄三两

右一味，以美清酒五升，煮取二升半，顿服尽。冬月用酒，春月用水煮之。

《千金方》本为"醇酒"，至《伤寒论》《金匮要略》易为"美清酒"；"煮取一升半"，《伤寒论》《金匮要略》均作"二升半"。《千金方》有"冬月寒时用清酒"，所以其后易为"美清酒"。

"冬月寒时用清酒，春月宜用水"，为《千金方》袭用《古今录验》语。

治黄疸方

瓜蒂　秫米　赤小豆各二七枚

右三味，治，下筛。病重者取如大豆二枚，内着鼻孔中，痛，缩鼻，须臾当出黄汁，或从口中出汁升余则愈。病轻者，如一豆不瘥，间日复用。又下里间以筒使人极吹鼻中，无不死。大慎之。原注：《删繁》疗天行毒热，通贯脏腑，沉伏骨髓之间，或为黄疸、黑疸、赤疸、白疸、谷疸、马黄等病，喘息，须臾乃绝。

《范汪方》瓜蒂散

疗天行毒热，通贯脏腑，沉鼓骨髓之间，或为黄疸、黑疸、赤疸、白疸、谷疸、马黄等疾，喘息，须臾而绝。瓜蒂散方。

瓜蒂二七枚　赤小豆二七枚　秫米二七粒

右三味，捣筛为散，取如大豆粒，吹于两鼻之中甚良。不差，间日复服之。

《集验方》瓜蒂散

治天行毒热，通贯脏腑，沉鼓骨髓之间，或为黄疸、黑疸、赤疸、白疸、谷疸、马黄等疾，喘息，须臾而绝。瓜蒂散方。

瓜蒂二七枚　赤小豆三七枚　秫米二七粒

右三味，捣筛为散，取如大豆粒，吹于两鼻之中，甚良。不差，间日复服之。

大黄丸

治黄疸，大黄丸方。

大黄　葶苈子各二两

右二味。末之，蜜和丸如梧子大，未食服十丸，日三。病瘥止。

大黄清热泻火，葶苈子行气利水，共同治疗黄疸。

又方

大黄二两　黄连三两　黄柏　黄芩各一两　曲衣五合

右五味，末之，蜜和丸，如梧子，先食服三丸，日三。不知，加至五丸。

此清热泻火、燥湿退黄之剂。

茵陈汤

主黄疸，身体面目尽黄方。

茵陈　黄连各三两　黄芩二两　大黄　甘草　人参各一两　栀子二七枚

右七味，哎咀，以水一斗，煮取三升，分三服，日三。亦治酒疸、酒癖。

茵陈利湿除黄；黄连、黄芩、大黄清热凉血；人参、甘草益气健脾。

三黄散

治黄疸，身体、面皆黄，三黄散方。

大黄　黄连　黄芩各四两

右三味，治，下筛，先食服方寸匕，日三。亦可为丸。

方中大黄清热凉血，黄连、黄芩解毒退黄。《医心方·卷十·第廿五》："今按：《范汪方》：丸如梧子，服十丸。是《范汪方》时，已有此方。"

《集验方》大黄散

治黄疸，身体面目皆黄，大黄散方。

大黄四两　黄连四两　黄芩四两

右三味，捣筛为散，先食服方寸匕，日三服。亦可为丸服。

《集验方》名"大黄散"，《千金方》易名为"三黄散"。

五苓散

主黄疸，利小便方。

猪苓　茯苓　泽泻　白术　桂心各三十铢

右五味，捣筛为散，渴时水服方寸匕，极饮水，即利小便及汗出愈。

此利水逐黄之剂。猪苓、泽泻利水祛湿；茯苓、白术健脾行水；桂心发汗散邪，利于退黄。

《范汪方》五苓散

利小便治黄疸方。

猪苓三分，去皮　白术三分　茯苓三分　泽泻五分　桂心二分

右五味，捣筛，和合，白饮和服一方寸匕，日三。多饮暖水，以助药势，汗出便愈。忌大酢、生葱、桃、李、雀肉等。

秦椒散

治黄疸饮少溺多方。

秦椒六铢　瓜蒂半两

右二味，治下筛，水服方寸匕，日三。

秦椒（芄）祛湿退黄；瓜蒂散邪利黄。

小半夏汤

治黄疸小便色不异，欲自利，腹满而喘者，不可除热，热除必哕，哕者，小半夏汤主之方。

半夏半斤　生姜半斤

右二味，㕮咀，以水七升，煮取一升五合，分再服。有人常积气结而死，其心上暖，以此半夏汤少许汁入口，遂活。

《范汪方》小半夏汤

黄疸小便色不变，欲自利，腹满而喘者，不可除其热，热除心哕，哕者小半夏汤主之。

半夏五两，炮　生姜八两

右二味，以水六升，煮取一升半，去滓，分温三服。忌羊肉、饧。

《千金翼方》小半夏汤

小半夏汤治黄疸小便色不异，欲自利，腹满而喘，不可除热，热除必哕，哕者。

半夏一升，洗去滑　生姜半斤

右二味，切，以水一升，煮取二升，分再服。原注：一法以水七升，煮取一升半。

小半夏汤主心下痞坚，不能饮食，胸中喘而呕哕，微寒热方。

生姜八两，切，以水三升，煮取一升　半夏五合，洗，以水五升，煮取一升

右二味，合煎取一升半，稍稍服之即止。

《集验方》疗气噎不下食，兼呕吐方

半夏四两，洗　生姜三两，各切

右二味，以东流水二大升，煎取一升，去滓，温服三合，日三服。忌羊肉、饧。

《救急方》小半夏汤

疗天行后哕欲死，兼主伤寒，小半夏汤方。

半夏五两，洗去滑　生姜八两，切令薄细，勿令湿，恶绝水浸者为好

右二味，各以水三升别煮，各取一升半，去滓，二汁相和一处，共煮取二升，分三服。相去如人行十里久，当令下食。其哕不过俄顷则止。

近二公及任理居中属纩得之，明奉御来象执秘此方，但止煮药送来象，此方郎中邻居，后乃方便得之。大良效。忌羊肉、饧。

《外台秘要·卷二》引《伤寒论》小半夏汤

半夏一升，洗　生姜八两，去皮

右二味，切，以水七升，煮取一升半，去滓，分再服。忌羊肉、饧。

生姜汁半夏汤

疗胸内似喘不喘，似呕不呕，似哕不哕，心中愦愦然，彻无聊赖者，生姜汁半夏汤。兼主天行方。

生姜汁一升　半夏半升，洗，切

右二味，以水三升，煎半夏取一升，内姜汁，取一升半，绵漉，小冷，分二服。一日一夜全尽。呕哕一服得止者，停后服。忌羊肉、饧。

《深师方》疗伤寒病哕不止，半夏散方

半夏洗，焙干

右一味，末之，生姜汤和服一钱匕。忌羊肉、饧等。

《金匮要略》小半夏汤

呕家本渴，渴者为欲解，今反不渴，心下有支饮故也。小半夏汤主之。

半夏一升　生姜半斤

右二味，以水七升，煮取一升半，分温再服。

上述诸小半夏汤，治症、药物用量、煎服法等，每有不同。但《金匮要略》之小半夏汤，其用量及煎服法，与《千金翼》合。

黄疸变成黑疸，医不能治者方

土瓜根捣汁

一小升，顿服。日一服。平朝服至食时，病从小便出。须先量病人气力，不得多服。力衰则起不得。

土瓜根清热解毒，活血逐瘀。

《范汪方》疗黄疸变成黑疸者，多死。急治之方

取土瓜根汁，服一小升。平旦服至食时，病以小便去则愈。不忌。先须量气力，不得多服。力衰则起不得。

《集验方》治黄疸变成黑疸者，多死。急治之方

取土瓜根汁服一小升。平旦服，至食时，病从小便去则愈。不忌。先须量病人气力，不得多服。力衰则起不得。

治黄疸方

取生小麦苗，捣绞取汁，饮六七合，昼夜三四饮。三四日便愈。无小麦，穬麦亦得用之。

《范汪方》疗黄疸方

取生小麦苗，捣绞取汁，饮六七合，昼夜三四饮。三四日便愈。无小麦苗，穬麦苗亦得。用小麦胜也。

《集验方》治黄疸方

取生小麦苗捣，绞取汁，饮六七合，昼夜三四饮，三四日便愈。无小麦苗，穬麦苗亦得。《范汪》云：用小麦胜也。

治发黄，身面眼悉黄如金色，小便如浓煮柏汁，众医不能疗者方

茵陈　栀子各二两　黄芩　柴胡　升麻　大黄各三两　龙胆二两

右七味，㕮咀，以水八升，煮取二升七合，分三服。

若身体羸，去大黄，加栀子人五六两，生地黄一升。注：《延年秘录》无茵陈，有栀子四两，栝楼三两，芒硝二两。《近效方》加枳实二两。

夫黄发已久变作桃皮色，心下有坚，呕逆，不下饮食，小便极赤少，四肢逆冷，脉沉沉，极微细迟者，不宜服此方，得下必变哕也。宜与大茵陈汤，除大黄，与生地黄五两，服汤尽，消息。看脉小浮出，形小见，不甚沉微，便可治也。

脉浮见者，黄当明，不复作桃皮色，心下自宽也。

茵陈清热退黄；大黄凉血下瘀；龙胆清泻肝火；黄芩、栀子清热解毒；柴胡、升麻舒理肝气。

苦参散

治人无渐，忽然振寒发黄，皮肤黄，曲尘出，小便赤少，大便时秘。气力无异，饮食不妨，已

服诸汤散，余热不除，久黄者，苦参散吐下之方。

苦参 黄连 瓜蒂 黄柏 大黄各一两

右六味，治，下筛。饮服方寸匕，当大吐。吐者日一服，不吐日再，亦得下，服五日，知可消息。不觉退，更服之。小折便消息之。

方中苦参、黄柏、黄连清热解毒，瓜蒂涌吐以祛黄，大黄泻下以除黄。

治发黄方

茵陈 黄柏 栀子 大黄各三两 黄连二两

右五味，㕮咀，以水九升，煮取三升，分三服。先服汤，后服丸方。

大黄五两 茵陈 栀子各三两 黄芩 黄柏 黄连各二两

右六味，末之，以蜜丸，白饮服如梧子二十丸，令得微利。

二方均以清热化湿、凉血解毒为主。大黄、栀子凉血解毒；茵陈利湿退黄；黄连、黄柏、黄芩清热泻火。

麻黄连翘赤小豆汤

治伤寒瘀热在里，身体发黄，麻黄连翘赤小豆汤方。

麻黄 连翘 甘草各二两 生姜三两 大枣十二枚 杏仁三十枚 赤小豆一升 生梓白皮，切，二升

右八味，㕮咀，以劳水一斗，先煮麻黄，去沫，内诸药，煎取三升，分三服。

《千金翼》麻黄连翘赤小豆汤

伤寒瘀热在里，身体必黄，麻黄连翘赤小豆汤主之方

麻黄，去节 连翘各一两 杏仁三十枚，去皮尖 赤小豆一升 大枣十二枚，擘 生梓白皮，切，一斤 甘草二两，炙 一方生姜二两，切

右七味，以水一斗，煮麻黄一二沸，去上沫，内诸药，煮取三升，去滓，温服一升。

《金匮玉函经》麻黄连轺赤小豆汤

伤寒瘀热在里，身必发黄，宜麻黄连轺赤小豆汤主之。

麻黄 连轺 生姜各二两 赤小豆一升 杏仁三十枚，去皮 甘草一两，炙 大枣十二枚 生梓白皮一升

右八味，以潦水一斗，先煮麻黄一二沸，去上沫，内诸药，煮取三升，去滓，温服一升。

《伤寒论》麻黄连轺赤小豆汤

伤寒瘀热在里，身必黄，麻黄连轺赤小豆汤主之。

麻黄二两，去节 连轺（连翘根是）二两 杏仁四十枚，去皮尖 赤小豆一升 大枣十二枚，擘 生梓白皮一升，切 生姜二两，切 甘草二两，炙

右八味，以潦水一斗，先煮麻黄，再沸，去上沫，内诸药，煮取三升，去滓，分温三服，半日服尽。

由上可知，《千金方》《千金翼方》本用"连翘"，至《金匮玉函经》，将"翘"音转为"轺"，写成"连轺"。"连轺"即"连翘"之音转。《伤寒论》沿用《金匮玉函经》作"连轺"，并有注文"连翘根是"。"连轺"即"连翘"，并非"连翘根"。

汉时"连翘"就有音转为"连轺"的情况发生。《神农本草经》："连翘，味苦平，主寒热、鼠瘘、瘰疬、痈肿、恶创、瘿瘤、结热、蛊毒。一名异翘，一名兰花，一名轵，一名三廉。生山谷。"孙星衍案："《尔雅》云：连异翘。郭璞云：一名连苕，又名连本草。""苕"与"轺"同。可见古

时就有将连翘音转为"连苕（䓞）"了。

这同时说明，《千金翼方》在《金匮玉函经》之前，而《伤寒论》则成书于《金匮玉函经》之后。

茵陈汤

治伤寒七八日，内实瘀热结，身黄如橘，小便不利，腹微胀满，茵陈汤下之方。

茵陈六两　大黄三两　栀子十四枚

右三味，吹咀，以水一斗二升，先煮茵陈取五升，去滓，内栀子、大黄煎取三升，分服一升，日三。小便当利如皂荚沫状，色正赤，当腹减，黄悉随小便去也。

《范汪方》茵陈汤

治黄疸茵陈汤方。

茵陈蒿六两　大黄二两　栀子十四枚

凡三物，水一斗二升，先煮茵陈蒿减六升，去滓，内栀子、大黄煮取三升，分三服之。

《千金翼方》茵陈汤

阳明病发热而汗出，此为热越，不能发黄也。但头汗出，其身无有，齐颈而还，小便利，渴引水浆。此为瘀热在里，身必发黄，茵陈汤主之。

伤寒七八日，身黄如橘，小便不利，其腹微满，茵陈汤主之方。

茵陈六两　栀子十四枚，擘　大黄二两

右三味，以水一斗二升，先煮茵陈减六升，内二味，煮取三升，去滓，分温三服。小便当利，溺如皂芙沫状，色正赤。一宿黄从小便去。

《金匮玉函经》茵陈蒿汤

阳明病，发热而汗出，此为热越，不能发黄也。但头汗出，身热无汗，齐颈而还，小便不利，渴引水浆，此为瘀热在里，身必发黄，茵陈汤主之。

伤寒十八日，身黄如橘子色，小便不利，少腹微满，茵陈蒿汤主之。

茵陈蒿六两　栀子十四枚，擘　大黄二两，去皮

右三味，以水一斗二升，先煮茵陈减六升，内二味煮取三升，去滓，分温三服。小便当利，尿如皂角汁状，色正赤。一宿腹减，黄从小便去也。

《伤寒论》茵陈蒿汤

阳明病，发热汗出者，此为热越，不能发黄也；但头汗出，身无汗，齐颈而还，小便不利，渴引水浆者，此为瘀热在里，身必发黄，茵陈汤主之。

伤寒七八日，身黄如橘子色，小便不利，腹微满者，茵陈蒿汤主之。

茵陈蒿六两　栀子十四枚，擘　大黄二两，去皮

右三味，以水一斗二升，先煮茵陈减六升，内二味，煮取三升，去滓，分三服。小便当利，尿如皂荚汁状，色正赤。一宿腹减，黄从小便去。

《金匮要略》茵陈蒿汤

谷疸之为病，寒热不食，食即头眩，心胸不安，久久发黄，为谷疸。茵陈蒿汤主之。

茵陈蒿六两　栀子十四枚　大黄二两

右三味，以水一斗，先煮茵陈，减六升，内二味，煮取三升，去滓，分温三服，小便当利，尿如皂角汁状，色正赤，一宿腹减，黄从小便去也。

《千金方》《千金翼方》作"茵陈汤"，《金匮玉函经》增一"蒿"字作"茵陈蒿汤"。《伤寒

论》沿袭《金匮玉函经》作"茵陈蒿汤"。《千金方》《千金翼方》"身黄如橘"，《金匮玉函经》作"身黄如橘子色"，《伤寒论》同《金匮玉函经》。

《千金方》《千金翼方》"如皂荚沫状"，《金匮玉函经》"尿如皂角汁状"。《伤寒论》《金匮要略》正与《金匮玉函经》相同。这说明《金匮玉函经》在《千金方》之后，有所增补添义，而《伤寒论》沿袭《金匮玉函经》，故与之相同。

大黄黄柏栀子芒硝汤

黄家腹满，小便不利而赤，自汗出，此为表和里实，当下之。大黄黄柏栀子芒硝汤方。

大黄三两　黄柏四两　芒硝各四两　栀子十五枚

上四味，㕮咀，以水六升，煮取二升，去滓，内芒硝，复煎一升，先食顿服之。

《范汪方》大黄黄柏皮栀子消石汤

黄家腹满，小便不利而赤，身汗出者，表和里实也。宜下之，大黄黄柏皮栀子消石汤方。

大黄四分　黄柏四两　栀子十五枚　消石四两

右四味，切，以水六升，煮三物得二升半，去滓，内消石更煎取一升。先食顿服尽。

《小品方》大黄黄柏皮栀子消石汤

黄家腹满，小便不利而赤，身汗出者，表和里实也。宜下之，大黄黄柏皮栀子消石汤方。

大黄四分　黄柏四两　肥栀子十五枚，擘　消石四两，末

右四味，切，以水六升，煮三物，得二升半，去滓，内消石更煎取一升。先食顿服尽。

《古今录验方》大黄汤

治黄疸，大小便不利，面赤，汗自出，此为表虚里实，大黄汤方。

大黄四两　黄柏四两　栀子十五枚　消石四两

凡四物，切，以水一斗，煮取二升半，去滓，内消石复煎之，得二升，分再服。得快下乃愈。

《外台秘要》引《伤寒论》大黄黄柏皮栀子消石汤

黄家腹满，小便不利而赤，身汗出者，表和里实也。宜下之，大黄黄柏皮栀子消石汤方。

大黄四两　黄柏四两　栀子十五枚　消石四两

右四味，切，以水六升，煮三物得二升半，去滓，内消石更煎取一升。先食顿服尽。

《金匮要略》大黄硝石汤

黄疸腹满，小便不利而赤，自汗出，此为表和里实，当下之，宜大黄硝石汤。

大黄　黄柏　硝石各四两　栀子十五枚

右四味，以水六升，煮取二升，去滓，内硝，更煮，取一升，顿服。

由上知此方应用源流始自晋代，至唐代仍然沿用。

茵陈丸方

治时行，病急黄，并瘴疠疫气及痎疟，茵陈丸方。

茵陈　栀子　芒硝　杏仁各三两　巴豆一两　恒山　鳖甲各二两　豉五合　大黄五两

右九味，末之，以饧为丸，饮服三丸，如梧子。以吐利为佳。不知，加一丸。神方。初觉体气有异，急服之即瘥。

茵陈、栀子清热除黄；恒山、鳖甲抑疟散结；巴豆、芒硝泻下逐瘀；大黄凉血清热；豆豉清热除烦。

治急黄，热气骨蒸，两目赤脉方

芒硝一两　大黄一两半，末　生地黄汁八合

右三味，合和，一服五合，日二。以利为度，不须二服。

大黄清热逐瘀，生地黄汁凉血滋阴，芒硝泻火通滞。

风疸方

风疸，小便或黄或白，洒洒寒热，好卧，不欲动方

三月艾一束，捣取汁，铜器中煎如漆密封之

苦参　大黄　黄连　凝水石　栝楼根　葶苈各六铢

右六味，末之，以艾煎和，先食服如梧子大五丸，日二。可加至二十丸。有热加苦参；渴加栝楼；小便涩加葶苈；小便多加凝水石；小便白加黄连；大便难加大黄。

生艾理气活血；大黄清热凉血；黄连、凝水石清热泻火；苦参清热解毒；葶苈利气逐湿；栝楼根生津止渴。

湿疸方

湿疸之为病，始得之，一身尽疼，发热，面色黑黄，七八日后壮热。热在里，有血。当下去之，如豚肝状。其小腹满者，急下之。亦一身尽黄，目黄，腹满，小便不利方。

矾石　滑石各五两

右二味，治，下筛。大麦粥汁服方寸匕，日三。当先食服之。便利如血者已。当汗出差。

矾石燥湿退黄，滑石清热利水。

谷疸丸

寸口脉浮而缓，浮则为风，缓则为痹。痹非中风，四肢苦烦，脾色必黄，瘀热以行。趺阳脉紧而数，数则为热，热则消谷；紧则为寒，食则满也。尺脉浮为伤肾，趺阳脉紧为伤脾。风寒相薄，食谷即眩。谷气不消，胃中苦浊，浊气下流，小便不通。阴被其寒，热流膀胱，身故尽黄，名曰谷疸。

治劳疸、谷疸丸

苦参三两　龙胆一两

右二味，末之，牛胆和为丸，先食以麦粥饮服如梧子大五丸，日三。不知，稍加之。原注：《删繁方》加栀子仁三七枚，以猪胆和丸。

《集验方》谷疸丸方

治劳疸，谷疸丸方。

苦参三两　龙胆草一两

右二味，下筛，牛胆汁和丸，先食以麦粥饮服如梧子大五丸，日三。不知稍增。

《肘后方》谷疸丸

谷疸者，食毕头眩，心怫郁不安而发黄，由失饥大食，胃气冲熏所致，治之方。

苦参三两　龙胆一合，末

牛胆丸如梧子，以生麦汁服五丸，日三服。

枳实大黄栀子豉汤

夫酒疸，其脉浮者，先吐之；沉弦者，先下之。

夫人病酒疸者，或无热，靖言了了，腹满欲吐呕者，宜吐之方，煎苦参散七味者。

是酒疸必小便不利，其候当心中热，足下热，是其证也。

夫酒疸下之，久久为黑疸，目青面黑，心中如啖蒜虀状，大便正黑，皮肤爪之不仁，其脉浮弱，虽黑微黄，故知之。

治伤寒饮酒，食少饮多，痰结发黄，酒疸，心中懊恼而不甚热，或干呕，枳实大黄栀子豉汤方。

枳实五枚　大黄三两　豆豉半升　栀子七枚

右四味，㕮咀，以水六升，煮取二升，分三服。心中热疼，懊恼，皆主之。

《医心方·卷十》引《千金方》枳实大黄汤

治饮酒，食少饮多，痰结发黄疸，心中懊恼而不甚热，或干呕，枳实大黄汤下之方。

枳实九枚　大黄二两　豆豉半升　栀子十枚

右四味，以水六升，煮取二升，分三服。今按：《葛氏方》大黄一两，枳实五枚，栀子七枚，豉一升。

《肘后方·卷四》酒疸方

酒疸者，心懊痛，足胫满，小便黄，饮酒发赤斑黄黑。由大醉当风，入水所致。治之方。

大黄一两　枳实五枚　栀子七枚　豉六合

水六升，煮取二升，分为三服。

《外台秘要·卷四》引《伤寒论》栀子枳实豉大黄汤

酒疸者，心中懊恼，或热痛。栀子枳实豉大黄汤主之方。

栀子七枚　枳实五枚　香豉一升　大黄一两

右四味，切，以水六升，煮以二升，去滓，温服七合，日三服。

《金匮要略》栀子大黄汤

酒黄疸，心中懊恼，或热痛，栀子大黄汤主之。

栀子十四枚　大黄一两　枳实五枚　豉一升

右四味，以水六升，煮取二升，分温三服。

上诸家方名、剂量多有不同。

凝水石散

治肉疸，饮少小便多，如白泔色。此病得之从酒。

凝水石　白石脂　栝楼根　桂心各三十铢　菟丝子　知母各十八铢

右六味，治下筛，麦粥饮服五分匕，日三服。五日知，十日瘥。

《外台秘要·卷四》引《千金方》寒水石散

肉疸，饮少小便多，白如泔色，得之从酒。寒水石散方。

寒水石五分　白石脂五分　栝楼五分　菟丝子三分，酒渍　知母三分　桂心三分

右六味，捣筛，麦粥服五分匕，日三服。五日知。忌生葱。

《古今录验》寒水石散

肉疸，饮少小便多，白如泔色，得之从酒。寒水石散方。

寒水石五分　白石脂五分　栝楼五分　菟丝子三分，酒渍　知母三分　桂心三分

右六味，捣筛，麦粥服五分匕，日三服。五日知。忌生葱。

《古今录验》《外台秘要》引《千金》，均作"栝楼"，《千金》作"栝楼根"。

谢盘根："五分匕，即'钱五匕'，即用汉代五铢钱币抄取药末，以盖满五铢钱边的'五'字为度。约为一钱匕的四分之一。"

茯苓圆

治心下纵横坚而小便赤，是酒疸者方。

茯苓　茵陈　干姜各一两　白术，熬　枳实各三十铢　半夏　杏仁各十八铢　甘遂六铢　蜀椒　当归各二十铢

右十味，为末，蜜和丸，如梧子大，空腹服三丸，日三。稍稍加，以小便利为度。原注：《千金翼》加黄连一两，大黄十八铢，名茵陈丸，治黑疸，身体闇黑，小便涩。

茯苓、白术健脾燥湿；茵陈清湿除黄；甘遂利水逐邪；蜀椒、干姜温中运脾；枳实、半夏理气行滞；当归调血益阴。

半夏汤

治酒澼荫胸，心胀满，骨肉沉重，逆害饮食，乃至小便赤黄。此根本虚劳风冷，饮食冲心，由脾胃内痰所致。方：

半夏一升　生姜　黄芩　当归　茵陈各一两　前胡　枳实　甘草　大戟各二两　茯苓　白术各三两

右十一味，㕮咀，以水一斗，煮取三升，分三服。

半夏、生姜燥湿化痰；黄芩、茵陈清热退黄；茯苓、白术健脾渗湿；大戟逐水涤饮；枳实、前胡行滞利气；当归、甘草调益气血。

牛疸圆

治酒疸，身黄，曲尘出方。

牛胆一枚　芫花一升　菀花半升　瓜蒂三两　大黄八两

右五味，四味，㕮咀，以清酒一斗，渍一宿，煮减半，去滓，内牛胆，微火煎，令可丸。如大豆，服一丸。日移六七尺。不知，复服一丸至八丸，膈上吐，膈下下，或不吐而自愈。

此利水祛痰、清热解毒之剂。曲尘，鹅黄色。

大茵陈汤

治实热盛，发黄，黄如金色，脉浮大、滑实、紧数者。夫发黄多是酒客劳热，食少胃中热，或温毒内热者，故黄如金色方。

茵陈　黄柏各一两半　大黄　白术各三两　黄芩　栝楼根　甘草　茯苓　前胡　枳实各一两　栀子二十枚

右十一味，㕮咀，以水九升，煮取三升，分三服。得快下，消息三四日，更治之。

茵陈、黄柏、大黄清热去黄；栀子、黄芩清热泻火；栝楼根清热生津；甘草、茯苓、白术、枳实健脾行气。

茵陈丸

治气淋肚胀腹大，身体面目悉黄，及酒疸短气不得息方。

茵陈　天门冬　栀子各四两　大黄　桂心各三两　通草　石膏各二两　半夏半升

右八味，蒸大黄、通草、天门冬、栀子、半夏，暴冷干，合捣，筛，蜜丸。服如大豆三丸，日三。忌生鱼以豆羹。服不得用酒。一方去石膏，内滑石三两。不知，加至十丸。

此为清热祛黄之剂。

硝石矾石散

黄家至日晡所发热，而反恶寒，此为女劳得之。当膀胱急，小腹满，体尽黄，额上黑，足下热，因作黑疸。其腹胪胀而满，如欲作水状，大便必黑，时溏泄。此女劳疸，非水也。腹满者难治。女劳疸，硝石矾石散方。

硝石　矾石各半两

右二味，治，下筛。大麦粥汁服方寸匕，日三。重衣覆取汗，病随大小便出，小便正黄，大便正黑。

《肘后方·卷四》：女劳疸者，身目皆黄，发热恶寒，小腹满急，小便难。由大劳大热交接，交接后入水所致。治之方：

消石　矾石等份

以大麦粥饮服方寸匕，日三。令小汗出，小便当去黄汁也。

《范汪方·卷三十四》消石矾石散

黄疸日晡发热而反恶寒，此为女劳得之。膀胱急，小腹满，身体尽黄，额上反黑，足下热，因作黑疸，大便必黑，腹胪胀满如水状，大便黑溏者，此女劳之病，非水也。腹满者难疗。消石矾石散主之方。

消石，熬黄　矾石，烧令汁尽

右二味，等份，捣，绢筛，以大麦粥汁和服方寸匕，日三。重衣覆取汗，病随大小便去，小便正黄，大便正黑也。大麦则须是无皮麦者。

《小品方·卷四》消石矾石散

黄家日晡发热，而反恶寒，此为女劳得之。膀胱急，小腹满，身体尽黄，额上反黑，足下热，因作黑疸，大便必黑，腹胪胀满如水状，大便黑溏者，此女劳之病，非水也。腹满者难治。消石矾石散主之方。

消石，熬黄　矾石，烧令汁尽

右二味，等份，捣，绢筛，以大麦粥汁和服方寸匕，日三。重衣覆取汗，病随大小便去，小便正黄，大便正黑也。大麦则须是无皮麦者。

《外台秘要·卷四》引《伤寒论》消石矾石散

黄家日晡发热而反恶寒，此为女劳得之。膀胱急，小腹满，身体尽黄，额上反黑，足下热，因作黑疸。大便必黑，腹胪胀满如水状，大便黑溏者，此女劳之病，非水也。腹满者难疗。消石矾石散主之方。

消石，熬黄　矾石，烧令汁尽

右二味，等份，捣，绢筛，以大麦粥汁和服方寸匕，日三。重衣覆取汗，病随大小便去，小便正黄，大便正黑也。大麦则须是无皮麦者。《千金方》云：消石二分，熬令燥，矾石一分，熬令燥。故注之。注：《肘后》《小品》《崔氏》《文仲》《千金》《范汪》《深师》并同。

《金匮要略》消石矾石散

黄家日晡所发热，而反恶寒，此为女劳得之。膀胱急，小腹满，身尽黄，额上黑，足下热，因作黑疸。其腹胀如水状，大便必黑，时溏，此女劳之病，非水也。腹满者难治。消石矾石散主之。

消石　矾石，烧，等份

右二味，为散，以大麦粥汁，和服方寸匕，日三服。病随大小便去，小便正黄，大便正黑，是候也。

消石矾石散是一首治疗黄疸病的古老方剂。《肘后方》之始初，并无方名。至《范汪方》，称作"消石矾石散"。除《千金方》外，《崔氏方》《张文仲方》《深师方》等均有收载。

黄疸之为病，日晡所发热恶寒，小腹急，身体黄，额黑，大便溏黑，足下热，此为女劳，腹满者难治。治之方：

滑石　矾石各五两

右二味，治，下筛，以大麦粥汁服方寸匕，小便极利则瘥。

《小品方》：治黄疸之为病，日晡所发热恶寒，小腹急，体黄，额黑，大便黑溏泄，足下热，此为女劳也。腹满者难治方：

滑石五两，碎研　石膏五两，研

右二味，为散，以大麦粥汁服方寸匕，日三。小便极利则差。

此清热利水祛黄之法。

针灸黄疸法

正面图第一

寅门穴，从鼻头直入发际度取，通绳分为三断，取一分，入发际当绳头针是穴，治马黄、黄疸等病

上龈里穴　正当人中及唇，针三锃，治马黄、黄疸等病。

上腭穴　入口里边，在上缝赤白脉是。针三锃，治马黄、黄疸、四时病等。

舌下穴　挟舌两边针，治黄疸等病。

唇里穴　正当承浆里边，逼齿断，针三锃，治马黄、黄疸、寒暑温疫等病。

颞颥穴　在眉眼尾中间，上下有来去络脉是。针灸之，治四时寒暑所苦疸气温病等。

挟人中穴　火针，治马黄、黄疸、疫，通身并黄，语音已不转者。

挟承浆穴　去承浆两边各一寸，治马黄、黄疸、急疫等病。

巨阙穴　在心下一寸，灸七壮，治马黄急疫等病。

上脘穴　在心下二寸，灸七壮，治马黄、黄疸等病。

男阴缝穴　拨阴反向上，灸，治马黄、黄疸等病。

覆面图第二

风府穴　在项后入发际一寸，去上骨一寸。针之治头中百病、马黄、黄疸等病。

热府穴　在第一节下两傍相去各一寸五分。针灸无在，治马黄、黄疸等病。

肺俞穴　从大椎数第三椎两傍，相去各一寸五分，灸。主黄疸，通治百毒病。

心俞穴　从肺俞数第二椎两傍，相去各一寸五分。

肝俞穴　从心俞数第四椎两傍，相去各一寸五分。

脾俞穴　从肝俞数第二椎两傍，相去各一寸五分。

肾俞穴　从脾俞数第三椎两傍，相去各一寸五分。

脚后跟穴　在白肉后际，针灸随便。治马黄黄疸、寒暑诸毒等病。

侧面图第三

耳中穴　在耳门孔上横梁是。针灸之。治马黄、黄疸寒暑疫毒等病。

颊里穴　从口吻边入往对颊里，去口一寸。针。主治马黄、黄疸、寒暑温疫等病。颊两边同法。

手太阳穴　手小指端，灸，随年壮，治黄疸。

月辟石子头穴　还取病人手自捉臂，从腕中太泽注：泽，当作渊。文向上一夫接白肉际。灸七壮，治马黄、黄疸等病。

钱孔穴　度乳至脐中，屈肋头骨是。灸百壮，治黄疸。

太冲穴　针灸随便，治马黄、温疫等病。

温疟第六

论曰：夫疟者，皆生于风。夏伤于暑，秋为痎疟也。问曰：疟先寒而后热者何也？对曰：夫寒

者，阴气也；风者，阳气也。先伤于寒而后伤于风，故先寒而后热也，病以时作，名曰寒疟。

问曰：先热而后寒者何也？对曰：先伤于风而后伤于寒，故先热而后寒也，亦以时作，名曰温疟。其但热而不寒者，阴气先绝，阳气独发，则少气烦冤，手足热而欲呕，名曰瘅疟。

问曰：夫病温疟与寒疟，而皆安舍于何脏？对曰：温疟者，得之冬，中于风寒，气藏于骨髓之中，至春则阳气大发，邪气不能自出，因遇大暑，脑髓铄，肌肉消，腠理发泄。因有所用力，邪气与汗皆出。此病邪气先藏于肾，其气先从内出之于外也。如是则阴虚而阳盛，盛则病矣。衰则气复反入，入则阳虚，虚则寒矣。故先热而后寒，名曰温疟。

问曰：瘅疟何如？对曰：瘅疟者，肺素有热，气盛于身，厥逆上冲，中气实而不外泄，因有所用力，腠理开，风寒舍于皮肤之内，分肉之间。发则阳气盛，阳气盛而不衰，则病矣。其气不及于阴，故但热而不寒，气内藏于心而外舍于分肉之间，令人消烁脱肉，故命曰瘅疟。

夫疟之且发也，阴阳之且移也，必从四末始也。阳已伤，阴从之。故气未并，先其时一食顷，用细左索紧束其手足十指，令邪气不得入，阴气不得出，过时乃解。

此述寒疟、温疟、瘅疟之区别。

夫疟脉自弦也。弦数者多热，弦迟者多寒。弦小紧者可下之；弦迟者可温之；若脉紧数者，可发汗，针灸之；脉浮大者，吐之瘥。脉弦数者，风发也，以饮食消息之。

疟疾之脉象及相应治疗大法。

鳖甲煎丸

疟岁岁发，至三岁，或连月发不解者，以胁下有痞也。治之不得攻其痞，但得虚其津液。先其时发其汗，服汤已，先小寒者，引衣自覆，汗出小便利，即愈。疟者，病人形瘦，皮上必粟起也。

病疟以月一日发，当以十五日愈。设不瘥，当月尽解也。今不愈，当云何？师曰：此病结为癥瘕，名曰疟母，急当治之。鳖甲煎丸方。

成死鳖十二斤，治如食法。《要略》作鳖甲三两　半夏　人参　大戟各八铢　瞿麦　阿胶　紫葳，一作紫菀　牡丹皮　石韦　干姜　大黄　厚朴　桂心　海藻，《要略》作赤硝　葶苈　蜣蜋各十二铢　蜂窠　桃仁　芍药各一两　乌羽，烧，一作乌扇　黄芩各十八铢　䗪虫　虻虫各三十铢，《要略》作鼠妇　柴胡（一两半）

右二十四味，末之，取锻灶下灰一斗，清酒一斛五斗，以酒渍灰，去灰取酒，著灶其中，煮鳖尽烂，泯泯如漆，绞去滓，下诸药煎为丸，如梧子，未食服七丸，日三。注：《仲景方》无大戟、海藻。

《外台秘要·卷五》引《伤寒论》大鳖甲煎

张仲景《伤寒论·辨疟病》：

师曰：夫阴气孤绝，阳气独发，而脉微者，其候必少气烦满，手足热而欲呕也。名曰瘅疟。若但热不寒者，邪气在心脏，外舍分肉之间，令人消烁脱肉。

又辨疟脉。夫疟脉自弦，弦数者多热，弦迟者多寒。弦小紧者下之瘥；弦迟者温药愈；弦紧者可发汗、针灸也；浮大者，吐之差；脉弦数者，风疾也，以饮食消息之。

又辨疟岁岁发，至三岁，连日发不解者，以胁下有痞也，疗之不得攻其痞，但虚其津液，先其时发汗。其服汤已，先小寒者，渐引衣自覆，汗出小便利则愈。疟者病人形瘦，皮上必粟起。

又，问病疟以月一日发，当以十五日愈。设不瘥者，当月尽解也，如期不瘥，当云何？师曰：此结为癥瘕，名曰疟母，宜急疗之，大鳖甲煎方。

此段论述，明显袭自《千金方》。《千金方》"阴气先绝"，此作"阴气孤绝"；《千金方》"少气烦冤",此作"少气烦满";《千金方》"连月发不解",此误作"连日发不解";《千金方》"引衣自覆",此"引"前赘一"渐"字,义反不妥;《千金方》用"治"字,此避讳改"疗"字。这都说明了《伤寒论》在《千金方》之后,并抄袭了《千金方》。

大鳖甲煎方

鳖甲十二分,炙　乌扇三分　黄芩三分　柴胡六分　鼠妇三分,熬　干姜三分　大黄三分　芍药五分　桂心三分　葶苈二分,熬　石韦二分　厚朴三分,炙　牡丹皮五分　瞿麦二分　紫葳三分　半夏一分,洗　人参一分　䗪虫五分,熬　阿胶三分,炙　蜂窠四分,炙　赤硝十二分　蜣螂六分,炙　桃人三分,去皮尖,熬

右二十三味,末之,取锻灶下土一斗,清酒一斛五升浸土候酒尽一半,着鳖甲于中煮,令泛烂如胶漆,绞取汁,下诸药煎为丸,如梧子大,空心服七丸,日三服。忌苋菜、生葱、胡荽、羊肉、饧等物。注:《千金》有海藻、大戟、虻虫,无赤硝、鼠妇。用锻灶灰一斛。

《金匮要略》鳖甲煎丸

师曰:阴气孤绝,阳气独发,则热而少气烦冤,手足热而欲呕,名曰瘅疟。若但热不寒者,邪气内藏于心,外舍分肉之间,令人消烁肌肉。

师曰:疟脉自弦,弦数者多热,弦迟者多寒。弦小紧者下之差;弦迟者可温之;弦紧者可发汗、针灸也;浮大者可吐之;弦数者,风发也,以饮食消息止之。

病疟,以月一日发,当以十五日愈;设不瘥,当月尽解;如其不瘥,当云何?师曰:此结为癥瘕,名曰疟母。急治之,宜鳖甲煎丸。

鳖甲煎丸

鳖甲十二分,炙　乌扇三分,烧　黄芩三分　柴胡六分　葶苈一分,熬　石韦三分,去毛　厚朴三分　牡丹五分,去心　瞿麦二分　紫葳三分　半夏一分　人参一分　䗪虫五分,熬　阿胶三分,炙　蜂窠四分,炙　赤硝十二分　蜣螂六分,熬　桃仁二分

右二十三味,为末,取煅灶下灰一斗,清酒一斛五斗,浸灰,候酒尽一半,着鳖甲于中,煮令泛烂如胶漆,绞取汁,内诸药,煎为丸,如梧桐子大,空心服七丸,日三服。注:《千金》用鳖甲十二片,又有海藻三分,大戟一分,䗪虫五分。无鼠妇、赤硝二味。以鳖甲煎和诸药为丸。

从上注文中看出,当时各版本个别药物、用量等多有不同。

小柴胡去半夏加栝楼根汤

治疟而发渴者,小柴胡去半夏加栝楼根汤方。

柴胡八两　黄芩　人参　甘草　生姜各三两　大枣十二枚　栝楼根四两

右七味,㕮咀,以水一斗二升,煮取六升,去滓,更煎取三升,温服一升,日三。

《外台秘要·卷五》引《伤寒论》小柴胡去半夏加栝楼根汤

疟发渴者,与小柴胡去半夏加栝楼汤方。

柴胡八两　黄芩三两　人参三两　大枣十二枚　甘草三两,炙　生姜三两　栝楼根四两

右七味,切,以水一斗二升,煮取六升,去滓,更煎取三升,温服一升,日三。忌海藻、菘菜。注:《经心录》疗劳疟。

《千金方》用甘草,《伤寒论》用炙甘草。

牡蛎汤

牡疟者,多寒,牡蛎汤主之方。

牡蛎　麻黄各四两　甘草二两　蜀漆三两,无以恒山代之。

右四味，先洗蜀漆三过去腥，㕮咀，以水八升，煮蜀漆、麻黄得六升，去沫，乃内余药，煮取二升，饮一升，即吐出，勿复饮之。

《外台秘要·卷五》引《伤寒论》牡蛎汤

张仲景《伤寒论》牝疟，多寒者，名牝疟，牡蛎汤主之方。

牡蛎四两，熬　麻黄四两，去节　甘草三两，炙　蜀漆三两，若无，用常山代之。

右四味，切，以水先洗蜀漆三遍，去腥。以水八升，煮蜀漆及麻黄，去沫，取六升。内二味，更煎取二升，去滓，温服一升即吐，勿更服则愈。忌海藻、菘菜。

《伤寒论》增添了药物炮制方法，如甘草炙、牡蛎熬、麻黄去节等。煎服法中"勿复饮之"，《伤寒论》意改为"勿更服，则愈"。

蜀漆散

多寒者牝疟也，蜀漆散主之方。

蜀漆　云母　龙骨

右三味，等份，治，下筛，先未发一炊顷，以酢浆服半钱，临发服一钱。温疟者，加蜀漆半分。云母取火烧之三日三夜。注：《要略》不用云母用云实。

《外台秘要·卷五》引《伤寒论》蜀漆散

疗牝疟，蜀漆散方。

蜀漆洗，去腥　云母　龙骨

右三味，等份，捣筛为散，先示发前一炊，以清酢浆水和半钱服。临发时更服一钱。温疟者，加蜀漆半分，云母，炭火烧之三日三夜用。

《金匮要略》蜀漆散

疟多寒者，名曰牝疟，蜀漆散主之。

蜀漆，洗，去腥　云母烧二日夜　龙骨等份

右三味，杵为散，未发前以浆水服半钱，温疟加蜀漆半分。临发时服一钱匕。注：一方云母作云实。

由上可知，《伤寒论》《金匮要略》均袭自《千金方》。《千金》之"牡疟"，《伤寒论》作"牝疟"；《千金》之"酢浆"，《伤寒论》作"清酢浆水"，《金匮要略》作"浆水"；《千金》云母"烧之三日三夜"，《金匮要略》作"二日夜"，系脱误。

白虎加桂汤

有瘅疟者，阴气孤绝，阳气独发而脉微，其候必少气烦满，手足热，欲呕，但热而不寒，邪气内藏于心，外舍于分肉之间，令人消烁脱肉也。有温疟者，其脉平，无寒时，病六七日，但见热也。其候骨节疼烦，时呕，朝发暮解，暮发朝解，名温疟。白虎加桂汤主之方。

石膏一斤　知母六两　甘草二两　粳米六合

右四味，㕮咀，以水一斗二升，煮米烂，去滓，加桂心三两，煎取三升，分三服。覆令汗，先寒发热，汗出者愈。

《外台秘要·卷五》引《千金方》白虎加桂汤并引《伤寒论》语：

《千金》论曰：瘅疟者，阴气孤绝，阳气独发，其候也，少气烦满，手足热，欲呕。热而不寒，气藏在心。

又曰：有温疟者，其脉如平人，无寒时热，其候骨节疼烦，时呕，朝发暮解，暮发朝解，皆白虎加桂心汤主之。

知母六两　甘草二两，炙　石膏，碎，一斤　粳米六合

右四味，切，以水一斗二升，煮，取米烂，去滓，加桂心三两，煎取三升，分温三服，覆令汗，先寒发热，汗出者愈。忌海藻、菘菜、生葱。《伤寒论》云：用秕粳米。不熟稻米是也。

《伤寒论》为《千金方》作注，是其在《千金方》之后的明证。

《金匮要略》白虎加桂枝汤

师曰：阴气孤绝，阳气独发，则热而少气烦冤，手足热而欲呕，名曰瘅疟。若但热不寒者，邪气内藏于心，外舍分肉之间，令人消铄脱肉。

温疟者，其脉如平，身无寒但热，骨节疼烦，时呕，白虎加桂枝汤主之。

知母六两　甘草二两，炙　石膏一斤　粳米二合　桂三两，去皮

右剉，每五钱，水一盏半，煎至八分，去滓，温服，汗出愈。

《千金方》"其脉平无寒"之"平"，即"辨"义，即"辨其脉无寒证"义。《外台秘要》引"其脉如平人"，《金匮要略》说"其脉如平"，均失。《千金方》粳米六合，《金匮要略》作"二合"。《千金方》方名之"桂"、《金匮要略》作"桂枝"，桂枝原本只称为"桂""桂心"。"桂枝"则是后起之称。由此亦佐证《金匮要略》在《千金方》之后。

麻黄汤

治疟须发汗方。

麻黄　栝楼根　大黄各四两　甘草一两

右四味㕮咀，以水七升，煮取二升半，分三服，未发前食顷一服，临发一服，服后皆厚覆取汗。

麻黄发汗散邪，栝楼根、大黄清热滋阴，甘草调和荣卫。

治疟或间日发者或夜发者方

恒山　竹叶各一两　秫米一百粒　石膏八两

右四味，㕮咀，以水八升，铜器中渍药，露置星月下高净处，横刀其上，明日取药于病人房门，以铜器缓火煎取三升，分三服。清旦一服，未发前食顷一服，临欲发一服。三服讫，静室中卧，莫共人语。留一日勿洗手面及漱口，勿进食。取过时不发，乃澡洗进食，并用药汁涂五心、胸前、头面，药滓置头边。曾用神效。注：《救急方》用乌梅二七枚。

《集验方》治疟或间日发，或夜发者方

秫米百粒　石膏八两，碎　恒山三两　竹叶三两

凡四物，切，以水六升，渍药，覆一宿，明旦煮取二升，分三服。取未发前一食顷第一服，取临欲发第二服。当一日勿洗手足及漱口，勿进食饮。取过时不发乃洗澡进食也。并用余药汁涂五心及胸前头面，药滓置头边。此方从来旧用神验。

《外台秘要·卷五》引《救急方》常山汤

疗一切疟，常山汤方。

常山三两　石膏八两，打碎，绵裹　白秫米一百二十粒　淡竹叶一握

右四味，以水八升渍一宿，煮取二升五合，去滓，分温三服。清旦一服，欲发一服，正发时一服。三服讫，静室中卧，莫共人语，过时后洗手而与食。七日禁劳、生葱、生菜、酒及热面毒鱼。久疟不过再剂。一方加乌梅二七枚，熬之。注：《集验》疗疟间日或夜发。出姚大夫。

恒山丸

治痰疟说不可具方。

恒山　知母　甘草　大黄各十八铢　麻黄一两

右五味，末之，蜜和丸，未食服五丸，如梧子大，日二，不知，渐增，以瘥为度。注：《肘后》无大黄。

《肘后方·卷三》治疟病方

常山　知母　甘草　麻黄等份

捣，蜜和丸如大豆，服三丸，比发时，令过，毕。

栀子汤

主疟，经数年不差者，两剂差。一月已来，一剂差方。

栀子十四枚　秫米十四粒　恒山三两　车前叶二七枚，炙干

右四味，㕮咀，以水九升，煮取三升，分三服。未发一服，发时一服，发后一服，以吐利四五行为差。不止，冷饭止之。

丸方

恒山三两，末之，以鸡子白和并，手丸如梧子，置铜碗中，于汤中煮之令熟，杀腥气则止。以竹叶饮服二十九丸。欲吐，但吐至发，令得三服。时早可断食，时晚不可断食。可竹叶汁煮糜少食之。

治老疟久不断者方

恒山三两　鳖甲　升麻　附子　乌贼骨各一两

右五味，㕮咀，绢袋盛，以酒六升渍之，小令近火，转之一宿成，服一合，比发，可数服。或吐下。

恒山祛邪制疟；鳖甲、乌贼骨软坚散结；升麻、附子解毒祛邪。

治疟方

鳖甲，方寸　乌贼骨二方寸　附子　甘草各一两

右五味，㕮咀，以酒二升半渍之，露一宿，明日涂五心手足，过发时疟断。若不断可饮一合许瘥。

蜀漆丸

治劳疟，并治积劳寒热，发有时，似疟者方。

蜀漆　麦门冬　知母　白薇　地骨皮　升麻各三十铢　甘草　鳖甲　乌梅肉　萎蕤各一两　恒山一两半　石膏二两　豉一合

右十三味，为末，蜜和丸如梧子大，饮服十丸，日再服之，稍稍加至二三十丸。此神验，无不瘥也。加光明砂一两。

《外台秘要·卷五》引《延年秘录》蜀漆丸

主岭南瘴气，发，乍热乍寒，积劳似疟。皆主之。《千金翼方》云：兼主痎疟，连年不差方。

蜀漆　知母　升麻　白薇　地骨皮　麦门冬各五分　乌梅肉　鳖甲，炙　萎蕤各四分　石膏八分　甘草三分，炙　常山六分　豆豉一合

右十三味，捣筛为末，密和丸，如梧子大，饮下十丸，日再服，加至二十丸。此方用，无不差。加光明砂一两，神良。忌海藻、菘菜、人苋、生葱、生菜。注：《千金方》亦疗劳疟，《崔氏》《千金翼方》《集验方》并同。

《集验方》蜀漆丸

主岭南瘴气发，乍热乍寒，积劳似疟。皆主之。

蜀漆　知母　升麻　白薇　地骨皮　麦门冬各五分　乌梅肉　鳖甲，炙　萎蕤各四分　石膏八分　甘草三分，炙　常山六分　豆豉一合，熬

右十三味，捣筛为末，蜜和丸，如梧子大，饮下十丸，日再服，加至二十丸。此方用无不差。加光明砂一两，神良。忌海藻、菘菜、人苋、生葱、生菜。

《千金翼方·卷十八》蜀漆丸

主痎疟连年不差，服三七日定差方。

蜀漆　知母　白薇　地骨皮　麦门冬，去心　升麻各五分　恒山一两半　石膏二两，碎　香豉一合　萎蕤　乌梅肉　鳖甲各一两，炙　甘草，炙，三分

右一十三味，捣筛为末，炼蜜和丸如梧子，空腹饮服十丸，日再加至二三十丸。

《延年秘录》成书于 400 年左右，早于《集验方》和《千金方》。蜀漆丸原为治瘴气方，《千金方》《千金翼方》用于治疟疾。

乌梅丸

治寒热劳疟久不瘥，形体羸瘦，痰结胸堂，食饮减少，或因行远，久经劳役患之，积年不瘥，服之神效方。

乌梅肉　豆豉各一合　升麻　地骨皮　柴胡　鳖甲　恒山　前胡各一两　肉苁蓉　玄参　百合　蜀漆　桂心　人参　知母各半两　桃人八十一枚

右十六味为末，蜜丸，空心煎细茶下三十丸，日二服，老少孩童量力通用。无所忌。

《肘后方·卷三》乌梅丸

治一切疟，乌梅丸方。

甘草二两　乌梅肉，熬　人参　桂心　肉苁蓉　知母　牡丹各二两　常山　升麻　桃仁去皮尖，熬　乌豆皮，熬膜取皮各三两　桃仁研，欲丸，入之捣筛，蜜丸，苏屠臼捣一万杵。发日五更，酒下三十丸，平旦四十丸，欲发四十丸，不发日，空腹四十丸，晚三十丸，无不瘥。徐服后十余日，吃肥肉发之也。

《外台秘要·卷五》引《千金方》乌梅丸

《千金方》疗肝邪热为疟，颜色苍苍，战掉气喘，或热久，劳动如疟，积年不差，乌梅丸方。

乌梅肉四分　蜀漆四分　石膏八分，研　鳖甲四分，炙　常山六分　香豉一合，熬　知母四分　甘草三分，炙　细辛三分　苦参四分　萎蕤五分

右十一味，捣筛，蜜和丸，如梧子大，酒服十丸，日再。饮下亦得。忌苋菜、生菜、生葱、海藻、菘菜。

《千金方》乌梅丸方

治肝邪热为疟，令人颜色苍苍，气息喘闷，战掉状如死者，或久热，劳微动如疟，积年不差，乌梅丸方。

乌梅肉　蜀漆　鳖甲　萎蕤　知母　苦参各一两　恒山一两半　石膏二两　甘草　细辛各十八铢　香豉一合

右十一味，末之，蜜丸如梧子，酒服十丸，日再，饮服亦得。

《备急方》乌梅丸方

疗疟无问年月远近，竟差。乌梅丸方。

乌梅肉三两，熬　苁蓉三两　桃人三两，去皮　常山三两，熬　升麻二两，炙　桂心二两　甘草二两，炙

右七味，捣筛，蜜和丸，如梧子大，未发时，酒服二十丸。欲至发时更服二十丸。百无所忌。

大五补汤方

治时行后变成瘴疟方。

桂心三十铢 远志 桔梗 芎藭各三两 茯苓 干地黄 芍药 人参 白术 当归 黄芪 甘草各二两 竹叶五两 大枣二十枚 生枸杞根 生姜各一斤 半夏 麦冬各一升

右十八味，㕮咀，以水三斗，煮竹叶、枸杞取二斗，次内诸药，煎取六升，分六服。一日一夜令尽。

此方为润补气血、扶正祛邪之剂。

鲮鲤汤

治乍寒乍热，乍有乍无，山瘴疟方。

鲮鲤甲十四枚 鳖甲 乌贼骨各一两 恒山三两 附子一枚

右五味，㕮咀，以酒三升，渍一夕，发前稍稍啜之，勿绝吐之。兼以涂身，断食，过时乃食饮之。

此祛疟散结之剂。

恒山丸

治脾热为疟，或渴，或不渴，热气内伤不泄，令人病寒腹中痛，肠中鸣，汗出。恒山丸方。

恒山三两 甘草半两 知母 鳖甲各一两

右四味，末之，蜜丸如梧子，未发前酒服十丸，临发时一服，正发时一服。

《备急方》常山丸

疗瘴疟，常山丸方。

常山 黄连 豉各三两 附子二两，炮

右四味，捣筛为末，蜜和丸，如梧子，发前空腹服四丸，欲发，更服三丸，饮下之。自旦至暮，乃食三日。勿杂食猪肉、鱼、肥腻及生冷、生葱、生菜。

《近效方》常山丸方

疗疟瘴，孟补阙岭南将来，极效。常山丸方。

常山 豉，熬 桃人，去皮尖，熬，等份。

右三味，各捣末，先以豉和桃人捣如泥，然后下常山末，细搅，密丸如梧桐子。候欲发前一食时，酒下四十丸。须臾，更服二十丸。如不差，更服。远不过三服。能信用者，无不差。忌生葱、生菜。

恒山汤方

治肺热，痰聚胸中，来去不定，转为疟。其状令人心寒，寒甚则发热，热间则善惊，如有所见者，恒山汤方。

恒山三两 甘草半两 秫米三百二十粒

右三味，㕮咀，以水七升，煮取三升，分三服。至发时，令三服尽。

治肾热发为疟，令人凄凄然，腰脊痛，宛转、大便难，目眴眴然，身掉不定，手足寒，恒山汤方。

恒山三两 乌梅三七枚 香豉八合 竹叶切，一升 葱白一握

右五味，㕮咀，以水九升，煮取三升，分三服。至发令尽。

《救急方》常山汤

疗一切疟，常山汤方。

常山三两　石膏八两，打碎，绵裹　白秫米一百二十粒　淡竹味一握

右四味，以水八升，渍一宿，煮取二升五合，去滓，分温三服。清旦一服，欲发一服，正发时一服。

《深师方》常山汤方

疗三十年疟，常山汤方。

常山三两　黄连三两

右二味，切，以酒一斗渍之。向晚，以瓦釜煮取六升。一服八合。比发时，令得三服，有热当吐，有冷当下。服之者，千百无一不断。亦可半合，无服全剂者。忌猪肉、冷水、生葱、生菜。

藜芦丸

五脏并有疟候，六腑则无，独胃腑有之。胃腑疟者，令人且病也，善饥而不能食，食而支满腹大，藜芦丸主之方。

藜芦　恒山　皂荚　牛膝各一两　巴豆二十枚

右五味，先熬藜芦、皂荚色黄，合捣为末，蜜和丸，如小豆大，旦服一丸，正发时一丸。一日勿饱食。注：《肘后》无恒山、牛膝。

此吐泻祛邪、解毒制疟之剂。

肝疟刺足厥阴见血。

心疟刺手少阴。

脾疟刺足太阴。

肺疟刺手太阴阳明。

肾疟刺足少阴太阳。

胃疟刺足太阴阳明，横脉出血。

凡灸疟者，必先问其病之所先发者，先灸之。从头项发者，于未发前预灸大椎尖头，渐灸，过时止；从腰脊发者，灸肾输百壮；从手臂发者，灸三间。

疟，灸上星及大椎，至发时令满百壮。灸艾柱如黍米粒，俗人不解，取穴务大柱也。

觉小异，即灸百会七壮。若后更发，又七壮。极难愈者，不过三灸。以足踏地，以线围足一匝，中折，从大椎向百会灸线头三七壮，炷如小豆状。

又灸风池二穴三壮。

一切疟，无问远近，正仰卧以线量两乳间，中屈，从乳向下灸，度头随年壮，男左女右。

五脏一切诸疟，灸尺泽七壮。穴在肘中纱上动脉是也。

诸疟而脉不见者，刺十指间出血，血去必已。先视身之赤如小豆者尽取之。

疟，刺足少阴血出愈。

痎疟，上星主之。穴在鼻中央直发际一寸陷，容豆是也。灸七壮，先取譩譆，后取天牖、风池。

疟，日西而发者，临泣主之。穴在目眦上，入发际五分陷者。灸七壮。

疟实则腰背痛，虚则鼽衄。飞扬主之。穴在外踝上七寸，灸七壮。

疟，多汗，腰痛不能俯仰，目如脱，项如拔。昆仑主之。穴在足外踝后跟骨上陷中。灸三壮。

上述疟疾之针灸治疗法。

《千金方·卷二·妇人方上》

治妊娠伤寒，头痛壮热，肢节烦疼方

石膏八两　前胡　知母　栀子仁各四两　大青　黄芩各三两　葱白，切，一升

右七味，㕮咀，以水七升，煮取二升半，去滓，分五服。别相去如人行七八里，再服。不利。

石膏、知母、大青、黄芩、栀子仁清泻火邪；葱白、前胡疏风散邪。

治妊娠头痛壮热，心烦呕吐、不下食方

知母四两　粳米五合　生芦根一升　青竹茹三两

右四味，㕮咀，以水五升，煮取二升半，缓缓饮之，尽更作，瘥止。

头痛壮热，外有热邪；呕吐不止，胃有火邪。方中知母清热泻火；芦根、竹茹清胃止呕；粳米养阴和胃。

治妊娠伤寒，服汤后，头痛，壮热不歇，宜用此汤拭其身

麻黄半斤　竹叶切，一升　石膏，末，三升

右三味，以水五升，煮取一升，去滓冷用，以拭身体。又以故布用溻头额，胸心燥则易之。患疟者，加恒山五两。

此外用擦敷祛风退热法。

治妊娠伤寒方

葱白十茎　生姜二两，切

右二味，以水三升，煮取一升，顿服取汗。

葱白、生姜均有发散风寒、解肌祛邪之功效。

《千金方·卷三·妇人方中》

猪肾汤

治产后虚羸喘乏，乍寒乍热，病如疟状，名为蓐劳，猪肾汤方。

猪肾一具，去脂，四破，无则用羊肾代　香豉绵裹　白粳米　葱白各一升

右四味，以水三斗，煮取五升，去滓，任情服之。不瘥，更作。注：《广济方》有人参、当归各二两，为六味。

体虚感受风寒，所以乍寒乍热，病如疟状。方中猪肾补虚扶正；香豉、葱白疏散风邪；粳米和胃。共成扶正祛邪之剂。不用大苦大寒及辛温燥烈之品，则免伤正气。

桂枝加附子汤

治产后风，虚汗出不止，小便难，四肢微急，难以屈伸者。桂枝加附子汤方。

桂枝　芍药各二两　甘草一两半　附子二枚　生姜三两　大枣十二枚

右六味，㕮咀，以水七升，煎取三升，分三服。

《集验方》桂枝加附子汤

汗后，遂漏不止，其人恶风，小便难，四肢微急，难以屈伸者。桂枝加附子汤方。

大枣十三枚　附子一枚，炮　桂心三两　芍药三两　生姜三两　甘草二两，炙

右六味，切，以水七升，煮取三升，温服一升。

《千金翼方》桂枝附子汤

伤寒八九日，风湿相搏，身体疼烦，不能自转侧，不呕不渴，下已，脉浮而紧，桂枝附子汤主之。

桂枝四两　附子三枚，炮　生姜三两，切　大枣十二枚，擘　甘草二两，炙

右五味，以水六升，煮取二升，去滓，分温三服。

《外台秘要·卷一》引《伤寒论》桂枝附子汤

仲景《伤寒论》疗伤寒八九日，风湿相搏，身体疼痛而烦，不能自转侧，不呕不渴，下之，脉

浮虚而涩者，属桂枝附子汤。

桂心四两　附子三枚，炮，去皮　生姜三两　甘草二两，炙　大枣十二枚，擘

右五味，切，以水六升，煮取二升，去滓，温分三服。忌生葱、猪肉、海藻、菘菜。

《伤寒论》桂枝附子汤

伤寒八九日，风湿相搏，身体疼烦，不能自转侧，不呕不渴，脉浮虚而涩者，桂枝附子汤主之。

桂枝四两，去皮　附子三枚，炮，去皮，破　生姜三两，切　大枣十二枚，擘　甘草二两，炙

右五味，以水六升，煮取二升，去滓，分温三服。

《金匮要略》桂枝附子汤

伤寒八九日，风湿相搏，身体疼烦，不能自转侧，不呕不渴，脉浮虚而涩者，桂枝附子汤主之。

桂枝四两，去皮　附子三枚，炮，去皮，破八片　甘草二两，炙　生姜三两，切　大枣十二枚，擘

右五味，以水六升，煮取二升，去滓，分温三服。

由上可以看出，《伤寒论》《金匮要略》此方多沿袭《千金翼方》。

知母汤

治产后乍寒乍热，通身温壮，胸心烦闷方。

知母三两　芍药　黄芩各二两　桂心　甘草各一两

右五味，㕮咀，以水五升，煮取二升半，分三服。一方不用桂心，加生地黄。

桂心解表祛风；知母、黄芩清热泻火；芍药、甘草调和气血。

蜀漆汤

治产后虚热往来，心胸烦满，骨节疼痛及头痛壮热，晡时辄甚，又如微疟方。

蜀漆叶一两　黄芪五两　桂心　甘草　黄芩各一两　知母　芍药各二两　生地黄一斤

右八味，㕮咀，以水一斗，煮取三升，分三服。此汤治寒热，不伤人。

本方为补益气血、扶正祛邪之剂。黄芪、芍药补气血；桂心、蜀漆叶祛风散邪；黄芩、知母清热泻火；生地黄滋阴凉血。

小柴胡汤

治妇人在蓐，得风，盖四肢苦烦热，皆自发露所为。若头痛，与小柴胡汤；头不痛，但烦热，与三物黄芩汤。

柴胡半斤　黄芩　人参　甘草各三两　生姜二两　大枣十二枚　半夏半升

右七味，㕮咀，以水一斗二升，煮取六升，去滓，服一升，日三服。

三物黄芩汤

黄芩　苦参各二两　干地黄四两

右㕮咀，以水八升，去滓，适寒温，服一升，日二。多吐下虫。

《千金翼方》小柴胡汤

妇人中风七八日，续得寒热，发作有时，经水适断者，为此热入血室。其血必结，故使如疟状，发作有时，小柴胡汤主之。

柴胡八两　黄芩　人参　甘草，炙　生姜各三两，切　半夏半升，洗　大枣十二枚，擘

右七味，以水一斗二升，煮取六升，去滓再煎，温服一升，日三。

若胸中烦，不呕者，去半夏、人参，加栝楼实一枚；渴者，去半夏加人参合前成四两半；腹中痛者，去黄芩，加芍药三两；胁下痞坚者，去大枣，加牡蛎六两；心下惊、小便不利者，去黄芩，加茯苓四两；不渴，外有微热者，去人参，加桂三两。温覆，微发其汗。咳者，去人参、大枣、生姜，加五味子半升、干姜二两。

《金匮玉函经》小柴胡汤

妇人中风七八日，续得寒热，发作有时，经水适断者，此为热入血室，其血必结，故使如疟状，发作有时。小柴胡汤主之。

柴胡半斤　黄芩　人参　甘草　生姜各三两　半夏半升　大枣十二枚

右七味，㕮咀，以水一斗二升，煮取六升，去滓，再煮取三升，温服一升，日三。

若胸中烦，不呕者，去半夏、人参，加栝楼实一枚；若渴者，去半夏，加人参，合前成四两半，栝楼根四两；若腹中痛者，去黄芩，加芍药三两；若胁下痞坚者，去大枣加牡蛎四两；若下不悸，小便不利者，去黄芩加茯苓四两；若不渴，外有微热者，去人参，加桂三两。温覆微发其汗；若咳者，去人参、大枣、生姜，加五味子半升，干姜二两。

《伤寒论》小柴胡汤

妇人中风七八日，续得寒热，发作有时，经水适断者，此为热入血室。其血必结，故使如疟状，发作有时，小柴胡汤主之。

柴胡半斤　黄芩三两　人参三两　半夏半升，洗　甘草，炙　生姜各三两，切　大枣十二枚，擘

右七味，以水一斗二升，煮取六升，去滓，再煎取三升，温服一升，日三服。

若胸中烦而不呕者，去半夏、人参，加栝楼实一枚；若渴，去半夏，加人参合煎成四两半，栝楼根四两；若腹中痛者，去黄芩，加芍药三两；若胁下痞硬，去大枣，加牡蛎四两；若心下悸，小便不利者，去黄芩，加茯苓四两；若不渴，外有微热者，去人参，加桂枝三两。温覆微汗愈；若咳者，去人参、大枣、生姜，加五味子半升，干姜二两。

据上，《千金方》治妇人产蓐中风用小柴胡汤，其方后无加减法；《千金翼方》治妇人中风后经水适断，用小柴胡汤，方后增加减法；《金匮玉函经》沿袭《千金翼方》，《伤寒论》又沿袭《金匮玉函经》。

"合煎成四两半后"，《金匮玉函经》增"栝楼根四两"，《伤寒论》因沿袭而相同；《千金翼方》"加牡蛎六两"，《金匮玉函经》作"加牡蛎四两"，《伤寒论》同《金匮玉函经》；《千金翼方》"去滓再煎，温服一升"，《金匮玉函经》作"去滓，再煮取三升，温服一升"，《伤寒论》沿袭与之相同。

由此，则《伤寒论》在《金匮玉函经》之后，《金匮玉函经》在《千金翼方》之后。

葛根汤

治产后中风，口噤痉痹，气息迫急，眩冒困顿，并产后诸疾方。

葛根　生姜各六两　独活四两　当归三两　甘草　桂心　茯苓　石膏　人参　白术　芎䓖　防风各二两。

右十二味，㕮咀，以水一斗二升，煮取三升，去滓，分三服，日三。

葛根祛风解痉；生姜、独活、桂心、防风疏散风寒；当归、甘草、人参、白术、芎䓖、茯苓调补气血。

白头翁汤

治产后下痢，兼虚极，白头翁汤方。

白头翁二两　阿胶　秦皮　黄连　甘草各二两　黄柏三两

右六味，㕮咀，以水七升，煮取二升，去滓，分服一升。不愈，更服。忌猪肉、冷水。

《范汪方》白头翁汤

热利，下重，白头翁汤主之方。

白头翁二两　黄柏三两　黄连三两　秦皮三两，切

右四味，切，以水七升，煮取二升，去滓，分服一升。不愈，更服。忌猪肉、冷水。

《医心方》引《深师方》治诸下利方

治诸下利，胡虏之人不习食俗者，方用：

白头公二两　黄连四两　秦皮二两　黄柏二两

凡四物，以水八升，煮取二升半，分三服。

《千金翼方》白头翁汤

热利下重，白头翁汤主之。

下利欲饮水者，为有热，白头翁汤主之。

白头翁二两　黄柏三两　黄连三两　秦皮三两

右四味，以水七升，煮取二升，去滓，温服一升。不差，更服。

《金匮玉函经》白头翁汤

热利下重，白头翁汤主之。

下利欲饮水，为有热也，白头翁汤主之。

白头翁　黄连　黄柏　秦皮各三两

右四味，以水七升，煮取二升，去滓，温服一升，不愈，更服一升。

《伤寒论》白头翁汤

热利下重者，白头翁汤主之。

白头翁二两　黄连三两　黄柏三两　秦皮三两。

右四味，以水七升，煮取二升，去滓，温服一升，不愈，更服一升。

《金匮要略》白头翁汤

热利下重者，白头翁汤主之。

白头翁二两　黄连三两　黄柏三两　秦皮三两

右四味，以水七升，煮取二升，去滓，温服一升，不愈，更服。

《伤寒论》《金匮要略》白头翁用量与《千金翼方》同，均为"二两"，《金匮玉函经》用量为"三两"。

《千金方·卷五上·少小婴孺方》

伤寒第五

麦门冬汤

治小儿未满百日伤寒，鼻衄，身热，呕逆麦门冬汤方。

麦门冬十八铢　石膏　寒水石　甘草各半两　桂心八铢

右五味，㕮咀，以水二升半，煮取一升，每服一合，日三。

麦门冬清热生津；石膏、寒水石泻火清热；桂心疏散风寒；甘草扶益中气。

芍药四物解肌汤

治少小伤寒，芍药四物解肌汤方

芍药　黄芩　升麻　葛根各半两

右四味，㕮咀，以水三升，煮取九合，去滓，分服，期岁已上分三服。

升麻、葛根解肌散邪；黄芩清热；芍药益血和阴。

治少小伤寒，发热咳嗽，头面热者，麻黄汤方

麻黄　生姜　黄芩各一两　甘草　石膏　芍药各半两　杏仁十枚　桂心半两

右八味，㕮咀，以水四升，煮取一升半，分二服。儿若小，以意减之。

生姜、桂心疏风散寒；麻黄、杏仁宣肺止咳；石膏、黄芩清泻热邪；芍药、甘草调和荣卫。

治小儿伤寒方

葛根汁　淡竹沥各六合

右二味相和，二三岁儿分三服；百日儿斟酌服之。不宜生，煮服佳。

葛根汁辛凉解表，淡竹沥退热除烦。

治小儿时气方

桃叶三两

捣，以水五升，煮十沸，取汁，日五六遍淋之。若复发烧，雄鼠屎二枚，烧水调服之。

此药汁淋洗退热剂。

五味子汤

治小儿伤寒，病久不除，瘥后复剧，瘦瘠骨立，五味子汤方。

五味子十铢　甘草　当归各十二铢　大黄六铢　芒硝五铢　麦门冬　黄芩　前胡各六铢　石膏一两　黄连六铢

右十味，㕮咀，以水三升，煮取一升半，服二合。得下便止，计大小增减之。

此扶正祛邪之剂。伤寒久不愈，正气已亏，方用五味子、甘草、当归、麦门冬调补气血，扶助正气；大黄、芒硝泻积导滞，开通脾胃；黄连、黄芩、石膏清热解毒泻火；前胡祛邪和表。

莽草浴汤

治少小伤寒，莽草浴汤方。

莽草半斤　牡蛎四两　雷丸三十枚　大黄一两　蛇床子一升

右五味，㕮咀，以水三斗，煮取一斗半，适寒温以浴儿，避眼及阴。

治小儿猝寒热，不佳，不能服药，莽草浴汤方

莽草　丹参　桂心各三两　菖蒲半斤　雷丸一升　蛇床子二两

右六味，㕮咀，以水二斗，煮三五沸，适寒温，以浴儿。避眼及阴。

雷丸浴汤

治小儿忽寒热，雷丸浴汤方。

雷丸二十枚　大黄四两　苦参三两　黄芩一两　石膏三两　丹参二两

右六味，㕮咀，以水二斗，煮取一斗半，浴儿。避眼及阴，浴讫，以粉粉之，勿厚衣，一宿复浴。

李叶浴汤

治少小身热，李叶浴汤方。

李叶无多少，㕮咀，以水煮，去滓，浴儿，良。

治小儿生一月至五月，乍寒乍热方。

细切柳枝，煮取汁，洗儿。若渴，绞冬瓜汁服之。

青木香浴汤

青木香浴汤,治小儿壮热,羸瘠方。

青木香四两　麻子仁一升　虎骨五两　白芷三两　竹叶一升

右五味,㕮咀,以水二斗,煮取一斗,稍稍浴儿。

李根汤方

治小儿暴有热,得之二三日,李根汤方。

李根　桂心　芒硝各十八铢　麦门冬　甘草各一两

右五味,㕮咀,以水三升,煮取一升,分五服。

此清热逐邪之剂。

十二物寒水石散粉方

治少小身体壮热,不能服药,十二物寒水石散粉方。

寒水石　芒硝　滑石　石膏　赤石脂　青木香　大黄　甘草　黄芩　防风　芎藭　麻黄根

右各等份,合治,下筛,以粉一升,药屑三合相和,复以筛筛之,以粉儿身,日三。

升麻汤

治小儿伤寒,变热毒病,身热面赤,口燥,心腹坚急,大小便不利,或口疮者,或因壮热,便四肢挛掣,惊乃成痫疾,时发时醒,醒后身热如火者,悉主之方。

升麻　白薇　麻黄　葳蕤　柴胡　甘草各半两　黄芩一两　朴硝　大黄　钩藤各六铢

右十味,㕮咀,以水三升,先煮麻黄,去上沫,内诸药,煮取一升。儿生三十日至六十日,一服二合;六十日至百日,一服二合半;百日至二百日,一服三合。

升麻、麻黄、柴胡解散风寒,发汗祛邪;黄芩、白薇清泻热邪;大黄朴消降热通滞;钩藤安神解痉;甘草和中调气。共成表里双解之法。

大黄汤

治小儿久挟宿热,瘦瘠,热进退休作无时,大黄汤方。

大黄　甘草　芒硝各半两　桂心八铢　石膏一两　大枣五枚

右六味,㕮咀,以水三升,煮取一升,每服二合。

大黄、芒硝涤荡宿热;桂心祛除风邪;石膏清热泻火;甘草、大枣扶正气,和荣卫。

蜀漆汤

治小儿潮热,蜀漆汤。

蜀漆　甘草　知母　龙骨　牡蛎各半两

右五味,㕮咀,以水四升,煮取一升,去滓。一岁少少温服半合,日再。

此清热和胃逐邪之剂。

治小儿腹大短气,热有进退,食不安,谷为不化方。

大黄　黄芩　甘草　芒硝　麦门冬各半两　石膏一两　桂心八铢

右七味,㕮咀,以水三升,煮取二升半,分三服。期岁已下儿作五服。

大黄、芒硝下滞和胃;黄芩、麦门冬、石膏清泻郁热;桂心疏散表邪。

竹叶汤

治小儿夏月患腹中伏热,温壮来往,或患下痢,色或白或黄,三焦不利,竹叶汤方。

竹叶,切,五合　小麦三合　柴胡半两　黄芩一两六铢　茯苓十八铢　人参　麦门冬　甘草各半两右八味，㕮咀，以水四升，煮竹叶、小麦，取三升，去竹叶、小麦，下诸药煮取一升半，分三服。

若小儿夏月忽壮热，烧人手，洞下黄溏，气力惙然，脉极洪数，用此方加大黄二两，再服得下，即瘥。

此养阴益气、清热解表之剂。

竹叶汤

主五六岁儿温壮，腹中急满，息不利，或有微肿。亦中极羸，不下饮食，坚癖，手足逆冷方。

竹叶，切，一升　小麦半升　甘草　黄芩　栝楼根　泽泻　茯苓　知母　白术　大黄各二两　桂心二铢　生姜一两半　人参　麦门冬　半夏各一两　当归十八铢

右十六味，㕮咀，以水七升，煮竹叶、小麦取四升，去滓，内药煎取一升六合，分四服。

竹叶、泽泻利水除热；桂心、生姜解表退热；麦冬、小麦、栝楼根生津退热；黄芩、知母、大黄泻火除热；甘草、白术、人参、当归扶正退热。

治小儿连壮热，实滞不去，寒热往来，微惊悸方

大黄一两　黄芩　栝楼根　甘草各十八铢　桂心半两　滑石二两

牡蛎　人参　龙骨　凝水石　白石脂　硝石各半两

右十二味，㕮咀，以水四升，煮取一升半，每服三合，一日一夜令尽。虽吐亦与之。注：一本加紫石英半两。

壮热积久，邪阻正虚。本方清热涤邪的同时，辅以益气扶正之品，使祛邪而不伤正，正存而邪易祛。

调中汤

治小儿春秋月晨夕中暴冷，冷气折其四肢，热不得泄，则壮热。冷气入胃，变下痢，或欲赤白滞起数去，小腹胀痛极壮热，气脉洪大，或急数者，服之热便歇，下亦瘥也，但壮热不吐下者，亦主之方。

葛根　黄芩　茯苓　桔梗　芍药　白术　藁本　大黄　甘草各六铢

右九味，㕮咀，以水二升，煮取五合，服法如后法。儿生一日至七日，取一合分三服；生八日至十五日，取一合半分三服；生十六日至二十日，取二合，分三服；生二十日至三十日，取三合分三服。

葛根、桔梗、藁本解表除热；大黄下滞和胃；黄芩清泻肺胃之热；茯苓、白术健脾调中；甘草、芍药调和荣卫。

生地黄汤

治小儿寒热进退，啼呼腹痛，生地黄汤方。

生地黄　桂心各二两

右二味，㕮咀，以水三升，煮取一升。期岁以下服二合，以上三合。一方七味，有芍药、寒水石、黄芩、当归、甘草各半两。

生地黄凉血清热，桂心散寒退热。

治小儿伤寒发黄方

小豆三七枚　瓜蒂二七枚　糯米四十枚

右三味为末，吹入鼻中。

（七）《外台秘要》收录的《肘后方》《深师方》《小品方》等诸方书之伤寒治疗方剂

《外台秘要》成书于公元752年，它收载了唐代及之前的大量方书资料，为伤寒学说的研究提供了重要的参考依据。

《外台秘要·卷一·伤寒上》

1.《肘后方》葱豉汤

《肘后》疗伤寒有数种，庸人不能分别。今取一药兼疗者。若初觉头痛肉热，脉洪起，一二日便作此葱豉汤方。

葱白一虎口　豉一升，绵裹

右二味，以水三升，煮取一升，顿服取汗。若汗不出，更作，加葛根三两。一方更加升麻三两。水五升，煮取二升，分温再服。徐徐服亦得。必得汗即差。若不得汗，更作。加麻黄三两，去节服。取汗出为效。注：文仲同。

又方

葱白一握，切　米三合　豉一升

右三味，以水一斗，煮米少时，下豉后内葱白，令大熟，取三升，分温三服，则出汗。

葱白辛温解表，发汗散寒；豆豉辛凉解表，清热除烦。二者合用，既无辛燥之弊，又无寒凉之滞。粳米和胃生津，扶正祛邪。

又方

豉一升，絺绵裹

右一味，以童子小便三升，煮取二升，分温再服，汗出为效。《集验方》加葱白一升，切。云神良。注：支太医、文仲、《备急》同。

豆豉解表清热，童子小便凉血通阴，所以可治外感风热之症。且《集验方》《张文仲方》《备急方》等方书，均载有此方，是该方简便易行，所以普遍使用。

又方

葛根四两，切

右一味，以水一斗，煮取三升，内豉一升更煮，取一升半，分温再服，取汗为差。又方捣生葛汁一二升服，亦佳。

葛根、豆豉均以辛凉解表、疏风退热为功效，治疗外感风热、头痛发热、脉浮苔黄等症。

上诸方为伤寒病汗法治疗之例。

又疗伤寒汗出不歇，已三四日胸中恶，欲令吐者方。

豉三升，绵裹　盐一两

右二味，以水七升，煮取二升半，去滓，内蜜一升，又煮三沸。顿服一升。安卧，当吐。不吐，更服一升。取吐为效。

又方

苦参三分　甘草，炙，一分　瓜蒂　赤小豆各二七枚

右四味，切，以水一升，煮取半升。一服之，当吐。吐不止者，作葱豉粥解之必息。忌海藻、菘菜。

又方

苦参　黄芩各二两　生地黄半斤

右三味，切，以水八升，煮取二升。服一升。或吐下毒物。忌芜荑。

上三方为治疗伤寒病吐法之例。

2.《深师方》伤寒发汗方

《深师》疗伤寒一日至三日，应汗者，作为此汤方。

葛根半斤　乌梅十四枚　葱白一握　豉一升，绵裹

右四味，切，以水九升，煮取三升，分为三服。初一服，便厚覆取汗，汗出粉之。

葛根、葱白、豆豉发汗解表，佐乌梅敛汗生津，以防汗泄太过而伤津。

麻黄解肌汤

疗伤寒三四日，烦疼不解者方。

麻黄三两，去节　甘草一两，炙　杏仁七十枚，去皮尖，熬　桂心二两

右四味，切，以水九升，先煮麻黄减二升，掠去沫，乃内诸药合煮，取二升半，绞去滓，分服八合。以汗出为度。忌海藻、菘菜、生葱。注：本仲景麻黄汤。《千金翼》并同。

此即麻黄汤，《深师方》叫作"麻黄解肌汤"。这说明麻黄汤方名之使用，在当时并不统一。麻黄汤为发汗峻剂，治疗伤寒脉浮紧、头痛发热等症。

黄芩汤

疗伤寒六七日，发汗不解，呕逆下利，小便不利，胸胁痞满，微热而烦方。

黄芩　桂心各三两　茯苓四两　前胡八两　半夏半升，洗

右五味，以水一斗二升，煮取六升，分为六服。日三服，夜三服。间食生姜粥。投取小便利为差，忌羊肉、饧、生葱、酢物。

此以祛风利水为治。桂心、前胡祛风解表。前胡，古人常与柴胡相互代替使用，每治胸胁痞满、呕逆等症。半夏降逆止呕，茯苓利水渗湿，黄芩清泻热邪。

石膏汤

疗伤寒病，已八九日，三焦热，其脉滑数，昏愦，身体壮热，沉重拘挛，或时呼呻，而已攻内，体犹沉重拘挛。由表未解，今直用解毒汤，则挛急不差；直用汗药，则毒因加剧。而方无表里，疗者意思以三黄汤以救其内，有所增加。以解其外，故名石膏汤方。

黄连　石膏　黄柏　黄芩各二两　香豉一升，绵裹　栀子十枚，擘　麻黄三两，去节

右七味，以水一斗，煮取三升，分为三服。一日并服，出汗。初服一剂小汗，其后更合一剂。分两日服。常令微汗出，拘挛、烦愦即差。得数行利，心开令语，毒折也。忌猪肉、冷水。

此内清热邪、外散风邪之剂，表里双解。伤寒日久，三焦热盛，故用石膏、黄连、黄柏、黄芩、栀子清泻内热、凉血解毒；麻黄、香豉发汗祛风，消散表邪。

3.《小品方》白薇散

《小品》诏书发汗白薇散，疗伤寒二日不解方。

白薇二两　麻黄七分，去节　杏仁去皮尖，熬　贝母各三分

右四味，捣散，酒服方寸匕，厚覆卧，汗出愈。注：《古今录验》《千金》同。

初感伤寒，邪在卫肺，所以用麻黄、白薇解散表邪，用杏仁、贝母利肺降气。

鸡子汤

疗发汗后，二三日不解，头痛内热方。

麻黄一两，去节　甘草一分，炙

右二味，切，以水二升，加鸡子白令置水内，合和令匀，内药复搅令和，上火煎之，勿动，煎

至一升。适寒温，顿服之。盖覆汗出，粉傅之。有效。忌海藻、菘菜。注：《古今录验》《备急》同。张文仲疗天行。

此扶正发汗之剂。麻黄发汗祛邪，甘草、鸡子白助益正气。

葛根汤

疗伤寒三四日不差，身体热毒方。

葛根八两　生姜三两　龙胆　大青各半两　桂心　甘草，炙　麻黄，去节，各二两　萎蕤一两　芍药　黄芩各二两　石膏，碎　升麻各一两

右十二味，切，以水一斗，先煮葛根、麻黄取八升，掠去沫，后内余药煮取三升，分三服。日二夜一。忌海藻、菘菜、生葱。注：《千金》同。名葛根龙胆汤。

葛根、生姜、桂心、麻黄发汗祛风，解除表邪；龙胆、大青、升麻清热解毒；石膏、黄芩清热泻火；甘草、芍药、萎蕤调和荣卫气血。

麻黄升麻汤

疗伤寒六七日，其人大下，寸脉沉迟，手足厥逆，下部脉不至，咽喉痛不利，唾脓血，泄利不止者，麻黄升麻汤方。

麻黄二两半，去节　升麻三分　当归五分　知母　萎蕤，一作菖蒲　桂心　芍药　干姜　石膏碎　甘草，炙　茯苓　白术各一两

右十四味，切，以水一斗，先煮麻黄减二升，掠去上沫，内诸药，煮取三升，去滓，温分三服。相去如炊三斗米顷，令尽。汗出便愈。忌海藻、菘菜、生葱、醋、桃、李、雀肉等。注：此张仲景《伤寒论》方。通按：《千金》作麻黄、知母、萎蕤、黄芩各三两，余十味作各二两，为异耳。用此方者，当以《伤寒论》为正。

此大下后，阳气受伤，又成表里寒热互杂之证。方中麻黄、升麻、桂心继续解表散邪；当归、芍药、白术、茯苓、甘草、萎蕤调补气血；干姜通阳解逆；石膏、知母、黄芩、麦冬清热凉血。

4.《集验方》伤寒时气方

《集验》疗伤寒、时气、温疫，头痛壮热，脉盛，始得一二日者方。

真丹砂一两，末

右一味，以水一斗煮之，取一升顿服之，覆取汗。忌生冷物。注：《千金》同。

丹砂解毒祛邪，覆汗宣散寒邪。

又疗疫气、伤寒，三日以后不解者方。

好豉一升，绵裹　葱白切，一升

右三味，童子小便五升，煮取二升，分再服。覆取汗，神效。注：《千金》同。

此发汗轻剂。豆豉辛凉，葱白辛温，二者合用，发汗宣邪而无寒凉燥热之弊。

又疗伤寒五六日，斑出以后汤方

猪胆三合　鸡子一枚　苦酒三合

右三物，合和煎令三沸，强人尽服之，赢人煎六七沸，分为再服。取汗为效。注：《文仲》《备急》《千金》同。

猪胆汁清热解毒；鸡子滋益阴血；苦酒即醋，利血通阴。共成清热凉血、祛邪制毒之功效。

大柴胡汤

疗伤寒七八日不解，默默烦闷，腹中有干粪，讝语，大柴胡汤方。

柴胡　半夏汤洗，各八两　生姜四两　知母　芍药　大黄　萎蕤各二两　甘草炙　一方加枳实

四两 黄芩二两

右十味，切，以水一斗，煮取三升，去滓，温服一升，日三服。忌海藻、菘菜、羊肉、饧。注：《范汪》加人参三两，余并同。《千金》用芍药不用枳实。

柯琴："大、小柴胡俱是两解表里之剂。大柴胡主降气，小柴胡主调气。"

吴遵程："此汤治少阳经邪渐入阳明之府，或误下引邪内犯，而过经不解之证。故于小柴胡汤中除去人参，甘草助阳恋胃之味，而加芍药、枳实、大黄之沉降，以涤除热滞也。与桂枝大黄汤同义，彼以桂枝、甘草兼大黄，两解太阳误下之邪；此以柴胡、黄芩、半夏兼大黄，两解少阳误下之邪。"

又疗伤寒热病十日以上，发汗不解，又吐下后诸热不除，及下利不止，斑出方。

大青四两 甘草炙，二两 阿胶，炙珠，二两 豉一升，绵裹

右四味，切，以水八升，煮二味取三升，去滓，内豉煮三沸，去滓，乃内胶令溶，分温三服。欲尽更作，当使有余汤者当饮。但除热，止吐下，无毒。忌海藻、菘菜。注：《肘后》《深师》《千金》同。

方以凉血滋阴为主。大青、豆豉清热凉血，解毒消斑；阿胶滋补阴血；炙甘草益气和中。

5.《千金方》

青膏方

《千金》治伤寒头痛，项强，四肢烦疼，青膏方。

当归 芎藭 吴茱萸 附子 乌头 莽草 蜀椒各三两 白芷三两

右八味，切，以醇苦酒渍再宿，以猪脂四斤，缓火煎，候白芷色黄，绞去滓，以暖酒服枣核大三枚，日三服。取汗。不知，稍增。可服可摩，如初得伤寒一日，苦头痛，背强，宜摩之佳。忌猪肉。

此内外两用之剂。内服祛风解毒，外摩疏肌止痛。

又少阴病，得病二三日，口燥咽干，急下之宜承气汤。

又少阴病六七日，腹满不大便者，急下之，宜承气汤。

又阳明证，其人善忘，必有蓄血。所以然者，本有久瘀血，故令善忘，虽大便坚，反易。色必黑，宜抵当汤下之。

又伤寒有热而少腹满，应小便不利，今反利者，此为有血，不可余药，宜抵当丸。

又太阳病，身黄，脉沉结，少腹坚，小便不利者，此为无血也；小便自利，其人如狂者，血证谛也。宜抵当汤下之。

又阳明病脉迟，虽汗出不恶寒，体必重，短气腹满而喘。有潮热者，此外欲解，可攻里也。手足濈然汗出者，此为大便已坚，宜承气汤主之。若汗多而微发热恶寒，为外未解，宜桂枝汤。其热不潮，未可与承气汤。若腹大满不大便，可少与承气汤，微和其胃气，勿令致大下。

又阳明病，潮热微坚者，可与承气汤；不坚者，勿与之。若不大便六七日，恐胃中有燥粪，欲知之法，可与小承气汤，若腹中转失气者，为有燥粪，乃可攻之；若不转失气者，此为但头坚后溏，不可攻之。攻之，必胀满不能食。欲饮水者，即哕。其后发热者，必复坚与小承气汤和之。不转失气者，慎不可攻之。

夫实则谵语，虚则郑声。注：郑声，重语也。直视谵语，喘满者死。若下利者亦死。

又伤寒四五日，脉沉喘满，沉为在里而反发汗，津液越出，大便为难。夫表虚里实，久则谵语。

上诸条伤寒病下法之论述，《外台秘要》引自《千金方》，并未提及是《伤寒论》之说，也未

注明"《伤寒论》同"或"仲景同"等语。说明这些论述出自《千金方》,《伤寒论》在《千金方》之后,沿袭引用了上诸论。

《外台秘要》时,《伤寒论》已经问世,所以它才能得以引录《伤寒论》的方剂。偏偏上述之论只字不提《伤寒论》,而列于《千金方》之下,难道是当时的《伤寒论》无此论说,是宋版《伤寒论》据《千金方》之说补入? 还是《外台秘要》认为该说之本源是《千金方》,故将其列于《千金方》之下?

总之,这印证了一个观点,即《千金方》早于《伤寒论》。

承气汤方

枳实陈者五枚,炙 大黄四两 芒硝三合 厚朴半斤

右四味,切,以水一斗,先煮二味,取五升,内大黄,更煮取二升,去滓,内芒硝,更上微火一两沸,分温再服。得下,余勿服也。

成无己:"邪气入于胃也,胃中气郁滞,糟粕秘结壅而为实,正气不得舒也。《本草》曰通可去滞,泄可取邪。塞而不利,闭而不通,以汤荡涤。使塞者利而闭者通,正气得以舒顺,是以承气名之。"

张志聪:"伤寒六经,止阳明少阴有急下证。盖阳明秉悍热之气,少阴为君火之化。在阳明而燥热太甚,缓则阴绝矣;在少阴而火气猛烈,勿戕将自焚矣。"

小承气汤方

大黄四两 厚朴二两,炙 枳实大者三枚,炙

右三味,切,以水四升,煮取一升二合,去滓,分温再服。若一服得利,谵语止,勿服之也。

唐容川:"小承气则重在小肠,故仲景提出腹大满三字为眼目。盖小肠正当大肠之内,小肠通身接连油膜,故枳朴能疏利油膜之气下达小肠而出,大黄泻其实热。此小承气所以重在小肠也。其不用芒硝,以小肠不秉燥气,不取硝之滑润也。"

又抵当丸方

水蛭二十枚,熬 桃仁二十枚,去皮尖、双仁 虻虫二十枚,去足翅,熬 大黄三两

右四味,末,下筛合,分为四丸。以水一升,煮一丸,取七合,顿服。时时当下血,不下,仍须服之。取血下为效。

喻嘉言:"伤寒蓄血较中风蓄血更为凝滞,故变汤为丸而连滓服之。"

张志聪:"夫热结膀胱,必小便利而后为有血者,何也? 盖膀胱者乃胞之室,胞中有血,膀胱无血,小便不利者热结膀胱也。小便利,则膀胱气分之邪,散入于胞中之血分,故必下血乃愈。"

又抵当汤方

水蛭熬,三十枚 桃仁二十枚,去皮 虻虫去足翅,熬,三十枚 大黄三两

右四味,切,以水五升,煮取三升,分为三服,不下更服。

章虚谷:"络伤则血不能循行,随阴阳之部而溢出,其伤处即瘀阻,阻久而蓄积,无阳气以化之,乃成死血矣。故仲景用飞走虫药,引桃仁专攻络结之血。大黄本入血分,再用酒浸,使其气浮,随虫药循行表里,以导死血归肠腑而出。"

又疗伤寒头痛壮热,百节疼痛汤方

柴胡 芍药 栀子各四两 知母四两 香豉一升,绵裹 石膏八两,碎黄芩 大青 升麻 杏仁去双仁,皮尖各三两

右十味,切,以水九升,煮取二升七合,分三服。苦热盛者,加大黄四两。

此辛凉解表、清热凉血之剂。

6. 《千金翼方》

附子汤

疗少阴病一二日，口中和，其背恶寒者。当灸之，服附子汤方。

大附子二枚，炮　茯苓　芍药各二两　人参二两　白术四两

右五味，切，以水八升，煮取三升，温服一升，日三服。忌猪肉、桃、李、雀肉、酢。

柯琴："此大温大补之方，乃正治伤寒之药，为少阴固本御邪之剂也。与真武汤似同而实异。倍术附去姜，加参，是温补以壮元阳。"

又疗少阴病二三日，咽痛者，可与甘草汤；不差，可与桔梗汤方。

甘草汤方

甘草二两

右一味，切，以水三升，煮取一升半，服七合，日三服。忌海藻、菘菜。

桔梗汤方

大桔梗一两　甘草，炙，三两

右二味，切，以水三升，煮取一升，分两服。吐脓血差。忌猪肉、海藻、菘菜。

生甘草泄热缓痛，桔梗利肺豁痰。

又疗少阴病二三日至四五日，腹痛，小便不利，下利不止而便脓血，桃花汤方。

桃花汤

赤石脂一斤，一半全用，绵裹，一半筛末

干姜一两，切　粳米一升

右三味，以水七升，煮取米熟，去滓，取七合，内赤石脂末一方寸匕，日三服。注：《伤寒论》《千金》《崔氏》《范汪》同。

李时珍："取赤石脂之重涩入下焦血分而固脱；干姜之辛温暖下焦气分而补虚；粳米之甘温佐石脂、干姜而润肠胃也。"

又疗少阴病得之二三日已上，心中烦不得卧者，黄连阿胶汤主之方。

黄连阿胶汤

黄连四两　黄芩一两　鸡子中黄二枚　芍药二两　阿胶三两，炙，一云三片

右五味，切，以水六升，先煮三味取二升，去滓，内阿胶煮烊尽，小冷，内鸡子黄搅令相得。温服七合，日三服。忌猪肉、冷水。

黄芩、黄连清心泻火；鸡子黄、阿胶、芍药补益阴血，养心安神。柯琴："用芩、连以直折心火；用阿胶以补肾阴；鸡子黄佐芩、连于泻心中补心血；芍药佐阿胶于补阴中敛阴气。"

小柴胡汤

疗伤寒五六日，中风，往来寒热，胸胁苦满，嘿嘿不欲饮食，心烦喜呕。或胸中烦而不呕，或渴，或腹中痛，或胁下痞坚，或心下卒悸，小便不利，或不渴，外有微热，或咳。小柴胡汤方。

柴胡八两　半夏洗，半斤　生姜　黄芩　人参　甘草炙，各三两　大枣十二枚，擘

右七味，切，以水一斗二升，煮取六升，去滓，更煎取三升，温服一升，日三服。

但胸中烦而不呕者，去半夏、人参，加栝楼实一枚；若渴者，去半夏，加人参，合前成四两半，栝楼根四两；若腹中痛者，去黄芩，加芍药三两；若胁下痞坚者，去大枣，加牡蛎六两；若心下卒悸，小便不利者，去黄芩，加茯苓四两；若不渴，外有微热者，去人参，加桂心三两，温覆取

微汗；若咳者，去人参、大枣、生姜，加五味子半升，干姜二两。忌羊肉、饧、海藻、菘菜。注：《崔氏》《深师》同。

柴胡清郁热，祛表邪；黄芩清胸腹之热；生姜、半夏和胃止呕；人参、甘草、大枣益气扶正。

尤在泾："胸中烦而不呕者，邪聚于膈而不上逆也，热聚则不得以甘补，不逆则不必以辛散，故去人参、半夏，而加栝楼实之寒以除热而荡实也；渴者，木火内烦而津虚气燥也。故去半夏之温燥，而加人参之甘润，栝楼根之凉苦，以彻热而生津也；腹中痛者，木邪伤土也，黄芩苦寒不利脾阳，芍药酸寒能于土中泻木，去邪气，止腹痛也；胁下痞硬者，邪聚少阳之募，大枣甘能增满，牡蛎咸能软坚。王好古云：'牡蛎以柴胡引之，能去胁下痞也。'心下悸，小便不利者，水饮蓄而不行也。水饮得冷则停，得淡则利，故去黄芩加茯苓；不渴，外有微热者，里和而表未解也。故不取人参之补里，而用桂枝之解外也；咳者，肺寒而气逆也。经曰：'肺苦气上逆，急食酸以收之。'又曰：'形寒饮冷则伤肺。'故加五味之酸以收逆气，干姜之温以却肺寒。参、枣甘壅，不利于逆；生姜之辛，亦恶其散耳。"

栀子豉汤

疗伤寒五六日，大下之后，身热不去，心中结痛，此为未解，栀子豉汤方。

肥栀子十四枚，擘　香豉四合，绵裹

右二味，以水四升，先煮栀子取二升半，去滓，内豉，更煮取一升半，去滓，温分再服。若一服得吐，余更勿服之。若呕者，用后栀子加生姜汤。注：《伤寒论》《备急》同。《伤寒论》兼疗不得眠。

栀子清热除烦，香豉宣散热邪。此又为吐法轻剂。

栀子生姜汤

肥栀子十四枚，擘　香豉四合　生姜五两，切

右三味，以水四升，煮栀子，生姜取二升半，去滓，内豉，更煮取一升半，去滓，温分再服。若一服安，即勿服。注：《伤寒论》同，并疗虚烦不得眠耳。"

栀子、香豉清热除烦，生姜和胃止呕。

上方中，桃花汤、栀子豉汤、栀子生姜汤方后注云："《伤寒论》同。"而附子汤、甘草汤、桔梗汤、黄连阿胶汤、小柴胡汤，却只字未提《伤寒论》，而今之宋本《伤寒论》该五方具备，且治症相同。

陷胸汤

伤寒六七日，结胸，热实，其脉沉紧，心下痛，按之如石坚，宜陷胸汤主之方。

大黄六两，切　甘遂末一钱　芒硝一升

右三味，以水六升，先煮大黄取二升，去滓，内芒硝，煮一二沸，乃内甘遂，小温，分再服。得快利，止后服。

此即大陷胸汤。水热壅积，成为结胸，所以用甘遂泻热涤水，大黄清热荡邪，芒硝软坚散结，荡涤秽滞。

白虎加人参汤

伤寒若吐若下后，七八日不解，热结在里，表里俱热，时时恶风，大渴，舌上干燥而烦，欲饮水数升者，白虎加人参汤主之。

石膏　粳米各一升　知母六两　人参三两　甘草二两，炙

右五味，切，以水一斗二升，煮米熟，内药，煮取六升，去滓，分服一升，日三服。此方立秋后，

立春前，不可行白虎汤。正、二、三月时尚冷，亦不可与服，与之则呕利而腹痛。忌海藻、菘菜。

白虎汤为清热泻火之剂，加人参益气生津。

白虎汤

伤寒无大热而口干渴，心烦，其背微恶寒者，白虎汤主之。

伤寒脉浮，发热无汗，其表不解者，不可与白虎汤。渴欲饮水，无表证者，白虎汤主之方。

知母六两　石膏一斤，碎，绵裹　甘草三两，炙　粳米六合

右四味，切，以水一斗二升，煮取米熟，去米内药，煮取六升，去滓，分六服。日三服。忌海藻、菘菜。注：《千金》《伤寒论》《备急》《文仲》《崔氏》《范汪》《经心录》同。诸家兼疗天行之病。

白虎汤是一首治疗伤寒热病之经典方剂，所以诸方书纷纷载录。

程知："大热之气得辛凉而解，犹之暑喝之令得金风而爽。故清凉之剂以白虎名之。"

柯琴："石膏辛寒，辛能解肌热，寒能胜胃火，寒能沉内，辛能走外。此味两擅内外之能，故以为君；知母苦润，苦亦泻火，润以滋燥，故用为臣；甘草、粳米调和于中宫，且能土中泻火。"

柴胡加龙骨牡蛎汤

疗伤寒八九日，下之后，胸满烦悸，小便不利，谵语，一身尽重，不可转侧。柴胡加龙骨牡蛎汤方。

柴胡四两　黄芩　生姜　龙骨　人参　牡蛎，熬　铅丹　桂心　茯苓各一两半　半夏二合半，汤洗　大枣六枚，擘　大黄二两

右十二味，切，以水八升，煮取四升，内大黄，切如博棋子，煮取二升，去滓，温分再服。忌羊肉、饧、生葱、酢物。

小柴胡汤清解表里；桂枝祛风解肌；龙骨、牡蛎、铅丹镇惊除烦；大黄清胃止谵；茯苓渗湿利水。共成表里双解之剂。

茵陈汤

阳明病，发热而汗出，此为热越，不能发黄也。但头汗出，其身无有，剂颈而还，小便不利，渴引水浆。此为瘀热在里，身必发黄，宜服茵陈汤方。

茵陈六两　大肥栀子十四枚，擘　大黄二两

右三味，切，以水一斗二升，先煮茵陈，减六升，去滓，内诸药，煮取三升，分三服。小便当利如皂荚沫状，色正赤，一宿腹减，黄从小便去。

此清热利湿之剂。茵陈、栀子清热利湿退黄，大黄清热凉血逐黄。

7.《崔氏方》

伤寒始得方

《崔氏》疗伤寒始得一二日方。

便可灸顶三壮，又灸大椎三壮，各加至五壮亦良。用之验。

大椎，平骨斜齐高大者是也。仍不得侵项分，取之则非也。上接项骨，下肩，齐在椎骨节上，是余穴尽在节下。凡灸刺不得失之毫厘。今崔氏不定高下，是以言之。注：出《黄帝针灸经》。

此述伤寒病初起，用灸法之例。

度瘴散

疗伤寒一日至三日，可发汗，度瘴散方。

麻黄十分，去节　桔梗　蜀椒，汗　细辛　白术　吴茱萸　防风各四分，乌头，炮　干姜　桂心各五分

右十味，捣筛为散，温酒服方寸匕。温覆取汗，或数服得汗即止。若得病一二日而轻者，服此药皆得汗解。若得便重者，颇不能解也。然可以二大豆许着鼻孔中，觉燥涕出，一日可三四着。必愈。兼辟天行病。忌猪肉、生葱、生菜、桃、李、雀肉等。

麻黄、桂心、防风发汗祛邪；蜀椒、干姜、吴萸、细辛祛寒散邪；白术和中；桔梗利肺；乌头祛风解毒。

神丹丸

疗伤寒敕色恶寒，发热体疼，发汗，神丹丸方。

人参五分　乌头四分，炮　半夏洗，五分　茯苓五分　朱砂一分，研　附子四分，炮

右六味，捣为末，蜜和丸如大豆，每服三丸，生姜汤下。发汗出，令体中溅溅然。如汗未出，更以热粥投之令汗出。若汗少不解，复如前法。若得汗足，不解，当服桂枝汤。此药多毒，饮水解其热，愈。周护军子期自说天行用之甚良。故记之。忌猪、羊肉、大酢、生血等物。注：《删繁》《范汪》同。兼主天行。

方中乌头、附子、朱砂解毒祛邪；人参、茯苓益气扶正；半夏燥湿祛痰。

葱豉汤

疗伤寒服度瘴散而不汗出者，便作葱豉汤方。

葱十四茎　豉一升，绵裹

右二味，以水三升，煮取一升，顿服。温暖覆取汗出，胜度瘴散也。注：与前《肘后方》重。

此发汗解表之剂。辛温辛凉共用，温覆取汗散邪。

麻黄汤

疗伤寒。前军府直吏周虎服葛根汤，再服不得汗。余更视之，甚恶寒而拘急，更思作麻黄汤以解之方。

麻黄二两，去节　葛根三两　葱白十四茎　豉一升，绵裹

右四味，切，以水七升，煮取二升半，分三服。虎再服快汗愈。其疹与周虎相似者，服之皆汗，十余人瘥。

麻黄、葱白发汗散寒；葛根、豆豉，辛凉解表，凉血消疹。

又疗伤寒，阮河南蒸法。

薪火烧地良久，扫除去火，可以水小洒，取蚕砂若桃叶、桑、柏叶诸禾糠及麦麸皆可取用。易得者，牛、马粪亦可用。但臭耳。桃叶欲落时，可益收取干之。以此等物着火处，令厚二三寸，布席卧上温覆。用此发汗，汗皆出。若过热，当细审消息。大热者，可重席，汗出周身辄便止，汉以温粉粉身，勿令过风。

此火法发汗之例。

又疗伤寒三五日，疑有黄，则宜服此油方。

取生乌麻清油一盏，水半盏，以鸡子白一枚和之，熟，搅令相得，作一服令尽。

小前胡汤

疗伤寒六七日不解，寒热往来，胸胁苦满，默默不欲饮食，心烦喜呕，寒疝腹痛方。注：胡洽云，出张仲景。

前胡八两　半夏半升，洗　生姜五两　黄芩　人参　甘草炙　各三两　干枣十二枚，擘

右七味，切，以水一斗，煮取三升，分四服。忌羊肉、饧、海藻、菘菜。注：《古今录验》同，仲景方用柴胡不用前胡。今详此方，治寒疝腹痛，恐性凉耳。合用仲景柴胡桂姜汤。今崔氏用之，

未知其可也。

此即小柴胡汤柴胡易前胡。彼时古人此方前胡、柴胡每有替代混用之例。

承气汤

疗伤寒或始得至七八日不大便，或四五日后不大便，或下后秘塞，承气汤方。

厚朴，炙　大黄各三两　枳实六片，炙

右三味，切，以水五升，煮取二升，体强者服一升，赢者服七合，得下必效。止。注：《范汪》同。

此小承气汤方。厚朴、枳实行气通滞，大黄清热通便。此未注明为《伤寒论》方。

又姜兑法

削生姜如小指长二寸，盐涂之，内下部中，立通。

又方

以猪胆灌下部用，亦立通。注：张仲景《伤寒论》云：猪胆和法醋少许，灌谷道中。

黄连解毒汤

前军督护刘车者，得时疾三日，已汗解。因饮酒复剧，苦烦闷干呕，口燥呻吟，错语，不得卧。余思作此黄连解毒汤方。

黄连三两　黄芩　黄柏各二两　栀子十四枚，擘

右四味，切，以水六升，煮取二升，分二服。一服目明，再服进粥，于此渐瘥。余以疗凡大热盛烦呕，呻吟错语，不得眠，皆佳。传语诸人用之亦效。此直解热毒，除酷热，不必饮酒剧者，此汤疗五日中神效。忌猪肉、冷水。

此清热泻火、解毒凉血之剂。

大前胡汤

疗伤寒八九日不解，心腹坚满，身体疼痛，内外有热，烦呕不安方。

前胡半斤　半夏半升，洗　生姜五两　枳实八片，炙　芍药四两　黄芩三两　干枣十二枚，擘

右七味，以水一斗，煮取三升，分四服。日三夜一服。忌羊肉、饧等物。

注：《古今录验》同。张仲景用柴胡不用前胡。本云加大黄二两，不加大黄，恐不名大柴胡汤。

此又彼时古人前胡、柴胡互用之例。本方是小前（柴）胡汤去人参、甘草，加枳实、芍药，一方加大黄而成。主治少阳兼阳明里实之证，为少阳、阳明两解之剂。

增损四顺汤方

凡少阴病寒多，表无热，但苦烦愦，默默而极不欲见光，有时腹痛，其脉沉细而不喜渴，经日不瘥，旧用四顺汤。余怪其热，不甚用也，若少阴病下利而体犹有热者，可服黄连龙骨汤。若已十余日而下利不止，手足彻冷，及无热候者，可服增损四顺汤方。

甘草二两，炙　人参二两　龙骨二两　黄连　干姜各二两　附子中形者一枚，炮，去黑皮

右六味，切，以水六升，煮取二升，分再服。不瘥，复作。甚良，若下而腹痛，加当归二两，呕者加橘皮一两。忌海藻、菘菜、猪肉、冷水。

方中干姜、附子温经助阳；甘草、人参益气健脾；龙骨固涩止泻；黄连清热燥湿。

陟厘丸

疗少阴病二十日后，下不止，可服陟厘丸，浩京方。

陟厘四两，不用咸者　当归四两　汉防己三两　黄连三两　紫石英别捣末，细研，二两　豉三升　厚朴二两，炙　苦酒五升

右八味，切，以二升苦酒渍防己一宿，出，切，炙之燥，复内苦酒中尽止。又以三升苦酒渍豉一宿，小蒸之。研绞取汁。捣，下筛诸药，以酒豉汁和之，丸如梧桐子大，冷浆水服二十丸。丸极燥，乃可服之，忌猪肉冷水。

《名医别录》："陟厘，味甘，大温无毒。主治心腹大寒，温中消谷，强胃气，止泄痢。"黄连燥湿止泻；厚朴温中行气；当归活血止痛；紫石英末固涩止泻；豆豉和胃除烦。

8.《张文仲方》

《张文仲》葛氏疗伤寒及温病，头痛壮热，脉盛，始得一二日方。

破鸡子一枚

着冷水半升中，搅令相得。别煮一升水，令沸，以鸡子水投其汤中，急搅调。适寒温，顿服。覆取汗。注：《备急》同。

小柴胡汤

疗伤寒二三日以上，至七八日不解者，可服小柴胡汤方。

柴胡半斤　人参　甘草炙　黄芩　生姜各二两　半夏五合，洗　大枣十二枚擘

右七味，切，以水一斗二升，煮取三升，分三服。微覆取汗，半日便瘥。不瘥，更服一剂。忌羊肉、饧、海藻、菘菜。注《备急》《范汪》《千金翼方》同。

酒胆方

疗伤寒，温病等三日以上，胸中满，陶氏云：若伤寒温病已三四日，胸中恶，欲令吐者，服酒胆方。

苦酒半升　猪胆一枚

右二味，和，尽服之。吐则愈，神验。支云：去毒气妙。注：《胡洽》《集验》《备急》《千金》同。

猪胆汁清热解毒，苦酒即醋，和血通阴。

伤寒吐方

疗伤寒，《近效方》：凡胸中恶，痰饮，伤寒，热病，瘅疟，须吐者方。

盐末，一大匙

右一味，以生熟汤调下，须臾则吐。吐不快，明旦更服。甚良。注：《备急》同。

瓜蒂散

主伤寒胸中痞塞，宜吐之方。

瓜蒂　赤小豆各一两

右二味，捣散，白汤服一钱匕。取得吐，去病瘥，止。注：《备急》《经心录》《范汪》同。

上二方系吐法治疗伤寒病之例。

又疗伤寒已四五日，头痛体痛，肉热如火，病入肠胃，宜利泻之方。

生麦门冬一升，去心　生地黄切，一升　知母二两　生姜五两半　芒硝二两半

右五味，以水八升，煮取二升半，内芒硝，煎五沸，分五服，取利为度。忌芜荑。注：《备急》同。

生麦冬，生地、知母清热润肠；芒硝利肠通滞；生姜理气和中。

又疗伤寒五日以上，宜取下利，陶氏云：若汗出大便坚而谵语方。

大黄四两　厚朴二两，炙　枳实四枚，炙

右三味，以水四升，煮取一升二合，分两服。通者一服止。注：此是仲景方。《备急》《范汪》

同。与前《千金》《崔氏》方重。

此即小承气汤，当时有些方书此方尚无方名。小承气汤为清热通便、行气除滞之方。

又疗伤寒八九日不瘥，名为败伤寒，诸药不能消者方。

鳖甲，炙　蜀升麻　前胡　乌梅　枳实，炙　犀角，屑　黄芩各二两　甘草一两，炙　生地黄八合

右九味，切，以水七升，煮取二升半，分五服。日三服夜二服。忌海藻、菘菜、苋菜、芜荑。注：《备急》方同。

鳖甲滋阴散结；犀角、生地黄凉血解毒；升麻、前胡祛风散邪；乌梅敛阴生津；甘草益气和中；枳实行气，黄芩泻热。

承气丸

若十余日不大便者，服承气丸方。

大黄　杏仁去皮尖，各二两　枳实一两，炙　芒硝一合

右四味，捣，下筛，蜜和丸，如弹子大，以生姜汤六七合，研一丸服之，须臾即通，不通，更服一丸。取通为度。注：《备急》同。

大黄、芒硝清泻通便；杏仁润肠通便；枳实破气通滞。

又疗晚发伤寒，三月至年末，为晚发方。方：

生地黄一斤，打碎　栀子二十枚，擘　升麻三两　柴胡　石膏各五两

右五味，切，以水八升，煮取三升，分五服。频频服，若不解，更服。若头面赤，去石膏，用干葛四两。无地黄，用豉一升，煮取三升，分三服。忌芜荑。注：《备急》同。

生地、石膏清热凉血；升麻、柴胡辛凉解表；栀子清热泻火。

9.《古今录验方》

阳毒汤（升麻汤）

《古今录验》阳毒汤，疗伤寒一二日，便成阳毒。或服药吐下之后，变成阳毒。身重腰背痛，烦闷不安，狂言或走，或见神鬼，或吐血下利，其脉浮大数，面赤斑斑如锦文，喉咽痛，唾脓血。五日可疗，至七日，不可疗也。宜服升麻汤。

升麻二分　当归二分　蜀椒汗，一分　雄黄研　栀子　桂心各一分　甘草二分，炙　鳖甲大如手一片，炙

右八味，切，以水五升，煮取二升半，分三服。如人行五里久，再服。温覆手足，毒出则汗，汗出则解。不解重作。服亦取得吐佳。阴毒去雄黄。忌海藻、菘菜、生葱、苋菜。注：《张仲景方》无栀子、桂心。阴毒去雄黄，蜀椒。

升麻、雄黄祛风解毒；当归、桂心行血温经；栀子清热凉血；鳖甲滋阴散结；蜀椒行气解毒；甘草益气散毒。

阴毒汤（甘草汤）

阴毒汤，疗伤寒初病一二日，便结成阴毒，或服汤药六七日以上至十日，变成阴毒。身重背强，腹中绞痛，喉咽不利，毒气攻心，心下坚强，短气不得息，呕逆，唇青面黑，四肢厥冷，其脉沉细紧数。一本无数字。仲景云：此阴毒之候，身如被打。五六日可疗，至七日不可疗。宜服甘草汤方。

甘草炙　升麻　当归各二分　蜀椒一分，出汗　鳖甲大如手一片，炙

右五味，切，以水五升，煮取二升半，分再服。如人行五里顷，复服，温覆，当出汗，汗出则

愈。若不得汗则不解。当重服令汗出。忌海藻、菘菜、苋菜。注：《千金》《集验》《备急》《文仲》《小品》《肘后》同。

还魂丸

疗伤寒四五日，及数年诸癖结坚心下，饮食不消，目眩，四肢疼，咽喉不利，壮热，脾胃逆满，肠鸣，两胁里急，飞尸鬼注邪气，或为惊恐伤，瘦，背痛，手足不仁，口苦舌燥，天行发作有时，风温不能久住，吐恶水方。

巴豆去心皮，熬　甘草炙　朱砂　芍药各二两　麦门冬二两，去心

右五味，各捣，下筛合和，以蜜捣三千下，丸如梧桐子大，每服两丸，葱枣汤下。小儿二岁以上，服如麻子大二丸，日二服。忌海藻、菘菜、野猪肉、芦笋、生血物。

巴豆下积通滞；朱砂祛邪解毒；麦门冬滋阴润燥；甘草、芍药补益气血。共成扶正祛邪之方。

麦奴丸

疗伤寒五六日以上不解，热在胸中，口噤不能言，唯欲饮水，为败伤寒，医所不疗方。

麻黄，去节　大黄　芒硝　灶突中墨　黄芩各二分　麦奴　梁上尘　釜底墨各一分

右八味，捣，筛，蜜和如弹丸，以新汲水五合，研一丸。病者渴欲饮水，但极饮冷水，不节升数，须臾当寒，寒讫汗出则愈。若日移五丈不汗，依前法服一丸，以微利止。药势尽乃食。当冷食，以除药势。一名黑奴丸。小麦黑勃名为麦奴是也。注：《肘后》《胡洽》《小品》《删繁》《张文仲》《深师》《范汪》《经心录》《广济》并同。

方以祛邪解毒为主。从方后注中可以看出，此方在当时，广为应用。

解肌汤

疗伤寒发热身体疼痛方。

葛根四两　麻黄去节　茯苓各三两　牡蛎二两，熬

右四味，切，以水八升，煮取三升，分三服。徐徐服之。得汗通则止。忌酢物。注：《千金》有生姜、甘草。

葛根、麻黄，发汗散邪；牡蛎咸寒凉血；茯苓益气利湿。

调中汤

疗夏月及初秋，忽有暴寒，折于盛热，热结四肢，则壮热头痛。寒伤于胃，则下痢，或血，或水，或赤带下。壮热且闷，脉微且数，宜下之方。

大黄　葛根　黄芩　芍药　桔梗　茯苓　藁本　白术　甘草炙，各二两

右九味，以水九升，煮取三升，分三服。服别相去二食久，勿以食隔，须取快下，壮热便歇，其下亦止也。

凡秋夏早热积日，忽有暴寒折之，热无可散，喜搏著肌中，作壮热气也。胃为六腑之长，最易得伤，非忽暴寒伤之而下也。虚冷人则不在壮热，但下痢或霍乱也。少实人，有服五石，人喜壮热，其适与药吃断下，则加热喜闷而死矣。亦有不止便作壅热毒，壮热甚，不歇则剧，是以宜此调中汤下之，和其胃气，其表热者，宜前胡、大黄下之也。忌海藻、菘菜、猪肉、酢物、桃、李、雀肉等。

此和胃祛邪之剂。方中大黄、黄芩清胃泻热；葛根、桔梗、藁本解肌疏表；茯苓、白术、甘草、芍药补气健脾，缓痛止泻。

这里指出，热盛时节，忽有暴寒而患伤寒病，虚冷之人邪气可直入胃腑，且无太阳、少阳、阳明依次传变之说。这说明当时的伤寒病学说，并非独有六经传变之说。也说明六经传变之说当时尚

未普及。(《古今录验》早于《千金方》)

桃仁承气汤方

疗往来寒热，胸胁逆滞，桃仁承气汤方。

大黄四两，渍，别下　甘草，炙　芒硝，汤成下　桂心各二两　桃仁五十枚，去皮尖，碎

右五味，以水七升，煮取二升半，去滓，内芒硝，更煎一两沸，温分三服。忌海藻、菘菜。注：太医较尉《史脱方》《肘后》《伤寒论》《千金翼》同。

此桃仁承气汤并未指出治疗蓄血证，而是与小柴胡汤治症相当，治疗往来寒热，胸胁逆滞。胸胁逆滞与小柴胡证之"胸胁苦满"，义同。这说明在《千金方》之前，伤寒学说不但在理论上不一致，临床治法也各抒己见。

黄膏方

《范汪》疗伤寒勑色，头痛颈强，贼风、走风。黄膏方。

大黄　附子　细辛　干姜　蜀椒去目　桂心各一两　巴豆好者五十枚，去皮

右七味，各切，以淳苦酒渍药一宿，以腊月猪脂一斤煎之，调适其火，三上三下，药成。伤寒勑色发热，酒服如梧桐子许，又以摩身数百遍。兼疗贼风绝良。风走肌肤，追风所在，摩之。已用有效。注：此赵泉方。《千金》同。忌野猪肉　生葱　生菜　芦笋。

用药膏摩擦肌肤治疗伤寒病，是当时广泛使用的一种方法。此膏既可外摩，又可内服。方中大黄、巴豆祛邪解毒；附子、蜀椒、干姜祛寒散邪；桂心、细辛解表发汗。

白膏

疗伤寒白膏，摩体中，手当千遍，药力方行。并疗恶疮、小儿头疮、牛领、马鞍皆疗之。先以盐汤洗恶疮，布拭之，着膏疮肿上摩，向火千遍，日再，自消方。

天雄　乌头炮　莽草　羊踯躅各三两

右四味，各切，以苦酒三升渍一宿。作东向露灶，又作十二聚湿土各一升许，成，煎猪脂三斤，着铜器中，加灶上炊，以苇薪为火，令膏释内所渍药，炊令沸，下着土聚上沸定顷，上火煎，如此十二过，令土聚尽遍药成，绞去滓。伤寒头痛，酒服如杏核一枚，温覆取汗；咽痛，含如枣核，日三咽之。不可近目。注：《千金》同。忌猪肉等。

此解毒祛邪之剂，亦可外摩、内服。

又崔文行解散，疗伤寒发热者方。注：一名皮瘴散。

乌头一斤，烧　桔梗　细辛各四两　白术八两

右四味，捣散，皆令尽。若中寒，服一钱匕，覆取汗。若不觉，复少增服之。以知为度。时气不和，旦服钱五匕，辟恶气，欲省病，服一服。皆酒服。忌生菜、猪肉、桃、李、雀肉等。注：《千金》同。

乌头祛风解毒；桔梗、细辛散寒退热；白术益气和中。

六味青散

疗伤寒勑色恶寒者方。注：勑通作"赤"。

乌头炮　桔梗　白术各十五分　附子炮，五分　防风　细辛

右六味，捣筛为散，温酒服钱五匕，不知，稍增，服后食顷不汗出者，饮薄薄粥一升，以发之。温覆，汗出溅溅可也。勿令流离，勿出手足也。汗微出，勿粉。若汗大出不止，温粉粉之。不得汗者，当更服之。得汗而不解，当服神丹丸。忌生菜、猪肉、桃、李、雀肉等。注：《千金》同。

此祛风散寒之剂。

桂枝二麻黄一汤方

服桂枝汤大汗出后，脉洪大者，与桂枝汤如前法。若形如疟，一日再发者，汗出便解，属桂枝二麻黄一汤主之方。

桂心一两十七铢　杏仁十六枚，去尖皮　芍药一两六节　麻黄一十六铢，去节　生姜一两六铢，切　甘草炙，一两二铢　大枣五枚，擘

右七味，切，以水五升，先煮麻黄一两沸，掠去沫，乃内诸药，煮得二升，去滓，温服一升，日再。本云桂枝汤二分，麻黄汤一分，合为二升，分再服。今合为一方。忌海藻、菘菜、生葱。注：本张仲景《伤寒论》方。《集验》疗天行。

此方以桂枝汤解肌为主，适加麻黄汤增强发汗之功效，以祛散外邪。芍药用量"一两六节"之"节"字，误，当为"铢"，《千金翼方》作"铢"。

瓜蒂散

疗伤寒及天行，瓜蒂散吐方。

赤小豆一两　瓜蒂一两

右二味，捣作散，温汤二合服一钱匕，药下便卧，若吐便宜急忍也，候食顷不吐者，取钱五匕散，二合，汤和服之便吐矣。不吐复稍增，以吐为度。吐出青黄如菜汁者，五升以上为佳。若吐少，病不除者，明日如前法复服之。可至再三，不令人虚也。药力过时不吐，服汤一升，助药力也。吐出便可食，无复余毒。若服药过多者，益饮冷水解之。注：与前《张文仲》方重。

上"忍"字，当为"吐"字之误，义始合。

七味赤散

疗伤寒热病，辟毒气疫病，七味赤散方。

朱砂　乌头，炮，各二两　细辛　踯躅　干姜　白术各一两　栝楼一两半

右药，捣散服半钱匕，用酒调服。汗出解。不解，增至一钱匕。除邪气，消疫疠。忌桃、李、雀肉、生菜、猪肉、生血等物。

方以祛寒解毒为旨。

疗伤寒，雪煎方

麻黄十斤，去节　杏仁四升，去双仁、尖皮，熬，捣为膏　大黄一斤十三两，金色者，各细锉

右三味，以雪水五石四斗，渍麻黄于东向灶釜中三宿，入大黄搅调，炊以桑薪，煮至二石，去滓，复于釜中下杏仁膏，煎至六七斗，绞去滓，置铜器中，更以雪水三斗合煎，得二斗六升，其药已成，可丸如弹子大。有病者以三沸白汤五合，研一丸入汤中，适寒温服，立汗出。若不愈者，复服一丸，密封药，勿令泄气也。

《外台秘要·卷二·伤寒下》

10.《小品方》

葳蕤汤

疗冬温及春月中风伤寒则发热，头眩痛喉咽干舌强，胸内疼，心胸痞结，满腰背强方。

葳蕤二两　石膏三分，末，绵裹　白薇二两　麻黄二两，去节　独活二两　杏仁二两，去皮尖，两仁　芎䓖二两　甘草二两，炙　青木香二两，无，可用麝香一分代之

右九味，切，以水八升，煮取三升，分三服，取汗。若一寒一热者，加朴硝一分及大黄三两下之。忌海藻、菘菜。注：《古今录验》同。一方有葛根二两。

葳蕤、甘草助益气血；石膏、白薇清泻里热；麻黄、独活疏散表热；青木香、杏仁行气降逆；

芎藭理血祛寒。共成表里双解之剂。

《千金方》栝楼实汤

《千金》疗伤寒中风五六日以上，但胸中烦干呕，栝楼实汤方。

栝楼实一两 柴胡半斤 黄芩三两 甘草三两，炙 生姜四两，切 大枣十枚，擘破

右六味，切之勿令大碎，吹去末，以水一斗二升，煮得六升，绞去滓，更煎取三升，适寒温，服一升，日三服。忌海藻、菘菜。

栝楼实、柴胡开胸利气；黄芩清泄上焦热邪；生姜和胃止呕，疏散风寒；甘草、大枣益气健脾。

《千金翼方》五苓散方

《千金翼》疗中风发热，六七日不解而烦，有表里证，渴欲饮水，饮水而吐，此为水逆，五苓散主之方。

猪苓三分 泽泻五分 茯苓三分 桂心二分 白术三分

右五味，捣筛，水服方寸匕，日三。多饮暖水。汗出愈。忌桃、李、醋物、生葱、雀肉等。

此利水祛邪之剂。

甘草泻心汤

又伤寒中风，医反下之，其人下利日数十行，水谷不化，腹中雷鸣，心下痞坚而满，干呕心烦，不能得安。医见心下痞，以为病不尽，复重下之，其痞益甚。此非结热，但以胃中虚，客气上逆，故使之。甘草泻心汤主之方。

甘草四两，炙 黄芩三两 大枣十二枚，擘 黄连一两 干姜二两 半夏半升，洗去滑

右六味，切，以水一斗，煮取六升，分六服。忌海藻、菘菜、猪、羊肉、饧。注：一方有人参三两。

此引《千金翼方》，并未注明是《伤寒论》方或《伤寒论》同。

《古今录验方》阳旦汤

《古今录验》疗中风伤寒，脉浮发热往来，汗出恶风，项颈强，鼻鸣干呕。阳旦汤主之方。

大枣十二枚，擘 桂枝三两 芍药三两 生姜三两 甘草三两，炙 黄芩二两

右六味，㕮咀，以泉水六升，煮取四升，分四服，日三。自汗者，去桂心，加附子一枚，炮；渴者，去桂加栝楼三两；利者，去芍药、桂，加干姜三两，附子一枚，炮；心下悸者，去芍药，加茯苓四两；虚劳里急者，正阳旦主之。煎得二升，内胶饧半升，分为再服。若脉浮紧，发热者，不可与也。忌海藻、菘菜、生葱等物。注《千金》同。

阳旦汤有大阳旦汤、小阳旦汤之别。据敦煌卷子本《辅行诀脏腑用药法要》，小阳旦汤即"桂枝汤"，大阳旦汤为桂枝汤去加桂枝加黄芩。此方当指小阳旦汤，但与小阴旦汤却相互混淆。

大青龙汤

大青龙汤疗太阳中风，脉浮紧，发热恶寒，身疼痛，汗不出而烦躁方。

麻黄六两，去节 桂枝二两 甘草二两，炙 石膏如鸡子大，碎，绵裹 生姜三两 杏仁四十枚，去两仁及尖皮 大枣十枚，擘

右七味，切，以水九升，先煮麻黄减二升，去沫，乃内诸药，煮取三升，去滓，分服一升。厚覆取微汗，汗出多者，温粉粉之。一服汗者不可再服。若复服，汗多亡阳，遂虚，恶风，烦躁，不得眠也。忌海藻、菘菜、生葱等物。注：张仲景《伤寒论》云：中风，见伤寒脉者可服之。

大青龙汤为发汗峻剂。此汗法治疗伤寒病，邪在太阳经之例。

11.《深师方》甘草汤

《深师》疗伤寒病，哕不止，甘草汤方。兼主天行。

甘草三两，炙　橘皮三两

右二味，切，以水五升，煮取一升，去滓，顿服之。日三四服。取瘥。忌海藻、菘菜。

甘草和胃健脾，橘皮降逆止呕。

又半夏散方

半夏洗，焙干

右一味，末之，生姜汤和服一钱匕。忌羊肉、饧等。

此即小半夏汤易为散方。半夏降逆止呕，生姜散寒和胃。

又赤苏汤方

赤苏一把

右一味，水三升，煮取一升，去滓，稍稍饮之。注：《肘后》同。

赤苏即紫苏，功用发表散寒，理气和中。

又干姜丸方

干姜六分　附子四分，炮

右二味，捣筛，以苦酒丸如梧子，服三丸，日三服。酒饮下皆得。忌猪肉。注：《肘后》同。

此温中祛寒之剂。用于伤寒病阳气不足，寒邪滞中之呕哕之证。

甘竹茹汤

又疗伤寒哕，甘竹茹汤方。

甘竹茹四两　生白米一升

右二味，以水八升，煮之，取米熟汤成，去滓，分服，徐徐服。疗风热气，哕，甚神验。诸哕亦佳。

甘竹茹清热除烦，和胃止呕；生白米和胃生津。

大橘皮汤

又疗伤寒呕哕，胸满虚烦不安，大橘皮汤方。

橘皮一两　甘草一两，炙　生姜四两　人参二两

右四味，切，以水六升，煮取二升，去滓，分三服。忌海藻、菘菜。

此益气和胃之剂。橘皮理气降逆；生姜和胃止呕；甘草、人参益气补中。

12.《小品方》茅根橘皮汤

《小品》茅根橘皮汤，疗春夏天行，伤寒胃冷变哕方。

白茅根，切，一升　橘皮三两　桂心二两，切

右三味，切，以水六升，煮取三升，去滓，温分三服。数数服之，尽，复合之。哕止乃停，取微汗。有热，减桂心一两。忌生葱。注：文仲同。一方有葛根二两。

白茅根祛饮和胃；橘皮行气止呕；桂心温中散寒。

《千金方》生芦根饮

《千金》疗伤寒后呕哕，及干呕不下食，生芦根饮方。

生芦根切，一升　青竹茹一升　粳米三合　生姜二两，切

右四味，以水七升，先煮千里鞋底一只，取五升，澄清，下药煮取二升半，去滓，随意便饮，不瘥，重作。

此治胃中虚热、气逆呕哕之证。生芦根、青竹茹清胃止呕；粳米养阴和胃；生姜行气止呕，温中和胃。

通草汤

又疗伤寒后呕哕，通草汤方。

通草三两　生芦根切，一升　橘皮一两　粳米三合

右四味，切，以水五升，煮取二升，去滓，随意便稍饮。不瘥，更作。取瘥止。注：《古今录验》《文仲》同。

此治伤寒后饮邪停滞，胃中虚热所致之呕哕证候。方中通草、生芦根利水除饮；橘皮和胃降逆；粳米生津护胃。

《千金翼方》茱萸汤

《千金翼》干呕，吐涎沫而头痛，茱萸汤主之方。

吴茱萸一升，炒　大枣十二枚，擘　生姜六两，切　人参三两，细锉

右四味，以水五升，煮取二升，去滓，分服七合，日三。注：仲景同。此张仲景《伤寒论》方。

此温中益气之方，治疗脾胃虚冷，气逆呕吐，兼头痛之证。吴茱萸、生姜散寒止呕；人参、大枣益气补中。

据注文，《伤寒论》亦采录此方，治胃寒食谷欲呕之症。

13. 《深师方》贴喉膏

《深师》贴喉膏，疗伤寒舌强喉痛方。

蜜一升　甘草四两　猪膏半斤

右三味，微火煎甘草、猪膏，令数沸，去滓，乃内蜜，温令销相得，如枣大含化，稍稍咽之。忌海藻、菘菜。

此治疗伤寒病阴伤咽痛之含剂。蜜润燥利咽；甘草缓燥止痛，且有解毒消肿功效；猪膏滋润咽喉。

《集验方》乌扇膏

《集验》疗伤寒热病，喉中痛，闭塞不通，乌扇膏方。

生乌扇一斤，切　猪脂一斤

右二味，合煎乌扇药成，去滓，取如半鸡子，薄绵裹之，内口中，稍稍咽之，取瘥。忌酒、蒜等物。注：《张文仲》《千金》等同。

乌扇即射干，有清热解毒、通利咽喉之效；猪脂滋咽润喉。慢慢咽之，取其维持疗效。

又升麻汤方

升麻三两　通草四两　射干二两　羚羊角三两，屑　芍药二两　生芦根切，一升

右六味，切，以水七升，煮取二升半，去滓，分为三服。徐徐服。注：《千金》《古今录验》同。

升麻、射干解毒利咽；羚羊角清热凉血；通草清热除饮；生芦根利水凉血；芍药缓痛和血。

《千金方》干枣丸

《千金》治伤寒热病后，口干多唾，咽痛，干枣丸方。

干枣二十枚　乌梅十枚

右二味，捣合，蜜和丸，如杏核大，绵裹含化，咽津自愈。

此滋阴润燥、利咽止痛之含剂。乌梅酸敛生津，通利咽喉；干枣缓急止痛。

《古今录验方》蒲黄汤

《古今录验》蒲黄汤，疗伤寒，温病、天行、疫毒，及酒客热伤中，吐血不止，面黄，干呕，心烦方。

蒲黄　桑寄生　桔梗，一作栝楼　犀角屑　甘草各二两，炙　葛根三两

右六味，切，以水七升，煮取三升，去滓，分三服。徐徐服之。忌海藻、菘菜、猪肉。

蒲黄行瘀；犀角凉血止血；桑寄生养肝滋阴；葛根、桔梗疏散表邪；甘草益气和中。

14.《肘后方》牡蛎散及丸

《肘后》疗伤寒大病瘥后，小劳便鼻衄，牡蛎散及丸方。

左顾牡蛎十分，熬　石膏五分

右二味，捣末，酒服方寸匕，日三四。亦可蜜丸如梧子大，酒服十五丸。注：《集验》《千金》并同。

牡蛎固涩止血，敛气凉血；石膏清热泻火。

《小品方》芍药地黄汤

《小品》芍药地黄汤，疗伤寒及温病，应发汗而不发之，内瘀，有蓄血者，及鼻衄、吐血不尽，内余瘀血。面黄、大便黑者，此主消化瘀血。

芍药三分　地黄半斤　丹皮一两　犀角屑一两

右四味，切，以水一斗，煮取四升，去滓，温服一升，日二三服。有热如狂者，加黄芩二两。其人脉大来迟，腹不满，自言满者，为无热，不用黄芩。

此凉血止血之剂。芍药、地黄，补血凉血；丹皮行血逐瘀；犀角凉血止血。

又茅花汤

疗伤寒鼻衄不止主之方。

茅花一大把

右以水八升，煮取三升，分三服，即瘥。若无茅花，取茅根代之亦可。

茅花即白茅根之花穗。有止血功效。

又麦门冬汤

疗伤寒身热衄血呕逆主之方。

麦门冬　石膏　寒水石各三两　甘草二两　桂心一两

右五味，切，以水一斗，煮取三升，分三服。

方以清火凉血为主。

15.《千金方》青葙子丸

《千金》疗伤寒后，结热在内，烦渴，青葙子丸方。

青葙子五两　龙胆三两　黄芩一两　栀子仁一两　苦参一两　黄柏二两

右八味，捣筛为末，蜜丸，先食服如梧子七丸，饮下，日三。不知，稍增。忌猪肉、冷水。注：《集验》同。

伤寒病热邪结内，津灼烦渴。故用青葙子、龙胆以清肝泻火；苦参、黄连清解毒；黄芩、栀子仁、黄柏清热泻火；栝楼养阴生津。

《范汪方》栝楼汤

《范汪》栝楼汤，主渴饮方。

栝楼根内黄脉少者，三两

右一味，切，以水五升，煮取一升，分二服。先以清淡竹沥一升，合水二升，煮好银二两，减半去银。先与病人饮之讫，须臾后乃服栝楼汤。其银汁须冷服。

栝楼根、鲜竹沥均有清热生津、润燥止渴之功效。

《深师方》黄芩人参汤

《深师》黄芩人参汤，疗伤寒吐下后，内外有热，烦渴不安方。

黄芩　人参　甘草　桂心　生姜各二两　大枣十五枚，擘破

右六味，切，以水八升，煮取三升，分三服。徐徐服。忌菘菜、海藻、生葱等物。

吐下后津液受伤，热邪不解，所以烦渴不安。方中黄芩清泻热邪；人参益气生津；生姜、桂心解表除热；甘草，大枣和胃理中。

栝楼根汤

又疗伤寒除热止渴欲饮水栝楼根汤方。

黄芩三两　人参二两　桂心二两　大黄二两　栝楼根三两　芒硝二两　甘草二两，炙

右七味，切，以水八升，煮取三升，去滓，饮一升。须臾当下。不下，复饮一升。得下止，勿复饮。汤药力势歇，乃可食糜耳。一方用生姜二两。忌海藻、菘菜、生葱、油腻等物。

黄芩、人参、栝楼根清热生津；大黄、芒硝涤滞清热；桂枝、甘草调和荣卫。

五味麦门冬汤

又疗伤寒下后，除热止渴，五味麦门冬汤方。

麦门冬，去心　五味子　人参　甘草，炙　石膏，碎，各一两

右五味，捣筛，三指撮，水一升二合，煮令沸，得四合，尽服。忌海藻、菘菜。

麦门冬、五味子、人参益气生津；石膏清热泻火；甘草调中气。

《古今录验方》黄龙汤

《古今录验》黄龙汤，疗伤寒十余日不解，往来寒热，状如温疟，渴，胸满，心腹痛方。

半夏半升，洗　生姜三两　人参三两　柴胡半斤　黄芩三两　甘草三两，炙　大枣十二枚，擘

右七味，切，以水一斗二升，煮取六升，去滓，更煎取三升，温服一升，日三服。不呕而渴，去半夏，加栝楼根四两，服如前。忌羊肉、饧、海藻、菘菜等物。注：此本张仲景《伤寒论》方。

此即小柴胡汤。彼时虽广为应用，方名却并不统一。《古今录验方》成书早于《千金方》，其称小柴胡汤为黄龙汤。

高堂丸

又高堂丸，疗伤寒苦渴，烦满欲死，令极饮水法方。

大黄二分　硝石三分，熬　釜底墨一分　灶突中墨一分　黄芩一分　梁上尘一分　灶中黄土一分　麻黄二分，去节　胡洽用芒硝，无黄土。

右八味，筛末，蜜和如弹丸大。取一丸，着一盏水中，尽用服之。即自极饮水，汗出得热除矣。一名黑奴丸，一名驻车丸，并疗温疟，神良。注：用小麦黑奴，名黑奴丸。

16.《深师方》驳㪍丸

《深师》驳㪍丸，疗伤寒留饮，宿食不消，一名续命丸方。

黄芩五两　大黄五两　栀子仁十六枚　黄连五两，去毛　㪍一升，熬　甘遂三两，太山者　麻黄五两，去节　芒硝二两　巴豆一百枚，去皮及心，熬研

右九味，捣筛，白蜜和丸如梧子，服三丸，以吐下为度。若不吐利，加二丸。一本有杏仁七十枚。忌猪肉、冷水、芦笋、肉。注：《范汪》同。

黄芩、黄连、栀子仁清热解毒；大黄、芒硝荡积泻热；巴豆、甘遂吐利并用；麻黄、豆豉解表散邪。

《古今录验》续命丸

《古今录验》续命丸，疗伤寒及癖实痰饮、百病方。

大黄五两　黄连一两　麻黄五两，去节　甘遂三两，熬　黄芩二两　芒硝二两，研　杏仁七十枚，去皮尖，熬　巴豆一百枚，去心，熬研　豉一升，熬

右九味，捣筛，蜜和丸。得伤寒一日服一丸，如小梧子大。二日二丸。至六七日，六七丸，但吐下得汗，愈。若水澼及痰实，服三五丸，日二。忌猪肉、冷水、芦笋。注：《范汪》《延年》《删繁》同。

此即《深师方》駃豉丸加杏仁。此方集汗、吐、下三法于一体，以祛邪解毒为方旨。此方在当时应用较广，所以被多家方书所收录。

17.《小品方》射干汤

《小品》射干汤，主春冬伤寒，秋夏中冷，咳嗽，曲拘不得气息，喉鸣哑，失声，干嗽无唾，喉中如哽者方。

射干二两　半夏五两，洗　杏仁二两，去皮尖、两仁　干姜二两，炮　甘草二两，炙　紫菀二两　肉桂二两　吴茱萸二两　当归二两　橘皮二两　麻黄二两，去节　独活二两

右十二味，切，以水一斗，煮取三升，去滓，温分三服。始病一二日者，可服此汤，汗后重服勿汗也。病久者初服可用大黄二两。初秋夏月暴雨冷，及天行暴寒，热伏于内，宜生姜四两代干姜，除茱萸用，枳实二两，炙。忌羊肉、海藻、菘菜、饧、生葱。

射干、半夏利肺祛痰；杏仁、麻黄宣肺平喘；紫菀止嗽化痰；橘皮、甘草理气和中；干姜、吴茱萸、肉桂，湿肺散寒。

《古今录验》下气橘皮汤

《古今录验》下气橘皮汤，疗春冬伤寒，秋夏冷湿，咳嗽，喉中鸣声，上气不得下，头痛方。

橘皮　紫菀　麻黄，去节　杏仁，去双仁、皮尖　当归　桂枝　甘草，炙　黄芩各三分

右八味，切，以水七升，煮取三升，分三服。不瘥，重合之。忌海藻、菘菜、生葱。

从晋代至唐代，伤寒多指广义的伤寒病，包含多种热性病之证候群及其与之相关联的诸多脏腑证候群在内，并不只限于六经证候群。此寒湿伤肺，出现咳嗽、哮喘之病证，所以方以平喘止咳为旨。

《延年秘录》知母汤

《延年》疗伤寒骨节疼，头痛，眼睛疼，咳嗽，知母汤方。

知母二两　贝母三两　干葛三两　芍药三两　石膏四两，碎，裹　黄芩三两　杏仁一两，去皮尖及双仁　栀子仁三两，擘

右八味，切，以水七升，煮取二升五合，去滓，分为三服。如人行八九里，再服。忌蒜面七日。

18.《肘后方》

《肘后》疗伤寒大病后，热毒攻目方。

煮蜂房以洗之，日六七度。注：《张文仲》同。

方以消肿解毒为旨。

又方

冷水渍青布以掩目。注：《张文仲》同。

又疗热病后生翳方。

烧豉二七粒，末，内管中以吹之。注：《文仲》《备急》同。

《小品方》漏芦连翘汤

《小品》漏芦连翘汤，疗伤寒热毒，变作赤色痈疽、丹疹肿毒，及眼赤痛，生障翳，悉主之方。兼疗天行。

漏芦二两　连翘二两　黄芩二两　麻黄二两，去节　白蔹二两　升麻二两　甘草二两，炙　大黄三两，切　枳实三两，炙

右九味，切，以水九升，煮取三升，去滓，温分三服。相去二食顷更服。热盛者，可加芒硝二两。忌海藻、菘菜等物。

漏芦、连翘、黄芩、白蔹、升麻、大黄清热解毒，凉血消肿；麻黄祛风；枳实行气；甘草缓痛消肿。

秦皮汤

又秦皮汤，疗毒病冲眼，忽生赤翳，或白，或肿肤起，或赤痛，不得视光，痛入心肝，或眼外浮肿如吹，汁出生膜，覆珠子方。

秦皮二两　前胡二两　常山二两　黄芩二两　升麻二两　芍药二两　白薇二两　枳实二两，炙　大黄三两　甘草二两，炙

右十味，以水八升，煮取三升，分三服。相去二食顷，更服。若盛热者，可加芒硝二两。忌海藻、菘菜、生葱、生菜。注：一方加蕤仁一两，栀子仁半两。

此以清热解毒、凉血消肿为旨。

《张文仲》秦皮汤

《张文仲》秦皮汤，主伤寒病热，毒气入眼，生赤脉、赤膜、白肤、白翳者，及赤痛不得见光，痛毒烦恼者，神效方。

秦皮　升麻　黄连各一两

右三味，切，以水洗去尘。用水四升，煮取二升半。冷之。分用三合。仰眼，以绵绕筋头，取汤以滴眼中，如屋漏状，尽三合止。须臾复用，日五六遍乃佳。忌猪肉、冷水。

筋音助，字又作箸，即筷子。方中秦皮解毒明目，升麻祛风解毒，黄连清热凉血解毒。

19. 《深师方》黄柏蜜方

《深师》疗伤寒热病，口疮，黄柏蜜方。

黄柏削去上皮，取里好处，薄斜削

右一味，以崖蜜半斤，极消者，以渍药一宿，唯欲令浓含其汁，良久吐之，更复如前。若胸中热，有疮时，饮三五合，尤良。

黄柏清热解毒，蜜滋润口咽。

升麻汤方

又疗伤寒口疮烂者，升麻汤方。

升麻一两　甘草一两，炙　竹叶，切，五合　麦门冬三分，去心　牡丹一分　干枣二十枚，擘

右六味，切，以水四升，煮取一升半，去滓，分五服含，稍稍咽之为度。忌海藻、菘菜、胡荽等。

升麻解毒利咽；竹叶、麦门冬滋阴泻火；牡丹行血逐瘀；甘草、干枣益气缓痛。

20.《范汪方》

《范汪》疗伤寒热病，手足肿，欲脱方。

生牛肉裹之，肿消痛止。注：《深师》同。

《崔氏方》

《崔氏》疗伤寒，手足热，疼欲脱方。

取羊屎煮汁以淋之，瘥止，亦疗时疾阴囊及茎肿，亦可煮黄柏洗之。注：《肘后》《深师》《集验》《千金》《备急》并同。

此用羊屎消肿止痛。

《集验方》

《集验》疗毒热攻手足，肿疼欲脱方。

浓煮虎杖根，适寒温，以渍手足，入至踝上一尺。注：兼疗天行。《范汪》《肘后》《千金》同。

虎杖根清热解毒，凉血消肿。

又方

酒煮苦参以渍之。注：《范汪》《千金》《集验》同。

苦参清热解毒，故用于毒热所致的手足肿痛之症。

《千金方》

《千金》疗毒热病攻手足，肿，疼痛欲脱方。

煮马粪若干，羊粪汁渍之，猪膏和羊粪涂之亦佳。注：《范汪》《集验》《肘后》同。

又方

取常思草绞取汁以渍之，一名苍耳。注：《范汪》《集验》《肘后》同。

《备急方》

《备急》疗热病手足肿，欲脱者方，兼主天行。

以稻穰灰汁渍之佳。注：《集验》《千金》《肘后》同。

21.《集验方》

《集验》疗伤寒虚羸少气，气逆苦呕吐方。

石膏一斤，碎，绵裹　竹叶一把　麦门冬一升，去心　人参二两　半夏一升，洗　生姜四两　甘草二两，炙

右七味，切，以水一斗二升，煮取六升，去滓，内粳米一升。米熟去米，饮一升，日三服。忌海藻、菘菜、羊肉、饧。

此即竹叶石膏汤加生姜。《集验方》时（540年左右）尚无方名。此方为白虎加人参汤加减而成。方中竹叶、石膏清热除烦；人参、甘草益气生津；麦门冬，粳米养阴和胃；半夏降逆止吐。

生地黄汤

又生地黄汤，疗伤寒有热，虚羸少气，心下满，胃中有宿食，大便不利方。

生地黄三斤　大黄四两　大枣二十枚，擘　甘草一两，炙　芒硝二合

右五味，合捣，令相得。蒸五升米下，熟，绞取汁，分再服。忌海藻、菘菜。

方以养阴通滞为主。方中重用生地，以清热凉血，滋阴生津；大黄、芒硝下积消滞；大枣、甘草益气和中。

《千金方》竹叶石膏汤

《千金》疗伤寒虚羸少气，呕吐，竹叶石膏汤方。

石膏一斤，碎，绵裹　竹叶一把　麦门冬一升，去心　人参二两　半夏半升，洗　甘草二两

右六味，以水一斗，煮取六升，去滓，内粳米一升，煮米熟，去米，饮一升，日三服。忌海藻、菘菜、羊肉、饧。注：此张仲景《伤寒论》方。

此益气生津、滋阴止吐之剂。半夏，《集验方》作"一升"。此方《千金方》时（652）已有方名，其后托名张仲景之《伤寒论》，亦收录此方。

《张文仲方》栀子豉汤

《张文仲》栀子豉汤，疗吐下后，虚羸欲死方。

栀子一十枚　豉四合，绵裹

右二味，以水五升，先煮栀子取二升，内豉又煮三四沸，去滓，分再服。注：支同。此出姚万第二卷中。《集验》《备急》同。各用栀子十四枚。

栀子清热泻火，豆豉清热除烦。

22. 《肘后方》乌梅豉汤

《肘后》疗大病瘥后，虚烦不得眠，腹中疼痛，懊憹。乌梅豉汤方。

豉七合，绵裹　乌梅十四枚，擘

右二物，以水四升，煮乌梅取二升半，内豉更煮，取一升半，去滓，温分再服，无乌梅，用栀子四枚。

豆豉清热除烦，乌梅酸敛生津，共成除烦安神之剂。

又半夏茯苓汤方

半夏三两，洗　秫米一升　茯苓四两

右三味，切，以千里流水一石，扬之万遍，澄取二斗，合煮诸药得五升，去滓，温分五服。忌羊肉、饧、醋等物。

半夏祛痰利窍；茯苓益气宁神；秫米和胃润燥。

《深师方》酸枣汤

《深师》酸枣汤，疗伤寒及吐下后，心烦乏气，昼夜不眠方。

酸枣仁四升　麦门冬一升，去心　甘草二两，炙　醖母二两，注：知母也　茯苓二两　芎藭二两　干姜三两

右七味，切，以水一斗六升，煮酸枣取一斗，去枣内药，煮取三升，去滓，温分三服。忌海藻、菘菜、大醋。

酸枣仁宁心安神；麦门冬、知母清热除烦；甘草、茯苓调和胃气；芎藭理血通经；干姜温中和胃。

23. 《肘后方》

《肘后》疗小腹满，不得小便方。兼疗天行。

细末雄黄

蜜和为丸，如枣核，内溺孔中，令入半寸。注：文仲同。

《千金翼方》四逆散

《千金翼》疗少阴病，四逆，其人或咳，或悸，或小便不利，或腹中痛，或泄利下重，四逆散方。

甘草十分，炙　枳实十分，炙　柴胡十分　芍药十分

右四味，捣，细筛，白饮和服方寸匕，日三服。嗽者，加五味子、干姜各五分，并主下利；胸中悸者，加桂心五分；小便不利者，加茯苓五分；腹中痛者，加附子一枚；泄利下重者，先以水五升，煮薤二升，取三升，以散三方寸匕，内汤中煮之，取一升半，分再服。忌海藻、菘菜。注：《仲景》《范汪》同。

枳实、柴胡利气行滞；甘草、芍药缓急止痛。故可用于气滞不通、小便不利之症。

《崔氏方》滑石汤

《崔氏》疗伤寒热盛，小便不利，滑石汤方，兼疗天行。

滑石屑二两　葶苈子一合，熬

右二物，以水二升，煮取七合，去滓，顿服之。

滑石清热利尿，葶苈子行气利水。

又方

捣生葱傅脐下横文中，燥则易之。

又瞿麦汤方

瞿麦三两　甘草三两，炙　滑石四两　葵子二合半　石韦三两，去毛令尽

右五味，切，以水八升，煮取二升半，分三服。忌海藻、菘菜。注：《古今录验》同。

此清热利水之剂。

24.《肘后方》赤石脂汤

《肘后》疗伤寒，若下脓血者，赤石脂汤方。

赤石脂二两，碎　干姜二两，切　附子一两，炮，破

右三味，以水五升，煮取三升，去滓，温分三服。后脐下痛者，加当归一两，芍药二两，用水六升煮。忌猪肉。注：《范汪》《张文仲》同。

此温中止泻之剂。寒邪伤中，肠胃阳气受损，故见下脓血之症。干姜、附子温中散寒，赤石脂固涩止泻。

此并未指出伤寒病邪在少阴、厥阴而致之下利脓血之症，是《肘后方》时，伤寒病尚不以太少阴阳等六经之说为主。

黄连丸

又主下痢，不能食者，兼疗天行，黄连丸方。

黄连一两　乌梅二十枚，炙燥

右二味，捣末，腊如博棋子一枚，蜜一升，于微火煎，令可丸，如梧子。一服十五丸，日三。忌猪肉、冷水。

黄连清热燥湿，乌梅酸敛止泻。

白通汤

又白通汤，疗伤寒泄痢不已，口渴，不得下食，虚而烦方。

大附子一枚，生，削去黑皮，破八片　干姜半两，炮　甘草半两，炙　葱白十四茎

右四味，切，以水三升，煮取一升二合，去滓，温分再服。渴，微呕，心下停水者，一方加犀角半两。大良。忌海藻、菘菜、猪肉。注：《范汪》同。张仲景《伤寒论》：白通汤惟主少阴下利。厥逆无脉，干躁而烦者，白通加猪胆汤主之。本无甘草，仍不加犀角。

《肘后方》为晋时之方书，《伤寒论》为唐时托名张仲景撰著之书。《肘后方》时之白通汤尚有

甘草，且并无少阴、厥阴之说，只云"伤寒泄痢不已"。

《范汪方》秦皮汤

《范汪》疗伤寒，腹中微痛不止，下痢，秦皮汤方。

秦皮三两　黄连四两　白头翁二两　阿胶三两

右四味，㕮咀三味，以水八升，煮得二升，绞去滓，内胶，令烊。适寒温，先食饮七合，日二服。忌猪肉、冷水。

此即白头翁汤黄柏易阿胶。伤寒热邪，常常伤耗阴血津液，所以方中除用秦皮、黄连、白头翁清热燥湿、解毒止痢外，又用阿胶滋补阴血、和胃缓急。

此治症中，亦未提及少阴、厥阴。

豉薤汤

又豉薤汤，疗伤寒暴下，及滞痢腹痛方。

豉一升　薤白一把，寸切

右二物，以水三升，煮令薤熟，漉去滓，分为再服。不瘥复作。

豆豉清热利湿除烦，薤白温中行气止痛。

蕙草汤

又蕙草汤，疗伤寒，除热，止下痢方。

蕙草二两　黄连四两　当归二两

右三味，切，以水六升，煮得二升，适寒温，饮五合，日三。忌猪肉、冷水等物。

蕙草即薰草，有行气止痛之效；黄连清热解毒；当归行血止痛。

通草汤方

又疗伤寒下痢，脉微，足厥冷，通草汤方。

通草一两　干姜一两　枳实四两，炙　人参一两　附子一枚，炮，令裂破

右五味，切，以水六升，煮取二升，适寒温，饮五合，日三。不瘥，稍加至七合。忌猪肉。

通草利水渗湿；干姜、附子温中散寒；人参益气健脾；枳实行气散滞。

此只说"疗伤寒下利，脉微，足厥冷"，正是《伤寒论》中少阴、厥阴之症，却只字未提"少阴""厥阴"，是晋时此说尚未成论。

《小品方》犀角汤

《小品》犀角汤，疗热毒，下黄赤汁，及赤如腐烂血，及赤滞如鱼脑，腹痛壮热，诸药无效方。

黄柏一两半　黄芩一两半　白头翁一两　黄连二两　当归一两　牡蛎一两半，熬　犀角屑，半两　艾叶半两　石榴皮一两半　桑寄生一两　甘草一两，炙

右十一味，以水八升，煮取三升，分三服。忌猪肉、冷水、海藻、菘菜。注：《古今录验》同。

黄柏、黄芩、白头翁、黄连清热解毒；当归、艾叶理血止痛；犀角凉血清热；石榴皮、牡蛎固涩止泻；甘草益气；桑寄生和阴。共成凉血清热、解毒止痢之方。

《集验方》柏皮汤

《集验》疗伤寒后下利脓血，柏皮汤方。

黄柏二两　黄连四两　栀子仁十四枚，擘　阿胶一两，炙

右四味，切，以水六升，煮三味取二升，去滓，内胶令烊，温分再服。忌猪肉、冷水。注：范汪同。

黄柏、黄连、栀子仁清热解毒；阿胶补血缓痛。

《千金翼方》白头翁汤

《千金翼》热利下重，白头翁汤主之方。

白头翁二两　黄柏三两　黄连三两　秦皮三两，切

右四味，切，以水七升，煮取二升，去滓，分服一升，不愈，更服。忌猪肉、冷水。注：《范汪》同。此张仲景《伤寒论》方。

白头翁汤是治疗湿热痢疾的经典方剂，从晋代开始使用以来，《古今录验方》《千金方》《千金翼方》等多种方书将其收录，《伤寒论》也将其收录其中。

《古今录验方》早于《千金方》，其白头翁汤治症为"白头翁汤，疗伤寒急下及滞下方"，并不涉及厥阴、少阴病。《千金方·卷三》白头翁汤"治产后下痢兼虚极"，于白头翁汤加甘草、阿胶，仍名白头翁汤，则更不涉及厥阴、少阴病。

《崔氏方》阮氏桃华汤

《崔氏》疗伤寒后，赤白滞下无数，阮氏桃华汤方。

赤石脂八两，冷多白滞者加四两　粳米一升　干姜四两，冷多白滞者加四两，切

右三味，以水一斗，煮米熟汤成，去滓，服一升，不瘥，复作。热多则带赤，冷多则带白。注：《千金翼方》不同，加减稍别。《伤寒论》《千金》《范汪》同。张仲景《伤寒论》煮汤和赤石脂末一方寸匕服。

由上知桃花汤也是一首古老的方剂。晋之《范汪方》已有收录。崔氏说引自阮氏，据陶弘景《本草经集注·序录》，阮德如亦当为晋人。也就是说，桃花汤自晋代始，就已开始流行使用。《千金翼方》此方干姜用量为一两，赤石脂一半研末，一半水煎。《伤寒论》在其后，沿袭应用。

黄连丸

又疗伤寒热痢，黄连丸方。

黄连三两，去毛　当归三两　干姜二两　赤石脂二两，切

右四味，捣筛，蜜和丸，如梧子大，服三十丸，日三。叔尚书以疗热痢，是岁传与东都当方诸军营。及夏口戍人发者数千余人，余时亦复用之，亦佳。但时用之，不及诸汤速耳，当服百丸许乃断。忌猪肉、冷水。

方中黄连清热解毒；当归活血定痛；干姜温中和胃；赤石脂固脱止泻。

《崔氏方》是公元660年左右之方书，与《千金方》几为同时。此方治伤寒热利，并不提及少阴、厥阴。

《张文仲方》陶氏豉薤汤

《张文仲》陶氏伤寒下痢，豉薤汤方。

豉一斤，绵裹　薤白一握　栀子十四枚，擘破

右三味，以水五升，煮取二升半，去滓，温分三服。《小品》云：此方主温毒，及伤寒内虚，外热攻肠胃，下黄赤汁，及如烂肉汁，并去赤滞，下伏气腹痛，诸热毒，悉主之。水四升，先煮栀子、薤白令熟，内豉煮取二升，分三服。注《千金》《备急方》同。

《张文仲方》成书于公元690年左右，晚于《千金方》约40年。陶氏当指陶弘景，梁代人。方以清热解毒、行气止痛为首。

犀角汤

又疗伤寒下痢，恶血不止，犀角汤方。

干姜一两　犀角一两，末　地榆一两　蜜二合

右四味，切，以水五升，煮取一升半，去滓，下蜜更煮至一升，分三服，自愈。此治热毒蛊利。注：《千金》同。

上二方治症，均只提"伤寒下利"，而不提"少阴""厥阴"，此方以凉血解毒为主。

25.《肘后方》蟹疮方

《肘后》若病人齿龈无色，舌上白者，或喜眠愦愦，不知痛痒处，或下利，宜急疗下部。不晓此者，但攻其上，不以为意，下部生疮，虫食其肛，肛烂，见五脏便死。

烧马蹄，作灰，细末，猪膏和涂，以导下部，日数度，蹉。

蟹疮指寄生虫侵蚀导致之组织损害。

又桃仁苦酒汤方

桃仁五十枚，去皮尖及两仁　苦酒二升　盐一合

右三味，煮取六合，去滓，尽服之。

桃仁破血化瘀；苦酒、盐，酸咸杀虫。

《深师方》桃皮汤

《深师》疗蟹食下部，桃皮汤方。

桃皮二两　槐子二两　艾二两　大枣二十枚，擘，一方用黄连

右四味切，以水五升，煮取三升，去滓，温分三服之。

此解毒祛邪杀虫之方。

龙骨汤

又龙骨汤，治伤寒已八九日至十余日，大烦渴，热盛而三焦有疮蟹者，多下。或张口吐舌呵吁，咽烂，口鼻生疮，吟语不识人，宜服此汤，除热毒，止痢，神方。

龙骨半斤，碎

右一味，以水一斗，煮取四升，沉之井底令冷，服五合。余渐渐进之，恣意如饮，尤宜老少，无味，殆如饮水，亦断下。注：《文仲》《备急》《千金》等同。

此固涩止利之方。

黄连犀角汤

又疗伤寒及诸病之后，内有疮出下部，烦者，黄连犀角汤方。

黄连一两，去毛　乌梅十四枚，擘　犀角三两　青木香半两

右四味切，以水五升，煮取一升半，分再服。忌猪肉、冷水等。

黄连、犀角清热解毒凉血；乌梅敛疮杀虫；青木香行气化滞。

《范汪方》懊忱散

范汪疗伤寒心中懊忱，下利，谷道中烂伤，当服懊忱散，以蟹药内谷道中。懊忱散方。

藋芦十分　干漆二分　萹蓄二分

右三味，各异捣，筛粉，粥饮服一钱匕，先食日再服。注：《千金》同。

此杀虫解毒之剂。

麝香散

又疗蟹懊忱，麝香散方。

麝香一分，研　雄黄一分，研　丹砂一分，研　犀角一分，屑　羚羊角一分，研　青葙子一分　黄连一分　升麻一分　桃仁一分，熬　贝齿一分

右十味，并捣合下筛，先食以小麦粥服钱五匕。服药讫，复以钱五匕绵裹以导谷道中，食顷去

之，日三。忌猪肉、冷水、生血等物。

此解毒杀虫、内外并用之剂。麝香、犀角、羚羊角凉血解毒；雄黄、丹砂杀虫解毒；黄连、青葙子、升麻清热泻火；桃仁化瘀血。

《小品方》青葙子散

疗热病有䘌，下部生疮方。

青葙一两　藋芦四两　野狼牙三分　橘皮二分　萹蓄二分，切之

右五味，捣，下筛，粥饮和合服两钱匕，日三，不知，稍增之。注：《千金》同，有甘草一分。

藋芦即藋菌，有杀虫解毒功效。《神农本草经》："主心痛，温中，去长虫白疭，蛲虫，蛇螫毒。"狼牙杀虫消䘌，青葙子清热凉血。

《张文仲方》䘌疮方

《张文仲》疗伤寒兼䘌疮。王叔和云：其候口唇皆生疮，唾血，上唇内有疮如粟者，则心中懊恼痛。如此则虫在上方，乃食五脏，若下唇内生疮，其人喜眠者，此虫在下，食下部方。

取鸡子一枚

扣头出白，与漆一合，熟合，令调如漆，还内壳中，仰吞之，食顷，或半日，或下虫。剧者再服乃尽，热除病愈。

凡得热病，腹内热，食少，三虫行作求食，食人五脏及下部，人不能知，可服此药，不尔，䘌虫杀人。注：《集验》《深师》《肘后》同。

又方

猪胆（一具）

右一味，渍着半升苦酒中和之，煎三沸，三下三上，药成可放温，空心饮一满口，虫即死。有人经用之，验。注：《千金》同。

26.《深师方》阴阳易病方

《深师》疗妇人得温病，虽差平息，未满一百日，不可与交合。交合为阴易之病。必拘急，手足拳，皆死。丈夫病以易妇人，名为阳易，连当疗之可瘥。满四日不可疗也。宜令服此药方。

干姜四两

右一味，捣末，汤和，一顿服。温覆，汗出得解，止。手足伸，遂愈。注：《范汪》同。

干姜温经散寒，解除筋脉拘挛之症。

《范汪方》豭鼠粪汤

《范汪》豭鼠粪汤，疗伤寒病后，男子阴易方。

韮一大把　豭鼠粪十四枚

右二味，以水五升，煮取二升，尽饮之。温卧汗出便愈。亦理劳复。注：豭鼠屎，两头尖者是也。注：《肘后》韮作蓝。

豭鼠屎即雄鼠屎，李时珍："煮服治伤寒劳复，发热，男子阴易腹痛，通女子月经，下死胎。"

丹米汤

又丹米汤，疗伤寒病已后，男子阴易方。

丹米三两

右一味，末，以薄酒和，尽饮之。温覆汗出便愈。亦随人大小，不必三两。自以意消息之。

丹米即丹黍米，有清热除烦，降气止痛等功效。《名医别录》："丹黍米，味苦，微温，无毒。主治咳逆、霍乱、止泄、除热、止烦渴。"

竹皮汤

又疗交接劳复，卵肿，腹中绞痛便绝死，竹皮汤方。

刮青竹皮一升

右一味，以水三升，煮五六沸，绞去滓，顿服立愈。注：《肘后》同。

青竹皮清热除烦，和中缓痛。

栝楼汤

又疗阴阳易，栝楼汤方。

栝楼根二两

右一味，以水五升，煮取一升，分二服。先以青淡竹沥一升，合水二升，煮好银二两，减半，先与病人饮之讫，须臾乃服汤，小便利即瘥。栝楼汤银汁须冷服。

27. 《广济方》栀子汤

《广济》疗伤寒，因食劳复，头痛壮热，栀子汤方。

栀子十四枚，擘　香豉一升，绵裹　葱白一握，切　粟米三合　雄鼠屎二七枚，烧，令烟绝，末

右五味，以水八升，煮取二升三合，去滓，内鼠屎，分三服。服别相去如人行六七里，须利，内芒硝五分。忌面、炙肉、蒜等物。

栀子、香豉清热除烦；葱白发汗解热；粟米和胃益中；雄鼠屎祛邪通瘀。

《深师方》大青汤

《深师》疗劳复，大青汤方。

大青四两　甘草二两，炙　阿胶二两，炙　香豉二两

右四味，切，以水一斗，煮取三升，去滓，温服一升，日五六。欲尽复作，常使有汤，渴便饮。无毒。除热，止吐下。

伤寒一二日，上至十数日，困笃，发汗，热不解；吐下后，热不除。止下痢，甚良。先煮大青、甘草，取四升，去滓，内胶、豉。胶消尽，便漉去。勿令豉坏。当预渍胶令释也。忌菘菜、海藻。注：《集验》《肘后》《千金》同。

大青清血解毒；阿胶补血滋阴；香豉清心除烦；甘草益气补中。

又方

取鸡子空壳，碎之，熬令黄黑，捣筛，热汤和一合服之。温卧取汗，愈。鸡子壳悉服之。注：《肘后》《崔氏》同。

葵子汤

又疗伤寒瘥后，劳复，葵子汤方。

葵子二升　梁米一升

右二味，合煮作薄粥饮之，多多为佳。取汗立瘥。

《范汪方》劳复方

《范汪》疗伤寒病瘥，语言书疏，坐起行步劳复方。

刨青竹皮，多多煮之，令厚浓，服三升汁则愈。

大黄豉汤

又伤寒已愈，食饮多，劳复。大黄豉汤方。

豉五合　甘草二两，炙　桂心二两　大黄四两　芒硝半斤

右五味，㕮咀，以水六升，煮得二升，去滓，先食适寒温，饮一升，日再。忌海藻、菘菜、生葱等物。

豆豉清热除烦；桂心疏风解肌；大黄、芒硝荡积消滞；甘草和中益气。

《千金方》栀子石膏汤

《千金》疗伤寒、温病后劳复，或食饮，或动作，栀子石膏汤方。

栀子仁三七枚，擘　石膏五两，碎　鼠屎尖头者二十枚　香豉一升，绵裹

右四味，以水七升，煮取三升，分三服。

栀子仁、豆豉清热除烦；石膏清热泻火；鼠屎祛邪解毒。

枳实栀子汤

又疗大病已瘥，劳复者，枳实栀子汤方。

枳实三枚，炙　栀子十四枚，擘

右二味，以酢浆一斗，先煎取六升，煮药取三升，内豉一升，煎五六沸，去滓，分再服，覆取汗。如有宿食者，内大黄如棋子一枚。注：《范汪》《救急》《集验》并同，张仲景《伤寒论》内大黄如博棋子五六枚。

枳实理气行滞，栀子清热除烦。

《崔氏方》鼠屎汤

《崔氏》疗伤寒劳复，鼠屎汤方。

栀子二七枚，擘　豉五合　鼠屎两头尖者二七枚

右三味，以浆水二升，煮取一升，去滓，顿服。数试异验。

此清热祛邪之剂。

《古今录验方》栀子汤

《古今录验》栀子汤，疗伤寒劳复方。

栀子十四枚，擘　麻黄二两，去节　大黄二两　豉一升，绵裹

右四味，切，以水七升，煮取二升，分为三服。注：《深师》《肘后》同。

栀子、豆豉清热泻火，除烦止渴；大黄清热解毒，凉血行瘀；麻黄宣汗解表，祛除风邪。

鼠屎汤

又疗伤寒劳复，鼠屎汤方。

鼠屎二十一枚　豉一升，绵裹　栀子七枚，擘　大黄三两，切

右四味，以水五升，煎取二升七合，分三服。微取汗，应小鸭溏下。注：《千金》同。

方以清热解毒、祛邪凉血为旨。

鼠屎豉汤方

又疗病新瘥，早起及食多，劳复。鼠屎豉汤方。

鼠屎两头尖者二十一枚　香豉一升

右二味，以水三升，煮取一升尽服之，温卧令小汗。注：《千金》同。

鼠屎栀子豉汤

又疗食不消，劳复，脉实者，鼠屎栀子豉汤方。

豉二升，绵裹　鼠屎二十一枚　栀子七枚，擘　麻黄三两，去节

右四味，以水五升，煮取二升，分服七合。汗微出，日三服。

又疗伤寒已愈，食饮多，复发者方。

豉五合，绵裹 甘草二两，炙 大黄四两 芒硝半两

右四味，切，以水九升，煮取三升。去滓，饮一升，日再。忌菘菜、海藻等。注：《范汪》同。

白芷散

又疗伤寒瘥，令不复，白芷散方。

白芷十二分 白术十分 防风八分 栝楼五分 桔梗四分 细辛三分 附子二分，炮去皮 干姜二分 桂心二分

右九味，捣筛为散，以粳米粥清服一钱匕，食已，服二钱。

小儿服一钱，常以鸡子作羹，吃粳米饭。多少与病人食之。亦未必常有鸡子羹粳米饭。如服药讫，即扶起令行步，仍栉头洗手面，食辄服之。劳行如前，则不复。浩云数用佳。忌猪肉、桃、李、雀肉、胡荽、蒜、青鱼、生葱、生菜。

此预防伤寒病劳复方。白芷、防风、细辛、桂枝疏肌解表；附子、干姜温肾暖脾；白术益气健脾；桔梗疏利肺气；栝楼清润滋阴。

28.《千金方》百合病渴方

《千金》百合病，经一月不解，变成渴者方。

百合根切，一升

右一味，以水一斗，渍一宿，以汁洗病人身也。洗身讫，食白汤饼。注：今博饦也。勿与盐豉也。渴不瘥，可用栝楼根并牡蛎等份为散，饮调方寸匕，日三服。注：《小品》《张仲景方》同。

又疗百合病变而发热者方

滑石三两 百合根一两，炙

右二味，末之，饮下方寸匕，日三。微利者止，勿服之。热即除。一本云：治百合病小便赤涩，脐下坚急。

此利水清热之剂。

又百合病变腹中满痛者方

但服百合根，随多少，熬令色黄，末之，饮调方寸匕，日三。满消痛止。注：《小品》同。

29.《千金方》薰草黄连汤

《千金》疗狐惑，薰草黄连汤方。

黄连四两，去皮 薰草四两

右二味，切，以白浆一斗渍之一宿，煮取二升，去滓，分为二服。忌猪肉、冷水。注：《小品》同。

此清热理气之方。

又其人脉数无热微烦，嘿嘿但欲卧，汗出，得之三四日，眼赤如鸠眼者，得之七八日，其四眦黄黑，能食者，脓已成也，疗之方。

以赤小豆三升渍之，令生牙足，复干之，加当归三两，为末，浆水服方寸匕，日三。注：《小品》同。此本《仲景方》。

（八）《外台秘要》中收录的诸方书治疗天行温病的方剂

天行时气病及温病，与伤寒病同属外感热性病，其治疗方法雷同，有时甚至不能把它们截然分开。例如伤寒病中之黄疸诸证，《外台秘要》在温病中论述，并引录相关方剂。再如敦煌卷子本《辅行诀脏腑用药法要》中，治疗天行病之小阳旦汤，正是治疗伤寒病的重要方剂桂枝汤；小青龙

汤是《伤寒论》之麻黄汤；大青龙汤是《伤寒论》之小青龙汤；小白虎汤是《伤寒论》之白虎汤；小玄武汤是《伤寒论》之真武汤（玄武汤）。

《外台秘要·卷三·天行》

30.《广济方》麻黄汤

《广济》天行壮热，烦闷。发汗，麻黄汤方。

麻黄五两，去节　葛根四两　栀子二七枚，擘　葱切，一升

右五味，㕮咀，以水八升，先煮麻黄、葛根三两沸，去沫，内诸药，煎取二升五合，绞去滓，分为三服，服别相去如人行五六里，更进一服。不利，覆取汗，后以粉粉身，忌风及诸热食。

此发汗祛邪之剂。麻黄、葱白辛温发汗，葛根、栀子辛凉解表。

《肘后方》麻黄解肌汤

《肘后》疗天行一二日。麻黄解肌汤方。

麻黄一两，去节　升麻一两　甘草一两，炙　芍药一两　石膏一两，碎，绵裹　杏仁三十枚，去尖、双仁　贝齿三枚，末

右七味，细切，以水三升，煮取一升，顿服。覆取汗，汗出则愈。便食豉粥补虚也。忌海藻、菘菜。注：《千金》同。

麻黄、升麻发汗解肌；石膏清热泻火；甘草、芍药调和气血；贝齿一名贝子，有清热解表功效。《名医别录》："贝子，有毒。主除寒热，温症，解肌，散结热。一名贝齿。"

又方

麻黄二两　黄芩　桂心各一两　生姜三两

右四味，切，以水六升，煮取二升，分三服。忌生葱。注：《张文仲》同。

又葛根解肌汤方

葛根四两　芍药二两　麻黄一两，去节　大青一两　甘草一两，炙

黄芩一两　石膏一两，碎　大枣四枚，擘　桂心一两

右九味，切，以水五升，煮取二升，分温三服。相次服之。覆取汗，瘥。忌海藻、菘菜、生葱、炙肉等。注：《张文仲》同。

葛根、麻黄、桂心疏肌解表；黄芩、石膏、大青清热凉血解毒；芍药、甘草、大枣调和气血营卫。此为扶正祛邪、发汗解肌之法。

小柴胡汤

又疗二三日以上至七八日不解者。可服小柴胡汤方。

柴胡八两　人参三两　甘草三两，炙　黄芩三两　生姜三两

半夏半升，洗　大枣十二枚，擘

右七味，切，以水一斗二升，煮取六升，去滓，更煎取三升，分三服。微覆取汗，半日便瘥。如不除，更服一剂。忌海藻、菘菜、羊肉、饧。注：《范汪》《张文仲》同，此张仲景《伤寒论》方。

据此，知小柴胡汤是一首古老的方剂，《肘后方》时就已经开始使用，其后多家方书收录，其中包含《伤寒论》。

大柴胡汤

又，若有热实，得汗不解，腹胀痛，烦躁，欲狂语者。可服大柴胡汤方。

柴胡半斤　大黄二两　黄芩二两　芍药二两　枳实四枚，炙　半夏五两，洗　生姜五两　大枣

十二枚，擘

右八味切，以水一斗二升，煮取六升，去滓，更煎取三升，温服一升，日三服。当微利，忌羊肉、饧。

此方四首最第一，急疾须预有幸可得药处，便不可不营之。保无伤死。诸小疗为以防穷极者耳。忌羊肉、饧。

此方为表里双解之剂。外祛表邪，内清里热。

此方中有大黄。《千金翼·卷九》此方无大黄。方后云："一方加大黄二两，若不加，恐不名大柴胡汤。"《伤寒论》沿袭《千金翼》之说。

《删繁方》 大青消毒汤

《删繁》疗天行三日，外至七日不歇，肉热，令人相染着。大青消毒汤方。

大青四两 香豉八合，熬，绵裹 干葛 栀子各四两 生干地黄一升，切芒硝三两

右六味，切，以水五升，煮诸药味，取二升五合，去滓，下芒硝，分三服。忌芜荑、热面、酒、蒜等物。注：一方有石膏八两。

此仍为清热解毒、表里双解之剂。大青、栀子清热解毒；香豉、干葛辛凉解表；生地黄清热凉血；芒硝泻热下滞。

苦参吐毒热汤

又疗天行五日不歇，未至七日。皮肉毒热，四肢疼痛，强。苦参吐毒热汤方。

苦参八分 乌梅七枚 鸡子三枚，取白

右三味，以苦酒三升煮二物，取一升，去滓，澄清，下鸡子白搅调，温，去沫，分再服之。当吐毒热气出，愈。

此酸苦涌吐之法。

生地黄汤

又疗天行七日至二七日，脏腑阴阳毒气，天行病欲歇而未歇，或因食饮劳复，心下胀满烦热。生地黄汤方。

生地黄，切，一升 黄芩三两 桂心二两 甘草二两，炙 竹叶，切，一升，洗 香豉一升，绵别裹 豉心一升 芒硝三两 尖鼠屎三七枚 干葛一两 麻黄三两，去节 石膏八两，碎，绵裹

右十二味，切，以水九升，煮取三升，去滓，下芒硝，分三服。忌芜荑、海藻、菘菜、生葱等。

天行日久，热邪伤阴，故用生地黄凉血养阴；黄芩、石膏清泻火邪；麻黄、桂心、香豉、干葛宣散表邪；鼠屎解毒，芒硝荡瘀。合成益阴祛邪之剂。

生地黄汤

又疗天行二七日外，至三七日不歇，或寒或热，来去翕翕，四肢羸瘦，饮食不能，腹中虚滞，热毒不安。生地黄汤方。

生地黄汁一升 生麦门冬汁一升 赤蜜一升 人参二两 白术三两 桂心一两 甘草二两，炙
生地骨皮四两 升麻三两 石膏八两，碎，绵裹 豉心一升

右十一味，细切，以水九升，煮诸药味，取二升，去滓，下地黄汁更煎三两沸，分温五服，昼四夜一。忌芜荑、生葱、海藻、菘菜、桃、李、雀肉等物。

此滋阴生津之剂。生地黄汁、生麦冬汁滋阴生津；人参益气生津；赤蜜缓急润燥；生地骨皮、石膏清热凉血；桂心、升麻兼祛表邪；白术、甘草调和脾胃。

鳖甲汤

又疗天行三七日至四七日，劳痈不歇，热毒不止，乍寒乍热，乍剧乍瘥，发动如疟。鳖甲汤方。

鳖甲三两，炙　大青二两　石膏八两，碎，绵裹　牡丹皮一两　乌梅肉一两　常山三两　竹叶切，一升　牛膝根三两　甘草一两　香豉一升，熬，绵裹

右十味，切，以水九升，煮取三升，分温三服。日三。忌生葱、生菜、鲤鱼、海藻、菘菜、苋菜、芜荑。注：一方有生天门冬、生地黄各切一升。

此养阴清热、凉血祛毒之剂。

31.《千金方》苦参汤

《千金》疗天行热病，五六日以上，宜服苦参汤方。

苦参三两　黄芩二两　生地黄八两

右三味，切，以水八升，煎至二升，去滓，温服半升，日再。忌芜荑。

苦参清热解毒；黄芩清热泻火；生地黄清热凉血。

凝雪汤

又凝雪汤，疗天行毒病七八日，热积胸中，烦乱欲死，起死翕汤方。

芫花一升

右一味，以水三升，煮取一升半，渍故布，薄胸上。不过再三薄，热则除。当温四肢，护厥逆也。注：《张文仲》《备急》《古今录验》《深师》《范汪》并同。

此湿敷退热之法。且当时广为应用，故多家方书收录。

《千金翼方》麻黄汤

《千金翼》疗天行脉浮紧，无汗而发热，其身疼痛，八九日不解，其表证续在。此当发其汗。服药已，微除，发烦，目瞑，剧者必衄，衄乃解。所以然者，阳气重故也，宜服麻黄汤方。注：《千金翼》不疗天行。

麻黄三两，去节　桂心二两　甘草一两，炙　杏仁七卜枚，去尖皮、两仁

右四味，切，以水九升，先煎麻黄减二升，去上沫，内诸药，煮取二升半，分服八合，取汗，不须饮粥。投此汤易得汗。忌菘菜、海藻、生葱。注：《深师》同。此张仲景《伤寒论》方。

《千金翼方·卷九·伤寒上》："太阳病脉浮紧，无汗而发热，其身疼痛，八九日不解，其表证仍在，此当发其汗，服药微除，其人发烦，目瞑，增剧者，必衄，衄乃解。所以然者，阳气重故也。宜麻黄汤。"

此并未指出治疗天行病，而《外台秘要》引此说治天行病，可以佐证伤寒、天行之治疗，在当时并无截然划分，反有许多共同之处。

《崔氏方》黄连龙骨汤

《崔氏》疗时行，数日，而大下，热痢时作，白通诸药多不得止。吾思旧方多疗伤寒后下痢耳，未有尚在数日，便兼除热止下者也。四顺汤热，白通汤苦温，故吾思作此汤，以救数十人，兼主伤寒。黄连龙骨汤方。

黄连三两，止利除热　黄柏三两，止利除热　熟艾如鸡子一枚，除热毒，止利　龙骨二两，止利除热

右四味，切，以水六升，煮取二升半，分三服。无不断者。忌猪肉、冷水。

此崔氏自创之方，以清热燥湿、解毒止痢为主。方云"兼主伤寒"，是彼时天行、伤寒之治疗，

每每雷同。

增损理中丸

又其年时行四五日，大下后，或不下，皆患心中结满，两胁痞塞，胸中气急，厥逆欲绝，心胸高起，手不得近，不过二三日，辄便死殁。诸医用泻心汤，余用大、小陷胸汤，并不得疗。重思此，或者下后虚逆，而气已不理，而毒复上攻。毒气相搏，结于胸中，纵不下者，毒已入胃，胃中不通，毒还冲上，复搏于气，气毒相激，故致此病。疗之当先理其气，次下诸疾，思与增损理中丸方。

人参二两　白术二两　甘草二两，炙　干姜六分，炮　栝楼根二两　枳实四枚　茯苓二两　牡蛎二两，熬

右八味，末之，以蜜和为丸。服如弹子一丸，熟水下。不歇复服。余时用此，效的神速，下喉即折，续复与之，不过服五六丸，胸中豁然矣。用药之速，未尝见此。然渴者，当加栝楼，不渴除之；下者当加牡蛎，不下勿用。余因以告领军韩康伯，右卫毛仲祖，光禄王道豫，灵台郎顾君苗，著作商仲堪诸人，并悉用之，咸叹其应速。于时，枳实乃为之贵。难者曰，伤寒热病，理中温药，今不解之以冷，而救之以温，其可论乎？余应之曰，夫今言尔时行，始于项强欷色，次于失眠发热，中于烦躁思水，终于生疮下痢，大齐于此耳。忌海藻、菘菜、酢物、桃、李、雀肉等。注：《深师》同。

据上注，增损理中丸为《深师方》之方，《崔氏方》约晚其200年，将此方用于治疗天行或伤寒心中结满、手足厥逆、毒气入胃之证，颇获疗效。此方以温中理胃，行气除邪为主。

艾汤

又阮河南疗天行七八日，热盛不解。艾汤方。

苦酒三升　葶苈子二合，熬，捣　生艾汁取一升，无生艾，熟艾、干艾亦可用。无艾，可艾根捣取汁

右三味，煎得一升，顿服，愈。若有牛黄，内一刀圭，尤良。此宜疗内有大热也。阮河南曰：疗天行，凡除热解毒，无过苦醋之物，故多用苦参、青葙、艾、葶苈、苦酒、乌梅之属，此其要也。

夫热盛，非苦醋之物，则不能愈。热在身中，既不时治，治之又不用苦酢之药，如救火不以水，必不可得脱免也。

又曰：今诸疗多用辛甜姜桂、人参之属，此皆贵价，难得常有，比行求之转以失时，而苦参、青葙、葶苈子、艾之属，所在尽有，除热解毒最良。胜于向贵价药也。

前后数参并用之，得病内热者，不必按常药次也，便以青葙、苦参、艾、苦酒疗之。但稍与促其间耳，无不解。注：《千金》《集验》同。

此清热泻火、祛邪解毒剂。

茵陈丸

又茵陈丸，疗瘴气时气，及黄病瘟疟等方。

茵陈二两　大黄五两　豉五合，熬令香　常山三两　栀子仁二两　鳖甲二两，炙　芒硝二两　杏仁三两，去尖皮，熬　巴豆一两去心皮，熬

右九味捣筛，蜜和为丸。初得时气三日内，平旦饮服。每服一丸，丸如梧子大，如人行十里久，或吐或利或汗。如不吐及不利不汗，更服一丸。五里久，不吐、利汗，则以热饮投之，老小以意量减。黄病、痰癖、时气、伤寒、瘟疟、小儿惊热欲发痫，服之无不瘥者。疗瘴特神验。有人患

赤白痢者，服之亦瘥。春初有宿热，依上法服之，取吐、利。当年不忧热病。忌苋菜、芦笋、野猪肉、生葱、生菜。注：《千金》同。

此祛邪解毒之剂。方中有豆豉、常山之涌吐，大黄、芒硝之泻下，巴豆之吐利兼并；有茵陈之清热除黄，栀子仁之清热泻火。

32.《张文仲方》大黄汤

《张文仲》疗天行，若已五六日不解，头痛壮热，四肢烦疼，不得饮食，大黄汤方。

大黄半两　黄连半两，去毛　黄柏半两　栀子半两，擘

右四味，切，以水八升，煮取六七沸，内豉一升，葱白七茎，煮取三升，分三服。此许推然方，神良。又疗伤寒已五六日，头痛壮热，四肢烦疼，取汗，并宜老小。忌猪肉、冷水。注：《小品》《备急》同。

此清热解毒之剂。

又支太医桃叶汤熏身法

水一石，煮桃叶，取七斗，以荐席自围，衣被盖上，安桃汤于床簀下，取热自熏，停少时，当雨汗。汗遍去汤，待歇速粉之，并灸大椎则愈。

又廪丘蒸法

经云：连发汗，汗不出者死。可蒸之。如中风法。后以问张苗，苗云：曾有人疲极汗出，卧单簟中冷，但苦寒蜷。四日凡八过发汗，汗不出。苗烧地桃叶蒸之，则得大汗。被中敷粉，极燥便瘥。后用此法发汗得出疗之。注：《备急方》同。

上为熏蒸发汗法。

破棺千金汤

又疗天行热毒，垂死。破棺千金汤方。

苦参（一两）

右一味，㕮咀，以酒二升半，旧方用苦酒煮取半升。去滓，并服，当吐如烊胶，便愈。神验。注：《肘后》同，《延年》治天行四五日，结胸满痛，壮热身痛。

苦参清热解毒，酒助药力发挥。

《延年秘录》水解散

《延年秘录》疗天行，头痛壮热，一二日。水解散方。

麻黄四两，去节　大黄三两　黄芩三两　桂心二两　甘草二两，炙　芍药二两

右六味，捣筛为散，患者以生熟汤浴讫，以暖水和服方寸匕，覆取汗，或利则便瘥。丁强人服二方寸匕。忌海藻、生葱、菘菜、生菜。注：《古今录验》同，《千金》无黄芩、芍药。

麻黄、桂心发汗散邪；大黄、黄芩清热泻火；甘草、芍药调和气血。

栀子汤

又栀子汤主天行一二日，头痛壮热，心中热者方。

栀子三两　黄芩三两　豉一升，熬，绵裹　葱白，切，一升　石膏四两，碎，绵裹　干葛四两，切

右六味，切，以水七升，煮取二升六合，去滓，分温三服。如人行八九里，再服。忌面、酒、生冷等物。

方以辛凉解表、清热泻火为旨。

解肌汤

又解肌汤，主天行病二三日，头痛壮热者方。

干葛四两　麻黄三两，去节　芍药二两　黄芩二两　甘草一两，炙　大枣十二枚，擘　桂心一两

右七味，切，以水八升，煮取二升半，去滓，分三服，得汗愈。忌海藻、菘菜、生葱等。注：蒋孝璋处。

干葛、麻黄、桂心解肌发汗，芍药、甘草、大枣调和气血营卫。

知母汤

又疗欲似天行，四五日，热歇后，时来时往，恶寒微热，不能食者。知母汤方。

知母二两　枳实三两，炙　栀子仁三两　豉一升，熬，别裹

右四味，切，以水六升，煮取二升半，去滓，分温三服。如人行八里一服。忌蒜面。

知母、栀子仁清热泻火，豆豉清热除烦，枳实理气和中。

竹茹饮

又疗天行五日，头痛壮热，食则呕者。竹茹饮方。

竹茹二两　生姜三两　黄芩二两　栀子仁二两

右四味，切，以水五升，煮取一升六合，去滓，分温三服。忌蒜、热面等五日。

此清热除烦、和胃止呕之方。

黄芩汤

又疗天行五六日，头痛，骨节疼痛，腰痛兼痢。黄芩汤方。

黄芩三两　栀子仁三两　芍药三两　豉一升，绵裹

右四味，水六升，煮取二升半，去滓，分三服。忌物依前。

柴胡汤

又柴胡汤，天行五六日，壮热骨烦疼，兼两胁，连心肋下，气胀急，硬痛，不能食，恐变发黄者方。

柴胡三两　枳实三两，炙　栝楼三两　黄芩三两　栀子仁三两　茵陈三两　龙胆二两　大黄三两，切

右八味，以水九升，煮取二升七合，去滓，分温三服。忌热面、蒜。

柴胡清肝利胆；黄芩、栀子仁清热泻火；栝楼、茵陈、龙胆清热利湿；大黄清热凉血。

又竹茹饮

主痢后得天行病，头痛三四日，食即呕吐者方。

竹茹二两　橘皮二两　生姜四两　人参二两　芦根切，一升　粳米一合

右六味，切，以水六升，煮取二升五合，去滓。分温五六服。中间任食。忌热面、生冷。注：张文仲处。

竹茹、芦根、粳米清热和胃；橘皮、生姜降逆止呕；人参益气健脾。

又茵陈丸

又疗天行、热病七八日，成黄。面目身体悉黄，心满，喘气粗，气急者，茵陈丸方。

茵陈三两　大黄五两　栀子仁二两　黄芩二两　鳖甲二两，炙　常山二两　芒硝二两　巴豆一两，去皮心，熬　升麻二两　豉三合，熬

右十味，捣筛，以蜜和为丸，如梧子大。患者饮服三丸，以得吐利则瘥。忌苋菜、生葱、生

菜、野猪肉、芦笋。

茵陈、栀子仁、豆豉、黄芩清热除黄；大黄、芒硝清火泻下；鳖甲、升麻、巴豆、常山祛邪解毒。

33.《救急方》豉尿汤

《救急》疗天行热气，头痛，骨肉酸疼，壮热等疾。若初病一日，在毛发，二日在皮肤，三日在肌肉。必未得取利，旦宜进豉尿汤方。

豉一升　葱白，切，一升　小便三升，童子者为佳

右三味，先熬豉及葱白，令相得，则投小便煮取一升，澄清，及热顿服。或汗或利，但瘥则得。如未歇，依前更进一剂，频用有效。

豆豉、葱白发散表邪；小便，《名医别录》谓："治寒热，头痛，温气。"

这里指出的外感热病，病邪传变之说，并非其之前的六经传变之说。例如《诸病源候论》天行时气病、温病等，其病邪传变均与伤寒病相同，即一日太阳，二日阳明，三日少阳，四日太阴，五日少阴，六日厥阴。此处则指出天行病之"一日在毛发，二日在皮肤，三日在肌肉"即由浅入深之渐传过程。

这表明，除六经传变之说外，由表入里、由浅入深的病邪传变之说，在当时也较为普遍。

柴胡汤

又，如不除，进柴胡汤方。

麻黄二两，陈者，去节　柴胡三两　黄芩三两　甘草二两，炙　干葛二两　石膏五两，碎，绵裹　葱白根切，一升，勿令有青处。青即热，白即冷。一作桑根皮　豉七合，绵裹，三沸出之

右八味，切，以水九升，宿渍药，明旦先煮麻黄令沸，掠去上沫，然后并诸药，煮取一升七合，分三服。服别相去三食顷，良久，覆取汗，汗出以粉拭之。恶寒多加桂心一两。忌海藻、菘菜等。

麻黄、柴胡、干葛、豆豉、葱白根宣散表热，黄芩、石膏清泻里热。

瓜蒂散

又疗天行病不即瘥，经四五日，渴引饮，心上急强，手不得近，又不得眠，慌乱。此则是黄，不必得待刺黄始服药，凡是心强气急，不得眠卧，服此汤吐即瘥。

瓜蒂仅量一合，熬似黄，勿令焦　小豆一合

右二味，捣筛为散。凡有病如前候，及天行病得四五日不歇，皆宜服此方。以浆饮五合，和散一钱匕服之。二食久，必吐。不吐，更与半钱匕服之。吐毕即瘥。中男以上，量意斟酌服之。

《必效方》疗天行一二日者方

麻黄一大两，去节

右一味，以水四升，煮去沫，取二升，去滓，则着米一匙及豉为稀粥，取强一升，先作生熟汤浴头百余碗，然后服前粥，则厚覆取汗，于夜最佳。

此发汗邪祛之法。

鳖甲汤

又疗天行病经六七日以上，热势弥固，大便涩秘，心腹痞满，食饮不下，精神昏乱恍惚，狂言浪语，脉沉细。众状之中，一无可救。宜决计服此鳖甲汤方。

鳖甲二两，炙　细辛二两　桂心二两　白术二两　生姜四两　吴茱萸一两　白鲜皮二两　附子一两半，炮　枳实二两，炙　茵陈二两　大黄三两，切

右十一味，切，以水八升，煮取二升六合，去滓，分三服。服别相去如人行五里，进一服。忌生葱、生菜、苋菜、猪肉、桃、李、雀肉等。

鳖甲清热散结；大黄泻热通便；生姜、白术温和脾胃；细辛、桂心疏散表邪；附子、吴茱萸温中祛寒；枳实行气，茵陈除湿。

34. 大承气汤

又疗天行十日以上，腹微满，谵语，或汗出而不恶寒，体重短气，腹满而喘，不大便，绕脐痛，大便乍难乍易，或见鬼者。大承气汤方。

大黄四两　厚朴半斤，炙　陈枳实五枚，炙　芒硝三合

右四味，切，先以水一斗，煮二味，取五升，去滓，内大黄，复煮取二升，去滓，内芒硝，煎令三两沸，适寒温，分再服。得下者止。不下，更服之。注：此张仲景《伤寒论》方。

《必效方》成书公元 680 年左右，与《千金翼方》几近同时。《外台秘要》引《必效方》此大承气汤，并未提及《伤寒论》。注中说此方为《伤寒论》方，是《伤寒论》也使用此方。《伤寒论》成书于《千金翼方》之后。

《古今录验方》八毒大黄丸

《古今录验》八毒大黄丸，疗天行病三四日，身热目赤，四肢不举，产乳后伤寒，舌黄白，狂言妄语。亦疗温病以后，飞尸、遁尸、心腹痛膈，上下不通，癖饮、积聚、痈肿苦痛，温中摩痛，上诸毒方。

藜芦二分，炙　大黄三分　朱砂五分　蜀椒四分　雄黄四分，研　巴豆四分，去皮，熬　桂心四分

右七味，捣筛，蜜和为丸，如麻子大，饮服三丸。当下。不瘥，更服。合时勿令妇人、鸡、犬见之。忌生葱、野猪肉、芦笋、狸肉、生血物。

本方治症中，天行、伤寒、温病俱治。此又佐证天行与伤寒，在治疗上有其共性，并不能截然分开。

此方汗、吐、下三法并用，祛邪解毒。

又牵马丸

疗天行病四五日，下部生疮，医所不能疗者方。

附子一枚，炮　藜芦一两，炙　桂心一两　巴豆一两，去心皮，熬

右四味，捣筛，研巴豆如膏，和散蜜丸，如梧桐子。空腹服一丸。热在膈上不下，饮半升热饮。投，吐之后下。下部疮自瘥，神良。病家尝牵马买药，因名牵马丸。老小半之，以意消息之。忌野猪肉、生葱、狸肉、芦笋等物。

此吐下解毒之剂。附子祛邪解毒；藜芦涌吐散邪；巴豆吐泻两用；桂心祛风散邪。

《近效方》秦艽汤

《近效》疗天行三日外，若忽觉心上妨满坚硬，脚手心热，则变为黄，不疗杀人。秦艽汤方。

秦艽一两　紫草一两　白鲜皮一两　黄芩一两　栀子一两

右五味，切，以水一大升半，牛乳一大升，煮取七合，分为二服。老小以意量之。一剂不愈，更吃一剂。试，有效。

此清热利湿、凉血退黄之剂。

35.《许仁则方》三物汤浴方

许仁则云：此病方家呼为伤寒。有二种，有阴有阳。阴伤寒者，反于阳是也。阳伤寒状，表里

相应。心热则口干苦；肝热则眼赤晕；脾热则谷道稍涩；肾热则耳热赤；肺热则鼻干渴；胃热则呕逆；大肠热则大便秘涩；小肠热则小便赤少；皮肤热则脉洪数，身体热。反此者，乃阴伤寒矣。

又论阴阳伤寒者，则毒气伤阴阳气也。人身中有阴阳之气，阴阳者，则寒热也。本以阴，为毒所伤，则不能流行，阳热独王，故天行多热者也。以病于诸病之中，最难为疗。

病经一二日，觉身体壮热头痛，骨肉酸楚，背脊强，口鼻干，手足微冷，小便黄赤，此是其候，若如是，宜先合煮桃柳等三物汤浴之方。

桃枝细切，五斗　柳叶细切，五斗　酢浆水一斗

右药先以水一石，煮桃柳枝叶二物，取七斗汁，去滓，内醋浆水搅，带热以浴。浴讫，拭身体令干，以粉摩之。勿触风。则于密处刺头眼后两边及舌下血，断以盐末，厌刺处，则入被卧。

据上论述，《许仁则方》时（公元680年左右），有把天行病也叫作伤寒病的。可见古人之天行、伤寒，有时并不能截然划分，且其治疗每多一致。

此方为药浴发汗之法。

解肌干葛五物饮

又后服解肌干葛等五物饮，微覆取汗。如病根轻者，因此或歇方。

葛根，切，五合　葱白，切，一升　生姜，切，一合　豉心一升，绵裹　粳米二合，研碎

右药切，以水五升，煮取豉心以上四味，取三升半汁，去滓，内粳米屑，煮令米烂，带热顿啜候尽。微覆取汗，无所忌。

葛根、葱白、生姜解肌发汗，豉心、粳米清热养阴。

栀子六味散

汗泄当歇，如不觉退，合栀子等六味散以下之方。

栀子三十枚，擘　干葛五两　茵陈二两　蜀升麻三两　大黄五两　芒硝五两

右药切，合捣为散，以饮服三方寸匕，服之须臾，当觉转则利也。如经一两食顷不利，且以热饮投。又不利，即斯须臾服一方寸匕，还以饮投，得利为度。后适寒温将息。更不须服此也。

汗法不愈，改用下法。方中栀子、干葛、升麻清热解表；大黄、芒硝清热泻下；茵陈清热除湿。

生芦根八味饮子

前栀子等六味散取利，复不觉退，加呕逆，食不下，口鼻喉舌干燥，宜合生芦根八味饮子，细细服之方。

生芦根，切，一升　生麦门冬二升，去心　生姜五两　人参二两　知母二两　乌梅十颗　白蜜一合　竹沥三合

右药切，以水八升，煮取三升，去滓，内蜜、沥等，搅令调，细细饮，不限遍数冷暖，亦不限食前后服。此饮子虽不能顿除热病，然于诸候不觉有加，体气安稳，心腹不冷。意又欲得此饮。任重合。但依前服之。如热势不退，妨满，饮食渐少，心上痞结，则不可重服之。

此益气生津、养阴退热之剂。生芦根、生麦冬滋阴生津；人参、乌梅益气生津；知母、竹沥清热养阴；白蜜滋血润燥。

半夏十味汤

心腹结硬，不得手近，有时触着，痛不可忍。既是热病，体气合热，骨肉疼痛，脉合洪数，口合苦爽，食合呕逆，体气反凉，脉反沉细，饭食反下，反不知痛恼，大小便秘塞，心上如石，痛不可近。视者唇急鼻张，手眼寻绎，狂言妄语。此由热极，将息酷冷，饮食寝寐，唯冷是求。热结在

心，无因通泄，如有此者，十不救二三。更不可以常途守之。当须作成败计耳。此非半夏等十味汤，无奈之何。其中有诸状与此无别，但加身体黄，眼白睛色如黄柏。此是急黄。如有，亦不可守常法，还宜合后汤救之方。

半夏五两，熊州者，汤洗去滑汁尽。疑熊字　干姜三两　吴茱萸二两　桂心一两　白术三两　细辛三两　柴胡三两　牡丹皮三两　大黄五两　芒硝二两

右药切，以水一斗，煮取三升，去滓，内芒硝，搅令消尽，分温三服。每服如人行十里久。若服一服利后，须伺候将息，勿更进汤药。但研好粟米作汁饮，细细与之。如觉利伤多，可以酢饭止，稠酢浆粥亦得。忌羊肉、饧、生葱、生菜、桃、李、雀肉、胡荽等。

寒热表里互杂之证，治宜寒热并用、表里两解。桂心、柴胡解表；大黄、芒硝攻里；干姜、细辛、吴茱萸温中祛寒；半夏降逆祛邪；白术益气健脾；丹皮活血逐瘀。

人参五味散

毒热势退，利尚不休，体力渐弱，宜合人参等五味散，细细服之方。

人参五两　生犀角末二两　乌梅肉三两，熬　生姜屑三两　黄连三两，去毛，无亦可以龙骨四两代之

右药捣筛为散，以饮服一方寸匕，日三服。稍加至二匕。忌猪肉、冷水等。注：吴昇同。

此凉血生津之剂。生犀角、黄连清热凉血；人参益气生津；乌梅敛汗生津；生姜温中健脾。

36.《广济方》前胡汤

《广济》疗天行，恶寒壮热，食则呕逆。前胡汤方。

前胡一两　麦门冬三两，去心　竹茹二两　橘皮一两　甘草一两，炙　生姜二两　生地黄四两，切

右七味，切，以水七升，煮取二升三合，绞去滓，分温三服。服如人行六七里，进一服。忌海藻、菘菜、芜荑、热面、猪犬肉、油腻。

前胡散邪解表；麦冬、生地清热滋阴；生姜、竹茹、橘皮和胃止呕。

《崔氏方》增损阮氏小青龙汤

《崔氏》疗天行数日，或十许日，而表不解，心下有水，热毒相搏，遂呕，时复有咳者，增损阮氏小青龙汤方。

麻黄二两，去节　芍药二两　桂心一两　甘草二两，炙　细辛一两

右五味，切，以水六升，煮取二升，温服七合。阮本汤方等份。虽未尝用，嫌其太温。余增损其分两，以疗十余人，皆愈。忌海藻、菘菜、生葱、生菜等。

由此方知外感热病用温热药治疗，由来已久。《伤寒论》在前人的基础上，又每有发挥。崔氏初始疑虑此方过于温热，但后经应用却皆获疗效。

《近效方》橘皮汤

《近效》疗天行壮热，呕逆不下食。橘皮汤方。

橘皮三两　生姜四两　茯苓三两

右三味，切，以水五升，煮取一升五合，去滓，分温五六服。中间任食，一日服尽。忌大酢、蒜面。注：李处俭、张文仲等并同。

橘皮行气止呕；生姜温中化饮，和胃止呕；茯苓渗湿健脾。

《必效方》疗天行呕吐不下食方

取腊月兔头并皮毛

烧令烟尽，擘破作黑灰，捣，罗之。以饮汁服方寸匕，则下食。不瘥，更服。烧之勿令大耗，无所忌，比用频效。

《救急方》疗天行后呕逆不下食，食入则出方

取羊子肝，如食法，作生淡食，不过三两度则止。注：文仲同。

又方

以鸡子一枚，于沸汤中煮三五沸，则出水浸之。外寒内热则吞之。神效。无所忌。

《集验方》生芦根汤

《集验》疗天行后，气膈，呕逆不下食。生芦根汤方。

灯心一分　生麦门冬十二分，去心　人参四分，切　生芦根一大握，切

右四味，以水一大升，煎取八合，去滓，分温三服。

《肘后方》橘皮甘草汤

《肘后》疗呕哕不止。橘皮甘草汤方。

甘草一两，炙　橘皮三两　升麻半两　生姜三两

右四味，切，以水三升，煮取一升，尽服之，日三四作当止。忌海藻、菘菜。注：《文仲》同。

生芦根汤，为生津和胃止呕之剂；橘皮甘草汤，为理气和胃止哕之剂。

麦门冬饮子

《文仲》《近效》疗呕逆，麦门冬饮子方。

麦门冬，去心　芦根　人参各二两

右三味，切，以水六升，煮取二升七合，去滓，分温五服。徐徐服。常用有验。

此养阴生津、润燥止呕之方。

又方

饮生姜汁三二合，大良。

生姜汁有温中和胃、消饮止吐之功效。

又方

枇杷叶去毛

煮饮之。作粥亦佳。

《救急方》薤豉粥方

《救急》疗天行干呕若哕，手足逆冷。薤豉粥方。

薤白，切，一升　香豉一升　白米四合

右三味，以水一升，煮豉一沸，漉去滓，下薤及米，煮为稀粥，进两碗，良。

小半夏汤

又疗天行后，哕欲死，兼主伤寒。小半夏汤方。

半夏五两，洗去滑　生姜八两，切令薄细，恶令湿，恶绝水浸者为好

右二味，各以水三升，别煮，各取一升半，去滓，二汁相和一处，共煮取二升，分三服。服相去如人行十里久。当令下食，其哕不过俄顷则止。近二公及任理居中属纩得之，明奉御来彖执秘此方，但止煮药送来彖。与方郎中邻居，后乃方便得之。大良效。忌羊肉、饧。注：《伤寒论》同。

此天行、伤寒并用之方。半夏降逆止呕，生姜温中化饮，和胃止呕。

37. 《深师方》黄连马通汤

《深师》疗天行毒病，或下不止，喉咽痛。黄连马通汤方。

小豆一升 黄连一两，去毛 马通汁三升 吴茱萸一两

右四味，以马通汁令煮取一升，尽服。不瘥，复作有效。忌猪肉、冷水。

此清热解毒之剂。

《古今录验方》青木香汤

《古今录验》青木香汤疗春夏忽喉咽痛而肿，兼下痢方。

青木香二两 黄连一两，去毛 白头翁二两

右三味，切，以水五升，煮取一升半，分温三服。小儿若服之，一服一合。忌猪肉、冷水。

青木香解毒消肿，黄连、白头翁清热解毒。

《深师方》鼻衄方

《深师》疗天行毒病，鼻衄，是热毒。血下数升者方。

好松烟墨

捣之，以鸡子白和丸，如梧桐子大，水下，一服十丸。并无所忌。

又黄土汤

疗鼻衄，去五脏热气结所为，或吐血者方。

当归 甘草，炙 芍药 黄芩 芎藭各三两 桂心一两 生地黄一斤 釜月下焦黄土如鸡子一枚，碎，绵裹 青竹皮五两

右九味，切，以水一斗三升，煮竹皮减三升，去滓，内诸药，煮取三升，分四服。忌海藻、菘菜、生葱。

当归、芍药、生地、芎藭、桂心行血调荣，补血凉血；黄芩、青竹皮凉血止血；釜下黄土敛血止血。

又方

黄芩四两

右一味，切，以水五升，煮取二升，分三服。亦疗妇人漏下血。

黄芩清热凉血而止血。

38. **《深师方》酪酥煎丸**

《深师》疗天行热盛，口中生疮。酪酥煎丸。

酪酥三合 蜜三合 大青一两

右三味，合煎三沸，稍稍敷口，以瘥为度。

此解毒润燥外敷之方。

又口疮方

取蛇莓五升，捣，绞取汁，稍稍饮之。

《集验方》升麻汤

《集验》疗天行热病，口疮。升麻汤方。

升麻二两 通草四两 射干二两 羚羊角三两，屑 芍药三两 生芦根切，一升

右六味，切，以水七升，煮取三升，分为三服，如人行五里更服。注：《古今录验》同。

此清热解毒之方。

石膏蜜煎

又疗天行热病，口苦。下气除热，喉中鸣。石膏蜜煎方。

石膏半斤，碎 蜜一升

右二味，以水三升，煮石膏，取二升，乃内蜜复煎取一升，去滓，含如枣核许，尽更含。注：《千金》同。

此清热润喉之含剂。

《广济方》前胡汤方

《广济》疗天行壮热，咳嗽，头痛，心闷。前胡汤方。

前胡 升麻各八分 贝母 紫菀各六分 石膏十二分，碎，绵裹 麦门冬八分，去心 杏仁三十枚，去尖皮、两仁 竹叶，切，一升 甘草二分，炙

右九味，切，以水八升，煮取二升五合，绞去滓，分温三服。相去如人行六七里，进一服，不吐利，瘥。忌海藻、菘菜、油腻、猪、鱼等。

前胡、升麻解表散热；石膏、竹叶清里退热；杏仁、贝母、紫菀止咳化痰；甘草、麦门冬益气润燥。

地黄汤

又疗天行肺热咳嗽，喉有疮。地黄汤方。

生地黄，切，一升 升麻 玄参 芍药 柴胡 麦门冬，去心，各八分 贝母六分 竹叶，切，一升

右九味，切，以水九升，煮取三升，绞去滓，内蜜，再上火煎三沸，含咽其汁勿停。中间不妨食。不利。忌芜荑、热面、猪犬肉、油腻。

此清肺润燥止咳之剂。

柴胡汤

又疗天行后，乍寒乍热，昏昏不省觉，胁下痛，百节骨痛，咳不能下食，兼口舌干生疮。柴胡汤方。

柴胡八分 升麻六分 芍药六分 黄芩六分 甘草五分 石膏十二分，碎，绵裹 生麦门冬六分，去心 葱白半分 香豉六合，绵裹 生姜六分 竹叶切，一升，洗

右十一味，切，以水九升，煮取二升五合，绞去滓，分温三服。服别相去如人行六七里，进一服。不吐不利，瘥。忌海藻、菘菜、热面、油腻。

柴胡、升麻、葱白、香豉、生姜解表散邪；石膏、黄芩清热泻火；芍药、麦冬、竹叶清热滋阴。

《集验方》生姜煎

《集验》疗天行病，上气咳嗽，多唾黏涎，日夜不定。生姜煎方。

生姜三两，去皮，切如豆粒大

右一味，以饧半斤和，微煎令烂，每日无问早晚，少少含，仍嚼姜滓，一时咽之。

生姜温肺止咳，饧润肺缓急。

又《必效》疗天行病后，因食酒面，肺中热壅，遂成咳不止方

桑白皮十二分 桔梗十分 肥干枣二十一枚，擘 麻黄六分，去节 曹州葶苈子十分，熬令紫色，令为膏，汤成珠

右五味，切，先以水四升，煮桑白皮等四味，可取一升半，去滓，下葶苈子膏，更煎三五沸，去滓，分温五服。空心食后服。或利，勿怪。忌猪肉、油腻、生冷、果子等物。

桑白皮清泄肺热；麻黄止咳平喘；桔梗利气祛痰；葶苈子降逆止咳。

39.《千金方》疗豌豆疮方

《千金》疗人及六畜天行热气病，病豌豆疮方。

浓煮黍穣汁洗之

若是穄穣则不瘥，疮若黑者，捣蒜封之。又煮干芸苔汁洗之。

又方

真波斯青黛，大如枣，水服之瘥。

又热病后发豌豆疮方

黄连三两，去毛，水二升，煮取八合，顿服之。忌猪肉、冷水。

豌豆疮即今之天花。青黛、黄连等均有清热解毒功效。

又若赤黑发如疥大者方

煎羊脂摩敷之。

又方

青木香二两

水三升，煮取一升，顿服之，效。

又方

小豆屑和鸡子白敷之。

又疗豌豆疮初发觉欲作者方

煮大黄五两服之。

注：《延年》同。

木香汤

又疗疮出烦疼者。木香汤方。

青木香二两　丁香一两　薰陆香一两　白矾一两　麝香二分

右五味，以水四升，煮取一升半，分再服。热盛者，加一两生犀角，如无犀角，以升麻代之。如病轻，去矾石。大神效。

此芳香祛邪、消肿解毒之方。

又方

疮上以芒硝和猪胆涂。勿动痂，仍卧黄土末上。良。此病小便涩，有血者，中坏疮皆黑压不出脓，死。

猪胆清热解毒，芒硝清热消肿。

又内发疮盛方

醋四合　大猪胆一具

右二味，煎三沸。一服一合，日五服，良验。

《延年秘录》大青汤

《延年》疗天行壮热，头痛，发疮如豌豆，遍身。大青汤方。

大青三两　栀子二七枚，擘　犀角屑一两　豉五合

右四味，切，以水五升，煮取二升，分三服。服之无所忌。

大青、栀子清热解毒，犀角、豆豉清热凉血。

《古今录验方》水解散

《古今录验》水解散，疗天行热气，则生疱疮疼痛。解肌出汗方。注：出翟世平。

麻黄一两，去节　黄芩三分　芍药二分　桂心一分

右四味，捣筛，暖水解，服二方寸匕。覆令出汗。日再服。瘥者减之。忌海藻、菘菜、生葱。

注：《延年》同。一方有大黄三分、甘草二分。

麻黄、桂心解肌发汗；黄芩清热解毒；芍药调和荣卫。

40.《张文仲方》竹叶汤

《文仲》疗天行，表里虚，烦，不可攻者。但当与竹叶汤方。

竹叶二把　石膏，碎，绵裹，一升　麦门冬，去心，一升　半夏半升，洗　人参　甘草各二两

右六味，切，以水一斗，煮取六升，去滓，内粳米一升，煮米熟去之。分五服。呕者，与橘皮汤。方在上呕哕篇中。不愈者，重作此，宫泰数用，甚效。若伤寒后虚烦，亦宜服。此方是仲景方。忌羊肉、海藻、菘菜、饧。

此方《千金方》无方名，谓"伤寒后虚羸少气呕吐方"，《千金翼方》名"竹叶石膏汤"，《伤寒论》同。

竹叶、石膏清热除烦；麦冬、人参益气生津；半夏降逆止呕；甘草和中健脾。

又疗虚烦不可攻方

青竹茹二升

右一味，以水四升，煎至三升，去滓，分温五服。徐徐服之。

此治阴虚烦热之证，故用青竹茹清热除烦。

《千金方》水道散

《千金》水道散，疗天行病烦热如火，狂言妄语，欲走方。

白芷一两　甘遂二两，熬

右二味，捣筛，以水服方寸匕。须臾，令病人饮冷水。腹满则吐之。小便当赤也。一名濯腹汤。此方疗大急者。注：《文仲》《范汪》同。

白芷祛风止痛，甘遂吐利祛邪。

五苓散

又五苓散，主天行热病，但狂言烦躁不安，精采言语，与人不相主，当方。

猪苓二分　白术三分　泽泻五分　茯苓三分　桂心二分

右五味，捣筛为散，水服方寸匕，日三服。多饮暖水，汗出愈。忌大醋、生葱、桃、李、雀肉等。注：《张仲景论》《深师》同。

《古今录验》疗天行壮热，狂言谬语五六日者方

鸡子三枚　芒硝方寸匕　井花水一杯

右三味，合搅，尽服之。心烦下则愈。

鸡子养阴宁心，芒硝清热泻下。使热清而神宁。

41.《广济方》柴胡散

《广济》疗天行热气，恶寒头痛，壮热，大小便涩。柴胡散方。

柴胡八分　茵陈十分　青木香十分　黄芩八分　土瓜根十分　白鲜皮八分　栀子人十分，擘　大黄二十四分　芒硝十二分

右九味，捣为散。平辰空肚，以新汲水服五六钱匕。少时，当三两行微利。利后煮葱豉稀粥食之。热如未歇，明辰更服四钱匕。热歇停药。忌热食、猪犬肉、油腻等。

柴胡清热解表；茵陈、白鲜皮清热利水；大黄、芒硝清热泻下；青木香、土瓜根、黄芩、栀子清热泻火，解毒消肿。

柴胡汤

又疗天行，恶寒壮热，头痛，大小便赤涩，不下食饮。柴胡汤方。

柴胡七分　茵陈七分　大黄十二分，别渍　升麻七分　栀子四枚，擘　芒硝四分，汤成下　芍药七分　黄芩十二分

右八味，切，以水四升，先渍药少时，猛火煮取一升五合。分温三服。服别相去如人行六七里吃一服。以快利为度。第二服则利，更不须服之。忌热食、炙肉、蒜、黏食。

此表里两解之剂。柴胡、升麻辛凉解表，大黄、黄芩、栀子、芒硝清泻里热。

《近效方》盐熨方

《近效》主天行后两胁胀满方。

熬盐熨之。如小便涩，亦用盐熨脐下。如水肿，以谷枝汁服，愈。大效。

《集验方》滑石汤

《集验》疗天行病腹胀满，大小便不通。滑石汤方。

滑石十四分，研　葶苈子一合，纸上熬，令紫色，捣　大黄二分，切

右三味，以水一大升，煎取四合，顿服。兼捣葱敷小腹，干即易之。效。注：《肘后》《崔氏》同，无大黄。

滑石清热利水；大黄清热通便；葶苈子行气除满。

《深师方》七物升麻汤

《深师》疗天行毒病，酷热下痢。七物升麻汤方。

升麻　当归　黄连，去毛　甘草，炙　芍药　桂心　黄柏各半两

右药，切，以水三升，煮取一升，顿服之。忌海藻、菘菜、猪肉、冷水、生葱等物。

升麻散邪解毒；当归、芍药和血止痛；黄连、黄柏清热止痢；甘草、桂心温中和胃。

黄连汤

又天行诸下悉主。黄连汤方。

黄连三两，去毛　黄柏二两　当归二两

右三味，以水六升，煮取三升，去滓，内蜜一合，微火煎取二升半，分三服。良验。忌猪肉、冷水。

黄连、黄柏清热解毒，当归活血止痛。

《范汪方》麝香丸

《范汪》疗天行热毒，下痢赤白，久下脓血，及下部毒气，当下细虫如布丝缕大，或长四五寸，黑头锐尾。麝香丸方。

麝香一分　附子二分，炮　雄黄　丹砂　干姜各二分

右五味，各捣，下筛讫，复更合治之，蜜和为丸，如小豆大，饮下一丸。老少半之，效验。忌猪肉、生血等。

麝香祛邪避疫；附子祛风制毒；雄黄、丹砂杀虫解毒；干姜祛寒理中。

《甲乙方》疗天行热病，瘥后痢脓血不止方

龙骨一两

右一味，捣研为末。米饮下一钱，不计时节，日三服，佳。

龙骨固涩止泻，故治久痢之症。

42. 《深师方》下部疮方

《深师》疗天行下部疮烂方。

乌梅二七枚，去核　大蒜二七枚　屋尘半升，筛取细者

右三味，捣筛为散，苦酒一升，和调，于铜器中煎成丸，作长挺，内下部。注：《范汪》同。

此解毒敛疮外用之剂。

《范汪方》疗人下部中痒方

蒸枣取膏，以水银熟研，丸之令相得，长二三寸，以绵薄枣，内大孔中，虫出瘥。

又疗谷道中疮方

以水中荇叶细捣，绵裹内下部，日三。注：《肘后》同。

雄黄兑散

又疗天行䘌虫食下部，生疮，雄黄兑散方。

雄黄半两　青葙子三两　苦参　黄连各三两　桃仁一两半，去皮尖及两仁，熬

右五味，合捣筛，绵裹如半枣核大，内下部。亦可米汁服方寸匕，日三服。忌猪肉、冷水及热面、炙肉、蒜等物。

雄黄、苦参杀虫解毒；黄连、青葙子清热解毒；桃仁行血逐瘀。

桂枝汤

又桂枝汤，疗天行䘌病方。

桂心二两　小蓝二两

右二味，㕮咀，以水一斗，煮取二升半，内猪肝十两，去上膜，细研，著汤中，和令相得，临时小温。若毒悉在腹内，尽服之。在下部者，三分药中用一分，竹筒内下部中。服药一时间，当下细虫如发大五六升。小儿半作之。忌生葱。

此温中祛虫之剂。

《文仲》《姚氏》疗天行病䘌，下部生疮方

浓煮桃皮，煎如糖，以绵合导下部中。若口中生疮，含之。注：《肘后》《范汪》同。

《甲乙方》青葙子散

《甲乙方》疗天行病有䘌虫，蚀下部生疮。青葙子散方。

青葙子一两　萑芦二两　狼牙一两　橘皮一两　苦参三两

右五味，捣筛为散，米饮和服方寸匕，日三服。未瘥更服，以瘥为度。

此仍解毒杀虫之剂。

黄连丸

又疗天行痢脓血，下部生䘌虫。黄连丸方。

黄连二两，末，生用　蜡一两　乌梅肉三两，熬，末

右三味，熔蜡和蜜为丸，如梧子大。空心米饮下三十丸，再服加至四十丸，瘥。忌猪肉、冷水。

黄连清热燥湿，乌梅酸敛止泻。

43.《崔氏方》竹叶汤

《崔氏》疗烦躁而渴不止，恶寒，仍热盛者，竹叶汤。常用亦佳，不徒疗天行，凡虚赢久病，及疟后胸上痰热者，服之皆妙方。

甘草二两，炙　枣十五枚，擘　半夏一两，洗　芍药三两　前胡一两　黄芩一两　小麦五合人参二两　粳米一升　知母二两　麦门冬四合，去心　栝楼一两　生姜四两

右十四味，切，以竹条饮一斗五升，煮取五升，分三服。若非天行，而虚赢久病，胸生痰热，

亦可服之，加黄芪二两，除黄芩，减知母一两，除栝楼，用之大效。忌羊肉、海藻、菘菜、饧。

甘草、枣、芍药、人参补益气血，和中健脾；知母、小麦、粳米、麦门冬、栝楼养阴生津；前胡、生姜祛风散邪；黄芩、竹叶清热利水。

《广济方》鼠矢汤

《广济》疗患天行热气，瘥后劳发，头痛如初病者。鼠矢汤方。

雄鼠屎三七枚，熬，末，汤成下　干葛二两　栀子十四枚，擘　葱白一升　豉八合

右五味，切，以水三升，煮取一升七合，去滓，内鼠屎末，分温二服。服别相去如人行六七里，微汗，内消。不利。忌如药法。

枳实汤

又疗患数日，复劳，发者。枳实汤方。

枳实三枚，炙　栀子十四枚，擘　葱白，切，一升　香豉半升　鼠屎二七枚

右五味，以水一斗，煎取二升五合。分温三服。服别相去如人行六七里，进一服。内消。不利。忌如药法。

枳实理气；栀子清热；葱白、香豉发汗散邪；鼠屎祛风解毒。

《深师方》竹叶汤

《深师》竹叶汤疗天行后虚热，牵劳食复，四肢沉重，或一卧一起，气力吸吸羸弱方。

竹叶一把　小麦一升　甘草一两，炙　石膏二两，碎　茯苓二两　半夏一升，洗去滑　前胡二两　知母二两　黄芩二两　人参二两　生姜四两　大枣二十枚，擘

右十二味，切，以水一斗二升，煮竹叶、小麦减四升，去滓，内药煮取三升，分三服。忌海藻、菘菜、醋物、羊肉、饧等物。

竹叶、小麦滋阴除热；石膏、黄芩、知母清热泻火；人参、茯苓、大枣、甘草益气健脾；生姜、前胡疏风解表；半夏降逆燥湿。

《备急方》疗劳复方

以粉三升，以暖饮和服。厚覆取汗，又以水和胡粉少许服之，亦佳。

粉指粳米粉。

《延年秘录》葛根饮

《延年》葛根饮，主热病劳复，身体痛，天行壮热烦闷，葛根饮方。

葛根一两　葱白一握　豉半升　米一合

右四味，先切葛根，以水九升，煮取七升；则内葱白，更煮取四升，去葛及葱滓讫，则内豉及少许米，煮取三沸，并滤去米等滓，分四服。当有汗出即瘥。明旦又更作服。忌猪肉、蒜等。

此祛风解表发汗之剂。

《必效方》鼠矢汤

《必效》疗天行劳复。鼠矢汤方。

雄鼠屎五枚，两头尖者　豉一升　栀子二十枚，擘　枳实三枚，中破，炙令黄

右四味，以水五升，煮取二升四合，分四服。相去十里久。若觉大便涩，加大黄二两。

《许仁则方》葱白七味饮

劳复状一如伤寒初有。如此者，宜合葱白等七味饮，服之渐覆取汗方。

葱白连须，切一升　干葛，切，六合　新豉一合，绵裹　生姜，切，二合　生麦门冬，去心，六合　干地黄六合　劳水八升，此水以杓扬之一千过

右药用劳水煎之,三分减二,去滓,分温三服。相去行八九里。如觉欲汗,渐渐覆之。忌芜荑。

此天行、伤寒并用,滋阴发汗之方。葱白、葛根、豆豉、生姜解肌发汗;生麦冬、生地黄滋阴生津。

葳蕤五味饮子

又依前葱白等七味饮服之得可,但适寒温将息,以取安稳。若不觉,可宜合葳蕤等五味饮子服之方。

葳蕤五两,切　葱白,切,一升　豉心一升,绵裹　粳米三合,研碎　雄鼠屎七枚,末之

右药以水七升,先煮豉以上取四升汁,去滓,内粳米屑,煮米烂讫,内鼠屎末搅调。顿服。覆被安卧,取汗瘥。

此扶正解表之剂。

地骨白皮五味饮子

凡天行病瘥后,准常合渐,健能行履。遂过限不堪起动,体气虚羸,每觉头痛唇口干,乍寒乍热,发作有时,或虽能行动运转,然每作时节有前状者,名天行后不了了。有此宜合地骨白皮等五味饮子。

地骨白皮三两　知母三两　麦门冬五两,去心　竹沥一升　白蜜三合

右药,切知母以上和麦门冬,然后以水六升,煮取二升,去滓,内竹沥、蜜,搅调。分温三服。服相去如人行十里久。如觉虚,不能空腹顿尽。欲间食服,亦佳。兼主伤寒。

此亦天行、伤寒共治之方。方以养阴清热、滋阴润燥为旨。

白薇十味丸

若服前地骨白皮等五味饮子不可,虽可不能全退,宜合白薇等十味丸方。

白薇三两　知母四两　地骨皮三两　干地黄六两　麦门冬五两,去心　甘草四两,炙　蜀漆三两　葳蕤三两　橘皮二两　人参三两

右药细切,合捣筛,绢罗为散,蜜和丸,如梧桐子大。初服以饮下十五丸,日再服,稍加至三十丸。服经三数日后,自候腹中。若觉热,则食前服。如不能以空饮下药,宜合乌梅等四味饮下前丸。忌菘菜、海藻、芜荑等。

乌梅饮方

乌梅十枚　葳蕤五两　生姜五两　白蜜一合

右药切,以水六升,煮三味取二升,去滓,内白蜜搅调,细细用下前丸。多少冷暖以意斟酌。纵不下丸,但觉口干渴则饮之。

白薇十味丸清热凉血、益气生津为主,乌梅饮以润燥生津为主。

《外台秘要·卷四》

44.《肘后方》屠苏酒

《肘后》屠苏酒,辟疫气,令人不染温病及伤寒。岁旦饮之方。

大黄　桂心各十五铢　白术十铢　桔梗十铢　菝葜　蜀椒十铢,汗　防风　乌头各六铢

右八味,切,绛袋盛,以十二月晦日中悬沉井中,令至泥。正月朔旦平晓出药,至酒中煎数沸,于东向户中饮之。屠苏之饮,先从小起,多少自在。一人饮,一家无疫;一家饮,一里无疫。饮药酒待三朝,还滓置井中,能仍岁饮,可世无病。当家内外有井,皆悉着药,辟温气也。

此温病及伤寒预防服药之法。

又太乙流金散，辟温气

雄黄三两　雌黄六两　矾石一两半　鬼箭羽一两半　羚羊角，烧，二两

右五味，治下筛，三角绛袋盛一两，带心前，并挂门户上。若逢大疫之年，以月旦，青布裹，一刀圭，中庭烧之，温病人亦烧熏之。

佩带、悬挂、烧熏三法并用，以防避温疫。

又雄黄散，辟温气方

雄黄五两　朱砂，一作赤木　菖蒲　鬼臼各二两

右四味，捣筛，末，以涂五心、额上、鼻人中及耳门。

外涂以防温疫。

又断温疫转相染着至灭门，延及外人，无收视者方

赤小豆　鬼箭羽　鬼臼　雄黄各三两

右四味，捣末，以蜜和丸，如小豆大，服一丸，可与病人同床。

又避温粉

川芎　苍术　白芷　藁本　零陵香各等份

右五味，捣筛为散，和米粉粉身。若欲多时，加药增粉用之。

此药粉扑身防温疫之法。

《千金方》避温虎头杀鬼丸方

虎头骨五两，炙　朱砂一两半，研　鬼臼一两　雄黄一两半，研　皂荚一两，炙　雌黄一两半，研　芜荑一两

右七味，捣筛，以腊蜜和如弹丸大，绛囊盛，系臂。男左女右。家中置屋四角，月朔望夜半，中庭烧一丸。忌生血物。注：《肘后》同。

竹茹汤

又治瘴气竹茹汤方。

青竹茹二升

右一味，以水四升，煮取三升。分三服。

又避温粉身散方

芎藭　白芷　藁本

右三味，等份，捣下筛，内米粉中，以粉涂身。注：《延年》同。

又断温疫，朱蜜丸方

白蜜，和上等朱砂粉一两

常以太岁日平旦，大小勿食，向东方立，人吞三七丸，如麻子大。勿令齿近之，并吞赤小豆七枚。投井泉水中。终身勿忘此法。

又疗温蒜豉汤方

蒜五十子，并皮研之　豉心一升

右二味，以三岁小儿小便二升，合煮五六沸。顿服。

蒜解毒制邪，豉清热泻火。

《千金翼方》老君神明白散方

白术二两　桔梗一两　细辛一两　附子二两，炮　乌头四两，去黑皮

右五味，捣筛，绛囊盛，带之。所居间里皆无病。若有得疫疠者，温酒服一方寸匕。覆取汗，

得吐则瘥。若经三四日者，以三方寸匕，内五升水中，煮令大沸，分三服。

附子、乌头解毒；细辛、桔梗祛风；白术益气。

又度瘴散方

麻黄，去节　升麻　附子，炮　白术各一两　细辛　防己　干姜　桂心　防风　乌头炮　蜀椒，出汗，去目　桔梗各二分

右十二味，捣筛为末，蜜封贮之，山中所在有瘴气之处，旦空腹服一钱匕。覆取汗，病重稍加之。

方以疏散风湿，祛逐寒邪为主。

《古今录验》许季山干敷散

《古今录验》许季山所撰干敷散，主辟温疫疾恶，令不相染着气方。注：《肘后》作"敷干"，《抱朴子》作"敷干"。

附子一枚，炮　细辛一分　干姜一分　麻子一分，研　柏实一分

右五味，捣筛为散，正旦举家以井花水各服方寸匕。服药一日，十年不病；二日二十年不病；三日三十年不病。受师法，但应三日服。岁多病，三日一服之。注：《肘后》《胡洽》《延年》《范汪》《删繁》同。

附子、细辛、干姜，祛风寒毒气；柏实、麻子调肠胃中气。

又杀鬼丸、去恶毒方

雄黄五两，研　朱砂五两，研　鬼臼五两　鬼督邮五两　雌黄五两，研　马兜铃五两　皂荚五两，炙　虎骨五两，炙　阿魏五两　甲香一两　羚羊角一枚，屑　桃白皮五两　白胶香一两　腊蜜八斤，炼　石硫黄五两，研

右十七味，捣筛十六味，腊蜜和之，丸如杏子。将往辟温处烧之，杀鬼去恶毒气。若大疫家，可烧，并带行。注：与《胡洽方》七味不同。

《千金方》赤小豆丸

《千金》断温疫，主温病转相染着，乃至灭门，延及外人，无收视者。赤小豆丸方。

赤小豆二两　鬼臼二两　鬼箭二两　丹砂二两，研　雄黄二两，研

右五味，末之，以蜜和如小豆大。服一丸，可与病人同床傅衣也。

此解毒祛邪之剂。

《延年秘录》豉汤方

《延年》主辟温疫疾恶气，令不相染易。豉汤方。

豆豉一升　伏龙肝三两，研　小儿小便三升

右三味，用小便煎取一升五合，去滓，平旦服之。令人不着瘴疫。天行有瘴之处，宜朝朝服。

45.《小品方》茅根汤

《小品》茅根汤，疗温病有热，饮水暴冷，哕者方。

茅根　葛根，各切，半升

右二味，以水四升，煮取二升。稍温饮之，哕止则停。

茅根清热利水，除饮和胃；葛根辛凉解表，调和肠胃。

茅根橘皮汤

又茅根橘皮汤，疗春夏天行、伤寒、温病干胃，冷变哕方。

白茅根，切，一升　橘皮三两　桂心二两　葛根二两

右四味，切，以水六升，煮取三升，分温服三合。数连服之。尽复合，哕止乃停耳。微有热，减桂一两。注：《文仲》《古今录验》同。

此天行、伤寒、温病共用之方。外感热邪，脾胃受伤，所以用白茅根清热和胃而不伤脾阳；橘皮理气止哕而不过燥热；桂心温中散寒；葛根辛凉和胃而不苦寒。

《古今录验方》枇杷叶饮子

《古今录验》疗温病有热，饮水暴冷。哕，枇杷叶饮子方。

枇杷叶拭，去毛　茅根各半升

右二味，切，以水四升，煮取二升，稍稍饮之，哕止则停。

此为清热和胃止哕之方。

《深师方》芍药汤

《深师》疗温毒病及吐下后有余热。芍药汤神方。

芍药五分　黄连四分　甘草二分，炙　黄芩二两　桂心二两　栝楼二分

右六味，切，以水五升，煮取三升，分三服，一日令尽。

芍药、甘草和胃；黄连、黄芩清热；栝楼生津；桂心行气。

《古今录验方》知母解肌汤

《古今录验》知母解肌汤，疗温热病头痛，骨肉烦疼，口燥心闷者。或是夏月天行毒，外寒内热者。或已下余热未尽者。或热病自得痢，有虚热，烦渴者方。

麻黄二两，去节　知母三两　葛根三两　石膏三两　甘草二两，炙

右五味，切，以水七升，煮取三升，分为三服。若已下及自得下，虚热未歇者，除麻黄，加知母、葛根。病热未除，因梦泄者，可除麻黄，加白薇、人参各二两则止。注：《小品》同。

麻黄、葛根解肌退热；知母、石膏清热泻火；甘草和中益胃。

《肘后方》黑膏方

《肘后》疗温毒发斑，大疫难救。黑膏方。

生地黄半斤　好豉一升

右二味，以猪膏二斤，合露之，煎五六沸，令三分减一，绞去滓，末雄黄、麝香如大豆者，内中搅和。尽服之。毒便从皮中出则愈。忌芜荑。

生地、豆豉清热凉血，雄黄、麝香解毒祛邪。

《小品方》葛根橘皮汤

《小品》葛根橘皮汤，疗冬温未即病，至春被积寒所折，不得发，至夏得热，其春寒解，温毒始发出，肌中斑烂隐疹如锦文，壮热而咳，心闷，呕，但吐清汁，宜服此汤则静方。

葛根二两　橘皮二两　杏仁二两，去尖皮　麻黄二两，去节　知母二两　黄芩二两　甘草二两，炙

右七味，以水七升，煮取三升，分温三服。呕闷吐当先定。便宜消息。注：《古今录验》同。

葛根、麻黄祛风散邪；黄芩、知母清热凉血；橘皮、杏仁止吐止咳。

《删繁方》香豉汤

《删繁》疗肺腑藏热，暴气斑点，香豉汤方。

香豉一升，绵裹　葱须，切，四两　石膏八两　栀子仁三两　生姜八两　大青二两　升麻三两　芒硝三两

右八味，切，以水六升，煮七味取二升五合，去滓，然后下芒硝，分三服。

肺主皮毛，肺热所以皮肤瘾疹斑点。方中香豉、葱须宣肺散热；大青、升麻凉血解毒；生姜发汗解肌；石膏、栀子仁清热泻火；芒硝泻热通便。

《备急方》黑奴丸

《备急》疗温毒发斑。赤斑者，五死一生；黑斑者，十死一生。大疫难救。黑奴丸方。

麻黄三两，去节　大黄二两　芒硝一两　黄芩一两　釜底墨一两，研　灶尾墨一两，研　屋梁上尘二两，研

右七味，捣末，用蜜和如弹子大，新汲水五合，研一丸服之。若渴，但与水，须臾当寒，寒讫便汗则解。移五丈不觉，更服一丸。此疗六日胸中常大热，口噤，名坏病，医所不疗，服此丸多瘥。注：《胡洽》《小品》同，一名水解丸。又一方加小麦黑勃一两，名为麦奴丸，《范汪方》同。

此方为祛邪解毒之剂，古人常用。据上，温病与伤寒同，均有"坏病"之证。

《古今录验方》黄连橘皮汤

《古今录验》黄连橘皮汤，疗冬温未即病，至春被积寒所折，不得发。至夏得热，其春寒解，冬温毒始发出，肌中斑烂隐疹如锦文，而咳，心闷，呕吐清汁，眼赤口疮，下部亦生疮，已自得下痢，宜服此方。

黄连四两，去毛　橘皮二两　杏仁二两，去尖皮　枳实一两，炙　麻黄二两，去节　葛根二两　厚朴一两，炙　甘草一两，炙

右八味，以水八升，煮取三升，分三服。且消息，下当先止。

黄连清热解毒；麻黄、葛根疏表解肌；厚朴、枳实行气止呕；橘皮、杏仁理肺止咳。

漏芦橘皮汤

又漏芦橘皮汤，疗冬温未即病，至春被积寒所折，不得发，至夏热，其春寒解，冬温毒始发出，肌中斑烂隐疹如锦文而咳，心闷，呕吐清汁，眼赤口疮，下部亦生疮方。

漏芦　橘皮　甘遂　麻黄，去节　杏仁，去皮尖　黄芩各二两

右六味，切，以水九升，煮取三升，分四服。服得下为佳。下后余外证未除，更服葛根橘皮汤，方在前《小品》方。注：一方有知母、枳实、白薇、升麻、大黄、甘草，为十二味。

漏芦、甘遂祛邪解毒；麻黄发汗散邪；橘皮利肺止咳，杏仁除逆润肺；黄芩清热泻火。

又发斑疮方

黄连，切，三两，去毛

右一味，以水二升，煮取八合，顿服之。忌猪肉、冷水。

46.《深师方》麻黄散

《深师》疗温病瘥愈食复病。麻黄散方。

麻黄十分，去节　大黄十五分，炙　附子一分，炮　厚朴二分，炙　苦参六分　石膏六分，碎，绵裹　乌头六分，炮

右七味，捣筛，以酒若米汁和服方寸匕，日三夜二服。

麻黄、附子、乌头祛风散邪；大黄、石膏、苦参清热泻火解毒；厚朴行气散滞。

《古今录验方》麻子汤

《古今录验》疗热病复。麻子汤。

麻子一升　豉一升　牡鼠屎一十一枚

右三味，以水五升，煮取二升半，分温三服，立愈。试之有神验。注：《肘后》同。

此清热解毒之剂。

又大黄丸方

大黄一两，蒸之二斗米下　巴豆五十枚，去心皮，熬　硝石三分，熬。无者以芒硝代之　桂心二分　干姜二分，炮

右五味，捣筛四味，别捣巴豆令如泥，合和以蜜，更捣二千杵，丸如梧子。一丸汤服之。但热在膈上当吐，在膈下当利。预作粥。如服他吐下丸法。服药两食顷不吐下，以热饮动之。若不得吐下，可更服一丸半。能药、壮人，可二丸。此药优于他下药丸，故宜大小。下多，冷粥解之，若有疮，绵挺如指，蜜和一丸涂挺头，且内疮中，隔出之。不瘥，更作；温病不得大便，服之得下佳；宿食不消，亦服之；飞尸遁尸，浆服半丸，日一，应须臾止；心腹胀满痛，服一丸；疟者依发日先宿勿食，清晨服一丸，丁壮人服二丸，得吐下，忍饥过发时乃食；妇人产后血结中，奔走起上下，或绝产无子，或月经不调，面目青黄，服半丸；小儿淋沥寒热，肚胀大腹，不欲食，食不生肌，三四岁者如麻子服一丸，日一；六七岁儿服二丸。比三十日，心腹诸病瘥，儿小半之愈。大良。忌野猪肉、芦笋、生葱。

此温中利下之剂，逐瘀生新，可治疗宿食、瘀血、疫邪等多种病证。由此知古人善用下法，调节整体机能，从而快速治疗外感热病等多种病证。

《删繁方》瓜蒂散

《删繁》疗天行毒热，通贯脏腑，沉鼓骨髓之间，或为黄疸、黑疸、赤疸、白疸、谷疸、马黄等疾，喘息，须臾而绝。瓜蒂散方。

瓜蒂二七枚　赤小豆三七枚　秫米二七粒

右三味，捣筛为散。取如大豆粒，吹于两鼻之中，甚良。不瘥，间日复服之。注：《千金》《范汪》《集验》同。

此用瓜蒂散吹鼻中取涕，治疗黄疸之症。若口服，则为涌吐之剂。

又方

瓜蒂二七枚

右一味，以水一升，煮取五合，作一服。

又方

盐一升

右一味，纸裹渍湿，烧之取通赤，内三升水中搅令调，手巾滤度为一服。以前二方服讫，并吐出黄汁。

二方均为吐法。

《崔氏》疗黄，贫家无药者，可依此方。

取柳枝三大升，以水一斗，煮取浓汁，搦半升，一服令尽。

又疗黄兼主心腹方

蔓荆子一大合，拣令净

右一味，捣碎，熟研，以水一升，更和研，滤取汁，可得一大盏，顿服之。少顷，自当转利，或亦自吐，腹中便宽，亦或得汗便愈。注：《备急》《文仲》《深师》同。

《延年秘录》疗黄。瓜蒂汤方

瓜蒂（一两）　赤小豆（四十九枚）　丁香（二七枚）

右三味，捣末，以水一升，煮取四合，澄清。分为两度，滴入两鼻中。

此滴鼻取涕，疗黄疸之法。

《救急方》疗三十六种黄方

取鸡子一颗，并壳烧作灰，研酢一合，又温之，总和顿服。身体眼睛极黄者，不过三颗。鼻中虫出，神效。

《救急方》瓜蒂散

又疗诸黄，阐黄眼阐，及大角赤黑黄。先掷手足，内黄患渴疸黄，眼赤黄，肾黄，小便不通，气急心闷，五色黄。瓜蒂散方。

丁香　瓜蒂　赤小豆各十枚

右三味，细捣筛。取暖水一鸡子许，和服，大神验。注：《广济》同。

《必效方》茵陈汤及丸方

《必效》疗一切黄，蒋九处得。其父远使得黄，服此极效。茵陈汤及丸方。

茵陈四两　大黄三两　黄芩三两　栀子三两

右四味，切，以水五升，煮取三升，分为三服。空肚服之。不然，捣筛蜜和为丸，饮服二十丸，稍稍加至二十五丸。量病与之。重者，作汤胜服丸。日一服。忌羊肉、酒、面、热物等，以瘥为限。小便黄色及身黄者，并主之。

茵陈清热除黄；大黄清热凉血；黄芩、栀子清热泻火。

《必效方》瓜蒂散方

又疗诸黄，眼已黄亦差。瓜蒂散方。

丁香一分　赤小豆一分　瓜蒂一分　一方加秫米一分

右三味，捣末，温水食前顿服使尽，则当利，并吐黄水。不瘥更服。

《千金方》大黄丸

《千金》疗黄疸。大黄丸方。

大黄二两　葶苈三两

右二味，捣筛为末，蜜和为丸，如梧子大。未食服十丸，日三服。病瘥便止。

大黄清热凉血，葶苈子利气除温，共成清热退黄之剂。

又大黄丸方

大黄二两　黄连三两　黄芩　黄柏各一两　曲衣五合

右五味，捣筛为末，蜜和丸，如梧子大。食前服三丸，日三服，不知，可至五丸。忌猪肉、冷水。

此清热凉血、健脾利湿之方。

《广济方》瓜蒂散

《广济》疗急黄，身如金色。瓜蒂散方。

赤小豆二七枚　丁香二七枚　黍米二七枚　瓜蒂二七枚　麝香　熏陆香等份，别研　青布二方寸，烧为灰

右七味，捣筛为散。饮服一钱匕，则下黄水，其黄则定。忌生冷、热面、黏食、陈臭等。注：一方止三味。

赤小豆清热利湿；丁香、麝香、熏陆香芳香散邪；瓜蒂吐汇湿热；青布凉血；黍米和胃。

《必效方》大黄汤

《必效》疗急黄疸内等黄。大黄汤方。

大黄三两，切　芒硝二两

右二味，以水二升，渍大黄一宿，平旦绞汁一升半，内芒硝搅服，须臾，当快利，瘥。

此泻下退黄之法。

《延年秘录》瓜蒂散

《延年秘录》疗急黄，心下坚硬，渴欲得水吃，气息喘粗，眼黄。但有一候相当，即须宜服此瓜蒂散，吐则瘥方。

瓜蒂二小合　赤小豆二合

右二味，捣筛为散。年大人暖浆水五小合和散一服，满一方寸匕。炊久，当吐。不吐，更服五分匕，水亦减之。若轻病，直吹鼻中，两黑豆粒大亦得，当鼻中黄水出即歇。并宜灸心厌骨下一寸，名巨阙，灸五七炷以来。初小作炷，在后渐大，仍不得大如梧子。

麦门冬饮子

吐讫及灸了，计即渴，仍服麦门冬饮子方。

麦门冬四两，去心　栝楼三两　竹叶一升　茯苓四两　升麻二两　生芦根一升　甘草一两，炙

右七味，切，以水七升，煎取二升五合，绞去滓，分温三服。服别相去如人行八九里久。服此饮渴即止。

麦门冬、栝楼、生芦根、竹叶清热生津；茯苓、甘草益气健脾；升麻清散表热。

《千金方》地黄汁汤

《千金》疗急黄，热气骨蒸，两目赤脉。地黄汁汤方。

生地黄汁八合　大黄六分，末　芒硝一两

右三味，合和，一服五合，日二服，以利为度。

生地黄汁、大黄清热凉血，芒硝泻热逐瘀。

《近效》疗急黄方

取蔓荆子油一盏，顿服之。临时无油，则以蔓荆子捣取汁和之吃亦得。候颜色黄，或精神急，则是此病。注：韦给事试用之有效。

47.《肘后》疗黄疸方

烧乱发，服一方寸匕，日三。秘验。酒饮并得。注：《备急》《文仲》同。

《范汪》疗黄疸散方

取瓠白瓤及子熬令黄，捣为末，服半钱匕，日一服，十日愈。用瓠子数数有吐者，当先详之。

《千金》疗黄疸方

取生小麦苗捣，绞取汁，饮六七合，昼夜三四饮。三四日便愈。无小麦苗，穬麦苗亦得。范汪云：用小麦胜也。注：《备急》《文仲》《集验》并同。

小麦苗清热利湿除黄。

《崔氏》疗黄疸年六十以上方

茅根一把　猪肉一斤

右二味，合作羹，尽一服愈。当灸脐上下两边各一寸半一百壮，手鱼际白肉侧各一，灸随年壮。注：《备急》《范汪》同。

茅根清热利水，猪肉滋阴和正。

《近效》疗黄疸。瓜蒂散方

瓜蒂二七枚　赤小豆七枚　生秫米二七枚　丁香二七枚

右四味，捣筛，重者取如大豆二枚，各着一枚鼻孔中，痛，缩鼻须臾，鼻中沥清黄水，或从口

中出升余则愈。病轻者如一小豆则可。一与不尽,间日复频用。效,李矞用之立验。俗人或使人以竹筒极力吹鼻中,无不死者。慎之。

《广济方》茵陈丸

《广济》疗黄疸,遍身面悉黄,小便如浓栀子汁。茵陈丸方。

茵陈四两　黄芩三两　枳实二两,炙　大黄三两

右四味,捣筛蜜丸。空腹以米饮服,如梧子二十丸。日二服。渐加至二十五丸。微利为度。忌热面、蒜、荞麦、黏食、陈臭物。注:一方有升麻三两。

此清热凉血、利湿除黄之法。

《小品方》三物茵陈蒿汤

《小品》疗黄疸,身目皆黄,皮肤曲尘出。三物茵陈蒿汤方。

茵陈蒿一把　栀子二十四枚　石膏一斤　《千金方》加大黄三两

右三味,以水八升,煮取二升半,去滓,以猛火烧石膏,令正赤,投汤中,沸定取清汁,适寒温,服一升。覆令汗出周身遍,以温粉粉之则愈。若不汗,更服一升。汗出乃愈也。注:《深师》《古今录验》《千金翼》同。

《集验方》大黄散

《集验》疗黄疸身体面目皆黄。大黄散方。

大黄四两　黄连四两　黄芩四两

右三味,捣筛为散,先食服方寸匕,日三服。亦可为丸服。注:《备急》《文仲》《千金》同。

大黄清热凉血,黄连、黄芩清热解毒。

《千金翼方》苦参散

凡人无故,忽然振寒便发黄,皮肤黄曲尘出,小便赤少,大便时闭,气力无异,食饮不妨,已服诸汤,余热不除,久黄者。苦参散方。

苦参一两　黄连一两　葶苈子,熬　瓜蒂　黄芩　黄柏　大黄各一两

右七味,捣为散,饮服方寸匕,当大吐者。日一服。不吐,日二。亦得下。服药五日,知,可消息;不知,更服。忌猪肉、冷水。注:《古今录验》《千金》《小品》同。

此苦寒涌吐、清热解毒之剂。

《崔氏方》茵陈汤

《崔氏》疗黄疸,身体面目尽黄。茵陈汤。太医校尉史脱方。

茵陈蒿三两　黄连二两　黄芩三两　栀子十四枚　大黄一两　甘草一两,炙　人参一两

右七味,切,以水一斗,煮取三升,分三服。注:《千金》同。

茵陈、栀子清热退黄;黄连、黄芩、大黄清热泻火;炙甘草、人参益气健脾。

《延年秘录》栀子汤

《延年秘录》栀子汤,疗遍身黄如橘心,肋满急方。

栀子仁四两　黄芩三两　柴胡四两　升麻三两　龙胆草三两　大黄三两　栝楼三两　芒硝二两

右八味,切,以水九升,煮取二升八合,去滓,分温三服。相去四五里,进一服。

栀子仁、龙胆草、栝楼清热除黄;大黄、芒硝利肝通便;柴胡、升麻舒肝解郁;黄芩清热泻火。

《必效》黄疸,身眼皆如金色,但诸黄,皆主之方

取东引桃根,细切如箸,若钗股以下者一握。取时勿令见风及妇人并鸡犬等见之。以水一大

升，煎取搦一小升，适寒温，空腹顿服。服后三五日，其黄离离如薄云散。唯眼最后瘥，百日方平复。身黄散后，可时时饮一盏清酒，则眼中易散，不则散迟。忌食面、猪、鱼等肉。此方是徐之才家秘方，其侄珍惠说，密用。

《近效方》良验茵陈汤

《近效》疗发黄，身面眼悉黄如金色，小便浓如煮黄柏汁者，众医不能疗。良验茵陈汤方。

茵陈四两　黄芩二两　栀子三两　升麻三两　大黄三两　龙胆草二两　枳实二两，炙　柴胡四两

右八味，以水八升，煮取二升七合，分温三服。若身绝羸，加生地黄一升，栀子加至七两，去大黄；如气力不羸，依前著大黄取验。忌如法。不瘥更作，以瘥为限，不过三四剂，瘥。隔三五日一剂。注：《经心录》同。李曧处得此方，神良。

方以清热去湿、理气凉血为治。

《广济方》茵陈散

《广济》疗阴黄，身面眼俱黄，小便如豉汁色。茵陈散方。

茵陈四两　白鲜皮三分　栝楼四分　黄芩三分　栀子四分　芍药三分　青木香三分　柴胡三分　枳实三分，炙　黄连三分　紫雪八分　土瓜根三分　大青三分　大黄十分

右十四味，捣筛为散，煮茅根饮，待冷，平旦空腹以茅根饮服五钱匕，一服少间，当一两行微利。利后煮稀葱豉粥食之。利多，以意渐减，常取微泄，利通一两行为度。瘥，止。忌猪肉、冷水、鱼、蒜、黏腻及诸热食。

茵陈、白鲜皮、栝楼、清热利湿退黄；黄芩、栀子、黄连清热泻火；大青、大黄清热凉血；柴胡、枳实清肝理气；紫雪、土瓜根解毒祛邪。

《必效方》又疗黄汗染衣，涕唾黄者方

取蔓荆子，捣细末，平旦以井花水和一大匙服之，日再。渐加至两匙，以知为度。每夜小便里浸少许帛，各书记日，色渐退白，则瘥。不过服五升以来必瘥。李润州传，极效。注：《备急》《肘后》《张文仲》《深师》同。

48.《千金翼方》女劳疸方

《千金翼》疗黄疸之为病，日晡所发热，恶寒，小腹急，体黄，额黑，大便黑，溏泄，足下热。此为女劳也，腹满者难疗。方：

滑石五两，研　石膏五两，研

右二味为散。以大麦粥汁服方寸匕，日三。小便极利则瘥。注：《小品》《千金》《备急》《文仲》并同。

滑石清热利水，石膏清热发汗，合使黄疸消散。

《肘后方》黑疸方

《肘后》疗黄疸变成黑疸者多死，急治之方。

取土瓜根汁服一小升。平旦服至食时，病从小便去则愈。不忌。先须量病人气力，不得多服。力衰则起不得。注：《千金》并《翼》《文仲》《集验》《崔氏》《删繁》《范汪》并同。

《深师方》赤小豆茯苓汤

《深师》疗黑疸身体及大便正黑。赤小豆茯苓汤方。

赤小豆三十枚　茯苓六铢　瓜蒂四铢　雄黄二铢　甘草半两，炙　女萎四铢

右六味，切，以水三升，煮小豆、茯苓，取八合汁，捣后四药为散，取前汁调半钱匕，适寒温

服之。须臾，当吐，吐则愈。一方云，疗久黄疸。忌大醋、海藻、菘菜。注：《千金方》名赤苓散，《千金翼》同。

赤小豆、茯苓清热利水；瓜蒂涌吐祛邪；雄黄解毒；甘草、女萎补益气血。

《千金翼方》茵陈丸

《千金翼》茵陈丸，主黑疸，身体闇黑，小便涩，体重方。

茯苓四分　茵陈一两　枳实五分，炒黄　白术五分，土炒　半夏三两，洗　甘遂一分　杏仁三分，去尖皮　蜀椒二升，汗　当归二分　葶苈子四分，熬　大黄三分，熬，勿令焦　干姜四分

右十二味捣筛，蜜和丸，如梧子，空肚饮服三丸，日三服。忌羊肉、饧、酢、桃、李、雀肉等。

茯苓、茵陈利湿除黄；甘遂、葶苈子利水逐饮；白术、半夏益气燥湿；大黄凉血逐黄；当归行血消瘀；干姜、蜀椒，温阳行气。共成扶正祛邪之方。

《肘后方》黄芪散

《肘后》疗酒疸者，心中懊痛，足胫满，小便黄，饮酒面发赤斑黄黑，由大醉当风入水所致。黄芪散方。

黄芪二两　木兰皮一两

右二味，为散，酒服方寸匕，日三。注：《备急》《文仲》同。

黄芪补气利水；木兰皮，李时珍："治酒疸，利小便。"

《深师方》艾汤

《深师》酒疸，艾汤方

生艾叶一把　麻黄二两，去节　大黄六分　大豆一升

右四味，切，清酒五升，煮取二升，分为三服。

艾叶温经行血，去湿除黄；麻黄发汗散湿，兼利水散黄；大黄清热凉血去黄；大豆益气利湿。

《千金方》茵陈汤

《千金》茵陈汤，主黄疸、酒疸、酒癖，身体面目尽黄方。太医校尉史脱处。

茵陈三两　大黄二两，一方一两　栀子二七枚　黄芩三两，一方用一两　人参半两，一方用一两　黄连三两，一方用一两　甘草一两，炙

右七味，切，以水一斗，煮取三升，分为三服。忌猪肉、冷水、海藻、菘菜。注：《文仲》《范汪》同。

茵陈、大黄、栀子清热除黄；黄芩、黄连清热泻火；人参、甘草益气健脾。

寒水石散

又肉疸，饮少，小便多，白如泔色，得之从酒。寒水石散方。

寒水石五分　白石脂五分　栝楼五分　菟丝子三分，酒渍　知母三分　桂心三分

右六味，捣筛，麦粥服五分匕，日三服。五日知。忌生葱。注：《古今录验》《深师》等并同。

寒水石清热凉血；白石脂固脾益肌；栝楼滋阴除黄；桂心、菟丝子温益脾肾；知母清热泻火。其成益肾除黄之方。

《古今录验》黄疸散

《古今录验》疗酒癖及饮。黄疸散方。

芫花　椒目各等份

右二味，捣下筛为散。平旦服一钱匕，老少半服之，药攻两胁，则下，便愈。间一日复服，使

小减如前，又与之，使尽根源。注：《深师》同。

芫花逐水祛饮，椒目温经散湿，共成利水祛黄之方。

《范汪方》茵陈汤

《范汪》疗谷疸。茵陈汤方。

茵陈四两，切

以水一斗，煮取六升，以汁煎大黄二两、栀子七枚，得二升，分为三服。黄从小便去，病出立愈。注：《肘后》同。

茵陈利湿除黄，大黄凉血除黄，栀子清热除黄。

《集验方》劳疸、谷疸丸

《集验》疗劳疸、谷疸丸方。

苦参三两　龙胆草一两

右二味，下筛，牛胆汁和丸，先食以麦粥饮服如梧子大五丸，日三。不知，稍增。注：《千金》同。

苦参清热祛湿；龙胆草清利肝胆；牛胆汁清热解毒；麦粥护胃生津，共成清热退黄之方。

《删繁方》苦参丸

《删繁》疗劳疸、谷疸。苦参丸方。注：劳疸者，因劳为名也；谷疸者，因食而劳，故曰谷疸。

苦参三两　龙胆草二两　栀子仁三七枚

右三味，捣筛为散，若病甚，取猪胆和为丸，如梧子大，一服五丸，日三四服，以饮汁下之。

此清热泻火燥湿之法。

《许仁则方》麻黄五味汤

急黄状始得，大类天行病，经三两日，宜合麻黄等五味汤服之，发汗以泄黄势。方：

麻黄三两，去节　干葛五两　石膏八两　生姜六两　茵陈二两

右药切，以水八升，煮取二升七合，去滓，分温三服。服相去十里久。服讫，当欲汗，覆被微取汗以散之。

麻黄、葛根、生姜发汗散黄；茵陈清热利湿除黄；石膏清热泻火，兼有发汗祛邪作用。

栀子五味汤

又依前麻黄等五味汤服之取汗，汗出后未歇，经三五日，又合栀子等五味汤以取利方。

栀子二十枚　柴胡三两　黄芩三两　茵陈三两　芒硝六两

右药切，以水八升，煮四味取二升六合，去滓，内芒硝，搅令消，分温三服，如人行十里久，更服之效。

栀子、茵陈清热除黄；柴胡疏肝利气；芒硝泻湿通便；黄芩清热除火。共成清泻黄疸之方。

秦艽牛乳二味汤

又依前栀子等五味汤服之取利，利后病势不歇，经六七日，又合秦艽牛乳二味汤服之方。

秦艽六两　牛乳二升

右药切，秦艽以牛乳煮之，可三分减一，去滓，带暖顿服令尽。极验。注：《文仲》《必效》同。西域法也。

瓜蒂三味散

又依前秦艽等二味汤药服后，不觉病退，渐加困笃，势如前天行最重状，则不可更服诸冷物。冷物在心，唯是痞，速宜同前天行用半夏等十味汤以救之。亦可合瓜蒂等三味散吹鼻孔中，并与之

服。方：

瓜蒂七枚　　丁香七枚　　赤小豆七枚

右药，捣，筛末，取如大豆，分吹两鼻孔中，须臾，当出黄水，正如煮柏汁，及出黄虫。亦可以新汲水和一方寸匕，与患人服。或利或吐，吐利所出，亦如煮黄柏汁。天行用此疗，亦与崔氏同。

白鲜皮七味汤

又疗黄疸病，此病与前急黄不同。自外状与平常无别。但举体正黄，甚者眼色如柏，涕涎洟小便及汗，悉如柏汁，食消多于寻常。稍觉瘦悴乏力，此病不甚杀人，亦有经年累岁不疗而瘥者。此由饮酒多，亦是积虚热所致。黄疸初得，稍觉心中烦热，满身黄色，眼白睛黄，觉如此者，宜合白鲜皮等七味汤以泄之，黄连十味丸以压之。

白鲜皮三两　　干葛五两　　黄芩三两　　郁金三两　　豉五两　　栀子十枚　　芒硝六两

右药切，以水八升，煮取二升半，去滓，内芒硝，分温三服。服相去如人行二十里久，更服此汤，当得利。利后将息一二日，则合后黄连等十味丸服之。

白鲜皮利湿去黄；葛根、豆豉宣汗散黄；栀子、郁金、黄芩清热除黄；芒硝通便泻黄。

黄连十味丸

黄连五两　　黄芩五两　　苦参六两　　沙参五两　　干地黄六两　　干葛六两　　栀子仁三两　　麦门冬一升，去心　　地骨白皮五两　　茯苓五两

右十味，捣筛为末，蜜和为丸，以米饮下，初服十丸，日三服。稍稍加至三十丸，如梧子大。黄疸亦有单服猪脂得瘥者。忌猪肉、冷水、大酢、芜荑等物。注：吴昇同。

《千金方》矾石散

《千金》湿疸之为病，始得之，一身尽疼，发热，面色黄黑，七八日后壮热，热在里，有血当下，去之如豚肝状。其小腹满者，急下之。亦一身尽黄，目黄腹满，小便不利。矾石散方。

矾石五两　　滑石五两

右二味为散，大麦粥汁服方寸匕，日三服。当先食服，便利如血者，当汗出瘥。注：《深师》《古今录验》并同。

矾石祛湿除黄，滑石利水除黄。

九、《医心方》中收录的伤寒病相关方剂

《医心方》成书于公元 984 年，日人丹波康赖撰。该书主要收录唐代及之前的诸家方剂，保存了当时的方剂真实面貌。所引诸书，绝大部分早已亡佚。借此书可以窥探唐及之前伤寒病治疗的一些情况。

《医心方·卷第十四》

1. 伤寒证候

《病源论》云：经云：春气温和，夏气暑热，秋气清凉，冬气冰寒，此则四时正气之序也。冬时严寒，万类深藏，君子固密，则不伤于寒。夫触冒者，乃名伤寒耳。其伤于四时之气，皆能为病。而伤寒为毒者，以其最为杀厉之气焉。即病者，为伤寒；不即病者，其寒毒藏肌骨中，至春变为温病，至夏变为暑病。暑病者，热极重于温也。

是以辛苦之人，春夏多温热病，皆由冬时触寒所致，非时行之气也。其时行者，是春时应暖而反寒，夏时应热而反冷，秋时应凉而反热，冬时应寒而反温。非其时而有其气，是以一岁之中，病

无长少，多相似者，此则时行之气也。

又云：夫热病者，皆伤寒之类也。或愈或死。其死皆六七日间，其愈皆以十日以上。

此论伤寒、温病、暑病、时行病之病因病状及区别，与《诸病源候论·卷七·伤寒候》相同。

《葛氏方》云：伤寒、时行、温疫，虽有三名，同一种耳，而源本小异。其冬月伤于暴寒，或疫行力作，汗出得风冷，至春夏发，名为伤寒；其冬月不甚寒，多暖气及西南风，使人骨节缓堕受邪，至春发，名为时行；其岁月中有厉气，兼挟鬼毒相注，名为温疫。如此诊候并相似。又贵胜雅言总名伤寒，世俗同号时行，道术符刻言五温，亦复以此为大归，终是共途也。

《葛氏方》成书于公元 400 年左右，早于《诸病源候论》200 年左右，书中论述伤寒、时行之观点，与《诸病源候论》明显有别。《葛氏方》认为伤寒、时行、温疫同归一体，总名伤寒。

《医门方》云：凡伤寒病五六日，而渴欲饮水，水不能多，未宜与也。所以尔者，腹中热尚少，不能消之，便作病矣。至七八日，大渴欲饮水，然当与之，常令不足，勿极意。去能一斗而与五升。若饮而腹满，小便不利，若喘，若哕，弥不可与之。澉然大汗出，是为已愈也。凡得此病反能饮水，此为欲愈之候。若小渴而强与之，因此成祸者，其数甚众。

《医门方》成书于公元 800 年左右。上说在前人基础上，做了进一步阐释发挥。

2. 伤寒不治候

《葛氏方》云：阳毒病，面目斑斑如锦文，喉咽痛，下脓血。五日不治，死。

阴毒病，面目青，举体疼痛，喉咽不利，手足逆冷。五日不治，死。

阴毒病，发赤斑，一死一生。

热病未发汗，而脉微细者，死。

内热脉盛躁，发汗永不肯出者，死。

汗虽出，至足者犹死。

已得汗而脉犹躁盛，热不退者，死。

汗出而诚言，烦躁不得卧，目睛乱者，死。

汗不出而呕血者，死。

汗出而寒不止，鼻口冷者，死。

阴毒、阳毒，当时均归属于伤寒病。"诚言"即"谵语"之类病证。由上知当时古人对于汗法的应用，已相当娴熟。汗不出、汗太过、应汗不汗等，均有死证。

发热而痉，腰掣纵，齿龄者死。

不得汗而掣纵，狂走不食，腹满胸背痛，呕血者，死。

喘满，诚言直视者，死。

热不退，目不明，舌本烂者，死。

掣纵为筋脉拘急痉挛，直视亦为其表现之一。高热出现掣纵，兼或呕血、喘满的，多为不治之死证。

热不退，目不明，舌本烂者，死。

咳而衄者，死。

大衄不止，腹中痛，短气者死。

呕咳下血，身热疢而大瘦削者，死。

出血过多，或兼发热、正气极虚者，多为死证。

手足逆冷，而烦躁脉不至者，死。

阳气极虚，手足冰凉，脉绝不至者，为死证。

大下利而脉疾及寒者，死。

下利而腹满痛者，死。

下利，手足逆冷，而烦躁不得眠者，死。

腹满，肠鸣下利，而四肢冷痛者，死。

利止，眩冒者，死。

此指出下利阳衰之死证。

腹胀，嗜饮食，而不得大小便者，死。

身面黄肿，舌卷身糜臭者，死。

不知痛处，身面青，聋不欲语者，死。

目眶陷，不见人，口干谵语，手循衣缝，不得眠者，死。

大小便不通、遍体黄肿发臭、神昏谵语等，均为死证。

始得使一身不收，口干舌焦者，死。

阴津亡脱，故为死证。

疾始一日，腹便满，身热不食者，死。

二日口身热，舌干者，死。

三日耳聋阴缩，手足冷者死。

伤寒病三日内，见阴阳亡脱之症者，均为死证。

四日腰下至足热而上冷，腹满者，死。

阴阳隔绝，上部无阳，故为死证。

五六日，气息高者，死。

喘息严重，气不流行，故为死证。

七八日脉微干，而尿血，口干者死。

血脱阴亡，故为死证。

脉若不数，三日中当有汗，若无汗者死。

《太素经》热病死候九：

第一，汗不出，出不大灌发者，死；第二，泄而腹满甚者，死；第三，目不明，热不已者，死；第四，耆老人、婴儿，热而腹满者，死；第五，汗不出，呕血者，死；第六，舌本烂，不已者，死；第七，呕血、衄，汗不出，出不止，死；第八，髓热者，死；第九，热而痉者，死。

3. 避伤寒病方

《灵奇方》避时气疫病法

正月旦若十五日，投麻子、小豆各二七枚，入于井中，避一年温病。

又法：

正月旦吞麻子、小豆各二七枚，辟却温鬼。

《医门方》避温疫法

赤小豆五合，以新布五寸裹，纳井中，不至底少许，三日渍之。平晨东向，男吞二七，女吞一七，病者同床不相染。

又云：疗温病转相注易，乃至灭门，旁至外人无有看，服此药必不相易方。

鬼箭羽二两　鬼白二两　赤小豆二两　丹参二两　雄黄二两，研，鸡冠色者捣筛，丸蜜，丸如梧子，服一丸，日二三，与病人同床传衣不相染。神验。

方以祛邪解毒为法。

《千金方》云：温病时行，令不相染方。

立春后有庚子日，温芜菁菹汁，合家大小并服，不限多少。注：《极要方》同之。

又法：

常以月望日，细锉东行桃枝，煮汤浴之。

又方：

常以七月七日，合家吞赤小豆，向日吞二枚。高文柱："《千金方》卷九第二作'二七枚'。"

又方：

桃树蠹矢末，水服方寸匕。

《集验方》断温方

二月旦，取东行桑根大如指，悬门户上，又人人带之。

《玉葙方》云：屠苏酒，治恶气温疫方。

白术　桔梗　蜀椒　桂心　大黄　乌头　菝葜　防风各二分

凡八物，细切，绯袋盛，以十二月晦日，日中悬沉井中，勿令至泥。正月朔旦出药，置三升温酒中屠苏之，向东户饮之，各三合，先从小儿起。一人服之一家无病；一家饮之，一里无恙。饮药三朝，还置酒中，仍岁饮之，累代无患。

方以散寒祛邪为主。

《葛氏方》云：老君神明白散，避温疫方

白术二两　桔梗二两半　乌头一两　附子一两　细辛二两

凡五物，捣筛，岁旦以温酒服五分匕。一家有药，则一里无病。带是药散以行，所经过病气皆消。若他人有得病者，便温酒服一方寸匕。

白术益气扶正；乌头、附子祛邪解毒；细辛温散寒痰；桔梗祛痰利气。

又云：度瘴散，辟山瘴恶气，若有黑雾郁勃，及西南温风，皆为疫疠之候方。

麻黄五分　蜀椒五分　乌头二分　细辛一分　防风一分　桔梗一分　干姜一分　桂心一分　白术一分

凡九物，捣筛，平旦以温酒服一钱匕。

方以祛散寒湿为旨。麻黄、桂心、防风、细辛发散表寒；蜀椒、干姜、乌头祛散里寒。

又云

密以艾灸病患床四角各一丸，勿令病人知之。

又方

以附子三枚，小豆七枚，令女人投井中。

治伤寒困笃方

《葛氏方》治时行垂死者，破棺千金汤方。

苦参一两，㕮咀，以酒二升煮，令得一升半，尽服，当吐毒。注：《千金方》同之。

受中国当时伤寒说观点影响，此将伤寒、时病视为同一疾病，故将时行病方列于伤寒项下。

苦参清热解毒，酒活血行气。

《本草》苏敬注云：人屎干者，烧之烟绝，水渍饮汁，名破棺汤也。主伤寒热毒。今按：《葛氏方》：世人谓之为黄龙汤。

《耆婆方》治热病困苦者方

生麦门冬小一升，去心捣碎，熬，纳井花水，绞取一升半，及冷，分三服。热甚者吐即瘥。

生麦冬滋阴清热。

《集验方》云：凡除热毒，无过苦酢之物。

醋有解毒散瘀，行水消肿之功效。《名医别录》："消痈肿，散水气，杀邪毒。"

《崔禹锡食经》云：梨除伤寒时行，为妙药也。

《通玄经》云：梨虽为五脏刀斧，足为伤寒妙药云云。

4. 治伤寒一二日方

《病源论》云：伤寒一日，太阳受病。太阳者，膀胱之经也。为三阳之首，故先受病。其脉络于腰脊，至于头项，故得病一日，而头项腰脊痛也。

《葛氏方》云：伤寒有数种，庸人不能别。今取一药兼治者。若初举头痛，肉热，脉洪起，一二日，便作此葱豉汤。

葱白一虎口　豉一升

以水三升，煮取一升，顿服取汗。注：《集验方》：小儿尿三升。

此发汗散邪之法，故用于伤寒初起，邪在肌表之证。

又方

葛根四两

水一斗，煮取三升，纳豉一升，煮取升半，一服。

此清凉解表之剂。

又方

捣生葛根汁，服一二升，佳。

葛根辛凉解肌，用于风热表证。

《新录方》治伤寒温疫三日内，脉洪浮，头痛，恶寒，壮热，身体痛者方：

葱白一升　豉一升　栀子三七枚　桂心二两，无用生姜三两

以水七升，煮取二升，分三服之。

葱白、桂心发汗散邪；豆豉、栀子清热泻火。

治伤寒四日方

《玉葙方》伤寒四日方。

瓜蒂二七枚，以水一升煮取五合，一服当得吐之。

按当时之说，伤寒病三日内宜吐法。此已四日，仍用吐法。

治伤寒五日方

《范汪方》治伤寒五六日，呕而利者，黄芩汤方。

黄芩三两　半夏半升　人参二两　桂心二两　干姜三两　大枣十二枚

凡六物，水七升，煮得二升，分再服。

此即半夏泻心汤除黄连、甘草。半夏降逆止呕；黄芩清热泻火；人参、桂心、干姜、大枣温中健脾。

《通玄方》升麻汤

《通玄》云：五日外肉凉内热者泻之，宜服升麻汤方。

升麻二两　黄芩三两　栀子二两　大青二两　大黄二两，别浸　芒硝三两

水八升，煮取二升半，分三服，如不尽，尽服之。

升麻解肌发表；大青清热凉血；黄芩、栀子清热泻火；大黄、芒硝清热泻下。

治伤寒六日方

《范汪方》治伤寒六七日，不大便，有瘀血方。

桃仁廿枚，熬　大黄三两　水蛭十枚　虻虫廿枚

凡四物，捣筛，为四丸，卒服，当下血，不下复服。

此即抵当丸方。主治瘀血内阻之证。桃仁、水蛭、虻虫破血行瘀，大黄荡邪通滞。

治伤寒七日方

《千金方》白兽汤

高文柱："按'兽'乃避讳字，唐人讳'虎'字，故改作'兽'。今本《千金方》卷九第九作'白虎汤'。"

《千金方》伤寒吐下后，七八日不解，结热在里，表里俱热，时时恶风，大温，舌上干而烦，饮水数升，白兽汤方。

知母六两　石膏一升　甘草二两　粳米六合

四味，水一斗二升，煮米熟，去滓，分服一升，日三。

白虎汤为清热泻火要方。治疗热邪炽盛之证。

《葛氏方》：若已六七日，热盛，心下烦闷，狂言见鬼，欲走者方。

据前《本草》苏敬注，此当用干者，烧之烟绝，水渍饮汁为妥。

治伤寒八九日方

《录验方》柴胡汤

《录验方》治伤寒八九日，腹满，外内有热，心烦不安，柴胡汤方。

知母二两　生姜三两　萎蕤三两　柴胡八两　大黄三两　黄芩二两　甘草一两，炙　人参一两　半夏二两　桑螵蛸七枚，炙

凡十物，切，以水一斗，煮得三升，温饮一升，日三。

知母、大黄、黄芩清泻里热；生姜、柴胡疏散表热；甘草、人参益气健脾；半夏降逆和胃；桑螵蛸固肾安神。

治伤寒十日以上方

《千金方》治伤寒热病十日以上，发汗不解，及吐下后诸热不除，及下利不止，皆治之方。

大青四两　甘草二两　阿胶二两　豆豉一升

四味，以水八升，煮取三升，顿服一升，日三。

方以滋阴凉血为法。大青解毒凉血；阿胶滋阴补血；豆豉清热除烦；甘草益气和中。

据《诸病源候论》，伤寒、时气、温病等，均是逐日传经。如伤寒一日候，太阳受病；伤寒二日候，阳明受病；伤寒三日候，少阳受病等。因此，当时之治疗，就与此相适应，所以就有了《医心方》中之治伤寒一二日方，治伤寒三日方，治伤寒四日方等。

5. 治伤寒阴毒方

《集验方》云：阴毒者，或伤寒初病一二日便成阴毒，或服汤药六七日以上至十日，变成阴毒，身重背强，腹中绞痛，喉咽不利，毒气攻心，心下强，短气不得息，呕逆，唇青面黑，四肢厥冷，其脉沉细紧数，此阴毒候。身如被打，五日可治，七日不可治方。注：《医门方》同之。

甘草二分，炙　升麻二分　当归一分　蜀椒一分　鳖甲四分

凡五物，㕮咀，以水五升，煮取二升半，分三服，行五里，复服。温覆，中毒当汗，汗则愈。若不汗，病除重服。

《集验方》成书于公元540年左右，早《千金方》一百多年。此时，此方尚无方名。至《千金方》时，此汤名甘草汤，又名阴毒汤。

6. 治伤寒阳毒方

《集验方》云：阳毒者，或伤寒一二日便成阳毒，或服药吐下之后变成阳毒。身重，腰背痛，烦闷不安，面赤狂言，或走，或见鬼，或下利，其脉浮大数，面斑斑如锦，喉咽痛，下脓血。五日可治，七日不可治方。注：《医门方》同之。

甘草二分，炙　当归一分　蜀椒一分，去目　升麻二分　雄黄二分　桂心一分

凡六物，㕮咀，以水五升，煮取二升半，分三服。行五里顷。温覆手足，中毒则汗，汗则解，不解重作。今世有此病，此二方实未经用。

彼时之《集验方》，此方并无方名。至《千金方》时，此方名升麻汤，又名阳毒汤。

治伤寒汗出后不除方

《集验方》大汗出后，脉犹洪大，形如疟，日一发，汗出便解方。

桂心一两十六铢　芍药一两　生姜一两，炙　甘草一两，炙　大枣十四枚　麻黄一两，去节
杏仁廿三枚

凡七物，切，以水五升，先煮麻黄再沸，下诸药，煎得一升八合，服六合。

此即桂枝二麻黄一汤方。《集验方》时，尚无方名。至《千金方》名桂枝二麻黄一汤方。

治伤寒鼻衄方

《千金方》云：伤寒鼻衄，胁间有余热故也。热因衄自止。不止者方。

牡蛎十分，左顾者　石膏五分

右二味，酒服方寸匕，先食，日三四。凡衄亦可用。一方以浆服之。注：《集验方》同之。

牡蛎收涩凉血；石膏清热凉血。

《僧深方》治热病鼻衄，多者出血一二斛方。

蒲黄五合

以水和，一饮尽，即愈。不瘥，别依诸衄方。

蒲黄行瘀止血。

又方

以冷水洗，佳。

治伤寒口干方

《集验方》治伤寒热病，口干喜唾方。

干枣廿枚，擘　乌梅十枚，碎

二物，合捣蜜和，含杏核大，咽其汁。

治伤寒唾血方

《范汪方》治热病唾血方

白茅根一物

擂，下筛为散，服方寸匕，日三，亦可绞取汁饮之。

白茅根清热利水，凉血止血。

治伤寒吐方

《集验方》治伤寒吐，虚羸欲死方。

鸡子十四枚，以水五升，煮取三升，乃纳豉四合，复煮两三沸，去豉，分再服。

鸡子养阴和胃，补益正气；豆豉清热和胃，除烦宁心。

治伤寒哕方

《病源论》云：伤寒所以哕者，胃中虚冷故也。

《葛氏方》治伤寒哕不止方

甘草三两　橘皮一升

水五升，煮取一升，顿服之。日三四。

甘草益气和中，橘皮行气降逆。

《小品方》云：春夏时行，寒毒伤于胃，胃冷哕方

白茅根切，一升　橘皮二两　桂心二两　葛根二两

凡四物，以水六升，煮取三升，分三服。

此将时行病（即天行病证）归伤寒病项中论述，《外台秘要》此方又归于温病证中论述，可见当时伤寒、时行、温病等，并无截然的划分，论治多同法同方。

《救急方》云：天行后干呕若哕，手足冷方

橘皮四两　生姜半斤

右，以水七升，煮取三升，分四五服。立验。

橘皮降逆止呕，生姜温胃止呕。

此亦将天行病归属伤寒病论述。

治伤寒后呕方

《集验方》芦根饮

《集验方》治伤寒后干呕不下食，芦根饮方。

生芦根切，一升　青竹茹一升　粳米三合　生姜二两，切

以水七升，煮沸取二升，随便饮，不瘥，重作。

伤寒病后热邪伤津，胃阴亏损，气机乏弱，不能耐受苦寒、滋腻之品，故用生芦根、青竹茹凉胃益阴；粳米养胃生津；生姜和胃止呕。

治伤寒下利方

《葛氏方》治热病不解，而下利，困笃欲死方。

大青四两　甘草二两　胶二两　豉八合

以水一斗，煮取三升，分三服，尽，更作，日夜两剂。愈。

甘草、阿胶益气补血；大青、豆豉清热止利。

又方

豉一升　栀子十四枚　葱白一把　以水煮，取三升，分三服。

7. 治伤寒饮食劳复方

《病源论》云：夫病新瘥，血气尚虚，津液未复，因即劳动，使成病焉。若言语思虑则劳于神，梳头澡洗则劳于力，未堪劳而强劳则生热，热入还入经络，复为病，名曰劳复。

《医门方》云：论曰：凡温病新瘥及重病瘥后，百日内禁食猪肉及肠血，肥鱼，油腻，必大下利，药所不能疗也，必至于死，若食饼饵、粢黍、饴脯、黏食、炙肉、脍、蒜、生枣、栗、诸果子

及坚实难消之物，胃气尚冷，大利难禁，不下之必死，下之后冤，不可不慎也。病新瘥后，但得食粥糜，宁少食令饥，慎勿饱食。不得辄有所食，虽思之勿与，引日转久，可渐食獐、鹿、雉、兔肉等为佳。疗热病新瘥，早起及多食复发方。

栀子十四枚

水二升，煎取一升，去滓，顿服之，温覆，令微汗佳。通除诸复。

栀子清心除烦，消散余热。是当时治疗伤寒病后劳复的要药。

又方

烧龟甲

末，服方寸匕。注：《葛氏方》同之。

龟甲滋阴退热，软坚散结。

《葛氏方》治笃病，新起，早劳，及饮食多，致复，欲死方

以水服胡粉少少许。

又方

烧饭箩，末，服方寸匕。

《小品方》治食劳复方

葛根五两

以水五升，煮取二升，冷，分三服。

此辛凉解表、凉胃止利之方。

《千金方》治食劳方

杏仁五枚　醋二升

煮取一升，服之取汗。

杏仁下气逐痰，醋利气消食。

治伤寒洗梳劳复方

《千金方》云：治或因洗手足，或梳头，劳复方。

取头垢如枣大者吞一枚。

《医门方》云：温病瘥后当静卧，勿早起，自梳头澡洗，非但体劳，亦不可多言语，用心使患，此皆令劳复。

又云：若欲令病不发复者，烧头垢如杏仁大服之。

此将温病劳复置伤寒劳复中论述，是将温病、伤寒视为一类。

治伤寒交接劳复方

《医门方》云：温病新瘥，未满百日，气力未平复，而已房室，无不死者。今按：《葛氏方》云：余劳尚可，女劳多死。

《僧深方》云：妇人时病，毒未除，丈夫因幸之，妇感动气泄，毒即度著丈夫，名阴易病也；丈夫病毒未除，妇人纳之，其毒度著妇人者，名为阳易病也。

《葛氏方》云：男女温病瘥后，虽数十日，血脉未和，尚有热毒，与之交接即得病，名曰阴易。杀人甚于时行。

《僧深方》，即"深师方"之时病，与《葛氏方》之温病，《医心方》均置于伤寒病项下论述。

治伤寒病后头痛方

《千金方》云：伤寒瘥后，更头痛壮热，烦闷方。

服黄龙汤五合，日三。注：《集验方》同之。

治伤寒病后不得眠方

《病源论》云：大病之后，腑脏尚虚，营卫未生，故成于冷热。阴气虚，卫气独行于阳，不入于阴，故不得眠，若心烦而不得眠者，心热也；若但虚烦不得眠者，胆冷也。

《千金方》温胆汤

疗大病后虚烦不得眠，此胆冷，故方。

生姜四两　半夏三两　枳实二枚　橘皮三两　甘草一两　竹茹二两

六味，水八升，煮取二升，分三服之。

生姜散寒温胆；半夏燥痰利窍；枳实、橘皮温中行气；竹茹清心除烦；甘草益气和中。

《玉葙要录》云：大病瘥后，虚烦不得眠，眼暗疼懊方

豉七合　乌梅十四枚

水四升，先煮梅取二升半。纳豉煮取一升半，分再服，无梅，用栀子十四枚。

热邪伤阴，心神受扰，故虚烦不眠，眼暗疼烦。豆豉清热除烦，乌梅生津理阴。

治伤寒病后汗出方

《病源论》云：大病之后，复为风所乘，则阳气发泄，故令虚汗。

《葛氏方》治大病瘥后，多虚汗，及眠中汗流方。

龙骨　牡蛎　麻黄根

捣末，杂粉以粉身。

三味药均有固涩止汗作用。

《录验方》治大病之后，虚汗不可止方

干姜三分　粉三分

治合以粉，大良。

《小品方》治大病后，虚汗不噤方

粢粉　豉

凡二物，分等。火熬令焦，烧故竹扇如掌大，取灰合治，以绢囊盛，敷体，立止。最验。当先熬豉，末之，与粉等也。

此二方均外敷粉身止汗之剂。

又方

杜仲　牡蛎

凡二物，分等，治之。向暮卧，以水服五钱匕。汗止者不可复服，令人干燥。

杜仲温补肾阳，牡蛎固涩止汗。

治伤寒后目病方

《葛氏方》治毒病后，毒攻目方。

煮蜂巢以洗之，日六七。

今按：《广利方》云：蜂巢半大两，水二大升云云。《僧深方》治翳。

又方

冷水渍青布以掩目。注：《集验方》治翳。

又云：若生翳者

烧豉二七枚

末，纳管中以吹。注：《集验方》同之

《耆婆方》温病后目黄方。

麦门冬叶三握

以水一升，煮取三升，去滓，少少饮之，自瘥。

《拯要方》疗伤寒病、温毒、热病、时行、疫气诸病之后，毒充眼中，生赤脉、赤膜、白肤、白翳者，方悉主之，有患赤痛不得见光，病毒烦恼应心者，洗之即止。神效之方。

秦皮二两 升麻二两 黄连二两

右，以水洗去尘屑，然后以水四升，煮取二升半，分三合，仰眼，以绵绕著，沾取汤，以滴眼中，以屋漏状，尽三合止。须臾复用，如前法，日五六过。佳。

此清热解毒之滴洗眼剂。

治伤寒后黄疸方

《葛氏方》治时行病发黄方

茵陈蒿六两 大黄二两 栀子十二枚

以水一斗，先煮茵陈，取五升，去滓，纳二药，又煮取三升，分四服之。

此即后世之"茵陈蒿汤"。《葛氏方》却无方名。先于《葛氏方》之《肘后方》，也无方名。《肘后方》卷四："治卒发黄疸诸黄病第三十一……又方：茵陈六两，水一斗二升，煮取六升，去滓，内大黄二两，栀子十四枚，煮取三升，分为三服。"同篇中，治谷疸："食毕头眩心怫郁不安而发黄，由失饥大食，胃气冲熏所致。治之方：茵陈四两，水一斗，煮沸取六升，去滓，内大黄二两，栀子七枚，煮取二升，分三服，溺去黄汁，差。"二方均为后世之茵陈蒿汤，分量不同，但均无方名。

《范汪方》中有茵陈汤之方名。《医心方·卷十》："《范汪方》，治黄疸，茵陈汤方：茵陈蒿六两，大黄二两，栀子十四枚。凡三物，水一斗二升，先煮茵陈蒿减六升，去滓，纳大黄，栀子煮取三升，分三服之。"

《千金方》治伤寒热出表，发黄疸方。

麻黄三两

以清酒五升，煮得一升半，尽服之。覆取汗。

此发汗散黄之剂。

治伤寒后虚肿方

《千金方》治病后虚肿方

豉五升 淳酒一升

煮三沸，及热顿服。不耐酒随性，覆汗。

治伤寒手足肿痛欲脱方

以稻穰灰汁渍之

又方

常思草绞取汗，以渍之。

又方

削黄柏，水煮渍之。

又方

煮猪蹄取汁，以葱白，盐少少煮中，以渍手足，冷则易。

《集验方》治毒热病攻手足，肿，疼痛欲脱方

浓煮虎杖根，以渍手足。

又方

酒煮苦参渍之。

上多以清热解毒，祛散风寒之品浸渍治疗。

治伤寒后下利方

《小品方》治湿热为毒，及太阳伤寒，外热内虚，热攻肠胃，下黄赤汁及如烂肉汁，及赤滞壮热肠痛者，诸热毒下良方。

栀子十四枚　豉一升　薤白一虎口

凡三物，切，以水四升，煮栀子、薤，白令熟，纳豉，煎取二升半，分三服。

栀子、豆豉，清热解毒泻火；薤白行气止痛。

《经心方》治热病后赤白痢，痛不可忍方

香豉一升　黄连三两　薤白三两

以粳米泔汁五升，煮取二升半，分三服。

香豉清热除烦；黄连清热解毒；薤白行滞消痛；粳米泔汁缓急和胃。

《医门方》疗伤寒瘥后，下利脓水，不能食方

黄连三两　乌梅肉二两，熬，并末之　蜡一两

烊蜡和蜜合为丸，空腹如梧子服卅丸，日再，加至四五十丸。

黄连清热解毒，乌梅化滞消食。

又方

取龙骨末，服方寸匕，佳。

此治久利，固涩止泻之法。

治伤寒后下部痒痛方

《葛氏方》治大孔中卒痒痛，如鸟啄方。

赤小豆一升　大豆一升

合捣，两囊盛，蒸之令熟，牙坐上。

高文柱："大孔，指肛门。牙坐，《肘后方》卷二第十三'牙'上有'更'字。'更牙坐'，即'更互坐'。'牙'用同'互'。"

又云：治毒病下部生疮方

熬盐以深导之，不过三。

又方

煮桃皮，煎如饴，以绵合导之。

《范汪方》治大孔中痒方

取女萎，治，下筛，绵絮裹著大道中，痒绝乃出药。

治伤寒豌豆疮方

《病源论》云：夫表虚里实，热毒内盛，则多发疱疮。重者周匝遍身，其状如火疮。若色赤头白者，则毒轻；若色紫黑则毒重。其疮形如豌豆，亦名豌豆疮。今按：《千金方》云：小便涩有血者中坏，疮黑不出脓，死。

豌豆疮即今之天花。

《千金方》治豌豆疮方

初发觉欲作，则煮大豆五两服之，愈。

又方

取好蜜，通身摩疮上。

又方

以蜜煎升麻摩之。

又方

青木香二两，水三升，煮取一升，顿服，瘥。注：以上《拯要方》同之。

升麻，青木香均解毒祛邪之品。

又方

小豆屑、鸡子白和，敷之

又方青木香汤

青木香二两　丁香一两　薰陆香一两　白矾石一两　麝香二分

右五味，以水四升，煮取一升半，分再服。热毒盛者加一两犀角。无犀角，升麻代。病轻，去矾石。大神验。

青木香解毒祛邪；白矾石消肿敛疮；丁香、薰陆香、麝香散邪行血。

《葛氏方》治时行疱疮方

以水浓煮升麻，绵沾洗拭之。又苦酒渍煮弥好。

升麻、苦酒，均解毒消疮之品。

《救急单验方》疗时患，遍身疮，初觉出方。

即服三黄汤令利，疱即灭。

又方

饮铁浆一小升，立瘥。

又方

小豆末一合，和水服，验。

《新录方》豌豆疮灭瘢方

鹰屎粉上。若疮干，和猪脂涂。日一二。

又方

胡粉敷上。

又方

桑白汁和鸡子白涂之。

又方用蜜涂之。

《千金方》云：芒消和猪胆涂疮上，勿动，痂落无痕。

治伤寒变成百合病方

《千金方》云：百合病者，是百脉一宗，悉致病也。其状恶寒而呕者，病在上焦也，二十三日当愈；其腹满微喘，大便坚，三四日一大便，时复小溏者，病在中焦也，六十三日当愈；其状小便淋沥难者，病在下焦也，三十三日当愈。各随其证以治之耳。

百合之病，令人欲食复不能食，或有美时，或有不欲闻饮及饭臭。如有寒其实无，如有热其复无他。常默默欲卧，复不能眠，至朝口苦，小便赤，欲行复不能行也。诸药不台，治之即剧，如有神灵所为也。

百合病，其脉微数，其候尿时即头觉痛者，六十日乃愈。

百合病，候之尿时头不觉痛，淅淅如寒者，四十日愈。

百合病，候之尿时觉快然，但觉头眩者，二十日当愈。

百合病证，或其人未病已预见其候者，或已病一月廿日复见其候者，治之喜误也，依证治之。

治百合病，已经发汗之后者方

百合根七枚　知母三两

百合根取七枚擘之，洗，水二升，渍之一宿，当沫出水中，明旦去水取百合，以泉水二升，煮百合，取一升汁。复取知母三两，切，以泉水二升，煮取一升汁，合百合汁中，复煮取一升半，分再服。不瘥，又合如此法也。

百合滋阴清热，知母清热泻火。

治百合病，已经下之后者方

滑石三两　代赭一两

以水三升，煮取一升，纳百合汁如前法一升合和，复煎取一升半，分再服。

滑石清热利水；百合清热滋阴；代赭石降逆止呕。

治百合病，已经吐之后者方

百合汁一升如前法，取鸡子黄一枚，纳汁中搅令调，分再服。

百合滋阴清热，鸡子黄养阴补血。

治百合病，始不经发汗，不吐，不下，其病如初者方

生地黄汁三升，和百合汁煎取一升半，分再服，大便当去恶沫为候也。

生地黄清热凉血；百合养阴清热。

治百合病，经一月不解，变如渴者方

取百合根一升，以水一斛，渍之一宿，以汁洗病人身也。洗身竟，食白饼，勿与盐豉也。渴不瘥，可用瓜蒌根并牡蛎，分等，为散，饮服方寸匕，日三。

治百合病，变发热者方

滑石三两　百合根一两

右，燥之，饮服方寸匕，日三，当微利，利者止，勿复服也。

治百合病变腹中满痛者方

但取百合根随多少，熬令黄色，饮服方寸匕，日三，满消痛止。

上诸方，《千金方·卷十》除变渴者方，变发热者方，变腹中满痛者方外，其他方剂，《千金方》均有方名。此则全部无方名。《医心方》引录若为当时之真实情况，则《千金方》之方名，当有后人添加之嫌疑。

治时行后变成疟方

《录验方》大五补汤

《录验方》云：大五补汤，治时行后变成疟方。

枸杞白皮一斤　麦门冬一升，去心　生姜一斤　干地黄三两　当归三两　黄芪三两　人参三两　甘草三两　茯苓三两　生竹叶五两　远志皮三两　术三两　芎䓖二两　桂心五两　大枣廿枚　桔梗二两　芍药三两　半夏二两，洗

凡十八物，切，以水一斗五升，煮取三升，分四服。一日令尽之。

时行病后，阴阳气血俱伤，所以用枸杞白皮（即地骨皮）、麦门冬、干地黄、当归、芍药以滋补阴血；黄芪、人参、甘草、茯苓、术、大枣等以益气健脾；生姜、桂心、桔梗解表邪，消除寒热之证；竹叶清虚火；远志宁心神；芎䓖行血气；半夏祛痰湿。共成扶正祛邪之方。

三、以汗吐下为中心的伤寒病治疗大法

用汗法、吐法、下法治疗伤寒类外感热性病，其初始阶段是晋代，隋唐时期则是其成熟阶段。在隋唐时期，用汗吐下三法治疗伤寒病，几乎形成一种常规，即治疗伤寒病往往首先使用汗吐下法。

在这一时期，名医们掌握运用汗吐下法的娴熟程度和精致程度，简直到了炉火纯青的地步。用汗吐下三法治疗伤寒病，就是这一时期的一个大环境。通观《伤寒论》全篇，也处处体现出汗吐下三法的灵活运用。这和当时的以汗吐下为中心治疗伤寒病的大环境是相符合的。也就是说，没有汗吐下三大法则治疗伤寒病的大环境，是产生不出《伤寒论》一书的。只有在汗吐下治疗伤寒病的成熟时期，才能产生出《伤寒论》来。

汗吐下三法的治疗特点是祛除邪气快、收效快，所以古人自然喜欢使用。而且，通过适当的汗吐下之刺激，调动和促进了人体正气机能的发挥，这对于促进人体的阴阳平衡恢复、促进人体正常机能的调节作用、促进人体的抗病及修复能力等，都起到了良好的作用。

（一）《千金方》 可汗证

1. 大法春夏宜发汗。

2. 凡发汗，欲令手足皆周，至漐漐然一时间许益佳。但不可令如水流离霂霂耳。若病不解，当更重发汗。

3. 凡服汤药发汗，中病便止，不必尽剂也。凡云可发汗而无汤者，丸散亦可用，要以汗出为解。然不及汤，随证良验。

4. 凡病无故自汗出，复发其汗愈。卫复和故也。

5. 夫脉浮者病在外，可发汗，宜桂枝汤。

6. 夫阳脉浮大而数者，亦可发汗，为宜桂枝汤。

7. 病常自汗出者，此为荣气和。荣气和而外不解，此为卫气不和也，荣行脉中，卫行脉外，复发其汗，卫和则愈。宜桂枝汤。

8. 病人脏无他病，时时发热，自汗出而不愈者，此卫气不和故也，先其时发汗则愈，宜桂枝汤。

9. 太阳病发热汗出者，此为荣弱卫强，故令汗出。欲救风邪，宜桂枝汤。

10. 太阳病头痛发热，汗出恶风寒，宜桂枝汤。

11. 太阳病下之微喘者，表未解也。宜桂枝加厚朴杏人汤。

12. 太阳病外证未解者，不可下，宜桂枝汤。

13. 太阳病，先发其汗不解，而下之，其脉浮者不愈。浮为在外，而反下之，故令不愈。今脉浮，故在外，当须解其表则愈。宜桂枝汤。

14. 太阳病下之，气上冲者，可与桂枝汤。不上冲不可与。

15. 桂枝汤治中风，其脉阳浮而阴弱。阳浮者热自发，阴弱者汗自出，啬啬恶风，淅淅恶寒，翕翕发热，鼻鸣干呕方。

16. 治伤寒头及腰痛，身体骨节疼，发热恶寒，不汗而喘，麻黄汤方。

17. 大青龙汤治中风伤寒，脉浮紧，发热恶寒，身体疼痛，汗不出而烦躁方。

18. 阳旦汤，治伤寒中风，脉浮，发热往来，汗出恶风，头项强，鼻鸣干呕，桂枝汤主之。随病加减。

19. 解肌汤，治伤寒温病方。

20. 神丹丸，治伤寒敕濇恶寒发热，体痛者方。

21. 治伤寒五六日以上不解，热在胸中，口噤不能言，惟欲饮水，为坏伤寒，医所不能治，为成死人。精魂已竭，心下才温。以杖发其口开，灌药咽中，药得下则愈。麦奴丸，一名黑奴丸，二曰水解丸方。

22. 伤寒，已解半日许，复心烦热，其脉浮数者，可更发汗，宜桂枝汤。

23. 服桂枝汤大汗后，脉洪大者，与桂枝汤；若形如疟，一日再发，汗出便解者，属桂枝二麻黄一汤方。

24. 治伤寒后不了了，朝夕有热，如疟状方：知母二两，麻黄、甘草、芍药、黄芩、桂心各一两。右六味，吹咀，以水七升，煮取二升半，服五合，日三服，温覆令微汗。

25. 治伤寒六七日，其人大下后，脉沉迟，手足厥逆，下部脉不至，咽喉不利，唾脓血，泄利不止。为难治，麻黄升麻汤方。方后云：微取汗愈。

26. 有瘅疟者，阴气孤绝，阳气独发而脉微，其候必少气烦满，手足热，欲呕，但热而不寒，邪气内藏于心，外舍于分肉之间，令人消烁脱肉也；有温疟者，其脉平无寒时，病六七日，但见热也。其候骨节疼烦，时呕，朝发暮解，暮发朝解，名温疟。白虎加桂枝汤主之方。方后云：覆令汗。

27. 麻黄汤，治疟须发汗方。

28. 妊娠四月……卒风寒，颈项强痛，寒热，或惊动身躯，腰背腹痛，往来有时，胎上迫胸心，烦不得安，卒有所下，菊花汤方。方后去：温卧，当汗。以粉粉之。护风寒四五日。

29. 妊娠七月，忽惊恐摇动腹痛，卒有所下，手足厥冷，脉若伤寒，烦热，腹满短气，常苦颈项及腰背强，葱白汤主之方。方后云：温卧，当汗出。若不出者，加麻黄二两，煮服如前法。

30. 治妊娠伤寒，服汤后头痛壮热不歇，宜用此拭汤方：麻黄半斤，竹叶初，一升，石膏末三升。右三味，以水五升，煮取一升，去滓，冷用以拭身体，又以故布揾头额胸心。

31. 治妊娠伤寒方：葱白十茎，生姜二两切。右二味，以水三升，煮取一升半，顿服取汗。

32. 治妊娠中风，寒热，腹中绞痛，不可针灸方：鲫鱼一头，烧作灰，捣末，酒服方寸匕。取汗。

33. 妊娠热病方：葱白五两，头豉二斗。右二味，以水六升，煮取二升，分二服，取汗。

34. 又方：葱白一把，以水三升，煮令熟，服之取汗，食葱令尽。

35. 治产后中风发热，面正赤，喘气头痛，竹叶汤方，方后云：温覆使汗出。

36. 治少小中风，脉浮发热，自汗出，项强，鼻鸣干呕，桂枝汤方。

37. 治少小伤寒，芍药四物解肌汤方。

38. 治少小伤寒，发热咳嗽，头面热者，麻黄汤方。

39. 治少小卒肩息上气，不得安，此恶风入肺，麻黄汤方。

40. 温风之病，脉阴阳俱浮，汗出体重，其息必喘，其形状不仁，默默但欲眠，下之者则小便难；发其汗者必谵言；加烧针者则耳聋难言；但吐下之则遗失便利。如此疾者，宜服葳蕤汤。方后云：分三服，取汗。

41. 度瘴发汗青散，治伤寒敕色，恶寒发热，头痛项强，体疼方。方后云：温覆取汗，汗出止。若不得汗，汗少不解，复服如法。

42. 五苓散，主时行热病，但狂言烦躁，不安精彩，言语不与人相主当者方。方后云：多饮水，汗出即愈。

43. 崔文行解散，治时气不和，伤寒发热者方。方后云：覆，取汗解，若不觉，小增之，以知为度。

44. 六物青散，治伤寒赤色恶寒方。方后云：服后食顷不汗出者，进温粥一杯以发之。温覆汗出絷絷可也，勿令流离，勿出手足也。

45. 青散，治春伤寒，头痛发热方。方后云：覆取汗。

46. 诏书发汗白微散，治伤寒二日不解者方。方后云：覆卧，汗出即愈。

47. 治伤寒头痛身热，腰背强引颈，及风口噤，疟不绝，妇人产后中风寒，经气腹大，华佗赤散方。方后云：覆令汗出。

48. 治时行头痛壮热，一二日，水解散方。方后云：覆取汗。

49. 阳毒汤，治伤寒一二日，便成阳毒。或服药吐下后变成阳毒。身重腰背痛，烦闷不安，狂言，或走，或见鬼，或吐血下痢，其脉浮大数面，赤斑斑如锦文，咽喉痛，唾脓血，五日可治，至七日不可治。宜服升麻汤方。方后云：温覆手足，毒出则汗，汗出则解。

50. 阴毒汤，治伤寒初病一二日，便结成阴毒。或服药六七日已上至十日，变成阴毒，身重背强，腹中绞痛，咽喉不利，毒气攻心，心下坚强，短气不得息，呕逆，唇青面黑，四肢厥冷，其脉沉细紧数。仲景云，此阴毒之候，身如被打。五六日可治，至七日不可治也。甘草汤方。方后云：温覆取汗，毒当从汗出，汗出则愈。若不汗则不除，重作服。

51. 阴旦汤，治伤寒肢节疼痛，内寒外热，虚烦方。方后云：覆令小汗。

52. 六物解肌汤，治伤寒发热，身体疼痛方。方后云：再服后得汗，汗通即止。

53. 治伤寒、时气、温疫，头痛壮热，脉盛，始得一二日者方：丹砂一两，末之，以水一斗，煮取一升，顿服之。覆取汗。

54. 治疫气、伤寒三日已经前不解者方：好豉一升，绵裹，葱白切，一升，小男儿尿三升。右三味，先熬豉、葱，令相得，则投小便煮取二升，分再服。徐徐服之，覆令汗，神验。

55. 解肌升麻汤，治时气三四日不解方。方后云：温覆发汗便愈。

56. 治伤寒四五日，头痛壮热，四肢烦疼，不得饮食方：栀子人、黄连、黄柏、大黄各半两，好豉一升，葱白七茎。右六味，㕮咀，以水八升，煮上四物六七沸，内后葱白、豉煮得三升，顿服一升，日三服汤讫，温覆令汗。

57. 三七汤，治伤寒中风，得之三日至七八日不解，胸胁痛，四肢逆、干呕，水浆不下，腹中有宿食不消，重，下血一日数十行方：茯苓如鸡子大，黄芩、人参各三两，栝楼根四两，芒消、干地黄各一升，大黄、麻黄、寒水石各半斤。右九味，捣筛令相得，以散三方寸匕，水一升，煮令三沸，绞滓去服之。日三。温覆汗出即愈。病剧与六七匕。

58. 五香麻黄汤，治伤寒忽发肿，或著四肢，或在胸背，虚肿浮，如吹状。亦著头、面、唇口、颈项。剧者偏著脚胫外，如轴大，而不痛、不赤著四肢者，乃欲不遂，悉主之方。方后云：覆取汗后，外摩防己膏。

59. 治伤三日外，与前药不差，脉势仍数者，阳气犹在经络，未入脏腑方：桂枝、黄芩、甘草各二两，升麻、葛根、生姜各三两，芍药六两，石膏八两，栀子二七枚。右九味，㕮咀，以水九升，煮取二升七合。分二服，相去十里久。若前两服讫即得汗，后服即停。不得汗，更进一服。得汗即止。不得汗者，明日去栀子，加麻黄二两，足水二升，再依方服。

60. 治伤寒雪煎方。方后云：服之立汗出。

61. 诸病黄疸，宜利其小便。假令脉浮，当以汗解，宜桂枝加黄芪汤方。

62. 治伤寒，热出表，发黄疸，麻黄淳酒汤方。方后云：温覆汗出即愈。

63. 五苓散，主黄疸利小便方。方后云：利小便及汗出愈。

64. （脉）紧数者，可发其汗。

65. 寸口脉浮，中风，发热头痛，宜服桂枝汤、葛根汤。针风池、风府，向火灸身，摩治风膏，覆令汗出。

66. 寸口脉紧，苦头痛，是伤寒。宜服麻黄汤发汗。针眉冲，摩伤寒膏。

67. 寸口脉微，苦寒为衄，宜服五味子汤，麻黄茱萸膏，令汗出。

68. 热病未得汗，脉盛躁疾。得汗者生，不得汗者难差。

69. 西州续命汤，治中风，痱，注：一作入脏。身体不知自收，口不能言语，冒昧不识人，拘急背痛，不得转侧方。方后云：厚覆小小汗出，已。

（二）《千金翼方》可汗证

1. 问曰：病风湿相搏，身体疼痛，当汗出而解。值天阴雨，溜下不止。师云：此可发汗，而其病不愈者，何故？答曰：发其汗，汗大出者，但风气去，湿气续在，是故不愈。若治风湿者，发其汗，微微似欲出汗者，则风湿俱去也。

2. 太阳中风，阳浮而阴濡弱，浮者热自发，濡弱者汗自出。啬啬恶寒，淅淅恶风，翕翕发热，鼻鸣干呕者，桂枝汤主之。

3. 太阳病发热汗出，此为荣弱卫强，故使汗出。以救邪风，桂枝汤主之。

4. 太阳病，头痛发热，汗出恶风，桂枝汤主之。

5. 太阳病，项背强几几，而反汗出恶风，桂枝汤主之。

6. 太阳病下之，其气上冲，可与桂枝汤；不冲，不可与之。

7. 太阳病，初服桂枝汤，而反烦不解者，当先刺激风池、风府，乃却与桂枝汤则愈。

8. 喘家作，桂枝汤加厚朴杏仁佳。

9. 太阳病外证未解，其脉浮弱，当以汗解。宜桂枝汤。

10. 太阳病下之微喘者，表未解故也。宜桂枝汤。注：一云麻黄汤。

11. 太阳病，有外证未解，不可下之。下之为逆。解外宜桂枝汤。

12. 太阳病，先发汗不解，而下之，其脉浮不愈。浮为在外，而反下之，故令不愈。今脉浮，故在外，当解其外则愈。宜桂枝汤。

13. 病常自汗出，此为荣气和，卫气不和故也。荣行脉中，卫行脉外。复发其汗，卫和则愈。宜桂枝汤。

14. 病人脏无他病，时发热，自汗出而不愈。此卫气不和也。先其时发汗愈。宜桂枝汤。

15. 伤寒不大便六七日，头痛有热，与承气汤，其大便反青。此为不在里故在表也。当发其汗。头痛者必衄。宜桂枝汤。

16. 伤寒，发汗已解。半日许，复烦，其脉浮数。可复发其汗，宜服桂枝汤。

17. 伤寒医下之后，身体疼痛，清便自调，急当救表。宜桂枝汤。

18. 太阳病未解，其脉阴阳俱停。必先振汗出而解。但阳微者，先汗之而解。宜桂枝汤。

19. 太阳病未解，热结膀胱，其人如狂，其血必自下者，即愈。其外未解，尚未可攻。当先解其外，宜桂枝汤。

20. 伤寒，大下后，复发汗，心下痞，恶寒者，不可攻痞，当先解表，宜桂枝汤。

21. 太阳病得之八九日，如疟发热而恶寒，热多而寒少，其人不呕，清便欲自可，一日再三发，其脉微缓者，为欲愈。脉微而恶寒者，此为阴阳俱虚，不可复吐下发汗也。面色反有热者，为未欲解。以其不能得汗，身必当痒，麻黄桂枝各半汤主之。

22. 服桂枝汤，大汗出，若脉洪大，与桂枝汤；其形如疟，一日再发，汗出便解，宜桂枝二麻黄一汤方。

23. 太阳病，头痛发热，身体疼，腰痛，骨节疼，恶风，无汗而喘，麻黄汤主之。

24. 太阳与阳明合病，喘而胸满，不可下也，宜麻黄汤。

25. 病十日已去，其脉浮细，嗜卧。此为外解，设胸满胁痛，与小柴胡汤；浮者，麻黄汤主之。

26. 太阳病，脉浮紧，无汗而发热，其身疼痛，八九日不解，其表证仍在当发其行。服药微除，其人发烦，目瞑增剧者，必衄，衄乃解。所以然者，阳气重故也。宜麻黄汤。

27. 脉浮而数者，可发其汗，宜麻黄汤。

28. 伤寒脉浮紧，不发其汗，因致衄。宜麻黄汤。

29. 脉浮而紧，浮则为风，紧则为寒。风则伤卫，寒则伤荣。荣卫俱病，骨节烦疼。可发其汗，宜麻黄汤。

30. 太阳病下之微喘者，外证未解故也，宜麻黄汤。注：一云桂枝汤。

31. 太阳病，项背强几几，无汗恶风，葛根汤主之方。

32. 太阳中风，脉浮紧，发热恶寒，身体疼痛，不汗出而烦，大青龙汤主之。

33. 伤寒脉浮缓，其身不疼但重，乍有轻时，无少阴证者，可与大青龙汤发之。

34. 伤寒五六日，其人已发汗而复下之，胸胁满，微结，小便不利，渴而不呕，但头汗出，往来寒热而烦，此为未解。柴胡桂枝干姜汤主之方。方后云：初服微烦，汗出愈。

35. 病在阳，当以汗解。而反以水口巽之若灌之，其热却不得去，益烦，皮粟起，意欲饮水，反不渴，宜服文蛤散方。若不差，与五苓散。方后云：多饮暖水，汗出愈。

36. 风湿相搏，骨节疼烦，掣痛不得屈伸，近之则痛剧，汗出短气，小便不利，恶风，不欲去衣，或身微肿。甘草附子汤主之方。方后云：初服得微汗即止。

37. 阳明病，胁下坚满，不大便而呕，舌上胎者，可以小柴胡汤。上焦得通，津液得下，胃气因和，身濈然汗出而解。

38. 阳明中风，脉弦浮大，而短气，腹都满，胁下及心痛。久按之气不通。鼻干不得汗，其人嗜卧，一身及目悉黄，小便难，有潮热，时时哕，耳前后肿。刺之小差。外不解，病过十日脉续浮，与小柴胡汤。但浮无余证，与麻黄汤。

39. 阳明病，其脉迟，汗出多而微恶寒。表为未解。可发汗，宜桂枝汤。

40. 阳明病，脉浮无汗，其人必喘。发汗即愈。宜麻黄汤。

41. 太阳病，脉浮，可发其汗。

42. 少阴病得之二三日，麻黄附子甘草汤微发汗。以二三日无里证，故微发汗。

43. 伤寒六七日，其人大下后，脉沉迟，手足厥逆，下部脉不至，咽喉不利，唾脓血，泄利不止，为难治。麻黄升麻汤主之方。方后云：服一炊间，当汗出愈。

44. 下利腹满，身体疼痛，先温其里，乃攻其表。温里宜四逆汤，攻表宜桂枝汤。

45. 大法春夏宜发汗。

46. 凡发汗，欲令手足皆周漐漐，一时间益佳。不欲流离。若病不解，当重发汗。

47. 凡服汤药发汗，中病便止，不必尽剂也。

48. 凡云宜发汗而无汤者，丸、散亦可用。然不如汤药也。

49. 凡脉浮者，病在外，宜发其汗。

50. 太阳病脉浮而数者，宜发其汗。

51. 阳明病，脉浮虚者，宜发其汗。

52. 伤寒差已后，更发热，小柴胡汤主之；脉浮者，以汗解之。脉沉实者，以下解之。

53. 度瘴散。方后云：山中所在有瘴气之处，空腹饮服一钱匕，覆取汗。病重稍加之。

54. 老君神明白散。方后云：若有得疫者，温酒朝一方寸匕，覆取汗。

55. 儿上唇头小白疱起，如死鱼目珠子者，蒸候也。初变蒸时有热者，服黑散发汗。黑散，治小儿变蒸中挟时行温病，或非变蒸时而得时行方。方后云：以乳汁和服，抱令得汗。

56. 治小儿新生客忤、中恶，发痫发热，哺乳不清，中风，反折，口吐舌，并注忤，面青目上插，腹满癫痫，赢瘦、痤及三岁不行双丸方：上麝香二两，牛黄二两，黄连二两，宣州者，丹砂一两，特生礜石一两，烧，附子一两，炮，去皮，雄黄一两，巴豆六十枚，去皮心，熬，桂心一两，乌贼鱼骨一两，赤头蜈蚣一两，熬。方后云：服药当汗出，汗不出者，不差也。

57. 竹叶汤，治产后中风发热，面正赤，喘气头痛。方后云：温覆使汗出。

58. 仓公当归汤，主贼风口噤，角弓反张，身体强直方。方后云：一服当开；二服小汗；三服大汗。

59. 芎䓖汤，主风癫引胁痛，发作则吐，耳中如蝉鸣方。方后云：二服取大汗。

60. 防己汤，主风湿四肢疼，挛急浮肿方。方后云：分三服。渐汗出令遍身。

61. 治一切风虚方。注：常患头痛欲破者。杏仁九升，去皮尖、两仁者，暴干。右一味，捣作末，以水九升，研滤，如作粥法，缓火煎令如麻浮上，匙取，和羹粥，酒内一匙服之。每食即服，不限多少。服七日后，大汗出。

62. 竹沥汤，主两脚痹弱或转筋，或皮肉胀起如肿，而按之不陷，心中恶，不欲食，或患冷气方。方后云：煮取三升，分四服。取汗。

63. 石南汤，主瘾疹方。方后云：煮取三升，分三服。取大汗。慎风冷佳。

64. 黄疸，身目皆黄，皮肉曲尘出方。茵陈一把，切，栀子仁二十四枚，石膏一斤。右三味，以水五升，煮二味取二升半，去滓，以猛火烧石膏令赤，投汤中，沸定，服一升，覆取汗。周身以粉粉之。不汗，更服。

65. 湿疸之为病，始得之，一身尽疼，发热，面色黑黄，七八日后壮热。热在里，有血，当下去之如豚肝状，其少腹满者，急下之。亦一身尽黄，目黄、腹满，上便不利方：矾石五两，烧，滑石五两，研如粉。右二味捣筛为散，水服方寸匕，日三服。先食服之，便利如血已。当汗出愈。

66. 治百病，诸荒邪狂走，气癖冷病，历年黄黑，大腹水肿，小儿丁奚，疟疾经年，霍乱中恶，蜚尸及暴疾，皆悉主之方：芫青，巴豆去皮心，熬，斑猫各三十枚，去翅足，熬，天雄，炮去皮，干姜各半两，乌头炮去皮，细辛、蜀椒汗，去目、闭口者，附子炮，去皮，踯躅，黄芩，桂心各一两。右一十二味，细切，于绢袋中盛，酒一斗，渍十日。去滓，服半合。日三，以知为度。暴滓作数，酒服半钱匕，日三。强人一钱。伤寒、中温、湿冷、头痛、拘急、寒热、疟发、头风，皆须一钱匕。厚覆取汗。

67. 麻黄汤，主风湿水疾，身体面目肿，不仁而重方。方后云：煮取三升，分三服，重覆，日移二丈，汗出。不出，更合服之。

68. 太一备急散，主卒中恶客忤，五尸入腹，鬼刺鬼排，及中蛊毒注，吐血下血，及心腹卒痛，腹满，寒热毒病六七日方。方后云：在四肢，当汗出。

69. 盐曲，主一切风冷气等万病方：曲末五升，盐末，一升五合。右二味，熟捣，分作五袋。旦取二袋炒令热，以薄袋各受一升，内药于中，更递盛之，于室内卧，以脚踏袋，以被覆之，取汗。其药冷即易。

70. 太阳与阳明合病而自利，葛根汤主之，不下利，但呕，葛根加半夏汤主之，葛根汤中加半夏半升，洗，即是。

71. 凡柴胡汤证而下之，柴胡证不罢，复与柴胡汤解者，必蒸蒸而振，却发热汗出而解，小柴胡汤加减法云；不渴，外有微热者，去人参加桂三两，温覆，微发其汗。

72. 病人烦热，汗出即解，复如疟状；日晡所发热者，属阳明也。脉实者，当下之；脉虚浮者，当发汗。下之宜大承气汤；发汗宜桂枝汤。

73. 吐利止，而身体痛不休，当消息和解其外，宜桂枝汤小和之。

74. 发汗脉浮而数，复烦者，五苓散主之。

（三）《金匮玉函经》可汗证

1. 问曰：病风湿相搏，身体疼痛，法当汗出而解。值天阴雨，溜不止。师云：此可发汗，汗之而其病不愈者，何故？答曰：发其汗，汗大出者，但风气去，湿气仍在，是故不愈。若治风湿者发其汗，微微似欲出汗者，则风湿俱去也。

2. 湿家身烦疼，可与麻黄汤加术四两，发其汗为宜。慎不可以火攻之。

3. 师曰：立夏得洪大脉，是其本位。其人病身体苦疼重者，须发其汗。若明日身不疼不重者，不须发汗。

4. 寸口脉浮而紧，浮即为风，紧即为寒。风即伤卫，寒即伤营，营卫俱病，骨节烦疼，当发其汗也。

5. 太阳中风，阳浮而阴濡弱。阳浮者热自发，濡弱者汗自出。啬啬恶寒，淅淅恶风，翕翕发热，鼻鸣干呕，桂枝汤主之。

6. 太阳病，发热汗出，此为营弱卫强，故使汗出，欲解风邪，桂枝汤主之。

7. 太阳病，头痛发热，汗出恶风，桂枝汤主之。

8. 太阳病，项背强几几，而反汗出恶风，桂枝汤主之。论云桂枝加葛根汤主之。

9. 太阳病下之，其气上冲者，可与桂枝汤；不上冲者，不可与之。

10. 喘家作，桂枝汤加厚朴杏仁佳。

11. 太阳病，得之八九日，如疟状，发热而恶寒，热多而寒少，其人不呕，清便自调，日二三发，脉微缓者，为欲愈。脉微而恶寒，此阴阳俱虚，不可复吐下发汗也。面反有热色者，为未欲解。以其不能得小汗出，身必当痒，桂枝麻黄各半汤主之。

12. 太阳病，初服桂枝汤，反烦不解者，当先刺风池、风府，却与桂枝汤即愈。

13. 服桂枝汤大汗出，若脉但洪大，与桂枝汤；若其形如疟，一日再发，汗出便解，宜桂枝二麻黄一汤。

14. 太阳病，项背强几几，无汗恶风者，葛根汤主之。

15. 太阳与阳明合病，必自利，葛根汤主之，不下利但呕者，葛根加半夏汤主之。

16. 太阳病，头痛发热，身体痛，骨节疼痛，恶风，无汗而喘，麻黄汤主之。

17. 太阳与阳明合病，喘而胸满者，不可下，宜麻黄汤主之。

18. 病十日已去，其脉浮细，嗜卧，此为外解，设胸满胁痛，与小柴胡汤。脉浮者，与麻黄汤。

19. 太阳中风，脉浮紧，发热恶寒，身体疼痛，不汗出而烦躁头痛，大青龙汤主之。

20. 伤寒脉浮缓，其身不疼，但重，乍有轻时，无少阴证者，可与大青龙汤发之。

21. 太阳病，外证未解，其脉浮弱，当以汗解，宜桂枝汤主之。

22. 太阳病，下之微喘者，表未解故也。桂枝加厚朴杏仁汤主之。

23. 太阳病，外证未解者，不可下，下之为逆。解外者，宜桂枝汤主之。

24. 太阳病，先发汗不解，而下之，其脉浮不愈。浮为在外，而反下之，故令不愈。今脉浮，故知在外，当解其外则愈，宜桂枝汤。

25. 太阳病，脉浮紧，无汗而发热，其身疼痛，八九日不解，其表候仍在。此当发其汗。服药已微除，其人发烦目瞑，剧者必衄，衄乃解。所以然者，阳气重故也。麻黄汤主之。

26. 二阳并病，太阳初得病时，发其汗，汗先出不微，因转属阳明，续自微汗出，不恶寒。若太阳病证不罢，不可下，下之为逆。如此者可小发其汗。设面色缘缘正赤者，阳气怫郁不得越，当解之熏之。当汗而不汗，其人躁烦，不知痛处。乍在腹中，乍在四肢，按之不可得，其人短气，但坐以汗出不彻故也。更发其汗即愈。何以知汗出不彻，以脉涩，故知之。

27. 脉浮数，法当汗出而愈。

28. 脉浮者，病在表，可发汗，宜麻黄汤。一去桂枝汤。

29. 脉浮而数者，可发汗，宜麻黄汤。

30. 病常自汗出者，此为营气和，卫气不和故也。营行脉中，为阴主内；卫行脉外，为阳主外。复发其汗，卫和则愈。宜桂枝汤。

31. 病人脏无他病，时发热，自汗出而不愈。此卫气不和也。先其时发汗即愈，宜桂枝汤。

32. 伤寒脉浮紧，不发汗，因致衄者，宜麻黄汤。

33. 伤寒，不大便六七日，头痛有热，未可与承气汤。其小便反清，此为不在里而在表也。当发其汗，头痛者必衄，宜桂枝汤。

34. 伤寒，发汗已解，半日许，复烦，其脉浮数，可与复发汗，宜桂枝汤。

35. 伤寒，汗出而渴者，五苓散主之。

36. 中风发热，六七日不解而烦，有表里证，渴欲饮水，水入即吐。此为水逆。五苓散主之。

37. 本发汗，而复下之为逆。先发汗者，治不为逆。

38. 伤寒，医下之，续得下利，清谷不止，身体疼痛，急当救里；后身体疼痛，清便自调，急当救表。救里宜四逆汤，救表宜桂枝汤。

39. 太阳病未解，脉阴阳俱停，必先振汗而解。但阳微者先汗之而解，阴微者先下之而解。汗之宜桂枝汤，下之宜承气汤。

40. 凡柴胡汤证而下之，柴胡证不罢者，复与柴胡汤，必蒸蒸而振，却发热汗出而解。小柴胡汤方后加减法云：若不渴，外有微热者，去人参加桂三两，温覆微发其汗。

41. 伤寒，其脉不弦紧而弱者，必渴。被火必谵语。弱者发热，脉浮。解之，当汗出愈。

42. 脉浮，当以汗解。

43. 烧针令其汗，针处被寒，核起而赤者，必发奔豚，气以少腹上冲心者，灸其核上各一壮，与桂枝加桂汤。

44. 病在阳，当以汗解。而反与水潠之，若灌之，其热被劫不得去，益烦，皮上粟起意欲饮水，反不渴，服文蛤散。若不差，与五苓散。

45. 伤寒五六日，已发汗，而复下之，胸胁满，微结，小便不利，渴而不呕，但头汗出，往来寒热，心烦。此为未解，柴胡桂枝干姜汤主之。

46. 伤寒五六日，呕而发热，柴胡证具，而以他药下之，柴胡证仍在者，复与柴胡汤。此虽以下之，不为逆。必蒸蒸而振，却发热汗出而解。

47. 太阳病，外证未除，而数下之，遂挟热而利不止，心下痞坚。表里不解者，桂枝人参汤主之。

48. 伤寒大下后，复发其汗，心下痞，恶寒者，表未解也。不可攻痞，当先解表。表解乃可攻其痞。解表宜桂枝汤，攻痞宜大黄黄连泻心汤。

49. 风湿相搏，骨节疼烦，掣痛不得屈伸，近之则痛剧，汗出短气，小便不利，恶风不欲去衣，或身微肿，甘草附子汤主之。方后云：汗出即解。

50. 阳明病，下血谵语者，此为热入血室，但头汗出者，当刺期门，随其实而泻之。濈然汗出则愈。

51. 阳明病，胁下坚满，不大便而呕，舌上白胎者，可与小柴胡汤，上焦得通，津液得下，胃气因和，身濈然汗出而解。

52. 阳明中风，脉弦浮大，而短气，腹都满，胁下及心痛，久按之气不通，鼻干，不得汗，其人嗜卧，一身及面目悉黄，小便难，有潮热，时时哕，耳前后肿，刺之小差。其外不解，病过十日，脉续浮者，与小柴胡汤；但浮无余证者，与麻黄汤。

53. 阳明病，其脉迟，汗出多而微恶寒者，表为未解，可发其汗，宜桂枝汤。

54. 阳明病，脉浮无汗，其人必喘，发其汗即愈。宜麻黄汤主之。

55. 病人烦热，汗出即解，复如疟状，日晡所发热者，属阳明也。脉实者，当下之；脉浮虚者，当发汗。下之宜大承气汤，发汗宜桂枝汤。

56. 太阴病，脉浮者，可发其汗，宜桂枝汤。

57. 少阴病，得之二三日，麻黄附子甘草汤微发汗。以二三日无里证，故微发汗。

58. 伤寒六七日，大下后，寸脉沉迟，手足厥逆，下部脉不至，咽喉不利，唾脓血，泄利不止者，为难治。麻黄升麻汤主之。方后云：一饭间，当出汗愈。

59. 下利腹胀满，身体疼痛，先温其里，乃攻其表。温里宜四逆汤，攻表宜桂枝汤。

60. 吐利止，而身痛不休者，当消息和解其外，宜桂枝汤小和之。

61. 伤寒差已后，更发热者，小柴胡汤主之。脉浮者，以汗解之；脉沉实者，以下解之。

62. 凡发汗，欲令手足俱周，絷絷然一时许，益佳。不可令如水流漓。若病不解，当重发汗。

63. 凡服汤药发汗，中病便止，不必尽剂也。

64. 凡云可发汗，无汤者圆散亦可，要以汗出为解。然不如汤，随证良验。

65. 大法春夏宜发汗。

66. 太阳病，脉浮而数者，可发汗，宜桂枝汤。一云麻黄汤。

67. 夫病脉浮大，问病者言但坚耳。设利者为虚，大逆坚为实。汗出而解。何以故？脉浮当以汗解。

68. 病者烦热，汗出则解。复如疟状，日晡发热者，属阳明。脉浮虚者，当发其汗，宜桂枝汤。

69. 病常自汗出，此为营气与卫气不和也。营行脉中，为阴主内；卫行脉外，为阳主外。复发其汗，卫和则愈。宜桂枝汤。

70. 脉浮而紧，浮则为风，紧则为寒。风则伤卫，寒则伤营。营卫俱病，骨节烦疼。可发其汗，宜麻黄汤。

71. 太阳病不解，热结膀胱，其人如狂，血必自下，下者即愈。其外未解，尚未可攻，当先解其外，宜桂枝汤。

72. 太阳病下之微喘者，表未解故也。宜麻黄汤。又云桂枝加厚朴杏子汤。

73. 太阳病，脉浮者，可发其汗，宜桂枝汤。

74. 太阳脉浮紧，无汗而发热，其身疼痛，八九日不解，其表候续在。此当发其汗，服汤药微除，发烦目眩，剧者必衄，衄乃解。所以然者，阳气重故也。宜麻黄汤。

75. 伤寒不大便六七日，头痛有热者，不可与承气汤。其小便清者，此为不在里，仍在表也。当发其汗。头痛者必衄。宜桂枝汤。

76. 下利后，身体疼痛，清便自调，急者救表，宜桂枝汤。

77. 太阳病，头痛发热，汗出恶风，属桂枝汤证。

78. 太阳病，发热汗出，此为营弱卫强，故使汗出。欲救风邪，属桂枝汤证。

79. 太阳病，下之，其气上撞，属桂枝汤证。

80. 太阳病，项背强几几，反汗出恶风者，属桂枝加葛根汤。

81. 太阳与阳明合病而自利，属葛根汤证。

82. 不利但呕者，属葛根加半夏汤证。

83. 太阳病，头痛发热，身体疼，腰痛，骨节疼痛，恶风，无汗而喘，属麻黄汤证。

84. 太阳与阳明合病，喘而胸满者，不可下也，属麻黄汤证。

85. 太阳中风，脉浮紧，发热恶寒，身体疼痛，不汗出而烦躁，头痛，属大青龙汤证。

86. 脉浮，小便不利，微热，消渴，可与五苓散，利小便发汗。

（四）《脉经》可汗证

1. 寸口脉浮，中风，发热，头痛，宜服桂枝汤、葛根汤；针风池、风府；向火灸身；摩治风膏。覆令汗出。

2. 寸口脉紧，苦头痛骨肉痛，是伤寒。宜服麻黄汤发汗；针眉冲、颞颥；摩治伤寒膏。

3. 寸口脉微，苦寒，为衄，宜服五味子汤，摩茱萸膏，令汗出。

4. 寸口脉缓，皮肤不仁，风寒在肌肉，宜服防风汤，以药薄熨之，摩以风膏，灸诸治风穴。

5. 大法春夏宜发汗。

6. 凡发汗，欲令手足皆周至，漐漐一时间，益佳。但不欲如水流离。若病不解，当重发汗。

7. 凡服汤药发汗，中病便止，不必尽剂也。

8. 凡云可发汗而无汤者，丸、散亦可用，要以汗出为解，然不如汤随证良。

9. 太阳病，外证未解，其脉浮弱，当以汗解，宜桂枝汤。

10. 太阳病，脉浮而数者，可发其汗，属桂枝汤证。

11. 阳明病，脉迟，汗出多，微恶寒，表为未解，可发其汗，属桂枝汤。

12. 夫病脉浮大，问病者，言便坚耶，设利者为虚，大逆。坚为实，汗出而解。何以故？脉浮，当以汗解。

13. 伤寒，其脉不弦紧而弱，弱者必渴，被火必谵语。弱者发热，脉浮者解之，当汗出愈。

14. 病者烦热，汗出即解。复如疟状，日晡所发热，此属阳明。脉浮虚者，当发其汗，属桂枝汤证。

15. 病常自汗出，此为荣气和。荣气和而外不解，此卫不和也。荣行脉中，为阴主内；卫行脉外，为阳主外。复发其汗，卫和则愈。属桂枝汤证。

16. 病人脏无他病，时发热，自汗出，而不愈。此卫气不和也。先其时发汗则愈。属桂枝汤证。

17. 脉浮而紧，浮则为风，紧则为寒；风则伤卫，寒则伤荣。荣卫俱病，骨节烦疼。可发其汗，宜麻黄汤。

18. 太阳病不解，热结膀胱，其人如狂，血必自下，下者即愈。其外未解者，尚未可攻，当先解其外，属桂枝汤证。

19. 太阳病，下之，微喘者，表未解故也。属桂枝加厚朴杏子汤证。

20. 伤寒病，脉浮紧，不发其汗，因衄，属麻黄汤证。

21. 阳明病，脉浮无汗，其人必喘，发其汗则愈，属麻黄汤证。

22. 太阴病，脉浮者，可发其汗，属桂枝汤证。

23. 太阳病，脉浮紧，无汗而发热，其身疼痛，八九日不解，表候续在，此当发其汗，服汤微除，发烦目瞑，剧者必衄，衄乃解。所以然者，阳气重故也。属麻黄汤证。

24. 脉浮者，病在表，可发其汗，属桂枝汤证。

25. 伤寒不大便六七日，头痛有热，与承气汤。其大便反青，注：一作小便清者。此为不在里，故在表也。当发其汗。头痛者必衄。属桂枝汤证。

26. 下利后身体疼痛，清便自调，急当救表，宜桂枝汤。

27. 太阳病头痛发热，汗出恶风，若恶寒，属桂枝汤证。

28. 太阳中风，阳浮而阴濡弱。浮者热自发，濡弱者汗自出。啬啬恶寒，淅淅恶风，翕翕发热，鼻鸣干呕，属桂枝汤证。

29. 太阳病发热汗出，此为荣弱卫强，故使汗出，欲救邪风，属桂枝汤证。

30. 太阳病下之，气上冲，可与桂枝汤。不冲，不可与之。

31. 太阳病，初服桂枝汤，而反烦不解者，法当先刺风池、风府，却与桂枝汤则愈。

32. 烧针令其汗，针处被寒，核起而赤者，必发奔豚，气从少腹上冲心者，灸其核上一壮，与桂枝加桂汤。

33. 太阳病，项背强几几，反汗出恶风，属桂枝加葛根汤。

34. 太阳病，项背强几几，无汗恶风，属葛根汤。

35. 太阳与阳明合病，而自利不呕者，属葛根汤证。

36. 太阳与阳明合病，下利但呕者，属葛根加半夏汤。

37. 太阳病，桂枝证，医反下之，遂利不止，其脉促者，表未解。喘而汗出，属葛根黄芩黄连汤。

38. 太阳病头痛发热，身体疼，腰痛，骨节疼痛，恶风，无汗而喘，属麻黄汤证。

39. 太阳与阳明合病，喘而胸痛，不可下也。属麻黄汤证。

40. 太阳中风，脉浮紧，发热恶寒，身体疼痛，不汗出而烦躁，头痛，属大青龙汤。

41. 伤寒脉浮缓，其身不疼但重，乍有轻时，无少阴证者，大青龙汤发之。

42. 阳明中风，脉弦浮大，而短气，腹都满，胁下及心痛，久按之气不通。注：一作按之不痛。鼻干不得汗，嗜卧，一身及目悉黄，小便难，有潮热，时时哕，耳前后肿。刺之小差。外不得解，病过十日，脉续浮，与小柴胡汤。但浮无余证，与麻黄汤。

43. 太阳病十日以去，脉浮细，嗜卧。此为外解。设胸满胁痛，与小柴胡汤。脉浮者，属麻黄汤证。

44. 伤寒四五日，身体热，恶风，头项强，胁下满，手足温而渴，属小柴胡汤证。

45. 伤寒六七日，发热，微恶寒，支节烦疼，微呕，心下支结，外证未去者，属柴胡桂枝汤。

46. 少阴病得之二三日，麻黄附子甘草汤，微发汗。以二三日无证，故微发汗也。

47. 脉浮，小便不利，微热，消渴，五苓散，利小便发汗。

48. 二阳并病，太阳病初得病时，发其汗，汗先出，复不彻，因转属阳明，续自微汗出，不恶寒。若太阳不罢，不可下，下之为逆。如此者，可小发其汗。设面色缘缘正赤者，阳气怫郁在表，当解之，熏之。若发汗不大彻，不足言，阳气怫郁不得越，当汗而不汗，其人躁烦，不知痛处，乍在腹中，乍在四肢，按之不可得。其人短气但坐，汗出而不彻故也。更发其汗即愈。何以知其汗不彻，脉涩故以知之。

49. 服桂枝汤大汗出，若脉但洪大，与桂枝汤。若其形如疟，一日再三发，汗出便解。属桂枝二麻黄一汤。

50. 伤寒，发汗以解，半日许复烦，其脉浮数，可复发其汗，属桂枝汤证。

51. 脉浮大，应发其汗。

52. 太阳病不解，热结膀胱，其人如狂，血自下，下者即愈。其外未解，尚未可攻，当先解其外。

53. 太阳病，先发其汗不解，而下之，其脉浮者，不愈。浮为在外，而反下之，故令不愈。今脉浮，故在外，当解其外则愈。属桂枝汤。

54. 伤寒五六日，其人已发汗，而复下之，胸胁满，微结，小便不利，渴而不呕，但头汗出，往来寒热，心烦。此为未解。属柴胡桂枝干姜汤。

55. 伤寒，大下后，复发其汗，心下痞，恶寒者，表未解也。不可攻其痞，当先解表。表解乃攻其痞。解表属桂枝汤，攻痞属大黄黄连泻心汤。

56. 伤寒，医下之，续得下利，清谷不止。身体疼痛，急当救里。身体疼痛，清便自调，急当救表。救里宜四逆汤，救表宜桂枝汤。

57. 伤寒五六日，呕而发热，柴胡汤证具，而以他药下之，柴胡证仍在，复与柴胡汤。此虽已下，不为逆也。必蒸蒸而振，却发热汗出而解。

58. 太阳病，外证未除，而数下之，遂挟热而利，不止，心下痞坚，表里不解，属桂枝加人参汤。

59. 伤寒六七日，其人大下后，脉沉迟，手足厥逆，下部脉不至，咽喉不利，唾脓血，泄利不止，为难治。属麻黄升麻汤。

60. 脉浮数，法当汗出而愈。

61. 脉浮，当以汗解。

62. 风湿相搏，身体疼痛，法当汗出而解。值天阴雨不止，师云：此可发汗。而其病不愈者，何也？答曰：发其汗，汗大出者，但风气去，湿气续在，是故不愈。若治风湿者，发其汗，微微似欲出汗者，则风湿俱去也。

63. 湿家身烦疼，可与麻黄汤加术四两，发其汗为宜。慎不可以火攻之。

64. 风湿相搏，骨节疼烦，掣痛不得屈伸，近之则痛剧，汗出短气，小便不利，恶风不欲去衣，或身微肿者，甘草附子汤主之。

65. 皮水其脉亦浮，外证腑肿，按之没指，不恶风，其腹如鼓。注：如鼓，一作如故不满。不渴。当发其汗。

66. 风气相击，身体洪肿，汗出乃愈。

67. 太阳病，脉浮而紧，法当骨节疼痛，而反不痛，身体反重而酸，其人不渴，汗出即愈，此为风水。

68. 咳而喘，不渴者，此为肺胀，其形如肿，发汗即愈。

69. 风水，其脉浮，浮为在表，其人能食，头痛汗出，表无他病，病者言但下重，故从腰以上为和，腰以下当肿及阴，难以屈伸，防己黄芪汤主之。注：一云：风水，脉浮身重，汗出恶风者，防己黄芪汤主之。

70. 水之为病，其脉沉小属少阴，浮者为风。无水虚胀者为气。水发其汗即已。沉者与附子麻黄汤。浮者与杏子汤。

71. 师曰：诸有水者，腰以下肿，当利小便；腰以上肿，当发汗乃愈。

72. 黄汗之病，两胫自冷。假令发热，此属历节，食已汗出，又身常暮卧盗汗出者，此荣气也。若汗出已，反发热者，久久其身必甲错。发热不止者，必生恶疮。若身重汗出已辄轻者，久久必身瞤，瞤则胸中痛，又从腰以上必汗出，下无汗，腰髋弛痛，如有物在皮中状，剧者不能食，身疼重，烦躁，小便不利，此为黄汗，桂枝加黄芪汤主之。

73. 气分，心下坚，大如盘，边如旋杯，水饮所作，桂枝去芍药加麻黄细辛附子汤主之，或枳实术汤主之。

74. 师曰：诸病黄家，但利其小便。假令脉浮，当以汗解之，宜桂枝加黄芪汤。

75. 夫疟脉自弦也。弦数者多热，弦迟者多寒。弦小紧者可下之，弦迟者可温药。若脉紧数者，可发汗针灸之。浮大者，可吐之。脉弦数者，风发也，以饮食消息止之。

76. 疟但见热者，温疟也。其脉平身无寒，但热，骨节疼烦，时呕，朝发暮解，暮发朝解，名曰温疟，白虎加桂枝汤主之。

77. 夫病吐血，喘咳，上气，其脉数，有热，不得卧者，死。上气面浮肿，肩息，其脉浮大，不治。又加利尤甚，上气躁而喘者，属肿胀。欲作风水，发汗则愈。注：一云：咳而上气，肺胀，其脉沉，心下有水气也。《千金》《外台》沉作浮。

78. 病溢饮者，当发其汗，小青龙汤主之。

（五）宋本《伤寒论》可汗证

1. 寸口脉浮而紧，浮则为风，紧则为寒，风则伤卫，寒则伤荣。荣卫俱病，骨节烦疼，当发其汗也。

2. 问曰：风湿相搏，一身尽疼痛，法当汗出而解。值天阴雨不止，医云：此可发汗。汗之，病不愈者，何也？答曰：发其汗，汗大出者但风气去，湿气在，是故不愈也。若治风湿者，发其汗，但微微似欲汗出者，风湿俱去也。

3. 太阳中风，阳浮阴弱，热发，汗出恶寒，鼻鸣干呕者，桂枝汤主之。

4. 太阳病，头痛发热，汗出恶风者，桂枝汤主之。

5. 太阳病，项背强几几，反汗出恶风者，桂枝加葛根汤主之。

6. 太阳病下之后，其气上冲者，桂枝汤主之。

7. 喘家作，桂枝汤加厚朴杏子。

8. 太阳病，下之后，脉促胸满者，桂枝去芍药汤主之；微有寒者，桂枝去芍药加附子汤主之。

9. 太阳病，八九日，如疟状，热多寒少，不呕，清便自可，宜桂枝麻黄各半汤。

10. 太阳病，服桂枝汤，烦不解，先刺风池、风府，却与桂枝汤。

11. 服桂枝汤，大汗出，脉洪大者，与桂枝汤。若形似疟，一日再发者，宜桂枝二麻黄一汤。

12. 太阳中风，阳浮而阴弱。阳浮者热自发，阴弱者汗自出。啬啬恶寒，淅淅恶风，翕翕发热，鼻鸣干呕者，桂枝汤主之。

13. 喘家作，桂枝汤加厚朴杏子佳。

14. 太阳病，得之八九日，如疟状，发热恶寒，热多寒少，其人不呕，清便欲自可，一日二三度发，脉微缓者，为欲愈也；脉微而恶寒者，此阴阳俱虚，不可更发汗，更下，更吐也；面色反有热色者，未欲解也。以其不能得小汗出，身必痒，宜桂枝麻黄各半汤。

15. 太阳病，初服桂枝汤，反烦不解者，先刺风池、风府，却与桂枝汤则愈。

16. 太阳病，项背强几几，无汗，恶风，葛根汤主之。

17. 太阳与阳明合病，必自下利，葛根汤主之。

18. 太阳与阳明合病，不下利，但呕者，葛根加半夏汤主之。

19. 太阳病，头痛、发热，身疼、腰痛、骨节疼痛，恶风，无汗而喘者，麻黄汤主之。

20. 太阳与阳明合病，喘而胸满者，不可下，宜麻黄汤。

21. 太阳病，十日以去，脉浮细而嗜卧者，外已解也。设胸满胁痛者，与小柴胡汤。脉但浮者，与麻黄汤。

22. 太阳中风，脉浮紧，发热恶寒，身疼痛，不汗出而烦躁者，大青龙汤主之。

23. 伤寒脉缓，身不疼，但重，乍有轻时，无少阴证者，大青龙汤发之。

24. 太阳病，外证未解，脉浮弱者，当以汗解，宜桂枝汤。

25. 太阳病，下之微喘者，表未解故也，桂枝加厚朴杏子汤主之。

26. 太阳病，外证未解，不可下也。下之为逆。欲解外者，宜桂枝汤。

27. 太阳病，先发汗不解，而复下之，脉浮者不愈，浮为在外，而反下之，故令不愈。今脉浮，故在外，当须解外则愈。宜桂枝汤。

28. 太阳病，脉浮紧，无汗，发热，身疼痛，八九日不解，表证仍在。此当发其汗。服药已微除，其人发烦目瞑，剧者必衄，衄乃解。所以然者，阳气重故也。麻黄汤主之。

29. 太阳病，外证未解，不可下也。下之为逆，解外宜桂枝汤。

30. 太阳病，先发汗不解，复下之。脉浮者，当解外，宜桂枝汤。

31. 太阳病，脉浮紧无汗，发热身疼痛，八九日不解，表证在，发汗已，发烦，必衄，麻黄汤主之。

32. 脉浮者，病在表，可发汗，宜麻黄汤。

33. 脉浮而数者，可发汗，宜麻黄汤。

34. 病常自汗出，荣卫不和也，发汗则愈，宜桂枝汤。

35. 病常自汗出者，此为荣气和，荣气和者，外不谐，以卫气不共荣气谐和故尔，以荣行脉中，卫行脉外。复发其汗，荣卫和则愈，宜桂枝汤。

36. 病人脏无他病，时自汗出，卫气不和也。宜桂枝汤。

37. 病人脏无他病，时发热，自汗出而不愈者，此卫气不和也。先其时发汗则愈，宜桂枝汤。

38. 伤寒脉浮紧，不发汗，因衄，麻黄汤主之。

39. 伤寒，不大便六七日，头痛有热，与承气汤。小便清者，知不在里，当发汗，宜桂枝汤。

40. 伤寒不大便六七日，头痛有热者，与承气汤。其小便青，注：一云大便青者，知不在里，仍在表也。当须发汗。若头痛者，必衄，宜桂枝汤。

41. 伤寒，发汗解，半日许，复热烦，脉浮数者，可更发汗，宜桂枝汤。

42. 太阳病，发汗后，大汗出，胃中干燥，不能眠，欲饮水，小便不利者，五苓散主之。

43. 太阳病，发汗后，大汗出，胃中干，烦躁不得眠，欲得饮水者，少少与饮之，令胃气和则愈。若脉浮，小便不利，微热，消渴者，五苓散主之。

44. 中风发热，六七日不解而烦，有表里证，渴欲饮水，水入则吐，名曰水逆，五苓散主之。

45. 伤寒，医下之，清谷不止，身疼痛，急当救里。后身疼痛，清便自调，急当救表。救里宜四逆汤，救表宜桂枝汤。

46. 伤寒，医下之，续得下利，清谷不止，身疼痛者，急当救里。后身疼痛，清便自调者，急当救表。救里宜四逆汤，救表宜桂枝汤。

47. 太阳病，发热汗出，荣弱卫强，故使汗出，欲救邪风，宜桂枝汤。

48. 伤寒中风，有柴胡证，但见一证便是，不必悉具。凡柴胡汤病证而下之，若柴胡证不罢者，复与柴胡汤，必蒸蒸而振，却复发热汗出而解。

49. 烧针被寒，针处核起，必发奔豚气，桂枝加桂汤主之。

50. 太阳病未解，脉阴阳俱停，注：一作微。必先振栗，汗出而解。但阳脉微者，先汗出而解。

51. 烧针令其汗，针处被寒，核起而赤者，必发奔豚，气以少腹上冲心者，灸其核上各一壮，与桂枝加桂汤。更加桂二两也。

52. 本发汗，而复下之，此为逆也。若先发汗，治不为逆。

53. 二阳并病，太阳初得病时，发其汗，汗先出不彻，因转属阳明，续自微汗出，不恶寒。若太阳证不罢者，不可下，下之为逆。如此可小发汗。设面色缘缘正赤者，阳气怫郁在表，当解之，熏之。若发汗不彻，不足言，阳气怫郁不得越，当汗不汗，其人躁烦，不知痛处。乍在腹中，乍在四肢，按之不可得。其人短气，但坐以汗出不彻故也。更发汗则愈。何以知汗出不彻？以脉涩，故知也。

54. 脉浮数者，法当汗出而愈。

55. 脉浮紧者，法当身疼痛，宜以汗解之。

56. 伤寒四五日，身热，恶风，颈项强，胁下满，手足温而渴者，小柴胡汤主之。

57. 形作伤寒，其脉不弦紧而弱。弱者必渴，被火必谵语。弱者发热，脉浮，解之当汗出愈。

58. 伤寒五六日，已发汗，复下之，胸胁满，小便不利，渴而不呕，头汗出，往来寒热，必烦，柴胡桂枝干姜汤主之。

59. 伤寒五六日，已发汗而复下之，胸胁满，微结，小便不利，渴而不呕，但头汗出，往来寒热，心烦者，此为未解也。柴胡桂枝干姜汤主之。

60. 伤寒五六日，呕而发热，以他药下之，柴胡证仍在，可与柴胡汤。蒸蒸而振，却发热汗出解。

61. 伤寒五六日，呕而发热者，柴胡汤证具，而以他药下之，柴胡证仍在者，复与柴胡汤。此虽已下之，不为逆，必蒸蒸而振，却发热汗出而解。

62. 伤寒大下后，复发汗，心下痞，恶寒者，不可攻痞。先解表，表解乃可攻痞。解表宜桂枝汤，攻痞宜大黄黄连泻心汤。

63. 风湿相搏，骨节疼烦，掣痛不得屈伸，汗出短气，小便不利，恶风，或身微肿者，甘草附子汤主之。

64. 风湿相搏，骨节疼烦，掣痛不得屈伸，近之则痛剧，汗出短气，小便不利，恶风，不欲去衣，或身微肿者，甘草附子汤主之。

65. 病在阳，应以汗解之。反以冷水潠之，若灌之，其热被劫不得去，弥更益烦，肉上粟起，意欲饮水，反不渴者，服文蛤散。若不差者，与五苓散。

66. 伤寒大下后，复发汗，心下痞。恶寒者，表未解也。不可攻痞。当先解表，表解乃攻痞。解表宜桂枝汤，攻痞宜大黄黄连泻心汤。

67. 阳明中风，脉弦浮大，短气腹满，胁下及心痛，鼻干不得汗，嗜卧，身黄，小便难，潮热而哕，与小柴胡汤。

68. 脉但浮，无余证者，与麻黄汤。

69. 阳明病，脉迟，汗出多，微恶寒，表未解，宜桂枝汤。

70. 阳明病，脉迟，汗出多，微恶寒者，表未解也。可发汗，宜桂枝汤。

71. 阳明病，脉浮，无汗而喘，发汗则愈。宜麻黄汤。

72. 病人烦热，汗出解，如疟状，日晡发热。脉实者，宜大承气汤；脉浮虚者，宜桂枝汤。

73. 病人烦热，汗出则解，又如疟状，日晡所发热者，属阳明也。脉实者，宜下之；脉虚浮者，宜发汗。下之与大承气汤；发汗宜桂枝汤。

74. 阳明病，下血，谵语者，此为热入血室。但头汗出者，刺期门，随其实而泻之，濈然汗出则愈。

75. 阳明病，胁下硬满，不大便而呕，舌上白胎者，可与小柴胡汤。上焦得通，津液得下，胃气因和，身濈然汗出而解。

76. 阳明中风，脉弦浮大而短气，腹都满，胁下及心痛，久按之气不通，鼻干，不得汗，嗜卧，一身及目悉黄，小便难，有潮热，时时哕，耳前后肿，刺之差。外不解，病过十日，脉续浮者，与小柴胡汤。

77. 太阴病，脉浮，可发汗，宜桂枝汤。

78. 少阴病二三日，麻黄附子甘草汤微发汗。

79. 少阴病，得之二三日，麻黄附子甘草汤微发汗。以二三日无证，故微发汗也。

80. 伤寒六七日，大下后，寸脉沉迟，手足厥逆，麻黄升麻汤主之。

81. 伤寒六七日，大下后，寸脉沉而迟，手足厥逆，下部脉不至，喉咽不利，唾脓血，泄利不止者，为难治，麻黄升麻汤主之。

82. 下利，腹胀满，身体疼痛者，先温其里，乃攻其表，温里宜四逆汤，攻表宜桂枝汤。

83. 霍乱，头痛，发热，身疼，热多饮水者，五苓散主之，寒多不用水者，理中丸主之。吐利止，身痛不休，宜桂枝汤，小和之。

84. 吐利止，而身痛不休者，当消息和解其外，宜桂枝汤小和之。

85. 伤寒差以后，更发热，小柴胡汤主之。

86. 伤寒差以后，更发热，小柴胡汤主之。脉浮者，以汗解之；脉沉实，注：一作紧者，以下解之。

87. 病人烦热，汗出解，又如疟状，脉浮虚者，当发汗，属桂枝汤证。

88. 阳明病，脉迟，汗出多，微恶寒，表未解也，属桂枝汤证。

89. 病常自汗出，此荣卫不和也，发汗则愈，属桂枝汤证。

90. 病人脏无他病，时发热汗出，此卫气不和也。先其时发汗则愈，属桂枝汤证。

91. 脉浮紧，浮为风，紧为寒。风伤卫，寒伤荣。荣卫俱病，骨节疼烦，可发汗，宜麻黄汤。

92. 太阳病不解，热结膀胱，其人如狂，血自下愈。外未解者，属桂枝汤证。

93. 太阳病，脉浮紧，无汗，发热，身疼痛，八九日，表证在，当发汗，属麻黄汤证。

94. 伤寒不大便六七日，头痛有热者，与承气汤；其小便清者，知不在里，续在表。属桂枝汤证。

95. 下利腹胀满，身疼痛者，先温里，乃攻表。温里宜四逆汤，攻表宜桂枝汤。

96. 下利后，身疼痛，清便自调者，急当救表，宜桂枝汤。

97. 太阳中风，阳浮阴弱，热发汗出，恶寒恶风，鼻鸣干呕者，属桂枝汤证。

98. 太阳病，头痛发热，身疼，恶风无汗，属麻黄汤证。

99. 大法，春夏宜发汗。

100. 凡发汗，欲令手足俱周，时出似漐漐然，一时间许，益佳。不可令如水流离。若病不解，当重发汗。

101. 凡服汤发汗，中病便止，不必尽剂也。

102. 凡云可发汗，无汤者，丸散亦可用。要以汗出为解，然不如汤，随证良验。

103. 夫病脉浮大，问病者，言但硬耳。设利者，为大逆。硬为实，汗出而解。何以故？脉浮当以汗解。

104. 伤寒，其脉不弦紧而弱，弱者必渴，被火必谵语。弱者发热脉浮，解之，当汗出愈。

105. 太阳病脉浮紧，无汗发热，身疼，八九日不解。服汤已，发烦必衄，宜麻黄汤。

106. 脉浮大，应发汗。

107. 阳明病脉迟，虽汗出不恶寒，身必重，腹满而喘，有潮热，大便硬，大承气汤主之。若汗出多，微发热恶寒，桂枝汤主之。

108. 阳明病脉迟，虽汗出不恶寒者，其身必重，短气腹满而喘，有潮热者，此外欲解，可攻里也。手足濈然汗出者，此大便已硬也，大承气汤主之。若汗出多，微发热恶寒者，外未解也，桂枝汤主之。

109. 太阳病，发汗不解，而下之。脉浮者为在外，宜桂枝汤。

110. 伤寒五六日，发汗复下之，胸胁满微结，小便不利，渴而不呕，头汗出，寒热，心烦者，属柴胡桂枝干姜汤。

111. 伤寒六七日，大下，寸脉沉而迟，手足厥，下部脉动不至，喉咽不利，唾脓血者，属麻黄升麻汤。

（六）《千金方》忌汗证

1. 当发汗而其人适失血及大下利，则不可大汗也。

2. 至于人自饮食生冷过多，腹脏不消，转动稍难，头痛身温，其脉实大者，便可吐下之，不可发汗也。

3. 温风之病，脉阴阳俱浮，汗出体重，其息必喘，其形状不仁，嘿嘿但欲眠。下之者，则小便难；发其汗者，发谵言。

4. 阳虚不可重发汗也。

5. 凡桂枝本为解肌，若脉浮紧，发热无汗者，勿与之。常知此，勿误也。

6. 凡酒客，勿与桂枝汤。若服必呕。

7. 凡服桂枝汤吐者，后必吐脓血也。

8. 治伤寒中风，脉浮，发热往来，汗出恶风，头项强，鼻鸣干呕，桂枝汤主之……若脉浮紧，发热者，不可与之。

9. 解肌汤，治伤寒温病方……三四日不解，脉浮者，宜重服发汗。脉沉实者，宜以骹豉丸下之。

（七）《千金翼方》忌汗证

1. 桂枝本为解肌，其人脉浮紧，发热无汗，不可与也。常识此，勿令误也。

2. 酒客不可与桂枝汤，得之则呕。酒客不喜甘故也。

3. 服桂枝汤吐者，其后必吐脓血。

4. 太阳病下之，其气上冲，可与桂枝汤。不冲，不可与之。

5. 太阳病，发其汗，因致痓。

6. 夫病发于阳，而反下之，热入，因作结胸；发于阴，而反汗之，固作痞。

7. 微阳阳明者，发其汗，利其小便，胃中燥，便难是也。

8. 太阳病，发其汗，若下之，亡其津液，胃中干燥，因为阳明，不更衣而便难，复为阳明病也。

9. 夫病阳多者，热，下之则坚；汗出多，极发其汗，亦坚。

10. 少阳不可发汗，发汗则谵语。

11. 少阴病，咳而下利，谵语，是为被火气劫故也。小便必难，为强责少阴汗也。

12. 少阴病，脉细沉数，病在里，不可发其汗。

13. 少阴病脉微，不可发其汗，无阳故也。

14. 少阴病下利，脉微涩者即呕。汗者，必数更衣，反少。当温其上灸之。注：一云灸厥阴五十壮。

15. 伤寒二三日至四五日，厥者必发热。前厥者后必热，厥深热亦深，厥微热亦微。厥应下之，而发其汗者，口伤烂赤。

16. 下利清谷不可攻其表，汗出必胀满。

17. 伤寒大吐下之极虚，后极汗者，其人外气怫郁，复与其水以发其汗，因得哕。所以然者，胃中寒冷故也。

18. 少阴病脉细沉数，病在里，忌发其汗。

19. 脉浮而紧，法当身体疼痛，当以汗解。假令尺中脉迟者，忌发其汗，何以知然，此为荣气不足，血气微少故也。

20. 少阴病脉微忌发其汗，无阳故也。

21. 咽中闭塞，忌发其汗。发其汗即吐血，气微绝逆冷。

22. 厥忌发其汗。发其汗即声乱咽嘶舌萎。

23. 太阳病发热恶寒，寒多热少，脉微弱，则无阳也。忌发其汗。

24. 咽干燥者，忌发其汗。

25. 亡血家，忌攻其表。汗出则寒栗而振。

26. 衄家忌攻其表。汗出额上急促。

27. 汗家重发其汗，必恍惚心乱，小便已阴疼。

28. 淋家忌发其汗。发其汗必便血。

29. 疮家虽身疼痛，忌攻其表。汗出则痓。

30. 冬时忌发其汗。发其汗，必吐利，口中烂，生疮，咳而小便利，若失小便，忌攻其表，汗则厥逆冷。

31. 汗多则亡阳，虚，不得重发汗也。

32. 凡服汤药发汗，中病便止，不必尽剂也。

33. 发汗后，水药不得入口为逆。

34. 未持脉时，病人手叉自冒心。师因教试令咳而不即咳者，此必两耳无所闻也。所以然者，重发其汗，虚故也。

35. 发汗后身热，又重发其汗，胃中虚冷，必反吐也。

36. 大下后发汗，其人小便不利，此亡津液，勿治，其小便利，必自愈。

37. 病人脉数，数为热，当消谷引食，而反吐者，以医发其汗，阳气微，膈气虚，脉则为数，数为客热，不能消谷。胃中虚冷，故吐也

38. 病者有寒，复发其汗，胃中冷，必吐蛔。注：一云吐逆。

39. 发汗后重发其汗，亡阳，谵语。

40. 伤寒，脉浮，自汗出，小便数，颇复微恶寒而脚挛急，反与桂枝汤，欲攻其表。得之便厥，咽干，烦躁，吐逆。

41. 伤寒吐下发汗后，心下逆满，气上撞胸，起即头眩，其脉沉紧。发汗即动经，身为振摇。

42. 下以后，发其汗，必振寒，又其脉微细。所以然者，内外俱虚故也。

43. 下以后复发其汗者，则昼日烦躁不眠，夜而安静。不呕不渴而无表证。其脉沉微，身无大热。

44. 太阳病先下而不愈，因复发其汗，表里俱虚，其人因冒。

45. 脉浮数，法当汗出而愈。而下之，则身体重，心悸者，不可发其汗。当自汗出而解。所以然者，尺中脉微，此里虚。须表里实，津液自和，自汗出愈。

46. 发汗后不可更行桂枝汤。汗出而喘，无大热，与麻黄杏子石膏甘草汤。

47. 太阳中暍，发热恶寒，身重而疼痛，其脉弦细芤迟，小便已，洗然手足逆冷，小有劳，热，口前开，板齿燥。若发其汗，恶寒则甚。

48. 太阳病三日，已发汗、吐、下，温针而不解。此为坏病。桂枝汤复不中与也。观其脉证，知犯何逆。随证而治之。

49. 太阳病得之八九日，如疟疾，发热而恶寒，热多而寒少，其人不呕，清便欲自可，一日再三发。其脉微缓者，为欲愈。脉微而恶寒者，此为阴阳俱虚。不可复吐下发汗也。

50. 太阳病发热恶寒，热多寒少，脉微弱，则无阳也，不可发汗，桂枝二越婢一汤方。

51. 太阳中风，脉浮紧，发热恶寒，身体疼痛，不汗出而烦，大青龙汤主之。若脉微弱，汗出恶风者，不可服之，服之则厥，筋惕肉瞤。此为逆也。

52. 发汗过多以后，其人叉手冒心，心下悸而欲得按之，桂枝甘草汤主之。

53. 伤寒脉浮，而医以火迫劫之，亡阳，惊狂，卧起不安，桂枝去芍药加蜀漆牡蛎龙骨救逆汤主之。

54. 太阳与少阳并病，头痛，或眩冒，如结胸，心下痞而坚，刺肺俞肝俞，大椎第一间，慎不可发汗，发汗即谵语。

55. 阳明病，本自汗出，医复重发其汗。病已差，其人微烦不了了，此大便坚也，必亡津液，胃中燥，故令其坚。

56. 伤寒四五日，脉沉而喘满，沉为在里，而反发其汗，津液越出，大便为难。表虚里实，久则谵语。

57. 三阳合病，腹满身重，难以转侧，口不仁，言语向经，谵语遗尿，发汗则谵语，下之则额上生汗，手足厥冷。白虎汤主之。注：按诸本皆云："向经"，不敢刊改。

58. 阳明病脉浮紧，咽干口苦，腹满而喘，发热汗出，不恶寒，反偏恶热，其身体重，发汗即躁，心中愦愦而反谵语。

59. 阳脉微而汗出少者为自如，汗出多者为太过。太者阳绝于内，亡津液，大便因坚。

60. 阳明病，汗出，若发其汗，小便自利，此为内竭，虽坚不可攻。

61. 伤寒发其汗，则身目为黄，所以然者，寒湿相搏，在里不解故也。

62. 发汗多，亡阳狂语。

63. 太阳病，医发其汗，遂发热恶寒。复下之，则心下痞。此表里俱虚，阴阳气并竭。无阳则阴独，复加烧针，胸烦，面色青黄，皮𧮪，此为难治。今色微黄，手足温者愈。

（八）《金匮玉函经》忌汗证

1. 仲景曰：不须汗而强与汗之者，夺其津液，令人枯竭而死。

2. 太阳病，发其汗，因致痓。

3. 夫风病，下之则痓；复发其汗，必拘急。

4. 疮家，虽身疼痛，不可发其汗，汗出则痓。

5. 太阳中暍，发热恶寒，身重而疼痛，其脉弦细芤迟，小便已，洒洒然毛耸，手足逆冷，小有劳，身即热，口开，前板齿燥。若发其汗，恶寒则甚。

6. 师曰：立夏得洪大脉，是其本位。其人病身体苦疼重者，须发其汗；若明日身不疼不重者，不须发汗。

7. 师曰：病人脉微而涩者，此为医所病也。大发其汗，又数大下之，其人亡血，病当恶寒，而发热无休止。时夏月盛热，而欲着复衣；冬月盛寒，而欲裸其体。所以然者，阳微即恶寒，阴弱即发热。医发其汗，使阳气微；又大下之，令阴气弱。五月之时，阳气在表。胃中虚冷，内以阳微不能胜冷，故欲着复衣；十一月之时，阳气在里。胃中烦热，内以阴弱不能胜热，故欲裸其体。又阴脉迟涩，故知亡血也。

8. 脉浮而大，心下反坚，有热。属脏者，攻之。不令发汗。

9. 趺阳脉数微涩，少阴反坚。微即下逆，涩即躁烦。少阴坚者，便即为难。汗出在头，谷气为下。便难者令微溏，不令汗出。

10. 寒气相搏，即为肠鸣。医乃不知，而反饮之水，令大汗出。水得寒气，冷必相搏，其人即噎。

11. 太阳病下之，其气上冲者，可与桂枝汤；不上冲者，不可与之。

12. 太阳病三日，已发汗，若吐，若下，若温针，而不解，此为坏病。桂枝不复中与也。观其脉证，知犯何逆，随证而治之。

13. 桂枝汤，本为解肌。其人脉浮紧，发热无汗，不可与也。常须识此，勿令误也。

14. 酒客不可与桂枝汤。得之则呕。酒客不喜甘故也。

15. 服桂枝汤吐者，其后必吐脓血。

16. 太阳病，得之八九日，如疟状，发热而恶寒，热多而寒少，其人不呕，清便自调，日二三发。脉微缓者为欲愈。脉微而恶寒，此阴阳俱虚，不可复吐下发汗也。

17. 太阳病，发热而恶寒，热多寒少，脉微弱者，此无阳也。不可复发其汗，宜桂枝二越婢一汤方。

18. 伤寒，脉浮，自汗，小便数，颇微恶寒。论曰：心烦微恶寒，两脚挛急，反与桂枝汤欲攻其表。得之便厥，咽干，烦躁，吐逆。

19. 太阳中风，脉浮紧，发热恶寒，身体疼痛，不汗出，而烦躁头痛，大青龙汤主之。若脉微弱，汗出恶风，不可服。服之则厥，筋惕肉𧮪，此为逆也。

20. 脉浮数，法当汗出而愈。若下之，身体重，心悸者，不可发汗。当自汗出而解。所以然者，尺中脉微，此里虚。须表里实，津液自和，即自汗出愈。

21. 脉浮而紧，法当身疼痛，宜以汗解之。假令尺中脉迟者，不可发其汗。何以故？此为营气不足，血气微少故也。

22. 大下后，发汗，其人小便不利。此亡津液。勿治之，其小便利必自愈。

23. 下之后，发其汗，必振寒，脉微细。所以然者，内外俱虚故也。

24. 下之后，复发其汗，昼日烦躁不得眠，夜而安静。不呕不渴，而无表证，脉沉微，身无大热者，干姜附子汤主之。

25. 发汗后不可更行桂枝汤。汗出而喘，无大热者，可与麻黄杏子甘草石膏汤。

26. 发汗过多，其人叉手自冒心，心下悸，欲得按者，桂枝甘草汤主之。

27. 太阳病，发汗后，大汗出，胃中干，烦躁不得眠。

28. 未持脉时，病人叉手自冒心。师因教试令咳，而不即咳者，此必两耳无闻也。所以然者，以重发其汗，虚故也。

29. 发汗后，水药不得入口，为逆。

30. 咽喉干燥者，不可发其汗。

31. 淋家不可发汗。发其汗必便血。

32. 疮家虽身疼痛，不可攻其表。汗出则痓。

33. 衄家不可攻其表。汗出必额上促急而紧，直视不能眴，不得眠。

34. 亡血家不可攻其表。汗出则寒栗而振。

35. 汗家重发其汗，必恍惚心乱，小便已阴疼。

36. 病人有寒，复发其汗，胃中冷，必吐蛔。

37. 本先下之而反汗之，为逆。

38. 太阳病先下之而不愈，因复发其汗，表里俱虚，其人因致冒。

39. 太阳中风，以火劫发其汗，邪风被火，血气流益，失其常度，两阳相熏灼，其身发黄。阳盛即欲衄，阴虚小便难。阴阳俱虚竭，身体则枯燥，但头汗出，剂颈而还，腹满微喘，口干咽烂，或不大便，久则谵语，甚者至哕，手足躁扰，寻衣摸床。小便利者，其人可治。

40. 伤寒脉浮，医以火迫劫之，亡阳，惊狂，卧起不安，桂枝去芍药，加蜀漆牡蛎龙骨救逆汤主之。

41. 病人脉数，数为热，当消谷引食，而反吐者，以医发其汗，阳气微，膈气虚，脉则为数，数为客热，不能消谷，胃中虚冷，故吐也。

42. 太阳与少阳并病，头项强痛，或眩，时如结胸，心下痞而坚，当刺大椎第一间，肺俞肝俞，慎不可发汗。发汗即谵语。

43. 大下以后，不可更行桂枝汤。若汗出而喘，无大热者，可与麻杏仁甘草石膏汤。

44. 阳明病，本自汗出，医复重发汗。病已瘥，其人微烦不了了者，此大便坚也。以亡津液，胃中燥，故令其坚。

45. 夫病阳多者，热，下之则坚。汗出多，极发其汗，亦坚。

46. 发汗多，重发其汗，若已下，复发其汗，亡其阳，谵语脉短者死。脉自和者不死。

47. 伤寒四五日，脉沉而喘满，沉为在里，而反发其汗，津液越出，大便为难。表虚里实，久则谵语。

48. 三阳合病，腹满身重，难以转侧，口不仁而面垢，谵语遗尿，发汗则谵语甚，下之则额上生汗，手足厥冷。若自汗出者，白虎汤主之。

49. 阳明病，其脉浮紧，咽干口苦，腹满而喘，发热汗出，不恶寒，反恶热，身重。发其汗即躁，心中愦愦反谵语。

50. 阳脉微而汗出少者为自和，汗出多者为太过。阳脉实，因发其汗，出多者亦为太过。太过者，阳绝于内，亡津液，大便因坚。

51. 少阳不可发汗，发汗则谵语。

52. 少阳病，咳而下利，谵语者，被火气劫故也。小便为难，为强责少阴汗也。

53. 少阴病，脉细沉数，病为在里，不可发其汗。

54. 少阴病脉微，不可发汗。亡阳故也。

55. 伤寒一二日至四五日而厥者必发热。前热者后必厥，厥深者热亦深，厥微者热亦微。厥应下之，而反发其汗，必口伤烂赤。

56. 下利清谷，不可攻其表，汗出必胀满。

57. 伤寒，大吐大下之，极虚，复极汗出者，以其人外气怫郁，复与之水，以发其汗，因得哕。所以然者，胃中寒冷故也。

58. 脉濡而弱，弱反在关，濡反在巅，微反在上，涩反在下。微则阳气不足，涩则无血，阳气反微，中风汗出，而反躁烦。涩则无血，厥而且寒。阳微发汗，躁不得眠。

59. 动气在右，不可发汗，发汗则衄而渴，心苦烦，饮即吐水。

60. 动气在左，不可发汗，发汗则头眩，汗不止，筋惕肉瞤。

61. 动气在上，不可发汗，发汗则气上冲心。

62. 动气在下，不可发汗。发汗则无汗，心中大烦，骨节苦疼，目运恶寒，食则反吐，谷不得前。注：一云谷不消化。

63. 咽中闭塞，不可发汗，发汗则吐血，气微绝，手足逆冷，虽欲蜷卧，不能自温。

64. 诸脉数动微弱，并不可发汗。发汗则小便反难，腹中反干，胃燥而烦。其形相象。根本异源。

65. 脉濡而弱，弱反在关，濡反在巅，弦反在上，微反在下。弦为阳运，微为阴寒。上实下虚，意欲得温。微弦为虚，不可发汗。发汗则寒栗不能自还。咳者则剧，数吐涎沫，咽中必干，小便不利，心中饥烦，晬时而发，其形似疟，有寒无热，虚而寒栗，咳而发汗，蜷而苦满，腹中复坚。

66. 厥而脉紧，不可发汗，发汗则声乱，咽嘶，舌萎。其声不能出。

67. 诸逆发汗，微者难愈，剧者言乱，睛眩者死。命将难治。

68. 冬温，发其汗，必吐利，口中烂，生疮。

69. 下利清谷，不可攻其表，汗出必胀满。

70. 咳而小便利，若失小便者，不可攻其表，汗则厥逆，冷。

71. 伤寒头痛，翕翕发热，形象中风。常微汗出，又自呕者，下之益烦，懊憹如饥，发汗即致痉，身强难以屈伸，熏之即发黄，不得小便。灸即发咳唾。

72. 伤寒其脉弦细，头痛发热，此为属少阳。少阳不可发汗。

73. 少阴病，但厥无汗，而强发之，必动其血，未知从何道出，或从口鼻，或从耳目出是为下厥上竭，为难治。

74. 风热相薄，则发风温，四肢不收，头痛身热，常汗出不解，治在少阴，厥阴，不可发汗，汗出谵语独语，内烦躁扰不得卧，善惊目乱，无精。治之复发其汗，如此者，医杀之也。

75. 伤寒湿温，其人常伤于湿，因而中暍，湿热相薄，则发湿温病。若两胫逆冷，腹满叉胸，头目痛苦，妄言，治在足太阴。不可发汗。汗出必不能言，耳聋，不知痛所在，身青面色变，名曰重暍。如此者，医杀之也。

76. 阳虚不得重发汗也。

77. 脉濡而紧，濡则阳气微，紧则营中寒。阳微卫中风，发热而恶寒。营紧胃气冷，微呕心内烦，医以为大热，解肌发其汗，亡阳，虚，烦躁，心下苦痞坚。表里俱虚竭，卒起而头眩，客热在皮肤，怅怏不得眠。不知胃气冷，紧寒在关元。技巧无所施，汲水灌其身。客热应时罢，慄慄而振寒。重被而覆之，汗出而冒巅。体惕而又振，小便为微难。寒气因水发，清谷不容间，呕吐反肠出，颠倒不得安。手足为微逆，身冷而内烦。迟欲从后救，安可复追还。

78. 伤寒发热，但头痛，微汗出。发其汗则不识人，熏之则喘。

79. 伤寒发热，口中勃勃气出，头痛目黄，衄不可制……发其汗则慄，阴阳俱虚，恶水者，下之里冷，不嗜食，大便完谷出。发其汗，口中伤，舌上胎滑，烦躁，脉数实，不大便六七日后必便血。

80. 阳明病，自汗出。若发其汗，小便自利，此为津液内竭，虽坚不可攻之。

81. 发汗后身热，又重发其汗，胸中虚冷。必反吐也。

82. 伤寒发其汗，身目为黄。所以然者，寒湿相搏，在里不解故也。

83. 发汗后重其汗，亡阳，谵语。

84. 伤寒吐下发汗后，心下逆满，气上撞胸，起则头眩，其脉动沉紧。发汗即动经，身为振摇。

85. 发汗多，亡阳狂语。

86. 太阳病，医发其汗，遂发热恶寒。复下之，则心下痞坚。表里俱虚，阴阳气并竭。无阳则阴独，复加火针，因而烦，面色青黄，皮瞤。如此者为难治。今色微黄，手足温者易愈。

87. 师曰：寸口脉，阳浮，阴濡而弱。阳浮则为风，阴濡弱为少血。浮虚受风，少血发热。风则微寒洒淅，项强，头眩。医加火熏郁令汗出。恶寒遂甚。客热因火而发，怫郁蒸肌肤，身目为黄。小便微难。短气，从鼻出血。

88. 太阳病二日，而反烧瓦熨其背，大汗出，火热入胃，胃中水竭，躁烦，必发谵语。

89. 伤寒吐下之，极虚，复极汗出者，其人外气怫郁，复与之水，以发其汗，因得哕者，胃中寒冷故也。

90. 寸口脉洪而大，数而滑。洪大则营气长，滑数则胃气实。营长则阳盛怫郁不得出，胃实则坚，难大便则干燥。三焦闭塞，津液不通，医发其汗，阳盛不周。复重下之，胃燥热蓄，大便遂摈，小便不利。营卫相搏，心烦发热，两眼如火，鼻干面赤，舌燥齿黄焦，故大渴。过经成坏病，针药所不能制。

（九）《脉经》忌汗证

1. 少阴病，脉细沉数，病为在里，不可发其汗。

2. 脉浮而紧，法当身体疼痛，当以汗解。假令尺中脉迟者，不可发其汗。何以故？然：以为荣气不足，血微少故也。

3. 少阴病，脉微，注：一作濡而微弱。不可发其汗，无阳故也。

4. 脉濡而弱，弱反在关，濡反在巅，微反在上，涩反在下。微则阳气不足，涩则无血，阳气反微。中风汗出而反躁烦，涩则无血，厥而且寒，阳微发汗，躁不得眠。

5. 动气在右，不可发汗。发汗则衄而渴，心苦烦，饮即吐水。

6. 动气在左，不可发汗。发汗则头眩，汗不止，筋惕肉瞤。

7. 动气在上，不可发汗，发汗则气上冲，正在心端。

8. 动气在下，不可发汗。发汗则无汗，心中大烦，骨节苦疼，目运，恶寒，食即反吐，谷不得前。注：一云不消化。

9. 咽中闭塞，不可发汗。发汗则吐血，气微绝，手足逆冷，欲得蜷卧，不能自温。

10. 诸脉数，动微弱，并不可发汗。发汗则大便难，腹中干，注：一云小便难，胞中干。胃而烦。其形相象，根本异源。

11. 脉濡而弱，弱反在关，濡反在颠，弦反在上，微反在下。弦为阳运，微为阴寒，上实下虚，意欲得温。微弦为虚，不可发汗。发汗则寒栗，不能自还，咳者则剧，数吐涎沫，咽中必干，小便不利，心中饥烦，晬时而发，其形似疟，有寒无热。虚而寒栗，咳而发汗，蹷而苦满。注：满，一作痛。腹中复坚。

12. 厥，不可发汗，发汗则声乱，咽嘶，舌痿，谷不得前。

13. 诸逆发汗，微者难愈，剧者言乱，睛眩者死，命将难全。

14. 太阳病，得之八九日，如疟状，发热而恶寒，热多寒少，其人不呕，清便续自可，一日再三发，其脉微而恶寒，此为阴阳俱虚，不可复发汗也。

15. 太阳病，发热恶寒，热多寒少，脉微弱则无阳也，不可复发其汗。

16. 咽干燥者，不可发汗。

17. 亡血家，不可攻其表，汗出则寒栗而振。

18. 衄家，不可攻其表。汗出必额上陷，脉急紧，直视而不能眴，不得眠。

19. 汗家，重发其汗，必恍惚心乱，小便已，阴疼。可与禹余粮丸。

20. 淋家，不可发汗。发其汗，必便血。

21. 疮家，虽在身疼，不可攻其表，汗出则痓。注：一作痉。下同。

22. 冬时发其汗，必吐利，口中烂，生疮。

23. 下利清谷，不可攻其表。汗出必胀满。

24. 咳而小便利，若失小便，不可攻其表，汗出则厥逆，冷，汗出多坚，发其汗，亦坚。

25. 伤寒一二日至四五日，厥者必发热，前厥者后必热，厥深热亦深，厥微者热亦微。厥应下之，而反发其汗，必口伤烂赤。

26. 病人脉数，数为有热，当消谷引食，反吐者，医发其汗，阴微，膈气虚，脉则为数，数为客阳，不能消谷，胃中虚冷，故令吐也。

27. 伤寒四五日，其脉沉，烦而喘满，脉沉者，病为在里，以发其汗，津液越出，大便难，表虚里实，久则谵语。

28. 伤寒头痛，翕翕发热，形象中风，常微汗出，又自呕者，下之益烦心，懊憹如饥，发汗则致痓，身强难以屈伸，熏之则发黄，不得小便，久则发咳唾。

29. 太阳病，发其汗，因致痓。

30. 伤寒，脉弦细，头痛而反发热，此属少阳。少阳不可发其汗。

31. 太阳与少阳并病，头项强痛，或眩冒时如结胸，心下痞坚者，不可发其汗。

32. 少阴病，咳而下利，谵语者，此被火气劫故也，小便必难。以强责少阴汗也。

33. 少阴病，但厥，无汗而强发之，必动其血，未知从何道出，或从口鼻，或从目出者，是为下厥上竭。为难治。

34. 伤寒有五，皆热病之类也。其形相象，根本异源。同病异名，同脉异经。病虽俱伤于风，其人自有痼疾，则不得同法。其人素伤于风，因复伤于热，风热相薄，则发风温，四肢不收，头痛身热，常汗出不解，治在少阴，厥阴。不可发汗。汗出，谵语，独语，内烦，躁扰不得卧，善惊，目乱无精。治之复发其汗，如此者，医杀之也。

35. 伤寒湿温，其人常伤于湿，因而中暍。湿热相薄，则发湿温。痛苦两胫逆冷，腹满叉胸，头目痛苦，妄言，治在足太阴，不可发汗。汗出必不能言，耳聋，不知痛所在。身青，面色变，名曰重暍。如此者，医杀之也。注：右二首，出《医律》。

36. 阳虚不得重发汗也。

37. 太阳病，下之，气上撞，可与桂枝汤。不撞，不可与之。

38. 太阳中风，脉浮紧，发热恶寒，身体疼痛，不汗出而烦躁，头痛，属大青龙汤。脉微弱，汗出恶风，不可服之，服之则厥，筋惕肉𥆧，此为逆也。

39. 未持脉时，病人叉手自冒心，师因教试令咳，而不即咳者，此必两耳无所闻也。所以然者，重发其汗，虚故也。

40. 发汗后，水药不得入口，为逆。若更发其汗，必吐下不止。

41. 阳明病，本自汗出，医复重发其汗，病已瘥，其人微烦，不了了，此大便坚也。以亡津液，胃中干燥，故令其坚。

42. 发汗多，又复发其汗，此为亡阳。若谵语，脉短者，死；脉自和者，不死。

43. 伤寒发其汗，身目为黄。所以然者，寒湿相搏，在里不解故也。

44. 病人有寒，复发其汗，胃中冷，必吐蛔。

45. 伤寒，脉浮，自汗出，小便数，心烦，微恶寒，两脚挛急，反与桂枝汤欲攻其表，得之便厥，咽干，烦躁，吐逆，当作甘草干姜汤，以复其阳，厥愈足温，更作芍药甘草汤与之，其脚即伸。而胃气不和，谵语，可与承气汤，重发其汗，复加烧针者。属四逆汤。

46. 发汗后，不可更行桂枝汤，汗出而喘，无大热，可以麻黄杏子甘草石膏汤。

47. 发汗过多以后，其人叉手自冒心，心下悸，而欲得按之，属桂枝甘草汤。

48. 太阳病，发汗，若大汗出，胃中躁烦不得眠。

49. 脉濡而紧，濡则阳气微，紧则荣中寒。阳微卫中风，发热而恶寒。荣紧胃气冷，微呕心内烦。医以为大热，解肌而发汗。亡阳虚烦躁，心下苦痞坚。表里俱虚竭，卒起而头眩。客热在皮肤，怅怏不得眠。不知胃气冷，紧寒在关元。技巧无所施，汲水灌其身。客热应时罢，慄慄而振寒。重被而覆之，汗出而冒巅。体惕而又振，小便为微难。寒气因水发，清谷不容间。呕变反肠出，颠倒不得安。手足为微逆，身冷而内烦。迟欲从后救，安可复追还。

50. 伤寒，发热，但头痛，微汗出，发其汗，则不识人，熏之则喘，不得小便，心腹满。

51. 伤寒，其脉阴阳俱紧，恶寒，发热，则脉欲厥。厥者，脉初来大，渐渐小，更来渐大，是其候也。恶寒甚者，翕翕汗出，喉中痛。热多者，目赤，睛不慧。医复发之，咽中则伤。

52. 咽喉塞，发其汗，则战栗。阴阳俱虚，恶水者，下之，里冷不嗜食，大便完谷出。发其汗，口中伤，舌上胎滑，烦躁。

53. 阳明病，自汗出。若发其汗，小便自利，此为内竭，虽坚不可攻之。

54. 师曰：病人脉微而涩者，此为医所病也。大发其汗，又数大下之，其人亡血，病当恶寒而发热，无休止时。夏月盛热，而欲著复衣；冬月盛寒，而欲裸其体。所以然者，阳微即恶寒，阴弱即发热。医发其汗，使阳气微；又大下之，令阴气弱。五月之时，阳气在表，胃中虚冷，以阳气内微，不能胜冷，故欲著复衣。十一月之时，阳气在里，胃中烦热，以阴气内弱，不能胜热，故欲裸体。又阴脉迟涩，故知亡血。

55. 太阳病三日，已发其汗，吐下，温针而不解，此为坏病。桂枝复不中与也。观其脉证，知犯何逆，随证而治之。

56. 脉浮数，法当汗出而愈。而下之，则身体重，心悸。不可发其汗，当自汗出而解。所以然者，尺中脉浮，以里虚，须表里实，津液和，即自汗出愈。

57. 下以后，复发其汗，必振寒，又其脉微细，所以然者，内外俱虚故也。

58. 太阳病，先下而不愈，因复发其汗，表里俱虚，其人因冒，冒家当汗出自愈。所以然者，汗出表和故也。

59. 伤寒，大吐大下之，极虚，复极汗者。其人外气怫郁。复与之水，以发其汗，因得哕。所以然者，胃中寒冷也。

60. 太阳病，医发其汗，遂发热而恶寒。复下之，则心下痞，表里俱虚，阴阳气并竭。无阳则阴独，复加火针，因而烦，面色青黄，肤眴。如此者，为难治。面色微黄，手足温者，易愈。

61. 下以后，复发其汗者，则昼日烦躁不眠，夜而安静。不呕不渴，而无表证，其脉沉微，身无大热，属干姜附子汤。

62. 伤寒，吐下发汗后，心下逆满，气上撞胸，起即头眩，其脉沉紧，发汗即动经，身为振摇。属茯苓桂枝术甘草汤。

63. 太阳病，重发其汗，而复下之，不大便五六日，舌上燥而渴，日晡小有潮热，从心下至少腹坚满，而痛不可近，属大陷胸汤。

64. 伤寒大下后，复发其汗，心下痞。

65. 三阳合病，腹满身重，难以转侧，口中不仁，面垢，谵语，遗溺。发汗则谵语，下之则额上生汗，手足厥冷。

66. 阳明病，其脉浮紧，咽干口苦，腹满而喘，发热汗出，而不恶寒，反偏恶热。其身体重，发其汗即躁，心愦愦而反谵语，加温针，必怵惕，又烦躁不得眠。

67. 太阳与少阳并病，头痛，颈项强而眩，时如结胸，心下痞坚，当刺大椎第一间，肺输、肝输，慎不可发汗，发汗则谵语。谵语则脉弦。谵语五日不止，当刺期门。

68. 寸口脉浮大，医反下之，此为大逆。浮即无血，大即为寒。寒气相搏，即为肠鸣，医乃不知，而反饮水，令汗大出。水得寒气。冷必相搏，其人即噎。

69. 伤寒，脉浮，而医以火迫劫之，亡阳，惊狂，起卧不安，属桂枝去芍药加蜀漆牡蛎龙骨救逆汤。

70. 师曰：寸口脉阳浮阴濡弱，阳浮则为风，阴濡弱为少血，浮虚受风，少血发热。恶寒洒淅，项强头眩，医加火熏，郁令汗出，恶寒遂甚。客热因火而发，怫郁蒸肌肤，身目为黄，小便微难，短气，从鼻出血。

71. 太阳病二日，而烧瓦熨其背，大汗出，火气入胃，胃中竭燥，必发谵语。

72. 夫风病，下之则痉。复发其汗，必拘急。

73. 太阳中暍，发热恶寒，身重而疼痛，其脉弦细芤迟，小便已，洒洒然毛耸，手足厥冷。小有劳，身热，口前开，板齿燥。若发其汗，恶寒则甚。加温针则发热益甚。

74. 寸口脉微，尺中紧而涩。紧则为寒，微则为虚，涩则血不足。故知发汗而复下之也。

75. 问曰：病人脉数，数为热，当消谷引食，而反吐者，何也？师曰：以发其汗，令阳微，膈气虚，脉乃数。数为客热，不能消谷。胃中虚冷，故吐也。

76. 寸口脉不出，反而发汗，阳脉早索，阴脉不涩，三焦跐踽，入而不出。阴脉不涩，身体反冷，其内反烦，多吐，唇燥，小便反难，此为肺痿。伤于津液，便如烂瓜，亦如豚脑。但坐发汗故也。

（十）宋本《伤寒论》忌汗证

1. 师曰：立夏得洪，注：一作浮大脉，是其本位，其人病，身体苦痛重者，须发其汗。若明日身不疼不重者，不须发汗。

2. 师曰：病人脉微而涩者，此为医所病也。大发其汗，又数大下之，其人亡血，病当恶寒，后乃发热，无休止时，夏月盛热，欲著复衣；冬月盛寒，欲裸其身。所以然者，阳微则恶寒，阴弱则发热。此医发其汗，使阳气微；又大下之，令阴气弱。五月之时，阳气在表，胃中虚冷，以阳气内微，不能胜冷，故欲著复衣。十一月之时，阳气在里，胃中烦热，以阴气内弱，不能胜热，故欲裸其身。又阴脉迟涩，故知血亡也。

3. 脉浮而大，心下反硬，有热，属脏者，攻之，不令发汗。

4. 夫阳盛阴虚，汗之则死，下之则愈。

5. 太阳病，发汗太多，因致痉。

6. 太阳中暍者，发热恶寒，身重而疼痛，其脉弦细芤迟，小便已，洒洒然毛耸，手足逆冷。小有劳，身即热，口开，前板齿燥。若发汗，则恶寒甚。加温针，则发热甚。

7. 桂枝本为解肌，若脉浮紧，发热汗不出者，不可与之。

8. 伤寒脉浮，自汗出，小便数，心烦，微恶寒，脚挛急，与桂枝，得之便厥，咽干，烦躁，吐逆，作甘草干姜汤与之。厥愈，更作芍药甘草汤与之，其脚即伸。若胃气不和，与调胃承气汤。若重发汗，加烧针者，四逆汤主之。

9. 太阳病下之后，其气上冲者，可与桂枝汤，方用前法。若不上冲者，不得与之。

10. 太阳病三日，已发汗，若吐，若下，若温针，仍不解者，此为坏病，桂枝不中与之也。观其脉证，知犯何逆，随证治之。

11. 桂枝本为解肌，若其人脉浮紧，发热汗不出者，不可与之也。常须识此，勿令误也。

12. 若酒客病，不可与桂枝汤，得之则呕，以酒客不喜甘故也。

13. 凡服桂枝汤吐者，其后必吐脓血也。

14. 太阳病，得之八九日，如疟状，发热恶寒，热多寒少，其人不呕，清便欲自可，一日二三度发。脉微缓者，为欲愈也。脉微而恶寒者，此阴阳俱虚，不可更发汗，更下，更吐也。

15. 伤寒，脉浮，自汗出，小便数，心烦，微恶寒，脚挛急，反与桂枝，欲攻其表，此误也。得之便厥，咽中干，烦躁吐逆者，作甘草干姜汤与之，以复其阳。若厥愈足温者，更作芍药甘草汤与之，其脚即伸。若胃气不和，谵语者，少与调胃承气汤。若重发汗，复加烧针者，四逆汤主之。

16. 问曰：证象阳旦，按法治之而增剧，厥逆，咽中干，两胫拘急而谵语，师曰：言夜半手足当温，两脚当伸。后如师言。何以知此？答曰：寸口脉浮而大，浮为风，大为虚。风则生微热，虚则两胫挛。病形象桂枝，因加附子参其间，增桂令汗出。附子温经，亡阳故也。厥逆，咽中干，烦躁，阳明内结，谵语烦乱。更饮甘草干姜汤，夜半阳气还，两足当热，胫尚微拘急，重与芍药甘草汤，尔乃胫伸。以承气汤微溏，则止其谵语。故知病可愈。

17. 发汗后，不可更行桂枝汤。汗出而喘，无大热者，可与麻黄杏子甘草石膏汤。

18. 发汗过多，其人又手自冒心，心悸欲得按者，桂枝甘草汤主之。

19. 太阳病，发汗后，大汗出，胃中干燥，不能眠。

20. 汗家重发汗，必恍惚心乱，禹余粮丸主之。

21. 伤寒脉浮，医火劫之，亡阳，必惊狂，卧起不安者，桂枝去芍药加蜀漆牡蛎龙骨救逆汤主之。

22. 太阳中风，脉浮紧，发热恶寒，身疼痛，不汗出而烦躁者，大青龙汤主之。若脉微弱，汗出恶风者，不可服之。服之则厥逆，筋惕肉瞤，此为逆也。

23. 汗多亡阳，遂虚，恶风，烦躁，不得眠也。

24. 脉浮紧者，法当身疼痛，宜以汗解之。假令尺中迟者，不可发汗，何以知然？以荣气不足，血少故也。

25. 脉浮数者，当汗出而愈。若下之，身重，心悸者，不可发汗，当自汗出乃解。所以然者，尺中脉微，此里虚。须表里实，津液自和，便自汗出愈。

26. 大下之后，复发汗，小便不利者，亡津液故也。

27. 下之后，复发汗，必振寒，脉微细，所以然者，以内外俱虚故也。

28. 下之后，复发汗，昼日烦躁不得眠，夜而安静，不呕，不渴，无表证，脉沉微，身无大热者，干姜附子汤主之。

29. 伤寒，若吐，若下后，心下逆满，气上冲胸，起则头眩，脉沉紧，发汗则动经，身为振振摇者，茯苓桂枝白术甘草汤主之。

30. 未持脉时，病人手叉自冒心。师因教试令咳而不咳者，此必两耳聋无闻也。所以然者，以重发汗，虚，故如此。发汗后，饮水多必喘，以水灌之亦喘。

31. 发汗后，水药不得入口为逆。若更发汗，必吐下不止。

32. 咽喉干燥者，不可发汗。

33. 淋家，不可发汗，发汗必便血。

34. 疮家，虽身疼痛，不可发汗。汗出则痉。

35. 衄家，不可发汗。汗出必额上陷，脉急紧，直视不能眴。注：一作瞬。不得眠。

36. 亡血家，不可发汗，发汗则寒栗而振。

37. 汗家，重发汗，必恍惚心乱，小便已阴疼，与禹余粮丸。

38. 病人有寒，复发汗，胃中冷，必吐蛔。注：一作逆。

39. 本先下之而反汗之，为逆。

40. 太阳病，先下而不愈，因复发汗，以此表里俱虚，其人因致冒。

41. 太阳病二日，反躁。凡熨其背而大汗出，大热入胃。注：一作：二日内，烧瓦熨背，大汗出，火气入胃。胃中水竭，躁烦，必发谵语。

42. 太阳病中风，以火劫发汗，邪风被火热，血气流溢，失其常度。两阳相熏灼，其身发黄。阳盛则欲衄，阴虚小便难。阴阳俱虚竭，身体则枯燥。但头汗出，剂颈而还，腹满，微喘，口干，咽烂，或不大便。久则谵语，甚者至哕，手足躁扰，捻衣摸床。小便利者，其人可治。

43. 形作伤寒，其脉不弦紧而弱。弱者必渴，被火必谵语。

44. 太阳病，以火熏之，不得汗，其人必躁。到经不解，必清血。名为火邪。

45. 烧针令其汗，针处被寒，核起而赤者，必发奔豚。气从少腹上冲心者，灸其核上各一壮，与桂枝加桂汤。更加桂二两也。

46. 病人脉数，数为热，当消谷引食，而反吐者，此以发汗，令阳气微，膈气虚，脉乃数也。数为客热，不能消谷，以胃中虚冷，故吐也。

47. 太阳与少阳并病，头项强痛，或眩冒，时如结胸，心下痞硬者，当刺大椎第一间，肺俞、肝俞，慎不可发汗。发汗则谵语，脉弦。五日谵语不止，当刺期门。

48. 太阳病，医发汗，遂发热，恶寒，因复下之，心下痞，表里俱虚，阴阳气并竭。无阳则阴独，复加烧针，因胸烦，面色青黄，肤𥆥者，难治。今色微黄，手足温者，易愈。

49. 伤寒吐下后，发汗，虚烦，脉甚微，八九日，心下痞硬，胁下痛，气上冲咽喉，眩冒，经脉动惕者，久而成痿。

50. 阳明病，自汗出，若发汗，小便利，津液内竭，虽硬不可攻之。

51. 问曰：何缘得阳明病？答曰：太阳病，若发汗，若下，若利小便，此亡津液，胃中干燥，因转属阳明。

52. 阳明病，本自汗出，医更重发汗，病已差，尚微烦不了了者，此必大便硬故也。以亡津液，胃中干燥，故令大便硬。

53. 发汗多，若重发汗者，亡其阳，谵语。脉短者死，脉自和者不死。

54. 伤寒四五日，脉沉而喘满，沉为在里，而反发其汗，津液越出，大便为难。表虚里实，久则谵语。

55. 阳明病，脉浮而紧，咽躁，心愦愦，反谵语，若加温针，必怵惕，烦躁不得眠。

56. 脉阳微而汗出少者，为自和。注：一作如也。汗出多者，为太过。阳脉实，因发其汗，出多者，亦为太过。太过者，为阳绝于里，亡津液，大便因硬也。

57. 伤寒发汗已，身目为黄。所以然者，以寒湿，注：一作温，在里不解故也。以为不可下也。于寒湿中求之。

58. 伤寒脉弦细，头痛发热者，属少阳。少阳不可发汗。发汗则谵语。此属胃，胃和则愈。胃不和，烦而悸。注：一云躁。

59. 病人脉阴阳俱紧，反汗出者，亡阳也。此属少阴。法当咽痛而复吐利。

60. 少阴病，咳而下利，谵语者，被火气劫故也。小便必难，以强责少阴汗也。

61. 少阴病，脉细沉数，病为在里，不可发汗。

62. 少阴病，脉微，不可发汗。亡阳故也。阳已虚，尺脉弱涩者，复不可下也。

63. 少阳病，但厥，无汗，而强发之，必动其血，未知从何道出，或从口鼻，或从目出者，是名下厥上竭。为难治。

64. 伤寒，一二日至四五日，厥者，必发热。前热者，后必厥。厥深者热亦深，厥微者热亦微。厥应下之，而反发汗者，必口伤烂赤。

65. 下利清谷，不可攻表，汗出必胀满。

66. 伤寒，大吐，大下之，极虚。复极汗者，其人外气怫郁，复与之水，以发其汗，因得哕。所以然者，胃中寒冷故也。

67. 脉濡而弱，弱反在关，濡反在巅，微反在上，涩反在下。微则阳气不足，涩则无血。阳气反微，中风汗出，而反躁烦。涩则无血，厥而且寒。阳微发汗，躁不得眠。

68. 动气在右，不可发汗。发汗则衄而渴，心苦烦，饮即吐水。

69. 动气在左，不可发汗。发汗则头眩，汗不止，筋惕肉瞤。

70. 动气在上，不可发汗。发汗则气上冲，正在心端。

71. 动气在下，不可发汗。发汗则无汗，心中大烦，骨节苦疼，目运恶寒，食则反吐，谷不得前。

72. 咽中闭塞，不可发汗。发汗则吐血，气微绝，手足厥冷，欲得蜷卧，不能自温。

73. 诸脉得数动微弱者，不可发汗。发汗则大便难，腹中干，注：一云：小便难，胞中干，胃躁而烦，其形相象，根本异源。

74. 脉濡而弱，弱反在关，濡反在巅，弦反在上，微反在下。弦为阳运，微为阴寒。上实下虚，意欲得温。微弦为虚，不可发汗。发汗则寒栗，不能自还。

75. 咳者则剧，数吐涎沫，咽中必干，小便不利，心中饥烦，晬时而发，其形似疟，有寒无热，虚而寒栗，咳而发汗，蜷而苦满，腹中复坚。

76. 厥，脉紧，不可发汗。发汗则声乱，咽嘶舌萎，声不得前。

77. 诸逆发汗，病微者难差，剧者言乱，目眩者死。注：一云：谵言目眩，睛乱者死。命将难全。

78. 太阳病，发热恶寒，热多寒少，脉微弱者，无阳也。不可发汗。

79. 下利不可发汗，汗出必胀满。

80. 咳而下利，若失小便者，不可发汗。汗出则四肢厥逆，冷。

81. 伤寒头痛，翕翕发热，形象中风，常微汗出，自呕者，下之益烦，心懊忄农如饥，发汗则痓，身强难以伸屈。熏之则发黄，不得小便，久则发咳唾。

82. 太阳与少阳并病，头项强痛，或眩冒，时如结胸，心下痞硬者，不可发汗。

83. 汗多者必亡阳，阳虚不得重发汗也。

84. 伤寒，发热头痛，微汗出。发汗则不识人；熏之则喘，不得小便，心腹满。

85. 伤寒，脉阴阳俱紧，恶寒发热，则脉欲厥。厥者，脉初来大，渐渐小，更来渐大，是其候也。如此者恶寒，甚者翕翕汗出，喉中痛。若热多者，目赤脉多，睛不慧。医复发之，咽中则伤。

86. 伤寒发热，口中勃勃气出，头痛，目黄，衄不可制。贪水者，必呕。恶水者，厥……若发汗，则战栗，阴阳俱虚。恶水者，若下之，则里冷，不嗜食，大便完谷出。若发汗，则口中伤，舌上白胎，烦躁，脉数实，不大便六七日，后必便血。若发汗，则小便自利也。

87. 太阳病，重发汗，复下之，不大便五六日，舌上燥而渴，日晡潮热必腹硬满痛，不可近者，属大陷胸汤。

88. 三阳合病，腹满身重，口不仁，面垢，谵语，遗尿。发汗则谵语，下之则额上汗，手足逆冷。

89. 阳明病，脉浮紧，咽躁口苦，腹满而喘，发热汗出，反恶热，身重。若发汗则谵语，加温针必怵惕。烦躁不眠。

90. 寸口脉浮大，而医反下之，此为大逆。浮则无血，大则为寒。寒气相搏，则为肠鸣。医乃不知，而反饮冷水，令汗大出。水得寒气，冷必相搏，其人则噎。

91. 太阳病三日，已发汗，若吐，若下，若温针，用不解者，此为坏病。桂枝不中与之也，观其脉证，知犯何逆，随证治之。

（十一）《千金方》可吐证

1. 大法春宜吐。

2. 凡服吐药，中病便止，不必尽剂也。

3. 病如桂枝证，头不痛，项不强，而脉寸口浮，胸中硬满，气上冲喉咽，不得息者，此以内有久痰，宜吐之。

4. 病胸上诸寒，胸中郁郁而痛，不能食，欲得使人按之，按之反有涎出，下利日十余行，而其人脉迟，寸脉微滑者。此宜吐之。吐之利即止。

5. 少阴病，饮食入口则吐，心中愠愠然，欲吐复不能吐者，宜吐之。

6. 宿食在上管，宜吐之。

7. 病手足逆冷，脉乍结者，客气在胸中，心下满而烦，饥不能食者，以病在胸中，宜吐之。

8. 病如桂枝证，头不痛，项不强，寸脉微浮，胸中痞坚，气上撞咽喉，不得息者，此为胸有寒也。宜吐之。瓜蒂散方。

9. 水道散。治时气病，烦热如火，狂言妄语，欲走方。方后服法：水服方寸匕。须臾令病人饮冷水，腹满即吐之。

10. 藜芦丸。治伤寒不得吐方。

11. 治伤寒，温病三四日，胸中恶，欲令吐者，服酒胆方。

12. 发汗，若下后，烦热，胸中窒，气逆抢心者，栀子汤方。方后云：温进一服，得快吐，止后服。

13. 治人无渐，忽然振寒，发黄，皮肤黄，典尘出，小便赤少，大便时秘，气力无异，食饮不妨，已服诸汤散，余热不除，久黄者。苦参散吐下之方。

14. 治时行病，急黄，并疫气及瘴疟。茵陈丸方。方后云：以吐利为佳。

15. 牛胆丸，治酒疸，身体黄，曲尘出方。方后云：膈上吐，膈后下。

16. 牡疟者，多寒。牡蛎汤主之方。方后云：饮一升，即吐出，勿复饮之。

17. 栀子汤，主疟经数年不差者，两剂差。一月以来，一剂差。方后云：以吐利四五行为差。

18. 治老疟久不断者方：恒山三两，鳖甲、升麻、附子、乌贼骨各一两。右五味，咬咀，绢袋盛，以酒六升渍之，小令近火，转之一宿成。一服一合，比发，可数服。或吐下。

19. 鲮鲤汤，治乍寒乍热，乍有乍无，山瘴疟方：鲮鲤甲十四枚，鳖甲，乌贼骨各一两，恒山三两，附子一枚，右五味，咬咀，以酒三升渍，发前稍稍啜之，勿绝吐也。

20. 治少小中客忤，强项欲死方。衣中白鱼二枚，著儿母手，掩儿脐中，儿吐下愈。

21. 治胁下邪气积聚，往来寒热，如温疟方：炒盐半升，令焦，内汤中饮之，大吐差。

22. 蜥蜴丸。治癥坚，水肿，蜚尸，遁尸，百注、尸注，骨血相注，恶风鬼忤蛊毒邪气往来，梦寤存亡，留饮结聚，虎狼所啮，猘犬所咋，鸩毒入人五脏，服药已，消杀其毒，食不消，妇人邪鬼忤，亦能遗之方。方后云：丸如麻子，先食饮服三丸，日一。不知，加之。不敢吐下者，一丸日一服。

23. 治凡所食不消方：取其余类烧作末，酒服方寸匕，便吐去宿食，即差。有食桃不消作病者，以时无桃，就树间得槁桃烧服之，登时吐，病出，甚良。

24. 治卒食不消，欲成癥积方：煎艾汁如饴，取半升，一服之，便剌吐，去宿食神良。

25. 治杂中食，瘀实不消，心腹坚痛者方：以水三升，煮白盐一升，令清，分三服，剌吐去食也。并治暴症。

26. 治米症，常欲食米，若不得米，则胸中清水出方：鸡屎一升，白米五合。右二味，合炒，令米焦，捣末，以水二升，顿服取尽。须臾吐出，病如研米。若无米，当出痰。永憎米不复食。

27. 治肉症，思肉不已，食讫复思者方：空腹饮白马尿三升，吐肉出。肉不出，必死。

28. 凡吐血之后，体中但自蜷蜷然，心中不闷者，辄自愈。假令烦躁，心中闷乱，纷纷呕吐，颠倒不安。医工又与黄土汤、阿胶散，益加闷乱，卒至不济，如此闷者，当急吐之方：瓜蒂三分，杜衡、人参各一分，右三味，治下筛，服一钱匕，水浆无在，得下而已。羸人小减之。吐去青黄，或吐血一二升，无苦。

29. 耆婆万病丸，治七种癖块，五种癫病，十种疰忤，七种飞尸，十二种蛊毒，五种黄病，十二时疟疾，十种水病，八种大风，十二种痉痹，并风入头，眼暗漠漠，及上气咳嗽，喉中如水鸡声，不得眠卧。饮食不作肌肤，五脏滞气，积聚不消，壅闭不通，心腹胀满及连胸背，鼓气坚结，流入四肢，或复叉心膈，气满，时定时发，十年二十年不差。五种下痢，痔虫寸白诸虫，上下冷热，久积痰饮，令人多睡。消瘦无力，荫入骨髓，便成滞患。身体气肿，饮食呕逆，腰脚酸疼，四肢沉重，不能久行立。妇人因产令入子脏，脏中不净，或闭塞不通，脉中瘀血，冷滞出流不尽，时时疼痛为患。或因此断产，并小儿赤白下痢及狐臭，耳聋，鼻塞等病。此药以三丸为一剂。服药不过三剂，万病悉除。说无穷尽，故称万病丸。以其牛黄为主，故名牛黄丸。以耆婆良医，故名耆婆丸。

方后云：无问早晚，即服，以吐利为度。若不吐利，更加一丸，或至三丸，五丸，须吐利为度，不得限以丸数。

30. 治一切蛊毒，妖邪鬼疰病者，有进有退，积聚坚结，心痛如啮，不得坐卧，及时行恶气，温病，风热，瘴气相染，灭门，或时热，如瘖疟，咽喉肿塞不下食饮，或烦满短气，面目时赤，或目中赤黄，或干呕，或吐逆，或下痢赤白，或热气如云，或欲狂走自杀，或如见鬼，或手足清冷，或热饮冷水而不知足，或使手掇空，或面目痈肿，生疮，或耳目聋暗，头项背脊强，不得屈伸，或手足卒痒，或百鬼恶疰，狐魅，走入皮肤，痛无常用处。方：

麝香 马目毒公 特生礜石 丹砂 马齿矾 雄黄各一两 巴豆九十枚 青野葛一两，注：一本不用。右八味，末之，别捣巴豆如膏，合捣五千杵，内蜜更捣一万杵，丸如小豆，强人服二丸，弱人一丸。入腹，云行四布，通彻表里，从头下行，周遍五脏六腑。魂魄静定，情性得安。病在膈上吐，膈下利。

31. 仙人玉壶丸，治卒中恶，鬼疰，忧恚气结在胸心，苦连噫及咳，胸中刺痛；风疝，寒疝，心疝，弦疝腹中急痛；症结坚痞，腹中三虫等病证。方后云：病在膈上吐。

32. 张仲景三物备急丸，司空裴秀为散用。治心腹诸卒暴百病方。方后云：得吐利便愈。

33. 太乙神精丹。主客忤霍乱，腹痛胀满，尸疰恶风，癫狂鬼语，蛊毒妖魅，温疟，但是一切恶毒，无所不治方。方后云：吐即差。

34. 太乙备急散，治卒中恶客忤，五尸入腹，鬼刺鬼痱及中蛊疰，吐血下血及心腹卒痛，腹满，伤寒热毒病六七日方。方后云：在膈上吐，膈下利。

35. 治三十年咳嗽，或饮或咳，寒气嗽，虽不同，悉主之方：细辛、款冬花，防风，紫菀各三两，藜芦二两，蜀椒五合。方后云：若强人欲嗽吐者，可小增服之，便吐脓，囊裹结，吐后勿冷饮食，咳愈止药。药势静，乃食。不尔，令人吐不已。

36. 断膈汤，主胸中痰澼方。方后云：得快吐后，须服半夏汤。

37. 菘萝汤，治胸中痰，积热，皆除方。方后云：一服得快吐，即止。

38. 杜蘅汤，主吐百病方。方后云：若一服即吐者，止。未吐者，更服。

39. 蜜煎。主寒热方。方后云：吐即止，不吐更服。

40. 治卒头痛如破，非中冷，又非中风，其痛是胸膈中痰，厥气上冲所致，名为厥头痛。吐之即差方：单煮茗，作饮，二三升许，适冷暖，饮二升，须臾撩即吐，吐毕又饮，如此数过。

41. 葱白汤，治冷热膈痰，发时头痛闷乱，欲吐不得者方。方后云：一服一升，吐即止。

42. 太一追命丸，治百病，若中恶气，心腹胀满，不得喘息，心痛，积聚，胪胀，疝瘕，宿食不消，吐逆呕哕，寒热瘰疬，蛊毒，妇人产后余疾方。方后云：膈上吐，膈下痢。

43. 上部有脉，下部无脉。其人当吐，不吐者死。

44. 寸口脉数，即为吐，以有热在胃管，熏胸中，宜服药吐之。

45. 夫疟脉自弦也……脉浮大者吐之。

（十二）《千金翼方》可吐证

1. 大法春宜吐。

2. 病如桂枝证，其头项不强痛，寸口脉浮，胸中痞坚，上撞咽喉，不得息，此为有寒，宜吐之。

3. 病胸上诸实，胸中郁郁而痛，不能食，欲使人按之，而反有涎唾，下利日十余行，其脉反迟，寸口微滑，此宜吐之，利即止。

4. 少阴病，其人饮食入则吐，心中温温欲，复不能吐，宜吐之。

5. 病者手足逆冷，脉乍紧，邪结在胸中，心下满而烦，饥不能食，病在胸中，宜吐之。

6. 宿食在上管，宜吐之。

7. 阳明病下之，其外有热，手足温，不结胸，心中懊恼，若饥不能食，但头汗出。栀子汤主之。方后云：得快吐，止后服。

8. 伤寒下后，烦而腹满，卧起不安，栀子厚朴汤主之。方后云：得快吐，止后服。

9. 发汗，若下之，烦热，胸中窒者，属栀子汤证。

10. 伤寒，医以丸药大下后，身热不去，微烦，栀子干姜汤主之。方后云：得快吐，止后服。

11. 治疫病，老君神明白散。方后云：得吐即差。

12. 凡人无故忽然振寒，便发黄，皮肤黄曲尘出，小便赤少，大便时闭，气力无异，食饮不妨。已服诸汤，余热不除。久黄者。苦参散主之。方后云：饮服方寸匕，当大吐。吐者日一服。不吐者日再。

13. 赤苓散，主黑疸，身皮大便皆黑方。方后云：服之须臾当吐，吐则愈。

14. 夫酒疸，其脉浮者先吐之，沉弦者先下之。

15. 酒疸，或无热，靖言了了，腹满欲吐者，宜吐之。

16. 酒疸，心中热，欲呕者，宜吐之。

17. 酒疸，身黄，曲尘出，牛胆煎方。方后云：膈上吐，膈下利。

18. 酒疸，心中懊恼或痛，栀子汤方。

19. 饮酒之后闷，吐血，从吐出，或一合半升，伤胃者……假令烦躁，心中闷乱，纷纷欲吐，颠倒不安。医者又与黄土汤、阿胶散，益使闷乱，卒至不救。如此闷者，急当吐之。瓜蒂半两，杜蘅、人参各一分。右三味，捣筛为散，服一钱匕，水浆无在，得下而已。羸者小减之。吐去青黄或血二三升。无苦。

20. 治百病，诸荒邪狂走，气瘕冷病，历年黄黑，大腹水肿，小儿丁奚疟疾经年，霍乱中恶，蛊尸及暴疾，皆悉主之方：芫青，巴豆去心皮，熬、斑猫各三十枚，去翅足，熬，天雄、炮，去皮，干姜各半两，乌头炮，去皮，细辛，蜀椒汗，去目，闭口者，附子炮，去皮，踯躅，黄芩、桂心各一两。右一十二味，细切，以绢袋中盛，酒一斗，渍十日，去滓，服半合，日三，以知为度……初服当吐清汁三四升许。

21. 治淡饮头痛，往来寒热方：常山一两，云母粉二两。右二味，捣筛为散，热汤服一方寸匕。吐之，止。吐不尽，更服。

22. 主吐百病方：杜蘅，松萝各三两，瓜蒂二七枚。右三味，切，以水酒各一升三合渍二宿，去滓，分再服，若服已即吐者，止。不吐者，更服之。

23. 蜜煎，主寒热方。方后云：温服七合，吐则止，不吐更服。

24. 菘萝汤，主胸中淡积热，皆除之方。方后云：得快吐，便止。

25. 玉壶丸，主万病，皆用之。方后云：在膈上者吐。

26. 备急丸，主暴病胀满方。方后云：得吐利即差。

27. 蜥蜴丸，主症坚水肿，蛊尸，遁尸，寒尸、丧尸，尸注，骨血相注，恶急鬼忤，蛊毒邪气，往来梦寤存亡，流饮结积，虚狼所啮，猘犬所咬，鸩毒入人五脏，服药杀其毒即消。妇人鬼邪忤之，亦能遗之。方后云：丸如麻子，未食服三丸，日一。不下加之。不取吐下者，一丸，日一。

28. 太乙备急散，主卒中恶客，五尸入腹，鬼刺鬼排及中蛊毒注，吐血不血及心腹卒痛，腹满寒热毒，病六七日方。方后云：在膈上吐。

29. 凡病在上膈，久冷淡癖，积聚，疝瘕，癥结，宿食，坚块，咳逆上气等固病，终日吐唾，逆气上冲胸胁及咽喉者，此皆胃口积冷所致，当吐尽乃差。轻者一二度，重者五六度方愈。

（十三）《金匮玉函经》可吐证

1. 发汗吐下后，虚烦不得眠，剧者反复颠倒，心中懊侬，栀子豉汤主之。若少气，栀子甘草豉汤主之，若呕，栀子生姜豉汤主之，三者方后均云：得快吐，止后服。

2. 发汗，若下之，烦热，胸中窒者，栀子豉汤主之。

3. 伤寒五六日，大下之后，身热不去，心中结痛。此为未解，栀子豉汤主之。

4. 伤寒下后，烦而腹满，卧起不安，栀子厚朴汤主之。方后云：得吐，止后服。

5. 伤寒，医以丸者大下之，身热不去，微烦，栀子干姜汤主之。方后云：得快吐，止后服。

6. 病如桂枝证，头不痛，项不强，寸脉微浮，胸中痞坚，气上冲咽喉，不得息者，此为胸有寒也。当吐之。宜瓜蒂散。

7. 客气动膈，心中懊侬，舌上胎者，栀子豉汤主之。

8. 阳明病，下之，其外有热，手足温，不结胸，心中懊侬，饥不能食，但头汗出，栀子豉汤主之。

9. 少阴病，饮食入口即吐，心中嗢嗢欲吐，复不能吐。始得之，手足寒，脉弦迟者，此胸中实，不可下之，当吐之。

10. 病者手足厥冷，脉乍紧者，邪结在胸中，心中满而烦，饥不能食者，病在胸中，当吐之，宜瓜蒂散。

11. 凡服汤吐，中病便止，不必尽剂也。

12. 大法春宜吐。

13. 病胸上诸实，胸中郁郁而痛，不能食，欲使人按之，而反有涎沫唾，下利日数十行，其脉反迟，寸口微滑，此可吐之。吐之利则止。

14. 少阴病，其人饮食入则吐，心中嗢嗢欲吐，复不能吐，当遂吐之。

15. 宿食在上脘，当吐之。

16. 寒实结胸，无热证者，与三物小白散。方后云：在膈上必吐。

（十四）《脉经》可吐证

1. 大法春宜吐。

2. 病如桂枝证，其头不痛，其项不强，寸口脉微浮，胸中痞坚，气上撞咽喉，不得息。此为胸有寒，当吐之。

3. 病胸上诸实，胸中郁郁而痛，不能食，欲使人按之，而反有浊唾，下利日十余行，其脉反迟，寸口微滑。此可吐之，利即止。

4. 少阴病，饮食入即吐，心中温温欲吐，复不能吐。当遂吐之。

5. 宿食在上脘，当吐之。

6. 病者手足厥冷，脉乍紧，邪结在胸中，心下烦而满，饥不能食，病在胸中，当吐之。

7. 伤寒，发汗吐下后，虚烦不得眠，剧者，反覆颠例，心中懊侬，属栀子汤；若少气，栀子甘草汤；若呕，栀子生姜汤；若腹满，栀子厚朴汤。

8. 发汗，若下之，烦热，胸中塞者，属栀子汤。

9. 客气动膈，心中懊侬，舌上胎者，属栀子汤。

10. 阳明病，下之，其外有热，手足温，不结胸，心中懊忱，苦饥不食，但头汗出，属栀子汤。

11. 伤寒五六日，大下之，身热不法，心中结痛者，未欲解也，属栀子汤。

12. 伤寒，下后，烦而腹满，卧起不安，属栀子厚朴汤。

13. 伤寒，医以丸药大下之，身热不去，微烦，属栀子干姜汤。

14. 不结胸，但头汗出，其余无有，齐颈而还，小便不利，身必发黄，属柴胡栀子汤。按：《伤寒论》此证用大陷胸汤。

15 酒黄疸者，或无热，靖言了了，腹满欲吐，鼻燥，其脉浮者，先吐之。沉弦者，先下之。

16. 酒疸，心中热，欲吐者，吐之即愈。

17. 夫疟脉自弦也……浮大者，可吐之。

18. 宿食在上管，当吐之。

19. 咳而脉浮，其人不渴不食，如是四十日乃已。注：一云三十日，咳而时发热，脉卒弦者，非虚也。此为胸中寒实所致也。当吐之。

20. 咳家，其脉弦，欲行吐药，当相人强弱，而无热，乃可吐之。

（十五）宋本《伤寒论》可吐证

1. 发汗吐下后，虚烦不得眠，心中懊忱，栀子豉汤方之。若少气者，栀子甘草豉汤主之。若呕者，栀子生姜豉汤主之。

2. 发汗，若下之，烦热，胸中窒者，栀子豉汤主之。

3. 伤寒五六日，大下之，身热下去，心中结痛者，栀子豉汤主之。

4. 伤寒下后，心烦腹满，卧起不安者，栀子厚朴汤主之。

5. 伤寒，医以丸药下之，身热不去，微烦者，栀子干姜汤主之。

6. 发汗吐下后，虚烦不得眠，若剧者，必反复颠倒，心中懊忱，栀子豉汤主之。

7. 伤寒五六日，大下之后，身热不去，心中结痛者，未欲解也，栀子豉汤主之。

8. 寒实结胸，无热证者，与三物小陷胸汤，白散亦可。

9. 病如桂枝证，头不痛，项不强，寸脉浮，胸中痞，气上冲不得息，当吐之，宜瓜蒂散。

10. 病如桂枝证，头不痛，项不强，寸脉微浮，胸中痞硬，气上冲咽喉，不得息者，此为胸有寒也。当吐之，宜瓜蒂散。

11. 客气动膈，心中懊忱，舌上胎者，栀子豉汤主之。

12. 阳明病下之，外有热，手足温，不结胸，心中懊忱，不能食，但头汗出，栀子豉汤主之。

13. 大法春宜吐。

14. 凡用吐，汤中病便止，不必尽剂也。

15. 病胸上诸实，注：一作寒。胸中郁郁而痛，不能食，欲使人按之，而反有涎唾，下利日十余行，其脉反迟，寸口脉微滑，此可吐之。吐之，利则止。

16. 少阴病，饮食入口则吐，必中温温欲吐，复不能吐者，宜吐之。

17. 宿食在上管者，当吐之。

18. 病手足逆冷，脉乍结，以客气在胸中，心下满而烦，欲食不能食者，病在胸中，当吐之。

19. 阳明病，脉浮紧，咽躁口苦，腹满而喘，发热汗出，反恶热，身重。若发汗则谵语；加温针必怵惕，烦躁不眠；若下之，则心中懊忱，舌上苔者，属栀子豉汤证。

20. 伤寒，医以丸药下之，身热不去，微烦者，属栀子干姜汤。

（十六）《千金方》忌吐证

1. 华佗曰：夫伤寒……至四日在胸，宜服藜芦丸微吐之则愈。若病困，藜芦丸不能吐者，服小豆瓜蒂散吐之则愈。

2. 得病无热，但狂言烦躁，不安精彩，言语不与人相主当者，勿以火迫之，但与猪苓散一方寸匕服之，当逼与新汲水一升，若二升，强饮之，令以指刺喉中吐之，病随手愈。若不能吐者，勿强与水，水停则结心下也。

3. 春夏无大吐下，秋冬无大发汗。

4. 其候至微，发汗吐下之相反，其祸至速。

5. 凡服桂枝汤吐者，后必吐脓血也。

6. 伤寒发汗吐下后，心下逆满，气上冲胸，起则头眩，其脉沉紧。发汗则动经，身为振摇者，茯苓汤方。

7. 伤寒吐下后七八日不解，结热在里，表里俱热，时时恶风，大渴，舌上干燥而烦，欲饮水数升，宜白虎汤方。

8. 伤寒热病十日已经上，发汗不解，及吐下后，诸热不除，及下利不止斑出者，皆治之，大青汤方。

9. 治黄疸方：瓜蒂，赤小豆，秫米各二七枚，右三味，治下筛，病者取如大豆二枚，内著鼻孔中，痛缩鼻，须臾当出黄汁，或从口上出汁升余则愈。病轻者如一豆，不差，间日复用。又下里间以筒使人极吹鼻中，无不死，大慎之。

10. 牡疟者多寒，牡蛎汤主之方。方后云：饮一升即吐出，勿复饮之。

（十七）《千金翼方》忌吐证

1. 服桂枝汤吐者，其后必吐脓血。

2. 太阳病得之八九日，如疟，发热而而恶寒，热多而寒少，其人不呕，清便欲自可，一日再三发，其脉微缓者，为欲愈。脉微而恶寒者，此为阴阳俱虚，不可复吐下发汗也。

3. 伤寒吐下发汗，虚烦，脉甚微，八九日，心中痞坚，胁下痛，气上冲喉咽，眩冒，经脉动惕者，久而成痿。

4. 诸亡血虚家，不可与瓜蒂散。

5. 太阳病不解，转入少阳，胁下坚满，干呕不能食欲，往来寒热，而未吐下，其脉沉紧，可与小柴胡汤；若已经吐下，发汗，温针，谵语，柴胡证罢，此为坏病。知犯何逆，以法治之。

6. 少阴病，其人饮食入则吐，心中温温欲吐，复不能吐。始得之，手足寒，脉弦迟，此胸中实，不可下也，当遂吐之。若膈上有寒饮，干呕者，不可吐，当温之，宜四逆汤。

7. 伤寒，本自寒下，医复吐之，而寒格，更逆吐，食入即出，干姜黄芩黄连人参汤主之。

8. 伤寒，大吐下之，极虚，复极汗者，其人外气怫郁，复与水以发其汗，因得哕。所以然者，胃中寒冷故也。

9. 太阳病，恶寒而发热，今自汗出，反不恶寒而发热，关上脉细而数，此吐之过也。

10. 手足寒，脉弦运，若膈上有寒饮，干呕，忌吐，当温之。

11. 诸四逆病厥，忌吐，虚家亦然。

12. 伤寒，吐下发汗后，心下逆满，气上撞胸，起即头眩，其脉沉紧，发汗即动经，身为振摇，茯苓桂枝白术甘草汤主之。

13. 发汗吐下以后不解，烦躁，茯苓四逆汤主之。

14. 发汗吐下后，虚烦不得眠，剧者反覆颠倒，心中懊憹，栀子汤主之。

15. 伤寒吐下后七八日不解，热结在表，表里俱热，时时恶风，大渴，舌上干燥而烦，欲饮水数升。白虎汤主之。

16. 伤寒吐下后未解，不大便五六日至十余日，其人日晡所发潮热，不恶寒，犹如见鬼神之状。剧者，发则不识人，循衣妄撮，怵惕不安，微喘直视。脉弦者生，涩者死，微者，但发热谵语，与承气汤。

17. 吐已下断，汗出而厥，四肢不解，脉微欲绝，通脉四逆加猪胆汁汤主之。

18. 吐利发汗，其人脉平而小烦。此新虚不胜谷气故也。

（十八）《金匮玉函经》忌吐证

1. 脉虚者，不可吐下发汗。

2. 太阳病三日，已发汗，若吐，若下，若温针，而不解，此为坏病。桂枝不复中与也。观其脉证，知犯何逆，随证而治之。

3. 服桂枝汤吐者，其后必吐脓血也。

4. 太阳病得之八九日，如疟状，发热而恶寒，热多而寒少，其人不呕，清便自调，日二三发。脉微缓者为欲愈。脉微而恶寒，此阴阳俱虚，不可复吐下发汗也。

5. 伤寒，若吐若下若发汗后，心下逆满，气上冲胸，起即头眩，其脉沉紧，发汗即动经，身为振振摇，茯苓桂枝白术甘草汤主之。

6. 发汗吐下后，虚烦不得眠，剧者反覆颠倒，心中懊憹，栀子豉汤主之。

7. 太阳病，当恶寒而发热，今自汗出，反不恶寒而发热，关上脉细而数，此医吐之过也。一日、二日吐之者，腹中饥，口不能食；三日、四日吐之者，不喜糜粥，欲食冷食，朝食夕吐。以医吐之所致也。此为小逆。

8. 太阳病吐之，但太阳病当恶寒，今反不恶寒，不欲近衣。此为吐之内烦也。

9. 太阳病，过经十余日，心下嗢嗢欲吐，而又胸中痛，大便反溏，其腹微满，郁郁微烦，先时自极吐下者，与调胃承气汤。不尔者，不可与，反欲呕，胸中痛，微溏，此非汤证。以呕，故知极吐下也。

10. 伤寒吐下后，发汗，虚烦，脉甚微，八九日，心下痞坚，胁下痛，气上冲咽喉，眩冒，经脉动惕者，久而成痿。

11. 伤寒汗出，若吐若下，解后，心下痞坚，噫气不除者，旋覆代赭石汤主之。

12. 伤寒，若吐若下后，七八日不解，热结在里，表里俱热，时时恶风，大渴，舌上干燥而烦，欲饮水数升者，白虎加人参汤主之。

13. 阳明病不能食，攻其热必哕。所以然者，胃中虚冷故也。其人本虚，故攻其热必哕。

14. 伤寒，吐下后不解，不大便五六日，上至十余日。日晡时发潮热，不恶寒，独语如见鬼状。若剧者，发则不识人，循衣撮空，怵惕不安，微喘直视，脉弦者生，涩者死。微者，但发热谵语者，大承气汤主之。若一服利，止后服。

15. 伤寒吐后，腹胀满者，与调胃承气汤。

16. 太阳病，吐下发汗后，微烦，小便数，大便坚，可与小承气汤和之愈。

17. 少阳中风，两耳无闻，目赤，胸中满而烦，不可吐下。吐下即悸而惊。

18. 太阳病不解，转入少阳者，胁下坚满，干呕，不能食饮，往来寒热。尚未吐下，其脉沉紧。

与小柴胡汤；若已吐下发汗温针，谵语，柴胡证罢，此为坏病，知犯何逆，以法治之。

19. 少阳病，饮食入口即吐，心下嗢嗢欲吐，复不能吐，始得之，手足寒，脉弦迟者，此胸中实，不可下也。当吐之。若膈上有寒饮，干呕者，不可吐，急温之，宜四逆汤。

20. 伤寒，大吐大下之，极虚，复极汗出者，以其人外气怫郁，复与之水，以发其汗，因得哕。所以然者，胃中寒冷故也。

21. 吐已下断，汗出而厥，四肢拘急不解，脉微欲绝者，通脉四逆加猪胆汁汤主之。

22. 诸四逆厥者，不可吐之，虚家亦然。

23. 本虚，攻其热必哕。

24. 若腹中转矢气者，为有燥屎，乃可攻之；若不转矢气者，此为但头坚后溏，不可攻之，攻之必腹满不能食，欲饮水者，必哕。

25. 发汗吐下以后，不解，烦躁，属茯苓四逆汤证。

26. 伤寒本自寒下，医复吐下之，寒格，更逆吐，食入即出，属干姜黄芩黄连人参汤证。

27. 少阴病，其人饮食入则吐，心中嗢嗢欲吐，复不能吐。始得之，手足寒，脉弦迟，若膈上有寒饮，干呕者，不可吐，当温之，宜四逆汤。

（十九）《脉经》忌吐证

1. 太阳病，当恶寒而发热，今自汗出，反不恶寒发热，关上脉细而数，此医吐之过也。若得病一日、二日吐之，腹中饥，口不能食；三日、四日吐之，不喜糜粥，欲食冷食，朝食暮吐，此医吐之所致也，此为小逆。

2. 太阳病，吐之者，但太阳当恶寒，今反不恶寒，不欲近衣，此为吐之内烦也。

3. 少阴病，饮食入则吐，心中温温，欲吐复不能吐。始得之，手足寒，脉弦迟，此胸中实，不可下，若膈上有寒饮，干呕者，不可吐，当温之。

4. 诸四逆厥者，不可吐之。虚家亦然。

5. 本虚，攻其热，必哕。

6. 伤寒呕多，虽有阳明证，不可攻之。

7. 若不大便六七日，恐有燥屎。欲知之法，可与小承气汤，腹中转失气者，此为有燥屎，乃可攻之；若不转失气者，此但头坚后溏，不可攻之。攻之必腹满不能食，欲饮水者，即哕。

8. 太阳病三日，已发其汗，吐下，温针，而不解，此为坏病，桂枝复不中与也。观其脉证，知犯何逆，随证而治之。

9. 伤寒吐下发汗，虚烦，脉甚微，八九日，心下痞坚，胁下痛，气上冲咽喉，眩冒经脉动惕者，久而成痿。

10. 阳明病，不能食，下之不解，其人不能食，攻其热必哕。所以然者，胃中虚冷故也。

11. 伤寒，大吐大下之，极虚，复极汗者，其人外气怫郁，复与之水，以发其汗，因得哕。所以然者，胃中寒冷也。

12. 吐下发汗后，其人脉平，而小烦者，以新虚不胜谷气故也。

13. 伤寒，吐下发汗后，心下逆满，气上撞胸，起即头眩，其脉沉紧，发汗即动经，身为振摇，属茯苓桂枝白术甘草汤。

14. 发汗吐下以后，不解，烦躁，属茯苓四逆汤。

15. 伤寒，发汗吐下后，虚烦不得眠。剧者，反覆颠倒，心中懊憹，属栀子汤。

16. 太阳病，经过十余日，心下温温欲吐，而胸中痛，大便反溏，其腹微满，郁郁微烦，先时自极吐下者，与承气汤。不尔者，不可与。欲呕，胸中痛，微溏，此非柴胡汤证，以呕故知极吐下也。

17. 伤寒，汗出，若吐下，解后，心中痞坚，噫气不除者，属旋复代赭汤。

18. 伤寒，吐下后，七八日不解，热结在里，表里俱热，时时恶风，大渴，舌上干燥而烦，欲饮水数升，属白虎汤。

19. 伤寒，吐下后未解，不大便五六日，至十余日，其人日晡所发潮热，不恶寒，独语如见鬼神之状，若剧者，发则不识人，循衣妄撮，怵惕不安，微喘，直视。脉弦者生涩者死。微者，但发热谵语，属承气汤。

20. 伤寒，吐后，腹满者，与承气汤。

21. 伤寒本自寒，呕，医复吐之，寒格，更遂吐，食入即出，属干姜黄芩黄连人参汤。

22. 少阴病，其人饮食入则吐，心中温温欲吐，复不能吐。始得之，手足寒，脉弦迟，若膈上有寒饮，干呕者，不可吐，当温之。宜四逆汤。

23. 阳明病，潮热，微坚，可与承气汤。不坚，勿与之。若不大便六七日，恐有燥屎，欲知之法，可与小承气汤。若腹中不转失气者，此为但头坚后溏，不可攻之。攻之必腹满，不能食，欲饮水者，即哕。

24. 黄疸病，小便色不变，欲自利，腹满而喘，不可除热，热除必哕。

25. 酒黄疸者，或无热，靖言了了，腹满欲吐，鼻燥。其脉浮者，先吐之；沉弦者，先下之。

26. 咳家，其脉弦，欲行吐药，当相人强弱，而无热，乃可吐之。

（二十）宋本《伤寒论》忌吐证

1. 太阳病三日，已发汗，若吐，若下，若温针，仍不解者，此为坏病，桂枝不中与之也。观其脉证，知犯何逆，随证治之。

2. 凡服桂枝汤吐者，其后必吐脓血也。

3. 太阳病，得之八九日，如疟状，发热恶寒，热多寒少，其人不呕，清便欲自可，一日二三度发。脉微缓者，为欲愈也；脉微而恶寒者，此阴阳俱虚，不可更发汗，更下，更吐也。

4. 伤寒，脉浮，自汗出，小便数，心烦，微恶寒，脚挛急，反与桂枝，欲攻其表。此误也，得之便厥，咽中干，烦躁吐逆者，作甘草干姜汤与之。

5. 发汗吐下后，虚烦不得眠，心中懊憹，栀子豉汤主之。

6. 伤寒，若吐，若下后，心下逆满，气上冲胸，起则头眩，脉沉紧，发汗则动经，身为振振摇者，茯苓桂枝白术甘草汤主之。

7. 发汗吐下后，虚烦不得眠，若剧者，必反复颠倒，心中懊憹，栀子豉汤主之。

8. 发汗后，水药不得入口为逆。若更发汗，必吐下不止。

9. 凡用栀子汤，病人微溏者，不可与服之。

10. 太阳病吐之，但太阳病当恶寒，今反不恶寒，不欲近衣，此为吐之内烦也。

11. 太阳病，过经十余日，心下温温欲吐，而胸中痛，大便反溏，腹微满，郁郁微烦。先此时自极吐下者，与调胃承气汤。若不尔者，不可与。但欲呕，胸中痛，微溏者，此非柴胡汤证。以呕，故知极吐下也。调胃承气汤。

12. 伤寒发汗，若吐下，心下痞，噫不除者，旋覆代赭汤主之。

13. 伤寒，若吐下后不解，热结在里，恶风，大渴，白虎加人参汤主之。

14. 伤寒吐下后，发汗，虚烦，脉甚微，八九日心下痞硬，胁下痛，气上冲咽喉，眩冒，经脉动惕者，久而成痿。

15. 伤寒发汗，若吐，若下，解后，心下痞硬，噫气不除者，旋覆代赭汤主之。

16. 伤寒，若吐，若下后，七八日不解，热结在里，表里俱热，时时恶风，大渴，舌上干燥而烦，欲饮水数升者，白虎加人参汤主之。

17. 太阳病，若吐下发汗后，微烦，大便硬，与小承气汤和之。

18. 阳明病，不能食，攻其热必哕。所以然者，胃中虚冷故也。以其人本虚，攻其热必哕。

19. 伤寒呕多，虽有阳明证，不可攻之。

20. 若不大便六七日，恐有燥屎。欲知之法，少与小承气汤，汤入腹中，转失气者，此有燥屎也，乃可攻之；若不转失气者，此但初头硬，后必溏，不可攻之。攻之必胀满不能食也。欲饮水者，与水则哕。

21. 伤寒，若吐，若下后，不解，不大便五六日，上至十余日，日晡所发潮热，不恶寒，独语如见鬼状，若剧者，发则不识人，循衣摸床，惕而不安。注：一云：顺衣妄撮，怵惕不安。微喘，直视。脉弦者生，涩者死。微者，但发热谵语者，大承气主之。

22. 若胃中虚冷，不能食者，饮水则哕。

23. 伤寒吐后，腹胀满者，与调胃承气汤。

24. 太阳病，若吐，若下，若发汗后，微烦，小便数，大便因硬者，与小承气汤，和之愈。

25. 若已吐，下，发汗，温针，谵语，柴胡汤证罢，此为坏病，知犯何逆，以法治之。

26. 少阴病，下利，脉微者，与白通汤，利不止，厥逆无脉，干呕，烦者，白通加猪胆汁汤主之。

27. 少阴病，饮食入口则吐，心中温温欲吐，复不能吐。始得之，手足寒，脉弦迟者，此胸中实，不可下也，当吐之。若膈上有寒饮，干呕者，不可吐也。当温之，宜四逆汤。

28. 伤寒本自寒下，医复吐下之，寒格，更逆，吐下，若食入口即吐。干姜黄芩黄连人参汤主之。

29. 伤寒，大吐，大下之，极虚，复极汗者，其人外气怫郁，复与之水，以发其汗，因得哕。所以然者，胃中寒冷故也。

30. 吐已下断，汗出而厥，四肢不解，脉微绝，通脉四逆加猪胆汤主之。

31. 吐已下断，汗出而厥，四肢拘急不解，脉微欲绝者，通脉四逆加猪胆汤主之。

32. 太阳病，当恶寒发热，今自汗出，反不恶寒发热，关上脉细数者，以医吐之过也。若得病一二日吐之者，腹中饥，口不能食；三四日吐之者，不喜糜粥，欲食冷食，朝食暮吐，以医吐之所致也，此为小逆。

33. 诸四逆厥者，不可吐也。虚家亦然。

34. 本虚，攻其热必哕。

35. 吐利发汗后，脉平，小烦者，以新虚不胜谷气也。

（二十一）《千金方》可下证

1. 蒲黄汤。治产后余疾，有积血不去，腹大短气，不得饮食，上冲胸胁，时时烦愦，逆满，手足酸疼，胃中结热方。方后云：清朝服，至日中下。

2. 治产后余疾，恶露不除，积聚作病，血气结搏，心腹疼痛，铜镜鼻汤方。方中大黄用二两半，芒消用二两，干漆用二两。

3. 治产后漏血不止方：大黄三两，芒消一两，桃人三十枚，水蛭三十枚，虻虫三十枚，甘草、当归各二两，蟗虫四十枚。右八味，㕮咀，以水三升，酒三升，合煮取三升，去滓，分三服，当下血。

4. 治妇人血瘕，心腹积聚，乳余疾，绝生，小腹坚满，脐中热，腰背痛，小便不利，大便难，不下食，有伏虫，胪胀，痈疽肿，久寒留热，胃管有邪气方：半夏一两六铢，石膏、藜芦、牡蒙、苁蓉各十八铢，桂心、干姜各一两，乌喙半两，巴豆六十铢，研如膏。右九味，末之，蜜丸如小豆，服二丸，日三。及治男子疝病。

5. 桃人汤。治妇人月水不通方。方中朴消用三两，大黄用四两。

6. 干漆汤。治月水不通，小腹坚痛，不得近方。方中干漆用一两，芒消用二两，大黄用三两。

7. 芒消汤。治月经不通方。方中芒消用二两，大黄用三两，桃人用一升。

8. 治月经不通，结成癥瘕如石，腹大骨立，宜此破血下癥方：大黄、消石各六两，巴豆、蜀椒各一两，代赭、柴胡熬变色，水蛭、丹参熬令紫色，土瓜根各三两，干漆、芎藭、干姜、虻虫、茯苓各二两。右十四味，为末，巴豆别研，蜜和丸，如梧子，空心酒服二丸。未知，加至五丸。日再服。

9. 桃人煎。治带下，经闭不通方。方中桃人用一升，朴消用五两，大黄用六两。

10. 消石汤。治血瘕，月水留瘀血，大不通，下病，散坚血方。方中消石用三两，大黄用一两，桃人用二升。

11. 大黄朴消汤。治经年月水不利，胞中有风冷所致。宜下之。方中大黄，朴消用三两，桃人、芒消用二两。

12. 治小儿伤寒病，久不除，差后复剧，瘦瘠骨立，五味子汤方。方中芒消用五铢，大黄用六铢。

13. 治小儿囟中久挟宿热，瘦瘠，热进退作无时，大黄汤方。方中大黄，芒消用半两。

14. 治小儿腹大短气，热有进退，食不安，谷为不化方：大黄、黄芩、甘草、芒消、麦门冬各半两，石膏一两，桂心八铢。右七味，㕮咀，以水三升，煮取一升半，分三服。期岁以下儿作五服。

15. 紫双丸，治小儿身热头痛，食饮不消，腹中胀满，或小腹绞痛，大小便不利，或重下数起，小儿无异疾，惟饮食过度，不知自止，哺乳失节，或惊悸寒热，惟此丸治之。方中有巴豆、甘遂之通下逐邪。

16. 治小儿宿乳不消，腹痛惊啼，牛黄丸方。方中有巴豆之除滞通积。

17. 治小儿宿食、癖气、痰饮、往来寒热，不欲食、消瘦、芒消紫丸方。方中有芒消，大黄、甘遂、巴豆等泻下涤荡之品。

18. 治小儿心下痞，痰癖结聚，腹大胀满，身体壮热，不欲哺乳，芫花丸方。方中有芫花、大黄之消积除饮，通下宿滞之品。

19. 治小儿痰实结聚，宿癖羸露，不能饮食，真朱丸方。方中有巴豆之通滞下痰。

20. 治时病表里大热，欲死方：大黄、寒水石、芒消、石膏、升麻、麻黄、葛根。右八味，等份，治下筛，水服方寸匕。日二。

21. 大法秋宜下。

22. 凡下，以汤胜丸散也。中病便止，不必尽剂也。

23. 伤寒有热而小腹满，应小便不利，今反利者，此为有血也。当须下之，宜抵当丸。

24. 太阳病，身黄，脉沉结，小腹坚满，小便不利者，为无血也；小便自利，其人如狂者，为血证谛也。属抵党汤下之。

25. 太阳病不解，热结在膀胱，其人如狂，其血自下即愈。其外不解，尚未可攻。当先解其外。外已解，但小腹结者，可攻之。

26. 阳明病，脉迟，虽汗出，不恶寒。体必重，短气，腹满而喘，有潮热者。此外欲解，可攻里也。手足濈然汗出者，大便已坚，宜承气汤；若汗多而微热恶寒者，为外未解也，桂枝汤主之。其热不潮，未可与承气。若腹大满而不大便者，可少与承气汤，微和其胃气，勿令大下。

27. 阳明病潮热，大便微坚，与承气汤；不坚者，不可与之。若不大便六七日，恐有燥屎。欲知之法，少与承气汤，腹中转失气者，为有燥屎，乃可攻之；若不转气者，此为头坚后溏，不可攻之也，攻之必胀满，不能食，欲饮水者即哕。其后发热者，大便必复坚，宜与少承气和之。不转气者，慎勿攻之。

28. 阳明证，其人喜忘者，必有蓄血，所以然者，本有久瘀血，故令喜忘。屎虽坚，大便必黑，宜抵党汤下之。

29. 阴明病，发热汗出者，此为越热，不能发黄，但头汗出，身无汗，剂颈而还，小便不利，渴引水浆者，此为瘀热在里，身必发黄，宜下，以茵陈汤。

30. 少阴病得之二三日，口燥咽干，急下之，宜承气汤。

31. 少阴病得之六七日，腹满不大便者，急下之，宜承气汤。

32. 大承气汤，主热盛，腹中有燥屎，谵语者方。

33. 生地黄汤，治伤寒有热，虚羸少气，心下满，胃中有宿食，大便不利方。方中大黄用四两，芒消用二合。

34. 伤寒七八日不解，默默心烦，腹中有干粪，谵语，大柴胡加葽蕤知母汤方。方后云：取下为效。

35. 治伤寒留饮，宿食不消，馱豉丸方。方后云：不得下者增之。

36. 结胸病，项亦强，如柔痉状。下之即和，宜大陷胸丸方。

37. 伤寒六七日，结胸，热实，脉沉紧，心下痛，按之正坚，宜大陷胸汤。

38. 太阳病，重发汗而复下之，不大便五六日，舌上干而渴，日晡所小有潮热，心胸大烦，从心下至小腹坚满而痛不可近，宜大陷胸汤方。

39. 治发黄方：大黄五两，茵陈、栀子各三两，黄芩、黄柏、黄连各二两。右六味，末之，以蜜丸，白饮服如梧子二十丸，令得微利。

40. 治伤寒七八日，内实瘀热结，身黄如橘，小便不利，腹微胀满，茵陈汤下之方。

41. 黄家腹满，小便不利而赤，自汗出，此为表和里实，当下之。大黄黄柏栀子芒消汤方。

42. 治时行病，急黄，并瘴疠疫气，及痎疟，茵陈丸方。方后云：以吐利为佳。

43. 治急黄热气，骨蒸，两目赤脉方：大黄一两半，末，生地黄汁八合，芒消一两。右三味，合和，一服五合，日二。以利为度，不须二服。

44. 牛胆丸，治酒疸，身黄，曲尘出方。方后云：膈下下。

45. 大茵陈汤，治内实热盛发黄，黄如金色，脉浮大滑实紧数者。方后云：得快下，消息三四日更治之。

46. 治肝实热，目痛，胸满，气急塞，泻肝前胡汤方。方中芒消用三两。

47. 神明度命丸，治久患腹内积聚，大小便不通，气上抢心，腹中胀满，逆害饮食，服之甚良方。方中大黄、芍药等份，蜜丸服。

48. 治胸中心下结积，食饮不消，陷胸汤方。方中大黄用二两，甘遂用一两。

49. 蜥蜴丸，治疟坚、水肿、蜚尸、遁尸、百注、尸注、骨血相注、恶气鬼、蛊毒邪气往来，梦寐存亡，留饮结积，虎狼所啮，猘犬所咋，鸩毒入人五脏。服药已消杀其毒。食不消，妇人邪鬼忤亦能遣之方。方后云：不敢吐下者，一丸，日一服。

50. 大五明狼毒丸。治坚癖，痞在人胸胁，或在心腹方。方中有狼毒、大黄、芫花等荡涤泻利之品。

51. 治暴坚久痞，腹有坚，甘遂汤方。方中用甘遂、芒消各一两，大黄用三两。

52. 消石大丸，治十二癥瘕，及妇人带下，绝产无子，并欲服寒食散而腹中有癥瘕实者，当先服大丸下之。

53. 治蛇症，大黄汤方。方后云：当下。

54. 张仲景三物备急丸，司空裴秀为散用。治心腹诸卒暴百病方。方后云：得吐利便愈。

55. 治心劳热，口为生疮，大便苦难，闭涩不通，心满痛，小肠热。大黄泄热汤方。方中大黄、芒消各用三两。

56. 治寒气卒客于五脏六腑中，则发心痛方。方中大黄用四两，朴消用二两。方后云：得快利。

57. 九痛丸。治九种心痛，一蛊心痛；二注心痛；三风心痛；四悸心痛；五食心痛；六饮心痛；七冷心痛；八热心痛；九去来心痛。此方悉主之。并疗冷冲上气，落马堕车血疾等方。方中有巴豆、狼毒等荡利之品。

58. 治小肠热胀，口疮，柴胡泽泻汤方。方中芒消用二两。

59. 大黄丸，调小肠热结，满不通方。方中大黄用二两，朴消三两，巴豆用七枚。

60. 治舌本强直，或梦歌乐而体重不能行，宜泻热汤方。方中芒消用三两。

61. 治脾热，面黄目赤，季胁痛满。方中芒消用三两。

62. 右手关上脉阴阳俱实者，足太阴与阳明经俱实也。病苦脾胀腹坚，抢胁下痛，胃气不转，大便难，时反泄利，腹中痛，上冲肺肝，动五脏，立喘鸣。多惊，身热，汗不出，喉痹，精少，名曰脾胃俱实也。泻热方。方中大黄用四两，芒消用三两。

63. 治脾脉厥逆，大腹，中热切痛，舌强腹胀，身重，食不下，心注脾，急痛。大黄泻热汤方。方中大黄用三两，芒消用二两。

64. 崔文行平胃丸，治丈夫小儿食实不消，胃气不调，或温壮热结，大小便不利者。方中大黄用二两。

65. 趺阳脉浮而涩，浮则胃气强，涩则小便数，浮涩相搏，大便则坚。其脾为约。脾约者，其人大便坚。小便利而不渴，麻子人丸方。方中麻子人用二升，大黄用一斤。蜜丸如梧子，饮服五丸，日三。

66. 治关格，大便不通方：芒消二两，乌梅、桑白皮各五两，芍药、杏人各四两，麻人二两，大黄八两。右七味，㕮咀，以水七升，煮取三升，分三服。

67. 治大便秘塞不通神方：猪羊胆无在，以筒灌三合许，令深入即出矣。出不尽，须臾更灌。

68. 三黄汤，治下焦热结，不得大便方。方中大黄用三两。

69. 大五柔丸，主脏气不调，大便难，通荣卫，利九窍，消谷益气力方。方中大黄、枳实用二两。

70. 濡脏汤，主大便不通六七日，腹中有燥屎，寒热烦迫，短气，汗出，胀满方。方中大黄用一两，猪膏用二升。

71. 治大便不通方：商陆、牛膝各三斤，大戟一斤，大豆五升，右四味，㕮咀，以水五升，煮取二升，以大豆五升煎，令汗尽，至豆干。初服三枚，以通为度。

72. 芒消丸，治胀满不通方。方中芒消用一两半，大黄用二两，蜜丸如梧子，饮服十五丸，加至二十丸。取通利为度，日三。

73. 练中丸，主宿食不消，大便难方。方中大黄用八两，芒消用四两，蜜丸如梧子，食后服七丸，日二。

74. 下利，脉滑而数，有宿食，当下之。

75. 下利，脉迟而滑者，实也。利为未止，急下之。

76. 下利，脉反滑，当有所去，下乃愈。

77. 下利，不欲食者，有宿食，当下之。

78. 下利而腹痛满，为寒实，当下之。

79. 下利，腹中坚者，当下之。

80. 下利而谵语者，腹内有燥屎，宜下之。

81. 下利，三部皆平，注：一作浮，按其心下坚者，急下之。

82. 下利差，至其年日时复发者，此为下不尽，更下之，愈。

83. 病者腹满，按之不痛者，为虚；按之痛者，为实也。夫腹中满不减，减不惊人，此当下之。舌黄未下者，下之黄自去。

84. 厚朴七物汤，治腹满气胀方。方中厚朴用半斤，大黄用三两，枳实用五枚。

85. 厚朴三物汤，治腹满发热数十日，脉浮而数，饮食如故方。厚朴半斤，大黄四两，陈枳实大者五枚。右㕮咀，以水一斗二升，煮取五升，内大黄煎取三升，去滓，服一升，腹中转动者，勿服。不动者，更服。一方加芒消二两。

86. 治男子卒劳内伤，汗出中风，腹胀大饥，食不下，心痛，小便赤黄，时白，大便不利方：大黄、葶苈、寒水石、栝楼根、苦参、黄连各等份。右六味，蜜丸以豉汗和饮服如梧子二丸，日三，加至十丸。

87. 脉双弦而迟者，心下坚。脉大而紧者。阳中有阴，可下之。

88. 茱萸消石汤，主久寒，不欲饮食，数十年澼饮方。方后云：初下如泔，后如污泥。

89. 大黄附子汤，治胁下偏痛，发热，其脉紧弦，此寒也。当以温药下之方。方中大黄用三两，附子用三枚。

90. 承气汤，主气结胸中，热在胃管，饮食呕逆，渴方。方中用大黄、消石各二两。

91. 细丸，主客热结塞，不流利方。方中有大黄、巴豆之涤荡泻下。

92. 治骨蒸热，羸瘦，烦闷短气，喘息鼻张，日西即发方：龙胆、黄连、栝楼根各四分，芒消二分，栀子十枚，苦参、大黄、黄芩、芍药、青葙子各二两。右十味，末之，蜜丸。饮服如梧子二丸，日二，以知为度。

93. 治骨蒸方：水服芒消一方寸匕，日二服，神良。

94. 治肺热，言音喘息短气，如唾脓血方，方中芒消用三两，杏仁用四两，赤蜜用一升。

95. 五疰汤，治卒中贼风，遁尸鬼邪，心腹刺痛，大胀急方。方中大黄用三两，蜜用一斤。

96. 太乙备急散，治卒中恶客忤，五尸入腹，鬼刺鬼痱，及中蛊疰，吐血下血，及心腹卒痛，腹满，伤寒，热毒病六七日方。方中有巴豆、芫花荡下涤邪。方后云：在膈下利。

97. 鹳骨丸，主遁尸飞尸，积聚，胸痛连背，走无常处，或在脏，或肿在腹，或奄奄然而痛方。方中有巴豆、藜芦、斑猫等吐利剧品。

98. 蜥蜴丸，主瘕坚水肿等病证。方中有朴消、巴豆、甘遂等泻利之品。

99. 治诸疰病、毒疰、鬼疰、食疰、冷疰、痰饮，宿食不消，酒癖，桔梗丸。桔梗、藜芦、白莶、巴豆、附子各二两。右五味，末之，蜜和，捣万杵，宿不食，旦起饮服二丸，如梧子大。仰卧服，勿眠，至食时，膈上吐，膈下去恶物如科斗蝦蟆子。

100. 十疰丸。主十种疰：气疰、劳疰、鬼疰、冷疰、生人疰、死人疰、尸疰、食疰、土疰等方。方中巴豆用二两。

101. 雷氏千金丸，主行诸气，宿食不消，饮实，中恶，心腹痛如刺及疟方。方中有大黄、巴豆、消石等通下消积之品。

102. 治皮实，主肺病，热气，栀子煎方。方中枳实、芒消均用二两。

103. 夫有支饮家，咳烦胸中痛者，不卒死，至一百日，一岁。可与十枣汤。

104. 治九种气嗽欲死，百病方。方中有大黄、巴豆、甘遂、大戟等通利逐下之品。

105. 干枣汤，主肿及支满，澼饮方。方中用大黄、甘遂、芫花、大戟等荡涤之品。

106. 治留饮，宿食不消，腹中积聚，转下，当归汤方。方中芒消用二两，大黄用四两。

107. 大五饮丸。主五种饮：一曰留饮，停水在心下；二曰澼饮澼在两胁下；三曰淡饮，水在胃中；四曰溢饮，水溢在膈上五脏间；五曰流饮，水在肠间，动摇有声。夫五饮者，由饮酒后及伤寒饮冷水过多所致方。方中用甘遂、芫花、大黄、巴豆、大戟等通利之品。

108. 顺流紫丸，主心腹积聚，两胁胀满，留饮痰癖，大小便不利，小腹切痛，膈上塞方。方中巴豆用七枚，蜜丸，平旦服一丸，如胡豆，加至二丸。

109. 泻肾汤。治疗肾实热，舌燥咽肿，心烦嗌干，胸胁时痛，喘咳汗出，小腹胀满，腰背强急，小便赤黄等症。方中用芒消三两，大黄三两。

110. 三黄汤，治骨极，主肾热，病则膀胱不通，大小便闭塞，颜焦枯黑，耳鸣虚热，方中大黄用三两，芒消用二两。

111. 栀子汤，主表里俱热，三焦不实，身体生疮及发痈痔，大小便不利方。方中用芒消二两，大黄四两。

112. 五利汤，主年四十以还，强壮，常大患热，发痈疽，无定处，大小便不通方。方中芒消用一两，大黄用三两。

113. 治发背，背上初欲结肿，即服此方：大黄、升麻、黄芩、甘草各三两、栀子三七枚。右五味，㕮咀，以水九升，煮取三升，分三服。取快利便止。不通，更进。

114. 治肠痈，大黄牡丹汤方。方中大黄用四两，芒消用二两。方后云：服之当下脓血。

115. 妇人肠中有脓，为下之即愈。

116. 脉迟紧即为瘀血，血下则愈。

117. 治妬乳痈连翘汤方。方中芒消用二两，大黄用三两。

118. 太上五蛊丸，治百蛊，吐血伤中，心腹结气，坚塞咽喉，语声不出，短气欲死，饮食不下，吐逆上气，浮肿心闷，胸胁痛如刀刺等症。方后云：以下痢为度。

119. 蛊胀方。治蛊注，四肢浮肿，肌肤消索，咳逆腹大如水状。方后云：当先下清水，次下虫。

120. 桃人汤。治堕落瘀血。方中大黄用四两，芒消用三两。

121. 脉与肌肉相得，久持之至者，可下之。

122. 弦小紧者可下之。

123. 紧而数，寒热俱发，必下乃愈。

124. 夫腹中满不减，减不惊人，此当下之。

（二十二）《千金翼方》可下证

1. 牡蒙丸。主男子，疝瘕，女子血瘕，心腹坚，积聚，乳余疾，小腹坚满，脐痛，热中，腰背痛,小便不利,大便难,不下食,有伏盅,胪胀肿,久寒热,胃管有邪气方。方中有巴豆、黎芦等通利之品。

2. 乌头丸。主心腹积聚,膈中气闷,胀满,疝瘕,内伤瘀血,产乳众病及诸不足方。方中有巴豆、大黄、消石等通下之品。方后云:须臾当下。

3. 辽东都尉所上丸。主脐下坚癖,无所不疗。方中有巴豆、大黄等荡涤泻下之品。

4. 鸡鸣紫丸。主妇人腹中癥瘕积聚。方后云:饮服一丸如梧桐子。日益一丸,至五丸止,仍从一丸起。下白者,风也;赤者,癥瘕也;青者,疝也;黄者,心腹病也;如白泔烂腐者,水也。

5. 甘草汤,治产后余血不尽,逆抢心胸,手足冷,唇干,腹胀,短气。方中用大黄四两方后云:三服即下恶血。

6. 大黄汤。主产后余疾,有积血不去,腹大短气,不得饮食,上冲心胸,时时烦愦,逆满,手足烦疼,胃中结热。方后云:当利。

7. 大黄干漆汤。治新产有血,腹中切痛,方后云:血当下。若不下,明日更服一升。

8. 蒲黄汤。主产后余疾,胸中少气,腹痛头疼,余血未尽,除腹中胀满欲绝方。方中芒消用二两。

9. 治妇人月水不利方。方中芒消用二两,大黄用四两。

10. 七熬丸,治妇人月水不利。手足烦热,腹满不欲寐,心烦。方中有大黄、芒消、水蛭、虻虫等攻利之品。

11. 牡丹大黄汤。治妇人月水不调,或月前或月后,或如豆汁,腰痛如折,两脚疼,胞中风冷。方中大黄、芒消各用四两。

12. 杏仁汤。治月水不调,或一月再来,或两月三月一来,或月前,或月后,闭寒不通。方中大黄用三两,虻虫、水蛭各三十枚。

13. 治妇人产生余疾,月水时来,腹中绞痛方。方中朴消用二两,大黄用四两。

14. 干漆汤,治妇人月事不通,小腹坚痛,不得近。方中大黄、芒消、干漆用量均为一两。

15. 治妇人月事不通方。方中大黄用三两,芒消用二两。

16. 下病散。治瘕,月水瘀血不通。方中消石、大黄、朴消用量均为一两。

17. 治月水不通,瘀血方。方中芒消用二两,大黄用三两。

18. 破血下癥物汤。治月水不通,结成癥,坚如石,腹大骨立。方中大黄,消石用量均为六两,巴豆二十枚。

19. 治月水不通,手足烦热,腹满,默默然不欲寐,心烦方。方中有芒消、大黄、水蛭、虻虫、䗪虫等下利之品。

20. 太阳病,过经十余日,反再三下之,后四五日,柴胡证续在,先与小柴胡汤,呕止小安,其人郁郁微烦者,为未解。与大柴用汤下者,止。

21. 伤寒十余日,邪气结在里,欲复往来寒热,当与大柴胡汤。

22. 伤寒发热,汗出不解,心中痞坚,呕吐,下利者,大柴胡汤主之。

23. 病人表里无证,发热七八日,虽脉浮数,可下之,宜大柴胡汤。

24. 发汗后恶寒者,虚故也;不恶寒,但热,实也。当和其胃气,宜小承气汤。

25. 太阳病未解,其脉阴阳俱停,必先振汗出而解。但阳微者,先汗出而解;阴微者,先下之而解,宜承气汤。注:一云大柴胡汤。

26. 伤寒十三日,过经而谵语,内有热也。当以汤下之。小便利者,大便当坚。而反利,其脉调和者,知医以丸药下之,非其治也。自利者,其脉当微厥,今反和者,此为内实,宜承气汤。

27. 太阳病过经十余日，心下温温欲吐，而胸中痛，大便反溏，其腹微满，郁郁微烦，先时自极吐下者，宜承气汤。

28. 二阳并病，太阳证罢，但发潮热，手足染染汗出，大便难，谵语者，下之愈。宜承气汤。

29. 太阳病三日，发其汗不解，蒸蒸发热者，调胃承气汤主之。

30. 伤寒吐后腹满者，承气汤主之。

31. 太阳病吐下发汗后，微烦，小便数，大便因坚，可与小承气汤和之则愈。

32. 太阳病不解，热结膀胱，其人如狂，血自下，下者即愈。其外不解，尚未可攻，当先解其外。少腹急结者，乃可攻之，宜桃核承气汤方。

33. 结胸者，其项亦强，如柔痉状，下之即和，宜大陷胸丸。

34. 太阳病，脉浮而动数，浮则为风，数则为热，动则为痛，数则为虚，头痛发热，微盗汗出，而反恶寒，其表未解。医反下之，动数则迟，头痛即眩，胃中空虚，客气动膈，短气躁烦，心中懊恼，阳气内陷，心下因坚，则为结胸。大陷胸汤主之。

35. 伤寒六七日，结胸，热实，脉沉紧，心下痛，按之如石坚。大陷胸汤主之。

36. 但结胸，无大热，此为水结在胸胁，头微汗出。大陷胸汤主之。

37. 太阳病，重发汗而复下之，不大便五六日，舌上燥而渴，日晡如小有潮热，从心下至少腹坚满，而痛不可近，大陷胸汤主之。若心下满而坚痛者，此为结胸，大陷胸汤主之。

38. 小结胸者，正在心下，按之即痛，其脉浮滑，小陷胸汤主之。

39. 寒实结胸，无热证者，与三物小白散方。方后云：病在上则吐，在下则利。

40. 太阳中风，吐下、呕逆、表解，乃可攻之。其人染染汗出，发作有时，头痛，心下痞坚满，引胁下，呕即短气。此为表解里未和，十枣汤主之。

41. 太阳病六七日出，表证续在，脉微而沉，反不结胸，其人发狂者，以热在下焦，少腹坚满，小便自利者，下血乃愈。所以然者，以太阳随经，瘀热在里故也。宜下之，以抵当汤。

42. 太阳病，身黄，脉沉结，少腹坚，小便不利者，为无血；小便自利，其人如狂者，血证谛也，抵当汤主之。

43. 伤寒有热，少腹满，应小便不利，今反利者，为有血也，当须下之，不可余药，宜抵当丸。

44. 阳明病，不吐下而烦者，可与承气汤。

45. 阳明病，其脉迟，虽汗出，不恶寒，其体必重，短气，腹满而喘，有潮热。如此者，其外为解，可攻其里，手足濈然汗出，此为已坚，承气汤主之。

46. 若汗出多，而微恶寒，外为未解，其热不潮，勿与承气汤；若腹大满而不大便者，可与小承气汤，微和其胃气。勿令至大下。

47. 阳明病，潮热，微坚，可与承气汤。不坚勿与之。

48. 若不大便六七日，恐有燥屎。欲知之法，可与小承气汤。若腹中转气者，此为有燥屎，乃可攻之；若不转失气者，此但头坚后溏，不可攻。攻之必腹胀满，不能食。欲饮水者。即哕。其后发热者，必复坚。以小承气汤和之。若不转失气者，慎不可攻之。

49. 阳明病，其人多汗，津液外出，胃中燥，大便必坚。坚者则谵语，承气汤主之。

50. 阳明病，谵语妄言，发潮热，其脉滑疾。如此者，承气汤主之。

51. 阳明病，谵语，有潮热，反不能食者，必有燥屎五六枚。若能食者，但坚耳。承气汤主之。

52. 汗出而谵语者，有燥屎在胃中，此风也。过经乃可下之。下之若早，语言必乱。以表虚里实，下之则愈。宜承气汤。

53. 阳明病下之，必中懊恼而烦，胃中有燥屎者，可攻。其人腹微满，头坚后溏者，不可下之。

有燥屎者，宜承气汤。

54. 病者烦热，汗出即解，复如疟状，日晡所发者，属阳明。脉实者，当下之。脉浮虚者，当发其汗。下之，宜承气汤。发汗，宜桂枝汤。

55. 大下后，六七日不大便，烦不解，腹满痛者，此有燥屎。所以然者，本有宿食故也。宜承气汤。

56. 病者小便不利，大便乍难乍易，时有微热，怫郁不能卧，有燥屎故也，宜承气汤。

57. 伤寒七八日，目中不了了，睛不和，无表里证，大便难。微热者，此为实。急下之，宜承气汤。

58. 不大便六七日，小便少者，虽不大便，但头坚后溏，未定成其坚，攻之必溏，当须小便利，定坚乃可攻之，宜承气汤。

59. 得病二三日，脉弱，无太阳柴胡证而烦，心下坚，至四日虽能食，以小承气汤少与，微和之，令小安，至六日，与承气汤一升。

60. 阳明病，发热汗多者，急下之，宜承气汤。

61. 发汗不解，腹满痛者，急下之，宜承气汤。

62. 腹满不减，减不足言，当下之，宜承气汤。

63. 阳明与少阳合病而利，脉不负者为顺，滑而数者有宿食，宜承气汤。

64. 阳明病，汗出，若发其汗，小便自利，此为内竭，虽坚不可攻，当须自欲大便，宜蜜煎导而通之。若土瓜根，猪胆汁，皆可以导。

65. 阳明证，其人喜忘，必有畜血，所以然者，本有久瘀血，故令喜忘，虽坚，大便必黑，抵当汤主之。

66. 病者无表里证，发热七八日，虽脉浮数，可下之。假令下已，脉数不解，而合热，消谷喜饥，至六七日不大便者，有瘀血，抵当汤主之。

67. 脉浮而芤，浮为阳，芤为阴，浮芤相搏，胃气则生热，其阳则绝。趺阳脉浮而涩，浮为胃气强，涩则小便数，浮涩相搏，大便即坚，其脾为约，麻子仁丸主之方。

68. 少阴病得之二三日，口燥咽干，急下之，宜承气汤。

69. 少阴病，下利清水，色青者，心下必痛，口干燥者，可下之，宜承气汤。注：一云大柴胡汤。

70. 少阴病六七日，腹满不大便者，急下之，宜承气汤。

71. 下利而谵语，为有燥屎，小承气汤主之。

72. 大法秋宜下。

73. 凡宜下，以汤胜丸散。

74. 凡服汤下，中病即止，不必尽三服。

75. 少阴病五六日，腹满不大便者，急下之。

76. 下利，三部脉浮，按其心下坚者，宜下之。

77. 下利，脉迟而滑者，实也，利未欲止，宜下之。

78. 下利，不欲食者，有宿食，宜下之。

79. 下利差，至其时复发，此为病不尽，宜复下之。

80. 凡病腹中满痛者，为寒，宜下之。

81. 脉双弦而迟，心下坚，脉大而紧者，阳中有阴，宜下之。

82. 伤寒六七日，目中不了了，睛不和，无表里证，大便难，微热者，此为实，急下之。

83. 伤寒有热而少腹满，应小便不利，今反利，此为血。宜下之。

84. 伤寒吐下后未解，不大便五六日，至十余日，其人日晡所发潮热，不恶寒，犹如见鬼神之状，剧者发则不识人，循衣妄撮，怵惕不安，微喘，直视。脉弦者生，涩者死。微者，但发热谵语，与承气汤。若下者，勿复服。

85. 紫丸，治小儿变蒸发热不解，并挟伤寒，温，壮汗后热不歇，及腹中有痰癖，哺乳不进，乳则吐呃，食痫，先寒热方。方中有巴豆荡下涤痰。方后云：虽下不虚人。

86. 其先不哺乳，吐，而变热，复发痫，此食痫也。早下之则差。

87. 凡下，四味紫丸最善，虽下不损人，足以去疾尔。

88. 四味紫丸不时下者，当以赤丸下之。赤丸不下，当更倍之。

89. 凡小儿冬月下，无所畏，夏月下难差。然有病者，不可不下，下后腹中当小胀满，故当节哺乳数日。

90. 若不肯哺而欲乳者，此是有癖，为疾重要，当下之。无不差。不下则致寒热，或反吐而发痫，或更致下痢。此皆病重不早下之所为也。

91. 凡小儿有癖，其脉大，心发痫。此为食痫，下之便愈。

92. 龙胆汤，治小儿出腹，血脉盛实，寒热温壮，四肢惊掣，发热，大呃吐者。方后云：皆溏下即止。

93. 靳邵大黄丸，主寒食散成痰饮癖，水气心痛，百节俱肿方。方中有巴豆、大黄等泻利之品。

94. 消石大丸。主男子女人惊厥，口干，心下坚，羸瘦不能食，喜卧，坠堕血瘀，久咳上气，胸痛，足胫不仁而冷，少腹满而痛，身重目眩，百节疼痛。方中有消石、大黄、水蛭、虻虫等荡瘀涤邪之品。

95. 雷氏千金丸。治实热结聚之证。方由消石、大黄、巴豆三味组成。方后云：以利为度。

96. 治脾气实，其人口中淡甘，卧愦愦，痛无常处，及呕吐反胃，并主之方：大黄六两，右一味，以水六升，煮取一升，分再服。又能主食即吐并大便不通者，加甘草二两，煮取二升半，分三服。

97. 泻脾丸。主毒风在脾中，流肿腹满，短气，方中有大黄、甘遂等泻利之品。

98. 和胃丸，主胃痛痛烦噫逆，胸中气满，腹胁下邪气，寒壮积聚，大小便乍难。方中有大黄、芒消、甘遂等泻利通滞之品。

99. 黄疸，腹满，小便不利而赤，自汗出。此为表和里实，当下之，宜大黄汤方。

100. 茵陈汤。主时行黄疸，结热，面目四肢通黄，干呕，大便不通，小便黄赤，黄似柏汁，腹痛心烦方。

101. 大茵陈汤。主内实热盛，发黄，黄如金色，脉浮大滑实紧数者。方中茵陈用一两半，大黄用三两。

102. 茵陈丸，主黑疸，身体暗黑，小便涩体重方。方中有甘遂、大黄通滞逐瘀。

103. 牛胆煎。治酒疸，身黄，曲尘出。方后云：膈下利。

104. 栀子汤，治酒疸，心中懊恼或痛。方中大黄用二两，枳实用三枚。

105. 厚朴汤，主腹满，发热，数十日方。方中大黄用四两，厚朴用八两，枳实用五枚。

106. 承气汤。主气结胸中，热在胃管，饮食呕逆方。方中大黄用一两，消石用二两。

107. 七水凌，主大热。方中有朴消、芒消等泻下除热之品。

108. 大黄丸。主消渴，小便多，大便秘方。方中有大黄、土瓜根泻下通便。

109. 关格不通方。方中芒消用五两，大黄用半斤，麻子仁用三两。

110. 茯苓丸。主水胀大。方中有芒消、甘遂等泻痰涤饮之品。

111. 大五饮丸。主五种饮，一曰留饮，停水在心下；二曰澼饮，水澼在两胁下；三曰淡饮，水在胃中；四曰溢饮，水溢在膈上五脏间；五曰以流饮，水在肠间动摇有声。方中甘遂、大黄、大戟、芒消等下饮涤痰之品。

112. 大五明狼毒丸。主坚癖或在人胸，或在心腹方。方中有狼毒、巴豆、大黄、芫花等荡涤泻利之品。

113. 礜石丸，主积聚癥坚、不能食方。方中有藜芦、巴豆、大黄峻烈涤利之品。

114. 陷胸汤，主胸中心下结坚，食饮不消方。方中大黄用一两，甘遂用一两。

115. 三台丸，主五脏寒热积聚，胪胀肠鸣而噫，食不作肌肤，甚者呕逆。方中有大黄、熟消石、厚朴等降利之品。

116. 泻膈汤。主胸心逆满，牵引腰背疼痛，食欲减少方。方中芫花用一分，大黄用半两。

117. 调中五参丸。主十年呕，手足烦，羸瘦而黄，食不生肌肤，伤饱食不消化方。方中有大黄、巴豆、䗪虫等泻积通滞之品。

118. 备急丸。主暴病胀满方。方中用大黄、巴豆、干姜。

119. 千金丸，主风注，邪病腹胀、恶肿、气卒中忤，方中有巴豆、藜芦之吐利祛邪。

120. 太一神明陷冰丸。主诸病积聚，心下胀满，寒热鬼疰，长病咳逆唾噫，胸中结气，咽中闭塞等症，方中有巴豆、大黄、藜芦、斑猫等剧利通滞之品。

121. 蜥蜴丸，治癥坚水肿、诸尸注、流饮结积等症，方中有朴消、巴豆、虻虫等通利之品。

122. 太一备急散。主卒中恶客忤，心腹卒痛等症。方中有巴豆、藜芦吐利祛邪。

123. 治瘀血腹中，满痛短气，大小便不通方。方中大黄用三两，虻虫用三十枚，桃仁用四十枚。

124. 消石散。主金疮烦闷欲死，大小便不通方。方后云：以通为度。

125. 桃仁汤，主金疮瘀血方。方中大黄用五两，桃仁用五十枚，虻虫、水蛭各用三十枚。

126. 治金疮烦痛，大便不利方，大黄、黄芩等份。蜜丸，先食服如梧子七丸，日三。

127. 五利汤。治痈疽，大小便不通方。方中大黄用三两，芒消用一两。

（二十三）《金匮玉函经》可下证

1. 刚痉为病，胸满口噤，卧不著席，脚挛急，其人必齘齿，可与大承气汤。

2. 胃气不和，谵语，少与调胃承气汤。

3. 与承气汤溏，止其谵语。

4. 不恶寒，但热者，实也，当和胃气，宜小承气汤。

5. 太阳病未解，脉阴阳俱停，必先振汗而解，但阳微者先汗之而解；阴微者先下之而解。汗之宜桂枝汤，下之宜承气汤。

6. 太阳病，过经十余日，及二三下之，后四五日，柴胡证仍在，先与小柴胡汤。呕止小安，其人郁郁微烦者，为未解，与大柴胡汤下之愈。

7. 伤寒十三日不解，胸胁满而呕，日晡发潮热而微利。此本柴胡证，下之不得利。今反利者，知医以丸药下之，非其治也。潮热者，实也。先再服小柴胡汤解其外，后以柴胡加芒消汤主之。

8. 伤寒十三日，过经而谵语，内有热也。当以汤下之。小便利者，大便当坚，而反下利，其脉调和者，知医以丸药下之，非其治也。自利者，其脉当微厥。今反和者，此为内实也。调胃承气汤主之。

9. 太阳病不解，热结膀胱，其人如狂。血自下，下者即愈。其外不解，尚未可攻，当先解其外。外解，小腹急结者，乃可攻之。宜桃核承气汤。

10. 太阳病，过经十余日，心下温温欲吐，而又胸中痛，大便反溏，其腹微满，郁郁微烦，先时自极吐下者，与调胃承气汤。

11. 伤寒有热，而少腹满，小便不利，今反利者，为有血也。当下之，不可余药，宜抵当丸。

12. 结胸者，其项亦强，如柔痉状，下之即和，宜大陷胸丸。

13. 客气动膈，短气烦躁，心中懊恼，阳气内陷，心下因坚，则为结胸。大陷胸汤主之。

14. 伤寒六七日，结胸，热实，其脉浮紧，心下痛，按之如石坚。大陷胸汤主之。

15. 伤寒十余日，热结在里，复往来寒热，当与大柴胡汤，但结胸，无大热，此为水结在胸胁，头微汗出，大陷胸汤主之。

16. 太阳病，重发其汗，而复下之，不大便五六日，舌上燥而渴，日晡小有潮热，从心下至少腹坚满而痛，不可近，大陷胸汤主之。

17. 小结胸者，正在心下，按之即痛，其脉浮滑，小陷胸汤主之。

18. 寒实结胸，无热证者，与三物小白散。

19. 心下满而坚痛者，此为结胸，大陷胸汤主之。

20. 太阳中风，下利呕逆，表解乃可攻之，其人漐漐汗出，发作有时，头痛，心下痞坚，满引胁下痛，呕即短气，此为表解里未和，十枣汤主之。

21. 阳明病，不吐下而烦者，可与调胃承气汤。

22. 阳明病，其脉迟，虽汗出不恶寒者，其身必重，短气腹满而喘，有潮热，如此者，其外为欲解，可攻其坚也。手足濈然汗出，此为已坚。大承气汤主之。若汗出多，微发热恶寒者，外为未解。其热不潮，未可与承气汤。若腹大满不通，可与小承气汤，微和其胃气，勿令至大下。

23. 阳明病，潮热，大便微坚者，可与大承气汤；不坚者，勿与之。若不便六七日，恐有燥屎，欲知之法，可与小承气汤。汤入腹中，转矢气者，为有燥屎，乃可攻之；若不转矢气者，此但头坚后溏，不可攻之。攻之必胀满不能食也。欲饮水者，与水即哕，其后发潮热，必复坚而少也，以小承气汤和之。若不转矢气者，慎不可攻也。

24. 伤寒吐下后不解，不大便五六日，上至十余日，日晡时发潮热，不恶寒，独语如见鬼状。若剧者，发则不识人，循衣撮空，怵惕不安，微喘直视。脉弦者生，涩者死，微者但发热，谵语者，大承气汤主之。若一服利，止后服。

25. 阳明病，其人多汗，以津液外出，胃中燥，大便必坚，坚则谵语，小承气汤主之。一服谵语止，莫复服。

26. 阳明病，谵语，发潮热，其脉滑而疾者，小承气汤主之。因与承气汤一升，腹中转矢气者，复与一升；若不转矢气者，勿更与之。明日不大便，脉反微涩者，里虚也。为难治不可更与承气汤也。

27. 阳明病，谵语，有潮热，而反不能食者，必有燥屎五六枚也。若能食者，但坚耳，大承气汤主之。

28. 汗出谵语者，以有燥屎在胃中，此为风也。须下之。过经乃可下之。下之若早，语言必乱，以表虚里实故也。下之则愈，宜大承气汤。

29. 二阳并病，太阳证罢，但发潮热，手足漐漐汗出，大便难而谵语者，下之即愈，宜大承气汤。

30. 阳明病，自汗出，若发其汗，小便自利。此为津液内竭，虽坚不可攻之。当须自欲大便，宜蜜煎导而通之。若土瓜根、猪胆汁，皆可为导。

31. 阳明证，其人喜忘者，必有畜血。所以然者，本有久瘀血，故令喜忘。屎虽坚，大便反易，其色必黑。抵当汤主之。

32. 阳明病，下之，心中懊侬而烦，胃中有燥屎者，可攻；其人腹微满，头坚后溏者，不可攻之。若有燥屎者，宜大承气汤。

33. 病人烦热，汗出即解，复如疟状，日晡所发热者，属阳明也，脉实者，当下之；脉浮虚者，当发汗。下之宜大承气汤，发汗宜桂枝汤。

34. 大下后，六七日不大便，烦不解，腹满痛者，此有燥屎。所以然者，本有宿食故也。大承气汤主之。

35. 病人小便不利，大便乍难乍易，时有微热，喘冒不能卧者，有燥屎故也。大承气汤主之。

36. 趺阳脉浮而涩，浮为胃气强，涩则小便数，浮涩相搏，大便则坚，其脾为约。麻子仁丸主之。

37. 太阳病三日，发其汗不解，蒸蒸然发热者，属胃也。调胃承气汤主之。

38. 伤寒吐后，腹胀满者，与调胃承气汤。

39. 太阳病，吐下发汗后，微烦，小便数，大便坚，可与小承气汤和之，则愈。

40. 得病二三日，脉弱，无太阳柴胡证，烦躁，心下坚，至四五日。虽能食，以小承气汤，少少与，微和之令小安。至六日，与承气汤一升。若不大便六七日，小便少者，虽不能食，但头坚后溏，未定成坚，攻之必溏。须小便利，屎定坚，乃可攻之。宜大承气汤。

41. 伤寒六七日，目中不了了，睛不和，无表里证，大便难，身微热者，此为实。急下之，宜大承气汤。

42. 阳明病，发热汗多者，急下之。宜大承气汤。

43. 发汗不解，腹满痛者，急下之。宜大承气汤。

44. 腹满不减，减不足言，当下之。宜大承气汤。

45. 伤寒腹满，按之不痛者为虚，痛者为实。当下之。舌黄未下者，下之黄自去，宜大承气汤。

46. 阳明与少阳合病，必下利。其脉不负者为顺，负者为失。互相克贼，名为负。若滑而数者，有宿食也。当下之。宜大承气汤。

47. 病人无表里证，发热七八日，脉虽浮数，可下之，假令下已，脉数不解，合热则消谷善饥，至六七日，不大便者，有瘀血。宜抵当汤。

48. 伤寒七八日，身黄如橘子色，小便不利，少腹微满，茵陈蒿汤主之。

49. 少阴病，得之二三日，口燥咽干者，急下之，宜大承气汤。

50. 少阴病，下利清水，色纯青，心下必痛，口干燥者，急下之。宜大承气汤。

51. 少阴病六七日，腹胀不大便者，急下之，宜大承气汤。

52. 下利谵语者，有燥屎也，宜小承气汤。

53. 伤寒差已后，更发热者，小柴胡汤主之。脉浮者，以汗解之，脉沉实者，以下解之。

54. 大法秋宜下。

55. 凡服下药，用汤胜丸，中病即止，不必尽剂。

56. 下利，三部脉皆平。注：一云浮。按其心下坚者，可下之，宜承气汤。

57. 下利，脉迟而滑者，内实也，利未欲止，当下之，宜承气汤。

58. 脉滑而数者，有宿食也。当下之。宜大柴胡汤、承气汤。

59. 问曰：人病有宿食，何以别之？师曰：寸口脉浮大，按之反涩，尺中亦微而涩。故知有宿食，当下之，宜承气汤。

60. 下利不欲食者，有宿食也。当下之，宜承气汤。

61. 下利已差，至其年月日时复发者，此为病不尽故也。复当下之，宜承气汤。

62. 下利脉反滑，当有所去，下之乃愈，宜承气汤。

63. 病腹中满者为实，当下之，宜大柴胡汤。

64. 腹满不减，减不足言，当下之。宜大柴胡汤、承气汤。

65. 伤寒后脉沉实，沉实者下之解。宜大柴胡汤。

66. 伤寒六七日，目不了了，睛不和，无表里证，大便难，微热者，此为实，急下之，宜大柴胡汤、承气汤。

67. 太阳病未解，其脉阴阳俱停，必先振汗出而解。但阳脉微者，先汗之而解；阴脉微者，先下之而解。宜承气汤，一云大柴胡汤。

68. 脉双弦而迟，心下坚，脉大而坚者，阳中有阴也。可下之，宜承气汤。

69. 病者无表里证，发热七八日，脉虽浮数，可下之，宜大柴胡汤。

70. 太阳病六七日，表证续在，其脉微沉，反不结胸，其人发狂，此热在下焦，小腹当坚而满，小便自利者，下血乃愈。所以然者，太阳随经，瘀热在里故也。属抵当汤证。

71. 太阳病身黄，其脉沉结，小腹坚，小便不利，为无血也，小便自利，其人如狂者，血证谛也。属抵当汤。

72. 阳明病，发热而汗出，此为热越，不能发黄也。但头汗出，其身无有，齐颈而还，小便不利，渴饮水浆，此为瘀热在里，身必发黄，属茵陈蒿汤证。

73. 汗出而谵语者，有燥屎在胃中，此为风也。过经乃可下之，下之若早，谵语而乱，以表虚里实故也。下之则愈。宜大柴胡汤、承气汤。

74. 病者烦热，得汗出即解。复如疟状，日晡所发热者，属阳明。脉实者，当下之，宜大柴胡汤、承气汤。

75. 下利而谵语者，为有燥屎也，属承气汤。

76. 得病二三日，脉弱，无太阳柴胡证而烦，心下坚，至四日虽能食，以承气汤。少与微和之令小安。至六日，与承气汤一升。不大便六七日，小便少者，虽不能食，但头坚后溏，未定成其坚，攻之必溏，当从小便利，定坚，乃可攻之。宜大柴胡汤、承气汤。

77. 阳明病，不吐下而心烦者，属承气汤证。

78. 阳明病，其脉迟，虽汗出而不恶寒，其体必重，短气腹满而喘，有潮热。如此者，其外解，可攻其里。若手足濈然汗出，此大便已坚，承气汤主之。其热不潮，腹中满而不大便者，属小承气汤，微和其胃气，勿令至大下。

79. 阳明病，潮热微坚，可与承气汤。不坚勿与之。言不大便六七日，恐有燥屎。欲知之法，可与小承气汤。若腹中转矢气者，为有燥屎，乃可攻之。

80. 阳明病，谵语妄言，发潮热，其脉滑疾。如此者，承气汤主之。因与承气汤一升，腹中转矢气者，复与一升。如不转矢气者，勿与之。明日又不大便，脉反涩，此为难治，不可复与承气汤。

81. 大下后六七日，不大便，烦大解，腹满痛，此有燥屎，所以然者，本有宿食故也。属承气汤证。

82. 二阳并病，太阳证罢，但发潮热，手足絷絷汗出，大便难而谵语者，下之即愈。宜承气汤。

83. 病者小便不利，大便乍难乍易，时有微热，怫郁，不能卧，有燥屎故也，属承气汤证。

84. 发汗不解，腹满痛者，急下之，宜承气汤。一云大柴胡汤。

85. 伤寒吐后，腹满者，属承气汤证。

（二十四）《脉经》可下证

1. 伤寒，不大便六七日，头痛，有热，与承气汤。

2. 胃气不和，谵语，可与承气汤。

3. 太阳病三日，发其汗不解，蒸蒸发热者，属胃也。属承气汤。

4. 得病二三日，脉弱，无太阳柴胡证，而烦躁心下硬，至四五日，虽能食，以承气汤，少与微和之，令小安。至六日，与承气汤一升。不大便六七日，小便少者，虽不大便，但头坚后溏，未定成坚，攻之必溏。当须小便利，定坚，乃可攻之。

5. 阳明病，潮热，微坚，可与承气汤。不坚，不可与。若不便六七日，恐有燥屎。欲知之法，可少与小承气汤。腹中转失气者，此为有燥屎，乃可攻之。若不转失气者，此但头坚后溏，不可攻之。攻之必腹满不能食，欲饮水者，即哕。其后发热者，必复坚，以小承气汤和之。若不转失气者，慎不可攻之。

6. 阳明病，自汗出，若发其汗，小便自利，此为内竭，虽坚不可攻之。当须自欲大便，宜密煎导而通之。若土地瓜根，及猪胆汁，皆可以导。

7. 大法秋宜下。

8. 凡可下者，以汤胜丸散。中病便止，不必尽服之。

9. 阳明病，发热，汗多者，急下之，属大柴胡汤。

10. 少阴病，得之二三日，口燥咽干者，急下之，属承气汤。

11. 少阴病，六七日，腹满不大便者，急下之，属承气汤。

12. 少阴病，下利青水，色青者，心下必痛，口干燥者，可下之。属大柴胡汤、承气汤。

13. 下利，三部脉皆平，按其心下坚者，可下之，属承气汤。

14. 阳明与少阳合病而利，脉不负者，为顺。负者，失也，互相克贼，为负。

15. 滑而数者，有宿食，当下之，属大柴胡汤、承气汤。

16. 伤寒后脉沉，沉为内实。注：《玉函》云：脉沉实，沉实者下之。下之解，属大柴胡汤。

17. 伤寒六七日，目中不了了，睛不和，无表里证，大便难，微热者，此为实。急下之，属大柴胡汤、承气汤。

18. 太阳病，未解，其脉阴阳俱停，必先振汗出解。但阳微者，先汗之而解。但阴微者，先下之而解，属大柴胡汤。注：阴微，一作尺实。

19. 脉双弦迟，心下坚，脉大而紧者，阳中有阴，可下之，属承气汤。

20. 结胸者，项亦强，如柔痉状，下之即和。

21. 病者无表里证，发热七八日，虽脉浮数，可下之，属大柴胡汤。

22. 太阳病，六七日，表证续在，其脉微沉，反不结胸。其人发狂，此热在下焦，少腹当坚而满，小便自利者，下血乃愈。所以然者，以太阳随经，瘀热在里故也。属抵当汤。

23. 太阳病，身黄，其脉沉结，少腹坚，小便不利，为无血。小便自利，其人如狂者，血证谛，属抵当汤。

24. 伤寒有热，而少腹满，应小便不利，而反利者，此为血，当下之，属抵当丸。

25. 阳明病，发热而汗出，此为热越，不能发黄，但头汗出，其身无有，齐颈而还，小便不利，渴引水浆。此为瘀热在里，身必发黄，属茵陈蒿汤。

26. 阳明证，其人喜忘，必有畜血。所以然者，本有久瘀血，故令喜忘。虽坚，大便必黑，属抵当汤。

27. 汗出而谵语者，有燥屎在胃中，此风也。过经乃可下之。下之若早，语言乱，以表虚里实故也。下之则愈，属大柴胡汤、承气汤。

28. 病者烦热，汗出即解，复如疟状，日晡所发者，属阳明。脉实者，当下之，属大柴胡汤、承气汤。

29. 阳明病，谵语，有潮热，而反不能食者，必有燥屎五六枚。若能食者，但坚耳，属承气汤。

30. 太阳中风，下利呕逆，表解，乃可攻之。其人絷絷汗出，发作有时，头痛，心下痞，坚满，引胁下痛，呕而短气，汗出，不恶寒。此为表解里未和，属十枣汤。

31. 太阳病不解，热结膀胱，其人如狂，血自下，下者即愈，其外未解，尚未可攻，当先解其外。外解，小腹急结者，乃可攻之。属桃仁承气汤。

32. 伤寒七八日，身黄如橘，小便不利，少腹微满，属茵陈蒿汤。

33. 伤寒十余日，热结在里，复往来寒热，属大柴胡汤。

34. 但结胸，无大热，此为水结在胸胁，头微汗出，与大陷胸汤。

35. 伤寒六七日，结胸，热实，其脉沉紧，心下痛，按之如石坚，与大陷胸汤。

36. 阳明病，其人汗多，津液外出，胃中燥，大便必坚，坚者必谵语。属承气汤。

37. 阳明病，不吐下而心烦者，可与承气汤。

38. 阳明病，其脉迟，虽汗出而不恶寒，其体必重，短气，腹满而喘，有潮热。如此者，其外为解，可攻其里。若手足然濈汗出者，此大便已坚，属承气汤。其热不潮，未可与承气汤。若腹满大而不大便者，属小承气汤，微和胃气，勿令至大下。

39. 阳明病，谵语，发潮热，其脉滑疾。如此者，属承气汤。因与承气汤一升，腹中转矢气者，复与一升，如不转矢气者，勿更与之。明日又不大便，脉反微涩者，此为里虚，为难治，不可更与承气汤。

40. 二阳并病，太阳证罢，但发潮热，手足絷絷汗出，不大便而谵语者，下之愈。属承气汤。

41. 病人小便不利，大便乍难乍易，时有微热，喘冒不能卧者，胃有燥屎也。属承气汤。

42. 太阳病，先下之而不愈，因复发其汗，表里俱虚，其人因冒。冒家当汗出自愈。所以然者，汗出表和故也。表和，然后下之。

43. 太阳病，经过十余日，心下温温欲吐，而胸中痛，大便反溏。其腹微满，郁郁微烦，发时自极吐下者，与承气汤。

44. 太阳病，重发其汗，而复下之，不大便五六日，舌上燥而渴，日晡小有潮热，从心下至少腹坚满，而痛不可近，属大陷胸汤。

45. 伤寒，吐下后，未解，不大便五六日，至十余日，其人日晡所发潮热，不恶寒，独语如见鬼神之状。若剧者，发则不识人，循衣妄撮，怵惕不安，微喘直视。脉弦者生，涩者死。微者，但发热谵语，属承气汤。若下者，勿复服。

46. 阳明病，下之，心中懊恼而烦，胃中有燥屎者，可攻。其人腹微满，头坚后溏者，不可下之。有燥屎者，属承气汤。

47. 太阳病，吐下发汗后，微烦，小便数，大便因坚，可与小承气汤和之则愈。

48. 太阳病，过经十余日，反再三下之，后四五日，柴胡证续在，先与小柴胡汤。呕止小安，注：一云，呕不止，心下急。其人郁郁微烦者，为未解，与大柴胡汤，下之则愈。

49. 伤寒，十三日不解，胸胁满而呕，日晡所发潮热，而微利，此本当柴胡汤，下之不得利，今反利者，故知医以丸药下之，非其治也。潮热者，实也。先服小柴胡汤以解其外，后属柴胡加芒消汤。

50. 伤寒十三日，过经而谵语，内有热也。当以汤下之，小便利者，大便当坚。而反利，其脉调和者，知医以丸药下之，非其治也。自利者，其脉当微厥，今反和者，此为内实，属承气汤。

51. 客气动膈，短气烦躁，心中懊憹，阳气内陷，心下因坚，则为结胸。属大陷胸汤。

52. 若心下满而坚痛者，此为结胸，属大陷胸汤。

53. 伤寒，吐后腹满者，与承气汤。

54. 病者无表里证，发热七八日，脉虽浮数者，可下之，假令下已，脉数不解，今热则消谷善饥，至六七日，不大便者，有瘀血，属抵当汤。

55. 若寒实结胸，无热证者，与三物小陷胸汤，白散亦可。

56. 刚痉为病，胸满口噤，卧不著席，脚下挛急，其人必龄齿，可与大承气汤。

57. 病黄疸，发热，烦喘，胸满，口燥者，以发病时火动劫其汗，两热相得，然黄家所得，从湿得之，一身尽发热而黄，肚热，热在里，当下之。

58. 黄疸腹满，小便不利而赤，自汗出，此为表和里实。当下之，用大黄黄柏栀子芒消汤。

59. 酒黄疸者，或无热，靖言了了，腹满欲吐，鼻燥。其脉浮者，先吐之；沉弦者，先下之。

60. 夫疟脉自弦也。弦数者多热，弦迟者多寒，弦小紧者可下之，弦迟者可温药。

61. 病腹中满痛为实，当下之。

62. 腹满不减，减不足言者，当下之。

63. 病腹满，发热十数日，脉浮而数，饮食如故，厚朴三物汤主之。腹满痛，厚朴七物汤主之。

64. 胁下偏痛，其脉紧弦，此寒也。以温药下之，宜大黄附子汤。

65. 脉滑而数者，实也。有宿食，当下之。

66. 下利不欲食者，有宿食，当下之。

67. 病人胸满，唇痿，舌青，口燥。其人但欲漱水，不欲咽，无寒热，脉微大来迟，腹不满，其人言我满，为有瘀血。当出汗不出，内结，亦为瘀血。病者如热伏，烦满，口干燥而渴，其脉反无热，此为阴伏，是瘀血也。当下之。

68. 下利，脉迟而滑者，实也。利未欲止，当下之。

69. 下利，脉反滑者，当有所去，下乃愈。

70. 下利差，至其年月日复发，此为病不尽，当复下之。

71. 下利而谵语，为有燥屎也，宜下之。

72. 下利而腹痛满，为寒实，当下之。

73. 下利，腹中坚者，当下之。

74. 夫酒家咳者，必致吐血，此坐极饮过度所致也。咳家，脉弦为有水，可与十枣汤下之。

75. 夫有支饮家，咳烦，胸中痛者，不卒死。至一百日，或一岁，可与十枣汤。

76. 腹满，口舌干燥，此肠间有水气也。防己椒目葶苈大黄丸主之。

77. 寸口脉滑而数，滑则为实，数则为热，滑则为荣，数则为卫。卫数下降，荣滑上升，荣卫相干，血为浊败，少腹痞坚，小便或涩，或时汗出，或得恶寒，脓为已成，设脉迟紧，紧为瘀血，下之则愈。

78. 肠痈者，小腹肿，按之痛，小便数如淋，时时发热，自汗出，复恶寒，其脉迟紧者，脓未成，可下之，当有血。

79. 胃热气实，承气汤主之。

80. 师曰：产妇腹痛，烦满不得卧，法当枳实芍药汤主之，假令不愈者，此为腹中有干血著脐下，宜下瘀血汤。

81. 妇人产后七八日，无太阳证，少腹坚痛，此恶露不尽，不大便四五日，趺阳脉微，实再倍，其人发热，日晡所烦躁者，不能食，谵语，利之则愈，宜承气汤。

82. 妇人小腹满如敦敦状。注：《要略》云：满而热，小便微难而不渴，生后者，此为水与血并，结在血室，大黄甘遂汤主之。

（二十五）宋本《伤寒论》可下证

1. 三经皆受病，已入于府，可下而已。

2. 凡伤寒之病，多从风寒得之。始表中风寒，入里则不消矣。未有温复而当，不消散者，不在证治，拟欲攻之，犹当先解表，乃可下之。

3. 若表已解，而内不消，大满大实，坚有燥屎，自可除下之。虽四五日，不能为祸也。

4. 夫阳盛阴虚，汗之则死，下之则愈。

5. 若胃气不和，谵语者，少与调胃承气汤。

6. 以承气汤微溏，则止其谵语。

7. 伤寒不大便六七日，头痛，有热，与承气汤。

8. 发汗后恶寒，虚故也，不恶寒，但热者，实也。与调胃承气汤。

9. 太阳病未解，脉阴阳俱停，阴脉微者，下之解。宜调胃承气汤。

10. 太阳病，过经十余日，反二三下之，后四五日，柴胡证仍在，微烦者，大柴胡汤主之。

11. 伤寒，十三日不解，胸胁满而呕，日晡发潮热，柴胡加芒消汤主之。

12. 伤寒十三日，过经谵语者，调胃承气汤主之。

13. 太阳病不解，热结膀胱，其人如狂，宜桃核承气汤。

14. 太阳病，过经十余日，温温欲吐，胸中痛，大便微溏，与调胃承气汤。

15. 太阳病六七日，表证在，脉微沉，不结胸，其人发狂，以热在下焦，少腹满，小便自利者，下血乃愈，抵当汤主之。

16. 太阳病，身黄，脉沉结，少腹硬，小便自利，其人如狂者，血证谛也。抵当汤主之。

17. 伤寒有热，少腹满，应小便不利，今反利者，有血也，当下之，宜抵当丸。

18. 发汗后，恶寒者，虚故也。不恶寒，但热者，实也。当和胃气，与调胃承气汤。

19. 太阳病未解，脉阴阳俱停，注：一作微。先必振栗，汗出而解。但阳脉微者，先汗出而解；但阴脉微者，注：一作尺脉实，下之而解，若欲下之，宜调胃承气汤。

20. 太阳病，过经十余日，反二三下之，后四五日，柴胡证仍在者，先与小柴胡，呕为不止，心下急，注：一云呕止小安。郁郁微烦者，未解也。与大柴胡汤，下之则愈。

21. 伤寒十三日不解，胸胁满而呕，日晡所发潮热，已而微利，此本柴胡证，下之以不得利，今反利者，知医以丸药下之，此非其治也。潮热者，实也。先宜服小柴胡汤以解外，后以柴胡加芒消汤主之。

22. 伤寒十三日，过经，谵语者，以有热也。当以汤下之。若小便利者，大便当硬。而反下利，脉调和者，知医以丸药下之，非其治也。若自下利者，脉当微厥，今反和者，此为内实也。调胃承气汤主之。

23. 太阳病不解，热结膀胱，其人如狂，血自下，下者愈。其外不解者，当未可攻，当先解其外。外解已，但少腹急结者，乃可攻之，宜桃核承气汤。

24. 太阳病，过经十余日，心下温温欲吐，而胸中痛，大便反溏，腹微满，郁郁微烦，先此时自极吐下者，与调胃承气汤。若不尔者，不可与。但欲呕，胸中痛，微溏者，此非柴胡汤证。以呕故知极吐下也。调胃承气汤。

25. 太阳病六七日，表证仍在，脉微而沉，反不结胸，其人发狂者，以热在下焦，少腹当硬满，小便自利者，下血乃愈。所以然者，以太阳随经，瘀热在里故也。抵当汤主之。

26. 太阳病，身黄，脉沉结，少腹硬，小便不利者，为无血也。小便自利，其人如狂者，血证谛也。抵当汤主之。

27. 结胸，项强，如柔痉状，下则和，宜大陷胸丸。

28. 太阳病，心中懊恼，阳气内陷，心下硬，大陷胸汤主之。

29. 伤寒六七日，结胸，热实，脉沉紧，心下痛，大陷胸汤主之。

30. 伤寒十余日，热结在里，往来寒热者，与大柴胡汤。

31. 太阳病，重发汗，复下之，不大便五六日，舌燥而渴，潮热，从心下至少腹满痛，不可近者，大陷胸汤主之。

32. 寒实结胸，无热证者，与三物小陷胸汤，白散亦可服。

33. 太阳中风，下利呕逆，表解乃可攻之，十枣汤主之。

34. 伤寒发热，汗出不解，心下痞，呕吐下利者，大柴胡汤主之。

35. 结胸者，项亦强，如柔痉状。下之则和，宜大陷胸丸。

36. 客气动膈，短气躁烦，心中懊恼，阳气内陷，心下因硬，则为结胸，大陷胸汤主之。

37. 伤寒六七日，结胸热实，脉沉而紧，心下痛，按之石硬者，大陷胸汤主之。

38. 但结胸，无大热者，此为水结在胸胁也。但头微汗出者，大陷胸汤主之。

39. 太阳病，重发汗而复下之，不大便五六日，舌上燥而渴，日晡所小有潮热。注：一云：日晡所发，心胸大烦。从心下至少腹硬满而痛，不可近者，大陷胸汤主之。

40. 小结胸病，正在心下，按之则痛，脉浮滑者，小陷胸汤主之。

41. 若心下满而硬痛者，此为结胸也。大陷胸汤主之。

42. 太阳中风，下利，呕逆，表解者，乃可攻之，其人漐漐汗出，发作有时，头痛，心下痞硬满，引胁下痛，干呕，短气，汗出不恶寒者，此表解里未和也，十枣汤主之。

43. 阳明病，不吐不下，心烦者，可与调胃承气汤。

44. 阳明病，脉迟，汗出不恶寒，身重短气，腹满潮热，大便硬，大承气汤主之。若腹大满不通者，与小承气汤。

45. 阳明病，潮热，大便微硬者，可与大承气汤。若不大便六七日，恐有燥屎，与小承气汤。若不转失气，不可攻之，后发热复硬者，小承气汤和之。

46. 伤寒若吐下不解，至十余日，潮热，不恶寒，如见鬼状，微喘直视，大承气汤主之。

47. 阳明病，多汗，胃中燥，大便硬，谵语，小承气汤主之。

48. 阳明病，谵语，潮热，不能食，胃中有燥屎。宜大承气汤下之。

49. 汗出谵语，有燥屎在胃中，过经乃可下之，宜大承气汤。

50. 二阳并病，太阳证罢，潮热汗出，大便难，谵语者，宜大承气汤。

51. 阳明病，自汗出，若发汗，小便利，津液内竭，虽硬不可攻之，须自大便，蜜煎导而通之。若土瓜根、猪胆汁。

52. 阳明病，便头汗出，小便不利，身心发黄，茵陈蒿汤主之。

53. 阳明证，喜忘，必有畜血，大便黑，宜抵当汤下之。

54. 阳明病下之，心中懊恼而烦，胃中有燥屎者，宜大承气汤。

55. 病人烦热，汗出解，如疟状，日晡发热，脉实者，宜大承气汤。

56. 大下后，六七日不便，烦不解，腹满痛，本有宿食，宜大承气汤。

57. 病人小便不利，大便乍难乍易，时有微热，宜大承气汤。

58. 趺阳脉浮而涩，小便数，大便硬，其脾为约，麻子仁丸主之。

59. 太阳病三日，发汗不解，蒸蒸热者，调胃承气汤主之。

60. 伤寒吐后，腹胀满者，与调胃承气汤。

61. 太阳病，若吐下发汗后，微烦，大便硬，与小承气汤和之。

62. 得病二三日，脉弱，无太阳，柴胡证。烦躁，心下硬，小便利，屎定硬，宜大承气汤。

63. 伤寒六七日，目中不了了，睛不和，无表里证，大便难，宜大承气汤。

64. 阳明病，发热汗多者，急下之，宜大承气汤。

65. 发汗不解，腹满痛者，急下之，宜大承气汤。

66. 腹满不减，减不足言，当下之，宜大承气汤。

67. 阳明少阳合病，必下利，脉滑而数，有宿食也。当下之，宜大承气汤。

68. 病人无表里证，发热七八日，脉数，可下之，假令已下，不大便者，有瘀血，宜抵当汤。

69. 伤寒七八日，身黄如橘色，小便不利，茵陈蒿汤主之。

70. 阳明病，脉迟，虽汗出不恶寒者，其身必重，短气，腹满而喘，有潮热者，此外欲解，可攻里也。手足濈然汗出者，此大便已硬也，大承气汤主之。若汗多，微发热恶寒者，外未解也。注：一法，与桂枝汤。其热不潮，未可与承气汤。若腹大满不通者，可与小承气汤，微和胃气，勿令至大泄下。

71. 阳明病，潮热，大便微硬者，可与大承气汤。不硬者，不可与之。若不大便六七日，恐有燥屎。欲知之法，少与小承气汤，汤入腹中，转失气者，此有燥屎也，乃可攻之。若不转失气者，此但初头硬，后必溏，不可攻之。攻之必胀满不能食也。欲饮水者，与水则哕，其后发热者，必大便复硬而少也，以小承气汤和之。不转失气者，慎不可攻也。

72. 伤寒，若吐，若下后不解，不大便五六日，上至十余日，日晡所发潮热，不恶寒，独语如见鬼状。若剧者，发则不识人，循衣摸床，惕而不安。注：一云：顺衣妄撮，怵惕不安。微喘直视。脉弦者生，涩者死。微者，但发热谵语者，大承气汤主之。

73. 阳明病，其人多汗，以津液外出，胃中燥，大便必硬，硬则谵语，小承气汤主之。若一服，谵语止者，更莫复服。

74. 阳明病，谵语，发潮热，脉滑而疾者，小承气汤主之，因与承气汤一升，腹中转气者，更服一升。若不转气者，勿更与之。

75. 阳明病，谵语，有潮热，反不能食者，胃中必有燥屎五六枚也。若能食者，便硬耳，宜大承气汤下之。

76. 汗，注：一作卧。出谵语者，以有燥屎在胃中，此为风也。须下者，过经乃可下之。下之若早，语言必乱，以表虚里实故也。下之愈。宜大承气汤。

77. 二阳并病，太阳证罢，但发潮热，手足漐漐汗出，大便难而谵语者，下之愈。宜大承气汤。

78. 阳明病，自汗出，若发汗，小便自利者，此为津液内竭。虽硬不可攻之。当须自欲大便，宜蜜煎导而通之。若土瓜根及大猪胆汁，皆可为导。

79. 阳明病，发热，汗出者，此为热越，不能发黄也。但头汗出，身无汗，剂颈而还，小便不利，渴引水浆者，此为瘀热在里，身必发黄，茵陈蒿汤主之。

80. 阳明证，其人喜忘者，必有蓄血，所以然者，本有久瘀血，故令喜忘。屎虽硬，大便反易，其色必黑者，宜抵当汤下之。

81. 阳明病，下之，心中懊侬而烦，胃中有燥屎者，可攻。腹微满，初头硬，后必溏，不可攻之。若有燥屎者，宜大承气汤。

82. 病人烦热，汗出则解，又如疟状，日晡所发热者，属阳明也。脉实者，宜下之；脉浮虚者，宜发汗。下之与大承气汤。发汗宜桂枝汤。

83. 大下后，六七日不大便，烦不解，腹满痛者，此有燥屎也。所以然者，本有宿食故也。宜大承气汤。

84. 病人小便不利，大便乍难乍易，时有微热，喘冒，注：一作拂郁。不能卧者，有燥屎也，宜大承气汤。

85. 趺阳脉浮而涩，浮则胃气强，涩则小便数，浮涩相搏，大便则硬，其脾为约。麻子仁丸主之。

86. 太阳病三日，发汗不解，蒸蒸发热者，属胃也。调胃承气汤主之。

87. 太阳病，若吐，若下，若发汗后，微烦，小便数，大便因硬者，与小承气汤，和之愈。

88. 得病二三日，脉弱，无太阳、柴胡证，烦躁，心下硬。至四五日，虽能食，以小承气汤，少少与之，微和之，令小安。至六日，与承气汤一升。若不大便六七日，小便少者，虽不受食，注：一云不大便。但初头硬，后必溏，未定成硬，攻之必溏。须小便利，屎定硬，乃可攻之。宜大承气汤。

89. 伤寒六七日，目中不了了，睛不和，无表里证，大便难，身微热者，此为实。急下之，宜大承气汤。

90. 阳明、少阳合病，必下利。其脉不负者，为顺也。负者，失也。互相克贼，名为负。脉滑而数者，有宿食也。当下之，宜大承气汤。

91. 病人无表里证，发热七八日，虽脉浮数者，可下之。假令已下，脉数不解，合热则消谷善饥，至六七日，不大便者，有瘀血，宜抵当汤。

92. 伤寒七八日，身黄如橘子色，小便不利，腹微满者，茵陈蒿汤主之。

93. 少阴病二三日，口燥咽干者，宜大承气汤。

94. 少阴病，自利清水，心下痛，口干者，宜承气汤。

95. 少阴病六七日，腹满不大便，宜大承气汤。

96. 少阴病，得之二三日，口燥咽干者，急下之，宜大承气汤。

97. 少阴病，自利清水，色纯青，心下必痛，口干燥者，可下之，宜大承气汤。注：一法用大柴胡。

98. 少阴病，六七日，腹胀，不大便者，急下之。宜大承气汤。

99. 下利谵语者，有燥屎也，宜小承气汤。

100. 伤寒，差以后，更发热，小柴胡汤主之。脉浮者，以汗解之；脉沉实，注：一作紧者，以下解之。

101. 发汗后，恶寒者，虚故也；不恶寒，但热者，实也，当和胃气，属调胃承气汤证。注：一法用小承气汤。

102. 阳明病，汗多者，急下之，宜大柴胡汤。注：一法用小承气汤。

103. 少阴病，下利清水，心下痛，口干者，可下之。宜大柴胡、大承气汤。

104. 下利，三部脉平，心下硬者，急下之，宜大承气汤。

105. 下利，脉迟滑者，内实也。利未止，当下之，宜大承气汤。

106. 阳明少阳合病，下利，脉不负者，顺也。脉滑数者，有宿食，当下之。宜大承气汤。

107. 寸脉浮大反涩，尺中微而涩，故知有宿食，当下之，宜大承气汤。

108. 下利，不欲食者，以有宿食，当下之，宜大承气汤。

109. 下利差，至其年月日时复发者，以病不尽，当下之，宜大承气汤。

110. 下利，脉反滑，当有所去，下乃愈，宜大承气汤。

111. 病腹中满痛，此为实，当下之。宜大承气、大柴胡汤。

112. 腹满不减，减不足言，当下之，宜大柴胡、大承气汤。

113. 伤寒后，脉沉，沉者，内实也，下之解。宜大柴胡汤。

114. 伤寒六七日，目中不了了，睛不和，无表里证，大便难，身微热者，实也，急下之，宜大承气、大柴胡汤。

115. 太阳病未解，脉阴阳俱停，先振栗汗出而解。阴脉微者，下之解，宜大柴胡汤。注：一法用调胃承气汤。

116. 脉双弦而迟者，心下硬，脉大而紧者，阳中有阴也，可下之，宜大承气汤。

117. 病人无表里证，发热，七八日，虽脉浮数者，可下之，宜大柴胡汤。

118. 阳明证，其人喜忘，必有蓄血，大便色黑，宜抵当汤下之。

119. 汗出谵语，以有燥屎，过经可下之，宜大柴胡、大承气汤。

120. 病人烦热，汗出，如疟状，日晡发热，脉实者，可下之，宜大柴胡、大承气汤。

121. 伤寒十余日，热结在里，往来寒热者，属大柴胡汤证。

122. 阳明病脉迟，虽汗出不恶寒，身必重，腹满而喘，有潮热，大便硬，大承气汤主之。若汗出多，微发热恶寒，桂枝汤主之。热不潮，腹大满不通，与小承气汤。

123. 阳明病，谵语，潮热，脉滑疾者，属小承气汤证。

124. 病人小便不利，大便乍难乍易，微热喘冒者，属大承气汤证。

125. 大法秋宜下。

126. 凡可下者，用汤胜丸、散，中病便止，不必尽剂也。

127. 阳明病，发热，汗多者，急下之，宜大柴胡汤。注：一法用小承气汤。

128. 太阳病未解，脉阴阳俱停，注：一作微。必先振栗汗出而解，但阴脉微，注：一作尺脉实者，下之而解，宜大柴胡汤。注：一法用调胃承气汤，

129. 汗，注：一作卧，出谵语者，以有燥屎在胃中，此为风也。须下者，过经乃可下之，下之若早者，语言必乱，以表虚里实故也。下之愈，宜大柴胡、大承气汤。

130. 病人烦热，汗出则解，又如疟状，日晡所发热者，属阳明也。脉实者，可下之，宜大柴胡、大承气汤。

131. 阳明病，谵语，发潮热，脉滑而疾者，小承气汤主之。因与承气汤一升，腹中转气者，更服一升；若不转气者，勿更与之。明日又不大便，脉反涩者，里虚也，为难治，不可更与承气汤。

132. 太阳病，过经十余日，心下欲吐，胸中痛，大便溏，腹满，微烦，先此时极吐下者，与调胃承气汤。

133. 伤寒吐下后，不解，不大便至十余日，日晡发潮热，不恶寒，如见鬼状。剧者不识人，循衣摸床，惕而不安，微喘直视，发热谵语者，属大承气汤。

134. 太阳病，过经十余日，二三下之，柴胡证仍在，与小柴胡汤。呕止小安，郁郁微烦者，可与大柴胡汤。

135. 伤寒十三日不解，胸胁满而呕，日晡发潮热，微利。潮热者，实也。先服小柴胡汤以解

外，后以柴胡加芒消汤主之。

136. 伤寒十三日，过经谵语，有热也。若小便利，当大便硬，而反利者，知医以丸药下之也。脉和者，内实也。属调胃承气汤证。

137. 太阳病，脉浮而动数，头痛发热，盗汗，恶寒，反下之，膈内拒痛，短气躁烦，心中懊侬，心下因硬，则为结胸，属大陷胸汤证。

138. 太阳病，先下而不愈，因复发汗，以此表里俱虚，其人因致冒，冒家汗出自愈。所以然者，汗出表和故也。得表和，然后复下之。

139. 阳明病，下之，心中懊侬而烦，胃中有燥屎者，可攻。腹微满，初头硬，后必溏，不可攻之，若有燥屎者，宜大承气汤。

140. 太阳病，若吐，若下，若发汗后，微烦，小便数，大便因硬者，与小承气汤和之，愈。

141. 太阳病，脉浮而动数，浮则为风，数则为热，动则为痛，数则为虚。头痛发热，微盗汗出，而反恶寒者，表未解也，医反下之，动数变迟，膈内拒痛，注：一云头痛即眩。胃中空虚，客气动膈，短气中躁烦，心中懊侬，阳气内陷，心下因硬，则为结胸。属大陷胸汤证。

142. 伤寒五六日，呕而发热者，柴胡汤证具，而以他药下之，柴胡证仍在者，复与柴胡汤。此虽已下之，不为逆，必蒸蒸而振，却发热汗出而解。若心下满而硬痛者，此为结胸也。大陷胸汤主之。

143. 病人无表里证，发热七八日，脉虽浮数者，可下之。假令已下，脉数不解，今热则消谷善饥，至六七日，不大便者，有瘀血，属抵当汤。

（二十六）《千金方》忌下证

1. 世有少盛之人，不避风湿，触犯禁忌，暴竭津液，虽得微疾，皆不可轻以利药下之。一利大重，竭其津液，因滞著床，动经年月也。

2. 凡长宿病宜服利汤，不须尽剂，候利之足则止。

3. 《病源》：须服利汤除者，服利汤后宜得丸散时时助之。

4. 不须下而强下之者，令人开肠洞泄，不禁而死。

5. 若良久热不可止，少与紫丸微下，热竭便止。

6. 惊痫，便按图灸之，及摩生膏，不可大下也，何者？惊痫心气不定，下之内虚，益令甚尔。

7. 儿立夏后有病，治之慎勿妄灸，不欲吐下，便以除热汤浴之，除热散粉之。

8. 下后腹中当小胀满，故当节哺乳数日，不可妄下。

9. 复下之则伤其胃气，令腹胀满。

10. 若治少小法，夏末秋初常宜候天气温凉也。有暴寒卒冷者，其少小则多患壮热而下痢也。慎不可先下之。

11. 转下汤为可早与，但当少与，勿令大下耳。

12. 非里实，不可下也。

13. 不可攻而强攻之，必遂损竭，多死难全也。

14. 阳虚阴盛，下之则死。

15. 发汗吐下之相反，其祸至速。

16. 经言脉微不可吐，虚细不可下。又夏月亦不可下也。此医之大禁也。

17. 大便已坚，宜承气汤。若汗多而微热恶寒者，为外未解也。桂枝汤主之。其热不潮，未可与承气。若腹大满而不大便者，可少与承气汤，微和其胃气，勿令大下。

18. 阳明病，潮热，大便微坚，与承气汤；不坚者，不可与之。

19. 若不大便六七日，恐有燥屎。欲知之法，少与承气汤，腹中转失气者，为有燥屎，乃可攻之；若不转气者，此为头坚后溏，不可攻之也。攻之，必胀满不能食，欲饮水者即哕，其后发热者，大便必复坚，宜与少承气和之。不转气者，慎勿攻之。

20. 发汗后表里虚，烦，不可攻。

21. 狐惑之病……其病形不可攻不可灸。

22. 利法，旦起服药，比至晡时，可得两三行，即断后服。凡长病人，瘦弱虚损，老人，贵人，此等人令少服。

23. 下利脉浮大，此为虚，以强下之，故也。设脉浮革者，因尔肠鸣，当温之。

24. 下利腹胀满，身体疼痛者，先温其里，乃攻其表。

25. 夫积冷积热，及水谷实而下者，以大黄汤下之。强人勿过两剂。皆消息五六日，更进一剂。

26. 误以利药下之或以温脾汤下之。则热痢以利药下之。便数去赤汁如烂肉者。

27. 师曰：迟者为寒，涩为无血，寸口脉微，尺中紧而涩，紧即为寒，微即为虚，涩即为血不足。故知发汗而复下之。

28. 凡食少饮多，水停心下，甚者则悸，微者短气，脉双弦者，寒也。皆大下后喜虚耳。

29. 上气汗出而咳者，此为饮也。十枣汤主之。若下后，不可与也。

（二十七）《千金翼方》忌下证

1. 湿家之为病，其人但头汗出，而背强欲得被覆，若下之早，即哕，或胸满。

2. 湿家下之，额上汗出，微喘者，死；下利不止者，亦死。

3. 太阳病，有外证未解，不可下之。下之为逆。

4. 伤寒不大便六七日，头痛有热，与承气汤。其大便反青，此为不在里，故在表也，当发其汗。

5. 太阳与阳明合病，喘而胸满，不可下也。

6. 太阳病桂枝证，医反下之，遂利不止，其脉促，表未解，喘而汗出，葛根黄芩黄连汤方。

7. 伤寒十三日不解，胸胁满而呕，日晡所发潮热，而微利。此本当柴胡下之，不得利。今反利者，故知医以丸药下之，非其治也。

8. 伤寒十三日，过经而谵语，内有热也。当以汤药下之，小便利者，大便当坚。而反利，其脉调和者，知医以丸药下之，非其治也。

9. 太阳病不解，热结膀胱，其人如狂，血自下，下者即愈。其外不解，尚未可攻。

10. 夫病发于阳，而反下之，热入，因作结胸。

11. 结胸者，下之早，故令结胸。

12. 太阳病，脉浮而动数。浮则为风，数则为热；动则为痛，数则为虚。头痛发热，微盗汗出，而反恶寒，其表未解，医反下之，动数则迟，头痛即眩，胃中空虚，客气动膈，短气躁烦，心中懊侬，阳气内陷，心下因坚，则为结胸。

13. 太阳病二三日，不能卧，但欲起者，心下必结，其脉微弱者，此本寒也。而反下之，利止者，必结胸。

14. 太阳少阳并病，而反下之，结胸，心下坚，下利不复止，水浆不肯下，其人必心烦。

15. 脉浮紧而下之，紧反入里，则作痞。按之自濡，但气痞耳。

16. 太阳中风，吐下呕逆，表解乃可攻之。

17. 太阳病，发其汗，遂发热恶寒。复下之，则心下痞，此表里俱虚，阴阳气并竭。无阳则阴独。

18. 伤寒中风，医反下之，其人下利，日数十行，谷不化，腹中雷鸣，心不痞坚而满，干呕而烦，不能得安。医见心下痞，为病不尽，复重下之，其痞益甚。此非结热，但胃中虚，客气上逆，故使之坚。甘草泻心汤主之。

19. 伤寒服汤药，下利不止，心下痞，服泻心汤，复以他药下之，利不止。医以理中与之而利益甚。理中治中焦，此利在下焦，赤石脂禹余粮汤主之。

20. 伤寒吐下发汗，虚烦，脉甚微，八九日不解，心不痞坚，胁下痛，气上冲咽喉，眩冒，经脉动惕者，久而成痿。

21. 伤寒发汗吐下解后，心下痞坚，噫气不除者，旋覆代赭汤主之。

22. 太阳病，外证未除而数下之，遂挟热而利不止，心下痞坚，表里不解。桂枝人参汤主之。

23. 太阳病发其汗，若下之，亡其津液，胃中干燥，因为阳明，不更衣而便难。

24. 阳明中风，口苦咽干，腹满微喘，发热恶寒，脉浮若紧，下之，则腹满，小便难也。

25. 阳明病不能食，下之不解。其人不能食，攻其热必哕。所以然者，胃中虚冷故也。其人本虚，攻其热必哕。

26. 阳明病，脉迟，食难用饱，饱即微烦头眩者，必小便难，此欲作谷疸，虽下之，其腹必满如故耳。所以然者，脉迟故也。

27. 夫病阳多者，热，下之则坚。

28. 伤寒呕多，虽有阳明证，不可攻也。

29. 阳明病，当心下坚满，不可攻之；攻之，遂利不止者。

30. 阳明病，合色赤，不可攻之，必发热，色黄者，小便不利也。

31. 若汗出多，而微恶寒，外为未解，其热不潮，勿与承气汤。若腹大满而不大便者，可与小承气汤，微和其胃气，勿令至大下。

32. 阳明病，潮热，微坚，可与承气汤；不坚，勿与之。

33. 若不大便六七日，恐有燥屎，欲知之法，可与小承气汤。若腹中转失气者，此为有燥屎，乃可攻之；若不转失气者，此但头坚后溏，不可攻之。攻之必腹胀满不能食，欲饮水者即哕。其后发热者，必复坚，以小承气汤和之。若不转失气者，慎不可攻之。

34. 阳明病，谵语妄言，发潮热，其脉滑疾。如此者，承气汤主之。因与承气汤一升，腹中转气者，复与一升。如不转气者，勿与之。明日又不大便，脉反微涩，此为里虚，为难治。不得复与承气汤。

35. 汗出而谵语者，有燥屎在胃中，此风也。过经乃可下之，下之若早，语言必乱。

36. 阳明病下之，心中懊憹而烦，胃中有燥屎者，可攻。其人腹微满，头坚后溏者，不可下之。

37. 不大便六七日，小便少者，虽不大便，但头坚后溏，未定成其坚，攻之必溏。当须小便利，定坚，乃可攻之。

38. 阳明病，脉浮紧，咽干口苦，腹满而喘，发热汗出，不恶寒，反偏恶热，其身体重……下之，胃中空虚，客气动膈，心中懊憹，舌上胎者，栀子汤主之。

39. 三阳合病，腹满身重，难以转侧，口不仁，言语向经，谵语遗尿，发汗则谵语，下之则额上生汗，手足厥冷。

40. 阳明病，汗出。若发其汗，小便自利，此为内竭，虽坚不可攻。当须自欲大便，宜蜜煎导而通之。若土瓜根、猪胆汁，皆可以导。

41. 阳明病，寸口缓，关上小浮，尺中弱，其人发热而汗出，复恶寒，不呕，但心下痞。此为医下之也。

42. 少阳中风，两耳无所闻，目赤，胸中满而烦，不可吐下。吐下则悸而惊。

43. 太阳病不解，转入少阳，胁下坚满，干呕不能食饮，往来寒热。而未吐下，其脉沉紧，可与小柴胡汤。若已吐下、发汗、温针、谵语，柴胡证罢，此为坏病，知犯何逆，以法治之。

44. 太阳之为病，腹满，吐食不下。下之益甚，时腹自痛，胸下坚结。

45. 本太阳病，医反下之，因腹满时痛，为属太阴。桂枝加芍药汤主之。

46. 人无阳证，脉弱，其人续自便利。设当行大黄、芍药者，减之。其人胃气弱，易动故也。

47. 少阴病，脉微不可发其汗，无阳故也。阳已虚，尺中弱涩者，复不可下之。

48. 少阴病，其人饮食入则吐，心中温温欲吐，复不能吐。始得之，手足寒，脉弦迟，此胸中实，不可下也。

49. 诸四逆厥者，不可下之。虚家亦然。

50. 伤寒五六日，不结胸，腹濡脉虚，复厥者，不可下，下之亡血死。

51. 咽中闭塞，忌下。下之则上轻下重，水浆不下。

52. 诸外实，忌下，下之皆发微热，亡脉则厥。

53. 诸虚忌下。下之则渴引水，易愈；恶水者，剧。

54. 脉数者忌下，下之必烦利不止。

55. 尺中弱涩者，复忌下。

56. 脉浮大，医反下之，此为大逆。

57. 太阳证不罢，忌下。下之为逆。

58. 结胸证，其脉浮大，忌下。下之即死。

59. 太阳与阳明合病喘而胸满者，忌下。

60. 太阳与少阳合病，心下痞坚，颈项强而眩，忌下。

61. 凡四逆病厥者，忌下。虚家亦然。

62. 病欲吐者忌下。

63. 病有外证未解，忌下，下之为逆。

64. 伤寒下后，烦而腹满，卧起不安，栀子厚朴汤主之。

65. 发汗，若下之，烦热，胸中窒者，属栀子汤证。

66. 伤寒，医以丸药大下后，身热不去，微烦，栀子干姜汤主之。

67. 伤寒吐下后七八日不解，热结在里，表里俱热，时时恶风，大渴，舌上干燥而烦，欲饮水数升者，白虎汤主之。

68. 伤寒吐下后未解，不大便五六日，至十余日，其人日晡所发潮热，不恶寒，犹如见鬼神之状。剧者发则不识人，循衣妄撮，怵惕不安，微喘直视。脉弦者生，涩者死。微者，但发热谵语，与承气汤。若下者，勿复服。

69. 小儿衣甚寒薄，则腹中乳食不消，其大便酢臭，此欲为癖之渐也。便将紫丸以微消之。服法常从小起，常令大便稀，勿使大下也。

70. 惊痫，但灸及摩生膏，不可下也。惊痫心气不定，下之内虚，益令甚尔。

71. 儿立夏后有病，治之，慎勿妄灸，不欲吐下。但以除热汤浴之，除热散粉之。

72. 下后腹中当小胀满，故当节哺乳数日，不可妄下。

73. 复下之，则伤其胃气，令腹胀满。

74. 酒疸下之，久久为黑疸。

75. 太阳病下之，其气上冲者，可与桂枝汤。

（二十八）《金匮玉函经》忌下证

1. 虚者十补，勿一泻之。

2. 不须下而强与下之者，令人开肠洞泄，便溺不禁而死。

3. 夫风病，下之则痉。

4. 湿家之为病，其人但头汗出而背强，欲得被覆向火，若下之早，则哕，或胸满，小便不利，舌上如胎。

5. 湿家下之，额上汗出，微喘，小便利者死。若下利不止者，亦死。

6. 跌阳脉浮而数，浮则伤胃，数则动脾，此非本病，医特下之所为也。

7. 师曰：病人脉微而涩者，此为医所病也。大发其汗，又数大下之，其人亡血，病当恶寒而发热，无所休止。

8. 汗少即便难，脉迟，尚未可攻。

9. 寸口脉浮大，医反下之，此为大逆。

10. 脉虚者，不可吐下发汗。

11. 太阳病，发热而渴，不恶寒，为温病……若下之，小便不利，直视失溲。

12. 太阳病下之，其气上冲者，可与桂枝汤。

13. 太阳病三日，已发汗，若吐，若下，若温针，而不解，此为坏病。桂枝不复中与也。观其脉证，知犯何逆，随证而治之。

14. 太阳病，得之八九日，如疟状，发热而恶寒，热多而寒少，其人不呕，清便自调，日二三发，脉微缓者为欲愈。脉微而恶寒，此阴阳俱虚，不可复吐下发汗也。

15. 服桂枝汤，或下之，仍头项强痛，翕翕发热，无汗，心下满而微痛，小便不利者，桂枝去桂加茯苓白术汤主之。

16. 太阳病桂枝证，医反下之，遂利不止，其脉促，表未解，喘而汗出，葛根黄连黄芩汤主之。

17. 太阳与阳明合病，喘而胸满者，不可下。

18. 太阳病，下之，微喘者，表未解故也。桂枝加厚朴杏仁汤主之。

19. 太阳病外证未解者，不可下之。下之为逆。

20. 太阳病，先发汗不解，而下之，其脉浮不愈。浮为在外，而反下之，故令不愈。今脉浮，故知在外，当解其外则愈。宜桂枝汤。

21. 若太阳病证不罢，不可下之，下之为逆。

22. 脉浮数，法当汗出而愈。若下之，身体重，心悸者，不可发汗，当自汗出而解。

23. 伤寒不大便六七日，头痛有热，未可与承气汤。其小便反清，此为不在里，而在表也。

24. 伤寒，若吐，若下，若发汗后，心下逆满，气上冲胸，起即头眩，其脉沉紧，发汗即动经，身为振振摇。

25. 发汗吐下后，虚烦不得眠，剧者反覆颠倒，心中懊憹，栀子豉汤主之。

26. 伤寒五六日，大下之后，身热不去，心中结痛，此为未解，栀子豉汤主之。

27. 伤寒下后，烦而腹满，卧起不安，栀子厚朴汤主之。

28. 伤寒，医以丸药大下之，身热不去，微烦，栀子干姜汤主之。

29. 本发汗，而复下之，为逆。先发汗者，治为不逆。

30. 伤寒，医下之，续得下利清谷不止，身体疼痛，急当救里。

31. 太阳病，先下之而不愈，因复发其汗，表里俱虚，其人因致冒。冒家当汗出自愈。

32. 得病六七日，脉迟浮弱，恶风寒，手足温，医二三下之，不能食，其人胁下满痛，面目及身黄、颈项强，小便难。

33. 凡柴胡汤证而下之，柴胡证不罢者，复与柴胡汤，必蒸蒸而振，却发热汗出而解。

34. 伤寒十三日不解，胸胁满而呕，日晡发潮热而微利。此本柴胡证，下之不得利，今反利者，知医以丸药下之，非其治也。

35. 伤寒十三日，过经而谵语，内有热也，当以汤下之，小便利者，大便当坚。而反下利，其脉调和者，知医以丸药下之，非其治也。

36. 太阳病，过经十余日，心下温温欲吐，而又胸中痛，大便反溏，其腹微满，郁郁微烦，先时自极吐下者，与调胃承气汤。不尔者，不可与。反欲呕，胸中痛，微溏，此非汤证。以呕，故知极吐下也。

37. 夫病发于阳，而反下之，热入，因作结胸，病发于阴，而反下之，因作痞。结胸者，下之早，故令结胸。

38. 结胸证，其脉浮大，不可下，下之即死。

39. 太阳病，脉浮而动数。浮则为风，数则为热；动则为痛，数则为虚。头痛发热，微盗汗出，而反恶寒者，其表未解也。医反下之，动数变迟，头痛则眩。胃中空虚，客气动膈，短气烦躁，心中懊恼，阳气内陷，心下因坚，则为结胸。

40. 太阳病二三日，不能卧，但欲起者，心下必结，其脉微弱者，此本寒也。而反下之，利止者必结胸。未止者，四五日复重下之，此挟热利也。

41. 太阳病，下之，其脉促，不结胸者，此为欲解。其脉浮者，必结胸；其脉紧者，必咽痛；其脉细数者，必两胁拘急；其脉弦者，头痛未止；其脉沉而紧者，必欲呕；其脉沉而滑者，挟热利；其脉浮而滑者，必下血。

42. 伤寒五六日，呕而发热，柴胡汤证具，而以他药下之，柴胡证仍在者，复与柴胡汤。

43. 太阳少阳并病，而反下之，结胸，心下坚，利复不止，水浆不肯下，其人必心烦。

44. 太阳病，医发其汗，遂发热恶寒。复下之，则心下痞，表里俱虚，阴阳气并竭。无阳则阴独。

45. 本以下之，故心下痞。

46. 伤寒中风，医反下之，其人下利，日数十行，谷不化，腹中雷鸣，心下痞坚而满，干呕而烦，不得安。医见心下痞，谓病不尽，复下之，其痞益甚。此非结热，但胃中虚，客气上逆，故使之坚。甘草泻心汤主之。

47. 伤寒，服汤药，下利不止，心下痞坚，服泻心汤已，复以他药下之，利不止。医以理中与之，利益甚。理中者理中焦，此利在下焦，赤石脂禹余粮汤主之。若不止者，当利其小便。

48. 伤寒吐下后，发汗虚烦，脉甚微。八九日，心下痞坚，胁下痛，气上冲咽喉，眩冒，经脉动惕者，久而成痿。

49. 伤寒汗出，若吐，若下解后，心下痞坚，噫气不除者，旋覆代赭汤主之。

50. 太阳病，外证未除，而数下之，遂挟热而利不止，心下痞坚，表里不解者，桂枝人参汤主之。

51. 伤寒，若吐若下后，七八日不解，热结在里，表里俱热，时时恶风，大渴，舌上干燥而烦，欲饮水数升者，白虎加人参汤主之。

52. 太阳病，发其汗，若下之，亡其津液，胃中干燥，因转属阳明。

53. 阳明中风，口苦咽干，腹满微喘，发热恶寒，脉浮紧。若下之，则腹满小便难也。

54. 阳明病不能食，攻其热必哕，所以然者，胃中虚冷故也。其人本虚，故攻其热必哕。

55. 夫病，阳多者，热，下之则坚。汗出多，极发其汗，亦坚。

56. 伤寒呕多，虽有阳明证，不可攻之。

57. 阳明病，心下坚满，不可攻之。攻之遂利不止者死。

58. 阳明病，面合赤色，不可攻之。攻之必发热，色黄，小便不利也。

59. 阳明病，其脉迟，虽汗出不恶寒者，其身必重，短气腹满而喘，有潮热。如此者，其外为欲解，可攻其里也。手足濈然汗出，此为已坚，大承气汤主之。若汗出多，微发热恶寒者，外为未解，其热不潮，未可与承气汤。若腹大满不通者，可与小承气汤，微和其胃气，勿令至大下。

60. 阳明病，潮热，大便微坚者，可与大承气汤。不坚者，勿与之。若不大便六七日，恐有燥屎。欲知之法，可与小承气汤，汤入腹中，转矢气者，为有燥屎，乃可攻之。若不转矢气者，此但头坚后溏，不可攻之。攻之必胀满不能食也。欲饮水者，与水即哕。其后发潮热，必复坚而少也。以小承气汤和之。若不转矢气者，慎不可攻也。

61. 伤寒吐下后不解，不大便五六日，上至十余日，日晡时发潮热，不恶寒，独语如见鬼状。若剧者，发则不识人，循衣撮空，怵惕不安，微喘直视。脉弦者生，涩者死。微者，但发热谵语者，大承气汤主之。若一服利，止后服。

62. 阳明病，其人多汗，以津液外出，胃中燥，大便必坚。坚则谵语，小承气主之。一服谵语止，莫复服。

63. 阳明病，谵语，发潮热，其脉滑而疾者，小承气汤主之。因与承气汤一升，腹中转矢气者，复与一升。若不转矢气，勿更与之。明日不大便，脉反微涩者，里虚也，为难治，不可更与承气汤也。

64. 汗出谵语者，以有燥屎在胃中。此为风也，须下之。过经乃可下之。下之若早，语言必乱。

65. 三阳合病，腹满身重，难以转则，口不仁而面垢，谵语遗溺，发汗则谵语甚，下之则额上生汗，手足厥冷。

66. 阳明病，其脉浮紧，咽干口苦，腹满而喘，发热，汗出，不恶寒，反恶热，身重……下之，即胃中空虚，客气动膈，心中懊恼，舌上胎者，栀子豉汤主之。

67. 阳明病，下之，其外有热，手足温，不结胸，心中懊恼，饥不能食，但头汗出，栀子豉汤主之。

68. 阳明病，自汗出，若发其汗，小便自利，此为津液内竭，虽坚不可攻之。当须自欲大便，宜蜜煎导而通之。若土瓜根、猪胆汁，皆可为导。

69. 阳明病，下之，心中懊恼而烦，胃中有燥屎者，可攻。其人腹微满，头坚后溏者，不可攻之。

70. 太阳病，寸缓，关小浮，尺弱，其人发热，汗出复恶寒，不呕，但心下痞者，此以医下之也。

71. 得病二三日，脉弱，无太阳柴胡证，烦躁，心下坚，至四五日，虽能食，以小承气汤，少少与，微和之令小安。至六日，与承气汤一升，若不大便六七日，小便少者，虽不能食，但头坚后溏，未定成坚，攻之必溏。须小便利，屎定坚，乃可攻之。

72. 伤寒，发其汗已，身目为黄。所以然者，以寒湿相搏在里不解故也。以为非瘀热而不可下，当于寒湿中求之。

73. 少阳中风，两耳无闻，目赤，胸中满而烦，不可吐下。吐下即悸而惊。

74. 太阴之为病，腹满而吐，食不下，自利益甚，时腹自痛。若下之，必胸下痞坚。

75. 太阳病医反下之，因尔腹满时痛者，属太阴也。桂枝加芍药汤主之。

76. 太阴为病，脉弱，其人续自便利，设当行大黄、芍药者，宜减之。其人胃气弱，易动故也。

77. 少阴病脉微，不可发汗，亡阳故也。阳已虚，尺中弱涩者，复不可下也。

78. 少阳病，饮食入口即吐，心下温温欲吐，复不能吐。始得之，手足寒，脉弦迟者，此胸中实，不可下也。

79. 诸四逆厥者，不可下之，虚有亦然。

80. 伤寒五六日，不结胸，腹濡，脉虚，复厥者，不可下。此为亡血，下之死。

81. 伤寒不大便六七日，头痛，有热者，不可与承气汤。其小便清者，此为不在里，仍在表也，当发其汗。

82. 太阳病下之，其气上撞，属桂枝汤证。

83. 阳微不可下，下之则心下痞坚。

84. 动气在右，不可下。下之则津液内竭，咽燥鼻干，头眩心悸。

85. 动气在左，不可下。下之则腹里拘急，食不下，动气反剧，身虽有热，卧反欲踡。

86. 动气在上，不可下。下之则掌握热烦，身上浮冷，热汗自泄，欲得水自灌。

87. 动气在下，不可下。下之则腹满，卒起头眩，食则下清谷，心下痞坚。

88. 咽中闭塞，不可下。下之则上轻下重，水浆不下，卧则欲踡，身体急痛，复下利，日数十行。

89. 诸外实者不可下，下之则发微热，亡脉则厥，当脐握热。

90. 诸虚者不可下，下之则渴。引水者易愈，恶水者剧。

91. 微弦为虚，虚者不可下。

92. 微则为咳，咳则吐涎沫，下之咳则止而利不休，胸中如虫啮，粥入则吐，小便不利，两胁拘急，喘息为难。

93. 喘汗不得呼吸，呼吸之中，痛在于胁，振寒相搏，其形如疟。医反下之，令脉急数，发热狂走，见鬼，心下为痞，小便淋沥，小腹甚坚，小便血也。

94. 营竭血尽，心烦不得眠，血薄肉消，而成暴液。医复以毒药攻其胃，此为重虚。

95. 跌阳脉浮而数，浮则伤胃，数则动脾。此非本病，医特下之所为也。

96. 脉数者，久数不止。止则邪结，血气不能复，正气却结于脏，故邪气浮之，与皮毛相得。脉数者不可下，下之必烦，利不止。

97. 脉浮大，宜发汗，医反下之，此为大逆。

98. 病欲吐者，不可下之。

99. 脉浮紧，而下之，紧反入里，则作痞。

100. 无阳，阴强而坚，下之，必清谷而腹满。

101. 厥阴之为病，消渴，气上撞心，心中疼痛，热，饥而不欲食，甚者则欲吐。下之，不肯止。

102. 伤寒发热，但头痛，微汗出。发其汗则不识人；熏之则喘，不得小便，心腹满；下之，短气而腹胀，小便难，头痛背强。

103. 伤寒，其脉阴阳俱紧，恶寒发热……若复下之，则两目闭，寒多清谷，热多便脓血。

104. 伤寒发热，口中勃勃气出，头痛，目黄，衄不可制。贪水者必呕，恶水者厥。下之，咽中生疮。假令手足温者，下重便脓血，头痛目黄者，下之目闭。贪水者，下之其脉必厥，其声嘤，咽喉塞。发其汗则战栗。阴阳俱虚，恶水者，下之里冷，不嗜食，大便完谷出。

105. 脏结者无阳证，不往来寒热，其人反静，舌上胎滑者，不可攻也。

106. 下利，其脉浮大，此为虚。以强下之故也。设脉浮革，因尔肠鸣，属当归四逆汤证。

107. 汗出而谵语者，有燥屎在胃中，此为风也。过经乃可下之。下之若早，谵语而乱。

108. 太阳病不解，热结膀胱，其人如狂，血自下，下者即愈。其外不解，尚未可攻。

109. 发汗多，亡阳狂语者，不可下。可与柴胡桂枝汤，和其营卫，以通津液，后自愈。

110. 伤寒中风，柴胡汤证具，而以他药下之。若柴胡汤证不罢，复与柴胡汤。

111. 病人微而涩者，此为医所病也。大发其汗，又数大下之，其人无血，病当恶寒，而发热无休止。

112. 伤寒本自寒下，医复吐下之，寒格，更逆吐，食入即吐，属干姜黄芩黄连人参汤证。

113. 太阳病，下之，其脉促胸满者，属桂枝去芍药汤。

114. 太阳病，五日，下之，六七日不大便而坚者，属柴胡汤证。

115. 伤寒八九日，下之，胸满惊烦，小便不利，谵语，一身不可转侧，属柴胡加龙骨牡蛎汤。

116. 太阳病，过经十余日，反再三下之，后四五日，柴胡证续在，先与柴胡汤。呕止小安，其人郁郁微烦者，为未解。属大柴胡汤证。

117. 阳明病，不能食，下之不解。其人不能食，攻其热必哕，所以然者，胃中虚冷故也。

118. 阳明病，脉迟，食难用饱，饱即发烦，头眩者，必小便难。此欲作谷疸。虽下之，其腹满如故耳。所以然者，脉迟故也。

119. 趺阳脉微弦，而如此，为强下之也。

120. 大下后，五七日不大便，烦不解，腹痛而满，有燥屎者，本有宿食故也。

121. 大下后口燥者，里虚故也。

122. 师曰：寸口脉，阳浮阴濡而弱，阳浮则为风，阴濡弱则为少血……而复下之。胃无津液，泄利遂不止。

123. 太阳病，寸口缓，关上小浮，尺中弱，其人发热而汗出，复恶寒，欲呕，但若心下痞者，此为下之故也。

124. 寸口脉洪而大，数而滑……复重下之，胃燥热蓄，大便遂撺，小便不利。

（二十九）《脉经》忌下证

1. 伤寒头痛，翕翕发热，形象中风，常微汗出，又自呕者，下之，益心烦，懊侬如饥。

2. 太阳病不解，热结膀胱，其人如狂，血必自下，下者即愈。其外未解者，尚未可攻。

3. 太阳病，下之，微喘者，表未解故也。属桂枝加厚朴杏子汤。

4. 伤寒，不大便六七日，头痛，有热，与承气汤，其大便反青，注：一作小便清。此为不在里，故在表也，当发其汗。

5. 太阳病，下之，气上撞，可与桂枝汤。不撞，不可与之。

6. 太阳病，桂枝证，医反下之，遂利不止。其脉促者，表未解，喘而汗出，属葛根黄芩黄连汤。

7. 太阳与阳明合病，喘而胸满，不可下也。

8. 若太阳证不罢，不可下，下之为逆。

9. 发汗多，亡阳，谵语者，不可下。与柴胡桂枝汤，和其荣卫，以通津液，后自愈。

10. 少阴病，饮食入则吐，必中温温欲吐，复不能吐，始得之，手足寒，脉弦迟。此胸中实，不可下。

11. 阳微不可下，下则心下痞坚。

12. 动气在右，不可下。下之则津液内竭，喉燥鼻干，头眩心悸。

13. 动气在左，不可下。下之则腹里拘急，食不下，动气反剧。身虽有热，卧反欲踡。

14. 动气在上，不可下。下之则掌握热烦，身浮冷，热汗自泄，欲水自灌。

15. 动气在下，不可下。下之则腹满，卒起头眩，食则下清谷，心下痞坚。

16. 咽中闭塞，不可下。下之，则上轻下重，水浆不下，卧则欲踡，身体急痛，复下利，日十数行。

17. 诸外实，不可下。下之则发微热，亡脉则厥，当脐发热。

18. 诸虚不可下，下之则渴，引水者易愈。恶水者剧。

19. 脉濡而弱，弱反在关，濡反在颠，弦反在上，微反在下。弦为阳运，微为阴寒。上实下虚，意欲得温。微弦为虚，虚者不可下。微则为咳，咳则吐涎沫。下之咳则止，而利不休，胸中如虫啮，粥入则吐，小便不利，两胁拘急，喘急为难。

20. 脉濡而弱，弱反在关，濡反在颠，浮反在上，数反在下。浮为阳虚，数为无血，浮则为虚，数则生热。浮则为虚，自汗而恶寒，数则为痛，振而寒栗。微弱在关，胸下为急。喘满汗流，不得呼吸。呼吸之中，痛在于胁。振寒相搏，其形如疟。医反下之，令脉急数发热，狂走见鬼，心下为痞，小便淋沥，少腹甚坚，小便血出。

21. 脉浮而大，浮为气实，大为血虚。血虚为无阴，气实为孤阳。当小便难，胞中虚。今反小便利，而大汗出，法卫家当微，今反更实，津液四射，荣竭血尽，虚烦不眠，血薄内消，而成暴液。医以药攻其胃，此为重虚，客阳去有期，必下如汗泥而死。

22. 趺阳脉迟而缓，胃气如经也。趺阳脉浮而数，浮则伤胃，数则动脾。此非本病，医特下之所为也。

23. 脉数者，久数不止。止则邪结，正气不能复。正气却结于脏，故邪气浮之，与皮毛相得。脉数者，不可下，下之心烦，利不止。

24. 少阴病，脉微，不可发其汗，无阳故也。阳已虚，尺中弱涩者，复不可下之。

25. 脉浮大，应发其汗，医反下之，此为大逆。

26. 汗少则便难，脉迟，尚未可攻。

27. 太阳证不罢，不可下。下之为逆。

28. 结胸证，其脉浮大，不可下。下之即死。

29. 太阳与少阳并病，心下痞坚，颈项强而眩，勿下之。

30. 诸四逆厥者，不可下之，虚家亦然。

31. 病欲吐者，不可下之。

32. 太阳病，有外证未解，不可下，下之为逆。

33. 病发于阳，而反下之。热入，因作结胸；发于阴，而反下之，因作痞。

34. 病脉浮紧，而下之，紧反入里，因作痞。

35. 夫病，阳多者，热，下之则坚。

36. 本虚，攻其热，必哕。

37. 无阳，阴强而坚，下之，必清谷而腹满。

38. 太阴之为病，腹满而吐，食不下。下之益甚，腹时自痛，胸下结坚。

39. 厥阴之为病，消渴，气上撞，心中疼热，饥而不欲食，甚者则欲吐。下之，不肯止。

40. 少阴病，其人饮食入则吐，心中温温欲吐，复不能吐。始得之，手足寒，脉弦迟，此胸中实，不可下也。

41. 伤寒五六日，不结胸，腹濡，脉虚，复厥者，不可下。下之，亡血死。

42. 伤寒，发热，但头痛，微汗出，发其汗，则不识人。熏之则喘，不得小便，心腹满。下之则短气而腹满，小便难，头痛背强。

43. 伤寒，其脉阴阳俱紧。恶寒，发热，则脉欲厥。厥者，脉初来大，渐渐小，更来渐大，是其候也。恶寒甚者，翕翕汗出，喉中痛。热多者，目赤，睛不慧，医复发之，咽中则伤。若复下之，则两目闭。寒多，清谷，热多，便脓血。

44. 伤寒，发热，口中勃勃气出，头痛目黄，衄不可制。贪水者必呕，恶水者厥。下之，咽中生疮。假令手足温者，下之，下重，便脓血。头痛目黄者，下之，目闭。贪水者，下之，其脉必厥，其声嘤，咽喉塞。发其汗，则战栗，阴阳俱虚。恶水者，下之，里冷不嗜食，大便完谷出。

45. 得病二三日，脉弱，无太阳柴胡证，而烦躁心下硬，至四五日，虽能食，以承气汤，少与微和之，令小安。至六日，与承气汤一升。不大便六七日，小便少者，虽不大便，但头坚后溏，未定成坚，攻之必溏。当须小便利，定坚，乃可攻之。

46. 脏结无阳证，寒而不热，其人反静，舌上胎滑者，不可攻也。

47. 伤寒呕多，虽有阳明证，不可攻也。

48. 阳明病，潮热，微坚，可与承气汤。不坚，不可与。若不大便六七日，恐有燥屎欲知之法，可与小承气汤。腹中转失气者，此为有燥屎，乃可攻之。若不转失气者，此但头坚后溏，不可攻之。攻之必腹满不能食。欲饮水者，即哕。其后发热者，必复坚。以小承气汤和之。若不转失气者，慎不可攻之。

49. 阳明病，身汗色赤者，不可攻也。必发热色黄，小便不利也。

50. 阳明病，当心下坚满，不可攻之。攻之，遂利不止者死。

51. 阳明病，自汗出，若发其汗，小便自利，此为内竭，虽坚不可攻之。当须自欲大便，宜蜜煎导而通之。若土瓜根，及猪胆汁，皆可以导。

52. 下利，其脉浮大，此为虚。以强下之故也。设脉浮革，因尔肠鸣，属当归四逆汤。

53. 汗出而谵语者，有燥屎在胃中，此风也。过经乃可下之，下之若早，语言乱，以表虚里实故也。

54. 阳明病，其脉迟，虽汗出而不恶寒，其体必重，短气，腹满而喘，有潮热。如此者，其外为解，可攻其里。若手足濈然汗出者，此大便已坚，属承气汤。其热不潮，未可与承气汤。若腹满大而不大便者，属小承气汤，微和胃气，勿令至大下。

55. 阳明病，谵语，发潮热，其脉滑疾。如此者，属承气汤。因与承气汤一升。腹中转矢气者，复与一升。如不转矢气者，勿更与之。明日又不大便，脉反微涩者，此为里虚。为难治，不可更与承气汤。

56. 师曰：病人脉微而涩者，此为医所病也。大发其汗，又数大下之，其人亡血，病当恶寒而发热，无休止时。

57. 太阳病三日，已发其汗，吐下，温针，而不解，此为坏病。桂枝复不中与也。观其脉证，知犯何逆，随证而治之。

58. 脉浮数，法当汗出而愈，而下之，则身体重，心悸。不可发其汗，当自汗出而解。

59. 大下后，复发其汗，必振寒。又其脉微细。所以然者，以内外俱虚故也。

60. 太阳病，先下而不愈，因复发其汗，表里俱虚，其人因冒。冒家当汗出自愈。所以然者，汗出表和故也。

61. 得病六七日，脉迟浮弱，恶风寒，手足温，医再三下之，不能食，其人胁下满，面目及身黄，颈项强，小便难。

62. 太阳病，二三日，不能卧，但欲起者，心下必结，其脉微弱者，此本寒也。而反下之，利止者，必结胸。未止者，四五日复重下之，此挟热利也。

63. 太阳病，下之，其脉促。不结胸者，此为欲解。其脉浮者，必结胸；其脉紧者，必咽痛；其脉弦者，必两胁拘急；其脉细而数者，头痛未止；其脉沉而紧者，必欲呕；其脉沉而滑者，挟热利；其脉浮而滑者，必下血。

64. 太阳少阳并病，而反下之，成结胸，心下坚，下利不复止，水浆不肯下，其人必心烦。

65. 脉浮紧，而下之，紧反入里，则作痞。按之自濡，但气痞耳。

66. 伤寒吐下发汗，虚烦，脉甚微，八九日，心下痞坚，胁下痛，气上冲咽喉，眩冒经脉动惕者，久而成痿。

67. 阳明病，不能食。下之不解，其人不能食。攻其热必哕。所以然者，胃中虚冷故也。

68. 阳明病，脉迟，食难用饱，饱即发烦，头眩者，小便难，此欲作谷疸。虽下，其腹满如故耳。所以然者，脉迟故也。

69. 伤寒，大吐大下之，极虚。复极汗者，其人外气怫郁，复与之水，以发其汗，因得哕。所以然者，胃中寒冷也。

70. 太阳病，医发其汗，遂发热而恶寒，复下之，则心下痞。此表里俱虚，阴阳气并竭，无阳则阴独。

71. 服桂枝汤，下之，头项强痛，翕翕发热，无汗，心下满，微痛，小便不利，属桂枝去桂加茯苓术汤。

72. 太阳病，先发其汗不解，而下之，其脉浮者，不愈。浮为在外，而反下之，故令不愈。

73. 下以后，复发其汗者，则昼日烦躁不眠，夜而安静。不呕不渴，而无表证。其脉沉微，身无大热，属干姜附子汤。

74. 伤寒，吐下发汗后，心下逆满，气上撞胸，起即头眩，其脉沉紧。发汗即动经，身为振摇，属茯苓桂枝白术甘草汤。

75. 发汗吐下以后，不解，烦躁，属茯苓四逆汤。

76. 伤寒，发汗吐下后，虚烦不得眠。剧者，反覆颠倒，心中懊憹，属栀子汤。

77. 发汗若下之，烦热，胸中塞者，属栀子汤。

78. 太阳病，过经十余日，心下温温欲吐，而胸中痛，大便反溏，其腹微满，郁郁微烦，先时自极吐下者，与承气汤。不尔，不可与，欲呕，胸中痛，微溏，此非柴胡汤证，以呕，故知极吐下也。

79. 伤寒五六日，其人已发汗，而复下之，胸胁满，微结，小便不利，渴而不呕，但头汗出，往来寒热，心烦。此为未解。属柴胡桂枝干姜汤。

80. 伤寒，汗出，若吐下，解后，心中痞坚，噫气不除者，属旋覆代赭汤。

81. 大下后，不可更行桂枝汤。汗出而喘，无大热，可与麻黄杏子甘草石膏汤。

82. 伤寒，大下后，复发其汗，心下痞，恶寒者，表未解也。

83. 伤寒，吐下后，七八日不解，热结在里，表里俱热，时时恶风，大渴，舌上干燥而烦，欲饮水数升，属白虎汤。

84. 伤寒，吐下后，未解。不大便五六日，至十余日。其人日晡所发潮热，不恶寒，独语如见鬼神之状，若剧者，发则不识人，循衣妄撮，怵惕不安，微喘直视。脉弦者生，涩者死。微者，但发热谵语，属承气汤。若下者，勿复服。

85. 三阳合病，腹满身重，难以转则，口中不仁，面垢，谵语，遗溺，发汗则谵语，下之则额上生汗，手足厥冷，自汗，属白虎汤。

86. 阳明病，其脉浮紧，咽干口苦，腹满而喘，发热汗出，而不恶寒，反偏恶热，其身体重……下之即胃中空虚，客气动膈，心中懊恼，舌上胎者，属栀子汤。

87. 阳明病，下之，其外有热，手足温，不结胸，心中懊恼，苦饥不能食，但头汗出，属栀子汤。

88. 阳明病，下之，心中懊恼而烦，胃中有燥屎者，可攻。其人腹微满，头坚后溏者。不可下之。

89. 太阳病，吐下发汗后，微烦，小便数，大便因坚，可与小承气和之则愈。

90. 大汗若大下，而厥冷者，属四逆汤。

91. 太阳病，下之，其脉促胸满者，属桂枝去芍药汤。

92. 伤寒五六日，大下之，身热不去，心中结痛者，未欲解也，属栀子汤。

93. 伤寒，下后，烦而腹满，卧起不安，属栀子厚朴汤。

94. 伤寒，医以丸药大下之，身热不去，微烦，属栀子干姜汤。

95. 伤寒，医下之，续得下利者清谷不止，身体疼痛，急当救里；身体疼痛，清便自调，急当救表。救里宜四逆汤，救表宜桂枝汤。

96. 太阳病，过经十余日，反再三下之，后四五日，柴胡证续在，先与小柴胡汤，呕止小安。注：一云，呕不止，心下急。其人郁郁微烦者，为未解。与大柴胡汤，下之则愈。

97. 伤寒十三日不解，胸胁满而呕，日晡所发潮热，而微利。此本当柴胡汤，下之不得利，今反利者，故知医以丸药下之，非其治也。

98. 伤寒十三日，过经而谵语，内有热也。当以汤下之。小便利者，大便当坚，而反利，其脉调和者，知医以丸药下之。非其治也。

99. 伤寒八九日，下之，胸满烦惊，小便不利，谵语，一身不可转侧，属柴胡加龙骨牡蛎汤。

100. 太阳病，脉浮而动数。浮则为风，数则为热，动则为痛，数则为虚。头痛发热，微盗汗出。而反恶寒，其表未解，医反下之，动数则迟，头痛即眩，注：一云，膈内拒痛。胃中空虚，客气动膈，短气烦躁，心中懊恼，阳气内陷，心下因坚，则为结胸。

101. 伤寒五六日，呕而发热，柴胡汤证具，而以他药下之，柴胡证仍在，复与柴胡汤。

102. 本以下之，故心下痞，与之泻心，其痞不解，其人渴而口燥，小便不利者，属五苓散。

103. 伤寒中风，医反下之，其人下利，日数十行，谷不化，腹中雷鸣，心下痞坚而满，干呕而烦，不能得安。医见心下痞，为病不尽，复重下之，其痞益甚。此非结热，但胃中虚，客气上逆，故使之坚。属甘草泻心汤。

104. 伤寒，服汤药，而下利不止，心下痞坚。服泻心汤已，复以他药下之，利不止。医以理中与之，利益甚。理中者，理中焦。此利在下焦，属赤石脂禹余粮汤。若不止者，当利其小便。

105. 太阳病，外证未除，而数下之，遂挟热而利，不止，心下痞坚，表里不解。属桂枝人参汤。

106. 太阳病，医反下之，因腹满时痛，为属太阴，属桂枝加芍药汤。

107. 伤寒六七日，其人大下后，脉沉迟，手足厥逆，下部脉不至，咽喉不利，唾脓血，泄利不止。为难治，属麻黄升麻汤。

108. 伤寒本自寒下，医复吐下之，寒格，更遂吐，食入即出，属干姜黄芩黄连人参汤。

109. 下利，其脉浮大，此为虚。以强下之故也。设脉浮革，因而肠鸣，当温之，宜当归四逆汤。

110. 寸口脉浮大，医反下之，此为大逆。浮即无血，大即为寒。

111. 太阳病，寸口缓，关上小浮，尺中弱，其人发热而汗出，复恶寒，不呕，但心下痞者，此为医下之也。

112. 寸口脉洪而大，数而滑。洪大则荣气长，滑数则胃气实，荣长则阳盛，怫郁不得出，胃实则坚难，大便则干燥，三焦闭塞，津液不通。医发其汗，阳盛不周，复重下之，胃燥热畜，大便遂摈，小便不利，荣卫相搏，心烦发热，两眼如火，鼻干面赤，舌燥，齿黄焦，故大渴。过经成坏病。

113. 得病十五、十六日，身体黄，下利，狂欲走……而复下之，胃无津液，泄利遂不止，热瘀在膀胱，畜结成积聚，状如豚肝，当下未下，心乱迷愦，狂走赴水，不能自制。畜血若去，目明心了，此皆医所为。

114. 伤寒五六日，不结胸，腹濡，脉虚，复厥者，不可下，下之，亡血，死。

115. 夫风病，下之则痉。复发其汗，必拘急。

116. 湿家之为病，其人但头汗出，而背强，欲得被覆向火。若下之早，则哕或胸满，小便利，注：一云不利。舌上如胎，此为丹田有热，胸上有寒。渴欲饮而不能饮，则口燥也。

117. 湿家下之，额上汗出，微喘，小便利者，注：一云不利。死。若下利不止者，亦死。

118. 太阳中暍，发热恶寒，身重而疼痛，其脉弦细芤迟。小便已，洒洒然毛耸，手足厥冷。小有劳，身热，口前干，板齿燥。若发其汗，恶寒则甚，加温针则发热益甚，数下之淋复甚。

119. 百合病，见于阴者，以阳法救之……见阴攻阳，乃复下之，此亦为逆。

120. 趺阳脉当伏，今反紧，本自有寒，疝瘕腹中痛，医反下之，下之则胸满短气。

121. 咽喉塞噎，胁下急痛，医以为留饮而大下之，气系不去，其病不除。

122. 酒疸下之，久久为黑疸，目青面黑，心中如啖蒜齑状，大便正黑，皮肤爪之不仁。

123. 夫瘦人绕脐痛，必有风冷，欲气不行，而反下之，其气必冲。不冲者，心下则痞。

124. 寸口脉微，尺中紧而涩。紧则为寒，微则为虚，涩则血不足，故知发汗而复下之也。

125. 寸紧尺涩，其人胸满不能食而吐，吐止者为下之，故不能食。

126. 脉弦者，虚也。胃气无余，朝食暮吐变为胃反。寒在于上，医反下之，今脉反弦，故名曰虚。

127. 夫风寒下者，不可下之。下之后，心下坚痛。脉迟者，为寒。但当温之。脉沉紧，下之亦然。

128. 脉双弦者，寒也。皆大下后喜虚。

129. 肠痈者……脓已成，不可下也。

130. 师曰：寸口脉微迟，尺微于寸。寸迟为寒，在上焦，但当吐耳。今尺反虚，复为强下之。如此，发胸满而痛者，必吐血，少腹痛，腰脊痛者，必下血。

（三十）宋本《伤寒论》忌下证

1. 趺阳脉迟而缓，胃气如经也。趺阳脉浮而数。浮则伤胃，数则动脾。此非本病。医特下之所为也。

2. 师曰：病人脉微而涩者，此为医所病也。大发其汗，又数大下之。其人亡血，病当恶寒，后乃发热，无休止时。

3. 寸口脉浮大，而医反下之，此为大逆，浮则无血，大则为寒，寒气相搏，则为肠鸣。

4. 凡伤寒之病，多从风寒得之。始表中风寒，入里则不消矣。未有温里而当，不消散者。不在证治，拟欲攻之，犹当先解表，乃可下之。

5. 阳虚阴盛，汗之则愈，下之则死。

6. 此阴阳虚实之交错，其候至微，发汗吐下之相反，其祸至速。

7. 湿家，其人但头汗出，背强，欲得被覆向火，若下之早则哕，胸满，小便不利，舌上如胎者，以丹田有热，胸中有寒，渴欲得水，而不能饮，口燥烦也。

8. 湿家下之，额上汗出，微喘，小便利者，注：一云不利，若下利不止者，亦死。

9. 太阳中暍，发热恶寒，身重而疼痛，其脉弦细芤迟，小便已，洒洒然毛耸，手足逆冷。小有劳，身即热，口开，前板齿燥。若发汗，则恶寒甚；加温针，则发热甚；数下之，则淋甚。

10. 太阳病，下之后，其气上冲者，桂枝汤主之。

11. 太阳病，下之后，脉促胸满者，桂枝去芍药汤主之。

12. 服桂枝汤，或下之，头项强痛，发热无汗，心下满痛，小便不利者，桂枝去桂加茯苓白术汤主之。

13. 太阳病，发热而渴，不恶寒者，为温病，若发汗已，身灼热者，名风温，风温为病，脉阴阳俱浮，自汗出，身重，多眠睡，鼻息必鼾，语言难出。若被下者，小便不利，直视失溲。

14. 太阳病三日，已发汗，若吐，若下，若温针，仍不解者，此为坏病。桂枝不中与之也。观其脉证，知狂何逆，随证治之。

15. 太阳病，得之八九日，如疟状，发热恶寒，热多寒少，其人不呕，清便欲自可，一日二三度发。脉微缓者，为欲愈也。脉微而恶寒者，此阴阳俱虚，不可更发汗、更下、更吐也。

16. 服桂枝汤，或下之，仍头项强痛，翕翕发热，无汗，心下满，微痛，小便不利者，桂枝汤去桂加茯苓白术汤主之。

17. 太阳病，桂枝证，医反下之，利不止，葛根黄芩黄连汤主之。

18. 太阳阳明合病，喘而胸满，不可下。

19. 太阳病，下之微喘者，表未解，桂枝加厚朴杏子汤主之。

20. 太阳病，外证未解，不可下也。下之为逆。

21. 太阳病，先发汗不解，复下之。脉浮者，当解外，宜桂枝汤。

22. 下之后，复发汗，昼日烦躁不得眠，夜而安静，不呕不渴，无表证，脉沉微者，干姜附子汤主之。

23. 伤寒吐下后，心下逆满，气上冲胸，头眩，脉沉紧者，茯苓桂枝白术甘草汤主之。

24. 发汗，若下之，不解，烦躁者，茯苓四逆汤主之。

25. 发汗吐下后，虚烦不得眠，心中懊侬，栀子豉汤主之。

26. 发汗，若下之，烦热，胸中窒者，栀子豉汤主之。

27. 伤寒五六日，大下之，身热不去，心中结痛者，栀子豉汤主之。

28. 伤寒下后，心烦腹满，卧起不安者，栀子厚朴汤主之。

29. 伤寒，医以丸药下之，身热不去，微烦者，栀子干姜汤主之。

30. 伤寒，医下之，清谷不止，身疼痛，急当救里；后身疼痛，清便自调，急者救表。救里宜四逆汤，救表宜桂枝汤。

31. 太阳病，过经十余日，反二三下之，后四五日，柴胡证仍在，微烦者，大柴胡汤主之。

32. 伤寒十三日不解，胸胁满而呕，日晡发潮热，柴胡加芒消汤主之。

33. 伤寒八九日，下之，胸满烦惊，小便不利，谵语，身重者，柴胡加龙骨牡蛎汤主之。

34. 太阳病，桂枝证，医反下之，利遂不止。脉促者，表未解也。喘而汗出者，葛根黄芩黄连汤主之。

35. 太阳病，先发汗不解，而复下之。脉浮者不愈。浮为在外，而反下之，故令不愈。今脉浮，故在外。当须解外则愈，宜桂枝汤。

36. 太阳证不罢者，不可下，下之为逆。

37. 脉浮数者，法当汗出而愈。若下之，身重，心悸者，不可发汗，当自汗出乃解。

38. 下之后，复发汗，必振寒，脉微细。所以然者，以内外俱虚故也。

39. 下之后，复发汗，昼日烦躁不得眠，夜而安静，不呕，不渴，无表证，脉沉微，身无大热者，干姜附子汤主之。

40. 伤寒，若吐，若下后，心下逆满，气上冲胸，起则头眩，脉沉紧，发汗则动经，身为振振摇者，茯苓桂枝白术甘草汤主之。

41. 发汗吐下后，虚烦不得眠，若剧者，必反复颠倒，心中懊侬，栀子豉汤主之。

42. 本发汗，而复下之，此为逆也。

43. 伤寒，医下之，续得下利，清谷不止，身疼痛者，急当救里；后身疼痛，清便自调者，急当救表。救里宜四逆汤，救表宜桂枝汤。

44. 太阳病，先下而不愈，因复发其汗，以此表里俱虚，其人因致冒，冒家汗出自愈。

45. 得病六七日，脉迟浮弱，恶风寒，手足温，医二三下之，不能食，而胁下满痛，面目及身黄，颈项强，小便难者，与柴胡汤，后必下重。本渴，饮水而呕者，柴胡汤不中与也。食谷者哕。

46. 凡柴胡汤病证而下之，若柴胡证不罢者，复与柴胡汤，必蒸蒸而振，却复发热汗出而解。

47. 太阳病，过经十余日，反二三下之，后四五日，柴胡证仍在者，先与小柴胡，呕为不止，心下急，注：一云，呕止小安，郁郁微烦者，未解也。与大柴胡汤，下之则愈。

48. 伤寒十三日不解，胸胁满而呕，日晡所发潮热，已而微利。此本柴胡证，下之，以不得利，今反利者，知医以丸药下之，此非其治也。

49. 伤寒十三日，过经，谵语者，以有热也。当以汤下之。若小便利者，大便当硬，而反下利，脉调和者，知医以丸药下之，非其治也。

50. 太阳病不解，热结膀胱，其人如狂，血自下，下者愈。其外不解者，尚未可攻，当先解其外。

51. 伤寒八九日，下之，胸满烦惊，小便不利，谵语，一身尽重，不可转侧者，柴胡加龙骨牡蛎汤主之。

52. 太阳病，过经十余日，心下温温欲吐，而胸中痛，大便反溏，腹微满，郁郁微烦，先此时自极吐下者，与调胃承气汤。若不尔者，不可与。但欲呕，胸中痛，微溏者，此非柴胡汤证。以呕，故知极吐下也。

53. 伤寒五六日，已发汗，复下之，胸胁满，小便不利，渴而不呕，头汗出，往来寒热，心烦，柴胡桂枝干姜汤主之。

54. 伤寒五六日，呕而发热，以他药下之，柴胡证仍在，可与柴胡汤，蒸蒸而振，却发热汗出解。心满痛者，为结胸。但满而不痛为痞，宜半夏泻心汤。

55. 太阳中风，下利呕吐，表解乃可攻之。

56. 伤寒中风，反下之，心下痞，医复下之，痞益甚，甘草泻心汤主之。

57. 伤寒发汗，若吐下，心下痞，噫不除者，旋覆代赭汤主之。

58. 下后，不可更行桂枝汤，汗出而喘，无大热者，可与麻黄杏子甘草石膏汤。

59. 太阳病，外未除，数下之，遂协热而利，桂枝人参汤主之。

60. 伤寒，若吐下后，不解，热结在里，恶风，大渴，白虎加人参汤主之。

61. 脏结无阳证，不往来寒热，注：一云，寒而不热。其人反静，舌上胎滑者，不可攻也。

62. 病发于阳，而反下之，热入，因作结胸；病发于阴，而反下之。注：一作汗出。因作痞也。所以成结胸者，以下之太早故也。

63. 结胸证，其脉浮大者，不可下，下之则死。

64. 太阳病，脉浮而动数。浮则为风，数则为热，动则为痛，数则为虚。头痛，发热，微盗汗出，而反恶寒者，表未解也。医反之下，动数变迟，膈内拒痛，注：一云头痛即眩。胃中空虚，客气动膈，短气躁烦，心中懊侬，阳气内陷，心下因硬，则为结胸。

65. 太阳病二三日，不能卧，但欲起，心下必结，脉微弱者，此本有寒分也。反下之，若利止，必作结胸。

66. 太阳病，下之，其脉促，注：一作纵。不结胸者，此为欲解也。脉浮者，必结胸；脉紧者，必咽痛；脉弦者，必两胁拘急。脉细数者，头痛未止；脉沉紧者，必欲呕；脉沉滑者，协热利；脉浮滑者，必下血。

67. 伤寒五六日，已发汗而复下之，胸胁满，微结，小便不利，渴而不呕，但头汗出，往来寒热，心烦者，此为未解也，柴胡桂枝干姜汤主之。

68. 太阳，少阳并病，而反下之，成结胸，心下硬，下利不止，水浆不下，其人心烦。

69. 脉浮而紧，而复下之，紧反入里，则作痞。按之自濡，但气痞耳。

70. 太阳病，医发汗，遂发热，恶寒。因复下之，心下痞，表里俱虚，阴阳气并竭，无阳则阴独。

71. 本以下之，故心下痞。与泻心汤，痞不解，其人渴而口燥烦，小便不利者，五苓散主之。

72. 伤寒中风，医反下之，其人下利，日数十行，谷不化，腹中雷鸣，心下痞硬而满，干呕，心烦不得安。医见心下痞，谓病不尽。复下之，其痞益甚。此非结热，但以胃中虚，客气上逆，故使硬也。甘草泻心汤主之。

73. 伤寒，服汤药，下利不止，心下痞硬。服泻心汤已，复以他药下之，利不止。医以理中与之，利益甚。理中者，理中焦。此利在下焦，赤石脂禹余粮汤主之。复不止者，当利其小便。

74. 伤寒，吐下后，发汗，虚烦，脉甚微，八九日心下痞硬，胁下痛，气上冲咽喉，眩冒，经脉动惕者，久而成痿。

75. 太阳病，外证未除而数下之，遂协热而利，利下不止，心下痞硬，表里不解者，桂枝人参汤主之。

76. 伤寒，若吐，若下后，七八日不解，热结在里，表里俱热，时时恶风，大渴，舌上干燥而烦，欲饮水数升者，白虎加人参汤主之。

77. 太阳、少阳并病，心下硬，颈项强而眩者，当刺大椎、肺俞、肝俞，慎勿下之。

78. 阳明病，脉迟，汗出不恶寒，身重短气，腹满潮热，大便硬，大承气汤主之。若腹大满不通者，与小承气汤。

79. 阳明病，潮热，大便微硬者，可与大承气汤。若不大便六七日，恐有燥屎，与小承气汤。若不转失气，不可攻之。后发热复硬者，小承气汤和之。

80. 汗出谵语，有燥屎在胃中，过经乃可下之。

81. 阳明病，脉浮紧，咽燥口苦，腹满而喘，发热汗出，恶热身重，若下之，则胃中空虚，客气动膈，心中懊恼，舌上胎者，栀子豉汤主之。

82. 阳明病下之，外有热，手足温，不结胸，心中懊恼，不能食，但头汗出，栀子豉汤主之。

83. 阳明病，自汗出，若发汗，小便利，津液内竭，虽硬不可攻之，须自大便，蜜煎导而通之。若土瓜根、猪胆汁。

84. 太阳病，若吐下发汗后，微烦，大便硬，与小承气汤和之。

85. 病人无表里证，发热七八日，脉数，可下之。假令已下，不大便者，有瘀血，宜抵当汤。

86. 太阳病，若发汗，若下，若利小便，此亡津液，胃中干燥，因转属阳明。

87. 阳明病，不能食，攻其热必哕。所以然者，胃中虚冷故也。以其人本虚，攻其热必哕。

88. 阳明病，脉迟，食难用饱，饱则微烦头眩，必小便难，此欲作谷疸，虽下之，腹满如故。所以然者，脉迟故也。

89. 伤寒呕多，虽有阳明证，不可攻之。

90. 阳明病，心下硬满者，不可攻之。攻之，利遂不止者死。

91. 阳明病，面合赤色，不可攻之。必发热，色黄者，小便不利也。

92. 阳明病，脉迟，虽汗出不恶寒者，其身必重，短气，腹满而喘，有潮热者，此外欲解，可攻里也。手足濈然汗出者，此大便已硬也，大承气汤主之。若汗多，微发热恶寒者，外未解也。注：一法与桂枝汤。其热不潮，未可与承气汤。若腹大满不通者，可与小承气汤。微和胃气，勿令至大泄下。

93. 阳明病，潮热，大便微硬者，可与大承气汤；不硬者，不可与之。若不大便六七日恐有燥屎。欲知之法，少与小承气汤，汤入腹中，转失气者，此有燥屎也，乃可攻之；若不转失气者，此但初头坚，后必溏，不可攻之。攻之必胀满不能食也。欲饮水者，与水则哕，其后发热者，必大便复硬而少也，以小承气汤和之，不转失气者，慎不可攻也。

94. 伤寒，若吐，若下后不解，不大便五六日，上至十余日，日晡所发潮热，不恶寒，独语如见鬼状。若剧者，发则不识人，循衣摸床，惕而不安，注：一云，顺衣妄撮，惕而不安，微喘直视，脉弦者生，涩者死。微者，但发热谵语者，大承气汤主之。若一服利，则止后服。

95. 阳明病，其人多汗，以津液外出，胃中燥，大便必硬，硬则谵语，小承气汤主之。若一服，谵语止者，更莫复服。

96. 阳明病，谵语，发潮热，脉滑而疾者，小承气汤主之。因与承气汤一升，腹中转气者更服一升。若不转气者，勿更与之。明日又不大便，脉反微涩者，里虚也，为难治，不可更与承气汤也。

97. 汗，注：一作卧，出而谵语者，以有燥屎在胃中，此为风也。须下者，过经乃可下之。下之若早，语言必乱，以表虚里实故也。

98. 三阳合病，腹满，身重，难以转侧，口不仁，面垢，注：又作枯，一云向经，谵语，遗尿，发汗则谵语，下之则额上生汗，手足逆冷，若自汗出者，白虎汤主之。

99. 阳明病，脉浮而紧，咽燥口苦，腹满而喘，发热汗出，不恶寒，反恶热，身重。若发汗则躁，心愦愦，反谵语，若加温针，必怵惕，烦躁不得眠；若下之，则胃中空虚，客气动膈，心中懊恼，舌上胎者，栀子豉汤主之。

100. 阳明病，自汗出，若发汗，小便自利者，此为津液内竭，虽硬不可攻之。当须自欲大便，宜蜜煎导而通之。若土瓜根及大猪胆汁，皆可为导。

101. 阳明病下之，心中懊恼而烦，胃中有燥屎者，可攻；腹微满，初头硬，后必溏，不可攻之。

102. 病人烦热，汗出则解，又如疟状，日晡所发热者，属阳明也。脉实者，宜下之；脉虚者，宜发汗。下之与大承气汤，发汗宜桂枝汤。

103. 太阳病，寸缓，关浮，尺弱，其人发热汗出，复恶寒，不呕，但心下痞者，此以医下之也。

104. 趺阳脉浮而涩，浮则胃气强，涩则小便数。浮涩相搏，大便则硬，其脾为约，麻子仁丸主之。

105. 太阳病，若吐，若下，若发汗后，微烦，小便数，大便因硬者，与小承气汤，和之愈。

106. 得病二三日，脉弱，无太阳、柴胡证，烦躁，心下硬。至四五日，虽能食，以小承气汤，少少与，微和之，令小安，至六日，与承气汤一升。若不大便六七日，小便少者，虽不受食，注：一云不大便，但初头硬，后必溏，未定成硬，攻之必溏。须小便利，屎定硬乃可攻之。

107. 病人无表里证，发热七八日，虽脉浮数者，可下之，假令已下，脉数不解，合热则消谷喜饥，至六七日，不大便者，有瘀血，宜抵当汤。

108. 伤寒发汗已，身目为黄。所以然者，以寒湿，注：一作温，在里不解故也。以为不可下也。于寒湿中求之。

109. 少阳中风，两耳无所闻，目赤，胸中满而烦者，不可吐下，吐下则悸而惊。

110. 若已吐下，发汗，温针，谵语，柴胡汤证罢，此为坏病，知犯何逆，以法治之。

111. 本太阳病，反下之，因腹满痛，属太阴。桂枝加芍药汤主之。

112. 太阴之为病，腹满而吐，食不下，自利益甚，时腹自痛。若下之，必胸下结硬。

113. 太阴为病，脉弱，其人续自便利，设当行大黄、芍药者，宜减之。以其人胃弱，易动故也。

114. 少阴病脉微，不可发汗，亡阳故也。阳已虚，尺脉弱涩者，复不可下之。

115. 少阴病，饮食入口则吐，心中温温欲吐，复不能吐。始得之，手足寒，脉弦迟者，此胸中实，不可下也。当吐之。

116. 伤寒本自寒下，医复吐下之，若食入口即吐，干姜黄芩黄连人参汤主之。

117. 厥阴之为病，消渴，气上撞心，心中疼热，饥而不欲食，食则吐蛔，下之，利不止。

118. 诸四逆厥者，不可下之。虚家亦然。

119. 伤寒五六日，不结胸，腹濡，脉虚，复厥者，不可下。此亡血，下之死。

120. 大汗，若大下利，而厥冷者，四逆汤主之。

121. 伤寒本自寒下，医复吐下之，寒格，更逆，吐下，若食入口即吐，干姜黄芩黄连人参汤主之。

122. 伤寒，大吐，大下之，极虚，复极汗者，其人外气怫郁，复与之水，以发其汗，因得哕。所以然者，胃中寒冷故也。

123. 下利脉大者，虚也。以强下之也。设脉浮革，肠鸣者，属当归四逆汤。

124. 阳微则不可下，下之则心下痞硬。

125. 动气在右，不可下。下之则津液内竭，咽燥，鼻干，头眩，心悸也。

126. 动气在左，不可下。下之则腹内拘急，食不下，动气更剧。虽有身热，卧则欲蜷。

127. 动气在上，不可下。下之则掌握热烦，身上浮冷，热汗自泄，欲得水自灌。

128. 动气在下，不可下。下之则腹胀满，卒起头眩。食则下清谷，心下痞也。

129. 咽中闭塞，不可下。下之则上轻下重，水浆不下，卧则欲蜷，身急痛，下利，日数十行。

130. 诸外实者，不可下。下之则发微热，亡脉厥者，当齐握热。

131. 诸虚者，不可下。下之则大渴，求水者易愈。恶水者剧。

132. 脉濡而弱，弱反在关，濡反在巅，弦反在上，微反在下。弦为阳运，微为阴寒。上实下虚，意欲得温。微弦为虚，虚者不可下也。微则为咳，咳则吐涎，下之则咳止，而利因不休。利不休，则胸中如虫啮，粥入则吐，小便不利，两胁拘急。喘急为难。

133. 脉濡而弱，弱反在关，濡反在巅，浮反在上，数反在下。浮为阳虚，数为无血。浮为虚，数生热。浮为虚，自汗出而恶寒。数为痛，振而寒栗。微弱在关，胸下为急，喘汗而不得呼吸。呼吸之中，病在于胁。振寒相搏，形如疟状。医反下之，故令脉数发热，狂走见鬼，心下为痞，小便淋沥，少腹甚硬，小便则尿血也。

134. 脉浮而大，浮为气实，大为血虚。血虚为无阴，孤阳独下阴部者，小便当赤而难，胞中当虚。今反小便利，而大汗出，法应卫家当微，今反更实，津液四射，荣竭血尽，干烦而不眠，血薄肉消，而成暴液。注：一云黑。医复以毒药攻其胃，此为重虚，客阳去有期，必下如淤泥而死。

135. 脉浮而紧，浮则为风，紧则为寒，风则伤卫，寒则伤荣。荣卫俱病，骨节疼烦，当发其汗而不可下也。

136. 脉数者，久数不止，止则邪结，正气不能复，正气却结于脏，故邪气浮之，与皮毛相得，脉数者不可下，下之必烦，利不止。

137. 脉浮大，应发汗，医反下之，此为大逆也。

138. 脉浮而大，心下反硬，有热，属脏者，攻之，不令发汗；属腑者，不令溲数。溲数则大便硬。汗多则热愈，汗少则便难。脉迟尚未可攻。

139. 若太阳证不罢者，不可下，下之为逆。

140. 病欲吐者，不可下。

141. 太阳病，有外证未解，不可下，下之为逆。

142. 夫病，阳多者热，下之则硬。

143. 无阳阴强，大便硬者，下之必清谷腹满。

144. 伤寒，发热头痛，微汗出，发汗则不识人；熏之则喘，不得小便，心腹满；下之则短气，小便难，头痛背强；加温针则衄。

145. 伤寒，脉阴阳俱紧，恶寒发热，则脉欲厥。厥者，脉初来大，渐渐小，更来渐大，是其候也。如此者，恶寒，甚者翕翕汗出，喉中痛。若热多者，目赤脉多，睛不慧。医复发之，咽中则伤；若复下之，则两目闭，寒多便清谷，热多便脓血。

146. 伤寒发热，口中勃勃气出，头痛目黄，衄不可制。贪水者，必呕，恶水者厥。若下之，咽中生疮。假令手足温者，必下重便脓血。头痛目黄者，若下之，则目闭；贪水者，若下之，其脉必厥，其声嘤，咽喉塞。若发汗，则战栗，阴阳俱虚；恶水者，若下之，则里冷不嗜食。大便完谷出。

147. 下利脉大者，虚也。以强下之故也。设脉浮革，因尔肠鸣者，属当归四逆汤。

148. 阳明病，身合色赤，不可攻之。攻之，利遂不止者，死。

149. 太阳病，发汗不解，而下之。脉浮者为在外，宜桂枝汤。

150. 大汗大下而厥者，属四逆汤。

151. 本以下之，故心下痞。其人渴而口燥烦，小便不利者，属五苓散。

第二节 《金匮玉函经》沿袭《千金翼方》及宋本《伤寒论》沿袭《金匮玉函经》《千金翼方》的情况

1. 《千金翼方·伤寒上·太阳病用桂枝汤法第一》

论曰：伤寒与痓病、湿病及热暍相滥，故叙而论之。

《金匮玉函经·卷二·辨痓湿暍第一》

太阳病，痓湿暍三种，宜应别论。以为与伤寒相似，故此见之。

宋本《伤寒论·辨痓湿暍脉证第四》

伤寒所致太阳病痓、湿、暍，此三种，宜应别论。以为与伤寒相似，故此见之。

《千金翼方》之"滥"，通"鑑"，"别""不同"之义。"相滥"即"相鑑"，相别之义。《说文通训定声》："滥，假借为鑑。"《资治通鉴·晋纪十五》胡三省注："鑑，所以别妍槐。"是"鑑"有"别"义。

《千金翼方》认为伤寒病与痓病、湿病、热暍病有别，且其病证有时易于混淆，所以"叙而述之"，以资区分。

《金匮玉函经》仿《千金翼方》之例，句意与《千金翼方》相当。不同之处有二：

一是易"痓"字为"痉"字。"痓""痉"二字义同。《素问·气厥论》"传为柔痓"，王冰注"痓谓骨痓而不随"，《说文·疒部》："痉，强急也。"是唐时，"痓"与"痉"义同。徐忠可：盖痓即痉，强直之谓也。

二是在《千金翼方》的基础上，将痓、湿、暍归属于太阳病项下，来与伤寒病鉴别。这一点并非《千金翼方》之本意。其实，不是太阳病包含了痓、湿、暍三种病，而是痓、湿、暍、伤寒都可导致太阳病，其他如温病、热病、时疫等，也均可导致出现太阳病证。

宋本《伤寒论》之说，与《金匮玉函经》基本无异，沿袭《金匮玉函经》迹象明显。

2. 《千金翼方》

太阳病，发热无汗，而反恶寒，是为刚痓。

《金匮玉函经》

太阳病，发热无汗，而反恶寒，是为刚痓。

宋本《伤寒论》

太阳病，发热无汗，反恶寒者，名曰刚痉。

宋本《伤寒论》略去"而"字。

3. 《千金翼方》

太阳病，发热汗出，而不恶寒，是为柔痉。注：一云恶寒。

《金匮玉函经》

太阳病，发热汗出，而不恶寒，是为柔痉。

宋本《伤寒论》

太阳病，发热汗出而不恶寒，名曰柔痉。

4. 《千金翼方》

太阳病，发热，其脉沉细，是为痉。

《金匮玉函经》

太阳病，发热，其脉沉细，是为痉。

宋本《伤寒论》

太阳病，发热，脉沉而细者，名曰痉。

5. 《千金翼方》

病者身热足寒，颈项强，恶寒，时头热面赤，目脉赤，独头动摇，是为痉。

《金匮玉函经》

病者身热足寒，头项强，恶寒，时头热面赤，目脉赤，独头动摇，卒口噤，背反张者，为痉。

宋本《伤寒论》

病身热足寒，颈项强急，恶寒，时头热面赤，目脉赤，独头面摇，卒口噤，背反张者痉病也。

《千金翼方》之论，较为原始朴实。《金匮玉函经》增补"卒口噤，背反张"痉病之证候。宋本《伤寒论》同《金匮玉函经》。

6. 《千金翼方》

太阳病，发其汗，因致痉。

《金匮玉函经》

太阳病，发其汗，因致痉。

宋本《伤寒论》

太阳病，发其汗，因致痉。

7. 《千金翼方》

太阳病而关节疼烦，其脉沉缓，为中湿。

《金匮玉函经》

太阳病而关节疼烦，其脉沉缓，为中湿。

宋本《伤寒论》

太阳病，关节疼痛而烦，脉沉而细，注：一作缓者，此名湿痹。注：一云中湿。湿痹之候，其人小便不利，大便反快，但当利其小便。

宋本《伤寒论》"关节疼痛而烦"，是"关节疼烦"之释义。又增"小便不利，大便反快"湿病之证候及其"当利其小便"之治法。

8. 《千金翼方》

病者一身尽疼烦，日晡即剧，此为风湿。汗出所致也。

《金匮玉函经》

病者一身尽疼烦，日晡即剧，此为风湿。汗出当风所致也。

宋本《伤寒论》

病者一身尽疼，发热，日晡所剧者，此名风湿。此病伤于汗出当风，或久伤取冷所致也。

《金匮玉函经》增"当风"二字使义易明，宋本《伤寒论》则增补证候及病因更详。

9. 《千金翼方》

湿家之为病，一身尽疼，发热而身色似熏黄也。

《金匮玉函经》

湿家之为病，一身尽疼，发热而身色似熏黄也。

宋本《伤寒论》

湿家之为病，一身尽疼，发热，身色如似熏黄。

10. 《千金翼方》

湿家之为病，其人但头汗出，而背强。欲得被覆，若下之早，即哕，或胸满，小便不利，舌上如胎。此为丹田有热，胸上有寒，渴欲饮而不能饮，而口燥也。

《金匮玉函经》

湿家之为病，其人但头汗出，而背强。欲得被覆向火。若下之早则哕，或胸满。小便不利，舌上如胎，此为丹田有热，胸上有寒，渴欲饮不而不能饮，则口燥烦也。

宋本《伤寒论》

湿家，其人但头汗出，背强，欲得被覆向火。若下之早则哕、胸满，小便不利。舌上如胎者，以丹田有热，胸中有寒，渴欲得水，而不能饮，口燥烦也。

11. 《千金翼方》

湿家下之，额上汗出，微喘，小便利者，死；下利不止者，亦死。

《金匮玉函经》

湿家下之，额上汗出，微喘，小便利者，死；若下利不止者，亦死。

宋本《伤寒论》

湿家下之，额上汗出，微喘，小便利者，注：一云不利，死；若下利不止者，亦死。

12. 《千金翼方》

问曰：病风湿相搏，身体疼痛，法当汗出而解。值天阴雨，溜下不止。师云：此可发汗。而其病不愈者，何故？答曰：发其汗，汗大出者，但风气去，湿气续在，是故不愈。若治风湿者，发其汗，微微似欲出汗者，则风湿俱去也。

《金匮玉函经》

问曰：病风湿相搏，身体疼痛，法当汗出而解。值天阴雨溜不止。师云：此可发汗。汗之而其病不愈者，何故？答曰：发其汗，汗大出者，但风气去，湿气仍在，是故不愈。若治风湿者，发其汗，微微似欲出汗者，则风湿俱去也。

宋本《伤寒论》

问曰：风湿相搏，一身尽疼痛，法当汗出而解。值天阴雨不止。医云：此可发汗。汗之，病不愈者，何故？答曰：发其汗，汗大出者，但风气去，湿气在，是故不愈也。若治风湿者，发其汗，微微似欲出汗者，则风湿俱去也。

《千金翼方》"湿气续在"之"续"字，符合孙氏用词精辟生动之文章特点；《金匮玉函经》则据义易为"仍"字，显其通俗；宋本《伤寒论》则径直略去其字而只存"湿气在"三字，更为简洁。

13.《千金翼方》

病人喘，头痛鼻窒而烦，其脉大，自能饮食，腹中独和无病。病在头，中寒湿，故鼻窒。内药鼻中即愈。

《金匮玉函经》

病身上疼痛，发热面黄而喘，头痛鼻塞而烦，其脉大，自能饮食，腹中和无病。病在头，中寒湿，故鼻塞。内药鼻中即愈。

宋本《伤寒论》

湿家病，身上疼痛，发热面黄而喘，头痛，鼻塞而烦，其脉大，自能饮食。腹中和无病。病在头，中寒湿，故鼻塞。内药鼻中，则愈。

《金匮玉函经》增加了"身上疼痛，发热面黄而喘"之湿病证候，易"窒"字为较为通俗之"塞"字。宋本《伤寒论》同《金匮玉函经》。

14.《千金翼方》

太阳中热，暍是也。其人汗出恶寒，身热而渴也。

《金匮玉函经》

太阳中热，暍是也。其人汗出恶寒，身热而渴也，白虎汤主之。

宋本《伤寒论》

太阳中热，暍是也。其人汗出恶寒，身热而渴也。

《金匮玉函经》增加了治疗方剂。

15.《千金翼方》

太阳中暍，身热疼重，而脉微弱，此以夏月伤冷水，水行皮肤中也。

《金匮玉函经》

太阳中暍，身热疼重，而脉微弱，此以夏月伤冷水，水行皮肤中所致也。瓜蒂汤主之。

宋本《伤寒论》

太阳中暍者，身热疼重，而脉微弱，此以夏月伤冷水，水行皮中所致也。

《金匮玉函经》增"所致"二字以善其句义。宋本《伤寒论》同《金匮玉函经》。《金匮玉函经》增添治疗方剂。

16.《千金翼方》

太阳中暍，发热恶寒，身重而疼痛，其脉弦细芤迟，小便已，洒然手足逆冷。小有劳，口前开，板齿燥。若发其汗，恶寒则甚；加温针，发热益甚；数下之，淋复甚。

《金匮玉函经》

太阳中暍，发热恶寒，身重而疼痛，其脉弦细芤迟，小便已，洒洒然毛耸，手足逆冷。小有劳，身即热，口开，前板齿燥。若发其汗，恶寒则甚；加温针，发热益甚；数下之，则淋甚。

宋本《伤寒论》

太阳中暍者，发热恶寒，身重而疼痛，其脉弦细芤迟，小便已，洒洒然毛耸，手足逆冷。小有劳，身即热，口开，前板齿燥，若发汗，而恶寒甚；加温针，则发热甚；数下之，则淋甚。

《千金翼方》"口前开"之"前"，"先"义；"开"，即"张"义。"口前开"即"口先张"之义。稍有劳作，即先张口喘气，正喻其虚热气短之状。张口呼吸，伤耗津液，自然会出现"板齿燥"的情况。

《金匮玉函经》不解"口前开"之义，却将"前"字移至"板齿"前，义反不类。板齿俗称"门牙"，本在牙齿之前。"板齿"前多"前"字，反成赘语，且义例难通。宋本《伤寒论》则沿袭《金匮玉函经》作"口开，前板齿燥"。

"小有劳热"后，《金匮玉函经》增补"身即热"之症。宋本《伤寒论》同《金匮玉函经》。

《千金翼方》之"洗然"，《金匮玉函经》作"洒洒然"，宋本《伤寒论》作"洒洒然"，形容恶寒寒栗之状。

17.《千金翼方》

太阳之为病，头项强痛而恶寒。

太阳病，其脉浮。

《金匮玉函经·辨太阳病形证治第三》

太阳之为病，头项强痛而恶寒。

太阳病，其脉浮。

宋本《伤寒论·辨太阳病证并治上第五》

太阳之为病，脉浮，头项强痛而恶寒。

《金匮玉函经》同《千金翼方》，作为两条论述。宋本《伤寒论》则合此二条为一条论述。

18.《千金翼方》

太阳病，发热汗出而恶风，其脉缓，为中风。

《金匮玉函经》

太阳病，发热汗出而恶风，其脉缓，为中风。

宋本《伤寒论》

太阳病，发热汗出，恶风，脉缓者，名为中风。

19.《千金翼方》

夫病有发热而恶寒者，发于阳也；不热而恶寒者，发于阴也。发于阳者七日愈，发于阴者六日愈。以阳数七，阴数六故也。

《金匮玉函经》

夫病有发热而恶寒者，发于阳也；不热而恶寒者，发于阴也。发于阳者七日愈，发于阴者六日愈。以阳数七，阴数六故也。

宋本《伤寒论》

病有发热恶寒者，发于阳也；无热恶寒者，发于阴也。发于阳，七日愈；发于阴，六日愈，以阳数七，阴数六故也。

20.《千金翼方》

太阳病，头痛至七日以上，自愈者，其经竟故也。若欲作再经者，针足阳明，使经不传则愈。

《金匮玉函经》

太阳病头痛至七日，有当愈者，其经竟故也。若欲再作经者，当针足阳明，使经不传，则愈。

宋本《伤寒论》

太阳病，头痛至七日以上自愈者，以行其经尽故也。若欲作再经者，针足阳明，使经不传则愈。

《金匮玉函经》对《千金翼方》"自愈者"做了更正，为"有当愈者"，以便使后人能够正确理解《千金翼方》"太阳病头痛至七日以上自愈者"一句，指出有的可自愈，并非全部自愈。

宋本《伤寒论》则对《千金翼方》"其经竟故也"做了增义补充："以行其经尽故也。"使义理易明。

21.《千金翼方》

太阳病欲解时，从巳尽未。

风家，表解而不了了者，十二日愈。

《金匮玉函经》

太阳病欲解时，以巳尽未。

风家，表解而不了了者，十二日愈。

宋本《伤寒论》

太阳病欲解时，从巳至未上。

风家，表解而不了了者，十二日愈。

22.《千金翼方》

太阳中风，阳浮而阴濡弱。浮者热自发，濡弱者汗自出，啬啬恶寒，淅淅恶风，翕翕发热，鼻鸣干呕者，桂枝汤主之。

《金匮玉函经》

太阳中风，阳浮而阴濡弱。阳浮者热自发，濡弱者汗自出，啬啬恶寒，淅淅恶风，翕翕发热，鼻鸣干呕，桂枝汤主之。

宋本《伤寒论》

太阳中风，阳浮而阴弱。阳浮者，热自发；阴弱者，汗自出。啬啬恶寒，淅淅恶风，翕翕发热，鼻干呕者，桂枝汤主之。

宋本《伤寒论》"阴濡弱"作"阴弱"。

23.《千金翼方》

太阳病，头痛发热，汗出恶风，桂枝汤主之。

《金匮玉函经》

太阳病，头痛发热，汗出恶风，桂枝汤主之。

宋本《伤寒论》

太阳病，头痛发热，汗出恶风，桂枝汤主之。

24.《千金翼方》

太阳病，项背强几几，而反汗出恶风，桂枝汤主之。注：本论云：桂枝加葛根汤。

《金匮玉函经》

太阳病，项背强几几，而反汗出恶风，桂枝汤主之。论云：桂枝加葛根汤主之。

宋本《伤寒论》

太阳病，项背强几几，反汗出恶风者，桂枝加葛根汤主之。

《金匮玉函经》将《千金翼方》之注文，混入正文。宋本《伤寒论》则依《千金翼方》注文之"本论"，径直改作"桂枝加葛根汤"。

25. 《千金翼方》

太阳病下之，其气上冲，可与桂枝汤；不冲，不可与之。

《金匮玉函经》

太阳病下之，其气上冲者，可与桂枝汤；不冲者，不可与之。

宋本《伤寒论》

太阳病，下之后，其气上冲者，可与桂枝汤，方用前法；若不上冲者，不得与之。

《金匮玉函经》根据当时阅读之习惯，添加助词"者"以助读，宋本《伤寒论》在《金匮玉函经》的基础上更增连词"若"。

26. 《千金翼方》

太阳病三日，已发汗、吐、下、温针而不解，此为坏病，桂枝汤复不中与也。观其脉证，知犯何逆，随证而治之。

桂枝汤本为解肌，其人脉浮紧，发热无汗，不可与也。常识此，勿令误也。

《金匮玉函经》

太阳病三日，已发汗，若吐，若下，若温针而不解，此为坏病，桂枝不复中与也。观其脉证，知犯何证，随证而治之。

桂枝汤本为解肌，其人脉浮紧，发热无汗，不可与也。常须识此，勿令误也。

宋本《伤寒论》

太阳病三日，已发汗，若吐，若下，若温针，仍不解者，此为坏病，桂枝不中与之也。观其脉证，知犯何逆，随证治之。桂枝本为解肌，若其人脉浮紧，发热汗不出者，不可与之也。常须识此，勿令误也。

《金匮玉函经》加"若""须"等词以助读。宋本《伤寒论》除将"发热无汗"通俗为"发热汗不出"外，又将此二条并为一条论述。

27. 《千金翼方》

酒客不可与桂枝汤，得之则呕，酒客不喜甘故也。

《金匮玉函经》

酒客不可与桂枝汤，得之则呕，酒客不喜甘故也。

宋本《伤寒论》

若酒客病，不可与桂枝汤，得之则呕。以酒客不喜甘故也。

28. 《千金翼方》

喘家作，桂枝汤加厚朴杏仁佳。

《金匮玉函经》

喘家作，桂枝汤加厚朴杏仁佳。

宋本《伤寒论》

喘家作，桂枝汤加厚朴杏子佳。

29.《千金翼方》

服桂枝汤吐者，其后必吐脓血。

《金匮玉函经》

服桂枝汤吐者，其后必须吐脓血。

宋本《伤寒论》

凡服桂枝汤吐者，其后必吐脓血也。

30.《千金翼方》

太阳病，初服桂枝汤，而反烦不解者，当先刺风池、风府，乃却与桂枝汤则愈。

《金匮玉函经》

太阳病，初服桂枝汤，反烦不解者，当先刺风池、风府，却与桂枝汤即愈。

宋本《伤寒论》

太阳病，初服桂枝汤，反烦不解者，先刺风池、风府，却与桂枝汤则愈。

宋本《伤寒论》同《金匮玉函经》均略去"乃"字。

31.《千金翼方》

太阳病，外证未解，其脉浮弱，当以汗解，宜桂枝汤。

《金匮玉函经》

太阳病，外证未解，其脉浮弱，当以汗解，宜桂枝汤主之。

宋本《伤寒论·辨太阳病脉证治中第六》

太阳病，外证未解，脉浮弱者，当以汗解，宜桂枝汤。

32.《千金翼方》

太阳病，下之微喘者，表未解故也，宜桂枝汤。注：一云麻黄汤。

《金匮玉函经》

太阳病，下之微喘者，表未解故也，桂枝加厚朴杏仁汤主之。

宋本《伤寒论》

太阳病，下之微喘者，表未解故也。桂枝加厚朴杏子汤主之。

《千金翼方》用桂枝汤，《金匮玉函经》认为桂枝汤加厚朴、杏仁更合适。宋本《伤寒论》同《金匮玉函经》。

33.《千金翼方》

太阳病，外证未解，不可下之，下之为逆。解外，宜桂枝汤。

《金匮玉函经》

太阳病，外证未解者，不可下，下之为逆。解外者，宜桂枝汤主之。

宋本《伤寒论》

太阳病，外证未解，不可下也，下之为逆。欲解外者，宜桂枝汤。

《金匮玉函经》增二"者"字以助读，此因其习惯，在沿袭时不自觉即增之。宋本《伤寒论》在《金匮玉函经》"解外者"前，增一"欲"字，例同。

34.《千金翼方》

太阳病，先发汗不解而下之，其脉浮，不愈。浮为在外，而反下之，故令不愈。今脉浮故在外。当解其外则愈。宜桂枝汤。

《金匮玉函经》

太阳病，先发汗不解而下之，其脉浮，不愈。浮为在外，而反下之，故令不愈。今脉浮，故知在外，当解其外则愈。宜桂枝汤。

宋本《伤寒论》

太阳病，先发汗不解，而复下之，脉浮者不愈。浮为在外，而反下之，故令不愈。今脉浮，故在外。当须解外则愈。宜桂枝汤。

《金匮玉函经》增"知"字以善句义。宋本《伤寒论》增"复""须"等字，例同。

35.《千金翼方》

病常自汗出，此为荣气和卫气不和故也。荣行脉中，卫行脉外。复发其汗，卫和则愈。宜桂枝汤。

《金匮玉函经》

病常自汗出者，此为营气和，卫气不和故也。营行脉中，为阴主内；卫行脉外，为阳主外。复发其汗，卫和则愈。宜桂枝汤。

宋本《伤寒论》

病常自汗出者，此为荣气和。荣气和者，外不谐，以卫气不共荣气谐和故尔。以荣行脉中，卫行脉外。复发其汗，荣卫和则愈。宜桂枝汤。

《金匮玉函经》在《千金翼方》的基础上，增"为阴主内""为阳主外"等。宋本《伤寒论》在此基础上解释荣卫不和之机理。

36.《千金翼方》

病人脏无他病，时发热，自汗出而不愈。此卫气不和也。先其时发汗愈。宜桂枝汤。

《金匮玉函经》

病人脏无他病，时发热，自汗出而不愈。此卫气不和也。先其时发汗即愈。宜桂枝汤。

宋本《伤寒论》

病人脏无他病，时发热，自汗出而不愈者，此卫气不和也。先其时发汗则愈。宜桂枝汤。

37.《千金翼方》

伤寒，不大便六七日，头痛有热。与承气汤，其大便反青。此为不在里，故在表也。当发其汗。头痛者必衄。宜桂枝汤。

《金匮玉函经》

伤寒，不大便六七日，头痛有热，未可与承气汤，其小便反清。此为不在里，而在表也。当发其汗。头痛者必衄，宜桂枝汤。

宋本《伤寒论》

伤寒，不大便六七日，头痛有热者，与承气汤。其小便青者，注：一云大便青。知不在里，仍在表也。当须发汗。若头痛者，必衄，宜桂枝汤。

《金匮玉函经》见《千金翼方》有"此为不在里"句，于是认为"未可与承气汤""不大便六七日"，明明有里证，用承气汤并不为过。用承气汤后大便清，里证除，才能"不在里"，有头痛发热之表证，里和后自应发汗解表。

38.《千金翼方》

伤寒发汗已解，半日许复烦。其脉浮数，可复发其汗，宜服桂枝汤。

《金匮玉函经》

伤寒发汗已解，半日许复烦，其脉浮数，可与复发汗，宜桂枝汤。

宋本《伤寒论》

伤寒发汗已解，半日许复烦，脉浮数者，可更发汗，宜桂枝汤。

《金匮玉函经》之"可与复发汗"及《伤寒论》之"可更发汗"，均系《千金翼方》"可复发其汗"之变通之文。

39.《千金翼方》

伤寒，医下之后，身体疼痛，清便自调，急当救表，宜桂枝汤。

《金匮玉函经》

伤寒，医下之，续得下利清谷不止，身体疼痛，急当救里；后身疼痛，清便自调，急当救表。救里宜四逆汤，救表宜桂枝汤。

宋本《伤寒论》

伤寒，医下之，续得下利清谷不止，身体疼痛，急当救里；后身疼痛，清便自调者，急当救表。救里宜四逆汤，救表宜桂枝汤。

"后身疼痛"之"后"字，涉《千金翼方》"下之后身体疼痛"之"后"字误赘。"后身疼痛"，义例不通。"身体疼痛"，与"下利清谷不止"为并见之症，并无先后之分。只不过治疗上先治里之急，再解表之急。《金匮玉函经》在《千金翼方》基础上，增补里急之证。宋本《伤寒论》同《金匮玉函经》。

40.《千金翼方》

太阳病未解，其脉阴阳俱停。必先振汗出而解。但阳微者，先汗之而解，宜桂枝汤。

《金匮玉函经》

太阳病未解，脉阴阳俱停。必先振汗而解。但阳微者，先汗之而解；阴微者，先下之而解。汗之宜桂枝汤，下之宜承气汤。

宋本《伤寒论》

太阳病未解，脉阴阳俱停，注：一作微。必先振栗，汗出而解。但阳脉微者，先汗出而解。但阴脉微者，注：一作迟脉实。下之而解。若欲下之，宜调胃承气汤。

"脉阴阳俱停"，指阴阳病脉之象已不显现，所以才能"振汗出而解"，这是向愈之象。若仍见阳脉微病之象者，宜用桂枝汤发汗而解。《金匮玉函经》增补阴脉微病之治法及方剂。宋本《伤寒论》则只述阴脉微之治法方剂，与《金匮玉函经》并不完全一致。这提示《千金翼方》之论述，为二者增补之基础。

41.《千金翼方》

桂枝汤方

桂枝　芍药　生姜各二两，切　甘草二两，炙　大枣十二枚，擘

右五味，㕮咀三味，以水七升，微火煮取三升。去滓，温服一升。须臾，饮热粥一升余，以助药力。温覆令汗出一时许益善。若不汗，再服如前。复不汗，后服小促其间。令半日许三服。病重者，一日一夜乃差。当晬时观之，服一剂汤，病证犹在，当复作服之。至有不汗出，当服三剂乃解。

《金匮玉函经》

桂枝汤方

桂枝三两　芍药三两　甘草二两，炙　生姜三两，切　大枣十二枚，擘

右五味，吹咀三物，水七升，微火煮取三升，去滓，温服一升。须臾，饮热粥一升余，以助药力。温覆令汗出，一时许益佳。若不汗，再服如前。又不汗，后服当小促其间，令半日许，三服尽。病重者，一日一夜服。晬时观之，服一剂尽，病证犹在，当复作服。若汗不出者，服之二三剂乃解。

宋本《伤寒论》

桂枝汤方

桂枝三两，去皮　芍药三两　甘草二两，炙　生姜三两，切　大枣十二枚，擘

右五味，吹咀三味，以水七升，微火煮取三升，去滓，适寒温，服一升。服已须臾，啜热稀粥一升余，以助药力。温覆令一时许，遍身漐漐微似有汗者，益佳，不可令如水流漓，病必不除。若一服汗出病差，停后服，不必尽剂。若不汗，更服，依前法。又不汗，后服小促其间，半日许，令三服尽。若病重者，一日一夜服，周时观之，服一剂尽，病证犹在者，更作服。若汗不出，乃服至二三剂。禁生冷、黏滑、肉面、五辛、酒酪、臭恶等物。

由上可以看出，药物剂量方面，《金匮玉函经》与《千金翼方》不同，而宋本《伤寒论》则沿袭《金匮玉函经》之药物用量。

煎服法方面，《金匮玉函经》以《千金翼方》为基础进行论述。宋本《伤寒论》则在《金匮玉函经》的基础上进一步发挥论述。如增"遍身漐漐微似有汗者益佳，不可令如水流漓""禁生冷、黏滑、肉面、五辛、酒酪、臭恶等物"等，并将"晬时观之"通俗为"周时观之"。

42.《千金翼方》

太阳病，发其汗，遂漏而不止。其人恶风，小便难，四肢微急，难以屈伸。桂枝加附子汤主之。桂枝中加附子一枚，炮。即是。

《金匮玉函经》

太阳病，发其汗，遂漏不止，其人恶风，小便难，四肢微急，难以屈伸，桂枝加附子汤主之。

桂枝加附子汤方

桂枝　芍药各三两　甘草二两，炙　生姜三两　大枣十二枚　附子一枚，炮，去皮，破八片

右六味，吹咀三物，以水七升，煮取三升，去滓，温服一升。方本桂枝汤，今加附子。

宋本《伤寒论·辨太阳病脉证并治上第五》

太阳病，发汗，遂漏不止。其人恶风，小便难，四肢微急，难以屈伸者，桂枝加附子汤主之。

桂枝加附子汤

桂枝三两，去皮　芍药三两　甘草三两，炙　生姜三两，切　大枣十二枚，擘　附子一枚，炮，去皮，破八片

右六味，以水七升，煮取三升，去滓，温服一升。本云桂枝汤，今加附子。将息法如前。

《千金翼方》并不详细列出方剂，只是在原文中精要表述其方。宋本《伤寒论》则依《金匮玉函经》，详细列出方剂，唯甘草剂量不同。此方本即以桂枝汤为基础，所以《千金翼方》不另列方。

43.《千金翼方》

太阳病下之，其脉促胸满者，桂枝去芍药汤主之。若微寒者，桂枝去芍药加附子汤主之，桂枝去芍药中加附子一枚即是。

《金匮玉函经》

太阳病下之，其脉促胸满，桂枝去芍药汤主之。若微恶寒者，桂枝去芍药加附子汤主之。

桂枝去芍药汤方

桂枝三两　甘草二两，炙　生姜三两　大枣十二枚

右四味，㕮咀，以水七升，煮取三升，去滓，温服一升。本方桂枝汤，今去芍药。

桂枝去芍药加附子汤方

桂枝三两　甘草二两，炙　生姜三两　大枣十二枚　附子一枚，炮

右五味，㕮咀，以水七升，煮取三升，去滓，温服一升。本方桂枝汤，今去芍药加附子。

宋本《伤寒论》

太阳病，下之后，脉促，胸满者，桂枝去芍药汤主之。

桂枝三两，去皮　甘草二两，炙　生姜三两，切　大枣十二枚，擘　附子一枚，炮，去皮，破八片

右四味，以水七升，煮取三升，去滓，温服一升。本云桂枝汤，今去芍药。将息如前法。

若微恶寒者，桂枝去芍药加附子汤主之。

桂枝三两，去皮　甘草二两，炙　生姜三两，切　大枣十二枚，擘

右五味，以水七升，煮取三升，去滓，温服一升。本云桂枝汤，今去芍药，加附子。将息如前法。

《千金翼方》《金匮玉函经》都作为一条论述，宋本《伤寒论》则析为两条论述。因以桂枝汤为基本，所以《千金翼方》从简不述详方。《金匮玉函经》列出详细方剂，宋本《伤寒论》则沿袭《金匮玉函经》列其详方。

不论方中是四味药还是五味药，《金匮玉函经》都机械地抄袭桂枝汤之用水及煎服量：以水七升，煮取三升。古人煎药水量，是根据药味的多少、药物的性质、治病之需要等多种因素来决定的，绝非固定不变。仅从此点可以得知，《千金翼方》原本并无详细方剂，《金匮玉函经》后依桂枝汤为基础补增。

44.《千金翼方》

太阳病得之八九日，如疟，发热而恶寒，热多而寒少，其人不呕，清便欲自可。一日再三发，其脉微缓者，为欲愈。脉微而恶寒者，此为阴阳俱虚，不可复吐下发汗也。面色反有热者，为未欲解。以其不能得汗出，身必当痒。桂枝麻黄各半汤主之。

桂枝一两十六铢　芍药　生姜，切　甘草炙　麻黄去节，各一两　大枣四枚，擘　杏仁二十四枚，去皮尖，两仁者

右七味，以水五升，先煮麻黄一二沸，去上沫，内诸药，煮取一升八合。去滓，温服六合，本云桂枝汤三合，麻黄汤三合，并为六合，顿服。

《金匮玉函经》

太阳病，得之八九日，如疟状，发热而恶寒，热多而寒少，其人不呕，清便自调。日二三发，脉微缓者，为欲愈。脉微而恶寒，此阴阳俱虚，不可复吐下发汗也。面反有热色者，为未欲解。以其不能得小汗出，身必当痒。桂枝麻黄各半汤主之。

桂枝一两十六铢　芍药　生姜　甘草炙　麻黄各一两　大枣四枚　杏仁二十四枚

右七味，㕮咀，以水五升，先煮麻黄一二沸，去上沫，内诸药，煮取一升八合，去滓，温服六合。本方二方各三合，并为六合，顿服。今裁为一方。

宋本《伤寒论》

太阳病，得之八九日，如疟状，发热恶寒，热多寒少。其人不呕，清便欲自可。一日二三度发。脉微缓者，为欲愈也。脉微而恶寒者，此阴阳俱虚，不可更发汗，更下，更吐也。面色反有热色者，未欲解也。以其不能得小汗出，身必痒，宜桂枝麻黄各半汤。

桂枝一两十六铢　去皮　芍药　生姜切　甘草炙　麻黄去节各一两　大枣四枚，擘　杏仁二十四枚，汤浸，去皮尖及两仁者

右七味，以水五升，先煮麻黄一二佛，去上沫，内诸药，煮取一升八合，去滓，温服六合。本云桂枝汤三合，麻黄汤三合并为六合，顿服。将息如上法。臣亿等谨按：桂枝汤方：桂枝、芍药、生姜各三两，甘草二两，大枣十二枚。麻黄汤方：麻黄三两，桂枝二两，甘草一两，杏仁七十个。今以算法约之，二汤各取三分之一，即得桂枝一两十六铢，芍药、生姜、甘草各一两，大枣四枚，杏仁二十三个零三分枚之一，收之得二十四个，合方。详此方乃三分之一，非各半也。宜云合半汤。

《千金翼方》用词往往简洁精要，是其文章特点。《金匮玉函经》为详其义，在"疟"后增"状"字，在"热"后增"色"字，在"汗"前增"小"字等，均系沿袭时所增。

方后《千金翼方》"本云桂枝汤三合"一句，《金匮玉函经》变通为"本方二方各三合"一句，其基本含义并未改变。宋本《伤寒论》此段则综合参考了《千金翼方》和《金匮玉函经》。

45.《千金翼方》

服桂枝汤大汗出，若脉洪大，与桂枝汤，其形如疟，一日再发。汗出便解，宜桂枝二麻黄一汤方。

桂枝一两十七铢　麻黄十六铢　生姜切　芍药各一两六铢　甘草一两二铢，炙　大枣五枚，擘　杏仁十六枚，去皮尖，两仁者

右七味，以水七升，黄麻黄一二沸，去上沫，内诸药，煮取二升，去滓，温服一升，日再服，本云桂枝汤二分，麻黄汤一分，合为二升，分二服，今合为一方。

《金匮玉函经》

服桂枝汤大汗出，若脉但洪大，与桂枝汤。若其形如疟，一日再发。汗出便解，宜桂枝二麻黄一汤方。

桂枝二麻黄一汤方

桂枝一两十七铢　芍药一两六铢　麻黄十六铢　生姜一两六铢　杏仁十六枚　甘草一两二铢　大枣五枚

右七味，以水五升，先煮沸麻黄一二沸，去上沫，内诸药，煮取二升，去滓，温服一升。本方桂枝汤二分，麻黄汤一分，合为二升，分再服。分合为一方。

宋本《伤寒论》

服桂枝汤，大汗出，脉洪大者，与桂枝汤，如前法。若形似疟，一日再发者，汗出必解。宜桂枝二麻黄一汤方。

桂枝一两十七铢，去皮　芍药一两六铢　麻黄十六铢，去节　生姜一两六铢，切　杏仁十六个，去皮尖　甘草一两二铢，炙　大枣五枚，擘

右七味，以水五升，先煮麻黄一二沸，去上沫，内诸药，煮取二升，去滓，温服一升，日再服。本云桂枝汤二分，麻黄汤一分，合为二升，分再服。今合为一方，将息如前法。臣亿等谨按：桂枝汤方：桂枝、芍药、生姜各三两，甘草二两，大枣十二枚。麻黄汤方：麻黄三两，桂枝二两，

甘草一两，杏仁七十个。今以算法约之，桂枝汤取十二分之五，即得桂枝、芍药、生姜各一两六铢，甘草二十铢，大枣五枚。麻黄汤取九分之二，即得麻黄十六铢，桂枝十铢三分铢之二，收之得十一铢；甘草五铢三分铢之一，收之得六铢；杏仁十五个九分枚之四，收之得十六个。二汤所取相合，即共得桂枝一两十七铢，麻黄十六铢，生姜、芍药各一两六铢，甘草一两二铢，大枣五枚，杏仁十六个，合方。

《千金翼方》"若脉洪大"，《金匮玉函经》"洪"前赘一"但"字，义反不妥。煎药水量，《千金翼方》为"七升"，《金匮玉函经》与宋本《伤寒论》均作"五升"。此"五升"，恐涉前"桂枝麻黄各半汤"之用水量致误。该方为"五升"，桂枝二麻黄一汤之药物总量，多于桂枝麻黄各半汤。则《千金翼方》之用水量七升为妥。《金匮玉函经》在其后致误，宋本《伤寒论》沿用《金匮玉函经》之用水量，亦误。

46.《千金翼方》

太阳病，发热恶寒，热多寒少，脉微弱，则无阳也。不可发汗。桂枝二越婢一汤主之方。

桂枝　芍药　甘草炙　麻黄去节，各十八铢　生姜一两三铢，切　石膏二十四铢，碎　大枣四枚，擘

右七味，以水五升，先煮麻黄一二沸，去上沫，内诸药，煮取二升，去滓，温服一升。本云当裁为越婢汤桂枝合之，饮一升，今合为一方，桂枝汤二分。

《金匮玉函经》

太阳病，发热而恶寒，热多寒少，脉微弱者，此无阳也。不可复发其汗。宜桂枝二越婢一汤。

桂枝二越婢一汤方

桂枝　芍药　甘草　麻黄各十余铢　生姜一两三铢　大枣四枚　石膏二十四铢

右七味，㕮咀，以水五升，先煮麻黄一二沸，去上沫，内诸药，煮取二升，去滓，温服一升。本方当裁为越婢汤桂枝汤合方，饮一升。今合为一方。桂枝汤二分，越婢汤一分。

宋本《伤寒论》

太阳病，发热恶寒，热多寒少，脉微弱者，此无阳也。不可发汗，宜桂枝二越婢一汤方。

桂枝去皮　芍药　麻黄　甘草炙，各十八铢　大枣四枚，擘　生姜一两二铢，切　石膏二十四铢，碎，绵裹

右七味，以水五升，煮麻黄一二沸，去上沫，内诸药，煮取二升，去滓，温服一升。本云当裁为越婢汤、桂枝汤合之，饮一升。今合为一方，桂枝汤二分，越婢汤一分。臣亿等谨按：桂枝汤方：桂枝、芍药、生姜各三两，甘草二两，大枣十二枚。越婢汤方：麻黄二两，生姜三两，甘草二两，石膏半斤，大枣十五枚。今以算法约之，桂枝汤取四分之一，即得桂枝、芍药、生姜各十八铢，甘草十二铢，大枣三枚。越婢汤取八分之一，即得麻黄十八铢，生姜九铢，甘草六铢，石膏二十四铢，大枣一枚八分之七，弃之。二汤所取相合，即共得桂枝、芍药、甘草、麻黄各十八铢，生姜一两三铢，石膏二十四铢，大枣四枚。合方。旧云：桂枝三，今取四分之一，即当云桂枝二也。越婢汤方。见仲景杂方中。《外台秘要》一云：起脾汤。

"云"，为"是"义。"本云"，即"本是"之义。《经传释词·卷三》："云，犹是也。"《金匮玉函经》将"云"字易为"方"字，不妥。

"裁"为"定"义。《荀子·王制》王先谦集解："裁亦成也。"《国语·周语》韦昭注："成，定也。"

此方本是越婢汤桂枝汤相合之方，煎煮后饮服一升，《千金翼方》将桂枝汤之比例改为两份。

省略"越婢汤一分",是孙氏认为其义已明,不须再示。《金匮玉函经》沿袭时又将"越婢汤一分"补入,认为才能完善。

47.《千金翼方》

服桂枝汤下之,颈项强痛,翕翕发热,无汗,心下满,微痛,小便不利,桂枝去桂加茯苓白术汤主之方。

茯苓　白术各三两

右于桂枝汤中惟除桂枝一味,加此二味为汤。服一升,小便即利。本云桂枝汤,今去桂枝加茯苓白术。

《金匮玉函经》

服桂枝汤,或下之,仍头项强痛,翕翕发热,无汗,心下满而微痛,小便不利者,桂枝去桂加茯苓白术汤主之。

桂枝去桂加茯苓、白术汤方

芍药三两　甘草二两,炙　生姜三两　大枣十二枚　茯苓、白术各三两。

右六味,咬咀,以水七升,煮取三升,去滓,温服一升,小便利即愈。本方桂枝汤,今去桂加茯苓术。

宋本《伤寒论》

服桂枝汤,或下之,仍头项强痛,翕翕发热,无汗,心下满微痛,小便不利者,桂枝去桂加茯苓白术汤主之。

芍药三两　甘草二两,炙　生姜,切　白术、茯苓各三两　大枣十二枚,擘。

右六味,以水八升,煮取三升,去滓,温服一升,小便利则愈。本云桂枝汤,今去桂枝加茯苓、白术。

《千金翼方》此"下之",并非指泻下之法,而是"下邪气""治疗"之义。"服桂枝汤下之",即"服桂枝汤下其表邪"之义。《金匮玉函经》误将其认为是泻下之法,并在"下"字前加"或"字。宋本《伤寒论》则随《金匮玉函经》而误。

《千金翼方》"本云"之"云"字,"是"义。"本云"即"本是"之义。《金匮玉函经》误作"方"字,义难通。

48.《千金翼方·太阳病用麻黄汤法第二》

太阳病,或已发热,或未发热,必恶寒,体痛,呕逆,脉阴阳俱紧,为伤寒。

《金匮玉函经》

太阳病,或已发热,或未发热,必恶寒,体痛,呕逆,其脉阴阳俱紧,为伤寒。

宋本《伤寒论》

太阳病,或已发热,或未发热,必恶寒,体痛,呕逆,脉阴阳俱紧者,名为伤寒。

49.《千金翼方》

伤寒一日,太阳受之。脉若静者为不传。颇欲呕,若躁烦,脉数急者,乃为传。

《金匮玉函经》

伤寒一日,太阳受之。脉若静者为不传。颇欲吐,躁烦,脉数急者,乃为传。

宋本《伤寒论》

伤寒一日,太阳受之,脉若静者为不传。颇欲吐,若躁烦,脉数急者,为传也。

50. 《千金翼方》

伤寒，其二阳证不见，此为不传。

《金匮玉函经》

伤寒，其二阳证不见，此为不传。

宋本《伤寒论》

伤寒二三日，阳明、少阳证不见者，为不传也。

《千金翼方》此节论述太阳病用麻黄汤证法，"其二阳证"自然除外太阳证而指阳明、少阳证。宋本《伤寒论》据其义则直接易作"阳明少阳证"。伤寒病之传经过程，是一日太阳，二日阳明，三日少阳。所以宋本《伤寒论》说"伤寒二三日，阳明、少阳证不见者"。

51. 《千金翼方》

太阳病，头痛发热，身体疼，腰痛，骨节疼，恶风，无汗而喘，麻黄汤主之。

《金匮玉函经》

太阳病，头痛发热，身体疼，腰痛，骨节疼痛，恶风，无汗而喘，麻黄汤主之。

宋本《伤寒论》

太阳病，头痛发热，身疼，腰痛，骨节疼痛，恶风，无汗而喘者，麻黄汤主之。

《千金翼方》"骨节疼"，《金匮玉函经》顺势在"疼"后增一"痛"字，宋本《伤寒论》又在"喘"后增一"者"字以助读。

52. 《千金翼方》

太阳与阳明合病，喘而胸满，不可下也，宜麻黄汤。

《金匮玉函经》

太阳与阳明合病，喘而胸满者，不可下，宜麻黄汤。

宋本《伤寒论》

太阳与阳明合同病，喘而胸满者，不可下，宜麻黄汤。

《金匮玉函经》在《千金翼方》"满"后加"者"字以助读，宋本《伤寒论》沿袭《金匮玉函经》与之相同。

53. 《千金翼方》

病十日已去，其脉浮细，嗜卧，此为外解。设胸满胁痛，与小柴胡汤。浮者，麻黄汤主之。

《金匮玉函经》

病十日已去，其脉浮细，嗜卧，此为外解。设胸满胁痛，与小柴胡汤。脉浮者，与麻黄汤。

宋本《伤寒论》

太阳病，十日以去，脉浮细而嗜卧者，外已解也。设胸满胁痛者，与小柴胡汤。脉但浮者，与麻黄汤。

《金匮玉函经》在《千金翼方》之"浮"前增"脉"字，"麻"前增"与"字，以助其解义。宋本《伤寒论》在此基础上，更增"太阳病"，"浮"前增"脉但"二字，再善其义。

54. 《千金翼方》

太阳病，脉浮紧，无汗而发热，其身疼痛，八九日不解，其表证仍在。此当发其汗。服药微除。其人发烦，目瞑增剧者，必衄。衄乃解。所以然者，阳气重故也。宜麻黄汤。

《金匮玉函经》

太阳病，脉浮紧，无汗而发热，其身疼痛，八九日不解，其表候仍在。此当发其汗。服药已微除。其人发烦，目瞑剧者必衄。衄乃解。所以然者，阳气重故也，麻黄汤主之。

宋本《伤寒论》

太阳病，脉浮紧，无汗发热，身疼痛，八九日不解，表证仍在。此当发其汗。服药已微除。其人发烦目瞑，剧者必衄。衄乃解。所以然者，阳气重故也。麻黄汤主之。

《千金翼方》之"证"字，《金匮玉函经》意改为"候"，义同，"药"后增"已"字以善义。《千金翼方》之"瞑"，"昏暗"之义，而《金匮玉函经》易为"瞑"字，"闭目"之义。不妥。宋本《伤寒论》多同《金匮玉函经》。

55. 《千金翼方》

脉浮而数者，可发其汗，宜麻黄汤。

《金匮玉函经》

脉浮而数者，可发汗，宜麻黄汤。

宋本《伤寒论》

脉浮而数者，可发汗，宜麻黄汤。

《金匮玉函经》脱"其"字，宋本《伤寒论》随之。

56. 《千金翼方》

伤寒脉浮紧，不发其汗，因致衄，宜麻黄汤。

《金匮玉函经》

伤寒脉浮紧，不发汗，因致衄者，宜麻黄汤。

宋本《伤寒论》

伤寒脉浮紧，不发汗，因致衄者，麻黄汤主之。

《金匮玉函经》"汗"前脱"其"，"衄"后增"者"，宋本《伤寒论》相同。"宜麻黄汤"，宋本《伤寒论》作"麻黄汤主之"。

57. 《千金翼方》

脉浮而紧。浮则为风，紧则为寒。风则伤卫，寒则伤荣。荣卫俱病，骨节烦疼，可发其汗，宜麻黄汤。

《金匮玉函经·卷五·辨可发汗病形证治第十四》

脉浮而紧。浮则为风，紧则为寒。风则伤卫，寒则伤营。营卫俱病，骨节烦疼。可发其汗，宜麻黄汤。

宋本《伤寒论·辨可发汗病证并治第十六》

脉浮而紧。浮则为风，紧则为寒。风则伤卫，寒则伤荣。荣卫俱病，骨节烦疼。可发其汗，宜麻黄汤。

宋本《伤寒论》与《金匮玉函经》相同，本条均收录于可汗病证之中。

58. 《千金翼方》

太阳病下之微喘者，外未解故也。宜麻黄汤。注：一云桂枝汤。

《金匮玉函经》

太阳病下之微喘者，表未解故也。桂枝加厚朴杏仁汤主之。

宋本《伤寒论》

太阳病，下之微喘者，表未解故也。桂枝加厚朴杏子汤主之。

此证，宋本《伤寒论》与《金匮玉函经》治疗方剂相同，而与《千金翼方》不同。

59.《千金翼方》

麻黄汤方

麻黄去节，三两　桂枝二两　杏仁七十枚，去皮尖，两仁者　甘草一两，炙

右四味，以水九升，煮麻黄减二升，去上沫，内诸药，煮取二升半，去滓，温服八合。覆取微似汗。不须啜粥。余如桂枝法。

《金匮玉函经》

麻黄汤方

麻黄三两　桂枝二两　甘草一两，炙　杏仁七十枚

右四味，㕮咀，以水九升，先煮麻黄减二升，去上沫，内诸药，煮取二升半，去滓，温服八合。温覆出汗，不须啜粥，余如桂枝法。

宋本《伤寒论》

麻黄汤方

麻黄三两，去节　桂枝二两，去皮　甘草一两，炙　杏仁七十个，去皮尖

右四味，以水九升，先煮麻黄减二升，去上沫，内诸药，煮取二升半，去滓，温服八合。覆取微似汗。不须啜粥。余如桂枝法将息。

《千金翼方》"覆取微似汗"，《金匮玉函经》意改为"温覆出汗"。

60.《千金翼方》

太阳病，项背强几几，无汗恶风，葛根汤主之方。

葛根四两　麻黄三两，去节　桂枝　芍药　甘草炙各二两　生姜三两，切　大枣十一枚，擘

右七味，以水一斗，煮麻黄、葛根减二升，去上沫，内诸药，煮取三升。去滓，分温三服。不须与粥。取微汗。

《金匮玉函经》

太阳病，项背强几几，无汗恶风者，葛根汤主之。

葛根汤方

葛根四两　麻黄　生姜各三两　芍药　甘草各二两　大枣十二枚

右七味，㕮咀，以水一斗，先煮麻黄、葛根，减二升，去上沫，内诸药，煮取一升，去滓，温服一升。取汗。不须啜粥。

宋本《伤寒论》

太阳病，项背强几几，无汗恶风，葛根汤主之。

葛根四两　麻黄三两，去节　桂枝二两，去皮　生姜三两，切　甘草二两，炙　芍药二两　大枣十二枚，擘

右七味，以水一斗，先煮麻黄、葛根，减二升。去白沫，内诸药，煮取三升，去滓，温服一升，覆取微似汗。余如桂枝法将息及禁忌。诸汤皆仿此。

大枣，《千金翼方》为十一枚，《金匮玉函经》为十二枚，宋本《伤寒论》同。

《金匮玉函经》"煮取一升"之"一"，当为"三"之误。

《千金翼方》之"取微汗"，宋本《伤寒论》增补作"覆取微似汗"。

61.《千金翼方》

太阳与阳明合病而自利，葛根汤主之。

不下利，但呕者，葛根加半夏汤主之。葛根汤中加半夏半升，洗，即是。

《金匮玉函经》

太阳与阳明合病，必自利，葛根汤主之。不下利，但呕者，葛根加半夏汤主之。

葛根加半夏汤方

葛根四两　麻黄　生姜　桂枝　芍药　甘草各二两　大枣十二枚，半夏半升，洗

右八味，以水一斗，先煮葛根、麻黄减二升，去上沫，内诸药，煮取三升。去滓，温服一升，取汗。

宋本《伤寒论》

太阳与阳明合病，必自下利，葛根汤主之。

太阳与阳明合病，不下利，但呕者，葛根加半夏汤主之。

葛根四两　麻黄三两，去节　甘草二两，炙　芍药二两　桂枝二两，去皮　生姜二两，切，半夏半升，洗　大枣十二枚，擘

右八味，以水一升，先煮葛根、麻黄，减二升，去白沫，内诸药，煮取三升，去滓，温服一升，覆取微似汗。

《千金翼方》"而自利"，《金匮玉函经》意改为"必自利"，宋本《伤寒论》随其后又作"必自下利。""必"字不妥，当以《千金翼方》原本之"而"字为妥。如作"必自利"，即刻与后文"不下利，但呕"相矛盾。

62.《千金翼方》

太阳病，桂枝证，医反下之，遂利不止，其脉促，表未解，喘而汗出，宜葛根黄芩黄连汤方。

葛根半斤　甘草二两，炙　黄芩　黄连各三两

右四味，以水八升，先煮葛根减二升，内诸药，煮取二升，去滓，分温再服。

《金匮玉函经》

太阳病，桂枝证，医反下之，遂利不止，其脉促，表未解，喘而汗出，葛根黄连黄芩汤主之。

葛根黄芩黄连汤方

葛根半斤　甘草二两，炙　黄芩　黄连各三两

右四味，㕮咀，以水八升，先煮葛根减二升，内诸药煮取二升，去滓，温分服。

宋本《伤寒论》

太阳病，桂枝证，医反下之，利遂不止。脉促者，表未解也。喘而汗出者，葛根黄芩黄连汤主之。

葛根半斤　甘草二两，炙　黄芩三两　黄连三两

右四味，以水八升，先煮葛根减二升，内诸药，煮取二升，去滓，分温再服。

《千金翼方》"分温再服"，《金匮玉函经》作"温分服"。

63.《千金翼方·太阳病用青龙汤法第三》

太阳中风，脉浮紧，发热恶寒，身体疼痛，不汗出而烦，大青龙汤主之。若脉微弱，汗出恶风者，不可服之。服之则厥，筋惕肉瞤，此为逆也。

大青龙汤方

麻黄去节，六两　桂枝二两　甘草二两，炙　杏仁四十枚，去皮尖，两仁者　生姜三两，切　大枣十枚，擘　石膏如鸡子大，碎，绵裹

右七味，以水九升，先煮麻黄减二升，去上沫，内诸药，煮取三升，去滓，温服一升。取微似

汗。汗出多者，温粉粉之。一服汗者，勿再服。若复服，汗出多，亡阳，逆虚，恶风躁，不得眠。

《金匮玉函经》

太阳中风，脉浮紧，发热恶寒，身体疼痛，不汗出而烦躁头痛，大青龙汤主之。若脉微弱，汗出恶风，不可服。服则厥，筋惕肉瞤，此为逆也。

大青龙汤方

麻黄六两　桂枝二两　甘草二两，炙　石膏鸡子大，碎，绵裹　杏仁四十枚　生姜三两　大枣十二枚

右七味，以水九升，先煮麻黄减二升，去上沫，内诸药煮取三升，去滓，温服一升，覆令汗出，多者温粉扑之。一服汗者，停后服。若复服，汗多亡阳，遂虚，恶风烦躁，不得眠。

宋本《伤寒论》

太阳中风，脉浮紧，发热恶寒，身疼痛，不汗出而烦躁者，大青龙汤主之。若脉微弱，汗出恶风者，不可服之。服之则厥逆，筋惕肉瞤，此为逆也。

大青龙汤方

麻黄六两，去节　桂枝二两，去皮　甘草二两，炙　杏仁四十枚，去皮尖　生姜三两，切　大枣十枚，擘　石膏如鸡子大，碎。

右七味，以水九升，先煮麻黄减二升，去上沫，内诸药，煮取三升，去滓，温服一升。取微似汗。汗出多者，温粉粉之。一服汗者，停后服。若复服，汗多亡阳，遂注：一作逆，虚，恶风，烦躁不得眠也。

大枣，《千金翼方》用十枚，《金匮玉函经》为十二枚。宋本《伤寒论》从《千金翼方》为十枚。

《千金翼方》"不汗出而烦"，《金匮玉函经》增补为"不汗出而烦躁头痛"，宋本《伤寒论》只在"烦"后增"躁者"二字，其目的均系完善《千金翼方》原句义。

《千金翼方》"汗出多者，温粉粉之"，《金匮玉函经》脱"汗"字，又易后"粉"字为"朴"字。后者其义尚可，脱"汗出"二字之主语则语义难明。

《千金翼方》"亡阳逆虚"之"逆"字，《金匮玉函经》易为"遂"字。"逆"为"冷"义，"逆虚"即"冷虚"义。改为"遂"字则冷义不存。宋本《伤寒论》云：遂，一作逆。此可证《千金翼方》在先作"逆"不误，《金匮玉函经》在后易作"遂"。

64. 《千金翼方》

伤寒脉浮缓，其身不疼但重，乍有轻时，无少阴证者，可与大青龙汤发之。

《金匮玉函经》

伤寒脉浮缓，其身不疼但重，乍有轻时，无少阴证者，可与大青龙汤发之。

宋本《伤寒论》

伤寒脉浮缓，身不疼但重，乍有轻时，无少阴证者，大青龙汤发之。

宋本《伤寒论》略去"可与"二字。

65. 《千金翼方》

伤寒表不解，心下有水气，咳而发热，或渴，或利，或噎，或小便不利，少腹满，或喘者，小青龙汤主之。

麻黄去节，三两　芍药　细辛　干姜　甘草炙　桂枝各三两　五味子　半夏各半升，洗

右八味，以水一升，先煮麻黄减二升，去上沫，内诸药，煮取三升，去滓，温服一升。渴则去

半夏加栝楼根三两；微利者，去麻黄，加荛花—鸡子大，熬令赤色；噎者，去麻黄，加附子一枚，炮；小便不利，少腹满，去麻黄，加茯苓四两；喘者去麻黄加杏仁半升，去皮。

《金匮玉函经》

伤寒表不解，心下有水气，咳而发热，或渴，或利，或噎，或小便不利，少腹满；或微喘，小青龙汤主之。

小青龙汤方

麻黄　芍药　细辛　桂枝　干姜　甘草　五味子碎　半夏各半升。

右八味，以水一斗，先煮麻黄减二升，去上沫，内诸药，煮取三升。去滓，温服一升。渴者，去半夏，加栝楼根三两；微利，去麻黄，加荛花如鸡子，熬令赤色；噎者去麻黄，加附子一枚，炮；小便不利，少腹满者，去麻黄，加茯苓四两；喘者，去麻黄加杏仁半升，荛花不治利，麻黄定喘。今反之者，疑非仲景意。

宋本《伤寒论》

伤寒表不解，心下有水气，干呕，发热而咳，或渴，或利，或噎，或小便不利，少腹满；或喘者，小青龙汤主之。

麻黄去节　芍药　细辛　干姜　甘草炙　桂枝去皮　各三两　五味子半升，半夏半升，洗

右八味，以水一半，先煮麻黄减二升，去上沫，内诸药，煮取三升，去滓，温服一升。若渴，去半夏，加栝楼三两；若微利，去麻黄，加荛花如一鸡子，熬令赤色；若噎者，去麻黄加附子一枚，炮；若小便不利，少腹满者，去麻黄，加茯苓四两；若喘，去麻黄，加杏仁半升，去皮尖。荛花不治利，麻黄主喘，今此语反之，疑非仲景意。

臣亿等谨按：小青龙汤，大要治水，又按《本草》，荛花下十二水。若水去，利则止也。又按《千金》形肿者，应内麻黄。乃杏仁者，以麻黄发其阳故也。以此证之，岂非仲景意也。

麻黄、芍药、细辛、干姜、甘草、桂枝等六味药后，《金匮玉函经》脱漏"各三两"三字，致使该六味药无用量。

《千金翼方》"或喘"，《金匮玉函经》赘一"微"字成"或微喘"。小青龙汤加减法只有"喘者"，并无"微"字，可证此论中之"微"字为赘误。

宋本《伤寒论》"咳而发热"前，增"干呕"一症。《金匮玉函经》对利加荛花及喘去麻黄提出质疑，而《千金翼方》并无质疑。这说明《金匮玉函经》之质疑在《千金翼方》之后。宋本《伤寒论》仿《金匮玉函经》，认为"麻黄主喘"，对喘去麻黄提出质疑。

66. 《千金翼方》

伤寒心下有水气，咳而微喘，发热，不渴。服汤已而渴者，此为寒去，为欲解，小青龙汤主之。

《金匮玉函经》

伤寒心下有水气，咳而微喘，发热，不渴。服汤已。而渴者，此为寒去欲解。小青龙汤主之。

宋本《伤寒论》

伤寒心下有水气，咳而微喘，发热，不渴。服汤已，渴者，此寒去欲解也，小青龙汤主之。

"为欲解"之"为"，《金匮玉函经》略去，宋本《伤寒论》同。

67. 《千金翼方·太阳病用柴胡汤法第四》

血弱气尽，腠理开，邪气因入，与正气相搏，在于胁下。正邪分争，往来寒热，休作有时，嘿嘿不欲食饮。脏腑相连，其痛必下。邪高痛下，故使其呕。小柴胡汤主之。服柴胡而渴者，此为属

阳明。以法治之。

《金匮玉函经》

血弱气尽，腠理开，邪气因入，与正气相搏，结于胁下。正邪分争，往来寒热，休作有时，嘿嘿不欲食饮。脏腑相连，其痛必下。邪高痛下，故使其呕。小柴胡汤主之。

服柴胡汤已，渴者，此为属阳明。以法治之。

宋本《伤寒论·辨太阳病脉证并治中第六》

血弱气尽，腠理开，邪气因入，与正气相搏，结于胁下。正邪分争，往来寒热，休作有时，嘿嘿不欲饮食。脏腑相连，其痛必下。邪高痛下，故使呕也。注：一云：脏腑相连，其病必下，胁膈中痛。小柴胡汤主之。服柴胡汤已，渴者属阳明。以法治之。

《千金翼方》本为一条，《金匮玉函经》分为二条论述。

《千金翼方》"在于胁下"，《金匮玉函经》易作"结于胁下"，宋本《伤寒论》同。

68.《千金翼方》

得病六七日，脉迟浮弱，恶风寒，手足温。医再三下之，不能食，其人胁下满痛，面目及身黄，颈项强，小便难，与柴胡汤后，必下重。本渴，饮水而呕。柴胡复不中与也。食谷者哕。

《金匮玉函经》

得病六七日，脉迟浮弱，恶风寒，手足温。医二三下之，不能食，其人胁下满痛，面目及身黄，颈项强，小便难。与柴胡汤后，必下重。本渴，饮水而呕。柴胡汤不复中与也。食谷者哕。

宋本《伤寒论》

得病六七日，脉迟浮弱，恶风寒，手足温。医二三下之，不能食，而胁下满痛，面目及身黄，颈项强，小便难者，与柴胡汤后，必下重。本渴，饮水而呕者，柴胡汤不中与也。食谷者哕。

《千金翼方》"医再三下之"，《金匮玉函经》通俗为"医二三下之"，宋本《伤寒论》随同《金匮玉函经》。

《千金翼方》"柴胡复不中与也"，《金匮玉函经》"胡"后增"汤"字，以善句义。宋本《伤寒论》同。

69.《千金翼方》

伤寒四五日，身体热，恶风，颈项强，胁下满，手足温而渴，小柴胡汤主之。

《金匮玉函经》

伤寒四五日，身热恶风，颈项强，胁下满，手足温而渴，小柴胡汤主之。

宋本《伤寒论》

伤寒四五日，身热恶风，颈项强，胁下满，手足温而渴者，小柴胡汤主之。

《千金翼方》"身体热"，《金匮玉函经》略去"体"字。这一点可以佐证《千金翼方》在前而《金匮玉函经》在其后成书。《千金翼方》以词语精要简括为其特点，因而不会在"身热"的情况下，再去增加一"体"字。这说明《金匮玉函经》在其后沿袭时略去"体"字。宋本《伤寒论》则随同《金匮玉函经》略去"体"字。

70.《千金翼方》

伤寒，阳脉涩，阴脉弦，法当腹中急痛。先与小建中汤。不差，与小柴胡汤。

《金匮玉函经》

伤寒，阳脉涩，阴脉弦，法当腹中急痛。先与小建中汤。不差，即与小柴胡汤主之。

宋本《伤寒论》

伤寒，阳脉涩，阴脉弦，法当腹中急痛。先与小建中汤。不差者，小柴胡汤主之。

《千金翼方》"与小柴胡汤"简要明白；《金匮玉函经》扩增为"即与小柴胡汤主之"；宋本《伤寒论》作"小柴胡汤主之"。

71.《千金翼方》

伤寒中风，有柴胡证，但见一证便是，不必悉具也。凡柴胡汤证而下之，柴胡证不罢，复与柴胡汤解者，必蒸蒸而振，却发热汗出而解。伤寒五六日，中风，往来寒热，胸胁苦满，嘿嘿不欲饮食，心烦喜呕，或胸中烦而不呕，或渴，或腹中痛，或胁下痞坚，或心下悸，小便不利，或不渴，外有微热，或咳，小柴胡汤主之。

柴胡八两　黄芩　人参　甘草炙　生姜各三两，切　半夏半升，洗　大枣十二枚，擘

右七味，以水一斗二升，煮取六升，去滓，再煎，温服一升，日三。若胸中烦，不呕者，去半夏、人参，加栝楼实一枚；渴者，去半夏，加人参合前成四两半；腹中痛者，去黄芩，加芍药三两；胁下痞坚者，去大枣，加牡蛎六两；心下悸，小便不利者，去黄芩，加茯苓四两；不渴，外有微热者，去人参，加桂三两，温覆微发其汗；咳者，去人参、大枣、生姜，加五味子半升，干姜二两。

《金匮玉函经》

中风五六日，伤寒，往来寒热，胸胁苦满，嘿嘿不欲饮食，必烦喜呕，或胸中烦而不呕，或渴，或腹中痛，或胁下痞坚，或心中悸，小便不利，或不渴，外有微热，或咳，小柴胡汤主之。

伤寒中风，有小柴胡证，但见一证便是，不必悉具。

凡柴胡汤证而下之，柴胡证不罢者，复与柴胡汤，必蒸蒸而振，却发热汗出而解。

小柴胡汤方

柴胡半斤　黄芩　人参　甘草　生姜各三两　半夏半升　大枣十二枚

右七味，㕮咀，以水一斗二升，煮取六升，去滓，再煮三升，温服一升，日三。若胸中烦，不呕者，去半夏、人参，加栝楼实一枚；若渴者，去半夏，加人参，合前成四两半，栝楼根四两；若腹中痛者，去黄芩，加芍药三两；若胁下痞坚者，去大枣，加牡蛎四两；若心下悸，小便不利者，去黄芩加茯苓四两；若不渴，外有微热者，去人参，加桂三两，温覆微发其汗；若咳者，去人参、大枣、生姜，加五味子半升，干姜二两。

宋本《伤寒论》

伤寒五六日，中风，往来寒热，胸胁苦满，嘿嘿不欲饮食，心烦喜呕，胸中烦而不呕，或渴，或腹中痛，或胁下痞硬，或心下悸，小便不利，或不渴，身有微热，或咳者，小柴胡汤主之。

伤寒中风，有柴胡证，但见一证便是，不必悉具。凡柴胡汤病证而下之，若柴胡证不罢者，复与柴胡汤，必蒸蒸而振，却复发汗出而解。

小柴胡汤方

柴胡半斤　黄芩三两　人参三两　半夏半升，洗　甘草炙　生姜切　各三两　大枣十二枚，擘

右七味，以水一斗二升，煮取六升，去滓，再煎取三升，温服一升，日三服。若胸中烦而不呕者，去半夏、人参，加栝楼实一枚；若渴，去半夏，加人参，合前成四两半，栝楼根四两；若腹中痛者，去黄芩，加芍药三两；若胁下痞硬，去大枣，加牡蛎四两；若心下悸，小便不利者，去黄芩，加茯苓四两；若不渴，外有微热者，去人参，加桂枝三两，温覆微汗愈；若咳者，去人参、大枣、生姜，加五味子半升，干姜二两。

《千金翼方》本为一条论述,《金匮玉函经》分解为三条论述,宋本《伤寒论》分为二条论述。

《千金翼方》"伤寒五六日,中风",《金匮玉函经》"中风五六日,伤寒",《伤寒论》同《千金翼方》。再看《金匮玉函经》此下之文"伤寒中风,有小柴胡证"一句,仍是"伤寒"在前。由此知是《金匮玉函经》沿袭《千金翼方》时不自觉之次序之误。

《千金翼方》"有柴胡证",《金匮玉函经》增补为"有小柴胡汤证";"柴胡证不罢"后,《金匮玉函经》顺笔增一"者"字以助读。《千金翼方》"凡柴胡汤证",宋本《伤寒论》增补为"凡柴胡汤病证","却发热汗出",宋本《伤寒论》"发"前增一"复"字,均以补充句义为目的。

小柴胡汤加减法"加牡蛎六两",《金匮玉函经》"六"作"四",宋本《伤寒论》随从《金匮玉函经》作"四"。

《千金翼方》渴者只加人参一味,而《金匮玉函经》则认为应再加栝蒌根四两以强其止渴效果。宋本《伤寒论》随同《金匮玉函经》。

《千金翼方》"温覆微发其汗",宋本《伤寒论》意改为"温覆微汗愈"。

72.《千金翼方》

伤寒五六日,头汗出,微恶寒,手足冷,心下满,口不欲食,大便坚,其脉细。此为阳微结,必有表,复有里,沉则为病在里。汗出亦为阳微。假令纯阴结,不得有外证,悉入在于里。此为半在表半在里。脉虽沉紧,不得为少阴。所以然者,阴不得有汗。今头大汗出,故知非少阴也。可与柴胡汤。设不了了者,得屎而解。

《金匮玉函经·卷三·辨太阳病形证治下第四》

伤寒五六日,头汗出,微恶寒,手足冷,心下满,口不欲食,大便坚,其脉细。此为阳微结,必有表,复有里。沉亦为病在里。汗出为阳微。假令纯阴结,不得有外证,悉入在于里。此为半在外,半在里。脉虽沉紧,不得为少阴,所以然者,阴不得有汗,今头汗出,故知非少阴也。可与小柴胡汤。设不了了者,得屎而解。

宋本《伤寒论·辨太阳病脉证并治下第七》

伤寒五六日,头汗出,微恶寒,手足冷,心下满,口不欲食,大便硬,脉细者,此为阳微结。必有表,复有里也。脉沉,亦在里也。汗出阳微,假令纯阴结,不得复有外证,悉入在里,此为半在里半在外也。脉虽沉紧,不得为少阴病,所以然者,阴不得有汗,今头汗出,故知非少阴也。可与小柴胡汤。设不了了者,得屎而解。

《千金翼方》"沉则为病在里,汗出亦为阳微",先"则"后"亦",义例妥当。《金匮玉函经》"汗出"后脱"亦"字,将"亦"字前移置换"则"字作"沉亦为病在里,汗出为阳微"。"亦"字前置,语法不例。宋本《伤寒论》随同《金匮玉函经》略有变动作"脉沉,亦在里也"。

《千金翼方》"此为半在表半在里","表""里"对应,符合当时术语之例。《金匮玉函经》作"此为半在外,半在里",系沿袭时不自觉之臆改。宋本《伤寒论》同《金匮玉函经》"里""外"序易,并增"也"字助读作"此为半在里,半在外也"。

73.《千金翼方》

伤寒十三日不解,胸胁满而呕,日晡所发潮热而微利。此本当柴胡下之,不得利。今反利者,故知医以丸药下之。非其治也。潮热者,实也。先再服小柴胡汤以解其外,后以柴胡加芒消汤主之方。

柴胡二两十六铢　黄芩　人参　甘草炙　生姜各一两,切　半夏一合,洗　大枣四枚,擘　芒消二两右七味，以水四升，煮取二升，去滓，温分再服，以解其外，不解更作。

《金匮玉函经·卷二·辨太阳病形证治上第三》

伤寒十三日不解，胸胁满而呕，日晡发潮热而微利。此本柴胡证，下之不得利，今反利者，知医以丸药下之。非其治也。潮热者，实也。先再服小柴胡汤解其外，后以柴胡加芒消汤主之。

柴胡加芒硝汤方

柴胡二两十六铢　黄芩一两　人参一两　甘草一两，炙　生姜一两　半夏五枚　大枣四枚　芒硝二两

右七味，以水四升，煮取二升，去滓，分二服。以解为差。不解更作服。

宋本《伤寒论·辨太阳病脉证并治中第六》

伤寒十三日不解，胸胁满而呕，日晡所发潮热，已而微利。此本柴胡证，下之以不得利，今反利者，知医以丸药下之，此非其治也。潮热者，实也。先宜服小柴胡汤以解处，后以柴胡加芒消汤主之。

柴胡二两十六铢　黄芩一两　人参一两　甘草一两，炙　生姜一两，切　半夏二十铢　本云五枚，洗　大枣四枚，擘　芒消二两

右八味，以水四升，煮取二升，去滓，内芒消，更煮微沸，分温再服，不解更作。

臣亿等谨按：《金匮玉函》，方中无芒消。别一方云：以水七升，下芒消二合，大黄四两，桑螵蛸五枚，煮取一升半，服五合，微下即愈。本云：柴胡再服，以解其外，余二升，加芒消，大黄桑螵蛸也。

《千金翼方》"此本当柴胡下之，不得利，今反利者，故知医以丸药下之。非其治也"。此"柴胡下之"之"下"，并非泻下之义，而是"下邪气""治疗"之义。"此本当柴胡下之"，是"这本应该用小柴胡汤治疗"之义。后"不得利"，是说如用小柴胡汤治疗此证，不应该出现下利泻下的情况。"不得利"，即"不应泻利"之义。小柴胡汤本不是泻下之剂，怎么会出现泻利的情况呢？使用小柴胡汤不应该出现下利之症而现在却出现了泻利之症，所以知道是医生使用了泻下之丸药。这并不是此证正确的治法，所以说"非其治也"。

《金匮玉函经》不解《千金翼方》之本义，却误解该"下"字为"泻下"之义，于是出现了自相矛盾之说"此本柴胡证，下之不得利，今反利者，知医以丸药下之"。既然用泻下法不能得泻利，为何又出现"今反利"之泻下之症呢？医生用丸药都可以导致利下，若用汤剂泻下，更不应该出现"下之不得利"的情况。由此可知《金匮玉函经》因误解《千金翼方》之"下"义，而导致了论述错误。

《金匮玉函经》沿袭《千金翼方》时因误解出现了错误，宋本《伤寒论》则又能因沿袭《金匮玉函经》而导致了以讹传讹。

小柴胡加芒消汤明明是八味药，《千金翼方》却说"右七味，以水四升，煮取二升"，《金匮玉函经》照文沿袭，仍是"右七味"。宋本《伤寒论》方后云："右八味，以水四升，煮取二升，去滓，内芒消，更煮微沸。"宋本《伤寒论》之说给了我们提示，方剂组成总共是八味药，但开始煎煮的是七味药。芒消后下，且不宜久煎，溶化即可。这说明使用芒消时"后下"，在当时已成医家共识和惯例，所《金千金翼方》煎煮该方时只说"右七味"，而不含芒消在内。

74. 《千金翼方》

伤寒八九日，下之，胸满烦惊，小便不利，谵语，一身不可转侧，柴胡加龙骨牡蛎汤主之方。

柴胡四两　黄芩　人参　生姜切　龙骨　牡蛎熬　桂枝　茯苓　铅丹各一两半　大黄二两　半夏一合半，洗　大枣六枚，擘

右一十二味，以水八升，煮取四升，内大黄，切如棋子大，更煮一两沸，去滓，温服一升。本云柴胡汤，今加龙骨等。

《金匮玉函经》

伤寒八九日，下之，胸满烦惊，小便不利，谵语，一身尽重，不可转侧。柴胡加龙骨牡蛎汤主方。

柴胡加龙骨牡蛎汤方

柴胡四两　黄芩　生姜　龙骨　人参　桂枝　牡蛎熬　黄丹　茯苓各一两半　半夏二合半　大枣六枚　大黄二两

右十二味，以水八升，煮取四升，内大黄，更煮取二升。去滓，温服一升。本方柴胡汤内加龙骨、牡蛎、黄丹、桂、茯苓、大黄也。今分作半剂。

宋本《伤寒论》

伤寒八九日，下之，胸满烦惊，小便不利，谵语，一身尽重，不可转侧者，柴胡加龙骨牡蛎汤主之。

柴胡四两　龙骨　黄芩　生姜切　铅丹　人参　桂枝去皮　茯苓各一两半　半夏二合半，洗　大黄二两　牡蛎一两半，熬　大枣六枚，擘

右十二味，以水八升，煮取四升，内大黄，切如棋子，更煮一二沸，去滓，温服一升，本云柴胡汤，今加龙骨等。

下后伤津耗阳，所以出现小便不利、胸满烦惊之症；热邪不退，所以出现谵语；《千金翼方》之"一身不可转侧"，当由筋脉失养拘急所致。《金匮玉函经》在"身"后增"尽重"二字，认为能够解"不能转侧"，宋本《伤寒论》同《金匮玉函经》。

75.《千金翼方》

伤寒六七日，发热，微恶寒，支节烦疼，微呕，心下支结，外证未去者，宜柴胡桂枝汤。

《金匮玉函经·卷三·辨太阳病形证治下第四》

伤寒六七日，发热，微恶寒，肢节烦疼，微呕，心下支结，外证未去者，柴胡桂枝汤主之。

宋本《伤寒论·辨太阳病脉证并治下第七》

伤寒六七日，发热，微恶寒，支节烦疼，微呕，心下支结，外证未去者，柴胡桂枝汤主之。

《千金翼方》"宜柴胡桂枝汤"，《金匮玉函经》作"柴胡桂枝汤主之"，宋本《伤寒论》同《金匮玉函经》。

76.《千金翼方》

发汗多，亡阳，狂语者，不可下。以为可与柴胡桂枝汤。和其荣卫，以通津液，后自愈。

柴胡桂枝汤方

柴胡四两　黄芩　人参　生姜切　桂枝　芍药各一两半　半夏二合半，洗　甘草一两，炙　大枣六枚，擘

右九味，以水六升，煮取二升，去滓，温服一升。本云人参汤，作如桂枝法，加柴胡、黄芩，复加柴胡法，今用人参作半剂。

《金匮玉函经·卷六·辨发汗吐下后病形证治第十九》

发汗多，亡阳，狂语者，不可下。可与柴胡桂枝汤，和其营卫，以通津液，后自愈。

柴胡桂枝汤方

柴胡汤四两　黄芩　人参各一两半　半夏二合半　甘草一两，炙　桂枝　芍药　生姜各一两半

大枣六枚。

右九味，以水七升，煮取三升，去滓，温服一升。

宋本《伤寒论·辨发汗后病脉证并治第十七》

发汗多，亡阳，谵语者，不可下。与柴胡桂枝汤，和其荣卫，以通津液，后自愈。

柴胡桂枝汤方

柴胡四两　桂枝一两半，去皮　黄芩一两半　芍药一两半　生姜一两半　大枣六个，擘　人参一两半　半夏二合半，洗　甘草一两，炙

右九味，以水七升，煮取三升，去滓，温服一升。本云人参汤，作如桂枝法，加半夏、柴胡、黄芩，复如柴胡法，今用人参作半剂。

《千金翼方》"以为可与柴胡桂枝汤"，是孙氏之经验体会，是一种临证认知，自然不是抄袭他人能够得来的感觉。《金匮玉函经》系沿袭《千金翼方》，并非临证体验，所以去"以为"二字。宋本《伤寒论》则沿用《金匮玉函经》之文与之相同，并将"狂语"意易为"谵语"。

77.《千金翼方》

伤寒五六日，其人已发汗而复下之，胸胁满，微结，小便不利，渴而不呕，但头汗出，往来寒热而烦。此为未解。柴胡桂枝干姜汤主之方。

柴胡八两　桂枝三两　干姜二两　栝楼根四两　黄芩三两　牡蛎二两，熬　甘草二两，炙

右七味，以水一斗二升，煮取六升，去滓，更煎药，温服一升，日二服。初服。微烦，汗出愈。

《金匮玉函经》

伤寒五六日，已经发汗而复下之，胸胁满，微结，小便不利，渴而不呕，但头汗出，往来寒热，心烦。此为未解也。柴胡桂枝干姜汤主之。

柴胡桂枝干姜汤

柴胡半斤　桂枝三两　干姜二两　甘草二两，炙　牡蛎二两，熬　栝楼根四两　黄芩三两

右七味，以水一斗二升，煮取六升，去滓，再煎取三升，温服一升。初服微烦，复服汗出愈。

宋本《伤寒论》

伤寒五六日，已发汗而复下之，胸胁满，微结，小便不利，渴而不呕，但头汗出，往来寒热，心烦者，此为未解也。柴胡桂枝干姜汤主之。

柴胡半斤　桂枝三两，去皮　干姜二两　栝楼根四两　黄芩三两　牡蛎二两，熬　甘草二两，炙

右七味，以水一斗二升，煮取六升，去滓，再煎取三升，温服一升，日三服，初服微烦，复服汗出便愈。

《千金翼方》"而烦"，《金匮玉函经》意改为"心烦"，宋本《伤寒论》同。

煎服法，孙氏认为意可明者，并不赘语，所以《千金翼方》此方"煮取六升，去滓，更煎，温服一升，日二服"。每次服一升，每天服两次，这就告知了再煎后药液为二升。《金匮玉函经》为补《千金翼方》不言更煎之药量，增语为"再煎取三升，温服一升"。宋本《伤寒论》认为《金匮玉函经》再煎之量得三升，每次服一升，当日三服方妥，所以又增"日三服"三字，以合体例。殊不知均违《千金翼方》日二服之原意。

《千金翼方》当时之体例，凡服具有发汗作用的方剂，一服汗出愈者，即不必再服。此"初服微烦汗出愈"后不言"止后服"等语，是一种省略。因为这是当时医家普遍所知道之常识，所以

不赘。至于前句"日二服",是指初服无汗不愈者而言。

《金匮玉函经》意改为"初服微烦,复服汗出愈","微烦"是汗出前的征兆,二症密切相关,不可分割。宋本《伤寒论》随从《金匮玉函经》之说。

78.《千金翼方》

太阳病,过经十余日,反再三下之后,四五日,柴胡证续在,先与小柴胡汤。呕止小安,其人郁郁微烦者,为未解,与大柴胡汤下者止。

《金匮玉函经》

太阳病,过经十余日,及二三下之后,四五日,柴胡证仍在,先与小柴胡汤。呕止小安,其人郁郁微烦者,为未解,与大柴胡汤下之愈。

宋本《伤寒论》

太阳病,过经十余日,反二三下之后,四五日,柴胡证仍在者,先与小柴胡汤。呕不止,心下急,注:一云呕止小安。郁郁微烦者,未解也,与大柴胡汤,下之则愈。

"反",《金匮玉函经》误作"及"。

79.《千金翼方》

伤寒十余日,邪气结在里,欲复往来寒热,当与大柴胡汤。

《金匮玉函经·辨太阳病形证治下第四》

伤寒十余日,热结在里,复往来寒热,当与大柴胡汤。

宋本《伤寒论·辨太阳病脉证并治下第七》

伤寒十余日,热结在里,复往来寒热者,与大柴胡汤。

《千金翼方》"邪气",《金匮玉函经》易作"热",又脱"欲"字。宋本《伤寒论》同《金匮玉函经》。此《千金翼方》之"邪气"在先,《金匮玉函经》之"热"在后之佐证。反之《千金翼方》不大可能弃简从繁而易"热"为"邪气"。

80.《千金翼方》

伤寒发热,汗出不解,心中痞坚,呕吐下利者,大柴胡汤主之。

《金匮玉函经》

伤寒发热,汗出不解,心下痞坚,呕吐下利者,大柴胡汤主之。

宋本《伤寒论》

伤寒发热,汗出不解,心中痞硬,呕吐而下利者,大柴胡汤主之。

宋本《伤寒论》"坚"易作"硬","吐"后增"而"字以助读。

81.《千金翼方》

病人表里无证,发热七八日,虽脉浮数,可下之。宜大柴胡汤。

大柴胡汤方

柴胡八两 枳实四枚,炙 生姜五两,切 黄芩三两 芍药三两 半夏半升,洗 大枣十二枚,擘

右七味,以水一斗二升,煮取六升,去滓,更煎。温服一升,日三服。一方加大黄二两。若不加,恐不名大柴胡汤。

《金匮玉函经·卷五·辨可下病形证治第十八》

病者无表里证,发热七八日,脉虽浮数,可下之,宜大柴胡汤。

大柴胡汤方

柴胡半斤　黄芩三两　芍药三两　半夏半升　生姜三两　枳实四枚，炙　大枣十二枚　大黄二两

右八味，以水一斗二升，煮取六升，去滓，再煎取三升，温服一升。一方无大黄，然不加不得名大柴胡汤也。

宋本《伤寒论·辨可下病脉证并治第二十一》

病人无表里证，发热七八日，虽脉浮数者，可下之。宜大柴胡汤。

大柴胡汤方

柴胡八两　枳实四枚，炙　生姜五两，切　黄芩三两　芍药三两　半夏半升，洗，大枣十二枚，擘

右七味，以水一斗二升，煮取六升，去滓，再煎。温服一升，日三服，一方加大黄二两，若不加，恐不名大柴胡汤。

《金匮玉函经》据《千金翼方》方后之说"一方加大黄二两。若不加，恐不名大柴胡汤"，径直将"大黄二两"加入方中。

依《千金翼方》"更煎，温服一升，日三服"即可得知，其再煎药量共得三升。《金匮玉函经》补出再煎量"再煎取三升"，却脱去"日三服"三字，义反不明。

生姜用量，宋本《伤寒论》同《千金翼方》为"五两"，《金匮玉函经》为"三两"。

82. 《千金翼方·太阳病用承气汤法第五》

发汗后恶寒者，虚故也；不恶寒，但热者，实也。当和其胃气，宜小承气汤。

《金匮玉函经·卷六·辨发汗吐下后病形证治第十九》

发其汗不解，而反恶寒者，虚故也，属甘草附子汤证。

不恶寒，但热者，实也，当和其胃气，属小承气汤。

宋本《伤寒论·辨发汗后病脉证并治第十七》

发汗病不解，反恶寒者，虚也，属芍药甘草附子汤。

发汗后，不恶寒，但热者，实也。当和胃气。属调胃承气汤证。

《千金翼方》发汗后恶寒与不恶寒原本作为一条对举论述。《金匮玉函经》将其分为两条，并补入恶寒虚证之方剂。宋本《伤寒论》随同《金匮玉函经》分为两条论述，"甘草附子汤"作"芍药甘草附子汤"，"小承气汤"作"调胃承气汤"。

83. 《千金翼方》

太阳病未解，其脉阴阳俱停，必先振汗出而解，但阳微者，先汗出而解；阴微者，先下之而解。宜承气汤。注：一云大柴胡汤。

《金匮玉函经·卷二·辨太阳病形证治上第三》

太阳病未解，脉阴阳俱停，必先振汗而解。但阳微者，先汗之而解；阴微者，先下之而解。汗之宜桂枝汤，下之宜承气汤。

宋本《伤寒论·辨太阳病脉证并治中第六》

太阳病未解，脉阴阳俱停，注：一作微。必先振栗，汗出而解。但阳脉微者，先汗出而解；但阴脉微者，注：一作尺脉实，下之而解。若欲下之，宜调胃承气汤。注：一云用大柴胡汤方。

《金匮玉函经》补增"汗之宜桂枝汤"之治方。"承气汤"，宋本《伤寒论》作"调胃承气汤"。

84. 《千金翼方》

伤寒十三日,过经而谵语,内有热也。当以汤下之。小便利者,大便当坚。而反利,其脉调和者,知医以丸药下之。非其治也。自利者,其脉当微厥,今反和者,此为内实,宜承气汤。

《金匮玉函经》

伤寒十三日,时宜经而谵语,内有热也。当以汤下之。小便利者,大便当坚。而反下利,其脉调和者,知医以丸药下之。非其治也。自下利者,其脉当微厥,今反和者,此为内实也。调胃承气汤主之。

宋本《伤寒论》

伤寒十三日,过经谵语者,以有热也,当以汤下之。若小便利者,大便当硬,而反下利,脉调和者,知医以丸药下之。非其治也。若自下利者,脉当微厥,今反和者,此为内实也,调胃承气汤主之。

"利"前增"下"字,"实"后增"也"字,将"承气汤"具体为"调胃承气汤"等,均说明《金匮玉函经》在《千金翼方》之后,有补充助义之意。宋本《伤寒论》从《金匮玉函经》,且"自"前又增"若"字。

85. 《千金翼方》

太阳病,过经十余日,心下温温欲吐,而胸中痛,大便反溏。其腹微满,郁郁微烦,先时自极吐下者,宜承气汤。

《金匮玉函经》

太阳病,过经十余日,心下温温欲吐,而又胸中痛,大便反溏,其腹微痛,郁郁微烦,先时自极吐下者,与调胃承气汤。不尔者,不可与。反欲呕,胸中痛,微溏,此非汤证。以呕,故知极吐下也。

宋本《伤寒论》

太阳病,过经十余日,心下温温欲吐,而胸中痛,大便反溏,腹微满,郁郁微烦。先此时自极吐下者,与调胃承气汤。若不尔,不可与。但欲呕,胸中痛,微溏者,此非柴胡汤证。以呕,故知极吐下也。

《千金翼方》"而胸中痛",《金匮玉函经》"而"后赘一"又"字。"承气汤",《金匮玉函经》具体为"调胃承气汤"。"反欲呕,胸中痛"之句,是《金匮玉函经》增补之解释前文之语。宋本《伤寒论》又将其"此非汤证",具体为"此非柴胡汤证"。

86. 《千金翼方》

二阳并病,太阳证罢,但发潮热,手足漐漐汗出,大便难,谵语者,下之愈。宜承气汤。

《金匮玉函经·卷三·辨阳明病形证治第五》

二阳并病,太阳证罢,但发潮热,手足漐漐汗出,大便难而谵语者,下之即愈。宜大承气汤。

宋本《伤寒论·辨阳明病脉证并治第八》

二阳并病,太阳证罢,但发潮热,手足漐漐汗出,大便难而谵语者,下之则愈。宜大承气汤。

《金匮玉函经》增"而""即"等连接、助义之词,并将"承气汤"具体为"大承气汤"。宋本《伤寒论》同《金匮玉函经》

87. 《千金翼方》

太阳病三日,发其汗不解,蒸蒸发热者,调胃承气汤主之。

《金匮玉函经》

太阳病三日，发其汗不解，蒸蒸发热者，属胃也。调胃承气汤主之。

宋本《伤寒论》

太阳病三日，发汗不解，蒸蒸发热者，属胃也，调胃承气汤主之。

《金匮玉函经》在《千金翼方》的原文上，增"属胃也"以助义，宋本《伤寒论》随从《金匮玉函经》。

88.《千金翼方》

伤寒吐后腹满者，承气汤主之。

《金匮玉函经》

伤寒吐后腹胀满者，，与调胃承气汤。

宋本《伤寒论》

伤寒吐后腹胀满者，与调胃承气汤。

"腹满"，《金匮玉函经》具体为"腹胀满"；"承气汤"，《金匮玉函经》具体为"调胃承气汤"。宋本《伤寒论》同《金匮玉函经》。

89.《千金翼方》

太阳病，吐下发汗后，微烦，小便数，大便因坚，可与小承气汤，和之则愈。

《金匮玉函经》

太阳病吐下发汗后，微烦，小便数，大便坚，可与小承气汤和之愈。

宋本《伤寒论》

太阳病，若吐，若下，若发汗后，微烦，小便数，大便因硬者，与小承气汤，和之愈。

"大便因坚"，《金匮玉函经》脱"因"字；"和之则愈"，《金匮玉函经》脱"则"字。宋本《伤寒论》略有变通，如增加三个连词"若"字，"坚"易作"硬"等。

90.《千金翼方》

承气汤方

大黄四两　厚朴八两，炙　枳实五枚，炙　芒消三合

右四味，以水一斗，先煮二味取五升，内大黄更煮取二升，去滓，内芒消更煎一沸，分再服，得下者止。

《金匮玉函经》

大承气汤方

大黄四两，酒洗　厚朴半斤，炙，去皮　枳实五枚，炙　芒硝三合

右四味，以水一升，先煮二味，取五升，去滓，内大黄煮取二升，去滓，内芒硝更上微火一两沸，分温再服。得下，余勿服。

宋本《伤寒论》

大承气汤

大黄四两，酒洗　厚朴半斤，炙，去皮　枳实五枚，炙　芒消三合

右四味，以水一升，先煮二物，取五升，去滓，内大黄，更煮取二升，去滓，内芒消，更上微火一二沸，分温再服，得下，余勿服。

"大承气汤"，《千金翼方》在此只称"承气汤"。《金匮玉函经》在《千金翼方》的基础上，

对该方煎煮方法，进一步详细完善论述。

大黄"酒洗"的炮制加工方法，在《千金翼方》时尚未出现，这是《金匮玉函经》首次记载的大黄用酒炮制法，这也是《千金翼方》早于《金匮玉函经》的又一个佐证。宋本《伤寒论》在《金匮玉函经》之后，自然沿袭载录大黄酒洗之法了。

91.《千金翼方》

又方

大黄四两　厚朴二两，炙　枳实大者三枚，炙

右三味，以水四升，煮取一升二合，去滓，温分再服。初服谵语即止。服汤当更衣，不尔，尽服之。

《金匮玉函经》

小承气汤方

大黄四两　厚朴二两，炙，去皮　枳实三枚，大者，炙

右三味，以水四升，煮取一升二合，去滓，分温三服。初服当更衣，不尔，尽饮之。若更衣，勿复服。

宋本《伤寒论》

小承气汤方

大黄四两，酒洗　厚朴二两，炙，去皮　枳实三枚，大者，炙

右三味，以水四升，煮取一升二合，去滓，分温二服，初服汤当更衣，不尔者尽饮之。若更衣者，勿服之。

《千金翼方》小承气汤不录方名，只云"又方"，说明当时小承气汤之方名，尚不固定。如《金匮要略·腹满寒疝宿食病篇》名"厚朴三物汤"，该书《痰饮咳嗽病篇》又名"厚朴大黄汤"，该书《呕吐哕下利病篇》名"小承气汤"。在《金匮要略》一书中，小承气汤就出现了三个不同的名称。如果再加上《千金翼方》无方名之"又方"，可见当时小承气汤的药物组成虽然只是简单的三味药，其方剂名称却有多种，且纷乱不一。

收录小承气汤时其名称不统一，说明《千金翼方》成书时间早于《金匮玉函经》。随着临床医家的使用频率逐渐增多，其方名逐步规范固定，所以《金匮玉函经》不再用"又方"来表述小承气汤了。

"更衣"，即"泻下"之互词，《金匮玉函经》、宋本《伤寒论》均依《千金翼方》之论述而词句略有变通。

92.《千金翼方》

又方

大黄四两　甘草二两，炙　芒消半两

右三味，以水三升，煮取一升，去滓，内芒消，更一沸，顿服。

《金匮玉函经》

调胃承气汤方

大黄四两，清酒浸　甘草二两，炙　芒硝半升

右三味，㕮咀，以水三升，煮取一升，去滓，内芒硝，更上火，微煮令沸，少少温服。

宋本《伤寒论》

调胃承气汤方

甘草二两，炙　芒消半升　大黄四两，清酒洗

右三味，切，以水三升，煮二物至一升，去滓，内芒消，更上微火一二沸。温，顿服之，以调胃气。

《千金翼方》芒消为"半两"，《金匮玉函经》作"半升"，宋本《伤寒论》同《金匮玉函经》。

大黄，《金匮玉函经》"清酒浸"，宋本《伤寒论》作"清酒洗"，为沿袭之误。

服法，《千金翼方》为"顿服"，宋本《伤寒论》同，《金匮玉函经》变通为"少少温服"。

93.《千金翼方》

太阳病不解，热结膀胱，其人如狂，血自下，下者即愈。其外不解，尚未可攻，当先解其外。外解，少腹急结者，乃可攻之，宜桃核承气汤。

桃仁五十枚，去皮尖　大黄四两　桂枝二两　甘草二两，炙　芒消一两

右五味，以水七升，煮取二升半，去滓，内芒消，更煎一沸，分温三服。

《金匮玉函经·卷二·辨太阳病形证治上第三》

太阳病不解，热结膀胱，其人如狂，血自下，下者即愈。其外不解，尚未可攻。当先解其外。外解，小腹急结者，乃可攻之，宜桃核承气汤。

桃仁承气汤方

桃仁五十枚，去皮尖　大黄四两　桂枝二两　甘草二两，炙　芒硝二两

右五味，以水七升，先煮四味，取二升半，去滓，内芒硝更煮微沸，温服五合，日三服。微利。

宋本《伤寒论·辨太阳病脉证并治中第六》

太阳病不解，热结膀胱，其人如狂，血自下，下者愈。其外不解者，尚未可攻，当先解其外。外解已，但少腹急结者，乃可攻之，宜桃核承气汤。

桃仁五十个，去皮尖　大黄四两　桂枝二两，去皮　甘草二两，炙　芒消二两

右五味，以水七升，煮取二升半，去滓，内芒消，更上火，微沸下火，先食温服五合，日三服。当微利。

按《千金翼方》煮取二升半，分温三服，则每次服八合又三分之一合。《金匮玉函经》说"温服五合，日三服"，则二升半药液，一日内尚不能服完。宋本《伤寒论》追随《金匮玉函经》之说。

《金匮玉函经》和宋本《伤寒论》煎服法虽较《千金翼方》略详，却不出《千金翼方》之基本含义，可知其在《千金翼方》的基础上略加增补变通而成。

94.《千金翼方·太阳病用陷胸汤法第六》

问曰：病有结胸，有脏结，其状何如？答曰：按之痛，其脉寸口浮，关上自沉，为结胸。何谓脏结？曰：如结胸状，饮食如故，时下利，阳脉浮，关上细沉而紧，名为脏结，舌上白胎滑者，为难治。脏结者，无阳证，不往来寒热，其人反静，舌上胎滑者，不可攻也。

《金匮玉函经·卷三·辨太阳病形证治下第四》

问曰：病有结胸，有脏结，其状何如？答曰：按之痛，其脉寸口浮，关上自沉，为结胸。

问曰：何谓脏结？答曰：如结胸状，饮食如故，时小便不利，阳脉浮，关上细沉而紧，为脏结。舌上白胎滑者，为难治。

脏结者无阳证，不往来寒热，注：一云寒而不热。其人反静，舌上胎滑者，不可攻也。

宋本《伤寒论·辨太阳病脉证并治下第七》

问曰：病有结胸，有脏结，其状何如？答曰：按之痛，寸脉浮，关脉沉，名曰结胸也。

何谓脏结？答曰：如结胸状，饮食如故，时时下利，寸脉浮，关脉小细沉紧，名曰脏结。舌上白胎滑者，难治。

脏结无阳证，不往来寒热，注：一云，寒而不热，其人反静，舌上胎滑者，不可攻也。

《千金翼》"时下利"，宋本《伤寒论》作"时时下利"，《金匮玉函经》则作"时小便不利"。

《千金翼方》"其脉寸口浮，关上自沉"，宋本《伤寒论》略为"寸脉浮，关脉沉"。

95. 《千金翼方》

夫病发于阳而反下之，热入，因作结胸，发于阴，而反汗之，因作痞。结胸者，下之早，故令结胸。结胸者，其项亦强，如柔痉状，下之即和，宜大陷胸丸。

《金匮玉函经》

夫病发于阳，而反下之，热入，因作结胸；发于阴，而反下之，因作痞。结胸者，下之早，故令结胸。结胸者，其项亦强，如柔痉状，下之即和，宜大陷胸丸。

宋本《伤寒论》

病发于阳，而反下之，热入，因作结胸；病发于阴，而反下之，注：一作汗出，因作痞也。所以成结胸者，以下之太早故也。结胸者，项亦强，如柔痉状，下之则和，宜大陷胸丸。

邪热在阳，即在表，宜用汗法，而反用下法，导致结胸；邪结于里，即在阴，宜用下法，而反用汗法，因成痞证。《千金翼方》原本之述本意在此。《金匮玉函经》将"发于阴，而反汗之"之"汗"字，误为"下"字，义例失。宋本《伤寒论》沿袭《金匮玉函经》之说亦误，幸亏注文有"一作汗出"，可佐证《千金翼方》原本之说不误。

96. 《千金翼方》

结胸证，其脉浮大，不可下之，下之即死。

《金匮玉函经》

结胸证，其脉浮大，不可下，下之即死。

宋本《伤寒论》

结胸证，其脉浮大者，不可下，下之即死。

97. 《千金翼方》

结胸证悉具，烦躁者死。

《金匮玉函经》

结胸证悉具而躁者死。

宋本《伤寒论》

结胸证悉具，烦躁者亦死。

《金匮玉函经》沿袭《千金翼方》时脱"烦"字，义不完善。宋本《伤寒论》增"亦"字义亦不妥。

98. 《千金翼方》

太阳病，脉浮而动数，浮则为风，数则为热，动则为痛，数则为虚。头痛发热，微盗汗出，而反恶寒。其表未解，医反下之，动数则迟，头痛即眩，胃中空虚，客气动膈，短气躁烦，心中懊恼。阳气内陷，心下因坚，则为结胸，大陷胸汤主之。若不结胸，但头汗出，其余无汗，齐颈而还，小便不利，身必发黄。

《金匮玉函经》

太阳病，脉浮而动数。浮则为风，数则为热，动则为痛，数则为虚。头痛发热，微盗汗出，而反恶寒者，其表未解也。医反下之，动数变迟，头痛则眩。胃中空虚，客气动膈，短气烦躁，心中懊恼，阳气内陷，心下因坚，则为结胸。大陷胸汤主之。若不结胸，但头汗出，其余出汗，齐颈而还，小便不利，身必发黄。

宋本《伤寒论》

太阳病，脉浮而动数。浮则为风，数则为热，动则为痛，数则为虚。头痛发热，微盗汗出，而反恶寒者，表未解也。医反下之，动数变迟，膈内拒痛，注：一云头痛即眩。胃中空虚，客气动膈，短气烦躁，心中懊恼，阳气内陷，心下因硬，则为结胸。大陷胸汤主之。若不结胸，但头汗出，余处无汗，剂颈而还，小便不利，身必发黄。

《千金翼方》"而反恶寒"，《金匮玉函经》"寒"后增助词"者"字；"其表未解"，"解"后增"也"字。

《千金翼方》"动数则迟"，《金匮玉函经》意易为"动数变迟"，宋本《伤寒论》同《金匮玉函经》。

99.《千金翼方》

伤寒六七日，结胸，热实，脉沉紧，心下痛，按之如石坚，大陷胸汤主之。

《金匮玉函经》

伤寒六七日，结胸、热实，其脉浮紧，心下痛，按之如石坚，大陷胸汤主之。

宋本《伤寒论》

伤寒六七日，结胸，热实，脉沉而紧，心下痛，按之石硬者，大陷胸汤主之。

《千金翼方》"脉沉紧"，宋本《伤寒论》作"脉沉而紧"，《金匮玉函经》则作"其脉浮紧"。

100.《千金翼方》

但结胸，无大热，此为水结在胸胁，头微汗出，大陷胸汤主之。

《金匮玉函经》

伤寒十余日，热结在里，复往来寒热，当与大柴胡汤。但结胸，无大热，此为水结在胸，头微汗出，大陷胸汤主之。

宋本《伤寒论》

伤寒十余日，热结在里，复往来寒热者，与大柴胡汤。但结胸，无大热者，此为水结在胸胁也。但头微汗出者，大陷胸汤主之。

《金匮玉函经》、宋本《伤寒论》此条与大柴胡汤证并为一条。

101.《千金翼方》

太阳病，重发汗而复下之，不大便五六日，舌上燥而渴，日晡如小有潮热，从心下至少腹坚满，而痛不可近，大陷胸汤主之。若心下满而坚痛者，此为结胸，大陷胸汤主之。

《金匮玉函经》

太阳病，重发其汗，而复下之，不大便五六日，舌上燥而渴，日晡小有潮热，从心下至少腹坚满而痛，不可近，大陷胸汤主之。

宋本《伤寒论》

太阳病，重发汗而复下之，不大便五六日，舌上燥而渴，日晡所以小有潮热，注：一云日晡所发，心胸大烦。从心下至少腹硬满而痛，不可近者，大陷胸汤主之。

《千金翼方》"若心下满而坚痛者，此为结胸，大陷胸汤主之"一句，《金匮玉函经》和宋本

《伤寒论》均在"伤寒五六日，呕而发热，柴胡汤证具"一条中。

102.《千金翼方》

大陷胸丸方

大黄八两　葶苈子熬　杏仁去皮、尖、两仁者　芒消各半升

右四味，和捣，取如弹丸一枚，甘遂末一钱匕，白蜜一两，水二升，合煮取一升，温，顿服。一宿乃下。

《金匮玉函经》

大陷胸丸方

大黄半斤　葶苈　芒硝　杏仁　各半升

右四味，捣和，取如弹丸一枚，甘遂末一钱匕，白蜜一两，水二升，煮取一升，顿服。一宿乃下。

宋本《伤寒论》

大陷胸丸方

大黄半斤　葶苈子半斤，熬　芒消半升　杏仁半升，去皮尖，熬黑

右四味，捣筛二味，内杏仁、芒消，合研如脂，和散。取如弹丸一枚，别捣甘遂末一钱匕，白蜜二合，水二升，煮取一升，温，顿服之。一宿乃下。如不下，更服。取下为效。禁如药法。

剂量方面，《千金翼方》《金匮玉函经》葶苈子、杏仁、芒消均为"半升"，宋本《伤寒论》葶苈子为"半斤"，芒消、杏仁均为半升。

药物炮制煎服方面，《千金翼方》是基础，《金匮玉函经》略详，宋本《伤寒论》则进一步详述。

103.《千金翼方》

大陷胸汤方

大黄六两　甘遂末一钱匕　芒消一升。

右三升，以水六升，先煮大黄取二升，去滓，内芒消，煎一两沸，内甘遂末，分再服。一服得快利，止后服。

《金匮玉函经》

大陷胸汤方

大黄六两，去皮　芒硝一升　甘遂一钱

右三味，以水六升，先煮大黄取二升，去滓，内芒硝煮一两沸，内甘遂末，温服一升。得快利，止后服。

宋本《伤寒论》

大陷胸汤方

大黄六两，去皮　芒消一升　甘遂一钱匕

右三味，以水六升，先煮大黄取二升，去滓，内芒消，煮一二沸，内甘遂末，温服一升。得快利，止后服。

《千金翼方》"取二升""分再服"，《金匮玉函经》则明确为"温服一升"，宋本《伤寒论》同《金匮玉函经》。

《千金翼方》甘遂末量为"一钱匕"，《金匮玉函经》沿袭时竟脱去"匕"字，而成"一钱"，误。

104.《千金翼方》

小结胸者，正在心下，按之即痛，其脉浮滑，小陷胸汤主之。

黄连一两　半夏半升，洗　栝楼实大者一枚

右三味，以水六升，先煮栝楼取三升，去滓，内诸药，煮取二升，去滓，分温三服。

《金匮玉函经》

小结胸者，正在心下，按之即痛，其脉浮滑，小陷胸汤主之。

小陷胸汤方

栝楼实一枚，黄连二两，半夏半升。

右三味，以水六升，先煮栝楼取三升，去滓，内诸药，煮取二升，去滓，分温三服。

宋本《伤寒论》

小结胸者，正在心下，按之则痛，脉浮滑者，小陷胸汤主之。

黄连一两　半夏半升，洗　栝楼实大者一枚

右三味，以水六升，先煮栝楼，取三升，去滓，内诸药，煮取二升，去滓，分温三服。

《千金翼方》黄连用量为"一两"，宋本《伤寒论》同，《金匮玉函经》用量为"二两"。

105.《千金翼方》

太阳病二三日，不能卧，但欲起者，心下必结，其脉微弱者，此本寒也。而反下之，利止者必结胸。未止者，四五日复重下之，此为挟热利。

《金匮玉函经》

太阳病二三日，不能卧，但欲起者，心下必结，其脉微弱者，此本寒也。而反下之，利止者，必结胸。未止者，四五日复重下之，此挟热利也。

宋本《伤寒论》

太阳病二三日，不能卧，但欲起，心下必结，脉微弱者，此本有寒分也。反下之，若利止，必作结胸。未止者，四日复下之，此作协热利也。

《千金翼方》"此为挟热利"，《金匮玉函经》"利"后加"也"字以助读，系沿袭《千金翼方》时不自觉而为之。

《千金翼方》"此本寒也"，《金匮玉函经》同。宋本《伤寒论》增"有""分"二字作"此本有寒分也"。又"反"前脱"而"字，"四"后脱"五"字，"利"后脱"者"字；"利"前增"若"字，"必"后增"作"字，"此"后增"作"字等。此均为在《千金翼方》《金匮玉函经》原文的基础上而做出的释义调整。有的属脱漏，如脱"五"字。

106.《千金翼方》

太阳少阳并病，而反下之，结胸，心下坚，下利不复止，水浆不肯下，其人必心烦。

《金匮玉函经》

太阳少阳并病，而反下之，结胸，心下坚，利复不止，水浆不肯下，其人必心烦。

宋本《伤寒论》

太阳少阳并病，而反下之，成结胸，心下硬，下利不止，水浆不下，其心烦。

《千金翼方》"下利不复止"，《金匮玉函经》沿袭时脱"下"字。"下利不复止，水浆不肯下"，义例合拍，故知其为原本之文，脱"下"字则义不明了且例亦失，故知其为在后沿袭之脱字。

宋本《伤寒论》，"坚"易为"硬"，"下利不复止，水浆不肯下"，简略为"下利不止，水浆不下"，其当在《金匮玉函经》之后。

107. 《千金翼方》

病在阳，当以汗解，而反以水噀之若灌之，其热却不得去，益烦，皮粟起，意欲饮水，反不渴，宜服文蛤散方。

文蛤五两

右一味，捣为散，以沸汤五合，和服一方寸匕。若不差，与五苓散。

《金匮玉函经》

病在阳，当以汗解，而反以潠之若灌之，其热被劫不得去，益烦，皮上粟起，意欲饮水，反不渴。服文蛤散。若不差，与五苓散。

文蛤散方

文蛤五两

右一味，为散，沸汤和服一方寸匕。

宋本《伤寒论》

病在阳，应以汗解之，所以冷水潠之，若灌之，其热被劫不得去，弥更益烦，肉上粟起，意欲饮水，反不渴者，服文蛤散。若不差者，与五苓散。

文蛤散方

文蛤五两

右一味为散，以沸汤和一方寸匕服。汤用五合。

"若不差，与五苓散"，《千金翼方》原本在文蛤散方后，则治疗井井有序，认为此证本当服文蛤散，在不愈的情况下，才使用五苓散。故将五苓散设置于文蛤散服法后。

《金匮玉函经》将此句置于文蛤散方前治证条文后。这一点明显可以佐证系《金匮玉函经》在后沿袭《千金翼方》，而不会是《千金翼方》沿袭《金匮玉函经》。若是《千金翼方》抄袭《金匮玉函经》的话，是不会将畅通联接之文突然断去后文而易置于文蛤散方后的。

宋本《伤寒论》由于多沿袭《金匮玉函经》，所以它的并文、拆文、断句格式等，多与《金匮玉经》相同。

"其热却不得去"，《金匮玉函经》补充为"其热被劫不得去"，宋本《伤寒论》同《金匮玉函经》，更在"水"前增"冷"字，"益"前增"弥更"二字等，以充实其义。

108. 《千金翼方》

五苓散方

猪苓十八铢，去黑皮　白术十八铢　泽泻一两六铢　茯苓十八铢　桂枝半两

右五味，各为散，更于白中治之。白饮和服方寸匕，日三服，多饮暖水，汗出愈。

《金匮玉函经》

五苓散方

猪苓十八铢　泽泻一两六铢　茯苓十八铢　桂枝半两，去皮　白术十八铢

右五味为末，以白饮和方寸匕服之，日三服，多饮暖水，汗出愈。

宋本《伤寒论》

五苓散方

猪苓十八铢，去黑皮　白术十八铢　泽泻一两六铢　茯苓十八铢　桂枝半两，去皮

右五味为末，更于白中杵之，白饮和方寸匕服之，日三服，多饮暖水，汗出愈。

炮制方法，《千金翼方》"更于臼中治之"，《金匮玉函经》略去，宋本《伤寒论》"治"易为"杵"。

109. 《千金翼方》

寒实结胸，无热证者，与三物小白散方。

桔梗十八铢　巴豆六铢，去皮心，熬赤黑，研如脂　贝母十八铢

右三味，捣为散，内巴豆，更于臼中治之。白饮和服。强人半钱匕，羸者减之。病在上则吐，在下则利。不利，进热粥一杯；利不止，进冷粥一杯。注：一云冷水一杯。身热皮栗不解，欲引衣自覆。若以水潠之洗之，更益令热却不得出。当汗而不汗，即烦，假令汗出已，腹中痛，与芍药三两，如上法。

《金匮玉函经》

若寒实结胸，无热证者，与三物小白散。

白散方

桔梗　贝母各十八铢　巴豆六铢，去皮心，熬黑

右三味为散，白饮和服，强人半钱，羸人减之。病在膈上，必吐；在膈下，必利。不利，进热粥一杯。利过不止，进冷粥一杯。

宋本《伤寒论》

寒实结胸，无热证者，与三物小陷胸汤。白散亦可。注：一云，与三物小白散。

白散方

桔梗三分　巴豆一分，去皮心，熬黑，研如脂　贝母三分

右三味为散，内巴豆，更于臼中杵之，以白饮和服。强人半钱匕，羸者减之。病在膈上必吐，在膈下必利。不利，进热粥一杯；利过不止，进冷粥一杯。身热，皮栗不解，欲引衣自覆。若以水潠之洗之，益令热劫不得出，当汗而不汗则烦。假令汗出已，腹中痛，与芍药三两如上法。

此条《金匮玉函经》、宋本《伤寒论》均在"病在阳，应以汗解之"一条末，未别列条。

《千金翼方》"病在上则吐，在下则利"，《金匮玉函经》更改为"病在膈上必吐，在膈下必利"。

服法，《千金翼方》"强人半钱匕"，宋本《伤寒论》同，《金匮玉函经》脱"匕"字。

《千金翼方》"身热皮栗不解"等49字，《金匮玉函经》无。这说明只能是《金匮玉函经》沿袭《千金翼方》，而不可能是《千金翼方》袭录《金匮玉函经》。

由煎服法中可以看出，宋本《伤寒论》参考沿袭了《千金翼方》和《金匮玉函经》二书。

110. 《千金翼方》

太阳与少阳并病，头痛或眩冒。如结胸，心下痞而坚，当刺肺俞、肝俞、大椎第一间。慎不可发汗。发汗即谵语，谵语则脉弦。五日谵语不止，当刺期门。

《金匮玉函经》

太阳与少阳并病，头项强痛，或眩，时如结胸，心下痞而坚，当刺大椎第一间、肺俞、肝俞。慎不可发汗，发汗即谵语，谵语则脉弦。谵语五六日不止，当刺期门。

宋本《伤寒论》

太阳与少阳并病，头项强痛，或眩冒，时如结胸，心下痞硬者，当刺大椎第一间、肺俞、肝俞，慎不可发汗，发汗则谵语，脉弦。五日谵语不止，当刺期门。

《千金翼方》"头痛"，《金匮玉函经》补充为"头项强痛"，"如结胸"前，增"时"字。又按

腧穴上下之次序，将"大椎第一间"移至"肺俞"前。宋本《伤寒论》随同《金匮玉函经》。

111. 《千金翼方》

心下但满而不痛者，此为痞，半夏泻心汤主之。

半夏半升，洗　黄芩　干姜　人参　甘草各三两，炙　黄连一两　大枣十二枚，擘

右七味，以水一斗，煮取六升，去滓，温服一升，日三服。

《金匮玉函经》

若但满而不痛者，此为痞，柴胡不复中与也。半夏泻心汤主之。

半夏泻心汤方

半夏半升　黄芩　干姜　甘草炙　人参各三两　黄连一两　大枣十六枚

右七味，以水一斗，煮取六升，去滓再煎取三升，温服一升，日三服。

宋本《伤寒论》

但满而不痛者，此为痞，柴胡不中与之也。宜半夏泻心肠。

半夏泻心汤方

半夏半升，洗　黄芩　干姜　人参　甘草炙　各三两　黄连一两　大枣十二枚，擘

右七味，以水一斗，煮取六升，去滓，再煎取三升。温服一升，日三服。

《金匮玉函经》、宋本《伤寒论》此条未单独列出，均在"伤寒五六日，呕而发热，柴胡汤证具"一条中。

112. 《千金翼方》

脉浮紧而下之，紧反入里，则作痞，按之自濡，但气痞耳。

《金匮玉函经》

脉浮而紧，而反下之，紧反入里，则作痞，按之自濡，但气痞耳。

宋本《伤寒论》

脉浮而紧，而复下之，紧反入里，则作痞，按之自濡，但气痞耳。

《千金翼方》"脉浮紧而下之"，《金匮玉函经》作"脉浮而紧，而反下之"，宋本《伤寒论》同《金匮玉函经》。《千金翼方》原本句意畅通，《金匮玉函经》增"而""反"字后不如原句义畅。

113. 《千金翼方》

太阳中风，吐下呕逆。表解乃可攻之。其人漐漐汗出，发作有时，头痛，心下痞坚满，引胁下，呕即短气，此为表解里未和，十枣汤主之。

芫花熬　甘遂　大戟各等份

右三味，捣为散，以水一升五合，先煮大枣十枚，取八合，去枣。强人内药末一钱匕，羸人半钱匕，温服，平旦服。若下少不利者，明旦更服加半钱，得快利下，糜粥自养。

《金匮玉函经》

太阳中风，下利呕逆。表解乃可攻之。其人漐漐汗出，发作有时，头痛，心下痞坚满，引胁下痛，呕即短气。此为表解里未和，十枣汤主之。

十枣汤方

芫花熬　甘遂　大戟

右三味，等份为散，以水一升半，先煮枣十枚，取八合，去滓，内药末，强人一钱，羸人半

钱。若下少病不除，明日加半钱。

宋本《伤寒论》

太阳中风，下利呕逆。表解者，乃可攻之。其人漐漐汗出，发作有时，头痛，心下痞硬满，引胁下痛，干呕短气，汗出不恶寒者，此表解里未和也。十枣汤主之。

芫花熬 甘遂 大戟

右三味，等份，各别捣为散，以水一升半，先煮大枣肥者十枚，取八合，去滓，内药末。强人服一钱匕，羸人服半钱，温服之，平旦服。若下少，病不除者，明日更服，加半钱。得快下利后，糜粥自养。

《千金翼方》"引胁下"，《金匮玉函经》"下"后增"痛"字，以充句义。宋本《伤寒论》同《金匮玉函经》

药末量当为三次"钱匕"，《千金翼方》脱一"匕"字，前两次均为"钱匕"，后一"钱"字虽脱"匕"字，以前二次"钱匕"意测，则仍可知为"钱匕"之义。《金匮玉函经》沿袭《千金翼方》时，三个"匕"字均脱去，为明显失误。

《千金翼方》"得快利下，糜粥自养"八字，《金匮玉函经》略去，这说明是《金匮玉函经》沿袭了《千金翼方》而并非相反。

114. 《千金翼方》

太阳病，发其汗，遂发热恶寒，复下之，则心下痞。此表里俱虚，阴阳气并竭，无阳则阴独。复加烧针，胸烦，面色青黄，肤𥄑。此为难治。今色微黄，手足温者愈。

《金匮玉函经》

太阳病，医发其汗，遂发热恶寒，复下之则心下痞。表里俱虚，阴阳气并竭，无阳则阴独。复加烧针，因胸烦，面色青黄，肤𥄑。如此者，为难治。今色微黄，手足温者，易愈。

宋本《伤寒论》

太阳病，医发汗，遂发热恶寒，因复下之，心下痞。表里俱虚，阴阳气并竭，无阳则阴独，复加烧针，因胸烦，面色青黄，肤𥄑者，难治。今色微黄，手足温者，易愈。

《千金翼方》"发其汗"，"发"前《金匮玉函经》增"医"字；"胸烦"前增"因"字，"此为难治"，"此前"增"如"字，"此"后增"者"字；"愈"前增"易"字；"此表里俱虚"，脱"此"字。在《千金翼方》原文基础上，所增诸字，均为助读助义。宋本《伤寒论》除"此为难治"略为"难治"外，其他多随同《金匮玉函经》。

115. 《千金翼方》

心下痞，按之自濡，关上脉浮者，大黄黄连泻心汤主之。

大黄二两 黄连一两

右二味，以麻沸汤二升渍之，须臾去滓，分温再服。注：此方必有黄芩。

《金匮玉函经》

心下痞，按之濡，其脉关上自浮，大黄黄连泻心汤主之。

大黄泻心汤方

大黄二两 黄连一两

右二味，吹咀，以麻沸汤二升渍之。须臾绞去滓，分温再服。

宋本《伤寒论》

心下痞，按之濡，其脉关上浮者，大黄黄连泻心汤主之。

大黄二两　黄连一两

右二味,以麻沸汤二升,渍之,须臾,绞去滓,分温再服。

臣亿等:看详大黄黄连泻心汤,诸本皆二味,又后附子泻心汤,用大黄、黄连、黄芩、附子。恐是前方中亦有黄芩,后但加附子也。故后云:附子泻心汤,本云加附子也。

《千金翼方》"按之自濡"之"自"字,《金匮玉函经》移至"浮"前;"去"前增"绞"字以助义。宋本《伤寒论》同《金匮玉函经》。

116.《千金翼方》

心下痞,而复恶寒汗出者,附子泻心汤主之。

附子一枚,炮,别煮取汁　大黄二两　黄连　黄芩各一两

右四味,以麻沸汤二升渍之,须臾去滓,内附子汁,分温再服。

《金匮玉函经》

若心下痞,而复恶寒汗出者,附子泻心汤主之。

附子泻心汤方

大黄二两　黄连　黄芩各一两　附子一枚,炮,去皮,破,别煮取汁

右四味,㕮咀三味,以麻沸汤二升渍之,须臾,绞去滓,内附子汁,分温再服。

宋本《伤寒论》

心下痞,而复恶寒汗出者,附子泻心汤主之。

大黄二两　黄连一两　黄芩一两　附子一枚,炮,去皮,破,别煮取汁

右四味,切三味,以麻沸汤二升,渍之须臾,绞去滓,内附子汁,分温再服。

《金匮玉函经》句首增"若"字为语助,无义。煎服法方面,《金匮玉函经》对《千金翼方》做了补充,如增"㕮咀三味","去"前增"绞"字等。宋本《伤寒论》同《金匮玉函经》。

117.《千金翼方》

本以下之,故心下痞,与之泻心,其痞不解,其人渴而口燥烦,小便利者,五苓散主之。一方言忍之一日乃愈。

《金匮玉函经》

本以下之,故心下痞,与泻心汤痞不解。

其人渴而口燥烦,小便不利者,五苓散主之。一方云忍之一日乃愈。

宋本《伤寒论》

本以下之,故心下痞,与泻心汤,痞不解,其人渴而口燥烦,小便不利者,五苓散主之。一方云:忍之一日乃愈。

118.《千金翼方》

伤寒汗出解之后,胃中不和,心下痞坚,干噫食臭,胁下有水气,腹中雷鸣而利,生姜泻心汤主之。

生姜四两,切　半夏半升,洗　干姜一两　黄连一两　人参　黄芩　甘草各三两,炙　大枣十二枚,擘

右八味,以水一升,煮取六升,去滓,温服一升,日三服。

《金匮玉函经》

伤寒汗出解之后,胃中不和,心下痞坚,干噫食臭,胁下有水气,腹中雷鸣而利,生姜泻心汤

主之。

生姜泻心汤方

生姜四两 人参 甘草 黄芩各三两 半夏半升 干姜 黄连各一两 大枣十二枚

右八味，以水一斗，煮取六升，去滓再煎取三升，温服一升，日三服。

宋本《伤寒论》

伤寒汗出解之后，胃中不和，心下痞硬，干噫食臭，胁下有水气，腹中雷鸣，下利者，生姜泻心汤主之。

生姜四两，切 甘草三两，炙 人参三两 干姜一两 黄芩三两 半夏半升，洗 黄连一两 大枣十二枚，擘

右八味，以水一斗，煮取六升，去滓，再煎取三升，温服一升，日三服。

附子泻心汤，本云加附子，半夏泻心汤、甘草泻心汤同体别名耳。生姜泻心汤，本云理中人参黄芩汤，去桂枝、术，加黄连，并泻肝法。

《千金翼方》原本无"再煎取三升"，《金匮玉函经》据"煮取六升"及"温服一升，日三服"推算，认为增"再煎取三升"五字例合。宋本《伤寒论》同《金匮玉函经》

119. 《千金翼方》

伤寒中风，医反下之，其人下利，日数十行，谷不化，腹中雷鸣，心下痞坚而满，干呕而烦，不能得安。医见心下痞，为病不尽，复重下之，其痞益甚。此非结热，但胃中虚，客气上逆，故使之坚。甘草泻心汤主之。

甘草四两，炙 黄芩 干姜各三两 黄连一两 半夏半升，洗 大枣十二枚，擘 一方有人参三两

右六味，以水一斗，煮取六升，去滓，温服一升，日三服。

《金匮玉函经》

伤寒中风，医反下之，其人下利，日数十行，谷不化，腹中雷鸣，心下痞坚而满，干呕而烦，不得安。医见心下痞，谓病不尽，复下之，其痞益甚。此非结热，但胃中虚，客气上逆，故使之坚，甘草泻心汤主之。

甘草泻心汤方

甘草四两 黄芩三两 干姜三两 半夏半升 黄连一两 大枣十二枚

右六味，以水一斗，煮取六升，去滓，再煎取三升，温服一升，日三服。

宋本《伤寒论》

伤寒中风，医反下之，其人下利，日数十行，谷不化，腹中雷鸣，心下痞硬而满，干呕，心烦不得安。医见心下痞，谓病不尽，复下之其痞益甚。此非热结，但以胃中虚，客气上逆，故使硬也。甘草泻心汤主之。

甘草四两，炙 黄芩三两 干姜三两 半夏半升，洗 大枣十二枚，擘 黄连一两

右六味，以水一斗，煮取六升，去滓，再煎取三升，温服一升，日三服。

臣亿等谨按：上生姜泻心汤法，本云理中人参黄芩汤，今详泻心以疗痞。痞气因发阴而生，是半夏、生姜、甘草泻心三方，皆理中也。其方必各有人参，今甘草泻心汤中无者，脱落之也。又按《千金》并《外台秘要》治伤寒䘌食，用此方，皆有人参。知脱落无疑。

《千金翼方》"不能得安"，《金匮玉函经》略为"不得安"，宋本《伤寒论》作"心烦不得安"。煎服法，《千金翼方》并无"再煎服三升"之说，《金匮玉函经》补此五字，宋本《伤寒论》

同《金匮玉函经》。

查《千金翼方》之例，凡需再煎煮者，均有注明，并不省略，如此后之"桂枝人参汤"云："先煮四味取五升，去滓，内桂更煮取三升。"此前之"小柴胡汤"云："以水一斗二升，煮取六升，去滓，再煎。""柴胡桂枝干姜汤"云："以水一斗二升，煮取六升，去滓，更煎。"

甘草泻心汤和生姜泻心汤，《千金翼方》均不言"再煎"或"更煮"，是原本并不需要再浓缩其量，只需每日服三次，每次饮服一升即可，不必尽利。

《金匮玉函经》凡见药量六升，每日服三升者，均增补"再煎取三升"之字，以求当日尽剂，与《千金翼方》本意有别，从这一点也可佐证《金匮玉函经》成书时间在《千金翼方》之后。

120.《千金翼方》

伤寒服汤药，下利不止，心下痞坚，服泻心汤，复以他药下之，利不止。医以理中与之，而利益甚。理中治中焦，此利在下焦，赤石脂禹余粮汤主之。

赤石脂一斤，碎　太乙禹余粮一斤，碎

右二味，以水六升，煮取二升，去滓，分温三服。若不止，当利小便。

《金匮玉函经》

伤寒，服汤药，下利不止，心下痞坚。服泻心汤已，复以他药下之，利不止。医以理中与之，利益甚。理中者理中焦，此利在下焦，赤石脂禹余粮汤主之。若不止者，当利其小便。

赤石脂禹余粮汤方

赤石脂一斤，碎，禹余粮一斤，碎

右二味，以水六升，煮取二升，去，分温三服。

宋本《伤寒论》

伤寒服汤药，下利不止，心下痞硬。服泻心汤已，复以他药下之，利不止，医以理中与之，利益甚。理中者，理中焦，此利在下焦，赤石脂禹余粮汤主之。复不止者，当利其小便。

赤石脂一斤，碎　太乙禹余粮一斤，碎

右二味，以水六升，煮取二升，去滓，分温三服。

《千金翼方》"理中治中焦"，《金匮玉函经》意变为"理中者理中焦"，宋本《伤寒论》同《金匮玉函经》。

"若不止，当利小便"，《千金翼方》原本在赤石脂禹余粮汤方后，《金匮玉函经》移至方前治证条文之后，且"止"后加"者"字，"小"前加"其"字以助读。宋本《伤寒论》随同《金匮玉函经》，"若"易为"复"字。

121.《千金翼方》

伤寒吐下发汗，虚烦，脉甚微，八九日，心下痞坚，胁下痛，气上冲喉咽，眩冒，经脉动惕者，久而成痿。

《金匮玉函经》

伤寒吐下后发汗，虚烦，脉甚微，八九日，心下痞坚，胁下痛，气上冲咽喉，眩冒，经脉动惕者，久而成痿。

宋本《伤寒论》

伤寒吐下后，发汗，虚烦，脉甚微，八九日，心下痞硬，胁下痛，气上冲咽喉，眩冒，经脉动惕者，久而成痿。

《千金翼方》"伤寒吐下发汗"，其中吐、下、发汗三法是等同关系，即或吐，或下，或发汗之义。至《金匮玉函经》，变成了"伤寒吐下后发汗"之先后因果关系，即吐或下法后，又用汗法之义。宋本《伤寒论》随同《金匮玉函经》。《千金翼方》下文"伤寒发汗吐下，解后"句，可证此"吐下发汗"是原本之文。《金匮玉函经》在《千金翼方》之后沿袭该书时，误为"伤寒吐下后，发汗"。

122.《千金翼方》

伤寒发汗吐下，解后，心下痞坚，噫气不除者，旋覆代赭汤主之。

旋覆花三两　人参二两　生姜五两，切　代赭一两，碎　甘草三两，炙　半夏半升，洗　大枣十二枚，擘

右七味，以水一斗，煮取六升，去滓，温服一升，日三服。

《金匮玉函经》

伤寒汗出，若吐，若下，解后，心下痞坚，噫气不除者，旋覆代赭石汤主之。

旋覆代赭石汤方

旋覆花三两　代赭一两　人参二两　大枣十二枚　生姜五两　半夏半升　甘草二两

右七味，以水一斗，煮取六升，去滓，再煎取三升，温服一升，日三服。

宋本《伤寒论》

伤寒发汗，若吐，若下，解后，心下痞硬，噫气不除者，旋复代赭汤主之。

旋覆花三两　人参二两　生姜五两　代赭一两　甘草三两，炙　半夏半升，洗　大枣十二枚，擘

右七味，以水一斗，先煮取六升，去滓，再煎取三升，温服一升，日三服。

《千金翼方》"发汗"，《金匮玉函经》误作"汗出"；"吐""下"前，各加"若"字；甘草用量"三两"作"二两"，增"再煎取三升"五字。宋本《伤寒论》甘草用量与《千金翼方》同；"发汗"同《千金翼方》；"若吐""若下""再煎取三升"等，同《金匮玉函经》。

123.《千金翼方》

太阳病外证未除而数下之，遂挟热而利不止，心下痞坚，表里不解，桂枝人参汤主之。

桂枝四两，别切　甘草四两，炙　白术　人参　干姜各二两

右五味，以水九升，先煮四味取五升，去滓，内桂，更煮取三升，去滓，温服一升，日再夜一服。

《金匮玉函经》

太阳病，外证未除而数下之，遂挟热而利不止，心下痞坚，表里不解者，桂枝人参汤主之。

桂枝人参汤方

桂枝　甘草炙，各四两　人参　白术　干姜各三两

右五味，以水九升，煮四味取五升，去滓，内桂更煮取三升，去滓，温服一升，日再夜一服。

宋本《伤寒论》

太阳病，外证未除而数下之，遂协热而利，利下不止，心下痞硬，表里不解者，桂枝人参汤主之。

桂枝四两，别切　甘草四两，炙　白术三两　人参三两　干姜三两

右五味，以水九升，先煮四味，取五升，内桂，更煮取三升，去滓，温服一升，日再夜一服。

白术、人参、干姜，《千金翼方》为"二两"，《金匮玉函经》作"三两"，宋本《伤寒论》同《金匮玉函经》。

124. 《千金翼方》

伤寒大下后，复发其汗，心下痞，恶寒者，表未解也。不可攻其痞，当先解表，表解乃攻其痞，宜大黄黄连泻心汤。

《金匮玉函经》

伤寒大下后，复发其汗，心下痞，恶寒者，表未解也。不可攻痞，当先解表，表解乃可攻其痞。解表宜桂枝汤，攻痞宜大黄黄连泻心汤。

宋本《伤寒论》

伤寒大下后，复发汗，心下痞，恶寒者，表未解也。不可攻痞，当先解表，表解乃可攻痞。解表宜桂枝汤，攻痞宜大黄黄连泻心汤。

125. 《千金翼方》

病如桂枝证，头项不强痛，脉微浮，胸中痞坚，气上冲喉咽，不得息。此为胸有寒，当吐之，宜瓜蒂散。

瓜蒂熬　赤小豆各一分

右二味，捣为散，取半钱匕，豉一合，汤七合渍之，须臾，去滓，内散汤中和，顿服之。若不吐，稍加之，得快吐，止。诸亡血虚家，不可与瓜蒂散。

《金匮玉函经》

病如桂枝证，头不痛，项不强，寸脉微浮，胸中痞坚，气上冲咽喉，不得息者。此为胸有寒也。当吐之，宜瓜蒂散。

瓜蒂散方

瓜蒂熬黄　赤小豆各六铢

右二味，各别捣，筛为散，合治之，取一钱匕，以香豉一合，用热汤七合煮作稀糜，去滓，取汁和散，温，顿服之。不吐者，少少加。得快吐乃止。诸亡血虚家，不可与瓜蒂散。

宋本《伤寒论》

病如桂枝证，头不痛，项不强，寸脉微浮，胸中痞硬，气上冲喉咽，不得息者，此为胸有寒也。当吐之，宜瓜蒂散。

瓜蒂一分，熬黄　赤小豆一分

右二味，各别捣筛，为散已，合治之。取一钱匕，以香豉一合，用热汤七合，煮作稀糜，去滓，取汁和散，温顿服之。不吐者，少少加，得快吐乃止。诸亡血家、虚家，不可与瓜蒂散。

《千金翼方》"头项不强痛，脉微浮"，《金匮玉函经》易作"头不痛，项不强，寸脉微浮"，宋本《伤寒论》同《金匮玉函经》。

煎服法，《千金翼方》用汤渍法，《金匮玉函经》改用煮法，宋本《伤寒论》随同《金匮玉函经》。

126. 《千金翼方·太阳病杂疗法第七》

中风发热，六七日不解而烦，有表里证，渴欲饮水，水入而吐。此为水逆。五苓散主之。

《金匮玉函经·卷二·辨太阳病形证治上》

中风发热，六七日不解而烦，有表里证，渴欲饮水，水入即吐。此为水逆。五苓散主之。

宋本《伤寒论·辨太阳病证并治中第六》

中风发热，六七日不解而烦，有表里证，渴欲饮水，水入则吐者，名曰水逆。五苓散主之。

127. 《千金翼方》

伤寒二三日，心中悸而烦者，小建中汤主之。

桂枝三两　甘草二两，炙　芍药六两　生姜三两，切　大枣十一枚，擘　胶饴一升

右六味，以水七升，煮取三升，去滓，内饴，温服一升。呕家不可服，以甘故也。

《金匮玉函经》

伤寒二三日，心中悸而烦，小建中汤主之。

小建中汤方

桂枝　甘草炙　生姜各三两　芍药六两　大枣十二枚　胶饴一升

右六味，以水七升，煮取三升，去滓，内胶饴，更上火消解。温服一升。呕家不可服，以甘故也。

宋本《伤寒论》

伤寒二三日，心中悸而烦者，小建中汤主之。

小建中汤方

桂枝三两，去皮　甘草二两，炙　大枣十二枚，擘　芍药六两　生姜三两，切　胶饴一升

右六味，以水七升，煮取三升，去滓，内饴，更上微火消解，温服一升，日三服，呕家不可用建中汤，以甜故也。

甘草，《千金翼方》作"二两"，宋本《伤寒论》同，《金匮玉函经》作"三两"。大枣，《千金翼方》作"十一枚"，《金匮玉函经》作"十二枚"，宋本《伤寒论》同《金匮玉函经》。

煎服法，《金匮玉函经》增"更上火消解"，宋本《伤寒论》"更上微火消解"，又增"日三服"。

128. 《千金翼方》

伤寒脉浮而医以火迫劫之，亡阳，惊狂，卧起不安，桂枝去芍药加蜀漆牡蛎龙骨救逆汤主之。

桂枝　生姜切　蜀漆各三两，洗去腥　甘草二两，炙　牡蛎五两，熬　龙骨四两　大枣十二枚，擘

右七味，以水八升，先煮蜀漆减二升，内诸药，煮取三升，去滓，温服一升。注：一法以水一斗二升，煮取五升。

《金匮玉函经》

伤寒脉浮，医以火迫劫之，亡阳，惊狂，卧起不安。桂枝去芍药，加蜀漆牡蛎龙骨救逆汤主之。

桂枝去芍药加蜀漆龙骨牡蛎救逆汤

桂枝三两　甘草二两，炙　生姜三两　蜀漆三两，洗去腥　大枣十二枚　牡蛎五两，熬　龙骨四两

右七味，㕮咀，以水八升，先煮蜀漆减二升，纳诸药，取三升，去滓，温服一升。本方桂枝汤，今去芍药，加蜀漆、龙骨、牡蛎。一法以水一斗二升，煮取五升。

宋本《伤寒论》

伤寒脉浮，医以火迫劫之，亡阳，必惊狂，卧起不安者，桂枝去芍药加蜀漆牡蛎龙骨救逆汤主之。

桂枝三两，去皮　甘草二两，炙　生姜三两，切　大枣十二枚，擘　牡蛎五两，熬　蜀漆三两，洗去腥　龙骨四两。

右七味，以水一斗二升，先煮蜀漆减二升，内诸药，煮取三升。去滓，温服一升，本云桂枝汤，今去芍药，加蜀漆、牡蛎、龙骨。

129.《千金翼方》

烧针令其汗，针处被寒，核起而赤者，必发奔豚。气从少腹上冲者，灸其核上一壮，与桂枝加桂汤。

桂枝五两　芍药　生姜各三两　大枣十二枚，擘　甘草二两，炙

右五味，以水七升，煮取三升，去滓，温服一升。本云桂枝汤，今加桂满五两。所以加桂者，以能泄奔豚气也。

《金匮玉函经》

烧针令其汗，针处被寒，核起而赤者，必发奔豚，气从少腹上冲心者，灸其核上各一壮，与桂枝加桂汤。

桂枝加桂汤方

桂枝五两　芍药三两　甘草二两，炙　生姜二两　大枣十二枚

右五味，以水七升，煮取三升，去滓，温服一升。本方桂枝汤，今加桂。

宋本《伤寒论》

烧针令其汗，针处被寒，核起而赤者，必发奔豚。气从少腹上冲心者，灸其核上各一壮，与桂枝加桂汤，更加桂二两也。

桂枝五两，去皮　芍药三两　生姜三两，切　甘草二两，炙　大枣十二枚，擘

右五味，以水七升，煮取三升，去滓，温服一升。本云桂枝汤，今加桂满五两。所以加桂者，以能泄奔豚气也。

《千金翼方》"一壮"前，《金匮玉函经》增"各"字，宋本《伤寒论》同《金匮玉函经》。

《千金翼方》生姜作"三两"，宋本《伤寒论》同，《金匮玉函经》作"二两"。

《千金翼方》"本云桂枝汤"，"云"为"是"义，《金匮玉函经》"云"误作"方"。

《千金翼方》"今加桂满五两，所以加桂者。以能泄奔豚气也"，宋本《伤寒论》同《千金翼方》，《金匮玉函经》只作"今加桂"，其他十五字略去。

130.《千金翼方》

火逆下之，因烧针烦躁者，桂枝甘草龙骨牡蛎汤主之。

桂枝一两　甘草　龙骨　牡蛎各二两，熬

右四味，以水五升，煮取二升，去滓，温服八合，日三服。

《金匮玉函经》

火逆下之，因烧针烦躁者，桂枝甘草龙骨牡蛎汤主之。

桂枝甘草龙骨牡蛎汤方

桂枝一两　甘草　龙骨　牡蛎熬，各三两

右为末，以水五升，煮取二升，去滓，温服八合，日三服。

宋本《伤寒论》

火逆下之，因烧针烦躁者，桂枝甘草龙骨牡蛎汤主之。

桂枝一两，去皮　甘草二两，炙　牡蛎二两，熬　龙骨二两

右四味，以水五升，煮取二升半，去滓，温服八合，日三服。

《千金翼方》甘草、龙骨、牡蛎作"各二两"，宋本《伤寒论》该三味药用量与《千金翼方》

同,《金匮玉函经》三味药用量作"各三两"。

"以水五升"前,《千金翼方》、宋本《伤寒论》作"右四味",《金匮玉函经》作"右为末"。

"煮取二升",宋本《伤寒论》认为每次服八合,三次当为二升四合,故在"二升"后增"半"字,以示量合。

131.《千金翼方》

太阳病六七日出,表证续在,脉微而沉,反不结胸,其人发狂者,以热在下焦,少腹坚满,小便自利者,下血乃愈。所以然者,以太阳随经,瘀热在里故也。宜下之,以抵当汤。

《金匮玉函经》

太阳病七八日,表证仍在,其脉微沉,反不结胸。其人发狂。此热在下焦,少腹当坚而满,小便自利者,下血乃愈。所以然者,太阳随经,瘀热在里故也。

宋本《伤寒论》

太阳病六七日,表证仍在,脉微而沉,反不结胸,其人发狂者,以热在下焦,少腹当硬满。小便自利者,下血乃愈。所以然者,以太阳随经,瘀热在里故也。抵当汤主之。

《千金翼方》"太阳病六七日出","出","开外"之义也。《金匮玉函经》易作"太阳病七八日",且脱"出"字。宋本《伤寒论》与《千金翼方》同,但脱"出"字。"续在"之"续",《金匮玉函经》意易为"仍",宋本《伤寒论》同《金匮玉函经》

脱"出"字则义不确,《千金翼方》不会弃简从繁而用"续"字。这正可佐证《千金翼方》一书时间在前,而《金匮玉函经》一书时间在后。

《千金翼方》"脉微而沉",宋本《伤寒论》同。《金匮玉函经》意改为"其脉微沉"。又《金匮玉函经》论后脱主治之方。

132.《千金翼方》

太阳病,身黄,脉沉结,少腹坚,小便不利者,为无血;小便自利,其人如狂者,血证谛也。抵当汤主之。

《金匮玉函经》

太阳病,身黄,其脉沉结,少腹坚,小便不利,为无血也;小便自利,其人如狂者,血证谛也。

宋本《伤寒论》

太阳病,身黄,脉沉结,少腹硬,小便不利者,为无血也;小便自利,其人如狂者,血证谛也。抵当汤主之。

《金匮玉函经》此条亦脱治疗方剂。

133.《千金翼方》

伤寒有热,少腹满,应小便不利,今反利者,为有血也。当须下之。不可余药,宜抵当丸。

《金匮玉函经》

伤寒有热而少腹满,应小便不利,今反利者,为有血也。当下之。不可余药,宜抵当丸。

宋本《伤寒论》

伤寒有热,少腹满,应小便不利,今反利者,为有血也。当下之,不可余药,宜抵当丸。

134.《千金翼方》

抵当汤方

大黄二两,破六片 桃仁二十枚,去皮尖,熬 虻虫去足翅,熬 水蛭各三十枚,熬右四味，以水五升，煮取三升，去滓，温服一升。不下更服。

《金匮玉函经》

抵当汤方

水蛭三十个，熬　虻虫三十个，熬，去翅足　桃仁二十个，去皮尖　大黄三两，酒浸

右四味，为末，以水五升，煮取三升，去滓，温服一升。不下再服。

宋本《伤寒论》

抵当汤方

水蛭熬　虻虫去翅足，熬，各三十个　桃仁二十个，去皮尖　大黄三两，酒洗

右四味，以水五升，煮取三升，去滓，温服一升，不下更服。

《千金翼方》桃仁、虻虫、水蛭用量均作"枚"，宋本《伤寒论》随从《金匮玉函经》三味药用量均作"个"。又"以水五升"前，《金匮玉函经》增"为末"二字。

135.《千金翼方》

抵当丸方

大黄三两　桃仁二十五枚，去皮尖，熬　虻虫去足翅，熬　水蛭各三十枚，熬

右四味，捣，分为四丸，以水一升，煮一丸，取七合。晬时当下，不下更服。

《金匮玉函经》

抵当丸方

水蛭二十个，熬　虻虫二十五个　桃仁三十个，去皮尖　大黄三两

右四味，杵，分为四丸，以水一升，煮一丸，取七合服之。晬时当下血，若不下，更服。

宋本《伤寒论》

抵当丸

水蛭二十个，熬　虻虫二十个，去翅足，熬　桃仁二十五个，去皮尖　大黄三两

右四味，捣分四丸，以水一升，煮一丸。取七合服之。晬时当下血，若不下者，更服。

四味药物用量，宋本《伤寒论》同《金匮玉函经》，唯"枚"同《金匮玉函经》，易作"个"。《千金翼方》桃仁二十五枚，《金匮玉函经》作三十个。

《千金翼方》"晬时当下"，"下"后，《金匮玉函经》增"血"字以详义，宋本《伤寒论》同《金匮玉函经》。

136.《千金翼方》

妇人中风，发热恶寒，经水适来，得七八日，热除，而脉迟身凉，胸胁下满，如结胸状，谵语。此为热入血室，当刺期门，随其虚实而取之。

《金匮玉函经》

妇人中风，发热恶寒，经水适来，得之七八日，热除而脉迟，身凉，胸胁下满，如结胸状，其人谵语。此为热入血室，当刺期门，随其虚实而取之。

宋本《伤寒论》

妇人中风，发热恶寒，经水适来，得之七八日，热除而脉迟，身凉，胸胁下满，如结胸状。谵语者，此为热入血室也。当刺期门，随其虚实而取之。

《千金翼方》"得七八日"，"得"后，《金匮玉函经》顺加"之"字以助读，宋本《伤寒论》同《金匮玉函经》。

"谵语"前，《金匮玉函经》增"其人"二字。

137. 《千金翼方》

妇人中风七八日，续得寒热，发作有时，经水适断者，此为热入血室。其血必结，故使如疟状，发作有时，小柴胡汤主之。

《金匮玉函经》

妇人中风七八日，续得寒热，发作有时，经水适断者，此为热入血室。其血必结，故使如疟状，发作有时，小柴胡汤主之。

宋本《伤寒论》

妇人中风，七八日，续得寒热，发作有时，经水适断者，此为热入血室。其血必结，故使如疟状，发作有时，小柴胡汤主之。

《千金翼方》前"太阳病六七日出，表证续在"之"续"，《金匮玉函经》意易为"仍"。见此"续得寒热"之"续"，知《千金翼方》喜用"续"字当为在先之原文，《金匮玉函经》"续"字虽相同，却为在后沿袭之文。

138. 《千金翼方》

妇人伤寒发热，经水适来，昼日了了，暮则谵语，如见鬼状，此为热入血室，无犯胃气及上二焦，必当自愈。

《金匮玉函经》

妇人伤寒发热，经水适来，昼日明了，暮则谵语，如见鬼状者，此为热入血室。无犯胃气及上二焦，必当自愈。

宋本《伤寒论》

妇人伤寒发热，经水适来，昼日明了，暮则谵语，如见鬼状者，此为热入血室。无犯胃气及上二焦，必自愈。

《千金翼方》"了了"，《金匮玉函经》易为"明了"，"状"后顺加助词"者"字。宋本《伤寒论》同《金匮玉函经》。

139. 《千金翼方》

伤寒无大热，口燥渴而烦，其背微恶寒，白虎汤主之。

《金匮玉函经》

伤寒无大热，口燥渴而烦，其背微恶寒者，白虎加人参汤主之。

宋本《伤寒论》

伤寒无大热，口燥渴，心烦，背微恶寒者，白虎加人参汤主之。

此证《千金翼方》时，只用白虎汤，并不加人参。其后《金匮玉函经》时，加入人参。宋本《伤寒论》继其后，亦加人参。

140. 《千金翼方》

伤寒脉浮，发热无汗，其表不解，不可与白虎汤。渴欲饮水，无表证，白虎汤主之。

《金匮玉函经》

伤寒脉浮，发热无汗，其表不解者，不可与白虎汤。渴欲饮水，无表证者，白虎汤主之。

宋本《伤寒论》

伤寒脉浮，发热无汗，其表不解，不可与白虎汤，渴欲饮水，无表证者，白虎加人参汤主之。

此证，《金匮玉函经》同《千金翼方》，均用白虎汤。宋本《伤寒论》用白虎加人参汤。

141. 《千金翼方》

伤寒脉浮滑，此以表有热里有寒，白虎汤主之。

《金匮玉函经》

伤寒脉浮滑而表热里寒者，白通汤主之。旧云白通汤。一云白虎汤者，恐非。注：旧云以下，出叔和。

宋本《伤寒论》

伤寒脉浮滑，此以表有热，里有寒，白虎汤主之。

此证《千金翼方》用白虎汤。宋本《伤寒论》同《千金翼方》。《金匮玉函经》所引录，则有白虎汤、白通汤之混淆。

142. 《千金翼方》

白虎汤方

知母六两　石膏一斤，碎　甘草二两，炙　粳米六合

右四味，以水一斗，煮米熟汤成，去滓，温服一升，日三服。

《金匮玉函经》

白虎汤方

石膏一斤，碎　知母六两　甘草二两　粳米六合

右四味，以水一斗，煮米熟汤成，去滓，温服一升，日三服。

宋本《伤寒论》

白虎汤

知母六两　石膏一斤，碎　甘草二两，炙　粳米六合

右四味，以水一斗，煮米熟汤成，去滓，温服一升，日三服。

臣亿等谨按：前篇云：热结在里，表里俱热者，白虎汤主之。又云：其表不解，不可与白虎汤。此云：脉浮滑，表有热，里有寒者。必表，里字差矣。又阳明一证云：脉浮迟，表热里寒，四逆汤主之。又少阳一证云：里寒外热，通脉四逆汤主之。以此表里自差，明矣。

143. 《千金翼方》

又方

知母六两　石膏一斤，碎　甘草二两，炙　人参三两　粳米六合

右五味，以水一斗，煮米熟汤成，去滓，温服一升，日三服。立夏后至立秋前得用之。立秋后不可服。春三月病常苦里冷，白虎汤亦不可用之。与之即呕利而腹痛。诸亡血及虚家，亦不可与白虎汤。得之则腹痛而利，但当温之。

《金匮玉函经》

白虎加人参汤方

人参三两　石膏一斤　知母六两　甘草二两　粳米六合

右五味，以水一斗，煮米熟汤成，去滓，温服一升，日三服。

《金匮玉函经·辨太阳病形证治下第四》

凡用白虎汤，立夏后至立秋前，得用之。立秋后不可服也。

春三月，病常苦里冷，白虎汤亦不可与之。与之则呕利而腹痛。

诸亡血虚家，亦不可与白虎汤。得之腹痛而利者，急当温之。

宋本《伤寒论》

白虎加人参汤

知母六两　石膏一斤，碎　甘草二两，炙　人参二两　粳米六合

右五味，以水一斗，煮米熟汤成，去滓，温服一升，日三服。此方立夏后，立秋前，乃可服。立秋后不可服。正月、二、三月尚凛冷，亦不可与服之，与之则呕利而腹痛。诸亡血、虚家，亦不可与，得之则腹痛利者，但可温之，当愈。

《千金翼方》此方只名"又方"，而不名"白虎加人参汤"，说明此方彼时名称尚未固定，有的方书无方名，抑或是《千金翼方》未拟方名。这一点可佐证《千金翼方》在《金匮玉函经》之前。否则，不会放置现成方名不录而写成"又方"。

《千金翼方》该方后此方之使用注意事项，《金匮玉函经》则另立论条于正文中，而方后不附。此方之应用禁忌，原本附于方后，义例均合，《金匮玉函经》则将其另移他处，不相联贯，义例均失。由此也可佐证《千金翼方》在前为确，《金匮玉函经》在前为失。

宋本《伤寒论》此方之禁忌，同《千金翼方》，附于该方后。《千金翼方》"春三月病常苦里冷"，宋本《伤寒论》易为"正月、二、三月尚凛冷"。

144.《千金翼方》

太阳与少阳合病，自下利者，与黄芩汤。若呕者，与黄芩加半夏生姜汤。

黄芩汤方

黄芩三两　芍药　甘草各二两　大枣十二枚，擘

右四味，以水一斗，煮取三升，去滓，温服一升，日再夜一服。

黄芩加半夏生姜汤方

半夏半升，洗　生姜一两半，切

右二味，加入前方中即是。

《金匮玉函经》

太阳与少阳合病，自下利者，与黄芩汤；若呕者，黄芩加半夏生姜汤主之。

黄芩汤方

黄芩　甘草二两，炙　大枣十二枚　芍药二两

右四味，以水一斗，煮取三升，去滓，温服一升，日再服，夜一服。

黄芩加半夏生姜汤方

黄芩三两　芍药　甘草炙，各三两　大枣十二枚　半夏半升　生姜一两半

右六味，以水一斗，煮取三升，去滓，温服一升，日再服夜一服。

宋本《伤寒论》

太阳与少阳合病，自下利者，与黄芩汤；若呕者，黄芩加半夏生姜汤主之。

黄芩汤方

黄芩三两　芍药二两　甘草二两，炙　大枣十二枚，擘

右四味，以水一斗，煮取三升，去滓，温服一升，日再夜一服。

黄芩加半夏生姜汤方

黄芩三两　芍药二两　甘草二两，炙　大枣十二枚，擘　半夏半升，洗　生姜一两半，注：一方三两，切

右六味，以水一斗，煮取三升，去滓，温服一升，日再夜一服。

黄芩加半夏生姜汤，《千金翼方》只列半夏、生姜二味，云："加入前方（黄芩汤）中即是。"至《金匮玉函经》，则详列其方，煎服法则与黄芩汤相同。宋本《伤寒论》与《金匮玉函经》相同，详列其方。

"日再"后，《金匮玉函经》增一"服"字。黄芩汤中黄芩后脱"三两"二字。

《千金翼方》黄芩加半夏生姜汤虽简，却是原本之貌；《金匮玉函经》该方虽详，却是参据黄芩汤而后起之方。

145.《千金翼方》

伤寒胸中有热，胃中有邪气，腹中痛，欲呕吐，黄连汤主之。

黄连 甘草炙 干姜 桂枝 人参各三两 半夏半升，洗 大枣十二枚，擘

右七味，以水一斗，煮取六升，去滓，分温五服，昼三夜二服。

《金匮玉函经》

伤寒，胸中有热，胃中有邪气，腹中痛，欲呕吐，黄连汤主之。

黄连汤方

黄连二两 甘草 炙，一两 干姜一两 桂枝二两 人参二两 半夏五合 大枣十二枚

右七味，以水一斗，煮取六升，去滓，分五服。日三服，夜二服。

宋本《伤寒论》

伤寒，胸中有热，胃中有邪气，腹中痛，欲呕吐者，黄连汤主之。

黄连三两 甘草三两，炙 干姜三两 桂枝三两，去皮 人参二两 半夏半升 大枣十二枚，擘

右七味，以水一斗，煮取六升，去滓，温服，昼三夜二。疑非仲景方。

《千金翼方》黄连、甘草、干姜、桂枝、人参等，用量均为"三两"；宋本《伤寒论》人参作"二两"，其他四味同《千金翼方》为"三两"；《金匮玉函经》黄连、桂枝、人参均为"二两"，甘草、干姜为"一两"。

《千金翼方》"昼三夜二服"，《金匮玉函经》通俗为"日三服，夜二服"。

146.《千金翼方》

伤寒八九日，风湿相搏，身体疼烦，不能自转侧，不呕不渴。下已，脉浮而紧，桂枝附子汤主之。若其人不大便，小便自利，术附子汤主之。

桂枝附子汤方

桂枝四两 附子三枚，炮 生姜三两，切 大枣十二枚，擘 甘草二两，炙

右五味，以水六升，煮取二升，去滓，分温三服。

术附子汤方

于前方中去桂，加白术四两即是。一服觉身痹，半日许复服之尽，其人如冒状勿怪。即是附子、术并走皮中，逐水气未得除，故使之耳。法当加桂四两。以大便坚，小便自利，故不加桂也。

《金匮玉函经》

伤寒八九日，风湿相搏，身体疼烦，不能自转侧，不呕不渴。脉浮虚而涩者，桂枝附子汤主之。若其人大便坚，小便自利，术附子汤主之。

桂枝附子汤方

桂枝四两 附子三枚，炮 甘草二两，炙 大枣十五枚 生姜三两

右五味，以水六升，煮取二升，去滓，分温三服。

术附子汤方

白术四两　附子三枚，炮　甘草三两，炙　生姜二两　大枣十五枚

右五味，以水六升，煮取二升，去滓，分温三服。一服觉身痹，半日许再服，如冒状，勿怪也。即是附子与术，并走皮中逐水气未得除，故使之耳。法当加桂四两。其人大便坚，小便自利，故不加桂也。

宋本《伤寒论》

伤寒八九日，风湿相搏，身体疼烦，不能自转侧，不呕不渴，脉浮虚而涩者，桂枝附子汤主之。若其人大便硬，注：一云，脐下，心下硬，小便自利者，去桂加白术汤主之。

桂枝附子汤方

桂枝四两，去皮　附子三枚，炮，去皮，破　生姜三两，切　大枣十二枚，擘　甘草二两，炙

右五味，以水六升，煮取二升，去滓，分温三服。

去桂加白术汤方

附子三枚，炮，去皮，破　白术四两　生姜三两，切　甘草二两，炙　大枣十二枚，擘

右五味，以水六升，煮取二升，去滓，分温三服。初一服，其人身如痹，半日许复服之，三服都尽，其人如冒状，勿怪，此以附子、术，并走皮内，逐水气未得除，故使之耳。法当加桂四两。此本一方二法，以大便硬，小便自利，去桂也。以大便不硬，小便不利，当加桂。附子三枚恐多也。虚弱家及产妇，宜减服之。

《千金翼方》"下已，脉浮而紧"，《金匮玉函经》作"脉浮虚而涩者"，宋本《伤寒论》同《金匮玉函经》。

桂枝附子汤、术附子汤，《千金翼方》大枣均作"十二枚"，宋本《伤寒论》同，《金匮玉函经》则均作"十五枚"。

术附子汤，《千金翼方》只云"于前方中去桂，加白术四两即是"，并无详方。通观《千金翼方》全篇，凡遇此类情况，一律如此。《金匮玉函经》、宋本《伤寒论》均详列其方。宋本《伤寒论》术附子汤尚不著方名，只云"去桂加白术汤方"。

服药后反应，《金匮玉函经》与《千金翼方》大体相同。宋本《伤寒论》在此基础上，每有增注说明。

147. 《千金翼方》

风湿相搏，骨节疼烦，掣痛不得屈伸，近之则痛剧，汗出短气，小便不利，恶风，不欲去衣，或身微肿，甘草附子汤主之。

甘草二两，炙　附子二枚，炮　白术三两　桂枝四两

右四味，以水六升，煮取三升，去滓，温服一升，日三服。初服得微汗即止。能食，汗止复烦者，将服五合，恐一升多者，后服六七合愈。

《金匮玉函经》

风湿相搏，骨节疼烦，掣痛不得屈伸，近之则痛剧，汗出短气，小便不利，恶风，不欲去衣，或身微肿。甘草附子汤主之。

甘草附子汤方

甘草三两，炙　附子二枚，炮　白术三两　桂枝四两

右四味，以水六升，煮取三升，去滓，温服一升，日三服。汗出即解。能食，汗止复烦者，服五合。恐一升多者，宜服六七合为始。

宋本《伤寒论》

风湿相搏，骨节疼烦，掣痛不得屈伸，近之则痛剧，汗出短气，小便不利，恶风，不欲去衣，或身微肿者，甘草附子汤主之。

甘草二两，炙　附子二枚，炮，去皮，破　白术二两　桂枝四两，去皮

右四味，以水六升，煮取三升，去滓，温服一升，日三服。初服得微汗则解。能食，汗止复烦者，将服五合。恐一升多者，宜服六七合为始。

白术，《千金翼方》《金匮玉函经》为"三两"，宋本《伤寒论》作"二两"。

《千金翼方》"初服得微汗即止"，《金匮玉函经》易为"汗出即解"，宋本《伤寒论》参合两者，作"初服得微汗则解"。

148. 《千金翼方》

伤寒脉结代，心动悸，炙甘草汤主之。

甘草四两，炙　桂枝、生姜各三两，切　麦门冬去心，半升　麻子仁半升　人参　阿胶各二两　大枣三十枚，擘　生地黄一斤，切

右九味，以清酒七升，水八升，煮取三升，去滓，内胶，消烊尽。温服一升，日三服。

《金匮玉函经》

伤寒脉结代，心中惊悸，炙甘草汤主之。

炙甘草汤方

甘草四两，炙　生姜三两　人参二两　生地黄一斤　桂枝三两　阿胶　麦门冬半升，去心　麻子仁半升，大枣三十枚

右九味，酒七升，水八升，煮取三升，去滓，内胶烊尽，温服一升，日三服。

宋本《伤寒论》

伤寒脉结代，心动悸，炙甘草汤主之。

甘草四两，炙　生姜三两，切　人参三两　生地黄一斤　桂枝三两，去皮　阿胶二两　麦门冬半升，去心　麻仁半升　大枣三十枚，擘

右九味，以清酒七升，水八升，先煮八味，取三升，去滓，内胶，烊消尽。温服一升，日三服。一名复脉汤。

《千金翼方》"心动悸"，《金匮玉函经》易作"心中惊悸"，义不确。"阿胶"后，《金匮玉函经》脱分量。"清酒"，《金匮玉函经》脱失"清"字。

《千金翼方》"煮取三升"，宋本《伤寒论》补义为"先煮八味取三升"。

149. 《千金翼方·阳明病状第八》

阳明之为病，胃中寒是也。

《金匮玉函经·辨阳明病形证治第五》

阳明之为病，胃家实是也。

宋本《伤寒论·辨阳明病脉证并治第八》

阳明之为病，胃家实，注：一作寒，是也。

宋本《伤寒论》随同《金匮玉函经》作"胃家实"，注云："一作寒"。是《千金翼方》在前本作"胃家寒"。

150. 《千金翼方》

问曰：病有太阳阳明，有正阳阳明，有微阳阳明，何谓也？答曰：太阳阳明者，脾约是也；正

阳阳明者，胃家实是也；微阳阳明者，发其汗，若利其小便，胃中燥，便难是也。

《金匮玉函经》

问曰：病有太阳阳明，有正阳阳明，有微阳阳明，何谓也？答曰：太阳阳明者，脾约，一作脾结是也；正阳阳明者，胃家实是也；微阳阳明者，发其汗，若利其小便，胃中燥，大便难是也。

宋本《伤寒论》

问曰：病有太阳阳明，有正阳阳明，有少阳阳明，何谓也？答曰：太阳阳明者，脾约，注：一云：络是也；正阳阳明者，胃家实是也；少阳阳明者，发汗，利小便已，胃中躁烦，实，大便难是也。

《金匮玉函经》和宋本《伤寒论》均出现了"脾约"之注文，说明其时间均在《千金翼方》之后。《金匮玉函经》之"脾结"与"脾约"义同。宋本《伤寒论》之注文"络"字，是"结"之误字。

151. 《千金翼方》

问曰：何缘得阳明病？答曰：太阳病，发其汗，若下之，亡其津液，胃中干燥，因为阳明，不更衣而便难，复为阳明病也。

《金匮玉函经》

问曰：何缘得阳明病？答曰：太阳病发其汗，若下之，亡其津液，胃中干燥，因转属阳明。不更衣，内实大便难者，为阳明病也。

宋本《伤寒论》

问曰：何缘得阳明病？答曰：太阳病，若发汗，若下，若利小便，此亡津液，胃中干燥，因转属阳明。不更衣，内实，大便难者，此名阳明也。

《千金翼方》"因为阳明"，"因此成为阳明病"之义；《金匮玉函经》易为"因转属阳明"，"因此转变为阳明病"之义；宋本《伤寒论》同《金匮玉函经》。

《千金翼方》"不更衣而便难，复为阳明病也"，《金匮玉函经》在此基础上，做了适当解释：不更衣，内实，大便难者，为阳明病也。宋本《伤寒论》同《金匮玉函经》之说。

152. 《千金翼方》

问曰：阳明病外证云何？答曰：身热，汗出，而不恶寒，反恶热。

《金匮玉函经》

问曰：阳明病外证云何？答曰：身热，汗出，而不恶寒，但反恶热也。

宋本《伤寒论》

问曰：阳明病外证云何？答曰：身热，汗自出，不恶寒，反恶热也。

《千金翼方》"反恶热"，《金匮玉函经》增"但""也"二字为"但反恶热也"，疑是读《千金翼方》此三字后，有感而发之所为。其含义与《千金翼方》此三字并无不同，反觉画蛇添足之嫌。

《千金翼方》"汗出"宋本《伤寒论》作"汗自出"。

153. 《千金翼方》

问曰：病有得之一日，发热恶寒者何？答曰：然虽二日，恶寒自罢，即汗出恶热也。曰：恶寒何故自罢？答曰：阳明处中主土，万物所归，无所复传，故始虽恶寒，二日自止，是为阳明病。

《金匮玉函经》

问曰：病有得之一日，不恶热而恶寒者云何？答曰：然虽一日，恶寒自罢，即汗出恶热也。

问曰：恶寒何故自罢？答曰：阳明居中土也。万物所归，无所复传，始虽恶寒，二日自止。此为阳明病也。

宋本《伤寒论》

问曰：病有得之一日，不发热而恶寒者，何也？答曰：虽得之一日，恶寒将自罢，即自汗出而恶热也。

问曰：恶寒何故自罢？答曰：阳明居中，主土也。万物所归，无所复传，始虽恶寒，二日自止。此为阳明病也。

《千金翼方》原本为一条，宋本《伤寒论》随同《金匮玉函经》，将其分解为两条论述。

《千金翼方》"病有得之一日，发热恶寒"是说第一天阳明病之症状尚不典型，出现发热恶寒的症状。《金匮玉函经》将"发热恶寒"易作"不恶热而恶寒"，这是为了迎合阳明病之主症而误改《千金翼方》之原文，宋本《伤寒论》在《金匮玉函经》之说基础上，又将"不恶热"易为"不发热"。

临床上凡发热，多伴恶寒之症，古今如此。《千金翼方》"发热恶寒"之原说不误。

《千金翼方》"然虽二日，恶寒自罢"，"然虽"，连词，在此当译作"但"之义。第一天虽然发热恶寒，但是第二天恶寒之症状自己停止了。

《金匮玉函经》误作"然虽一日，恶寒自罢"，明显与自己的后文"始虽恶寒，二日自止"相矛盾。

宋本《伤寒论》追随《金匮玉函经》，亦误作"虽得之一日，恶寒将自罢"，与其后文"始虽恶寒，二日自止"例不合。

由上可以获知，《金匮玉函经》易《千金翼方》之文致误，宋本《伤寒论》沿袭《金匮玉函经》时又误。

154. 《千金翼方》

太阳初得病时，发其汗，汗先出复不彻，因转属阳明。

病发热无汗，呕不能食，反汗出濈濈然，是为转在阳明。

《金匮玉函经》

本太阳初得病时，发其汗，汗先出不彻，因转属阳明也。

病发热无汗，呕不能食，而反汗出濈濈然，是为转属阳明。

宋本《伤寒论》

本太阳初得病时，发其汗，汗先出不彻，因转属阳明也。伤寒发热，无汗，呕不能食，而反汗出濈濈然者，是转属阳明也。

《金匮玉函经》"太阳"前增"本"字，宋本《伤寒论》同《金匮玉函经》。

155. 《千金翼方》

病脉浮而缓，手足温，是为系在太阴。太阴当发黄，小便自利者，不能发黄，至七八日而坚，为属阳明。

《金匮玉函经》

伤寒脉浮而缓，手足自温，是为系在太阴。太阴身当发黄，若小便自利者，不能发黄。至七八日，便坚。为属阳明。

宋本《伤寒论》

伤寒脉浮而缓，手足自温者，是为系在太阴。太阴者，身当发黄，若小便自利者，不能发黄。

至七八日，大便硬者，为阳明病也。

《千金翼方》"病"，《金匮玉函经》易作"伤寒"；"温"前，增"自"字。宋本《伤寒论》同《金匮玉函经》，但"坚"作"硬"，"温"及"硬"后均增助词"者"字。

156. 《千金翼方》

伤寒传系阳明者，其人濈然后汗出。

《金匮玉函经》

伤寒转系阳明者，其人濈濈然微汗出也。

宋本《伤寒论》

伤寒转系阳明者，其人濈然微汗出也。

《千金翼方》"传"，《金匮玉函经》易作"转"。"濈然后汗出"，《金匮玉函经》作"濈濈然微汗出"。宋本《伤寒论》同《金匮玉函经》。"濈濈然"，作"濈然"。

157. 《千金翼方》

阳明中风，口苦咽干，腹满微喘，发热恶寒，脉浮若紧。下之则腹满小便难也。

《金匮玉函经》

阳明中风，口苦咽干，腹满微喘，发热恶寒，脉浮紧。若下之，则腹满小便难也。

宋本《伤寒论》

阳明中风，口苦咽干，腹满微喘，发热恶寒，脉浮而紧。若下之，则腹满小便难也。

《千金翼方》"脉浮若紧"之"若"，"或"义，即脉浮或脉紧之义。至《金匮玉函经》则脱去"若"字而直接成"脉浮紧"了。宋本《伤寒论》随同《金匮玉函经》而作"脉浮而紧"。

158. 《千金翼方》

阳明病，能食为中风，不能食为中寒。

《金匮玉函经》

阳明病，能食为中风，不能食为中寒。

宋本《伤寒论》

阳明病，若能食，名中风；不能食，名中寒。

宋本《伤寒论》字词略有变通。

159. 《千金翼方》

阳明病，中寒，不能食，而小便不利，手足濈然汗出。此为欲作坚瘕也。必头坚后溏。所以然者，胃中冷，水谷不别故也。

《金匮玉函经》

阳明病，中寒，不能食，而小便不利，手足濈然汗出。此大便初坚后溏。所以然者，胃中冷，水谷不别故也。

宋本《伤寒论》

阳明病，若中寒者，不能食，小便不利，手足濈然汗出。此欲作固瘕，必大便初硬后溏。所以然者，以胃中冷，水谷不别故也。

《千金翼方》"头坚后溏"，《金匮玉函经》补义"大便初坚后溏"。"坚瘕"，宋本《伤寒论》作"固瘕"。

160.《千金翼方》

阳明病，初为欲食之，小便反不数，大便自调。其人骨节疼，翕翕如有热状，奄然发狂，濈然汗出而解。此为水不胜谷气，与汗共并。坚者即愈。

《金匮玉函经》

阳明病，初欲食，食之小便反不数，大便自调，其人骨节疼，翕翕如有热状，奄然发狂，濈然汗出而解。此为水不胜谷气，与汗共并，脉紧即愈。

宋本《伤寒论》

阳明病，初欲食，小便反不利，大便自调。其人骨节疼，翕翕如有热状，奄然发狂，濈汗出而解者，此水不胜谷气，与汗共并，脉紧则愈。

"小便反不数"，即"小便反不利"之义。宋本《伤寒论》径直改作"小便反不利"。

《千金翼方》之"坚"，当指大便坚硬。大便坚则水从前阴而出，而小便当利。小便利则水湿运行正常，所以说"坚者即愈"。

《金匮玉函经》误作"脉紧即愈"，宋本《伤寒论》随同《金匮玉函经》亦误。《千金翼方》"坚者即愈"原本不误。

161.《千金翼方》

阳明病不能食，下之不解。其人不能食，攻其热必哕。所以然者，胃中虚冷故也。其人本虚，攻其热必哕。

《金匮玉函经》

阳明病不能食，攻其热必哕。所以然者，胃中虚中冷故也。其人本虚，故攻其热必哕。

宋本《伤寒论》

阳明病，不能食，攻其热必哕。所以然者，胃中虚冷故也。以其人本虚，攻其热必哕。

《千金翼方》"下之不解，其人不能食"九字，《金匮玉函经》脱失，宋本《伤寒论》同《金匮玉函经》。此亦可证《千金翼方》原本之文在前，《金匮玉函经》沿袭脱字在后。

162.《千金翼方》

阳明病脉迟，食难用饱，饱即微烦头眩者，必小便难。此欲作谷疸。虽下之，其腹必满如故耳。所以然者，脉迟故也。

《金匮玉函经》

阳明病脉迟，食难用饱，饱即发烦头眩，必小便难，此欲作谷疸。虽下之，腹满如故。所以然者，脉迟故也。

宋本《伤寒论》

阳明病，脉迟，食难用饱，饱则微烦头眩，必小便难，此欲作谷疸。虽下之腹满如故。所以然者，脉迟故也。

163.《千金翼方》

阳明病久久而坚者，阳明病，当多汗而反无汗，其身如虫行皮中之状。此为久虚故也。

《金匮玉函经》

阳明病久久而坚者。阳明病当多汗，而反无汗，其身如虫行皮中之状。此以久虚故也。

宋本《伤寒论》

阳明病，法多汗，反无汗，其身如虫行皮中状者，此以久虚故也。

宋本《伤寒论》不录"阳明病久久而坚者"一句。

164.《千金翼方》

冬阳明病，反无汗，但小便利，二三日，呕而咳，手足若厥者，其人头必痛；若不呕不咳，手足不厥，头不痛。

《金匮玉函经》

冬阳明病，反无汗而但小便，二三日，呕而咳，手足若厥者，其人头必痛；若不呕不咳，手足不厥者，其头不痛。

宋本《伤寒论》

阳明病，反无汗，而小便利，二三日呕而咳，手足厥者，必苦头痛；若不咳、不呕，手足不厥者，头不痛。注：一云冬阳明。

《千金翼方》"反无汗，但小便利"，《金匮玉函经》作"反无汗而但小便"，增"而"、脱"利"字。

宋本《伤寒论》"阳明病"前，脱"冬"字。

165.《千金翼方》

冬阳明病，但头眩，不恶寒，故能食而咳者，其人咽必痛；若不咳者，咽不痛。

《金匮玉函经》

冬阳明病，但头眩，不恶寒，故能食而咳。其人咽必痛；若不咳者，其咽不痛。

宋本《伤寒论》

阳明病，但头眩，不恶寒，故能食而咳，其人咽必痛；若不咳者，咽不痛。注：一云冬阳明。

166.《千金翼方》

阳明病，脉浮而紧，其热必潮，发作有时。但浮者，必盗汗出。

《金匮玉函经》

阳明病，脉浮而紧，其热必潮，发作有时。但浮者，必盗汗出。

宋本《伤寒论》

阳明病，脉浮而紧者，必潮热，发作有时。但浮者，必盗汗出。

167.《千金翼方》

阳明病，无汗，小便不利，心中懊憹，必发黄。

《金匮玉函经》

阳明病，无汗，小便不利，心中懊憹者，必发黄。

宋本《伤寒论》

阳明病，无汗，小便不利，心中懊憹者，必发黄。

"憹"后，《金匮玉函经》沿袭《千金翼方》时顺加之助词"者"，宋本《伤寒论》同《金匮玉函经》。

168.《千金翼方》

阳明病被火，额上微汗出，而小便不利，必发黄。

《金匮玉函经》

阳明病被火，额上微汗出，小便不利者，必发黄。

宋本《伤寒论》

阳明病被火，额上微汗出，而小便不利者，必发黄。

"利"后,《金匮玉函经》顺加"者"字;"小"前,宋本《伤寒论》增连词"而"字。

169. 《千金翼方》

阳明病,口燥,但欲漱水,不欲咽者,必衄。

《金匮玉函经》

阳明病,口燥,但欲漱水,不欲咽者,必衄。

宋本《伤寒论》

阳明病,口燥,但欲漱水,不欲咽者,此必衄。

宋本《伤寒论》"必"前增"此"字。

170. 《千金翼方》

阳明病,本自汗出,医复重发其汗,病已差,其人微烦不了了,此大便坚也。必亡津液,胃中燥,故令其坚。当问小便日几行,若本日三四行,今日再行者,必知大便不久出。今为小便数少,津液当还入胃中,故知必当大便也。

《金匮玉函经》

阳明病,本自汗出,医复重发汗,病已瘥,其人微烦不了了者,此大便坚也。以亡精液,胃中燥,故令其坚。当问其小便日几行,若本日三四行,今日再行者,知必大便不久出。今为小便数少,津液当还入胃中,故知必当大便也。

宋本《伤寒论》

阳明病,本自汗出,医更重发汗,病已差,尚微烦不了了者,此必大便硬故也。以亡津液,胃中干燥,故令大便硬。当问其小便日几行,若本小便日三四行,今日再行,故知大便不久出。今为小便数少,以津液当还入胃中,故知不久必大便也。

171. 《千金翼方》

夫病阳多者,热,下之则坚。汗出多,极发其汗,亦坚。

《金匮玉函经》

夫病阳多者,热,下之则坚。汗出多,极发其汗,亦坚。

宋本《伤寒论·辨发汗吐下后病脉证并治第二十二》

夫病阳多者,热,下之则硬。汗多,极发其汗,亦硬。

凡"坚",宋本《伤寒论》均作"硬"。

172. 《千金翼方》

伤寒呕多,虽有阳明证,不可攻也。

《金匮玉函经》

伤寒呕多,虽有阳明证,不可攻之。

宋本《伤寒论》

伤寒呕多,虽有阳明证,不可攻之。

《千金翼方》"也"字,《金匮玉函经》易为"之"字,宋本《伤寒论》随同《金匮玉函经》。

173. 《千金翼方》

阳明病,当心下坚满,不可攻之。攻之遂利不止者。利止者愈。

《金匮玉函经》

阳明病,心下坚满,不可攻之。攻之遂利不止者死,利止者愈。

宋本《伤寒论》

阳明病,心下硬满者,不可攻之,攻之利遂不止者死,利止者愈。

174.《千金翼方》

阳明病合色赤,不可攻之。必发热,色黄者,小便不利也。

《金匮玉函经》

阳明病,面合赤色,不可攻之。攻之必发热,色黄,小便不利也。

宋本《伤寒论》

阳明病,面合色赤,不可攻之。必发热,色黄者,小便不利也。

《千金翼方》"阳明病合色赤",《金匮玉函经》"合"前增"面"字,以助义。"色赤"互易为"赤色","必"前增"攻之"二字以助义。

宋本《伤寒论》同《金匮玉函经》"合"前增"面"字。

175.《千金翼方》

阳明病,不吐下而烦者,可与承气汤。

《金匮玉函经》

阳明病,不吐下而烦者,可与调胃承气汤。

宋本《伤寒论》

阳明病,不吐,不下,心烦者,可与调胃承气汤。

《千金翼方》"承气汤",《金匮玉函经》具体为"调胃承气汤",宋本《伤寒论》从《金匮玉函经》作"调胃承气汤"。"不吐下",宋本《伤寒论》作"不吐不下"。

176.《千金翼方》

阳明病,其脉迟,虽汗出不恶寒。其体必重,短气腹满而喘,有潮热。如此者,其外为解,可攻其里,手足濈然汗出,此为已坚,承气汤主之。

若汗出多,而微恶寒,外为未解,其热不潮,勿与承气汤。若腹大满而不大便者,可与小承气汤,微和其胃气,勿令至大下。

《金匮玉函经》

阳明病,其脉迟,虽汗出不恶寒者,其身必重,短气腹满而喘,有潮热。如此者,其外为欲解,可攻其里也。手足濈然汗出,此为已坚,大承气汤主之。若汗出多,微发热恶寒者,外为未解,其热不潮,未可与承气汤。若腹大满不通者,可与小承气汤,微和其胃气,勿令至大下。

宋本《伤寒论》

阳明病,脉迟,虽汗出不恶寒者,其身必重,短气,腹满而喘,有潮热者,此为欲解,可攻里也。手足濈然汗出者,此大便已硬也,大承气汤主之。若汗多,微发热恶寒者,外未解也。注:一法,与桂枝汤。其热不潮,未可与承气汤。若腹大满不通者,可与小承气汤,微和胃气,勿令至大泄下。

《千金翼方》作为二条论述,《金匮玉函经》合为一条论述,宋本《伤寒论》从《金匮玉函经》。

"虽汗出不恶寒"后,《金匮玉函经》增"者"字;"可攻其里"后,《金匮玉函经》增"也"字。此均是该书沿袭《千金翼方》时顺笔为之。

《千金翼方》"体",《金匮玉函经》易作"身";"不大便",易作"不通"。这是沿袭《千金翼方》时同义变通之文。宋本《伤寒论》则每随从《金匮玉函经》。

177.《千金翼方》

阳明病，潮热，微坚，可与承气汤；不坚，勿与之。

若不大便六七日，恐有燥屎。欲知之法，可与小承气汤。若腹中转失气者，此为有燥屎，乃可攻之；若不转失气者，此但头坚后溏，不可攻之。攻之必腹胀满，不能食，欲饮水者即哕。其后发热者，必复坚。以小承气汤和之。若不转失气者，慎不可攻之。

《金匮玉函经》

阳明病，潮热，大便微坚者，可与大承气汤；不坚者勿与之。若不大便六七日，恐有燥屎，欲知之法，可与小承气汤。汤入腹中，转矢气者，为有燥屎，乃可攻之；若不转矢气者，此但头坚后溏，不可攻之。攻之必胀满，不能食也。欲饮水者，怀水即哕。其后发潮热，必复坚而少也。以小承气汤和之。若不转矢气者，慎不可攻也。

宋本《伤寒论》

阳明病，潮热，大便微硬者，可与大承气汤；不硬者，不可与之。若不大便六七日，恐有燥屎。欲知之法，少与小承气汤。汤入腹中，转失气者，此有燥屎也，乃可攻之；若不转失气者，此但初头硬，后必溏。不可攻之。攻之必胀满不能食也。欲饮水者，与水则哕。其后发热者，必大便复硬而少也。以小承气汤和之。不转失气者，慎不可攻也。

《千金翼方》作为两条论述，《金匮玉函经》合为一条论述，宋本《伤寒论》同《金匮玉函经》。

《金匮玉函经》在《千金翼方》的基础上，每有补充增义之文，所以说是《金匮玉函经》沿袭了《千金翼方》，而不是《千金翼方》沿袭《金匮玉函经》。

《千金翼方》"可与小承气汤"后，《金匮玉函经》增补"汤入腹中"四字；"必复坚"，增补为"必复坚而少也"。

《金匮玉函经》在《千金翼方》之后对其进行沿袭。而宋本《伤寒论》在《金匮玉函经》之后又对该书进行沿袭。之所以这样说，是因为宋本《伤寒论》多随同《金匮玉函经》之说，时而又对其有所增义释文。例如此处之"但头坚后溏"，宋本《伤寒论》补释为"但初头硬，后必溏"；"必复坚而少"，通俗为"必大便复硬而少也"。

178.《千金翼方》

夫实则谵语，虚则郑声。郑声者，重语是也。直视谵语，喘满者死；下利者亦死。

《金匮玉函经》

夫实则谵语，虚则郑声。郑声者，重语是也。

直视谵语，喘满者死；若下利者，亦死。

宋本《伤寒论》

夫实则谵语，虚则郑声。郑声者，重语也。直视谵语，喘满者死；下利者亦死。

《金匮玉函经》此条分解为两条论述，并在"下"前增"若"字以助读。

179.《千金翼方》

阳明病，谵语妄言，发潮热，其脉滑疾，如此者，承气汤主之。因与承气汤一升，腹中转气者，复与一升。如不转气者，勿与之。明日又不大便，脉反微涩，此为里虚。为难治。不得复与承气汤。

《金匮玉函经》

阳明病，谵语，发潮热，其脉滑而疾者，小承气汤主之。因与承气汤一升，腹中转失气者，复与一升。若不转失气，勿更与之，明日又不大便，脉反微涩者，里虚也。为难治。不可更与承气汤也。

宋本《伤寒论》

阳明病，谵语，发潮热，脉滑而疾者，小承气汤主之。因与承气汤一升，腹中转气者，更服一升。若不转气者，勿更与之。明日又不大便，脉反微涩者，里虚也。为难治。不可更与承气汤也。

俗话说："语为心声。""如此者"三字，显示出《千金翼方》临证体验之语，《金匮玉函经》沿袭《千金翼方》时无此临证体验，自然认为三字不必存而删去。

《千金翼方》"承气汤"，《金匮玉函经》具体为"小承气汤"。不知是否合《千金翼方》原本之意。不过此处"谵语""潮热""脉滑而疾"，拟为大承气汤证。

180. 《千金翼方》

阳明病，谵语，有潮热，反不能食者，必有燥屎五六枚。若能食者，但坚耳。承气汤主之。

《金匮玉函经》

阳明病，谵语，有潮热，而反不能食者，必有燥屎五六枚也。若能食者，但坚耳。大承气汤主之。

宋本《伤寒论》

阳明病，谵语，有潮热，反不能食者，胃中必有燥屎五六枚也。若能食者，但硬耳，宜大承气汤下之。

《千金翼方》"承气汤"，《金匮玉函经》具体明确为"大承气汤"，宋本《伤寒论》同。

"反"前，《金匮玉函经》增"而"字；"必"前，宋本《伤寒论》又增"胃中"二字以助义。

181. 《千金翼方》

阳明病，下血而谵语者，此为热入血室。但头汗出者，当刺期门，随其实而泻之，濈然汗出者则愈。

《金匮玉函经》

阳明病，下血谵语者，此为热入血室。但头汗出者，当刺期门。随其实而泻之，濈然汗出则愈。

宋本《伤寒论》

阳明病，下血，谵语者，此为热入血室。但头汗出者，刺期门，随其实而泻之，濈然汗出则愈。

182. 《千金翼方》

汗出而谵语者，有燥屎在胃中。此风也。过经乃可下之。下之若早，语言必乱。以表虚里实，下之则愈。宜承气汤。

《金匮玉函经》

汗出谵语者，以有燥屎在胃中，此风也。须下之。过经乃可下之。下之若早，语言必乱，以表虚里实故也。下之则愈。宜大承气汤。

宋本《伤寒论》

汗，注：汗，一作卧出谵语者，以有燥屎在胃中。此为风也。须下者，过经乃可下之。下之若早，语言必乱，以表虚里实故也。下之愈。宜大承气汤。

《千金翼方》"过经"前，《金匮玉函经》增"须下之"三字，宋本《伤寒论》作"须下者"。

"里实"后,《金匮玉函经》增"故也"以助义,宋本《伤寒论》同《金匮玉函经》。

"承气汤",《金匮玉函经》进一步明确为"大承气汤",宋本《伤寒论》同《金匮玉函经》。

183. 《千金翼方》

伤寒四五日,脉沉而喘满。沉为在里,而反发其汗,津液越出,大便为难。表虚里实,久则谵语。

《金匮玉函经》

伤寒四五日,脉沉而喘满。沉为在里,而反发其汗,津液越出,大便为难。表虚里实,久则谵语。

宋本《伤寒论》

伤寒四五日,脉沉而喘满,沉为在里,而反发其汗,津液越出,大便为难。表虚里实,久则谵语。

184. 《千金翼方》

阳明病,下之,心中懊侬而烦,胃中有燥屎者,可攻。其人腹微满,头坚后溏者,不可下之。有燥屎者,宜承气汤。

《金匮玉函经》

阳明病,下之,心中懊侬而烦,胃中有燥屎者,可攻。其人腹微满,头坚后溏者,不可攻之。若有燥屎者,宜大承气汤。

宋本《伤寒论》

阳明病,下之,心中懊侬而烦,胃中有燥屎者,可攻。腹微满,初头硬,后必溏,不可攻之。若有燥屎者,宜大承气汤。

《千金翼方》"不可下之"后,《金匮玉函经》增连词"若"字;"承气汤",具体为"大承气汤";"不可下之",易为"不可攻之"。宋本《伤寒论》同《金匮玉函经》,且"头坚后溏"通俗为"初头硬,后必溏"。

185. 《千金翼方》

病者五六日不大便,绕脐痛,躁烦,发作有时,此为有燥屎,故使不大便也。

《金匮玉函经》

病者五六日不大便,绕脐痛,躁烦,发作有时,此为有燥屎,故使不大便也。

宋本《伤寒论》

病人不大便五六日,绕脐痛,烦躁,发作有时,此有燥屎,故使不大便也。

"病者",宋本《伤寒论》易为"病人";"躁烦",作"烦躁";"此"后,脱"为"字。

186. 《千金翼方》

病者烦热,汗出即解,复如疟状,日晡所发者,属阳明。脉实者,当下之;脉浮虚者,当发其汗。下之宜承气汤,发汗宜桂枝汤。

《金匮玉函经》

病人烦热,汗出即解,复如疟状,日晡所发热者,属阳明也。脉实也,当下之;脉浮虚者,当发汗。下之宜大承气汤,发汗宜桂枝汤。

宋本《伤寒论》

病人烦热,汗出则解,又如疟状,日晡所发热者,属阳明也。脉实者,宜下之;脉浮虚者,宜发汗。下之与大承气汤，发汗宜桂枝汤。

《千金翼方》"病者"，《金匮玉函经》在沿袭时不自觉而易为"病人"。否则，《千金翼方》不会弃简从繁将"人"易为"者"。也就是说只有《金匮玉函经》沿袭《千金翼方》，才会出现这样的易字情况。

"发"后，《金匮玉函经》又增"热"字以助义。"明"后增"也"字；"承气汤"，具体明确为"大承气汤"。宋本《伤寒论》随同《金匮玉函经》。

187. 《千金翼方》

大下后，六七日不大便，烦不解，腹满痛者，此有燥屎。所以然者，本有宿食故也。宜承气汤。

《金匮玉函经》

大下后，六七日不大便，烦不解，腹满痛者，此有燥屎。所以然者，本有宿食故也。大承气汤主之。

宋本《伤寒论》

大下后，六七日不大便，烦不解，腹满痛者。此有燥屎也。所以然者，本有宿食故也。宜大承气汤。

《千金翼方》"承气汤"，《金匮玉函经》具体为"大承气汤"，宋本《伤寒论》同《金匮玉函经》。

188. 《千金翼方》

病者小便不利，大便乍难乍易，时有微热，怫郁不能卧，有燥屎故也。宜承气汤。

《金匮玉函经》

病人小便不利，大便乍难乍易，时有微热，喘冒不能卧者，有燥屎故也。大承气汤主之。

宋本《伤寒论》

病人小便不利，大便乍难乍易，时有微热，喘冒注：一作怫郁，不能卧者，有燥屎也。宜大承气汤。

《千金翼方》"病者"，《金匮玉函经》易为"病人"，宋本《伤寒论》同。

"怫郁"，此处是烦躁不安之义，《金匮玉函经》却易作"喘冒"二字。有燥屎烦躁不安尚可理解，正所谓"胃不和则卧不安"。燥屎导致喘冒不能卧的，却令人费解。

189. 《千金翼方》

得病二三日，脉弱，无太阳柴胡证而烦，心下坚，至四日，虽能食，以小承气汤少与，微和之，令小安。至六日，与承气汤一升。不大便六七日，小便少者，虽不大便，但头坚后溏，未定成其坚，攻之必溏。当须小便利，定坚，乃可攻之。宜承气汤。

《金匮玉函经》

得病二三日，脉弱无太阳柴胡证，烦躁，心下坚，至四五日虽能食，以小承气汤，少少与，微和之，令小安。至六日，与承气汤一升。若不大便六七日，小便少者，虽不能食，便头坚后溏，未定成坚，攻之必溏。须小便利，屎定坚，乃可攻之。宜大承气汤。

宋本《伤寒论》

得病二三日，脉弱，无太阳柴胡证，烦躁，心下硬。至四五日，虽能食，以小承气汤，少少与，微和之，令小安。至六日，与承气汤一升。若不大便六七日，小便少者，虽不受食，注：一云不大便，但初头硬，后必溏，未定成硬，攻之必溏。须小便利，屎定硬，乃可攻之。宜大承气汤。

《千金翼方》"四日"，《金匮玉函经》扩之为"四五日"；"虽不大便"，易为"虽不能食"；"定坚"前，增"屎"字以助义；"宜承气汤"，具体为"宜大承气汤"。宋本《伤寒论》同《金匮玉函经》。

190.《千金翼方》

伤寒七八日，目中不了了，睛不和，无表里证，大便难，微热者，此为实。急下之，宜承气汤。

《金匮玉函经》

伤寒六七日，目中不了了，睛不和，无表里证，大便难，身微热者，此为实。急下之，宜大承气汤。

宋本《伤寒论》

伤寒六七日，目中不了了，睛不和，无表里证，大便难，身微热者，此为实也。急下之，宜大承气汤。

《千金翼方》"承气汤"，《金匮玉函经》明确为"大承气汤"，宋本《伤寒论》随同《金匮玉函经》。

191.《千金翼方》

阳明病，发热汗多者，急下之，宜承气汤。

《金匮玉函经》

阳明病，发热汗多，急下之，宜大承气汤。

宋本《伤寒论》

阳明病，发热汗多者，急下之，宜大承气汤。

"承气汤"，《金匮玉函经》、宋本《伤寒论》作"大承气汤"。

192.《千金翼方》

发汗不解，腹满痛者，急下之，宜承气汤。

《金匮玉函经》

发汗不解，腹满痛者，急下之，宜大承气汤。

宋本《伤寒论》

发汗不解，腹满痛者，急下之，宜大承气汤。

193.《千金翼方》

腹满不减，减不足言，当下之，宜承气汤。

《金匮玉函经》

腹满不减，减不足言，当下之，宜大承气汤。

宋本《伤寒论》

腹满不减，减不足言，当下之，宜大承气汤。

194.《千金翼方》

阳明与少阳合病而利，脉不负者为顺，滑而数者，有宿食。宜承气汤。

《金匮玉函经》

阳明与少阳合病，必下利，其脉不负者为顺，负者为失，互相克贼，名为负。若滑而数者，有宿食也。当下之。宜大承气汤。

宋本《伤寒论》

阳明少阳合病，必下利，其脉不负者，为顺也。负者，失也。互相克贼，名为负也。脉滑而数者，有宿食也。当下之，宜大承气汤。

《金匮玉函经》此条，出现了解释《千金翼方》原文之句。这是《金匮玉函经》沿袭《千金翼方》时所做的解释之文。

"负者，失也，互相克贼，名为负也"一句，是解释《千金翼方》"其脉不负"的。宋本《伤寒论》沿用《金匮玉函经》之说。

195.《千金翼方》

阳明病，脉浮紧，咽干口苦，腹满而喘，发热汗出，不恶寒，反偏恶热，其身体重，发汗即躁，心中愦愦而反谵语；加温针，必怵惕，又烦躁不得眠；下之，胃中空虚，客气动膈，心中懊恼，舌上胎者，栀子汤主之。

《金匮玉函经》

阳明病，其脉浮紧，咽干口苦，腹满而喘，发热汗出不恶寒，反恶热，身重。发其汗即躁，心愦愦反谵语，加温针，必怵惕，烦躁不得眠；下之，即胃中空虚，客气动膈，心中懊恼，舌上胎者，栀子豉汤主之。

宋本《伤寒论》

阳明病，脉浮而紧，咽噪口苦，腹满而喘，发热汗出，不恶寒，反恶热，身重，若发汗则躁，心愦愦反谵语；若加温针，必怵惕，烦躁不得眠；若下之，则胃中空虚，客气动膈，心中懊恼，舌上胎者，栀子豉汤主之。

《千金翼方》"脉浮紧"，《金匮玉函经》"脉"前增"其"字，宋本《伤寒论》作"脉浮而紧"。

"反偏恶热"，是《千金翼方》对恶热程度之说明，意为恶热程度不甚重。《金匮玉函经》不明此义，将"偏"字略去。宋本《伤寒论》随从《金匮玉函经》亦删去"偏"字。

《千金翼方》此条方剂名原本作"栀子汤"，并无"豉"字。至《金匮玉函经》，始加"豉"字成"栀子豉汤"。宋本《伤寒论》随同《金匮玉函经》。

196.《千金翼方》

阳明病下之，其外有热，手足温，不结胸，心中懊恼，若饥不能食，但头汗出，栀子汤主之。

栀子十四枚，擘　香豉四合，绵裹

右二味，以水四升，先煮栀子取二升半，内豉煮取一升半，去滓，分再服，温进一服。得快吐，止后服。

《金匮玉函经》

阳明病下之，其外有热，手足温，不结胸，心中懊恼，饥不能食，但头汗出，栀子豉汤主之。

栀子豉汤方

栀子十四枚，擘　香豉四合，绵裹

右二味，以水四升，先煮栀子得二升半，内豉，煮取一升半，去滓，分二服。温进一服。得快吐，止后服。

宋本《伤寒论》

太阳病下之，外有热，手足温，不结胸，心中懊恼，不能食，但头汗出，栀子豉汤主之。

栀子豉汤方

肥栀子十四枚，擘　香豉四合，绵裹

右二味，以水四升，煮栀子取二升半，去滓，内豉，更煮取一升半，去滓，分二服。温进一服。得快吐者，止后服。

《千金翼方》"先煮栀子取二升半"之"取"，《金匮玉函经》易作"得"；"分再服"，易作"分二服"。

197.《千金翼方》

三阳合病，腹满身重，难以转侧，口不仁，言语向经，谵语，遗尿。发汗则谵语；下之则额上生汗，手足厥冷，白虎汤主之。按：诸本皆云"向经"，不敢刊改。

《金匮玉函经》

三阳合病，腹满身重，难以转侧，口不仁而面垢，谵语遗溺。发汗则谵语甚；下之额上生汗，手足厥冷。若自汗出者，白虎汤主之。

宋本《伤寒论》

三阳合病，腹满身重，难以转侧，口不仁，面垢，注：又作结，一云向经。谵语，遗溺。发汗则谵语；下之则额上生汗，手足逆冷。若自汗出者，白虎汤主之。

《千金翼方》"言语向经"，保存了当时的原貌。据此条之按语，当时诸版本均有此文，虽不明其义，仍存原文而不敢更改。至《金匮玉函经》，则因不明其义而将此四字删去，宋本《伤寒论》沿袭《金匮玉函经》自然亦无此文。古之原貌至此殆尽不见。此点足证《金匮玉函经》之成书时间在《千金翼方》之后。

"口不仁"后，《金匮玉函经》增"而面垢"三字以增义；"发汗则谵语"后，《金匮玉函经》增"甚"字以助义；"手足厥冷"后，《金匮玉函经》嫌白虎汤证尚不充足，故增"若自汗出者"一症以善其义。

宋本《伤寒论》"发汗则谵语"，同《千金翼方》；"口不仁面垢""若自汗出者"等句则随同《金匮玉函经》。

198.《千金翼方》

若渴欲饮水，口干舌燥者，白虎汤主之。

《金匮玉函经》

若渴欲饮水，口干舌燥者，白虎汤主之。

宋本《伤寒论》

若渴欲饮水，口干舌燥者，白虎汤加人参汤主之。

《千金翼方》《金匮玉函经》此证用白虎汤，宋本《伤寒论》用白虎加人参汤。

199.《千金翼方》

若脉浮发热，渴欲饮水，小便不利，猪苓汤主之。

猪苓去黑皮　茯苓　泽泻　阿胶　滑石碎，各一两

右五味，以水四升，先煮四味取二升，去滓，内胶烊消。温服七合，日三服。

《金匮玉函经》

若脉浮发热，渴欲饮水，小便不利者，猪苓汤主之。

猪苓汤方

猪苓　茯苓　阿胶　泽泻　滑石碎，各一两

右五味，以水四升，先煮四味，取二升，去滓，内胶消尽，温服七合，日三服。

宋本《伤寒论》

若脉浮，发热，渴欲饮水，小便不利者，猪苓汤主之。

猪苓去皮　茯苓　泽泻　阿胶　滑石碎，各一两

右五味，以水四升，先煮四味，取二升，去滓，内阿胶烊消。温服七合，日三服。

200.《千金翼方》

阳明病，汗出多而渴者，不可与猪苓汤。以汗多，胃中燥，猪苓汤复利其小便故也。

《金匮玉函经》

阳明病，汗出多而渴者，不可与猪苓汤。以汗多，胃中燥，猪苓汤复利其小便故也。

宋本《伤寒论》

阳明病，汗出多而渴者，不可与猪苓汤。以汗出多，胃中燥，猪苓汤复利其小便故也。

201.《千金翼方》

胃中虚冷，其人不能食者，饮水即哕。

脉浮发热，口干鼻燥，能食者即衄。

若脉浮迟，表热里寒，下利清谷，四逆汤主之。

《金匮玉函经》

脉浮而迟，表热里寒，下利清谷者，四逆汤主之。

若胃中虚冷，其人不能食，饮水即哕。

脉浮发热，口干鼻燥，能食者即衄。

宋本《伤寒论》

脉浮而迟，表热里寒，下利清谷者，四逆汤主之。

若胃中虚冷，不能食者，饮水则哕。

脉浮发热，口干鼻燥，能食者则衄。

《千金翼方》原本寒热及能食不能食对举之两条文在前，四逆汤治证之条文在后。《金匮玉函经》则将四逆汤治证条移至该二条之前。宋本《伤寒论》随同《金匮玉函经》。

参看《千金翼方》前文，能水与不能水二条，其后为能食与不能食二条，文例合拍。据此知《千金翼方》之文例不误，《金匮玉函经》在其后条文移位，例反不合。

202.《千金翼方》

四逆汤方

甘草二两，炙　干姜一两半　附子一枚，生，去皮，破八片

右三味，以水三升，煮取一升二合，去滓，分温再服。强人可大附子一枚，干姜三两。

《金匮玉函经》

四逆汤方

甘草二两，炙　干姜一两半　附子一枚，生，去皮，破

右三味，以水三升，煮取一升二合，去滓，分温再服。强人可大附子一枚，干姜三两。

宋本《伤寒论》

四逆汤方

甘草二两，炙　干姜一两半　附子一枚，生用，去皮，破八片

右三味，以水三升，煮取一升二合，去滓，分温二服。强人可大附子一枚，干姜三两。

203. 《千金翼方》

阳明病，发潮热，大便溏，小便自可，而胸胁满不去，小柴胡汤主之。

《金匮玉函经》

阳明病，发潮热，大便溏，小便自可，而胸胁满不去者，小柴胡汤主之。

宋本《伤寒论》

阳明病，发潮热，大便溏，小便自可，胸胁满不去者，与小柴胡汤。

"去"后，《金匮玉函经》顺增"者"字，宋本《伤寒论》同。另宋本《伤寒论》"胸"前无"而"字，"小柴胡汤主之"，作"与小柴胡汤"。

204. 《千金翼方》

阳明病胁下坚满，不大便而呕，舌上胎者，可以小柴胡汤。上焦得通，津液得下，胃气因和，身濈然汗出而解。

《金匮玉函经》

阳明病胁下坚满，不大便而呕，舌上白胎者，可与小柴胡汤。上焦得通，津液得下，胃气因和，身濈然汗出而解。

宋本《伤寒论》

阳明病，胁下硬满，不大便而呕，舌上白胎者，可与小柴胡汤。上焦得通，津液得下，胃气因和，身濈然汗出而解。

《千金翼方》"胎"，《金匮玉函经》进一步详细为"白胎"。宋本《伤寒论》同《金匮玉函经》。

205. 《千金翼方》

阳明中风，脉弦浮大而短气，腹都满，胸下及心痛，久按之气不通，鼻干不得汗，其人嗜卧，一身及目悉黄，小便难，有潮热，时时哕，耳前后肿。刺之小差。外不解，病过十日，脉续浮，与小柴胡汤。但浮无余证，与麻黄汤。不溺，腹满，加哕，不治。

《金匮玉函经》

阳明中风，脉弦浮大而短气，腹都满，胁下及心痛，久按之气不通，鼻干，不得汗，其人嗜卧，一身及面目悉黄，小便难，有潮热，时时哕，耳前后肿。刺之小差。外不解，病过十日，脉续浮者，与小柴胡汤。但浮无余证，与麻黄汤。不溺，腹满，加哕者，不治。

宋本《伤寒论》

阳明中风，脉弦浮大而短气，腹都满，胁下及心痛，久按之气不通，鼻干，不得汗，嗜卧，一身及目悉黄，小便难，有潮热，时时哕，耳前后肿。刺之小差。外不解，病过十日，脉续浮者，与小柴胡汤。

脉但浮，无余证者，与麻黄汤。若不尿，腹满加哕者，不治。

《金匮玉函经》同《千金翼方》，作为一条论述。宋本《伤寒论》分为两条论述。

206. 《千金翼方》

阳明病，其脉迟，汗出多而微恶寒，表为未解。可发汗，宜桂枝汤。

《金匮玉函经》

阳明病，其脉迟，汗出多而微恶寒者，表为未解，可发其汗，宜桂枝汤。

宋本《伤寒论》

阳明病，脉迟，汗出多，微恶寒者，表未解也，可发汗，宜桂枝汤。

"寒"后，《金匮玉函经》顺增"者"字；"发"后，顺增"其"字。

207.《千金翼方》

阳明病，脉浮无汗，其人必喘，发汗即愈。宜麻黄汤。

《金匮玉函经》

阳明病，脉浮无汗，其人必喘，发其汗即愈。宜麻黄汤主之。

宋本《伤寒论》

阳明病，脉浮无汗而喘者，发汗则愈，宜麻黄汤。

"发"后，《金匮玉函经》顺增"其"字。"其人必喘"，宋本《伤寒论》易为"而喘者"。

208.《千金翼方》

阳明病，汗出。若发其汗，小便自利，此为内竭。虽坚不可攻。当须自欲大便，宜蜜煎导而通之。若土瓜根、猪胆汁，皆可以导。

《金匮玉函经》

阳明病，自汗出。若发其汗，小便自利，此为津液内竭，虽坚不可攻之，当须自欲大便，宜蜜煎导而通之。若土瓜根、猪胆汁，皆可为导。

宋本《伤寒论》

阳明病，自汗出，若发汗，小便自利者，此为津液内竭，虽硬不可攻之。当须自欲大便，宜蜜煎导而通之。若土瓜根及大猪胆汁，皆可为导。

《千金翼方》"汗出"，《金匮玉函经》作"自汗出"；"内竭"前，《金匮玉函经》增"津液"二字以充义。宋本《伤寒论》随同《金匮玉函经》。

209.《千金翼方》

蜜煎导方

蜜七合

右一味，内铜器中，微火煎之，稍凝，如饴状，搅之勿令焦著，欲可丸，捻如指许，长二寸，当热时急作令头锐，以内谷道中，以手急抱，欲大便时乃去之。

《金匮玉函经》

蜜煎导方

蜜七合

右一味，内铜器中，微火煎如饴，勿令焦，俟可丸，捻作挺，如指许，长二寸，当热作令头锐，内谷道中，以手急抱，欲大便时乃去之。

宋本《伤寒论》

蜜煎方

食蜜七合

右一味，于铜器内，微火煎，当须凝如饴状，搅之勿令焦著，欲可丸，并手捻作挺，令头锐，大如指，长二寸许，当热时急作，冷则硬。以内谷道中，以手急抱。欲大便时，乃去之。疑非促景意，已试甚良。

文字虽略有异，但《金匮玉函经》沿袭《千金翼方》，宋本《伤寒论》再沿袭《金匮玉函经》已十分明显。

210.《千金翼方》

又方

大猪胆一枚，泻汁，和少法醋，以灌谷道中。如一食顷，当大便出宿食恶物。已试甚良。

《金匮玉函经》

又方

大猪胆一枚，泻汁，和醋少许，以灌谷道中，如一食顷，当大便出宿食恶物。

宋本《伤寒论》

又方

大猪胆一枚，泻汁，和少许法醋，以灌谷道内，如一食顷，当大便出宿食恶物。甚效。

《千金翼方》"法醋"，《金匮玉函经》不明"法醋"为何物，径直删去"法"字。"法醋"即陈醋，醋以陈者为良。《千金翼方》原本"法醋"为妥，失"法"字则不妥。此点可证《千金翼方》成书时间在《金匮玉函经》之前，所以引录当时之说为"法醋"。

宋本《伤寒论》参《千金翼方》而仍用"法醋"。

《千金翼方》"已试甚良"，是孙氏此方已有临证应用，而获得"甚良"之效果体会。《金匮玉函经》袭《千金翼方》大概无临证体验，此四字略去。宋本《伤寒论》则依附《千金翼方》之说而云"甚效"。

211.《千金翼方》

阳明病，发热而汗出，此为热越，不能发黄也。但头汗出，其身无有，齐颈而还，小便不利，渴饮水浆，此为瘀热在里，身必发黄，茵陈汤主之。

《金匮玉函经》

阳明病，发热汗出，此为热越，不能发黄也。但头汗出，身无汗，齐颈而还，小便不利，渴饮水浆，此为瘀热在里，身必发黄，茵陈汤主之。

宋本《伤寒论》

阳明病，发热汗出者，此为热越，不能发黄也。但头汗出，身无汗，剂颈而还，小便不利，渴饮水浆者，此为瘀热在里，身必发黄，茵陈蒿汤主之。

《千金翼方》"茵陈汤"，宋本《伤寒论》增"蒿"字为"茵陈蒿汤"。

212.《千金翼方》

伤寒七八日，身黄如橘，小便不利，其腹微满，茵陈汤主之。

茵陈六两　栀子十四枚，擘　大黄二两

右三味，以水一斗二升，先煮茵陈减六升，内二味煮取三升，去滓，分温三服。小便当利，溺如皂荚沫状，色正赤。一宿，黄以小便去。

《金匮玉函经》

伤寒七八日，身黄如橘子色，小便不利，少腹微满，茵陈蒿汤主之。

茵陈蒿汤方

茵陈蒿六两　栀子十四枚，擘　大黄二两，去皮右三味，以水一斗，先煮茵陈减六升，内二味煮取三升，去滓，分温三服，小便当利，尿如皂角汁状，色正赤。一宿腹减，黄从小便去也。

宋本《伤寒论》

伤寒七八日，身黄如橘子色，小便不利，腹微满者，茵陈蒿汤主之。

茵陈蒿汤方

茵陈蒿六两　栀子十四枚，擘　大黄二两，去皮

右三味，以水一斗二升，先煮茵陈，减六升，内二味，煮取三升，去滓，分三服。小便当利，尿如皂荚汁状，色正赤，一宿腹减，黄从小便去也。

《千金翼方》原本之"身黄如橘"，语义已明白，《金匮玉函经》"橘"后更添"子色"二字以助义。宋本《伤寒论》同《金匮玉函经》。

《千金翼方》原本作"茵陈"，《金匮玉函经》增"蒿"字成"茵陈蒿"，宋本《伤寒论》同《金匮玉函经》。

《千金翼方》"以水一斗二升"，宋本《伤寒论》同，《金匮玉函经》脱"二升"二字。

《千金翼方》"溺如皂荚沫状"，《金匮玉函经》易为"尿如皂荚汁状"，宋本《伤寒论》随同《金匮玉函经》。

"一宿"后，《金匮玉函经》增"腹减"二字，宋本《伤寒论》同。

213.《千金翼方》

阳明证，其人喜忘，必有畜血，所以然者，本有久瘀血，故令喜忘，虽坚，大便必黑，抵当汤主之。

《金匮玉函经》

阳明证，其人喜忘者，必有畜血。所以然者，本有久瘀血，故令喜忘。屎虽坚，大便反易，其色必黑，抵当汤主之。

宋本《伤寒论》

阳明证，其人喜忘者，必有蓄血。所以然者，本有久瘀血，故令喜忘。屎虽硬，大便反易，其色必黑者，宜抵当汤下之。

《千金翼方》"其人喜忘"后，《金匮玉函经》顺加"者"字；"虽"前，《金匮玉函经》加"屎"字以助义；"坚"后，《金匮玉函经》加"大便反易"四字以增义。此三处，宋本《伤寒论》均随同《金匮玉函经》。

214.《千金翼方》

病者无表里证，发热七八日，虽脉浮数，可下之，假令下已，脉微不解，而合热，消谷喜饥，至六七日不大便者，有瘀血，抵当汤主之。若数不解而下不止，必挟热便脓血。

《金匮玉函经》

病人无表里证，发热七八日，脉虽浮数者，可下之。假令下已，脉数不解，合热则消谷善饥，至六七日不大便者，有瘀血，宜抵当汤。若脉数不解，而下不止，必挟热便脓血。

宋本《伤寒论》

病人无表里证，发热七八日，虽脉浮数者，可下之。假令已下，脉数不解，合热则消谷喜饥，至六七日，不大便者，有瘀血，宜抵当汤。

若脉数不解，而下不止，必协热便脓血也。

《千金翼方》"病者"，《金匮玉函经》易作"病人"。此明《金匮玉函经》在《千金翼方》之

后"者"易为"人"。宋本《伤寒论》同《金匮玉函经》。

《千金翼方》"虽脉浮数"后，《金匮玉函经》沿袭时"数"后顺加"者"字，宋本《伤寒论》同。

宋本《伤寒论》此条分解为两条论述。

215.《千金翼方》

食谷而呕者，属阳明。茱萸汤主之。

吴茱萸一升　人参三两　生姜六两，切　大枣十二枚，擘

右四味，以水七升，煮取二升，去滓，温服七合，日三服。右四味，以水七升，煮取二升，去滓，温服七合，日三服。得汤反剧者，属上焦也。

《金匮玉函经》

食谷呕者，属阳明。吴茱萸汤主之。得汤反剧者，属上焦。

吴茱萸汤方

吴茱萸一升，洗　人参三两　生姜六两　大枣十二枚

右四味，以水七升，煮取二升，去滓，温服七合，日三服。

宋本《伤寒论》

食谷欲呕，属阳明也。吴茱萸汤主之。得汤反剧者，属上焦也。

吴茱萸汤

吴茱萸一升，洗　人参三两　生姜六两，切　大枣十二枚，擘

右四味，以水七升，煮取二升，去滓，温服七合，日三服。

"得汤反剧者，属上焦也"，《千金翼方》原本在吴茱萸汤方后，用于解释服药后的反应，义例合拍。《金匮玉函经》将此句移至方剂之前，论述条文之后。宋本《伤寒论》随同《金匮玉函经》。

216.《千金翼方》

阳明病，寸脉缓，关上小浮，尺中弱，其人发热而汗出，复恶寒，不呕，但心下痞。此为医下之也。若不下，其人复不恶寒而渴者，为转属阳明。小便数者，大便即坚，不更衣十日，无所苦也。渴欲饮水者，但与之，当以法救渴，宜五苓散。

《金匮玉函经》

太阳病，寸缓，关小浮，尺弱，其人发热，汗出复恶寒，不呕，但心下痞者，此以医下之也。若不下，其人复不恶寒而渴者，为转属阳明。小便数者，大便即坚，不更衣十日无所苦也。渴欲饮水者，少少与之，但以法救之。渴者，宜五苓散。

宋本《伤寒论》

太阳病，寸缓，关浮，尺弱，其人发热汗出，复恶寒，不呕，但心不痞也。此以医下之也。如其不下者，病人不恶寒而渴者，此转属阳明也。小便数者，大便必硬，不更衣十日，无所苦也。渴欲饮水，少少与之，但以法救之。渴者，宜五苓散。

《千金翼方》原本为"阳明病"，《金匮玉函经》误作"太阳病"，宋本《伤寒论》随《金匮玉函经》而误。

本条出现阳明证之病因有两条：一是太阳病误下所致；二是太阳病未经泻下，转化为阳明证。前者已由太阳病误下而成阳明证，故言"阳明病"不误。《金匮玉函经》涉下文"转属阳明"而将此"阳明病"改为"太阳病"，太阳病转属阳明病，似乎例合，但不知此二者并不能相混淆，前"阳明病"，与后"转属阳明"，病因病机实不相同。岂有太阳病误下又能成太阳证者？况《千金翼

方》明言"此为医下之也",误下出现了"心下痞""发热汗出"等阳明证,不应再视其为"太阳病"。

由此可明《千金翼方》"阳明病"在前,不误;《金匮玉函经》在后易为"太阳病",误。

《千金翼方》原本之"但与之",《金匮玉函经》易作"少少与之",宋本《伤寒论》同《金匮玉函经》。

217. 《千金翼方》

脉,阳微而汗出少者,为自如;汗出多者,为太过。太过者阳绝于内,亡津液,大便因坚。

《金匮玉函经》

脉,阳微而汗出少者,为自和;汗出多者,为太过。阳脉实,因发其汗,出多者亦为太过。太过者,阳绝于内,亡津液,大便因坚。

宋本《伤寒论》

脉,阳微而汗出少者,为自和,注:一作如,也;汗出多者,为太过。阳脉实,因发其汗,出多者,亦为太过。太过者,为阳绝于里,亡津液,大便因硬也。

《金匮玉函经》"阳脉实,因发其汗,出多者亦为太过",是对《千金翼方》"脉阳微……汗出多者为太过"之补充,宋本《伤寒论》随同《金匮玉函经》。

218. 《千金翼方》

脉浮而芤,浮为阳,芤为阴,浮芤相搏,胃气则生热,其阳则绝。

《金匮玉函经》

脉浮而芤,浮则为阳,芤则为阴,浮芤相搏,胃气生热,其阳则绝。

宋本《伤寒论》

脉浮而芤,浮为阳,芤为阴,浮芤相搏,胃气生热,其阳则绝。

219. 《千金翼方》

跌阳脉浮而涩,浮则胃气强,涩则小便数。浮涩相搏,大便即坚,其脾为约。麻子仁丸主之。

麻子仁二升　芍药　枳实炙,各八两　大黄一斤　厚朴一尺,炙　杏仁一升,去皮尖、两人者,熬,别作脂

右六味,蜜和丸,如梧桐子大,饮服十丸,日三服。渐加,以知为度。

《金匮玉函经》

跌阳脉浮而涩,浮则胃气强,涩则小便数,浮涩相搏,大便则坚,其脾为约,麻子仁丸主之。

麻子仁丸方

麻子仁二升　芍药半斤　大黄一斤　厚朴一斤,炙　枳实半斤,炙　杏仁一斤

右六味,为末,炼蜜为丸,桐子大,饮服十丸,日三服,渐加,以和为度。

宋本《伤寒论》

跌阳脉浮而涩,浮则胃气强,涩则小便数,浮涩相搏,大便则硬,其脾为约。麻子仁丸主之。

麻子仁二升　芍药半斤　枳实半斤,炙　大黄一斤,去皮　厚朴一尺,炙,去皮　杏仁一升,去皮尖,熬,别作脂

右六味,蜜和丸如梧桐子大,饮服十丸,日三服,渐加,以知为度。

《千金翼方》"厚朴一尺""杏仁一升",宋本《伤寒论》同,《金匮玉函经》作"厚朴一斤""杏仁一斤"。

《金匮玉函经》"以和为度"之"和",为"知"之误。

220.《千金翼方》

伤寒,发其汗,则身目为黄,所以然者,寒湿相搏,在里不解故也。伤寒,其人发黄,栀子柏皮汤主之。

栀子十五枚,擘　甘草　黄柏十五分

右三味,以水四升,煮取二升,去滓,分温再服。

《金匮玉函经》

伤寒,身黄,发热,栀子柏皮汤主之。

伤寒,发其汗已,身目为黄,所以然者,以寒湿相搏,在里不解故也是。以为非瘀热而不可下,当于寒湿中求之。

栀子黄柏汤方

栀子十四枚,擘　黄柏二两十六铢　甘草一两,炙

右三味,㕮咀,以水四升,煮取一升半,去滓,分温再服。

宋本《伤寒论》

伤寒发汗已,身目为黄,所以然者,以寒湿,注:一作温,在里不解故也。以为不可下也,于寒湿中求之。

伤寒,身黄,发热,栀子柏皮汤主之。

肥栀子十五个,擘　甘草一两,炙　黄柏二两

右三味,以水四升,煮取一升半,去滓,分温再服。

《千金翼方》此条作为一条论述,《金匮玉函经》、宋本《伤寒论》分作两条论述。

"不解故也"后,《金匮玉函经》有"以为非瘀热而不可下,当于寒湿中求之"一句,宋本《伤寒论》则作"以为不可下也,于寒湿中求之"。

三者此方之剂量,各不相同。

221.《千金翼方》

伤寒瘀热在里,身体必黄,麻黄连翘赤小豆汤主之。

麻黄去节　连翘各一两　杏仁三十枚,去皮尖　赤小豆一升　大枣十二枚,擘　生梓白皮切,一斤　甘草二两,炙　一方生姜二两,切

右七味,以水一斗,煮麻黄一二沸,去上沫,内诸药,煮取三升,去滓,温服一升。

《金匮玉函经》

伤寒,瘀热在里,身必发黄,宜麻黄连轺赤小豆汤主之。

麻黄连轺赤小豆汤方

麻黄　连轺　生姜各二两　赤小豆一升　杏仁三十枚,去皮尖　甘草一两,炙　大枣十二枚　生梓白皮一升

右八味,以潦水一斗,先煮麻黄一二沸,去上沫,内诸药,煮取三升,去滓,温服一升。

宋本《伤寒论》

伤寒,瘀热在里,身必黄,麻黄连轺赤小豆汤主之。

麻黄二两,去节　连轺二两,连翘根是　杏仁四十个,去皮尖　赤小豆一升　大枣十二枚,擘　生梓白皮一升,切　生姜二两,切　甘草二两,炙

右八味,以潦水一斗,先煮麻黄再沸,去上沫,内诸药,煮取三升,去滓,分温三服。半日

服尽。

《千金翼方》"连翘"，《金匮玉函经》作"连轺"，宋本《伤寒论》之注"连翘根是"。李时珍《本草纲目·卷十六·连翘》："根名连轺，亦作连苕，即《本经》下品翘根是也。"

宋本《伤寒论》注说及李时珍之说均误。

《神农本草经》连翘条："一名异翘，一名兰华，一名折根，一名轵，一名三廉。"又翘根条："翘根，味甘，寒平，主下热气，益阴精，令人面说，好明目，久服轻身耐老，生平泽。"

《吴氏本草经》："翘根，一名兰华。神农，雷公：'甘，有毒。'李氏：'苦'，二月，八月采，以作蒸酒饮，病人。"《名医别录》："翘根有小毒，以作蒸饮酒，病人。"陶弘景："方药不复用，俗无识者。"

黄奭本《神农本草经》连翘条："《名医》曰：一名折根，生太山，八月采，阴干。"黄奭案："《尔雅》云：'连异翘。'"郭璞云："一名连苕，又名连草。"

"翘根"，《神农本草经》说其"生平泽"；"连翘"，《神农本草经》说其"生山谷"。由此知二者并非一物。连轺也不是连翘之根。翘根，陶弘景时就已不用，所以"俗无识者"。

"连轺"，即"连翘"之音转，二者实为一物，即连翘。《神农本草经》"一名轵"，此"轵"音，即为日后"连翘"音转为"连轺"之基础。

《千金翼方》此方原无生姜，总七味药。但注明当时的别本中，有的有生姜。《金匮玉函经》据《千金翼方》"一方有生姜二两"之说，直接将生姜加入此方中成了八味药组成。从这一点即可佐证《千金翼方》一书在前，《金匮玉函经》一书时间在后。宋本《伤寒论》又随从《金匮玉函经》，亦是八味药。

《千金翼方》生梓白皮原本为"一斤"，《金匮玉函经》易作"一升"，宋本《伤寒论》同。

"麻黄""连翘"，《千金翼方》作"各一两"，《金匮玉函经》作"麻黄、连轺各二两"，宋本《伤寒论》同《金匮玉函经》。

杏仁，宋本《伤寒论》作"四十个"。

222. 《千金翼方·少阳病状第九》

少阳之为病，口苦咽干目眩也。

《金匮玉函经·卷三·辨少阳病形证治第六》

少阳之为病，口苦咽干目眩也。

宋本《伤寒论》

少阳之为病，口苦咽干目眩也。

223. 《千金翼方》

少阳中风，两耳无所闻，目赤，胸中满而烦，不可吐下，吐下则悸而惊。

《金匮玉函经》

少阳中风，两耳无闻，目赤，胸中满而烦，不可吐下，吐下即悸而惊。

宋本《伤寒论》

少阳中风，两耳无所闻，目赤，胸中满而烦者，不可吐下，吐下则悸而惊。

《千金翼方》"则"，《金匮玉函经》作"即"。

224. 《千金翼方》

伤寒病，脉弦细，头痛而发热，此为属少阳。少阳不可发汗，发汗则谵语，为属胃。胃和即愈。不和，烦而悸。

《金匮玉函经》

伤寒，脉弦细，头痛发热者，属少阳。少阳不可发汗，发汗则谵语。此属胃。胃和即愈。胃不和则烦而悸。

宋本《伤寒论》

伤寒，脉弦细，头痛发热者，属少阳。少阳不可发汗，发汗则谵语。此属胃。胃和则愈。胃不和，烦而悸。注：一云躁。

225.《千金翼方》

太阳病不解，转入少阳，胁下坚满，干呕不能食饮，往来寒热，而未吐下，其脉沉紧，可与小柴胡汤；若已吐下、发汗、温针、谵语，柴胡证罢，此为坏病。知犯何逆，以法治之。

《金匮玉函经》

太阳病不解，转入少阳者，胁下坚满，干呕，不能食饮，往来寒热，尚未吐下，其脉沉紧，与小柴胡汤；若已吐下、发汗、温针、谵语，柴胡证罢，此为坏病。知犯何逆，以法治之。

宋本《伤寒论》

本太阳病不解，转入少阳者，胁下硬满，干呕不能食，往来寒热，尚未吐下，脉沉紧者，与小柴胡汤。

若已吐下、发汗、温针、谵语，柴胡证罢，此为坏病，知犯何逆，以法治之。

《千金翼方》"而未吐下"之"而"，《金匮玉函经》意易为"尚"，宋本《伤寒论》同。

宋本《伤寒论》此条分解为两条论述。

226.《千金翼方》

三阳脉浮大，上关上，但欲寐，目合则汗。

《金匮玉函经》

三阳合病，脉浮大，上关上，但欲寐，目合则汗。

宋本《伤寒论》

三阳合病，脉浮大，上关上，但欲眠睡，目合则汗。

《千金翼方》"三阳"后，原本无"合病"二字，《金匮玉函经》增此二字。宋本《伤寒论》同《金匮玉函经》。

据下文"伤寒三日，三阳为尽，三阴当受其邪"，此"三阳"当指少阳病。"三"为次序第三之义。一日太阳，二日阳明，三日少阳，为伤寒病邪传经之序。故此"三阳"指少阳。

少阳病之脉象表现，可呈现多种，如脉弦细、脉沉紧，脉迟浮弱，阳脉涩阴脉弦、脉小，加上此之"脉浮大"等。

"但欲寐"，宋本《伤寒论》通俗为"但欲眠睡"。

227.《千金翼方》

伤寒六七日，无大热，其人躁烦，此为阳去入阴故也。

《金匮玉函经》

伤寒六七日，无大热，其人躁烦，此为阳去入阴也。

宋本《伤寒论》

伤寒六七日，无大热，其人躁烦者，此为阳去入阴故也。

228. 《千金翼方》

伤寒三日，三阳为尽，三阴当受其邪。其人反能食而不呕，此为三阴不受其邪。

《金匮玉函经》

伤寒三日，三阳为尽，三阴当受邪。其人反能食而呕，此为三阴不受邪也。

宋本《伤寒论》

伤寒三日，三阳为尽，三阴当受邪，其人反能食而不呕，此为三阴不受邪也。

229. 《千金翼方》

伤寒三日，少阳脉小，欲已。

《金匮玉函经·辨太阳病形证治第三》

伤寒三日，少阳脉小者，为欲已。

宋本《伤寒论》

伤寒三日，少阳脉小者，欲已也。

230. 《千金翼方·卷十·伤寒下·太阴病状第一》

太阴之为病，腹满，吐，食不下。下之益甚，时腹自痛，胸下坚结。

《金匮玉函经》

太阴之为病，腹满而吐，食不下，自利益甚，时腹自痛，若下之，必胸下痞坚。

宋本《伤寒论》

太阴之为病，腹满而吐，食不下，自利益甚，时腹自痛，若下之，必胸下结硬。

《千金翼方》"下之益甚"，指腹满，吐、食不下等症加重，并增加了"时腹自痛，胸下坚结"之症。后文"本太阳病，医反下之，因腹满时痛"，《金匮玉函经》此后亦云"太阳病，医反下之，因尔腹满时痛"。由此知《千金翼方》"下之"在"时腹自痛"前，原本不误。《金匮玉函经》将"下之"移至"必胸下痞坚"前，义例均失。宋本《伤寒论》随同《金匮玉函经》亦误。

《千金翼方》此条原本无"自利"之症，《金匮玉函经》增"自利"一症以充补其义，宋本《伤寒论》同。

《千金翼方》"坚结"，《金匮玉函经》易为"痞坚"，宋本《伤寒论》作"结硬"。

231. 《千金翼方》

太阴病脉浮，可发其汗。

《金匮玉函经》

太阴病脉浮者，可发其汗，宜桂枝汤。

宋本《伤寒论》

太阴病，脉浮者，可发汗，宜桂枝汤。

《金匮玉函经》在《千金翼方》的基础上增补了治疗方剂。宋本《伤寒论》同《金匮玉函经》。

232. 《千金翼方》

太阴中风，四肢烦疼，阳微，阴涩而长，为欲愈。

《金匮玉函经》

太阴中风，四肢烦疼，阳微，阴涩而长者，为欲愈。

宋本《伤寒论》

太阴中风，四肢烦疼，阳微，阴涩而长者，为欲愈。

《千金翼方》"阴涩而长"后，《金匮玉函经》沿袭时顺加"者"字以助读，宋本《伤寒论》同。

233. 《千金翼方》

自利不渴者，属太阴，其脏有寒故也。当温之，宜四逆辈。

《金匮玉函经》

自利不渴者，属太阴。以其脏有寒故也。当温之，宜四逆辈。

宋本《伤寒论》

自利不渴者，属太阴，以其脏有寒故也。当温之，宜服四逆辈。

《金匮玉函经》"其"前增"以"，宋本《伤寒论》"四"前更增"服"字以助义。

234. 《千金翼方》

伤寒脉浮而缓，手足温，是为系在太阴，太阴当发黄。小便自利，利者不能发黄。至七八日，虽烦，暴利十余行，必自止。所以自止者，脾家实，腐秽当去故也。

《金匮玉函经》

伤寒脉浮而缓，手足自温者，系在太阴，太阴当发身黄。若小便自利者，不能发黄。至七八日，虽暴烦，下利日十余行，必自止。所以然者，此脾家实，腐秽当去也。

宋本《伤寒论》

伤寒，脉浮而缓，手足自温者，系在太阴。太阴当发身黄，若小便自利者，不能发黄。至七八日，虽暴烦下利，日十余行，必自止。以脾家实，腐秽当去故也。

《千金翼方》"小便自利，利者不能发黄"，《金匮玉函经》调整理为"若小便自利者，不能发黄"，宋本《伤寒论》同《金匮玉函经》。

《千金翼方》"所以自止者"，《金匮玉函经》易作"所以然者"。

235. 《千金翼方》

本太阳病，医反下之，因腹满时痛，为属太阴。桂枝加芍药汤主之。其实痛，加大黄汤主之。

桂枝三两　芍药六两　生姜三两，切　甘草二两，炙　大枣十二枚，擘

右五味，以水七升，煮取三升，去滓，分温三服。

加大黄汤方

大黄二两

右，于前方中加此大黄二两即是。

《金匮玉函经》

太阳病，医反下之，因尔腹满时痛者，属太阴也。桂枝加芍药汤主之。大实痛者，桂枝加大黄汤主之。

桂枝倍加芍药汤方

桂枝三两　芍药六两　生姜三两　甘草二两，炙　大枣十二枚

右五味，㕮咀，以水七升，煮取三升，去滓，温服一升。本方桂枝汤，今加用芍药。

桂枝加大黄汤方

桂枝三两　芍药六两　生姜三两　甘草二两，炙　大枣十二枚　大黄三两

右六味，㕮咀，以水七升，煮取三升，去滓，温服一升。

宋本《伤寒论》

本太阳病，医反下之，因尔腹满时痛者，属太阴也。桂枝加芍药汤主之。大实痛者，桂枝加大黄汤主之。

桂枝加芍药汤方

桂枝三两，去皮 芍药六两 甘草二两，炙 大枣十二枚，擘 生姜三两，切

右五味，以水七升，煮取三升，去滓，温分三服。本云桂枝汤，今加芍药。

桂枝加大黄汤

桂枝三两，去皮 大黄二两 芍药六两 生姜三两，切 甘草二两，炙 大枣十二枚，擘

右六味，以水七升，煮取三升，去滓，温服一升，日三服。

《千金翼方》"其实痛"，《金匮玉函经》扩义为"大实痛"，宋本《伤寒论》同《金匮玉函经》。

《千金翼方》大黄用二两，宋本《伤寒论》同，《金匮玉函经》大黄用三两。

《千金翼方》桂枝加大黄汤中云"于前方中加大黄二两即是"，《金匮玉函经》则参比桂枝加芍药汤方之而详列该方，宋本《伤寒论》同《金匮玉函经》而详具其方。

236.《千金翼方》

人无阳证，脉弱，其人续自便利，设当行大黄、芍药者，减之。其人胃气弱，易动故也。

《金匮玉函经》

太阴为病，脉弱，其人续自便利，设当行大黄、芍药者，宜减之。其人胃气弱，易动故也。注：下利先煎芍药三沸。

宋本《伤寒论》

太阴为病，脉弱，其人续自便利，设当行大黄、芍药者，宜减之。以其人胃气弱，易动故也。

《千金翼方》"人无阳证"，《金匮玉函经》易为"太阴为病"，宋本《伤寒论》同《金匮玉函经》。

此本是使用桂枝加芍药或加大黄时的注意事项，故于二方后论述。由此知，《千金翼方》原本之"人无阳证"用于此处，更为自然确当。由此更可推知是《金匮玉函经》在《千金翼方》后改易了"人无阳证"原文，而不会是《千金翼方》由"太阴为病"改成"人无阳证"的。

237.《千金翼方·少阴病状第二》

少阴之为病，脉微细，但欲寐。

《金匮玉函经·辨少阴病形证治第八》

少阴之为病，脉微细，但欲寐。

宋本《伤寒论·辨少阴病脉证并治第十一》

少阴之为病，脉微细，但欲寐也。

238.《千金翼方》

少阴病，欲吐而不烦，但欲寐。五六日自利而渴者，属少阴。虚故引水自救，小便白者，少阴病形悉具。其人小便白者，下焦虚寒，不能制溲，故白也。夫病，其脉阴阳俱紧，而反汗出，为阳，属少阴，法当咽痛而复吐利。

《金匮玉函经》

少阴病，欲吐不吐，必烦，但欲寐。五六日自利而渴者，属少阴也。虚，故引水自救。若其人小便色白者，为少阴病形悉具。所以然者，以下焦虚，有寒，不能制溲，故白也。

病人脉阴阳俱紧，而反汗出，为亡阳，此属少阴。法当咽痛，而复吐利。

宋本《伤寒论》

少阴病，欲吐不吐，心烦，但欲寐，五六日自利而渴者，属少阴也。虚，故引水自救。若小便色白者，少阴病形悉具。小便白者，以下焦虚，有寒，不能制水，故令色白也。

病人脉阴阳俱紧，反汗出者，亡阳也。此属少阴。法当咽痛而复吐利。

《千金翼方》原为一条，《金匮玉函经》、宋本《伤寒论》作为两条论述。

《千金翼方》"其小便白者"，《金匮玉函经》易为"所以然者"，宋本《伤寒论》同《金匮玉函经》。

《千金翼方》"为阳"，《金匮玉函经》补充为"为亡阳"，宋本《伤寒论》作"亡阳也"。"为阳"，"属阳证"之义。脉紧有汗，属阳证。后文"属少阴"当与"法当咽痛而复吐利"义联。少阴病证应当有咽痛吐利之证。《金匮玉函经》不解此义，将"为阳"误作"为亡阳"，"属"前又加"此"字成"此属少阴"，致使《千金翼方》原本阳证阴证鉴别之意荡然不存。此可明证其在《千金翼方》之后，意测妄改之误。

239.《千金翼方》

少阴病，咳而下利，谵语。是为被火气劫故也。小便必难。为强责少阴汗也。

《金匮玉函经》

少阴病，咳而下利，谵语者，被火气劫故也。小便必难。为强责少阴汗也。

宋本《伤寒论》

少阴病，咳而下利，谵语者，被火气劫故也。小便必难，以强责少阴汗也。

《金匮玉函经》沿袭《千金翼方》，宋本《伤寒论》又沿袭《金匮玉函经》。

240.《千金翼方》

少阴病，脉细沉数，病在里，不可发其汗。

《金匮玉函经》

少阴病，脉细沉数，病为在里，不可发其汗。

宋本《伤寒论》

少阳病，脉细沉数，病为在里，不可发汗。

《金匮玉函经》"病"后增"为"字，宋本《伤寒论》同《金匮玉函经》。

241.《千金翼方》

少阴病，脉微，不可发其汗，无阳故也。阳已虚，尺中弱涩者，复不可下之。

《金匮玉函经》

少阴病，脉微，不可发汗，亡阳故也。阳已虚，尺中弱涩者，复不可下之。

宋本《伤寒论》

少阴病，脉微，不可发汗。亡阳故也。阳已虚，尺脉弱涩者，复不可下之。

242.《千金翼方》

少阴病，脉紧者，至七八日下利，其脉暴微，手足反温，其脉紧反去，此为欲解。虽烦，下利，必自愈。

《金匮玉函经》

少阴病脉紧，至七八日自下利，其脉暴微，手足反温，脉紧去，此为欲解。虽烦、下利，必自愈。

宋本《伤寒论》

少阴病，脉紧，至七八日，自下利，脉暴微，手足反温，脉紧反去者，为欲解也。虽烦、下利，必自愈。

《千金翼方》"下利"，《金匮玉函经》作"自下利"，宋本《伤寒论》同《金匮玉函经》。

243.《千金翼方》

少阴病，下利，若利止，恶寒而蜷，手中温者可治。

《金匮玉函经》

少阳病，下利，若利自止，恶寒而蜷，手足温者可治。

宋本《伤寒论》

少阳病，下利。若利自止，恶寒而蜷卧，手足温者，可治。

《千金翼方》"利止"，《金匮玉函经》扩为"利自止"，宋本《伤寒论》同《金匮玉函经》，又"蜷"后添"卧"字。

244.《千金翼方》

少阴病，恶寒而蜷，时自烦，欲去其衣被，不可治。

《金匮玉函经》

少阴病，恶寒而蜷，时自烦，欲去衣被者，可治。

宋本《伤寒论》

少阴病，恶寒而蜷，时自烦，欲去衣被者，可治。

《金匮玉函经》认为《千金翼方》"不"字误，故删去。宋本《伤寒论》同。

245.《千金翼方》

少阴中风，其脉阳微阴浮，为欲愈。

《金匮玉函经》

少阴中风，脉阳微阴浮，为欲愈。

宋本《伤寒论》

少阴中风，脉阳微阴浮者，为欲愈。

246.《千金翼方》

少阴病八九日，而一身手足尽热，热在膀胱，必便血。

《金匮玉函经》

少阴病八九日，一身手足尽热者，以热在膀胱，必便血也。

宋本《伤寒论》

少阴病八九日，一身手足尽热者，以热在膀胱，必便血也。

"尽热"后，《金匮玉函经》加"者"字以助读；"热在"前，又加连词"以"字以助义。宋本《伤寒论》同《金匮玉函经》。

247.《千金翼方》

少阴病，其人吐利，手足不逆，反发热，不死。脉不足者，灸其少阴七壮。

《金匮玉函经》

少阴病吐利，手足不逆冷，反发热者，不死。脉不至者，灸少阴七壮。

宋本《伤寒论》

少阴病吐利，手足不逆冷，反发热者，不死，脉不至者，注：至，一作足，灸少阴七壮。

《千金翼方》"其人吐利，手足不逆"，义例正合。"逆"即"冷"义。《金匮玉函经》删"其人"二字，又在"逆"后赘一"冷"字，成同义复词。宋本《伤寒论》同《金匮玉函经》。

《千金翼方》"脉不足"，为阳气不足之症，《金匮玉函经》易作"脉不至"，则阳气全无，与此条之义证不合。宋本《伤寒论》随《金匮玉函经》致误。

248.《千金翼方》

少阴病，但厥无汗，强发之必动血。未知从何道出。或从口鼻目出。是为下厥上竭。为难治。

《金匮玉函经》

少阴病，但厥无汗，而强发之，必动其血。未知从何道出，或从口鼻，或从目出。是名下厥上竭。为难治。

宋本《伤寒论》

少阴病，但厥无汗，而强发之，必动其血。未知从何道出，或从口鼻，或从目出者，是名下厥上竭。为难治。

《金匮玉函经》在《千金翼方》的基础上，略详句法。如《千金翼方》之"或从口鼻目出"，易为"或从口鼻，或从自出"，宋本《伤寒论》同《金匮玉函经》。

《千金翼方》"是为"，《金匮玉函经》作"是名"，宋本《伤寒论》同。

249.《千金翼方》

少阴病，恶寒踡而利，手足逆者，不治。

《金匮玉函经》

少阴病，恶寒，身踡而利，手足逆冷者，不治。

宋本《伤寒论》

少阴病，恶寒，身踡而利，手足逆冷者，不治。

"踡"前，《金匮玉函经》增"身"字，"逆"后增"冷"字以助义，宋本《伤寒论》随同《金匮玉函经》。

250.《千金翼方》

少阴病，下利止而眩，时时自冒者死。

《金匮玉函经》

少阴病，下利止而头眩，时时自冒者死。

宋本《伤寒论》

少阴病，下利止而头眩，时时自冒者死。

"眩"前，《金匮玉函经》增"头"字以助义，宋本《伤寒论》同《金匮玉函经》。

251.《千金翼方》

少阴病，其人吐利，躁逆者死。

《金匮玉函经》

少阴病，吐利，烦躁，四逆者死。

宋本《伤寒论》

少阴病，吐利，躁烦，四逆者死。

《千金翼方》"躁逆"，《金匮玉函经》解释为"烦躁，四逆"，宋本《伤寒论》同《金匮玉函经》，"烦躁"，作"躁烦"。

252. 《千金翼方》

少阴病，四逆，恶寒而踡，其脉不至，其人不烦而躁者死。

《金匮玉函经》

少阴病，四逆，恶寒而身踡，脉不至，不烦而躁者死。

宋本《伤寒论》

少阴病，四逆，恶寒而身踡，脉不至，不烦而躁者死。

253. 《千金翼方》

少阴病六七日，其息高者死。

《金匮玉函经》

少阴病六七日，息高者死。

宋本《伤寒论》

少阴病六七日，息高者死。

《金匮玉函经》经脱"其"字，宋本《伤寒论》同。

254. 《千金翼方》

少阴病，脉微细沉，但欲卧，汗出不烦，自欲吐，至五六日自利，复烦躁，不得卧寐者死。

《金匮玉函经》

少阴病，脉微细沉，但欲卧，汗出不烦，自欲吐，五六日自利，复烦躁不得卧寐者，死。

宋本《伤寒论》

少阴病，脉微细沉，但欲卧，汗出不烦，自欲吐，至五六日，自利，复烦躁不得卧寐者，死。

255. 《千金翼方》

少阴病，始得之，反发热，脉反沉者，麻黄细辛附子汤主之。

麻黄二两，去节　细辛二两　附子一枚，炮，去皮，破八片

右三味，以水二斗，先煮麻黄减一升，去上沫，内诸药，煮取三升，去滓，温服一升。

《金匮玉函经》

少阴病，始得之，反发热，脉沉者，麻黄附子细辛汤主之。

麻黄附子细辛汤方

麻黄二两　附子一枚，去皮，破作八片，炮　细辛二两。

右三味，以水一斗，先煮麻黄减二升，去上沫，内诸药，煮取三升，去滓，温服一升

宋本《伤寒论》

少阴病，始得之，反发热，脉沉者，麻黄细辛附子汤主之。

麻黄二两，去节　细辛二两　附子一枚，炮，去皮，破八片

右三味，以水一斗，先煮麻黄，减二升，去上沫，内诸药，煮取三升，去滓，温服一升，日三服。

方名，《千金翼方》、宋本《伤寒论》作"麻黄细辛附子汤"，《金匮玉函经》作"麻黄附子细辛汤"。

煎药用水量，《千金翼方》"以水二斗，先煮麻黄减一升"，《金匮玉函经》作"以水一斗，先

煮麻黄减二升",宋本《伤寒论》同《金匮玉函经》。

256. 《千金翼方》

少阴病,得之二三日,麻黄附子甘草汤微发汗。以二三日无证,故微发汗方。

麻黄二两,去节　附子一枚,泡,去皮,破八片　甘草二两,炙

右三味,以水七升,先煮麻黄一二沸,去上沫,内诸药,煮取二升半,去滓,温服八合。

《金匮玉函经》

少阴病,得之二三日,麻黄附子甘草汤微发汗。以二三日无里证,故微发汗。

麻黄附子甘草汤方

麻黄二两　附子一枚,炮,去皮,破八片　甘草二两,炙

右三味,以水七升,先煮麻黄一二沸,去上沫,内诸药,煮取二升半,去滓,温服八合。

宋本《伤寒论》

少阴病,得之二三日,麻黄附子甘草汤微发汗。以二三日无证,故微发汗也。

麻黄二两,去节　甘草二两,炙　附子一枚,炮,去皮,破八片

右三味,以水七升,先煮麻黄一二沸,去上沫,内诸药,煮取三升,去滓,温服一升,日三服。

《千金翼方》"无证",《金匮玉函经》增补为"无里证"。

257. 《千金翼方》

少阴病,得之二三日以上,心中烦,不得卧者,黄连阿胶汤主之。

黄连四两　黄芩一两　芍药二两　鸡子黄二枚　阿胶三挺

右五味,以水六升,先煮三味取二升,去滓,内胶烊尽,内鸡子黄搅,令相得,温服七合,日三服。

《金匮玉函经》

少阴病,得之二三日已上,心中烦,不得卧,黄连阿胶汤主之。

黄连阿胶汤方

黄连四两　黄芩一两　芍药二两　鸡子黄二枚　阿胶三两

右五味,以水五升,先煮三物,取二升,去滓,内胶烊尽,小冷,内鸡子黄,搅令相得,温服七合,日三服。

宋本《伤寒论》

少阴病,得之二三日以上,心中烦,不得卧,黄连阿胶汤主之。

黄连四两　黄芩二两　芍药二两　鸡子黄二枚　阿胶三两,注:一云三挺

右五味,以水六升,先煮三物取二升,去滓,内胶烊尽,小冷,内鸡子黄,搅令相得,温服七合,日三服。

《千金翼方》阿胶用量原为"三挺",《金匮玉函经》嫌其计算不便,遂改作"三两",宋本《伤寒论》同《金匮玉函经》,但注中云:一云三挺。可证《千金翼方》原本为"三挺"。此又可佐证《金匮玉函经》成书时间在《千金翼方》之后。因为《千金翼方》是不会从繁弃简将"三两"改为"三挺"的。

黄芩用量,《千金翼方》《金匮玉函经》为"一两",宋本《伤寒论》为"二两"。煎药用水量,《千金翼方》、宋本《伤寒论》为"六升",《金匮玉函经》易为"五升"。

258. 《千金翼方》

少阴病，得之一二日，口中和，其背恶寒者，当灸之。附子汤主之。

《金匮玉函经》

少阴病，得之一二日，口中和，其背恶寒者，当灸之。附子汤主之。

宋本《伤寒论》

少阴病，得之一二日，口中和，其背恶寒者，当灸之。附子汤主之。

259. 《千金翼方》

少阴病，身体痛，手足寒，骨节痛，脉沉者，附子汤主之。

附子二枚，炮，去皮，破八片　茯苓三两　人参二两　白术四两　芍药三两

右五味，以水八升，煮取三升，去滓，分温三服。

《金匮玉函经》

少阴病，身体痛，手足寒，骨节痛，脉沉，一作微者，附子汤主之。

附子汤方

附子二枚，炮　茯苓三两　人参二两　白术四两　芍药三两

右五味，㕮咀，以水八升，煮取三升，去滓，温服一升，日三服。

宋本《伤寒论》

少阴病，身体痛，手足寒，骨节痛，脉沉者，附子汤主之。

附子汤方

附子二枚，炮，去皮，破八片　茯苓三两　人参二两　白术四两　芍药三两

右五味，㕮咀，以水八升，煮取三升，去滓，温服一升，日三服。

260. 《千金翼方》

少阴病，下利，便脓血，桃花汤主之。

《金匮玉函经》

少阴病下利，便脓血，桃花汤主之。

宋本《伤寒论》

少阴病，下利，便脓血者，桃花汤主之。

261. 《千金翼方》

少阴病二三日至四五日，腹痛小便，下利不止而便脓血者，以桃花汤主之。

赤石脂一斤，一半完一半末　干姜一两　粳米一升

右三味，以水七升，煮米熟汤成，去滓，温取七合，内赤石脂末一方寸匕，一服止，勿余服。

《金匮玉函经》

少阴病二三日至四五日，腹痛，小便不利，下利不止而便脓血者，以桃花汤主之。

桃花汤方

赤石脂一斤，一半全，一半筛末　干姜一两　粳米一升

右三味，以水七升，煮米令熟，去滓，温服七合。内赤石脂末方寸匕，日三服。若一服愈，余勿服。

宋本《伤寒论》

少阴病二三日至四五日，腹痛，小便不利，下利不止，便脓血者，桃花汤主之。

桃花汤方

赤石脂一斤,一半全用,一半筛末　干姜一两　粳米一升

右三味,以水七升,煮米令熟,去滓,温服七合。内赤石脂末方寸匕,日三服。若一服愈,余勿服。

《千金翼方》"腹痛小便",指腹痛即想小便之症。《金匮玉函经》于"小便"后增"不利"二字,专指小便短涩不畅之症。宋本《伤寒论》同《金匮玉函经》。

《千金翼方》"温取七合,内赤石脂末一方寸匕,一服止,勿余服",此是将赤石脂末内汤剂中后始服用。至《金匮玉函经》,将"取"字易作"服","温服七合,内赤石脂末方寸匕,日三服",此为先服汤剂,后内赤石脂末,序例不合。宋本《伤寒论》随《金匮玉函经》致失。

262.《千金翼方》

少阴病,下利便脓血者,可刺。

《金匮玉函经》

少阴病,下利便脓血者,可刺。

宋本《伤寒论》

少阴病,下利便脓血者,可刺。

263.《千金翼方》

少阴病,吐利,手足逆,烦躁欲死者,茱萸汤主之。

《金匮玉函经》

少阴病,吐利而手足逆冷,烦躁欲死者,吴茱萸汤主之。

宋本《伤寒论》

少阴病,吐利,手足逆冷,烦躁欲死者,吴茱萸汤主之。

《千金翼方》"手足逆",本就为手足寒冷之义;《金匮玉函经》为充其义而为"而手足逆冷";宋本《伤寒论》同,但无"而"字。

《千金翼方》"茱萸汤",《金匮玉函经》作"吴茱萸汤",宋本《伤寒论》同《金匮玉函经》。

264.《千金翼方》

少阴病,下利,咽痛,胸满心烦,猪肤汤主之。

猪肤一斤

右一味,以水一斗,煮取五升,去滓,内白蜜一升,白粉五合,熬香,和令相得,温分六服。

《金匮玉函经》

少阴病,下利,咽痛,胸满心烦,猪肤汤主之。

猪肤汤方

猪肤一斤

右,以水一斗,煮取五升,去滓,加白蜜一升,白粉五合,熬香,和相得,温分六服。

宋本《伤寒论》

少阴病,下利,咽痛,胸满心烦,猪肤汤主之。

猪肤一斤

右一味,以水一斗,煮取五升,去滓,加白蜜一升,白粉五合,熬香,和令相得,温分六服。

265.《千金翼方》

少阴病二三日,咽痛者,可与甘草汤;不差,可与桔梗汤。

甘草汤方

甘草

右一味，以水三升，煮取一升半，去滓，温服七合，日再服。

桔梗汤方

桔梗一大枚　　甘草二两

右二味，以水三升，煮取一升，去滓，分温再服。

《金匮玉函经》

少阴病二三日，咽痛者，可与甘草汤；不差者，与桔梗汤。

甘草汤方

甘草二两

右一味，以水三升，煮取一升半，去滓，温服七合，日二服。

桔梗汤方

桔梗一两　　甘草二两

右二味，以水三升，煮取一升，去滓，分温再服。

宋本《伤寒论》

少阴病二三日，咽痛者，可与甘草汤；不差，与桔梗汤。

甘草汤方

甘草二两

右一味，以水三升，煮取一升半，去滓，温服七合，日二服。

桔梗汤方

桔梗一两　　甘草二两

右二味，以水三升，煮取一升，去滓，温分再服。

桔梗用量，《千金翼方》原为"一大枚"；《金匮玉函经》易作"一两"；宋本《伤寒论》同《金匮玉函经》。

由此用量，可以佐证《千金翼方》成书在《金匮玉函经》之前，因为《千金翼方》不可能将"一两"再倒退变更为"一大枚"，只能是《金匮玉函经》看到《千金翼方》此方之"一大枚"后，觉得此用量表示法冷僻少用，所以将其改为常用用之"两"。

266.《千金翼方》

少阴病，咽中伤，生疮，不能语言，声不出，苦酒汤主之方。

鸡子一枚，去黄，内上苦酒于壳中　　半夏洗，破如枣核，十四枚

右二味，内半夏着苦酒中，以鸡子壳置刀环中，安火上，令三沸，去滓，少少含咽之。不差，更作。三剂愈。

《金匮玉函经》

少阴病，咽中伤，生疮，不能语言，声不出者，苦酒汤主之。

苦酒汤方

鸡子一枚，去黄，内苦酒于壳中　　半夏洗，破如枣核，十四枚，内苦酒中

右以鸡子壳，置刀环中，安火上，三沸，去滓，细含咽之，不差更作。

宋本《伤寒论》

少阴病，咽中伤，生疮，不能语言，声不出者，苦酒汤主之。

半夏洗，破如枣核，十四枚　　鸡子一枚，去黄，内上苦酒，着鸡子壳中

右二味，内半夏，着苦酒中，以鸡子壳置刀环中，安火上，令三沸，去滓，少少含咽之。不差，更作三剂。

此方炮制及服法，三者论述虽略有不同，但《金匮玉函经》及宋本《伤寒论》，均不出《千金翼方》之基本论述及方法。

267.《千金翼方》

少阴病，咽中痛，半夏散及汤方

半夏洗　桂枝　甘草炙

右三味，等份，各异捣，合治之。自饮和服方寸匕，日三服。若不能散服者，以水一升，煎七沸，内散两方寸匕，更煮三沸，下火令小冷，少少含咽之。半夏有毒，不当散服。

《金匮玉函经》

少阴病，咽中痛，半夏散及汤主之

半夏散方

半夏洗　桂枝　甘草炙，各等份

右三味，各别捣筛，合治之。自饮和服方寸匕，日三服。若不能散服者，以水一升，煎七沸，内散一二方寸匕，更煎三沸，下火令小冷，少少含咽之。

宋本《伤寒论》

少阴病，咽中痛，半夏散及汤主之

半夏洗　桂枝去皮　甘草炙

右三味，等份，各别捣筛已，合治之。自饮和服方寸匕，日三服。若不能散服者，以水一升，煎七沸，内散二方寸匕，更煮三沸，下火，令小冷，少少咽之。半夏有毒，不当散服。

《千金翼方》"内散两方寸匕"，《金匮玉函经》变通为"内散一二方寸匕"。

《金匮玉函经》方后无"半夏有毒，不当散服"八字。

268.《千金翼方》

少阴病，下利，白通汤主之。

附子一枚，生，去皮，破八片　干姜一两　葱白四茎

右三味，以水三升，煮取一升，去滓，分温再服。

《金匮玉函经》

少阴病，下利，白通汤主之。

白通汤方

葱白四茎　干姜一两　附子一枚，生滓，去皮，破

右三味，以水三升，煮取一升，去滓，分温再服。

宋本《伤寒论》

少阴病，下利，白通汤主之。

葱白四茎　干姜一两　附子一枚，生，去皮，破八片

右三味，以水三升，煮取一升，去滓，分温再服。

269.《千金翼方》

少阴病，下利，脉微，服白通汤利不止，厥逆无脉，干烦者，白通加猪胆汁汤主之。

猪胆汁一合　人尿五合

右二味，内前汤中，和令相得，温分再服。若无胆，亦可用。服汤，脉暴出者，死；微续者生。

《金匮玉函经》

少阴病，下利，脉微，服白通汤利不止，厥逆无脉，干呕烦者，白通加猪胆汁汤主之。服汤脉暴出者死；微续者生。

白通加猪胆汁汤

葱白四茎　干姜一两　附子一枚，生，人尿五合　猪胆汁一合

右以水三升，煮一升，去滓，内人尿、胆汁，和相得，分温再服。无胆亦可。

宋本《伤寒论》

少阴病，下利，脉微者，与白通汤，利不止，厥逆无脉，干呕，烦者，白通加猪胆汁汤主之。服汤，脉暴出者死；微续者生。

白通加猪胆汁汤

葱白四茎　干姜一两　附子一枚，生，去皮，破八片　人尿五合　猪胆汁一合

右五味，以水三升，煮取一升，去滓，内胆汗、人尿，和令相得，分温再服。若无胆，亦可用。

此方《千金翼方》原本不列详方，只将猪胆汁、人尿加入白通汤中即可。《金匮玉函经》则参考白通汤原方再列详方，以至于通常煎服法之惯用格式，右多少味，也被简作一个"右"字而无药味数量了。宋本《伤寒论》随同《金匮玉函经》详列该方，并于"右"后补入"五味"二字。

《千金翼方》"干烦"，即"心烦"之义；《金匮玉函经》意扩为"干呕烦者"；宋本《伤寒论》同《金匮玉函经》。

"服汤，脉暴出者"等十一字，《千金翼方》原本在方后，用以说明服药后出的情况；《金匮玉函经》将其移至方前论中；宋本《伤寒论》同《金匮玉函经》。

270. 《千金翼方》

少阴病二三日不已，至四五日，腹痛，小便不利，四肢沉重疼痛而利，此为有水气。其人或咳，或小便不利，或下利，或呕，玄武汤主之。

茯苓　芍药　生姜各三两，切　白术二两　附子一枚，炮，去皮，破八片

右五味，以水八升，煮取三升，去滓，温服七合，咳者加五味子半升，细辛一两，干姜一两；小便自利者，去茯苓；下利者，去芍药，加干姜二两；呕者，去附子，加生姜足前为半斤；利不止，便脓血者，宜桃花汤。

《金匮玉函经》

少阴病，二三日不已，至四五日，腹痛，小便不利，四肢沉重疼痛而利，此为有水气。其人或咳，或小便自利，或下利，或呕者，真武汤主之。

真武汤方

茯苓　芍药　生姜各三两　白术二两　附子一枚，炮

右五味，以水八升，煮取三升，去滓，温服七合，日三服。若咳者，加五味子半升，细辛、干姜各一两；若小便利者，去茯苓；若下利者，去芍药，加干姜二两；若呕者，去附子，加生姜足前成半斤。

宋本《伤寒论》

少阴病，二三日不已，至四五日，腹痛，小便不利，四肢沉重疼痛，自下利者，此为有水气。

其人或咳，或小便利，或下利，或呕者，真武汤主之。

茯苓三两　芍药三两　白术二两　生姜三两，切　附子一枚，炮，去皮，皮八片

右五味，以水八升，煮取三升，去滓，温服七合，日三服；若咳者，加五味子半升，细辛一两，干姜一两；若小便利者，去茯苓；若下利者，去芍药，加干姜二两；若呕者，去附子，加生姜，足前成半斤。

玄武汤为此方本名，真武汤为由避讳等原因后易之名。《千金翼方》名"玄武汤"，《金匮玉函经》名"真武汤"。由此知《千金翼方》成书时间早于《金匮玉函经》。

《千金翼方》此方加减法后，"利不止，便脓血者，宜桃花汤"等十一字，《金匮玉函经》无，宋本《伤寒论》亦无。

271.《千金翼方》

少阴病，下利清谷，里寒外热，手足厥逆，脉微欲绝，身反恶寒，其人面赤，或腹痛，或干呕，或咽痛，或利止而脉不出，通脉四逆汤主之。

甘草二两，炙　附子大者一枚，生，去皮，破八片　干姜三两，强人可四两

右三味，以水三升，煮取一升二合，去滓，分温再服。其脉即出者愈。面赤者，加葱白九茎；腹痛者去葱，加芍药二两；呕者加生姜二两；咽痛者，去芍药，加桔梗一两；利止脉不出者，去桔梗，加人参二两。病皆与方相应者，乃加减服之。

《金匮玉函经》

少阴病，下利清谷，里寒外热，手足厥逆，脉微欲绝，身反不恶寒，其人面色赤，或腹痛，或干呕，或咽痛，或利止而脉不出，通脉四逆汤主之。

通脉四逆汤方

干姜三两，强人四两　甘草二两，炙　附子大者一枚，生用，破

右三味，以水三升，煮取一升二合，去滓，分温再服。其脉即出者愈。

面色赤者加葱九茎；腹中痛者，加芍药二两；呕者加生姜二两；咽痛者加桔梗二两；利止脉不出者，加人参二两。

宋本《伤寒论》

少阴病，下利清谷，里寒外热，手足厥逆，脉微欲绝，身反不恶寒，其人面色赤，或腹痛，或干呕，或咽痛，或利止而脉不出，通脉四逆汤主之。

甘草二两，炙　附子大者一枚，生，去皮，破八片　干姜三两，强人可四两

右三味，以水三升，煮取一升二合，去滓，分温再服。其脉即愈。

面色赤者，加葱九茎；腹中痛者，去葱，加芍药二两；呕者，加生姜二两；咽痛者，去芍药，加桔梗一两；利止脉不出者，去桔梗，加人参二两。病皆与方相应者，乃服之。

《千金翼方》"反恶寒"，《金匮玉函经》作"反不恶寒"，宋本《伤寒论》同《金匮玉函经》。

"葱白"，《金匮玉函经》脱"白"字，宋本《伤寒论》同。

桔梗一两，《金匮玉函经》作"二两""加人参二两"前，《金匮玉函经》无"去桔梗"三字。

《千金翼方》"病皆与方相应者，乃加减服之"，宋本《伤寒论》作"病皆与方相应者乃服之"，《金匮玉函经》无此句。

272.《千金翼方》

少阴病，四逆，其人或咳，或悸，或小便不利，或腹中痛，或泄利下重，四逆散主之。

甘草炙　枳实炙　柴胡　芍药各十分

右四味，捣为散，白饮服方寸匕，日三服。咳者，加五味子、干姜各五分，兼主利；悸者，加桂五分；小便不利者，加茯苓五分；腹中痛者，加附子一枚，炮；泄利下重者，先以水五升，煮薤白三升，取三升，去滓，以散三方寸匕内汤中，煮取一升半，分温再服。

《金匮玉函经》

少阴病，四逆，其人或咳，或悸，或小便不利，或腹中痛，或泄利下重者，四逆散主之。

四逆散方

甘草炙 柴胡 芍药 枳实炙，各十分

右四味，为散，白饮服方寸匕，日三服。咳者，加五味子、干姜各五分，并主久痢；悸者，加桂枝五分；小便不利者，加茯苓五分；腹中痛者，加附子一枚，炮；泄利下重者，先以水五升，煮薤白三升，取三升，去滓，以散三方寸匕，内汤中，煮取一升半，分温再服。

宋本《伤寒论》

少阴病，四逆，其人或咳，或悸，或小便不利，或腹中痛，或泄利下重者，四逆散主之。

甘草炙 枳实破，水渍，炙干 柴胡 芍药

右四味，各十分，捣筛。白饮和，服方寸匕，日三服。咳者，加五味子、干姜各五分，并主下利；悸者，加桂枝五分；小便不利者，加茯苓五分；腹中痛者，加附子一枚，炮；令坼；泄利下重者，先以水五升，煮薤白三升，煮取三升，去滓，以散三方寸匕，内汤中，煮取一升半，分温再服。

《千金翼方》"捣为散"，《金匮玉函经》脱"捣"字为"为散"，宋本《伤寒论》作"捣筛"。

《千金翼方》"兼主利"，宋本《伤寒论》变通为"并主下利"，《金匮玉函经》增义为"并主久痢"。

《千金翼方》"桂"，《金匮玉函经》作"桂枝"，宋本《伤寒论》同《金匮玉函经》。

"桂"的称谓较早，"桂枝"的称谓，在唐代才开始渐渐盛行。《金匮玉函经》不自觉易"桂"为"桂枝"，也是其晚于《千金翼方》的佐证之一。

273. 《千金翼方》

少阴病，下利六七日，咳而呕，渴，心烦不得眠，猪苓汤主之。

《金匮玉函经》

少阴病，下利六七日，咳而呕，渴，心烦不得眠者，猪苓汤主之。

宋本《伤寒论》

少阴病，下利六七日，咳而呕，渴，心烦不得眠者，猪苓汤主之。

"眠"后，《金匮玉函经》增"者"字以助读，宋本《伤寒论》同《金匮玉函经》。

274. 《千金翼方》

少阴病六七日，腹满不大便者，急下之，宜承气汤。

《金匮玉函经》

少阴病六七日，腹胀不大便者，急下之，宜大承气汤。

宋本《伤寒论》

少阴病六七日，腹胀不大便者，急下之，宜大承气汤。

《千金翼方》"腹满"，《金匮玉函经》意易为"腹胀"；"承气汤"，具体为"大承气汤"；宋本《伤寒论》同《金匮玉函经》。

275. 《千金翼方》

少阴病，得之二三日，口燥咽干，急下之，宜承气汤。

《金匮玉函经》

少阴病，得之二三日，口燥咽干者，急下之，宜大承气汤。

宋本《伤寒论》

少阴病，得之二三日，口燥咽干者，急下之，宜大承气汤。

《千金翼方》"干"后，《金匮玉函经》顺加助词"者"字；"承气汤"，详为"大承气汤"；宋本《伤寒论》同《金匮玉函经》。

276. 《千金翼方》

少阴病，利清水，色青者，心下必痛，口干燥者，可下之，宜承气汤。注：一云大柴胡汤。

《金匮玉函经》

少阴病，下利清水，色纯青，心下必痛，口干燥者，急下之，宜大承气汤。

宋本《伤寒论》

少阴病，自利清水，色纯青，心下必痛，口干燥者，可下之，宜大承气汤。注：一方用大柴胡汤。

《千金翼方》"色青者"，《金匮玉函经》扩义为"色纯青"，宋本《伤寒论》同《金匮玉函经》。

《千金翼方》"可下之"，《金匮玉函经》易为"急下之"，宋本《伤寒论》同《千金翼方》。

"承气汤"，《金匮玉函经》详为"大承气汤"，宋本《伤寒论》同《金匮玉函经》。

277. 《千金翼方》

少阴病，其脉沉者，当温之，宜四逆汤。

《金匮玉函经》

少阴病，脉沉者，急温之，宜四逆汤。

宋本《伤寒论》

少阴病，脉沉者，急温之，宜四逆汤。

《千金翼方》原本"当温之"，《金匮玉函经》易为"急温之"，宋本《伤寒论》同《金匮玉函经》。

278. 《千金翼方》

少阴病，其人饮食入则吐，心中温温欲吐，复不能吐。始得之，手足寒，脉弦迟。此胸中实，不可下也。当遂吐之。若膈上有寒饮，干呕者，不可吐，当温之，宜四逆汤。

《金匮玉函经》

少阴病，饮食入口即吐，心下嗢嗢欲吐，复不能吐。始得之，手足寒，脉弦迟者。此胸中实，不可下也。当吐之。若膈上有寒饮，干呕者，不可吐，急温之，宜四逆汤。

宋本《伤寒论》

少阴病，饮食入口则吐，心中温温欲吐，复不能吐。始得之，手足寒，脉弦迟者。此胸中实，不可下也。当吐之。若膈上有寒饮，干呕者，不可吐也。当温之，宜四逆汤。

《千金翼方》"心中"，《金匮玉函经》易作"心下"，不如《千金翼方》原义为确。

《千金翼方》"脉弦迟"后，《金匮玉函经》顺加"者"字以助读，宋本《伤寒论》同《金匮玉函经》。

《千金翼方》"当温之"，《金匮玉函经》易为"急温之"。

279.《千金翼方》

少阴病下利，脉微涩者，即呕汗出，必数更衣，反少。当温其上，灸之。注：一云灸厥阴五十壮。

《金匮玉函经》

少阴病下利，脉微涩，呕而汗出，必数更衣，反少者。当温其上，灸之。注：《脉经》云：灸厥阴五十壮。

宋本《伤寒论》

少阴病下利，脉微涩，呕而汗者，必数更衣，反少者。当温其上，灸之。注：《脉经》云：灸厥阴可五十壮。

《千金翼方》"即呕汗出"，《金匮玉函经》释为"呕而汗出"，宋本《伤寒论》同《金匮玉函经》。

280.《千金翼方·厥阴病状第三》

厥阴之为病，消渴，气上撞，心中痛热，饥而不欲食，甚者则欲吐蛔，下之不肯止。

《金匮玉函经·卷四·辨厥阴病形证治第九》

厥阴之为病，消渴，气上撞心，心中疼热，饥不欲食，甚者食则吐蛔，下之不肯止。

宋本《伤寒论·辨厥阴病脉证并治第十二》

厥阴之为病，消渴，气上撞心，心中疼热，饥而不欲食，食则吐蛔，下之利不止。

《千金翼方》"气上撞"之后，原本无"心"字，《金匮玉函经》增"心"字以助义，宋本《伤寒论》同《金匮玉函经》。

《千金翼方》"甚者则欲吐蛔"，《金匮玉函经》补义为"甚者食则吐蛔"，宋本《伤寒论》则直接为"食则吐蛔"。

"下之不肯止"，宋本《伤寒论》充义为"下之利不止"。

281.《千金翼方》

厥阴中风，其脉微浮，为欲愈；不浮，为未愈。

《金匮玉函经》

厥阴中风，其脉微浮，为欲愈；不浮，为未愈。

宋本《伤寒论》

厥阴中风，脉微浮，为欲愈；不浮，为未愈。

282.《千金翼方》

厥阴病，渴欲饮水者，与水饮之即愈。

《金匮玉函经》

厥阴病，渴欲饮水者，少少与之即愈。

宋本《伤寒论》

厥阴病，渴欲饮水者，少少与之愈。

《千金翼方》此条只云"与水饮之即愈"，并未言水量之多少，而《金匮玉函经》则认为应当"少少与之"，宋本《伤寒论》随同《金匮玉函经》。

283. 《千金翼方》

诸四逆厥者，不可下之，虚家亦然。

《金匮玉函经·辨厥阴利呕哕者形证治第十》

诸四逆厥者，不可下之，虚家亦然。

宋本《伤寒论》

诸四逆厥者，不可下之，虚家亦然。

284. 《千金翼方》

伤寒先厥后发热而利者，必止。见厥复利。

《金匮玉函经》

伤寒先厥后发热而利者，必自止。见厥复利。

宋本《伤寒论》

伤寒先厥后发热而利者，必自止。见厥复利。

《千金翼方》"必止"，《金匮玉函经》增义为"必自止"，宋本《伤寒论》同《金匮玉函经》。

285. 《千金翼方》

伤寒，始发热六日，厥反九日，而下利，厥。利当不能食，今反能食，恐为除中。食之黍饼不发热者，知胃气尚在，必愈。恐暴热来出而复去也。后日脉之，其热续在。期之旦日夜半愈。所以然者，本发热六日，厥反九日，复发热三日，并前六日亦为九日，与厥相应，故期之旦日夜半愈。后三日脉之，数，其热不罢，此为热气有余，必发痈脓。

《金匮玉函经》

伤寒始发热六日，厥反九日，而利。凡利者，当不能食，今反能食，恐为除中。食以索饼，不发热者，知胃气尚在，必愈。恐暴热来出而复去也。后三日脉之，其热续在。期之旦日夜半愈。后三日脉之而数，其热不罢，此为热气有余，必发痈脓。

宋本《伤寒论》

伤寒，始发热六日，厥反九日，而利，凡厥利者，当不能食，今以能食者，恐为除中。注：一云消中，食以索饼，不发热者，知胃气尚在，必愈。恐暴热来出而复去也。后日脉之，其热续在者，期之旦日夜半愈，所以然者，本发热六日，厥为九日，复发热三日，并前六日，亦为九日，与厥相应，故期之旦日夜半愈。后三日脉之，而脉数，其热不罢者，此为热气有余，必发痈脓也。

《千金翼方》"黍饼"，《金匮玉函经》误作"索饼"，宋本《伤寒论》随同《金匮玉函经》而误。

《千金翼方》"本发热六日"至"与厥相应"一节，《金匮玉函经》无。

286. 《千金翼方》

伤寒脉迟，六七日，反与黄芩汤彻其热。脉迟为寒，与黄芩汤复除其热，腹中冷，当不能食，今反能食，此为除中，必死。

《金匮玉函经》

伤寒脉迟，六七日，而反与黄芩汤彻其热。脉迟为寒，而与黄芩汤复除其热，腹中应冷，当不能食。今反能食，此为除中，必死。

宋本《伤寒论》

伤寒脉迟，六七日，而反与黄芩汤彻其热。脉迟为寒，今与黄芩汤复除其热，腹中应冷，当不能食。今反能食，此名除中，必死。

《千金翼方》"腹中冷"；《金匮玉函经》"冷"前，加"应"字以助义；宋本《伤寒论》同《金匮玉函经》。

287. 《千金翼方》

伤寒先厥，发热，下利必自止。而反汗出，咽中强痛，其喉为痹。发热无汗而利必自止，便脓血。便脓血者，其喉不痹。

《金匮玉函经》

伤寒先厥，后发热，下利必自止。而反汗出，咽中痛者，其喉为痹。发热无汗，而利必自止，不止者，必便脓血。便脓血者，其喉不痹。

宋本《伤寒论》

伤寒先厥，后发热，下利必自止。而反汗出，咽中痛者，其喉为痹。发热无汗，而利必自止，若不止，必便脓血。便脓血者，其喉不痹。

《千金翼方》原本"咽中强痛"；《金匮玉函经》易为"咽中痛者"；宋本《伤寒论》同《金匮玉函经》。

"发热"前，《金匮玉函经》增"后"字以助义。宋本《伤寒论》同《金匮玉函经》。

288. 《千金翼方》

伤寒一二日至四五日，厥者必发热。前厥者后必热，厥深热亦深，厥微热亦微。厥应下之，而发其汗者，口伤烂赤。

《金匮玉函经》

伤寒一二日至四五日而厥者，必发热。前热者后必厥，厥深者热亦深，厥微者热亦微。厥应下之，而反发其汗，必口伤烂赤。

宋本《伤寒论》

伤寒一二日至四五日，厥者必发热。前热者，后必厥，厥深者热亦深，厥微者热亦微。厥应下之，而反发汗者，必口伤烂赤。

289. 《千金翼方》

凡厥者，阴阳气不相顺接，便为厥。厥者，手足逆者是。

《金匮玉函经》

凡厥者，阴阳气不相顺接，便为厥。厥者，手足逆冷是也。

宋本《伤寒论》

凡厥者，阴阳气不相顺接，便为厥。厥者，手足逆冷者是也。

《千金翼方》原本只作"手足逆"，《金匮玉函经》"逆"后加"冷"字以助义。"逆"在此本即"冷"义，加"冷"字，同义复词。宋本《伤寒论》同《金匮玉函经》。

290. 《千金翼方》

伤寒病，厥五日，热亦五日，设六日当复厥，不厥者，自愈。厥不过五日，以热五日，故知自愈。

《金匮玉函经》

伤寒病，厥五日，热亦五日，设六日当复厥，不厥者，自愈。厥终不过五日，以热五日，故知自愈。

宋本《伤寒论》

伤寒病，厥五日，热亦五日，设六日当复厥，不厥者，自愈。厥终不过五日，以热五日，故知自愈。

"不过"前，《金匮玉函经》增"终"字以善义，宋本《伤寒论》同《金匮玉函经》。

291.《千金翼方》

伤寒，脉微而厥，至七八日，肤冷，其人躁无安时。此为脏寒。蛔上入其膈，蛔厥者，其人当吐蛔，今病者静，而复时烦，此为脏寒，蛔上入其膈，故烦。须臾复止。得食而呕，又烦者，蛔闻食臭必出。其人常自吐蛔，蛔厥者，乌梅丸主之。注：又主久痢。

《金匮玉函经》

伤寒，脉微而厥，至七八日，肤冷，其人躁无暂安时者，此为脏厥，非蛔厥也。蛔厥者，其人当吐蛔，今病者静，而复时烦，此为脏寒。蛔上入膈，故烦。须臾复止，得食而呕，又烦者。蛔闻食气出。其人当自吐蛔。蛔厥者，乌梅丸主之。

宋本《伤寒论》

伤寒，脉微而厥，至七八日，肤冷，其人躁无暂安时者，此为脏厥，非蛔厥也。蛔厥者，其人当吐蛔，今病者静，而复时烦者，此为脏寒。蛔上入其膈，故烦。须臾复止，得食而呕，又烦者。蛔闻食气出。其人当自吐蛔。蛔厥者，乌梅丸主之。又主久利。

《千金翼方》"躁无安时"，《金匮玉函经》扩义为"躁无暂安时"。宋本《伤寒论》同《金匮玉函经》。

《千金翼方》前之"此为脏寒"，《金匮玉函经》易为"此为脏厥，非蛔厥也"。宋本《伤寒论》同《金匮玉函经》。

《千金翼方》"其人常自吐蛔"之"常"字，《金匮玉函经》意易为"当"字。宋本《伤寒论》同《金匮玉函经》。

292.《千金翼方》

乌梅丸方

乌梅三百枚　细辛六两　干姜十两　黄连十六两　当归四两　蜀椒四两，汗　附子六两，炮
桂枝六两　人参六两　黄柏六两

右十味，异捣，合治之，以苦酒渍乌梅一宿，去核，蒸之五斗米下，捣成泥，和诸药令相得，白中与蜜杵千下，丸如梧桐子大，先食饮服十丸，日三服。少少加至二十丸，禁生冷滑物臭食等。

《金匮玉函经》

乌梅丸方

乌梅三百枚　细辛六两　干姜十两　黄连一斤　当归四两　附子六两，炮　蜀椒四两，去子
桂枝六两　人参六两　黄柏六两

右十味，异捣筛，合治之，以苦酒渍乌梅一宿，去核，蒸之五升米下，饭成取，捣成泥，和药令相得，内白中，与蜜杵两千，丸如梧桐子大，先食饮服十丸，日三服。稍加至二十丸，禁生冷滑物食臭等。

宋本《伤寒论》

乌梅丸方

乌梅三百枚　细辛六两　干姜十两　黄连十六两　当归四两　附子六两，炮，去皮　蜀椒四

两，出汗　桂枝六两，去皮　人参六两　黄柏六两

　　右十味，异捣筛，合治之，以苦酒渍乌梅一宿，去核，蒸之五斗米下，饭熟捣成泥，和药令相得，内臼中，与蜜杵两千下，丸如梧桐子大，先食饮服十丸，日三服。稍加至二十丸，禁生冷、滑物臭食等。

　　《千金翼方》及宋本《伤寒论》"五斗米"，《金匮玉函经》作"五升米"。

　　《千金翼方》"捣成泥"前，《金匮玉函经》增"饭成取"三字以助义，宋本《伤寒论》作"饭熟"二字。

　　《千金翼方》"蜜杵千下"，《金匮玉函经》作"蜜杵两千"，宋本《伤寒论》为"蜜杵两千下"。

293.《千金翼方》

伤寒热少微厥，稍头寒，嘿嘿不欲食，烦躁数日，小便利，色白者，热除也。得食，其病为愈。若厥而呕，胸胁烦满，其后必便血。注：稍头，一作指头。

《金匮玉函经》

伤寒，热少厥微，指头寒，嘿嘿不欲食，烦躁数日，小便利，色白者，此热除也。欲得食，其病为愈。若胸而呕，胸胁烦满者，其后必便血。

宋本《伤寒论》

伤寒，热少微厥，指，一作稍头寒，嘿嘿不欲食，烦躁数日，小便利，色白者，此热除也。欲得食，其病为愈。若厥而呕，胸胁烦满，其后必便血。

　　《千金翼方》"得食"，为"能食"之义，《金匮玉函经》赘"欲"字成"想食"之义，失。宋本《伤寒论》同《金匮玉函经》。

294.《千金翼方》

病者手足厥冷，言我不结胸，少腹满，按之痛，此冷结在膀胱关元也。

《金匮玉函经》

病者手足厥冷，言我不结胸，小腹满，按之痛者，此冷结在膀胱关元也。

宋本《伤寒论》

病者手足厥冷，言我不结胸，小腹满，按之痛者，此冷结在膀胱关元也。

　　"痛"后，《金匮玉函经》顺加"者"字，以助读，宋本《伤寒论》同《金匮玉函经》。

295.《千金翼方》

伤寒发热四日，厥反三日，复发热四日，厥少热多，其病当愈，四日至六七日不除，必便脓血。

《金匮玉函经》

伤寒发热四日，厥反三日，复热四日，厥少热多，其病当愈，四日至七日热不除，必清脓血。

宋本《伤寒论》

伤寒发热四日，厥反三日，复热四日，厥少热多者，其病当愈，四日至七日，热不除者，必便脓血。

　　"便"，《金匮玉函经》意易为"清"。

296.《千金翼方》

伤寒厥四日，热反三日，复厥五日，其病为进。寒多热少，阳气退，故为进。

《金匮玉函经》

伤寒厥四日，热反三日，复厥五日，其病为进。寒多热少，阳气退，故为进。

宋本《伤寒论》

伤寒厥四日，热反三日，复厥五日，其病为进。寒多热少，阳气退，故为进也。

宋本《伤寒论》"故为进"后，顺增助词"也"字。

297.《千金翼方》

伤寒六七日，其脉数，手足厥，烦躁，阴厥不还者，死。

《金匮玉函经》

伤寒六七日，其脉微，手足厥冷，烦躁，灸厥阴，厥不还者死。

宋本《伤寒论》

伤寒六七日，脉微，手足厥冷，烦躁，灸厥阴，厥不还者，死。

《千金翼方》原本之"其脉数，手足厥"，例正合。《金匮玉函经》易"数"为"微"，"厥"后增"冷"字。宋本《伤寒论》同《金匮玉函经》。

《千金翼方》"阴厥不还者，死"，"阴"为"冷"义，"阴厥"同义复词，均寒冷之义。手足持续寒冷不复温，所以为死证。《金匮玉函经》为充其义，"阴"前增"灸厥"二字。宋本《伤寒论》同《金匮玉函经》。

298.《千金翼方》

伤寒、下利、厥逆，躁不能卧者死。

《金匮玉函经》

伤寒，发热，下利，厥逆，躁不得卧者死。

宋本《伤寒论》

伤寒，发热，下利，厥逆，躁不得卧者死。

"下利"前，《金匮玉函经》增"发热"一症；"能"，意易为"得"。宋本《伤寒论》同《金匮玉函经》。

299.《千金翼方》

伤寒，发热，下利，至厥不止者，死。

宋本《伤寒论》

伤寒发热，下利至甚，厥不止者，死。

300.《千金翼方》

伤寒六七日不利，便发热而利，其人汗出不止者，死。有阴无阳故也。

《金匮玉函经》

伤寒六七日不便利，忽发热而利，其人汗出不止者，死。有阴无阳故也。

宋本《伤寒论》

伤寒六七日不利，便发热而利，其人汗出不止者，死。有阴无阳故也。

《金匮玉函经》"利""便"二字互易，其后增"忽"字以助义。

301.《千金翼方》

伤寒五六日，不结胸，腹濡脉虚，复厥者，不可下之，下之亡血，死。

《金匮玉函经》

伤寒五六日，不结胸，腹濡脉虚，复厥者，不可下。此为亡血，下之死。

宋本《伤寒论》

伤寒五六日，不结胸，腹濡脉虚，复厥者，不可下。此亡血，下之死。

《千金翼方》"下之亡血死"，《金匮玉函经》作"此为亡血，下之死"。宋本《伤寒论》同《金匮玉函经》之说。

302.《千金翼方》

伤寒，发热而厥，七日下利者，为难治。

《金匮玉函经》

伤寒，发热而厥，七日下利者，为难治。

宋本《伤寒论》

发热而厥，七日下利者，为难治。

宋本《伤寒论》无"伤寒"二字。

303.《千金翼方》

伤寒脉促，手足厥逆者，可灸之。

《金匮玉函经》

伤寒脉促，手足厥逆者，可灸之。

宋本《伤寒论》

伤寒脉促，手足厥逆，可灸之，注：促，一作纵。

304.《千金翼方》

伤寒脉滑而厥者，其表有热，白虎汤主之。注：表热见里。

《金匮玉函经》

伤寒脉滑而厥者，里有热也，白虎汤主之。

宋本《伤寒论》

伤寒脉滑而厥者，里有热，白虎汤主之。

"表"，《金匮玉函经》作"里"，宋本《伤寒论》同《金匮玉函经》。

305.《千金翼方》

手足厥寒，脉为之细绝，当归四逆汤主之。

当归三两　桂心三两　细辛三两　芍药三两　甘草二两，炙　通草二两　大枣二十五枚，擘

右七味，以水八升，煮取三升，去滓，温服一升，日三服。

《金匮玉函经》

手足厥寒，脉为之细绝，当归四逆汤主之。若其人内有久寒，当归四逆加吴茱萸生姜汤主之。

当归四逆汤方

当归　桂枝　芍药各二两　细辛一两　大枣二十五枚　甘草炙　通草各二两

右七味，㕮咀，以水八升，煮取三升，去滓，温服一升，日三服。

宋本《伤寒论》

手足厥寒，脉细欲绝者，当归四逆汤主之。

当归二两　桂枝三两，去皮　芍药三两　细辛三两　甘草二两，炙　大枣二十五枚，擘，一法十二枚

右七味，以水八升，煮取三升，去滓，温服一升，日三服。

《金匮玉函经》将此条与下条合并为论。"脉为之细绝",宋本《伤寒论》作"脉细欲绝"。

《千金翼方》"桂心",《金匮玉函经》作"桂枝"。"桂心"之称谓早于"桂枝"。"桂""桂心""桂枝"三者之称谓中,以"桂枝"出现最晚。此亦可佐证《金匮玉函经》成书时间晚于《千金翼方》。

当归、桂心、细辛、芍药,《千金翼方》均作"三两",宋本《伤寒论》同。《金匮玉函经》当归、桂枝、芍药作"各二两",细辛作"一两"。

306. 《千金翼方》

若其人有寒,当归四逆加吴茱萸生姜汤主之。

吴茱萸二两　生姜八两,切

右前方中加此二味,以水四升,清酒四升,和煮取三升,分温四服。

《金匮玉函经》

当归四逆加吴茱萸生姜汤方

当归　桂枝　芍药　细辛　甘草炙　通草各三两　大枣二十五枚　吴茱萸二两　生姜半斤

右九味,㕮咀,以水四升,清酒四升,煮取三升,去滓,温服一升,日三。

宋本《伤寒论》

若其人内有久寒者,宜当归四逆加吴茱萸生姜汤。

当归三两　芍药三两　甘草二两,炙　通草二两　桂枝三两,去皮　细辛三两　生姜半斤,切　吴茱萸二升　大枣二十五枚,擘

右九味,㕮咀,以水六升,清酒六升和,煮取五升,去滓,温分五服。注:一方,水酒各四升。

《千金翼方》"有寒",《金匮玉函经》扩义为"内有久寒",宋本《伤寒论》同《金匮玉函经》。

吴茱萸二两,宋本《伤寒论》作"二升";甘草、通草,《千金翼方》及宋本《伤寒论》为"二两",《金匮玉函经》此方均作"三两"。

"水四升,清酒四升",宋本《伤寒论》作"水六升,清酒六升"。

《千金翼方》此方"分温四服",《金匮玉函经》作"日三",宋本《伤寒论》作"温分五服"。

《千金翼方》此方只列所加吴茱萸、生姜二味药,原方不列。《金匮玉函经》及宋本《伤寒论》均列出详细方药组成。

307. 《千金翼方》

大汗出,热不去,拘急,四肢疼,若下利,厥而恶寒,四逆汤主之。

《金匮玉函经》

大汗出,热不去,内拘急,四肢疼,又下利,厥逆而恶寒者,四逆汤主之。

宋本《伤寒论》

大汗出,热不去,内拘急,四肢疼,又下利,厥逆而恶寒者,四逆汤主之。

《千金翼方》原本"拘急",《金匮玉函经》其前加"内"字以充义。

《千金翼方》"若下利"之"若"字,为"或"义。《金匮玉函经》"若"易为"又"字,义失。宋本《伤寒论》此二项同《金匮玉函经》。

308. 《千金翼方》

大汗出若火,下利而厥,四逆汤主之。

《金匮玉函经》

大汗出，若大下利而厥冷者，四逆汤主之。

宋本《伤寒论》

大汗，若大下利，而厥冷者，四逆汤主之。

《千金翼方》之"火"，《金匮玉函经》易为"大"字，宋本《伤寒论》同《金匮玉函经》。"火"，或指火法发汗。

309.《千金翼方》

病者手足逆冷，脉乍紧者，邪结在胸中，心下满而烦，饥不能食。病在胸中，当吐之。宜瓜蒂散。

《金匮玉函经》

病者手足厥冷，脉乍紧者，邪结在胸中，心下满而烦，饥不能食者。病在胸中，当吐之。宜瓜蒂散。

宋本《伤寒论》

病者手足厥冷，脉乍紧者，邪结在胸中，心下满而烦，饥不能食者。病在胸中，当须吐之。宜瓜蒂散。

《千金翼方》"逆冷"，《金匮玉函经》易为"厥冷"，宋本《伤寒论》同《金匮玉函经》。

310.《千金翼方》

伤寒，厥而心下悸，先治其水，当与茯苓甘草汤，却治其厥，不尔，其水入胃，必利。茯苓甘草汤主之。

茯苓二两　甘草炙，一两　桂枝二两　生姜三两

右四味，以水四升，煮取二升，去滓，分温三服。

《金匮玉函经》

伤寒，厥而心下悸者，宜先治水，当与茯苓甘草汤，却治其厥，不尔，水渍入胃，必作利也。

宋本《伤寒论》

伤寒，厥而心下悸，宜先治水，当服茯苓甘草汤，却治其厥，不尔，水渍入胃，必作利也。

茯苓二两　甘草一两，炙　生姜三两，切　桂枝二两，去皮

右四味，以水四升，煮取二升，去滓，分温三服。

《金匮玉函经》茯苓甘草汤方

茯苓三两　甘草一两，炙　桂枝二两　生姜三两

右四味，以水四升，煮取二升，去滓，分温三服。

《千金翼方》"必利"，《金匮玉函经》为"必作利也"，宋本《伤寒论》同《金匮玉函经》。

茯苓，《千金翼方》及宋本《伤寒论》为"二两"，《金匮玉函经》作"三两"。

311.《千金翼方》

伤寒六七日，其人大下后，脉沉迟，手足厥逆，下部脉不至，咽喉不利，唾脓血，泄利不止，为难治。麻黄升麻汤主之。

麻黄去节，二两半　知母十八铢　葳蕤十八铢　黄芩十八铢　升麻一两六铢　当归一两六铢　芍药　桂枝　石膏碎，绵裹　干姜　白术　茯苓　麦门冬去心　甘草炙，各六铢

右一十四味，以水一斗，先煮麻黄二沸，去上沫，内诸药，煮取三升，去滓，分温三服。一饮

间，当汗出愈。

《金匮玉函经》

伤寒六七日，大下后，寸脉沉迟，手足厥逆，下部脉不至，咽喉不利，唾脓血，泄利不止者，为难治。麻黄升麻汤主之。

麻黄升麻汤方

麻黄二两半　升麻　当归各一两六铢　黄芩　萎蕤　知母各十八铢　石膏碎，绵裹　甘草炙　桂枝　芍药　干姜　白术　茯苓　麦门冬去心　各六铢

右十四味，㕮咀，以水一斗，先煮麻黄一二沸，去上沫，内诸药，煮取三升，去滓，分温三服。一饭间，当出汗愈。

宋本《伤寒论》

伤寒六七日，大下后，寸脉沉而迟，手足厥冷，下部脉不至，咽喉不利，唾脓血，泄利不止者，为难治。麻黄升麻汤主之。

麻黄二两半，去节　升麻一两一分　当归一两一分　知母十八铢　黄芩十八铢　萎蕤十八铢，一作菖蒲　芍药六铢　天门冬六铢，去心　桂枝六铢，去皮　茯苓六铢　甘草六铢，炙　石膏碎，绵裹　白术六铢　干姜六铢

右十四味，以水一斗，先煮麻黄一二沸，去上沫，内诸药，煮取三升，去滓，分温三服。相去如炊三斗米顷，令尽，汗出，愈。

《千金翼方》"脉沉迟"，《金匮玉函经》具体细化为"寸脉沉迟"，宋本《伤寒论》同《金匮玉函经》。

药物用量，《金匮玉函经》同《千金翼方》，宋本《伤寒论》升麻、当归用量均为一两一分。

《千金翼方》"一炊间"，《金匮玉函经》俗为"一饭间"，宋本《伤寒论》更具休为"如炊三斗米顷"。

312. 《千金翼方》

伤寒四五日，腹中痛，若转气下趣少腹，为欲自利。

《金匮玉函经》

伤寒四五日，腹中痛，若转气下趣少腹者，为欲自利也。

宋本《伤寒论》

伤寒四五日，腹中痛，若转气下趋少腹者，此欲自利也。

"少腹"后，《金匮玉函经》增"者"字；"自利"后，增"也"字以助读。此系《金匮玉函经》沿袭《千金翼方》时不自觉而为之。宋本《伤寒论》同《金匮玉函经》。

313. 《千金翼方》

伤寒本自寒，下，医复吐之，而寒格，更吐逆，食入即吐，干姜黄芩黄连人参汤主之。

干姜　黄芩　黄连　人参各三两

右四味，以水六升，煮取二升，去滓，分温再服。

《金匮玉函经》

伤寒本自寒，下，医复吐之，寒格更逆，吐下，食入即出者，干姜黄芩黄连汤主之。

干姜黄芩黄连人参汤方

干姜　黄芩　黄连　人参各三两

右四味，以水六升，煮取二升，去滓，分温再服。

宋本《伤寒论》

伤寒本自寒，下，医复吐下之，寒格，更逆吐下，若食入口即吐，干姜黄芩黄连人参汤主之。

干姜 黄芩 黄连 人参各三两

右四味，以水六升，煮取二升，去滓，分温再服。

"吐之"，宋本《伤寒论》作"吐下之"。

314.《千金翼方》

下利有微热，其人渴，脉弱者自愈。

《金匮玉函经》

下利有微热而渴，脉弱者自愈。

宋本《伤寒论》

下利有微热而渴，脉弱者，今自愈。

《千金翼方》"其人渴"，《金匮玉函经》易作"而渴"，宋本《伤寒论》同《金匮玉函经》。宋本《伤寒论》"自"前，增"今"字以助义。

315.《千金翼方》

下利脉数，若微发热，汗出者自愈。设脉复紧，为未解。

《金匮玉函经》

下利脉数，有微热，汗出者自愈。设复紧，为未解。

宋本《伤寒论》

下利脉数，有微热，汗出，今自愈。设复紧，为未解。注：一云设脉浮复紧。

《金匮玉函经》"设"后脱"脉"字；"若微发热"，作"有微热"。宋本《伤寒论》同《金匮玉函经》，另"自"前增"今"字。

316.《千金翼方》

下利，手足厥，无脉，灸之不温，反微喘者，死。少阴负趺阳者，为顺。

《金匮玉函经》

下利，手足厥冷，无脉者，灸之不温，而脉不还，反微喘者死。

少阴负趺阳者，为顺也。

宋本《伤寒论》

下利，手足厥冷，无脉者，灸之不温，若脉还，反微喘者死。少阴负趺阳者，为顺也。

《金匮玉函经》此条分解为两条论述。

在《千金翼方》原文的基础上，《金匮玉函经》进行了助义增补。"厥"后加"冷"字；"不温"后，增"而脉不还"。宋本《伤寒论》同《金匮玉函经》，"而脉"作"若脉"。

317.《千金翼方》

下利，脉反浮数，尺中自涩，其人必清脓血。

《金匮玉函经》

下利，寸脉反浮数，尺中自涩者，必清脓血。

宋本《伤寒论》

下利，寸脉反浮数，尺中自涩者，必清脓血。

《千金翼方》"脉",《金匮玉函经》补充为"寸脉";"涩"后,加助词"者"字。

宋本《伤寒论》同《金匮玉函经》。

318.《千金翼方》

下利清谷不可攻其表,汗出必胀满。

《金匮玉函经》

下利清谷,不可攻其表,汗出必胀满。

宋本《伤寒论》

下利清谷,不可攻表。汗出必胀满。

宋本《伤寒论》"攻"后脱"其"字。

319.《千金翼方》

下利,脉沉弦者,下重,其脉大者为未止;脉微弱数者,为欲自止。虽发热不死。

《金匮玉函经》

下利,脉沉弦者,下重,脉大者,为未止;脉微弱数者,为欲自止。虽发热不死。

宋本《伤寒论》

下利,脉沉弦者,下重也。脉大者,为未止;脉微弱数者,为欲自止。虽发热不死。

320.《千金翼方》

下利,脉沉而迟,其人面少赤,身有微热,下利清谷,必郁冒,汗出而解。其人微厥。所以然者,其面戴阳,下虚故也。

《金匮玉函经》

下利,脉沉而迟,其人面少赤,身有微热,下利清谷,必郁冒,汗出而解。病人必微厥。所以然者,其面戴阳,下虚故也。

宋本《伤寒论》

下利,脉沉而迟,其人面少赤,身有微热,下利清谷者,必郁冒,汗出而解。病人必微厥。所以然者,其面戴阳,下虚故也。

《千金翼方》"其人微厥",《金匮玉函经》意易为"病人必微厥"。宋本《伤寒论》同《金匮玉函经》。

321.《千金翼方》

下利,脉反数而渴者,今自愈。设不差,必清脓血。有热故也。

《金匮玉函经》

下利,脉反数而渴者,今自愈,设不差,必清脓血。以有热故也。

宋本《伤寒论》

下利,脉数而渴者,今自愈。设不差,必清脓血,以有热故也。

"有"前,《金匮玉函经》增"以"字以助义。宋本《伤寒论》同《金匮玉函经》。

322.《千金翼方》

下利后脉绝,手足厥,晬时脉还,手足温者,生;不还者,死。

《金匮玉函经》

下利后,其脉绝,手足厥,晬时脉还,手足温者,生;不还不温者死。

宋本《伤寒论》

下利后脉绝,手足厥冷,晬时脉还,手足温者,生;脉不还者,死。

"脉绝"前，《金匮玉函经》增"其"字；"不还"后，增"不温"二字以助义。
宋本《伤寒论》"手足厥"后，增"冷"字。

323. 《千金翼方》

伤寒下利，日十余行，其人脉反实者，死。

《金匮玉函经》

伤寒下利，日十余行，脉反实者，死。

宋本《伤寒论》

伤寒下利，日十余行，脉反实者，死。

"脉"前，《金匮玉函经》脱"其人"二字。宋本《伤寒论》同《金匮玉函经》。

324. 《千金翼方》

下利清谷，里寒外热，汗出而厥，通脉四逆汤主之。

《金匮玉函经》

下利清谷，里寒外热，汗出而厥，通脉四逆汤主之。

宋本《伤寒论》

下利清谷，里寒外热，汗出而厥者，通脉四逆汤主之。

"厥"后，宋本《伤寒论》顺加"者"字。

325. 《千金翼方》

热利下重，白头翁汤主之。

《金匮玉函经》

热利下重，白头翁汤主之。

宋本《伤寒论》

热利下重者，白头翁汤主之。

326. 《千金翼方》

下利欲饮水者，为有热，白头翁汤主之。

白头翁二两　黄柏三两　黄连三两　秦皮三两

右四味，以水七升，煮取二升，去滓，温服一升，不差，更服。

《金匮玉函经》

下利欲饮水，为有热也，白头翁汤主之。

白头翁汤方

白头翁　黄连　黄柏　秦皮各三两

右四味，以水七升，煮取二升，去滓，温服一升，不愈，更服一升。

宋本《伤寒论》

下利，欲饮水者，以有热故也。白头翁汤主之。

白头翁汤方

白头翁二两　黄柏三两　黄连三两　秦皮三两

右四味，以水七升，煮取二升，去滓，温服一升，不愈，更服一升。

《千金翼方》白头翁作"二两"，宋本《伤寒论》同，《金匮玉函经》作"三两"。

《千金翼方》"不差，更服"，《金匮玉函经》变通作"不愈，更服一升"，宋本《伤寒论》同

《金匮玉函经》。

327. 《千金翼方》

下利腹满，身体疼痛，先温其里，乃攻其表，温里宜四逆汤，攻表宜桂枝汤。

《金匮玉函经》

下利腹胀满，身体疼痛，先温其里，乃攻其表。温里宜四逆汤，攻表宜桂枝汤。

宋本《伤寒论》

下利，腹胀满，身体疼痛者，先温其里，乃攻其表，温里宜四逆汤，攻表宜桂枝汤。

328. 《千金翼方》

下利而谵语，为有燥屎，小承气汤主之。

《金匮玉函经》

下利语谵者，有燥屎也。宜小承气汤。

宋本《伤寒论》

下利语谵者，有燥屎也。宜小承气汤。

《金匮玉函经》在《千金翼方》的基础上，字词略有变通。宋本《伤寒论》同《金匮玉函经》。这里可以明显看出，《金匮玉函经》沿袭《千金翼方》，宋本《伤寒论》又沿袭《金匮玉函经》。

329. 《千金翼方》

下利后更烦，按其心下濡者，为虚烦也。栀子汤主之。

《金匮玉函经》

下利后更烦，按之心下濡者，为虚烦也。栀子豉汤主之。

宋本《伤寒论》

下利后更烦，按之心下濡者，为虚烦也。宜栀子豉汤。

"其"，《金匮玉函经》易作"之"，宋本《伤寒论》同《金匮玉函经》。

《千金翼方》原本为"栀子汤"，《金匮玉函经》增"豉"子为"栀子豉汤"，宋本《伤寒论》同《金匮玉函经》。

330. 《千金翼方》

呕家有痈脓，不可治呕。脓尽自愈。

《金匮玉函经》

呕家有痈脓，不可治呕。脓尽自愈。

宋本《伤寒论》

呕家有痈脓者，不可治呕，脓尽自愈。

宋本《伤寒论》"脓"后，顺加"者"字。

331. 《千金翼方》

呕而发热，小柴胡汤主之。

《金匮玉函经》

呕而发热者，小柴胡汤主之。

宋本《伤寒论》

呕而发热者，小柴胡汤主之。

"热"后，《金匮玉函经》顺加"者"字以助读。宋本《伤寒论》同《金匮玉函经》。

332.《千金翼方》

呕而脉弱，小便复利，身有微热。见厥难治。四逆汤主之。

《金匮玉函经》

呕而脉弱，小便复利，身有微热。见厥者难治。四逆汤主之。

宋本《伤寒论》

呕而脉弱，小便复利，身有微热。见厥者难治。四逆汤主之。

333.《千金翼方》

干呕吐涎沫，而复头痛，吴茱萸汤主之。

《金匮玉函经》

干呕吐涎沫，而复头痛，吴茱萸汤主之。

宋本《伤寒论》

干呕，吐涎沫，头痛者，吴萸汤主之。

"而复头痛"宋本《伤寒论》作"头痛者"。

334.《千金翼方》

伤寒大吐下之，极虚。复极汗者，其人外气怫郁，复与其水，以发其汗，因得哕。所以然者，胃中寒冷故也。

《金匮玉函经》

伤寒大吐大下之，极虚。复极汗出者，以其人外气怫郁，复与之水，以发其汗，因得哕。所以然者，胃中寒冷故也。

宋本《伤寒论》

伤寒大吐大下之，极虚。复极汗者，其人外气怫郁，复与之水，以发其汗，因得哕。所以然者，胃中寒冷故也。

《千金翼方》"大吐下之"，《金匮玉函经》补益为"大吐大下之"，宋本《伤寒论》同《金匮玉函经》。

《千金翼方》"复极汗者"，指医生又极发其汗。《金匮玉函经》"汗"后赘"出"字，反使发汗治疗与自身汗出易于混淆。

335.《千金翼方》

伤寒哕而满者，视其前后，知何部不利，利之则愈。

《金匮玉函经》

伤寒哕而腹满，问其前后，知何部不利，利之即愈。

宋本《伤寒论》

伤寒，哕而腹满，视其前后，知何部下利，利之即愈。

"满"前，《金匮玉函经》增"腹"字以助义。宋本《伤寒论》同《金匮玉函经》。

"视"，《金匮玉函经》易为"问"。

336.《千金翼方·伤寒宜忌第四·忌发汗第一》

少阴病，脉细沉数，病在里，忌发其汗。

《金匮玉函经·卷五·辨不可发汗病形证治第十三》

少阴病，脉细沉数，病为在里，不可发其汗。

宋本《伤寒论·辨不可发汗病脉证并治第十五》

少阴病，脉细沉数，病为在里，不可发汗。

"在"前，《金匮玉函经》增"为"字；"忌"，易作"不可"。宋本《伤寒论》同《金匮玉函经》。

337.《千金翼方》

脉浮而紧，法当身体疼痛，当以汗解。假令尺中脉迟者，忌发其汗。何以知然？此为荣气不足，血气微少故也。

《金匮玉函经》

脉浮而紧，法当身体疼痛，当以汗解。假令尺中脉迟者，不可发其汗。何以故？此为荣气不足，血气微少故也。

宋本《伤寒论》

脉浮紧者，法当身疼痛，宜以汗解之。假令尺中迟者，不可发汗。何以知然？以荣气不足，血少故也。

"忌"，《金匮玉函经》易作"不可"，宋本《伤寒论》同《金匮玉函经》。

"何以知然"，《金匮玉函经》意易为"何以故"。

338.《千金翼方》

少阴病脉微，忌发其汗，无阳故也。

《金匮玉函经》

少阴病脉微，不可发其汗，亡阳故也。

宋本《伤寒论》

少阴病脉微，不可发汗，亡阳故也。

"无"，《金匮玉函经》作"亡"，义同。宋本《伤寒论》同《金匮玉函经》。

339.《千金翼方》

咽中闭塞，忌发其汗，发汗即吐血，气微绝，逆冷。

《金匮玉函经》

咽中闭塞，不可发汗。发汗则吐血，气微绝，手足逆冷，虽欲蜷卧，不能自温。

宋本《伤寒论》

咽中闭塞，不可发汗，发汗则吐血，气微绝，手足逆冷，欲得蜷卧，不能自温。

"逆冷"前，《金匮玉函经》增"手足"二字；"逆冷"后，增"虽欲卧，不能自温"八字以助义。宋本《伤寒论》同《金匮玉函经》，"虽欲"，作"欲得"。

340.《千金翼方》

厥，忌发其汗，发其汗即声乱，咽嘶，舌萎。

《金匮玉函经》

厥而脉紧，不可发汗，发汗则声乱，咽嘶，舌萎，其声不能出。

宋本《伤寒论》

厥，脉紧，不可发汗。发汗则声乱，咽嘶，舌萎，声不得前。

《千金翼方》"厥"后，《金匮玉函经》增"而脉紧"三字，以助义。"萎"后，又增"其声不能出"以释义。宋本《伤寒论》同《金匮玉函经》之说。

341.《千金翼方》

太阳病，发热恶寒，寒多热少，脉微弱，则无阳也。忌复发其汗。

《金匮玉函经》

太阳病发热恶寒，寒多热少，脉微弱，则无阳也。不可复发其汗。

宋本《伤寒论》

太阳病发热恶寒，寒多热少，脉微弱者，无阳也，不可发汗。

"忌"，《金匮玉函经》易作"不可"，宋本《伤寒论》同《金匮玉函经》。

342.《千金翼方》

咽喉干燥者，忌发其汗。

《金匮玉函经》

咽喉干燥者，不可发其汗。

宋本《伤寒论》

咽喉干燥者，不可发汗。

343.《千金翼方》

亡血家，忌攻其表，汗出则寒栗而振。

《金匮玉函经》

亡血家不可攻其表，汗出则寒栗而振。

宋本《伤寒论》

亡血不可发汗，发汗则寒栗而振。

344.《千金翼方》

衄家忌攻其表，汗出必额上促急。

《金匮玉函经》

衄家不可攻其表，汗出则额陷脉上促急而紧，直视不能眴，不得眠。

宋本《伤寒论》

衄家不可发汗，汗出必额上陷脉急紧，直视不能眴，不得眠。

《千金翼方》"必额上促急"，《金匮玉函经》补充为"则额上陷脉上促急而紧"，宋本《伤寒论》作"必额上陷脉急紧"。

345.《千金翼方》

汗家重发其汗，必恍惚心乱，小便已，阴疼。

《金匮玉函经》

汗家重发其汗，必恍惚心乱，小便已阴疼。可与禹余粮丸。

宋本《伤寒论》

汗家不可发汗，发汗必恍惚而乱，小便已，阴疼，宜禹余粮丸。

《金匮玉函经》增补治疗方剂。宋本《伤寒论》同《金匮玉函经》。

"重发其汗"，宋本《伤寒论》作"不可发汗"。

346.《千金翼方》

淋家忌发其汗，发其汗必便血。

《金匮玉函经》

淋家不可发汗，发汗必便血。

宋本《伤寒论》

淋家不可发汗，发汗必便血。

347.《千金翼方》

疮家虽身疼痛，忌攻其表，汗出则痉。

《金匮玉函经》

疮家虽身疼痛，不可攻其表，汗出则痉。

宋本《伤寒论》

疮家虽身疼痛，不可发汗，汗出则痉。

《千金翼方》"忌攻其表"，《金匮玉函经》作"不可攻其表"，宋本《伤寒论》作"不可发汗"。

"痉"，《金匮玉函经》作"痓"。

348.《千金翼方》

太阳病，发其汗，因至痓。

《金匮玉函经》

太阳病，发其汗，因致痓。

宋本《伤寒论》

太阳病发汗，因致痉。

349.《千金翼方》

冬时忌发其汗，发其汗必吐利，口中烂，生疮，咳而小便利，若失小便，忌攻其表。攻其表，汗则厥逆冷。

《金匮玉函经》

冬温，发其汗，必吐利，口中烂，生疮。

咳而小便利，若失小便者，不可攻其表，汗出则厥逆冷。

宋本《伤寒论》

咳而小便利，若失小便者，不可发汗，汗出则四肢厥逆冷。

《千金翼方》"冬时"，《金匮玉函经》易作"冬温"。

350.《千金翼方·宜发汗第二》

大法春夏宜发汗。

《金匮玉函经·辨可发汗病形证治第十四》

大法春夏宜发汗。

宋本《伤寒论·辨可发汗病脉证并治第十六》

大法春夏宜发汗。

351.《千金翼方》

凡发汗，欲令手足皆周，漐漐一时间益佳，不欲流离。若病不解，当重发汗。汗多亡阳。阳虚不得重发汗也。

《金匮玉函经》

凡发汗，欲令手足俱周，漐漐然一时间许益佳，不可如水流漓。若病不解，当重发汗。汗多必亡阳。阳虚不得重发汗也。

宋本《伤寒论》

凡发汗，欲令手足俱周，汗出似絷絷然，一时间许，益佳。不可令如水流离。若病不解，当重发汗。汗多者必亡阳，阳虚不得重发汗也。

三者论述文字略有不同，但可明显看出，《金匮玉函经》和宋本《伤寒论》，均以《千金翼方》之说为基础，略加补充释义。

352.《千金翼方》

凡服汤发汗，中病便止，不必尽剂也。

《金匮玉函经》

凡服汤药发汗，中病便止，不必尽剂也。

宋本《伤寒论》

凡服汤发汗，中病便止，不必尽剂也。

《金匮玉函经》"汤"后顺增"药"字。

353.《千金翼方》

凡云宜发汗而无汤者，丸散亦可用，然不如汤药也。

《金匮玉函经》

凡云可发汗，无汤者，丸散亦可，要以汗出为解，然不如汤，随证良验。

宋本《伤寒论》

凡云可发汗，无汤者，丸散亦可用。要以汗出为解，然不如汤，随证良验。

《金匮玉函经》增益"要以汗出为解""随证良验"等句以充义，宋本《伤寒论》同《金匮玉函经》。

354.《千金翼方》

太阳病，脉浮而数者，宜发其汗。

《金匮玉函经》

太阳病，脉浮而数者，可发汗，宜桂枝汤。一云麻黄汤。

宋本《伤寒论》

脉浮而数者，可发汗，属桂枝汤证。

《金匮玉函经》引入治疗方名，宋本《伤寒论》同《金匮玉函经》。

355.《千金翼方》

阳明病，脉浮虚者，宜发其汗。

《金匮玉函经》

阳明脉浮虚者，当发其汗，宜桂枝汤。

356.《千金翼方》

阳明病，其脉迟，汗出多而微恶寒者，表为未解，宜发其汗。

《金匮玉函经》

阳明病，其脉迟，汗出多而微恶寒，表为未解，可发其汗。宜桂枝汤。

宋本《伤寒论》

阳明病脉迟，汗出多，微恶寒者，表未解也，可发汗，属桂枝汤。

《金匮玉函经》增补治疗方剂，宋本《伤寒论》同《金匮玉函经》。

357.《千金翼方》

太阴病，脉浮者，宜发其汗。

《金匮玉函经》

太阴病，脉浮者，可发其汗，宜桂枝汤。

宋本《伤寒论》

太阴病，脉浮者，可发汗，宜桂枝汤。

358.《千金翼方·忌吐第三》

太阳病，恶寒而发热，今自汗出，反不恶寒而发热，关上脉细而数，此吐之过也。

《金匮玉函经·辨不可吐病形证治第十五》

太阳病，当恶寒而发热，今自汗出，反不恶寒发热，关上脉细而数者，此医吐之故也。若得病一日二日吐之者，腹中饥，口不能食；三日四日吐之者，不喜糜粥，欲食冷食，朝食暮吐，此医吐之所致也。此为小逆。

宋本《伤寒论·辨不可吐第十八》

太阳病，当恶寒发热，今自汗出，反不恶寒发热，关上脉细数者，以医吐之过也。若得病一二日吐之者，腹中饥，口不能食；三四日吐之者，不喜糜粥，欲食冷食，朝食暮吐以医吐之所致也。此为小逆。

"若得病"后诸文，《千金翼方》无。宋本《伤寒论》同《金匮玉函经》。

359.《千金翼方》

诸四逆厥，忌吐，虚家亦然。

《金匮玉函经》

诸四逆厥者，不可吐之。虚家亦然。

宋本《伤寒论》

诸四逆厥者，不可吐也。虚家亦然。

"厥"后，《金匮玉函经》顺加"者"字；"忌吐"，作"不可吐之"。宋本《伤寒论》同《金匮玉函经》。"之"作"也"。

360.《千金翼方·宜吐第四》

大法春宜吐。

《金匮玉函经·辨可吐病形证治第十六》

大法春宜吐。

宋本《伤寒论·辨可吐第十九》

大法春宜吐。

361.《千金翼方》

凡服吐汤，中病便止，不必尽剂也。

《金匮玉函经》

凡服汤吐，中病便止，不必尽剂也。

宋本《伤寒论》

凡用吐汤，中病便止，不必尽剂也。

362. 《千金翼方》

病如桂枝证，其头项不强痛，寸口脉浮，胸中痞坚，上撞咽喉不得息，此为有寒，宜吐之。

《金匮玉函经》

病如桂枝证，其头不痛，项不强，寸口脉微浮，胸中痞坚，气上撞咽喉不得息。此为胸有寒。当吐之。

宋本《伤寒论》

病如桂枝证，头不痛，项不强，寸脉微浮，胸中痞硬，气撞咽喉不得息者，此为有寒。当吐之。注：一云，此以内有久痰，宜吐之。

《千金翼方》"头项不强痛"，《金匮玉函经》分解作"头不痛，项不强"；"脉浮"，增益为"脉微浮"。宋本《伤寒论》同《金匮玉函经》。

363. 《千金翼方》

病胸上诸实，胸中郁郁而痛，不能食，欲使人按之，而反有涎唾，下利日十余行。其脉反迟，寸口微滑，此宜吐之，利即止。

《金匮玉函经》

病胸上诸实，胸中郁郁而痛，不能食，欲使人按之，而反有涎沫唾，下利日十余行。其脉反迟，寸口微滑，此可吐之，吐之利则止。

宋本《伤寒论》

病胸上诸实，注：一作寒，胸中郁郁而痛，不能食，欲使人按之，而反有涎唾，下利日十余行，其脉反迟，寸口脉微滑，此可吐之。吐之，利则止。

"涎唾"，《金匮玉函经》作"涎沫唾"。

《千金翼方》"利即止"前，《金匮玉函经》增"吐之"以助义。宋本《伤寒论》同《金匮玉函经》。

364. 《千金翼方》

少阴病，其人饮食则吐，心中温温欲吐，复不能吐，宜吐之。

《金匮玉函经》

少阴病，其人饮食入则吐，心中嗢嗢欲吐复不能吐，当遂吐之。

宋本《伤寒论》

少阴病，饮食入口则吐，心中温温欲吐，复不能吐者，宜吐之。

《千金翼方》"宜"，《金匮玉函经》易为"当遂"。

365. 《千金翼方》

病者手足逆冷，脉乍紧，邪结在胸中，心下满而烦，饥不能食，病在胸中，宜吐之。

《金匮玉函经》

病者手足逆冷，脉乍紧，邪结在胸中，心下满而烦，饥不能食，病在胸中，当吐之。

宋本《伤寒论》

病者手足逆冷，脉乍结，以客气在胸中，心下满而烦，欲食不能食者，病在胸中，当须吐之。

"紧"，宋本《伤寒论》易作"结"；"邪结"作"以客气"；"饥不能食"作"欲食不能食"。

366. 《千金翼方》

宿食在上管，宜吐之。

《金匮玉函经》

宿食在上脘，当吐之。

宋本《伤寒论》

宿食在上管者，当吐之。

367.《千金翼方·忌下第五》

咽中闭塞忌下，下之则上轻下重，水浆不下，诸外实忌下，下之皆发微热，亡脉则厥。

《金匮玉函经·辨不可下病形证治第十七》

咽中闭塞不可下，下之则上轻下重，水浆不下，卧则欲踡，身体急痛，复下利日数十行。

诸外实者不可下，下之则发微热，亡脉则厥。当脐握热。

宋本《伤寒论》

咽中闭塞，不可下，下之则上轻下重，水浆不下，卧则欲踡，身急痛，下利日数十行。

诸外实，不可下，下之则发微热，亡脉厥者，当脐握热。

《千金翼方》作为一条论述。《金匮玉函经》分为两条论述，内容有所增益。宋本《伤寒论》同《金匮玉函经》。

368.《千金翼方》

诸虚忌下，下之则渴引水，易愈；恶水者，剧。

《金匮玉函经》

诸虚者不可下，下之则渴，引水者易愈；恶水者，剧。

宋本《伤寒论》

诸虚者不可下，下之则大渴，求水者易愈；恶水者，剧。

"渴"，宋本《伤寒论》扩义为"大渴"；"引水"，意易为"求水"。

369.《千金翼方》

脉数者忌下之，下之必烦利不止。

《金匮玉函经》

脉数者不可下，下之必烦利不止。

宋本《伤寒论》

脉数者不可下，下之必烦利不止。

370.《千金翼方》

脉浮大，医反下之，此为大逆。

《金匮玉函经》

脉浮大，宜发汗，医反下之，此为大逆。

宋本《伤寒论》

脉浮大，应发汗，医反下之，此为大逆也。

"医"前，《金匮玉函经》增"宜发汗"以助义。宋本《伤寒论》作"应发汗"。

371.《千金翼方》

结胸证，其脉浮大，忌下之，下之即死。

《金匮玉函经》

结胸证，其脉浮大，不可下，下之即死。

宋本《伤寒论》

结胸证，脉浮大者，不可下，下之即死。

"忌"，《金匮玉函经》、宋本《伤寒论》作"不可"。

372.《千金翼方》

太阳与少阳合病，心下痞坚，颈项强而眩，忌下。

《金匮玉函经》

太阳与少阳合病，心下痞坚，头项强而眩，勿下之。

宋本《伤寒论》

太阳与少阳合病者，心下硬，颈项强而眩者，不可下。

"颈项"，《金匮玉函经》作"头项"。"忌下"，《金匮玉函经》作"勿下之"；宋本《伤寒论》作"不可下"。

373.《千金翼方》

病有外证未解，忌下，下之为逆。

《金匮玉函经》

太阳病，有外证未解，不可下，下之为逆。

宋本《伤寒论》

太阳病，有外证未解，不可下，下之为逆。

"病"，《金匮玉函经》作"太阳病"，宋本《伤寒论》同《金匮玉函经》。

374.《千金翼方》

少阴病，食入即吐，心中温温欲吐，复不能吐，始得之，手足寒，脉弦迟，此胸中实，忌下。

《金匮玉函经》

少阴病，其人饮食入则吐，心中嗢嗢欲吐，复不能吐，始得之，手足寒，脉迟，此胸中实，不可下之。

宋本《伤寒论》

少阴病，饮食入口则吐，心中温温欲吐，复不能吐，始得之，手足寒，脉弦迟者，此胸中实，不可下也。

"脉弦迟"，《金匮玉函经》脱"弦"字。

375.《千金翼方》

伤寒五六日，不结胸，腹濡脉虚，复厥者，忌下。下之亡血则死。

《金匮玉函经》

伤寒五六日，不结胸，腹濡脉虚，复厥者，不可下。下之亡血死。

宋本《伤寒论》

伤寒五六日，不结胸，腹濡脉虚，复厥者，不可下。此亡血，下之死。

"下之，亡血则死"，宋本《伤寒论》变通为"此亡血，下之死"。

376.《千金翼方·宜下第六》

大法秋宜下。

《金匮玉函经·辨可下病形证治第十八》

大法秋宜下。

宋本《伤寒论·辨可下病脉证并治第二十一》

大法秋宜下。

377. 《千金翼方》

凡宜下，以汤胜丸、散。

凡服汤下，中病则止，不必尽三服。

《金匮玉函经》

凡服下药，用汤胜丸，中病即止，不必尽剂。

宋本《伤寒论》

凡可下者，用汤胜丸、散。中病便止，不必尽剂也。

《千金翼方》作为两条论述，《金匮玉函经》并为一条，宋本《伤寒论》同《金匮玉函经》而为一条。

378. 《千金翼方》

阳明病发热汗多者，急下之。

《金匮玉函经》

阳明病，发热汗多者，急下之，宜承气汤。注：一云大柴胡汤。

宋本《伤寒论》

阳明病，发热汗多者，急下之，宜大柴胡汤。注：一法用小承气汤。

《千金翼方》略去治疗方剂。《金匮玉函经》"宜承气汤"，宋本《伤寒论》"宜大柴胡汤"。

379. 《千金翼方》

少阴病得之二三日，口燥咽干者，急下之。

《金匮玉函经》

少阴病，得之二三日，口燥咽干，急下之，宜承气汤。

宋本《伤寒论》

少阴病，得之二三日，口燥咽干者，急下之，宜大承气汤。

《千金翼方》略去治方。《金匮玉函经》"宜承气汤"，宋本《伤寒论》进一步明确为"宜大承气汤"。

380. 《千金翼方》

少阴病五六日，腹满不大便者，急下之。

《金匮玉函经》

少阴病六七日，腹满不大便者，急下之，宜承气汤。

宋本《伤寒论》

少阴病，六七日，腹满不大便者，急下之，宜大承气汤。

《千金翼方》"五日"，《金匮玉函经》易作"六七日"，宋本《伤寒论》同《金匮玉函经》。

381. 《千金翼方》

少阴病，下利清水，色青者，心下必痛。口干者，宜下之。

《金匮玉函经》

少阴病，下利清水，色青者，心下必痛，口干燥者，可下之，宜大柴胡汤、承气汤。

宋本《伤寒论》

少阴病，下利清水，色纯青，心下必痛，口干燥者，可下之，宜大柴胡、大承气汤。

《千金翼方》"宜下之",《金匮玉函经》作"可下之",并列举治疗方剂。宋本《伤寒论》同《金匮玉函经》。

382. 《千金翼方》

下利,三部脉皆浮,按其心下坚者,宜下之。

《金匮玉函经》

下利,三部脉皆平,注:一云浮,按其心下坚者,可下之,宜承气汤。

宋本《伤寒论》

下利,三部脉皆平,按之心下硬者,急下之,宜大承气汤。

《千金翼方》无方;《金匮玉函经》"宜承气汤";宋本《伤寒论》"宜大承气汤"。

383. 《千金翼方》

下利,脉迟而滑者,实也。利未欲止,宜下之。

《金匮玉函经》

下利,脉迟而滑者,内实也。利未欲止,当下之,宜承气汤。

宋本《伤寒论》

下利,脉迟而滑者,内实也,利未欲止,当下之,宜大承气汤。

《千金翼方》"实"前,《金匮玉函经》增"内"字以助义。宋本《伤寒论》同《金匮玉函经》。

"利未欲止"后,《金匮玉函经》增"当下之"三字以补义。宋本《伤寒论》同。

384. 《千金翼方》

阳明与少阳合病,利而脉不负者为顺。脉数而滑者,有宿食,宜下之。

《金匮玉函经》

阳明与少阳合病而利,不负者为顺。负者失也。互相克贼为负。

脉滑而数者,有宿食也。当下之。宜大柴胡汤、承气汤。

宋本《伤寒论》

阳明与少阳合病,必下利,其脉不负者,为顺也。负者,失也。互相克贼,名为负也。脉滑而数者,有宿食。当下之。宜大承气汤。

《千金翼方》、宋本《伤寒论》作为一条论述,《金匮玉函经》分为两条论述。

《金匮玉函经》"不负者为顺"后,补入解释之文:"负者,失也。相互克贼为负。"宋本《伤寒论》又"为"前增"名","负"后增"也"字。

385. 《千金翼方》

问曰:人病有宿食,何以别之?答曰:寸口脉浮大,按之反涩,尺中亦微而涩,故知有宿食。宜下之。

《金匮玉函经》

问曰:人病有宿食,何以别之?师曰:寸口脉浮大,按之反涩,尺中亦微而涩,故知有宿食。当下之,宜承气汤。

宋本《伤寒论》

问曰:人病有宿食,何以别之?师曰:寸口脉浮而大,按之反涩,尺中亦微而涩,故知有宿食。当下之,宜大承气汤。

《千金翼方》"答曰",《金匮玉函经》作"师曰",宋本《伤寒论》同《金匮玉函经》。

《金匮玉函经》"承气汤",宋本《伤寒论》具体为"大承气汤"。

386.《千金翼方》

下利,不欲食者,有宿食,宜下之。

《金匮玉函经》

下利,不欲食者,有宿食也。当下之,宜承气汤。

宋本《伤寒论》

下利,不欲食者,以有宿食,当下之,宜大承气汤。

"食"后,《金匮玉函经》顺加"也"字以助读。

《金匮玉函经》"承气汤",宋本《伤寒论》具体为"大承气汤"。

387.《千金翼方》

下利差,至其时复发。此为病不尽,宜复下之。

《金匮玉函经》

下利已瘥,至其年月日时复发者,此为病不尽故也。复当下之,宜承气汤。

宋本《伤寒论》

下利差,至其年月日时复发者,以病不尽故也。当下之。宜大承气汤。

《千金翼方》"至其时复发",《金匮玉函经》将其补充详细为"至其年月日时复发者",宋本《伤寒论》同《金匮玉函经》。

《千金翼方》不述治方,《金匮玉函经》"宜承气汤",宋本《伤寒论》更具体为"宜大承气汤"。

388.《千金翼方》

凡病腹中满痛者,为寒,宜下之。

《金匮玉函经》

病腹中满痛者,为实。当下之,宜大柴胡汤。

宋本《伤寒论》

病腹中满痛者,此为实也。当下之,宜大承气、大柴胡汤。

《千金翼方》"寒",《金匮玉函经》作"实",宋本《伤寒论》同《金匮玉函经》。

治疗方剂,宋本《伤寒论》在《金匮玉函经》大柴胡汤的基础上,又增大承气汤。

389.《千金翼方》

腹满不减,减不足言,宜下之。

《金匮玉函经》

腹满不减,减不足言者,当下之。宜大柴胡汤、承气汤。

宋本《伤寒论》

腹满不减,减不足言,当下之,宜大柴胡、大承气汤。

"言"后,《金匮玉函经》顺加"者"字。"宜"意易为"当"。治疗方剂,宋本《伤寒论》同《金匮玉函经》。

390.《千金翼方》

伤寒六七日,目中不了了,晴不和,无表里证,大便难,微热者,此为实,急下之。

《金匮玉函经》

伤寒六七日，目不了了，晴不和，无表里证，大便难，微热者，此为实。急下之。宜大柴胡汤、承气汤。

宋本《伤寒论》

伤寒六七日，目中不了了，晴不和，无表里证，大便难，身微热者，此为实也。急下之，宜大承气、大柴胡汤。

《金匮玉函经》在《千金翼方》的基础上，补充治疗方剂，宋本《伤寒论》同《金匮玉函经》。

391.《千金翼方》

脉双弦而迟，心下坚，脉大而紧者，阳中有阴，宜下之。

《金匮玉函经》

脉双弦而迟，心下坚，脉大而坚者，阳中有阴也。可下之，宜承气汤。

宋本《伤寒论》

脉双弦而迟者，必心下硬，脉大而紧者，阳中有阴也。可下之，宜大承气汤。

《千金翼方》"脉大而紧"，《金匮玉函经》"紧"易作"坚"。

《金匮玉函经》"承气汤"，宋本《伤寒论》具体为"大承气汤"。

392.《千金翼方》

伤寒有热而少腹满，应小便不利，今反利，此为血，宜下之。

《金匮玉函经》

伤寒有热而小腹满，应小便不利，今反利者，有血也。当下之，宜抵当丸。

宋本《伤寒论》

伤寒有热，少腹满，应小便不利，今反利，为有血，当下之，宜抵当丸。

《千金翼方》"此为血"，《金匮玉函经》作"有血也"，宋本《伤寒论》作"为有血"。

393.《千金翼方》

病者烦热，汗出即解，复如疟，日晡所发者，属阳明。脉实者，当下之。

《金匮玉函经》

病者烦热，得汗出即解。复如疟状，日晡所发热者，属阳明。脉实者当下之。宜大柴胡汤、承气汤。

宋本《伤寒论》

病人烦热，汗出则解。又如疟状，日晡所发热者，属阳明也。脉实者，可下之，宜大柴胡、大承气汤。

"汗出"前，《金匮玉函经》增"得"字；"疟"后增"状"字；"发"后增"热"字，均属增文以助义。后二者，宋本《伤寒论》与《金匮玉函经》同。

治疗方剂，宋本《伤寒论》亦随同《金匮玉函经》。

394.《千金翼方·宜温第七》

大法，冬宜服温热药。

《金匮玉函经》

大法，冬宜服温热药及灸。

《金匮玉函经》增"及灸"以充其义。

395.《千金翼方》

师曰：病发热头痛，脉反沉，若不差，身体更疼痛，当救其里，宜温药，四逆汤。

《金匮玉函经》

师曰：病发热头痛，脉反沉。若不差，身体更疼痛，当救其里，宜温药，四逆汤。

396.《千金翼方》

下利，腹胀满，身体疼痛，先温其里，宜四逆汤。

《金匮玉函经》

下利腹满，身体疼痛，先温其里，宜四逆汤。

"满"前，《金匮玉函经》脱"胀"字。

397.《千金翼方》

下利脉迟紧，为痛未欲止，宜温之。

《金匮玉函经》

下利脉迟紧，为痛未欲止者，当温之。得冷者，满而便肠垢。

《金匮玉函经》补充"得冷者"等八字。

398.《千金翼方》

下利，脉浮大者，此为虚。以强下之故也。宜温之。与水必哕。

《金匮玉函经》

下利，其脉浮大，此为虚。以强下之故也。设脉浮革，因尔肠鸣，当温之。与水者哕，宜当归四逆汤。

《金匮玉函经》在《千金翼方》的基础上，补充"脉浮革""肠鸣"之症及治疗方剂。

399.《千金翼方》

少阴病下利，脉微涩，呕者，宜温之。

《金匮玉函经》

少阴病下利，脉微涩者，即呕。汗出必数更衣反少，当温之。

400.《千金翼方》

自利不渴者属太阴，其脏有寒故也。宜温之。

《金匮玉函经》

自利不渴者属太阴，其脏有寒故也。当温之，宜四逆辈。

《金匮玉函经》补增治疗大法。

401.《千金翼方》

少阴病，其人饮食入则吐，心中温温欲吐，复不能吐。始得之，手足寒，脉弦迟，若膈上有寒饮，干呕，宜温之。

《金匮玉函经》

少阴病，其人饮食入则吐，心中温温，欲吐复不能吐。始得之，手足寒，脉弦迟，若膈上有寒饮，干呕者，不可吐，当温之，宜四逆汤。

"干呕"后，《金匮玉函经》顺增"者"字，又增"不可吐"三字；"温之"后，增"宜四逆汤"四字以充义。

402.《千金翼方》

少阴病，脉沉者，宜急温之。

《金匮玉函经》

少阴病，其脉沉者，急当温之，宜四逆汤。

"脉"前，《金匮玉函经》增"其"字。"宜急温之"意易为"急当温之"。

403.《千金翼方》

下利欲食者，宜就温之。

《金匮玉函经》

下利欲食者，就当温之。

《千金翼方》"宜就"，《金匮玉函经》易作"就当"。仅此一词，可知《千金翼方》反袭《金匮玉函经》之说，可能性不大。此用词法可佐证《金匮玉函经》成书晚于《千金翼方》。

404.《千金翼方·忌火第八》

伤寒加火针，必惊。

《金匮玉函经·辨不可火病形证治第二十一》

伤寒，加温针，必惊。

405.《千金翼方》

伤寒脉浮，而医以火迫劫之，亡阳，必惊狂，卧起不安。

《金匮玉函经》

伤寒脉浮，医以火迫之，亡阳，惊狂，卧起不安，属桂枝去芍药加蜀漆龙骨牡蛎救逆汤。

《金匮玉函经》补治疗方剂。

406.《千金翼方》

伤寒，其脉不弦紧而弱，弱者必渴，被火必谵语。

《金匮玉函经》

伤寒，其脉不弦紧而弱，弱者必渴，被火必谵语。

407.《千金翼方》

太阳病，以火熏之，不得汗，其人必躁。到经不解，必清血。

《金匮玉函经》

太阳病，以火熏之，不得汗，其人必躁。到经不解，必清血。

408.《千金翼方》

阳明病，被火，额上微汗出而小便不利，必发黄。

《金匮玉函经》

阳明病，被火，额上微汗出而小便不利，必发黄。

409.《千金翼方》

少阴病，咳而下利，谵语，是为被火气劫故也。小便必难，为强责少阴汗也。

《金匮玉函经》

少阴病，咳而下利，谵语，是为被火气劫故也。小便必难。为强责少阴汗也。

410.《千金翼方·宜火第九》

凡下利，谷道中痛，宜灸枳实，若熬盐等熨之。

《金匮玉函经·辨可火病形证治第二十二》

下利，谷道中痛，当温之，以为宜火熬末盐熨之。一方灸枳实熨之。

《金匮玉函经》治疗之法，与《千金翼方》相同。

411.《千金翼方·忌灸第十》

微数之脉，慎不可灸，因火为邪，则为烦逆。

《金匮玉函经·辨不可灸病形证治第二十三》

微数之脉，慎不可灸，因火为邪，则为烦逆。追虚逐实，血散脉中，火气虽微，内攻有力，焦骨伤筋，血难复也。

412.《千金翼方》

脉浮，当以汗解，而反灸之，邪无从去，因火而盛病，从腰以下必重而痹，此为火逆。

《金匮玉函经》

脉浮，当以汗解，而反灸之，邪无从去，因火而盛病，从腰以下必重而痹，此为火逆。若欲自解，当须汗出。

《金匮玉函经》增补"若欲自解，当须汗出"之文，与此条前文"脉浮当以汗解"义重复。

413.《千金翼方》

脉浮热甚，而反灸之，此为实。实以虚治，因火而动，咽燥必唾血。

《金匮玉函经》

脉浮热甚，反灸之，此为实。实以虚治，因火而盛，必咽燥唾血。

"动"，《金匮玉函经》易为"盛"。

414.《千金翼方·宜灸第十一》

少阴病一二日，口中和，其背恶寒，宜灸之。

《金匮玉函经·辨可灸病形证治第二十四》

少阴病，得之一二日，口中和，其背恶寒者，当灸之。

"一"前，《金匮玉函经》补"得之"二字；"寒"后，顺加"者"字。

415.《千金翼方》

少阴病吐利，手足逆而脉不足，灸其少阴七壮。

《金匮玉函经》

少阴病，其人吐利，手足不逆，反发热者，不死；脉不至者，灸其少阴七壮。

"脉不足"，《金匮玉函经》作"脉不至"。

416.《千金翼方》

少阴病下利，脉微涩者，即呕。汗者，必数更衣反少者，宜温其上，灸之。注：一云灸厥阴五十壮。

《金匮玉函经》

少阴病下利，脉微涩者，即呕。汗出，必数更衣反少，当温其上，灸之。

417.《千金翼方》

下利，手足厥，无脉。灸之主厥，厥阴是也。灸不温，反微喘者，死。

《金匮玉函经》

下利，手足厥冷，无脉。灸之主足厥阴是也。灸不温，反微喘者，死。

"手足厥"，"厥"后，《金匮玉函经》增"冷"字以助义；"主厥，厥阴是也"，作"主足厥阴是也"。

418.《千金翼方》

伤寒六七日，其脉微，手足厥，烦躁，灸其厥阴。厥不还者死。

《金匮玉函经》

伤寒五六日，脉微，手足厥冷，烦躁。灸厥阴，厥不还者死。

"六七日"，《金匮玉函经》易作"五六日"；"手足厥"后，增"冷"字。

419.《千金翼方·忌刺第十二》

大怒无刺，新内无刺，大劳无刺，大醉无刺，大饱无刺，大渴无刺，大惊无刺，无刺熇熇之热，无刺漉漉之汗，无刺浑浑之脉，无刺病与脉相逆者。

上工刺未生，其次刺未盛，其次刺其衰，工逆此者，是谓伐形。

《金匮玉函经》

大怒无刺，注：大，一作新，下同。已刺无怒，注：已，一作新，下同。新内无刺，已刺无内；大劳无刺，已刺无劳；大醉无刺，已刺无醉；大饱无刺，已刺无饱；大饥无刺，已刺无饥；大渴无刺，已刺无渴；大惊无刺，无刺熇熇之热，无刺漉漉之汗，无刺浑浑之脉。身热甚，阴阳皆争者，勿刺也。其可刺者，急取之，不汗则泄。所谓勿刺者，有死证也。

无刺病与脉相逆者，上工刺未生，其次刺未盛，其次刺已衰，粗工逆此，谓之伐形。

《素问·刺禁论》："无刺大醉，令人气乱；无刺大怒，令人气逆。无刺大劳人，无刺新饱人，无刺大饥人，无刺大渴人，无刺大惊人。"

《素问·疟论》："经言无刺熇熇之热，无刺浑浑之脉，无刺漉漉之汗。故为其病逆，未可治也。"《灵枢·逆顺》："《刺法》曰：无刺熇熇之热，无刺漉漉之汗，无刺浑浑之脉，无刺病与脉相逆者。""上工，刺其未生者也；其次，刺其未盛者也；其次，刺其已衰者也。"

《千金翼方》择要而录，《金匮玉函经》内容有所增补。

420.《千金翼方·宜刺第十三》

太阳病，头痛，至七日自当愈。其经竟故也。若欲作再经者，宜刺足阳明，使经不传则愈。

《金匮玉函经·辨可刺病形证治第二十六》

太阳病，头痛，至七日自当愈。其经竟故也。若欲作再经者，当针足阳明，使经不传则愈。

421.《千金翼方》

太阳病，初服桂枝汤，而反烦不解，宜先刺风池、风府，乃却与桂枝汤则愈。

《金匮玉函经》

太阳病，初服桂枝汤，而反烦不解者，当先刺风池、风府，却再与桂枝汤则愈。

"乃却"，《金匮玉函经》意易为"却再"；"不解"后，《金匮玉函经》顺加"者"字以助读。

422.《千金翼方》

伤寒腹满而谵语，寸口脉浮而紧者，此为肝乘脾，名曰纵，宜刺期门。

《金匮玉函经》

伤寒腹满而谵语，寸口脉浮而紧者，此为肝乘脾，名曰纵，当刺期间。

423.《千金翼方》

伤寒发热，啬啬恶寒，其人大渴，欲饮截浆者，其腹必满，而自汗出，小便利，其病欲解。此为肝乘肺，名曰横。刺期门。

《金匮玉函经》

伤寒发热，啬啬恶寒，其人大渴，欲饮酢浆者，其腹必满，而自汗出，小便利，其病欲解。此为肝乘肺，名曰横。当刺期门。

《千金翼方》"截"，音再。《说文·酉部》："截，酢浆也。从酉。"《仪礼·公食大夫礼》贾公彦疏："截之言载，以其汁滓相载，故云截。汉法有此名故也。"《广韵·代韵》："截醋也。"《金匮玉函经》将"截"直接易为"酢"。《说文解字》段玉裁注："酢者，今之醋字。"

此又为《金匮玉函经》沿袭《千金翼方》佐证之一。因为《千金翼方》不会弃简从繁将"酢"易为"截"。而"截"字可证《千金翼方》原文在先，"酢"字则《金匮玉函经》易文在后。

424.《千金翼方》

阳明病，下血而谵语，此为热入血室。但头汗出者，刺期门。随其实而泻之。

《金匮玉函经》

阳明病，下血而谵语，此为热入血室，但头汗出者，刺期门。随其实而泻之。濈然汗出则愈。

"濈然"等六字，《千金翼方》无。

425.《千金翼方》

太阳与少阳合病，以下痞坚，颈项强而眩，宜刺大椎、肺俞、肝俞。勿下之。

《金匮玉函经》

太阳与少阳并病，心下痞坚，颈项强而眩，当刺大椎第一间、肺俞、肝俞。勿下之。

"大椎"后，《千金翼方》无"第一间"三字。《千金翼方·太阳病用陷胸汤法第六》"太阳与少阳并病"一条中，作"大椎第一间"。

426.《千金翼方》

妇人伤寒，怀身，腹满，不得小便，加从腰以下重，如有水气状。怀身七月，太阴当养不养，此心气实。宜刺泻劳官及关元，小便利则愈。

《金匮玉函经》

妇人伤寒，怀娠，腹满不得大便，从腰以下重，如有水气状。怀娠七月，太阴当养不养，此心气实。当刺泻劳官及关元，小便利则愈。

《千金翼方》"怀身"，《金匮玉函经》意易为"怀娠"；"加从"之"加"，《金匮玉函经》脱，读"加从腰以下重"句，则知《千金翼方》原句在先，《金匮玉函经》在后沿袭脱"加"字。

427.《千金翼方》

伤寒喉痹，刺手少阴穴，在腕当小指后动脉是也。针入三分，补之。

《金匮玉函经》

伤寒喉痹，刺手少阴。少阴在腕当小指后动脉是也。针入三分，补之。

"穴"，《金匮玉函经》易作"少阴"二字，以补充释义。

428.《千金翼方》

少阴病，下利，便脓血者，宜刺。

《金匮玉函经》

少阴病，下利，便脉血者，可刺。

429.《千金翼方·忌水第十四》

发汗后，饮水多者必喘，以水灌之亦喘。

《金匮玉函经·辨不可水病形证治第二十七》

发汗后，饮水多者，必喘，以水灌之，亦喘。

430.《千金翼方》

下利，其脉浮大，此为虚。以强下之故也。设脉浮革，因尔肠鸣，当温之。与水必哕。

《金匮玉函经》

下利，其脉浮大，此为虚。以强下之故也。设脉浮革，因尔肠鸣，当温之。与水者哕。

431.《千金翼方·宜水第十五》

太阳病发汗后，若大汗出，胃中干燥，烦不得眠，其人欲饮水，当稍饮之，令胃气和则愈。

《金匮玉函经·辨可水病形证治第二十八》

太阳病发汗后，若大汗出，胃中干燥，烦不能眠，其人欲饮水，当稍饮之，令胃中和则愈。

432.《千金翼方》

厥阴渴欲饮水，与水饮之即愈。

《金匮玉函经》

厥阴病，渴欲饮水者，与水饮之即愈。

"厥阴后"，《金匮玉函经》增"病"字以充义；"饮水"后，加"者"字以助读。

433.《千金翼方》

呕而吐，膈上者，必思煮饼，急思水者，与五苓散。饮之水，亦得也。

《金匮玉函经》

呕吐，而病在膈上，后必思水者，急与猪苓汤饮之，水亦得也。

《金匮玉函经》在《千金翼方》的基础上，变通论述。例如"病在膈上"，是对"膈上者"之补充释义；"猪苓汤"为"五苓散"之同类方剂。

434.《千金翼方·发汗吐下后病状第五》

发汗后，水药不得入口，为逆。

《金匮玉函经·辨发汗吐下后病形证治第十九》

发汗后，水药不得入口，为逆。

宋本《伤寒论·辨发汗后病脉证并治第十七》

发汗后，水药不得入口，为逆。若更发汗，必吐下不止。

435.《千金翼方》

未持脉时，病人叉手自冒心，师因教试令咳而不即咳者，此必两耳无所闻也。所以然者，重发其汗，虚故也。

《金匮玉函经》

未持脉时，病人叉手自冒心，师因教试令咳而不即咳者，此必两耳无所闻也。所以然者，重发汗，虚故也。

宋本《伤寒论》

未持脉时，病人叉手自冒心，师因教试令咳，而不即咳者，此必两耳无所闻也。所以然者，以重发汗，虚故如此。

"虚故也"，宋本《伤寒论》意易为"虚故如此"。

436.《千金翼方》

发汗后，身热，又重发其汗，胃中虚冷，必反吐也。

《金匮玉函经》

发汗后，身热，又重发其汗，胸中虚冷，必反吐也。

"胃"，《金匮玉函经》易作"胸"。

437.《千金翼方》

大下后，发汗，其人小便不利，此亡津液。勿治。其小便利，必自愈。

《金匮玉函经》

大下后，发汗，其人小便不利，此亡津液。勿治之。其小便利，必自愈。

宋本《伤寒论·辨发汗吐下后病脉证并治第二十二》

大下之后，复发汗，小便不利者，亡津液故也。勿治之。得小便利，必自愈。

"勿治"之后，《金匮玉函经》顺加"之"字。宋本《伤寒论》同《金匮玉函经》。"其小便利"之"其"，宋本《伤寒论》作"得"；"此亡津液"，作"亡津液故也"。

438.《千金翼方》

病人脉数，数为热，当消谷引食。而反吐者，以医发其汗，阳气微，膈气虚，脉则为数。数为客热，不能消谷。胃中虚冷，故吐也。

《金匮玉函经》

病人脉数，数为热，当消谷引食，而反吐者，以医发其汗，阳气微，膈气虚，脉则为数。数为客热，不能消谷，胃中虚冷，故吐也。

439.《千金翼方》

病者有寒，复发其汗，胃中冷，必吐蛔。注：一云吐逆。

《金匮玉函经》

病者有寒，复发其汗，胃中冷，必吐蛔。

宋本《伤寒论》

病人有寒，复发其汗，胃中冷，必吐蛔。

"病者"，宋本《伤寒论》作"病人"。

440.《千金翼方》

发汗后，重发其汗，亡阳，谵语，其脉反和者，不死。服桂枝汤汗出，大烦渴不解，其脉洪大，与白虎汤。

《金匮玉函经》

发汗后，重发其汗，亡阳，谵语，其脉反和者，不死。

服桂枝汤，大汗出，大烦渴不解，若脉洪大，属白虎汤。

宋本《伤寒论》

发汗多，若重发汗者，亡其阳，谵语，脉短者死，脉自和者不死。

服桂枝汤，大汗出后，大烦渴不解，脉洪大者，属白虎加人参汤。

《千金翼方》作为一条论述。《金匮玉函经》、宋本《伤寒论》均作为两条论述。

《金匮玉函经》同《千金翼方》，用白虎汤。宋本《伤寒论》同白虎加人参汤。"脉自和"前，增"脉短者死"以补义。

441.《千金翼方》

发汗后，身体疼痛，其脉沉迟，桂枝加芍药生姜人参汤主之。

桂枝三两　芍药四两　生姜四两，切　甘草二两，炙　大枣十二枚，擘　人参三两

右六味，以水一斗二升，煮取三升，去滓，温服一升。本云桂枝汤，今加芍药、生姜、人参。

《金匮玉函经》

发汗后，身体疼痛，其脉沉迟，属桂枝加芍药生姜人参汤证。

桂枝加芍药生姜人参汤方

桂枝三两　芍药　生姜　各四两，切　甘草二两，炙　大枣十二枚，擘　人参三两

右六味，以水一斗一升，煮取三升，去滓，温服一升。本方桂枝汤，今加芍药、生姜、人参。

宋本《伤寒论》

发汗后身疼痛，脉沉迟者，属桂枝加芍生姜各一两人参三两新加汤。

桂枝三两，去皮　芍药四两　生姜四两　甘草二两，炙　人参三两　大枣十二枚，擘

右六味，以水一斗二升，煮取三升，去滓，温服一升。本云桂枝汤，今加芍药生姜人参。

方名，《千金翼方》名"桂枝加芍药生姜人参汤"，《金匮玉函经》同《千金翼方》，宋本《伤寒论》名"桂枝加芍药生姜各一两人参三两新加汤"。

用水量，《千金翼方》作"一斗二升"，宋本《伤寒论》同，《金匮玉函经》作"一斗一升"。

《千金翼方》"本云"，是"本是"之义。《金匮玉函经》易作"本方"，义不妥。

442.《千金翼方》

太阳病，发其汗而不解，其人发热，心下悸，头眩，身𥆧而动，振振欲擗地者，玄武汤主之。

《金匮玉函经》

太阳病，发其汗而不解，其人发热，心下悸，头眩，身𥆧而动，振振欲擗地者，属真武汤。

宋本《伤寒论》

太阳病发汗，汗出不解，其人仍发热，心下悸，头眩，身𥆧动，振振欲擗，注：一作僻地者，属真武汤。

《千金翼方》原名"玄武汤"，其时尚不避讳"玄"字，至《金匮玉函经》，则因避讳而改作"真武汤"，宋本《伤寒论》同《金匮玉函经》。这也是《千金翼方》成书时间早于《金匮玉函经》的证据之一。

443.《千金翼方》

发汗后，其人脐下悸，欲作奔豚。茯苓桂枝甘草大枣汤主之。

茯苓半斤　桂枝四两　甘草一两，炙　大枣十五枚，擘

右四味，以水一斗，先煮茯苓减二升，内诸药煮取三升，去滓，温服一升，日三服。

《金匮玉函经》

发汗后，其人脐下悸，欲作奔豚，属茯苓桂枝甘草大枣汤证。

茯苓桂枝甘草大枣汤方

茯苓半斤　桂枝四两　甘草二两，炙　大枣十五枚

右四味，以甘澜水一斗，先煮茯苓减二升，内诸药，煮取三升，去滓，温服一升，日三。

宋本《伤寒论》

发汗后，其人脐下悸者，欲作奔豚，属茯苓桂枝甘草大枣汤。

茯苓半斤　桂枝四两，去皮　甘草二两，炙　大枣十五枚，擘

右四味，以甘澜水一斗，先煮茯苓减二升，内诸药，煮取三升，去滓，温服一升，日三服。作甘澜水法：取水二升，置大盆内，以杓扬之，水上有珠子五六千颗相逐，取用之。

《千金翼方》"水"，《金匮玉函经》作"甘澜水"，宋本《伤寒论》同《金匮玉函经》。

444.《千金翼方》

发汗过多以后，其人叉手自冒心，心下悸而欲得按之，桂枝甘草汤主之。

桂枝四两　甘草二两，炙

右二味，以水三升，煮取一升，去滓，顿服即愈。

《金匮玉函经》

发汗过多以后，其人叉手自冒心，心下悸而欲得按之，属桂枝甘草汤证。

桂枝甘草汤方

桂枝四两　甘草二两，炙

右二味，以水三升，煮取一升，去滓，顿服。

宋本《伤寒论》

发汗过多，其人叉手自冒心，心下悸，欲得按者，属桂枝甘草汤。

桂枝二两，去皮　甘草二两，炙

右二味，以水三升，煮取一升，去滓，顿服。

《金匮玉函经》脱"即愈"二字，宋本《伤寒论》同《金匮玉函经》，又脱"以后"二字。

445.《千金翼方》

发汗，脉浮而数，复烦者，五苓散主之。

《金匮玉函经》

发汗后，脉浮而数，烦渴者，五苓散主之。

宋本《伤寒论》

发汗已，脉浮数，烦渴者，属五苓散证。

446.《千金翼方》

发汗后，腹胀满，厚朴生姜半夏甘草人参汤主之。

厚朴半斤，炙　生姜半斤，切　半夏半升，洗　甘草二两，炙　人参一两

右五味，以水一升，煮取三升，去滓，温服一升，日三服。

《金匮玉函经》

发汗后腹胀满，属厚朴生姜半夏甘草人参汤。

厚朴生姜半夏甘草人参汤方

厚朴　生姜　半夏各半斤　甘草二两　人参一两

右五味，㕮咀，以水一斗，煮取三升，去滓，温服一升，日三服。

宋本《伤寒论》

发汗后，腹胀满者，属厚朴生姜半夏甘草人参汤。

厚朴半斤，炙　生姜半斤　半夏半升，洗　甘草二两，炙　人参一两

右五味，以水一斗，煮取三升，去滓，温服一升，日三服。

半夏半升，《金匮玉函经》误作"半斤"。

447.《千金翼方》

发其汗不解，而反恶寒者，虚故也。芍药甘草附子汤主之。

芍药　甘草各三两，炙　附子一枚，炮，去皮，破六片

右三味，以水三升，煮取一升二合，去滓，分温三服。

《金匮玉函经》

发其汗不解，而反恶寒者，虚故也。属甘草附子汤证。

芍药甘草附子汤方

芍药　甘草各一两　附子一枚，炮

右三味，㕮咀，以水三升，煮取一升三合，去滓，分温三服。

宋本《伤寒论》

发汗病不解，反恶寒者，虚故也。属芍药甘草附子汤。

芍药三两　甘草三两　附子一枚，炮，去皮，破六片

右三味，以水三升，煮取一升二合，去滓，分温三服。疑非仲景方。

方名，《金匮玉函经》脱"芍药"二字。

《千金翼方》芍药、甘草用量均为"三两"，《金匮玉函经》作"各一两"，宋本《伤寒论》同《千金翼方》。

"煮取一升二合"，《金匮玉函经》作"煮取一升三合"。

448.《千金翼方》

不恶寒，但热者，实也。当和其胃气，宜小承气汤。注：一云调胃承气汤。

《金匮玉函经》

不恶寒，但热者，实也。当和其胃气，属小承气汤。

宋本《伤寒论》

发汗后，恶寒者，虚故也；不恶寒，但热者，实也。当和胃气，属调胃承气汤。注：一法用小承气汤。

449.《千金翼方》

伤寒，脉浮，自汗出，小便数，颇复微恶寒而脚挛急。反与桂枝欲攻其表，得之便厥，咽干烦躁，吐逆。当作甘草干姜汤，以复其阳；厥愈足温，更作芍药甘草汤与之，其脚即伸；而胃气不和，可与承气汤；重发汗，复加烧针者，四逆汤主之。

甘草干姜汤方

甘草四两，炙　干姜二两

右二味，以水三升，煮取一升，去滓，分温再服。

芍药甘草汤方

芍药　甘草炙，各四两

右二味，以水三升，煮取一升半，去滓，分温再服。

《金匮玉函经》

伤寒脉浮，自汗出，小便数，颇复微恶寒，而脚挛急。反与桂枝汤，欲攻其表，得之便厥，咽

燥干，烦，吐逆。作甘草干姜汤，以复其阳；厥愈足温，更作芍药甘草汤与之，其脚即伸；而胃气不和，谵语，可与承气汤；重发汗，复加烧针者，属四逆汤。

甘草干姜汤方

甘草二两，炙　干姜二两

右二味，吹咀，以水三升，煮取一升五合，去滓，分温再服。

芍药甘草汤方

芍药四两　甘草四两，炙

右二味，吹咀，以水三升，煮取一升五合，去滓，分温再服。

宋本《伤寒论》

伤寒脉浮，自汗出，小便数，心烦，微恶寒，脚挛急。反与桂枝欲攻其表，此误也。得之便厥，咽中干，烦躁吐逆者，作甘草干姜汤与之，以复其阳；若厥愈足温者，更作芍药甘草汤与之，其脚即伸；若胃气不和，谵语者，少与调胃承气汤；若重发汗，复加烧针者，与四逆汤。

甘草干姜汤方

甘草四两，炙　干姜二两

右二味，以水三升，煮取一升五合，去滓，分温再服。

芍药甘草汤方

白芍药四两　甘草四两，炙

右二味，以水三升，煮取一升五合，去滓，分温再服。

"胃气不和"后，《金匮玉函经》增"谵语"一症以补义。宋本《伤寒论》同《金匮玉函经》。又，宋本《伤寒论》"欲攻其表"后增"此误也"三字，以助义。

《千金翼方》甘草干姜汤中甘草用量为四两，宋本《伤寒论》同，《金匮玉函经》作"二两"。

《千金翼方》甘草干姜汤"煮取一升"，芍药甘草汤"煮取一升半"；《金匮玉函经》二方均"煮取一升五合"；宋本《伤寒论》同《金匮玉函经》。

450.《千金翼方》

凡病若发汗，若吐，若下，若亡血，无津液，而阴阳自和者，必自愈。

《金匮玉函经》

凡病，若发汗，若吐，若下，若亡血，无津液，而阴阳自和者，必自愈。

宋本《伤寒论》

凡病，若发汗，若吐，若下，若亡血，无津液，阴阳自和者，必自愈。

451.《千金翼方》

伤寒吐下发汗后，心下逆满，气上撞胸，起即头眩，其脉沉紧，发汗即动经，身为振摇，茯苓桂枝白术甘草汤主之。

茯苓四两　桂枝三两　白术　甘草各二两

右四味，以水六升，煮取三升，去滓，分温三服。

《金匮玉函经》

伤寒吐下发汗后，心下逆满，气上撞胸，起则头眩，其脉沉紧，发汗即动经，身为振摇。属茯苓桂枝白术甘草汤证。

茯苓桂枝白术甘草汤方

茯苓四两　桂枝　白术各三两　甘草二两

右四味，以水六升，煮取三升，分温三服，小便即利。

宋本《伤寒论》

伤寒若吐，若下后，心下逆满，气上冲胸，起则头眩，脉沉紧。发汗则动经，身为振振摇者，属茯苓桂枝白术甘草汤。

茯苓四两　桂枝三两，去皮　白术二两　甘草二两，炙

右四味，以水六升，煮取三升，去滓，分温三服。

《千金翼方》"茯苓桂枝白术甘草汤主之"，《金匮玉函经》易为"属茯苓桂枝白术甘草汤证"，宋本《伤寒论》同《金匮玉函经》，无"证"字。

"分温三服"后，《金匮玉函经》增"小便即利"四字以助义。

"白术"，《千金翼方》为"二两"；宋本《伤寒论》同；《金匮玉函经》作"三两"。

452.《千金翼方》

发汗吐下以后不解，烦躁，茯苓四逆汤主之。

茯苓四两　人参一两　甘草二两，炙　干姜一两半　附子一枚，生，去皮，破八片

右五味，以水五升，煮取二升，去滓，温服七合，日三服。

《金匮玉函经》

发汗吐下以后，不解，烦躁，属茯苓四逆汤证。

茯苓四逆汤方

茯苓四两　甘草二两，炙　干姜一两半　附子一枚，生　人参一两

右五味，㕮咀，以水五升，煮取一升二合，去滓，分温再服。

宋本《伤寒论》

发汗，若下之后，病仍不解，烦躁者，属茯苓四逆汤。

茯苓四两　人参一两　附子一枚，生用，去皮，破八片　甘草二两，炙　干姜一两半

右五味，以水五升，煮取二升，去滓，温服七合，日三服。

宋本《伤寒论》"不解"前，增"病仍"二字；"吐"，易作"若"；"躁"后，增"者"字以助义。

《千金翼方》"煮取一升"，"温服七合，日三服"，宋本《伤寒论》同《千金翼方》，《金匮玉函经》作"煮取一升二合""分温再服"。

453.《千金翼方》

发汗吐下后，虚烦不得眠，剧者反覆颠倒，心中懊恼，栀子汤主之。若少气，栀子甘草汤主之；若呕者，栀子生姜汤主之。

栀子甘草汤方

于栀子汤中加甘草二两即是。

栀子生姜汤方

于栀子汤中，加生姜五两即是。

《金匮玉函经》

发汗吐下后，虚烦不得眠，剧者反覆颠倒，心中懊恼，属栀子汤。若少气，栀子甘草汤；若呕者，栀子生姜汤证。

栀子甘草豉汤方

栀子十四枚，擘　甘草二两　香豉四合，绵裹

右三味，以水四升，先煮栀子、甘草，得二升半，内豉煮一升半，去滓，分为二服，温进一服。得快吐，止后服。

栀子生姜豉汤方

栀子十四枚，擘　生姜五两　香豉四合，绵裹

右三味，以水四升，先煮栀子、生姜得二升半，内豉煮一升半，去滓，分为二服。温进一服。得快吐，止后服。

宋本《伤寒论》

发汗吐下后，虚烦不得眠，若剧者，必反覆颠倒，心中懊恼，属栀子豉汤。若少气者，栀子甘草豉汤；若呕者，栀子生姜豉汤。

栀子甘草豉汤方

肥栀子十四个，擘　甘草二两，炙　香豉四合，绵裹

右三味，以水四升，先煮二味，取二升半，内豉，煮取一升半，去滓，分二服。温进一服。得吐者，止后服。

栀子生姜豉汤

肥栀子十四个，擘　生姜五两，切　香豉四合，绵裹

右三味，以水四升，先煮二味，取二升半，内豉，煮取一升半，去滓，分二服。温进一服。得吐者，止后服。

此二方，《千金翼方》只叙增味药而不列详方，《金匮玉函经》、宋本《伤寒论》均列出详细方剂。

方名，《千金翼方》原均不加"豉"字。《金匮玉函经》论中方名无"豉"字，列方时却均有"豉"字。宋本《伤寒论》论及方名中均有"豉"字。

454.《千金翼方》

伤寒下后，烦而腹满，卧起不安，栀子厚朴汤主之。

栀子十四枚，擘　厚朴四两，炙　枳实四枚，炙

右三味，以水三升半，煮取一升半，去滓，分二服。温进一服，快吐，止后服。

《金匮玉函经》

伤寒下后，烦而腹满，卧起不安，属栀子厚朴汤。

栀子厚朴汤方

栀子十四枚，擘　厚朴四两　枳实四枚，去穰，炒

右三味，以水三升，煮取一升半，去滓，分温二服。温进一服。得吐，止后服。

宋本《伤寒论》

伤寒下后，心烦腹满，卧起不安者，属栀子厚朴汤。

栀子十四枚，擘　厚朴四两，炙　枳实四个，水浸，炙令赤

右三味，以水三升半，煮取一升半，去滓，分二服。温进一服。得吐者，止后服。

厚朴炮制，《千金翼方》、宋本《伤寒论》均为"炙"，《金匮玉函经》脱"炙"字。

455.《千金翼方》

下以后，发其汗，必振寒，又其脉微细。所以然者，内外俱虚故也。

《金匮玉函经》

下已后，发其汗，必振寒，又其脉微细。所以然者，内外俱虚故也。

宋本《伤寒论》

下之后，复发汗，必振寒，脉微细。所以然者，以内外俱虚故也。

"下以后"之"以"，《金匮玉函经》作"已"，宋本《伤寒论》易作"之"。

"发其汗"，宋本《伤寒论》作"复发汗"；"脉"前，宋本《伤寒论》脱"又其"二字；"内"前，增"以"字以助义。

456.《千金翼方》

发汗，若下之，烦热，胸中窒者，属栀子汤证。

《金匮玉函经》

发汗，若下之，烦热，胸中塞者，属栀子汤证。

宋本《伤寒论》

发汗，若下之，而烦热，胸中窒者，属栀子豉汤证。

"窒"，《金匮玉函经》意改为"塞"字，义不如窒字。

《千金翼方》"栀子汤"，《金匮玉函经》同。宋本《伤寒论》作"栀子豉汤"。"烦热"前，宋本《伤寒论》增"而"字以助义。

457.《千金翼方》

下以后，复发其汗者，则昼日烦躁不眠，夜而安静，不呕不渴而无表证，脉沉微，身无大热，属附子干姜汤。

附子一枚，生，去皮，破八片　干姜一两

右二味，以水三升，煮取一升，去滓，顿服即安。

《金匮玉函经》

下以后，复发其汗者，则昼日烦躁不眠，夜而安静，不呕不渴，而无表证，其脉沉微，身无大热，属干姜附子汤证。

干姜附子汤方

干姜一两　附子一枚

右二味，以水三升，煮一升，顿服之。

宋本《伤寒论》

下之后，复发汗，昼日烦躁不得眠，夜而安静，不呕不渴，无表证，脉沉微，身无大热者，属干姜附子汤。

干姜一两　附子一枚，生用，去皮，破八片

右二味，以水三升，煮取一升，去滓，顿服。

《千金翼方》名"附子干姜汤"，《金匮玉函经》方剂名称及宋本《伤寒论》，均名"干姜附子汤"。

458.《千金翼方》

太阳病，先下而不愈，因复发其汗，表里俱虚，其人因冒，冒家当汗出自愈。所以然者，汗出表和故也。表和，故下之。

《金匮玉函经》

太阳病，先下而不愈，因复发其汗，表里俱虚，其人因冒，冒家当汗出愈。所以然者，汗出表和故也。表和故下之。

宋本《伤寒论》

太阳病，先下而不愈，因复发汗，以此表里俱虚，其人因致冒，冒家汗出自愈。所以然者，汗出表和故也。得表和，然后复下之。

"表里"前，宋本《伤寒论》增"以此"二字以助义；"表和故下之"，意易为"得表和，然后复下之"。

459. 《千金翼方》

伤寒，医以丸药大下后，身热不去，微烦，栀子干姜汤主之。

栀子十四枚，擘　干姜二两

右二味，以水三升半，煮取一升半，去滓，分二服。温进一服。得快吐，止后服。

《金匮玉函经》

伤寒论，医以丸药下之，身热不去，微烦，属栀子干姜汤证。

栀子干姜汤方

栀子十四枚，擘　干姜二两

右二味，以水三升，煮取一升，去滓，分为三服。温进一服。得快吐，止后服。

宋本《伤寒论》

伤寒，医以丸药大下之，身热不去，微烦，属栀子干姜汤。

栀子十四个，擘　干姜二两

右二味，以水三升半，煮取一升半，去滓，分二服。一服得吐者，止后服。

《千金翼方》"大下后"，《金匮玉函经》作"下之"，宋本《伤寒论》作"大下之"。

《千金翼方》"以水三升半，煮取一升半""分二服"，宋本《伤寒论》同，《金匮玉函经》"以水三升，煮取一升""分为三服"。

460. 《千金翼方》

脉浮数，法当汗出而愈，而下之，则身体重，心悸者，不可发其汗。当自汗出而解。所以然者，尺中脉微，此里虚。须表里实，津液自和，自汗出愈。

《金匮玉函经》

脉浮数，法当汗出而愈。而下之，则体重心悸者，不可发其汗。当自汗出而解。所以然者，尺中脉微，此里虚。须表里实，津液和，自汗出愈。

宋本《伤寒论》

脉浮数者，法当汗出而愈。若下之，身重，心悸者，不可发汗。当自汗出乃解。所以然者，尺中脉微，此里虚。须表里实，津液和，便自汗出愈。

"津液自和"，《金匮玉函经》脱"自"字，宋本《伤寒论》同《金匮玉函经》。

461. 《千金翼方》

发汗以后，不可更行桂枝汤。汗出而喘，无大热，与麻黄杏子石膏甘草汤。

麻黄四两，去节　杏仁五十枚，去皮尖　石膏半斤，碎　甘草二两，炙

右四味，以水七升，先煮麻黄一二沸，去上沫，内诸药，煮取三升，去滓，温服一升。本云黄耳杯。

《金匮玉函经》

发汗已后，不可更与桂枝汤。汗出而喘，无大热，属麻黄杏子石膏甘草汤证。

麻黄杏子甘草石膏汤方

麻黄四两　杏子五十枚　石膏半斤，碎，绵裹　甘草一两，炙

右四味，以水七升，先煮麻黄减二升，去上沫，内诸药，煮取二升，去滓，温服一升。

宋本《伤寒论》

发汗后，不可更行桂枝汤。汗出而喘，无大热者，可与麻黄汤杏子甘草石膏汤。

麻黄四两，去节　杏仁五十个，去皮尖　甘草二两，炙　石膏半斤，碎

右四味，以水七升，先煮麻黄，减二升，去上沫，内诸药，煮取二升，去滓，温服一升。本云黄耳杯。

《千金翼方》"更行"，《金匮玉函经》易作"更与"，宋本《伤寒论》同《千金翼方》。

《千金翼方》、宋本《伤寒论》甘草同量为"二两"，《金匮玉函经》为"一两"。

《千金翼方》"先煮麻黄一二沸"，《金匮玉函经》易作"先煮麻黄减二升"，宋本《伤寒论》同《金匮玉函经》。

《千金翼方》方后有"本云黄耳杯"五字，义虽不明，却为存古。宋本《伤寒论》同《千金翼方》保留此五字。《金匮玉函经》则略去此五字。

"黄耳杯"，疑是人名。本是黄氏之方，故谓"本云"。

462. 《千金翼方》

伤寒吐下后七八日不解，热结在里，表里俱热，时时恶风，大渴，舌上干燥而烦，欲饮水数升，白虎汤主之。

《金匮玉函经》

伤寒吐下，七八日不解，热结在里，表里俱热，时时恶风，大渴，舌上干燥而烦，欲饮水数升，属白虎汤证。

宋本《伤寒论》

伤寒，若吐下后，七八日不解，热结在里，表里俱热，时时恶风，大渴，舌上干燥而烦，欲饮水数升者，属白虎加人参汤。

《千金翼方》此条病证原本用白虎汤，《金匮玉函经》随同《千金翼方》，宋本《伤寒论》用白虎加人参汤。

463. 《千金翼方》

伤寒，吐下后未解，不大便五六日至十余日，其人日晡所发潮热，不恶寒。犹如见鬼神之状，剧者发则不识人，循衣妄掇，怵惕不安，微喘直视。脉弦者生，涩者死。微者，但发热谵语，与承气汤。若下者，勿复服。

《金匮玉函经》

伤寒，吐下后未解，不大便五六日至十余日，其人日晡所发热，不恶寒。独语如见鬼神之状。若剧者，发则不识人，循衣妄撮，怵惕不安，微喘直视。脉弦者生，涩者死。微者，但发热谵语，属承气汤证。若下者勿复服。

宋本《伤寒论》

伤寒，若吐若下后，不解，不大便五六日，上至十余日，日晡所发潮热，不恶寒，独语如见鬼状。若剧者，发则不识人，循衣摸床，惕而不安，注：一云顺衣妄撮，怵惕不安。微喘直视，脉弦者生；涩者死。微者，但发热谵语者，属大承气汤。

《千金翼方》"犹如见鬼神之状"，《金匮玉函经》增补为"独语如见鬼神之状"，宋本《伤寒

论》同《金匮玉函经》。

《千金翼方》"循衣妄掇",《金匮玉函经》作"循衣妄撮",宋本《伤寒论》作"循衣摸床"。
宋本《伤寒论》略去"若下者,勿复服"六字。

464.《千金翼方》

大下后口燥者,里虚故也。

《金匮玉函经》

大下后口燥者,里虚故也。

465.《千金翼方·霍乱病状第六》

问曰:病有霍乱者何也?答曰:呕吐而利,此为霍乱。

《金匮玉函经·辨霍乱病形证治第十一》

问曰:病有霍乱者何?答曰:呕吐而利,名曰霍乱。

宋本《伤寒论·辨霍乱病脉证并治第十三》

问曰:病有霍乱者何?答曰:呕吐而利,名曰霍乱。

465.《千金翼方》

问曰:病者发热头痛,身体疼痛,恶寒,而复吐利,当属何病?答曰:当为霍乱。霍乱,吐下利止,复更发热也。

《金匮玉函经》

问曰:病发热头痛,身疼,恶寒,不复吐利,当属何病?答曰:当为霍乱。吐下利止,复更发热也。

宋本《伤寒论》

问曰:病发热头痛,身疼,恶寒,吐利者,当属何病?答曰:此名霍乱。霍乱自吐下,又利止,复更发热也。

《千金翼方》"而复吐利"之"而",《金匮玉函经》误作"不"。

"吐下利止",宋本《伤寒论》作"自吐下,又利止"。

466.《千金翼方》

伤寒,其脉微涩,本是霍乱。今是伤寒,却四五日,至阴经上转入阴,当利。本素呕下利者,不治。若其人即欲大便,但反失气而不利者,是为属阳明,必坚。十二日愈。所以然者,经竟故也。

《金匮玉函经》

伤寒,其脉微涩,本是霍乱。今是伤寒,却四五日,至阴经上转入阴,当利。本素呕,下利者,不治。若其人即似欲大便,但反失气,而仍不利,是为属阳明。便必坚。十三日愈。所以然者,经尽故也。

宋本《伤寒论》

伤寒,其脉微涩者,本是霍乱。今是伤寒,却四五日,至阴经上转入阴,当利。本呕下利者,不可治也。欲似大便,而反失气,仍不利者,此属阳明也,便必硬。十三日愈。所以然者,经尽故也。

《千金翼方》"必坚"前,《金匮玉函经》增"便"字以充义,宋本《伤寒论》作"便必硬"。

《千金翼方》"十二日愈",《金匮玉函经》易作"十三日愈",宋本《伤寒论》同《金匮玉函经》。

《千金翼方》"经竟"，《金匮玉函经》通俗为"经尽"，宋本《伤寒论》同《金匮玉函经》。

467. 《千金翼方》

下利后，当坚，坚能食者，愈。今反不能食，到后经中，颇能食，复一经能食，过之一日当愈。若不愈，不属阳明也。恶寒，脉微而复利，利止，必亡血。四逆加人参汤主之。

四逆汤中加人参一两即是。

《金匮玉函经》

下利后，便当坚，坚则能食者，愈。今反不能食，到后经中，颇能食，复过一经，当愈。若不愈，不属阳明也。

恶寒，脉微而复利，利止，亡血也。四逆加人参汤主之。

人参四逆汤方

人参一两 甘草二两，炙 干姜一两半 附子一枚，生

右四味，以水三升，煮取一升二合，去滓，分温再服。

宋本《伤寒论》

下利后，当便硬，硬则能食者愈。今反不能食，到后经中，颇能食，复过一经，能食。过之一日当愈。若不愈，不属阳明也。

恶寒，脉微，注一作缓，而复利，利止，亡血也。四逆加人参汤主之。

甘草二两，炙 附子一枚，生，去皮，破八片 干姜一两半 人参一两

右四味，以水三升，煮取一升二合，去滓，分温再服。

《千金翼方》"当坚"前，《金匮玉函经》增"便"字以助义；宋本《伤寒论》同《金匮玉函经》，"坚"作"硬"。

《千金翼方》"复一经"，《金匮玉函经》"复"后增"过"字以助义。宋本《伤寒论》同《金匮玉函经》。

《千金翼方》此条为一条论述，《金匮玉函经》分为二条论述，宋本《伤寒论》同。

468. 《千金翼方》

霍乱而头痛发热，身体疼痛，热多欲饮水，五苓散主之。寒多不用水者，理中汤主之。

人参 干姜 甘草炙 白术 各三两

右四味，以水八升，煮取三升，去滓，温服一升，日三服。齐上筑者，为肾气动，去术，加桂四两；吐多者，去术，加生姜三两；下利多者，复用术；悸者，加茯苓二两；渴者，加术至四两半；腹中痛者，加人参至四两半；寒者，加干姜至四两半；腹满者，去术，加附子一枚。服药后如食顷，饮热粥一升，微自温暖，勿发揭衣被。一方，蜜如丸，如鸡黄许大，以沸汤数合，和一丸，研碎温服。日三夜二。腹中未热，益至三四丸。然不及汤。

《金匮玉函经》

霍乱，头痛发热，身疼痛，热多欲饮水，五苓散主之；寒多不用水者，理中汤主之。

理中丸及汤方

人参 干姜 白术 甘草炙 各三两

右四味，捣筛为末，蜜如丸，如鸡黄大，以沸汤数合，和一丸，研碎温服之。日三服夜二服。腹中未热，益至三四丸。然不及汤。汤法，以四物，依两数切，用水八升，煮取三升，去滓，温服一升，日三服。

加减法

若脐上筑者，肾气动也，去术加桂四两。

吐多者，去术加生姜三两；下多者，还用术。

悸者，加茯苓二两。

渴欲得水者，加术，足前成四两半。

腹中痛者，加人参，足前成四两半。

寒者加干姜，足前成四两半。

腹满者，去术，加附子一枚。

服汤后如食顷，饮热粥一升许，微自温，勿发揭衣被。

宋本《伤寒论》

霍乱，头痛发热，身疼痛，热多欲饮水者，五苓散主之。寒多不用水者，理中丸主之。

人参 干姜 甘草炙 白术各三两

右四味，捣筛，蜜和为丸，如鸡黄许大，以沸汤数合，和一丸，研碎，温服之。日三服，夜二服。腹中未热，益至三四丸。然不及汤。汤法，以四物依两数切，用水八升，煮取三升，去滓，温服一升，日三服。若脐上筑者，肾气动也，去术，加桂枝四两；吐多者，去术，加生姜三两；下多者，还用术；悸者，加茯苓二两；渴欲得水者，加术，足前成四两半；腹中痛者，加人参，足前成四两半；寒者，加干姜，足前成四两半；腹满者，去术，加附子一枚。

服汤后，如食顷，饮热粥一升许，微自温，勿发揭衣被。

《千金翼方》"复用术"，《金匮玉函经》通俗为"还用术"，宋本《伤寒论》同《金匮玉函经》。

《千金翼方》"渴者"，《金匮玉函经》增益为"渴欲得水者"，宋本《伤寒论》同《金匮玉函经》。

《千金翼方》先论汤剂后述丸剂，《金匮玉函经》则先叙丸剂后述汤剂，宋本《伤寒论》随同《金匮玉函经》。

469.《千金翼方》

吐利止，身体痛不休，当消息和解其外，宜桂枝汤小和之。

《金匮玉函经》

吐利止，而身痛不休者，当消息和解其外，宜桂枝汤小和之。

宋本《伤寒论》

吐利止，而身痛不休者，当消息和解其外，宜桂枝汤小和之。

"身"前，《金匮玉函经》增"而"字；"休"后，增"者"字；宋本《伤寒论》同《金匮玉函经》。

470.《千金翼方》

吐利汗出，发热恶寒，四肢拘急，手足厥，四逆汤主之。既吐且利，小便复利，而大汗出，下利清谷，里寒外热，脉微欲绝，四逆汤主之。

《金匮玉函经》

吐利汗出，发热恶寒，四肢拘急，手足厥冷者，四逆汤主之。

既吐且利，小便复利，而大汗出，下利清谷，里寒外热，脉微欲绝者，四逆汤主之。

《千金翼方》"手足厥"原本即"手足冷"之义。《金匮玉函经》"厥"后增"冷者"二字以助义。此可证《金匮玉函经》在《千金翼方》之后沿袭增义之例。因为《千金翼方》不会将"手足厥冷者"，沿袭成"手足厥"，所以只能是《金匮玉函经》沿袭《千金翼方》。宋本《伤寒论》同《金匮玉函经》。

"绝"后，《金匮玉函经》顺加"者"字以助读。宋本《伤寒论》同《金匮玉函经》。

471. 《千金翼方》

吐已下断，汗出而厥，四肢不解，脉微欲绝，通脉四逆加猪胆汁汤主之。

于通脉四逆汤中加猪胆汁半合即是。服之其脉即出。无猪胆以羊胆代之。

《金匮玉函经》

吐已下断，汗出而厥，四肢拘急不解，脉微欲绝者，通脉四逆加猪胆汁汤主之。

通脉四逆加猪胆汁汤方

干姜三两　甘草二两，炙　附子大者一枚，生　猪胆汁四合

右三味，以水三升，煮取一升二合，去滓，内猪胆汁，分温再服。

宋本《伤寒论》

吐已下断，汗出而厥，四肢拘急不解，脉微欲绝者，通脉四逆加猪胆汁汤主之。

甘草二两，炙　干姜三两，强人可四两　附子大者一枚，生，去皮，破八片　猪胆汁半合

右四味，以水三升，煮取一升二合，去滓，内猪胆汁，分温再服，其脉即来。无猪胆，以羊胆代之。

《千金翼方》"四肢不解"，《金匮玉函经》增益为"四肢拘急不解"，宋本《伤寒论》同《金匮玉函经》。

猪胆汁，此方《千金翼方》用量为"半合"；宋本《伤寒论》同《千金翼方》；《金匮玉函经》用量为"四合"，失。

"无猪胆汁，以羊胆代之"等九字，宋本《伤寒论》同《千金翼方》，脱"汁"字。《金匮玉函经》无此九字。

"其脉即出"，《金匮玉函经》无。宋本《伤寒论》通俗为"其脉即来"。

472. 《千金翼方》

吐利发汗，其人脉平而小烦，此新虚，不胜谷气故也。

《金匮玉函经》

吐下发汗后，其人脉平而小烦者，此新虚，不胜谷气故也。

宋本《伤寒论》

吐利发汗，脉平，小烦者，以新虚不胜谷气故也。

《金匮玉函经》"汗"后增"后"字，"烦"后增"者"字。

宋本《伤寒论》脱"其人"，"而"；"此"易为"以"。

473. 《千金翼方·阴易病已后劳复第七》

伤寒阴易之为病，身体重，少气，小腹里急，或引阴中拘挛，热上冲胸，头重不欲举，眼中生花，痂胞赤，膝胫拘急。烧裈散主之。

《金匮玉函经·辨阴阳易差后劳复病形证治第十二》

伤寒阴易之为病，其人身体重，少气，少腹里急，或引阴中拘挛，热上冲胸，头重不欲举，眼中生花，眼胞赤，膝胫拘急。烧裈散主之。

宋本《伤寒论·辨阴阳易差后劳复病脉证并治第十四》

伤寒阴易之为病，其人身体重，少气，少腹里急，或引阴中拘挛，热上冲胸，头重不欲举，眼中生花，注：花，一作眵，膝胫拘急者，烧裈散主之。

《千金翼方》篇题之"阴易病"，《金匮玉函经》、宋本《伤寒论》篇题中均增益为"阴阳易"。是其在后充义之例。

474.《千金翼方》

大病已后，劳复，枳实栀子汤主之。

枳实二枚，炙　豉一升，绵裹　栀子十四枚，擘

右三味，以酢浆七升，先煎取四升，次内二味，煮取二升，内豉煮五六沸，去滓，分温再服。若有宿食，内大黄如博棋子大五六枚，服之愈。

《金匮玉函经》

大病差后，劳复者，枳实栀子汤主之。若有宿食者，加大黄如博棋子大五六枚。

枳实栀子豉汤方

枳实三枚，炙　栀子十四枚，擘　豉一升，绵裹

右以清浆水七升，空煎减三升，内枳实栀子煮取二升，内豉更煮五六沸，去滓，分温再服，取汗出。若有宿食，加大黄如博棋子大五六枚。

宋本《伤寒论》

大病差后，劳复者，枳实栀子豉汤主之。

枳实三枚，炙　栀子十四个，擘　豉一升，绵裹

右三味，以清浆水七升，空煮取四升，内枳实、栀子煮取二升，下豉，更煮五六沸，去滓，温分再服。覆令微似汗。若有宿食者，内大黄如博棋子五六枚，服之愈。

《千金翼方》原本"酢浆"，即醋浆，亦即醋。古酢、戠、浆、酨等，均指醋。《说文·水部》："浆，酢浆也。"王筠："醋，酢互用，则是一字两体也。"《说文解字》段注："浆、戠、酨三者同物。"《金匮玉函经》把"酢浆"易为"清浆水"，"清浆水"指白醋。《医心方》引《录验方》治胸痛方用"清白浆一斗，煮取四升"，高文柱："白戠，即白醋。"宋本《伤寒论》同《金匮玉函经》，作"清浆水"。

由此可佐证《千金翼方》成书时间早于《金匮玉函经》，《金匮玉函经》沿袭《千金翼方》时，将"酢浆"易为"清浆水"。

《千金翼方》"大病已后"之"已"，《金匮玉函经》意易为"差"，宋本《伤寒论》随同《金匮玉函经》。

《千金翼方》"枳实栀子汤"之方名，原本并无"豉"字；自《金匮玉函经》始，方名中增"豉"字；宋本《伤寒论》随同《金匮玉函经》而于方名中添加"豉"字。

《千金翼方》此方后"若有宿食，内大黄"等诸字，本为方后注明加减法之用。设置于方后，文例正合。《金匮玉函经》又将其移至方前论中，且与方后文重复不例。此又可证《金匮玉函经》在《千金翼方》之后，进行沿袭时移动原文之例。

《千金翼方》"先煎取四升"，《金匮玉函经》嫌其义不易明，于是增"空"字以资说明。"空煎减三升"，宋本《伤寒论》又进一步说"空煮取四升"，并增"覆令微似汗"之助效之法。

475.《千金翼方》

伤寒差已后，更发热，小柴胡汤主之。脉浮者，以汗解之；脉沉实，注：一作紧者，以下解之。

《金匮玉函经》

伤寒差已后，更发热者，小柴胡汤主之。脉浮者，以汗解之；脉沉实者，以下解之。

宋本《伤寒论》

伤寒差已后，更发热，小柴胡汤主之。脉浮者，以汗解之；脉沉实，注：一作紧者，以下解之。

"热"后，《金匮玉函经》顺加"者"字以助读。

476.《千金翼方》

大病已后，腰以下有水气，牡蛎泽泻散主之。

牡蛎熬　泽泻　蜀漆洗　商陆　葶苈熬　海藻洗　栝楼根各等份

右七味，捣为散，饮服方寸匕，日三服。小便即利。

《金匮玉函经》

大病差后，从腰以下有水气，牡蛎泽泻散主之。

牡蛎泽泻散方

牡蛎熬　泽泻　栝楼根　蜀漆洗去腥　葶苈熬　商陆根熬　海藻洗去咸，各等份

右七味为散，白饮和服方寸匕，小便利即止。

宋本《伤寒论》

大病差后，从腰以下有水气者，牡蛎泽泻散主之。

牡蛎熬　泽泻　蜀漆暖水洗，去腥　葶苈子熬　商陆根熬　海藻洗，去咸　栝楼根各等份

右七味，异捣，下筛为散，更于白中治之，白饮和服方寸匕，日三服。小便利，止后服。

《千金翼方》"已"，《金匮玉函经》意易为"差"；"腰"前增"从"字以助义；宋本《伤寒论》同《金匮玉函经》。

服法，《金匮玉函经》做了一些补充，例如"白饮和服""小便利即止"等，宋本《伤寒论》随同《金匮玉函经》。

477.《千金翼方》

伤寒解后，虚羸少气，气逆欲吐，竹叶石膏汤主之。

竹叶二把　半夏半升，洗　麦门冬一升，去心　甘草炙　人参各二两　石膏一斤，碎　粳米半升

右七味，以水一斗，煮取六升，去滓，内粳米熟，汤成，温服一升，日三服。

《金匮玉函经》

伤寒解后，虚羸少气，气逆欲吐，竹叶石膏汤主之。

竹叶石膏汤方

竹叶二把　石膏一斤　半夏半升　人参三两　甘草二两，炙　粳米半升，麦门冬一升，去心

右七味，以水一斗，煮取六升，去滓，内粳米，煮米熟汤成，去米，温服一升，日三服。

宋本《伤寒论》

伤寒解后，虚羸少气，气逆欲吐，竹叶石膏汤主之。

竹叶石膏汤方

竹叶二把　石膏一斤　半夏半升　麦门冬一升，去心　人参二两，炙　粳米半升，

右七味，以水一斗，煮取六升，去滓，内粳米，煮米熟汤成，去米，温服一升，日三服。

《千金翼方》人参用量为"二两"，宋本《伤寒论》同，《金匮玉函经》用量作"三两"。

478.《千金翼方》

大病已后，其人喜唾，久久不了，胸上有寒，当温之，宜理中丸。

《金匮玉函经》

大病差后，其人喜唾，久不了了者，胃上有寒，当温之，宜理中丸。

宋本《伤寒论》

大病差后，喜唾，久不了了，胸上有寒，当以丸药温之，宜理中丸。

"已"，《金匮玉函经》易作"差"，宋本《伤寒论》同《金匮玉函经》。

《千金翼方》之"胸"字，《金匮玉函经》易为"胃"字，宋本《伤寒论》同《千金翼方》。

《千金翼方》原"久久不了"，《金匮玉函经》作"久不了了"，宋本《伤寒论》同《金匮玉函经》。

479.《千金翼方》

病人脉已解，而日暮微烦者，以病新差，强与谷，脾胃气尚弱，不能消谷，故令微烦，损谷即愈。

《金匮玉函经》

伤寒脉已解，而日暮微烦者，以病新差，人强与谷，脾胃气尚弱，不能消谷，故令微烦，损谷即愈。

宋本《伤寒论》

病人脉已解，而日暮微烦，以病新差，人强与谷，脾胃气尚弱，不能消谷，故令微烦，损谷则愈。

《千金翼方》"病人"，《金匮玉函经》易作"伤寒"，宋本《伤寒论》同《千金翼方》为"病人"。"强"前，《金匮玉函经》增"人"字以助义，宋本《伤寒论》同《金匮玉函经》。

第三节　《伤寒论》成书于公元730年左右

从目前的文献资料来看，《外台秘要》是首次收载"张仲景《伤寒论》"方剂的书。之前没有任何书以"张仲景《伤寒论》"的称谓收载《伤寒论》中的方剂，甚至连"《伤寒论》"这一书名，也没有见到过。见到的只是"仲景"及"张仲景"的人名称谓。既然见不到"张仲景《伤寒论》"这一全称，自然不能臆想或人为地把张仲景和《伤寒论》一书连在一起。也就是说，张仲景之名和《伤寒论》一书，在《外台秘要》之前的书籍中，并没有什么联系。

《伤寒论》一书并非张仲景本人所撰，只是托其名而已。这一点基本上是可以肯定的。为什么？因为张仲景是民间传说中的汉代名医，唐以前的史书无载。最早记载张仲景传说的是晋代葛洪的《抱朴子内篇》，该书卷五《至理》篇中说："仲景穿胸以纳赤饼。"此时之记载，仲景的医技，竟与华佗之"刳腹以瀚胃"相仿，而不是长于治疗伤寒及内科杂症。

隋代巢元方《诸病源候论》卷六说仲景又善于审方识药。该书在《寒食散发候》中说："然则寒食草石二方，出自仲景，非佗也。且佗之为医，或刳断肠胃，涤洗五脏，不纯任方也。仲景虽

精,不及于佗。至于审方物之候,论药石之宜,亦妙绝众医。"

尽管史书不载,自晋代以末,直至唐代,张仲景的传说越来越广,其名气也越来越大,甚至比起华佗的名气,也是有过之而无不及。名气大了,自然不乏借用其名之人。于是自晋至唐,出现了多种署名张仲景撰著的书。其实没有一本是张仲景本人所撰,只不过是冠其名罢了。《伤寒论》也不例外,它是一本唐代才产生的书,所以不可能是汉人所撰。

《外台秘要》的作者,是确确实实见到了当时冠名张仲景的《伤寒论》一书,所以才能全称谓地引录"张仲景《伤寒论》"中的方剂。由此,我们也可得知,《伤寒论》一书成书年代的下限,不会晚于《外台秘要》,而是在其之前。

在本章第二节中,通过《金匮玉函经》与《千金翼方》之条文方剂比较,我们可以获得一个清晰的概念:《金匮玉函经》成书时间晚于《千金翼方》。又根据《金匮玉函经》因避讳"玄"字,而将《千金翼方》之"玄武汤"改为"真武汤"的情况,该书的成书时间应该在《千金翼方》之后,即公元682年以后,约当710年左右。所以说《金匮玉函经》也是一本唐代的书,而且成书于公元710年左右。李华安在《伤寒论东考》一书中说:"《金匮玉函经》,此书出于唐代。"此说十分正确。

在《金匮玉函经》中,只字未提《伤寒论》之书名,这和《千金翼方》一样,虽然偶有提及仲景之名,但绝无《伤寒论》之名。这只能说明《金匮玉函经》成书时间早于《伤寒论》,自然无法见到《伤寒论》并提及它了。

《外台秘要》成书于公元752年,这是《伤寒论》一书成书时间的下限,而《金匮玉函经》又成书于公元710年左右,这应视为是《伤寒论》一书的成书时间上限。因此,笔者推定《伤寒论》的成书时间,在公元730年左右。

《隋书·经籍志》载有"《张仲景方》十五卷""《张仲景疗妇人方》二卷""《张仲景辨病要方》一卷",又载"《张仲景辨伤寒》十卷"。唯独没有张仲景《伤寒论》之书目。据王重民《中国目录学史论丛》,在《隋书·经籍志》中,凡隋代人撰著之书,不冠朝代名称。据此,《张仲景方》《张仲景疗妇人方》二书,为隋人所著之书。

《旧唐书·经籍志》收载公元713年前之书目中,亦无《伤寒论》一书。这说明公元713年之前,《伤寒论》尚未问世。

公元752年,唐代王焘《外台秘要》,已明载"张仲景《伤寒论》"之书名,且收录了该书大量内容。宋代王溥《唐会要》(852)记载公元760年之医试题中,已有"张仲景《伤寒论》"。这与《外台秘要》时间上大体相当。宋代林亿《伤寒论序》(1064)称该书名称是"张仲景《伤寒论》",与《外台秘要》名称相合。这说明"《伤寒论》"就是原书名。该书产生于公元713—752年之间。

《新唐书·艺文志》(1060)载:"王叔和《张仲景药方》十五卷,又《伤寒卒病论》十卷。"书名和作者均与《外台秘要》、《唐会要》、林亿《伤寒论序》等不合。这除了说明《伤寒论》的作者只是一个署名外(不管是张仲景还是王叔和,都不是一个真实的作者),还可说明后来的"《伤寒卒病论》"书名,晚于"《伤寒论》"原书名,是唐末宋初出现的书名。

至于《伤寒论》的卷数,《外台秘要》引录的《伤寒论》原书是十八卷。《新唐书·艺文志》说"《伤寒卒病论》十卷"。康平本《伤寒论》(1060)自序中只说"为《伤寒卒病论》",未说卷数。宋本《伤寒论·自序》中却出现了"十六卷"之说。当以《外台秘要》十八卷之数为确。

《伤寒卒病论》之"卒"字,本是"急"义,后来被误成了"雜"义、"雜"字。《汉书·成帝纪》颜师古注："卒，谓急也。"段玉裁《说文解字注》："卒、猝古今字。"《方言·卷十》戴震疏证："卒、猝古通用。"

宋代林亿在《校正千金翼方表》中说："疾病之急，无急于伤寒。"又在《校正千金翼方后序》中说："夫疾病之至急者有三：一曰伤寒，二曰中风，三曰疮痈。是三种者，疗之不早，或治不对病，皆死不旋踵。"

《伤寒卒病论》，就是"伤寒急病论"之义，没有半点"杂（雜）病"的含义。

即便是"杂（雜）"字，也当为"急"义。《方言·卷十三》："雜，猝也。"《广雅·释诂》《玉篇·隹部》《广韵·合韵》等均云："雜，猝也。""猝"通"卒"，"急"义。

无独有偶，光绪十年《畿辅通志》卷一百三十五《艺文略》及卷二百九十《杂传》载，唐代开元年间之张果，著有《伤寒论》一卷。且不论张果是否著有《伤寒论》一书，其卷数是否为一卷，仅其时间，却与本书考证之《伤寒论》成书时间暗合，即唐代开元盛世年间（730）。

下面从几个唐代产生或使用的词义，来佐证《伤寒论》成书于唐代。

1. 将息

"将息"一词，作为"调理""调养"之义，产生在唐代。唐《韩愈与罗群书》："将息之道，当先理心。"唐《白居易诗》："亦知数出妨将息，不可端居守寂寥。"唐代王建诗："千万求方好将息，杏花寒食约同行。"

《伤寒论》14 条"桂枝加葛根汤方"下之"余如桂枝法将息及禁忌"，《伤寒论》21 条、22 条"桂枝去芍药汤"及"桂枝去芍药加附子汤方"下均云"将息如前法"，《伤寒论》31 条"葛根汤方"下之"余如桂枝法将息及禁忌"，《伤寒论》35 条"麻黄汤方"下之"余如桂枝法将息"。

2. 再

"再"，作为副词，专指第二次，唐代开始普遍使用。郭锡良等主编的《古代汉语》："到了唐代，'再'可以专指第二次。如杜甫《后游修觉寺》诗：'寺意新游处，桥憐再渡时。'"

《伤寒论》中"再"专指第二次的例子：

《伤寒论》29 条"四逆汤方"下之"分温再服"，34 条"葛根黄芩黄连汤方"下之"分温再服"。

《伤寒论》76 条、79 条、80 条之"栀子豉汤方""栀子甘草豉汤方""栀子生姜豉汤方""栀子厚朴汤方""栀子干姜汤方"后均云："分二服，温进一服。"可证上 29 条及 34 条之"再"，专指第二次而言。

3. 便

"便"作为副词，唐以前多为"立即"之义。而"就""于是"之义，是后起之义。如唐代杜甫诗《闻官军收河南河北》："即从巴峡穿巫峡，便下襄阳向洛阳。"《伤寒论》49 条："须表里实，津液自和，便自汗出愈。"此处"便"，解作"立即"之义，显然是不妥的。"便"，"于是""就"义。

4. 却

"却"，唐以前多有返回、返还之义。郑玄《礼记》注："却，返也。"《助字辨略·卷五》："却，还也。"《尔雅·释言》："还，返也。"邢昺疏："回，返也。""返"与"反"通。《左传·哀公十六年》陆德明释文："返，通作反。"

至唐代，"却"始产生出"反而"之义。唐代李白诗："人攀明月不可得，月行却与人相随。"

唐代司空图诗："逢人渐觉乡音异，却恨莺声似故山。"《辞通》："却，犹反也。"

《伤寒论》24 条："太阳病，初服桂枝汤，反烦不解者，先刺风池、风府，却与桂枝汤则愈。" 104 条："凡柴胡汤病证而下之，若柴胡证不罢者，复与柴胡汤，必蒸蒸而振，却发热汗出而解。" 355 条："伤寒厥而心下悸，宜先治水，当服茯苓甘草汤，却治其厥。不尔，水渍入胃，必作利也。"

三条之"却"，均为连词，"反而"之义。

5. 血室

把子宫称作"血室"，是唐代的事。汉晋南北朝之时，并无此称谓。

隋代《诸病源候论·卷七》："阳明病，下血而谵语者，此为热入血室。"此时"血室"，尚不指子宫。

《千金翼方·卷九·太阳病杂疗法第七》："妇人中风，发热恶寒，经水适来，得之七八日，热除而脉迟，身凉，胸胁下满，如结胸状，谵语，此为热入血室，当刺期门，随其虚实而取之。""妇人中风七八日，续得寒热，当发有时，经水适断者，此为热入血室。其血必结，故使入疟状，发作有时，小柴胡汤主之。""妇人伤寒发热，经水适来，昼日了了，暮则谵语，如见鬼状，此为热入血室。无犯胃气及上二焦，必当自愈。"此"血室"，首次指子宫。

《金匮玉函经·卷三·辨太阳病形正治下第四》："妇人中风，发热恶寒，经水适来，得之七八日，热除而脉迟，身凉，胸胁下满，如结胸状，其人谵语，此为热入血室，当刺期门，随其虚实而取之。""妇人中风七八日，续得寒热，发作有时，经水适断者，此为热入血室。其血必结，故使如疟状，发作有时，小柴胡汤主之。""妇人伤寒，发热，经水适来，昼日明了，暮则谵语，如见鬼状者，此为热入血室。无犯胃气及上二焦，必当自愈。"

《伤寒论》143 条："妇人中风，发热恶寒，经水适来，得之七八日，热除而脉迟身凉，胸胁下满，如结胸状，谵语者，此为热入血室。当刺期门，随其实而取之。"144 条："妇人中风七八日，续得寒热，发作有时，经水适断者，此为热入血室。其血必结，故使如疟状，发作有时，小柴胡汤主之。"145 条："妇人伤寒发热，经水适来，昼日明了，暮则谵语，如见鬼状者，此为热入血室。无犯胃气及上二焦，必自愈。"

《金匮要略·妇人杂病脉证并治第二十二》："妇人中风七八日，续得寒热，发作有时，经水适断者，此为热入血室。其血必结，故使如疟状，发作有时，小柴胡汤主之。""妇人伤寒发热，经水适来，昼日明了，暮则谵语，如见鬼状者，此为热入血室。无犯胃气及上二焦，必自愈。""妇人中风，发热恶寒，经水适来，得七八日，热除脉迟，身凉和，胸胁满，如结胸状，谵语者，此为热入血室。当刺期门，随其实而取之。"

6. 一厢

《外台秘要·卷二》引张仲景《伤寒论》百合滑石代赭汤煎服法云："右三味，先以泉水二升，煮百合取一升，去滓，置一厢。又以泉水二升，煮和二味，取一升。""一厢"，为唐时语。"一旁"之义。王维《送李睢阳》："黄纸诏书出东厢。"赵殿成注："正殿两旁有室，即厢也。"

7. 脚

"脚"的本义是"小腿"。《说文·肉部》："脚，胫也。"《中华大字典》："脚者，膝下踝上，兼胫胕腓之总名。""脚"字指现在的脚且在书面语言上的使用，是晋以后，大约公元 400 年之后的事。公元 610 年成书之《诸病源候论·卷十三》有"脚气病诸候"。据其中"其状自膝至脚有不仁""或脚指反膝胫洒洒尔""将两手急捉脚涌泉"等句,此"脚"字,正指现在的脚。隋唐时期,尤其是唐代,"脚"字在书面语言上的使用,逐渐增多并普及,于是唐代出现了"脚力""脚价""脚钱""日脚""雨脚"等"脚"字的关联或引申词。

《伤寒论》中有"脚挛急""其脚""两脚"等语,这可视作其成书于唐代的又一个佐证。

《伤寒论》29条:"伤寒,脉浮,自汗出,小便数,心烦,微恶寒者,脚挛急,反与桂枝欲攻其表,此误也。得之便厥,咽中干,烦躁吐逆者,作甘草干姜汤与之,以复其阳。若厥愈足温者,更作芍药甘草与之,其脚即伸。"

《伤寒论》30条:"问曰:证象阳旦,按法治之而增剧,厥逆,咽中干,两胫拘急而谵语,师曰:言夜半手足当温,两脚当伸。"

另,从炙甘草的使用特征来佐证《伤寒论》成书于唐代。

汉时并无炙甘草的使用。晋时开始使用"炙甘草"。晋时之《范汪方》《刘涓子鬼遗方》《小品方》等,均有使用炙甘草的方剂。

唐代孙思邈《备急千金要方·卷一·序例》:"凡用甘草、厚朴、石南、茵芋、藜芦、皂角之类,皆炙之。"这说明当时似已形成惯例,凡用甘草必炙。但在孙氏的《备急千金要方》中却恰恰相反,方剂中的甘草,基本上都是生用。至公元682年孙思邈之《千金翼方》时,开始真正印证了逢甘草必炙的说法。方剂中用的,几乎全是炙甘草。个别用生甘草的方剂中,反倒要注明"生用"二字。

在《伤寒论》112首方剂中,就有68首方剂中有炙甘草,生甘草几乎不用。这与孙思邈凡用甘草必炙的说法,并且与《千金翼方》(682)凡用甘草必炙的用药特征相符合。这说明《伤寒论》的成书年代,距《千金翼方》不会很远。

另有六百多条《伤寒论》成书于唐代的佐证资料及分析,散见于本书各章节,此处不再赘述。

《外台秘要》收录张仲景《伤寒论》的方剂与《金匮玉函经》《千金翼方》的比较分析

1. 《外台秘要·卷一》 小建中汤

仲景《伤寒论》,伤寒一二日,心中悸而烦,小建中汤主之。

桂心三两 甘草炙,二两 生姜三两 大枣十二枚,擘 胶饴一升 芍药六两

右六味,切,以水七升,先煮五味取三升,去滓,内饴,更上火微煮,令消解。温服一升,日三服。如呕家,不可服建中汤,以甜故也。忌海藻、菘菜、生葱。注:《千金翼方》同。张仲景《伤寒论》,伤寒一二日内,麻黄汤主之。此云小建中汤,非也,此方但治心中悸而烦。

《金匮玉函经·卷二》

伤寒二三日,心中悸而烦,小建中汤主之。

小建中汤方

桂枝 甘草炙 生姜各三两 芍药六两 大枣十二枚 胶饴一升

右六味,以水七升,煮取三升,去滓,内胶饴,更上火消解,温服一升。呕家不可服,以甘故也。

《千金翼方·卷九》

伤寒二三日,心中悸而烦者,小建中汤主之。

桂枝三两 甘草二两,炙 芍药六两 生姜三两,切 大枣十一枚,擘 胶饴一升

右六味，以水七升，煮取三升，去滓，内饴，温服一升。呕家不可服，以甘故也。

《千金翼方》《金匮玉函经》均为"二三日"，说明该条文原本就是"二三日"，《伤寒论》沿袭《金匮玉函经》时误为"一二日"。

甘草用量，《伤寒论》同《千金翼方》，为"二两"，而《金匮玉函经》用量为"三两"；大枣用量，《伤寒论》与《金匮玉函经》同，为"十二枚"，而《千金翼方》则为"十一枚"。可见《伤寒论》编撰之时，同时参考了《金匮玉函经》和《千金翼方》。

《千金翼方》"内饴，温服一升"，《金匮玉函经》在此基础上进行了增补："内胶饴，更上火消解，温服一升。"《伤寒论》则在《金匮玉函经》的基础上，又做了进一步补充增义："内饴，更上火微煮，令消解，温服一升，日三服。"《金匮玉函经》沿袭《千金翼方》，《伤寒论》又沿袭《金匮玉函经》的情况，由此可见一斑。

《千金翼方》《金匮玉函经》"煮取三升"，《伤寒论》增义为"先煮五味取三升"。

"呕家不可服，以甘故也"，"服"后，《伤寒论》增"建中汤"三字以善其义；"甘"字，《伤寒论》通俗为"甜"字。这也是《伤寒论》在《金匮玉函经》之后，沿袭充义之例。

服药后禁忌，《千金翼方》《金匮玉函经》原本并无。《伤寒论》增添了服药后禁忌一项："忌海藻、菘菜、生葱。"

2.《外台秘要·卷一》 调胃承气汤

仲景《伤寒论》，疗太阳病三日，发其汗，病不解，蒸蒸发热者，属调胃承气汤。

甘草炙，三两 芒硝半升 大黄四两

右三味，切，以水三升，煮二物取一升，去渣，内芒硝，更煮微沸，温温顿服，以调胃承气汤则愈。忌海藻、菘菜。注：张仲景《伤寒论》三日亦可服麻黄汤。此云调胃承气汤，非也。此但治三日发汗不解，蒸蒸发热者。

《金匮玉函经·卷三》

太阳病三日，发其汗不解，蒸蒸发热者，属胃也。调胃承气汤主之。

调胃承气汤方

大黄四两，清酒浸 甘草二两，炙 芒硝半升

右三味，㕮咀，以水三升，煮取一升，去滓，内芒硝，更上火微煮令沸，少少温服。

《千金翼方·卷九》

太阳病三日，发其汗不解，蒸蒸发热者，调胃承气汤主之。

大黄四两 甘草二两，炙 芒消半两

右三味，以水三升，煮取一升，去滓，内芒消更一沸，顿服。

《千金翼方》《金匮玉函经》"发其汗不解"，《伤寒论》"汗"后增一"病"字以助义；"调胃承气汤主之"，变通为"属调胃承气汤"。

《伤寒论》的基本论述，与《金匮玉函经》大体一致，这是其沿袭《金匮玉函经》的结果。

甘草用量，《金匮玉函经》同《千金翼方》，为"二两"，《伤寒论》易为"三两"。

《金匮玉函经》"㕮咀"，《伤寒论》易为"切"。二者虽均为破碎之义，但却能反映出随着时代的不同，药物的炮制加工称谓也不相同的特点。"切"，明显为后起之称谓。

"煮取一升"，《伤寒论》细化为"煮二物取一升"。

《千金翼方》"内芒消更一沸"，《金匮玉函经》充义为"内芒硝，更上火微煮令沸"，《伤寒论》则在《金匮玉函经》的基础上，简约为"内芒硝，更煮微沸"。

由此可看出，《金匮玉函经》沿袭《千金翼方》，《伤寒论》再沿袭《金匮玉函经》的迹象明显。《伤寒论》方后，增添了服药后禁忌。

3.《外台秘要·卷一》 小柴胡汤

仲景《伤寒论》，伤寒四五日，身热恶风，头项强，胁下满，手足温而渴者，小柴胡汤主之。

柴胡半斤　栝楼根四两　桂心二两　黄芩三两　牡蛎三两　甘草炙，二两　干姜二两

右七味，切，以水一斗二升，煮取六升，去滓，更煎取三升，温服一升，日三服。初服微烦，温覆，汗出者，便愈也。忌生葱、海藻、菘菜。注：范汪同。仲景《伤寒论》名柴胡姜桂也。合用柴胡、人参、甘草、黄芩、半夏、生姜、大枣七味，小柴胡汤是也。《玉函》《千金翼》同。

《外台秘要·卷二》

小柴胡姜桂汤

伤寒六七日，已汗而复下之，胸胁满结，小便不利，渴而不呕，但头汗出，往来寒热，心烦者，此未解也。属小柴胡姜桂汤主之。

柴胡半斤　桂心三两　黄芩三两　牡蛎二两　甘草二两，炙　栝楼四两　干姜二两

右七味，切，以水一斗二升，煮取六升，去滓，更煎取三升，温服一升，日三。初一服微烦，后汗出便愈。忌生葱、海藻、菘菜。

《金匮玉函经·卷三》

柴胡桂枝干姜汤

伤寒五六日，已发汗而复下之，胸胁满，微结，小便不利，渴而不呕，但头汗出，往来寒热，心烦。此为未解也。柴胡桂枝干姜汤主之。

柴胡半斤　桂枝三两　干姜二两　甘草二两，炙　牡蛎二两，熬　栝楼根四两　黄芩三两

右七味，以水一斗二升，煮取六升，去滓，再煎取三升，温服一升，初服微烦，复服汗出愈。

《千金翼方·卷九》

柴胡桂枝干姜汤

伤寒五六日，其人已发汗，而复下之，胸胁满，微结，小便不利，渴而不呕，但头汗出，往来寒热而烦，此为未解。柴胡桂枝干姜汤主之。

柴胡八两　桂枝三两　干姜二两　栝楼根四两　黄芩三两　牡蛎二两，熬　甘草二两，炙

右七味，以水一斗二升，煮取六升，去滓，更煎，温服一升，日二服。初服微烦，汗出愈。

此方方名，原本叫作"柴胡桂枝干姜汤"，《金匮玉函经》与《千金翼方》同。但在《外台秘要》收录《伤寒论》之方时，却出现了两种称谓。一个叫作"小柴胡汤"，一个叫作"小柴胡姜桂汤"。又据此条方后之注文，此方又叫"柴胡姜桂汤"。可见《伤寒论》在收录此方时，方名并未固定。根据注文，可知《伤寒论》问世不久，就有版本之不同，以致方剂名称不统一。

本方治证，《外台秘要》所载之"小柴胡姜桂汤"，与《金匮玉函经》《千金翼方》之"柴胡桂枝干姜汤"治证，基本相同，其沿袭痕迹，可见一斑。

柴胡桂枝干姜汤之"伤寒五六日"，小柴胡姜桂汤作"伤寒六七日"。这是《伤寒论》沿袭《金匮玉函经》时之误。此条小柴胡汤治证中，又作"伤寒四五日"。可见时间只是约数，《伤寒论》沿袭时并不在意，所以才使一书一方之中，时间出现了差异。

《千金翼方》"胸胁满，微结"，《金匮玉函经》同。《伤寒论》小柴胡姜桂汤治证中脱"微"字成"胸胁满结"；《伤寒论》此条小柴胡汤治证中，更是将其简略为"胁下满"。

《千金翼方》《金匮玉函经》《伤寒论》小柴胡姜桂汤三者治证之中，均有"往来寒热"之症，

《伤寒论》此小柴胡汤条中无此症，只有"身热恶风"一症。

《千金翼方》《金匮玉函经》"柴胡桂枝干姜汤主之"，《伤寒论》小柴胡姜桂汤作"属小柴胡姜桂汤主之"。

牡蛎用量，《千金翼方》《金匮玉函经》小柴胡姜桂汤均作"二两"，《伤寒论》此小柴胡汤中，用量为"三两"。

《千金翼方》"去滓更煎"后，《金匮玉函经》增"取三升"三字以助义。《伤寒论》此条之小柴胡汤及小柴胡姜桂汤均同《金匮玉函经》。

《千金翼方》"日二服"，《伤寒论》作"日三服"。

《千金翼方》"初服微烦，汗出愈"，《金匮玉函经》补充为"初服微烦，复服汗出愈"。《伤寒论》小柴胡姜桂汤为"初一服微烦，后汗出便愈"；《伤寒论》此条小柴胡汤方后，更增添了助汗之法："初服微烦，温覆，汗出者，便愈也。"

《伤寒论》此条小柴胡汤及小柴胡姜桂汤方后，均增添了服药禁忌。

4.《外台秘要·卷一》 桂枝汤

仲景《伤寒论》疗伤寒不大便六七日，头痛有热，与承气汤，其人小便反清者，知不在里，仍在表也，当须发汗。若头痛者，必衄血，宜桂枝汤。注：士弱氏曰：药非衄后用，乃当汗时用，则不衄矣。先未汗，故衄耳。

桂枝　芍药各三两　甘草炙，二两　生姜三两　大枣十二枚，擘

右五味，切，以水七升，煮取三升，去滓，温服一升，须臾，吃稀粥一升助药力，覆取微汗。忌生葱、海藻、菘菜。注：《集验》《备急》《文仲》《范汪》同。仲景《伤寒论》，此方六七日，病在表者，可服之。

《外台秘要·卷二》

桂枝汤

张仲景《伤寒论》桂枝汤，疗太阳中风，阳浮阴弱。阳浮者热自发，阴弱者汗自出。啬啬恶寒，淅淅恶风，翕翕发热，鼻鸣干呕方。

桂枝　芍药　生姜各三两　甘草二两，炙　大枣十二枚，擘

右五味，切姜，擘枣，次切余药。以水七升，煮枣令烂，去滓，乃内诸药。水少者益之。煮令微微沸，得三升，去滓，服一升，日三。小儿以意减之。初一服便得汗出者，后服小小阔其间。如不得汗，小小促之，令其药势相及。汗出自护，如服六物青散法。若病重者，昼夜服。特须避风。若服一剂，晬时不解，病证不变者，当更服之。至有不肯汗出，服二三剂乃愈。

服此药食顷，亦当饮粥以助药力，若初得病甚，便以火发汗，火气太过，汗出不解，烦躁不得寐，因此汤加龙骨、牡蛎各三两，减桂心、生姜各一两，不用芍药；若虚劳里急，腹中痛者，取前桂枝汤二升，加胶饴一升，适寒温，分再服；若得大汗出者，只用桂枝二两。发汗后重发汗，亡阳谵语，其脉反和者不死；发汗已解，半日许重发烦，其脉浮数，可复发汗，宜桂枝汤方。忌海藻、生葱、菘菜。注：《千金》《胡洽》《集验》《文仲》《备急》《范汪》同。

《金匮玉函经·卷二》

桂枝汤

伤寒不大便六七日，头痛有热，未可与承气汤。其小便反清，此为不在里而在表也。当发其汗。头痛者必衄。宜桂枝汤。

太阳中风，阳浮而阴濡弱。阳浮者热自发，濡弱者汗自出。啬啬恶寒，淅淅恶风，翕翕发热，

鼻鸣干呕，桂枝汤主之。

伤寒发汗已解，半日许复烦，其脉浮数，可与复发汗。宜桂枝汤。

《金匮玉函经·卷六》

发汗后，重发其汗，亡阳，谵语。其脉反和者，不死。

桂枝汤方

桂枝三两　芍药三两　甘草二两，炙　生姜三两，切　大枣十二枚，擘

右五味，㕮咀三物，水七升，微火煮取三升。去滓，温服一升，须臾，饮热粥一升余，以助药力。温覆令汗出一时许，益佳。若不汗，再服如前；又不汗，后服当小促其间。令半日许，三服尽。病重者，一日一夜服，晬时观之。服一剂尽，病证犹在，当复作服。若汗不出者，服之二三剂乃解。

《千金翼方·卷九》

伤寒不大便六七日，头痛有热，与承气汤，其大便反青。此为不在里，故在表也。当发其汗。头痛者必衄。宜桂枝汤。

太阳中风，阳浮而阴濡弱。浮者热自发，濡弱者汗自出。啬啬恶寒，淅淅恶风，翕翕发热，鼻鸣干呕者，桂枝汤主之。

伤寒，发汗已解，半日许复烦，其脉浮数，可复发其汗。宜服桂枝汤。

《千金翼方·卷十》

发汗后重发其汗，亡阳，谵语，其脉反者，不死。

桂枝汤方

桂枝　芍药　生姜各二两，切　甘草二两，炙　大枣十二枚，擘

右五味，㕮咀三味，以水七升，微火煮取三升，去滓，温服一升。须臾，饮热粥一升余，以助药力。温覆，令汗出一时许益善。若不汗，再服如前；复不汗，后服小促其间。半日许三服。病重者，一日一夜乃差。当晬时观之。服一剂汤，病证犹在，当复作服之。至有不汗出，当服三剂乃解。

《备急千金要方·卷九》

桂枝汤

治中风，其脉阳浮而阴弱。阳浮者热自发，阴弱者汗出自出，啬啬恶风，淅淅恶寒，翕翕发热，鼻鸣干呕方。

桂枝　芍药　生姜各二两，切　甘草二两　大枣十二枚

右五味，㕮咀三物，切姜擘枣，以水七升，煮枣令烂。去滓，乃内诸药。水少者，益之。煮令微沸，得三升。去滓，服一升，日三。小儿以意减之。初服，少多便得汗出者，小阔其间；不得汗者，小促其间；令药势相及，汗出，自护如法。特须避风。病若重，宜夜服。如服一剂不解，疾证不变者，当复服之。至有不肯汗出，服两三剂乃愈。服此汤食顷，饮热粥以助药力。

《千金翼方》"与承气汤，其大便反青"，《金匮玉函经》易作"未可与承气汤，其小便反清"。《千金翼方》之意，用承气汤治疗后，其大便清稀，是无里结实证，属误治，所以下文提出用桂枝汤治疗。《金匮玉函经》不认可《千金翼方》之说，认为表证不当用承气汤，所以易为"未可与承气汤"。《伤寒论》则兼取《金匮玉函经》和《千金翼方》两家之说，将此句易为"与承气汤，其人小便反清者"。

《千金翼方》"故在表也"之"故"，《金匮玉函经》意易为"而"字，《伤寒论》则易为

"仍"字。

"当发其汗"，《伤寒论》作"当须发汗"。"头痛者"前，增"若"字以助义。

《千金翼方》"阳浮而阴濡弱""濡弱者汗自出"，《金匮玉函经》同《千金翼方》，《伤寒论》与《备急千金要方》同，无"濡"字。

成书于公元 540 年左右之《集验方》，早于《备急千金要方》约 100 年。该书对于桂枝汤的论述如下。

治太阳中风，阳浮阴弱。阳浮者热自发，阴弱汗自出，啬啬恶寒，淅淅恶风，翕翕发热，鼻鸣干呕方。

桂枝 芍药 生姜各三两 甘草二两 大枣十二枚，擘

右五味，切姜擘枣，次切余药。以水七升，煮枣令烂。去滓，乃内诸药。水少者益之。煮令微微沸，得三升。去滓，服一升，日三。小儿以意减之。初一服便得汗出者，后服小小阔其间。如不得汗者，小小促之；令其药势相及，汗出自获，如用六物青散法。若病重者昼夜服，特须避风。若服一剂晬时不解，病证不变，更当服之。至有不肯汗出者，服二三剂乃愈。服此汤食顷，亦当饮粥以助药力。若初得病甚，便以火发汗，火气太过，汗出不解，烦躁不得寐，因此汤加龙骨、牡蛎各三两，减桂心、生姜各一两，不用芍药；若虚劳里急，腹中痛者，取前桂枝汤二升，加胶饴一升，适寒温分再服；若得大汗出者，只用桂枝二两。发汗后重发汗，亡阳，谵语，其脉反和者不死。发汗已解，半日许重发烦，其脉浮数，可复发汗，宜桂枝汤方。忌海藻、生葱、菘菜等。

《集验方》论中脉象无"濡"字，由此知增加"濡"字为《千金翼方》所为，《金匮玉函经》则随同《千金翼方》增"濡"字。

《伤寒论》桂枝汤之煎服法及加减法，多与《集验方》大体相同。《备急千金要方》《千金翼方》《金匮玉函经》等，其煎服法等与《集验方》相较，均有所缩减变通。

桂枝、芍药、生姜用量，《千金翼方》均为"二两"，《集验方》《备急千金要方》《金匮玉函经》《伤寒论》该三味药，用量均为"三两"。

《集验方》《备急千金要方》无"温覆"取汗之说。至《千金翼方》时，始有"温覆，令汗出一时许益善"之说。《金匮玉函经》随同《千金翼方》之说，"善"字易作"佳"，《伤寒论》略作"覆取微汗"。

5.《外台秘要·卷一》 桂枝附子汤方 附子白术汤

仲景《伤寒论》，疗伤寒八九日，风湿相搏，身体疼痛而烦，不能自转侧，不呕不渴，下之，脉浮虚而涩者，属桂枝附子汤；若大便硬，小便自利者，附子白术汤。

桂枝附子汤方

桂心四两 附子三枚，炮，去皮 生姜三两 甘草二两，炙 大枣十二枚，擘

右五味，切，以水六升，煮取二升，去滓，温分三服。忌生葱、猪肉、海藻、菘菜。

附子白术汤

白术四两 大枣十二枚 甘草炙，一两 生姜二两 附子三枚，炮，去皮，四破

右五味，切，以水六升，煮取二升，去滓，温分三服。初一服，其人身如痹。半日许，复服之都尽，其人如冒状者勿怪。此以附子、术并走皮中，逐水气未除，故使人如冒状也。本云附子一枚，今加之二枚，名附子汤。忌葱、猪肉、菘菜、海藻、桃、李、雀肉等。注：《千金翼》同。张仲景论法，当加桂枝四两。此本一方二法，以大便硬，小便自利，故去桂也。以大便不硬，小便不

利，当加桂。附子三枚，恐多也。虚弱家及产妇，宜减之。此二方但治风湿，非治伤寒也。

《金匮玉函经·卷三》

伤寒八九日，风湿相搏，身体疼烦，不能自转侧，不呕不渴，脉浮虚而涩者，桂枝附子汤主之；若其人大便坚，小便自利，术附子汤主之。

桂枝附子汤方

桂枝四两　附子三枚，炮　甘草二两，炙　大枣十五枚　生姜三两

右五味，以水六升，煮取二升，去滓，分温三服。

术附汤方

白术四两　附子三枚，炮　甘草三两，炙　生姜二两　大枣十五枚

右五味，以水六升，煮取二升，去滓，分温三服，一服觉身痹，半日许再服。如冒状，勿怪也。即是附子与术，并走皮中，逐水气未得除，故使之耳。法当加桂四两。其人大便坚，小便自利，故不加桂也。

《千金翼方·卷九》

桂枝附子汤

伤寒八九日，风湿相搏，身体疼烦，不能自转侧，不呕不渴，下已，脉浮而紧，桂枝附子汤主之；若其人大便坚，小便自利，术附子汤主之。

桂枝四两　附子三枚，炮　生姜三两，切　大枣十二枚　甘草二两，炙

右五味，以水六升，煮取二升，去滓，分温三服。

术附子汤

于前方中去桂，加白术四两即是。一服觉身痹，半日许服之尽。其人如冒状，勿怪。即是附子、术并走皮中，逐水气未得除，故使之耳，法当加桂四两，以大便坚，小便自利，故不加桂也。

《千金翼方》《金匮玉函经》之"身体疼烦"，《伤寒论》通俗为"身体疼痛而烦"；"大便坚"之"坚"字，《伤寒论》易为"硬"字。"坚"易为"硬"，是佐证《伤寒论》成书于《金匮玉函经》之后的证据之一。《金匮玉函经》之前的《千金翼方》为"坚"，因此《金匮玉函经》仍然沿袭使用"坚"字，至《伤寒论》再沿袭《金匮玉函经》时，则改为"硬"字。

《伤寒论》"脉浮虚而涩者"句，是沿袭《金匮玉函经》而来，《金匮玉函经》则是在《千金翼方》"脉浮而紧"原句上改易成"脉浮虚而涩"的。

《伤寒论》"附子白术汤"方名，晚于《千金翼方》和《金匮玉函经》"术附子汤"之方名。《金匮玉函经》此条之方名，是沿袭《千金翼方》而来的；而《伤寒论》此条之方名，则是在《金匮玉函经》方名基础上改易而来的。"术"的称谓较早，"白术"的称谓较晚。这也是佐证《伤寒论》成书时间晚于《金匮玉函经》的证据之一。

二方大枣之用量，《千金翼方》《伤寒论》均作"十二枚"，《金匮玉函经》则均作"十五枚"。

"一服觉身痹"，《伤寒论》补义为"初一服，其人身如痹"；《千金翼方》"半日许复服之尽"，《伤寒论》"尽"前增"都"字以助义，《金匮玉函经》则简作"半日许再服"。

《千金翼方》"法当加桂四两，以大便坚，小便自利，故不加桂也"。"以"，"因为"之义。《金匮玉函经》将"以"易为"其人"二字，义不如《千金翼方》为妥。《伤寒论》则在此基础上做了增补发挥："当加桂枝四两。此本一方二法，以大便硬，小便自利，故去桂也；以大便不硬，小便不利，当加桂。"

6.《外治秘要·卷一》 大承气汤

仲景《伤寒论》,疗吐下之后,不大便五六日至十余日,日晡所发潮热,不恶寒,独语如见鬼状。若剧者,发则不识人,循衣摸床,惕而不安,微喘,但发热谵语者,注:谵,疾而寤寐自语也。属大承气汤。

大黄去皮四两 陈枳实炙,五枚 芒硝三合 厚朴半斤

右四味,切,以水一斗,先煮三物取五升,去滓,内大黄煮取二升,去滓,内芒硝煮一二沸,分为两服。初一服便得利者止后服,不必尽利。注:《千金》并《翼》同。

《外台秘要·卷三》

大承气汤

疗天行十日以上,腹微满,谵语,或汗出而不恶寒,体重短气,腹满而喘,不大便,绕脐痛,大便乍难乍易,或见鬼者,大承气汤方。

大黄四两 厚朴半斤,炙 陈枳实五枚,炙 芒消三合

右四味,切,先以水一斗,煮二味取五升,去滓,内大黄,复煮取二升,去滓,内芒消,煎三两沸,适寒温,分再服,得下者止。不下更服。注:此张仲景《伤寒论》方。

《金匮玉函经·卷三》

伤寒,吐下后不解,不大便五六日,上至十余日,日晡时发潮热,不恶寒,独语如见鬼状。若剧者,发则不识人,循衣撮空,怵惕不安,微喘直视。脉弦者生,涩者死。微者,但发热谵语者,大承气汤主之。若一服利,止后服。

大承气汤方

大黄四两,酒洗 厚朴半斤,炙,去皮 枳实五枚,炙 芒硝三合

右四味,以水一斗,先煮二味取五升,去滓,内大黄,煮取二升,去滓,内芒硝,更上微火一两沸。分温再服。得下,余勿服。

《千金翼方·卷十》

大承气汤

伤寒,吐下后未解,不大便五六日,至十余日,其人日晡所发潮热,不恶寒,犹如见鬼神之状。剧者发则不识人,循衣妄掇,怵惕不安,微喘直视。脉弦者生,涩者死。微者,但发热谵语,与承气汤。若下者,勿复服。

大黄四两 厚朴八两,炙 枳实五枚,炙 芒硝三合

右四味,以水一升,先煮二味,取五升,内大黄,更煮取二升,去滓,内芒消,更煎一沸。分再服。得下者止。

《千金翼方》"其人日晡所发潮热",《伤寒论》略去"其人"二字;《金匮玉函经》无"其人"二字,"所"作"时","所"在此即为"时"义;《金匮玉函经》据其义而易之。

《千金翼方》"犹如见鬼神之状",《金匮玉函经》变通为"独语如见鬼状",《伤寒论》随同《金匮玉函经》。

《千金翼方》"循衣妄掇",《金匮玉函经》意易为"循衣撮空",《伤寒论》则进一步通俗为"循衣摸床"。

《千金翼方》《金匮玉函经》"怵惕不安",《伤寒论》易为"惕而不安"。

《千金翼方》《金匮玉函经》"微者",《伤寒论》"者"误为"喘"。

"微喘直视,脉弦者生,涩者死"等十一字,《伤寒论》无。当为《伤寒论》沿袭《金匮玉函

经》时略去。而《金匮玉函经》沿袭《千金翼方》时，仍保留此十一字。这说明《金匮玉函经》不可能去沿袭《伤寒论》，而是《伤寒论》在《金匮玉函经》之后，进行了沿袭。

《千金翼方》"分再服"，《金匮玉函经》增"温"字为"分温再服"，《伤寒论》则在《金匮玉函经》的基础上又通俗为"分为两服"。

《千金翼方》"得下者止"，简明扼要；《金匮玉函经》增益为"得下，余勿服"；《伤寒论》更加详细说明："初一服便得利者，止后服。不必尽剂。"

7.《外台秘要·卷一》 大柴胡汤

太阳病过经十余日，及二三日下之后，四五日柴胡证仍在者，先与小柴胡汤。呕不止，心下急，注：一云呕止小安，郁郁微烦者，为未解也。可与大柴胡汤，下之即愈。

柴胡半斤 黄芩 芍药各三两 半夏半斤，水洗 大枣十三枚，擘 生姜五两 枳实四枚，炙
右七味，切，以水一斗二升，煮至六升，去滓，更煎取三升，温服一升，日三服。一方加大黄二两。今不加大黄，恐不名为大柴胡汤也。忌羊肉、饧。兼主天行。注：《千金翼》《肘后》同。

《外台秘要·卷二》

大柴胡汤

伤寒十余日，热结在里，复往来寒热者，与大柴胡汤。

柴胡半斤 枳实四枚，炙 生姜五两 黄芩三两 芍药三两 半夏半升，洗 大枣十二枚，擘
右七味，切，以水一半二升，煮取六升，去滓，更煎取三升。温服一升，日三服。一方加大黄二两。若不加大黄，恐不名为大柴胡汤。忌羊肉、饴。注《千金翼》《古今录验》同。

《金匮玉函经·卷二》

大柴胡汤

太阳病过经十余日，及二三日下之，后四五日，柴胡证仍在，先与小柴胡汤。呕止小安，其人郁郁微微烦者，为未解，与大柴胡汤，下之愈。

《金匮玉函经·卷三》

伤寒十余日，热结在里，复往来寒热，当与大柴胡汤。

大柴胡汤方

柴胡半斤 黄芩三两 半夏半升 生姜三两 枳实四枚，炙 大枣十二枚 大黄二两

右七味，切，以水一斗二升，煮取六升，去滓，再煎取三升，温服一升，一方无大黄，然不加不得名大柴胡汤也。

《千金翼方·卷九》

太阳病，过经十余日，反再三下之，后四五日，柴胡证续在，先与小柴胡汤。呕止小安，其人郁郁微烦者，为未解，与大柴胡汤，下者止。

伤寒十余日，邪气结在里，欲复往来寒热，当与大柴胡汤。

大柴胡汤方

柴胡八两 枳实四枚，炙 生姜五两，切 黄芩三两 芍药三两 半夏半升，洗 大枣十二枚，擘

右七味，以水一斗二升，煮取六升，去滓，更煎，温服一升，日三服。一方加大黄二两。若不加，恐不名大柴胡汤。

《千金翼方》"反再三下之"，"反"字，《金匮玉函经》沿袭《千金翼方》时误作"及"；"再三"，通俗为"二三"，《伤寒论》随同《金匮玉函经》，作"及二三下之"。由此可明，《金匮玉函

经》沿袭《千金翼方》时导致之误,《伤寒论》沿袭《金匮玉函经》时照样成误。由此可证三书的成书时间依次当为《千金翼方》《金匮玉函经》《伤寒论》。三者之中,《千金翼方》的成书时间最早,而《伤寒论》成书时间最晚。

《千金翼方》"续在"之"续"字,《金匮玉函经》通俗为"仍",《伤寒论》同《金匮玉函经》。这又是三书之中,《千金翼方》早于《金匮玉函经》之证。因为《千金翼方》不可能弃简从繁,把"仍"字易为"续"字。

《千金翼方》"下者止",《金匮玉函经》意易为"下之愈",《伤寒论》又增易为"下之即愈"。

《千金翼方》原本为"邪气结在里",《金匮玉函经》易为"热结在里",《伤寒论》则沿袭随同《金匮玉函经》。

《千金翼方》"欲复往来寒热","欲复",同义复词,"又重新"之义。《金匮玉函经》则认为"欲"字赘余而略去,这更能说明《千金翼方》为在先之原说,《金匮玉函经》为在后之删字。《伤寒论》成书时间在《金匮玉函经》之后,沿袭该书时自然多随同该书了。

《外台秘要·卷一》所引之大柴胡汤,大枣用量为"十三枚";《外台秘要·卷二》收录的大柴胡汤,大枣用量与《金匮玉函经》和《千金翼方》相同,均为"十二枚"。

《千金翼方》说:"一方加大黄二两,若不加,恐不名大柴胡汤。"《金匮玉函经》据此说则直接将大黄加入大柴胡汤方中而成八味药组成。反过来却说:"一方无大黄,然不加不得名大柴胡汤也。"其基本之说,仍脱离不了《千金翼方》。《伤寒论》此说同《千金翼方》。

8.《外台秘要·卷一》 麻黄升麻汤

疗伤寒六七日,其人大下,寸脉沉迟,手足厥冷,下部脉不至,咽喉痛不利,唾脓血,泄利不止者,麻黄升麻汤方。

麻黄二两半,去节 升麻二分 当归五分 知母 葳蕤一作菖蒲 黄芩各三分 麦门冬去心,一作天门冬 桂心 芍药 干姜 石膏碎 甘草炙 茯苓 白术各一两

右十四味,切,以水一斗,先煮麻黄减二升,掠去上沫,内诸药,煮取三升,去滓,温分三服。相去如炊三斗米顷,令尽,汗出便愈。忌海藻、菘菜、生葱、醋、桃、李、雀肉等。注:此张仲景《伤寒论》方。按:《千金》作麻黄、知母、葳蕤、黄芩各三两,余十味作各二两为异耳。

《金匮玉函经·卷四》

麻黄升麻汤

伤寒六七日,大下后,寸脉沉迟,手足厥逆,下部脉不至,咽喉不利,唾脓血。泄利不止者,为难治。麻黄升麻汤主之。

麻黄升麻汤方

麻黄二两半 升麻 当归各一两六铢 黄芩 葳蕤 知母各十八铢 石膏碎,绵裹 甘草炙 桂枝 芍药 干姜 白术 茯苓 麦门冬去心各六铢

右十四味,㕮咀,以水一斗,先煮黄一二沸,去上沫,内诸药,煮取三升,去渣,分温三服。一饭间,当汗出愈。

《千金翼方·卷十》

麻黄升麻汤

伤寒六七日,其人大下后,脉沉迟,手足厥逆,下部脉不至,咽喉不利,唾脓血,泄利不止,为难治。麻黄升麻汤主之。

麻黄去节,二两半 知母十八铢 葳蕤十八铢 黄芩十八铢 升麻一两六铢 当归一两六铢

芍药　桂枝　石膏碎，绵裹　干姜　白术　茯苓　麦门冬去心　甘草炙各六铢

右一十四味，以水一斗，先煮麻黄二沸，去上沫，内诸药，煮取三升，去滓，分温三服。一炊间，当汗出愈。

《备急千金要方·卷十》

麻黄升麻汤

治伤寒六七日，其人大下后，脉沉迟，手足厥逆，下部脉不至，咽喉不利，唾脓血，泄利不止，为难治。麻黄升麻汤方。

麻黄　知母　萎蕤一作菖蒲　黄芩各三两　升麻　芍药　干姜　石膏　茯苓　白术　桂心　甘草　麦门冬各二两

右十四味，㕮咀，以水一斗，先煮麻黄减二升，去上沫，内诸药，煮取三升。分服一升微取汗愈。

《备急千金要方》及《千金翼方》之"其人大下后"，《伤寒论》脱"后"字，《金匮玉函经》脱"其人"二字，均不如《备急千金要方》《千金翼方》之原句义切。

《备急千金要方》《千金翼方》原文之"脉沉迟"，《金匮玉函经》增义为"寸脉沉迟"，《伤寒论》因沿袭而随同《金匮玉函经》。

麻黄用量，《备急千金要方》作"三两"，《千金翼方》《金匮玉函经》《伤寒论》均作"二两半"。

升麻、当归，《千金翼方》《金匮玉函经》用量均为"一两六铢"；《备急千金要方》均为"二两"；《伤寒论》升麻"三分"，当归"五分"。

知母、萎蕤、黄芩，《千金翼方》《金匮玉函经》用量均为"十八铢"，《备急千金要方》用量为"各三两"，《伤寒论》为"各三分"。

方中其他药味用量，《千金翼方》《金匮玉函经》用量均为"六铢"，《备急千金要方》为"各二两"，《伤寒论》为"各一两"。

《千金翼方》"一炊间，当汗出愈"，《金匮玉函经》通俗为"一饭间，当汗出愈"，《伤寒论》在此基础上，更详细为"相去如炊三斗米顷，令尽，汗出便愈"。

《备急千金要方》"㕮咀"二字，《千金翼方》略去，《金匮玉函经》有此二字，《伤寒论》易为"切"字。由"㕮咀"变为"切"，反映了时间先后之不同。

9.《外治秘要·卷一》　桃花汤

疗少阴病二三日至四五日，腹痛，小便不利，下利不止，而便脓血，桃花汤方。

赤石脂一斤，一半全用绵裹，一半筛末　干姜一两，切　粳米一升

右三味，以水七升，煮取米熟，去滓，取七合，内赤石脂末一方寸匕，日三服。注：《伤寒论》《千金》《崔氏》《范汪》同。

《金匮玉函经·卷四》

少阴病二三日至四五日，腹痛，小便不利，下利不止，而便脓血，桃花汤主之。

桃花汤方

赤石脂一斤，一半全用，一半筛末　干姜一两　粳米一升

右三味，以水七升，煮米令熟，去滓，温服七合，内赤石脂末方寸匕，日三服。若一服愈，余勿服。

《千金翼方·卷十》

桃花汤

少阴病二三日至四五日，腹痛，小便不利，下利不止，而便脓血者，以桃花汤主之。

赤石脂一斤，一半完，一半末　干姜一两　粳米一升

右三味，以水七升，煮米熟汤成，去滓，温取七合，内赤石脂末一方寸匕。一服止，余勿服。

《千金翼方》"温取七合"，《伤寒论》脱"温"字作"取七合"，《金匮玉函经》"取"易为"服"，作"温服七合"，义失。汤已服下，怎么能再"内赤石脂末"呢？

10.《外台秘要·卷一》　栀子豉汤

疗伤寒五六日，大下之后，身热不去，心中结痛。此为未解，栀子豉汤方。

肥栀子十四枚，擘　香豉四合，绵裹

右二味，以水四升，先煮栀子取二升半，去滓，内豉，更煮取一升半，去滓，温分再服。若一服得吐，余更勿服之。若呕者，用后栀子加生姜汤。注：《伤寒论》《备急》同。《伤寒》兼疗不得眠。

《外台秘要·卷二》

栀子豉汤

仲景《伤寒论》疗伤寒发汗，若吐下后，虚烦不得眠，剧则反覆颠倒，心内苦痛，懊侬者，属栀子豉汤证。

肥栀子十四枚，擘　香豉四合，绵裹

右二物，以水四升，先煮栀子取二升半，去滓，内豉更煮取一升半，去豉，分温再服。得吐，止后服。

栀子生姜汤

肥栀子十四枚，擘　香豉四合　生姜五两，切

右三味，以水四升，煮栀子、生姜，取二升半，去滓，内豉，更煮取一升半，去滓，温分再服。若一服安，即勿服。注：《伤寒论》同，并疗虚烦不得眠耳。

《金匮玉函经·卷三》

栀子豉汤

伤寒五六日，大下之后，身热不去，心中结痛，此为未解。栀子豉汤主之。

发汗吐下后，虚烦不得眠，剧者反覆颠倒，心中懊侬者，栀子豉汤主之。若少气，栀子甘草豉汤主之。若呕，栀子生姜豉汤主之。

栀子豉汤方

栀子十四枚，擘　香豉四合，绵裹

右二味，以水四升，先煮栀子得二升半，内豉煮取一升半，去滓，分二服。温进一服。得快吐，止后服。

栀子生姜豉汤方

栀子十四枚，擘　生姜四两　香豉四合，绵裹

右三味，以水四升，先煮栀子，生姜得二升，内豉煮取一升半，去滓，分为二服。温进一服。得快吐，止后服。

《千金翼方·卷十》

栀子汤

发汗吐下后，虚烦不得眠。剧者反复颠倒，心中懊侬，栀子汤主之。若少气，栀子甘草汤主

之；若呕者，栀子生姜汤主之。

栀子汤方

栀子十四枚，擘　香豉四合，绵裹

右二味，以水四升，先煮栀子取二升半，内豉煮取一升半，去渣，分再服。温进一服。得快吐，止后服。

栀子生姜汤方

于栀子汤中加生姜五两即是。

《千金翼方》此方方名，并不加"豉"字，至《金匮玉函经》，始加"豉"字，《伤寒论》同《金匮玉函经》。

《千金翼方》"得快吐，止后服"，《金匮玉函经》同，《伤寒论》略详为"若一服吐，余更勿服之"。

《千金翼方》《金匮玉函经》只作"栀子"，《伤寒论》则加"肥"字作"肥栀子"。

11.《外台秘要·卷一》　白虎汤

伤寒脉浮，发热无汗，其表不解者，不可与白虎汤。渴欲饮水，无表证者，白虎汤主之。

知母六两　石膏一升，碎，绵裹　甘草三两，炙　粳米六合

右四味，切，以水一斗二升，煮取米熟，去米内药，煮取六升，去滓，分六服，日三服。忌海藻、菘菜。注：《千金》《伤寒论》《备急》《文仲》《崔氏》《范汪》《经心录》同。诸家兼疗天行病。

《金匮玉函经·卷四》

伤寒脉浮，发热无汗，其表不解者，不可与白虎汤。渴欲饮水，无表证者，白虎汤主之。

白虎汤方

石膏一斤，碎　知母六两，甘草二两　粳米六合

右四味，以水一升，煮米熟汤成，去滓，温服一升，日三服。

《千金翼方·卷九》

白虎汤

伤寒脉浮，发热无汗，其表不解，不可与白虎汤。渴欲饮水，无表证，白虎汤主之。

知母六两　石膏一斤，碎　甘草二两　粳米六合

右四味，以水一斗，煮米熟汤成，去滓，温服一升，日三服。

《千金翼方》"不解"及"表证"后，《金匮玉函经》沿袭该书时顺加"者"字以助读，《伤寒论》因沿袭《金匮玉函经》而与之相同。

甘草用量，《千金翼方》作"二两"，《金匮玉函经》随同《千金翼方》，《伤寒论》作"三两"。

石膏用量，《千金翼方》及《金匮玉函经》作"一斤"，《伤寒论》沿袭时误作"一升"。

《千金翼方》及《金匮玉函经》方后无服药禁忌。《伤寒论》有忌海藻、菘菜。

《千金翼方》"日三服"，《金匮玉函经》同。《伤寒论》"日三服"前，增"分六服"，即一天服半剂白虎汤，两天服完一剂药。

《伤寒论》增添了药物煎取量："煮取六升"，以补《千金翼方》及《金匮玉函经》之不足。

12.《外台秘要·卷一》　桃人承气汤

疗往来寒热，胸胁逆满，桃人承气汤方。

大黄四两，渍，别下　甘草炙　芒硝汤成下　桂心各二两　桃人五十枚，去皮尖，碎

右五味，以水七升，煮取二升半，去滓，内芒硝，更煎一两沸，温分三服。忌海藻、菘菜。

注：太医校尉史脱方。《肘后》《伤寒论》《千金翼》同。

《金匮玉函经·卷二》

桃核承气汤

太阳病不解，热结膀胱，其人如狂，血自下，下者即愈。其外不解，尚未可攻。当先解其外。外解小腹急结者，乃可攻之，宜桃核承气汤。

桃仁承气汤方

桃仁五十枚，去皮尖　大黄四两　桂枝二两　甘草二两，炙　芒硝二两

右五味，以水七升，先煮四味取二升半，去滓，内芒硝更煮微沸，温服五合，日三服。微利。

《千金翼方·卷九》

桃核承气汤

太阳病不解，热结膀胱，其人如狂，血自下，下者即愈。其外不解，尚未可攻。当先解其外。外解，少腹急结者，乃可攻之。宜桃核承气汤。

桃仁五十枚，去皮尖　大黄四两　桂枝二两　甘草二两，炙　芒消一两

右五味，以水七升，煮取二升半，去滓，内芒消更煎一沸，分温三服。

《古今录验方》

桃仁承气汤

疗往来寒热，胸胁逆满，桃仁承气汤方。

大黄四两，渍，别下　甘草炙　芒消汤成下　桂心各一两　桃仁五十枚，去皮尖，碎

右五味，以水七升，煮取二升半，去渣，内芒消，更煎一两沸，温分三服。

《外台秘要·卷一》所引此方之治症，当是《古今录验方》此方之治症，与《千金翼方》《金匮玉函经》此方之治症不同。

《古今录验方》成书于公元610年左右，早于《备急千金要方》，更早于《千金翼方》。该书此方用于治疗"往来寒热，胸胁逆满"之症。

《伤寒论》成书时间晚于《金匮玉函经》，且多沿袭收录《金匮玉函经》之论说与方剂，而《金匮玉函经》又多沿袭《千金翼方》。据《外台秘要》注，《肘后方》《千金翼方》《伤寒论》均收录有此方。《伤寒论》中此方之治症，当与《金匮玉函经》和《千金翼方》相同，惜《外台秘要》未加引录。

芒消用量，《千金翼方》作"一两"，《古今录验方》《金匮玉函经》《伤寒论》均作"二两"。

服药量，《古今录验方》《千金翼方》均为"煮取二升半""温分三服"，《金匮玉函经》为"煮取二升半，温服五合，日三服"，即一剂药可服用五次，一天半服完。宋本《伤寒论》随同《金匮玉函经》，"煮取二升半""先食温服五合，日三服"，"温服"前，补益了"先食"二字，以充义。

13.《外台秘要·卷一》　桂枝二麻黄一汤方

服桂枝汤大汗出后，脉洪大者，与桂枝汤如前法。若形如疟，一日再发者，汗出便解，属桂枝二麻黄一汤主之。

桂心一两十七铢　杏仁十六枚，去皮尖　芍药一两六节　麻黄一十六铢　去节　生姜一两六铢，切　甘草炙，一两二铢　大枣五枚，擘

右七味，切，以水五升，先煮麻黄一两沸，掠去沫，乃内诸药，煮得二升，去滓，温服一升，日再。本云桂枝汤二分，麻黄汤一分，合为二升，分再服。今合为一方。忌海藻、菘菜、生葱。

注：本张仲景《伤寒论》方。《集验》疗天行。

《金匮玉函经·卷二》

服桂枝汤大汗出，若脉但洪大，与桂枝汤。若其形如疟，一日再发，汗出便解。宜桂枝二麻黄一汤。

桂枝二麻黄一汤方

桂枝一两十七铢　芍药一两六铢　麻黄十六铢　生姜一两六铢　杏仁十六枚　甘草一两二铢　大枣五枚

右七味，以水五升，先煮麻黄一二沸，去上沫，内诸药，煮取二升，去滓，温服一升。本方桂枝汤二分，麻黄汤一分，今为二升，分再服。今合为一方。

《千金翼方·卷九》

服桂枝汤大汗出，若脉洪大，与桂枝汤。其形如疟，一日再发，汗出便解，宜桂枝二麻黄一汤方。

桂枝一两十七铢　麻黄十六铢　生姜切　芍药各一两六铢　甘草一两二铢，炙　大枣五枚，擘　杏仁十六枚，去皮尖，两仁者

右七味，以水七升，煮麻黄一二沸，去上沫，内诸药，煮取二升，去滓，温服一升，日再服。本云桂枝汤二分，麻黄汤一分，合为二升，分二服。今合为一方。

《医心方·卷十四·第三十七》引《集验方》（高文柱校注本）

大汗出后，脉犹洪大，形如疟，日一发，汗出便解方。

桂心一两十六铢　芍药一两　生姜一两，炙　甘草一两，炙　大枣十四枚　麻黄一两，去节　杏仁二十三枚

凡七物，切，以水五升，先煮麻黄再沸，下诸药，煎得一升八合，服六合。

《备急千金要方·卷九》

桂枝二麻黄一汤

服桂枝汤大汗后，脉洪大者，与桂枝汤。若形如疟，一日再发，汗出便解者，属桂枝二麻黄一汤方。

桂枝一两十七铢　麻黄十六铢　芍药一两六铢　甘草一两二铢　杏人十六枚　大枣五枚　生姜一两六铢

右七味，㕮咀，以水五升，煮麻黄再沸，去沫，内诸药，煮取二升，适寒温，分再服。取微汗而已。

《集验方·卷一》

桂枝二麻黄一汤

服桂枝汤，大汗出后，脉洪大者，与桂枝汤如前法。若形如疟，一日再发者，汗出便解，属桂枝二麻黄一汤主之方。

桂心一两十七铢　杏人十六枚，去皮尖　芍药一两六节　麻黄一两十六铢　生姜一两六铢　甘草炙，一两二铢　大枣五枚，擘

右七味，切，以水五升，先煮麻黄一两沸，掠去沫，乃内诸药，煮得二升，去滓，温服一升，日再。本云桂枝汤二分，麻黄汤一分，合为二升，与再服。今合为一方。忌海藻、菘菜、生葱。

宋本《伤寒论》

桂枝二麻黄一汤方

服桂枝汤，大汗出，脉洪大者，与桂枝汤如前法。若形似疟，一日再发者，汗出必解。宜桂枝二麻黄一汤。

桂枝一两十七铢，去皮 芍药一两六铢 麻黄十六铢，去节 生姜一两六铢，切 杏仁十六个，去皮尖 甘草一两二铢，炙 大枣五枚，擘

右七味，以水五升，先煮麻黄一二沸，去上沫，内诸药，煮取二升，去滓，温服一升，日再服。本云桂枝汤二分，麻黄汤一分，合为二升，分再服。今合为一方，将息如前法。

臣亿等谨按：

桂枝汤方：桂枝、芍药、生姜各三两，甘草二两，大枣十二枚。麻黄汤方：麻黄三两，桂枝二两，甘草一两，杏仁七十个。今以算法约之，桂枝汤取十二分之五，即得桂枝、芍药、生姜各一两六铢，甘草二十铢，大枣五枚。麻黄汤取九分之二，即得麻黄十六铢，桂枝十铢三分铢之二，收之得十一铢；甘草五铢三分铢之一，收之得六铢；杏仁十五个九分枚之四，收之得十六个。二汤所取相合，即共得桂枝一两十七铢，麻黄十六铢，生姜、芍药各得一两六铢，甘草一两二铢，大枣五枚，杏仁十六个，合方。

"芍药一两六铢"之"铢"，《集验方》误作"节"。芍药、生姜各一两六铢，甘草一两二铢，《医心方》引《集验方》之用量为芍药、生姜、甘草均为一两；大枣五枚，《医心方》引《集验方》为十四枚；麻黄十六铢，《医心方》引《集验方》为一两；杏仁十六枚，《医心方》引《集验方》为二十三枚。

《千金翼方》"煮取二升，去滓，温服一升，日再服"，《金匮玉函经》、《集验方》、宋本《伤寒论》均同。《医心方》引《集验方》作"煎得一升八合，服六合"。

《备急千金要方》《医心方》引《集验方》，无"本云桂枝汤二分"等诸字，《千金翼方》、《金匮玉函经》、宋本《伤寒论》均有此诸字。此因《金匮玉函经》沿袭《千金翼方》，宋本《伤寒论》再沿袭《金匮玉函经》而成。《金匮玉函经》将"云"字，误易为"方"字。宋本《伤寒论》其后更增"将息如前法"五字。

14. 《外台秘要·卷二》 麻黄汤

疗伤寒头痛，腰痛，身体骨节疼，发热恶风，汗不出而喘，麻黄汤方。

麻黄三两，去节 桂心二两 甘草炙，一两 杏人七十枚，去皮尖、两人，碎

右四味，切，以水九升，煮麻减二升，去上沫，内诸药，煮取二升半，去滓，服八合，覆取微汗，不须啜粥。余如桂枝法将息。忌海藻、菘菜、生葱。臣亿等按：张仲景《伤寒论》麻黄汤惟伤寒，不主中风。若中风，但可服前桂枝汤。

《外台秘要·卷三》

麻黄汤

《千金翼》疗天行，脉浮紧，无汗而发热，其身疼痛，八九日不解，其表证续在。此当发其汗。服药已，微除，发烦目瞑，剧者必衄，衄乃解。所以然者，阳气重故也。宜服麻黄汤。注：《千金翼》不疗天行。

麻黄三两，去节 桂心二两 甘草一两，炙 杏人七十枚，去皮尖，两仁

右四味，切，以水九升，先煮麻黄减二升，去上沫，内诸药，煮取二升半，分服八合，取汗，不须饮粥。投此汤易得汗。忌菘菜、海藻、生葱。注：《深师》同。此张仲景《伤寒论》方。

《金匮玉函经·卷二》

太阳病，头痛发热，身体疼，腰痛，骨节疼痛，恶风，无汗而喘，麻黄汤主之。

太阳病，脉浮紧，无汗而发热，其身疼痛，八九日不解，其表候仍在，此当发其汗。服药已，微除，其人发烦目瞑，剧者必衄，衄乃解。所以然者，阳气重故也。麻黄汤主之。

麻黄汤方

麻黄三两　桂枝二两　甘草一两，炙　杏仁七十枚

右四味，㕮咀，以水九升，先煮麻黄减二升，去上沫，内诸药取二升半，去滓，温服八合。温覆出汗，不须啜粥。余如桂枝法。

《千金翼方·卷九》

麻黄汤

太阳病，头痛发热，身体疼，腰痛，骨节疼，恶风，无汗而喘。麻黄汤主之。

太阳病，脉浮紧，无汗而发热，其身疼痛，八九日不解，其表证仍在，此当发其汗。服药、微除，其人发烦，目瞑增剧者，必衄。衄乃解。所以然者，阳气重故也。宜麻黄汤。

麻黄汤方

麻黄去节，三两　桂枝二两　甘草一两，炙　杏仁七十枚，去皮尖，两仁者

右四味，以水九升，煮麻黄减二升，去上沫，内诸药，煮取二升半，去滓，温服八合，覆取微似汗，不须啜粥。余如桂枝法。

《外台秘要·卷三》注："《千金翼》不疗天行。"查《千金翼方》确实无治"天行"字样，此两条句首均云"太阳病"。然而"太阳病"是经络病证之一种，伤寒、天行、温病等均可出现"太阳病"证，三者同属外感热性病的范畴，其具体病证，并无截然之划分区别。况且其病邪传变，又均按一日太阳、二日阳明、三日少阳、四日太阴、五日少阴、六日厥阴之顺序传变。因此，不少治疗伤寒病的方剂，在当时可以通治天行及温病之相关证候。例如敦煌卷子本《辅行诀脏脏用药法要》（此书略早于《备急千金要方》）中治疗伤寒病常用的玄武汤（即真武汤）、小青龙汤、大青龙汤、白虎汤、桂枝汤（小阳旦汤）等，在该书中均云"治天行"而不提治伤寒，其治症又多与伤寒病证大体相同。

此处《千金翼方》之"太阳病"，与《外台秘要·卷三》之"疗天行"，当属互文同义，所以其治症基本上完全相同。

《千金翼方》"无汗而喘"，《金匮玉函经》同，《外台秘要·卷二》引作"不汗出而喘"。

《千金翼方》"覆取微似汗"，《金匮玉函经》作"温覆出汗"，《外台秘要·卷二》引作"覆取微汗"。

15. 《外台秘要·卷二》　葛根汤

疗太阳病，项背强几几，反汗不出，恶风者，属葛根汤方。

葛根四两　麻黄四两，去节　甘草二两，炙　芍药　桂心各二两　生姜三两　大枣十二枚，擘

右七味，切，以水一斗，煮麻黄、葛根减二升，去上沫，内诸药，煮取三升，去滓，温服一升。覆取微似汗出，不须吃热粥助药发汗。余将息如桂枝法。忌海藻、菘菜、生葱。注：张仲景《伤寒论》治中风汗出用桂枝，此证云汗不出，亦伤寒之病，非中风也。

《金匮玉函经·卷二》

葛根汤

太阳病，项背强几几，无汗恶风者，葛根汤主之。

葛根汤方

葛根四两　麻黄　生姜各三两　桂枝　芍药　甘草各二两　大枣十二枚

右七味，㕮咀，以水一斗，先煮麻黄葛根，减二升，去上沫，内诸药，煮取一升，去滓，温服一升，取汗。不须啜粥。

《千金翼方·卷九》

葛根汤

太阳病，项背几几，无汗恶风，葛根汤主之。

葛根四两　麻黄三两，去节　桂枝　芍药　甘草炙，各二两　生姜三两，切　大枣十一枚，擘

右七味，以水一斗，煮麻黄、葛根减二升，去上沫，内诸药，煮取三升，去滓，分温三服，不须与粥，取微汗。

《千金翼方》"无汗恶风"后；《金匮玉函经》顺加"者"字以助读；《伤寒论》同《金匮玉函经》，"风"后有"者"字，"无汗"，《伤寒论》易作"反汗不出"。

"葛根汤主之"，《伤寒论》意易为"属葛根汤方"。

麻黄用量，《千金翼方》为"三两"，《金匮玉函经》同《千金翼方》，《伤寒论》作"四两"。

大枣，《千金翼方》用"十一枚"，《金匮玉函经》用"十二枚"，《伤寒论》同《金匮玉函经》。

《千金翼方》"煮取三升"，《伤寒论》同，《金匮玉函经》"三"误作"一"。

《千金翼方》"不须与粥，取微汗"，《金匮玉函经》脱"微"字作"取汗，不须啜粥"，《伤寒论》则详细为"覆取微似汗出，不须吃热粥助药发汗"。

16. 《外台秘要·卷二》　大青龙汤

疗太阳中风，脉浮紧，发热恶寒，身疼痛，汗不出而烦躁方。

麻黄六两，去节　桂枝二两　石膏如鸡子大，碎，绵裹　生姜三两　杏人四十枚，去两人及皮尖　大枣十枚，擘

右七味，切，以水九升，先煮麻黄减二升，去沫，乃内诸药，煮取三升，去滓，分服一升。厚覆取微汗。汗出多者，温粉粉之。一服汗者，不可再服。若复服，汗多亡阳，遂虚，恶风，烦躁不得眠也。忌海藻、菘菜、生葱等物。注：张仲景《伤寒论》云，中风见伤寒脉者可服之。

《外台秘要·卷八》

大青龙汤

《范汪》溢饮者，当发其汗，大青龙汤主之。

麻黄六两，去节　桂心二两　甘草炙，二两　生姜三两　石膏如鸡子，一枚　去仁四十枚，去皮尖　大枣十枚

右七味，㕮咀，以水九升，先煮麻黄减二升，乃内诸药，煮取三升，绞去滓，适寒温，服一升，温覆令汗。汗出多者，温粉粉之。一服汗出者，勿复服。汗出多，亡阳，逆虚恶风，烦躁不得眠，脉微弱，汗出恶风，不可服之。服之则厥逆，筋惕肉瞤，此为逆也。忌海藻、菘菜、生葱。注：此本仲景《伤寒论》方。

《金匮玉函经·卷二》

大青龙汤

太阳中风，脉浮紧，发热恶寒，身体疼痛，不汗出而烦躁，头痛，大青龙汤主之。若脉微弱，

汗出恶风，不可服。服则厥，筋惕内瞤，此为逆也。

大青龙汤方

麻黄六两　桂枝二两　甘草二两，炙　石膏鸡子大，碎，绵裹　杏仁四十枚　生姜三两　大枣十二枚

右七味，以水九升，先煮麻黄减二升，去上沫，内诸药，煮取三升。去滓，温服一升，覆令汗出，多者温粉扑之。一服汗者，停后服。若复服，汗多亡阳，遂虚，恶风，烦躁，不得眠。

《千金翼方·卷九》

太阳中风，脉浮紧，发热恶寒，身体疼痛，不汗出而烦，大青龙汤主之。若脉微弱，汗出恶风者，不可服之，服之则厥，筋惕肉瞤。此为逆也。

大青龙汤方

麻黄去节六两　桂枝二两　甘草二两，炙　杏仁四十枚，去皮尖、两仁者　生姜三两，切　大枣十枚，擘　石膏如鸡子大，碎，绵裹

右七味，以水九升，先煮麻黄减二升，去上沫，内诸药，煮取三升，去滓，温服一升。取微似汗。汗出多者，温粉粉之。一服汗者，勿再服。若复服，汗出多，亡阳，逆虚，恶风，躁不得眠。

《备急千金要方·卷九》

大青龙汤

治中风伤寒，脉浮紧，发热恶寒，身体疼痛，汗不出而烦躁方。

麻黄六两　桂心　甘草各二两　石膏如鸡子大一枚，碎　生姜三两　杏人四十枚　大枣十二枚

右七味，㕮咀，以水九升，煮麻黄，去沫，乃内诸药，煮取三升，分服一升，厚覆，当大汗出。温粉粉之即止。不可再服。服之则筋惕肉瞤，此为逆也。不汗，乃再服。

《备急千金要方》"中风伤寒、脉浮紧"，是中风或伤寒，均可见脉浮紧之症。至《千金翼方》，则脱去"伤寒"二字而只云"太阳中风"。《金匮玉函经》《伤寒论》均同。

大青龙汤本为峻汗之剂，否则不会名大青龙汤。《备急千金要方》服此方后要求"厚覆，当大汗出"，正合大青龙峻汗之意。这说明正常情况下，服此汤会导致大汗出。所以《备急千金要方》方后注明，大汗出，就"不可再服"。如果再服，就会导致筋惕肉瞤的情况。但如果服后不汗出，就需要"再服"。

至《金匮玉函经》时，此方之发汗要求发生了变化，要求"取微似汗"，并指出汗出多会导致"亡阳，逆虚，恶风，躁不得眠"。《金匮玉函经》只说"覆令汗出"，没有指出汗多汗少。《伤寒论》兼取《金匮玉函经》和《千金翼方》及《备急千金要方》三者之说，一作"厚覆取微汗"，一作"温覆令汗"。

《千金翼方》"逆虚"之"逆"，"冷"义。"逆虚"，即"虚冷"之义。《金匮玉函经》把"逆"误作"遂"，其寒冷之义即消失，与前"亡阳"之例遂不合。

17. 《外台秘要·卷二》　大陷胸丸

张仲景《伤寒论》，夫结胸病，项亦强，如柔痉状，下之则和，宜大陷胸丸方。

蜀大黄半斤　葶苈子半升，熬　杏人半升，去皮尖，熬令赤黑　芒硝半升

右四味，捣筛二味，杏人和芒硝研如泥，和散，合和丸，如弹子大，每服一丸，用甘遂末一钱匕，白蜜一两，水三升，同煮取一升，温，顿服之。一宿乃自下。如不下，更服。取下为效。注：《千金翼》同。

《金匮玉函经·卷三》

大陷胸丸

结胸者，其项亦强，如柔痉状，下之即和，宜大陷胸丸。

大陷胸丸方

大黄半斤　葶苈　芒硝　杏仁各半升

右四味，捣和，取如弹丸一枚，甘遂末一钱匕，白蜜一两，水二升，煮取一升，顿服。一宿乃下。

《千金翼方·卷九》

大陷胸丸

结胸者，下之早，故令结胸。结胸者，其项亦强，如柔痉状，下之即和，宜大陷胸丸。

大陷胸丸方

大黄八两　葶苈子熬　杏仁去皮尖、两仁者，芒消各半升

右四味，和捣，取如弹丸一枚，甘遂末一钱匕，白蜜一两，水二升，合煮取一升。温顿服。一宿乃下。

《备急千金要方·卷九》

大陷胸丸

结胸病，项亦强，如柔痉状。下之即和，宜大陷胸丸方。

大黄八两　芒消　杏人　葶苈各五合

右四味，捣筛二物，别研杏仁、芒消如脂，和散，取如弹丸大一枚，甘遂末一钱匕，白蜜二合，水一升，煮取八合，温，顿服之。病乃自下。如不下，更服。取下为效。

炮制法，《千金翼方》"和捣"，《金匮玉函经》作"捣和"，《备急千金要方》"捣筛二物，别研杏仁、芒消如脂，和散"。《伤寒论》则更接近《备急千金要方》："捣筛二味，杏人和芒消研如泥，和散。"

大黄称为"蜀大黄"，其时间较晚，所以《备急千金要方》《千金翼方》《金匮玉函经》均不称"蜀大黄"而称"大黄"。《伤寒论》此称"蜀大黄"，是其晚于《金匮玉函经》诸书之佐证。

《备急千金要方》原本为"水一升，煮取八合"，则煎煮时间明显较短。至《千金翼方》则为"水二升，合煮取一升"，则煎煮时间较《备急千金要方》延长不少。《金匮玉函经》《伤寒论》均同《千金翼方》。

《备急千金要方》"顿服之，病乃自下"，《千金匮玉函经》随同《千金翼方》。《伤寒论》又增"乃"字以助义，成了"一宿乃自下"。

18.《外台秘要·卷二》　大陷胸汤

太阳病，脉浮动数。浮则为风，数则为热；动则为痛，数则为虚。头痛发热，微盗汗出，而反恶寒，表未解也。医反下之，动数变迟，膈内拒痛，注：一云头痛即眩，胃中空虚，客热动膈，短气烦躁，心内懊侬，阳气内陷，心下因坚，则为结胸。大陷胸汤主之。若不结胸，但头汗出，余处无汗，剂颈而还，小便不利，身必发黄。

大陷胸汤方

蜀大黄六两　甘遂末一钱匕　芒硝一升

右三味，以水六升，先煮大黄取二升，去滓，内芒硝，煮一两沸，内甘遂末，温服一升。得快利，止后服。注：《千金翼》同。

《金匮玉函经·卷三》

太阳病，脉浮而动数。浮则为风，数则为热；动则为痛，数则为虚。头痛发热，微盗汗出，而反恶寒者，其表未解也。医反下之，动数变迟，头痛则眩，胃中空虚，客气动膈，短气烦躁，心中懊恼，阳气内陷，心下因坚，则为结胸。大陷胸汤主之。若不结胸，但头汗出，其余无汗，剂颈而还，小便不利，身必发黄。

大陷胸汤方

大黄六两，去皮　芒硝一升　甘遂一钱

右三味，以水六升，先煮大黄取二升，去滓，内芒硝煮一两沸，内甘遂末，温服一升。得快利，止后服。

《千金翼方·卷九》

大陷胸汤

太阳病，脉浮而动数。浮则为风，数则为热；动则为痛，数则为虚。头痛发热，微盗汗出，而反恶寒，其表未解，医反下之，动数则迟，头痛即眩冒，胃中空虚，客气动膈，短气躁烦，心中懊恼，阳气内陷，心下因坚，则为结胸。大陷胸汤主之。若不结胸，但头汗出，其余无汗，齐颈而还，小便不利，身必发黄。

大陷胸汤方

大黄六两　甘遂末一钱匕　芒消一升

右三味，以水六升，先煮大黄取二升，去滓，内芒消煎两沸，内甘遂末，分再服。一服得快利，止后服。

"甘遂末一钱匕"，《金匮玉函经》脱"匕"字，失。

《千金翼方》"分再服"，《金匮玉函经》作"温服一升"，《伤寒论》同《金匮玉函经》。

"大黄"，《伤寒论》作"蜀大黄"。

19.《外台秘要·卷二》　半夏泻心汤

太阳病下之，其脉促，不结胸者，此为欲解也。若心下满、硬、痛者，此为结胸也。大陷胸汤主之。但满而不痛者，此为痞。柴胡不中与之也。宜半夏泻心汤主之方。

半夏半升，洗　干姜三两　人参三两　甘草三两，炙　黄连一两　大枣十二枚，擘　黄芩三两

右七味，切，以水一升，煮取六升，去滓，温服一升，日三。若须大陷胸汤服者，如前法。忌羊肉、饧、海藻、菘菜、猪肉、冷水等。注：《千金翼方》同。一方半夏五两。

《金匮玉函经·卷三》

半夏泻心汤

太阳病下之，其脉促，不结胸者，此为欲解，其脉浮者，必结胸。

若心下满而坚痛者，此为结胸，大陷胸汤主之。若但满而不痛者，此为痞，柴胡不复中与也，半夏泻心汤主之。

半夏泻心汤方

半夏半升　黄芩　干姜　甘草炙　人参各三两　黄连一两　大枣十六枚

右七味，以水一斗，煮取六升，去滓再煮取三升，温服一升，日三服。

《千金翼方·卷九》

半夏泻心汤

若心下满而坚痛者，此为结胸，大陷胸汤主之。

心下但满而不痛者，此为痞，半夏泻心汤主之。

半夏半升，洗　黄芩　干姜　人参　甘草各三两，炙　黄连一两　大枣十二枚，擘

右七味，以水一斗，煮取六升，去滓，温服一升，日三服。

《备急千金要方·卷十》

泻心汤

泻心汤，兼治下痢不止，腹中愊坚而呕吐，肠鸣者方。

半夏半升　黄芩　人参　干姜各三两　黄连一两　甘草三两　大枣十二枚

右七味，㕮咀，以水一斗，煮取六升，分服一升，日三。注：仲景名半夏泻心。

《备急千金要方·卷十三》

泻心汤

治老小下痢，水谷不消，肠中雷鸣，心下痞满，干呕不安，泻心汤方。

人参一两　半夏三两　黄连二两　黄芩　甘草各一两　干姜一两半　大枣十二枚

右七味，㕮咀，以水八升，煮取二升半，分三服。并治霍乱。若寒，加附子一枚；若渴加栝楼根二两；呕加橘皮一两；痛加当归一两；客热，以生姜代干姜。

大枣十二枚，《金匮玉函经》作"十六枚"。

《千金翼方》"煮取六升"，"温服一升，日三服"，是一剂药两天服完。《伤寒论》同《千金翼方》。《金匮玉函经》作"煮取六升，去滓再煮取三升，温服一升，日三服"，是一剂药一日服完。再看《备急千金要方》："煮取六升，分服一升，日三。"也是一剂药两天服完。

半夏泻心汤之方名，在《备急千金要方》时尚不定型，所以该书只云"泻心汤"，且该书卷十和卷十三所载"泻心汤"（即半夏泻心汤），用量明显不同。《千金翼方》始，半夏泻心汤之称谓，似成通例。

20.《外台秘要·卷二》　小陷胸汤

小结胸病，正在心下，按之则痛，脉浮滑者，小陷胸汤主之方。

黄连一两，上好者　栝楼实一枚，大者，破　半夏半升，洗

右三味，切，以水六升，煮栝楼实取三升，去滓，内诸药煮取二升，去滓，温分三服。忌羊肉、饧、猪肉。注：《千金翼》同。

《金匮玉函经·卷三》

小陷胸汤

小结胸者，正在心下，按之即痛，其脉浮滑，小陷胸汤主之。

小陷胸汤方

栝楼实一枚　黄连二两　半夏半升

右三味，以水六升，先煮栝楼取三升，去滓，内诸药，煮取二升，去滓，分温三服。

《千金翼方·卷九》

小结胸者，正在心下，按之即痛，其脉浮滑，小陷胸汤主之。

黄连一两　半夏半升，洗　栝楼实，大者一枚

右三味，以水六升，先煮栝楼取三升，去滓，内诸药，煮取二升，去滓，分温三服。

"小结胸者"之"者"字，《伤寒论》易为"病"字；"其脉"之"其"字，《伤寒论》脱。

《千金翼方》"黄连一两"，《金匮玉函经》作"黄连二两"，《伤寒论》同《千金翼方》。

据《外台秘要》注，《伤寒论》此方，沿袭于《千金翼方》，故其论证组方及煎服法，多同

《千金翼方》。

21.《外台秘要·卷二》 文蛤散

病在太阳，应以汗解之，反以冷水潠之，若灌之，其热却不得去，弥更益烦，皮上粟起，意欲饮水，而反不渴者，服文蛤散；若不差者，与五苓散。用前篇方。注：士弱氏曰热得冷水之气约，退而后却也。寒实结胸，无热证者，与三物小陷胸汤，方如前法。白散亦可服。

文蛤散方注：士弱氏曰：庞安常云，无热证者，与三物白散。小陷胸汤治热，白散治寒，旨哉言乎？

文蛤五两

右一味，捣筛为散，以沸汤和一方寸匕，服之。汤用五合。注：《千金翼》同。

《金匮玉函经·卷三》

文蛤散

病在阳，当以汗解，而反以水潠之，若灌之，其热被劫不得去，益烦，皮上粟起。意欲饮水，反不渴，服文蛤散。若不差，与五苓散。若寒实结胸，无热证者，与三物小白散。

文蛤散方

文蛤五两

右一味，为散。沸汤和服一方寸匕。

《千金翼方·卷九》

文蛤散

病在阳，当以汗解，而反以水潠之，若灌之，其热却不得去，益烦，皮粟起。意欲饮水，反不渴。宜服文蛤散方。

文蛤五两

右一味，捣为散，以沸汤五合，和服一方寸匕。若不差，与五苓散。

《千金翼方》"病在阳"，《金匮玉函经》照文沿袭仍作"病在阳"，《伤寒论》为充其义，在"阳"前加"太"字成"病在太阳"。由此知《伤寒论》成书时间当在《千金翼方》和《金匮玉函经》之后。此为其增充文义之例。

《千金翼方》"其热却不得去"，此"却"在此引为"反而"之义。《金匮玉函经》认为"却"字不易理解，于是换成"被劫"二字，以助该句理解。这可佐证《金匮玉函经》成书时间晚于《千金翼方》，所以才能在《千金翼方》的基础上，易文加以释明。《伤寒论》此处同《千金翼方》作"其热却不得去"，这说明《伤寒论》在沿袭其前人之说时，同时参考了《金匮玉函经》和《千金翼方》。

《千金翼方》之文风，向来以简约生动为特征。读"皮粟起"三字，即知皮上如粟米之疹起之义。《金匮玉函经》读此三字后，嫌其义不易明了，故在"皮"后增"上"字，以助其义。《伤寒论》在《金匮玉函经》之后进行沿袭，自然取"皮上粟起"之句。

《千金翼方》"宜服文蛤散"，《金匮玉函经》脱"宜"字成"服文蛤散"，《伤寒论》随同《金匮玉函经》。

《千金翼方》"以沸汤五合，和服一方寸匕"，《伤寒论》作"以沸汤和一方寸匕，服之。汤用五合"。用多少量之沸汤，来和服文蛤散末，本当在"一方寸匕"前给予说明，义例始合。由此可明显看出，《千金翼方》之句为在先之原说，义例合拍，而《伤寒论》背逆常理，颠倒次序之说，为在后沿袭所致。即在《千金翼方》和《金匮玉函经》之后沿袭时，导致之次序混乱不合。《金匮玉函经》，此处脱去"五合"二字，成"沸汤和服一方寸匕"，不如《千金翼方》为确。

22.《外台秘要·卷二》 白散方

桔梗三分 贝母三分 巴豆一分，去心及皮，熬令黑赤，别研如脂

右三味，捣筛，更于白内捣之，以白饮和服。强人半钱匕，羸人减之。病在膈上则吐，在膈下则利。利不止，饮冷粥一杯止。忌猪肉、芦笋等。注：《千金翼》同。

《外台秘要·卷十》

仲景《伤寒论》，咳，胸中满而振寒，脉数，咽干不渴，时出浊唾腥臭，久久吐脓如粳米粥者，肺痈也。桔梗白散主之分。

桔梗三分 贝母三分 巴豆一分，去皮心，熬研作脂

右三味，捣筛，强人饮服半钱匕，羸人减之。若病在膈上者必吐，膈下者必利。若利不止者，饮冷水一杯则定。忌猪肉、芦笋等。

《金匮玉函经·卷八》

白散方

桔梗 贝母各十八铢 巴豆六铢，去皮心，熬黑

右三味，为散，白饮和服。强人半钱，羸人减之。病在膈上必吐，在膈下必利。不利，进热粥一杯；利过不止，进冷粥一杯。

《千金翼方·卷九》

三物小白散

寒实结胸，无热证者，与三物小白散方。

桔梗十八铢 巴豆六铢，去皮心，熬赤黑，研如脂 贝母十八铢

右三味，捣为散，内巴豆更于白中治之。白饮和服。强人半钱匕，羸者减之。病在上则吐，在下则利。不利，进热粥一杯；利不止，进冷粥一杯。注：一云，冷水一杯。

该方名称，《千金翼方》叫作"三物小白散"，《金匮玉函经》《伤寒论》叫作"白散"，《外台秘要·卷十》引《伤寒论》又叫作"桔梗白散"，可见此方当时名称之不固定。

药物用量，《金匮玉函经》随同《千金翼方》，按"铢"计量。《伤寒论》则按分（份）计量。

《千金翼方》"病在上""在下"之"在"后，《金匮玉函经》增"膈"字以助义。《伤寒论》同《金匮玉函经》。

《千金翼方》"利不止，进冷粥一杯。注：一云冷水一杯"，《伤寒论》则据此注径直作"若利不止者，饮冷水一杯则定"。

《千金翼方》"吐""利"前，《金匮玉函经》增"必"字成"必吐""必利"，《伤寒论》同《金匮玉函经》。此亦《伤寒论》在《金匮玉函经》之后沿袭所致。

服量，《金匮玉函经》"半钱"后，脱"匕"字，义失。

23.《外台秘要·卷二》 茱萸汤

《千金翼》，干呕，吐涎沫而头痛，茱萸汤主之方。

吴茱萸一升，炒 大枣十二枚，擘 生姜六两，切 人参三两，细剉

右四味，以水五升，煮取二升，去滓，分服七合，日三。注：此张仲景《伤寒论》方。

《金匮玉函经·卷四》

吴茱萸汤

干呕，吐涎沫，而复头痛，吴茱萸汤主之。

吴茱萸汤方

吴茱萸一升，洗　人参三两　生姜六两　生姜六两　大枣十二枚

右四味，以水七升，煮取二升，去滓，温服七合，日三服。

《千金翼方·卷十》

干呕，吐涎沫而复头痛，吴茱萸汤主之。

吴茱萸汤方

吴茱萸一升　人参三两　生姜六两，切　大枣十二枚，擘

右四味，以水七升，煮取二升，去滓，温服七合，日三服。得汤反剧者，属上焦也。

《千金翼方》《金匮玉函经》"吴茱萸汤"，《伤寒论》作"茱萸汤"；"而复头痛"，《伤寒论》作"而头痛"。

《外台秘要》收录注明为《千金翼方》方，而其注说是张仲景《伤寒论》方。此提示《伤寒论》收录有此方，当沿袭自《千金翼方》。

24. 《外台秘要·卷二》　半夏散及汤

张仲景《伤寒论》，少阴病，咽喉痛者，半夏散及汤主之方。

半夏洗　甘草炙　桂心

右三味，等份，各捣筛毕，更合捣之。以白饮服方寸匕，日三服。若不能服散者，水一升，煮七沸，内散两匕，更煮三沸，下火，令小冷，少少合，细嚼之。半夏有毒，不当散服之。忌羊肉、生葱、海藻、菘菜、饴。注：《千金翼》同。

《金匮玉函经·卷四》

半夏散及汤

少阴病，咽中痛，半夏散及汤主之。

半夏散方

半夏　桂枝　甘草炙，各等份

右三味，各别捣筛，合治之，白饮和服方寸匕，日三服。若不能散服，以水一升，煎七沸，内散一二方寸匕，更煎三沸，下火，令小冷，少少嚼之。

《千金翼方·卷十》

半夏散及汤

少阴病，咽中痛，半夏散及汤方。

半夏洗　桂枝　甘草炙

右三味，等份。各异捣，合治之。白饮和服方寸匕，日三服。若不能散服者，以水一升，煎七沸，内散两方寸匕，更煮三沸，下火，令小冷，少少含嚼之。半夏有毒，不当散服。

《千金翼方》原本为"内散两方寸匕"，《金匮玉函经》变通为"内散一二方寸匕"，《伤寒论》简作"内散两匕"，"匕"前，脱"方寸"二字。

"咽喉痛"后，《伤寒论》顺加"者"字以助读。

25. 《外台秘要·卷二》　白虎加人参汤

仲景《伤寒论》，疗伤寒汗出，恶寒，身热，大渴不止，欲饮水一二斗者，白虎加人参汤主之。

白虎加人参汤方

知母六两　石膏　粳米各一升　人参三两　甘草二两

右五味，切，以水一斗二升，煮米熟去米，内诸药煮取六升，去滓，温服一升，日三。忌海

藻、菘菜。注：《小品》同。

《金匮玉函经·卷三》

白虎加人参汤

伤寒，若吐若下后，七八日不解，热结在里，表里俱热，时时恶风，大渴，舌上干燥而烦，欲饮水数升者，白虎加人参汤主之。

白虎加人参汤方

人参三两　石膏一斤　知母六两　甘草二两　粳米六合

右五味，以水一斗，煮米熟汤成，去滓，温服一升，日三服。

凡用白虎汤，立夏至立秋前得用之，立秋后不可服也。

春三月，病常苦里冷，白虎汤亦不可与。与之则呕利而腹痛。

诸亡血虚家，亦不可与白虎汤。得之腹痛而利者，急当温之。

《千金翼方·卷十》

白虎汤又方

伤寒吐下后，七八日不解，热结在里，表里俱热，时时恶风，大渴，舌上干燥而烦，欲饮水数升，白虎汤主之。

伤寒，脉浮滑，此以表有热，里有寒，白虎汤主之。

又方

知母六两　石膏一斤，碎　甘草二两，炙　人参三两　粳米六合

右五味，以水一斗，煮米熟汤成，去滓，温服一升，日三服。立夏后至立秋前得用之。立秋后不可服。春三月，病常苦里冷，白虎汤亦不可与之，与之即呕利而腹痛。诸亡血及虚家，亦不可与白虎汤。得之则腹痛而利。但当温之。

《备急千金要方·卷九》

伤寒吐下后，七八日不解，热结在里，表里俱热，时时恶风，大渴，舌上干燥而烦，欲饮水数升，宜白虎汤方。

石膏一升　知母六两　甘草二两　粳米六合

右四味，吹咀，以水一斗，煮米熟，去滓，分服一升，日三。诸亡血及虚家，不可与白虎汤。若立夏后至立秋前，得用之。立秋后不可服。春三月，尚凛冷，亦不可与之。与之，呕利腹痛。

《小品方·卷六》

白虎加人参汤

服桂枝汤大汗后，烦渴，热不解，脉洪大者，属白虎加人参汤方。

白虎加人参汤方

知母六两　甘草二两，炙　石膏一升，碎，绵裹　人参二两　粳米一升

右五味，切，以水一斗二升，煮米熟，去米，内诸药，煮取六升，去滓，温服一升，日三。忌海藻、菘菜。

《医心方·卷十四》

白兽汤

《千金方》伤寒吐下后，七八日不解，结热在里，表里俱热，时时恶风，大温，舌上干而烦，饮水数升，白兽汤方。

知母六两　石膏一升　甘草二两　粳米六合

四味，水一斗二升，煮米熟，去滓，分服一升，日三。

宋本《伤寒论·卷四》

白虎加人参汤

伤寒若吐，若下后，七八日不解，热结在里，表里俱热，时时恶风，大渴，舌上干燥而烦，欲饮水数升者，白虎加人参汤主之。

知母六两　石膏一斤，碎　甘草二两，炙　人参二两　粳米六合

右五味，以水一斗，煮米熟汤成，去滓，温服一升，日三服。此方立夏后，立秋前乃可服，立秋后不可服。正月、二月、三月尚凛冷，亦不可服之。与之则呕利而腹痛。诸亡血、虚家，亦不可与，得之则腹痛利者。但可温之，当愈。

治症论述方面，《备急千金要方》《千金翼方》《医心方》引《千金方》、《金匮玉函经》、宋本《伤寒论》基本相同。

《千金翼方》《金匮玉函经》之"表里俱热"，《外台秘要·卷二》所引《伤寒论》相对应的症状为"身热"，《小品方》相对应的症状为"热不解"；"时时恶风"，《外台秘要·卷二》所引《伤寒论》相对应的症状为"恶寒"；"大渴"，相对应的症状是"大渴不止"；《小品方》相对应的症状为"烦渴"；"欲饮水数升"，《外台秘要·卷二》引《伤寒论》该方相对应的症状为"欲饮水二、二斗者"。

方剂方面，《备急千金要方》《医心方》引《千金方》用白虎汤。《小品方》《千金翼方》《金匮玉函经》《外台秘要·卷二》引《伤寒论》、宋本《伤寒论》用白虎加人参汤。但《千金翼方》既用白虎加人参汤（又方），又用白虎汤。似处于一种过渡阶段，且白虎加人参汤不具方名，而只云"又方"，可佐证此观点。

石膏用量，《小品方》《备急千金要方》《医心方》引《千金方》，《外台秘要·卷二》引《伤寒论》等，均为"一升"；《千金翼方》、《金匮玉函经》、宋本《伤寒论》均为"一斤"。

煎药用水量，《备急千金要方》、《千金翼方》、《金匮玉函经》、宋本《伤寒论》等为"一斗"；《小品方》《医心方》引《千金方》，《外台秘要·卷二》引《伤寒论》等，均为"一斗二升"。

《备急千金要方》、《千金翼方》、《金匮玉函经》、宋本《伤寒论》等，均有服用白虎汤禁忌证论述；《小品方》《医心方》引《千金方》，《外台秘要·卷二》引《伤寒论》，均无服白虎汤禁忌论述。

26.《外台秘要·卷二》　猪苓汤

若脉浮发热，渴欲饮水，小便不利者，猪苓汤主之方。

猪苓汤方

猪苓一两，去皮　茯苓一两　阿胶一两，炙　滑石一两，碎，绵裹　泽泻一两

右五味，以水四升，先煮四物取二升，去滓，内阿胶，令烊销，温服七合，日三服。忌醋物。

注：《千金翼》同。

《金匮玉函经·卷三》

猪苓汤

若脉浮发热，渴欲饮水，小便不利者，猪苓汤主之。

猪苓汤方

猪苓　茯苓　阿胶　泽泻　滑石碎，各一两

右五味，以水四升，先煮四味取二升，去滓，内胶，消尽，温服七合，日三服。

《千金翼方·卷九》

猪苓汤

若脉浮发热，渴欲饮水，小便不利者，猪苓汤主之方。

猪苓汤方

猪苓去黑皮　茯苓　阿胶　泽泻　滑石碎各一两

右五味，以水四升，先煮四味取二升，去滓，内胶烊消，温服七合，日三服。

《千金翼方》"烊消"，《金匮玉函经》意易为"消尽"，《外台秘要》增"令"字作"令烊销"。

27.《外台秘要·卷三》　小柴胡汤

疗（天行）二三日以上至七八日不解者，可服小柴胡汤。

《外台秘要·卷一》

伤寒五六日，呕而发热者，柴胡汤证具，而以他药下之，柴胡证仍在，故可与柴胡汤。此虽下之不为逆，必蒸蒸而振却，发热汗出而解。

小柴胡汤方

柴胡八两　人参三两　甘草三两，炙　黄芩三两　生姜三两　半夏半升，洗　大枣十二枚，擘

右七味，切，以水一斗二升，煮取六升，去滓，更煎取三升，分三服。微覆取汗，半日便差。如不除，更服一剂。忌海藻、菘菜、羊肉、饴。注：《范汪》《张文仲》同。此张仲景《伤寒论》方。

《外台秘要·卷二》

黄龙汤（此即小柴胡汤之异名）

《古今录验》黄龙汤，疗伤寒十余日不解，往来寒热，状如温疟，渴，胸满，心腹痛方。

半夏半升，洗　生姜三两　人参三两　柴胡半斤　黄芩三两　甘草三两，炙　大枣十二枚，擘

右七味，切，以水一斗二升，煮取六升，去滓，更煎取三升，温服一升，日三服。不呕而渴，去半夏，加栝楼根四两，服如前。忌羊肉、饴、海藻、菘菜等物，注：此本张仲景《伤寒论》方。

《金匮玉函经·卷三》

伤寒五六日，呕而发热，柴胡汤证具，而以他药下之，柴胡证仍在者，复与柴胡汤。此虽以下之，不为逆，必蒸蒸而振却，发热汗出而解。

小柴胡汤方

柴胡半斤　黄芩　人参　甘草　生姜各三两　半夏半升　大枣十二枚

右七味　㕮咀，以水一斗二升，煮取六升，去滓，再煮取三升，温服一升，日三。

若胸中烦，不呕者，去半夏、人参，加栝楼实一枚；若渴者，去半夏加人参，合前成四两半，栝楼根四两；若腹中痛者，去黄芩，加芍药三两；若胁下痞坚者，去大枣，加牡蛎四两；若心下悸，小便不利者，去黄芩，加茯苓四两；若不渴，外有微热者，去人参，加桂三两。温覆微发其汗；若咳者，去人参、大枣、生姜，加五味子半升、干姜二两。

《千金翼方·卷九》

凡柴胡汤证而下之，柴胡证不罢，复与柴胡汤解者，必蒸蒸而振却，发热汗出而解。

小柴胡汤方

柴胡八两　黄芩　人参　甘草炙　生姜各三两，切　半夏半升，洗　大枣十二枚，擘

右七味，以水一斗二升，煮取六升，去滓，再煎。温服一升，日三。若胸中烦，不呕者，去半夏人参，加栝楼实三枚；渴者，去半夏，加人参，合前成四两半；腹中痛者，去黄芩，加芍药三两；胁

下痞坚者，去大枣，加牡蛎六两；心下悸，小便不利者，去黄芩，加茯苓四两；不渴，外有微热者，去人参，加桂三两。温覆，微发其汗；咳者，去人参、大枣、生姜。加五味子半升，干姜二两。

《备急千金要方·卷三》

小柴胡汤

治妇人在蓐得风，盖四肢苦烦热，皆自发露所为，若头痛，与小柴胡汤；头不痛，但烦，与三物黄芩汤。

小柴胡汤方

柴胡半斤　黄芩　人参　甘草各三两　生姜二两　大枣十二枚　半夏半升

右七味，㕮咀，以水一斗二升，煮取六升，去滓，服一升，日三服。

《备急千金要方·卷十》

黄龙汤

治伤寒差后，更头痛壮热，烦闷方。注：仲景名小柴胡汤。

柴胡一斤　半夏半升　黄芩三两　人参　甘草各二两　生姜四两　大枣十二枚

右七味，㕮咀，以水一斗，煮取五升，去滓，服五合，日三。不呕而渴者，去半夏，加栝楼根四两。

《古今录验方》

疗治寒十余日不解，往来寒热，状如温疟，渴，胸满，心腹痛方。

半夏半升，洗　生姜二两　人参三两　柴胡半斤　黄芩三两　甘草三两，炙　大枣十二枚，擘

右七味，切，以水一斗二升，煮取六升，去滓，更煎取三升，温服一升，日三服。不呕而渴，去半夏加栝楼根四两，服如前。忌羊肉、饧、海藻、菘菜等物。

《范汪方·卷三十三》

小柴胡汤

疗（伤寒）二三日以上至七八日不解者，可服小柴胡汤。

小柴胡汤方

柴胡八两　人参三两　甘草三两，炙　黄芩三两　生姜三两　半夏半斤，洗　大枣十二枚，擘

右七味，切，以水一斗二升，煮取六升，去滓，更煎取三升，分三服。微覆取汗，半日便差。如不除，更服一剂。忌海藻、菘菜、羊肉、饧。

《外台秘要·卷三》所引之小柴胡汤治证为："疗（天行）二三日以上至七八日不解者"，《范汪方》与之治证相同，却用来治疗伤寒病见该证者。由此知小柴胡汤伤寒、天行均可治疗。

此方柴胡用量，除《备急千金要方》之黄龙汤为"一斤"外，他书均为"半斤"。

生姜用量，《备急千金要方》小柴胡汤为"二两"，他书用量均为"三两"。

人参、甘草用量，《备急千金要方》黄龙汤为"各二两"，他书均为"三两"。

半夏用量，《范汪方》为"半斤"，他书均作"半升"。

煎药用量，《备急千金要方》黄龙汤为"一斗"，他书均为"一斗二升"。

辅助出汗方面，《范汪方》要求"微覆取汗"；《千金翼方》"温覆，微发其汗"；《金匮玉函经》同《千金翼方》；《伤寒论》同《范汪方》。

该方加减法，《古今录验》黄龙汤、《备急千金要方》黄龙汤、《外台秘要·卷三》所引黄龙汤，均为"不呕而渴，去半夏，加栝楼根四两"一项，《千金翼方》则有胸中烦、渴、腹中痛、胁下痞坚、心下惊、不渴、咳等多项兼证之加减法；《金匮玉函经》同《千金翼方》。

《范汪方》《古今录验方》《千金翼方》《金匮玉函经》《外台秘要》引黄龙汤、《伤寒论》等，均要求再煎。《备急千金要方》小柴胡汤或黄龙汤，则无再煎之说。

28.《外台秘要·卷二》 竹叶石膏汤

《千金》疗伤寒虚羸少气，呕吐，竹叶石膏汤方。

竹叶石膏汤方

石膏一斤，碎，绵裹 竹叶一把 麦门冬一升，去心 人参二两 半夏半升，洗 甘草二两

右六味，以水一升，煮取六升，去滓，内粳米一升，煮米熟，去米，饮一升，日三服。忌海藻、菘菜、羊肉、饴。注：此张仲景《伤寒论》方。

《金匮玉函经·卷四》

伤寒解后，虚羸少气，气逆欲吐，竹叶石膏汤主之。

竹叶石膏汤方

竹叶二把 石膏一斤 半夏半升 人参三两 甘草二两，炙 粳米半升 麦门冬一升，去心

右七味，以水一升，煮取六升，去滓，内粳米煮，米熟汤成，去米，温服一升，日三服。

《千金翼方·卷十》

竹叶石膏汤

伤寒解后，虚羸少气，气逆欲吐，竹叶石膏汤主之。

竹叶石膏汤方

竹叶二把 半夏半升，洗 麦门冬一升，去心 甘草炙 人参各二两 石膏一斤，碎 粳米半升

右七味，以水一斗，煮取六升，去滓，内粳米，熟，汤成。温服一升，日三服。

《备急千金要方·卷九》

竹叶汤

治发汗后，表里虚，烦，不可攻者，但当与竹叶汤方。

竹叶汤方

竹叶二把 人参 甘草各二两 半夏半升 石膏一斤 麦门冬一升 生姜四两

右七味，㕮咀，以水一斗，煮取六升，去滓，内粳米半升，米熟去之，分服一升，日三服。注：《张文仲》无生姜。

《外台秘要·卷三》

《张文仲方》竹叶汤

《文仲》疗天行，表里虚，烦，不可攻者，但当与竹叶汤方。

竹叶汤方

竹叶二把 石膏碎，绵裹，一斤 麦门冬去心，一升 半夏半升，洗 人参 甘草各二两

右六味，切，以水一斗，煮取六升，去滓，内粳米一升，煮米熟，去之，分五服。呕者，与橘皮汤。汤方在呕哕篇中。不愈者，重作此。官泰数用，甚效。若伤寒后虚烦，亦宜服。此方是仲景方。忌羊肉、海藻、菘菜、饧。

《集验方·卷一》

治伤寒虚羸少气，气逆，苦呕吐方。

石膏一斤，碎 竹叶一把 麦门冬一升，去心 人参二两 半夏一升，洗 生姜四两 甘草二两，炙

右七味，切，以水一斗二升，煮取六升，去滓，内粳米一升，米熟，去米，饮一升，日三服。

忌海藻、菘菜、羊肉、饧。

敦煌卷子本《辅行诀脏腑用药法要》

大白虎汤

治天行热病，心中烦热，时自汗出，舌干，渴欲饮水，时呻嗽不已，久不解者方。

石膏如鸡子大一枚，麦门冬半升　甘草炙，二两　粳米六合　半夏半升　生姜二两，切　竹叶三大握

右方七味，以水一斗二升，先煮粳米，米熟讫，去米，内诸药，煮至六升，去滓，温服二升，日三服。

由上引诸家可知，此方《集验方》时（公元540年左右），尚无方名。《辅行诀脏腑用药法要》（此书略早于《备急千金要方》）名大白虎汤（方中将人参易为生姜）。《备急千金要方》《张文仲方》中，此方叫作"竹叶汤"。《千金翼方》时，此方始叫作"竹叶石膏汤"。《金匮玉函经》沿袭《千金翼方》，《伤寒论》再沿袭《金匮玉函经》，均叫作"竹叶石膏汤"。

治证方面，《集验方》治疗"伤寒虚羸少气、气逆、苦呕吐诸药症"；《辅行诀脏腑用药法要》治疗"天行热病，心中烦热，时自汗出，舌干，渴欲饮水"等症；《备急千金要方》治疗"发汗后，表里虚，烦，不可攻者"；《张文仲方》治疗"天行，表里虚，烦，不可攻者"，与《备急千金要方》基本相同；《千金翼方》治疗"伤寒解后，虚羸少气，气逆欲吐"，《金匮玉函经》《伤寒论》与《千金翼方》同。

药物组成方面，《集验方》《备急千金要方》由石膏、竹叶、麦门冬、人参、半夏、生姜、甘草、粳米等八味药组成；《辅行诀脏腑用药法要》由石膏、麦门冬、甘草、粳米、半夏、生姜、竹叶等七味药组成；《张文仲方》《千金翼方》《金匮玉函经》《伤寒论》等均由竹叶、半夏、麦门冬、石膏、甘草、人参、粳米等七味药组成。

竹叶用量，《辅行诀脏腑用药法要》为"三大握"；《张文仲方》《备急千金要方》《千金翼方》《金匮玉函经》等为"二把"；《集验方》《外台秘要》引《千金方》为"一把"。

煎煮法，上诸书均为先煮药，去滓后再煮粳米。唯《辅行诀脏腑用药法要》为先煮粳米，米熟去后再煮诸药。

29. 《外台秘要·卷二》　真武汤

仲景《伤寒论》，少阴病二三日不已，至四五日，腹痛，小便不利，四肢沉重，疼痛，自下利者，此为有水气，或咳，或小便自利，或下利，或呕者，真武汤主之。

茯苓三两　白芍药三两　附子一枚，炮，去皮，破八片　白术三两　生姜三两，去皮

右五味，切，以水八升，煮取三升，去滓，温服七合，日三。若咳者，加五味子半升，细辛一两，干姜一两；若小便自利者，去茯苓；若下利者，去芍药，加干姜二两；呕者，去附子，加生姜，足前成半斤。忌酢、猪肉、桃、李、雀肉等。注：《深师》同。兼主天行大效。

《金匮玉函经·卷八》

真武汤

少阴病，二三日不已，至四五日，腹痛，小便不利，四肢沉重，疼痛而利。此为有水气。其人或咳，或小便自利，或下利，或呕者，真武汤主之。

真武汤方

茯苓　芍药　生姜各三两　白术二两　附子一枚，炮

右五味，以水八升，煮取三升，去滓，温服七合，日三服。若咳者，加五味子半升，细辛、干

姜各一两；若小便利者，去茯苓；若下利者，去芍药，加干姜二两；若呕者，去附子，加生姜，足前成半斤。

《千金翼方·卷十》

玄武汤

少阴病，二三日不已，至四五日，腹痛，小便不利，四肢沉重，疼痛而利。此为有水气。其人或咳，或小便不利，或下利，或呕，玄武汤主之。

玄武汤方

茯苓　芍药　生姜各三两，切　白术二两　附子一枚，炮，去皮，破八片

右五味，以水八升，煮取三升，去滓，温服七合。咳者，加五味子半升，细辛一两，干姜一两；小便自利者，去茯苓；下利者，去芍药，加干姜二两；呕者，去附子，加生姜足前成半斤；利不止，便脓血者，宜桃花汤。

《备急千金要方·卷九》

玄武汤

太阳病发汗，汗出不解，其人仍发热，心下悸，头眩，身𥆧动，振振欲擗地，属玄武汤方。

玄武汤方

茯苓　芍药　生姜各三两　白术二两　附子一枚

右五味，㕮咀，以水八升，煮取二升，温服七合。

敦煌卷子本《辅行诀脏腑用药法要》

小玄武汤

治天行病，肾气不足，内生虚寒，小便不利，腹中痛，四肢冷者方。

茯苓三两　芍药三两　白术二两　干姜三两　附子一枚，炮，去皮

右五味，以水八升，煮取三升，去滓，温服七合，日三服。

本方方名，《辅行诀脏腑用药法要》名"小玄武汤"，《备急千金要方》及《千金翼方》名"玄武汤"。当是其原本之方名。至《金匮玉函经》，因避讳等原因，改方名为"真武汤"。此可佐证《金匮玉函经》成书时间，晚于《千金翼方》。至《伤寒论》，因沿袭《金匮玉函经》故仍沿用"真武汤"之名。这说明《伤寒论》成书时间，又在《金匮玉函经》之后。

本方除《辅行诀脏腑用药法要》方中用干姜外，《备急千金要方》《千金翼方》《金匮玉函经》《伤寒论》等均用生姜。

白术用量，《伤寒论》用"三两"，他书均作"二两"。

治证方面，《辅行诀脏腑用药法要》治疗天行病内寒腹痛、小便不利、四肢冷等水气停阻之症；《备急千金要方》治伤寒太阳病发汗不解，水饮内滞之症；《金匮玉函经》《千金翼方》《伤寒论》治疗伤寒，少阴病水气阻滞之证。

《伤寒论》此方中称"白芍药"，他书均称"芍药"，"白芍药"的称谓较晚，由此可佐证《伤寒论》成书时间，晚于《金匮玉函经》《千金翼方》等书。

《辅行诀脏腑用药法要》《备急千金要方》，此方水饮诸兼证不详，故其方后之加减疗法亦缺如。《千金翼方》此方兼证加减法较详，《金匮玉函经》同《千金翼方》，《伤寒论》则随同《金匮玉函经》。

30. 《外台秘要·卷二》　茵陈汤

疗伤寒七八日，身黄如橘子色，小便不利，腹微满者，茵陈汤主之方。

茵陈汤方

茵陈六两　肥栀子十四枚，擘　大黄二两，去皮，酒洗，破三片

右三味，以水一斗二升，先煮茵陈减二升，去滓，内二物，煮取三升，去滓，分温三服，日三。小便当利，尿如皂荚沫状，色正赤。一宿腹减，黄从小便去。注：《张文仲》《千金》并同。

《金匮玉函经·卷三》

伤寒七八日，身黄如橘子色，小便不利，少腹微满，茵陈蒿汤主之。

茵陈蒿汤方

茵陈蒿六两　栀子十四枚，擘　大黄二两，去皮

右三味，以水一斗，先煮茵陈减六升，内二味，煮取三升，去滓，分温三服。小便当利，尿如皂角汁状，色正赤。一宿腹减，黄从小便去也。

《千金翼方·卷九》

茵陈汤

伤寒七八日，身黄如橘，小便不利，其腹微满，茵陈汤主之。

茵陈汤方

茵陈六两　栀子十四枚，擘　大黄二两

右三味，以水一斗二升，先煮茵陈减六升，内二味，煮取三升，去滓，分温三服。小便当利，溺如皂荚沫状，色正赤。一宿，黄从小便去。

《备急千金要方·卷十》

茵陈汤

治伤寒七八日，内实，瘀热结，身黄如橘，小便不利，腹微胀满，茵陈汤下之方。

茵陈六两　栀子十四枚　大黄三两

右三味，㕮咀，以水一斗二升，煮茵陈得五升，去滓，内栀子、大黄，煎取三升，分服一升，日三。小便当利，如皂荚沫状，色正赤。当腹减，黄悉从小便去也。注：《范汪》用疗谷疸。《小品方》用石膏一斤。

《范汪方·卷三十四》

茵陈汤

治黄疸茵陈汤方

茵陈蒿六两　大黄二两　栀子十四枚

凡三物，水一斗二升，先煮茵陈蒿减六升，去滓，内大黄、栀子，煮取三升，分三服之。

《小品方·卷六》

茵陈汤

治伤寒七八日，内实，瘀热结，身黄如橘，小便不利，腹微胀满，茵陈汤下之方。

茵陈汤方

茵陈六两　栀子十四枚　大黄三两　石膏一斤

右四味，㕮咀，以水斗二升煮茵陈，得五升，去滓，内栀子大黄，煎取三升，分服一升，日三。小便当利，如皂荚沫状，色正赤，当腹减，黄悉随小便去也。

高文柱按：此条辑自《千金方》卷十，方中原无"石膏一斤"四字。尾末宋臣注云：《小品方》用石膏一斤，今据以辑录，并补入此四字。下"右四味"，原作"右三味"，亦据文义改。

上方既增石膏，"以水一斗二升煮茵陈"后，当增补石膏，即"以水一斗二升，煮茵陈、石

膏"方妥。

宋本《伤寒论·卷五》

茵陈蒿汤

伤寒七八日，身黄如橘色，小便不利，茵陈蒿汤主之。

茵陈蒿六两　栀子十四枚，擘　大黄二两，去皮

右三味，以水一斗二升，先煮茵陈，减六升，内二味，煮取三升，去滓，分三服。小便当利，尿如皂荚汁状，色正赤，一宿腹减，黄从小便去也。

《医心方·卷十四·治伤寒后发黄疸方第五十二》引《葛氏方》

治时行病发黄方

茵陈蒿六两　大黄二两　栀子十二枚

以水一斗，先煮茵陈，取五升，去滓，纳二药，又煮取三升，分四服之。

《肘后备急方·卷四·治卒发黄疸诸黄病第三十一》

茵陈六两　大黄二两　栀子十四枚

茵陈六两，水一斗二升，煮取六升，去滓，内大黄二两，栀子十四枚，煮取三升，分为三服。

本方是一首治疗黄疸病古老的方剂，自晋代开始使用，一直到唐代，其药物组成、用药量基本上无大的变化。仅《小品方》认为黄疸病因系瘀热内结，故加石膏一味以清热泻火。他书此方均无"石膏"。《肘后备急方》《葛氏方》均为晋代之方书。二书收录此方，尚无方名。

《备急千金要方》与《小品方》此方治证论述基本相同。《千金翼方》此方之治证论述，则直接影响了其后的《金匮玉函经》和《伤寒论》。

栀子用量，除《医心方》引《葛氏方》十二枚外，他书均为"十四枚"。

大黄用量，《备急千金要方》《小品方》为"三两"，他书均为"二两"。

《小品方》《备急千金要方》《千金翼方》均作"身黄如橘"，来比喻黄疸之病状。至《金匮玉函经》，则将其细化为"身黄如橘子色"。《伤寒论》随同《金匮玉函经》。

煎药用水量，除《医心方》引《葛氏方》为"一斗"外，他书均为"一斗二升"。

初煎药量，《葛氏方》《备急千金要方》为"五升"，《肘后方》《范汪方》《小品方》《千金翼方》《金匮玉函经》《伤寒论》等，均为"六升"。

《小品方》《备急千金要方》无"一宿"二字。至《千金翼方》，始增"一宿"二字以具体时间。《金匮玉函经》《伤寒论》同《千金翼方》。

31. 《外台秘要·卷二》　桂枝去桂加茯苓白术汤

服桂枝汤或下之，仍头项强痛，翕翕发热，无汗，心下满，微痛，小便不利者，桂枝去桂加茯苓白术汤主之方。

芍药　生姜切　白术　茯苓各三两　甘草二两，炙　大枣十二枚，擘

右六味，切，以水八升，煮取三升，去滓，温服一升。小便利则愈。忌海藻、菘菜、酢、桃、李、雀肉等。

《金匮玉函经·卷二》

桂枝去桂加茯苓白术汤

服桂枝汤，或下之，仍头项强痛，翕翕发热，无汗，心下满而微痛，小便不利者，桂枝去桂加茯苓白术汤主之。

桂枝去桂加茯苓白术汤

芍药三两　甘草二两，炙　生姜三两　大枣十二枚　茯苓　白术各三两

右六味，㕮咀，以水七升，煮取三升，去滓，温服一升，小便利即愈。本方桂枝汤，今去桂，加茯苓、术。

《千金翼方·卷九》

桂枝去桂加茯苓白术汤

服桂枝汤下之，颈项强痛，翕翕发热，无汗，心下满微痛，小便不利。桂枝去桂加茯苓白术汤主之方。

桂枝去桂加茯苓白术汤方

茯苓　白术各三两

右于桂枝汤中，唯除去桂枝一味，加此二味为汤。服一升，小便即利。本云桂枝汤，今去桂枝，加茯苓、白术。

宋本《伤寒论·卷二》

桂枝去桂加茯苓白术汤

服桂枝汤，或下之，仍头项强痛，翕翕发热，无汗，心下满微痛，小便不利者，桂枝去桂加茯苓白术汤主之。

桂枝去桂加茯苓白术汤方

芍药三两　甘草二两，炙　生姜，切　白术　茯苓各三两　大枣十二枚，擘

右六味，以水八升，煮取三升，去滓，温服一升。小便利则愈。本云桂枝汤，今去桂枝，加茯苓、白术。

《千金翼方》"服桂枝汤下之"之"下"本是"下除""治疗"之义。"服桂枝汤下之"，即"服用桂枝汤下除（治疗）表邪"义。《金匮玉函经》不解其义，在"下"前增"若"字，成"服桂枝汤，若下之"。"若"，"或"义。其义即变成"服用桂枝汤（发汗祛邪），或用泻下法治疗"之义了。

由此可以佐证，《金匮玉函经》成书时间在《千金翼方》之后，因误解《千金翼方》此句之原义而误增"若"字致义失。

同理，《伤寒论》成书时间在《金匮玉函经》之后，所以《外台秘要》所引录的《伤寒论》，因沿袭《金匮玉函经》，自然也成了"服桂枝汤，若下之"之误句了。

《千金翼方》原本之"颈项强痛"，《金匮玉函经》意易为"头项强痛"，并于"头"前增"仍"字，以助连其义。《伤寒论》随同《金匮玉函经》。

《千金翼方》"心下满，微痛"，《金匮玉函经》沿袭《千金翼方》时，在"满"后顺加"而"字以助读。《伤寒论》此句同《千金翼方》。可见《伤寒论》收录此方时参考了《千金翼方》和《金匮玉函经》二书。

《外台秘要·卷二》所引《伤寒论》此方，方后无"本云桂枝汤"等诸字，却增添了服药后禁忌。而宋本《伤寒论》无服药禁忌，有"本云桂枝汤"诸字。

"本云桂枝汤"之"云"字，《千金翼方》原是"是"义。"本云桂枝汤"，即"本是桂枝汤"之义。《金匮玉函经》将"云"易作"方"，成"本方桂枝汤"，义失。《伤寒论》此处同《千金翼方》

32. 《外台秘要·卷二》　干姜黄连人参汤

仲景《伤寒论》，伤寒本自寒下，医复吐之下之，不可解者，寒格，更逆吐下，食入还出者，

属干姜黄连人参汤主之方。

干姜黄连人参汤方

干姜 黄连 黄芩 人参各三两

右四味，切，以水六升，煮取二升，去滓，分再服之。忌猪肉，冷水等。

《金匮玉函经·卷四》

干姜黄芩黄连汤

伤寒本自寒下，医复吐之，寒格，更逆吐下，食入即出者，干姜黄芩黄连汤主之。

干姜黄芩黄连人参汤方

干姜 黄芩 黄连 人参各三两

右四味，以水六升，煮取二升，去滓，分温再服。

《千金翼方·卷十》

干姜黄芩黄连人参汤

伤寒本自寒下，医复吐之，而寒格，更逆吐，食入即出，干姜黄芩黄连人参汤主之。

干姜 黄芩 黄连 人参各三两

右四味，以水六升，煮取二升，去滓，分温再服。

宋本《伤寒论·卷六》

干姜黄芩黄连人参汤

伤寒本自寒下，医复吐下之，寒格，更逆吐下，若食入即吐，干姜黄芩黄连人参汤主之。

干姜黄芩黄连人参汤方

干姜 黄芩 黄连 人参各三两

右四味，以水六升，煮取二升，去滓，分温再服。

《千金翼方》《金匮玉函经》"医复吐之"，《外台秘要·卷二》引《伤寒论》作"医复吐之下之"，在《千金翼方》的基础上，增"下之"之治法，又增"不可解者"四字。

《千金翼方》此证吐为主要表现，所以有"医复吐之"误吐之治法，又有"更逆吐"病状之表现。因此证原本因寒，就有寒泻之证候，寒泻利下之症，不宜再用吐法，误用吐法会导致"寒格"，而导致"更逆吐，食入即出"的情况。

《金匮玉函经》在"更逆吐"后，增"下"字，为"更逆吐下"，其症即由《千金翼方》之吐症，增益为上吐下泻之症。观《千金翼方》"食入即出"四字，知此证原本是因误治后，导致之气逆呕吐之证，并不涉误治致利下之症。《金匮玉函经》在沿袭《千金翼方》时，增一"下"字则成"更逆吐下"之症了。《伤寒论》在《金匮玉函经》之后，随同《金匮玉函经》作"更逆吐下"。

此方方名，《外台秘要·卷二》引《伤寒论》作"干姜黄连人参汤"；《千金翼方》叫"干姜黄芩黄连人参汤"；《金匮玉函经》叫"干姜黄芩黄连汤"，方名又叫"干姜黄芩黄连人参汤"；宋本《伤寒论》名"干姜黄芩黄连人参汤"。

33.《外台秘要·卷二》 葛根黄连汤

太阳病，桂枝证，医反下之，利遂不止，脉促者，表未解也。喘而汗出者，属葛根黄连汤方。

葛根八两 黄连三两，金色者 黄芩三两，切 甘草二两

右四味，切，以水八升，先煮葛根减二升，掠去沫，内诸药，煮取二升，去滓，温分再服。忌猪肉、冷水、海藻、菘菜。

《金匮玉函经·卷二》

葛根黄连黄芩汤

太阳病，桂枝证，医反下之，遂利不止，其脉促，表未解，喘而汗出，葛根黄连黄芩汤主之。

葛根黄芩黄连汤方

葛根半斤　甘草二两，炙　黄芩　黄连各三两

右四味，㕮咀，以水八升，先煮葛根，减二升，内诸药，煮取二升，去滓，温分服。

《千金翼方·卷九》

葛根黄芩黄连汤

太阳病，桂枝证，医反下之，遂利不止，其脉促，表未解，喘而汗出，宜葛根黄芩黄连汤方。

葛根黄芩黄连汤方

葛根半斤　甘草二两，炙　黄芩　黄连各三两

右四味，以水八升，先煮葛根减二升，内诸药，煮以二升，去滓，分温再服。

《备急千金要方·卷九》

葛根黄连汤

太阳病，反下之，利遂不止，脉促者，表未解，喘而汗出者，葛根黄连汤方。

葛根黄连汤方

葛根半斤　黄芩　黄连各三两　甘草二两

右四味，㕮咀，以水八升，先煮葛根减二升，内诸药，煮取三升，去滓，分再服。

宋本《伤寒论·卷三》

葛根黄芩黄连汤

太阳病，桂枝证，医反下之，利遂不上，脉促者，表未解也。喘而汗出者，葛根黄芩黄连汤主之。

葛根黄芩黄连汤方

葛根半斤　甘草二两，炙　黄芩三两　黄连三两

右四味，以水八升，先煮葛根减二升，内诸药，煮取二升，去滓，分温再服。

此方方名，《备急千金要方》名"葛根黄连汤"；《外台秘要·卷二》引此方名同《备急千金要方》；《千金翼方》名"葛根黄芩黄连汤"；《金匮玉函经》同《千金翼方》。

《备急千金要方》"太阳病"后，无"桂枝证"三字。《千金翼方》《金匮玉函经》《伤寒论》均作"太阳病，桂枝证"。

34.《外台秘要·卷三》　白通汤

疗伤寒泄痢不已，口渴不得下食，虚而烦方。

大附子一枚，生，削去黑皮，破八片　干姜半两，炮　甘草半两，炙　葱白十四茎

右四味，切，以水三升，煮取一升二合，去滓，温分再服。渴，微呕，心下停水者，一方加犀角半两，大良。忌海藻、菘菜、猪肉。注：范汪同。张仲景《伤寒论》白通汤唯主少阴下利，厥逆无脉，干燥而烦者，白通加猪胆汤主之。本无甘草，仍不加犀角。

《金匮玉函经·卷四》

白通汤

少阴病下利，白通汤主之。

少阴病，下利，脉微，服白通汤。利不止，厥逆无脉，干呕烦者，白通加猪胆汁汤主之。

白通汤方

葱白四茎　干姜一两　附子一枚，生用，去皮，破

右三味，以水三升，煮取一升，去滓，分温再服。

《千金翼方·卷十》

白通汤

少阴病下利，白通汤主之。

少阴病下利，脉微，服白通汤。利不止，厥逆无脉，干烦者，白通加猪胆汁汤主之。

白通汤方

附子一枚，生，去皮，破八片　干姜一两　葱白四茎

右三味，以水三升，煮取一升，去滓，分温再服。

《范汪方·卷三十》

白通汤

疗伤寒泻痢不已，口渴不得下食，虚而烦方。

大附子一枚，生，削去黑皮，破八片　干姜半两，炮　甘草半两，炙　葱白十四茎

右四味，切，以水三升，煮取一升二合，去滓，温分再服。渴，微呕，心下停水者，一方加犀角半两，大良。忌海藻、菘菜、猪肉。

宋本《伤寒论·卷六》

白通汤

少阴病，下利，白通汤主之。

少阴病，下利，脉微者，与白通者。利不止，厥逆无脉，干呕，烦者，白通加猪胆汁汤主之。

白通汤方

葱白四茎　干姜一两　附子一枚，生，去皮，破八片

右三味，以水三升，煮取一升，去滓，分温再服。

本方治证，《范汪方》《外台秘要·卷二》引此方，作"伤寒泄痢不已，口渴不得下食，虚而烦"；《千金翼方》、《金匮玉函经》、宋本《伤寒论》作"少阴病下利，脉微"。

药物组成，《范汪方》《外台秘要·卷二》附子、干姜、甘草、葱白四味；《千金翼方》、《金匮玉函经》、宋本《伤寒论》均由附子、干姜、葱白三味药组成。干姜用量，《范汪方》《外台秘要·卷二》引此方为"半两"；《千金翼方》、《金匮玉函经》、宋本《伤寒论》均为"一两"。葱白用量，《范汪方》《外台秘要·卷二》引此方为"十四茎"；《千金翼方》、《金匮玉函经》、宋本《伤寒论》为"四茎"。煎取药量，《范汪方》《外台秘要卷二》引此方为"一升二合"；《千金翼方》、《金匮玉函经》、宋本《伤寒论》为"一升"。

35. 《外台秘要·卷二》　白头翁汤

《千金翼》，热利下重，白头翁汤主之。

白头翁汤方

白头翁二两　黄柏三两　黄连三两　秦皮三两，切

右四味，切，以水七升，煮取二升，去滓，分服一升，不愈更服。忌猪肉、冷水。注：《范汪》同。此张仲景《伤寒论》方。

《金匮玉函经·卷四》

白头翁汤

热利下重，白头翁汤主之。

下利欲饮水，为有热也，白头翁汤主之。

白头翁汤方

白头翁　黄连　黄柏　秦皮各三两

右四味，以水七升，煮取二升，去滓，温服一升，不愈，更服一升。

《千金翼方·卷十》

热利下重，白头翁汤主之。

下利欲饮水者，为有热，白头翁汤主之。

白头翁汤方

白头翁二两　黄柏三两　黄连三两　秦皮三两

右四味，以水七升，煮取二升，去滓，温服一升，不差，更服。

《备急千金要方·卷三》

白头翁汤

治产后下痢，虚极，白头翁汤方。

白头翁二两　阿胶　秦皮　黄连　甘草各二两　黄柏三两

右六味，㕮咀，以水七升，煮取二升半，去滓，内胶，令烊，分三服，日三。

《范汪方·卷三十》

白头翁汤

热利下重，白头翁汤主之方。

白头翁汤方

白头翁二两　黄柏三两　黄连三两　秦皮三两，切

右四味，切，以水七升，煮取二升，去滓，分服一升。不愈，更服。忌猪肉、冷水。

《医心方·卷十一》引《深师方》

白头翁汤

治诸下利，胡虏之人不习食谷，下者。方用：

白头公二两　黄连四两　秦皮二两　黄柏二两

凡四物，以水八升，煮取二升半，分三服。

宋本《伤寒论·卷六》

白头翁汤

热利下重者，白头翁汤主之。

下利，欲饮水者，以有热故也。白头翁汤主之。

白头翁汤方

白头翁二两　黄柏三两　黄连三两　秦皮三两

右四味，以水七升，煮取二升，去滓，温服一升。不愈，更服一升。

本方药物组成，除《备急千金要方》治产后下痢虚极用白头翁、阿胶、秦皮、黄连、甘草、黄柏等六味药组成外，其他书均由白头翁、黄柏、黄连、秦皮等四味药组成。

药物用量，《深师方》白头翁二两，黄连四两，秦皮二两，黄柏二两；《备急千金要方》白头翁、阿胶、秦皮、黄连、甘草各二两，黄柏三两；《范汪方》《千金翼方》《外台秘要·卷二》引该方，宋本《伤寒论》均作白头翁二两，黄柏、黄连、秦皮各三两，《金匮玉函经》四味药用量均为三两。

　　煎取药量,《深师方》《备急千金要方》为"二升半","分三服";《范汪方》《千金翼方》《金匮玉函经》《外台秘要·卷二》引此方、宋本《伤寒论》均为"二升"。

36.《外台秘要·卷二》　阮氏桃花汤

《崔氏》疗伤寒后赤白滞下无数,阮氏桃花汤方。

阮氏桃花汤方

赤石脂八两,冷多白滞者,加四两　粳米一升　干姜四两,冷多白滞者加四两,切

右三味,以水一斗,煮米熟汤成,去滓,服一升。不差,复作。热多则带赤,冷多则带白。

注:《千金翼方》不同。加减稍别。《伤寒论》《千金》《范汪》同。张仲景《伤寒论》煮汤和赤石脂末一方寸匕服。

《金匮玉函经·卷四》

少阴病,下利便脓血,桃花汤主之。

少阴病,二三日至四五日,腹痛,小便不利,下利不止而便脓血,桃花汤主之。

桃花汤方

赤石脂一斤,一半全用,一半筛末　干姜一两　粳米一升

右三味,以水七升,煮米令热,去滓,温服七合,内赤石脂末方寸匕,日三服。一服愈余勿服。

《千金翼方·卷十》

桃花汤

少阴病,下利,便脓血,桃花汤主之。

少阴病,二三日至四五日,腹痛,小便不利,下利不止而便脓血者,以桃花汤主之。

桃花汤方

赤石脂一斤,一半完,一半末　干姜一两　粳米一升

右三味,以水七升,煮米熟汤成,去滓,温取七合,内赤石脂末一方寸匕。一服止,余勿服。

《外台秘要·卷一》

桃花汤

疗少阴病二三日至四五日,腹痛,小便不利,下利不止而便脓血,桃花汤方。

桃花汤方

赤石脂一斤,一半全用,绵裹,一半筛末　干姜一两,切　粳米一升

右三味,以水七升,煮取米熟,去滓,取七合,内赤石脂末一方寸匕,日三服。注《伤寒论》《千金》《崔氏》《范汪》同。

《医心方·卷十一》引《范汪方》

桃花汤

治下利赤白脓血,桃花汤方。

桃花汤方

赤石指二两,捣筛　干姜二两　附子一两

凡三物,以水五升,煮得三升,服一升,日三。注:一方有粳米,无附子。

《范汪方·卷三十一》

桃花汤

疗少阴病二三日至四五日,腹痛,小便不利,下利不止而便脓血,桃花汤方。

桃花汤方

赤石脂一斤，一半全用，绵裹，一半筛末 干姜一两，切 粳米一升

右三味，以水七升，煮取米熟，去滓服，七合，内赤石脂末一方寸匕，日三服。

宋本《伤寒论·卷六》

桃花汤

少阴病，下利，便脓血者，桃花汤主之。

少阴病，二三日至四五日，腹痛，小便不利，下利不止，便脓血者，桃花汤主之。

桃花汤方

赤石脂一斤，一半全用，一半筛末 干姜一两 粳米一升

右三味，以水七升，煮米令熟，去滓，温服七合，内赤石脂末方寸匕。日三服。若一服愈，余勿服。

本方的药物组成，《医心方》引《范汪方》为赤石脂、干姜、附子三味药；《外台秘要·卷二》引该方，《金匮玉函经》、《千金翼方》、《范汪方·卷三十一》、宋本《伤寒论》均由赤石脂、干姜、粳米三味组成。

赤石脂用量用法，《外台秘要·卷二》引阮氏桃花汤，赤石脂用八两，水煎服；《医心方》引《范汪方》，赤石脂用量为二两，水煎服；《范汪方·卷三十一》《千金翼方》《金匮玉函经》《外台秘要·卷一》引此方，宋本《伤寒论》，赤石脂用量均为一斤，一半煎服，另一半研末冲服用。

干姜用量，阮氏桃花汤为"四两"；《医心方》引《范汪方》此方，用量为"二两"；《范汪方·卷三十一》《千金翼方》《金匮玉函经》《外台秘要·卷一》引此方，宋本《伤寒论》等，干姜用量均为"一两"。

服药量，《范汪方·卷三十一》《千金翼方》《金匮玉函经》《外台秘要·卷一》引此方，宋本《伤寒论》等，每次服药液七合，赤石脂末量为一方寸匕，日三服；阮氏桃花汤每次服一升，不瘥更服；《医心方》引《范汪方》，每次服一升，日三服。

服药次序表述法，《千金翼方》《外台秘要·卷一》引此方，为取汤药七合，内赤石脂末一方寸匕后服；《金匮玉函经》、宋本《伤寒论》为"温服七合，内赤石脂末方寸匕，日三服"，显而易见，其次序已颠倒不例。先服了汤液，怎么再能"内赤石脂末"呢？一个是"取"字，一个是"服"字，从此微细处即可佐证《金匮玉函经》在《千金翼方》后，沿袭时将"取"字不经意间易为"服"，致使服药次序发生了改变。

37. 《外台秘要·卷二》 泻心汤

疗下利不止，心中愊愊坚而呕，肠中鸣者方。

泻心汤方

半夏半升，洗 黄芩三两 人参三两 干姜三两 黄连一两 甘草四两，炙 大枣十二枚，擘

右七味，切，以水一斗，煮取六升，分服一升，日三服。忌猪肉、冷水、菘菜、海藻、羊肉、饧。注：《千金》同。

《金匮玉函经·卷三》

甘草泻心汤

伤寒中风，医反下之，其人下利，日数十行，谷不化，腹中雷鸣，心下痞坚而满，干呕而烦，不得安。医见心下痞，谓病不尽，复下之，其痞益甚。此非结热，但胃中虚，客气上逆，故使之坚。甘草泻心汤主之。

甘草泻心汤方

甘草四两　黄芩三两　干姜三两　半夏半升　黄连一两　大枣十二枚

右六味，以水一斗，煮取六升，去滓，再煎取三升，温服一升，日三服。

《千金翼方·卷九》

甘草泻心汤

伤寒中风，医反下之，其人下利，日数十行，谷不化，腹中雷鸣，心下痞坚而满，干呕而烦，不能得安。医见心下痞，为病不尽，复重下之，其痞益甚。此非结热。但胃中虚，客气上逆，故使之坚。甘草泻心汤主之。

甘草泻心汤方

甘草四两，炙　黄芩　干姜各三两　黄连一两　半夏半升，洗　大枣十二枚，擘　一方有人参三两

右六味，以水一斗，煮取六升，去滓，温服一升，日三服。

《备急千金要方·卷九》

甘草泻心汤

伤寒中风，医反下之，其人下痢，日数十行，谷不化，腹中雷鸣，心下痞坚结满，干呕心烦，不能得安。师见心下痞，谓病不尽，复下之，其痞益甚。此非结热，但以胃中虚，客气上逆，使之然也。宜甘草泻心汤方。

甘草泻心汤方

甘草四两　黄芩　干姜各二两　黄连一两　半夏半升　大枣十二枚

右六味，㕮咀，以水一升，煮取六升，去滓，分服一升，日三。注：加人参三两乃是。

《备急千金要方·卷二十》

甘草泻心汤

治妇人霍乱，呕逆吐涎沫，医反下之，心下即痞。当先治其涎沫，可服小青龙汤。涎沫止，次治其痞，可服甘草泻心汤。

甘草泻心汤方

甘草四两　半夏半升　干姜　黄芩各三两　黄连一两　大枣十二枚

右六味，㕮咀，以水一斗，煮取六升，分六服。

宋本《伤寒论·卷四》

甘草泻心汤

伤寒中风，医反下之，其人下利，日数干行，谷不化，腹中雷鸣，心下痞硬而满，干呕，心烦不得安。医见心下痞，谓病不尽，复之，其痞益甚，此非结热，但以胃中虚，客气上逆，故使硬也。甘草泻主汤主之。

甘草泻心汤方

甘草四两，炙　黄芩三两　干姜三两　半夏半升，洗　大枣十二枚，擘　黄连一两

右六味，以水一斗，煮取六升，去滓，再煎取三升，温服一升，日三服。臣亿等谨按：上生姜泻心汤法，本云理中人参黄芩汤，今详泻心以疗痞。痞气因发阴而生，是半夏、生姜、甘草泻心三方，皆本于理中也。其方必各有人参。今甘草泻心汤中无者，脱落之也。又按《千金》并《外台秘要》，治伤寒䘌食，用此方，皆有人参，则知脱落无疑。

《千金翼方》《金匮玉函经》"故使之坚"，《备急千金要方》作"使之然也"，宋本《伤寒论》作"故使硬也"。

《外台秘要·卷二》引此方由半夏、黄芩、人参、干姜、黄连、甘草、大枣等七味药组成；《备急千金要方》、《千金翼方》、《金匮玉函经》、宋本《伤寒论》等，本方由甘草、半夏、干姜、黄芩、黄连、大枣等六味药组成，无人参；据《备急千金要方》、《千金翼方》、宋本《伤寒论》林亿按等，本方当以有人参三两为是。

煎服法，《备急千金要方》"煮取六升，分六服""分服一升，日三"；《千金翼方》《外台秘要·卷二》引此方，"煮取六升""温服一升，日三服""分服一升，日三服"；《金匮玉函经》、宋本《伤寒论》"煮取六升，去滓，再煎取三升，温服一升，日三服"。

38.《外台秘要·卷三》 五苓散

主天行热病，但狂言烦躁，不安精采，言语与人不相主当方。

猪苓二分　白术三分　泽泻五分　茯苓三分　桂心二分

右五味，捣筛为散，水服方寸匕，日三服。多饮暖水，汗出愈。忌大醋、生葱、桃、李、雀肉等。注：张仲景论、深师同。

《外台秘要·卷八》

五苓散

假令瘦人脐下有悸者，吐涎沫而癫眩，水也。五苓散主之。

五苓散方

猪苓去皮　白术　茯苓各三分　桂心去皮，二分　泽泻五分

右五味，下筛，水服方寸匕，日三。多饮水，汗出愈。忌桃、李、雀肉、生葱、醋物等。注：此本仲景《伤寒论》方。

《金匮玉函经·卷二》

五苓散

太阳病，发汗后，大汗出，胃中干，烦躁不得眠，其人欲引水，当稍饮之。令胃中和则愈。若脉浮，小便不利，微热消渴者，与五苓散主之。

发汗后，脉浮而数，烦渴者，五苓散主之。

伤寒，汗出而渴者，五苓散主之；不渴者，茯苓甘草汤主之。

中风发热，六七日不解而烦，有表里证，渴欲饮水，水入即吐。此为水逆。五苓散主之。

《金匮玉函经·卷三》

本以下之，故心下痞，与泻心汤，痞不解，其人渴而口燥烦，小便不利者，五苓散主之。

五苓散方

猪苓十八铢　泽泻一两六铢　茯苓十八铢　桂半两　白术十八铢

右五味，为末，以白饮和服方寸匕，日三服。多饮暖水，汗出愈。

《千金翼方·卷九》

五苓散

病在阳，当以汗解，而反以水噀之，若灌之，其热却不得去，益烦，皮粟起，意欲饮水反不渴，宜服文蛤散方。若不差，与五苓散。

本以下之，故心下痞，与之泻心，其痞不解，其人渴而口燥烦，小便不利者，五苓散主之。

中风发热，六七日不解而烦，有表里证，渴欲饮水，水入而吐，此为水逆。五苓散主之。

呕而吐膈上者，必思煮饼。急思水者，与五苓散。饮之水亦得也。

五苓散方

猪苓十八铢，去黑皮　白术十八铢　泽泻一两六铢　茯苓十八铢　桂枝半两

右五味，各为散，更于白中治之，白饮和服方寸匕，日三服，多饮暖水，汗出愈。

《备急千金要方·卷十》

五苓散

主黄疸，利小便方。

五苓散方

猪苓 茯苓 泽泻 白术 桂心各三十铢

右五味，捣筛为散，渴时水服方寸匕，极饮水，即利小便及汗出愈。

《备急千金要方·卷九》

五苓散

主时行热病，但狂言烦躁，不安精彩，言语不与人相主当者方。

五苓散方

猪苓 白术 茯苓各十八铢 桂心十二铢 泽泻三十铢

右五味，治下筛，水服方寸匕，日三。多饮水，汗出即愈。

《范汪方·卷三十四》

五苓散

利小便，治黄疸方。

五苓散方

猪苓三分，去皮 白术三分 茯苓三分 泽泻五分 桂心二分

右五味，捣筛和合，白饮和服一方寸匕，日三。多饮暖水以助药势，汗出便愈。忌大酢、生葱、桃、李、雀肉等。

宋本《伤寒论·卷三》

五苓散

太阳病，发汗后，大汗出，胃中干，烦躁不得眠，欲得饮水者，少少与饮之，令胃气和则愈。若脉浮，小便不利，微热，消渴者，五苓散主之。

发汗已，脉浮数，烦渴者，五苓散主之。

伤寒，汗出而渴者，五苓散主之；不渴者，茯苓甘草汤主之。

中风发热，六七日不解而烦，有表里证，渴欲饮水，水入则吐者，名曰水逆。五苓散主之。

病在阳，应以汗解之。反以冷水潠之，若灌之，其热被劫不得去，弥更益烦，肉上粟起，意欲饮水，反不渴者，服文蛤散，若不差者，与五苓散。

本以下之，故心下痞，与泻心汤，痞不解，其人渴而口燥烦，小便不利者，五苓散主之。

五苓散方

猪苓十八铢，去皮 泽泻一两六铢 白术十八铢 茯苓十八铢 桂枝半两，去皮

右五味，捣为散，以白饮和服方寸匕，日三服。多饮暖水，汗出愈。如法将息。

五苓散治证，《备急千金要方·卷九》《外台秘要·卷三》引此方，治时行（天行）热病出现"狂言烦躁，不安精采，言语与人不相主"等精神神志症状者。《备急千金要方》之成书时间在前，彼时多称作"时行"病；《外台秘要》引《伤寒论》之成书时间在后，彼时则改称"天行"病。

《外台秘要·卷八》引此方，治疗痰饮导致之"脐下有悸，吐涎沫而癫眩"等症；《范汪方》及《备急千金要方·卷十》所引此方，治疗黄疸病；《千金翼方》、《金匮玉函经》、宋本《伤寒论》则用此方治疗水饮内停、小便不利诸症。

本方药物用量，《范汪方》《外台秘要·卷八》引此方，为猪苓、白术、茯苓各三分（份），桂枝二分，泽泻五分；《外台秘要·卷三》引此方用量为：猪苓二分，白术三分，泽泻五分，茯苓三

分,桂心二分;《备急千金要方·卷十》此方用量,五味药均为"三十铢";《备急千金要方·卷九》此方用量为:猪苓、白术、茯苓各十八铢,桂心十二铢,泽泻三十铢;《金匮玉函经》、《千金翼方》、宋本《伤寒论》此方用量为:猪苓、白术、茯苓各十八铢,泽泻一两六铢,桂枝半两。

通过此方药物用量比较,可以看出,《备急千金要方》因在《千金翼方》之前,所以其用药量不受《千金翼方》的影响。而《金匮玉函经》在《千金翼方》之后,宋本《伤寒论》更在《金匮玉函经》之后,所以《金匮玉函经》沿袭《千金翼方》、宋本《伤寒论》沿袭《金匮玉函经》的迹象,十分明显。

《备急千金要方》只云"极饮水""多饮水""汗出即愈",并未提"暖水"之说。《千金翼方》《金匮玉函经》《外台秘要·卷三》引此方,宋本《伤寒论》均说"多饮暖水,汗出愈"。再看上《外台秘要·卷八》所引此方,方后亦云"多饮水,汗出愈",亦未提及多饮暖水之说。因此,笔者认为《备急千金要方》之说,为初始之说。自《千金翼方》始,增"暖"字以补充其义。

至于《范汪方》之方后,更出现了解释之句:"多饮暖水,以助药势,汗出便愈。"难免有后人添增之嫌。

39.《外台秘要·卷六》 理中汤

仲景《伤寒论》,霍乱,脐上筑者,肾气动也。先疗气,理中汤去术加桂。凡方加术者,以内虚也;加桂者,恐作奔豚也。

理中汤方

人参二两 甘草三两,炙 白术三两 干姜三两,炮

右四味,切,以水八升,煮取三升,去滓,温服一升,日三夜一。若脐下筑者,肾气动也,去术加桂心四两;吐多者,去术加生姜三两;若下多者,复用术;悸者,加茯苓二两;若先时渴,喜得水者,加术合前成四两半;若腹中痛者,加人参,合前成四两半;若恶寒者,加干姜,合前成四两半;若腹满者,去术加附子一枚,炮去皮,破六片。服汤后一食顷,饮热粥一升许,汗微出自温,勿发揭衣被也。忌海藻、菘菜、桃、李、雀肉等。注:《千金》《备急》《文仲》《崔氏》《集验》《必效》《小品》《古今录验》并同。

《外台秘要·卷十二》

理中汤

仲景《伤寒论》,疗胸痹,理中汤方。

理中汤方

人参三两 甘草三两,炙 白术三两 干姜三两

右四味,切,以水八升,煮取三升,去滓,温服一升,日三夜一,频服三剂愈。注:张仲景云:胸痹,心中痞坚,留气结于胸,胸满,胁下逆气抢心,理中汤亦主之。《千金》同。

《千金》论曰:夫脉当取太过与不及,阳微阴弦,即胸痹,而痛。所以然者,责其极虚故也。今阳虚,知在上焦。所以胸痹心痛者,以其脉阴弦故也。平人无寒热,短气不足以息者,实也。仲景《伤寒论》同。

《金匮玉函经·卷四》

理中汤(丸)

霍乱,头痛发热,身疼痛,热多欲饮水,五苓散主之;寒多不用水者,理中汤主之。

大病差后,其人喜唾,久不了了者,胃上有寒,当温之,宜理中丸。

理中丸及汤方

人参 甘草炙 白术 干姜各三两

右四味，捣筛为末，蜜和丸，如鸡黄大，以沸汤数合，和一丸，研碎温服之。日三服，夜二服。腹中未热，益至三四丸。然不及汤。汤法，以四物依两数切，用水八升，煮取三升，去滓，服一升，日三服。

《千金翼方·卷十》

理中汤（丸）

霍乱而头痛发热，身体疼痛，热多欲饮水，五苓散主之；寒多不用水者，理中汤主之。

大病已后，其人喜唾，久不了了，胸上有寒，当温之，宜理中丸。

理中汤方

人参 干姜 甘草炙 白术各三两

右四味，以水八升，煮取三升，去滓，温服一升，日三服。脐上筑者，为肾气动，去术，加桂四两；吐多者，去术，加生姜三两；下利多，复用术；悸者，加茯苓二两；渴者，加术至四两半；腹中痛者，加人参至四两半；寒者，加干姜至四两半；腹满者，去术，加附子一枚。服药后如食顷，饮热粥一升，微自温暖，勿发揭衣被。一方蜜和丸，如鸡黄许大，以沸汤数合，和一丸，研碎温服，日三二。腹中未热，益至三四丸。然不及汤。

《备急千金要方·卷三》

四顺理中丸

凡妇人因暑月产乳，取凉太多，得风冷，腹中积聚，百病竞起，迄至于老，百方治不能差，桃人煎主之，出蓐后服之。妇人纵令无病，每至秋冬须服一两剂以至年内，常将服之佳。亦产讫，可服四顺理中丸。

四顺理中丸方

甘草 人参 白术 干姜各一两

右四味，末之，蜜和丸如梧子大，服十丸，稍增至二十丸。新生脏虚，此所以养脏气也。

《备急千金要方·卷二十》

治中汤

霍乱吐多者，必转筋。不渴，即脐上筑。霍乱而脐上筑者，为肾气动。当先治其筑，治中汤主之，去术加桂心。去术者，以术虚故也；加桂者，恐作奔狗也。霍乱而脐上筑，吐多者，若下多者，霍乱而惊悸，霍乱而渴，霍乱而腹中痛，呕而吐利，呕而利欲得水者，皆用治中汤主之。

治中汤，主霍乱吐下胀满，食不消，心腹痛方。

治中汤方

人参 干姜 白术 甘草各三两

右四味，㕮咀，以水八升，煮取三升，分三服。不差，频服三两剂。远行防霍乱，依前作丸，如梧子，服三十丸。如作散服，方寸匕，酒服亦得。转筋者，加石膏三两。注：仲景云：若脐上筑者，肾气动也，去术，加桂心四两；吐多者，去术，加生姜三两；下多者，复用术；悸者，加茯苓二两；渴欲得水者，加术合前成四两半；腹中痛者，加人参合前成四两半；若寒者，加干姜合前成四两半；腹满者，去术，加附子一枚。服汤后一食顷，服热粥一升，微自温。勿发揭衣被也。

《备急千金要方·卷二十四》

理中汤

失食发，宜服葱白豉汤；饮酒过醉发，亦宜服葱豉汤方。服汤不解，宜服理中汤方。

理中汤方

人参　甘草　白术各三两　干姜二两

右四味，㕮咀，以水六升，煮取二升半，分三服。

《医心方·卷十一》引《范汪方》

理中汤

治霍乱吐下不止，理中汤方。

理中汤方

人参　干姜　白术　甘草各一两

水三升，煮得一升半，分二服。今按：《小品方》，药各三两，水六升，煮取三升，分二服。又《医门方》：白术三两，人参三两，甘草二两，干姜二两。水七升，煮取二升半。若胸满腹痛吐下者，加当归、厚朴各二两；若悸者、寒者、渴者，并主之。

《医心方·卷十一》引《录验方》

理中丸

治霍乱虚冷，吐逆下利，理中丸方。

理中丸方

人参　甘草炙　干姜　白术各二两

凡四物，捣下，蜜丸如弹丸，取一丸，内暖酒中服之。日三。今按：《本草苏敬注》云：方寸匕散，为丸如梧子，得十六丸，如弹丸一枚。

《医心方·卷十一》引《效验方》

理中散

治霍乱吐下，理中散方。

理中散方

甘草二两，炙　人参二两　干姜二两　白术二两

凡四物，治筛，酒服方寸匕，日三。

《范汪方·卷四》

理中汤

治霍乱，吐下不止，理中汤方。

理中汤

人参　干姜　白术　甘草各一两

水三升，煮得一升半，分二服。

《小品方·卷四》

理中汤

治霍乱吐下，胀满，食不消，心腹痛方。

理中汤方

人参三两　白术三两　甘草三两，炙　干姜三两

右四味，以水六升，煮取三升，绞去滓，温分三服。不差，频进两三剂。远行防霍乱，作丸如梧子，服二十丸。散服方寸匕，酒服亦得。若转筋者，加石膏三两。忌海藻、菘菜、桃、李、雀肉等。

霍乱脐上筑者，肾气动也。先治气，理中汤去术加桂。凡方加术者，以内虚也；加桂者，恐作

奔豚也。理中汤方。

理中汤方

人参三两　甘草三两，炙　白术三两　干姜三两，炮

右四味，切，以水八升，煮取三升，去滓，温服一升，日三夜一。若脐上筑者，肾气动也。去术加桂心四两；吐多者，去术加生姜三两；若下多者，复用术；悸者，加茯苓二两；若病先时渴在，喜得水者，加术合前成四两半；若腹中痛者，加人参合前成四两半；若恶寒者，加干姜合前成四两半；若腹满者，去术，加附子一枚，炮，去皮，破六片。服汤后一食顷，饮热粥一升许，汗微出，自温。勿发揭衣被也。忌海藻、菘菜、桃、李、雀肉等。

霍乱脐上筑者，以吐多故也。若吐多者，理中汤主之，如前法加减。

《集验方·卷三》

理中汤

治霍乱而渴者，理中汤主之。

理中汤，治霍乱吐下，胀满食不消，心腹痛方。

人参三两　白术三两　甘草三两，炙　干姜三两

右四味，以水六升，煮取三升，绞去滓，温分三服。不差，频进两三剂。远行防霍乱，作丸如梧子，服二十丸。散服方寸匕，酒亦得。若转筋者，加石膏三两，忌海藻、菘菜、桃、李、雀肉等。

霍乱脐上筑者，肾气动也。先治气，理中汤去术加桂，凡方加术者，以内虚也；加桂者，恐作奔豚也。理中汤方。

理中汤方

人参二两　甘草三两，炙　白术三两　干姜三两，炮

右四味，切，以水八升，煮取三升，去滓，温服一升，日三夜一。若脐上筑者，肾气动也，去术，加桂心四两；吐多者，去术，加生姜三两；若下多者，复用术；悸者，加茯苓二两；若先时渴，喜得水者，加术，合前成四两半；若腹中痛者，加人参，合前成四两半；若恶寒者，加干姜，合前成四两半；若腹满者，去术，加附子一枚，炮，去皮，破六片。服汤后一食顷，饮热粥一升许，汗微出，自温。勿发揭衣被也。忌海藻、菘菜、桃、李、雀肉等。

《古今录验方》

理中丸

治霍乱虚冷，吐逆下利，理中丸方。

理中方丸

人参　甘草炙　干姜　白术各二两

凡四物，捣下，蜜丸如弹丸，取一丸，纳暖酒中服之，日三。

今按：《本草》苏敬注云：方寸匕散为丸，如梧子，得十六丸，如弹丸一枚。

理中汤

理中汤疗霍乱吐下，胀满食不消，心腹痛方。

理中汤方

人参三两　白术三两　甘草三两，炙　干姜三两

右四味，以水六升，煮取三升，绞去滓，温分三服。不瘥，频进两三剂。远行防霍乱，作丸如梧子，服二十丸。散服方寸匕，酒亦得。若转筋者，加石膏三两。忌海藻、菘菜、桃、李、雀

肉等。

宋本《伤寒论·卷七》

理中丸

霍乱，头痛发热，身疼痛，热多欲饮水者，五苓散主之；寒多不用水者，理中丸主之。

大病差后，喜唾，久不了了，胸上有寒，当以丸药温之。宜理中丸。

理中丸方

人参　干姜　甘草炙　白术各三两

右四味，捣筛，蜜和为丸，如鸡子黄许大，以沸汤数合，和一丸，研碎，温服之，日三四，夜二服。腹中未热，益至三四丸，然不及汤。汤法：以四物依两数切，用水八升，煮取三升，去滓，温服一升，日三服。若脐上筑者，肾气动也，去术，加桂枝四两；吐多者，去术，加生姜三两；下多者，还用术；悸者，加茯苓二两；渴欲得水者，加术，足前成四两半；腹中痛者，加人参，足前成四两半；寒者，加干姜，足前成四两半；腹满者，去术，加附子一枚。服汤后如食顷，饮热粥一升许，微自温，勿发揭衣被。

由上可知，理中汤是一首古老的，又被唐以前多种方书收载的临床常用方剂。它的剂型有汤剂、丸剂、散剂、酒剂等，以丸剂和汤剂最为常用。《备急千金要方》又把此方叫作"四顺理中丸""治中汤"。

本方治证，多以霍乱吐泻、腹胀腹痛为主。《备急千金要方》用治妇人产后受寒、腹中积聚之证；《外台秘要·卷十二》引此方治疗胸痹；《千金翼方》、《金匮玉函经》、宋本《伤寒论》，此方又治大病愈后，胸胃有寒之证；《小品方》《集验方》《古今录验方》等，又将本方用于霍乱病之预防。

理中丸的药物用量，《备急千金要方》为"各一两"；《古今录验方》为"各二两"；《千金翼方》、《金匮玉函经》、宋本《伤寒论》等为"各三两"。

理中汤的药物用量，《范汪方》为"各一两"；《备急千金要方·卷二十四》引此方为干姜二两，其他三味为三两；《外台秘要·卷三》引此方为人参二两，其他三味为三两；《效验方》理中散药物用量同《外台秘要·卷三》引此方，《集验方》引此方，一方同《外台秘要·卷三》引此方之用量，一方为四味药各三两；《千金翼方》、《备急千金要方·卷二十》引此方，《金匮玉函经》、宋本《伤寒论》、《外台秘要·卷十二》引此方，《小品方》《集验方》《古今录验方》等，四味药均为三两。

40.《外台秘要·卷六》　四逆汤

仲景《伤寒论》，既吐且利，而大汗出，小便复利，或下利清谷，里寒外热，脉微欲绝，或发热恶寒，四肢拘急，手足厥逆者，四逆汤主之方。

四逆汤方

甘草二两，炙　附子一枚，生　干姜一两半

右三味，切，以水三升，煮取一升二合，去滓，温分二服。加减依后法。忌海藻、菘菜、猪肉。注：《千金》同。呕，脉弱，小便复利，身有微热，见厥者难疗，四逆汤主之方。

甘草二两，炙　附子一枚　干姜一两半

右三物，㕮咀，以水三升，煮取一升二合，去滓，温分再服。强人用大附子一枚，干姜三两。忌海藻、菘菜、猪肉。

《金匮玉函经·卷四》

四逆汤

既吐且利，小便复利，而大汗出，下利清谷，里寒外热，脉微欲绝者，四逆汤主之。

呕而脉弱，小便复利，身有微热，见厥者难治，四逆汤主之。

吐利汗出，发热恶寒，四肢拘急，手足厥冷者，四逆汤主之。

下利腹胀满，身体疼痛，先温其里，乃攻其表。温里宜四逆汤，攻表宜桂枝汤。

少阴病，脉沉者，急温之，宜四逆汤。

脉浮而迟，表热里寒，下利清谷者，四逆汤主之。

大汗出，热不去，内拘急，四肢疼，又下利，厥逆而恶寒者，四逆汤主之。

大汗出，若大下利而厥冷者，四逆汤主之。

四逆汤方

甘草二两，炙　干姜一两半　附子一枚，生，去皮，破

右三味，以水三升，煮取一升二合，去滓，分温再服。强人可大附子一枚，干姜三两。

《千金翼方·卷十》

四逆汤

吐利汗出，发热恶寒，四肢拘急，手足厥，四逆汤主之。既吐且利，小便复利，而大汗出，下利清谷，里寒外热，脉微欲绝，四逆汤主之。

呕而脉弱，小便复利，身有微热，见厥难治，四逆汤主之。

下利腹满，身体疼痛，先温其里，乃攻其表。温里宜四逆汤，攻表宜桂枝汤。

大汗出，热不去，拘急，四肢疼，若下利，厥而恶寒，四逆汤主之。

大汗出，若大下利而厥，四逆汤主之。

少阴病，其脉沉者，当温之，宜四逆汤。

若脉浮迟，表热里寒，下利清谷，四逆汤主之方。

四逆汤方

甘草二两，炙　干姜一两半　附子一枚，生，去皮，破八片

右三味，以水三升，煮取一升二合，去滓，分温再服。强人可大附子一枚，干姜三两。

《备急千金要方·卷二十》

四逆汤

吐下而汗出，小便复利，或下利清谷，时寒外热，脉微欲绝，或发热恶寒，四肢拘急，手足厥，四逆汤主之方。

四逆汤方

甘草二两　干姜一两半　附子一枚

右三味，㕮咀，以水三升，煮取一升二合，温分再服。强人可与大附子一枚，干姜三两。

注：《广济方》若吐之后，吸吸少气及下而腹满者，加人参一两。

《范汪方·卷十五》

四逆汤

治下利清谷，身反恶寒，手足厥冷，此为四逆。四逆汤主之。视病人相应便与之方。

四逆汤方

甘草二两　附子一枚　干姜一两半

凡三物，以水三升，煮取一升二合，分二服。

《医心方·卷十一》

四逆汤

《范汪方》治寒冷下利方……又云，四逆汤，治下利清谷，身反恶寒，手足逆冷，此为四逆。

四逆汤主之。相视病人，与方相应，便与之方。

四逆汤方

甘草二两　附子一枚　干姜一两半

凡三物，以水三升，煮取一升二合，分二服。

《辅行诀脏腑用药法要》

小泻脾汤

治脾气实，下利清谷，里寒外热，腹冷，脉微者方。

小泻脾汤方

附子一枚，炮　干姜　甘草炙，各三两

右三味，以水三升，煮取一升，顿服。

宋本《伤寒论·卷七》

四逆汤

吐利，汗出，发热，恶寒，四肢拘急，手足厥冷者，四逆汤主之。

既吐且利，小便复利，而大汗出，下利清谷，内寒外热，脉微欲绝者，四逆汤主之。

宋本《伤寒论·卷六》

呕而脉弱，小便复利，身有微热，见厥者难治，四逆汤主之。

下利，腹胀满，身体疼痛者，先温其里，乃攻其表。温里宜四逆汤，攻表宜桂枝汤。

大汗出，热不去，内拘急，四肢疼，又下利，厥逆而恶寒者，四逆汤主之。

大汗，若大下利，而厥冷者，四逆汤主之。

少阴病，脉沉者，急温之，宜四逆汤。

宋本《伤寒论·卷五》

脉浮而迟，表热里寒，下利清谷，四逆汤主之。

四逆汤方

甘草二两，炙　干姜一两半　附子一枚，生用，去皮，破八片

右三味，以水三升，煮取一升二合，去滓，分温再服。强人可大附子一枚，干姜三两。

此方治证，以《千金翼方》为界限。《千金翼方》此方治证论述之前身，是《备急千金要方》，而《千金翼方》之后，沿袭《千金翼方》的是《金匮玉函经》。《外台秘要·卷六》引《伤寒论》此方论证，则综合参考了《金匮玉函经》《千金翼方》《备急千金要方》三书。

《千金翼方》"吐利汗出"条和"既吐且利"条是作为一条论述的。《备急千金要方》也是作为一条论述的，但次序不同，《备急千金要方》"发热恶寒四肢拘急"句在后，而《千金翼方》此句在前。《备急千金要方》原无"既吐且利"四字。这也是区别《金匮玉函经》《外台秘要·卷六》引《伤寒论》说在后沿袭《千金翼方》的重要佐证之一。

《金匮玉函经》"既吐且利"条，与"吐利汗出"条，在《千金翼方》的基础上分为两条论述，而《外台秘要·卷六》引《伤寒论》仍作为一条论述。其论述内容随同《金匮玉函经》和《千金翼方》。因为《备急千金要方》无"既吐且利""而大汗出"等句。其论句前后次序，则与《备急千金要方》同。所以说《外台秘要·卷六》所引《伤寒论》此方论述，同时参考了该三书。

宋本《伤寒论》则与《外台秘要·卷六》所引《伤寒论》此方的原始论述不同，它主要是沿袭了《金匮玉函经》，所以宋本《伤寒论》和《金匮玉函经》一样，作为两条论述，文词语句也相同。

由上可知，此方治证之"下利清谷""手足厥冷"等，在晋时之《范汪方》中就出现了；此方

治证之"里寒外热"一症，在《备急千金要方》之前的《辅行诀脏腑用药法要》一书中就出现了。症状的补充和完善，在《千金翼方》时。其后之《金匮玉函经》《伤寒论》等，均以《千金翼方》论述为基础，进行沿袭或略加变通。所以说《千金翼方》是此方论证论说的一个界限。

本方药物用量，除《辅行诀脏腑用药法要》为附子一枚，干姜、甘草各三两外，其他均为甘草二两，附子一枚，干姜一两半。笔者认为这也是《辅行诀脏腑用药法要》早于《备急千金要方》的佐证之一。

《外台秘要·卷六》所引《伤寒论》此方后，增加了服药后禁忌："忌海藻、菘菜、猪肉。"

41.《外台秘要·卷六》 通脉四逆汤

吐已下断，汗出厥冷，四肢拘急不解，脉微欲绝者，通脉四逆汤主之。

通脉四逆汤方

甘草二两，炙 大附子一枚 干姜三两，炮

右三味，以水三升，煮取一升二合，去滓，温分二服，其脉即出，愈。若面色赤者，加葱九茎；若腹中痛者，去葱，加芍药二两；若呕者，加生姜二两；若咽痛者，去芍药，加桔梗一两；若利止，脉不出者，去桔梗，加人参二两。病皆与方相应，乃合服之。若吐利止，身疼痛不休者，消息和其外。《伤寒论》中，又有疗诸发热霍乱者，审取之。忌海藻、菘菜、猪肉。注：仲景《伤寒论》，上证合用通脉四逆加猪胆汁汤。又吐利止，身痛不休者，消息和解其外，宜桂枝汤小和之。

《金匮玉函经·卷四》

通脉四逆汤、通脉四逆加猪胆汁汤

少阴病，下利清谷，里寒外热，手足厥逆，脉微欲绝，身反不恶寒，其人面赤色，或腹痛，或干呕，或咽痛，或利止而脉不出，通脉四逆汤主之。

吐已下断，汗出而厥，四肢拘急不解，脉微欲绝者，通脉四逆加猪胆汁汤主之。

通脉四逆汤

干姜三两，强人四两 甘草二两，炙 附子大者一枚，生用，破

右三味，以水三升，煮取一升二合，去滓，分温再服，其脉即出者愈。

面色赤者加葱九茎；腹中痛者，加芍药二两；呕者加生姜二两；咽痛者加桔梗二两；利止脉不出者，加人参二两。

通脉四逆加猪胆汁汤方

干姜三两 甘草二两，炙 附子大者一枚，生 猪胆汁四合

右三味，以水三升，煮取一升二合，去滓，内猪胆汁，分温再服。

《千金翼方·卷十》

通脉四逆汤 通脉四逆加猪胆汁汤

少阳病，下利清谷，里寒外热，手足厥逆，脉微欲绝，身反恶寒，其人面赤，或腹痛，或干呕，或咽痛，或利止而脉不出，通脉四逆汤主之。

吐已下断，汗出而厥，四肢不解，脉微欲绝，通脉四逆加猪胆汁汤主之。

通脉四逆汤方

甘草二两，炙 附子大者一枚，生，去皮，破八片 干姜三两，强人可四两

右三味，以水三升，煮取一升二合，去滓，分温再服。其脉即出者，愈。面赤者，加葱白九茎；腹痛者，去葱，加芍药二两；呕者加生姜二两；咽痛者，去芍药，加桔梗一两；利止脉不出者，去桔梗，加人参二两。病皆与方相应者，乃加减服之。

通脉四逆加猪胆汁汤方

于通脉四逆汤中，加猪胆汁半合即是，服之其脉即出。无猪胆，以羊胆代之。

《备急千金要方·卷二十》

通脉四逆汤

吐利已断，汗出而厥，四肢拘急不解，脉微欲绝，通脉四逆汤主之。

通脉四逆汤方

大附子一枚　甘草一两半　干姜三两，强人四两

右三味，㕮咀，以水三升，煮取一升二合，分二服。脉出即愈。若面色赤者，加葱白九茎；腹中痛者，去葱，加芍药二两；呕逆，加生姜二两；咽痛，去芍药，加桔梗一两；利止脉不出者，去桔梗，加人参二两。皆与方相应，乃服之。注：仲景用通脉四逆加猪胆汁汤。

《肘后备急方·卷二》

治霍乱心腹胀痛，烦满，短气，未得吐下方。

又方

干姜二两　甘草二两　附子一两

水三升，煮取一升，内猪胆一合，相和，分为三服。

宋本《伤寒论·卷六》

通脉四逆汤

少阴病，下利清谷，里寒外热，手足厥逆，脉微欲绝，身反不恶寒，其人面色赤，或腹痛，或干呕，或咽痛，或利止脉不出者，通脉四逆汤主之。

通脉四逆汤方

甘草二两，炙　附子大者一枚，生用，去皮，破八片　干姜三两，强人可四两

右三味，以水三升，煮取一升二合，去滓，分温再服。其脉即出者，愈。面色赤者，加葱九茎；腹中痛者，去葱，加芍药二两；呕者，加生姜二两；咽痛者，去芍药，加桔梗一两；利止脉不出者，去桔梗，加人参二两。方皆与病相应者，乃服之。

宋本《伤寒论·卷七》

通脉四逆加猪胆汁汤

吐已下断，汗出而厥，四肢拘急不解，脉微欲绝者，通脉四逆加猪胆汁汤主之。

通脉四逆加猪胆汁汤方

甘草二两，炙　干姜三两，强人可四两　附子大者一枚，生，去皮，破八片　猪胆汁半合

右四味，以水三升，煮取一升二合，去滓，内猪胆汁，分温再服。其脉即来。无猪胆，以羊胆代之。

通脉四逆加猪胆汁方，始源于晋代之《肘后备急方》，彼时并无方名，只云"又方"，主要治疗霍乱病心腹胀痛，烦满短气之证。且方中药物用量，也与后世不同。方中干姜用二两，其后之通脉四逆汤或通脉四逆加猪胆汁汤，干姜用量为三两。《备急千金要方》说："强人四两。"附子用量，《肘后务急方》为"一两"，其后之通脉四逆汤或通脉四逆加猪胆汁汤均为"一枚"。

甘草，《备急千金要方》用量为"一两半"。《肘后备急方》《千金翼方》《金匮玉函经》《外台秘要·卷六》引《伤寒论》、宋本《伤寒论》等，甘草用量均为"二两"。

《外台秘要·卷六》所引通脉四逆汤之治证，与《备急千金要方》相同，但其方中药物用量，又与《金匮玉函经》及《千金翼方》相同，可见其同时参考了《备急千金要方》《金匮玉函经》

等书。

"吐已下断（《备急千金要方》原作'吐利已断'），汗出而厥，四肢不解（《备急千金要方》《金匮玉函经》均作'四肢拘急不解'），脉微欲绝之证"，《备急千金要方》用通脉四逆汤治疗。《外台秘要·卷六》引《伤寒论》同《备急千金要方》。《千金翼方》用通脉四逆加猪胆汁汤治疗。而通脉四逆汤的治证则为"少阴病，下利清谷，里寒外热，手足厥逆，脉微欲绝，身反恶寒，其人面赤"等。《金匮玉函经》、宋本《伤寒论》同《千金翼方》。

《千金翼方》"身反恶寒"，《金匮玉函经》"反"后，增"不"字成"身反不恶寒"，宋本《伤寒论》随同《金匮玉函经》。

据《备急千金要方》通脉四逆汤方后注："仲景用通脉四逆加胆汁汤。"又据《外台秘要·卷六》引通脉四逆汤方后注："仲景《伤寒论》，上证合用通脉四逆加猪胆汁汤。"则《备急千金要方》与《外台秘要·卷六》所引之通脉四逆汤治证，《伤寒论》亦用通脉四逆加猪胆汁汤治疗。

《备急千金要方》通脉四逆汤加减法，"若面色赤者，加葱白九茎。"此本是用"葱白"。《千金翼方》同《备急千金要方》，用"葱白"。至《金匮玉函经》，则脱"白"字而成"葱"了。《外台秘要·卷六》引《伤寒论》通脉四逆汤，亦用"葱"字而脱"白"字。以此可佐证《伤寒论》在《金匮玉函经》之后随同其说。宋本《伤寒论》同《金匮玉函经》。

通脉四逆加猪胆汁汤方中猪胆汁之用量，《肘后备急后》为"一合"，《千金翼方》为"半合"，宋本《伤寒论》同《千金翼方》为"半合"，《金匮玉函经》误为"四合"。

42. 《外台秘要·卷七》　柴胡桂枝汤

疗寒疝腹中痛者，柴胡桂枝汤方。

柴胡桂枝汤方

柴胡四两　大枣六枚　黄芩一两半　人参一两半　甘草一两，炙　半夏二合半　桂心　生姜各一两半　芍药一两半

右九味，以水八升，煮取三升，去滓，温服一升，日三服。又云：人参汤作如桂枝法，加半夏、柴胡、黄芩，复如柴胡汤法，今著人参作半剂。忌海藻、菘菜、羊肉、饧、生葱。

《金匮玉函经·卷三》

柴胡桂枝汤

伤寒六七日，发热微恶寒，肢节烦疼，微呕，心下支结，外证未去者，柴胡桂枝汤主之。

柴胡桂枝汤方

柴胡四两　黄芩　人参各一两半　半夏二合半　甘草一两，炙　桂枝　芍药　生姜各一两半　大枣六枚

右九味，以水七升，煮取三升，去滓，温服一升。

《金匮玉函经·卷六》

发汗多，亡阳，狂语者，不可下。可与柴胡桂枝汤，和其营卫，以通津液，后自愈。

《千金翼方·卷九》

柴胡桂枝汤

伤寒六七日，发热微恶寒，支节烦疼，微呕，心下支结，外证未去者，宜柴胡桂枝汤。

发汗多，亡阳，狂语者，不可下。以为可与柴胡桂枝汤，和其荣卫，以通津液，后自愈。

柴胡桂枝汤方

柴胡四两　黄芩　人参　生姜切　桂枝　芍药各一两半　半夏二合半，洗　甘草一两，炙　大

枣六枚，擘

右九味，以水六升，煮取二升，去滓，温服一升。本云人参汤，作如桂枝法，加柴胡、黄芩，复如柴胡法。今用人参作半剂。

宋本《伤寒论·卷四》

柴胡桂枝汤

伤寒五六日，已发汗而复下之，胸胁满，微结，小便不利，渴而不呕，但头汗出，往来寒热，心烦者，此为未解也。柴胡桂枝干姜汤主之。

宋本《伤寒论·卷七》

发汗多，亡阳谵语者，不可下，与柴胡桂枝汤，和其荣卫，以通津液，后自愈。

柴胡桂枝汤方

桂枝去皮，一两半　黄芩一两半　人参一两半　甘草一两，炙　半夏二合半，洗　芍药一两半　大枣六枚，擘　生姜一两半，切　柴胡四两

右九味，以水七升，煮取三升，去滓，温服一升。本云人参汤，作如桂枝法，加半夏、柴胡、黄芩，复如柴胡法。今用人参作半剂。

《千金翼方》此方方后云："本云人参汤，作如桂枝法，加柴胡、黄芩，复如柴胡法。今用人参作半剂。""本云"，即"本是"之义。本方是由"人参汤"加减而来，"人参汤"用量为原方之一半。

《外台秘要·卷七》引《伤寒论》此方作："又云：人参汤如桂枝法，加半夏、柴胡、黄芩，复如柴胡汤法。今著人参作半剂。"《千金翼方》用"本云"，此用"又云"，显系沿袭前者而来。"又云"，"又说"之义。

《千金翼方》"复如柴胡法"，《外台秘要·卷七》引之《伤寒论》，"胡"后顺增"汤"字以助义；"用"字，易作"著"字，义不确。

43.《外台秘要·卷八》　十枣汤

《千金》疗悬饮十枣汤方

芫花　大戟　甘遂

右三味，各等份，捣筛，以水一升五合，煮大枣十枚，取八合，绞去滓，内药末，强人取一钱匕，羸人半钱匕，顿服之。平旦不下者，益药半钱，下后糜粥自养。注：此本仲景《伤寒论》方。

《外台秘要·卷九》

十枣汤

夫有支饮家，咳烦胸中痛者，不卒死，至一百日，一岁。与十枣汤。

芫花　甘遂　大戟并熬，各等份

右三味，捣下筛，以水一升五合，煮大枣十枚，取八合，绞去滓，内药末。强人取重一钱，羸人半钱匕，顿服之。平旦服而不下者，明旦更益药半钱，下后自补养。注：《古今录验》同。此方仲景《伤寒论》方。

《金匮玉函经·卷三》

十枣汤

太阳中风，下利呕逆，表解乃可攻之。其人漐漐汗出，发作有时，头痛，心下痞坚满，引胁下痛，呕即短气，此为表解里未和，十枣汤主之。

十枣汤方

芫花熬　甘遂　大戟

右三味，等份为散，以水一斗半，先煮枣十枚，取八合，去滓，内药末。强人一钱，羸人半钱。如下少病不除，明日加半钱。

《千金翼方·卷九》

十枣汤

太阳中风，吐下呕逆，表解乃可攻之，其人漐漐汗出，发作有时，头痛，心下痞坚，满引胁下，呕即短气，此为表解里未和，十枣汤主之。

十枣汤方

芫花熬　甘遂　大戟各等份

右三味，捣为散，以水一升五合，先煮大枣十枚，取八合，去枣。强人内药末一钱匕，羸人半钱匕，温服，平旦服。若下少不利者，明旦更服，加半钱。得快下，糜粥自养。

《备急千金要方·卷十八》

十枣汤

夫有支饮家，咳烦，胸中痛者，不卒死。至一百日、一岁。可与十枣汤。

甘遂　大戟　芫花各等份

右三味，捣为末，以水一升五合，煮大枣十枚，取八合，去滓，内药末。强人一钱匕，羸人半钱，顿服之。平旦服而不下者，明旦更加药半钱。下后自补养。

《外台秘要·卷八》引《深师方》

朱雀汤

疗久病癖饮，停痰不消，在胸膈上，液液时头眩，苦挛，眼睛身体手足十指甲尽黄。亦疗胁下支饮，辄引胁下痛方。

甘遂　芫花各一分　大戟三分

右三味，为散，以大枣十二枚，擘破，以水六升，先煎枣，取二升，内药三方寸匕，更煎取一升一合，分再服。以吐下为知。未知，重服。甚良无比。

《古今录验方》

十枣汤

咳家，其人脉弦，为有水，可与十枣汤下之。不能卧出者，阴不受邪故也。

夫有支饮家，咳烦胸中痛者，不卒死。至一百日、一岁，与十枣汤方。

咳而引胁下痛者，亦十枣汤主之。

十枣汤方

芫花　甘遂　大戟，并熬，等份

右三味，捣下筛，以水一升五合，煮大枣十枚，取八合，绞去滓，纳药末。强人取重一钱，羸人半钱匕，顿服之。平旦服而不下者，明旦更益药半钱，下后自补养。

宋本《伤寒论·卷四》

十枣汤

太阳中风，下利，呕逆，表解者，乃可攻之。其人漐漐汗出，发作有时，头痛，心下痞硬满，引胁下痛，干呕，短气，汗出不恶寒者，此表解里未和也。十枣汤主之。

十枣汤方

芫花熬　甘遂　大戟

右三味，等份，各别捣为散，以水一升半，先着大枣肥者十枚，取八合，去滓，内药末。强人服一钱匕，羸人服半钱。得快下利后，糜粥自养。

十枣汤，《深师方》名"朱雀汤"，其用量与十枣汤不同。其治证除了水饮证外，又治黄疸病。

《深师方》朱雀汤中甘遂、芫花各一分，大戟三分，大枣十二枚，以水六升，先煎枣得二升后，内三味之药末三方寸匕再煎服一升一合，分两次服。

十枣汤中大戟、芫花、甘遂各等份，大枣十枚，以水一升五合先煮大枣得八合，内三味之药末一钱匕（体弱者半钱匕），顿服。

《外台秘要》引十枣汤之治证，与《备急千金要方》同；《金匮玉函经》、宋本《伤寒论》十枣汤之治证，多与《千金翼方》同。

44. 《外台秘要·卷八》 大青龙汤

《范汪》，溢饮者，当发其汗。大青龙汤主之方。

大青龙汤方

麻黄六两，去节 桂心二两 甘草炙，二两 生姜三两 石膏如鸡子一枚 杏仁四十枚，去皮尖 大枣十枚

右七味，㕮咀，以水九升，先煮麻黄减二升，乃内诸药，煮取三升，绞去滓，适寒温，服一升。温覆令汗。汗出多者，温粉粉之。一服汗出者，勿复服。汗出多亡阳，逆虚恶风，烦躁不得眠。脉微弱，汗出恶风，不可服之。服之则厥逆，筋惕肉瞤，此为逆也。忌海藻、菘菜、生葱。注：此本仲景《伤寒论》方。

《外台秘要·卷八》引《古今录验方》

大青龙汤

疗太阳中风，脉浮紧，发热恶寒，身疼痛，汗不出而烦躁方。

大青龙汤方

麻黄六两，去节 桂枝二两 甘草二两，炙 石膏如鸡子大，碎，绵裹 生姜三两 杏人四十味枚，去两仁及皮尖 大枣十枚

右七味，切，以水九升，先煮麻黄减二升，去沫，乃内诸药，煮取三升，去滓，分服一升，厚覆取微汗。汗出多者，温粉粉之。一服汗者，不可再服。汗多亡阳，遂虚，恶风，烦躁不得眠也。忌海藻、菘菜、生葱。注：张仲景《伤寒论》云：中风见伤寒脉者，可服之。

《金匮玉函经·卷二》

大青龙汤

伤寒中风，脉浮紧，发热恶寒，身体疼痛，不汗出，而烦躁头痛，大青龙汤主之。若脉微弱，汗出恶风，不可服。服则厥，筋惕肉瞤。此为逆也。

伤寒脉浮缓，其身不疼，但重，乍有轻时，无少阴证者，可与大青龙汤发之。

大青龙汤方

麻黄六两 桂枝二两 甘草二两，炙 石膏鸡子大，碎，绵裹 杏仁四十枚 生姜三两 大枣十二枚

右七味，以水九升，先煮麻黄减二升，去上沫，内诸药，煮取三升，去滓，温服一升，覆令汗出。多者，温粉扑之。一服汗者，停后服。若复服，汗多亡阳，遂虚，恶风，烦躁，不得眠。

《千金翼方·卷九》

大青龙汤

太阳中风，脉浮紧，发热恶寒，身体疼痛，不汗出而烦，大青龙汤主之。若脉微弱，汗出恶风者，不可服之，服之则厥，筋惕肉瞤。此为逆也。

伤寒脉浮缓，其身不疼，但重，乍有轻时，无少阴证者，可与大青龙汤发之。

大青龙汤方

麻黄去尖，六两　桂枝二两　甘草二两，炙　杏仁四枚　生姜三两，切　大枣十枚，擘　石膏如鸡子大，碎，绵裹

右七味，以水九升，先煮麻黄减二升，去上沫，内诸药，煮取三升，去滓，温服一升，取微似汗。汗出多者，温粉粉之。一服汗者，勿再服。若复服，汗出多，亡阳，逆虚，恶风躁不得眠。

《备急千金要方·卷九》

大青龙汤

治中风伤寒，脉浮紧，发热恶寒，身体疼痛，汗不出而烦躁方。

大青龙汤方

麻黄六两　桂心　甘草各二两　石膏如鸡子一枚，碎　生姜三两　杏人四十枚　大枣十二枚

右七味，㕮咀，以水九升，煮麻黄去沫，乃内诸药，煮取三升，分服一升，厚覆，当大汗出。温粉粉之即止，不可再服。服之则筋惕肉瞤。此为逆也。不汗，乃再服。

《范汪方·卷十六》

大青龙汤

溢饮者，当发其汗，大青龙汤主之方。

麻黄六两，去节　桂心二两　甘草炙，二两　生姜三两　石膏如鸡子，一枚，杏人四十枚，去双人、皮尖　大枣十枚，擘

右七味，㕮咀，以水九升，先煮麻黄减二升，乃内诸药者取三升，绞去滓，适寒温，服一升，温覆令汗。汗出多者，温粉粉之。一服汗出者，勿后服。汗出多，亡阳，逆虚，恶风，烦躁不得眠。脉微弱，汗出恶风，不可服。服之则厥逆，筋惕肉瞤，此为逆也。忌海藻、菘菜、生葱。

《古今录验方》

大青龙汤

疗太阳中风，脉浮紧，发热恶寒，身疼痛，汗不出而烦躁方。

大青龙汤方

麻黄六两，去节　桂心二两　甘草二两，炙　石膏如鸡子大，碎，绵裹　生姜三两　杏仁四十枚，去两仁及皮尖　大枣十枚，擘

右七味，切，以水九升，先煮麻黄减二升，去沫，乃纳诸药，煮取三升，去滓，分服一升。厚覆，取微汗。汗出多者，温粉粉之。一服汗者，不可再服。若复服，汗多亡阳，遂虚、恶风，烦躁，不得眠也。忌海藻、菘菜、生葱等物。

宋本《伤寒论·卷三》

大青龙汤

太阳中风，脉浮紧，发热恶寒，身疼痛，不汗出而烦躁者，大青龙汤主之。若脉微弱，汗出恶风者，不可服之。服之则厥逆，筋惕肉瞤，此为逆也。

伤寒脉浮缓，身不疼，但重，乍有轻时，无少阴证者，大青龙汤发之。

大青龙汤方

麻黄六两，去节　桂枝二两，去皮　甘草二两，炙　杏仁四十枚，去皮　生姜三两，切　大枣十枚，擘　石膏如鸡子大，碎

右七味，以水九升，先煮麻黄减二升，去上沫，内诸药，煮取三升、去滓，温服一升，取微似汗。汗出多者，温粉粉之。一服汗者，停后服。若复服，汗多亡阳，遂，一作逆虚，恶风，烦躁，

不得眠也。

大青龙汤治证,《范汪方》用于治疗溢饮;《古今录验方》用于治疗太阳中风、脉浮紧、无汗烦躁之证;《备急千金要方》用于治疗中风伤寒、脉浮紧、发热恶寒、不汗出烦躁之证。《千金翼方》在《备急千金要方》治疗伤寒或中风脉浮紧的基础上,又提出伤寒脉浮缓,身重,无少阴证者,亦可应用大青龙汤。

大青龙汤本为峻汗之剂,所以伤寒无汗、脉浮紧、溢饮水滞等证,均可使用。

脉浮紧,无汗,是大青龙汤治证中之重要指征之一。《古今录验方》《备急千金要方》《千金翼方》等,无不重视此特征。《外台秘要·卷八》引《古今录验方》此方方后注:"张仲景《伤寒论》云:中风见伤寒脉者,可服之。"所谓"中风见伤寒脉",即指"脉浮紧"一症而言。由此知《伤寒论》在前人的基础上,亦即在《备急千金要方》《千金翼方》《金匮玉函经》等书该方适应证的基础上,概括总结出了心得体会,即中风脉浮紧者,可用大青龙汤。如果没有前人大量的使用经验和记载,很难总结出这样的概括性体会。由此,可以推知《伤寒论》成书时间,当晚于《千金翼方》《金匮玉函经》等书。

本方大枣用量,《备急千金要方》《金匮玉函经》为"十二枚",《范汪方》、《古今录验方》、《千金翼方》、宋本《伤寒论》等,均为"十枚"。

辅助发汗法,《范汪方》要求"温覆令汗";《古今录验方》《备急千金要方》要求"厚覆,取微似汗""厚覆,当大汗出";《千金翼方》要求"取微似汗";《金匮玉函经》则为"覆令行汗出";宋本《伤寒论》同《千金翼方》。

45.《外台秘要·卷九》 小青龙汤

疗咳逆,倚息不得卧,小青龙汤主之。

小青龙汤方

麻黄去节 芍药 细辛 桂心 干姜 甘草炙,各三两 五味子半升 半夏半升,洗

右八味,切,以水一斗,先煮麻黄减二升,去沫,乃内诸药,煮得三升,去滓,服一升。若渴者,去半夏,加栝楼根三两;微利者,去麻黄,加荛花如鸡子大,熬黄;若食饮噎者,去麻黄,加附子一枚,炮,去皮,六片破;小便不利,少腹痛满者,去麻黄,加茯苓四两;若喘者,去麻黄,加杏人半升,去皮尖、两人者,熬。荛花不主利,麻黄止喘,今语反之,疑非仲景意加减。忌海藻、菘菜、生葱、生菜、羊肉、饴。注:此本仲景《伤寒论》方。

《外台秘要·卷八》

青龙汤

《千金》,溢饮者,当发其汗,宜青龙汤。

青龙汤方

麻黄去节 芍药 细辛 桂心 干姜 甘草炙,各三两 五味子半升 半夏半升

右八味,切,以水一斗,先煮麻黄减二升,乃内余药,煮三升,去滓,温服一升。忌海藻、菘菜、羊肉、饴、生菜、生葱。注:此仲景《伤寒论》小青龙汤也。

《金匮玉函经·卷二》

小青龙汤

伤寒表不解,心下有水气,咳而发热,或渴,或利,或噎,或小便不利,小腹痛,或微喘,小青龙汤主之。

伤寒心下有水气，咳而微喘，发热，不渴，服汤已而渴者，此为寒去欲解，小青龙汤主之。

小青龙汤方

麻黄 芍药 细辛 桂枝 干姜 甘草 五味子碎 半夏各半升

右八味，切，以水一斗，先煮麻黄减二升，去上沫，内诸药，煮取三升，去滓，温服一升。渴者，去半夏，加栝楼根三两；微利，去麻黄加荛花如鸡子，熬，令赤色；噎者，去麻黄，加附子一枚，炮；小便不利，少腹满者，去麻黄，加茯苓四两；喘者，去麻黄，加杏仁半升。荛花不治利，麻黄定喘。今反之者，疑非仲景意。

《千金翼方·卷九》

小青龙汤

伤寒表不解，心下有水气，咳而发热，或渴，或利，或噎，或小便不利，少腹满，或喘者，小青龙汤主之。

伤寒心下有水气，咳而微喘，发热不渴，服汤已而渴者，此为寒去欲解，小青龙汤主之。

小青龙汤方

麻黄去节，三两 芍药 细辛 干姜 甘草炙 桂枝各三两 五味子 半夏各半升

右八味，以水一斗，先煮麻黄减二升，去上沫，内诸药，煮取三升，去滓，温服一升。渴则去半夏，加栝楼根三两；微利者，去麻黄，加荛花一鸡子大，熬令赤色；噎者，去麻黄，加附子一枚，炮；小便不利，少腹满，去麻黄，加茯苓四两；喘者，去麻黄，加杏仁半升，去皮。

《备急千金要方·卷九》

小青龙汤

小青龙汤治伤寒表未解，心下有水气，干呕发热而咳，或渴，或痢，或噎，或小便不利，小腹满，或喘者。

小青龙汤方

桂心三两 半夏 五味子各半两 麻黄 甘草 干姜 芍药 细辛各三两

右八味，㕮咀，以水一斗，煮麻黄减二升，去上沫，内诸药，煮取三升，分三服，相去十里顷复服之。若渴者，去半夏，加栝楼根三两；若微痢，去麻黄，加荛花如一鸡子，熬令赤色；若噎，加附子一枚；若小便不利，小腹满者，去麻黄，加茯苓四两；若喘，去麻黄，加杏人半升。数用神效。

《备急千金要方·卷十八》

小青龙汤

咳逆倚息，不得卧，小青龙汤主之方。

麻黄 芍药 细辛 桂心 干姜 甘草各三两 五味子 半夏各半升

右八味，㕮咀，以水一斗，先煮麻黄减二升，去上沫，乃内诸药，煮取三升，去滓，分三服，弱者服半升。若渴，去半夏，加栝楼根三两；若微痢，去麻黄，加荛花如鸡子大；若食饮噎者，去麻黄，加附子一枚；若小便不利，小腹满者，去麻黄，加茯苓四两；若喘者，去麻黄，加杏人半升。

《外台秘要·卷三》

增损阮氏小青龙汤

《崔氏》疗天行数日，或十许日，而表不解，心下有水，热毒相搏，遂呕，时复有咳者。

增损阮氏小青龙汤方

麻黄二两，去节　芍药二两　桂心一两　甘草二两，炙　细辛一两

右五味，切，以水六升，煮取二升，温服七合。阮本汤方，等份。虽未尝用，嫌其太温，余增损其分两，以疗十余人，皆愈。忌海藻、菘菜、生葱、生菜等。

敦煌卷子本《辅行诀脏腑用药法要》

大青龙汤

治天行，表不解，心下有水气，干呕，发热而喘咳不已者。

麻黄去节　细辛　芍药　甘草炙　桂枝各三两　五味子半升　半夏半升　干姜三两

右八味，以水一斗，先煮麻黄减二升，掠去上沫，内诸药，煮取三升，去滓，温服一升。一方无干姜，作七味，当从。

《集验方·卷四》

沃雪汤

治上气不得息卧，喉中如水鸡声，气欲绝方。

沃雪汤方

麻黄四两，去节　细辛二两　五味子半升　桂心　干姜各一两　半夏八枚，洗去滑，一方四两

右六味，切，以水一斗，煮取三升，绞去滓，适寒温服一升，投杯则卧，一名投杯麻黄汤。令人汗出不得卧，勿怪。亦可从五合，不知稍增，日再。凡者麻黄先煎二沸，去上沫，又内余药。忌生葱、生菜、羊肉、饴。

《医心方·卷九》引《小品方》

沃雪汤

治上气不得息卧，喉中如水鸡声，气欲绝方。

麻黄四两　细辛二两　五味子半升　干姜四两　半夏四两　桂心一两

凡六物，以水一斗，煮取三升，分服一升投杯即得卧，一名投杯汤。令得汗，汗多喜不得眠。汗者一服，消息后服。今按：《经心方》云，麻黄四两，五味半斤，桂心三两，杏仁三两，细辛三两，生姜十两，半夏四两。七物，以水一升，煮取三升，分三服。亦可五合、七合服。渐渐加之。

《外台秘要·卷九》引《古今录验方》

麻黄五味子汤

疗咳嗽，麻黄五味子汤方。

麻黄四两，去节　五味子五合　甘草二两，炙　半夏二两，洗　干姜五合　细辛二两　桂心六两　杏人三两，去皮尖，两人者

右八味，切，以水一斗，煮取四升，去滓，分温五服，日三夜二。忌海藻、菘菜、羊肉、饧、生菜、生葱。

《外台秘要·卷十》引《古今录验方》

沃雪汤

疗上气不得息卧，喉中如水鸡声，气欲绝方。

沃雪汤方

麻黄四两，去节　细辛二两　五味子半升　桂心　干姜各一两　半夏八枚，洗去滑，一方四两

右六味，切，以水一斗，煮取三升，绞去滓，适寒温，温服一升。投杯则卧，一名投杯麻黄汤。令人汗出不得卧，勿怪。亦可从五合，不知稍增，日再。凡煮麻黄，先煎二沸，去上沫，又内余药。忌生葱、生菜、羊肉、饧。注：《集验》《经心录》《范汪》同。

《范汪方·卷五十》

沃雪汤

疗上气不得息卧，喉中如水鸡声，气欲绝方。

沃雪汤方

麻黄四两，去节　细辛二两　五味子半升　桂心　干姜各一两　半夏如搏棋子八枚，洗去滑，一方四两。

右六味，切，以水一升，煮取三升，绞去滓，适寒温，服一升，投杯则卧，一名投杯麻黄汤。令人汗出不得卧，勿怪。亦可从五合，不知，稍增，日再。凡煮麻黄，先煎二沸，去上沫，又内余药。忌生葱、生菜、羊肉、饧。

宋本《伤寒论·卷三》

小青龙汤

伤寒表不解，心下有水气，干呕，发热而咳，或渴，或利，或噎，或小便不利，少腹满，或喘者，小青龙汤主之。

伤寒，心下有水气，咳而微喘，发热不渴。服汤已，渴者，此寒去欲解也。小青龙汤主之。

小青龙汤方

麻黄去节　芍药　细辛　干姜　甘草炙　桂枝去皮，各三两　五味子半升　半夏半升，洗

右八味，以水一斗，行煮麻黄，减二升，去上沫，内诸药，煮取三升，去滓，温服一升。若渴，去半夏，加栝楼三两；若微利，去麻黄，加荛花，如一鸡子，熬令赤色；若噎者，去麻黄，加附子一枚，炮；若小便不利，少腹满者，去麻黄，加茯苓四两；若喘，去麻黄，加杏仁半升，去皮尖。且荛花不治利，麻黄主喘，今此语反之，疑非仲景意。臣亿等谨按：小青龙汤，大要治水。又按《本草》，荛花下十二水，若水去，利则止也。又按《千金》，形肿者，应内麻黄。乃内杏仁者，以麻黄发其阳故也。以此证之，岂非仲景意也。

从《崔氏方》之"增损阮氏小青龙汤"中可获知，小青龙汤之方名，在晋代阮氏时就出现了。阮氏名阮炳，字叔文，因曾任河南尹，故世称"阮河南"。阮孝绪《七录》载录有《阮河南药方》十六卷，题阮文叔撰。《崔氏方》是与《备急千金要方》约同年代之方书。

略早于《备急千金要方》的《辅行诀脏腑用药法要》一书中，将"小青龙汤"称之为"大青龙汤"；早于《备急千金要方》的《古今录验方》，此方"芍药"易"杏仁"后，名"麻黄五味子汤"；《范汪方》《小品方》《集验方》《古今录验方》等收载之"沃雪汤"，又名投杯汤、麻黄投杯汤，当是小青龙汤之前身。方由麻黄、细辛、五味子、桂心、干姜、半夏等六味药物组成，这正是组成小青龙汤的主要药物。

麻黄用量，《崔氏方》用二两；《辅行诀脏腑用药法要》用三两；《备急千金要方》《千金翼方》等，同《辅行诀脏腑用药法要》；《范汪方》《小品方》《集验方》《古今录验方》沃雪汤中麻黄之用量，均为四两。

五味子用量，《备急千金要方·卷九》所引之小青龙汤用半两；《备急千金要方·卷十八》此方及他书，均为"半升"。

半夏用量，《备急千金要方·卷九》此方用半两；《备急千金要方·卷十八》《千金翼方》《金匮玉函经》《外台秘要·卷九》引此方，宋本《伤寒论》《辅行诀脏腑用药法要》等，均用"半升"；《范汪方》《集验方》之沃雪汤中，半夏用"八枚"；《小品方》之沃雪中，半夏用"四两"；《古今录验方》之沃雪汤中，半夏用"二两"。

本方加减法后，《备急千金要方》《千金翼方》均无质疑荛花、麻黄之语。至成书在《千金翼

方》后之《金匮玉函经》，始有"莞花不治利，麻黄定喘，今反之者，疑非仲景意"之说。而《外台秘要·卷九》引《伤寒论》此方后，亦有"莞花不主利，麻黄止喘，今语反之，疑非仲景意加减"之说。其沿袭《金匮玉函经》此说，已甚明显。由此可佐证《伤寒论》之成书时间，当在《金匮玉函经》之后。

46. 《外台秘要·卷八》 甘草汤

心下有痰饮，胸胁支满，目眩，甘草汤主之方。

甘草二两，炙 桂心 白术各三两 茯苓四两

右四味，细切，以水六升，煮取三升，去滓，服一升，日三。小便当利。忌海藻、菘菜、生葱、桃、李、醋物等。注：此本仲景《伤寒论》方。

《金匮玉函经·卷三》

茯苓桂枝白术甘草汤

伤寒，若吐若下若发汗后，心下逆满，气上冲胸，起即头眩，其脉沉紧，发汗即动经，身为振振摇，茯苓桂枝白术甘草汤主之。

茯苓桂枝白术甘草汤方

茯苓四两 桂枝 白术各三两 甘草二两

右四味，以水六升，煮取三升，分温三服，小便即利。

《千金翼方·卷十》

茯苓桂枝白术甘草汤

伤寒吐下发汗后，心下逆满，气上撞胸，起即头眩，其脉沉紧，发汗即动经，身为振摇，茯苓桂枝白术甘草汤主之。

茯苓四两 桂枝三两 白术 甘草各二两

右四味，以水六升，煮取三升，去滓，分温三服。

《备急千金要方·卷十八》

甘草汤

心下痰饮，胸胁支满，目眩。甘草汤主之方。

甘草汤方

甘草二两 桂心 白术各三两 茯苓四两

右四味，㕮咀，以水六升宿渍，煮取三升，去滓，服一升，日三。小便当利。

《备急千金要方·卷九》

茯苓汤

伤寒发汗吐下后，心下逆满，气上冲胸，起即头眩，其脉沉紧，发汗则动经，身为振摇者，茯苓汤方。

茯苓汤方

茯苓四两 白术 桂心各三两 甘草二两

右四味，㕮咀，以水六升，煮取三升，去滓，分三服。

《范汪方·卷十五》

治中寒，下以后，心下逆满，上冲胸中，起欲头眩方。

茯苓四两 桂三两 白术二两 甘草二两

凡四物，以水六升，煮取三升，分三服。

宋本《伤寒论·卷三》

茯苓桂枝白术甘草汤

伤寒，若吐，若下后，心下逆满，气上冲胸，起则头眩，脉沉紧，发汗则动经，身为振振摇者，茯苓桂枝白术甘草汤主之。

茯苓桂枝白术甘草汤方

茯苓四两　桂枝三两，去皮　白术　甘草各二两，炙

右四味，以水六升，煮取三升，去滓，分温三服。

此方晋代《范汪方》已有记载，彼书尚无方名，至《备急千金要方》此方则名甘草汤，又名茯苓汤。是此时之方名尚未固定。《千金翼方》此方名茯苓桂枝白术甘草汤。其后之《金匮玉函经》、宋本《伤寒论》均随同此名。

47.《外台秘要·卷八》　厚朴大黄汤

夫酒客咳者，必致吐血，此坐以极饮过多所致也。其脉虚者必冒，其人必有支饮在胸中也。支饮胸满，厚朴大黄汤主之方。

厚朴大黄汤方

厚朴一两，炙　大黄六两　枳实四两，炙

右三味，细切，以水五升，煮取二升，去滓，分温再服之。注：此本仲景《伤寒论》方。

《备急千金要方·卷十八》

厚朴大黄汤

夫酒客咳者，必致吐血，此坐久饮过度所致也。其脉虚者必冒，其人本有支饮在胸中也。

支饮胸满，厚朴大黄汤主之方。

厚朴一尺　大黄六两　枳实四两

右三味，㕮咀，以水五升，煮取二升，分为二服，温服之。

《医心方·卷六》引《深师方》

厚朴汤

治腹满，发数十日，脉浮数，食饮如故方。

厚朴半斤　枳实五枚　大黄四两

凡三物，以水一斗二升，煮取五升，内大黄，微火煎，令得三升，先食服一升，日三。

《金匮玉函经·卷三》

小承气汤

阳明病，谵语，发潮热，其脉滑而疾者，小承气汤主之。

太阳病吐下发汗后，微烦，小便数，大便坚，可与小承气汤和之愈。

若腹大满不通者，可与小承气汤，微和其胃气，勿令至大下。

阳明病，其人多汗，以津液外出，胃中燥，大便必坚，坚则谵语。小承气汤主之。一服谵语止，莫复服。

小承气汤方

大黄四两　厚朴二两，炙，去皮　枳实三枚，大者，炙

右三味，以水四升，煮取一升二合，去滓，分温三服。初服当更衣，不尔，尽饮之。若更衣，勿复服。

《千金翼方·卷九》

小承气汤

太阳病吐下发汗后，微烦，小便数，大便因坚，可与小承气汤，和之则愈。

若腹大满而不大便者，可与小承气汤，微和其胃气，勿令至大下。

阳明病，其人多汗，津液外出，胃中燥，大便必坚，坚者则谵语，承气汤主之。

阳明病，谵语妄言，发潮热，其脉滑疾，如此者，承气汤主之。

又方（小承气汤）

大黄四两　厚朴二两，炙　枳实大者三枚，炙

右三味，以水四升，煮取一升二合，去滓，温分再服。初服谵语即止。服汤当更衣。不尔，尽服之。

《范汪方·卷三十一》

承气汤

疗伤寒，或始得，至七八日不大便，或四五日后不大便，或下后秘塞者，承气汤方。

承气汤方

厚朴炙　大黄各二两　枳实六片，炙

右三味，切，以水五升，煮取二升，体强者服一升，赢者服七合。得下必效，止。

宋本《伤寒论·卷五》

小承气汤

阳明病，其人多汗，以津液外出，胃中燥，大便必硬，硬则谵语，小承气汤主之。若一服，谵语止者，更莫复服。

阳明病，谵语，发潮热，脉滑而疾者，小承气汤主之。

太阳病，若吐若下若发汗后，微烦，小便数，大便因硬者，与小承气汤和之愈。

若腹大满不通者，可与小承气汤，微和胃气，勿令至大泄下。

小承气汤方

大黄四两，酒洗　厚朴二两，炙，去皮　枳实三枚，大者，炙

右三味，以水四升，煮取一升二合，去滓，分温三服。初服汤，当更衣，不尔者，尽饮之。若更衣者，勿服之。

《备急千金要方》《外台秘要·卷八》引此方（注：此本仲景《伤寒论》方），名厚朴大黄汤；《深师方》名厚朴汤；《范汪方》名"承气汤"；《千金翼方》、《金匮玉函经》、宋本《伤寒论》名小承气汤。

方中药物用量各不同。《深师方》厚朴汤用厚朴半斤，枳实五枚，大黄四两；《范汪方》承气汤用厚朴、大黄各二两，枳实六片；《备急千金要方》厚朴大黄汤用厚朴一尺，大黄六两，枳实四两；《外台秘要·卷八》引此方用厚朴一两，大黄六两，枳实四两；《千金翼方》用大黄四两，厚朴二两，枳实三枚。《金匮玉函经》、宋本《伤寒论》同《千金翼方》。

《外台秘要·卷八》引此方，亦即《伤寒论》中此方，治证与《备急千金要方·卷十八》同。《备急千金要方》厚朴用量为"一尺"，《外台秘要·卷八》引此方易为"一两""一尺"，当为在先之古量，"一两"，当为在后之易量。由此佐证《伤寒论》在《备急千金要方》之后。

《备急千金要方·卷十八》《外台秘要·卷八》引《伤寒论》此方，治疗吐血、支饮等证；《深师方》用于治疗腹胀满之症；《范汪方》治疗大便秘结之证；《千金翼方》治疗汗吐下之伤津，胃

气和失之便结，以及潮热谵语，大便秘坚，以及腹大满之证。《金匮玉函经》、宋本《伤寒论》治证同《千金翼方》。

48.《外台秘要·卷十》 甘草干姜汤

仲景《伤寒论》疗肺痿吐涎沫，不咳者，其人不渴，必遗溺，小便数。所以然者，以上虚不能制下故也。此为（注：肺冷）必眩，甘草干姜汤主之，以温其脏。

甘草干姜汤方

甘草四两，炙 干姜二两

右二味，切，以水三升，煮取一升半，分温二服。服汤已，小温覆之。若渴者，属消渴。忌海藻、菘菜。

《外台秘要·卷六》引《备急方》

干姜甘草汤

疗吐逆，水米不下，干姜甘草汤方。

干姜甘草汤

干姜二分，炮 甘草一分，炙

右二味，切，以水三合，煎取一合，去滓，顿服则定。少间，与粥则不呕。神验。忌海藻、菘菜。注：《张文仲》同。

《金匮玉函经·卷二》

甘草干姜汤

厥逆，咽中干，烦躁，阳明内结，谵语烦乱，更饮甘草干姜汤。夜半阳气还，两足当热。

甘草干姜汤方

甘草二两，炙 干姜二两

右二味，㕮咀，以水三升，煮取一升五合，去滓，分温再服。

《千金翼方·卷十》

甘草干姜汤

伤寒脉浮，自汗出，小便数频，复微恶寒，而脚挛急，反与桂枝欲攻其表，得之便厥，咽干烦躁，吐逆，当作甘草干姜汤，以复其阳。

甘草干姜汤方

甘草四两，炙 干姜二两

右三味，以水三升，煮一升，去滓，分温再服。

《备急千金要方·卷十七》

甘草干姜汤

治肺痿多涎唾，小便数，肺中冷，必眩，不渴不咳。上虚，其下不能制溲，甘草干姜汤以温其脏。服汤已，小温覆之。若渴者，属消渴法。甘草干姜汤方。

甘草干姜汤

甘草四两 干姜二两

右二味，㕮咀，以水三升，煮取一升半，去滓，分二服。注：《集验》《肘后》有大枣十二枚。

《医心方·卷九》引《千金方》

干枣汤

痰饮者，当以温药和之。

悬饮者，干枣汤主之。

甘草四两　大枣二十枚　干姜二两

三味，水一斗，煮取二升，分三服。

《肘后备急方·卷三》

治肺痿咳嗽，吐涎沫，心中温温，咽燥而不渴者方。

又方

甘草二两　干姜三两　枣十二枚

水三升，煮取一升半，分为再服。

《集验方·卷四》

治肺痿，咳嗽涎沫，心中温温，咽燥而渴方。

生姜五两　甘草二两，炙　大枣十二枚，擘

右三味，切，以水五升，煮取一升半，分再服。一方干姜三两代生姜。忌海藻、菘菜。

宋本《伤寒论·卷二》

甘草干姜汤

伤寒，脉浮，自汗出，小便数，心烦，微恶寒，脚挛急，反与桂枝，欲攻其表，此误也。得之便厥，咽中干，烦躁吐逆者，作甘草干姜汤与之，以复其阳。

甘草干姜汤方

甘草四两，炙　干姜二两

右二味，以水三升，煮取一升五合，去滓，分温再服。

甘草干姜汤，本为益气助阳之方，最早见于晋代之《肘后备急方》，用于治疗肺痿吐涎沫，咽燥不渴等症。"不渴"，正反映出了阳虚、气虚之特征，也是肺痿虚寒证型应用甘草干姜汤的主要适应证之一。至《集验方》，脱"不"字而成"咽燥而渴"，则成肺痿热证，用甘草干姜汤反有助燥升火之弊。此为《集验方》之误。

《集验方》之后，《备急千金要方》于此方之治证中，因"不渴"又赘误出"不咳"一症。或许《备急千金要方》之前，《集验方》之后，又有方书误"不渴"成"不咳"者，而《备急千金要方》一并录之。无论如何，"不咳"二字，当系明显误赘。岂有不咳之肺痿病？不咳其涎沫（即今称之为痰者）如何吐出？临床又怎有痰多而不咳之理呢？

《外台秘要·卷十》引《伤寒论》此方，不但沿袭了《备急千金要方》之误，而且又增了助词成了"不咳者"，这说明了《伤寒论》成书，在《备急千金要方》之后。所以才得以沿袭《备急千金要方》之说。

《备急千金要方》方后云："若渴者，属消渴法。"义为病人如渴，即不宜用甘草干姜汤之助阳法，而应使用和治疗消渴病一样的清热益津法。并不是说成了消渴病。《外台秘要·卷十》沿袭《备急千金要方》时，脱"法"字，而成了"若渴者，属消渴"，于是变成消渴病了。此误。

《备急千金要方》此方之中之甘草生用。至《千金翼方》时，炙甘草的使用已较普遍。也就是说，药物的炮制及使用方法，有明显的时代特征。《备急千金要方》中，几乎全部使用生甘草，而在其三十年后的《千金翼方》中，炙甘草使用多而生甘草使用少。此方也不例外，甘草炙用。《外台秘要·卷十》引《伤寒论》此方，甘草炙用。此点可佐证《伤寒论》沿袭《千金翼方》甘草炙用之例，是其成书时间当在《千金翼方》之后。

《医心方·卷九》引《千金方》，此方有大枣二十枚；《肘后方》《集验方》此方大枣为十二枚。

另,《集验方》用生姜五两,易干姜。

干姜用量,《肘后备急方》为三两;《备急千金要方》《千金翼方》《金匮玉函经》《伤寒论》等均为二两;《外台秘要·卷六》引《备急方》此方干姜用量为"二分"。

甘草用量,《备急方》用一分;《肘后备急方》《集验方》《金匮玉函经》用二两;《备急千金要方》《千金翼方》《伤寒论》等用四两。

49.《外台秘要·卷十》 炙甘草汤

疗肺痿涎唾多,心中温温液液者,炙甘草汤方。

炙甘草汤方

甘草四两,炙 生姜三两,去皮 人参二两 地黄一斤 阿胶三两,炙 大麻子人半升 大枣四十枚 麦门冬半升,去心 桂心二两

右九味,切,以美酒七升,水八升,相和,先煮八味取四升,绞去滓,内胶,上微火烊销,温服七合,日三夜一。

《金匮玉函经·卷三》

炙甘草汤

伤寒脉结代,心中惊悸,炙甘草汤主之。

炙甘草汤方

甘草四两,炙 生姜三两 人参二两 生地黄一斤 桂枝三两 阿胶 麦门冬半升,去心 麻子仁半升 大枣三十枚

右九味,酒七升,水八升,煮取三升,去滓,内胶烊尽,温服一升,日三服。

《千金翼方·卷九》

炙甘草汤

伤寒脉结代,心动悸,炙甘草汤主之。

炙甘草汤方

甘草四两,炙 桂枝 生姜各三两,切 麦门冬去心,半升 麻子仁半升 人参 阿胶各二两 大枣三十枚,擘 生地黄一斤,切

右九味,以清酒七升,水八升,煮取三升,去滓,内胶消烊尽,温服一升,日三服。

《千金翼方·卷十五》

复脉汤

主虚劳不足,汗出而闷,脉结心悸,行动如常,不出百日,危急者,二十一日死。

复脉汤方

生地黄一斤,细切 生姜三两,切 麦门冬去心 麻子仁各三两 阿胶三两,炙 大枣三十枚,擘 人参 桂心各二两 甘草四两,炙

右九味,㕮咀,以水一斗,煮取六升,去滓,分六服。日三夜三。若脉未复,隔日又服一剂。力弱者,二日一剂,乃至五剂十剂,以脉复为度。宜取汗。越公杨素因患失脉七日,服五剂而复。注:仲景名炙甘草汤。一方以酒七升,水八升,煮取三升。

《金匮要略·血痹虚劳病篇》附方

炙甘草汤

《千金翼》炙甘草汤,一云复脉汤,治虚劳不足,汗出而闷,脉结悸,行动如常,不出百日,危急者十一日死。

炙甘草汤方

甘草四两，炙　桂枝　生姜各三两　麦门冬半升　麻仁半升　人参　阿胶各二两　大枣三十枚　生地黄一斤

右九味，以酒七升，水八升，先煮八味，取三升，去滓，内胶消尽，温服一升，日三服。

宋本《伤寒论·卷四》

炙甘草汤

伤寒脉结代，心动悸，炙甘草汤主之。

炙甘草汤方

甘草四两，炙　生姜三两，切可行　人参二两　生地黄一斤　桂枝三两，去皮　阿胶二两　麦门冬半升，去心　麻仁半升　大枣三十枚，擘

右九味，以清酒七升，水八升，先煮八味，取三升，去滓，内胶烊消尽，温服一升，日三服。一名复脉汤。

此方的两种方名，即炙甘草汤和复脉汤，同时被《千金翼方》收载。《外台秘要·卷十》所引《伤寒论》此方，其治证虽与《千金翼方》此方之治证不同，但该方药物组成及煎服方法等，则明显沿袭于《千金翼方》。《金匮要略·血痹虚劳篇》附方中，直接标明此方为"《千金翼》炙甘草汤"，更说明《千金翼方》此方在前，而《伤寒论》此方在后。亦即《伤寒论》成书时间，当晚于《千金翼方》。

第二章 《金匮要略》成书年代考证

第一节 《金匮要略》方源考略

一、《金匮要略·痉湿暍病篇》

1. 葛根汤

太阳病，无汗而小便反少，气上冲胸，口噤不得语，欲作痉，葛根汤主之。

葛根汤方

葛根四两　麻黄三两，去节　桂二两，去皮　芍药二两　甘草二两，炙　生姜三两　大枣十二枚

右七味，吹咀，以水一斗，先煮麻黄、葛根，减二升，去沫，内诸药，煮取三升，去滓，温服一升，覆取微似汗，不须啜粥。余如桂枝汤法将息及禁忌。

太阳病，发热无汗，反恶寒者，名曰刚痉。注：一作痉，余同。

《千金翼方·卷九》

葛根汤

太阳病，发热无汗，而反恶寒，是为刚痉。

太阳病，项背强几几，无汗恶风，葛根汤主之。

葛根汤方

葛根四两　麻黄三两，去节　桂枝　芍药　甘草炙，各二两　生姜三两，切　大枣十一枚，擘

右七味，以水一斗，煮麻黄、葛根减二升，去上沫，内诸药，煮取三升，去滓，分温三服。不须与粥，取微汗。

《金匮玉函经·卷二》

葛根汤

太阳病，发热无汗，而反恶寒，是为刚痉。

太阳病，无汗而小便反少，气上冲胸，口噤不得语，欲作刚痉。葛根汤主之。

太阳病，项背强几几，无汗恶风者，葛根汤主之。

葛根汤方

葛根四两　麻黄　生姜各三两　桂枝　芍药　甘草各二两　大枣十二枚

右七味，吹咀，以水一斗，先煮麻黄、葛根减二升，去上沫，内诸药，煮取一升，去滓，温服一升，取汗，不须啜粥。

《脉经·卷八·平痉湿暍脉证第二》

太阳病，发热无汗，而反恶寒者，名刚痉。

太阳病，无汗，而小便反少，气上冲胸，口噤不得语，欲作刚痉，葛根汤主之。

《脉经·卷七·辨可发汗证第二》

太阳病，项背强几几，无汗恶风，属葛根汤。

《外台秘要·卷二》引《伤寒论》方

葛根汤

疗太阳病，项背强几几，反汗不出，恶风者，属葛根汤方。

葛根汤方

葛根四两　麻黄四两，去节　甘草二两，炙　芍药　桂心各二两　生姜三两　大枣十二枚，擘

右七味，以水一斗，煮麻黄、葛根减二升，去上沫，内诸药，煮取三升，去滓，温服一升，覆取微似汗出，不须吃热粥助药发汗，余将息如桂枝法。忌海藻、菘菜、生葱。注：张仲景《伤寒论》治中风汗出用桂枝。此病云汗不出，亦伤寒之病，非中风也。

《千金翼方》已有葛根汤方，但未指出刚痉用葛根汤。《金匮玉函经》《脉经》则指出刚痉使用葛根汤治疗。由此得知，《金匮要略》此方方源，当是《千金翼方》。

《千金翼方》此方大枣用十一枚，《金匮玉函经》《外台秘要·卷二》引《伤寒论》此方、《金匮要略》，此方大枣用量均为"十二枚"。

2. 大承气汤

痉为病，注：一本"痉"上有"刚"字，胸满，口噤，卧不着席，脚挛急，必龂齿，可与大承气汤。

大承气汤方

大黄四两，酒洗　厚朴半斤，炙，去皮　枳实五枚，炙　芒硝三合

右四味，以水一斗，先煮二物取五升，去滓，内大黄，煮取二升，去滓，内芒硝，更上火微一二沸，分温再服。得下止服。

《备急千金要方·卷九》

大承气汤

大承气汤，主热盛，腹中有燥屎，谵语者方。

大承气汤方

大黄四两　厚朴八两　枳实五枚　芒消五合

右四味，㕮咀，以水一斗，先煮二物取五升，去滓，内大黄煎取二升，去滓，下芒消，更煎一两沸，分再服。得快利止。

《外台秘要·卷三》引《必效方》

大承气汤

疗天行十日以上，腹微满，谵语，或汗出而不恶寒，体重短气，腹满而喘，不大便，绕脐痛，大便乍难乍易，或见鬼者，大承气汤方。

大承气汤方

大黄四两　厚朴半斤，炙　陈枳实五枚，炙　芒消三合

右四味，切，先以水一斗，煮二味取五升，去滓，内大黄，复煮取二升，去滓，内芒消，煎令三两沸，适寒温，分再服。得下者止，不下更服之。

《千金翼方·卷十》

承气汤

伤寒吐下后未解，不大便五六日至十余日，其人日晡所发潮热，不恶寒，犹如见鬼神之状，剧者发则不识人，循衣妄掇，怵惕不安，微喘直视。脉弦者生，涩者死。微者，但发热谵语，与承气

汤。若下者，勿复服。

承气汤方

大黄四两　厚朴八两，炙　枳实五枚，炙　芒消三合

右四味，以水一斗，先煮二味取五升，内大黄更煮取二升，去滓，内芒消，更煎一沸，分再服。得下者止。

《金匮玉函经·卷三》

大承气汤

风痉为病，胸满口噤，卧不着席，脚挛急，其人必齘齿，可与大承气汤。

伤寒吐下后不解，不大便五六日，上至十余日，日晡时发潮热，不恶寒，独语如见鬼状，若剧者，发则不识人，循衣撮空，怵惕不安，微喘直视。脉弦者生，涩者死。微者，但发热谵语者，大承气汤主之。若一服利，止后服。

大承气汤方

大黄四两，酒洗　厚朴半斤，炙，去皮　枳实五枚，炙　芒硝三合

右四味，以水一斗，先煮二味，取五升，去滓，内大黄，煮取二升，去滓，内芒硝，更上微火一两沸，分温再服。得下，余勿服。

《脉经·卷八》

刚痉为病，胸满口噤，卧不着席，脚挛急，其人必齘齿，可与大承气汤。

《外台秘要·卷一》引《伤寒论》

大承气汤

仲景《伤寒论》，疗吐下之后，不大便五六日，至十余日，日晡所发潮热，不恶寒，独语如见鬼状。若剧者，发则不识人，循衣摸床，惕而不安，微喘，但发热谵语者，属大承气汤方。

大承气汤方

大黄去皮，四两　陈枳实炙，五枚　芒硝三合　厚朴半斤

右四味，切，以水一斗，先煮二物取五升，去滓，内大黄煮取二升，去滓，内芒硝煮一二沸，分为两服。初一服便得利者，止后服，不必尽剂。注：《千金方》并《翼》同。

《备急千金要方·卷九》收载之"大承气汤"，与《必效方》之"大承气汤"，是早期之大承气汤。《必效方》较《备急千金要方》成书时间晚约30年（680年左右），与《千金翼方》成书时间相当。

《备急千金要方》中，此方芒硝用量为五合；《必效方》《千金翼方》为三合，其后之《金匮玉函经》随同《千金翼方》为三合，再后之《伤寒论》，亦为三合。《金匮要略》沿袭前人之说，芒硝用量为三合。

《金匮玉函经》《脉经》指出刚痉内实者应使用大承气汤治疗。该方此条之证治论说，均在《金匮要略》之前。

3. 麻黄加术汤

湿家身烦疼，可与麻黄加术汤。发其汗为宜，慎不可以火攻之。

麻黄加术汤方

麻黄三两，去节　桂枝二两，去皮　甘草二两，炙　杏仁七十个，去皮尖　白术四两

右五味，以水九升，先煮麻黄，减二升，去上沫，内诸药，煮取二升半，去滓，温服八合，覆取微似汗。

《金匮玉函经·卷二》

湿家身烦疼，可与麻黄汤加术四两，发其汗为宜，慎不可以火攻也。

《脉经·卷八·平痓湿暍脉证第二》

湿家身烦疼，可与麻黄汤加术四两，发其汗为宜，慎不可火攻也。

《金匮玉函经》及《脉经》，已指出湿家身烦疼之证，用麻黄加术汤治疗。二书均为唐代之书，均早于《金匮要略》。又据《外台秘要·卷十九》引《古今录验》薏苡麻黄汤云："湿家烦疼，可以甘草麻黄汤发汗，不差，更合饮家，加白术四两，名白术麻黄汤。"此方当导源于《古今录验方》。

《范汪方》甘草麻黄汤治皮水，该方只有甘草、麻黄二味药。《古今录验》加白术当成三味药，是此方原本为甘草、麻黄、白术三味药，《金匮要略》则成了麻黄、桂枝、甘草、杏仁、白术五味药。

4. 麻黄杏仁薏苡甘草汤

病者一身尽疼，发热，日晡所剧者，名风湿。此病伤于汗出当风，或久伤取冷所致也。可与麻黄杏仁薏苡甘草汤。

麻黄杏仁薏苡甘草汤方

麻黄半两，去节，汤泡　甘草一两，炙　薏苡仁半两　杏仁十个，去皮尖，炒

右锉麻豆大，每服四钱匕，水盏半，煮八分，去滓，温服，有微汗，避风。

《外台秘要·卷十九》引《古今录验方》

薏苡麻黄汤

疗湿家始得病时，可与薏苡麻黄汤方。

薏苡麻黄汤方

薏苡半升　麻黄四两，去节　甘草二两，炙　杏人二两

右四味，㕮咀，以水五升，煮取二升，分再服。汗出即愈。湿家烦疼，可以甘草麻黄汤发汗，不差，更合饮家，加白术四两，名白术麻黄汤。忌海藻、菘菜、桃、李、雀肉等。

《脉经·卷八·平痓湿暍脉证第二》

病者一身尽疼，注：一云疼烦，发热，日晡即剧，此为风湿。汗出所致也。注：论云，此病伤于汗出当风或久伤取冷所致。

《金匮要略》此方，源于《古今录验方》，该书方名为"薏苡麻黄汤"，治证仅为"湿家始得病时"。

《脉经》只载此方治证，未收录方名。《金匮要略》治证，与《脉经》所载治证同，唯将注文"此病伤于汗出当风，或久伤取冷所致"，误作正文论述。

5. 防己黄芪汤

风湿脉浮，身重，汗出恶风者，防己黄芪汤主之。

防己黄芪汤方

防己一两　黄芪一两一分，去芦　甘草半两，炒　白术七钱半

右锉麻豆大，每抄五钱匕，生姜四片，大枣一枚，水盏半，煎八分，去滓服用。良久再服。喘者，加麻者半两；胃中不和者，加芍药三分；气上冲者，加桂枝三分；下有陈寒者，加细辛三分；服后当如虫行皮中，从腰下如冰，后坐被上，又以一被绕腰以下，温令微汗，差。

《金匮要略·水气病脉证并治第十四》

防己黄芪汤

风水,脉浮身重,汗出恶风者,防己黄芪汤主之。腹痛者,加芍药。

防己黄芪汤方

防己一两 黄芪一两一分 白术三分 甘草半两,炙

右锉,每服五钱匕,生姜四片,枣一枚,水盏半,煎取八分,去滓温服,良久再服。

《备急千金要方·卷八》

治风湿,脉浮身重,汗出恶风方。

汉防己四两 甘草二两 黄芪五两 生姜 白术各三两 大枣十二枚

右六味,㕮咀,以水六升,煮取三升,分三服。服了坐被中,欲解,如出行皮中,卧取汗。

《外台秘要·卷十九》引《深师方》

《深师》疗风湿脉浮身重,汗出恶风方。

汉防己四两 白术三两 蜀黄芪五分 甘草二两,炙 大枣十二枚,擘 生姜三两

右六味,㕮咀,以水六升,煮取二升,分为三服。服汤,当坐被中,欲解汗出,如虫行皮中,忌桃、李、雀肉、海藻、菘菜。注《千金》同。此本仲景《伤寒论》方。

《金匮要略语译》:"这个方子的药量,轻重不一,显然系后人窜改。《千金》卷八'风痹门'所载的此方为:汉防己四两,甘草二两,黄芪五两,生姜、白术各三两,大枣十二枚,当是原方。"

《备急千金要方》此方所据,当是南北朝时的《深师方》,但《深师方》黄芪用量为"五分",《备急千金要方》易为"五两"。由此,《金匮要略》此方之源,是《深师方》。

6. 桂枝附子汤

伤寒八九日,风湿相搏,身体疼痛,不能自转侧,不呕不渴,脉浮虚而涩者,桂枝附子汤主之;若大便坚,小便自利者,去桂加白术汤主之。

桂枝附子汤方

桂枝四两,去皮 附子三枚,炮,去皮,破八片 甘草二两,炙 生姜三两,切 大枣十二枚,擘

右五味,以水六升,煮取二升,去滓,分温三服。

《千金翼方·卷九》

桂枝附子汤

伤寒八九日,风湿相搏,身体疼烦,不能自转侧,不呕不渴,下已,脉浮而紧,桂枝附子汤主之;若其人大便坚,小便自利,术附子汤主之。

桂枝附子汤方

桂枝四两 附子三枚,炮 生姜三两,切 大枣十二枚,擘 甘草二两,炙

右五味,以水六升,煮取二升,去滓,分温三服。

《金匮玉函经·卷四》

桂枝附子汤

伤寒八九日,风湿相搏,身体疼烦,不能自转侧,不呕不渴,脉浮虚而涩,桂枝附子汤主之;若其人大便坚,小便自利,术附子汤主之。

桂枝附子汤方

桂枝四两 附子三枚,炮 甘草二两,炙 大枣十五枚 生姜三两

右五味，以水六升，煮取二升，去滓，分温三服。

《脉经·卷八·平痉湿暍脉证第二》

伤寒八九日，风湿相搏，身体疼痛，不能自转侧，不呕不渴，脉浮虚而涩者，桂枝附子汤主之；若其人大便硬，小便自利者，术附子汤主之。

《外台秘要·卷一》引《伤寒论》

桂枝附子汤

仲景《伤寒论》，疗伤寒八九日，风湿相搏，身体疼痛而烦，不能自转侧，不呕不渴，下之，脉浮虚而涩者，属桂枝附子汤；若大便硬，小便自利者，附子白术汤。

桂枝附子汤方

桂心四两　附子三枚，炮，去皮　生姜三两　甘草二两，炙　大枣十二枚，擘

右五味，切，以水六升，煮取二升，去滓，温分三服。忌生葱、猪肉、海藻、菘菜。

《金匮要略》此方，源于《千金翼方》。《千金翼方》此方治证中"若其人大便坚"之"坚"字，《金匮玉函经》随同《千金翼方》仍作"坚"，而《脉经》和《外台秘要·卷一》所引《伤寒论》，均将"坚"字易成了"硬"字。这说明《脉经》和《伤寒论》成书时间均晚于《金匮玉函经》。再看《金匮要略》，不用"硬"字而仍作"坚"字。这说明《金匮要略》的前身，即《金匮玉函要略方》用的是"坚"字。同时可以佐证《金匮玉函要略方》的成书时间，当在《脉经》和《伤寒论》之前，而且当在《金匮玉函经》之后。因为《千金翼方》此方治证中"脉浮而紧"，《金匮玉函经》易成了"脉浮虚而涩"，且《脉经》《伤寒论》《金匮要略》等，均随从《金匮玉函经》作"脉浮虚而涩"。由此可佐证《金匮玉函要略方》《脉经》《伤寒论》三书，均晚于《金匮玉函经》。

7. 白术附子汤

白术附子汤方

白术二两　附子一枚半，炮，去皮　甘草一两，炙　生姜一两半，切　大枣六枚

右五味，以水三升，煮取一升，去滓，分温三服。一服觉身痹，半日许再服，三服都尽，其人如冒状，勿怪，即是术、附并走皮中，逐水气未得除故耳。

《千金翼方·卷九》

术附子汤

于前方（桂枝附子汤）中，去桂，加白术四两，即是。一服觉身痹，半日许复服之尽。其人如冒状，勿怪。即是附子、术并走皮中逐水气未得除，故使之耳。法当加桂四两，以大便坚，小便自利，故不加桂也。

《金匮玉函经·卷八》

术附子汤方

白术四两　附子三枚，炮　甘草三两，炙　生姜二两　大枣十五枚

右五味，以水六升，煮取二升，去滓，分温三服。一服觉身痹，半日许再服。如冒状，勿怪也。即是附子与术，并走皮中逐水气，未得除，故使之耳。法当加桂四两，其人大便坚，小便自利，故不加桂也。

《外台秘要·卷一》引《伤寒论》

附子白术汤

白术四两　大枣十二枚　甘草炙，一两　生姜二两　附子三枚，炮，去皮，四破，

右五味，切，以水六升，煮取二升，去滓，温分三服。初一服，其人身如痹，半日许，复服之都尽，其人如冒状者，勿怪。此以附子、术并走皮中，逐水气未除，故使人如冒状也。本云附子一枚，今加之二枚，名附子汤。忌葱、猪肉、菘菜、海藻、桃、李、雀肉等。注：《千金翼》同。张仲景《论》：法当加桂枝四两，此本一方二法，以大便硬，小便自利，故去桂也；以大便不硬，小便不利，当加桂。附子三枚，恐多也，虚弱家及产妇宜减之。此二方，但治风湿，非治伤寒也。

《金匮要略》此方，亦源于《千金翼方》。

《千金翼方》"法当加桂四两，以大便坚，小便自利，故不加桂也"，《金匮玉函经》在其后沿袭《千金翼方》此说，"以"增益为"其人"。《伤寒论》在此基础上，更是补充发挥："法当加桂枝四两。此本一方二法，以大便硬，小便自利，故去桂也；以大便不硬，小便不利，当加桂。"由此也可佐证，《伤寒论》的成书时间，当在《金匮玉函经》之后。

本方附子用量，《千金翼方》《金匮玉函经》《伤寒论》均作"三枚"。《外台秘要》此方后注，已嫌附子三枚量大，云"附子三枚，恐多也"。又据《外台秘要·卷一》引《伤寒论》方后云"本云附子一枚"，是《伤寒论》之时，已有附子用量为一枚之此方。《金匮要略》此方附子用量为一枚。

根据服用此方后之药物反应来看，"一服觉身痹，半日许复服之尽，其人如冒状"，此方附子之用量，原方当是三枚。若不然，桂枝附子汤中，附子用量为三枚，方后反不说服药后之反应，《金匮要略》此方用量附子为一枚，反而有了药物反应了呢？此用量与服药反应明显例不合。

8. 甘草附子汤

风湿相搏，骨节疼烦，掣痛不得屈伸，近之则痛剧，汗出短气，小便不利，恶风不欲去衣，或身微肿者，甘草附子汤主之。

甘草附子汤方

甘草二两，炙　附子二枚，炮，去皮　白术二两　桂枝四两，去皮

右四味，以水六升，煮取三升，去滓，温服一升，日三服。初服得微汗则解。能食汗出，复烦者，服五合。恐一升多者，宜服六七合为妙。

《古今录验方》

附子汤

附子汤疗风湿相搏，骨节烦痛，不得屈伸，近之则痛，自汗出，短气，小便不得利，恶风不欲去衣，或一身流肿方。

附子汤方

桂心三两　白术三两　附子二枚，炮，八破　甘草二两，炙

右中四味，㕮咀，以水六升，煮取三升，分三服。微汗即止。若汗出烦者，稍服五合。骠骑使吴谐以建元年八月二十六日，始觉如风，至七日卒起便顿倒，髀乃手皆不随，通引腰背疼痛，通身肿，心多满，至九月四日，服此汤一剂，通身流汗，即从来所患悉愈。本方不用生姜，既有附子，今加生姜三两。忌猪肉、冷水、桃、李、雀肉、生葱、海藻、菘菜。

《千金翼方·卷九》

甘草附子汤

风湿相搏，骨节疼烦，掣痛不得屈伸，近之则痛剧，汗出短气，小便不利，恶风不欲去衣，或身微肿。甘草附子汤主之方。

甘草附子汤方

甘草二两，炙　附子二枚，炮　白术三两　桂枝四两

右四味，以水六升，煮取三升，去滓，温服一升，日三服。初服得微汗即止，能食，汗出，复烦者，将服五合。恐一升多者，后服六七合愈。

《外台秘要·卷十五》引《近效方》

白术附子汤

疗风虚，头重眩，苦极不知食味，暖肌，补中益气。又治风湿相搏，骨节疼痛，不得屈伸，近之则痛，剧，汗出短气，小便不利，恶风不欲去衣，身体微肿者方。

白术附子汤方

白术三两　附子二枚，炮　甘草二两，炙　桂心四两

右四味，切，以水六升，煮取三升，分为三服，日三。初服得微汗即解。能食，复烦者，将服五合以上，愈。忌海藻、菘菜、猪肉、生葱、桃、李、雀肉等。注：此本仲景《伤寒论》方。

《金匮玉函经·卷三》

甘草附子汤

风湿相搏，骨节疼烦，掣痛不得屈伸，近之则痛剧，汗出短气，小便不利，恶风不欲去衣，或身微肿，甘草附子汤主之。

甘草附子汤方

甘草三两，炙　附子二枚，炮　白术三两　桂枝四两

右四味，以水六升，煮取三升，去滓，温服一升，日三服。汗出即解。能食，汗止，复烦者，服五合，恐一升多者，宜服六七合为始。

《脉经·卷八·平痉湿暍脉证第二》

风湿相搏，骨节疼烦，掣痛不得屈伸，近之则痛剧，汗出短气，小便不利，恶风不欲去衣，或身微肿者，甘草附子汤主之。

《金匮要略》此方，源于《古今录验方》。《古今录验方》此方名"附子汤"。据《古今录验方》方后之记载，其前，此方已经存在，建元元年（480），患者吴谐，用此方治愈了突然跌倒，手足不逐，腰背疼痛，通身肿等症。

《近效方》此方名"白术附子汤"。《千金翼方》《金匮玉函经》《脉经》《金匮要略》，此方均名"甘草附子汤"。

此方甘草用量，《古今录验方》《千金翼方》《近效方》《金匮要略》等均为"二两"，《金匮玉函经》为"三两"。

桂枝用量，《古今录验方》为"三两"；《千金翼方》《近效方》《金匮玉函经》《金匮要略》等均为"四两"。

9. 白虎加人参汤

太阳中暍，发热恶寒，身重而疼痛，其脉弦细芤迟，小便已，洒洒然毛耸，手足逆冷，小有劳，身即热，口前开，板齿燥，若发其汗，则其恶寒甚；加温针则发热甚；数下之则淋甚。

太阳中热者，暍是也。汗出恶寒，身热而渴，白虎加人参汤主之。

知母六两　石膏一斤，碎　甘草二两　粳米六合　人参三两

右五味，以水一斗，煮米熟，汤成，去滓，温服一升，日三服。

《范汪方·卷三十一》

白虎汤

伤寒脉浮发热，其表不解者，不可与白虎汤，渴欲饮水，无表证者，白虎汤主之方。

白虎汤方

知母六两　石膏一升，碎，绵裹　甘草三两，炙　粳米六合

右四味，切，以水一斗二升，煮取米熟去米，内药煮取六升，去滓，分六服，日三服。忌海藻、菘菜。兼疗天行之病。

《小品方·卷六》

白虎加人参汤方

服桂枝汤大汗后，烦渴，热不解，脉洪大者，属白虎加人参汤方。

白虎加人参汤方

知母六两　甘草二两，炙　石膏一升，碎，绵裹　人参二两　粳米一升

右五味，切，以水一斗二升，煮米熟，去米，内诸药，煮取六升，去滓，温服一升，日三。忌海藻、菘菜。

敦煌卷子本《辅行诀脏腑用药法要》

小白虎汤

治天行热病，大汗出不止，口舌干燥，饮水数升不已，脉洪大者方。

小白虎汤方

石膏如鸡子大，绵裹　知母六两　甘草炙，二两　粳米六合

右四味，先以水一斗，熬粳米，熟讫去米，内诸药，煮取六升，温服二升，日三服。

《医心方·卷十四》引《千金方》

白兽汤

《千金方》，伤寒吐下后，七八日不解，结热在里，表里俱热，时时恶风，大温，舌上干而烦，饮水数升，白兽汤方。

白兽汤方

知母六两　石膏一升　甘草二两　粳米六合

四味，以水一斗二升，煮米熟，去滓，分服一升，日三。

《备急千金要方·卷九》

白虎汤

伤寒吐下后，七八日不解，热结在里，表里俱热，时时恶风，大渴，舌上干燥而烦，欲饮水数升，宜白虎汤方。

白虎汤方

石膏一升　知母六两　甘草二两　粳米六合

右四味，㕮咀，以水一斗，煮米熟去滓，分服一升，日三。诸亡血及虚家，不可与白虎汤。若立夏后至立秋前，得用之。立即秋后不可服。春三月，尚凛冷，亦不可与之。与之，呕利腹痛。

伤寒无大热，而口干渴，心烦，背微恶寒，宜白虎汤。

伤寒脉浮，发热无汗，其表不解，不可与白虎汤。渴欲饮水，无表证，宜白虎汤。

若渴欲饮水，口燥舌干者，亦宜白虎汤。

《外台秘要·卷一》引《千金翼方》

白虎汤

白虎加人参汤

伤寒脉浮，发热无汗，其表不解者，不可与白虎汤。渴欲饮水，无表证者，白虎汤主之方。

白虎汤方

知母六两　石膏一升，碎，绵裹　甘草三两，炙　粳米六合

右四味，切，以水一斗二升，煮取米熟，去米，内药煮取六升，去滓，分六服。日三服。忌海藻、菘菜。注：《千金》《伤寒论》《备急》《文仲》《崔氏》《范汪》《经心录》同。诸家兼疗天行之病。

白虎加人参汤方

石膏　粳米各一升　知母六两　人参三两　甘草二两，炙

右五味，切，以水一斗二升，熟米熟，内药煮取六升，去滓，分服一升，日三服。此方立秋后，立春前，不可行白虎汤。正、二、三月时，尚冷，亦不可与服。与之则呕利而腹痛。忌海藻、菘菜。

《外台秘要·卷二》引《伤寒论》

白虎加人参汤

仲景《伤寒论》，疗伤寒，汗出恶寒，身热，大渴不止，欲饮水一斗者，白虎加人参汤主之方。

白虎加人参汤方

知母六两　石膏　粳米各一升　人参三两　甘草二两

右五味，切，以水一斗二升，煮米熟去米，内诸药煮取六升，去滓，温服一升，日三。忌海藻、菘菜。注：《小品》同。

《千金翼方·卷九》

白虎汤及又方（白虎加人参汤方）

太阳中热，暍是也。其人汗出恶寒，身热而渴也。

太阳中暍，发热恶寒，身重而疼痛，其脉弦细芤迟，小便已，洗然手足逆冷。小有劳热，口前开，板齿燥。若发其汗，恶寒则甚；加温针，发热益甚；数下之，淋复甚。

伤寒无大热，口燥渴而烦，其背微恶寒，白虎汤主之。

伤寒脉浮，发热无汗，其表不解，不可与白虎汤。渴欲饮水，无表证，白虎汤主之。

伤寒脉浮滑，此以表有热，里有寒，白虎汤主之。

三阳合病，腹满身重，难以转侧，口不仁，言语向经，谵语遗尿。发汗则谵语；下之则额上生汗，手足厥冷，白虎汤主之。

若渴欲饮水，口干舌燥者，白虎汤主之。

伤寒脉滑而厥者，其表有热，白虎汤主之。

《千金翼方·卷十》

服桂枝汤，汗出，大烦渴不解，若脉洪大，与白虎汤。

白虎汤方

知母六两　石膏一斤，碎　甘草二两，炙　粳米六合

右四味，以水一斗，煮米熟汤成，去滓，温服一升，日三服。

又方（白虎加人参汤）

知母六两　石膏一斤，碎，甘草二两，炙　人参三两　粳米六合

右五味，以水一半，煮米熟汤成，去滓，温服一升，日三服。立夏后至立秋前得用之。立秋后不可服。春三月，病常苦里冷，白虎汤亦不可与之。与之即呕利而腹痛。诸亡血及虚家，亦不可与白虎汤，得之则腹痛而利。但当温之。

《金匮玉函经》

白虎汤

白虎加人参汤

《金匮玉函经·卷二》

太阳中热，暍是也，其人汗出，恶寒，身热而渴也。白虎汤主之。

太阳中暍，发热恶寒，身重而疼痛，其脉弦细芤迟。小便已，洒洒然毛耸，手足逆冷，小有劳，身即热。口开，前板齿燥。若发其汗，恶寒则甚；加温针，发热益甚；数下之，则淋甚。

《金匮玉函经·卷三》

伤寒，若吐若下后，七八日不解，热结在里，表里俱热，时时恶风，大渴，舌上干燥而烦，欲饮水数升者，白虎加人参汤主之。

伤寒脉浮，发热无汗，其表不解者，不可与白虎汤；渴欲饮水，无表证者，白虎汤主之。

凡用白虎汤，立夏后至立秋前得用之，立秋后不可服也。

春三月，病常苦里冷，白虎汤亦不可与。与之则呕利而腹痛。

诸亡血虚家，亦不可与白虎汤。得之腹痛而利者，急当温之。

三阳合病，腹满身重，难以转侧，口不仁而面垢，谵语遗溺。发汗则谵语甚；下之则额上生汗，手足厥冷。若自汗出者，白虎汤主之。

若渴欲饮水，口干舌燥者，白虎汤主之。

白虎汤方

石膏一斤，碎　知母六两　甘草二两　粳米六合

右四味，以水一斗，煮米熟汤成，去滓，温服一升，日三服。

白虎加人参汤方

人参三两　石膏一斤　知母六两　甘草二两　粳米六合

右五味，以水一斗，煮米熟汤成，去滓，温服一升，日三服。

《脉经·卷八·平痉湿暍脉证第二》

太阳中热，暍是也。其人汗出，恶寒，身热而渴也。白虎汤主之。

太阳中暍，发热恶寒，身重而疼痛，其脉弦细芤迟，小便已，洒洒然毛耸，手足厥冷。小有劳，身热，口前开，板齿燥。若发其汗，恶寒则甚；加温针则发热益甚；数下之，淋复甚。

《脉经·卷七·病发汗以后证第三》

服桂枝汤，大汗出，大烦渴不解，若脉洪大，属白虎汤。

《脉经·卷十·病发汗吐下以后证第八》

伤寒吐下后，七八日不解，热结在里，表里俱热，时时恶风，大渴，舌上干燥而烦，欲饮水数升，属白虎汤。

三阳合病，腹满身重，难以转侧，口中不仁，面垢，谵语，遗溺。发汗则谵语；下之则额上生汗，手足厥冷，自汗，属白虎汤。

白虎加人参汤之方，晋之《小品方》即有收载。但彼时此方并不治疗中暍之证。直至《千金翼方》时（682），也只有暍证之论述而无治疗方剂。《千金翼方》之后的《金匮玉函经》，始提出

治疗中暍证用白虎汤治疗，但并不是用白虎加人参汤治疗。《金匮玉函经》之后的《脉经》，沿袭《金匮玉函经》之说，仍是用白虎汤治疗中暍证。因此，用白虎加人参汤治疗中暍证，当是《脉经》之后的事了。

方中石膏用量，《千金翼方》之前的《范汪方》《小品方》《备急千金要方》等，均为一升；《辅行诀脏腑用药法要》为"如鸡子大"；《外台秘要·卷二》引《伤寒论》此方，亦为"一升"；《千金翼方》《金匮玉函经》为"一斤"。

《千金翼方·卷九》"三阳合病，腹满身重"一条中"口不仁"，《金匮玉函经·卷三》沿袭此条时增益为"口不仁而面垢"，《脉经·卷十》随同《金匮玉函经》作"口中不仁，面垢"。由此可佐证，《脉经》之成书时间，当在《金匮玉函经》之后。

10. 一物瓜蒂汤

太阳中暍，身热疼重，而脉微弱，此以夏月伤冷水，水行皮中所致也。一物瓜蒂汤主之。

一物瓜蒂汤方

瓜蒂二十个

右锉，以水一升，煮取五合，去滓，顿服。

《医心方·卷十四》引《玉葙方》

《玉葙方》，治伤寒四日方

瓜蒂二七枚，以水一升，煮取五合，一服当得吐之。

《备急千金要方·卷十》

治疟，无问新久者方。

瓜蒂二七枚

捣，水渍一宿服之。

《外台秘要·卷四》引《删繁方》

《删繁》疗天行热毒，通贯脏腑，沉鼓骨髓之间，或为黄疸、黑疸、赤疸、白疸、谷疸、马黄等疾，喘息，须臾而绝。

瓜蒂二七枚

右一味，以一升，煮取五合，作一服。

《千金翼方·卷九》

太阳中暍，身热疼重，而脉微弱，此以夏月伤冷水，水行皮肤中也。

《金匮玉函经·卷一》

太阳中暍，发热恶寒，身热疼重，而脉微弱。此以夏月伤冷水，水行肤中所致也。瓜蒂汤主之。

《脉经·卷八·平痉湿暍脉证第二》

太阳中暍，身热疼重，而脉微弱。此以夏月伤冷水，水行皮肤中所致也。瓜蒂汤主之。

《金匮要略》此方，《玉葙方》《备急千金要方》《删繁方》等均有收载，但均不治中暍证。《玉葙方》用此方治疗伤寒病；《备急千金要方》治疗疟疾；《删繁方》治疗天行热毒导致之黄疸病。

《备急千金要方》成书于公元652年；《删繁方》成书于公元560年左右；《玉葙方》则成书时间更早，据高文柱先生考证，《玉葙方》当为《玉函方》之误，晋代葛洪所撰。由此，则《金匮要略》此方之源，可追溯到晋代葛洪之《玉函方》。

此条中暍证之论述，《千金翼方》有论无主治方剂。《金匮玉函经》指出"瓜蒂汤主之"，《脉经》同《金匮玉函经》作"瓜蒂汤主之"。由此知《脉经》一书，成书时间在《金匮玉函经》之后。同时也可佐证《金匮要略》一书的前身《金匮玉函要略方》，当是《金匮玉函经》之后的书，所以《金匮要略》才有"一物瓜蒂汤主之"之治暍此方。

二、《金匮要略·百合狐惑阴阳毒病篇》

11. 百合知母汤

论曰：百合病者，百脉一宗，悉致其病也。意欲食复不能食，常默默，欲卧不能卧，欲行不能行。饮食或有美时，或有不用闻食臭时。如寒无寒，如热无热，口苦，小便赤，诸药不能治。得药则剧吐利，如有神灵者，身形如和，其脉微数。每溺时头痛者，六十日乃愈；若溺时头不痛，淅然者，四十日愈；若溺快然，但头眩者，二十日愈。其证或未病而预见，或病四五日而出；或病二十日，或一月微见者，各随证治之。

百合病，发汗后者，百合知母汤主之。

百合知母汤方

百合七枚，擘　知母三两，切

右先以水洗百合，渍一宿，当白沫出，去其水，更以泉水二升，煎取一升，去滓，别以泉水二升，煎知母，取一升，去滓，后合和，煎取一升五合，分温再服。

《小品方·卷六》

百合知母汤

治百合之病，诸药不能治，若得药则剧而吐痢，如有神灵所加也。身体仍和，脉微数，每尿时辄头痛，六十日乃愈；尿头不痛，淅淅然者，四十日愈；尿快然，但头眩者，二十日愈。其证或未病而预见，或病四五日而出，或病二十日，一月日复见者，悉治之。

发汗已，更发者，百合知母汤主之方。

百合知母汤方

百合七枚，擘　知母三两

右二味，以泉水洗，先渍百合经一宿，上当白沫，泻却其汁，更以好泉水二升，煮取一升，去滓，置之一处。别以泉水二升，煮知母取一升，去滓，二味汁相和，煮取一升半，分温再服之。

《诸病源候论·卷八·伤寒百合候》

百合病者，谓无经络，百脉一宗，悉致病也。多因伤寒虚劳，大病之后不平复，变成斯疾也。其状意欲食，复不能食，常默默欲得卧复不得卧。欲出行，复不能行。饮食或有美时，或有不用饮时。如强健人而卧，不能行。如有寒，复如无寒；如有热，复如无热，苦小便赤黄。百合之病，诸药不能治。得药即剧吐利。如有神灵者，身形如和，其人脉微数，每尿辄头痛，其病六十日不愈；若尿头不痛，淅淅然者，四十日愈；若尿快然，但眩者，二十日愈。体证或未病而预见，或病四五日而出，或病二十日、一月微见，其状恶寒而呕者，病在上焦也，二十三日当愈；其状腹满微哕，大便革卯，三四日一大便，时复小溏者，病在中焦也。六十三日当愈；其状小便淋沥难者，病在下焦也。四十三日当愈。各随其证，以治之耳。

《备急千金要方·卷十》

百合知母汤

论曰：百合病者，谓无经络，百脉一宗，悉致病也。皆因伤寒虚劳，大病已后不能平复，变成斯病。其状恶寒而呕者，病在上焦也，二十三日当愈；其状腹满，微喘，大便坚，三四日一大便，时复小溏者，病在中焦也。六十三日当愈；其状小便淋沥难者，病在下焦也。三十三日当愈。各随其证以治之。

百合之为病，令人意欲食，复不能食。或有美时，或有不用闻饮食臭时。如有寒，其实无寒；如有热，其实无热，常默默欲卧，复不得眠。至朝，口苦，小便赤涩。欲行复不能行，诸药不能治，治之即剧，吐利，如有神灵所为也。

百合病，身形如和，其脉微数，其候每溺时即头觉痛者，六十日乃愈；百合病，候之溺时头不觉痛，淅淅然寒者，四十日愈；百合病，候之溺时觉快然，但觉头眩者，二十日愈。百合病，证其人或未病而预见其候者，或已病四五日而出；或病一月、二十日后见其候者，治之喜误也。依证治之。

治百合病，已经发汗之后，更发者，百合知母汤方。

百合知母汤方

百合七枚，擘　知母三两

右二味，以泉水先洗，渍百合一宿，当沫出水中，明旦去水，取百合，更以泉水二升，煮百合取一升汁，置之。复取知母切，以泉水二升煮取一升汁，合和百合汁中，复煮取一升半，分再服。不差，更依法合服。

《脉经·卷八·平阳毒阴毒百合狐惑脉证第三》

百合之为病，其状常默默欲卧，复不能卧。或如强健人，欲得出行，而复不能行。意欲得食，复不能食，或有美时，或有不用闻饮食臭时。如寒无寒，如热无热。朝至口苦，小便赤黄，身形如和，其脉微数。百脉一宗，悉病。各随证治之。

《外台秘要·卷二》引《伤寒论》

百合知母汤

仲景《伤寒论》，疗百合之病，诸药不能疗，若得药则剧而吐痢，如有神灵所加也。身体仍和，脉微数。每尿时辄头痛，六十日乃愈；尿时头不痛，淅淅然者，四十日愈；尿时快然，但头眩者，二十日愈。其证或未病而预见，或四五日而出，或病二十日，一月复见者，悉疗之。

发汗已更发者，百合知母汤主之方。

百合知母汤方

百合七枚，擘　知母三两

右二味，以泉水洗。先渍百合经一宿，上当白沫，泻却其汁，更以好泉水二升，煮取一升，去滓，置之一处。别以泉水二升，煮知母取一升，去滓，二味汁相和，煮取一升半，分温再服之。注：《小品》《千金》同。

《金匮要略》此方，源于《小品方》。《备急千金要方》，收录了《小品方》此方，即百合知母汤；《备急千金要方》百合病之论述，又多沿袭了《诸病源候论》之说。

《小品方》《备急千金要方》《伤寒论》均为"右二味，以泉水洗"，而《金匮要略》却作"右先以水洗百合"，用水而非泉水。此《金匮要略》之误。

《金匮要略》的前身《金匮玉函要略方》的成书时间，在《备急千金要方》之后，《伤寒论》之前，所以《伤寒论》当时也收录了一些《金匮玉函要略方》中的方剂。其前后之书此方均为用泉水洗，可佐证《金匮玉函要略方》中的此方，也必然是用泉水洗。宋臣校撰此书时误脱"泉"字而成水洗。

12. 滑石代赭汤

百合病，下之后者，滑石代赭汤主之。

滑石代赭汤方

百合七枚，擘　滑石三两，碎，绵裹　代赭石如弹子大一枚，碎，绵裹

右先以水洗百合，渍一宿，当白沫出，去其水，更以泉水二升，煎取一升，去滓。别以泉水二升，煎滑石、代赭，取一升，去滓，后合和，重煎取一升五合，分温服。

《小品方·卷六》

百合滑石代赭汤

下之已，更发者，百合滑石代赭汤主之方。

百合滑石代赭汤方

百合七枚，擘，以泉水渍一宿，上当白沫出，去之　滑石三两，碎　代赭如弹丸一枚，碎

右三味，先以泉水二升，煮百合取一升，去滓，置一厢。又以泉水二升，煮和二味，取一升，去滓，合煎，取一升半，分再服。

《备急千金要方·卷十》

百合滑石代赭汤

治百合病，已经下之后，更发者。百合滑石代赭汤方。

百合滑石代赭汤方

百合七枚，擘　滑石三两　代赭一两

右三味，先以泉水渍百合一宿，去汁乃以水二升煮百合，取一升，去滓。又以水二升，煮二物取一升，内百合汁如前法，复煎取一升半，分再服。

《医心方·卷十四》引《千金方》

治百合病，已经下之后者方。

滑石三两　代赭一两

以水三升，煮取一升，内百合汁如前法（百合根取七枚渍之，洗，水二升，渍之一宿，当沫出水中，明旦去水取百合，以泉水二升，煮百合，取一升汁）一升合和，复煎取一升半，分再服。

《外台秘要·卷二》引《伤寒论》

百合滑石代赭汤

下之已，更发者，百合滑石代赭汤主之方。

百合滑石代赭汤方

百合七枚，擘，以泉水渍一宿，上当白泔，出去之　滑石三两，碎　代赭如弹丸一枚，碎

右三味，以泉水二升，煮百合取一升，去滓，置一厢，又以泉水二升，煮和二味，取一升，去滓，合煎取一升半，分再服。注：《千金》《小品》同。

《金匮要略》滑石代赭汤，源于《小品方》"百合滑石代赭汤"。《备急千金要方》《伤寒论》此方均名"百合滑石代赭汤"。由此知《金匮要略》此方，在其前身《金匮玉函要略方》中，亦当名"百合滑石代赭汤"。

"置一厢"，明显为唐代用语。此可佐证《伤寒论》为唐代之书。

13. 百合鸡子汤

百合病，吐之后者，用后方主之。

百合鸡子汤方

百合七枚，擘　鸡子黄一枚

右先以水洗百合，渍一宿，当白沫出，去其水，更以泉水二升，煎取一升，去滓，内鸡子黄，

搅匀，煎五分，温服。

《小品方·卷六》

百合鸡子汤

吐之已，更发者，百合鸡子汤主之方。

百合鸡子汤方

百合七枚

右一味，依前法，泉水二升，煮取一升，去滓，扣鸡子一枚，取中黄，内百合汤中，搅令调，温分服之。

《备急千金要方·卷十》

百合鸡子汤

治百合病，已经吐下之后，更发者，百合鸡子汤方。

百合鸡子汤方

百合七枚，擘

浸一宿，去汁，以泉水二升，煮取一升，取鸡子黄一枚，内汁中，搅令调，分再服。

《医心方·卷十四》引《千金方》

治百合病，已经吐之后者方。

百合汁一升，如前法。

取鸡子黄一枚，内汁中搅令调，分再服。

《外台秘要·卷二》引《伤寒论》

百合鸡子汤

吐之已，更发者，百合鸡子汤主之方。

百合鸡子汤方

百合七枚

右一味，依前法，泉水二升，煮取一升，去滓，扣鸡子一枚，取中黄，内百合汤中，搅令调，温再服之。注：《千金》同。

《金匮要略》此方源于《小品方》。《金匮要略》此方后之"煎五分"，《金匮要略语译》："煎剩十分之五。"即煎该药液量之五份，剩五份药液之义。

14. 百合地黄汤

百合病不经吐下发汗，病形如初者，百合地黄汤主之。

百合地黄汤方

百合七枚，擘　生地黄汁一升

右以水洗百合，渍一宿，当白沫出，去其水，更以泉水二升，煎取一升，去滓，内地黄汁，煎取一升五合，分温再服。中病勿更服。大便当如漆。

《小品方·卷六》

百合生地黄汤

不吐、不下、不发汗，病形如初，百合生地黄汤主之方。

百合生地黄汤方

百合七枚

右一味，依前法渍，以泉水二升，煮取一升，出地黄汁一升，二味汁相合，煮取一升半，温分再服。一服中病者，更勿服也。大便当出恶沫。

《备急千金要方·卷十》

百合地黄汤

治百合病，始不经发汗吐下，其病如初者。百合地黄汤方。

百合地黄汤方

百合七枚，擘，浸一宿，去汁

以泉水二升，煮取一升，内生地黄汁二升，复煎取一升半，分再服。大便当去恶沫为候也。

《医心方·卷十四》引《千金方》

治百合病，始不经发汗，不吐，不下，其病如初者方。

生地黄汁三升，和百合汁后煎取一升半，分再服。大便当去恶沫为候也。

《外台秘要·卷二》引《伤寒论》

百合生地黄汤

不吐，不下，不发汗，病形如初，百合生地黄汤主之方。

百合七枚

右一味，依前法，渍。以泉水二升，煮取一升。生地黄汁一升，二味汁相和，煮取一升半，温分再服。一服中病者，更勿服也。大便当出恶沫。注：《千金》《小品》并同。

桂林古本《伤寒杂病论·卷十三》

百合地黄汤

百合病，不经发汗，吐下，病形如初者，百合地黄汤主之。

百合地黄汤方

百合七枚　地黄汁一升

右二味，先洗煮百合如前法，去滓，内地黄汁，煎取一升五合，分温再服。中病勿更服。大便当如漆。

生地黄汁，《小品方》为"一升"，《备急千金要方》为"二升"，《医心方》引《千金方》为"三升"。《伤寒论》为"一升"，《金匮要略》为"一升"。由此推知，《金匮要略》的前身，《金匮玉函要略方》亦当为"一升"。

《小品方》方后云："大便当出恶沫。"《备急千金要方》方后云："大便当去恶沫为候也。"《医心方》引《千金方》此方后之说，与《备急千金要方》同；《外台秘要》引《伤寒论》此方方后云："大便当出恶沫。"《金匮要略》此方方后云："大便当如漆。"桂林古本《伤寒杂病论》同《外台秘要》所引《伤寒论》。

《金匮要略》的前身《金匮玉函要略方》，成书时间早于《伤寒论》，由此可佐证该书此方方后亦为"大便当出恶沫"，而"大便当如漆"则为《伤寒论》后之后起之说。

15. 百合洗方

百合病一月不解，变成渴者，百合洗方主之。

百合洗方

右以百合一升，以水一斗渍之一宿，以洗身。洗已，食煮饼，勿以盐豉也。

《小品方·卷六》

百合病，经一月不解，变成渴者方。

百合根，切，一升

右一味，以水一斗，渍之一宿，以汁洗病人身也。洗身讫，食白汤饼，勿与盐豉也。渴不差，可与栝楼根并牡蛎等份为散，饮服方寸匕，日三服。

《备急千金要方·卷十》

治百合病，经月不解，变成渴者方。

百合根一升

以水一斗，渍之一宿，以汁先洗病人身也。洗身后食白汤饼，勿与盐豉也。渴不差，可用栝楼根并牡蛎等份为散，饮服方寸匕，日三。

《医心方·卷十四》引《千金方》

治百合病，经一月不解，变如渴者方。

取百合根一升

以水一斛，渍之一宿，以汁洗病人身也。洗身竟，食白饼，勿与盐豉也。渴不差，可用瓜蒌根并牡蛎，分等，为散，饮服方寸匕，日三。

《外台秘要·卷二》引《伤寒论》《千金方》

百合病，一月不解，变成渴者。

以渍百合水洗身法。其后《千金方》中一味是。后服栝楼牡蛎散，其次则是。

《千金》，百合病，经一月不解，变成渴者方。

百合根切，一升

右一味，以水一斗，渍一宿，以汁洗病人身也。洗身讫，食白汤饼，注：今馎饦也，勿与盐豉也。渴不差，可用栝楼根并牡蛎等份为散，饮调方寸匕，日三服。注：《小品》《张仲景方》同。

桂林古本《伤寒杂病论·卷十三》

百合病，一月不解，变成渴者，百合洗方主之；不差，栝楼牡蛎散主之。

百合洗方

百合一升

右一味，以水一升，渍之一宿，以洗身。洗已，食煮饼，勿以盐豉也。

《小品方》此方论证之"经一月不解"，《外台秘要》引《千金方》同；《备急千金要方》作"经月不解"；《医心方》引《千金方》作"经一月不解"；《外台秘要》引《伤寒论》作"一月不解"；《金匮要略》作"一月不解"；桂林古本《伤寒杂病论》作"一月不解"。由此，《金匮玉函要略方》亦当作"一月不解"。

此方洗身后，《小品方》《备急千金要方》《外台秘要》引《千金方》，均要求"食白汤饼"。《医心方》引《千金方》作"食白饼"，当脱"汤"字。《金匮要略》、桂林古本《伤寒杂病论》作"食煮饼"。《金匮要略》的前身，《金匮玉函要略方》成书于《伤寒论》之前，该书中亦应为"食白汤饼"。

"煮饼"，当与"白汤饼"为一物，只不过是后起之名称罢了。根据《外台秘要》注，"白汤饼"，当时也叫"馎饦"。汉时饼叫"饦"，唐以后又叫"馎饦"。《方言·卷十三》："饼谓之饦。"《玉篇·食部》："饦，馎饦。"《集韵·铎韵》："饦，馎饦，饼属。"据此，"白汤饼"，当是煮面片一类的食物，约与今之"面片汤"类似。

黄竹斋《金匮要略方论集注》："《总病论》：'饼是切面条。汤煮水淘过。热汤渍食之。'《活人书》：'煮饼，即淡熟面条也。'张师正《倦游录》云：'凡以面为煮食之'皆谓'汤饼'。"谭日强《金匮要略浅述》："要之，百合浸水洗后，食煮饼，与白虎汤，竹叶石膏汤之用粳米，同样是以养胃生津止渴为目的。"

《金匮要略》此方，源于《小品方》。

16. 栝楼牡蛎散

百合病，渴不差者，栝楼牡蛎散主之。

栝楼牡蛎散方

栝楼根 牡蛎熬，等份

右为细末，饮服方寸匕，日三服。

此方源于《小品方》。《小品方》无方名，且与百合洗方一条合并论述。《备急千金要方》《伤寒论》同《小品方》。

17. 百合滑石散

百合病变发热者，注：一作发寒热，百合滑石散主之。

百合滑石散方

百合一两，炙 滑石三两

右为散，饮服方寸匕，日三服。当微利者止服，热则除。

《小品方·卷六》

治百合病变热者方。

百合一两 滑石三两

为末，饮服方寸匕。微利乃良。

《备急千金要方·卷十》

治百合病，变而发热者方。

百合根一两，干之 滑石三两

右二味，治下筛，饮服方寸匕，日三，当微利，利者止，勿复服。热即除。一本云，治百合病，小便赤涩，脐下坚急。

《医心方·卷十四》引《千金方》

治百合病变而发热者方。

滑石三两 百合根一两

右，燥之，饮服方寸匕，日三，当微利，利者止，勿复服也。

《外台秘要·卷二》引《千金方》

疗百合病而发热者方。

滑石三两 百合根一两，炙

右二味，末之，饮下方寸匕，日三。微利者止，勿服之。热即除。一本云，治百合病小便赤涩，脐下坚急。

桂林古本《伤寒杂病论·卷十三》

百合滑石散

百合病，变发热者，百合滑石散主之。

百合滑石散方

百合一两，炙 滑石二两

右二味，为散，饮服方寸匕，日三服。当微利，热除则止后服。

本方源于《小品方》。《小品方》此方无"百合滑石散"之方名。《备急千金要方》及《医心方》所引《千金方》此方,《外台秘要》所引《千金方》此方,均无方名。《金匮要略》、桂林古本《伤寒杂病论》均有"百合滑石散"之方名。由此知此方之方名,自唐以后始有之。

本方滑石用量,桂林古本《伤寒杂病论》作"二两";《小品方》《备急千金要方》《金匮要略》及《医心方》和《外台秘要》所引《千金方》此方,滑石用量均为"三两"。

《金匮要略·百合狐惑阴阳毒病篇》

百合病见于阴者,以阳法救之;见于阳者,以阴法救之。见阳攻阴,复发其汗,此为逆;见阴攻阳,乃复下之,此亦为逆。

《外台秘要·卷二》引《小品方》

凡百合病见于阴而以阳法攻之,其阳不得解也。复发其汗,此为逆,其病难治;见于阳而以阴法攻之,其阳不得解也。后下之,其病不愈。

《备急千金要方·卷十》

论曰:百合病见于阴而攻其阳,则阴不得解也。复发其汗,为逆也;见于阳而攻其阴,则阳不得解也。复下之,其病不愈。注:《要略》云:见于阴者,以阳法救之;见于阳者,以阴法解之。见阳攻阴,复发其汗,此为逆,其病难治;见阴攻阳,乃复下之,此亦为逆,其病难治。

《金匮要略》此条论述,源自《小品方》。此段论述,并非徐忠可所说,为此篇之总结之语。正好相反,与篇章中诸百合方治证并不相涉。篇中百合诸方,指征均为阴虚内热之象,而《小品方》之"阴法",指下法;"阳法",指汗法;"见于阳"之"阳",指表证;"见于阴"之"阴",指里证。《备急千金要方》义同《小品方》。至《金匮要略》此段论述,却改易得前后矛盾,令人不可理解。

18. 甘草泻心汤

狐惑之为病,状如伤寒,默默欲眠,目不得闭,卧起不安。蚀于喉为惑,蚀于阴为狐,不欲饮食,恶闻食臭,其面目乍赤、乍黑、乍白;蚀于上部则声嗄,注:一作嗄。甘草泻心汤主之。

甘草泻心汤方

甘草四两　黄芩　人参　干姜各三两　黄连一两　大枣十二枚　半夏半斤

右七味,水一斗,煮取六升,去滓,再煎,温服一升,日三服。

《诸病源候论·卷八·伤寒狐惑候》

夫狐、惑二病者,是喉、阴之为病也。初得状如伤寒,或因伤寒而变成斯病。其状默默欲眠,目瞤不得卧,卧起不安。虫食于喉咽为惑;食于阴肛为狐。恶饮食,不欲闻食臭。其人面目翕赤、翕黑、翕白。食于上部,其声嗄;食于下部,其咽干。此皆由湿毒气所为也。

《备急千金要方·卷九》

甘草泻心汤

伤寒中风,医反下之,其人下痢,日数十行,谷不化,腹中雷鸣,心下痞坚结满,干呕,心烦,不能得安。师见心下痞,谓病不尽,复下之,其痞益甚。此非结热,但以胃中虚,客气上逆使之然也。宜甘草泻心汤方。

甘草泻心汤方

甘草四两　黄芩　干姜各二两　黄连一两　半夏半升　大枣十二枚

右六味,㕮咀,以水一斗,煮取六升,去滓,分服一升,日三。注:加人参三两乃是。

《备急千金要方·卷十》

泻心汤

论曰:狐惑之病,其气如伤寒,嘿嘿欲眠,目不得闭,起卧不安。其毒在喉咽为惑病,在阴肛者为狐病。狐、惑之病，并恶食饮，不欲闻食臭，其面目翕赤、翕白、翕黑。毒食于上者则声喝也，注：一作嘎。毒食于下部者，则干咽也。此由温毒气所为。食于上者，泻心汤主之；食于下者，苦参汤淹洗之；食于肛外者，熏之，并用雄黄三片，稍置瓦缸中，炭火烧向肛，熏之。并服汤也。

其病形不可攻，不可灸。因火灾为邪，血散脉中，伤脉尚可，伤脏则剧，并输益肿，黄汁出经合，外烂肉腐为痈脓。此为火疸，医所伤也。夫脉数者不可灸，因火为邪，即为烦；因虚逐实，血走脉中，火气虽微，内攻有力，焦骨伤筋，血难复也，应在泻心。泻心汤，兼治下痢不止，腹中幅坚而呕吐，肠鸣者方。

泻心汤方

半夏半升　黄芩　人参　干姜各三两　黄连一两　甘草三两　大枣十二枚

右七味，㕮咀，以水一斗，煮取六升，分服一升，日三。注：仲景名半夏泻心，《要略》用甘草泻心。

《千金翼方·卷九》

甘草泻心汤

伤寒中风，医反下之，其人下利，日数十行，谷不化，腹中雷鸣，心下痞坚而满，干呕而烦，不能得安。医见心下痞，谓病不尽，复重下之，其痞益甚。此非结热，但胃中虚，客气上逆，故使之坚。甘草泻心汤主之。

甘草泻心汤方

甘草四两，炙　黄芩　干姜各三两　黄连一两　半夏半升，洗　大枣十二枚，擘　一方有人参三两

右六味，以水一斗，煮取六升，去滓，温服一升，日三服。

《金匮玉函经·卷三》

甘草泻心汤

伤寒中风，医反下之，其人下利，日数十行，谷不化，腹中雷鸣，心下痞坚而满，干呕而烦，不得安。医见心下痞，谓病不尽，复下之，其痞益甚。此非结热，但胃中虚，客气上逆，故使之坚。甘草泻心汤主之。

甘草泻心汤方

甘草四两　黄芩三两　干姜三两　半夏半升　黄连一两　大枣十二枚

右六味，以水一斗，煮取六升，去滓，再煎取三升，温服一升，日三服。

《脉经·卷八·平阳毒阴毒百合狐惑脉证第三》

狐惑为病，其状如伤寒，默默欲眠，目不得闭，卧起不安。蚀于喉，为惑；蚀于阴，为狐。狐、惑之病，并不欲饮食，闻食臭，其面目乍赤、乍白、乍黑。其毒蚀上部，则声喝；其毒蚀下部者，则咽干。蚀于上部，泻心汤主之；蚀于下部，苦参汤淹洗之；蚀于肛者，雄黄熏之。注：喝，一作嘎。

《脉经·卷七·病发汗吐下以后证第八》

伤寒、中风，医反下之，其人下利日数十行，谷不化，腹中雷鸣，心下痞坚而满，干呕而烦，不能得安。医见下痞，为病不尽，复重下之，其痞益甚，此非结热，但胃中虚，客气上逆，故使之坚，属甘草泻心汤。

《外台秘要·卷二》引《千金翼方》

甘草泻心汤

伤寒中风，医反下之，其人下利日数十行，谷不化，腹中雷鸣，心下痞坚而满，干呕心烦，不

能得安。医见心下痞，以为病不尽，复重下之，其痞益甚。此非结热，但以胃中虚，客气上逆，故使之坚耳。甘草泻心汤主之方。

甘草泻心汤方

甘草四两，炙　黄芩三两　大枣十二枚，擘　黄连一两　干姜二两　半夏半升，洗去滑

右六味，切，以水一斗，煮取六升，分六服。忌海藻、菘菜、猪肉羊肉、饧。

《外台秘要·卷二》引《伤寒论》

泻心汤

仲景《伤寒论》，狐惑之病，其气如伤寒，嘿嘿但欲卧，目瞑不得眠，起卧不安，蚀于喉咽者为惑，蚀于阴者为狐。狐、惑之病，并恶饮食，不欲闻饮食臭，其面乍赤、乍黑、乍白。蚀于上部，其声嗄，蚀于下部其咽干。蚀于上部，泻心汤主之；蚀于下部，苦参汤淹洗之；蚀于肛外者，雄黄熏之。

又泻心汤，兼疗下利不止，心中愊坚而呕，肠中鸣者方。

泻心汤方

半夏半升，洗　黄芩三两　人参三两　干姜三两　黄连一两　甘草四两，炙　大枣十二枚，擘

右七味，切，以水一斗，煮取六升，分服一升，日三服。忌猪肉、冷水、菘菜、海藻、羊肉、饧。注：《千金》同。

桂林古本《伤寒杂病论·卷十三》

甘草泻心汤

狐惑之为病，状如伤寒，默默欲眠，目不得闭，卧起不安。蚀于喉为惑，蚀于阴为狐。不欲饮食，恶闻食臭，其面目乍赤、乍黑、乍白。蚀于上部则声嗄，甘草泻心汤主之；蚀于下部则咽干，苦参汤洗之；蚀于肛者，雄黄熏之。

甘草泻心汤方

甘草四两，炙　黄芩三两　干姜三两　半夏半升　黄连一两　大枣十二枚，擘

右六味，以水一斗，煮取六升，去滓，再煎取三升，温服一升，日三服。

桂林古本《伤寒杂病论·卷八》

甘草泻心汤

伤寒中风，医反下之，其人下利，日数十行，谷不化，腹中雷鸣，心下痞硬而满，干呕心烦不得安。医见心下痞，谓病不尽，复下之，其痞益甚。此非结热，但以胃中虚，客气上逆，故使硬也。甘草泻心汤主之。

桂林古本《伤寒杂病论·卷五》

甘草泻心汤

寒病，胸胁支满，膺背肩胛间痛，甚则喜悲，时发眩仆而不知人。此寒邪乘心也，通脉四逆汤主之；其著也，则肘外痛，臂不能伸，甘草泻心汤主之。

甘草泻心汤方

甘草四两，炙　黄芩三两　干姜三两　半夏半升，洗　人参三两　黄连一两　大枣十二枚，擘

右七味，以水一斗，煮取六升，去滓，再煎取三升，温服一升，日三服。

《金匮要略》甘草泻心汤，源于《备急千金要方》。方中半夏，本为"半升"，《千金翼方》《金匮玉函经》《外台秘要》引《伤寒论》，桂林古本《伤寒杂病论》等，均作"半升"。《金匮要略》误作"半斤"。

《外台秘要》引《伤寒论》中，此方已用于治疗狐惑病，且半夏用量为"半升"。《金匮要略》的前身，《金匮玉函要略方》在《备急千金要方》之后，《伤寒论》之前成书，由此可推知当时的《金匮玉函要略方》，此方半夏用量，亦当为"半升"。

《备急千金要方》狐惑病状之论述，源于《诸病源候论》。《诸病源候论》"其人面目翕赤、翕黑、翕白"，《备急千金要方》基本上相同，作"其面目翕赤、翕白、翕黑"。《脉经》袭此说时，已将"翕"字，易为"乍"字，作"其面目乍赤、乍白、乍黑"。《外台秘要》引《伤寒论》作"其面乍赤、乍黑、乍白"，《金匮要略》同。

19. 赤小豆当归散

病者脉数，无热微烦，默默但欲卧，汗出，初得之三四日，目赤如鸠眼，七八日目四眦。注：一本此有黄字，黑。若能食者，脓已成也。赤小豆当归散主之。

赤小豆当归散方

赤小豆三升，浸令芽出，曝干　当归三两（《金匮要略语译》按：原缺分两，据《千金要方》补入）

右二味，杵为散，浆水服方寸匕，日三服。

《小品名·卷六》

其人脉数，无热微烦，默默但欲卧，汗出，得之三四日，眼赤如鸠眼者。得之七八日，其四眦黄黑，能食者，脓已成也。治之方。

以赤小豆三升，渍之，令生牙足，复干之，加当归三两，末，浆水服方寸匕，日三。

《小品方·卷四》

赤小豆散

若先见便，后见血，此是近血，宜服赤小豆散。

赤小豆散方

赤小豆三升，熬　当归三两

凡二物，治筛，服方寸匕，日三。

《备急千金要方·卷十》

赤小豆当归散

其人脉数，无热微烦，嘿嘿但欲卧，汗出，初得之三四日，眼赤如鸠眼。得之七八日，其四眦黄黑，能食者，脓已成也。赤小豆当归散主之方。

赤小豆当归散方

以赤小豆三升，渍之，令生牙足，乃复干之，加当归三两，为末，浆水服方寸匕，日三，即愈。

《备急千金要方·卷十二》

赤小豆散

先见便，后见血，此为近血。宜服赤小豆散。

赤小豆散方

赤小豆三升，熬令坼　当归三两

右二味，治下筛，服方寸匕，日三。

《脉经·卷八·平阳毒阴毒百合狐惑脉证第三》

其人脉数，无热微烦，默默欲卧，汗出，初得三四日，目赤如鸠眼。得之七八日，目四眦黄黑，若能食者，脓已成也。赤小豆当归散主之。

《外台秘要·卷二》引《千金方》

其人脉数，无热微烦，嘿嘿但欲卧，汗出，得之三四日，眼赤如鸠眼者。得之七八日，其四眦黄黑。能食者，脓已成也。疗之方。

以赤小豆三升，渍之，令生牙足，复干之，加当归三两，为末，浆水服方寸匕，日三。注：《小品同》。此本仲景方。

《金匮要略》 此方，源于《小品方》。

20. 升麻鳖甲汤

阳毒之为病，面赤斑斑如锦文，咽喉痛，唾脓血。五日可治，七日不可治。升麻鳖甲汤主之。

升麻鳖甲汤方

升麻二两　当归一两　蜀椒炒，去汗，一两　甘草二两　鳖甲手指大一片，炙，雄黄半两，研

右六味，以水四升，煮取一升，顿服之。老小再服，取汗。注：《肘后》《千金方》阳毒用升麻汤，无鳖甲，有桂；阴毒用甘草汤，无雄黄。

《肘后备急方·卷二》

初得伤寒，便身重腰背痛，烦闷不已，脉浮，面赤斑斑如锦文，喉咽痛，或下痢，或狂言欲走，此名中阳毒。五日可治，过此死，宜用此方：

雄黄　甘草　升麻　当归　椒　桂各一分

水五升，煮取二升半，分三服。温覆取汗。不汗，更作一剂。

《小品方·卷六》

阳毒汤（升麻汤）

阳毒汤，治伤寒一二日，便成阳毒。或服药吐下之后，变成阳毒。身重，腰背痛，烦闷不安，狂言。或走，或见鬼神，或吐血下利。其脉浮大数，面赤斑斑如锦文，喉咽痛，唾脓血。五日可治，至七日不可治也。宜服升麻汤方。

升麻汤（阳毒汤）方

升麻二分　当归二分　蜀椒汗，一分　雄黄研　栀子　桂心各一分　甘草二分，炙　鳖甲大如手一片炙

右八味，切，以水五升，煮取二升半，分三服。如人行五里久再服。温覆手足，毒出则汗，汗出则解。不解重作。服亦取得吐佳。阴毒去雄黄。忌海藻、菘菜、生葱、苋菜。

《集验方·卷一》

升麻汤

阳毒者，或伤寒一二日便成阳毒，或服药吐下之后变成阳毒。身重，腰背痛，烦闷不安，面赤、狂言，或走或见鬼，或吐血下利，其脉浮大数，面斑斑如锦，喉咽痛，下脓血。五日可治，七日不治。宜服升麻汤方。

升麻汤方

升麻二分　甘草二分，炙　当归一分　蜀椒一分，去目　雄黄二分　桂心一分

凡六物，㕮咀，以水五升，煮取二升半，分三服，行五里顷复服。温覆手足，中毒则汗，汗则解。不解重作。今世有此病，此二方实未经用。

《医心方·卷十四》引《集验方》

《集验方》云：阳毒者，或伤寒一二日便成阳毒，或服药吐下之后变成阳毒，身重，腰背痛，

烦闷不安，面赤狂言，或走，或见鬼，或下利，其脉浮大数，面斑斑如锦，喉咽痛，下脓血，五日可治，七日不可治方。注：《医门方》同之。

甘草二分，炙　当归一分　蜀椒一分，去目　升麻二分　雄黄二分　桂心一分

凡六物，㕮咀，以水五升，煮取二升半，分三服。行五里顷复服。温覆手足，中毒则汗，汗则解。不解重作。今世有此病，此二方实未经用。

《古今录验方》

阳毒汤（升麻汤）

阳毒汤，疗伤寒一二日便成阳毒，或服药吐下之后，变成阳毒。身重，腰背痛，烦闷不安，狂言，或走，或见神鬼，或吐血下利。其脉浮大数。面赤斑斑如锦纹，喉咽痛，唾脓血。五日可疗，至七日不可疗也。宜服升麻汤方。

升麻汤（阳毒汤）方

升麻二分　当归二分　蜀椒汗，一分　雄黄研　栀子　桂心各一分　甘草二分，炙　鳖甲大如手一片，炙

右八味，切，以水五升，煮取二升半，分三服。如人行五里久，再服。温覆手足，毒出则汗，汗出则解。不解重作服。亦取得吐佳。阴毒去雄黄。忌海藻、菘菜、生葱、苋菜。注：张仲景方无栀子、桂心。阴毒去雄黄、蜀椒。

《外台秘要·卷一》引《古今录验方》

阳毒汤

《古今录验》阳毒汤，疗伤寒一二日便成阳毒，或服药吐下之后，变成阳毒。身重，腰背痛，烦闷不安，狂言，或见神鬼，或吐血下利，其脉浮大数，面赤斑斑如锦文，喉咽痛，唾脓血。五日可疗，至七日不可疗也。宜服升麻汤方。

升麻汤（阳毒汤）方

升麻二方　当归二分　蜀椒汗，一分　雄黄研　栀子　桂心各一分　甘草二分，炙　鳖甲大如手一片，炙

右八味，切，以水五升，煮取二升半，分三服。如人行五里久，再服。温覆手足。毒出则汗，汗出则解。不解重作。服亦取得吐佳。阴毒去雄黄。忌海藻、菘菜、生葱、苋菜。注：张仲景方无栀子、桂心，阴毒去雄黄、蜀椒。

《备急千金要方·卷九》

阳毒汤（升麻汤）

阳毒汤，治伤寒一二日，便成阳毒，或服药吐下之后，变成阳毒。身重，腰背痛，烦闷不安，狂言，或走，或见鬼，或吐血下痢，其脉浮大数，面赤斑斑如锦文，咽喉痛，唾脓血，五日可治，至七日不可治，宜服升麻汤方。

升麻汤（阳毒汤）

升麻　甘草各半两　当归　蜀椒　雄黄　桂心各六铢

右六味，㕮咀，以水五升，煮取二升半，分三服。如人行五里进一服。温覆手足，毒出则汗，汗出则解。不解重作。服之得吐亦佳。注：仲景无桂心，有鳖甲手大一片，《肘后》与《千金》同《古今录验》，有栀子六铢，鳖甲如手一片。

《金匮要略》升麻鳖甲汤，源于《肘后备急方》。该方彼时尚无方名，方由雄黄、甘草、升麻、当归、椒、桂等六味药组成。《小品方》增鳖甲、栀子，名升麻汤，又名阳毒汤。《集验方》仍本

《肘后备急方》之六味药，名升麻汤。《备急千金要方》同《肘后备急方》之药物组成。《古今录验方》同《小品方》之药物组成。《金匮要略》与《肘后备急方》药物组成比较，有鳖甲，无桂心。

鳖甲用量，《小品方》《古今录验方》均作"大如手一片"，《金匮要略》误作"手指大一片"。

21. 升麻鳖甲汤去雄黄蜀椒方

阴毒之为病，面目青，身痛如被杖，咽喉痛，五日可治，七日不可治。升麻鳖甲汤去雄黄蜀椒主之。

升麻鳖甲汤去雄黄蜀椒方

升麻二两　当归一两　甘草二两　鳖甲手指大一片，炙

右四味，以水四升，煮取一升，顿服之。老小再服。取汗。

《肘后备急方·卷二》

若身重背强，蛰蛰如被打，腹中痛，心下强，短气呕逆，唇青面黑，四肢冷，脉沉细而紧数。此名中阴毒。五日可治，过此死。用此方。

甘草　升麻各二分　当归　椒各一分　鳖甲一两

以水五升，煮取二升半，分三服。温覆取汗。汗不出，汤煮更作也。

《小品方·卷六》

阴毒汤（甘草汤）

阴毒汤，治伤寒初病一二日，便结成阴毒，或服汤药六七日以上至十日，变成阴毒。身重背强，腹中绞痛，喉咽不利，毒气攻心，心下坚强，短气不得息，呕逆，唇青面黑，四肢厥冷，其脉沉细紧数。注：一本无数字。仲景云：此阴毒之候，身如被打。五六日可疗，至七日不可疗。宜服甘草汤方。

甘草汤（阴毒汤）方

甘草炙　升麻　当归各二分　蜀椒一分，出汗　鳖甲大如手一片，炙

右五味，切，以水五升，煮取二升半，分再服，如人行五里顷复服。温覆当出汗，汗出则愈。若不得汗，则不解，当重服令汗出。忌海藻、菘菜、苋菜。

《集验方·卷一》

甘草汤

阴毒者，或伤寒初，病一二日，便成阴毒。或服汤药六七日以上至十日变成阴毒。身重背强，腹中绞痛，喉咽不利，毒气攻心，心下强，短气不得息，呕逆，唇青面黑，四支厥冷，其脉沉细紧数。此阴毒候，身如被打，五日可治，七日不治，宜服甘草汤方。

甘草汤方

甘草二分，炙　升麻二分　当归一分　蜀椒一分　鳖甲四分

凡五物，㕮咀，以水五升，煮取二升半，分三服。行五里复服。温覆，中毒当汗，汗则愈。若不汗，病不除。重服。

《医心方·卷十四》引《集验方》

《集验方》云：阴毒者，或伤寒初病一二日，便成阴毒。或服汤药六七日以上至十日变成阴毒。身重背强，腹中绞痛，喉咽不利，毒气攻心，心下强，短气不得息，呕逆，唇青百黑，四肢厥冷，其脉沉细紧数。此阴毒候，身如被打。五日可治，七日不可治方。注：《医门方》同之。

甘草二分，炙　升麻二分　当归一分　蜀椒一分，鳖甲四分

凡五物，㕮咀，以水五升，煮取二升半，分三服。行五里复服。温覆，中毒当汗，汗则愈。若

不汗，病除重服。

《古今录验方》

阴毒汤（甘草汤）

阴毒汤，疗伤寒初病，一二日便结成阴毒。或服汤药六七日以上至十日，变成阴毒。身重背强，腹中绞痛，喉咽不利，毒气攻心，心下坚强，短气不得息，呕逆，唇青面黑，四肢厥冷，身如被打。五六日可疗，至七日不可疗。宜服甘草汤方。

甘草汤方（阴毒汤）

甘草炙　升麻　当归各二分　蜀椒一分，出汗　鳖甲大如手一片，炙

右五味，切，以水五升，煮取二升半，分再服。如人行五里顷，复服。温覆，当出汗，汗出则愈。若不得汗，则不解，当重服令汗出。忌海藻、菘菜、苋菜。

《外台秘要·卷一》引《古今录验方》

阴毒汤（甘草汤）

阴毒汤，疗伤寒初病一二日，便结成阴毒。或服汤药六七日以上至十日，变成阴毒，身重背强，腹中绞痛，喉咽不利，毒气攻心，心下坚强，短气不得息，呕逆，唇青面黑，四肢厥冷，脉沉细紧数。注：一本无数字。仲景云，此阴毒之候，身如被打。五六日可疗，至七日不可疗。宜服甘草汤方。

甘草汤方

甘草　升麻　当归各二分　蜀椒一分，出汗　鳖甲大如手一片，炙

右五味，切，以水五升，煮取二升半，分再服。如人行五里顷，复服。温覆，当出汗。汗出则愈。若不得汗则不解，当重服令汗出。忌海藻、菘菜、苋菜。注：《千金》《集验》《备急》《文仲》《小品》《肘后》同。

《备急千金要方·卷九》

阴毒汤，治伤寒初病一二日便结成阴毒，或服汤药六七日已上至十日，变成阴毒。身重背强，腹中绞痛，咽喉不利，毒气攻心，心下坚强，短气不得息，呕逆，唇青面黑，四肢厥冷。其脉沉细紧数。仲景云，此阴毒之候，身如被打。五六日可治，至七日不可治。甘草汤方。

甘草汤方

甘草　升麻各半两　当归　蜀椒各六铢　鳖甲一两

右五味，㕮咀，以水五升，煮取二升半，分三服。如人行五里顷，更进一服。温覆取汗，毒当从汗出，汗出则愈。若不汗则不除，重作服。注：《仲景方》去蜀椒。

《金匮要略》此方，源于《肘后备急方》。《肘后备急方》此方由甘草、升麻、当归、椒、鳖甲五味药等组成。《小品方》《集验方》《古今录验方》《备急千金要方》等，均与《肘后备急方》相同。《金匮要略》此方无蜀椒。

此方名称，《肘后备急方》尚无方名；《小品方》名甘草汤，又名阴毒汤；《集验方》名甘草汤；《古今录验方》《备急千金要方》均同《小品方》，有甘草汤和阴毒汤二名；《金匮要略》此方名"升麻鳖甲汤去雄黄蜀椒方"。

三、《金匮要略·疟病篇》

22. 鳖甲煎丸

病疟，以月一日发，当以十五日愈。设不差，当月尽解。如其不差，当云何？师曰：此结为癥

痕，名曰疟母，急治之，宜鳖甲煎丸。

鳖甲煎丸方

鳖甲十二分，炙　乌扇三分，烧　黄芩三分　柴胡六分　鼠妇三分，熬　干姜三分　大黄三分　芍药五分　桂枝三分　葶苈一分，熬　石韦三分，去毛　厚朴三分　牡丹五分，去心　瞿麦二分　紫葳三分　半夏一分　人参一分　䗪虫五分，熬　阿胶三分，炙　蜂窠四分，炙　赤硝十二分　蜣螂六分，熬　桃仁二分

右二十三味，为末，取煅灶下灰一斗，清酒一斛五斗，浸灰，候酒尽一半，着鳖甲于中，煮令泛烂如胶漆，绞去汁，内诸药，煎为丸，如梧子大，空心服七丸，日三服。注：《千金》用鳖甲十二片，又有海藻三分，大戟一分，䗪虫五分。无鼠妇、赤硝二味。以鳖甲煎和诸药为丸。

《备急千金要方·卷十》

鳖甲煎丸

病疟，以月一日发，当以十五日愈。设不差，当月尽解也。今不愈，当云何？师曰：此病结为癥痕，名曰疟母。急当治之。鳖甲煎丸方。

鳖甲煎丸方

成死鳖十二斤，治如食法。《要略》作鳖甲三两　半夏　人参　大戟各八铢　瞿麦　阿胶　紫葳，一作紫菀　牡丹皮　石韦　干姜　大黄　厚朴　桂心　海藻，注：《要略》作赤消　葶苈　羌螂各十二铢　蜂窠　桃人　芍药各一两　乌羽烧，一作乌扇　黄芩各十八铢　䗪虫　虻虫各三十铢，注：《要略》作鼠妇　柴胡一两半

右二十四味，末之，取锻灶下灰一斗，清酒一斛五斗，以酒渍灰，去灰取酒，着鳖其中，煮鳖尽烂，泯泯如漆，绞去滓，下诸药煎为丸如梧子。未食服七丸，日三。注：《仲景方》无大戟、海藻。

《脉经·卷八·平黄疸寒热疟脉证第九》

疟病结为癥痕，名曰疟母，鳖甲煎丸主之。

《外台秘要·卷五》引《伤寒论》

大鳖甲煎

问：病疟以月一日发，当以十五日愈。设不差者，当月尽解也。如期不差，当云何？师曰：此结为癥痕，名曰疟母。宜急疗之。大鳖甲煎方。

大鳖甲煎方

鳖甲十二分，炙　乌扇三分　黄芩三分　柴胡六分　鼠妇三分，熬　干姜三分　大黄三分　芍药五分　桂心三分　葶苈二分，熬　石韦二分　厚朴三分，炙　牡丹皮五分　瞿麦二分　紫葳三分　半夏一分，洗　人参一分　䗪虫五分，熬　阿胶三分，炙　蜂窠四分，炙　赤消十二分　蜣螂六分，炙　桃人三分，去皮尖，熬

右二十三味，末之，取锻灶下土一斗，清酒一斛五升，浸土，候酒尽一半，着鳖甲于中煮，令泛烂如胶漆，绞取汁，下诸药煎为丸，如梧子大，空心服七丸，日三服。忌苋菜、生葱、胡荽、羊肉、饧等物。注：《千金》有海藻、大戟、虻虫，无赤消、鼠妇。用锻灶灰一斛。

《金匮要略》此方，源于《备急千金要方》。《备急千金要方》原本用全鳖，所以能"煮鳖尽烂，泯泯如漆"。《伤寒论》《金匮要略》不用全鳖而用鳖甲，则很难煮至"泛烂如胶漆"。当以《备急千金要方》用全鳖为是。

《金匮要略》的前身《金匮玉函要略方》，成书早于《伤寒论》。《伤寒论》引录此方，可能沿袭了《金匮玉函要略方》之此方。

23. 白虎加桂枝汤

温疟者，其脉如平，身无寒但热，骨节疼烦，时呕，白虎加桂枝汤主之。

白虎加桂枝汤方

知母六两　石膏一斤　甘草二两，炙　粳米二合　桂三两，去皮

右锉，每五钱，水一盏半，煎至八分，去滓，温服。汗出愈。

《备急千金要方·卷十》

白虎加桂汤

有温疟者，其脉平无寒，时病六七日，但见热也。其候骨节疼烦，时呕，朝发暮解，暮发朝解，名温疟。白虎加桂汤主之方。

白虎加桂汤方

石膏一斤　知母六两　甘草二两　粳米六合

右四味，哎咀，以水一斗二升，煮米烂去滓，加桂心三两，煎取三升，分三服。覆令汗。先寒发热，汗出者愈。

《外台秘要·卷五》引《千金方》

白虎加桂心汤

《千金》论曰：瘅疟者，阴气孤绝，阳气独发。其候也，少气烦满，手足热，欲呕，热而不寒，气藏在心。

又曰：有温疟者，其脉如平人，无寒时热，其候骨节疼烦，时呕，朝发暮解，暮发朝解。皆白虎加桂心汤主之方。

知母六两　甘草二两，炙　石膏碎，一斤　粳米六合

右四味，切，以水一斗二升，煮取米烂，去滓，加桂心三两，煎取三升，分温三服。覆令汗。先寒发热汗出者愈。忌海藻、菘菜、生葱。《伤寒论》云：用粃粳米，不熟稻米是也。

《金匮要略》此方，源于《备急千金要方》。《金匮要略》此方服法，"每五钱"，《金匮要略语译》："汉时医方权衡只有两和铢分，不用钱。"不但汉时，即便到了唐代，医方也不用"钱"。至五代十国之高继冲本《伤寒论》中之方剂，则多见用"钱"之例。这提示，此方用量，是宋臣修撰此书时所为。

《外台秘要》引《千金方》此方后云"《伤寒论》云：用粃粳米，不熟稻米是也"。《伤寒论》既在《备急千金要方》此方后作注，可佐证其成书时间必然在《备急千金要方》之后。

24. 蜀漆散

疟多寒者，名曰牡疟，蜀漆散主之。

蜀漆散方

蜀漆洗，去腥　云母烧二日夜　龙骨等份

右三味，杵为散，未发前以浆水服半钱。温疟，加蜀漆半分，临发时服一钱匕。注：一方云母作云实。

《备急千金要方·卷十》

蜀漆散

多寒者，牡疟也，蜀漆散主之方。

蜀漆散方

蜀漆　云母　龙骨

右三味，等份，治下筛，先未发一炊烦，以酢浆服半钱，临发服一钱。温疟者，加蜀漆半分。云母取火烧之三日三夜。注：《要略》不用云母，用云实。

《外台秘要·卷五》引《伤寒论》

蜀漆散

疗牡疟，蜀漆散方。

蜀漆散方

蜀漆，洗去腥　云母　龙骨

右三味，等份，捣筛为散。先未发前一炊，以清酢浆水和半钱服。临发时更服一钱。温疟者加蜀漆半分，云母炭火烧之三日三夜用。注：云母，一作云实。

《金匮要略》此方，源自《备急千金要方》。《备急千金要方》之"钱"，当指"钱匕"言。《外台秘要》引《伤寒论》此方，其说多与《备急千金要方》相同，一来可佐证《伤寒论》成书时间晚于《备急千金要方》，二是间接可佐证《金匮要略》之间前身《金匮玉函要略方》，同样在《备急千金要方》之后并多沿袭《备急千金要方》其方其论。

四、《金匮要略·中风历节病篇》

25. 侯氏黑散

治大风，四肢烦重，心中恶寒，不足者。注：《外台》治风癫。

侯氏黑散方

菊花四十分　白术十分　细辛三分　茯苓三分　牡蛎三分　桔梗八分　防风十分　人参三分　矾石三分　黄芩五分　当归三分　干姜三分　芎䓖三分　桂枝三分

右十四味，杵为散，酒服方寸匕，日一服。初服二十日，温酒调服。禁一切鱼肉、大蒜，常宜冷食。六十日止，即药积在腹中不下也。热食即下矣。冷食自能助药也。

《诸药源候论·卷六·寒食散发候》

仲景经有侯氏黑散、紫石英方。皆数种相出入，节度略同。

《古今录验方》

侯氏黑散

侯氏黑散，疗风癫方。

菊花四十分　防风　白术各十分　茯苓　细辛　牡蛎熬　钟乳研　礜石泥裹，烧半日，研　人参　干姜　桂心　芎䓖　当归　矾石如马齿者，烧令汁尽，研，各三分　黄芩五分

右十五味，捣合下筛，以酒服方寸匕，日三。忌桃、李、雀肉、胡荽、青鱼鲊、酢物、生葱、生菜。

《外台秘要·卷十五》引《古今录验方》

侯氏黑散

侯氏黑散，疗风癫方。

侯氏黑散方

菊花四十分　防风　白术各十分　茯苓　细辛　牡蛎熬　钟乳研　礜石泥裹，烧半日，研　人参　干姜　桂心　芎䓖　当归　矾石如马齿者，烧令汁尽，研，各三分　黄芩五分

右十五味，捣合下筛，以酒服方寸匕，日三。忌桃、李、雀肉、胡荽、青鱼鲊、酢物、生葱、生菜。注：《张仲景》此方更用桔梗八分，无钟乳、礜石，以温酒下之。禁一切鱼肉、大蒜。常宜冷食。六十日上，即药积在腹中不下也。热食即下矣。冷食自能助药力。

《金匮要略》此方，与《古今录验》所载之"侯氏黑散"，基本上相同。但此方之源流更是早于《古今录验方》。在《小品方》（440 年左右）之前，此方就出现在了署名张仲景的方书之中了。《诸病源候论·卷六·寒食散发候》中说："仲景经有侯氏黑散。""仲景经"，即"仲景之书"义。据《小品方》自序，此前已有《张仲景杂方》八卷，此书后又名《张仲景诸要方》《张仲景方》等名，直至唐代宋初，仍存世。

《张仲景方》，与其后之《伤寒论》《金匮玉函要略方》《金匮要略》等书，根本不是一本书，而且与这三本书的关联性也不大，只是当时一本署名张仲景的方书。《外台秘要》引《古今录验》此方之后注："《张仲景》此方更有桔梗八分。"《张仲景》指《张仲景方》一书，而非指《伤寒论》一书，不可混淆。

尤在泾认为《金匮要略》（应包含《金匮玉函要略方》）原本并无"侯氏黑散"一方，系宋臣孙奇所附。他在《金匮要略心典·中风历节病脉证并治第五》中说："此方系孙奇等所附，而去风、除热、补虚、下痰之法俱备，以为中风之病，莫不由是数者所致云尔。学者得其意，毋泥其迹可也。"

26. 风引汤

风引汤，除热瘫痫。

风引汤方

大黄　干姜　龙骨各四两　桂枝三两　甘草　牡蛎各二两　寒水石　滑石　赤石脂　白石脂　紫石英　石膏各六两

右十二味，杵，粗筛，以韦囊盛之，取三指撮，井花水三升，煮三沸，温服一升。注：治大人风引，少小惊痫瘛疭，日数十发，除热方。巢氏云：脚气宜风引汤。

《古今录验方》

紫石汤

疗大人风引，少小惊痫瘛疭，日数十发，医所不能疗。除热镇心，紫石汤方。

柴石汤方

紫石英　滑石　白石脂　石膏　寒水石　赤石脂各八两　大黄　龙骨　干姜各二两　甘草炙　桂心　牡蛎熬，各三两

右十二味，捣筛，盛以韦囊，置于高凉处。大人欲服，乃取水二升，先煮两沸，便内药方寸匕，又煮取一升二合，滤去滓，顿服之。少未满百日，服一合。热多者，日二三服。每以意消息之。紫石汤，一本无紫石英。紫石英贵者，可除之。永嘉二年，大人小儿频行风痫之病，得发例不能言，或发热，半身掣缩，或五六日，或七八日死。张思惟合此散，所疗皆愈。忌海藻、菘菜、生葱。

《备急千金要方·卷十四》

紫石煮散

治大人风引，小儿惊痫瘛疭，日数十发，医所不药者方。

紫石煮散方

紫石英　滑石　白石脂　凝水石　石膏　赤石脂各六两　大黄　龙骨　干姜各四两　甘草　桂心　牡蛎各三两

右十二味，治下筛，为粗散，盛以苇囊，悬于高凉处，欲用，取三指撮，以新汲井水三升，煮取一升二合。大人顿服，未百日儿服一合。未能者，绵沾着口中。热多者，日四五服。以意消息

之。注：《深师方》只龙骨、干姜、牡蛎、滑石、白石脂五味。

《备急千金要方·卷七》

风引汤

治两脚疼，痹肿，或不仁，拘急，屈不得行方。

风引汤方

麻黄　石膏　独活　茯苓各二两　吴茱萸　秦艽　细辛　桂心　人参　防风　芎䓖　防己　甘草各一两　干姜一两半　白术三两　杏人六十枚　附子一两

右十七味，㕮咀，以水一斗六升，煮取三长，分三服。取汗佳。

《外台秘要·卷十五》引《深师方》

《深师》疗大人风及少小惊痫瘈疭，日数十发，医所不能疗，除热方。

龙骨　大黄　干姜各四两　牡蛎三两，熬　滑石　赤石脂　白石脂　桂心　甘草炙，各三两

右九味，捣下筛，韦囊盛，大人三指撮，以井花水二升，煮三沸，药成，适寒温，大人服一升。未满百日服一合。未能饮者，绵裹筋头内汤中，着小儿口中，以当乳汁。热多者，日四服。无毒。以意消息之。忌海藻、菘菜、生葱。注：一方无大黄、赤石脂、桂心、甘草。

《外台秘要·卷十五》引《崔氏方》

紫石汤

疗大人风引，少小惊痫瘈疭，医所不能疗，除热镇心，紫石汤方。

紫石汤方

紫石英　滑石　白石脂　石膏　寒水石　赤石脂各八两　大黄　龙骨　干姜各四两　甘草炙　桂心　牡蛎熬，各三两

右十二味，捣筛，盛以韦囊，置于高凉处。大人欲服，乃取水二升，先煮两沸，便内药方寸匕，又煮取一升二合，滤去滓，顿服之。少未满百日服一合，热多者日二三服。每以意消息之。紫石汤，一本无紫石英。紫石英贵者，可除之。永嘉二年，大人小儿频行风痫之病，得发例不能言，或发热，半身掣缩，或五六日，或七八日死。张思惟合此散，所疗皆愈。忌海藻、菘菜、生葱。注：此本仲景《伤寒论》方，《古今录验》《范汪》同。

据《外台秘要·卷十五》引《崔氏方》方后之述，此方在西晋时的永嘉二年（308）时就出现了，而最早收载此方的是晋代之《范汪方》。其后之《深师方》《崔氏方》《古今录验方》《备急千金要方》均收载了此方。但方名、药味组成、药物用量等，每有不同。至于《诸病源候论》所说的治疗脚气病的"风引汤"，《备急千金要方》有载。虽然与《金匮要略》此方名相同，却不是一方。

尤在泾认为此方亦为宋臣孙奇等所附，并非《金匮要略》（《金匮玉函要略方》）之原方。他在《金匮要略心典·中风历节病脉证并治第五》中说："孙奇以为中风多从热起，故特附于此欤？中有姜、桂、石、脂、龙、蛎者，盖以涩驭泄，以热监寒也。"考《脉经·卷八·平中风历节脉证第五》，并未引录此方名，尤氏所言或是。

27. 防己地黄汤

治病如狂状，妄行，独语不休，无寒热，其脉浮。

防己地黄汤方

防己一钱　桂枝三钱　防风三钱　甘草一钱

右四味，以酒一杯，渍之一宿，绞取汁。生地黄二斤，㕮咀，蒸之如斗米饭久，以铜器盛其

汁，更绞地黄汁，和分再服。

《备急千金要方·卷十四》

防己地黄汤

治语狂错，眼目霍霍，或言见鬼，精神昏乱。防己地黄汤方。

防己地黄汤方

防己二两　生地黄五斤，别切，勿合药，渍。疾小轻，用二斤　甘草二两　桂心　防风各三两

右五味，㕮咀，以水一升，渍之一宿，绞汁，着一面。取其滓，着竹簀上，以地黄着药滓上，于三斗米下蒸之，以铜器承取汁。饭熟，以向前药汁合绞取之。分再服。

《备急千金要方》此方用量，以"两""斤"为单位，而《金匮要略》则各本不同，有用"钱"者，有用"分"者。元代邓珍本《新编金匮方论》、明代徐镕本《新编金匮要略方论》用"分"用"钱"，明显系唐以后之使用方法。

《金匮要略》此方，源于《备急千金要方》。《备急千金要方》此方之据，日人丹波元简氏认为是南北朝时期南齐医家徐嗣伯之方。谭日强《金匮要略浅述》防己地黄汤下按："丹波元简氏说：'此方程氏、《金鉴》并不载，盖以为宋人所附也。未知果然否？《千金》风眩门所收，却似古之制。'按《千金》风眩门所载，系徐嗣伯方，未说是仲景方。"

丹波元简氏之说，不无道理。考之《脉经·卷八·中风历节脉证第五》，并未录此方名。是《金匮要略》的前身《金匮玉函要略方》，当无此方。

《备急千金要方·卷十四·风眩第四》："徐嗣伯曰：余少承家业，颇习经方，名医要治，备闻之矣。自谓风眩多途，诸家未能必验。至于此术，鄙意偏所究也。少来用之，百无遗策。今年将衰暮，恐奄忽不追，故显明证论，以贻于后云尔。"据此段话，可认为此方是徐嗣伯之经验方。

28. 桂枝芍药知母汤

诸肢节疼痛，身体尪羸，脚肿如脱，头眩短气，温温欲吐，桂枝芍药知母汤主之。

桂枝芍药知母汤方

桂枝四两　芍药三两　知母四两　麻黄二两　生姜五两　白术五两　甘草二两　防风四两　附子二枚，炮

右九味，以水七升，煮取二升，温服七合，日三服。

《古今录验方》

防风汤

主身体四肢节解疼痛如堕脱，肿，按之皮急，一作陷。头眩短气，温温闷乱如欲吐方。

防风汤方

防风　桂心　知母各四两　白术　生姜各五两　芍药　甘草各三两，炙　附子二枚，炮

右八味，切，以水一斗，煮取三升，分为三服。忌生葱、猪肉、海藻、菘菜、桃、李、雀肉等。

《备急千金要方·卷八》

防风汤

治身体四肢节解，如堕脱，肿，按之皮陷，头眩短气，温温闷乱欲吐者方。

防风汤方

防风　白术　知母各四两　生姜　半夏各五两　芍药　杏人　甘草　芎藭各三两　桂心四两

右十味，㕮咀，以水一斗，煮取三升，分四服。日三夜一。注：《古今录验方》无半夏、杏人、

芍药，用附子二枚，为八味。

《脉经·卷八·平中风历节脉证第五》

诸肢节疼痛，身体尪羸，脚肿如脱，头眩短气，温温欲吐，桂枝芍药知母汤主之。

《外台秘要·卷十四》引《古今录验方》

防风汤

《古今录验》防风汤，主身体四肢节解，疼痛如堕脱，按之皮急，注：一作陷。头眩短气，温温闷乱如欲吐方。

防风汤方

防风　桂心　知母各四两　白术　生姜各五两　芍药　甘草各三两，炙　附子二枚，炮

右八味，切，以水一斗，煮取三升，分为三服。忌生葱、猪肉、海藻、菘菜、桃、李、雀肉等。注：《千金》有半夏、杏人、芍药为十味，无附子。

《金匮要略》此方，源于《古今录验方》。《古今录验方》此方无麻黄，为八味药。《备急千金要方》此方无附子而有半夏、杏人、芍药而成十味药组成。

《古今录验方》此方原名"防风汤"，《备急千金要方》同。

《脉经·卷八》载录此方之名，与《金匮要略》同，这提示《金匮要略》的前身《金匮玉函要略方》收载有此方，且方名为"桂枝芍药知母汤"。因为《金匮玉函要略方》一书，早于《脉经》之成书年代。

29. 乌头汤

病历节不可屈伸，疼痛，乌头汤主之。

乌头汤方，治脚气疼痛，不可屈伸。

乌头汤方

麻黄　芍药　黄芪　甘草炙，各三两　川乌五枚，㕮咀，以蜜二升，煎取一升，即出乌头

右五味，㕮咀四味，以水三升，煮取一升，去滓，内蜜煎中，更煎之，服七合，不知，尽服之。

《脉经·卷八·平中风历节脉证第五》

病历节，疼痛不可屈伸，乌头汤主之。

桂林古本《伤寒杂病论·卷十四》

乌头麻黄黄芪芍药甘草汤

病历节，疼痛不可屈伸，脉沉弱者，乌头麻黄黄芪芍药甘草汤主之。

乌头麻黄黄芪芍药甘草汤方

乌头五枚，切　麻黄三两　黄芪三两　芍药三两　甘草三两

右五味，先以蜜二升煮乌头，取一升，去滓，别以水三升煮四味，取一升，去滓，内蜜再煎一二沸，服七合，不知，尽服之。

据《脉经·卷八》所录该方之方名，知《金匮要略》的前身《金匮玉函要略方》一书中有此方。《金匮要略》此方，系沿承《金匮玉函要略方》而来。

《金匮要略语译》："《金鉴》删去'治'以下九字，恐系后人所加。"

"川乌"之名，当为唐以后称谓。《神农本草经》《名医别录》《新修本草》等，均不见"川乌"之名。《重修政和经史证类备用本草·卷十》（成书于1249年）乌头项下，引《经验方》《经验后方》《梅师方》等，均称"川乌"，是此方已经后人改易之佐证。

五、《金匮要略·血痹虚劳病篇》

30. 黄芪桂枝五物汤（黄芪建中汤、桂枝加黄芪汤）

血痹，阴阳俱微，寸口关上微，尺中小紧，外症身体不仁，如风痹状，黄芪桂枝五物汤主之。

黄芪桂枝五物汤方

黄芪三两　芍药三两　桂枝三两　生姜六两　大枣十二枚

右五味，以水六升，煮取二升，温服七合，日三服。注：一方有人参。

黄芪建中汤

虚劳里急，诸不足，黄芪建中汤主之。

黄芪建中汤方

于小建中汤内加黄芪一两半。

《金匮要略·水气病篇》

桂枝加黄芪汤方

诸病黄家，但利其小便。假令脉浮，当以汗解之。宜桂枝加黄芪汤主之。

黄汗之病，两胫自冷。假令发热，此属历节，食已汗出，又身常暮盗汗出者，此劳气也。若汗出已，反发热者，久久其身必甲错，发热不止者，必生恶疮。若身重，汗出已。辄轻者，久久必身瞤，瞤即胸中痛，又从腰以上必汗出，下无汗，腰髋弛痛，如有物在皮中状，剧者不能食。身疼重，烦躁，小便不利，此为黄汗。桂枝加黄芪汤主之。

桂枝加黄芪汤方

桂枝三两　芍药三两　甘草二两　生姜三两　大枣十二枚　黄芪二两

右六味，以水八升，煮取三升，温服一升。须臾，饮热稀粥一升余，以助药力，温覆取微汗。若不汗，更服。

《集验方·卷五》

黄芪建中汤

治虚劳里急，诸不足，黄芪建中汤方

黄芪三两　桂心三两　甘草三两，炙　芍药二两　生姜四两　大枣十二枚，擘　饴糖一斤

右七味，切，以水一斗二升，煮取六升，去滓，内饴糖，令消，适寒温，服一升。间日可作。呕者倍生姜；腹满者去枣，加茯苓四两。忌生葱、海藻、菘菜。

《古今录验方》

桂枝汤加黄芪五两方

凡黄汗之病，两胫自冷。假令发热，此属历节。食已则汗出，又身常夜卧盗汗出者，此劳气也。若汗出即发热者，久久身必甲错也。发热不止者，必生恶疮也。若身重，汗出已辄轻者，久久必身瞤，则胸中痛，又从腰以上必汗出，下无汗，腰宽弛痛，如虫在皮中状，剧者不能食，身疼重，烦躁，小便不利者，名曰黄汗，桂枝加黄芪五两主之方。

桂枝汤加黄芪五两方

桂心三两　芍药五两　甘草二两，炙　生姜三两　大枣十二枚，擘　黄芪五两，去皮

右六味，切，以水八升，微火煎取三升，去滓，温服一升，覆取微汗，须臾间不汗者，食稀热粥一升余，以助药力。若不汗者，更服汤也。忌海藻、菘菜、生葱。

黄芪建中汤

治虚劳里急，小腹急痛，气引胸胁痛，或痛短气者，黄芪建中汤主之。

黄芪建中汤方

黄芪　桂心　各三两　甘草二两　芍药六两　干姜三两　当归四两　大枣十二枚　饴糖一升

右八味，㕮咀，以水一斗，煮取二升，去滓，纳饴令消，温服一升，日三。间日作。呕者，倍生姜；腹满者，去枣，加茯苓四两，佳。

黄芪汤

黄芪汤，主虚劳里急，引少腹绞痛，极挛，卵肿缩疼痛方。

黄芪汤方

黄芪三两　甘草三两，炙　桂心二两　芍药六两　生姜一斤　大枣十二枚，擘　饴糖半斤

右七味，切，以水一斗二升，煮取三升，去滓，纳糖令消，分服一升。呕即除饴糖。忌海藻、菘菜、生葱。

黄芪汤

治虚劳里急，少腹痛，气引胸胁痛，或心痛短气方。

黄芪汤方

芍药六两　黄芪四两　甘草二两，炙　桂心二两　干姜四两　当归四两　大枣十二枚　饴糖六两

右八味，切，以水一斗，煮取三升，去滓，下饴糖令消，分三服。忌海藻、生葱、菘菜。

黄芪建中汤

疗虚劳，腥满，食少，小便多，黄芪建中汤方。

黄芪建中汤方

黄芪三两　甘草三两，炙　大枣三十枚　桂心二两　芍药四两　生姜四两　人参二两　半夏一升，洗

右八味，切，以水一斗，煮取三升，去滓，分三服。忌海藻、菘菜、羊肉、饧、生葱。

建中黄芪汤

疗虚劳短气，少腹急痛，五脏不足方。

黄芪三两　甘草三两，炙　桂心三两　生姜一斤，薄切　饴糖半斤，大枣十二枚，擘

右六味，切，以水一斗，煮取三升，去滓，下糖，温服一升，日三。忌海藻、菘菜、生葱。

《备急千金要方·卷十》

桂枝加黄芪汤

诸病黄疸，宜利其小便，假令脉浮，当以汗解，宜桂枝加黄芪汤方。

桂枝加黄芪汤方

桂枝　芍药各三两　甘草二两　生姜三两　大枣十二枚　黄芪五两

右六味，㕮咀，以水八升，微火煎取三升，去滓，温服一升，覆取微汗。须臾不汗者，饮稀热粥以助汤。若不汗，更服汤。

《备急千金要方·卷十九》

黄芪建中汤

治虚劳里急，诸不足，黄芪建中汤方。

黄芪建中汤方

黄芪　桂心各三两　甘草二两　芍药六两　生姜三两　大枣十二枚　饴糖一升

右七味，㕮咀，以水一斗，煮取二升，去滓，内饴令消，温服一升，日三。间日可作。呕者倍生姜；腹满者去枣，加茯苓四两佳。注：《仲景》《集验》《古今录验》并同。《深师》治虚劳，腹满，食少，小便多者，无饴糖，有人参二两，半夏二升。又治大虚不足，小腹里急，劳寒拘引，脐气上冲胸，短气，言语谬误，不能食，吸吸气乏，闷乱。《必效方》治虚劳，下焦虚冷下，甚渴，小便数者，有人参、当归各二两；若失精，加龙骨、白蔹各一两。《古今录验》治虚劳里急，小腹急痛，气引胸胁痛，短气者，以干姜代生姜，加当归四两。

《脉经·卷八·平血痹虚劳脉证第六》

血痹，阴阳俱微，寸口关上微，尺中小紧，外证身体不仁，如风状，黄芪桂枝五物汤主之。

《脉经·卷八·平水气黄汗气分脉证第八》

黄汗之病，两胫自冷，假冷发热，此属历节，食已汗出，又身常暮卧盗汗出者，此荣气也。若汗出已，反发热者，久久其身必甲错。发热不止者，必生恶疮，若身重，汗出已辄轻者，久久必身𥆧，𥆧则胸中痛，又从腰以上必汗出，下无汗，腰髋弛痛，如有物在皮中状，剧者不能食，身疼重，烦躁，小便不利，此为黄汗，桂枝加黄芪汤主之。

《外台秘要·卷四》引《伤寒论》

桂枝汤加黄芪五两方

黄汗之病，两胫自冷，假冷发热，此属历节。食已则汗出，又身常夜卧盗汗出者，此劳气也。若汗出即发热者，久久身必甲错也。发热不止者，必生恶疮也。若身重，汗出已辄轻者，久久必身𥆧，𥆧则身中痛，又从腰以上必汗出，下无汗。腰髋弛痛，如虫在皮中状，剧者不能食，身疼重，烦躁，小便不利者，名曰黄汗。桂枝汤加黄芪五两主之方。

桂枝汤加黄芪五两方

桂心三两　芍药三两　甘草三两，炙　生姜三两　大枣十二枚　黄芪五两

右六味，切，以水八升，微火煎取三升，去滓，温服一升，覆取微汗，须臾间不汗者，食稀热粥一升余，以助汤力。若不汗者，更服汤也。忌海藻、菘菜、生葱。注：《古今录验》《范汪》同。

《外台秘要·卷十七》引《深师方》

黄芪汤

疗虚乏，四肢沉重，或口干，吸吸少气，小便利，诸不足方。

黄芪汤方

黄芪三两　茯苓二两　桂心二两　芍药二两　甘草一两　半夏三两，洗　生姜五两　当归一两　大枣三十枚　人参二两　桑螵蛸二十枚，熬，两片破

右十一味，切，以水一斗，煮取四升，分服一升。忌海藻、菘菜、羊肉、饧、生葱、大酢。

黄芪建中汤

疗虚劳，腹满食少，小便多，黄芪建中汤方。

黄芪建中汤方

黄芪三两　甘草三两，炙　大枣三十枚　桂心二两　芍药四两　生姜四两　人参二两　半夏一升，洗

右八味，切，以水一斗，煮取三升，去滓，分三服，忌海藻、菘菜、羊肉、饧、生葱。注：《古今录验》同。

《外台秘要·卷十七》引《小品方》

黄芪汤

疗虚劳少气，小便过多方。

黄芪汤方

黄芪二两　麦门冬二两，去心　大枣三十枚　芍药二两　干地黄二两　黄芩一两　桂心二两　生姜二两　当归二两　甘草二两，炙

右十味，切，以水九升，煮取三升，去滓，分三服。忌海藻、菘菜、生葱、芜荑、猪肉、冷水。注：一方有黄连一两。

《外台秘要·卷十七》引《必效方》

黄芪建中汤

疗虚劳，下焦虚冷，不甚渴，小便数，黄芪建中汤方。

黄芪建中汤方

黄芪三两　桂心二两　人参二两　当归二两　芍药三两　生姜八两　胶饴八两　大枣三十枚

右八味，切，以水一斗，煮七味取三升，去滓，下饴，烊销，分三服。若失精，加龙骨一两，白蔹一两。忌生葱。

《外台秘要·卷十七》引《集验方》

黄芪建中汤

疗虚劳里急，诸不足，黄芪建中汤方。

黄芪建中汤

黄芪三两　桂心三两　甘草三两，炙　芍药二两　生姜四两　大枣十二枚，擘　饴糖一斤

右七味，切，以水一斗二升，煮取六升，去滓，内饴糖，令消，适寒温，服一升。间日可作。呕者倍生姜；腹满者，去枣，加茯苓四两。忌生葱、海藻、菘菜。注：《古今录验》同。此本《仲景》方。恐是甘草二两，芍药六两，生姜三两也。通按：当以此为准，与《金匮》方同。

《外台秘要·卷十七》引《古今录验方》

黄芪汤

《古今录验》黄芪汤，主虚劳里急，引少腹绞痛，极挛，卵肿缩，疼痛方。

黄芪汤方

黄芪三两　甘草三两，炙　桂心二两　芍药六两　生姜一斤　大枣十二枚，擘　饴糖半斤

右七味，切，以水一斗二升，煮取三升，去滓，内糖令消，分服一升。呕即除饴糖。忌海藻、菘菜、生葱。

黄芪汤

疗虚劳里急，少腹痛，气上胸胁痛，或心痛短气方。

黄芪汤方

芍药六两　黄芪四两　桂心二两　干姜四两　当归四两　大枣十二枚　饴糖六两

右八味，切，以水一斗，煮取三升，去滓，下饴糖，令消，分三服。忌海藻、生葱、生菜。

《深师》黄芪汤

《深师》黄芪汤，疗大虚不足，少腹里急，劳寒拘引，脐气上冲胸，短气，言语谬误，不能食，吸吸气乏，闷乱者方。

黄芪汤方

黄芪三两　半夏一升，洗　大枣十二枚，擘　生姜四两　桂心四两　芍药四两　人参二两　甘草二两，炙

右八味，切，以水一斗二升，煮取四升，分四服。日夜再。若手足冷，加附子一两。忌生葱、海藻、菘菜、羊肉、饧。

《外台秘要·卷十六》引《删繁方》

建中汤

疗肺虚损不足，补气方。

建中汤方

黄芪 芍药各三两 甘草炙，二两 桂心三两 生姜六两 半夏五两，洗 大枣十二枚，擘 饴糖十两

右八味，切，以水八升，煮取三升，分为三服。忌羊肉、饧、海藻、菘菜、生葱。

上诸方名称、药物组成、药物剂量虽每有不同，但均以桂枝汤加黄芪为基本方。治证包括血痹、虚劳、黄疸、五脏不足、下焦虚冷、肺虚等多种。其方源可追溯至晋代之《范汪方》。

31. 桂枝加龙骨牡蛎汤

夫失精家，少腹弦急，阴头寒，目眩，注：一作目眶痛，发落，脉极虚芤迟，为清谷亡血失精。脉得诸芤动微紧，男子失精，女子梦交，桂枝龙骨牡蛎汤主之。

桂枝加龙骨牡蛎汤方（注：《小品》云：虚弱浮热汗出者，除桂，加白薇、附子各三分，故曰二加龙骨汤）

桂枝 芍药 生姜各三两 甘草二两 大枣十二枚 龙骨 牡蛎各三两

右七味，以水七升，煮取三升，分温三服。

《小品方·卷三》

龙骨汤

龙骨汤，治梦失精，诸脉浮动，心悸少急隐处寒，目眶痛，头发脱者，常七日许一剂至良方。

龙骨汤方

龙骨 甘草炙，各二分 牡蛎三分，熬 桂心 芍药各四分 大枣四枚，擘 生姜五分

右七味，切，以水四升，煮取一升半，分再服。虚羸浮热汗出者，除桂，加白薇三分，附子三分，炮。故曰二加龙骨汤。忌海藻、菘菜、生葱、猪肉、冷水。

《脉经·卷八·平血痹虚劳脉证第六》

夫失精家，少腹弦急，阴头寒，目眶痛，注：一云目眩，发落，脉极虚，芤迟，为清谷，亡血、失精。

脉得诸芤动微紧，男子失精，女子梦交通，桂枝加龙骨牡蛎汤主之。

《外台秘要·卷十六》引《深师方》

桂心汤

桂心汤疗虚，喜梦与女邪交接，精为自出方。注：一名喜汤。

桂心 牡蛎熬 芍药 龙骨 甘草各二两，炙 大枣三七枚，一方十枚 生姜五两

右七味，㕮咀，以水八升，煎取三升，去滓，温分三服。忌海藻、菘菜、生葱。注《范汪》同。

《外台秘要·卷十六》引《小品方》

龙骨汤

《小品方》龙骨汤，疗梦失精，诸脉浮动，心悸少急，隐处寒，目眶疼，头发脱者。常七日许一剂，至良方。

龙骨汤方

龙骨 甘草炙，各二分 牡蛎三分，熬 桂心 芍药各四分 大枣四枚，擘 生姜五分

右七味，切，以水四升，煮取一升半，分再服。虚羸浮热，汗出者，除桂，加白薇三分，附子三分，炮，故曰二加龙骨汤。忌海藻、菘菜、生葱、猪肉、冷水。

《金匮要略》此方，源自《范汪方》。《范汪方》此方名"桂心汤"；《小品方》此方名"龙骨汤"；《脉经·卷八》引此方名为"桂枝加龙骨牡蛎汤"，与《金匮要略》同。这提示《金匮要略》的前身《金匮玉函要略方》，此方当名为"桂枝加龙骨牡蛎汤"。

32. 天雄散

天雄三两，炮　　白术八两　　龙骨三两　　桂枝六两

右四味，杵为散，酒服半钱匕，日三服。不知，稍增之。

《外台秘要·卷十六》引《范汪方》

三物天雄散

《范汪》疗男子虚，失精，三物天雄散方。

三物天雄散方

天雄三两，炮　　白术八分　　桂心六分

右药捣，下筛，服半钱匕，日三。稍稍增之。忌猪肉、冷水、桃、李、雀肉、生葱。注：《张仲景方》有龙骨。《文仲》同。

《金匮要略》此方，源于《范汪方》。

33. 小建中汤

虚劳里急，悸、衄、腹中痛，梦失精，四肢酸疼，手足烦热，咽干口燥，小建中汤主之。

小建中汤方

桂枝三两，去皮　　甘草三两，炙　　大枣十二枚　　芍药六两　　生姜三两　　胶饴一升

右六味，以水七升，煮取三升，去滓，内胶饴，更上微火消解，温服一升，日三服。呕家不可用建中汤，以甜故也。

注：《千金》疗男女因积冷气滞，或大病后不复常，苦四肢沉重，骨肉酸疼，吸吸少气，行动喘乏，胸满气急，腰背强痛，心中虚悸，咽干唇燥，面体少色，或饮食无味，胁肋腹胀，头重不举，多卧少起，甚者积年，轻者百日。渐致瘦弱，五脏气竭，则难可复常，六脉俱不足，虚寒乏气，少腹拘急，羸瘠百病，名曰黄芪建中汤，又有人参二两。

《集验方·卷五》

凡男女因积劳虚损，或大病后不复常，若四体沉滞，骨肉疼酸，呼吸少气，行动喘惙，或小腹拘急，腰背强病，心中虚悸，咽干唇燥，面体少色，或饮食无味，阴阳废弱，悲忧惨戚，多卧少气，久者积年，轻者才百日，渐至瘦削，五脏气竭，则难可复振，治之汤方。

甘草二两　　桂三两　　芍药四两　　生姜五两，无者亦可用干姜　　大枣二七枚　　饴八两

右六味，以水九升，煮取三升，去滓，内饴，分三服。间日复作一剂。复可将诸丸散耳。黄芪加二两、人参二两为佳。若患痰满及溏泄，可除饴耳。

《肘后方·卷四·治虚损羸瘦不堪劳动方第三十三》

凡男女因积劳虚损，或大病后不复常，若四体沉滞，骨肉疼酸，吸吸少气，行动喘惙，或小腹拘急，腰背强痛，心中虚悸，咽干唇燥，面体少色，或饮食无味，阴阳废弱，悲忧惨戚，多卧少起，久者积年，轻者才百日，渐至瘦削，五脏气竭，则难可复振。治之汤方。

甘草二两　　桂三两　　芍药四两　　生姜五两，无者亦可用干姜　　大枣二七枚

以水九升，煮取三升，去滓，内饴八两，分三服。间日复作一剂。后可将诸丸散耳。黄芪加二

两，人参二两为佳。若患痰满及久溏泄，可除饴耳。姚同。

《古今录验方》

芍药汤

疗虚劳，腹中痛，梦失精，四肢酸疼，手足烦热，咽干口燥，并妇人少腹痛，芍药汤方。

芍药汤方

芍药六两　桂心三两　甘草三两，炙　生姜四两　大枣十二枚，擘　饴糖一斤

右六味，切，以水九升，煮取三升，去滓，下糖，分服七合，日三夜一。忌海藻、菘菜、生葱。

《辅行诀脏腑用药法要》

大阳旦汤

治凡病汗出不止，气息惙惙，身劳力怯，恶风凉，腹中拘急，不欲饮食，皆宜此方。若脉虚大者，为更切证也。

大阳旦汤方

黄芪五两　人参　桂枝　生姜各三两　甘草炙，二两　芍药六两　大枣十二枚　饴一升

右七味，以水一斗，煮取四升，去滓，内饴，更上火，令烊已。每服一升，日三夜一服。

《备急千金要方·卷十七》

小建中汤

治肺与大肠俱不足，虚寒乏气，小腹拘急，腰痛羸瘠百病。小建中汤方。

小建中汤方

大枣十二枚　生姜三两　甘草二两　桂心三两　芍药六两

右五味，㕮咀，以水八升，煮取三升，去滓，内糖八两，煮三沸，分三服。注：《肘后》用黄芪、人参各二两，名黄芪建中汤。

《备急千金要方·卷三》

芍药汤

治产后苦少腹痛，芍药汤方。

芍药汤方

芍药六两　桂心三两　甘草二两　生姜三两　大枣十二枚　胶饴八两

右六味，㕮咀，以水七升，煮取四升，去滓，内胶饴，令烊，分三服，日三。

《备急千金要方·卷十九》

小建中汤

凡男女因积劳虚损，或大病后不复常，苦四肢沉滞，骨肉疼酸，吸吸少气，行动喘惙，或少腹拘急，腰背强痛，心中虚悸，咽干唇燥，面体少色，饮食无味，阴阳废弱，悲忧惨戚，多卧少起。久者积年，轻者百日，渐致瘦削，五脏气竭，则难可复振。治之以小建中汤方。

小建中汤方

甘草一两　桂心三两　芍药六两　生姜三两　大枣十二枚　胶饴一升

右六味，㕮咀，以水九升，煮取三升，去滓，内胶饴。一服一升。日三。间三日复作一剂。后可将诸丸散。注：仲景云：呕家不可服。《肘后》云：加黄芪、人参各二两为佳。若患痰满及溏泄，可除胶饴。《胡洽方》有半夏六两，黄芪三两。《古今录验》名芍药汤。

《千金翼方·卷九》

小建中汤

伤寒二三日，心中悸而烦者，小建中汤主之。

小建中汤方

桂枝三两　甘草二两，炙　芍药六两　生姜三两，切　大枣十一枚，擘　胶饴一升

右六味，以水七升，煮取三升，去滓，内饴，温服一升。呕家不可服，以甘故也。

《金匮玉函经·卷二》

小建中汤

伤寒二三日，心中悸而烦，小建中汤主之。

小建中汤方

桂枝　甘草炙　生姜各三两　芍药六两　大枣十二枚　胶饴一升

右六味，以水七升，煮取三升，去滓，内胶饴，更上火消解，温服一升，呕家不可服。以甘故也。

《外台秘要·卷一》引《伤寒论》

小建中汤

仲景《伤寒论》，伤寒一二日，心中悸而烦，小建中汤主之方。

小建中汤方

桂心三两　甘草炙，二两　生姜三两　大枣十二枚，擘　胶饴一升　芍药六两

右六味，切，以水七升，先煮五味取二升，去滓，内饴，更上火微煮令消解，温服一升，日三服。如呕家，不可服建中汤，以甜故也。忌海藻、菘菜、生葱。注：《千金翼》同。张仲景《伤寒论》一二日内，麻黄汤主之。此云小建中汤，非也。此方但治心中悸而烦。

《金匮要略》此方，源于《肘后方》（《肘后备急方》）。原方治疗虚损诸证，当时尚无方名。《集验方》同《肘后备急方》，亦无方名。《古今录验方》名"芍药汤"；《辅行诀脏腑用药法要》增黄芪、人参，所据仍为《肘后备急方》此方方后之说"黄芪加二两，人参二两为佳"，名"大阳旦汤"，至《备急千金要方》沿袭《肘后备急方》《集验方》之说时，此方径名"小建中汤"。《千金翼方》《外台秘要》引《伤寒论》，此方均名"小建中汤"。

34. 薯蓣丸

虚劳诸不足，风气百疾，薯蓣丸主之。

薯蓣丸方

薯蓣三十分　当归　桂枝　曲　干地黄　豆黄卷各十分　甘草二十八分　人参七分　芎劳　芍药　白术　麦门冬　杏仁各六分　柴胡　桔梗　茯苓各五分　阿胶七分　干姜三分　白蔹二分　防风六分　大枣百枚，为膏

右二十一味，末之，炼蜜和丸如弹子大，空腹酒服一丸，一百丸为剂。

《古今录验方》

薯蓣丸

疗丈夫五劳七伤，头痛目眩，手足逆冷，或烦热有时，或冷痹骨疼，腰髓不随，食虽多不生肌肉，或少食而胀满，体涩无光泽，阳气衰绝，阴气不行。此药能补十二经脉，起发阴阳，通内制外，安魂定魄，开三焦，破积聚，厚肠胃，消五脏邪气，除心内伏热，强筋练骨，轻身明目，除风去冷，无所不疗，补益处广，常须服饵为佳。七十老人服之，尚有非常力。况少者乎？谨具方

如左。

薯蓣丸方

干薯蓣二两　苁蓉四两　牛膝二两　菟丝子二两，酒渍　杜仲二两　赤石脂二两　泽泻二两
干地黄二两　茯苓二两　山茱萸二两　巴戟天二两，去心　五味子一两半　石膏二两，研　远志一
两，去心　柏子仁一两　白马茎筋干之二两，炙

右十六味，捣筛，蜜和丸，如梧子，以酒空腹服十二丸，至三十丸，日再。忌大酢、芜荑、
蒜、陈臭物。

《备急千金要方·卷十四》

署预丸

治头目眩冒，心中烦郁，惊悸狂癫，署预丸方。

署预丸方

署预二十八分　桂心　大豆黄卷　鹿角胶各七分　当归　神曲　人参　干地黄各十分　防风
黄芩　麦门冬　芍药　白术各六分　甘草二十分　柴胡　桔梗　茯苓　杏人　芎劳各五分　白蔹
干姜各三分　大枣一百枚，取膏

右二十二，末之，合白蜜、枣膏，丸如弹丸。先食服一丸，日三服。

《外台秘要·卷十七》引《崔氏方》

署预丸

疗虚羸无比，署预丸方。

署预丸方

薯预二两　苁蓉四两　牛膝二两　菟丝子二两，酒渍　杜仲二两　五味子十分　泽泻二两　干
地黄三两　巴戟天二两　茯神三两，本方作茯苓　泽泻二两　干地黄三两

右十二味，捣筛，以蜜和丸如梧子，食前以酒下二十丸至三十丸，日再夜一服。无所忌。唯禁
大醋、芜荑、陈臭物。服之七日，令人健，四体润泽，唇口赤，手足暖，面有光泽，消食，身体安
全，音声清明，是其验。十日后，日长肌肉。其药通中入脑，鼻必酸疼，不可怪。若欲求大肥，加
燉煌石膏二两；若失性健忘，加远志一两；少津液，加柏子人一两。一月许即充足。

《金匮要略》薯蓣丸，源于南齐医家徐嗣伯之方，《备急千金要方》收入该书卷十四中。《金匮
要略集注》："《千金》卷十上引徐嗣伯，载署蓣丸方，有黄芩，不用阿胶，用鹿角胶，分量小异。
云治头目眩晕、心中烦郁、惊悸、狂癫。按：《金匮》主治，漫然无所主持，疑徐所举似是。"

35. 酸枣汤方

虚劳虚烦不得眠，酸枣汤主之。

酸枣汤方

酸枣仁二升　甘草一两　知母二两　茯苓二两　芎劳二两，注：《深师》有生姜二两

右五味，以水八升，煮酸枣仁得六升，内诸药，煮取三升，分三服。

《医心方·卷十三》引《深师方》

小酸枣汤

《僧深方》小酸枣汤，治虚劳脏虚，喜不得眠，烦不宁方。

小酸枣汤方

酸枣二升　知母二两　干姜二两　甘草一两　芎劳二两　茯苓二两

凡六物，切，以水一斗，煮枣减三升，内药煮取三升，分三服。

《医心方·卷十三》引《千金方》

酸枣汤

主虚劳烦扰，奔气在胸中，不得眠方。

酸枣汤方

酸枣五升　人参二两　石膏四两　甘草一两半　知母三两　茯苓三两　桂心二两　生姜二两

右八味，以水一斗，先煮酸枣，取七升，去枣内余药，煎取三升，分三服。

《备急千金要方·卷十二》

酸枣汤

治虚劳烦扰，奔气在胸中，不得眠方。

酸枣人三升　人参　桂心　生姜各二两　石膏四两　茯苓　知母各三两　甘草一两半

右八味，㕮咀，以水一斗，先煮酸枣人，取七升，去滓，下药煮取三升，分三服，日三。

《千金翼方·卷十八》

大酸枣汤

主虚劳烦悸，奔气在胸中，不得眠方。

大酸枣汤方

酸枣仁五升　人参　茯苓　生姜切　芎　桂心各二两　甘草炙，一两半

右七味，㕮咀，以水一斗二升，煮枣仁取七升，去滓，内诸药，煮取三升，分三服。

《金匮要略》酸枣汤，可溯源至公元460年左右成书之《深师方》。《深师方》名"小酸枣汤"，方中有干姜（或生姜）。

唐以前只用酸枣，而不单用酸枣之仁，所以《深师方》中用的是"酸枣"，至唐之《备急千金要方》，将"酸枣"易作"酸枣人"。

《神农本草经》："酸枣，味酸平，主心腹寒热，邪结气聚，四肢酸疼，湿痹，久服安五脏。"《名医别录》："酸枣，味酸，平，无毒，主心腹寒热，邪结气聚，四肢酸疼，湿痹，烦心不得眠。"唐《新修本草》："《本经》惟用实。疗不得眠，不言用仁，今方用其仁，补中益气。"唐代甄权《药性论》："酸枣人主筋骨风，炒末作汤服之。"

36. 大黄䗪虫丸

五劳虚极羸瘦，腹满，不能饮食，食伤，忧伤，饮伤，房室伤，饥伤，劳伤，经络荣卫气伤，内有干血，肌肤甲错，两目黯黑。缓中补虚，大黄䗪虫丸主之。

大黄䗪虫丸方

大黄十分，蒸　黄芩二两　甘草三两　桃仁一升　杏仁一升　芍药四两　干地黄十两　干漆一两　虻虫一升　水蛭百枚　蛴螬一升　䗪虫半升

右十二味，末之，炼蜜和丸小豆大，酒饮服五丸，日三服。

《备急千金要方·卷四》

干姜丸

治妇人寒热羸瘦，酸消怠惰，胸中支满，肩背脊重痛，腹里坚满积聚，或痛不可忍，引腰小腹痛，四肢烦疼，手足厥逆，寒至肘膝，或烦满，手足虚热，意欲投水中，百节尽痛，心下常苦悬痛，时寒时热，恶心，涎唾喜出，每受咸酸甜苦之物，身体或如鸡皮，月经不通，大小便苦难，食不生肌。

干姜丸方

干姜 芎 茯苓 消石 杏人 水蛭 虻虫 桃人 蛴螬 䗪虫各一两 柴胡 芍药 人参 大黄 蜀椒 当归各二两

右十六味，为末，蜜和丸，如梧子，空心饮下三丸，不知，加至十丸。

干漆丸

治月水不通，百疗不瘥方。

干漆丸方

干漆 土瓜根 射干 芍药各一两半 牡丹 牛膝 黄芩 桂心 吴茱萸 大黄 柴胡各一两六铢 桃人 鳖甲各二两 䗪虫 蛴螬各四十枚 水蛭 虻虫各七十枚 大麻人四合 乱发鸡子大二枚 䕡茹子二合

右二十味为末，以蜜和为丸，每日酒下十五丸，梧子大，渐加至三十丸，日三。

大虻虫丸

治月水不通六七年，或肿满气逆，腹长瘕痛，宜服此，数有神验方。

大虻虫丸方

虻虫四百枚 蛴螬一升 干地黄 牡丹 干漆 芍药 牛膝 土瓜根 桂心各四两 吴茱萸 桃人 黄芩 牡蒙各三两 茯苓 海藻各五两 水蛭三百枚 芒消一两 人参一两半 葶苈五合

右十九味为末，蜜和丸，如梧子大，每日空心酒下七丸。不知，加之，日二服。

《千金翼方·卷五》

干姜丸

治妇人瘕结，胁肋下疾。

干姜丸方

干姜一两半 芎 芍药各二两 前胡熬 干地黄熬 桃仁熬，去皮尖，两仁者 茯苓各一两 人参 当归各三两 杏仁熬，去皮尖，两仁者，朴消 蜀椒汗 蛴螬熬 䗪虫熬 虻虫去翅足，熬 水蛭各一合，熬

右一十六味，捣筛为末，炼蜜如丸，如梧桐子，未食以饮服三丸，可增至十丸。注：《千金》用大黄、柴胡各二两，无前胡、地黄。

大虻虫丸方

治月水不通六七年，或肿满气逆，腹胀癥瘕，服此方，数有神效。

虻虫四百枚，去翅足，熬，水蛭三百枚，熬 蛴螬一升，熬 干地黄 牡丹皮 干漆熬 土瓜根 芍药 牛膝 桂心各四两 黄芩 牡蒙 桃仁熬，去皮尖、双仁，各三两 茯苓 海藻各五两 葶苈五合，熬令紫色 吴茱萸二两

右一十七味，捣筛为末，别捣桃仁、葶苈如脂，炼蜜和为丸，如梧桐子大，酒服七丸，日三服。注：《千金》有芒消、人参。

《金匮要略》此方，《备急千金要方》《脉经》《外台秘要》等均无记载，当为《外台秘要》后之方。不过，大黄䗪虫丸方中之主要药味，如大黄、䗪虫、蛴螬、水蛭、桃仁等，《备急千金要方》及《千金要方》之干姜丸、干漆丸、大虻虫丸等方中，均有收录，或为此方产生之基础。

六、《金匮要略·肺痿肺痈咳嗽上气病篇》

37. 甘草干姜汤

肺痿吐涎沫而不咳者，其人不渴，必遗尿，小便数。所以然者，以上虚不能制下故也。此为肺

中冷，必眩，多涎唾，甘草干姜汤以温之。

甘草干姜汤方

甘草四两，炙　干姜二两，炮

右㕮咀，以水三升，煮取一升五合，去滓，分温再服。

《肘后备急方·卷三》

治肺痿咳嗽吐涎沫，心中温温咽燥而不渴者方。

甘草二两　干姜三两　枣十二枚

水三升，煮取一升半，分为再服。

《集验方·卷四》

治肺痿，咳嗽涎沫，心中温温，咽燥而渴方。

生姜四两　甘草二两，炙　大枣十二枚，擘

右三味，切，以水五升，煮取一升半，分再服。一方干姜三两代生姜。忌海藻、菘菜。

《备急千金要方·卷十七》

甘草干姜汤方

治肺痿多涎唾，小便数，肺中冷，必眩不渴不咳，上虚，其下不能制溲，甘草干姜汤以温其脏。服汤已，小温覆之。若渴者，属消渴法。甘草干姜汤方。

甘草四两　干姜二两

右二味，㕮咀，以水三升，煮取一升半，去滓，分二服。注：《集验》《肘后》用大枣十二枚。

《外台秘要·卷六》引《备急方》

干姜甘草汤

《备急》疗吐逆，水米不下，干姜甘草汤方。

干姜甘草汤方

干姜二分，炮　甘草一分，炙

右二味，以水二合，煎取一合，去滓，顿服则定。少间，与粥则不呕，神验。忌海藻、菘菜。注：《张文仲》同。

《外台秘要·卷十》引《伤寒论》

甘草干姜汤

仲景《伤寒论》，疗肺痿吐涎唾，不咳者，其人不渴，必遗溺，小便数，所以然者，以上虚不能制下故也。此为肺冷，必眩。甘草干姜汤主之。以温其脏方。

甘草四两，炙　干姜二两

右二味，切，以水三升，煮取一升半，分温二服。服汤已，小温覆之。若渴者，属消渴。忌海藻、菘菜。

《千金翼方·卷十》

甘草干姜汤

伤寒脉浮，自汗出，小便数频，复微恶寒，而脚挛急，反与桂枝欲攻其表，得之便厥，咽干烦躁，吐逆。当作甘草干姜汤，以复其阳。

甘草干姜汤方

甘草四两，炙　干姜二两

右二味，以水三升，煮取一升，去滓，分温再服。

《金匮玉函经·卷二》

甘草干姜汤

伤寒脉浮，自汗，小便数频，微恶寒。论曰，心烦微恶寒。两脚挛急，反与桂枝汤，欲攻其表，得之便厥，咽干烦躁吐逆。当作甘草干姜汤，以复其阳。

甘草干姜汤方

甘草二两，炙 干姜二两

右二味，㕮咀，以水三升，煮取一升五合，去滓，分温再服。

《脉经·卷八·平肺痿肺痈咳逆上气痰饮脉证第十五》

肺痿，吐涎沫而不咳者，其人不渴，必遗溺，小便数。所以然者，以上虚不能制下也。此为肺中冷，必眩，多涎唾。甘草干姜汤以温其脏。

《金匮要略》甘草干姜汤，始源于《肘后备急方》。本为治疗肺痿病之方。《千金翼方》用其治疗伤寒病阳虚恶寒吐逆等症，《备急方》用其治疗胃寒吐逆之证。《脉经·卷八》及《外台秘要》引《伤寒论》都记载此方，这提示《金匮要略》的前身《金匮玉函要略方》收载有此方，并且治证为肺痿病。《肘后备急方》治证中本有咳症，后涉"不渴"之音而误作"不咳"，《千金方》误作"不咳"后，其后之《脉经》《伤寒论》《金匮要略》等，均沿袭致误。

38. 射干麻黄汤

咳而上气，喉中水鸡声，射干麻黄汤主之。

射干十三枚，一云三两 麻黄四两 生姜四两 细辛 紫菀 款冬花各三两 五味子半升 大枣七枚 半夏大者 五味子半升 大枣七枚 半夏大者，洗，八枚，一法半升

右九味，以水一斗二升，先煮麻黄两沸，去上沫，内诸药，煮取三升，分温三服。

《医心方·卷九》引《范汪方》

投杯汤

治久咳上气，胸中寒冷，不能得食饮，卧不安床，牵绳而起，咽中如水鸡声方。

投杯汤方

款冬花四十枚，一方廿枚 细辛一两 紫菀二两，一方一两 甘草二两 五味子半升，一方大枣廿枚 杏仁四十枚 半夏半升，洗，一方三两 桂心二两 麻黄二两，一方四两 干姜二两

凡十物，㕮咀，以水八升，煮得二升，先食适寒温，再服。温卧汗出即愈。

《小品方·卷一》

射干麻黄汤

治咳而上气，咽中如水鸡声，射干麻黄汤方。

射干麻黄汤方

射干十二枚 麻黄去节 生姜各四两 紫菀三两 款冬花三两 细辛三两 五味子半升 半夏如大钱许，八枚，洗 大枣七枚，擘

右九味，切，以东流水一斗二升，煮取三升，分三服。忌羊肉、饧、生菜。

《古今录验方》

射干麻黄汤

疗咳而上气，咽中如水鸡声，射干麻黄汤方。

射干麻黄汤方

射干十二枚 麻黄去节 生姜各四两 紫菀三两 款冬花三两 细辛三两 五味子半升 半夏大如钱许八枚，洗 大枣七枚，擘

右九味，切，以东流水一斗二升，煮取三升，分三服。忌羊肉、饧、生菜。

《备急千金要方·卷十八》

射干麻黄汤

咳而上气，喉中如水鸡声，射干麻黄汤主之方。

射干麻黄汤方

射干　紫菀　款冬花各三两　麻黄　生姜各四两　细辛三两　半夏　五味子各半升　大枣七枚

右九味，㕮咀，以东流水一斗二升，先煮麻黄去上沫，内药煮取三升，去滓，分三服，日三。

《外台秘要·卷十》引《小品方》

射干麻黄汤

疗咳而上气，咽中如水鸡声，射干麻黄汤方。

射干麻黄汤方

射干十二枚　麻黄去节　生姜各四两　紫菀三两　款冬花三两　细辛三两　五味子半升　半夏八枚，洗　大枣七枚

右九味，切，以东流水一斗二升，煮取三升，分三服。忌羊肉、饧、生菜。

注：此本仲景《伤寒论》方。《千金》《古今录验》同。

《金匮要略》此方，始源于《范汪方》中之"投杯汤"，《小品方》易桂心为射干，名"射干麻黄汤"。《古今录验方》《备急千金要方》《伤寒论》等均同《小品方》。《外台秘要》此方注云："此本仲景《伤寒论》方。"《伤寒论》成书时间在《金匮玉函要略方》之后，这间接提示，《金匮要略》的前身《金匮玉函要略方》，载录有此方。

39. 皂荚丸

咳逆上气，时时吐浊，但坐不得眠，皂荚丸主之。

皂荚丸方

皂荚八两，刮去皮，用酥炙

右一味，末之，蜜丸梧子大，以枣膏和汤服三丸，日三夜一服。

《备急千金要方·卷十八》

皂荚元

咳逆上气，时时唾浊，但坐不得卧，皂荚圆方。

皂荚圆方

皂荚八两

末之，蜜和丸，如梧子大，以枣膏和汤服三丸，日三夜一。注：《必效》以酥炙皂荚。

《外台秘要·卷九》引《深师方》

皂荚丸

疗咳逆上气，时时唾浊，但坐不得卧，皂荚丸方。

皂荚丸方

长大皂荚一挺，去皮子，炙

右一味，捣筛，蜜和丸如梧子，一丸，日三夜一，以大枣膏和汤下之。注：《千金》《经心录》《延年》同。此本仲景《伤寒论》方，一名枣膏丸。

《外台秘要·卷十》引《必效方》

《必效》疗病喘息气急，喉中如水鸡声者，无问年月远近方。

肥皂荚两挺　好酥一两

右二味，以火上炙。去火高一尺许，以酥细细涂之，数翻覆，令得所。酥尽止，以刀轻刮去黑皮，然后破之，去子、皮、筋脉，捣筛蜜和为丸。每月食后服一丸，如熟豆。日一服讫，取一行微利。如不利时，细细量加，以微利度，日止一服。忌如药法。

《金匮要略》此方，始源自《深师方》。原方皂荚不用酥炙，只是蜜和丸，枣膏汤下。至公元680年左右之《必效方》（与《千金翼方》约同时），皂荚始用酥脆炙。《金匮要略》此方用酥炙。由此提示《金匮要略》的前身《金匮玉函要略方》此方皂荚当用酥炙，并且成书年代在《千金翼方》之后。

40. 厚朴麻黄汤

咳而脉浮者，厚朴麻黄汤主之。

厚朴麻黄汤方

厚朴五两　麻黄四两　石膏如鸡子大　杏仁半升　半夏半升　干姜二两　小麦一升　五味子半升

右九升，以水一斗二升，先煮小麦熟，去滓，内诸药，煮取三升，温服一升，日三服。

《备急千金要方·卷十八》

厚朴麻黄汤

咳而大逆上气，胸满，喉中不利，如水鸡声，其脉浮者，厚朴麻黄汤方。

厚朴麻黄汤方

厚朴五两　麻黄四两　细辛　干姜各二两　石膏二两　杏人半夏　五味子各半升　小麦一升

右九味，㕮咀，以水一斗二升，煮小麦熟，去麦内药，煮取三升，去滓，分三服，日三。

《金匮要略》此方，源于《备急千金要方》。黄竹斋《金匮要略方论集注》："《辑义》：本篇唯云咳而脉浮，恐是脱遗。《千金》所载，却是旧文。""旧文"，指原本之文。此明示《金匮要略》此方，来源于《备急千金要方》。

41. 泽漆汤

脉沉者，泽漆汤主之。

泽漆汤方

半夏半升　紫参五两，一作紫菀　泽漆三斤，以东流水五斗，煮取一斗五升　生姜五两　白前五两　甘草　黄芩　人参　桂枝各三两

右九味，㕮咀，内泽漆汁中煮取五升，温服五合，至夜尽。

《备急千金要方·卷十八》

泽漆汤

夫上气，其脉沉者，泽漆汤方。

泽漆汤方

泽漆三斤，细切，以东流水五升，煮取一斗五升，去滓澄清　半夏半升　紫菀，一作紫参　生姜　白前各五两　甘草　黄芩　桂心　人参各三两

右九味，㕮咀，内泽漆汁中煮取五升，一服五合，日三夜一。

本方源于《备急千金要方》。

42. 麦门冬汤

大逆上气，咽喉不利，止逆下气者，麦门冬汤主之。

麦门冬汤方

麦门冬七升　半夏一升　人参三两　甘草二两　粳米三合　大枣十二枚

右六味，以水一斗二升，煮取六升，温服一升，日三、夜一服。

《备急千金要方·卷十八》

麦门冬汤

大逆上气，咽喉不利，止逆下气，麦门冬汤方。

麦门冬汤方

麦门冬汁三升　半夏一升　人参　甘草各三两　粳米二合　大枣二十枚

右六味，哎咀，以水一斗二升，煮取六升，去滓，服半升，日三夜一。

《外台秘要·卷九》引《千金方》

麦门冬汤

疗大逆大气，喉咽不利，止逆下气，麦门冬汤主之方。

麦门冬二升，去心　半夏一升，洗　人参　甘草各二两，炙　粳米三合　大枣十四枚

右六味，切，以水一斗二升，煮取六升，服半升，日三夜一。忌羊肉、饧、海藻、菘菜。注：此本仲景《伤寒论》方。

《金匮要略》此方，源于《备急千金要方》。原方麦门冬用其汁，甘草用量为三两，大枣用二枚。

43. 葶苈大枣泻肺汤

肺痈，喘不得卧，葶苈大枣泻肺汤主之。

葶苈大枣泻肺汤方

葶苈熬令黄色，捣丸如弹子大　大枣十二枚

右先以水三升，煮枣取二升，去枣内葶苈，煮取一升，顿服。

《医心方·卷九》引《范汪》

葶苈大枣泻肺药

《范汪方》，病支饮，不得息，葶苈大枣泻肺汤主之方。

葶苈大枣泻肺汤方

葶苈熬令紫色，治合自丸，丸如弹丸　大枣廿枚

以水三升，煮枣，令得一升半，去枣，纳药一丸，复煎得一升，尽服之。

《医心方·卷九》引《医门方》

治上气，喘息不得卧，身面肿，小便涩方。

葶苈一两，熬，捣如泥　大枣十枚，擘

水三升，煮取一升，内葶苈，煮五六沸，顿服。微利瘥。

《医心方·卷十五》引《医门方》

疗肺痈，喘气，急卧不得安者方。

葶苈子三两，熬，捣如泥　大枣三十枚，破

水二升，煮枣二沸，去滓，内葶苈脂一两，煎取一升，又以布滤，顿服之。忌猪肉、酸、咸。

《备急千金要方·卷十七》

葶苈大枣泻肺汤

治肺痈，喘不得卧，葶苈大枣泻肺汤方。

葶苈三两，末之　大枣二十枚

右二味，先以水三升，煮枣取二升，去枣内药一枣大，煎取七合，顿服令尽。三日服一剂，可服三四剂。

《古今录验方》

葶苈大枣泻肺汤

肺痈喘不得卧，葶苈大枣泻肺汤主之。兼疗胸胁胀满，一身面目浮肿，鼻塞清涕出，不闻香臭酸辛，咳逆上气，喘鸣迫塞方。

葶苈三熬令色

右一味，捣令可丸，以水三升，煮擘大枣二十枚，得汁二升，内药如弹丸一枚，煎取一升，顿服。

《外台秘要·卷八》引《千金方》

葶苈大枣泻肺汤

《千金》疗支饮不得息，葶苈大枣泻肺汤方。

葶苈大枣泻肺汤方

葶苈子熬药令紫色，捣为丸，如弹丸大。

大枣十二枚

右二味，先以水三升，煮大枣得汁二升，内葶苈，煎取一升，顿服。三日一剂。可服三四剂。注：此本仲景《伤寒论》方。

又肺痈喘不得卧，葶苈大枣泻肺汤主之。兼疗胸胁胀满，一身面目浮肿，鼻塞清涕出，不闻香臭酸辛，咳逆上气，喘喝迫塞方。

葶苈大枣泻肺汤方

葶苈三熬令色紫

右一味，捣令可丸，以水三升，煮擘大枣二十枚，得汁二升，内药如弹丸一枚，煎取一升，顿服。注：《古今录验》、《删繁》、仲景《伤寒论》、《范汪》同。

《金匮要略》葶苈大枣泻肺汤，始源于《范汪方》。原方用于治疗支饮不得息之证。其后用于治疗肺痈、咳喘不得卧，一身面目浮肿、鼻塞清涕出等症。

44. 桔梗汤

咳而胸满，振寒，脉数，咽干不渴，时出浊腥臭，久久吐脓如米粥者，为肺痈，桔梗汤主之。

桔梗汤方注：亦治血痹。

桔梗一两　甘草二两

右二味，以水三升，煮取一升，分温再服，则吐脓血也。

《范汪方·卷五十》

桔梗汤

疗胸中满而振寒，脉数咽燥而不渴，时时出浊唾腥臭，久久吐脓如粳米粥，是为肺痈。桔梗汤方。

桔梗汤方

桔梗二两　甘草二两，炙

右二味，切，以水三升，煮取一升，分再服。朝暮吐脓血则差。

《集验方·卷四》

治肺痿咳嗽，鬼气疰病方。

停久臭溺，日日温服之。

桔梗二两　甘草二两，炙

右二味，切，以水三升，煮取一升，分再服。朝暮吐脓血则差。

《古今录验方》

桔梗汤

疗胸中满而振寒，脉数，咽燥而不渴，时时出浊唾腥臭，久久吐脓如粳米粥，是为肺痈，桔梗汤方。

桔梗二两　甘草二两，炙

右二味，切，以水三升，煮取一升，分再服。朝暮吐脓血则瘥。

《备急千金要方·卷十七》

桔梗汤

治咳，胸中满而振寒，脉数，咽干而不渴，时时出浊唾腥臭，久久吐脓如粳米粥，是为肺痈。桔梗汤方。

桔梗汤方

桔梗三两，《集验》用二两，《古今录验》用一枚　甘草二两，炙

右二味，㕮咀，以水三升，煮取一升，去滓，分二服。必吐脓血也。注：一方有款冬花一两半。

《医心方·卷十五》引《千金方》

桔梗汤

《千金方》云：咳，胸中满而偏振寒，脉数，咽干而不渴，时时浊唾腥臭，久久吐脓如粳米粥，是为肺痈，桔梗汤主之。

桔梗汤方

桔梗三枚　甘草一两

凡二物，㕮咀，以水三升，煮取一升，绞去滓，适寒温，分为再服。朝饮暮吐脓血即愈。注：《葛氏方》同之。

《外台秘要·卷十》引《集验方》

桔梗汤

《集验》疗胸中满而振寒，脉数，咽燥而不渴，时时浊唾腥臭，久久吐脓如粳米粥。是为肺痈。桔梗汤方。

桔梗汤方

桔梗二两，《千金》《古今方》云用一两　甘草二两，炙

右二味，切，以水三升，煮取一升，分再服。朝暮吐脓血则差。注：《文仲》《千金》《备急》《古今录验》《范汪》同。此本仲景《伤寒论》方。

《金匮要略》此方，源自《范汪方》。方中桔梗用量，《范汪方》《集验方》《古今录验方》等，均为"二两"，《备急千金要方》为"三两"。据《外台秘要·卷十》此方方后之注，《伤寒论》收载有此方。这提示《金匮要略》的前身《金匮玉函要略方》收录有此方。

45. 越婢加半夏汤

咳而上气，此为肺胀。其人喘，目如脱状，脉浮大者，越婢加半夏汤主之。

越婢加半夏汤方

麻黄六两　石膏半斤　生姜三两　大枣十五枚　甘草二两　半夏半升

右六味，以水六升，先煮麻黄，去上沫，内诸药，煮取三升，分温三服。

《古今录验方》

越婢汤

疗风水恶风，一身悉肿，脉浮不渴，续自汗出，无大热，越婢汤主之方。

麻黄六两　石膏半斤　生姜三两　大枣十二枚　甘草二两

右五味，以水六升，先煮麻黄，去上沫，内诸药，煮取三升，分温三服。恶风者，加附子一枚，炮；风水者，加白术四两。

《备急千金要方·卷七》

越婢汤

治风痹脚弱方

麻黄六两　石膏半斤　白术四两　大附子一枚　生姜三两　甘草二两　大枣十五枚

右七味，㕮咀，以水七升，先煮麻黄再沸，掠去沫，入诸药，煮取三升，分三服。覆取汗。注：《胡洽方》只五味。若恶风者加附子一枚；多淡水者加白术四两。

《外台秘要·卷二十》引《古今录验方》

越婢汤

《古今录验》疗风水恶风，举身悉肿，脉浮不渴，欲自有汗而无大热，越婢汤方。

越婢汤方

麻黄六两，去节　生姜三两　甘草二两，炙　石膏半斤，碎　大枣十五枚，擘

右五味，切，以水六升，先煮麻黄再沸，去上沫，内诸药，煮取三升，分三服。恶风，加附子一枚，炮；风水，加术四两。服如上法。咳，肺胀，加半夏五合，洗。一服五合，稍稍增之。忌猪羊肉。余忌同前。注：此本仲景《伤寒论》方。云：里水，越婢加术汤主之。

《外台秘要·卷十八》引《千金方》

越婢汤

越婢汤，疗风痹脚弱方。

越婢汤方

麻黄六两，去节　石膏半斤，碎　白术四两　大附子一枚，炮　生姜三两　大枣十五枚，擘
甘草二两，炙

右七味，切，以水七升，先煮麻黄再沸，去上沫，内诸药，煮取二升，分三服。覆取汗。一方用附子二枚。忌海藻、菘菜、猪肉、冷水、桃、李雀肉等。注：此仲景方。本云越婢加术汤，又无附子。胡洽云：若恶风者加附子一枚，多冷痰者加白术。

《外台秘要·卷十》引《伤寒论》

越婢加半夏汤

肺胀者，病人喘，目如脱状，脉浮大也。肺胀而咳者，越婢加半夏汤主之方。

越婢加半夏汤方

大枣十五枚　半夏半升，洗　生姜三两　麻黄六两，去节　甘草二两，炙　石膏半斤

右六味，切，以水六升，先煮麻黄三二沸，去沫，内诸药，煮取二升，去滓，温服八合，日三。不知，更作之。忌海藻、菘菜、羊肉、饧。

《金匮要略》越婢加半夏汤，是在越婢汤的基础上加半夏而成。越婢汤是一首古老的方剂，在公元350年左右之《范汪方》及公元400年左右之《胡洽方》中，都有载录。在该方的基础上加半夏治疗肺胀病，源自《古今录验方》此方后之加减法，该加减法云："咳，肺胀，加半夏五合。"

《伤寒论》此方加半夏后名"越婢加半夏汤",用于治疗肺胀病。由此亦可佐证,成书于《伤寒论》之前的《金匮玉函要略方》(《金匮要略》之前身),也载有此方,故《金匮要略》得以沿承之。

46. 小青龙加石膏汤

肺胀咳而上气,烦躁而喘,脉浮者,心下有水,小青龙加石膏汤主之。

小青龙加石膏汤方(注:《千金》证治同,外更加"胁下痛引缺盆"。)

麻黄　芍药　桂枝　细辛　甘草　干姜各三两　五味子　半夏各半升　石膏二两

右九味,以水一斗,先煮麻黄,去上沫,内诸药,煮取三升。强人服一升,羸者减之,日三服。小儿服四合。

《备急千金要方·卷十八》

小青龙加石膏汤

咳而上气,肺胀。其脉浮,心下有水气,胁下痛引缺盆。设若有实者必躁。其人常倚伏,小青龙加石膏汤主之方。

小青龙加石膏汤方

石膏　干姜　桂心　细辛各二两　麻黄四两　芍药　甘草各三两　五味子一升　半夏半升

右九味,㕮咀,以水一斗,先煮麻黄减二升,下药煮取二升半。强人服一升,羸人减之,小儿四合。注:仲景用治肺胀,咳而上气,烦躁而喘,脉浮者,心下有水。《外台》同。

《外台秘要·卷十》引《伤寒论》

小青龙加石膏汤

仲景《伤寒论》,肺胀者,咳而上气,烦躁而喘,脉浮者,以心下有水,宜服小青龙加石膏汤主之方。

小青龙加石膏汤方

麻黄三两,去节　五味子半升　石膏绵裹　干姜　芍药　细辛各三两　桂心　甘草各三两,炙　半夏半升,洗

右九味,切,以水一斗,先煮麻黄减二升,去上沫,内诸药,煮取二升半,去滓,温服。强人一升,瘦人及老小,以意减之。日三夜一。忌生葱、生菜、海藻、菘菜、羊肉、饧等。

《金匮要略》小青龙加石膏汤,源于《备急千金要方》。《伤寒论》此方之论述,明显是从《备急千金要方》中承袭变通而来。《备急千金要方》此方之论述,较《伤寒论》及《金匮要略》,明显句义完善,所以不可能是《备急千金要方》袭用了《伤寒论》,而只能是《伤寒论》袭用了《金匮玉函要略方》(《金匮要略》的前身)或《备急千金要方》。这不但印证了《伤寒论》成书时间晚于《备急千金要方》,也可佐证《金匮玉函要略方》成书于《备急千金要方》之后,《伤寒论》之前,并且该书中载有此方。否则《金匮要略》不会沿引此方了。

七、《金匮要略·奔豚气病篇》

47. 奔豚汤

师曰:奔豚病从少腹起,上冲咽喉,发作欲死,复还止。皆从惊恐得之。

奔豚气上冲胸,腹痛,往来寒热,奔豚汤主之。

奔豚汤方

甘草　芎　当归各二两　半夏四两　黄芩二两　生葛五两　芍药二两　生姜四两　甘李根白皮一升

右九味,以水二斗,煮取五升,温服一升,日三,夜一服。

《外台秘要·卷十二》引《小品方》

奔豚汤

师曰:病如奔独者,气从少腹起,上冲喉咽,发作欲死,复还生。皆从惊恐得之。肾间有脓故也。

奔独汤,疗虚劳,五脏气乏损,游气归上,上走时若群独相逐憧憧,时气来便自如,坐惊梦。精光竭不泽,阴痿,上引少腹急痛,面乍热赤色,喜怒无常,耳聋,目视无精光方。

奔独汤方

葛根八两,干者 生李根,切,一升 人参三两 半夏一升,洗 芍药三两 当归二两 桂心五两 生姜二斤 甘草炙,二两

右九味,切,以水二斗,煮得五升,温服八合,日三,不知稍增至一升,日三。忌羊肉、饧、生葱、海藻、菘菜等。

奔独汤

疗手足逆冷,胸满气促,从脐左右起郁冒者,奔独汤方。

奔独汤方

甘草四两,炙 李根白皮一斤,切 葛根一斤 黄芩三两 桂心二两 栝楼二两 人参二两 芎劳一两

右八味,切,以水一斗,煮取五升,去滓,温服一升,日三夜再。忌海藻、菘菜、生葱。注《范汪》同。

《外台秘要·卷十二》引《集验方》

奔独汤

疗奔独气上冲胸,腹痛,往来寒热。奔独汤方。

奔独汤方

甘草二两,炙 芎劳二两 当归二两 半夏四两,汤洗 黄芩三两 生葛五两 芍药三两 生姜四两 甘李根白皮切,一升

右九味,切,以水二斗,煮取五升,去滓,温服一升,日三夜二服。忌海藻、菘菜、羊肉、饧等。

《脉经·卷八·平胸痹心痛短气奔豚脉证第十》

奔豚病者,从小腹起,上冲咽喉,发作时欲死,复止。皆从惊得。其气上冲,胸腹痛,及往来寒热。奔豚汤主之。

《金匮要略》奔豚汤,承袭其前身《金匮玉函要略方》,系沿用《集验方》之奔豚汤而来,但其方源,可追溯至晋代之《范汪方》《小品方》等书所收载之"奔独汤"诸方。

48. 桂枝加桂汤

发汗后,烧针令其汗,针处被寒,核起而赤者,必发奔豚。气从小腹上至心,灸其核上各一壮,与桂枝加桂汤主之。

桂枝加桂汤方

桂枝五两 芍药三两 甘草二两,炙 生姜三两 大枣十二枚

右五味,以水七升,微火煮取三升,去滓,温服一升。

《千金翼方·卷九》

桂枝加桂汤

烧针令其汗,针处被寒,核起而赤者,必发奔豚,气从少腹上冲者,灸其核上一壮,与桂枝加

桂汤。

桂枝加桂汤方

桂枝五两　芍药　生姜各三两　大枣十二枚，擘　甘草二两，炙

右五味，以水七升，煮取三升，去滓，温服一升。本云桂枝汤，今加桂满五两，所以加桂者，以能泄奔豚气也。

《金匮玉函经·卷二》

桂枝加桂汤

烧针令其汗，针处被寒，核起而赤者，必发奔豚。气从少腹上冲心者，灸其核上各一壮，与桂枝加桂汤。

桂枝加桂汤方

桂枝五两　芍药三两　甘草二两，炙　生姜二两　大枣十二枚

右五味，以水七升，煮取三升，去滓，温服一升。本方桂枝汤，今加桂。

《脉经·卷七·病可发汗证第二》

烧针令其汗，针处被寒，核起而赤者，必发奔豚。气从少腹上撞心者，灸其核上一壮，与桂枝加桂汤。

宋本《伤寒论·卷三》

桂枝加桂汤

烧针令其汗，针处被寒，核起而赤者，必发奔豚。气从少腹上冲心者，灸其核上各一壮，与桂枝加桂汤。更加桂二两也。

桂枝加桂汤方

桂枝五两，去皮　芍药三两　生姜三两，切　甘草二两，炙　大枣十二枚，擘

右五味，以水七升，煮取三升，去滓，温服一升。本云桂枝汤，今加桂满五两，所以加桂者，以能泄奔豚气也。

桂林古本《伤寒杂病论·卷七》

桂枝加桂汤

烧针令其汗，针处被寒，核起而赤者，必发奔豚。气从少腹上冲心者，灸其核上各一壮。与桂枝加桂汤。

桂枝加桂汤方

桂枝五两　芍药三两　生姜三两，切　甘草二两，炙　大枣十二枚，擘

右五味，以水七升，煮取三升，去滓，温服一升，日三服。

《金匮要略》桂枝加桂汤，随从其前身《金匮玉函要略方》，源于《千金翼方》。《千金翼方》之前，无"桂枝加桂汤"。由此可佐证《金匮玉函经》的前身，《金匮玉函要略方》成书于《千金翼方》之后。《脉经》引有"桂枝加桂汤"之方名，提示《金匮玉函要略方》早于《脉经》。

《千金翼方》原本之"气从少腹上冲者，灸其核上一壮"，《金匮玉函经》增益为"气从少腹上冲心者，灸其核上各一壮"，"冲"后增"心"字，"上"后增"各"字。这说明《金匮玉函经》晚于《千金翼方》，所以才能在《千金翼方》的基础上进行增义补充。从《金匮要略》此处随同《金匮玉函经》的情况来看，可以佐证《金匮要略》的前身《金匮玉函要略方》，当成书于《金匮玉函经》之后，只有这样，《金匮要略》沿承《金匮玉函要略方》后，才能与《金匮玉函经》之说相合。

49. 茯苓桂枝甘草大枣汤

发汗后，脐下悸者，欲作奔豚，茯苓桂枝甘草大枣汤主之。

茯苓桂枝甘草大枣汤方

茯苓半斤　甘草二两，炙　大枣十五枚　桂枝四两

右四味，以甘澜水一斗，先煮茯苓，减二升，内诸药，煮取三升，去滓。温服一升，日三服。

注：甘澜水法，取水二斗置大盆内，以杓扬之。水上有珠子五六千颗相逐，取用之。

《千金翼方·卷十》

茯苓桂枝甘草大枣汤

发汗后，其人齐下悸，欲作奔豚，茯苓桂枝甘草大枣汤主之。

茯苓半斤　桂枝四两　甘草一两，炙　大枣十五枚，擘

右四味，以水一斗，先煮茯苓减二升，内诸药，煮取三升，去滓，温服一升，日三服。

《金匮玉函经·卷二》

茯苓桂枝甘草大枣汤

发汗后，其人脐下悸者，欲作奔豚，茯苓桂枝甘草大枣汤主之。

茯苓桂枝甘草大枣汤方

茯苓半斤　桂枝四两　甘草二两，炙　大枣十五枚

右四味，以甘澜水一斗，先煮茯苓减二升，内诸药，煮取三升，去滓，温服一升，日三。

《脉经·卷七·病发汗以后证第三》

发汗后，其人脐下悸，欲作奔豚，属茯苓桂枝甘草大枣汤。

《康治本伤寒论》

茯苓桂枝甘草大枣汤

发汗后，脐下悸，欲作奔豚者，茯苓桂枝甘草大枣汤主之。

茯苓桂枝甘草大枣汤方

茯苓半斤　桂枝三两，去皮　甘草二两，炙　大枣十五枚，擘

右四味，以甘烂水一斗，先煮茯苓减二升，内诸药，煮取三升，去滓，温服一升。

《康平伤寒论·辨太阳病篇》

茯苓桂枝甘草大枣汤

发汗后，其人脐下悸者，欲作奔豚，茯苓桂枝甘草大枣汤主之。

茯苓桂枝甘草大枣汤方

茯苓半斤　桂枝四两，去皮　甘草二两，炙　大枣十五枚，擘

右四味，以甘烂水一斗，先煮茯苓减二升，内诸药，煮取三升，去滓，温服一升，日三服。

作甘烂水法：取水二斗，置大盆内，以杓扬之，水上珠子五六千颗相逐，取用之。

宋本《伤寒论·卷三》

茯苓桂枝甘草大枣汤

发汗后，其人脐下悸者，欲作奔豚，茯苓桂枝甘草大枣汤主之。

茯苓桂枝甘草大枣汤方

茯苓半斤　桂枝四两，去皮　甘草二两，炙　大枣十五枚，擘

右四味，以甘烂水一斗，先煮茯苓减二升，内诸药，煮取三升，去滓，温服一升，日三服。

作甘烂水法：取水二斗，置大盆内，以杓扬之，水上有珠子五六千颗相逐，取用之。

《备急千金要方·卷十八》

茯苓桂心甘草五味子汤

青龙汤下已，多唾，口燥，寸脉沉，尺脉微，手足厥冷，气从少腹上冲胸咽，手足痹，其面翕
热如醉状，因复下流阴股，小便难，时复冒者，与茯苓桂心甘草五味子汤治其气冲方。

茯苓桂心甘草五味子汤方

茯苓四两　桂心　甘草各三两　五味子半升

右四味，㕮咀，以水八升，煮取三升，去滓，分温三服。

《金匮要略》茯苓桂枝甘草大枣汤，源于《千金翼方》。但《备急千金要方》之茯苓桂心甘草
五味子汤，亦为治气上冲之方，或为此方之基础。

《千金翼方》本用水煎煮，其后之《金匮玉函经》，用"甘澜水"煎煮。《金匮玉函经》之后之
《康治本伤寒论》、《康平本伤寒论》、宋本《伤寒论》等，均随从《金匮玉函经》之说，用"甘烂
水"煎煮。《康平本伤寒论》、宋本《伤寒论》又增加了甘澜水的制作方法。

《康治本伤寒论》抄写于公元 805 年，此时此方后尚无甘澜水之制作方法。《金匮要略》的前身《金
匮玉函要略方》成书于《千金翼方》之后，《伤寒论》之前，早于《康治本伤寒论》约百年，彼时此方
后当无甘澜水制作方法。由此可知，《金匮要略》此方后所注甘澜水制作方法，或为宋臣等补注。

八、《金匮要略·心痛短气病篇》

50. 栝楼薤白白酒汤

胸痹之病，喘息咳唾，胸背痛，短气，寸口脉沉而迟，关上小紧数，栝楼薤白白酒汤主之。

栝楼薤白白酒汤方

栝楼实一枚，捣　薤白半斤　白酒七升

右三味，同煮取二升，分温再服。

《肘后备急方·卷四·治卒患胸痹痛方》

栝楼实大者一枚，切　薤白半升

以白酒七升，煮取二升，分再服。亦可加半夏四两，汤洗去滑则用之。

《备急千金要方·卷十三》

栝楼汤

胸痹之病，喘息咳唾，胸背痛，短气。寸脉沉而迟，关上小紧数。栝楼汤主之方。

栝楼汤方

栝楼实一枚　薤白一斤　半夏半升　生姜四两　枳实二两

右五味，㕮咀，以白截浆一斗，煮取四升，服一升，日三。注：《仲景》《肘后》不用生姜、枳
实、半夏。

《医心方·卷六》引《千金方》

《千金方》云：胸痹之病，令人心中坚痞急痛，肌中苦痹，绞急如刺，不得俯仰，其胸中愊愊
如满，咽塞，习习痒，喉中干燥，时欲呕吐，胸及背引痛，手不得犯，胸满气短，咳唾引痛，烦
闷，白汗出，或彻背引痛，忽不知，杀人方。

枳实四枚　厚朴三两　薤白一斤　瓜蒌子一枚　桂心一两

五味，水七升，煮取二升半，分再服。

《医心方·卷六》引《录验方》

治胸痛达背，不得卧方

大瓜蒌实一枚　薤白三斤，切　半夏半升，洗　生姜六两，切

凡四物，切，以清白浆一斗，煮取四升，一服一升。

《外台秘要·卷十二》引《千金方》

栝楼汤

胸痹之病，喘息咳唾，胸背痛，短气，其脉沉而迟，关上小紧数者，栝楼汤主之方。

栝楼汤方

栝楼一枚　薤白一斤　半夏半升，洗　生姜四两　枳实二两，炙

右五味，切，以白籔浆一斗，煮取四升，服一升，日三服。《肘后》、仲景《伤寒论》无生姜、枳实、半夏等三味同。《小品》云：用水一斗。忌羊肉、饧。

《小品方·卷一》

栝楼子汤

治胸痹方。

栝楼子汤方

栝楼子一枚　枳实三两　半夏四两，洗　薤白三斤

凡四物，以水一斗，煮取四升，分四服。日三夜一。

《外台秘要·卷十三》引《伤寒论》

栝楼薤白白酒汤

仲景《伤寒论》，胸痹之病，喘息咳唾，胸背痛，短气，寸脉沉而迟，关脉小紧数者，栝楼薤白白酒汤主之方。

栝楼薤白白酒汤方

栝楼实一枚　薤白，切，半升

右二味，以白籔酒七升，煮取二升，去滓，温分再服。注：《深师》《范汪》同。

《脉经·卷八·平胸痹心痛短气奔豚脉证第十》

胸痹之病，喘息咳唾，胸痹痛，短气，寸口脉沉而迟，关上小紧者，栝楼薤白白酒汤主之。

《金匮要略》此方，始源于《肘后备急方》。方中之白酒，《备急千金要方》《外台秘要》引《伤寒论》《录验方》等用"白籔浆""清白浆""白籔酒"。三者均指醋而非指今之白酒。《说文·酉部》："籔，酢浆也。""酢"即"醋"之古字。《说文·水部》："浆，酢浆也。酢浆谓籔也。"段玉裁注："酢本籔、浆之名，引申之，凡味酸者，皆谓之酢。"《医心方·卷八》华佗治转筋方，高文柱注："白籔，即白醋。"黄竹斋《金匮要略方论集注》栝楼薤白白酒汤方后引《辑义》："白酒非常酒。《千金方》用白籔浆一斗，《外台》亦引仲景《伤寒论》载本条云：栝楼薤白白酒汤主之，而方中则用白籔酒。程敬通云'籔'音'再'酢浆也。知白酒即是酢浆。今用米醋极验。"

《金匮要略》的前身《金匮玉函要略方》成书在《备急千金要方》后、《伤寒论》之前，前后两者此方均用"白籔浆"（或白籔酒），则《金匮玉函要略方》亦当为"白籔浆"或"白籔酒"。《金匮要略》为"白酒"，当为宋人之误。

51. 栝楼薤白半夏汤

胸痹不得卧，心痛彻背者，栝楼薤白半夏汤主之。

栝楼薤白半夏汤方

栝楼实一枚，捣　薤白三两　半夏半斤　白酒一斗

右四味，同煮，取四升，温服一升，日三服。

《范汪方·卷十三》

栝楼薤白半夏白蔹浆汤

胸痹不得卧，心痛彻背者，栝楼薤白半夏白蔹浆汤主之方。

栝楼薤白半夏白蔹浆汤方

大栝楼一枚　薤白切，三两　半夏半升，洗

右三味，以白蔹浆一斗，煮取四升，去滓，温服一升，日三。忌羊肉、饧。

《古今录验方》

栝楼薤白汤

治胸痛达背，不得卧方。

栝楼薤白汤方

大栝楼实一枚，捣　薤白三斤，切　半夏半斤，洗　生姜六两，切

凡四物，切，以清白浆一斗，煮取四升，一服一升。

栝楼薤白半夏白蔹浆汤

胸痹不得卧，心痛彻背者，栝楼薤白半夏白蔹浆汤主之方。

大栝楼一枚　薤白切，三两　半夏半升，洗

右三味，以白蔹浆一斗，煮取四升，去滓，温服一升，日三。忌羊肉、饧。

《辅行诀脏腑用药法要》

小补心汤

治胸痹不得卧，心痛彻背，背痛彻心者方。

小补心汤方

栝楼一枚，捣　薤白八两　半夏半斤，洗去滑

右三味，以白蔹浆一斗，煮取四升，温服一升，日再服。注：一方有杏仁，无半夏，熬。

《外台秘要·卷十二》引《伤寒论》

栝楼薤白半夏白蔹浆汤

仲景《伤寒论》，胸痹不得卧，心痛彻背者，栝楼薤白半夏白蔹浆汤主之方。

栝楼薤白半夏白蔹浆汤方

大栝楼一枚　薤白切，三两　半夏半升，洗

右三味，以白蔹浆一斗，煮取四升，去滓，温服一升，日三。忌羊肉、饧。注：《古今录验》同，《范汪》同。

桂林古本《伤寒杂病论·卷十五》

栝楼薤白半夏汤

胸痹不得卧，心痛彻背者，栝楼薤白半夏汤主之。

栝楼薤白半夏汤方

栝楼实一枚，捣　薤白三两，半夏半升　白酒一斗

右四味，同煮，取四升，去滓，温服一升，日三服。

《金匮要略》栝楼薤白半夏汤，随从其前身《金匮玉函要略方》，始源于《肘后备急方》。

《肘后备急方》治胸痹栝楼、薤白、白酒一方，其方后云："亦可加半夏四两。"此即栝楼薤白半夏汤之源流基础。方中之白酒，《范汪方》《古今录验方》《辅行诀脏腑用药法要》《外台秘要》引《伤寒论》此方，均为"白蔹浆"，即醋而非酒。由此可佐证，《金匮要略》的前身《金匮玉函

要略方》中，亦当为"白截浆"，宋人撰治《金匮要略》时易为"白酒"。

52. 枳实薤白桂枝汤

胸痹心中痞气，气结在胸，胸满，胁下逆抢心，枳实薤白桂枝汤主之；人参汤亦主之。

枳实薤白桂枝汤方

枳实四枚　厚朴四两　薤白半斤　桂枝一两　栝楼实一枚，捣

右五味，以水五升，先煮枳实，厚朴取二升，去滓，内诸药，煮数沸，分温三服。

《外台秘要·卷十二》引《范汪方》

枳实汤

《范汪》疗胸痹，心中痞坚，留气结于胸中，胸满胁下，逆气抢心。枳实汤方。

枳实汤方

陈枳实四枚，炙　厚朴四两，炙　薤白八两　桂心一两　栝楼实一枚

右五味，先以水五升煮枳实、厚朴，取二升半，去滓，内余药，又煎三两沸，去滓，分温三服。除心气良。注：《古今录验》《千金》同。此本仲景《伤寒论》方。

《古今录验方》

枳实汤

疗胸痹，心中痞坚，留气结于胸中，胸满，胁下逆气抢心，枳实汤方。

陈枳实四枚，炙　厚朴四两，炙　薤白八两　桂心一两　栝楼实一枚

右五味，先以水五升，煮枳实、厚朴，取二升半，去滓，内余药，又煎三两沸，去滓，分温三服。除心气良。

《备急千金要方·卷十三》

枳实薤白桂枝汤

治胸痹，心中痞气结在胸，胸满，胁下逆抢心。枳实薤白桂枝汤方。

枳实薤白桂枝汤方

枳实四两　厚朴三两　薤白一斤　栝楼实一枚　桂枝一两

右五味，㕮咀，以水七升，煮取二升半，分再服。注：《仲景方》厚朴用四两，薤白半斤，水五升，煮取二升。

《医心方·卷六》引《千金方》

《千金方》云：胸痹之病，令人心中坚痞急痛，肌中苦痹，绞急如刺，不得俯仰，其胸中愊愊如满，咽塞，习习痒，喉中干燥，时欲呕吐，胸及背引痛，手不得犯，胸满短气，咳唾引痛，烦闷，白汗出，或彻背引痛，忽不知治杀人方。

枳实四枚　厚朴三两　薤白一斤　瓜蒌子一枚　桂心一两

五味，水七升，煮取二升半，分再服。

《金匮要略》此方，始源于《范汪方》。《范汪方》名"枳实汤"。《古今录验方》同。至《备急千金要方》，始名"枳实薤白桂枝汤"。《备急千金要方》此方薤白用一斤，厚朴用三两。《范汪方》《古今录验方》《伤寒论》《金匮要略》等，薤白均用半斤（八两），厚朴用四两。

据《外台秘要·卷十二》此方后注，《伤寒论》载有此方，则《金匮要略》的前身，《金匮玉函要略方》，亦当载有此方。

53. 人参汤

人参　甘草　干姜　白术各三两

右四味，以水八升，煮取三升，温服一升，日三服。

《肘后备急方·卷二·治卒霍乱诸急方第十》

凡所以得霍乱者，多起饮食，或饮食生冷杂物以肥腻酒鱼会而当风……旧方用理中丸。

《肘后备急方·卷二》引《崔氏方》

理中丸

崔氏理中丸方。

甘草三两　干姜　人参　白术各一两

捣，下筛，蜜丸如弹丸。觉不住，更服一枚。须臾不差，仍温汤一斗，以糜肉中服之。频频三五度，令差。亦可用酒服。

《范汪方·卷四》

理中汤

治霍乱吐不下止，理中汤方。

理中汤方

人参　干姜　白术　甘草各一两

水三升，煮得一升半，分二服。

《医心方·卷十一》引《范汪方》

理中汤

《范汪方》治霍乱吐下不止，理中汤方。

理中汤方

人参　干姜　白术　甘草各一两

水三升，煮得一升半，分二服。注：今按：《小品方》：药各三两，水六升，煮取三升，分三服，又《医门方》云：白术三两，人参三两，甘草二两，干姜二两，水七升，煮取二升半。若胸满腹痛吐下者，加当归、厚朴各二两；若悸者、寒者、渴者，并主之。

《医心方·卷十一》引《录验方》

理中丸

《录验方》治霍乱虚冷，吐逆下利，理中丸方。

理中丸方

人参　甘草炙　干姜　白术各二两

凡四物，捣下，蜜丸如弹丸，取一丸内暖酒中服之，日三。注：今按：《本草》苏敬注云：方寸匕散为丸如梧子，得十六丸，如弹丸一枚。

《医心方·卷十一》引《效验方》

理中散

《效验方》治霍乱吐下，理中散方。

理中散方

甘草二两，炙　人参二两　干姜二两　术二两

凡四物，治筛，酒服方寸匕，日三。

《小品方·卷四》

理中汤

治霍乱吐下，胀满，食不消，心腹痛方。

理中汤方

人参三两　白术三两　甘草三两，炙　干姜三两

右四味，以水六升，煮取三升，绞去滓，温分三服。不差，频进两三剂。远行防霍乱，作丸如梧子，服二十丸。散服方寸匕，酒服亦得。若转筋者，加石膏三两。忌海藻、菘菜、桃李、雀肉等。

霍乱脐上筑者，肾气动也。先治气。理中汤去术加桂。凡加术者，以内虚也；加桂者，恐作奔豚也。理中汤方。

理中汤方

人参三两　甘草三两，炙　白术三两　干姜三两，炮

右四味，切，以水八升，煮取三升，去滓，温服一升，日三夜一。若脐上筑者，肾气动也，去术加桂心四两；吐多者，去术加生姜三两；若下多者，复用术；悸者加茯苓二两；若病先时渴，喜得水者，加术合前成四两半；若腹中痛者，加人参合前成四两半；若恶寒者，加干姜合前成四两半；若腹满者，去术加附子一枚，炮去皮，破六片。服汤后一食顷，饮热粥一升许，汗微出自温，勿发揭衣被也。忌海藻、菘菜、桃、李、雀肉等。

《辅行诀脏腑用药法要》

小补脾汤

治饮食不化，时自吐利。吐利已，心中苦饥，或心下痞满，脉数，无力，身重，足痿，善转筋者方。

小补脾汤方

人参　甘草炙　干姜各三两　白术一两

右四味，以水八升，煮取三升，分三服，日三。若脐上筑动者，去术，加桂四两；吐多者，去术，加生姜三两；下多者，仍用术，心中悸者，加茯苓一两；渴欲饮者，加术至四两半；腹中满者，去术，加附子一枚，炮；腹中痛者，加人参一两；寒者，加干姜一两。

《备急千金要方·卷二十》

治中汤

主霍乱吐下胀满，食不消，心腹痛方。

治中汤方

人参　干姜　白术　甘草各三两

右四味，㕮咀，以水八升，煮取三升，分三服。不差，频服三两剂。远行防霍乱，依前作丸，如梧子，服三十丸。如作散服方寸匕。酒服亦得。若转筋者，加石膏三两。注：仲景云：若脐上筑者，肾气动也。去术加桂心四两；吐多者，去术加生姜三两；下多者，复用术；悸者，加茯苓二两；渴欲得水者，加术合前成四两半；腹中痛者，加人参合前成四两半；若寒者，加干姜合前成四两半；腹满者，去术加附子一枚。服汤后一食顷，服热粥一升，微自温，勿发揭衣被也。

《备急千金要方·卷二十四》

理中汤

失食发，宜服葱白豉汤；饮酒过醉发，亦宜服葱白豉汤方。服汤不解，宜服理中汤方。

理中汤方

人参　甘草　白术各三两　干姜二两

右四味，㕮咀，以水六升，煮取二升半，分三服。

《外台秘要·卷六》引仲景论

理中汤

霍乱脐上筑者，肾气动也。先疗气，理中汤去术加桂。凡方加术者，以内虚也；加桂者，恐作

奔豚也。理中汤方。

理中汤方

人参二两　甘草三两，炙　白术三两　干姜三两，炮

右四味，切，以水八升，煮取三升，去滓，温服一升，日三夜一。若脐上筑者，肾气动也，去术加桂心四两；吐多者，去术加生姜三两；若下多者，复用术；悸者加茯苓二两；若先时渴，喜得水者，加术合前成四两半；若腹中痛者，加人参，合前成四两半；若恶寒者，加干姜合前成四两半；若腹满者，去术加附子一枚，炮，去皮，破六片。服汤后一食顷，饮热粥一升许，汗微出自温，勿发揭衣被也。忌海藻、菘菜、桃、李、雀肉等。注：《千金》《备急》《文仲》《崔氏》《集验》《必效》《小品》《古今录验》并同。

《外台秘要·卷十二》引《伤寒论》

理中汤

仲景《伤寒论》，疗胸痹，理中汤方。

理中汤方

人参三两　甘草三两，炙　白术三两　干姜三两

右四味，切，以水八升，煮取三升，去滓，温服，日三夜一，频服三剂愈。注：张仲景云：胸痹，心中痞坚，留气结于胸，胸满胁下逆抢心，理中汤亦主之。《千金》同。

《外台秘要·卷三十一》引仲景方

理中丸

疗三焦不通，呕吐不食，并霍乱吐痢不止者，并主之方。

理中丸方

人参　干姜　白术　甘草各三两，炙

右四味，捣筛，蜜和丸，如梧子，空腹以饮汁服十五丸，忌桃、李、雀肉、海藻、菘菜。

《外台秘要·卷六》引《崔氏方》

崔氏理中丸

疗三焦不通，呕吐不食，并霍乱吐逆下痢，及不得痢，悉主之方。

崔氏理中丸方

人参三两　干姜二两，炮　白术三两　甘草三两，炙

右四味，捣筛，蜜如丸，如梧子，平旦取粥清服五丸，日再服。一方干姜三两。忌海藻、菘菜、桃、李、雀肉等。

《产经》

理中汤

产后虚损，未复而早起，伤于风冷，风冷乘虚入于大肠，肠虚则泄，故令利也。产后利若变为血利，则难治。理中汤主之。

理中汤方

干姜　人参　白术　甘草各二两

以水六升，煮取三升，分三服。

《千金翼方·卷十》

理中汤

霍乱而头痛发热，身体疼痛，热多欲饮水，五苓散主之；寒多不用水者，理中汤主之。

理中汤方

人参 干姜 甘草炙 白术各三两。

右四味，以水八升，煮取三升，去滓，温服一升，日三服。脐上筑者，为肾气动，去术加桂四两；吐多者，去术，加生姜三两；下利多者，复用术；悸者加茯苓二两；渴者，加术至四两半；腹中痛者，加人参至四两半；寒者，加干姜至四两半；腹满者，去术，加附子一枚。服药后如食顷，饮热粥一升，微自温暖，勿发揭衣被。一方蜜和丸，如鸡黄许大，以沸汤数合和一丸，研碎温服。日三夜二。腹中未热，益至三四丸。然不及汤。

《千金翼方·卷十》

理中丸

主霍乱临时方。

理中丸方

人参 白术 干姜 甘草炙，各一两

右四味，捣筛为末，炼蜜和丸如弹丸。取汤和一丸服之，日十服。吐多痢少者，取枳实三枚，炙，四破，水三升，煮取一升，和一丸服之；吐少痢多者，加干姜一累；吐痢干呕者，取半夏半两，洗去滑，水二升，煮取一升，和一丸服之；若吐痢大极转筋者，以韭汁洗腹肾，从胸至足踝，勿逆，即止；若体冷微汗，腹中寒，取附子一枚，炮，去皮，四破，以水二升，煮一升，和一丸服。吐痢悉止，脉不出，体犹冷者，可服诸汤补之。

《金匮玉函经·卷四》

理中汤

霍乱，头痛发热，身疼痛，热多欲饮水，五苓散主之；寒多不用水者，理中汤主之。

理中丸及汤方

人参 甘草炙 白术 干姜各三两

右四味，捣筛为末，蜜和丸，如鸡黄大，以沸汤数合，和一丸，研碎温服之。日三服，夜二服。腹中未热，益至三四丸。然不及汤。汤法，以四物依两数切，用水八升，煮取三升，去滓，温服一升，日三服。

加减法：

若脐上筑者，肾气动也，去术加桂四两。

吐多者，去术，加生姜三两；下多者还用术；悸者加茯苓二两。

渴欲得水者，加术足前成四两半。

腹中痛者，加人参足前成四两半。

寒者加干姜，足前成四两半。

腹满者去术，加附子一枚。

服汤后如食顷，饮热粥一升许，微自温，勿发揭衣被。

《金匮要略》之"人参汤"，即"理中汤"之别名。此方在晋代之《肘后备急方》中就有记载了。其后此方或丸，或散，但方剂组成则无变化。《肘后备急方》此方治霍乱；《辅行诀脏腑用药法要》用此方治疗饮食不化、时自吐利、心下痞满等症；《备急千金要方》用此方治疗霍乱、饮酒醉发等症；《伤寒论》用此方治疗胸痹、霍乱等病；《崔氏方》用此方治疗呕吐不食、霍乱吐利之症；《产经》用此方治疗产后血利之症。

由《金匮要略》此方方名，可以得到提示，《金匮要略》的前身《金匮玉函要略方》，此方亦当名"人参汤",而且此方并非抄袭《伤寒论》而来,否则方名当与《伤寒论》一致。这也间接证明,《金匮玉函要略方》成书时间早于《伤寒论》,而《伤寒论》每有采用《金匮玉函要略方》中之方。

54. 茯苓杏仁甘草汤

胸痹,胸中气塞,短气,茯苓杏仁甘草汤主之;橘枳姜汤亦主之。

茯苓杏仁甘草汤方

茯苓三两　杏仁五十个　甘草一两

右二味,以水一斗,煮取五升,温服一升,日三服。注:不差更服。

《肘后备急方·卷四》

若胸中痞塞短气,膈者方。

甘草二两　茯苓三两　杏人五十枚,碎之

水一斗三升,煮取六升,分为五服。

敦煌卷子本《不知名医方第九种》

胸中气塞短气方。

甘草一两　茯苓一两　杏仁去尖

三物以水三升三合,温取三服。

《备急千金要方·卷十三》

茯苓汤

治胸中气塞短气,茯苓汤方。

茯苓汤方

茯苓三两　甘草一两　杏人五十枚

右三味,㕮咀,以水一斗三升,煮取六升,去滓,为六服。日三。未差再合服。

《外台秘要·卷十二》引《千金方》

茯苓汤

胸中气塞短气,茯苓汤主之方。

茯苓汤方

茯苓三两　甘草一两,炙　杏仁五十枚

右三味,㕮咀,以水一斗,煮取五升,温服一升,日三服。不差,更合。仲景《伤寒论》同。

《金匮要略》茯苓杏仁甘草汤,始源于《肘后备急方》,彼书尚无方名。《备急千金要方》名"茯苓汤"。甘草用量,《肘后备急方》为二两;茯苓用量,敦煌卷子本《不知名医方第九种》为一两。

《外台秘要》说《伤寒论》有此方,此提示《金匮要略》的前身《金匮玉函要略方》收录有此方。

55. 橘枳姜汤

橘皮一斤　枳实三两　生姜半斤

右三味,以水五升,煮取二升,分温再服。注:《肘后》《千金》云治胸痹,胸中愊愊如满,噎塞习习如痒,喉中涩燥唾沫。

《肘后备急方·卷四》

胸痹之病,令人心中坚痞忽痛,肌中若痹,绞急如刺,不得俯仰,其胸前皮皆痛,不得手犯,胸满短气,咳嗽引痛,烦闷自汗出,或彻引背脊,不即治之,数日害人。

橘皮半斤　枳实四枚　生姜半斤

水四升，煮取二升，分再服。

《范汪方·卷十三》

橘皮枳实汤

胸痹之病，胸中愊愊如满，噎塞习习如痒，喉中涩唾燥沫是也。

橘皮枳实汤主之方

橘皮半斤　枳实四枚，炙　生姜半斤

右三味，切，以水五升，煮取三升，分再服。

《小品方·卷一》

橘皮汤

治胸痹方。胸痹之候，胸中愊愊如满，噎塞，习习如痒，喉中涩，唾燥呕沫是也。

橘皮汤方

橘皮一升　枳实三两　生姜半斤

右三物，以水五升，煮取二升，分再服。

《备急千金要方·卷十三》

胸痹之候，胸中愊愊如满，噎塞习习如痒，喉中涩燥唾沫，宜此方。

橘皮一斤　枳实四枚　生姜半斤

右三味，㕮咀，以水五升，煮取二升，去滓，分再服。

《医心方·卷六》引《葛氏方》

《葛氏方》治胸痹之病，令人心中坚痞急痛，肌中苦痹，绞急如刺，不得俯仰，其胸前皮皆痛，手不得犯，胸满短气，咳唾引痛，烦闷，白汗出，或彻背引膂，不知治之，数日杀人方。

橘皮一升　枳实四枚　生姜半斤

水四升，煮取二升，分为再服。注：今按：《小品方》枳实三两，水五升。

《外台秘要·卷十二》引《伤寒论》

橘皮枳实汤

仲景《伤寒论》，胸痹之病，胸中愊愊如满，噎塞习习如痒，喉中涩，唾燥沫是也。

橘皮枳实汤主之方

橘皮半斤　枳实四枚，炙　生姜半斤

右三味，切，以水五升，煮取二升，分再服。注：《肘后》《小品》《文仲》《深师》《范汪》《古今录验》《经心录》《千金》同。

《金匮要略》橘枳姜汤，始源于《肘后备急方》。该书此方尚无方名。其后之《葛氏方》《备急千金要方》亦无方名。《范汪方》名"橘皮枳实汤"；《小品方》名"橘皮汤"；《伤寒论》同《范汪方》。《肘后备急方》橘皮原本用半斤，至《葛氏方》，易为"一升"，《小品方》随同《葛氏方》。《备急千金要方》更将"一升"易为"一斤"。《外台秘要》引《伤寒论》，则本《肘后备急方》之旧，橘皮用半斤。此提示《金匮要略》的前身《金匮玉函要略方》（此书成书早于《伤寒论》），此方橘皮用量当为"半斤"。至宋臣校理该书时，因残损脱失之故，遂依《备急千金要方》之用量而为"一斤"。

56. 薏苡附子散

胸痹缓急者，薏苡附子散主之。

薏苡附子散方

薏苡仁十五两　大附子十枚，炮

右二味，杵为散，服方寸匕，日三服。

《范汪方·卷十三》

薏苡人散

疗胸痹偏缓急，薏苡人散方。

薏苡人散方

薏苡人一千五百枚　附子大者十枚，炮

右二味，捣下筛，服方寸匕，日三。不知，稍增之。忌猪肉、冷水。

《外台秘要·卷十二》引《古今录验方》

薏苡人散

疗胸痹偏缓急，薏苡人散方。

薏苡人散方

薏苡人一千五百枚　附子大者十枚，炮

右二味，捣下筛，服方寸匕，日三。不知，稍增之。忌猪肉、冷水。注：此方出《僧深》，《范汪》同。《仲景方》用薏苡人十五两。

据《外台秘要》此方方后之注，此方当始源于《范汪》方。因《范汪方》成书时间早于《深师方》。

《范汪方》《古今录验方》此方治证均云"胸痹偏缓急"，《金匮要略》脱"偏"字成"胸痹缓急"，义不如前者为确。此可佐证《金匮要略》或其前身《金匮玉函要略方》沿袭引录该方时脱误，其成书时间当在《古今录验方》之后。

此方中薏苡仁用量，《范汪方》《古今录验方》均为"一千五百枚"，《金匮要略》为"十五两"，或为沿承其前身《金匮玉函要略方》所致。

57. 桂枝生姜枳实汤

心中痞，诸逆心悬痛，桂枝生姜枳实汤主之。

桂枝生姜枳实汤方

桂枝　生姜各三两　枳实五枚

右二味，以水六升，煮取三升，分温三服。

《肘后备急方·卷一》

治心下牵急懊痛方。

桂三两　生姜三两　枳实五枚

水五升，煮取三升，分三服。亦可加术二两，胶饴半斤。

《范汪方·卷十八》

桂心生姜枳实汤

心下悬痛，诸逆大虚者，桂心生姜枳实汤主之方。

桂心生姜枳实汤方

桂心三两　生姜三两　枳实五枚，炙，破四片。

右三味，切，以水六升，煮取三升，去滓，温分三服。忌生葱。

《外台秘要·卷七》引《伤寒论》

桂心生姜枳实汤

仲景《伤寒论》，心下悬痛，诸逆大虚者，桂心生姜枳实汤主之方。

桂心生姜枳实汤方

桂心三两　生姜三两　枳实五枚，炙

右三味，以水六升，煮取三升，去滓，温分三服。忌生葱。

《金匮要略》此方，始源于《肘后备急方》。原方治证"治心下牵急懊痛方"，其中"懊痛"，被其后之《范汪方》意变为"悬痛"；"急"被音转为"逆"。《范汪方》及《伤寒论》均用"桂心"。"桂心"之称谓使用在前，"桂枝"之称谓使用在后。《金匮要略》用"桂枝"。

58. 乌头赤石脂丸

心痛彻背，背痛彻心，乌头赤石脂丸主之。

乌头赤石脂丸方

蜀椒一两，一法二分　乌头一分，炮　附子半两，炮，一法一分　干姜一两，一法一分　赤石脂一两，一法二分

右五味，末之，蜜丸如梧子大，先食服一丸，日三服。不知，稍加服。

《范汪方·卷十八》

乌头赤石脂丸

心痛彻背，背痛彻心，乌头赤石脂丸主之方。

乌头赤石脂丸方

乌头二分，炮，去皮，宋本作一分　附子一分，炮，去皮　赤石脂二分　干姜二分　蜀椒一分，汗

右五味，捣筛，蜜如丸，先食服如麻子大，一服三丸，少少加之。忌猪肉、冷水。

疗久心痛，乌头赤石脂丸方。

乌头赤石脂丸方

赤石脂　干姜　桂心　椒，汗，去闭口及目　乌头炮

右五味，等份，末之，蜜和丸，如梧子。服三丸，日三，以知为度。赤石脂取斑斑赤中者。忌猪肉、冷水、生葱。

《备急千金要方·卷十三》

乌头丸

治心痛彻背，背痛彻心，乌头丸方。

乌头丸方

乌头六铢　附子　蜀椒各半两　赤石脂　干姜各一两

右五味，末之，蜜丸。先食服如麻子三丸，日三。不知，稍增之。注：《范汪》不用附子，服如梧子三丸。《崔氏》用桂半两，为六味。

《外台秘要·卷七》引《伤寒论》

乌头赤石脂丸

仲景《伤寒论》，心痛彻背，背痛彻心，乌头赤石脂丸主之方。

乌头赤石脂丸方

乌头二分，炮去皮　附子一分，炮，去皮　赤石脂二分　干姜二分　蜀椒一分，汗

右五味，捣筛，蜜和丸。先食服如麻子大，一服三丸，少少加之。忌猪肉、冷水。注：《千金》《必效》《范汪》《经心录》等同。《千金》分量小别。

《金匮要略》乌头赤石脂丸，始源于《范汪方》。《备急千金要方》此方名"乌头丸"。

黄竹斋《金匮要略方论集注》："《千金》名乌头丸，注云《范汪》不用附子，《崔氏》用桂半两，为六味。《外台》，此方丹阳有隐士出山，云得华佗法。若久心痛，每旦服三丸，稍加至十丸，尽一剂，遂终身不发。"

《伤寒论》此方用"分"不用"两"，《备急千金要方》此方用"两"。此提示《金匮玉函要略方》（《金匮要略》之前身）亦当用"分"。其脱失部分，宋臣依《备急千金要方》之"两"补入。故《金匮要略》此方，"分""两"参杂使用。

59. 九痛丸

治九种心痛。

九痛丸方

附子三两，炮　生狼牙一两，炙香　巴豆一两，去皮心，熬，研如脂　人参　干姜　吴茱萸各一两

右六味，末之，炼蜜丸如梧子大，酒下，强人初服三丸，弱者二丸。兼治卒中恶，腹胀痛，口不能言。又治连年积冷，流注心胸痛，并冷冲上气，落马坠车血疾等，皆主之。忌口如常法。

《备急千金要方·卷十三》

九痛丸

治九种心痛。一虫心痛；二注心痛；三风心痛；四悸心痛；五食心痛；六饮心痛；七冷心痛；八热心痛；九去来心痛。此方悉主之。并疗冷冲上气，落马坠车、血疾等方。

九痛丸方

附子　干姜各二两　巴豆　人参　吴茱萸各一两　生狼毒四两

右六味，末之，蜜和。空腹服如梧子一丸。卒中恶腹痛，口不能言者二丸。日一服。连年积冷，流注心胸者，亦服之。好好将息。神验。

《医心方·卷六》引《千金方》

九痛丸

《千金方》云：九痛丸，主九种心痛。一虫心痛；二注心痛；三风心痛；四悸心痛；五食心痛；六饮心痛；七冷心痛；八热心痛；九生来心痛。此方悉主之。并治冷肿上气，落马坠车方。

附子二两　巴豆仁一两　生狼毒一两，炙令极香，秤　人参一两　干姜一两　食茱萸一两

六味，蜜和，空腹服如梧子三丸。卒中恶腹痛，口不言，二日一服。连年积冷，流注心胸者，亦服之。好好将息。神验。

《外台秘要·卷七》引《千金方》

附子丸

《千金》疗九种心痛。一虫心痛；二注心痛；三气心痛；四悸心痛；五食心痛；六饮心痛；七冷心痛；八热心痛；九去来心痛。悉主之。并疗冷冲上气，落马坠车，附子丸方。

附子丸方

附子一两，炮　巴豆人一两，去心皮，熬　人参一两　生狼毒一两，炙令极香　食茱萸一两　干姜一两

右六味，捣末，蜜和。空腹服如梧子三丸。日一服。弱者二丸。卒中恶心痛，口不能言，连年积冷，流注心胸痛者，亦服之。好好将息。神效。忌野猪肉、芦笋。注：《必效》《经心录》同。

《金匮要略》此方，源于《备急千金要方》。方中生狼牙，《备急千金要方》原作"生狼毒"。《金匮要略》的前身《金匮玉函要略方》，成书于《千金翼方》之后，自然更在《备急千金要方》之后。此方《金匮要略》所叙治证，过于简扼，且《伤寒论》不载此方。或为宋臣依《备急千金

要方》，赘附该篇后。

九、《金匮要略·腹满寒疝宿食病篇》

60. 厚朴七物汤

病腹满，发热十日，脉浮而数，饮食如故。厚朴七物汤主之。

厚朴七物汤方

厚朴半斤　甘草三两　大黄三两　大枣十枚　枳实五枚　桂枝二两　生姜五两

右七味，以水一升，煮取四升，温服八合，日三服。呕者加半夏五合；下利去大黄；寒多者，加生姜至半斤。

《小品方·卷一》

厚朴汤

治腹气满，厚朴汤方。

厚朴八两　陈枳实子五枚　甘草三两　桂肉二两　大黄三两　生姜三两　大枣十枚

凡七物，以水一斗，煮取三升，分三服。

《备急千金要方·卷十六》

厚朴七物汤

治腹满气胀方。注：仲景云，治腹满发热数十日，脉浮数，饮食如故者。

厚朴七物汤方

厚朴半斤　甘草　大黄各三两　枳实五枚　桂心二两　生姜五两　大枣十枚

右㕮咀，以水一斗，煮取五升，去滓，内大黄煮取四升，服八合，日三。呕逆者，加半夏五合；利者，去大黄；寒多者，加生姜至半斤。

《外台秘要·卷七》引《千金方》

厚朴七味汤

《千金》厚朴七味汤，主腹满气胀方。

厚朴七味汤方

厚朴半斤，炙　甘草炙　大黄各三两　大枣十枚　枳实五枚　桂心二两　干姜五两

右切，以水一斗，煮取五升，去滓，内大黄，取四升，服八合，日三。呕者，加半夏五合；利者去大黄；寒者加生姜至半斤。忌海藻、菘菜、生葱、羊肉、饧。注：此本仲景《伤寒论》方。

《金匮要略》厚朴七物汤，源于《小品方》。《小品方》此方名"厚朴汤"，《外台秘要》引《备急千金要方》名"厚朴七味汤"，注云《伤寒论》同。据此，则《金匮要略》的前身《金匮玉函要略方》，此方或名为"厚朴七味汤"。

61. 附子粳米汤

腹中寒气，雷鸣切痛，胸胁逆满，呕吐，附子粳米汤主之。

附子粳米汤方

附子一枚，炮　半夏半升　甘草一两　大枣十枚　粳米半升

右五味，以水八升，煮米熟汤成，去滓，温服一升，日三服。

《范汪方·卷十五》

附子粳米汤

疗腹中寒气胀，雷鸣切痛，胸胁逆满，附子粳米汤方。

附子粳米汤方

附子一枚，炮，八破　半夏半升，洗去滑　甘草一两，炙　大枣十枚，擘　粳米半升

右五味，切，以水八升，煮取米熟，去米，内药煮取三升，绞去滓，适寒温，饮一升，日三。忌海藻、菘菜、猪菜肉、饧。

《小品方·卷一》

蜀椒汤

解急蜀椒汤，主寒疝心痛如刺，绕齐绞痛，腹中尽痛，白汗自出，欲绝方。

蜀椒汤方

蜀椒三百枚，一方二百枚　附子一枚　粳米半升　干姜半两　半夏十二枚　大枣三十枚　甘草一两

凡七物，以水七升，煮取三升，汤成，热服一升。不差，复服一升。数用治心痛，最良。一说寒气心腹痛，槌缴困急欲死，解结逐寒下气止痛方，良。

《集验方·卷二》

附子粳米汤

治腹中寒气胀，雷鸣切痛，胸胁逆满，附子粳米汤方。

附子粳米汤方

附子一枚，炮　半夏半升，洗　甘草一两，炙　大枣十枚　粳米半升　干姜二两

右六味，切，以水八升，煮米取熟，去米内药，煮取三升，绞去滓，适寒温，饮一升，日三。忌海藻、菘菜、猪羊肉、饧。

《备急千金要方·卷十六》

附子粳米汤

附子粳米汤，主腹中寒气胀满，肠鸣切痛，胸胁逆满呕吐方。

附子粳米汤方

附子一枚　半夏　粳米各半升　甘草一两　大枣十枚

右五味，㕮咀，以水八升，煮米熟去滓，一服一升，日三。注：《集验》加干姜二两。

《备急千金要方·卷二十》

附子粳米汤

霍乱，四逆，吐少呕多者，附子粳米汤主之方。

附子粳米汤方

中附子一枚　粳米五合　半夏半升　干姜　甘草各一两　大枣十枚

右六味，㕮咀，以水八升，煮药取米熟，去滓，分三服。注：仲景无干姜。

《外台秘要·卷七》引《范汪方》

附子粳米汤

《范汪》疗腹中寒气胀，雷鸣切痛，胸胁逆满，附子粳米汤方。

附子粳米汤方

附子一枚，炮　半夏半升，洗　甘草一两，炙　大枣十枚　粳米半升

右五味，切，以水八升，煮米取熟，去米内药，煮取三升，绞去滓，适寒温，饮一升，日三。忌海藻、菘菜、猪羊肉、饧。注：仲景《伤寒论》同。《集验》加干姜二两。

《金匮要略》附子粳米汤，始源于《范汪方》。《小品方》于该方中增蜀椒、干姜，名蜀椒汤，

治寒疝疼痛；《集验方》方中用干姜，共六味药组成，治证同《范汪方》。《伤寒论》有此方，《金匮要略》的前身《金匮玉函要略方》亦当载录有此方。

62. 厚朴三物汤（厚朴大黄汤、小承气汤）

痛而闭者，厚朴三物汤主之。

厚朴三物汤方

厚朴八两　大黄四两　枳实五枚

右三味，以水一斗二升，先煮二味，取五升，内大黄，煮取三升，温服一升，以利为度。

《金匮要略·痰饮咳嗽病篇》

厚朴大黄汤

支饮胸满者，厚朴大黄汤主之。

厚朴大黄汤方

厚朴一尺　大黄六两　枳实四枚

右三味，以水五升，煮取二升，分温再服。

《金匮要略·呕吐哕下利病篇》

小承气汤

下利谵语者，有燥屎也。小承气汤主之。

小承气汤方

大黄四两　厚朴三两，炙　枳实大者三枚，炙

右三味，以水四升，煮取一升二合，去滓，分温二服。得利则止。

《肘后备急方·卷二》

大便闭坚，令利者。

大黄四两　厚朴二两　枳实四枚

以水四升，煮取一升二合，分再服。得通者止之。

《医心方·卷六》引《深师方》

厚朴汤

《僧深方》云：厚朴汤，治腹满发数十日，脉浮数，食饮如故方。

厚朴汤方

厚朴半斤　枳实五枚　大黄四两

凡三物，以水一斗二升，煮取五升，内大黄，微火煎，令得三升，先食服一升，日三。

《范汪方·卷三十一》

承气汤

疗伤寒或始得至七八日不大便，或四五日后不大便，或下后秘塞者，承气汤方。

承气汤方

厚朴炙　大黄各二两　枳实六片，炙

右三味，以水五升，煮取二升，体强者服一升，赢者服七合，得下必效，止。

《备急千金要方·卷十六》

厚朴三物汤

治腹满发热数十日，脉浮而数，饮食如故方。

厚朴半斤　大黄四两　陈枳实大者五枚

右㕮咀，以水一斗二升，煮取五升，内大黄，煎取三升，去滓，服一升。腹中转动者，勿服。不动者，更服。一方加芒消二两。

《备急千金要方·卷十八》

厚朴大黄汤

夫酒客咳者，必致吐血，此坐久饮过度所致也。其脉虚者必冒。其人本有支饮在胸中也。支饮胸满，厚朴大黄汤主之。

厚朴大黄汤方

厚朴一尺　大黄六两　枳实四两

右三味，㕮咀，以水五升，煮取二升，分为二服温服之。

《外台秘要·卷一》引《千金方》

小承气汤

伤寒四五日，脉沉喘满。沉为在里而反发汗，津液越出，大便为难，表虚里实，久则谵语。

小承气汤方

大黄四两　厚朴二两，炙　枳实大者三枚，炙

右三味，切，以水四升，煮取一升二合，去滓，分温再服。若一服得利，谵语止，勿服之也。

《外台秘要·卷八》引《千金方》

厚朴大黄汤

夫酒客咳者，必致吐血，此坐以极饮过多所致也，其脉虚者必自冒，其人本有支饮在胸中也。支饮胸满，厚朴大黄汤主之。

厚朴大黄汤方

厚朴一两，炙　大黄六两　枳实四两，炙

右三味，细切，以水五升，煮取二升，去滓，分温再服之。注：此本仲景《伤寒论》方。

《千金翼方·卷九》

小承气汤

太阳病吐下发汗后，微烦，小便数，大便因坚，可与小承气汤。和之则愈。

小承气汤方

大黄四两　厚朴二两，炙　枳实大者三枚，炙

右三味，以水四升，煮取一升二合，去滓，温分再服，初服谵语即止。服汤当更衣。不尔，尽服之。

《金匮玉函经·卷三》

小承气汤

阳明病，其人多汗，以津液外出，胃中燥，大便必坚。坚则谵语。小承气汤主之。一服谵语止，莫复服。

小承气汤方

大黄四两　厚朴二两，炙，去皮　枳实三枚大者，炙

右三味，以水四升，煮取一升二合，去滓，分温三服。初服当更衣，不尔，尽饮之，若更衣，勿更服。

《脉经·卷八·平腹满寒疝宿脉证第十一》

病腹满，发热十数日，脉浮而数，饮食如故，厚朴三物汤主之。

《金匮要略》此方，始源于《肘后备急方》。彼时尚无方名。其后，此方产生了多种方名：厚朴汤、承气汤、小承气汤、厚朴三物汤、厚朴大黄汤等。《张氏医通》："此（指厚朴大黄汤）即小承气。以大黄多，遂名厚朴大黄汤；若厚朴多，则名厚朴三物汤。"

《金匮要略》此方治证，参以《脉经》及《伤寒论》，则更接近《备急千金要方》之说。此提示《金匮要略》的前身《金匮玉函要略方》，收录此方时采纳了《备急千金要方》之说。

63. 大柴胡汤

按之心下满痛者，此为实也。当下之，宜大柴胡汤。

大柴胡汤方

柴胡半斤　黄芩三两　芍药三两　半夏半斤，洗　枳实四枚，炙　大黄二两　大枣十二枚　生姜五两

右八味，以水一斗二升，煮取六升，去滓，再煎，温服一升，日三服。

《肘后备急方·卷二》

大柴胡汤

若有热实，得汗不解，复满痛烦躁，欲谬语者，可服大柴胡汤。

大柴胡汤方

柴胡半斤　大黄二两　黄芩三两　芍药二两　枳实十枚　半夏五两，洗之　生姜五两　大枣十二枚

水一斗，煮取四升，当分为四服。当微利也。

《范汪方·卷三十一》

大柴胡汤

疗伤寒七八日不解，默默烦闷，腹中有干粪，谵语。大柴胡汤方。

大柴胡汤方

柴胡　半夏洗，各八两　生姜四两　知母　芍药　大黄　甘草，炙　葳蕤各二两　一方加大黄四枚，黄芩二两，人参三两

右十味，切，以水一斗，煮取三升，去滓，温服一升，日三服。忌海藻、菘菜、羊肉、饧。

《古今录验方》

大前胡汤

疗伤寒八九日不解，心腹坚满，身体疼痛，内外有热，烦呕不安方。

大前胡汤方

前胡半斤　半夏半升，洗　生姜五两　枳实八片，炙　芍药四两　黄芩三两　干枣十二枚，擘

右七味，切，以水一斗，煮取三升，分四服。日三夜一服。忌羊肉、饧等物。

《备急千金要方·卷九》

大柴胡加葳蕤知母汤

伤寒七八日不解，默默心烦，腹中有干粪、谵语。大柴胡加葳蕤知母汤方。

大柴胡加葳蕤知母汤方

柴胡半斤　黄芩　芍药各三两　半夏半升　生姜五两　大黄　甘草各一两　人参三两　葳蕤知母各二两

右十味，㕮咀，以水一斗，煮取三升，去滓，服一升。日三。取下为效。注：《集验》用枳实四枚，不用芍药。

《千金翼方·卷九》

大柴胡汤

伤寒十余日，邪气结在里，欲复往来寒热，当与大柴胡汤。

伤寒发热，汗出不解，心中痞坚，呕吐下利者，大柴胡汤主之。

病人表里无证，发热七八日，虽脉浮数，可下之。宜大柴胡汤。

大柴胡汤方

柴胡八两　枳实四枚，炙　生姜五两，切　黄芩三两　芍药三两　半夏半升，洗　大枣十二枚，擘

右七味，以水一斗二升，煮取六升，去滓，更煎，温服一升，日三服。一方加大黄二两，若不加，恐不名大柴胡汤。

《金匮玉函经·卷三》

大柴胡汤

伤寒发热，汗出不解，心下痞坚，呕吐下利者，大柴胡汤主之。

大柴胡汤方

柴胡半斤　黄芩三两　芍药三两　半夏半升　生姜三两　枳实四枚，炙　大枣十二枚　大黄二两

右八味，以水一斗二升，煮取六升，去滓，再煎取三升，温服一升。一方无大黄。然不加大黄，不得名大柴胡汤也。

《脉经·卷七·病可下证第七》

阳明病，发热，汗多者，急下之，属大柴胡汤。

滑而数者，有宿食，当下之，属大柴胡汤。

伤寒后脉沉，沉为内实，注：《玉函》云，脉沉实，沉实者下之。下之解，属大柴胡汤。

病者无表里证，发热七八日，虽脉浮数，可下之，属大柴胡汤。

《外台秘要·卷一》引《伤寒论》

大柴胡汤

太阳病过经十余日，及二三下之后，四五日柴胡证仍在者，先与小柴胡汤，呕不止，心下急，注：一云呕止小安，郁郁微烦者，为未解也。可与大柴胡汤，下之即愈。

大柴胡汤方

柴胡半斤　黄芩　芍药各三两　半夏半升，水洗　大枣十三枚，擘　生姜五两　枳实四枚，炙

右七味，切，以水一斗二升，煮至六升，去滓，更煎取三升，温服一升，日三服。一方加大黄二两。今不加大黄，恐不名为大柴胡汤也。忌羊肉、饧。兼主天行。注：《千金翼》《肘后》同。

《外台秘要·卷一》引《集验方》

大柴胡汤

疗伤寒七八日不解，默默烦闷，腹中有干粪，谵语，大柴胡汤方。

大柴胡汤方

柴胡　半夏汤洗，各八两　生姜四两　知母　芍药　大黄　萎蕤各二两　甘草炙　一方加枳实四两　黄芩二两

右十味，切，以水一斗，煮取三升，去滓，温服一升，日三服。忌海藻、菘菜、羊肉、饧。注：《范汪》加人参三两，余并同。《千金》用药芍不用枳实。

《外台秘要·卷一》引《崔氏方》

大前胡汤

疗伤寒八九日不解，心腹坚满，身体疼痛，内外有热，烦呕不安方。注：胡洽云：出《张仲景》。

前胡半斤　半夏半升，洗　生姜五两　枳实八片，炙　芍药四两　黄芩三两　干枣十二枚

右七味，切，以水一斗，煮取三升，分四服。日三夜一。忌羊肉、饧等物。注：《古今录验》同。张仲景用柴胡不用前胡。本云加大黄二两，不加大黄，恐不名大柴胡汤。

《外台秘要·卷二》引《伤寒论》

大柴胡汤

伤寒十余日，热结在里，复往来寒热者，与大柴胡汤。

大柴胡汤方

柴胡半斤　枳实四枚，炙　生姜五两　黄芩三两　芍药三两　半夏半升，洗　大枣十二枚，擘

右七味，切，以水一斗二升，煮取六升，去滓，更煎取三升，温服一升，日三服。一方加大黄二两，若不加大黄，恐不名为大柴胡汤。忌羊肉、饧。注：《千金翼》《古今录验》同。

《外台秘要·卷三》引《肘后方》

大柴胡汤

若有热实，得汗不解，腹胀痛，烦躁，欲狂语者，可服大柴胡汤方。

大柴胡汤方

柴胡半斤　大黄二两　黄芩二两　芍药二两　枳实四枚，炙　半夏五两，洗　生姜五两　大枣十二枚，擘

右八味，切，以水一斗二升，煮取六升，去滓，更煎取三升，温服一升，日三服。当微利。忌羊肉、饧。此方四首最第一，急疾须预有幸可得药处，便不可不营之，保无伤死。诸小疗为以防穷极者耳。忌羊肉、饧。

《金匮要略》大柴胡汤，始源于《肘后备急方》。原方中有大黄，至公元600年后之《古今录验方》《崔氏方》时，此方已有脱大黄者，甚至将《肘后备急方》此方原本之"柴胡"，误为"前胡"。

此方之煎服法，《千金翼方》及其前，无"再煎取三升"一句，至《金匮玉函经》，始有"再煎取三升"。《伤寒论》则随从《金匮玉函经》有"更煎取三升"五字。这提示，《金匮玉函经》成书于《千金翼方》之后，而《伤寒论》更在《金匮玉函经》之后。

《金匮要略》此方后，无"更煎取三升"之说，说明其前身《金匮玉函要略方》成书于《伤寒论》之前，《千金翼方》之后；另《金匮要略》此方中有大黄，说明其前身《金匮玉函要略方》采用了《千金翼方》及《金匮玉函经》此方方后之注说，方中加入了大黄。这可佐证《金匮玉函要略方》之成书时间，为在《金匮玉函经》之后，至少在《千金翼方》之后。这一点是比较确定的。

64. 大建中汤

心胸中大寒痛，呕不能饮食，腹中寒，上冲皮起，出见有头足，上下痛而不可触近，大建中汤主之。

大建中汤方

蜀椒二合，去汗　干姜四两　人参二两

右三味，以水四升，煮取二升，去滓，内胶饴一升，微火煎取一升半，分温再服。如一炊顷，

可饮粥二升。后更服，当一日食糜，温覆之。

《肘后备急方·卷一》

治寒疝腹痛，饮食不下，唯不觉其流行方。

椒二合　干姜四两

水四升，煮取二升，去滓，内饧一斤，又煎取半，分再服，数数服之。

《备急千金要方·卷十六》

大建中汤

大建中汤主心胸中大寒、大痛，呕不能饮食，饮食下咽，自知偏从一面下流，有声决决然。若腹中寒气上冲，皮起，出见有头足，上下而痛，其头不可触近方。

大建中汤方

蜀椒二合　干姜四两　人参二两　饴糖一升

右四味，㕮咀，以水四升，煮取二升，去滓，内糖，微火煮令得一升半，分三服。服汤如炊三斗米久，可饮粥二升许，更服。当一日食糜，温覆之。

《备急千金要方·卷十九》

大建中汤

大建中汤，治虚劳寒澼，饮在胁下决决有声，饮已如从一边下决决然也。有头并冲皮起，引两乳内痛，里急，善梦失精，气短，目䀮䀮忽忽多忘方。

甘草二两　人参三两　半夏一升　生姜一斤　蜀椒二合　饴糖八两

右六味，㕮咀，以水一斗，煮取三升，去滓，内糖消，服七合，里急拘引，加芍药、桂心各三两；手足厥，腰背冷，加附子一枚；劳者加黄芪一两。

《金匮要略》大建中汤，源于《肘后备急方》。彼时无方名，方中无人参。至《备急千金要方》，方中加人参，名大建中汤。

65. 大黄附子汤

胁下偏痛，发热，其脉紧弦，此寒也。以温药下之，宜大黄附子汤。

大黄附子汤方

大黄三两　附子三枚，炮　细辛二两

右三味，以水五升，煮取二升，分温三服。若强人，煮取二升半，分温三服。服后如人行四五里，进一服。

《小品方·卷一》

大黄附子汤

治胁下偏痛，发热，其脉弦，此寒也。当以温药下其寒，大黄附子汤方。

大黄附子汤方

大黄三两　附子三枚　细辛二两

凡三物，以水三升，煮取二升，分再服。

《医心方·卷六》引《小品方》

大黄附子汤

《小品方》治胁下偏痛，发热，其脉弦，此寒也。当以温药下其寒，大黄附子汤方。

大黄附子汤方

大黄三两　附子三枚　细辛二两

凡三物，以水三升，煮取二升，分二服。

《备急千金要方·卷十六》

大黄附子汤

大黄附子汤治胁下偏痛，发热，其脉紧弦，此寒也。当以温药下之方。

大黄附子汤方

大黄三两　附子三枚　细辛三两

右三味，㕮咀，以水五升，煮取二升，分再服。

《脉经·卷八·平腹满寒疝宿食脉证第十一》

胁下偏痛，其脉紧弦，此寒也。以温药下之，宜大黄附子汤。

《外台秘要·卷七》引《小品方》

大黄附子汤

《小品》疗胁下偏痛，发热，其脉紧弦，此寒也。当以温药下之，大黄附子汤方。

大黄附子汤方

大黄三两　附子三枚，炮　细辛二两

右三味，切，以水五升，煮取二升，分三服。若强盛人，煮取三升半，分为三服。服别，如人行四五里，进一服。忌猪肉、冷水、生菜等。注：《仲景》同。

《金匮要略》大黄附子汤，始源于《小品方》。《外台秘要》引《小品方》此方后注"仲景同"，当指《张仲景方》载有此方，而非《伤寒论》载有此方。《脉经》载此方方名，由此知《金匮要略》的前身《金匮玉函要略方》，载有此方。

66. 赤丸

寒气厥逆，赤丸主之。

赤丸方

茯苓四两　乌头二两，炮　半夏四两，洗，一方用桂　细辛一两

右四味，末之，内真朱为色，炼蜜丸如麻子大，先食酒饮下三丸，日再，夜一服。不知稍增之，以知为度。

《备急千金要方·卷十六》

赤丸方

赤丸，主寒气厥逆方。

茯苓　桂心各四两　细辛一两　乌头　附子各二两　射罔如大枣一枚

右六味，末之，内真朱为色，蜜丸如麻子，空腹酒服一丸。日再夜一服。不知，加至二丸，以知为度，一方用半夏四两而不用桂。

《金匮要略》此方源于《备急千金要方》。

67. 大乌头煎

腹痛，脉弦而紧，弦则卫气不行，即恶寒，紧则不欲食，邪正相搏，即为寒疝。绕脐痛，若发则白汗出，手足厥冷，其脉沉紧者，大乌头煎主之。

大乌头煎方

乌头大者五枚，熬，去皮，不㕮咀

右以水三升，煮取一升，去滓，内蜜二升，煎令水气尽，取二升。强人服七合，弱人服五合。不差，明日更服。不可一日再服。

《备急千金要方·卷十六》

大乌头汤

论曰：寸口脉弦而紧，弦即卫气不行，卫气不行即恶寒。紧则不欲饮食，弦紧相搏，即为寒疝。趺阳脉浮而迟，浮即为风虚，迟即为寒疝。凡瘦人绕脐痛，必有风冷。谷气不行而反下之，其气必冲，不冲者心下则痞。

寒疝绕脐苦痛，发即白汗出，手足厥寒，其脉沉弦。大乌头汤主之方。

大乌头汤方

乌头十五枚，熬黑，不切

以水三升，煮取一升，去滓，内白蜜二斤，煎令水气尽，得二升。强人服七合，羸人五合。一服未差，明日更服。日止一服，不可再也。注：《仲景》名二物乌头煎。

《脉经·卷八·平腹满寒疝宿食脉证第十一》

趺阳脉紧而浮，紧则为痛，浮则为虚，虚则肠鸣，紧则坚满。

夫瘦人绕脐痛，必有风冷。谷气不行，而反下之，其气必冲。不冲者，心下则痞。

寸口脉弦而紧，弦则卫气不行，卫气不行，则恶寒。紧则不欲食。弦紧相搏，此为寒疝。

趺阳脉浮而迟，浮则为风虚，迟则为寒疝。寒疝绕脐痛，若发则自汗出，手足厥寒，其脉沉弦者，大乌头汤主之。

《外台秘要·卷七》引《伤寒论》

二物大乌头煎

仲景《伤寒论》，寒疝绕脐苦痛，若发则白汗出，手足厥寒。若脉沉弦者，二物大乌头煎主之方。

二物大乌头煎方

大乌头十五枚　白蜜二斤

右药以水三升，煮乌头取二升，去乌头，内蜜，煎令水气尽，得二升。强人服七合，弱人五合。一服不差，明日更服。日止一服，不可再也。忌猪肉、冷水。注：《千金》同。

《金匮要略》大乌头煎，源于《备急千金要方》，原方名为"大乌头汤"。《伤寒论》载此方名"二物大乌头煎"，《脉经》同《备急千金要方》，名"大乌头汤"。此提示《金匮要略》的前身《金匮玉函要略方》，此方名当为"大乌头汤"，《伤寒论》易名为"二物大乌头煎"，宋臣则更去"二物"二字而成"大乌头煎"。此亦可佐证《金匮玉函要略方》成书时间早于《伤寒论》。

68. 当归生姜羊肉汤

寒疝，腹中痛及胁痛里急者，当归生姜羊肉汤主之。

当归生姜羊肉汤方

当归三两　生姜五两　羊肉一斤

右三味，以水八升，煮取三升，温服七合，日三服。若寒多者，加生姜成一斤；痛多而呕者，加橘皮二两、白术一两；加生姜者，亦加水五升，煮取三升二合，服之。

《范汪方·卷十四》

当归生姜羊肉汤

疗寒疝，腹中切痛，引胁痛及腹里急者，当归生姜羊肉汤主之方。

当归生姜羊肉汤方

当归二两　生姜五两　肥羊肉一斤，去脂

右三味，切，以水一升，合煮取三升，去滓，温服七合。日三。痛即当止。若寒多者，加生姜足前成一斤；若痛多而呕者，加橘皮二两、术一两，合前物煮取三升。加生姜者，亦加水五升，煮取三升二合服之，依前。无忌。

《小品方·卷一》

当归生姜羊肉汤

治寒疝腹中痛，及诸胁痛里急，当归生姜羊肉汤主之。

当归三两　生姜三两　芍药三两　羊肉三斤

凡四物，以水一斗二升，煮肉令熟烂，出肉内诸药，煎取三升，服七合，日三。试用良。

《古今录验方》

当归生姜等四味汤

《小品》寒疝气，腹中虚痛，及诸胁痛，里急，当归生姜等四味汤主之方。

当归生姜等四味汤方

当归　生姜　芍药各三两　羊肉三斤

右药，切，以水一斗二升，煮肉烂熟，出肉，内诸药，煎取三升，分温七合，日三。数有效。

《备急千金要方·卷三》

当归汤

当归汤治妇人寒疝，虚劳不足，若产后腹中绞痛方。

当归汤方

当归二两　生姜五两　芍药二两，《子母秘录》作甘草　羊肉一斤

右四味，㕮咀，以水八升，煮羊肉熟，取汁煎药得三升，适寒温，服七合，日三。注：《金匮要略》《胡洽》不用芍药，名小羊肉汤。

《外台秘要·卷七》引《伤寒论》

当归生姜羊肉汤

疗寒疝腹中痛，引胁痛及腹里急者，当归生姜羊肉汤主之方。

当归生姜羊肉汤方

当归三两　生姜五两　肥羊肉一斤，去脂

右三味，切，以水一斗，合煮取三升，去滓，温服七合，日三。痛即当止。若寒多者，加生姜，合前成一斤；若痛多而呕者，加橘皮二两，术一两，合前物煮取三升。加生姜者，亦加水五升，煮取三升二合，服之依前。注：《经心录》《范汪》同。无忌。

《外台秘要·卷七》引《小品方》

当归生姜等四味汤

《小品》寒疝气，腹中虚痛，及诸胁痛，里急，当归生姜等四味主之方。

当归生姜等四味汤

当归　生姜　芍药各三两　羊肉三斤

右药，切，以水一斗二升，煮肉烂熟，出肉，内诸药，煎取三升，分温服七合，日三。数有效。注：《古今录验》《经心录》《范汪》同。

《金匮要略》当归生姜羊肉汤，始源于《范汪方》。《范汪方》收录此方二首。一首由当归、生姜、羊肉等三味组成，一首增芍药为四味药组成。《小品方》《古今录验方》《备急千金要方》等，均有芍药。羊肉，《伤寒论》《金匮要略》《备急千金要方》等，均作"一斤"，提示《金匮要略》

的前身《金匮玉函要略方》此方羊肉亦当为"一斤",《小品方》《古今录验方》,羊肉为"三斤"。

《金匮要略》"胁痛里急",《伤寒论》作"胁痛及腹里急",有增补释义之意;《金匮要略》"日三服"后,《伤寒论》增"痛即当止"四字;"白术一两"后,《伤寒论》增"合前物煮取三升",以助义;《金匮要略》"以水八升",《伤寒论》作"以水一斗"。这些都说明《金匮要略》此方并非沿袭《伤寒论》,所以《伤寒论》才能得以对其原文进行增补释义。

69. 乌头桂枝汤

寒疝,腹中痛,逆冷,手足不仁,若身疼痛,灸刺诸药不能治,抵当乌头桂枝汤主之。

乌头桂枝汤方

乌头

右一味,以蜜二斤,煎减半,去滓,以桂枝汤五合解之,得一升后,初服二合,不知即服三合,又不知,复加至五合。其知者,如醉状,得吐者为中病。

桂枝汤方

桂枝三两,去皮　芍药三两　甘草二两,炙　生姜三两　大枣十二枚

右五味,剉,以水七升,微火煮取三升,去滓。

《范汪方·卷十四》

抵当乌头桂枝汤

寒疝腹满逆冷,手足不仁,若一身尽痛,灸刺诸药所不能治者,抵当乌头桂枝汤主之方。

秋乌头实,中大者十枚,去皮,生用,一方五枚　白蜜三斤,一方一斤　桂心四两

右三味,先以蜜微火煎乌头,减半,去乌头,别一处。以水二升半,煮桂取一升,去滓,以桂汁合前蜜合煎之,得一升诸许,初服二合,不知,更服至三合,又不复知,更加至五合。知如醉状。得吐者为中病也。忌猪肉、冷水、生葱等。

《小品方·卷一》

桂枝汤加乌头汤

治寒疝心腹疼方。夫寒疝腹中痛,逆冷,手足不仁,若一身疼痛,灸刺诸药所不治者,桂枝汤加乌头汤主之。

桂肉三两　芍药三两　甘草二两　生姜三两　大枣十二枚　乌头五枚,破之,以蜜一升,煎取五合,汤成内之

凡六物,以水七升,煮取二升半,内蜜煎,分服五合,日三。

《医心方·卷六》引《小品方》

桂枝汤加乌头汤

《小品方》治寒疝心腹痛方。夫寒疝腹中痛,逆冷,手足不仁,若一身疼痛,灸刺诸药所不治者,桂枝汤加乌头汤主之。

桂肉三两　生姜三两　甘草二两　芍药三两　大枣十二枚　乌头五枚,破之,以蜜一升,煎取五合,汤成内之

凡五物,以水七升,煮取二升半,内蜜煎,分服五合,日三。

《备急千金要方·卷十六》

乌头桂枝汤

乌头桂枝汤,主大寒疝,腹中痛,逆冷,手足不仁,若一身尽痛,灸刺诸药不能治方。

乌头桂枝汤方

秋干乌头实，中者五枚，除去角 白蜜一斤

右二味，以蜜煎乌头减半，去滓，以桂枝汤五合解之，令得一升许。初服二合，不知，更进三合，复不知，加至五合。其知者加醉状，得吐者为中病也。其桂枝汤方在伤寒中。注：《外台》方云，以水二升半，煮桂取一升，以桂汁合蜜煎合煎之，得一升许服。又云，《范汪方》云，以桂枝汤和煎乌头煎服。

《备急千金要方·卷八》

乌头汤

乌头汤主寒疝，腹中绞痛，贼风入腹，攻五脏，拘急不得转侧，叫呼，发作有时，使人阴缩，手足逆方。

乌头汤方

乌头十五枚，注：《要略》用五枚 芍药四两 甘草二两 大枣十枚 老姜一斤 桂心六两

右六味，㕮咀，以水七升，煮五物取三升，去滓，别取乌头，去皮，四破，蜜二升，微火煎令减五六合，内汤中煮两小沸，去滓，服一合，日三。间食。强人三合，以如醉状为知，不知增之。

《外台秘要·卷七》引《伤寒论》

抵当乌头桂枝汤

寒疝腹满，逆冷，手足不仁，若一身尽痛，灸刺诸药所不能治者，抵当乌头桂枝汤主之方。

抵当乌头桂枝汤方

秋乌头实，中大者十枚 白蜜二斤，一方一斤 桂心四两

右三味，先以蜜微火煎乌头减半，去乌头，别一处。以水二升半，煮桂取一升，去滓，以桂汁和前蜜合煎之，得一升许。初服二合，不知，更服至三合，又不复知，更加至五合。其知如醉状。得吐者，为中病也。忌猪肉、冷水、生葱等。注：《范汪方》同。

《外台秘要·卷十四》引《千金方》

乌头汤

乌头汤主寒疝，腹中绞痛，贼风入腹，攻五脏，拘急不得转侧，叫呼，发作有时，使人阴缩，手足厥逆方。

乌头汤方

乌头十五枚，炮 芍药四两 甘草二两，炙 大枣十枚，擘 生姜一斤 桂心六两

右六味，切，以水七升，煮五味取三升，去滓。别取乌头，去皮，四破，蜜二升，微火煎，令减五六合，内汤中两三沸，去滓，服一合，日三，间食。强人三合，以如醉状为知，不知渐增。忌海藻、菘菜、猪肉、冷水、生葱。注：《深师》同。

《金匮要略》乌头桂枝汤，始源于《范汪方》。此方原本由乌头、桂枝、白蜜三味药组成。其初方名即叫作"抵当乌头桂枝汤"。

由于此方乌头与蜜煎，桂枝一味单煮，所以至《小品方》，将桂枝之汁汤，误解为桂枝汤之方剂汁汤。于是将此方误成桂枝汤加乌头汤。《备急千金要方》承袭《小品方》之误，也由桂枝汤加乌头而成此方，方名叫"乌头桂枝汤"。

《备急千金要方》另有"乌头汤"，实即"乌头桂枝汤"，除治寒疝外，又治"贼风入腹，攻五脏，拘急不得转侧""阴缩，手足厥逆"等症。

据《外台秘要·卷七》引《伤寒论》此方，《金匮要略》的前身《金匮玉函要略方》，此方亦

由乌头、桂枝、白蜜三味药组成。而《金匮要略》此方，系宋臣校书时参照《小品方》或《备急千金要方》而致误。"抵当乌头桂枝汤"，与"乌头桂枝汤"或"桂枝汤加乌头汤"并非一方。此二方方名与药物组成均不相同。

十、《金匮要略·五脏风寒积聚病篇》

70. 麻子仁丸

趺阳脉浮而涩，浮则胃气强，涩则小便数，浮涩相搏，大便则坚，其脾为约，麻子仁丸主之。

麻子仁丸方

麻子仁二升　芍药半斤　枳实一斤　大黄一斤　厚朴一斤　杏仁一升

右六味，末之，炼蜜和丸，梧子大，饮服十丸，日三，以知为度。

《外台秘要·卷二十七》引《肘后方》

《肘后》疗脾胃不知，常患大便坚强难方。

大黄　芍药　厚朴炙，各二两　枳实六枚，炙　麻子别研，五合

右五味，捣筛，入麻子蜜和为丸，如梧桐子大，每服十丸，日三服。稍稍增之，以通利为度。可常将之。注：《集验》《备急》《古今录验》同。

《外台秘要·卷二十七》引《古今录验方》

麻子人丸

《古今录验》麻子人丸，疗大便难，小便利而反不渴者，脾约方。

麻子人丸方

麻人二升，别为膏　枳实半斤，炙

芍药半斤　大黄一斤　厚朴一尺，炙　杏人一升，去皮尖，熬，别为脂

右六味，捣筛为沫，炼蜜为丸，如梧桐子大，每服饮下十丸，渐增至三十丸，日三服。注：此本仲景《伤寒论》方。

《集验方·卷五》

治脾胃不和，常患大便坚强难方。

大黄　芍药　厚朴炙，各二两　枳实六枚　麻子别研，五合

右五味，捣筛，入麻子，蜜和为丸，如梧桐子大，每服十丸，日三服，稍稍增之，以通利为度。可常将之。

《备急千金要方·卷十五》

麻子人丸

趺阳脉浮而涩，浮则胃气强，涩则小便数，浮涩相搏，大便则坚，其脾为约。脾约者，其人大便坚，小便利而不渴，麻子人丸方。

麻子人丸方

麻子人一升　枳实八两　杏人一升　芍药八两　大黄一斤　厚朴一尺

右六味，末之，蜜丸，如梧子，饮服五丸，日三。渐加至十丸。注：《肘后》《外台》无杏人。

《医心方·卷十二》引《葛氏方》

脾胃不和，常患大便坚强难者。

大黄三两　芍药三两　厚朴三两　枳实六枚　麻子仁五合

捣筛，蜜丸如梧子，服十丸，日三，稍增，以通利为度，可恒将之。

《千金翼方·卷九》

麻子仁丸

趺阳脉浮而涩，浮则胃气强，涩则小便数，浮涩相搏，大便即坚，其脾为约。麻子仁丸主之方。

麻子仁丸方

麻子仁二升　芍药　枳实炙，各八两，大黄一斤　厚朴一尺，炙　杏仁一升，去皮尖、两人者，熬，别作脂

右六味，蜜和丸，如梧桐子大，饮服十丸，日三服。渐加，以知为度。

《金匮玉函经·卷三》

麻子仁丸

趺阳脉浮而涩。浮则胃气强，涩则小便数，浮涩相搏，大便则坚，其脾为约。麻子仁丸主之。

麻子仁丸方

麻子仁二升　芍药半斤　大黄一斤　厚朴一斤，炙　枳实半斤，炙　杏仁一斤

右六味，为末，炼蜜为丸，桐子大，饮服十丸，日三服。渐加，以和为度。

《金匮要略》"麻子仁丸"，始源于《肘后备急方》。原方本无杏仁，亦无方名。至公元540年左右之《集验方》时，此方仍无方名。成书于公元400年左右之《葛氏方》，此方药物组成同《肘后备急方》，亦无方名。至公元610年左右之《古今录验方》，此方增杏仁，名"麻子仁丸"。其后之《备急千金要方》《千金翼方》《伤寒论》等均同《古今录验方》。

此方厚朴用量，《肘后备急方》原本为"二两"，《集验方》同。《葛氏方》为"三两"，《古今录验方》始用"一尺"，《备急千金要方》《千金翼方》《伤寒论》等，均为"一尺"。《金匮玉函经》将"一尺"误为"一斤"，而《金匮要略》作"一斤"，提示《金匮要略》之前身《金匮玉函要略方》成书于《金匮玉函经》之后，故随《金匮玉函经》而误为"一斤"。《金匮要略》及其前身《金匮玉函要略方》厚朴用量不同于《外台秘要》所注之《伤寒论》，且其治证也与《金匮玉函经》相同，而并非《外台秘要》所注《伤寒论》之治证，说明该方并非沿袭《伤寒论》。因《金匮玉函要略方》成书时间在《伤寒论》之前，《金匮要略》则主要承袭其前身《金匮玉函要略方》而来。

71. 甘草干姜茯苓白术汤

肾着之病，其人身体重，腰中冷，如坐水中，形如水状，反不渴，小便自利，饮食如故，病属下焦，身劳汗出。衣，注：一作表，里冷湿，久久得之，腰以下冷痛，腹重如带五千钱，甘姜苓术汤主之。

甘草干姜茯苓白术汤方

甘草二两　白术二两　干姜四两　茯苓四两

右四味，以水五升，煮取三升，分温三服，腰中即温。

《肘后备急方·卷四》

治腰中常冷，如带钱方。

甘草　干姜各二两　茯苓　白术各四两

水五升，煮取三升，分为三服。

《医心方·卷六》引《僧深方》（《深师方》）

茯苓汤

《僧深方》茯苓汤，治肾着之为病，从腰以下冷，而重如五千钱，腹肿方。

饴胶汤方

饴胶八两　白术四两　茯苓四两　干姜二两　甘草二两

凡五物，以水一斗，煮取三升，去滓，内饴令烊，分四服。

《医心方·卷六》引《千金方》

肾着汤

《千金方》云：肾着之为病，其人身体重，腰中冷，所以如水洗状，又不渴，小便自利，饮食如故，是其证也。作劳汗出，衣里冷湿，久之故得也。腰以下冷痛，腹重如带五千钱，肾着汤主之。

肾着汤方

甘草一两　干姜二两　茯苓四两　术四两　甘草二两

四味，水五升，煮取三升，分三服。腰中即温。注：今按，《集验方》无术。

《集验方·卷四》

肾着汤

肾着之为病，其人身体重，腰中冷，所以如水洗状，又不渴，小便自利，食饮如故，是其证也。作劳汗出，衣里冷湿，久以故得也。腰以下冷痛，腹重如带五千钱，肾着汤主之。

肾着汤方

甘草一两　干姜二两　茯苓四两

右三味，以水五升，煮取三升，分三服。腰中即温。

《备急千金要方·卷十九》

肾着汤

肾着之为病，其人身体重，腰中冷，如水洗状，不渴，小便自利，食饮如故，是其证也。从作劳汗出，衣里冷湿，久久得之。腰以下冷痛，腹重如带五千钱，肾着汤主之方。

肾着汤方

甘草二两　干姜三两　茯苓　白术各四两

右四味，㕮咀，以水五升，煮取三升，分三服。腰中即温。注：《古今录验》名甘草汤。

《外台秘要·卷十七》引《古今录验方》

甘草汤

《古今录验》，肾着之病，其人身体重，从腰以下冷，如坐水中，形状如水，不渴，小便自利，食饮如故，是其证也。从劳作汗出，衣里冷湿，久久故得也。腰以下冷痛，腹重如带五千钱。甘草汤方。

甘草汤方

甘草二两，炙　干姜三两，炮　白术四两　茯苓四两

右四味，切，以水五升，煮取三升，分服一升，日三。腰中即温。忌海藻、菘菜、桃、李、雀肉、酢物。注：《经心录方》，甘草一两、干姜二两，余同。《千金》名肾着汤。

《千金翼方·卷十五》

肾着汤

主腰以下冷痛而重，如带五千钱，小便不利方。

肾着汤方

茯苓　白术各四两　干姜二两　甘草一两，炙

右四味，㕮咀，以水六升，煮取三升，分三服。

《金匮要略》甘草干姜茯苓白术汤，始源于《肘后备急方》。《深师方》此方增饴胶名"茯苓汤"；《古今录验方》名"甘草汤"；《集验方》去术名"肾着汤"；《备急千金要方》《千金翼方》名"肾着汤"。

十一、《金匮要略·痰饮咳嗽病篇》

72. 苓桂术甘汤

心下有痰饮，胸胁支满，目眩，苓桂术甘汤主之。

苓桂术甘汤方

茯苓四两　桂枝三两　白术三两　甘草二两

右四味，以水六升，煮取三升，分温三服。小便则利。

《医心方·卷十一》引《范汪方》

《范汪方》治中寒，下以后，心下逆满，上冲胸中，起欲头眩方。

茯苓四两　桂三两　白术二两　甘草二两

凡四物，以水六升，煮取三升，分三服。

《备急千金要方·卷十八》

甘草汤

心下痰饮，胸胁支满，目眩，甘草汤主之方。

甘草汤方

甘草二两　桂心　白术各三两　茯苓四两

右四味，㕮咀，以水六升，宿渍，煮取三升，去滓，服一升，日三。小便当利。

《外台秘要·卷八》引《千金方》

甘草汤

心下有痰饮，胸胁支满，目眩，甘草汤主之方。

甘草二两，炙　桂心　白术各三两　茯苓四两

右四味，细切，以水六升，煮取三升，去滓，服一升，日三。小便当利。忌海藻、菘菜、生葱、桃、李、醋物等。注：此本仲景《伤寒论》方。

《千金翼方·卷十》

茯苓桂枝白术甘草汤

伤寒吐下发汗后，心下逆满，气上撞胸，起即头眩，其脉沉紧，发汗即动经，身为振摇，茯苓桂枝白术甘草汤主之方。

茯苓桂枝白术甘草汤方

茯苓四两　桂枝三两　白术　甘草炙，各二两

右四味，以水六升，煮取三升，去滓，分温三服。

《脉经·卷八·平肺痿肺痈咳逆上气淡饮脉证第十五》

心下有淡饮，胸胁支满，目眩，甘草汤主之。

《金匮玉函经·卷六》

茯苓桂枝白术甘草汤

伤寒吐下发汗后，心下逆满，气上撞胸，起则头眩，其脉沉紧，发汗即动经，身为振摇，属茯

苓桂枝白术甘草汤证。

　　茯苓桂枝白术甘草汤方

　　茯苓四两　桂枝　白术各三两　甘草二两

　　右四味，以水六升，煮取三升，分温三服，小便即利。

《康治本伤寒论》

茯苓桂枝甘草白术汤

发汗，若下之后，心下逆满，气上冲胸，起则头眩者，茯苓桂枝甘草白术汤主之。

茯苓四两　桂枝三两，去皮　甘草二两，炙　白术二两

右四味，以水一斗，煮取三升，去滓，温服一升。

　　《金匮要略》苓桂术甘汤，其方剂组成，始源于《范汪方》。其治证，当源于《备急千金要方》。《备急千金要方》此方名"甘草汤"主要治疗"心下痰饮，胸胁支满，目眩"等症。《脉经》治证方名，与《备急千金要方》同。《医心方》引《范汪方》，此方尚不载方名。至《备急千金要方》始名"甘草汤"。至《千金翼方》，名"茯苓桂枝白术甘草汤"，其后之《金匮玉函经》，沿用此方名。抄写于公元805年之《康治本伤寒论》，据《伤寒论》成书时间尚不足百年，此方名"茯苓桂枝甘草白术汤"。

　　《备急千金要方》及《脉经》，一前一后，该方均名"甘草汤"，提示《金匮要略》的前身《金匮玉函要略方》，此方亦当名"甘草汤"。《金匮要略》现在之方名，或为宋臣之混淆或改易。

73. 甘遂半夏汤

病者脉伏，其人欲自利，利反快，虽利，心下续坚满，此为留饮欲去故也。甘遂半夏汤主之。

　　甘遂半夏汤方

　　甘遂大者三枚　半夏十二枚，以水一斗，煮取半升，去滓　芍药五枚　甘草如指大一枚，炙，一本作无

　　右四味，以水二升，煮取半升，去滓，以蜜半斤和药汁，煎取八合，顿服之。

《备急千金要方·卷十八》

甘遂半夏汤

病者脉伏，其人欲自利，利者反快，虽利，心下续坚满，此为留饮欲去故也。甘遂半夏汤主之方。

　　甘遂半夏汤方

　　甘遂大者三枚　半夏十二枚，水一升，煮取半升　芍药三枚　甘草一枚如指大，水一升，煮取半升

　　右四味，以蜜半升，内二药汁，合得一升半，煎取八合，顿服之。

《外台秘要·卷八》引《千金方》

甘遂半夏汤

《千金》疗病者脉状，其人欲自痢，痢者反快，虽利，心下续坚满。此为留饮欲去故也。甘遂半夏汤主之方。

　　甘遂半夏汤方

　　甘遂大者三枚　半夏十二枚　芍药一两　甘草如指大一枚，炙

　　右四味，以蜜半升，内药汁及蜜合一升，煎取八大合，顿服之。忌海藻、菘菜、羊肉、饧。

注：此本仲景《伤寒论》方。

《脉经·卷八·平肺痿肺痈咳逆上气淡饮脉证第十五》

病者脉伏，其人欲自利，利者反快，虽利，心下续坚满，此为留饮欲去故也。甘遂半夏汤主之。

《金匮要略》甘遂半夏汤，源于《备急千金要方》。《脉经》载其方名，《伤寒论》收载其方。提示《金匮要略》的前身《金匮玉函要略方》，收载有此方。

74. 十枣汤

脉沉而弦者，悬饮内痛；病悬饮者，十枣汤主之。

十枣汤方

芫花熬　甘遂　大戟各等份

右三味，捣筛，以水一升五合，先煮肥大枣十枚，取九合，去滓，内药末，强人服一钱匕，羸人服半钱。平旦温服之。不下者，明日更加半钱，得快下后，糜粥自养。

《备急千金要方·卷十八》

十枣汤

夫有支饮家，咳烦胸中痛者，不卒死。至一百日、一岁。可与十枣汤方。

咳而引胁下痛者，亦十枣汤主之。

十枣汤方

甘遂　大戟　芫花各等份

右三味，捣为末，以水一升五合，煮大枣十枚，取八合，去滓，内药末。强人一钱匕，羸人半钱。顿服之。平旦服而不下者，明旦更加药半钱。下后自补养。

干枣汤

主肿及支满澼饮方。

干枣汤方

芫花　荛花各半两　甘草　大戟　甘遂　大黄　黄芩各一两　大枣十枚

右八味，㕮咀，以水五升，煮取一升六合，分四服，空心服，以快下为度。

《外台秘要·卷八》引《千金方》

十枣汤

《千金》疗悬饮十枣汤方。

十枣汤方

芫花　甘遂　大戟

右三味，等份，捣筛，以水一升五合，煮大枣十枚，取八合，绞去滓，内药末。强人取一钱匕，羸人半钱匕，顿服之。平旦不下者，益药半钱。下后以糜粥自养。注：此本仲景《伤寒论》方。

《外台秘要·卷八》引《深师方》

朱雀汤

《深师》朱雀汤，疗久病癖饮，停痰不消，在胸膈上，液液时头眩痛，苦挛，眼睛身体手足十指甲尽黄。亦疗胁下支满饮，辄引胁下痛方。

朱雀汤方

甘遂　芫花各一分　大戟三分

右三味，为散，以大枣十二枚，擘破，以水六升，先煎枣取二升，内药三方寸匕，更煎取一升一合，分再服。以吐下为知。未知重服。甚良无比。

《外台秘要·卷九》引《千金方》

十枣汤

咳家，其人脉弦为有水，可与十枣汤下之。不能卧坐者，阴不受邪故也。

又夫有支饮家，咳烦胸中痛者，不卒死。至一百日、一岁。与十枣汤方。

十枣汤方

芫花　甘遂　大戟并熬，等份

右三味，捣下筛，以水一升五合，煮大枣十枚，取八合，绞去滓，内药末。强人取重一钱，羸人半钱匕，顿服之。平旦服而不下者，明旦更益药半钱。下后自补养。注：《古今录验》同。此方仲景《伤寒论》方。

《康治本伤寒论》

十枣汤

太阳中风，下利呕逆，发作有时，头痛，心下痞硬满，引胁下痛，干呕短气，汗不出恶寒者，表解里未知也。十枣汤主之。

大枣十枚，擘　芫花熬，末　甘遂末　大戟末

右四味，以水一升半，先煮大枣，取一升，去滓，内诸药末，等份，一两，温服之。

《千金翼方·卷九》

十枣汤

太阳中风，吐下呕逆，表解乃可攻之。其人漐漐汗出，发作有时，头痛，心下痞坚满，引胁下，呕即短气，此为表解里未知，十枣汤主之。

十枣汤方

芫花熬药　甘遂　大戟各等份

右三味，捣为散，以水一升五合，先煮大枣十枚，取八合，去枣，强人内药末一钱匕，羸人半钱匕。温服。平旦服。若下少不利者，明旦更服加半钱，得快下，糜粥自养。

《脉经·卷七·病可下证第七》

太阳中风，下利呕逆，表解，乃可攻之。其人漐漐汗出，发作有时，头痛，心下痞坚，满引胁下痛，呕即短气，汗出，不恶寒，此为表解里未和，属十枣汤。

《金匮要略》十枣汤，始源于《深师方》，原方名朱雀汤。原方药物用量大戟为三份，甘遂、芫花各一份，大枣用十二枚。至《备急千金要方》，方名易为十枣汤，甘遂、大戟、芫花用量为等份，大枣十枚。《伤寒论》《金匮要略》方名及药物组成、用量等，均同《备急千金要方》。

75. 大青龙汤

病溢饮者，当发其汗，大青龙汤主之，小青龙汤亦主之。

大青龙汤方

麻黄六两，去节　桂枝二两，去皮　甘草二两，炙　杏仁四十个，去皮尖　生姜三两　大枣十二枚　石膏如鸡子大，碎

右七味，以水九升，先煮麻黄减二升，去上沫，内诸药，煮取三升，去滓，温服一升，取微似汗。汗多者温粉粉之。

《范汪方·卷十六》

大青龙汤

溢饮者，当发共汗，大青龙汤主之方。

大青龙汤方

麻黄六两，去节　桂心二两　甘草炙，二两　生姜三两　石膏如鸡子大一枚　杏人四十枚，去双人、尖、皮　大枣十枚，擘

右七味，㕮咀，以水九升，先煮麻黄减二升，乃内诸药，煮取三升，绞去滓，适寒温，服一升，温覆令汗，汗出多者，温粉粉之。一服汗出者，勿后服。汗出多亡阳，遂虚，恶风烦躁不得眠。脉微弱，汗出恶风，不可服。服之则厥逆，筋惕肉瞤。此为逆也。忌海藻、菘菜、生葱。

《外台秘要·卷二》引《古今录验方》

大青龙汤

大青龙汤疗太阳中风，脉浮紧，发热恶寒，身疼痛，汗不出而烦躁方。

大青龙汤方

麻黄六两，去节　桂枝二两　甘草二两，炙　石膏如鸡子大，碎，绵裹　生姜三两　杏人四十枚，去双人及尖皮　大枣十枚，擘

右七味，切，以水九升，先煮麻黄减二升，去沫，乃内诸药，煮取三升，去滓，分服一升，厚覆取微汗。汗出多者，温粉粉之。一服汗者，不可再服。若复服，汗出亡阳，遂虚，恶风，烦躁不得眠也。忌海藻、菘菜、生葱等物。注：张仲景《伤寒论》云：中风见伤寒脉者可服之。

《外台秘要·卷八》引《范汪方》

大青龙汤

《范汪》溢饮者，当发其汗，大青龙汤主之方。

大青龙汤方

麻黄六两，去节　桂心二两　甘草炙，二两　生姜三两　石膏如鸡子一枚　杏人四十枚，去皮、尖　大枣十枚

右七味，㕮咀，以水九升，先煮麻黄减二升，乃内诸药，煮取三升，绞去滓，适寒温，服一升，温覆令汗出。汗出多者，温粉粉之。一服汗出者，勿复服。汗出多亡阳，逆虚，恶风，烦躁不得眠。脉微弱，汗出恶风，不可服。服之则厥逆，筋惕肉瞤。此为逆也。忌海藻、菘菜、生葱。注：此本仲景《伤寒论》方。

《备急千金要方·卷九》

大青龙汤

大青龙汤治中风伤寒，脉浮紧，发热恶寒，身体疼痛，汗不出而烦躁方。

大青龙汤方

麻黄六两　桂心　甘草各二两　石膏如鸡子一枚，碎　生姜三两　杏人四十枚　大枣十二枚

右七味，㕮咀，以水九升，煮麻黄去沫，乃内诸药，煮取三升，分服一升，厚覆，当大汗出。温粉粉之即止。不可再服。服之则筋惕肉瞤，此为逆也。不汗乃再服。

《医心方·卷九》引《千金方》

青龙汤

溢饮者，青龙汤主之。

青龙汤方

麻黄六两　桂心二两　甘草二两，炙　石膏二两　杏仁四十枚　大枣十枚　生姜三两

凡七物，以水九升，煮麻黄减二升，乃内余药，得二升，去滓，服一升，温覆令汗。汗出多者，温粉粉之，汗止勿复服。

《脉经·卷八·平肺痿肺痈咳逆上气淡饮脉证第十五》

病溢饮者，当发其汗，小青龙汤主之。

《千金翼方·卷九》

大青龙汤

太阳中风，脉浮紧，发热恶寒，身体疼痛，不汗出而烦，大青龙汤主之。若脉微弱，汗出恶风者，不可服之。服之则厥，筋惕肉瞤，此为逆也。

伤寒脉浮缓，其身不疼但重，乍有轻时，无少阴证者，可与大青龙汤发之。

大青龙汤方

麻黄去节，六两　桂枝二两　甘草二两，炙　杏仁四十枚，去皮尖，两仁者　生姜三两，切　大枣十枚，擘　石膏如鸡子大，碎，绵裹

右七味，以水九升，先煮麻黄减二升，去上沫，内诸药，煮取三升，去滓，温服一升，取微似汗。汗出多者，温粉粉之。一服汗者，勿再服。若复服，汗出多，亡阳，逆虚，恶风，躁不得眠。

《康治本伤寒论》

青龙汤

太阳中风，脉浮紧，发热恶寒，身体疼痛，宜大青龙汤。

太阳病，脉浮紧，发热恶寒，身疼痛，不汗出而烦躁者，青龙汤主之。

青龙汤方

麻黄六两，去节　桂枝二两，去皮　甘草二两，炙　杏仁四十个，去皮尖　生姜三两，切　大枣十二枚，擘　石膏如鸡子大，碎

右七味，以水九升，先煮麻黄，减二升，去上沫，内诸药，煮取三升，去滓，温服一升。

《高继冲本伤寒论》

大青龙汤

太阳中风，脉浮缓，其身不痛，但重，或有轻时，无少阴证者，可大青龙汤。

大青龙汤方

麻黄二两，去根节　桂心一两　杏仁一两，汤浸，去皮尖、双仁，麸炒微黄

石膏一两

右件药，捣筛为散，每服四钱，以水一中盏，入生姜半分，枣三枚，煎至五分，去滓，不计候温服。

《金匮要略》大青龙汤，源于《范汪方》。《金匮要略》此方治证中"小青龙汤亦主之"一句，并非《金匮要略》的前身《金匮玉函要略方》此方证治之原文，即原本无此文。因为《范汪方》《医心方》引《千金方》《脉经》等均无此句，所以可佐证此句为混淆赘加之语。

大青龙汤、小青龙汤之名称在唐时每有混称。例如略早于《备急千金要方》之《辅行诀脏腑用药法要》就把小青龙汤叫作"大青龙汤"。《医心方·卷九》引《千金方》《康治本伤寒论》只称"青龙汤"而不注明大小，这都增加了大、小青龙汤的混淆性。此方治证，以发汗治疗溢饮为主，当以大青龙汤为确。

《金匮要略》及其前身《金匮玉函要略方》此方治证所取，为溢饮病，而《伤寒论》此方治证所取，为沿袭《千金翼方》等说，以中风伤寒脉浮紧、无汗、身疼痛等为主。这可佐证《金匮要略》或《金匮玉函要略方》此方，并非取自《伤寒论》，且《金匮玉函要略方》当早于《伤寒论》。

76. 小青龙汤

麻黄去节，三两　芍药三两　五味子半升　干姜三两　甘草三两，炙　细辛三两　桂枝三两，

去皮　半夏半升，汤洗

右八味，以水一斗，先煮麻黄减二升，去上沫，内诸药，煮取三升，去滓，温服一升。

《外台秘要·卷八》引《千金方》

青龙汤

《千金》，溢饮者，当发其汗，宜青龙汤方。

青龙汤方

麻黄去节　芍药　细辛　桂心　干姜　甘草炙，各三两　五味子半升　半夏半升

右八味，切，以水一斗，先煮麻黄减二升，乃内余药，煮三升，去滓，温服一升。忌海藻、菘菜、羊肉、饧、生菜、生葱。注：此仲景《伤寒论》小青龙汤也。

《外台秘要·卷九》引《千金方》

小青龙汤

咳逆倚息，不得卧，小青龙汤主之。

小青龙汤方

麻黄去节　芍药　细辛　桂心　干姜　甘草炙，各三两　五味子半升　半夏半升，洗

右八味，切，以水一斗，先煮麻黄减二升，去沫，乃内诸药，煮得三升，去滓，服一升。若渴者，去半夏，加栝楼根三两；微利者，去麻黄，加芫花如鸡子大，熬黄；若食饮噎者，去麻黄，加附子一枚，炮，去皮，破六片；小便不利，少腹满者，去麻黄，加茯苓四两；若喘，去麻黄，加杏人半升，去皮尖、两人者，熬。芫花不主利，麻黄止喘。今语反之，疑非仲景意加减。忌海藻、菘菜、生葱、生菜、羊肉、饧。注：此本仲景《伤寒论》方。

《外台秘要·卷十》

《深师》疗咳而上气，肺胀，其脉浮，心下有水气，小青龙加石膏二两。设若有实者必躁，其人常倚伏，小青龙汤方。

《辅行诀脏腑用药法要》

大青龙汤

治天行，表不解，心下有水气，干呕，发热而喘咳不已者。

大青龙汤方

麻黄去节　细辛　芍药　甘草炙　桂枝各三两　五味子半升　半夏半升　干姜三两

右方八味，以水一斗，先煮麻黄，减二升，掠去上沫，内诸药，煮取三升，去滓，温服一升。一方无干姜，作七味。当从。

《备急千金要方·卷十八》

小青龙汤

咳逆倚息，不得卧，小青龙汤主之。

小青龙汤方

麻黄　芍药　细辛　桂心　干姜　甘草各三两　五味子　半夏各半升

右八味，㕮咀，以水一斗，先煮麻黄减二升，去上沫，乃内诸药，煮取三升，去滓，分三服。弱者服半升。若渴，去半夏加栝楼根三两；若微利，去麻黄加芫花如鸡子大；若食饮噎者，去麻者加附子一枚；若小便不利，小腹满者，去麻者加茯苓四两；若喘者，去麻黄加杏人半升。

《千金翼方·卷九》

小青龙汤

伤寒心下有水气，咳而微喘，发热不渴，服汤已而渴者，此为寒去为欲解，小青龙汤主之。

伤寒表不解，心下有水气，咳而发热，或渴，或利，或噎，或小便不利，少腹满，或喘者，小青龙汤主之方。

小青龙汤方

麻黄去节，三两　芍药　细辛　干姜　甘草炙　桂枝各三两　五味子　半夏各半升，洗

右八味，以水一斗，先煮麻黄减二升，去上沫，内诸药，煮取三升，去滓，温服一升。渴则去半夏，加栝楼根三两；微利者，去麻黄加荛花一鸡子大，熬令赤色；噎者，去麻黄，加附子一枚，炮；小便不利，少腹满，去麻黄，加茯苓四两；喘者，去麻黄，加杏仁半升，去皮。

《脉经·卷七·病可发汗证第二》

伤寒表不解，心下有水气，干呕，发热而咳，或渴，或利，或噎，或小便不利，小腹满，或微喘，属小青龙汤。

伤寒，心下有水气，咳而微喘，发热不渴，服汤已而渴者，此寒去，为欲解，属小青龙汤。

《脉经·卷八·平肺痿肺痈咳逆上气淡饮脉证第十五》

病溢饮者，当发其汗小青龙汤主之。

《高继冲本伤寒论》

小青龙汤

太阳病，表不解，心下有水气，干呕发热，或渴，或利，小腹满或喘者，宜小青龙汤。

小青龙汤方

麻黄二两，去根节　赤芍药一两　细辛一两　桂心一两　五味子一两　干姜一两，炮裂，锉半夏一两，汤洗七遍，去滑

右件药，捣筛为散，每服四钱，以水一中盏，煎至五分，去滓，不计时候温服。

《金匮要略》小青龙汤，在晋时之《深师方》中就出现了。《外台秘要》引《千金方》单称"青龙汤"而不名大小；《辅行诀脏腑用药法要》又把它称作"大青龙汤"，可见当时大、小青龙汤名称之混淆不定。

《金匮要略》此方，治疗溢饮病、咳逆等症，而《伤寒论》则以治疗伤寒表不解，心有水气诸症。由此可知《金匮要略》沿承的是《金匮玉函要略方》之治证而非《伤寒论》之治证。而《金匮要略》的前身《金匮玉函要略方》成书时间在《伤寒论》之前而非其后，故不沿用其治证。

77. 木防己汤

膈间支饮，其人喘满，心下痞坚，面色黧黑，其脉沉紧，得之数十日，医吐下之不愈，木防己汤主之；虚者即愈，实者三日复发，复与不愈者，宜木防己汤去石膏加茯苓芒硝汤主之。

木防己汤

木防己三两　石膏十二枚，鸡子大　桂枝二两　人参四两

右四味，以水六升，煮取二升，分温再服。

《备急千金要方·卷十八》

木防己汤

膈间有支饮，其人喘满，心下痞坚，面黧黑，其脉沉紧，得之数十日，医吐下之不愈。木防己汤主之。

木防己汤方

木防己三两　桂心二两　人参四两　石膏鸡子大，十二枚。

右四味，㕮咀，以水六升，煮取二升，分二服。虚者即愈。实者三日复发，发则复与若不愈，

去石膏加茯苓四两，芒消三合，以水六升，煮取二升，去滓，下消令烊，分二服。微下利，即愈。一方不加茯苓。

《外台秘要·卷八》引《千金方》

木防己汤

膈间支饮，其人喘满，心下痞坚，面黧黑，其脉沉紧，得之数十日，医吐下之不愈。木防己汤主之方。

木防己汤方

木防己三两　石膏鸡子大三枚　桂心二两　人参四两，切

右四味，以水四升，煮取二升，去滓，分再服。虚者即愈。实者三日复发，则复与不愈者，宜去石膏，加茯苓芒消汤方。

《医心方·卷九》引《千金方》

木防己汤

支饮者，木防己汤主之。

木防己汤方

木防己三两　石膏鸡子大，十二枚　桂心二两　人参四两

四味，水六升，煮取二升，分再服。

《脉经·卷八·平肺痿肺痈咳逆上气淡饮脉证第十五》

膈间支饮，其人喘满，心下痞坚，面色黧黑，其脉沉紧，得之数十日，医吐下之不愈，木防己汤主之。

据《外台秘要·卷八》此方后注，《金匮要略》此方，当源于《深师方》。

《备急千金要方》此方方后之注"虚者即愈"一段文字，《金匮要略》移至方前治证中论述，且又另详列此方加茯苓芒硝一方。可佐证其在《备急千金要方》之后。其文字论述不如《备急千金要方》为善，且前者"一方不加茯苓"六字，不可能袭自后者。因后者无。

《伤寒论》收载有此方，《脉经》收载此方治证及方名，说明《金匮玉函要略方》，收载有此方。

78. 木防己加茯苓芒硝汤

木防己二两　桂枝二两　人参四两　芒硝三合　茯苓四两

右五味，以水六升，煮取二升，去滓，内芒硝，再微煎，分温再服，微利则愈。

《外台秘要·卷八》引《千金方》

木防己去石膏加茯苓芒消汤方

木防己三两　桂心二两　人参　茯苓各四两　芒消三合

右五味，以水六升，煮四味取二升，去滓，内芒消，分温再服。取微下利则愈。忌生葱。注：此本《仲景伤寒论》方。《深师》同。

据《外台秘要》注，此方亦当源于《深师方》。

79. 泽泻汤

心下有支饮，其人苦冒眩，泽泻汤主之。

泽泻汤方

泽泻五两　白术二两

右二味，以水二升，煮取一升，分温再服。

《外台秘要·卷八》引《深师方》

泽泻汤

《深师》疗心下有支饮，其人喜眩，注：一作苦冒，泽泻汤方。

白术二两　泽泻五两

右二味，切，以水二升，煮取一升，又以水一升，煮取五合。合此二汁，分为再服。忌桃、李、雀肉等。注：此本仲景《伤寒论》方。

《脉经·卷八·平肺痿肺痈咳逆上气淡饮脉证第十五》

心下有支饮，其人苦冒眩，泽泻汤主之。

《肘后备急方·卷四》附方引《梅师方》

治心下有水。

白术三两　泽泻五两，剉，以水三升，煎取一升半，分服。

《金匮要略》泽泻汤，源于《深师方》。《伤寒论》收录有此方，《脉经》载此方治证及方名。由此知《金匮要略》的前身《金匮玉函要略方》当收录有此方。

80. 小半夏汤

呕家本渴，渴者为欲解，今反不渴，心下有支饮故也。小半夏汤主之。

小半夏汤方

半夏一斤　生姜半斤

右二味，以水七升，煮取一升半，分温再服。

《范汪方·卷三十四》

小半夏汤

黄疸，小便色不变，欲自利，腹满而喘者，不可除其热，热除必哕，哕者，小半夏汤主之。

小半夏汤方

半夏五两，炮　生姜八两

右二味，以水六升，煮取一升半，去滓，分温三服。忌羊肉、饧。

《外台秘要·卷一》引《伤寒论》

小半夏汤

仲景《伤寒论》，疗呕哕，心下悸，痞硬不能食，小半夏汤方。

小半夏汤方

半夏一升，洗　生姜八两，去皮

右二味，切，以水七升，煮取一升半，去滓，分再服。

《外台秘要·卷三》引《救急方》

小半夏汤

疗天行后哕欲死，兼主伤寒。小半夏汤方。

小半夏汤

半夏五两，洗去滑　生姜八两，切，令薄细，勿令湿，恶经水浸者为好

右二味，各以水三升别煮，各取一升半，去滓，二汁相和一处，共煮取二升，分三服。服相去如人行十里久，当令下食，其哕不过俄项则止。注：《伤寒论》同。

《外台秘要·卷四》引《伤寒论》

小半夏汤

黄疸，小便色不变，欲自利，腹满而喘者，不可除其热，热除必哕，哕者小半夏汤主之方。

小半夏汤方

半夏五两，炮　生姜八两

右二味，以水六升，煮取一升半，去滓，分温三服。忌羊肉、饧。注：《范汪》同。

《外台秘要·卷八》引《集验方》

疗气噎不下食，兼呕吐方。

半夏四两，洗　生姜二两，切

右二味，以东流水二大升，煎取一升，去滓，温服三合，日三。忌羊肉、饧。

《外台秘要·卷十七》引《小品方》

流水汤

《小品》流水汤，主虚烦不得眠方。

半夏二两，洗十遍　粳米一升　茯苓四两

右三味，切，以东流水二斗，扬之三千遍令劳，煮药取五升，分服一升，日三夜再。忌羊肉、饧、醋物。有半夏必须着生姜四两，不尔，戟人咽。不审古方，何以如此。今改正之。

《备急千金要方·卷十》

小半夏汤

黄疸，小便色不异，欲自利，腹满而喘者，不可除热，热除必哕，哕者，小半夏汤主之。

小半夏汤方

半夏半斤　生姜半斤

右二味，㕮咀，以水七升，煮取一升五合，分再服。有人常积气结而死，其心上暖，以此半夏汤少许，汁入口遂活。

《备急千金要方·卷十八》

小半夏汤

病心腹虚冷游痰，气上，胸胁满，不下食，呕逆，胸中冷者，小半夏汤主之方。

小半夏汤方

半夏一升　生姜一斤　橘皮四两

右三味，㕮咀，以水一斗，煮取三升，分三服。若心中急及心痛，内桂心四两；若腹满痛，内当归三两。赢弱及老人，尤宜服之。一方用人参二两。注：仲景无橘皮、人参。

《千金翼方·卷十八》

小半夏汤

主心下痞坚，不能饮食，胸中喘而呕哕，微寒热方。

小半夏汤方

生姜八两，切，以水三升，煮取一升　半夏五合，洗，以水五升，煮取一升。

右二味，合煎取一升半，稍稍服之即止。

小半夏汤

治黄疸小便色不异，欲自利，腹满而喘。不可除热，热除必哕，哕者。

小半夏汤方

半夏一升，洗去滑　生姜半斤

右二味，切，以水一斗，煮取二升，分再服。注：一法以水七升，煮取一升半。

《脉经·卷八·平黄疸寒热疟脉证第九》

黄疸病，小便色不变，欲自利，腹满而喘，不可除热，热除必哕。哕者，小半夏汤主之。

《金匮要略》小半夏汤，始源于《范汪方》。本方除治疗饮邪所致之呕吐症外，又用于黄疸病、伤寒或天行病导致之呕哕、腹满下利等症，《伤寒论》收录有此方，《脉经》载其治证及方名。《金匮要略》的前身《金匮玉函要略方》，当载有此方。

81. 己椒苈黄丸

腹满，口舌干燥，此肠间有水气，己椒苈黄丸主之。

己椒苈黄丸方

防己　椒目　葶苈熬　大黄各一两

右四味，末之，蜜丸如梧子大，先食饮服一丸，日三服。稍增，口中有津液，渴者加芒硝半两。

《备急千金要方·卷十八》

椒目丸

腹满，口干燥，此肠间有水气。椒目丸主之方。

椒目丸方

椒目　木防己　大黄各一两　葶苈二两

右四味，末之，蜜丸如梧子大，先食饮服一丸，日三。稍增，口中有津液，止渴者，加芒消半两。

《脉经·卷八·平肺痿肺痈咳逆上气淡饮脉证第十五》

腹满，口舌干燥，此肠间有水气也。防己椒目葶苈大黄丸主之。

《金匮要略》此方，源于《备急千金要方》。原方名"椒目丸"，《脉经》名"防己椒目葶苈大黄丸"。由此推知《金匮要略》的前身《金匮玉函要略方》，或名"防己椒目葶苈大黄丸"。

82. 小半夏加茯苓汤

卒呕吐，心下痞，膈间有水，眩悸者，小半夏加茯苓汤主之。

小半夏加茯苓汤方

半夏一升　生姜半斤　茯苓三两，一法四两

右三味，以水七升，煮取一升五合，分温再服。

《医心方·卷九》引《葛氏方》

若胸中常有痰冷水饮，虚羸不足，取吐者方。注：《范汪方》号半夏茯苓汤。

半夏一升，洗　生姜半斤　茯苓三两

水七升，煮取一升半，分再服。

《备急千金要方·卷十八》

小半夏加茯苓汤

呕家不渴，渴者为欲解。本渴，今反不渴，心下有支饮故也。小半夏汤主之。宜加茯苓者是。先渴却呕，此为水停心下，小半夏加茯苓汤主之；卒呕吐，心下痞，膈间有水，目眩悸，小半夏加茯苓主之方。

小半夏加茯苓汤方

半夏一斤　生姜半斤　茯苓三两

右三味，㕮咀，以水七升，煮取一升五合，去滓，分温再服。注：胡洽不用茯苓，用桂心四两。

《医心方·卷九》引《千金方》

小半夏汤

《千金方》云：诸呕哕，心下坚痞，膈间有水痰，眩悸者，小半夏汤主之。

小半夏汤方

半夏一升 生姜八两 茯苓三两

三味，水七升，煮取二升半，二服。

《外台秘要·卷八》引《千金方》

小半夏加茯苓汤

呕家不渴者为欲解。本渴今反不渴，心下有支饮故也。小半夏汤主之。加茯苓者是也。先渴却呕，此为水停心下，小半夏加茯苓汤主之；卒呕吐，心下痞，膈间有水，目眩悸，小半夏加茯苓汤方。

小半夏加茯苓汤方

半夏二升 生姜半斤 茯苓四两

右三味，切，以水七升，煮取一升五合，分再服。忌羊肉、饧、大醋。注：仲景《伤寒论》茯苓三两，余并同。

《外台秘要·卷二》引《伤寒论》

小半夏加茯苓汤

疗呕哕，心下痞硬者，以膈间有水气，头眩悸，半夏加茯苓汤方。

半夏加茯苓汤方

半夏一升，洗 生姜八两，去皮 茯苓三两

右三味，切，以水七升，煮取一升半，去滓，温分再服。忌羊肉、饧、酢物等。

《脉经·卷八·平肺痿肺痈咳逆上气淡饮脉证第十五》

先渴却呕，为水停心下，此属饮家。半夏加茯苓汤主之。

据《医心方》之注，《金匮要略》小半夏加茯苓汤，当始源于《范汪方》。《范汪方》此方名"半夏茯苓汤"。

"先渴却呕"一句，《备急千金要方》《脉经》均有，则《金匮要略》的前身《金匮玉函要略方》或当有此句。《金匮要略》"心下痞，膈间有水"与《备急千金要方》同，提示《金匮玉函要略方》亦当为"心下痞，膈间有水"。《伤寒论》此句做了增补释义，为"心下痞硬者，以膈间有水气"。另《金匮要略》"眩悸"，《伤寒论》作"头眩悸"。这些都可佐证《金匮要略》的前身《金匮玉函要略方》，成书时间在《伤寒论》之前，《备急千金要方》之后。

83. 五苓散

假令瘦人，脐下有悸，吐涎沫而癫眩，此水也。五苓散主之。

五苓散方

泽泻一两一分 猪苓三分，去皮 白术三分 桂枝二分，去皮 茯苓三分

右五味，为末，白饮服方寸匕，日三服。多饮暖水，汗出愈。

《范汪方·卷三十四》

五苓散

五苓散，利小便，治黄疸方。

猪苓三分，去皮 白术三分 茯苓三分 泽泻五分 桂心二分

右五味，捣筛和合，白饮和服一方寸匕，日三。多饮暖水，以助药势，汗出便愈。忌大酢、生葱、桃、李、雀肉等。

《备急千金要方·卷十八》

五苓散

假令瘦人，脐下有悸者，吐涎沫而癫眩，水也。五苓散主之方。

五苓散，主黄疸，利小便方。

五苓散方

猪苓　茯苓　泽泻　白术　桂心各三十株

右五味，捣筛为散，渴时水服方寸匕，极饮水，即利小便及汗出愈。

《备急千金要方·卷九》

五苓散

五苓散主时行热病，但狂言烦躁，不安精彩，言语不与人相主当者方。

五苓散方

猪苓　白术　茯苓各十八铢　桂心十二铢　泽泻三十铢

右五味，治下筛，水服方寸匕，日三，多饮水，汗出即愈。

《外台秘要·卷三》引《千金方》

五苓散

五苓散主天行热病，但狂言烦躁，不安精彩，言语与人不相主当方。

五苓散方

猪苓二分　白术二分　泽泻五分　茯苓三分　桂心二分

右五味，捣筛子为散，水服方寸匕，日三服。多饮暖水，汗出愈。忌大醋、生葱、桃李、雀肉等。注：《张仲景论》《深师》同。

《外台秘要·卷四》引《伤寒论》

五苓散

五苓散，利小便，治黄疸方。

五苓散方

猪苓三分，去皮　白术三分　茯苓三分　泽泻五分　桂心二分

右五味，捣筛和合，白饮和服一方寸匕，日三，多饮暖水，以助药势，汗出便愈。注：《千金》《深师》《范汪》同。

《外台秘要·卷八》引《千金方》

五苓散

假令瘦人，脐下有悸者，吐涎沫而癫眩，水也。五苓散主之方。

五苓散方

猪苓去皮　白术　茯苓各三分　桂心去皮二分　泽泻五分

右五味，下筛，水服方寸匕，日三。多饮水，汗出愈。忌桃、李、雀肉、生葱、醋物等。注：此本仲景《伤寒论》方。

《千金翼方·卷九》

五苓散

病在阳，当以汗解，而反以水噀之，若灌之，其热却不得去，益烦皮粟起，意欲饮水，反不渴，宜服文蛤散方。若不差，与五苓散。

五苓散方

猪苓十八铢，去黑皮　白术十八铢　泽泻一两六铢　茯苓十八铢　桂枝半两

右五味，各为散，更于臼中治之。白饮和服方寸匕，日三服。多饮暖水，汗出愈。

《外台秘要·卷二》引《千金翼方》

五苓散

《千金翼》疗中风，发热六七日不解而烦，有表里证，渴欲饮水，饮水而吐，此为水逆。五苓

散主之方。

五苓散方

猪苓三分　泽泻五分　茯苓三分　桂心二分　白术三分

右三味，捣筛，水服方寸匕，日三。多饮暖水，汗出愈。忌桃、李、醋物、生葱、雀肉等。

《金匮玉函经·卷二》

五苓散

太阳病，发汗后，大汗出，胃中干，烦躁不得眠，其人欲引水，当稍饮之，令胃中和则愈。若脉浮，小便不利，微热消渴者，与五苓散主之。

发汗后，脉浮而数，烦渴者，五苓散主之。

伤寒汗出而渴者，五苓散主之。

中风发热，六七日不解而烦，有表里证，渴欲饮水，水入即吐，此为水逆，五苓散主之。

五苓散方

猪苓十八铢　泽泻一两六铢　茯苓十八铢　桂半两　白术十八铢

右五味，为末，以白饮和服方寸匕，日三服。多饮暖水，汗出愈。

《脉经·卷八·平肺痿肺痈咳逆上气淡饮脉证第十五》

假令瘦人脐下悸，吐涎沫而癫眩者，水也。五苓散主之。

《金匮要略》五苓散，其方剂始源于《范汪方》，该方所载治证，却多从《备急千金要方》。

十二、《金匮要略·消渴小便利淋病篇》

84. 文蛤散

渴欲饮水不止者，文蛤散主之。

文蛤散方

文蛤五两

右一味，杵为散，以沸汤五合，和服方寸匕。

《千金翼方·卷九》

文蛤散

病在阳，当以汗解，而反以水噀之，若灌之，其热却不得去，益烦，皮粟起，意欲饮水，反不渴，宜服文蛤散方。

文蛤散方

文蛤五两

右一味，捣为散，以沸汤五合，和服一方寸匕。

《金匮玉函经·卷三》

文蛤散

病在阳，当以汗解，而反以水渍之，若灌之，其热被劫不得去，益烦，皮上粟起，意欲饮水，反不渴，服文蛤散。

文蛤散方

文蛤五两

右一味，为散，沸汤和服一方寸匕。

《脉经·卷七·病不可水证第十四》

病在阳，当以汗解，而反以水噀之，若灌之，其热却不得去，益烦，皮上粟起，意欲饮水，反而渴，宜文蛤散。

《外台秘要·卷二》引《伤寒论》

文蛤散

病在太阳，应以汗解之，反以冷水潠之，若灌之，其热却不得去，弥更益烦，皮上粟起，意欲饮水，而反不渴者，服文蛤散。

文蛤散方

文蛤五两

右一味，捣筛为散，以沸汤和一方寸匕，服之。汤用五合。注：《千金翼》同。

桂林古本《伤寒杂病论·卷八》

文蛤散

病在阳，应以汗解之，反以冷水潠之，若灌之，其热被劫不得去，弥更益烦，肉上粟起，意欲饮水，反不渴者，服文蛤散。

文蛤散方

文蛤五两　麻黄三两　甘草三两　生姜三两　石膏五两　杏仁五十粒，去皮尖　大枣十二枚，擘

右七味，为散，以沸汤和一方寸匙，汤用五合，调服。假令汗出已，腹中痛者，与芍药三两。

桂林古本《伤寒杂病论·卷十一》

文蛤汤

消渴，欲得水，而食饮不休者，文蛤汤主之。

文蛤汤方

文蛤五两　麻黄三两　甘草三两　生姜三两　石膏五两　杏仁五十枚　大枣十二枚

右七味，以水六升，煮取二升，去滓，温服一升，汗出即愈。若不汗，再服。

《金匮要略》此方，源于《千金翼方》。《伤寒论》收载有此方，《脉经》载此方方名。提示《金匮要略》的前身《金匮玉函要略方》收载有此方。《金匮要略》此方之治证，或沿袭于《金匮玉函要略方》

85. 蒲灰散

小便不利，蒲灰散主之。

蒲灰散方

蒲灰七分　滑石三分

右二味，杵为散，饮服方寸匕，日三服。

《备急千金要方·卷二十一》

治小便不利，茎中疼痛，小腹急痛方。

蒲黄　滑石等份

右二味，治下筛，酒服方寸匕，日三服。

《外台秘要·卷二十七》引《文仲方》

《文仲》疗小便不利方。

蒲黄　滑石各一分

右二味，为散，酒服一匕，日三。大验。注：《肘后》同。

据《外台秘要·卷二十七》此方后注，《金匮要略》此方，或当始源于《肘后备急方》。

86. 猪苓汤

脉浮发热，渴欲饮水，小便不利者，猪苓汤主之。

猪苓汤方

猪苓去皮 茯苓 阿胶 滑石 泽泻各一两

右五味，以水四升，先煮四味，取二升，去滓，内胶烊消，温服七合，日三服。

《千金翼方·卷九》

猪苓汤

脉浮发热，渴欲饮水，小便不利，猪苓汤主之方。

猪苓汤方

猪苓去黑皮 茯苓 泽泻 阿胶 滑石碎，各一两

右五味，以水四升，先煮四味取二升，去滓，内胶烊消，温服七合，日三服。

《金匮玉函经·卷三》

猪苓汤

脉浮，发热，渴欲饮水，小便不利者，猪苓汤主之。

猪苓汤方

猪苓 茯苓 阿胶 泽泻 滑石碎，各一两

右五味，以水四升，先煮四味取二升，去滓，内胶消尽，温服七合，日三服。

《康治本伤寒论》

猪苓汤

少阴病，下利，咳而呕渴，心烦不得眠者，猪苓汤主之。

猪苓汤方

猪苓一两 泽泻一两 茯苓一两 阿胶一两 滑石一两

右五味，以水六升，煮取二升，去滓，内阿胶烊尽，温服七合，日三服。

《外台秘要·卷二》引《伤寒论》

猪苓汤

脉浮发热，渴欲饮水，小便不利者，猪苓汤主之。

猪苓汤方

猪苓一两，去皮 茯苓一两 阿胶一两，炙 滑石一两，碎，绵裹 泽泻一两

右五味，以水四升，先煮四物取二升，内阿胶令烊销，温服七合，日三服。忌醋物。注：《千金翼》同。

《金匮要略》猪苓汤，源于《千金翼方》。《伤寒论》载有此方，提示《金匮要略》的前身《金匮玉函要略方》载有此方。《千金翼方》"小便不利"，《金匮玉函经》在《千金翼方》之后，"利"字后顺加"者"字，《伤寒论》亦有"者"字。《金匮要略》有"者"字。这可佐证《金匮玉函要略方》当在《金匮玉函经》之后，该书亦当有"者"字。

十三、《金匮要略·水气病篇》

87. 越婢汤

风水恶风，一身悉肿，脉浮不渴，续自汗出，无大热，越婢汤主之。

越婢汤方

麻黄六两 石膏半斤 生姜三两 甘草二两 大枣十五枚

右五味，以水六升，先煮麻黄，去上沫，内诸药，煮取三升，分温三服。恶风者，加附子一枚，炮；风水加术四两。注：《古今录验》。

《古今录验方》

越婢汤

疗风水恶风，一身悉肿，脉浮不渴，续自汗出，无大热，越婢汤主之方。

越婢汤方

麻黄六两　石膏半斤　生姜三两　大枣十二枚　甘草二两

右五味，以水六升，先煮麻黄，去上沫，内诸药，煮取三升，分温三服。恶风者，加附子一枚，炮；风水者，加白术四两。

《备急千金要方·卷七》

越婢汤

越婢汤，治风痹脚弱方。

越婢汤方

麻黄六两　石膏半升　白术四两　大附子一枚　生姜三两　甘草二两　大枣十五枚

右七味，㕮咀，以水七升，先煮麻黄再沸，掠去沫，入诸药，煮取三升，分三服。覆取汗。注：《胡洽方》只五味。若恶风者，加附子一枚；多淡水者，加白术四两。

《外台秘要·卷二十》引《古今录验方》

越婢汤

《古今录验》疗风水，恶风，举身悉肿，脉浮不渴，欲自有汗而无大热，越婢汤方。

越婢汤方

麻黄六两，去节　生姜三两　甘草二两　石膏半斤，碎　大枣十五枚，擘

右五味，切，以水六升，先煮麻黄再沸，去上沫，内诸药，煮取三升，分三服。恶风，加附子一枚，炮；风水，加术四两，服如上法。咳，肺胀，加半夏五合，洗。一服五合，稍稍增之。忌猪、羊肉。注：此本仲景《伤寒论》方。云：里水，越婢加术汤主之。

《脉经·卷八·平水气黄汗气分脉证第八》

风水，恶风，一身悉肿，脉浮不渴，续自汗出，而无大热者，越婢汤主之。

桂林古本《伤寒杂病论·卷十四》

越婢汤

风水，恶风，一身悉肿，脉浮不渴，续自汗出，无大热者，越婢汤主之。

越婢汤方

麻黄六两　石膏半斤　甘草二两　生姜三两　大枣十二枚

右五味，以水六升，先煮麻黄，去上沫，内诸药，煮取三升，去滓，分温三服。

据《外台秘要·卷二十》越婢加术汤方后注，在晋时之《范汪方》（公元350年左右）中，越婢汤方就已经出现了。又据《备急千金要方·卷七》此方之方后注，公元400年左右之《胡洽方》中，也收录有此方。可见越婢汤是一首古老的方剂。《伤寒论》收载有此方，《脉经》载有此方治证及方名。这提示成书于《千金翼方》之后的、《脉经》之前的《金匮玉函要略方》（《金匮要略》的前身），当收载有此方。

88. 防己茯苓汤

皮水为病，四肢肿，水气在皮肤中，四肢聂聂动者，防己茯苓汤主之。

防己茯苓汤方

防己三两　黄芪三两　桂枝三两　茯苓六两　甘草二两

右五味，以水六升，煮取二升，分温三服。

《脉经·卷八·平水气黄汗气脉证第八》

皮水之为病，四肢肿，水气在皮肤中，四肢聂聂动者，防己茯苓汤主之。

《诸病源候论·卷二十一·皮水候》

肺主于皮毛，肾主于水，肾虚则水妄行，流溢于皮肤，故令身体面目悉肿，按之没指而无汗也。腹如故而不满，亦不渴，四肢重而不恶风是也。脉浮者，名曰皮水也。

《外台秘要·卷二十》引《深师方》

木防己汤

《深师》疗皮水，如肿，水气在皮肤中，四肢集集动，木防己汤方。

木防己汤方

木防己三两　黄芪三两　桂心三两　茯苓六两　甘草二两，炙

右五味，切，以水六升，煮取二升，分再服。忌海藻、菘菜、生葱、酢物。

木防己汤

《深师》疗大风水，脉浮，浮为在表，其人或头汗出，表无他病，但下重。故知从腰以上为和，腰以下当肿及阴，难以屈伸，木防己汤方。

木防己汤方

生姜三两　大枣十二枚　白术四两　木防己四两　甘草二两，炙　黄芪五两

右六味，切，以水六升，煮取二升，分三服。喘者，加麻黄；身重，胃中不和者，加芍药；气上冲者，加桂心；下久寒者加细辛、防己、黄芪。为本服药欲解，当如虫行皮中状，从腰以下冷如冰，服汤后坐被上，又以一被绕腰温下，令得汗，汗出则愈也。忌海藻、菘菜、桃、李、雀肉等。

注：此本仲景《伤寒论》方。

《备急千金要方·卷八》

防己汤

治风、历节、四肢疼痛如槌锻，不可忍者方。

防己汤方

防己　茯苓　白术　桂心　生姜各四两　乌头七枚　人参二两　甘草三两

右八味，㕮咀，以苦酒一升，水一斗，煮取三升半。一服八合，日三夜一，当觉焦热，痹忽忽然慎勿怪也。若不觉，复合服，以觉乃止。凡用乌头皆去皮，熬令黑乃堪用，不然，至毒人，宜慎之。注：《冀》不用苦酒。

《金匮要略》此方，源于《深师方》。原方名"木防己汤"。《备急千金要方》此方加白术、生姜、乌头，黄芪易人参，名"防己汤"，用治历节四肢疼痛之证。

89. 越婢加术汤

里水，越婢加术汤主之，甘草麻黄汤亦主之。

越婢加术汤方

麻黄六两　石膏半斤　生姜三两　甘草二两　大枣十五枚　白术四两

右六味，以水七升，先煮麻黄，去上沫，内诸药，煮取三升，分温三服。

《范汪方·卷二十八》

越婢加术汤

皮水，越婢汤加术主之方。

越婢加术汤方

麻黄六两，去节　大枣十二枚，擘　白术四两　生姜三两，切　甘草二两，炙　石膏半斤，碎，绵裹

右六味，㕮咀，以水七升，煮麻黄一二沸，去上沫，乃内余药，煮取二升，绞去滓，适寒温，服七合，日三。忌海藻、菘菜、桃、李、雀肉等。

《古今录验方》

越婢加术汤

疗皮水，越婢汤加术主之方。

越婢加术汤方

麻黄四两，寸折，去节　大枣十二枚，擘　白术四两　生姜三两，切　甘草二两，炙　石膏半斤，碎，绵裹

右六味，㕮咀，以水七升，煮麻黄一二沸，去上沫，乃内余药，煮取二升，绞去滓，适寒温，服七合，日三。忌海藻、菘菜、桃、李、雀肉等。

《外台秘要·卷二十》引《古今录验方》

越婢加术汤

《古今录验》，皮水，越婢汤加术主之方。

越婢加术汤方

麻黄六两，去节　大枣十二枚，擘　白术四两　生姜三两，切　甘草二两，炙　石膏半斤

右六味，㕮咀，以水七升，煮麻黄一二沸，去上沫，乃内余药，煮取二升，绞去滓，适寒温，服七合，日三。忌同前，注《范汪》同。已上三方，并本出仲景《伤寒论》。

《脉经·卷八·平水气黄汗气分脉证第八》

师曰：里水者，一身面目洪肿，其脉沉，小便不利，故令病水。假如小便自利，亡津液，故令渴也，越婢加术汤主之。注：一云，皮水，其脉沉，头面浮肿，小便不利，故令病水。假如小便自利，亡津液，故令渴也。

《金匮要略》此方，始源于《范汪方》。《伤寒论》收载有此方。《脉经》之"面目洪肿"，《金匮要略》作"面目黄肿"。"黄"，当为"洪"之音转致误。此或为宋臣之误。据《脉经》《金匮要略》的前身《金匮玉函要略方》，当为"洪肿"，义妥。

90. 甘草麻黄汤

甘草二两　麻黄四两

右二味，以水五升，先煮麻黄，去上沫，内甘草，煮取三升，温服一升，重覆，汗出，不汗，再服。慎风寒。

《范汪方·卷二十八》

甘草麻黄汤

皮水，一身尽肿，面目悉肿，甘草麻黄汤主之方。

甘草麻黄汤方

甘草二两，炙，㕮咀之　麻黄四两，寸折去节

右二味，以水五升，先煮麻黄再沸，去上沫，乃内甘草煮得一升，绞去滓，适寒温，先服一升，重覆之，日移二丈所，当汗出。汗出勿复服，不汗，乃复服。当慎护风寒，数日乃出入。忌海藻、菘菜。

《肘后备急方·卷三》

治卒乏气，气不复报，肩息方。

麻黄三两，先煎去沫　甘草二两

以水三升，煮取一升半，分三服。

差后欲令不发者，取此二物，并熬杏人五十枚，蜜丸。服如桐子大四五丸，日三服，差。

《小品方·卷一》

麻黄甘草汤

治皮中涌水，面目身体虚肿方。

麻黄去根节，二两　甘草一两

右㕮咀三钱，水一杯，煮麻黄五沸，内甘草八分，煎服。汗出，慎风冷。有人患气促，积久不差，遂成水肿，服之效。此治表实，老人和虚人不可用之。宜详。

《外台秘要·卷十》引《备急方》

《葛氏》疗卒上气，鸣息便欲绝方。

麻黄去节　甘草炙，各二两

右二味，切，以水三升，煮取一升半，分三服。《古今录验》用水八升，煮取三升八合。忌海藻、菘菜。差后欲令不发者，更取二味，并熬杏人五十枚，捣筛，蜜和丸，服四五丸，日三。注：《文仲》《肘后》《范汪》同。

《外台秘要·卷二十》引《范汪方》

甘草麻黄汤

《范汪》皮水，一身面目悉肿，甘草麻黄汤方。

甘草二两，炙　麻黄四两，去节

右二味，以水五升，先煮麻黄再沸，去上沫，乃内甘草，煮得一升，绞去滓，适寒温，先服一升，重覆之。日移二丈所，当汗出。汗出勿复服。不汗，乃复服。慎护风寒，数日乃出入。忌海藻、菘菜。

《外台秘要·卷二十》引《古今录验方》越婢加术汤方后注：上三方（指《深师》木防己汤，《范汪方》甘草麻黄汤，《古今录验》越婢加术汤）并本出仲景《伤寒论》。

《备急千金要方·卷二十一》

有人患气虚损，久不差，遂成水肿，如此者，众诸皮中浮水攻，面目身体从腰上肿，皆以此汤发汗悉愈方。

麻黄四两　甘草二两

右二味，㕮咀，以水五升，煮取三升，分三服。取汗愈。慎风冷等。

《千金翼方·卷十九》

麻黄汤

主风湿水痰，身体面目肿，不仁而重方。

麻黄四两，去节　甘草二两炙

右二味，㕮咀，以水五升，煮取三升，分三服。重覆，日移二丈汗出，不出更合服之。慎护风寒。皮水用之良。

《千金翼方·卷二十二》

治石发烦热胀满，身生疮，年月深久远者，兼治诸药乳石发动方。

麻黄去节 甘草炙,各一两

右二味,㕮咀,以水二升,煮取半升,内清酒五合,煎取软一升,其患者必须火边炙令热彻欲汗,因即热服之令尽,温覆,卧,须臾大汗出即差。

《金匮要略》此方,始源于《肘后备急方》,原方用于治疗上气肩息(即哮喘)之证。《范汪方》《小品方》《千金翼方》《伤寒论》此方均用于皮水之治疗。此提示《金匮要略》之前身,《金匮玉函要略方》此方亦当为治皮水之方。

91. 麻黄附子汤

水之为病,其脉沉小,属少阴。浮者为风,无水,虚胀者为气。水,发其汗即已。脉沉者宜麻黄附子汤。

麻黄附子汤方

麻黄三两 甘草二两 附子一枚,炮

右三味,以水七升,先煮麻黄,去上沫,内诸药,煮取二升半,温服八合,日三服。

《千金翼方·卷十》

麻黄附子甘草汤

少阴病,得之二三日,麻黄附子甘草汤微发汗。以二三日无证,故微发汗方。

麻黄附子甘草汤方

麻黄二两,去节 附子一枚,炮,去皮,破八片 甘草二两,炙

右三味,以水七升,先煮麻黄一二沸,去上沫,内诸药,煮取二升半,去滓,温服八合。

《金匮玉函经·卷四》

麻黄附子甘草汤

少阴病,得之二三日,麻黄附子甘草汤微发汗。以二三日无里证,故微发汗。

麻黄附子甘草汤方

麻黄二两 附子一枚,炮,去皮,破八片 甘草二两,炙

右三味,以水七升,先煮麻黄一二沸,去上沫,内诸药,煮取二升半,去滓,温服八合。

《脉经·卷八·平水气黄汗气分脉证第八》

水之为病,其脉沉小属少阴。浮者为风,无水虚胀者为气。水,发其汗即已。沉者与附子麻黄汤。

《脉经·卷七·病可发汗证第二》

少阴病,得之二三日,麻黄附子甘草汤,微发汗,以二三日无证,故微发汗也。

《高继冲本伤寒论》

麻黄附子汤

少阴病,始得之,其人发热,脉反沉者,宜麻黄附子汤。

麻黄附子汤方

麻黄二两,去根节 附子一两,炮裂,去皮脐 甘草半两,炙微赤,锉

右件药,捣利为散,每服四钱,以水一中盏,入生姜半分,枣三枚,煎至六(五)分,去滓,不计时候热服。

《康平本伤寒论》

麻黄附子甘草汤

少阴病,得之二三日,麻黄附子甘草汤,微发汗。注:以二三日无里证,故微发汗也。

麻黄附子甘草汤方

麻黄二两，去节　甘草二两，炙　附子一枚，炮，去皮，破八片

右三味，以水七升，先煮麻黄一二沸，去上沫，内诸药，煮取三升，去滓，温服一升，日三服。

宋本《伤寒论》

麻黄附子甘草汤

少阴病，得之二三日，麻黄附子甘草汤微发汗。以二三日无证，故微发汗也。

麻黄二两，去节　甘草二两，炙　附子一枚，炮，去皮，破八片

右三味，以水七升，先煮麻黄一二沸，去上沫，内诸药，煮取三升，去滓，温服一升，日三服。

桂林古本《伤寒杂病论·卷十四》

麻黄附子甘草汤

水之为病，其脉沉小者，属少阴，为石水；沉迟者，属少阴，为正水；浮而恶风者，为风水，属太阳；浮而不恶风者，为皮水，属太阳；虚肿者，属气分，发其汗即已；脉沉者，麻黄附子甘草汤主之；脉浮者，麻黄加术汤主之。

麻黄附子甘草汤方

麻黄二两　附子一枚，炙　甘草二两，炙

右三味，以水七升，先煮麻黄，去上沫，内诸药，煮取三升，去滓，分温三服。

桂林古本《伤寒杂病论·卷十一》

麻黄附子甘草汤

少阴病，得之二三日，麻黄附子甘草汤微发汗。以二三日无里证，故微发汗也。

麻黄二两　附子一枚，炮，去皮，破八片　甘草二两，炙

右三味，以水七升，先煮麻黄一二沸，去上沫，内诸药，煮取三升，去滓，温服一升，日三服。

《金匮要略》麻黄附子汤，源于《千金翼方》麻黄附子细辛汤。原方用于伤寒少阴病发汗之方。《金匮要略》则用于治疗水肿脉沉属少阴证者。《脉经》载有此方治证及方名，提示《金匮要略》的前身《金匮玉函要略方》载有此方。

《千金翼方》"以二三日无证"之"无证"，《金匮玉函经》增"里"字以充其义，为"以二三日无里证"。此可以佐证《金匮玉函经》在《千金翼方》之后。《康平本伤寒论》此句作为注文处理。《脉经》、宋本《伤寒论》均随从《千金翼方》作"无证"，高继冲本《伤寒论》无此句。

92. 黄芪芍药桂枝苦酒汤

问曰：黄汗之为病，身体肿，一作重，发热汗出而渴，状如风水，汗沾衣，色正黄如柏汁，脉自沉，何从得之？师曰：以汗出入水中浴，水从汗孔入得之。宜芪芍桂酒汤主之。

黄芪芍药桂枝苦酒汤方

黄芪五两　芍药三两　桂枝三两

右三味，以苦酒一升，水七升，相和，煮取三升，温服一升，当心烦，服至六七日乃解。若心烦不止者，以苦酒阻故也。注：一方用美醯酒代苦酒。

《古今录验方》

黄芪芍药桂心酒汤

师曰：黄汗为病，身体肿，发热汗出而渴，状如风水，汗沾衣者，色正黄，如柏汁，脉自沉

也。问曰：从何得之？师曰：以汗出，水入汗孔，水从外入而得之。宜黄芪芍药桂心酒汤主之方。

黄芪芍药桂心酒汤方

黄芪五两　芍药三两　桂心三两

右三味，切，以苦酒一升，水七升，和煮取三升，去滓，温服一升，正当心烦也。至六七日稍稍自除。其心烦不止者，以苦酒咀故也。咀，一作阻。一方用美清醨代酒。忌生葱。

《备急千金要方·卷十》

黄芪芍药桂苦酒汤

黄汗之为病，身体洪肿，发热汗出，不渴，状如风水，汗染衣，色正黄如柏汁，其脉自沉。从何得之？此病以汗出入水中浴，水从汗孔入得之。

治黄汗，黄芪芍药桂苦酒汤方。

黄芪五两　芍药三两　桂心三两

右三味，㕮咀，以苦酒一升，水七升，合煎三升，饮二升，当心烦也。至六七日稍稍自除。心烦者，苦酒阻故也。

《脉经·卷八·平水气黄汗气分脉证第八》

问曰：黄汗之病，从何得之？师曰：以汗出入中浴，水从汗孔入得之。黄芪芍药桂枝苦酒汤主之。

《外台秘要·卷四》引《伤寒论》

黄芪芍药桂心苦酒汤

仲景《伤寒论》，师曰：黄汗为病，身体肿，发热汗出而渴，状如风水，汗沾衣色，正黄如柏汁，脉自沉也。问曰：从何得之？师曰：以汗出水入汗孔，水以外入而得之。宜黄芪芍药桂心酒汤主之方。

黄芪芍药桂心酒汤方

黄芪五两　芍药三两　桂心三两

右三味，切，以苦酒一升，水七升，和煮取三升，去滓，温服一升，正当心烦也。至六七日，稍稍自除。其心烦不止者，以苦酒阻故也。一方用美清醨代酒。忌生葱。注：《备急》《张文仲》《千金》《古今录验》《深师》《范汪》《经心录》同。

《范汪方·卷三十四》

黄芪芍药桂心酒汤

师曰：黄汗为病，身体肿，发热汗出而渴，状如风水，汗沾衣者，色正黄如柏汁，脉自沉也。问曰：从何得之？师曰：以汗出，水入汗孔，水从外入而得之。宜黄芪芍药桂心酒汤主之方。

黄芪芍药桂心酒汤方

黄芪五两　芍药三两　桂心三两

右三味，切，以苦酒一升，水七升，和煮取三升，去滓，温服一升。正当心烦也。至六七日稍稍自除。其心烦不止者，以苦酒阻故也。一方用美清醨代酒。忌生葱。

《金匮要略》此方，源于《范汪方》。

93. 桂枝去芍药加麻辛附子汤

气分，心下坚，大如盘，边如旋杯，水饮所作，桂枝去芍药加麻辛附子汤主之。

桂枝去芍药加麻辛附子汤方

桂枝三两　生姜三两　甘草二两　大枣十二枚　麻黄二两　细辛二两　附子一枚，炮右七味，以水七升，煮麻黄，去上沫，内诸药，煮取二升，分温三服，当汗出，如虫行皮中即愈。

《外台秘要·卷八》引《深师方》

附子汤

《深师》附子汤，疗气分心下坚，如盘，边如旋杯，水饮所作。此汤主之方。

附子汤方

桂心三两　生姜三两　麻黄去节，三两　甘草炙，二两　细辛三两　大附子一枚，炮　大枣十二枚

右七味，切，以水七升，先煮麻黄再沸，掠去沫，乃下诸药，煮取二升，去滓，分服七合，当汗出如虫行皮中即愈。神验。忌海藻、菘菜、生葱、猪肉、冷水、生菜等。注：仲景《伤寒论》名桂枝去芍药加麻黄细辛附子汤。

《脉经·卷八·平水气黄汗气分脉证第八》

气分，心下坚，大如盘，边如旋杯，水饮所作，桂枝去芍药加麻黄细辛附子汤主之，或枳实术汤主之。

《金匮要略》此方，源于《深师方》。《深师方》此方原名附子汤，方中麻黄、细辛用量均为"三两"。

《伤寒论》载有此方，《脉经》载此方治证及方名。二者均名"桂枝去芍药加麻黄细辛附子汤"。此提示《金匮要略》的前身《金匮玉函要略方》载有此方，方名当与《脉经》同。

94. 枳术汤

心下坚，大如盘，边如旋盘，水饮所作，枳术汤主之。

枳术汤方

枳实七枚　白术二两

右二味，以水五升，煮取三升，分温三服。腹中软，即当散也。

《肘后备急方·卷一》

治心下坚痛，大如碗，边如旋杯，名为气分。饮水所结方。

枳实七枚，炙　术三两

水一斗，煮取三升，分为三服，当稍软也。

《集验方·卷四》

枳实白术汤

治心下坚，大如盘，边如旋盘，水饮所作，枳实白术汤方。

枳实白术汤方

枳实七枚，炙　白术三两

右二味，以水一斗，煮取三升，分三服。腹中软即散。忌桃、李、雀肉等物。

《外台秘要·卷八》引《张文仲方》

《张文仲》疗心下坚痛，大如碗，边如旋盘，名为气分，水饮所结方。

枳实七枚，炙　白术三两

右二味，切，以水一斗，煮取三升，分三服。腹中软，即当散也。忌桃、李、雀肉等。注：此张仲景《伤寒论》方。《备急》《肘后》同。

《外台秘要·卷八》引《备急方》

枳实白术汤

《备急》疗心下坚，大如盘，边如旋盘，水饮所作。枳实白术汤方。

枳实白术汤方

枳实七枚，炙　白术三两

右二味，切，以水一斗，煮取三升，分三服。腹中软即散。此出姚大夫方。忌桃、李、雀肉等物。注：此本仲景《伤寒论》方。

《金匮要略》枳术汤，始源于《肘后备急方》，此书时尚无方名。《集验方》《备急方》《伤寒论》均名"枳实白术汤"，《脉经》名"枳实术汤"。

十四、《金匮要略·黄疸病篇》

95. 茵陈蒿汤

谷疸之为病，寒热不食，食即头眩，心胸不安，久久发黄。为谷疸，茵陈蒿汤主之。

茵陈蒿汤方

茵陈蒿六两　栀子十四枚　大黄二两

右三味，以水一斗，先煮茵陈，减六升，内二味，煮取三升，去滓，分温三服，小便当利，尿如皂角汁状，色正赤，一宿腹减，黄从小便去也。

《肘后备急方·卷四》

黄汗者，身体四肢微肿，胸满不得汗，汗出如黄柏汁，由大汗出，卒入水所致方。

茵陈六两

水一斗二升，煮取六升，去滓，内大黄二两，栀子十四枚，煮取三升，分为三服。

谷疸者，食毕即头眩，心怫郁不安而发黄，由失饥大食，胃气冲熏所致，治之方。

茵陈四两

水一斗，煮取六升，去滓，内大黄二两，栀子七枚，煮取二升，分三服。溺去黄汁差。

《范汪方·卷三十四》

茵陈汤

治黄疸，茵陈汤方。

茵陈汤方

茵陈蒿六两　大黄二两　栀子十四枚

凡三物，水一斗二升，先煮茵陈蒿减六升，去滓，内大黄、栀子煮取三升，分三服之。

《小品方·卷六》

茵陈汤

治伤寒七八日，内实瘀热结，身黄如橘，小便不利，腹微胀满，茵陈汤下之方。

茵陈汤方

茵陈六两　栀子十四枚　大黄三两　石膏一斤

右四味，㕮咀，以水一斗二升，煮茵陈，得五升，去滓，内栀子、大黄，煎取三升，分服一升，日三。小便当利，如皂荚沫状，色正赤，当腹减，黄悉从小便去也。

《备急千金要方·卷十》

茵陈汤

治伤寒七八日，内实瘀热结，身黄如橘，小便不利，腹微胀满，茵陈汤下之方。

茵陈汤方

茵陈六两　栀子十四枚　大黄三两

右三味，㕮咀，以水一斗二升，煮茵陈得五升，去滓，内栀子、大黄煎取三升，分服一升，日三。小便当利，如皂荚沫状，色正赤，当腹减，黄悉随小便去也。注：《范汪》用疗谷疸，《小品方》用石膏一斤。

《医心方·卷十四》引《葛氏方》

《葛氏方》治时行病，发黄方。

茵陈蒿六两　大黄二两　栀子十二枚

以水一斗，先煮茵陈，取五升，去滓，内二药，又煮取三升，分四服之。

《外台秘要·卷一》引《千金翼方》

茵陈汤

阳明病，发热而汗出，此为热越，不能发黄也。但头汗出，其身无有，剂颈而还，小便不利，渴引水浆，此为瘀热在里，身必发黄，宜服茵陈汤方。

茵陈汤方

茵陈六两　大肥栀子十四枚，擘　大黄二两

右三味，切，以水一斗二升，先煮茵陈减六升，去滓，内诸药，煮取三升，分三服。小便当利如皂沫状，色正赤。一宿腹减，黄从小便去。

《外台秘要·卷二》引《伤寒论》

茵陈汤

疗伤寒七八日，身黄如橘子色，小便不利，腹微满者，茵陈汤主之方。

茵陈汤方

茵陈六两　肥栀子十四枚，擘　大黄二两，去皮，酒洗，破三片

右三味，以水一斗二升，先煮茵陈减二升，去滓，内二物煮取三升，去滓，分温三服，日三。小便当利，尿如皂荚沫状，色正赤。一宿腹减，黄从小便去。注：《张文仲》《千金》并同。

《千金翼方·卷九》

茵陈汤

阳明病，发热而汗出，此为热越，不能发黄也。但头汗出，其身无有，齐颈而还，小便不利，渴引水浆，此为瘀热在里，身必发黄，茵陈汤主之。

伤寒七八日，身黄如橘，小便不利，其腹微满，茵陈汤主之方。

茵陈汤方

茵陈六两　栀子十四枚，擘　大黄二两

右三味，以水一斗二升，先煮茵陈减六升，内二味，煮取三升，去滓，分温三服。小便当利，溺如皂荚沫状，色正赤，一宿黄从小便去。

《金匮玉函经·卷三》

茵陈蒿汤

阳明病，发热而汗出，此为热越，不能发黄也。但头汗出，身无汗，齐颈而还，小便不利，渴引水浆，此为瘀热在里，身必发黄，茵陈汤主之。

伤寒七八日，身黄如橘子色，小便不利，少腹微满，茵陈蒿汤主之。

茵陈蒿汤方

茵陈蒿六两　栀子十四枚，擘　大黄二两，去皮

右二味，以水一斗，先煮茵陈减六升，内二味，煮取三升，去滓，分温三服。小便当利，尿如皂角汁状，色正赤。一宿腹减，黄从小便去也。

《脉经·卷七·病可下证第七》

阳明病，发热而汗出，此为热越，不能发黄，但头汗出，其身无有，齐颈而还，小便不利，渴引水浆，此为瘀热在里，身必发黄，属茵陈蒿汤。

伤寒七八日，身黄如橘，小便不利，少腹微痛，属茵陈蒿汤。

《金匮要略》茵陈蒿汤，始源于《肘后备急方》。彼时尚无方名。

《备急千金要方》及《千金翼方》此方治证中之"身黄如橘"，《金匮玉函经》增义为"身黄如橘子色"，是其成书晚于《千金翼方》之佐证。《伤寒论》作"身黄如橘子色"，是其晚于《金匮玉函经》，并沿袭该书之说之证。

《肘后备急方》《范汪方》《小品方》《备急千金要方》《千金翼方》等，方名均作"茵陈汤"。至《金匮玉函经》，方名始称"茵陈蒿"汤，增加了"蒿"字。《外台秘要》引《伤寒论》，亦作"茵陈汤"。此提示《金匮要略》的前身《金匮玉函要略方》此方方名亦当为"茵陈汤"。《脉经》名"茵陈蒿汤"，提示其成书时间晚于《金匮玉函要略方》。

《外台秘要》引《伤寒论》此方中大黄用酒洗，这又是《伤寒论》成书时间晚于《金匮玉函经》的佐证之一。大黄酒洗之炮制加工方法，始源于《金匮玉函经》。在该书中，抵当汤、大承气汤、桃核承气汤、调胃承气汤等方中，大黄均用"酒洗"这一炮制方法。《金匮玉函经》之前，大黄之炮制加工，并无"酒洗"之说。由此可佐证《伤寒论》的成书时间，当在《金匮玉函经》之后。

96. 硝石矾石散

黄家日晡所发热，而反恶寒，此为女劳得之。膀胱急，少腹满，身尽黄，额上黑，足下热，因作黑疸。其腹胀如水状，大便必黑，时溏，此女劳之病，非水也。腹满者难治，硝石矾石散主之。

硝石矾石散方

硝石　矾石烧，等份

右二味，为散，以大麦粥汁，和服方寸匕，日三服。病随大小便去，小便正黄，大便正黑，是候也。

《肘后备急方·卷四》

女劳疸者，身目皆黄，发热恶寒，小腹满急，小便难，由大劳大热交接，交接后入水所致。治之方。

消石　矾石

等份，末，以大麦粥饮服方寸匕，日三。令小汗出，小便当去黄汁也。

《范汪方·卷三十四》

消石矾石散

黄家日晡发热，而反恶寒，此为女劳得之。膀胱急，小腹满，身体尽黄，额上反黑，足下热，因作黑疸，大便必黑，腹胪胀满如水状，大便黑溏者，此女劳之病，非水也。腹满者难疗。消石矾石散主之方。

消石矾石散方

消石熬黄　矾石烧令汁尽

右二味，等份，捣，绢筛，以大麦粥汁和服方寸匕，日三。重衣覆取汗，病随大小便去。小便正黄，大便正黑也。大麦则须是无皮麦者。

《小品方·卷四》

消石矾石散黄家日晡发热，而反恶寒，此为女劳得之，膀胱急，身体尽黄，额上反黑，足下热，因作黑疸，大便必黑，腹胪胀满如水状，大便黑溏者，此女劳病，非水也。腹满者难疗。消石矾石散主之方。

消石矾石散方

消石熬黄　矾石烧令汁尽

右二味，等份，捣，绢筛，以大麦粥汁和服方寸匕，日三。重衣覆取汗，病随大、小便去。小便正黄，大便正黑也。大麦则须是无皮麦者。

《备急千金要方·卷十》

消石矾石散

黄家至日晡所发热，而反恶寒，治女劳得之，当膀胱急，小腹满，体尽黄，额上黑，足下热，因作黑疸。其腹胪胀而满，如欲作水状，大便必黑，时溏泄，此女劳疸，非水也。腹满者难治。消石矾石散方。

消石矾石散方

消石　矾石各半两

右二味，治下筛，大麦粥汁服方寸匕，日三。重衣覆取汗，病随大小便出。小便正黄，大便正黑。

《医心方·卷十》引《千金方》

《千金方》云：黄疸日晡发热恶寒，少腹急，体黄颜黑，大便溏黑，足心热，此为女劳也。腹满者难治。治之方。

滑石　石膏

右二味，等份，治，以大麦粥汁服方寸匕，日三。小便极利则瘥。丹波康赖按：《葛氏方》有硝石、矾石；《小品方》有石膏，无矾石；《范汪方》有矾石，无石膏。

《外台秘要·卷四》引《伤寒论》

消石矾石散

仲景《伤寒论》，黄家日晡发热，而反恶寒，此为女劳。得之膀胱急，小腹满。身体尽黄，额上反黑，足下热，因作黑疸，大便必黑，腹胪胀满如水状，大便黑溏者。此女劳之病，非水也。腹满者难疗。消石矾石散主之方。

消石矾石散方

消石熬黄　矾石烧令汁出

右二味，等份，捣，绢筛，以大麦粥汁和服方寸匕，日三。重衣覆取汗。病随大小便去。小便正黄，大便正黑也。大麦则须是无皮麦者。《千金方》云：消石二分，熬令燥。矾石一分，熬令燥。故注之。注：《肘后》《小品》《崔氏》《文仲》《千金》《范汪》《深师》并同。

《脉经·卷八·平黄疸寒热疟脉证第九》

黄家，日晡所发热，而反恶寒，此为女劳得之。膀胱急，少腹满，身尽黄，额上黑，足下热，因作黑疸，其腹胀如水状，大便必黑，时溏，此女劳之病，非水也，腹满不可治。硝石矾石散主之。

《金匮要略》此方，始源于《肘后备急方》。《备急千金要方》《脉经》《金匮要略》此方治证之"额上黑",《伤寒论》增"反"字为"额上反黑";"大便必黑,时溏泄"(《脉经》《金匮要略》无"泄"字),《伤寒论》直接约作"大便黑溏"者。《金匮要略》之说,可代表其前身《金匮玉函要略方》之说,由此可佐证《金匮玉函要略方》早于《伤寒论》。又,《伤寒论》此方后增加了"大麦则须是无皮麦者"之注文,也可佐证其晚于《金匮玉函要略方》。

97. 猪膏发煎

诸黄,猪膏发煎主之。

猪膏发煎方

猪膏半斤　乱发如鸡子大三枚

右二味,和膏中煎之,发消药成,分再服。病从小便出。

《肘后备急方·卷四》

女劳疸者,身目皆黄,发热恶寒,小腹满急,小便难。由大劳大热交接,交接后入水所致。治之方。

乱发如鸡子大　猪膏半斤

煎令消尽,分二服。

《范汪方·卷三十四》

猪膏发煎

诸黄,猪膏发煎主之方。

猪膏发煎方

猪膏八两　乱发大如鸡子一枚

右二味,内发膏中煎之,发消尽,研,绞去膏细滓,分二服。

《古今录验方》

猪膏发煎

诸黄,猪膏发煎主之。

猪膏发煎方

猪膏八两　乱发大如鸡子一枚

右二味,内发膏中煎之,发消尽,研,绞去膏细滓,分二服。病从小便去也。

《外台秘要·卷四》引《伤寒论》

猪膏发煎

仲景《伤寒论》,诸黄,猪膏发煎主之方。

猪膏发煎方

猪膏八两　乱发大如鸡子一枚

右二味,内发膏中煎之,发消尽,研,绞去膏细滓,分二服。病从小便去也。注:《肘后》《备急》《文仲》《千金》《古今录验》《深师》《范汪》同。云:太医校尉史脱家婢再病,胃中干粪,下便差。神验。

《金匮要略》此方,始源于《肘后备急方》。原方用治女劳疸病,乱发用量为"如鸡子大"。据《外台秘要》引《伤寒论》及其注,《范汪方》《深师方》《古今录验方》《备急千金要方》《备急方》《张文仲方》等,乱发用量均为"大如鸡子一枚",与《金匮要略》之"三枚"不同。由此一味之用量,可佐证《金匮要略》此方乱发之用量,并非袭自《伤寒论》而或当是其前身《金匮玉函要略方》。

98. 茵陈五苓散

黄疸病，茵陈五苓散主之。注：一本云茵陈汤及五苓散并主之。

茵陈五苓散方

茵陈蒿末十分　五苓散五分

右二味和，先食饮方寸匕，日三服。

《范汪方·卷三十四》

茵陈蒿五苓散

黄疸，茵陈蒿五苓散主之方。

茵陈蒿末十分　五苓散五分

右二味，和，先食白饮和方寸匕，服之。日三。忌大酢、桃、李、雀肉、生葱。

《外台秘要·卷四》引《伤寒论》

茵陈蒿五苓散

黄疸，茵陈蒿五苓散主之方。

茵陈蒿五苓散方

茵陈蒿末十分　五苓散五分

右二味，和，先食白饮和服方寸匕，日三。注：《深师》《范汪》同。

《金匮要略》此方，始源于《范汪方》。方名，此为"茵陈五苓散"，《伤寒论》为"茵陈蒿五苓散"。

99. 大黄硝石汤

黄疸腹满，小便不利而赤，自汗出，此为表和里实，当下之，宜大黄硝石汤。

大黄硝石汤方

大黄　黄柏　硝石各四两　栀子十五枚

右四味，以水六升，煮取三升，去滓，内硝，更煮取一升，顿服。

《范汪方·卷三十四》

大黄黄柏皮栀子消石汤

黄家，腹满，小便不利而赤，身汗出者，表和里实也，宜下之，大黄黄柏皮栀子消石汤方。

大黄黄柏皮栀子消石汤方

大黄四分　黄柏四两　栀子十五枚　消石四两

右四味，切，以水六升，煮三物得二升半，去滓，内消石更煎取一升，先食顿服尽。

《小品方·卷四》

大黄黄柏皮栀子消石汤

黄家，腹满，小便不利而赤，身汗出者，表和里实也，宜下之，大黄黄柏皮栀子消石汤方。

大黄黄柏皮栀子消石汤方

大黄四分　黄柏四两　肥栀子十五枚，擘　消石四两，末

右四味，切，以水六升，煮三物，得二升半，去滓，内消石更煎取一升，先食顿服尽。

《千金翼方·卷十八》

大黄汤

黄疸，腹满，小便不利而赤，自汗出，此为表和里实，当下之，宜大黄汤方。

大黄汤方

大黄　黄柏　消石各四两　栀子十五枚，擘

右四味，吹咀，以水六升，煮取二升，去滓，下消石，煮取一升，先食顿服之。

《外台秘要·卷四》引《伤寒论》

大黄黄柏皮栀子消石汤

仲景《伤寒论》，黄家，腹满，小便不利而赤，身汗出者，表和里实也。宜下之，大黄黄柏皮栀子消石汤方。

大黄黄柏皮栀子消石汤方

大黄四分　黄柏四两　栀子十五枚　消石四两

右四味，切，以水六升，煮三物得二升半，去滓，内消更煎取一升，先食尽服尽。注：《小品》《千金翼》《深师》《范汪》并同。

《金匮要略》此方，始源于《范汪方》。《范汪方》此方名"大黄黄柏皮栀子消石汤"，《千金翼方》名"大黄汤"，《金匮要略》则名"大黄硝石汤"。

《金匮要略》此方之治证及药物用量，明显与《千金翼方》相同。这说明《金匮要略》的前身《金匮玉函要略方》晚于《千金翼方》，并沿袭了《千金翼方》此方之治证及药物用量。《伤寒论》"黄疸"易为"黄家"，大黄用量，误为"四分"。此提示《伤寒论》当在《金匮玉函要略方》之后沿袭致误。

十五、《金匮要略·惊悸吐衄下血胸满瘀血病篇》

100. 半夏麻黄丸

心下悸者，半夏麻黄丸主之。

半夏麻黄丸方

半夏　麻黄等份

右二味，末之，炼蜜和丸小豆大，饮服三丸，日三服。

《肘后备急方·卷三》

治人心下虚悸方

麻黄　半夏

等份，捣，蜜丸服如大豆三丸，日三。稍增之。半夏，汤洗去滑，干。

桂林古本《伤寒杂病论·卷十五》

半夏麻黄丸

胸痹，心下悸者，责其有痰也。半夏麻黄丸主之。

半夏麻黄丸方

半夏　麻黄各等份

右二味，末之，炼蜜和丸，如小豆大，饮服三丸，日三服。

《金匮要略》半夏麻黄丸，源于《肘后备急方》。

101. 柏叶汤

吐血不止者，柏叶汤主之。

柏叶汤方

柏叶　干姜各三两　艾叶三把

右三味，以水五升，取马通汁一升，合煮取一升，分温再服。

《备急千金要方·卷十二》

治吐血，内崩上气，面色如土方。

干姜 阿胶 柏叶各三两 艾叶一把

右四味，㕮咀，以水五升，煮取一升，内马通汁一升，煮取一升，顿服。注：仲景名柏叶汤，不用阿胶，《小品》不用柏叶，《肘后》同。

《外台秘要·卷二》引《伤寒论》

柏叶汤

仲景《伤寒论》，吐血不止者，柏叶汤主之方。

柏叶汤方

青柏叶三两 干姜二两，切 艾三把

右三味，以水五升，煮取一升，去滓，别绞取新出马通汁一升相和，合煎取一升，绵滤之。温分再服。马通是马屎汁也。注：一方有阿胶，无艾。

桂林古本《伤寒杂病论·卷十五》

柏叶汤

吐血不止者，柏叶汤主之，黄土汤亦主之。

柏叶汤方

柏叶三两 干姜三两 艾叶三把

右三味，以水五升，取马通汁一升，合煮，取一升，分温再服。

《金匮要略》此方，源于《备急千金要方》

102. 黄土汤

下血，先便后血，此远血也。黄土汤主之。

黄土汤方 注：亦主吐血、衄血

甘草 干地黄 白术 附子炮 阿胶 黄芩各三两 灶中黄土半斤

右七味，以水八升，煮取三升，分温二服。

《小品方·卷四》

黄土汤

诸下血者，先见血后见便，此为远血，宜服黄土汤。

黄土汤方

灶中黄土半升，绵裹 甘草三两，炙 干姜二两 黄芩一两 阿胶三两，炙 干地黄五两，一方三两

凡六物，以水一斗，煮取三升，分三服。

《备急千金要方·卷十二》

黄土汤

黄土汤治卒吐血及衄血方。

黄土汤方

伏龙肝半升 甘草 白术 阿胶 干姜 注：仲景作地黄 黄芩各三两

右六味，㕮咀，以水一斗，煮取三升，去滓，下胶，分三服。注：仲景有附子三两，为七味。

《千金翼方·卷十八》

黄土汤

凡下血者，先见血，后见便，此为远血，宜服黄土汤。

黄土汤方

灶中黄土半升　甘草炙　干地黄　白术　附子炮，去皮　阿胶　黄芩各三两

右七味，哎咀，以水八升，煮取二升，分温三服。亦主吐血。

《外台秘要·卷二》引《伤寒论》

黄土汤

吐血，下血，黄土汤主之方。

黄土汤方

釜灶下黄焦土半升，绵裹　甘草三两，炙　生地黄三两　白术三两　附子三两，炮，破　阿胶三两，炙　黄芩三两

右七味，以水八升，煮六味取二升，去滓，内胶令烊，分三服。忌海藻、菘菜、芜荑、猪肉、桃、李、雀肉等物。

《金匮要略》黄土汤，始源于《小品方》。原方无附子，由灶心土、甘草、干姜、黄芩、阿胶、干地黄六味药组成。《备急千金要方》亦无附子。至《千金翼方》，此方始有附子为七味药。《金匮要略》有附子为七味药，说明《金匮要略》的前身《金匮玉函要略方》在《千金翼方》之后，当有附子为七味药。《伤寒论》有附子，为七味药。且其煎服法在《金匮要略》煎服法基础上有补充完善，说明其在《金匮玉函要略方》之后。《金匮要略》沿承的是《金匮玉函要略方》而不是《伤寒论》，所以其煎服法从《千金翼方》之简，而不从《伤寒论》之繁。

十六、《金匮要略·呕吐哕下利病篇》

103. 茱萸汤

呕而胸满者，茱萸汤主之。

茱萸汤方

吴茱萸一升　人参三两　生姜六两　大枣十二枚

右四味，以水五升，煮取三升，温服七合，日三服。

《肘后备急方·卷四》

治人食毕噫醋及醋心方

人参一两　茱萸半斤　生姜六两　大枣十二枚

水六升，煮取二升，分为再服也。

《集验方·卷三》

吴茱萸汤

治食讫醋咽多噫，吴茱萸汤方。

吴茱萸汤方

吴茱萸五合　生姜三两　人参三两　大枣十二枚

右四味，切，以水六升，煮取二升，绞去滓，分为三服。每服相去十里久。

《医心方·卷九》引《葛氏方》

《葛氏方》，人食毕噫醋及醋心方。

人参二两　茱萸半升　生姜三两　大枣十二枚

水六升，煮取二升，分再服。注：《集验方》同之。

《医心方·卷九》引《医门方》

《医门方》疗食噫或醋咽方。

人参二两　吴茱萸二两　生姜三两　大枣十二枚

切，以水六升，煮取二升，去滓，分温二服。

《医心方·卷九》引《深师方》

茱萸汤

治干呕，吐涎沫，烦心，头痛者。

茱萸汤方

茱萸半斤　大枣十枚　人参三两　生姜六两

凡四物，以水六升，煮取二升五合，日三服。

《备急千金要方·卷十六》

治噫醋咽方

吴茱萸半斤　生姜三两　人参二两　大枣十二枚

右四味，㕮咀，以水六升，煮取二升，先食服一升，日再。

《千金翼方·卷九》

茱萸汤

食谷而呕者，属阳明，茱萸汤主之方。

茱萸汤方

吴茱萸一升　人参三两　生姜六两，切　大枣十二枚，擘

右四味，以水七升，煮取二升，去滓，温服七合，日三服。得汤反剧者，属上焦也。

《金匮玉函经·卷三》

吴茱萸汤

食谷欲呕者，属阳明，吴茱萸汤主之。得汤反剧者，属上焦。

吴茱萸汤方

吴茱萸一升，洗　人参三两　生姜六两　大枣十二枚

右四味，以水七升，煮取二升，去滓，温服七合，日三服。

《外台秘要·卷二》引《千金翼方》

茱萸汤

《千金翼》干呕吐涎沫而头痛，茱萸汤主之方。

茱萸汤方

吴茱萸一升，炒　大枣十二枚，擘　生姜六两，切　人参三两，细剉

右四味，以水五升，煮取二升，去滓，分服七合，日三。注：此本张仲景《伤寒论》方。

《外台秘要·卷六》引《延年秘录》

吴茱萸汤

《延年》疗食讫醋咽多噫。吴茱萸汤方。

吴茱萸汤方

吴茱萸五合　生姜三两　人参二两　大枣十二枚

右四味，切，以水六升，煮取二升，绞去滓，分为三服。每服相去十里久。注：《肘后》《集验》《文仲》《备急》《千金》并同。

《金匮要略》此方，始源于《肘后备急方》。彼时此方尚无方名。《医心方》引《葛氏方》，亦无方名。《深师方》名"茱萸汤"，《集验方》名"吴茱萸汤"。方中药物组成，诸家多相同，但方

中药物用量，却不尽相同。根据《金匮要略》此方之药物用量，与《千金翼方》相同，这提示《金匮要略》之前身《金匮玉函要略方》在《千金翼方》之后沿袭而致。

104. 半夏泻心汤

呕而肠鸣，心下痞者，半夏泻心汤主之。

半夏泻心汤方

半夏半升，洗　黄芩　干姜　人参各三两　黄连一两　大枣十二枚　甘草三两，炙

右七味，以水一斗，煮取六升，去滓，再煮，取三升，温服一升，日三服。

《医心方·卷十四》引《范汪方》

黄芩汤

《范汪方》治伤寒五六日，呕而利者，黄芩汤方。

黄芩汤方

黄芩三两　半夏半升　人参二两　桂心二两　干姜三累　大枣十二枚

凡六物，水七升，煮得二升，分再服。

《医心方·卷六》引《深师方》

泻肝汤

《僧深方》泻肝汤，治肝气实，目赤若黄，胁下急，小便难方。

泻肝汤

人参三两　生姜五两　黄芩二两　半夏一升，洗　甘草二两　大枣十四枚

凡六物，切，水五升，煮半夏令三四沸，内药，后内姜，煎取二升，去滓，分二服。羸人三服。

《备急千金要方·卷十》

泻心汤

泻心汤，兼治下痢不止，腹中愊坚而呕吐，肠鸣者方。

泻心汤方

半夏半升　黄芩　人参　干姜各三两　黄连一两　甘草三两　大枣十二枚

右七味，㕮咀，以水一斗，煮取六升，分服一升，日三。注：仲景名半夏泻心。《要略》用甘草泻心。

《备急千金要方·卷十三》

泻心汤

治老小下痢，水谷不消，肠中雷鸣，心下痞满，干呕不安，泻心汤方。

泻心汤方

人参一两　半夏三两　黄连二两　黄芩　甘草各一两　干姜一两半　大枣十二枚

右七味，㕮咀，以水八升，煮取二升半，分三服。并治霍乱。若寒，加附子一枚；若渴，加栝楼根二两；呕加橘皮一两；痛加当归一两；客热，以生姜代干姜。

《千金翼方·卷九》

半夏泻心汤

心下但满而不痛者，此为痞。半夏泻心汤主之。

半夏泻心汤方

半夏半升，洗　黄芩　干姜　人参　甘草各三两，炙　黄连一两　大枣十二枚，擘

右七味，以水一斗，煮取六升，去滓，温服一升，日三服。

《金匮玉函经·卷三》

半夏泻心汤

若但满而不痛者，此为痞，柴胡不复中与也，半夏泻心汤主之。

半夏泻心汤方

半夏半升　黄芩　干姜　甘草炙　人参各三两　黄连一两　大枣十六枚

右七味，以水一斗，煮取六升，去滓，再煮取三升，温服一升，日三服。

《外台秘要·卷三》引《伤寒论》

半夏泻心汤

但满而不痛者，此为痞，柴胡不中与之也。宜半夏泻心汤主之方。

半夏心汤方

半夏半升，洗　干姜三两　人参三两　甘草三两，炙　黄连一两　大枣十二枚，擘　黄芩三两

右七味，切，以水一斗，煮取六升，去滓，温服一升，日三。若须大陷胸汤，服者如前法。忌羊肉、饧、海藻、菘菜、猪肉、冷水等。注：《千金翼》同。一方半夏五两。

《外台秘要·卷六》引《删繁方》

半夏泻心汤

疗上焦虚寒，肠鸣下利，心下痞坚，半夏泻心汤方。

半夏泻心汤方

半夏五两，洗　黄芩三两　甘草三两，炙　人参三两　干姜三两　黄连一两，桂心三两

右七味，以水九升，煮取三升，去滓，分三服。忌海藻、菘菜、饧、羊肉、生葱、猪肉、冷水。注：此仲景半夏泻心汤，本无桂心，有大枣十二枚。

《康治本伤寒论》

半夏泻心汤

太阳病，发汗而复下之后，心下满硬痛者，为结胸，但满而不痛者，为痞。半夏泻心汤主之。

半夏泻心汤方

半夏半升，洗　黄连三两　黄芩三两　人参三两　干姜三两　甘草三两，炙　大枣十二枚，擘

右七味，以水一斗，煮取六升，去滓，再煎取三升，温服一升，日三服。

《脉经·卷七·病发汗吐下以后证第八》

若心下满而坚痛者，此为结胸，属大陷胸汤；若但满而不痛者，此为痞，柴胡复不中与也。属半夏泻心汤。

《金匮要略》半夏泻心汤，始源于《范汪方》，原方名"黄芩汤"。方中无黄连、甘草，有桂心。用于治疗伤寒病呕而利之证。

《千金翼方》之前，此方无再煎煮之说。至《金匮玉函经》，始有"再煮取三升"之说。《金匮要略》有"再煮取三升"，可佐证其前身《金匮玉函要略方》成书于《金匮玉函经》之后。

《千金翼方》"此为痞"之后，《金匮玉函经》增"柴胡不复中与也"一句以助义，可佐证其成书时间晚于《千金翼方》。《伤寒论》则沿袭《金匮玉函经》此说，说明《伤寒论》成书当在《金匮玉函经》之后。《金匮要略》并不随从《伤寒论》此方之治证、煎服法、大枣之加工方法等，说明其前身《金匮玉函要略方》，成书时间当早于《伤寒论》。

105. 黄芩加半夏生姜汤

干呕而利者，黄芩加半夏生姜汤主之。

黄芩加半夏生姜汤方

黄芩三两　甘草二两，炙　芍药二两　半夏半升　生姜三两　大枣十二枚

右六味，以水一斗，煮取三升，去滓，温服一升，日再，夜一服。

《千金翼方·卷九》

黄芩加半夏生姜汤

太阳与少阳合病，自下利者，与黄芩汤；若呕者，与黄芩加半夏生姜汤。

黄芩汤方

黄芩三两　芍药　甘草各二两，炙　大枣十二枚，擘

右四味，以水一斗，煮取三升，去滓，温服一升，日再，夜一服。

黄芩加半夏生姜汤方

半夏半升，洗　生姜一两半，切

右二味，加入前方中即是。

《金匮玉函经·卷三》

黄芩加半夏生姜汤

太阳与少阳合病，自下利者，与黄芩汤；若呕者，黄芩加半夏生姜汤主之。

黄芩加半夏生姜汤方

黄芩三两　芍药　甘草炙各二两　大枣十二枚　半夏半升　生姜一两半

右六味，以水一斗，煮取三升，去滓，温服一升，日再夜一服。

《康治本伤寒论》

黄芩加半夏生姜汤

太阳与少阳合病，自下利者，黄芩汤主之；若呕者，黄芩加半夏生姜汤主之。

黄芩加半夏生姜汤方

黄芩三两　芍药三两　甘草二两，炙　大枣十二枚，擘　半夏半升，洗　生姜三两

右六味，以水一斗，煮取三升，去滓，温服一升。

《宋本伤寒论·卷四》

黄芩加半夏生姜汤

太阳与少阳合病，自下利者，与黄芩汤；若呕者，黄芩加半夏生姜汤主之。

黄芩加半夏生姜汤方

黄芩三两　芍药二两　甘草二两，炙　大枣十二枚，擘　半夏半升，洗　生姜一两，一方三两，切

右六味，以水一斗，煮取三升，去滓，温服一升。日再。夜一服。

《金匮要略》此方，源于《千金翼方》。方中生姜用量，《千金翼方》原作"一两半"。《金匮要略》及《康治本伤寒论》均作"三两"，提示《金匮要略》的前身《金匮玉函要略方》此方生姜用量为"三两"。

煎服法中有"日再夜一服"，《金匮要略》与《金匮玉函经》《千金翼方》同，说明其前身《金匮玉函要略方》在《金匮玉函经》之后而同其说。

《康治本伤寒论》无"日再，夜一服"，该书抄写时间距《伤寒论》成书时间尚不足百年，能够较真实地反映《伤寒论》初始之貌，《伤寒论》煎服法中当无此五字。这便与《金匮要略》及其前身《金匮玉函要略方》有了区别，进一步可以佐证《金匮玉函要略方》当在《伤寒论》之前，

故其说不从《伤寒论》。《康平本伤寒论》将"日再，夜一服"作为注文处理，亦可证《伤寒论》原无此五字。

106. 猪苓散

呕吐而病在膈上，后思水者解。急与之。思水者，猪苓散主之。

猪苓散方

猪苓　茯苓　白术各等份

右三味，杵为散，饮服方寸匕，日三服。

《备急千金要方·卷十六》

猪苓散

治呕而膈上寒，猪苓散方。

猪苓散方

猪苓　茯苓　白术各三两

右三味，治下筛，以饮服方寸匕，日三。渴者，多饮水。

《外台秘要·卷六》引《伤寒论》

猪苓散

仲景《伤寒论》，呕吐病在膈上，后必思水者，急与之。思水，与猪苓散方。

猪苓散方

猪苓去皮　茯苓　白术

右三味，各等份，捣筛，饮汁和服方寸匕，日三服。欲饮水者极与之。本虚，与水则哕。攻其热亦哕。忌桃、李、雀肉、醋物。注：《千金》同。

《脉经·卷七·病可水证第十五》

呕吐而病在膈上，后必思水者，急与猪苓散。饮之水，亦得也。

《金匮要略》此方，源于《备急千金要方》。《金匮要略》"思水者，猪苓散主之"，《伤寒论》易为"思水，与猪苓散方"；"饮服"，《伤寒论》"饮"后赘"汁"字；"日三服"后，《伤寒论》又增"欲饮水者极与之"等解释之语。因《金匮要略》沿承的是其前身《金匮玉函要略方》，所以这些都可佐证《金匮玉函要略方》早于《伤寒论》，则《伤寒论》才能在其基础上进行改易充义。

107. 四逆汤

呕而脉弱，小便复利，身有微热，见厥者，难治，四逆汤主之。

四逆汤方

附子一枚，生用　干姜一两半　甘草二两，炙

右三味，以水三升，煮取一升二合，去滓，分温再服。强人可大附子一枚，干姜三两。

《医心方·卷十一》引《范汪方》

四逆汤

四逆汤，治下利清谷，身反恶寒，手足逆冷，此为四逆。四逆汤主之。相视病人，与方相应，便与之方。

四逆汤方

甘草二两　附子一枚　干姜一两半

凡三物，以水三升，煮取一升二合，分二服。

《备急千金要方·卷二十》

四逆汤

吐下而汗出，小便复利，或下利清谷，里寒外热，脉微欲绝，或发热恶寒，四肢拘急，手足厥，四逆汤主之方。

四逆汤方

甘草二两　干姜一两半　附子一枚

右三味，㕮咀，以水三升，煮取一升二合，温分再服。强人可与大附子一枚，干姜至三两。

注：《广济方》，若吐之后，吸吸少气，及下而腹满者，加人参一两。

《千金翼方·卷十》

四逆汤

大汗出，热不去，拘急，四肢疼。若下利厥而恶寒，四逆汤主之。

大汗出若火，下利而厥，四逆汤主之。

呕而脉弱，小便复利，身有微热，见厥难治，四逆汤主之。

膈上有寒饮，干呕者，不可吐，当温之，宜四逆汤。

下利腹满，身体疼痛，先温其里，乃攻其表。温里宜四逆汤，攻表宜桂枝汤。

脉浮迟，表热里寒，下利清谷，四逆汤主之方。

四逆汤方

甘草二两，炙　干姜一两半　附子一枚，生，去皮，破八片

右二味，以水三升，煮取一升二合，去滓，分温再服。强人可大附子一枚，干姜三两。

《金匮玉函经·卷三》

四逆汤

脉浮而迟，表热里寒，下利清谷者，四逆汤主之。

《金匮玉函经·卷四》

呕而脉弱，小便复利，身有微热，见厥者难治，四逆汤主之。

大汗出，热不去，内拘急，四肢疼，又下利，厥逆而恶寒者，四逆汤主之。

大汗出，若大下利而厥者，四逆汤主之。

下利腹胀满，身体疼痛，先温其里，乃攻其表。温里宜四逆汤，攻表宜桂枝汤。

四逆汤方

甘草二两，炙　干姜一两半　附子，一枚，生，去皮，破

右三味，以水三升，煮取一升二合，去滓，分温再服。强人可大附子一枚，干姜三两。

《脉经·卷七·病发汗以后证第三》

大汗出，热不去，内拘急，四肢疼，下利厥逆而恶寒，属四逆汤。

《脉经·卷七·病发汗吐下以后证第八》

大汗若大下，而厥冷者，属四逆汤。

《脉经·卷七·病可温证第九》

下利，腹满，身体疼痛，先温其里，宜四逆汤。

膈上有寒饮，干呕者，不可吐，当温之，宜四逆汤。

《外台秘要·卷六》引《伤寒论》

四逆汤

仲景《伤寒论》，既吐且痢，而大汗出，小便复利，或下利清谷，里寒外热，脉微欲绝，或发

热恶寒，四肢拘急，手足厥逆者，四逆汤主之方。

四逆汤方

甘草二两，炙　附子一枚，生　干姜一两半

右三味，切，以水三升，煮取一升二合，去滓，温分二服。加减依后法。忌海藻、菘菜、猪肉。注：《千金》同。

呕，脉弱，小便复利，身有微热，见厥者难疗，四逆汤主之方。

甘草二两，炙　附子一枚　干姜一两半

右二物，㕮咀，以水三升，煮取一升二合，去滓，温分再服。强人用大附子一枚，干姜三两。忌海藻、菘菜、猪肉。

《金匮要略》此方，始源于《范汪方》，但其治证，则多从《金匮玉函经》，是其前身《金匮玉函要略方》成书于《金匮玉函经》后之佐证。

108. 小柴胡汤

呕而发热，小柴胡汤主之。

小柴胡汤方

柴胡半斤　黄芩三两　人参三两　甘草三两　半夏半升　生姜三两　大枣十二枚

右七味，以水一斗二升，煮取六升，去滓再煎，取三升，温服一升，日三服。

《肘后备急方·卷二·治伤寒时气温病方》

小柴胡汤

二日以上至七八日不解者，可服小柴胡汤。

小柴胡汤方

柴胡八两　人参　甘草　黄芩各三两　生姜八两，无者干姜三两　半夏五两，汤洗之　大枣十二枚

水九升，煮取三升半，分为三服。微覆，取汗，半日须臾便差。若不好，更作一剂。

《范汪方·卷三十一》

小柴胡汤

疗伤寒二三日以上至七八日不解者，可服小柴胡汤方。

小柴胡汤方

柴胡半斤　人参　甘草，炙　黄芩　生姜各三两　半夏五合，洗　大枣十二枚，擘

右七味，切，以水一斗二升，煮取三升，分三服。微覆取汗，半日便差，不差，更服一剂。忌羊肉、饧、海藻、菘菜。

《备急千金要方·卷三》

小柴胡汤

治妇人在蓐得风，盖四肢苦烦热，皆自发露所为。若头痛，与小柴胡汤。

小柴胡汤方

柴胡半斤　黄芩　人参　甘草各三两　生姜二两　大枣十二枚　半夏半升

右七味，㕮咀，以水一斗二升，煮取六升，去滓，服一升，日三服。

《备急千金要方·卷十》

黄龙汤

治伤寒差后，更头痛壮热，烦闷方。注：仲景名小柴胡汤。

黄龙汤方

柴胡一斤　半夏半升　黄芩三两　人参　甘草各二两　生姜四两　大枣十二枚

右七味，㕮咀，以水一斗，煮取五升，去滓，服五合，日三。不呕而渴者，去半夏，加栝楼根四两。

《辅行诀脏腑用药法要》

大阴旦汤

治凡病头目眩晕，咽中干，每喜干呕，食不下，心中烦满，胸胁支痛，往来寒热方。

大阴旦汤方

柴胡八两　人参　黄芩　生姜各三两　甘草炙，二两　芍药四两　大枣十二枚　半夏一升，洗

右八味，以水一斗二升，煮取六升，去滓，重上火，缓缓煎之，取得三升，温服一升，日三服。

《外台秘要·卷一》引《伤寒论》

小柴胡汤

仲景《伤寒论》，伤寒四五日，身热恶风，颈项强，胁下满，手足温而渴者，小柴胡汤主之方。

小柴胡汤方

柴胡半斤　栝楼根四两　桂心三两　黄芩三两　牡蛎三两　甘草炙二两　干姜三两

右七味，切，以水一斗二升，煮取六升，去滓，更煎取三升，温服一升，日三服。初服微烦，温覆汗出者便愈也。忌生葱、海藻、菘菜。注：《范汪》同。仲景《伤寒论》名柴胡姜桂也。合用柴胡、人参、甘草、黄芩、半夏、生姜、大枣七味，小柴胡汤是也。《玉函》《千金翼》同。

《外台秘要·卷二》引《古今录验方》

黄龙汤

《古今录验》黄龙汤，疗伤寒十余日不解，往来寒热，状如温疟，渴，胸满，心腹痛方。

黄龙汤方

半夏半升，洗　生姜三两　人参三两　柴胡半斤　黄芩三两　甘草三两，炙　大枣十二枚，擘

右七味，切，以水一斗二升，煮取六升，去滓，更煎服三升，温服一升，日三服。不呕而渴，去半夏，加栝楼根四两，服如前。忌羊肉、饧、海藻、菘菜等物。注：此本张仲景《伤寒论》方。

《外台秘要·卷三》引《肘后方》

小柴胡汤

疗（天行）二三日以上至七八日不解者，可服小柴胡汤方。

小柴胡汤方

柴胡八两　人参三两　甘草三两，炙　黄芩三两　生姜三两　半夏半升，洗　大枣十二枚

右七味，切，以水一斗二升，煮取六升，去滓，更煎取三升，分三服。微覆取汗，半日便差。如不除，更服一剂。忌海藻、菘菜、羊肉、饧。注：《范汪》《张文仲》同。此张仲景《伤寒论》方。

《外台秘要·卷一》引《崔氏方》

小前胡汤

疗伤寒六七日不解，寒热往来，胸胁苦满，默默不欲饮食，心烦喜呕，寒疝腹痛方。注：胡洽云：出张仲景。

小前胡汤方

前胡八两　半夏半升，洗　生姜五两　黄芩　人参　甘草炙，各三两　干枣十二枚，擘

右七味，切，以水一斗，煮取三升，分四服。忌羊肉、饧、海藻、菘菜。注：《古今录验》同。张仲景用柴胡不用前胡。今详此方治寒疝腹痛，恐性凉耳。合用仲景柴胡桂姜汤。今崔氏用之，未知其可也。

《千金翼方·卷十》

呕而发热，小柴胡汤主之。

小柴胡汤方

柴胡八两　黄芩　人参　甘草，炙　生姜各三两，切　半夏半升，洗　大枣十二枚，擘

右七味，以水一斗二升，煮取六升，去滓，再煎，温服一升，日三。若胸中烦，不呕者，去半夏、人参，加栝楼实一枚；渴者，去半夏，加人参合前成四两半；腹中痛者，去黄芩，加芍药三两；胁下痞坚者，去大枣，加牡蛎六两；心下悸，小便不利者，去黄芩加茯苓四两；不渴，外有微热者，去人参，加桂三两，温覆，微发其汗；咳者，去人参、大枣、生姜，加五味子半升、干姜二两。

《金匮玉函经·卷四》

小柴胡汤

呕而发热者，小柴胡汤主之。

小柴胡汤方

柴胡半斤　黄芩　人参　甘草　生姜各三两　半夏半升　大枣十二枚

右七味，哎咀，以水一斗二升，煮取六升，去滓，再煮取三升，温服一升，日三，若胸中烦，不呕者，去半夏、人参，加栝楼实一枚；若渴者，去半夏加人参，合前成四两半；栝楼根四两；若腹中痛者，去黄芩加芍药三两；若胁下痞坚者，去大枣，加牡蛎四两；若心下悸，小便不利者，去黄芩，加茯苓四两；若不渴，外有微热者，去人参加桂三两，温覆微发其汗；若咳者，去人参、大枣、生姜，加五味子半升，干姜二两。

《金匮要略》小柴胡汤，始源于《肘后备急方》。在《千金翼方》之前，小柴胡汤之方名及药味组成，尚不稳定，故有黄龙汤、大阴旦汤、小前胡汤等方名。

《金匮要略》此方之治证，与《千金翼方》《金匮玉函经》同。可佐证其前身《金匮玉函要略方》系沿承《金匮玉函经》等书而来。其成书时间当晚于《金匮玉函经》。

109. 大半夏汤

胃反呕吐者，大半夏汤主之。注：《千金》云：治胃反不受食，食入即吐。《外台》云：治呕，心下痞硬者。

大半夏汤方

半夏二升，洗，完用　人参三两　白蜜一升

右三味，以水一斗二升，和蜜，扬之二百四十遍，煮取二升半，温服一升，余分再服。

《医心方·卷九》引《范汪方》

半夏汤

《范汪方》半夏汤，治胸中乏气而呕，欲死方。

半夏汤方

人参二两　茯苓二两　生姜三两　白蜜五合　半夏三升，洗

凡五物，以蜜内六升水中，挠之百遍，以余药合投中，煮得三升，分四服，禁冷食，治干呕亦用此。

四物当归汤

《范汪方》治胃反不受食，食已呕吐，四物当归汤方。

四物当归汤方

白蜜一升　当归二两　人参二两　半夏一升

凡四物，㕮咀，以水二斗，合蜜，扬百四十过，内药铜器中，煎得六升，分再服。加至一时，复服尽。

《备急千金要方·卷十六》

大半夏汤

治胃反不受食，食已即呕吐，大半夏汤方。

大半夏汤方

半夏三升　人参二两　白蜜一升　白术一升　生姜三两

右五味，㕮咀，以水五升，和蜜扬之二三百下，煮取一升半，分三服。

《外台秘要·卷六》引《伤寒论》

大半夏汤

呕，心下痞坚者，大半夏汤主之方。

大半夏汤方

半夏三升，洗　人参三两，切　白蜜一升

右三味，以泉水一斗二升，并蜜和，扬之二百四十遍，煮药取二升半，温服一升，日再。忌羊肉、饧。注：本论治反胃支饮。

《金匮要略》大半夏汤，始源于《范汪方》。《范汪方》《备急千金要方》《金匮要略》均以水煎煮，《伤寒论》则提出用泉水煎煮，是其不守前人之旧，亦提示《伤寒论》成书时间，晚于《金匮要略》的前身《金匮玉函要略方》。

110. 大黄甘草汤

食已即吐者，大黄甘草汤主之。注：《外台》方，又治吐水。

大黄四两　甘草一两

右二味，以水三升，煮取一升，分温再服。

《肘后方·卷四》

治人胃反不受食，食毕辄吐出方。

大黄四两　甘草二两

水二升，煮取一升半，分再服之。

《备急千金要方·卷十六》

治食已吐其食方

大黄四两　甘草二两

右二味，㕮咀，以水三升，煮取一升半，分再服。

《医心方·卷九》引《葛氏方》

《葛氏方》治胃反不受食，食毕辄吐出方。

大黄四两　甘草二两

水三升，煮取一升半，分再服之。

《外台秘要·卷八》引《必效方》

疗胃反，吐水及吐食方。

大黄四两　甘草二两，炙

右二味，切，以水三升，煮取一升，去滓，分温再服。如得，可则隔两日更服一剂。神验，千金不传。忌海藻、菘菜。注：此本仲景《伤寒论》方。

敦煌卷子本《不知名医方第九种》（唐人写本，撰于公元 683 年之后）

疗反胃方

大黄四两　甘草二两，炙

以水三升，煮取一升，分服。时已。

敦煌卷子本《不知名医方第十三种》（唐人写本）

疗反胃方

大黄四两　甘草二两，炙

以水二升，煮取一升，分再服。

敦煌卷子本《不知名医方第十六种》（唐写本）

治一切天行，一切时气热病，初得一两天。

大黄二两　甘草一两，打碎

以水一升，渍一（宿），必泻三两行，差。

《金匮要略》大黄甘草汤，始源于《肘后备急方》。原方甘草用二两，《葛氏方》《备急千金要方》《必效方》，两种敦煌卷子唐写本等，均为"二两"。

111. 茯苓泽泻汤

注：《外台》治消渴脉绝，胃反吐食者，有小麦一斤。

胃反，吐而渴，欲饮水者，茯苓泽泻汤主之。

茯苓泽泻汤方

茯苓半斤　泽泻四两　甘草二两　桂枝二两　白术三两　生姜四两

右六味，以水一斗，煮取三升，内泽泻，再煮取二升半，温服八合，日三服。

《集验方·卷三》

茯苓小泽泻汤

治胃反，吐而渴者，茯苓小泽泻汤方。

茯苓小泽泻汤方

茯苓　泽泻　半夏各四两　桂心　甘草炙，各二两

右五味，以水一斗，煮取二升半，去滓，服八合，日三。忌海藻、菘菜、羊肉、饧、生葱、酢物等。

《外台秘要·卷八》引《集验方》

茯苓小泽泻汤

疗胃反，吐而渴者，茯苓小泽泻汤方。

茯苓小泽泻汤方

茯苓　泽泻　半夏各四两　桂心　甘草炙，各二两

右五味，以水一斗，煮取二升半，去滓，服八合，日三。忌海藻、菘菜、羊肉、饧、生葱、酢物等。注：《千金》加生姜四两。

《备急千金要方·卷十六》

治胃反而渴方

茯苓　泽泻　半夏各四两　桂心　甘草各三两

右五味，㕮咀，以水五升，煮取二升，分三服。一方入生姜四两。

《备急千金要方·卷二十一》

治消渴，阴脉绝，胃反而吐食方。

茯苓八两　泽泻四两　白术　生姜　桂心各三两　甘草一两

右六味，㕮咀，以水一升，煮小麦三升，取三升，去麦，下药煮取二升半，服八合，日再服。

《金匮要略》此方，源于《集验方》。

112. 文蛤汤

吐后渴欲得水而贪饮者，文蛤汤主之。兼主微风脉紧头痛。

文蛤汤方

文蛤五两　麻黄　甘草　生姜各三两　石膏五两　杏仁五十个　大枣十二枚

右七味，以水六升，煮取二升，温服一升，汗出即愈。

桂林古本《伤寒杂病论·卷十一》

文蛤汤

消渴，欲得水，而食饮不休者，文蛤汤主之。

文蛤汤方

文蛤五两　麻黄三两　甘草三两　生姜三两　石膏五两　杏仁五十枚　大枣十二枚

右七味，以水六升，煮取二升，去滓，温服一升，汗出即愈。若不汗，再服。

此方《备急千金要方》《千金翼方》《金匮玉函经》《脉经》《伤寒论》等均不载，当是唐以后之方，宋臣收入《金匮要略》。

113. 半夏干姜散

干呕吐逆，吐涎沫，半夏干姜散主之。

半夏干姜散方

半夏　干姜各等份

右二味，杵为散，取方寸匕，浆水一升半，煎取七合，顿服之。

《医心方·卷九》引《深师方》

《僧深方》治胃逆干呕，欲吐无所去。

半夏　干姜

分等为散。服方寸匕。

《备急千金要方·卷十六》

治干呕，吐逆，涎沫出者方。

半夏　干姜各等份

右二味，㕮咀，以浆水一升半，煮取七合，顿服之，日三。

《金匮要略》此方，始源于《深师方》。其治证及煎服法，则更从《备急千金要方》。

114. 橘皮汤

干呕，哕，若手足厥者，橘皮汤主之。

橘皮汤方

橘皮四两　生姜半斤

右二味，以水七升，煮取三升，温服一升，下咽即愈。

《肘后备急方·卷四》

治卒呕哕又厥逆方。

用生姜半斤，去皮，切之　橘皮四两，擘之

以水七升，煮三升，去滓，适寒温，服一升，日三服。

《小品方·卷四》

橘皮汤

治干呕逆哕，手足厥冷，橘皮汤方。

橘皮汤方

橘皮四两　生姜半斤

凡二物，以水七升，煮取三升，一服一升。汤下咽即愈。

《医心方·卷九》引《范汪方》

橘皮汤

治呕吐反逆，食饮不下方。

橘皮汤方

橘皮二两　生姜三两　人参一两　白术一两　甘草二两，炙

凡五物，切，以水一斗，煎取三升，先食服一升，日三。

《医心方·卷九》引《集验方》

《集验方》治干呕或哕，手足逆冷方。

橘皮四两　生姜六两

切，以水六升，煮取三升，服一升。注：《千金方》同之。

《医心方·卷十四》引《救急方》

《救急方》云：天行后干呕或哕，手足冷方。

橘皮四两　生姜半斤

右，以水七升，煮取三升，分四五服，立验。

《备急千金要方·卷十六》

橘皮汤

治干呕，哕，若手足冷者，橘皮汤方。

橘皮汤方

橘皮四两　生姜半斤

右二味，㕮咀，以水七升，煮取三升，分三服。不止，更合服之。

《千金翼方·卷十八》

主心下痞坚，不能饮食，胸中喘而呕哕，微寒热方。

橘皮四两　生姜八两

右二味，切，以水七升，煮取二升五合，分三服。下喉即差方。不差，更合。

《外台秘要·卷二》引《伤寒论》

小橘皮汤

疗干呕哕，若手足厥冷者，小橘皮汤。兼主天行方。

橘皮四两　生姜八两，去皮

右二味，狭长切，以水七升，煮取三升，去滓，小冷服。一升下咽则愈。注：《救急》同。

《金匮要略》橘皮汤，始源于《肘后备急方》。原书无方名，《范汪方》始名"橘皮汤"。《伤寒论》名"小橘皮汤"。从此方命名的角度来看，《金匮要略》之方名，代表的是其前身《金匮玉函要略方》的方名，方名不从《伤寒论》，是其成书时间不在《伤寒论》之后而在其前。又《伤寒论》此方药物炮制法云"狭长切"，此法前书未有，也可佐证《伤寒论》成书时间晚于《金匮玉函要略方》。

115. 橘皮竹茹汤

哕逆者，橘皮竹茹汤主之。

橘皮竹茹汤方

橘皮二升　竹茹二升　大枣三十枚　生姜半斤　甘草五两　人参一两

右六味，以水一升，煮取三升，温服一升，日三服。

《外台秘要·卷三十三》引《集验方》

《集验》疗妇人妊娠，恶阻呕吐，不下食汤方。

青竹茹　橘皮各五两　生姜　茯苓各四两　半夏五两，汤洗

右五味，切，以水六升，煮取二升半，分三服。不差，频作。忌羊肉、饧、酢物等。注：《千金》《经心录》同。

橘皮汤

疗妊娠呕吐，不下食，橘皮汤方。

橘皮汤方

橘皮　竹茹　人参　白术各三两　生姜四两　厚朴，炙，二两

右六味，切，以水七升，煮取二升半，分三服。不差，重作。忌桃、李、雀肉等。注：《千金》《救急》《经心录》同。

《备急千金要方·卷二》

治妊娠恶阻，呕吐，不下食方。

青竹茹　橘皮各十八铢　茯苓　生姜各一两　半夏三十铢

右五味，㕮咀，以水六升，煮取二升半，分三服。不差，频作。

橘皮汤

治妊娠呕吐，不下食，橘皮汤方。

橘皮汤方

橘皮　竹茹　人参　白术各十八铢　生姜一两　厚朴十二铢

右六味，㕮咀，以水七升，煮取二升半，分三服，不差，重作。

《千金翼方·卷十八》

竹茹汤

主哕

竹茹汤方

竹茹一升　橘皮　半夏洗，各三两　紫苏一两　甘草一两，炙　生姜四两，切

右六味，㕮咀，以水六升，煮取二升半，分三服。

上诸方，基本药物竹茹、橘皮、生姜相同，人参、甘草、半夏的使用各方不同。《金匮要略》之前身《金匮玉函要略方》此方，当综合了《集验方》《备急千金要方》《千金翼方》等所成。

116. 桂枝汤

下利腹胀满，身体疼痛者，先温其里，乃攻其表。温里宜四逆汤，攻表宜桂枝汤。

桂枝汤方

桂枝三两，去皮　芍药三两　甘草三两，炙　生姜三两　大枣十二枚

右五味，㕮咀，以水七升，微火煮取三升，去滓，适寒温，服一升。服已，须臾，啜稀粥一升，以助药力。温覆令一时许，遍身漐漐似有汗者益佳。不可令如水淋漓。若一服汗出病差，停后服。

《外台秘要·卷二》引《伤寒论》

桂枝汤

仲景《伤寒论》桂枝汤，疗太阳中风，阳浮阴弱。阳浮者热自发，阴弱者汗自出，啬啬恶寒，淅淅恶风，翕翕发热，鼻鸣干呕方。

桂枝汤方

桂枝　芍药　生姜各三两　甘草二两，炙　大枣十二枚，擘

右五味，切姜，擘枣，次切余药。以水七升，煮枣令烂，去滓，乃内诸药。水少者益之。煮令微微沸，得三升，去滓，服一升，日三。小儿以意减之。初一服便得汗出者，后服小小阔其间。如不得汗者，小小促之，令其药势相及，汗出自护。如服六物青散法。若病重者，昼夜服。特须避风。若服一剂，晬时不解，病证不变者，当更服之。至有不肯汗出，服二三剂乃愈。服此药食顷，亦当饮热粥以助药力。若初得病甚，便以火发汗，火气太过，汗出不解，烦躁不得寐，因此汤加龙骨、牡蛎各三两，减桂心、生姜各一两，不用芍药；若虚劳、里急、腹中痛者，取前桂枝汤二升，加胶饴一升，适寒温，分再服；若得大汗出者，只用桂枝二两。发汗后重发汗，亡阳谵语，其脉反和者不死。发汗已解，半日许重发烦，其脉浮数，可复发汗，宜桂枝汤方。忌海藻、生葱、菘菜等。注：《千金》《胡洽》《集验》《文仲》《备急》《范汪》同。

《外台秘要·卷十四》引《深师方》

桂枝汤

《深师》疗中风汗出，干呕，桂枝汤方。

桂枝汤方

桂心　甘草炙，各三两　大枣十二枚，擘

右三味，切，以水五升，煮取二升半，分三服。一方用生姜五两。忌生葱、海藻、菘菜。

又桂枝汤

疗中风，身体疼烦，恶寒而自汗出，头强痛急方。

桂枝汤方

桂心五两　生姜八两　甘草二两，炙　葛根八两　芍药三两　大枣十二枚

右六味，切，以水七升，煮取二升半，服八合，日三。温覆取汗，陆伯庸用，良。忌生葱、海藻、菘菜。注：人玉曰：此仲景桂枝加葛根汤方也。今云头强痛急，当作项强痛急才是。

《外台秘要·卷三十六》引《千金方》

疗少小中风，脉浮发热，自汗出，项强，鼻鸣干呕方。

甘草炙　芍药　桂心　生姜各一两　大枣四枚

右五味，切，以水三升，煮取一升，去滓，分温三服。忌如常法。注：此张仲景桂枝汤，但剂分小尔。

《辅行诀脏腑用药法要》

小阳旦汤

治天行，发热，自汗出而恶风，鼻鸣干呕者。

桂枝三两　芍药三两　生姜二两，切　甘草炙，二两　大枣十二枚

右方，水七升，煮取三升，温服一升。服已，即啜热粥饭一器，以助药力，稍令汗出，不可大汗流漓，汗之则病不除也。若不汗出，可随服之，取瘥止。日三服。若加饴一升，则为正阳旦汤。

敦煌卷子本《亡名氏脉经第二种》

桂枝汤

桂枝汤方，主热盛。

桂枝汤方

桂心三两，去皮　白芍药三两，生布拭去土　生姜五两，去皮，长切　甘草二两，忌芜荑　大枣肥者，二十枚，完用

五物，以水七升，煮取三升，去滓，分三服。若一服得微似汗者，余不须服。服汤三服俱尽，如一食顷不似汗者，吸啜热白粥一碗，动令微汗，汗竟，满七日，禁生冷，一切杂食。

《备急千金要方·卷九》

桂枝汤

桂枝汤治中风，其脉阳浮而阴弱，阳浮者热自发，阴弱者汗自出，啬啬恶风，淅淅恶寒，翕翕发热，鼻鸣干呕方。

桂枝汤方

桂枝　芍药　生姜各三两　甘草二两　大枣十二枚

右五味，㕮咀，三物，切姜擘枣，以水七升，煮枣令烂，去滓，乃内诸药。水少者益之。煮令微沸，得三升，去滓，服一升，日三。小儿以意减之。初服少多，便得汗出者，小阔其间；不得汗者，小促其间，令药势相及，汗出，自护如法，特须避风。病若重，宜夜服。若服一剂不解，疾证不变者，当复服之。至有不肯汗出，服两三剂乃愈。服此药食顷，饮热粥以助药力。

《千金翼方·卷十》

桂枝汤

下利腹满，身体疼痛，先温其里，乃攻其表，温里宜四逆汤，攻表宜桂枝汤。

桂枝汤方

桂枝　芍药　生姜各二两，切　甘草二两，炙　大枣十二枚，擘

右五味，㕮咀三味，以水七升，微火煮取三升，去滓，温服一升，须臾，饮热粥一升余，以助药力。温覆令汗出一时许益善。若不汗，再服如前，复不汗，后小促其间，令半日许三三服。病重者，一日一夜乃差。当晬时观之。服一剂汤，病证犹在，当复作服之。至有不汗出，当服三剂乃解。

《金匮玉函经·卷四》

桂枝汤

下利腹胀满，身体疼痛，先温其里，乃攻其表，温里宜四逆汤，攻表宜桂枝汤。

桂枝汤方

桂枝三两　芍药三两　甘草二两，炙　生姜三两，切　大枣十二枚，擘

右五味，㕮咀三物，水七升，微火煮取三升，去滓，温服一升。须臾，饮热粥一升余，以助药力。温覆令汗出一时许益佳。若不汗，再服如前。又不汗，后服当小促其间，令半日许三服尽。病重者，一日一夜服。若汗不出者，服之二三剂乃解。

《脉经·卷八·平呕哕下利脉证第十四》

下利腹胀满，身体疼痛，先温其里，乃攻其表。

《脉经·卷七·病可发汗证第二》

下利后，身体疼痛，清便自调，急当救表，宜桂枝汤。

《脉经·卷七·病可温证第九》

下利，腹满，身体疼痛，先温其里，宜四逆汤。

《金匮要略》桂枝汤，据《外台秘要·卷二》引此方注，方源当始于《范汪方》，但此方之治证，却源于《金匮玉函经》。因为此方治证中，《千金翼方》之"腹满"，《金匮玉函经》增益为"腹胀满"，《金匮要略》亦为"腹胀满"，由此知《金匮要略》的前身《金匮玉函要略方》晚于

《金匮玉函经》。《金匮要略》治证别于《伤寒论》，说明《金匮玉函要略方》此方并非沿袭于《伤寒论》而是在其前，另《伤寒论》此方详尽的煎服法及加减法，也佐证其晚于《金匮玉函要略方》。

117. 桃花汤

下利便脓血者，桃花汤主之。

桃花汤方

赤石脂一斤，一半锉，一半筛末　干姜一两　粳米一升

右三升，以水七升，煮米令熟，去滓，温七合，内赤石脂末方寸匕，日三服。若一服愈，余勿服。

《范汪方·卷十五》

桃花汤

治下利，赤白脓血，桃花汤方。

桃花汤方

赤石脂二两，捣筛　干姜二两　附子一两

凡三物，以水五升，煮得三升，服一升，日三。注：一方有粳米，无附子。

《范汪方·卷三十一》

桃花汤

疗少阴病二三日至四五日，腹痛，小便不利，下利不止而便脓血，桃花汤方。

桃花汤方

赤石脂一斤，一半全用，绵裹，一半筛末　干姜一两，切　粳米一升

右三味，以水七升，煮米熟去滓服七合，内赤石脂末一方寸匕，日三服。

《医心方·卷十一》引《范汪方》

桃花汤

治下利赤白脓血，桃花汤方。

桃花汤方

赤石脂二两，捣筛　干姜二两　附子一两

凡三物，以水五升，煮得三升，服一升，日三。注：一方有粳米，无附子。

《医心方·卷十一》引《葛氏方》

《葛氏方》治赤白杂滞下方。

赤石脂一升　乌梅卅枚　干姜三两

合粳米一升，水七升，煮取米熟，去滓，一服七合。

《医心方·卷廿三》引《医门方》

疗妊娠，利白脓，腹内冷方。

干姜四两　赤石脂二两　粳米一升，熬令黄

水七升，煮取二升半，分三服。

《备急千金要方·卷十五》

桃花丸

治下痢，脐下搅痛方。

桃花丸方

赤石脂　干姜各十两

右二味，蜜丸如豌豆，服十丸，日三服。加至二十丸。

《外台秘要·卷一》引《千金翼方》

桃花汤

疗少阴病二三日至四五日，腹痛，小便不利，下利不止而便脓血，桃花汤方。

桃花汤方

赤石脂一斤，一半全用，绵裹，一半筛末　干姜一两，切　粳米一升

右三味，以水七升，煮取米熟，去滓，取七合，内赤石脂末一方寸匕，日三服。注：《伤寒论》《千金》《崔氏》《范汪》同。

《外台秘要·卷二》引《崔氏方》

阮氏桃花汤

《崔氏》疗伤寒后赤白滞下无数，阮氏桃花汤方。

阮氏桃花汤方

赤石脂八两，冷多白滞者，加四两　粳米一升　干姜四两，冷多白滞者，加四两，切

右三味，以水一斗，煮米熟汤成，去滓，服一升，不差，复作，热多则带赤，冷多则带白。注：《千金翼方》不同，加减稍别。《伤寒论》《千金》《范汪》同。张仲景《伤寒论》煮汤和赤石脂末一方寸匕服。

《外台秘要·卷二》引《肘后方》

赤石脂汤

《肘后》疗伤寒若下脓血者，赤石脂汤方。

赤石脂二两，碎　干姜二两，切　附子一枚，炮，破

右三味，以水五升，煮取三升，去滓，温分三服。反脐下痛者，加当归一两、芍药二两，用水六升煮。忌猪肉。注：《范汪》《张文仲》同。

《肘后方·卷二》

天行四五日，大下热痢，下脓血不止者。

赤石脂一斤　干姜一两　粳米一升

水七升，煮米熟去滓，服七合，日三。

又方

赤石脂一斤　干姜三两

水五升，煮取三升，分二服。若绞脐痛，加当归一两、芍药二两，加水一升也。

《千金翼方·卷十》

桃花汤

少阴病二三日至四五日，腹痛，小便不利，下利不止而便脓血者，以桃花汤主之方。

桃花汤方

赤石脂一斤，一半完，一半末　干姜一两　粳米一升

右三味，以水七升，煮米熟汤成，去滓，温取七合，内赤石脂末一方寸匕。一服止。余勿服。

《金匮玉函经·卷四》

桃花汤

少阴病，二三日至四五日，腹痛，小便不利，下利不止而便脓血，桃花汤主之。

桃花汤方

赤石脂一斤，一半全用，一半筛末　干姜一两　粳米一升

右三味，以水七升，煮米令熟，去滓，温服七合，内赤石脂末方寸匕，日三服。若一服愈，余勿服。

《康治本伤寒论》

桃花汤

少阴病，下利便脓血者，桃花汤主之。

桃花汤方

赤石脂一斤，一半全用，一半筛末　干姜一两　粳米一升

右三味，以水七升，煮米熟汤成，去滓，内赤石脂末，温服七合，日三服。

《高继冲本伤寒论》

桃花汤

少阴病，下利，便脓血者，桃花汤。

桃花汤方

桃花石二两，捣碎　干姜半两，炮裂，锉　粳米半合

右件药，以水二大盏，煎至水一大盏，去滓，食前服之。

《康平本伤寒论》

桃花汤

少阴病，下利，便脓血者，桃花汤主之。

桃花汤方

赤石脂一斤，一半全用，一半筛末　干姜一两　粳米一升

右三味，以水七升，煮米令熟，去滓，内赤石脂末方寸匕，日三服。注：若一服愈，余勿服。

宋本《伤寒论》

桃花汤

少阴病，下利，便脓血者，桃花汤主之。

桃花汤方

赤石脂一斤，一半全用，一半筛末　干姜一两　粳米一升

右三味，以水七升，煮米令熟，去滓，温服七合，内赤石脂末方寸匕，日三服。若一服愈，余勿服。

《金匮要略》桃花汤，始源于《肘后备急方》，初始并无方名。本方之赤石脂，《肘后备急方》《医心方》引《范汪方》《崔氏方》"阮氏桃花汤"，《葛氏方》《医门方》等，只作煎煮服，并不为末服。至于《范汪方·卷三十一》中治少阴病下利脓血之桃花汤，方中赤石脂一半筛末用，恐是辑本受《外台秘要》引《千金翼方》之说而误，并非范氏之原意。

赤石脂治下利脓血服用末之说，当源自《千金翼方》，《金匮玉函经》沿承其说，而《金匮玉函要略方》（《金匮要略》之前身）在其后继承其说，所以今天的《金匮要略》亦一半筛末服用。阮氏桃花汤方后，特别注明《伤寒论》"煮汤和赤石脂末一方寸匕服"，是《千金翼方》之前，此方之赤石脂只煎煮服用而不服末，所以才会出现此注。由此知《金匮玉函要略方》《伤寒论》均成书于《金匮玉函经》及《千金翼方》之后。

118. 白头翁汤

热利下重者，白头翁汤主之。

白头翁汤方

白头翁二两　黄连三两　黄柏三两　秦皮三两

右四味，以水七升，煮取二升，去滓，温服一升。不愈，更服。

《范汪方·卷三十》

白头翁汤

热利下重，白头翁汤主之。

白头翁汤方

白头翁二两　黄柏三两　黄连三两　秦皮三两，切

右四味，切，以水七升，煮取二升，去滓，分服一升，不愈，更服。忌猪肉、冷水。

《医心方·卷十一》引《深师方》

《僧深方》治诸下利，胡虏之人不习食俗，下者。方用：

白头翁二两　黄连四两　秦皮二两　黄柏二两

凡四物，以水八升，煮取二升半，分三服。

《古今录验方》

白头翁汤

疗寒急下及滞下方。

白头翁汤方

白头翁　干姜各二两　甘草炙，一两　当归一两　黄连　秦皮各一两半　石榴皮一两，生者二两

右七味，切，以水八升，煮取三升，分为四服。忌海藻、菘菜、猪肉、冷水。

《备急千金要方·卷三》

白头翁汤

治产后下痢，兼虚极，白头翁汤方。

白头翁汤方

白头翁二两　阿胶　秦皮　黄连　甘草各二两　黄柏三两

右六味，㕮咀，以水七升，煮取二升半，去滓，内胶令烊，分三服，日三。

《千金翼方·卷十》

白头翁汤

热利下重，白头翁汤主之。

白头翁汤方

白头翁二两　黄柏三两　黄连二两　秦皮三两

右四味，以水七升，煮取二升，去滓，温服一升。不差，更服。

《外台秘要·卷二》引《千金翼方》

白头翁汤

《千金翼》热利下重，白头翁汤主之方。

白头翁汤方

白头翁二两　黄柏三两　黄连三两　秦皮三两，切

右四味，以水七升，煮取二升，去滓，分服一升。不愈，更服。忌猪肉、冷水。注：《范汪》同。此张仲景《伤寒论》方。

《金匮玉函经·卷四》

白头翁汤

热利下重，白头翁汤主之。

白头翁汤方

白头翁　黄连　黄柏　秦皮各三两

右四味，以水七升，煮取二升，去滓，温服一升。不愈，更服一升。

《康平本伤寒论》

白头翁汤

热利下重者，白头翁汤主之。

白头翁汤方

白头翁二两　黄柏三两　黄连三两　秦皮三两

右四味，以水七升，煮取二升，去滓，温服一升。不愈，更服一升。

宋本《伤寒论》

白头翁汤

热利下重者，白头翁汤主之。

白头翁二两　黄柏三两　黄连三两　秦皮三两

右四味，以水七升，煮取二升，去滓，温服一升。不愈，更服一升。

《金匮要略》白头翁汤，始源于《范汪方》。方中药物用量，《范汪方》、《千金翼方》、《金匮要略》、《康平本伤寒论》、宋本《伤寒论》等，白头翁均为二两，黄柏、黄连、秦皮均为三两。《金匮玉函经》四味药均为三两。《深师方》黄连用四两，黄柏、秦皮、白头翁均为二两。

该方治证，《范汪方》《千金翼方》《金匮玉函经》之"热利下重"，《金匮要略》、《康平本伤寒论》、宋本《伤寒论》作"热利下重者"。"者"为沿袭时顺加助读之字，可佐证《金匮要略》的前身《金匮玉函要略》方在《千金翼方》之后。

119. 栀子豉汤

下利后，更烦，按之心下濡者，为虚烦也，栀子豉汤主之。

栀子豉汤方

栀子十四枚　香豉四合，绵裹

右二味，以水四升，先煮栀子，得二升半，内豉，煮取一升半，去滓，分二服。温进一服。得吐则止。

《肘后备急方·卷一》

治心腹俱胀痛，短气欲死，或已绝方。

取栀子十四枚　豉七合

以水二升，先煮豉取一升二合，绞去滓，内栀子更煎取八合，又绞去滓，服半升，不愈者，尽服之。

《肘后备急方·卷三》

若腹内有结坚热癖，使众疾者，急下之。

栀子十四枚　豉五合

水二升，煮取一升，顿服之。热甚，已发疮者，加黄芩二两。

《医心方·卷十一》引《深师方》

《僧深方》治大下后，虚烦不得眠，剧者颠倒，懊憹欲死方。

栀子十四枚　好豆豉七合

凡二物，水四升，先煮栀子，令余二升半汁，乃纳豉二三沸，去滓，服一升。一服安者，勿复服。若上气呕逆，加橘皮二两，亦可加生姜。

《医心方·卷九》引《千金方》

《千金方》治短气不得语方。

栀子二七枚　豉七合

水二升，煮豉，取一升半，去豉，纳栀子，煮取八合，服半升。

《集验方·卷一》

栀子豉汤

治吐下后，虚羸欲死方。

栀子豉汤方

栀子十二枚，豉四合，绵裹

右二味，以水五升，先煮栀子，取二升，内豉又煮三四沸，去滓，分再服。

《备急千金要方·卷九》

栀子汤

发汗者下后，烦热，胸中窒，气逆抢心者，栀子汤方。

栀子汤方

栀子十四枚　香豉四合，绵裹

右二味，以水四升，煮栀子取二升半，内豉煮取一升半，分二服。温进一服。得快吐，止后服。

《备急千金要方·卷十二》

栀子汤

治大下后，虚烦不得眠，剧者颠倒懊憹欲死，栀子汤方。注：仲景云：发汗吐下后，虚烦不得眠，若剧者必反覆颠倒，心中懊憹，栀子汤主之。

栀子汤方

栀子十四枚　豉七合

右二味，以水四升，先煮栀子取二升半，内豉更煮三沸，去滓，一服一升。安者勿更服，若上气呕逆，加橘皮二两，亦可加生姜二两。

《备急千金要方·卷二十四》

栀子豉汤

治食宿饭陈臭肉及虀宿菜发者，宜服栀子豉汤方。

栀子豉汤方

栀子三七枚　香豉三升　甘草三两

右三味，吹咀，以水八升，煎取三升，分三服。亦可加人参、葱白。

《外台秘要·卷一》引《千金翼方》

栀子豉汤

疗伤寒五六日，大下之后，身热不去，心中结痛，此为未解，栀子豉汤方。

栀子豉汤方

肥栀子十四枚，擘　香豉四合，绵裹

右二味，以水四升，先煮栀子取二升半，去滓，内豉，更煮取一升半，去滓，温分再服。若一服得吐，余更勿服之。若呕者，用后栀子加生姜汤方。注：《伤寒论》《备急》同。《伤寒》兼疗不得眠。

《外台秘要·卷二》引《张文仲方》

栀子豉汤

《张文仲》栀子豉汤，疗吐下后虚羸欲死方。

栀子豉汤方

栀子一十枚 豉四合，绵裹

右二味，以水五升，先煮栀子取二升，内豉又煮三四沸，去滓，分再服。注：支同，此出姚万第二卷中，《集验》《备急》同，各用栀子十四枚。

《外台秘要·卷二》引《伤寒论》

栀子豉汤

仲景《伤寒论》，疗伤寒发汗若吐下后，虚烦不得眠，剧则反覆颠倒，心内苦痛，懊憹者，栀子豉汤证方。

栀子豉汤方

肥栀子十四枚，擘 香豉四合，绵裹

右二物，以水四升，先煮栀子取二升半，去滓，内豉更煮一升半，去豉，分温再服。得吐，止后服。

《千金翼方·卷十》

栀子汤

下利后更烦，按其心下濡者，为虚烦也。栀子汤主之。

阳明病，脉浮紧，咽干口苦，腹满而喘，发热汗出，不恶寒，反偏恶热，其身体重，发汗即躁，心中愦愦而反谵语。加温针，必怵惕，又烦躁不得眠。下之，胃中空虚，客气动膈，心中懊憹，舌上胎者，栀子汤主之。

阳明病下之，其外有热，手足温，不结胸，心中懊憹，若饥不能食，但头汗出。栀子汤主之方。

栀子汤方

栀子十四枚，擘 香豉四合，绵裹

右二味，以水四升，先煮栀子取二升半，内豉煮取一升半，去滓，分再服，温进一服。得快吐，止后服。

《金匮玉函经·卷四》

栀子豉汤

下利后更烦，按之心下濡者，为虚烦也，栀子豉汤主之。

《金匮玉函经·卷三》

阳明病，其脉浮紧，咽干口苦，腹满而喘，发热汗出，不恶寒，反恶热，身重。发其汗即躁，心愦愦反谵语，加温针，必怵惕烦躁，不得眠，下之，即胃中空虚，客气动膈，心中懊憹，舌上胎者，栀子豉汤主之。

阳明病下之，其外有热，手足温，不结胸，心中懊憹，饥不能食，但头汗出，栀子豉汤主之。

栀子豉汤方

栀子十四枚，擘 香豉四合，绵裹

右二味，以水四升，先煮栀子得二升半，内豉煮取一升半，去滓，分二服。温进一服。得快吐，止后服。

《脉经·卷八·平呕吐哕下利脉证第十四》

下利后更烦，按其心下濡者，为虚烦也。

《脉经·卷七·病发汗吐下以后证第八》

伤寒，发汗吐下后，虚烦不得眠，剧者，反覆颠倒，心中懊憹，属栀子汤。

发汗若下之，烦热，胸中塞者，属栀子汤。

阳明病，其脉浮紧，咽干口苦，腹满而喘，发热汗出，而不恶寒，反偏恶热，其身体重，发其汗即躁，心愦愦而反谵语。加温针，心怵惕，又烦躁不得眠。下之即胃中空虚，客气动膈，心中懊憹，舌上胎者，属栀子汤。

阳明病，下之，其外有热，手足温，不结胸，心中懊憹，苦饥不能食，但头汗出，属栀子汤。

《高继冲本伤寒论》

栀子汤

伤寒六日，发汗，吐下后，虚烦不得眠，剧者心神颠倒，宜栀子汤。

栀子汤方

栀子仁一两　甘草一两，炙，微赤，锉

右件药，捣筛为散，每服四钱，以水一中盏，入豉五十粒，煎至五分，去滓，不计时候温服。

《金匮要略》栀子豉汤，始源于《肘后备急方》。此方治证，《金匮要略》多从《金匮玉函经》。由此知《金匮要略》的前身《金匮玉函要略方》中此方为沿袭《金匮玉函经》而来。因为《千金翼方》此方之治证虽与《金匮要略》相同，但该书称此方为"栀子汤"，并不加"豉"字，《金匮玉函经》则加"豉"字为"栀子豉汤"，《金匮要略》同。由此知《金匮玉函经》在《千金翼方》之后，《金匮玉函要略方》又在《金匮玉函经》之后。《备急千金要方》栀子、豉二味药组成者，称"栀子汤"；栀子、豉、甘草三味药组成者，则称"栀子豉汤"。

120. 诃黎勒散

气利，诃黎勒散主之。

诃黎勒散方

诃黎十枚，煨

右一味为散，粥饮和，顿服。注：疑非仲景方。

《备急千金要方·卷十七》

治气满闭塞，不能食，喘息方。

诃梨勒十枚

末之，蜜丸如梧子，食后服一丸。不忌。得利即止。

《外台秘要·卷六》引《广济方》

《广济》疗呕逆不能多食方。

诃梨勒三两，去核，煨

右一味，捣为散，蜜和丸，空腹服二十丸，日二服。以知为度。利多减服。无所忌。

《外台秘要·卷七》引《广济方》

诃梨勒散

《广济》疗气结筑心，胸胁闷痛，不能吃食，诃梨勒散方。

诃梨勒散方

诃梨勒四颗，炮，去核　人参二分

右二味，捣筛为散，以牛乳二升，煮三四沸，顿服之。分为二服亦得。如人行三二里，进一服。无所忌。

《外台秘要·卷七》引《近效方》

诃梨勒丸

诃梨勒丸，疗气胀不下食，尤除恶气方。

诃梨勒丸方

诃梨勒　青木香

右二味，等份，捣筛，融砂糖和，众手一时捻为丸。随意服之。气甚者每服八十丸，日再；稍轻者每服四五十丸则得。性热者，以生牛乳下；性冷者，以酒下。不问食之前后。注：礼部萧郎中处得。云自服大效。

《金匮要略》此方，源于《备急千金要方》。

诃黎勒一药，唐代才出现并开始使用，别名"诃子"。《新修本草》："诃梨勒，味苦，温无毒。主冷气，心腹胀满，下宿物。"

十七、《金匮要略·疮痈肠痈浸淫病篇》

121. 薏苡附子败酱散

肠痈之为病，其身甲错，腹皮急，按之濡，如肿状，腹无积聚，身无热，脉数，此为肠内有痈脓，薏苡附子败酱散主之。

薏苡仁十分　附子二分　败酱五分

右三味，杵为末，取方寸匕，以水二升，煎减半，顿服。小便当下。

《诸病源候论·卷三十三·肠痈候》

肠痈者，由寒温不适，喜怒无度，使邪气与荣卫相干，在于肠内，遇热加之。血气蕴积结聚成痈。热积不散，血肉腐坏，化而为脓。其病之状，小腹重而微强，抑之即痛，小便数似淋，时时汗出，复恶寒。其身皮皆甲错，腹皮急，如肿状。诊其脉洪数者，已有脓也。其脉迟紧者，未有脓也。甚者腹胀大，转侧闻水声。或绕脐生疮，穿而脓出；或脓自脐中出；或大便去脓血。惟宜急治之。又云，大便脓血似赤白下，而实非者，是肠痈也。

卒得肠痈而不晓治之，错者杀人。寸脉滑而数，滑则为实，数而为热；滑则为荣，数则为卫。卫下降，荣上升，遇热荣卫相干，血为败浊，小腹痞革卯，小便或难，汗出，或复恶寒，脓为已成。设脉迟紧，聚为瘀血，血下则愈。脓成引日。又诸浮数脉，当发热而反淅淅恶寒。若有痛处者，当积有脓，脉滑涩者，小肠痈，出血者也。

《脉经·卷八·平痈肿肠痈金疮浸淫脉证第十六》

脉数，身无热，内有痈也。薏苡附子败酱汤主之。

《金匮要略》薏苡附子败酱散，《脉经》作"薏苡附子败酱汤"。《备急千金要方》《千金翼方》《金匮玉函经》《伤寒论》等均未收载此方。当是《金匮要略》沿承其前身《金匮玉函要略方》之方。

122. 大黄牡丹汤

肠痈者，少腹肿痞，按之即痛如淋，小便自调，时时发热，自汗出，复恶寒；其脉迟紧者，脓未成，可下之，当有血；脉洪数者，脓已成，不可下也。大黄牡丹汤主之。

大黄牡丹汤方

大黄四两　牡丹一两　桃仁五十个　瓜子半升　芒硝三合

右五味，以水六升，煮取一升，去滓，内芒硝，更煎沸，顿服之。有脓当下，如无脓，当下血。

《刘涓子鬼遗方·卷三》

大黄汤

治肠痈，大黄汤。肠痈之为病，诊小腹肿，痞坚，按之则痛，或在膀胱左右，其色或赤或白色，坚大如掌，热，小便欲调，时色色汗出，时复恶寒。其脉迟坚者脓未成也，可下之，当有血。脉数脓成，不可服此方。

大黄汤方

大黄四两　牡丹三两　芥子半升　硝石三合　桃仁五十枚，去皮，炒，切之

右五味，咬咀，以水六升五合，煮取一升，分为两服，脓下。无者，下血大良。

《医心方·卷十五》引《集验方》

肠痈汤

《集验方》治肠痈汤方

肠痈汤

薏苡仁一升　牡丹皮三两　桃仁三两　冬瓜仁一升

凡四物，以水六升，煮取二升，分再服。

《医心方·卷十五》引《千金方》

《千金方》肠痈之为病，小腹重而强，抑之则痛，小便数似淋，时时汗出，复恶寒，其身皮甲错，腹皮急，如肿状。

绕脐有疮如粟，皮热，便脓血，似赤白下，不治必死，治之方。

大黄四两　牡丹皮三两　桃仁五十枚　冬瓜仁一升　芒硝二两

五味，水六升，煮取一升，尽服。当下脓血。

《医心方·卷十五》引《医门方》

《医门方》疗肠痈方。

甘瓜子一升，碎　牡丹皮　大黄别浸　芒硝各三两　桃仁去尖　甘草炙，各二两

水七升，煮二升半，下大黄，更煮二三沸，绞去滓，纳芒硝，分温三服。当下脓血。

《备急千金要方·卷二十三》

大黄牡丹汤

论曰：卒得肠痈而不晓其病候，愚医治之，错则杀人。肠痈之为病，小腹重而强，抑之则痛，小便数似淋，时时汗出，复恶寒，其身皮皆甲错，腹皮急，如肿状。其脉数者，小有脓也。注：《巢源》云：洪数，已有脓也。其脉迟紧者，未有脓也。甚者腹胀大，转侧闻水声，或绕脐生疮，或脓从脐中出，或大便出脓血。

问曰：官羽林妇病。医脉之何以知妇人肠中有脓，为下之即愈。师曰：寸口脉滑而数，滑则为实，数则为热；滑则为荣，数则为卫。卫数下降，荣滑上升。荣卫相干血为浊败，少腹痞坚，小便或涩，或复汗出，或复恶寒，脓为已成。设脉迟紧，即为瘀血，血下则愈。

治肠痈，大黄牡丹汤方。

大黄四两　牡丹三两　桃人五十枚　瓜子一升　芒消二两

右五味，㕮咀，以水五升，煮取一升，顿服之，当下脓血。注：《删繁方》用芒消半合，瓜子五合；《刘涓子》用消石三合。云：肠痈之病，少腹痞坚，或偏在膀胱左右，其色或白，坚大如掌，热，小便欲调，时白汗出。其脉迟坚者，未成脓，可下之，当有血；脉数，脓成，不复可下。《肘后》名瓜子汤。

治肠痈汤方

薏苡人一升　牡丹皮　桃人各三两　瓜瓣人二升

右四味，㕮咀，以水六升，煮取二升，分再服。注：《姚氏》不用桃人用李人；《崔氏》有芒消二两，云：腹中疗痛烦，毒不安，或胀满，不思饮食，小便涩。此病多是肠痈。人多不识，妇人产后虚热者，多成斯病。纵非痈疽，疑是，便服此药，无他损也。

《脉经·卷八·平痈肿肠痈金疮浸淫脉证第十六》

问曰：官羽林妇病，医脉之，何以知妇人肠中有脓，为下之则愈；师曰：寸口脉滑而数，滑则为实，数则为热；滑则为荣，数则为卫。卫数下降，荣滑上升。荣卫相干，血为浊败。少腹痞坚，小便或涩，或时汗出，或复恶寒，脓为已成。设脉迟紧，紧为瘀血，下之则愈。

肠痈之为病，其身体甲错，腹皮急，按之濡如肿状。

肠痈者，小腹肿，按之则痛，小便数如淋，时时发热，自汗出，复恶寒，其脉迟紧者，脓未成，可下之，当有血。脉洪数者，脓已成，不可下也。大黄牡丹汤主之。

《金匮要略》此方，据《备急千金要方》此方方后注，《肘后备急方》时就已出现了，彼时名"瓜子汤"。《脉经》载此方名，提示《金匮要略》的前身《金匮玉函要略方》载有此方。

十八、《金匮要略·趺蹶手指臂肿转筋阴狐疝蛔虫病篇》

123. 鸡屎白散

转筋之为病，其人臂脚直，脉上下行，微弦，转筋入腹者，鸡屎白散主之。

鸡屎白散方

鸡屎白

右一味，为散，取方寸匕，以水六合，和温服。

《肘后备急方·卷二》

若转筋入腹中，如欲转者。

取鸡矢白一寸

水六合，煮三沸，顿服之。勿令病者知之。

《集验方·卷三》

若转筋入腹中转者方。

取鸡子白一方寸匕

水六合，煮三沸，温顿服。勿令病者知。

《外台秘要·卷六》引《肘后方》

若转筋入腹中转者方。

取鸡屎白一方寸匕

水六合，煮三沸，温顿服。勿令病者知。注：《仲景》《经心录》《备急》《集验》《必效》同。

《脉经·卷八·平霍乱转筋脉证第四》

转筋为病，其人臂脚直，脉上下行，微弦，转筋入腹，鸡屎白散主之。

黄竹斋《金匮要略方论集注》

《千金》治小儿大小便不通方，末鸡屎白服一钱匕；治小儿惊啼方，取鸡屎白熬末，以乳服之佳；治小儿口噤，赤者心噤，白者肺噤方，鸡屎白枣大，绵裹，以水一合煮二沸，分再服；治小儿耳疮方，烧鸡屎白，筒中吹之；治唇舌忽生疮方，烧鸡屎白末，以布裹着病上含之；治头面风，口齿疼痛不可忍方，鸡屎白烧灰，以绵裹，置齿痛上，咬咋之；又方，鸡屎白以醋渍煮，稍稍含之；治喉痹方，含鸡屎白；治自缢死方，鸡屎折如枣大，酒半盏和，灌口及鼻中佳。

《金匮要略》此方，始源于《肘后备急方》。

124. 甘草粉蜜汤

蛔虫之为病，令人吐涎，心痛发作有时，毒药不止，甘草粉蜜汤主之。

甘草粉蜜汤方

甘草二两　粉一两　蜜四两

右三味，以水三升，先煮甘草取二升，去滓，内粉，蜜，搅令和，煎如薄粥，温服一升，差即止。

《备急千金要方·卷二十四》

解鸩毒及一切毒药不止，烦懑方。

甘草　蜜各四分　梁米粉一升

右三味，以水五升，煮甘草取二升，去滓，歇大热，内粉汤中，搅动令匀调，内白蜜，更煎令熟，如薄粥，适寒温，饮一升佳。

《千金翼方·卷二十》

一切诸毒方

甘草三两　梁米粉一合　蜜半两

右一味，以水五升，煮取二升，内粉一合，更煎，又内蜜半两，服七合，须臾，更服之。

黄竹斋《金匮要略方论集注》

《千金》解鸩毒及一切毒药不止，烦懑方，即本方。粉用梁米粉。《千金翼》同。《外台》引翼方作白梁粉；《圣济总录》名甘草饮，用葛粉；《杨氏家藏方》用绿豆粉。

《张文仲备急方》治寸白蛔虫，胡粉炒燥，方寸匕入肉臛中，空心服，大效。案：胡粉即铅粉，《汤液本草》名白粉。

《金匮要略》此方，源于《备急千金要方》。

125. 乌梅丸

蛔厥者，当吐蛔，令病者静而复时烦，此为脏寒，蛔上入膈，故烦。须臾复止，得食而呕，又烦者，蛔闻食臭出，其人当自吐蛔。

蛔厥者，乌梅丸主之。

乌梅丸方

乌梅三百枚　细辛六两　干姜十两　黄连一斤　当归四两　附子六两，炮　川椒四两，去汗
桂枝六两　人参六两　黄柏六两

右十味，异捣筛，合治之，以苦酒渍乌梅一宿，去核，蒸之五升米下，饭熟，捣成泥，和药令相得，内白中，与蜜杵二千下，丸如梧子大，先食饮服十丸，日三服。稍加至二十丸。禁生冷滑臭等物。

《医心方·卷十一》引《小品方》

《小品方》治杂下方。第一下赤；二下白；三下黄；四下青；五下黑；六固病下，下如瘀赤血；

七久下；八下不可止；九连年下；十卒下；十一下少血数；十二霍乱而下；十三下如舍水；十四下已则烦；十五息下，一作一止；十六下而不欲食；十七食无数，但下去；十八下但欲饮水；十九重下；廿下杂错，不可名字。合廿种下，江夏太守以此法治，是下尽愈方。

黄连一两　黄柏一两　熟艾一两　附子一两，炮　甘草一两　干姜二两　乌梅廿枚，去核取肉，熬之。

凡七物，合捣下筛，蜜和丸如大豆，饮服十丸，渐至廿丸，日三。注：今按，《葛氏方》云治千万种杂下；《集验方》号乌梅丸；《医门方》治一切利无不瘥云云。

《医心方·卷十一》引《范汪方》

乌梅丸

《范汪方》乌梅丸，治万种下利方。

乌梅丸方

干姜　黄连　黄柏炙　黄芩　艾各一两　乌梅廿枚，取肉

右六物，丸如梧子，服十丸，日三，老少半，良验。

敦煌卷子本《唐人选方第一种》（唐朝武则天时写本）

乌梅丸

主诸杂痢，无不差方。

乌梅丸方

乌梅肉二两，熬　黄柏二两　黄连三两　熟艾二两　甘草二两，炙　附子二两，炮去皮　干姜三两

右七味，捣筛，蜜和为丸，丸如梧子大。一服三十丸，日二服，渐加至四五十丸，饮汁服。禁生冷、鱼、油滑、猪。

《备急千金要方·卷十五》

乌梅丸

治冷痢久下方

乌梅丸方

乌梅三百枚　干姜　黄连各十两　当归　蜀椒各四两　细辛　附子　桂心　黄蘗　一方用麦蘗　人参各六两

右十味，末之，以苦酒渍乌梅一宿，去核蒸五升米下，别捣如泥，盘中搅，令相得，蜜和捣二千杵，食前服如梧子十丸，日三服。稍增至二十丸。

乌梅丸

治久痢，诸药不差，数十年者，消谷下气，补虚方。

乌梅丸方

乌梅肉四两　当归三两　桂心二两　黄连　吴茱萸　干姜各四两　蜀椒一两半

右七味，末之，蜜丸如梧子，食后服十丸，日三。

《千金翼方·卷十》

乌梅丸

伤寒脉微而厥，至七八日，肤冷，其人躁无安时，此为脏寒。蛔上入其膈，蛔厥者，其人当吐蛔。今病者静而复时烦，此为脏寒。蛔上入其膈，故烦。须臾复止，得食而呕又烦者，蛔闻食臭必出，其人常自吐蛔。蛔厥者，乌梅丸主之。注：又主久痢。

乌梅丸方

乌梅三百枚　细辛六两　干姜十两　黄连十六两　当归四两　蜀椒四两，汗　附子六两，炮　桂枝六两　人参六两　黄柏六两

右一十味，异捣，合治之。以苦酒渍乌梅一宿，去核，蒸之五斗米下，捣成泥，和诸药令相得，臼中与蜜杵千下，丸如梧桐子大，先食饮服十丸，日三服，少少加至二十丸。禁生冷，滑物臭食等。

《金匮玉函经·卷四》

乌梅丸

伤寒脉微而厥，至七八日肤冷，其人躁无暂安时者，此为脏厥，非蛔厥也。蛔厥者，其人当吐蛔，今病者静而复时烦，此为脏寒。蛔上入膈，故烦。须臾复止。得食而呕又烦者，蛔闻食臭出，其人当自吐蛔。蛔厥者，乌梅丸主之。

乌梅丸方

乌梅三百个　细辛六两　干姜十两　黄连一斤　当归四两　附子六两，炮　蜀椒四两，去子　桂枝六两　人参六两　黄柏六两

右十味，异捣筛，合治之，以苦酒渍乌梅一宿，去核，蒸之五升米下，饭熟取，捣成泥，和药令相得，内臼中，与蜜杵二千，丸如梧子大，先食饮服十丸，日三服。稍加至二十丸。禁生冷、滑物食臭等。

《外台秘要·卷二十五》引《千金方》

乌梅丸

乌梅丸疗冷痢久下方。

乌梅丸方

乌梅三百枚　当归四两　干姜十两　桂心六两　附子六两，炮　黄连十六两　蜀椒汗，四两　细辛六两　人参六两　黄柏六两

右十味，异捣筛，合治之，苦酒渍乌梅一宿，去核蒸之如五斗米下，捣如泥，盘中揉和相得，蜜和，捣二千杵，食前饮服如梧子大十丸，日三。稍增至二十丸。注：此本仲景《伤寒论》方。

《康平本伤寒论》

乌梅丸

伤寒，脉微而厥，至七八日，肤冷，其人躁，无暂安时者，非为蛔厥也。注：蛔厥者其人当吐蛔，此为脏厥。令病者静，而复时烦。注：此为脏寒。蛔上入其膈，故烦。须臾复止，得食而呕，又烦，注：烦者，蛔闻食臭出。其人当自吐蛔，蛔厥者，乌梅丸主之。注：又主久利。

乌梅丸方

乌梅三百枚　细辛六两　干姜十两　黄连十六两　当归四两　蜀椒四两，汗　附子六两，炮　桂枝六两　人参六两　黄柏六两

右一十味，异捣筛，合治之。以苦酒渍乌梅一宿，去核，蒸之五斗米下，饭熟，捣成泥，和诸药，令相得，内臼中，与蜜杵二千下，丸如梧桐子大，先食饮服十丸，日三服，稍加至二十九。禁生冷、滑物臭食等。

《金匮要略》乌梅丸，源于《备急千金要方》。但该方之雏形，在《范汪方》中就已出现了。其治证，又多从《金匮玉函经》及《千金翼方》，是《金匮要略》之前身《金匮玉函要略方》晚于《金匮玉函经》之佐证。

十九、《金匮要略·妇人妊娠病篇》

126. 桂枝茯苓丸

妇人宿有癥病，经断未及三月，而得漏下不止，胎动在脐上者，为癥痼害。妊娠六月动者，前三月经水利时，胎也。下血者，后断三月衃也。所以血不止者，其癥不去故也。当下其癥，桂枝茯苓丸主之。

桂枝茯苓丸方

桂枝　茯苓　牡丹去心　桃仁去皮尖，熬　芍药各等份

右五味，末之，炼蜜和丸，如兔屎大，每日食前服一丸，不知，加至三丸。

《脉经·卷九·平妊娠胎动血分水分吐下腹痛证第二》

妇人妊娠，经断三月而得漏下，下血四五日不止，胎欲动，在于脐下，此为癥痼害。

妊娠六月动者，前三月经水利时，胎也；下血者，后断三月，衃也。所以下血不止者，其癥不去故也。当下其癥，宜桂枝茯苓丸。

桂林古本《伤寒杂病论·卷十六》

桂枝茯苓丸

妇人宿有癥病，经断未及三月，而得漏下不止，胎动在脐上者，此为癥痼害。妊娠六月动者，前三月经水利时，胎也；下血者，断后三月，衃也。所以血不止者，癥不去故也。当下其癥，桂枝茯苓丸主之。

桂枝茯苓丸方

桂枝　茯苓　牡丹　桃仁　芍药各等份

右五味，末之，炼蜜为丸，如兔屎大，每日食前服一丸，不知，可渐加至三丸。

黄竹斋《金匮要略方论集注》

《辑义》炮炙论序曰：大豆许取重十两鲤目比之；如兔屎十二两鲤目；梧桐子十四两鲤目。如兔屎小于梧桐子。

《妇人良方》夺命丸，专治妇人小产下血至多，子死腹中，其人憎寒，手指唇口爪甲青白，面色黄黑，或胎上抢心，闷绝欲死，冷汗自出，喘满不食。或食毒物，或误服草药伤动胎气，下血不止，胎尚未损，服之可安；已死，服之可下。此方的系异人传授，至妙。《准绳》云：此即仲景桂枝茯苓丸，《达生篇》引此名牡丹丸。又治胞衣不下，瘀血上冲危险等证。即本方以蜜丸如弹子大，每服一丸，细嚼，淡醋汤送下。速进两丸。至胎腐烂腹中危甚者，立可取出。

《济阴纲目》催生汤，候产母腹痛，腰痛，见胞浆下，方服。即本方水煎热服。

《备急千金要方·卷二》

茯苓丸

治妊娠阻病，患心中烦闷，头眩重，憎闻饮食气，便呕逆吐闷颠倒，四肢垂弱，不自胜持，服之即效。要先服半夏茯苓汤两剂后可将服此方。

茯苓丸方

茯苓　人参　桂心　干姜　半夏　橘皮各一两　白术　葛根　甘草　枳实各二两

右十味，末之，蜜和为丸，如梧子，饮服二十丸，渐加至三十丸，日三。注：《肘后》不用干姜、半夏、橘皮、白术、葛根，只五味。又云妊娠忌桂，故熬。

《金匮要略》桂枝茯苓丸，《脉经》载其治证及方名，当是《金匮要略》沿承其前身《金匮玉函要略方》之方。

127. 芎归胶艾汤（胶艾汤）

师曰：妇人有漏下者，有半产后因续下血都不绝者，有妊娠下血者，假令妊娠腹中痛，为胞阻，胶艾汤主之。

芎归胶艾汤方　注：一方加干姜一两，胡洽治妇人胞动无干姜

芎藭　阿胶　甘草各二两　艾叶　当归各三两　芍药四两　干地黄六两

右七味，以水五升，清酒三升，合煮取三升，去滓，内胶，令消尽，温服一升，日三服。不差，更作。

《集验方·卷十》

治妊娠二三月，上至八九月，胎动不安，腹痛，已有所见方。

艾叶　阿胶炙　芎藭　当归各三两　甘草一两，炙

右五味，切，以水八升，煮取三升，去滓，内胶令烊，分三服，日三。

《医心方·卷廿二》引《集验方》

治妊身二三月至八九月，胎动不安，腰痛已有所见方。

艾叶三两　阿胶三两，炙　芎藭三两　当归三两　甘草一两半，炙

切，以水八升，煮取三升，去滓，内胶，更上火，胶消，分三服。

《医心方·卷廿二》引《医门方》

疗妊娠忽被惊愕，胎向下不安，少腹痛连腰，并下血方。

当归　芎藭各八分　阿胶炙　人参各六分　大枣十二枚　艾叶八分　茯苓十分

水七升，煮取二升半，分三服。服相去八九里。

《医心方·卷廿二》引《产经》方

当归汤

《产经》云：治妊身七八月，腰腹痛，胎不安，汗出逆冷，饮食不下，气上烦满，四肢痹强，当归汤方。

当归汤方

当归三两　芍药二两　干地黄三两　生艾一把　甘草一两　胶四两，炙　生姜一两　橘皮二分

右八物，切，以水一斗，煮得三升，去滓，纳胶令烊，分四服之。

《备急千金要方·卷二》引北齐徐之才方

艾叶汤

妊娠二月，胎阴阳踞经。有寒多，坏不成；有热即萎悴，中风寒有所动摇，心满脐下悬急，腰背强痛，卒有所下，乍寒乍热。艾叶汤主之方。

艾叶　丹参　当归　麻黄各二两　人参　阿胶各三两　甘草一两　生姜六两　大枣十二枚

右九味，㕮咀，以酒三升，水一斗，煮减半，去滓，内胶，煎取三升，分三服。一方用乌雌鸡一只，宿肥者，治如食法。割颈取血内三升酒中相和。鸡以水一斗二升先煮取汁，去鸡内药煎取三升，内血酒并胶煎取三升，分温三服。

《备急千金要方·卷二》

胶艾汤

治妊娠二三月，上至七八月，其人顿仆失踞，胎动不下，伤损，腰腹痛欲死，若有所见，及胎奔上，抢心短气，胶艾汤方。

胶艾汤方

阿胶二两　艾叶三两　芎藭　芍药　甘草　当归各二两　干地黄四两

右七味，㕮咀，以水五升，好酒三升，合煮三升，去滓，内胶，更上火令消尽，分三服，日三。不差，更作。

《备急千金要方·卷三》

治产后下赤白，腹中绞痛汤方。

芍药　干地黄各四两　甘草　阿胶　艾叶　当归各八两

右六味，㕮咀，以水七升，煮取二升半，去滓，内胶令烊，分三服。

《备急千金要方·卷二十五》

大胶艾汤

治男子伤绝，或从高坠下，伤五脏，微者唾血，甚者吐血，及金疮伤经者，大胶艾汤方。

大胶艾汤方

阿胶二两　干地黄　芍药各三两　艾叶　甘草当归　芎藭各二两　干姜一两

右八味，㕮咀，以水八升，煮取三升，去滓，内胶令烊，分再服。羸人三服。此汤治妇人产后崩伤，下血过多，虚喘欲死，腹中缴痛，下血不止者，神良。

治丈夫从高坠下，伤五脏，微者唾血，甚者吐血，及金疮伤轻，崩中皆主之方。

阿胶　艾叶　干姜各二两　芍药三两

右四味，㕮咀，以水八升，煮取三升，去滓，内胶令消，分二服。羸人三服。兼治女人产后崩伤，下血过多，及虚喘，腹中绞痛，下血不止者，服之悉愈。

《千金翼方·卷二十》

胶艾汤

主男子绝伤，或从高坠下，伤损五脏，微者唾血，甚者吐血，及金疮伤轻，内绝者方。

阿胶炙　艾叶熬　芍药　干地黄各三两　当归　干姜　芎藭　甘草炙，各二两

右八味，㕮咀，以水八升，煮取三升，去滓，内胶令烊，分再服。羸人三服。此汤正主妇人产后及崩中伤，下血多，虚喘欲死，腹痛，下血不止者，服之良。注：《千金》一方只四味。

《外台秘要·卷三十三》引《小品方》

胶艾汤

胶艾汤，疗损动母，去血腹痛方。

胶艾汤方

阿胶二两，炙　艾叶二两

右二味，以水五升，煮取二升半，分三服。注：《经心录》同。

《外台秘要·卷三十三》引《集验方》

疗妊娠二三月，上至八九月，胎动不安，腹痛已有所见方。

艾叶　阿胶炙　芎藭　当归各三两　甘草一两，炙

右五味，切，以水八升，煮取三升，去滓，内胶令烊，分三服，日三。注：《千金》《文仲》《备急》同。

《外台秘要·卷三十四》引《救急方》

《救急》疗产后下痢赤白，腹中绞痛方。

芍药　干地黄各四两　甘草炙　阿胶　艾叶　当归各二两

右六味，切，以水一升，煮取一升半，去滓，温分三服。忌如常法。

《外台秘要·卷二十九》引《千金方》

《千金》疗大夫从高坠下，伤五脏，微者唾血，甚者吐血，及金疮伤绝，崩中，皆主之方。

阿胶炙　干姜各二两　艾叶　芍药各三两

右四味，切，以水八升，煮取三升，去滓，入胶令消，分二服。赢人三服。女人产后崩中伤，下血过多，虚喘，腹中绞痛，下血不止，服之悉愈。

《外台秘要·卷二十九》引《千金翼方》

胶艾汤

《千金翼》胶艾汤，主男子伤绝，或从高坠下，伤五脏，微者唾血，甚者吐血，及金疮经内绝者方。

胶艾汤方

阿胶炙　艾叶　芍药　干地黄各三两　干姜　当归　甘草炙　芎藭各二两

右八味，切，以水八升，煮取三升，去滓，内胶令烊，分再服，赢人三服。此汤正主妇人产后崩中伤，下血多，虚喘欲死，腹痛，血不止者，服之良。

《脉经·卷九·平妊娠胎动血分水分吐下腹痛证第二》

师曰：妇人有漏下者；有半生后，因续下血，都不绝者；有妊娠下血者，假令妊娠腹中痛，为胞漏，一作阻，胶艾汤主之。

黄竹斋《金匮要略方论集注》

《和剂局方》胶艾汤治劳伤血气冲任虚损，月水过多，淋沥漏下，连日不断，脐腹疼痛，及妊娠将摄失宜，胎动不安，腹满下坠，或劳伤胞络，胞阻漏血，腰痛闷乱，或因损动胎上抢心，奔冲短气，及因产乳冲任气虚不能约制经血，淋沥不断，延引日月，渐成赢瘦。即本方。

《妇人良方》陈氏六物汤治血痢不止，腹痛难忍，即本方去甘草。

《产妇心法》：胎动各有所因，或怒动肝火，或起剧不慎，或跌仆闪动，及房事动扰，则胎不安。孕妇腰痛，发热，不食不眠。方用安胎饮主之。于本方加砂仁、云苓、白术，水煎服。

《女科辑要》：《素问》阴虚阳搏，谓之崩，许叔微云：经云，天暑地热经水沸溢。又云，阴虚者尺脉虚浮，阳搏者寸脉弦急，是为阴血不足，阳邪有余，故为失血内崩，宜奇效四物汤。即本方去甘草加黄芩。齐仲甫曰：坠肿后血出不止，一则因热而行，一则气虚不敛，泻血多者必烦闷而死。或因风冷坠胎，血结不出，抢上攻心，烦闷而死，当温经逐寒，其血自行，若血淋沥不止，是冲卫气虚不能约制故也。宜胶艾汤加伏龙肝散。

《达生篇》胶艾汤治妇人怀孕后经水又来，或半产后下血不绝，或怀孕下因腹痛，或损伤冲任，月水过多，淋沥不断，即本方。

《金匮要略》此方，在南北朝时就出现了。《产经》《集验方》《备急千金要方》引徐之才方等，均有此方之录载。《脉经》引此方之治证及方名，与《金匮要略》同，提示此方为《金匮要略》沿承其前身《金匮玉函要略方》而来。

128. 当归芍药散

妇人怀娠，腹中疠痛者，当归芍药散主之。

当归芍药散方

当归三两　芍药一斤　茯苓四两　白术四两　泽泻半斤　芎藭半斤，一作三两

右六味，杵为散，取方寸匕，酒和，日三服。

《脉经·卷九·平郁冒五崩漏下经闭不利腹中诸病证第五》

妇人腹中诸疾痛，当归芍药散主之。注：一云，治怀妊腹中疼痛。

桂林古本《伤寒杂病论·卷十六》

妇人腹中诸病痛者，当归芍药散主之，小建中亦主之。

妇人怀妊，腹中疼痛，当归芍药散主之。

当归芍药散方

当归三两　芍药一斤　茯苓四两　白术四两　泽泻半斤　芎䓖三两

右六味，杵为散，取方寸匙，温酒和，日三服。

《金匮要略》此方，当系沿承其前身《金匮玉函要略方》之方。

129. 干姜人参半夏丸

妊娠呕吐不止，干姜人参半夏加主之。

干姜人参半夏丸方

干姜一两　人参一两　半夏二两

右三味，末之，以生姜汁糊为丸，如梧子大，饮服十丸，日三服。

《医心方·卷廿二》引《深师方》

《僧深方》云：治妇人妊身恶阻，醋心，胸中冷，腹痛不能饮食，辄吐青黄汁方。

人参　干姜　半夏

凡三物，分等，治下，以地黄汁和丸如梧子，一服三丸，日三。注：今按《拯要方》云：各八分，稍加至十丸。《产经》云：人参丸，神良。

桂林古本《伤寒杂病论·卷十六》

干姜人参半夏丸

妊娠，呕吐不止，干姜人参半夏丸主之。

干姜人参半夏丸方

干姜一两　人参一两　半夏二两

右三味，末之，以生姜汁糊为丸，如梧桐子大，每服五丸，日三服，饮下。

《金匮要略》此方，源于《深师方》。

130. 当归贝母苦参丸

妊娠，小便难，饮食如故，当归贝母苦参丸主之。

当归贝母苦参丸方　注：男子加滑石半两

当归　贝母　苦参各四两

右三味，末之，炼蜜丸，如小豆大，饮服三丸，加至十丸。

《脉经·卷九·平妊娠胎动血分水分吐下腹痛证第二》

妇人妊娠，小便难，饮如故，当归贝母苦参丸主之。

《古今录验方》

苦参丸

治妊娠小便难，饮食如故方。

苦参丸方

当归　贝母，去心炒　苦参各三两　滑石半两

右为末，蜜丸如小豆大，以米饮下二十丸，不拘时。

桂林古本《伤寒杂病论·卷十六》

当归贝母苦参丸

妊娠，小便难，饮食如故，当归贝母苦参丸主之。

当归贝母苦参丸方

当归四两　贝母四两　苦参四两

右三味，末之，炼蜜为丸，如小豆大，饮服三丸，日三服。

《金匮要略》此方，源于《古今录验方》。

131. 葵子茯苓散

妊娠有水气，身重，小便不利，洒淅恶寒，起即头眩，葵子茯苓散主之。

葵子茯苓散方

葵子一斤　茯苓三两

右二味，杵为散，饮服方寸匕，日三服。小便利则愈。

《古今录验方》

治妊身体肿方

葵子一升　茯苓三两

下筛，服方寸匕，先食，日三。小便利即止。

《备急千金要方》

治妊娠小便不利方。

葵子　茯苓各一两

右二味，末之，以水服方寸匕，日三，小便利则止。注：仲景云，妊娠有水气，身重小便不利，洒淅恶寒，起即头眩。

《千金翼方·卷五》

治妊娠得热病，五六日，小便不利，热入五脏方。

葵子　茯苓各一两

右二味，捣筛为散，水服方寸匕，日三，小便利则止。

《脉经·卷九·平妊娠胎动血分水分吐下腹痛证第二》

妇人妊娠有水气，身重，小便不利，洒洒恶寒，起即头眩，葵子茯苓汤主之。

《医心方·卷廿二》引《古今录验方》

《录验方》云：治妊身体肿方。

葵子一升　茯苓三两

下筛，服方寸匕，先食，日三。小便利即止。

《医心方·卷廿二》引《千金方》

治妊娠淋小便不利方。

《千金方》云：

葵子　茯苓各一两

为散，水服方寸匕，日三。

《外台秘要·卷三十三》引《千金翼方》

《千金翼》疗妊娠小便不利方。

葵子　茯苓各一两

右二味，为散，水服方寸匕，日三。小便利止。注：《千金》同。

《外台秘要·卷二十七》引《千金方》

《千金》疗淋痛方

葵子五合 茯苓 白术 当归各二两

右四味，切，以水七升，煮取三升，分三服。注：《范汪》同。

《千金》疗气淋方

捣葵子末，汤和，服方寸匕。

《外台秘要·卷二十七》引《近效方》

《近效》疗淋方

葵子一斤

右一味，以水三升，煮取二升，去滓，分温服。注：煎茅根饮之亦佳。

《外台秘要·卷二十七》引《备急方》

《备急》，不得大便，或十日一月方。

葵子二升

水四升，煮取一升，去滓，一服不愈，重作服。良。忌蒜、炙肉，注：《古今录验》《文仲》《范汪》同。

桂林古本《伤寒杂病论·卷十六》

葵子茯苓散

妊娠，有水气，小便不利，洒淅恶寒，起即头眩，葵子茯苓散主之。

葵子茯苓散方

葵子一斤 茯苓三两

右二味，杵为散，饮服方寸匕，日三服，小便利则愈。

黄竹斋《金匮要略方论集注》

《妇人良方》葵子散，治妊娠小便不利，身重恶寒，起即眩晕，及水肿者，王子亨云：妊娠小便不通，特避寒药，又名茯苓汤，葵子五两，茯苓三两。右二味为末，每服二钱，米饮调下，小便利则愈。《时氏产经》：如不通，恐是转胞，加发灰少许，调服极炒，葵子用黄葵子。

《圣惠》葵子散，治妊娠身体浮肿，小便不利，洒淅恶寒，即本方加汉防己，凡三味，各二两。

《产科心法》：妊娠妇人常有两目腿足肿胀，故有子气、子满、胎水、各瘅之名。其实皆由脾土不足以传化水谷之湿，而胞胎壅遏，膀胱不化，水泛横流，致肺气不降而喘息，小便淋沥不利，葵茯汤，冬葵子炒，半斤，茯苓三两，共为末，每米饮服三钱。

《金匮要略》此方，源于《古今录验方》。《古今录验方》《备急千金要方》《千金翼方》此方均尚无方名。《脉经》引此有方名。由此知《金匮要略》的前身《金匮玉函经略方》此方亦当有方名，此又可佐证《金匮玉函要略方》成书于《千金翼方》之后，故有此方名。据《备急千金要方》此方方后之注，《伤寒论》亦当收录有此方。

132. 当归散

妇人妊娠，宜常服当归散主之。

当归散方

当归 黄芩 芍药 芎䓖各一斤 白术半斤

右五味，杵为散，酒饮服方寸匕，日再服。妊娠常服即易产，胎无疾苦。产后百病悉主之。

《古今录验方》

术汤

疗妊娠卒得心痛欲死方,术汤方。

术汤方

白术六两　黄芩三两　芍药四两

右三味,以水六升,煮取一升半,分三服。半日令尽,微下水,令易生。忌桃、李、雀肉。

《备急千金要方·卷二》

治妊娠腹中满痛入心,不得饮食方。

白术六两　芍药四两　黄芩三两

右二味,㕮咀,以水六升,煮取三升,分三服。半日令药尽,微下水,令易生。月饮一剂为善。

《外台秘要·卷三十三》引《古今录验方》术汤

《古今录验》疗妊娠,卒得心痛欲死,术汤方。

术汤方

白术六两　黄芩三两　芍药四两

右三味,切,以水六升,煮取二升半,分三服。半日令尽,微下水,令易生。忌桃、李、雀肉。

《脉经·卷九·平妊娠胎动血分水分吐下腹痛证第二》

妇人妊娠,宜服当归散,即易产无疾。

桂林古本《伤寒杂病论·卷十六》

当归散

妇人妊娠,身无他病,宜常服当归散,则临产不难,产后亦免生他病。

当归散方

当归一斤　黄芩一斤　芍药一斤　芎䓖一斤　白术半斤

右五味,杵为散,酒服方寸匕,日再服。

《金匮要略》此方之雏形,当为《古今录验方》之"术汤方"。"术"即今之"白术"。"术"的称谓早而"白术"的称谓晚。《古今录验方》方名即称"术",则方中之名当为"术","白术"为其后之人所改。《备急千金要方》引《古今录验》此方,无方名。《金匮要略》增当归、芎䓖,名"当归散"。《脉经》亦称此方为"当归散"。由此知《金匮要略》的前身《金匮玉函要略方》亦当名"当归散"。而《金匮要略》此方,正是沿承其前身《金匮要略玉函方》而来。

133. 白术散

妊娠,养胎,白术散主之。

白术散方

白术　芎䓖　蜀椒三分,去汗　牡蛎

右四味,杵为散,酒服一钱匕,日三服。但苦痛,加芍药;心下毒痛,倍加芎䓖;心烦吐痛,不能食饮,加细辛一两,半夏大者二十枚,服之后更以醋浆水服之;若呕,以醋浆水服之;复不解者,小麦汁服之;已后渴者,大麦粥服之。病虽愈,服之勿置。

《古今录验方》

白术散

治妊娠养胎,白术散方。

白术　芎䓖各等份　蜀椒三分,汗　牡蛎二分右四味，捣下筛，酒服满一钱匕，日三夜一。但苦痛，加芍药；心下毒痛，倍芎䓖；吐唾不能饮食，加细辛一两，半夏大钱二十枚，复更以醋浆水服之；若呕，亦以醋浆水服之；复不解者，小麦汁服之；已后其人若渴，大麦粥服之。病虽愈，尽服之，忽置。忌桃、李、雀肉等。

《外台秘要·卷三十三》引《古今录验方》

白术散

《古今录验》疗妊娠养胎，白术散方。

白术散方

白术　芎䓖各四分　蜀椒三分　牡蛎二分

右四味，捣下筛，酒服满一钱匕，日三夜一。但苦痛，加芍药；心下毒痛，倍加芎䓖；吐唾不能食饮，加细辛一两，半夏大钱二十枚服之，复更以醋浆水服之；若呕，亦以醋浆水服之；复不解者，小麦汁服之；已后其人若渴，大麦粥服之。病虽愈，尽服之，勿置。忌桃、李、雀肉等。注：裴伏：张仲景方。

桂林古本《伤寒杂病论·卷十六》

白术散

妊娠，身有寒湿，或腹痛，或心烦心痛，不能饮食，其胎跃跃动者，宜养之。白术散主之。

白术散方

白术　芎䓖　蜀椒去目，汗　牡蛎各等份

右四味，杵为散，酒服一钱匕，日三服，夜一服。

《金匮要略》此方，源于《古今录验方》。

二十、《金匮要略·妇人产后病篇》

134. 枳实芍药散

产后腹痛，烦满不得卧，枳实芍药散主之。

枳实芍药散方

枳实烧令黑，勿太过　芍药等份

右二味，杵为散，服方寸匕，日三服，并主痈脓，以麦粥下之。

《脉经·卷九·平产后诸病郁冒中风发热烦呕下利证第三》

师曰：产妇腹痛，烦满不得卧，法当枳实芍药汤主之。

桂林古本《伤寒杂病论·卷十六》

枳实芍药散

产后腹痛，烦满不得卧，不可下也，宜枳实芍药散和之。

枳实芍药散方

枳实　芍药等份

右二味，杵为散，服方寸匕，日三服。麦粥和，下之。

《金匮要略》此方，为沿承其前身《金匮玉函要略方》之方。

135. 下瘀血汤

师曰：产妇腹痛，法当以枳实芍药散，假令不愈者，此为腹中有干血着脐下，宜下瘀血汤主之。亦主经水不利。

下瘀血汤方

大黄二两　桃仁二十枚　䗪虫二十枚，熬，去足

右三味，末之，炼蜜和为四丸，以酒一斗，煎一丸，取八合，顿服之。新血下如豚肝。

《外台秘要·卷二十九》引《范汪方》

《范注》疗被打，有瘀血方。

大黄二两　桃人去皮尖，熬　虻虫二十一枚，去翅足，熬

右三味，捣，蜜丸四丸。即内酒一升，煎取七合服之。注：《备急》《肘后》同。

《外台秘要·卷二十九》引《千金方》

《千金》疗折腕瘀血方。

大黄六两　桂心二两　桃仁六十枚，去皮

右三味，切，以酒六升，煮取三升，分三服。当下血差。

《外台秘要·卷三十四》引《救急方》

疗一切宿血，及损伤瘀血，在腹内，不问新久，并妇人月经不通，产后恶血不下。皆良方。

大黄　芒消各三两　桃仁四十枚，去皮尖

右三味，芒消、桃仁合捣四五百杵，以酢浆二升半渍一宿，空腹搅调，顿服之。不能顿服者，分作两服。良久，先下粪，次下如豆泥汁，或黑血为验。强人日别服一剂，弱人两日服之。下血尽，便止。不过三两剂。忌生冷茶葵。

《备急千金要方·卷四》

桃人煎

治带下，经闭不通方。

桃人煎方

桃人　虻虫各一升　朴消五两　大黄六两

右四味，为末，别治桃人，以醇苦酒四升，内铜铛中，炭火煎取二升，下大黄、桃人、虻虫等，搅勿住手。当欲可丸，下朴消，更搅勿住手。良久，出之。可丸乃止。取一丸，如鸡子黄，投酒中，预一宿勿食服之。至晡时，下如大豆汁，或如鸡肝凝血蝦蟆子，或如膏。此是病也。

治产后风冷，留血不去，停结，月水闭塞方。

桃人　麻子人各二升　菴䕡子一升

右三味，㕮咀，以好酒三斗，浸五宿，每服五合，日三。稍加至一升。

杏人汤

治月经不调，或一月再来，或两月三月一来，或月前或月后，闭塞不通方。

杏人汤方

杏人二两　桃人一两　大黄三两　水蛭　虻虫各三十枚

右五味，㕮咀，以水六升，煮取二升，分三服。一服当有物随大小便有所下。下多者止，少者勿止，尽三服。

《备急千金要方·卷二十五》

治腕折瘀血方

大黄如指节大一枚　桃人四十枚　乱发一握

右三味，以布方广四寸以绕乱发烧之，㕮咀大黄、桃人，以酒三升，煮取一升，尽服之。血尽出。注：《肘后》云：仲景方用大黄三两，绯帛子如手大灰乱发如鸡子大，灰久用炊单布方一尺，

灰桃人四十九枚，败蒲席一握，长三寸切甘草一枚如指大，以童子小便量多少煎汤成，内酒一大盏，次下大黄，分温为三服。别剉败蒲席半领煎汤以浴，衣被密覆。服药须通利数行，痛楚立差。利及浴水赤，勿怪，即瘀血也。

《脉经·卷九·平产后诸病郁冒中风发热烦呕下利证第三》

师曰：产妇腹痛，烦满不得卧，法当枳实芍药汤主之。假令不愈者，此为腹中有干血着脐下，宜下瘀血汤。

桂林古本《伤寒杂病论·卷十六》

下瘀血汤

师曰：产后腹痛，法当以枳实芍药散；假令不愈，必腹中有瘀血着脐下也。下瘀血汤主之。

下瘀血汤方

大黄三两　桃仁二十枚，去皮尖　䗪虫二十枚，去足

右三味，末之，炼蜜和丸，以酒一升，煮取八合，顿服之。当下血如豚肝。

据《外台秘要·卷二十九》引《范汪方》此方方后之注，《金匮要略》此方，当源于《肘后备急方》，是一首治疗瘀血证之古老方剂。《脉经》此方不名散而名汤。再看此方之用量，大黄用二两，桃仁、䗪虫各二十枚，则《金匮要略》的前身《金匮玉函要略方》中此方，或为汤剂。

136. 竹叶汤

产后中风，发热，面正赤，喘而头痛，竹叶汤主之。

竹叶汤方

竹叶一把　葛根三两　防风　桔梗　桂枝　人参　甘中一两　生姜五两　大枣十五枚　附子一枚，炮

右十味，以水一斗，煮取二升半，分温三服。温覆使汗出。颈项强用大附子一枚，破之如豆大，煎药扬去沫。呕者，加半夏半升，洗。

《备急千金要方·卷三》

竹叶汤

治产后中风发风，面正赤，喘气头痛，竹叶汤方。

竹叶汤方

淡竹叶一握　葛根三两　防风二两　桔梗　甘草　人参各一两　大附子一枚　生姜五两　大枣十五枚　桂心一两

右十味，㕮咀，以水一斗，煮取二升半，去滓，分三服。日三。温覆使汗出，若颈项强者，用大附子；若呕者，加半夏四两。

《千金翼方·卷三》

竹叶汤

治产后中风发热，面正赤，喘气头痛。

竹叶汤方

淡竹叶　葛根各三两　人参一两　防风二两　大附子一枚，炮，去皮　生姜五两　大枣十五枚，擘　桔梗　桂心　甘草各一两

右一十味，㕮咀，以水一斗，煮取二升半，分二服。温覆使汗出。颈项强，用大附子煎药，扬去沫。若呕者，加半夏半升，洗。

《脉经·卷九·平产后诸病郁冒中风发热烦呕下利证第三》

妇人产后，中风发热，面正赤，喘而头痛，竹叶汤主之。

桂林古本《伤寒杂病论·卷十六》

竹叶汤

产后中风，发热，面赤，头痛，汗出而喘，脉弦数者，竹叶汤主之。

竹叶汤方

竹叶一把　葛根三两　桔梗一两　人参一两　甘草一两　生姜五两　大枣十五枚，擘

右七味，以水八升，煮取三升，去滓，温服一升，日三服。

《金匮要略》此方，源于《备急千金要方》。《千金翼方》此方煎服法之"用大附子煎药扬去沫"，《金匮要略》增益补充为"用大附子一枚，破之如豆大，煎药，扬去沫"。由此知《金匮要略》的前身《金匮玉函要略方》，晚于《千金翼方》。

137. 竹皮大丸

妇人乳中虚，烦乱，呕逆，安中益气，竹皮大丸主之。

竹皮大丸方

生竹茹二分　石膏二分　桂枝一分　甘草七分　白薇一分

右五味，末之，枣肉和丸弹子大，以饮服一丸。日三、夜二服。有热者，倍白薇；烦喘者，加柏实一分。

《脉经·卷九·平产后诸病郁冒中风发热烦呕下利证第三》

妇人产中虚，烦乱呕逆，安中益气，竹皮大丸主之。

桂林古本《伤寒杂病论·卷十六》

竹皮大丸

产后烦乱，呕逆，无外证者，此乳中虚也。竹皮大丸主之。

竹皮大丸方

竹茹二分　石膏二分　桂枝一分　甘草七分　白薇一分

右五味，末之，枣肉和丸，如弹子大，饮服一丸，日三服，夜二服。有热者倍白薇。

《金匮要略》此方，当系沿承其前身《金匮玉函要略方》而来。

138. 白头翁加甘草阿胶汤

产后下利，虚极，白头翁加甘草阿胶汤主之。

白头翁加甘草阿胶汤方

白头翁二两　秦皮三两　黄连三两　柏皮三两　甘草二两　阿胶二两

右六味，以水七升，煮取二升半，内胶，令消尽，分温三服。

《备急千金要方·卷三》

白头翁汤

治产后下痢兼虚极，白头翁汤方。

白头翁汤方

白头翁二两　阿胶　秦皮　黄连　甘草各二两　黄柏三两

右六味，㕮咀，以水七升，煮取二升半，去滓，内胶令烊，分三服。日三。

《脉经·卷九·平产后诸病郁冒中风发热烦呕下利证第三》

妇人热利重下，新产虚极，白头翁加甘草汤主之。

桂林古本《伤寒杂病论·卷十六》

白头翁加甘草阿胶汤

产后下利,脉虚极者,白头翁加甘草阿胶汤主之。

白头翁二两　黄连三两　柏皮三两　秦皮三两　甘草二两　阿胶二两

右六味,以水五升,先煮五味,取三升,去滓,内胶烊消,分温三服。

《金匮要略》此方,源于《备急千金要方》。原方只名"白头翁汤",《金匮要略》名"白头翁加甘草阿胶汤",《脉经》名"白头翁加甘草汤"。此提示《金匮要略》的前身《金匮玉函要略方》及《脉经》,均晚于《备急千金要方》。

二十一、《金匮要略·妇人杂病篇》

139. 半夏厚朴汤

妇人咽中如有炙脔,半夏厚朴汤主之。

半夏厚朴汤方　注:《千金》作:胸满,心下坚,咽中怗怗如有炙肉,吐之不出,咽之不下。

半夏一升　厚朴三两　茯苓四两　生姜五两　干苏叶二两

右五味,以水七升,煮取四升,分温四服。日三,夜一服。

《备急千金要方·卷三》

半夏厚朴汤

治妇人胸满,心下坚,咽中帖帖,如有炙肉脔,吐之不出,咽之不下。半夏厚朴汤方。

半夏厚朴汤方

半夏一升　厚朴三两　茯苓四两　生姜五两　苏叶二两

右五味,㕮咀,以水七升,煮取四升,分四服。日三夜一。不差,频服。一方无苏叶、生姜。

《脉经·卷九·平咽中如有炙脔喜悲热入血室腹满证第六》

妇人咽中如有炙脔状,半夏厚朴汤主之。

桂林古本《伤寒杂病论·卷十六》

半夏厚朴茯苓生姜汤

妇人咽中如有炙脔者,半夏厚朴茯苓生姜汤主之。

半夏厚朴茯苓生姜汤方

半夏一升　厚朴三两　茯苓四两　生姜五两　苏叶二两

右五味,以水一斗,煮取四升,去滓,分温四服。日三服,夜一服。苦痛者,去苏叶,加桔梗二两。

黄竹斋《金匮要略方论集注》

《圣惠》半夏散治咽喉中如有炙膏,于本方中加枳壳、诃黎勒皮。

《三因方》大七气汤,治喜怒不节,忧思兼并,多生悲恐。或时振惊,致脏气不平,憎寒发热,心腹胀满,傍冲两胁,上塞咽喉,有如炙脔,吐嗽不下,皆七气所生。即本方。

《全生指迷方》:若咽中如炙肉脔,嗽之不下,吐之不出。由胃寒乘肺,肺胃寒则津液聚而成痰,致肺管不利,气与痰相搏,其脉涩。半夏厚朴汤主之。

《王氏易简方》四七汤,治喜怒悲思忧恐惊之气,结成痰涎,状如破絮,或如梅核在咽喉之间,咯不出,咽不下。此七气之所为也。或中脘痞满,气不舒快,或疾涎壅盛,上气喘急,或因痰饮中节,呕吐恶心,并宜服之。即本方。又云,妇人情性执着,不能完解,多被七气所伤,遂致气填胸臆，或如梅核上塞咽喉。甚者满闷欲绝。产妇尤多此证。服此剂。间以香附子药久服取效，妇人恶阻尤宜服之。间以红丸子尤效。一名厚朴半夏汤，一名大七气汤。

《仁斋直指》四七汤，治惊忧气遏上喘。即本方。

《孙氏三吴医案》张溪亭乃眷，喉中梗梗有肉如炙脔，吞之不下，吐之不出，鼻塞头运，耳常啾啾不安。汗出如雨，心惊胆怯，不敢出门。稍见风即遍身疼，小腹时疼，小水淋沥而疼。脉两寸皆短而两关滑大，右关尤搏指。此梅核气证也。以半夏四钱，厚朴一钱，紫苏叶一钱一五分，茯苓一钱三分，姜三分，水煎食后服。每用此汤调理多效。

《济阳纲目》三因七气汤，治七气相干，阴阳不得升降，攻冲心腹作痛，即本方。用紫苏子。

《汉药神效方》多纪茞庭曰：治梅核气，用半夏厚朴汤加浮石，最有奇效。

《金匮要略》此方，源于《备急千金要方》。

140. 甘草小麦大枣汤

妇人脏躁，喜悲伤欲哭，像如神灵所作，数欠伸，甘麦大枣汤主之。

甘草小麦大枣汤方

甘草三两　小麦一升　大枣十枚

右三味，以水六升，煮取三升，温分三服。亦补脾气。

《脉经·卷九·平咽中如有炙脔喜悲热入血室腹满证第六》

妇人脏躁，喜悲伤，欲哭，像如神灵所作，数欠，甘草小麦汤主之。

《诸病源候论·卷三十九·咽中如炙肉脔候》

咽中如炙肉脔者，此是胸膈痰结，与气相搏逆上，咽喉之间结聚，状如炙肉之脔也。

桂林古本《伤寒杂病论·卷十六》

甘草小麦大枣汤

妇人脏躁，悲伤欲哭，数欠伸，像如神灵所作者，甘草小麦大枣汤主之。

甘草小麦大枣汤方

甘草三两　小麦一升，大枣十枚，擘

右三味，以水六升，煮取三升，去滓，分温三服。

《金匮要略》甘草小麦大枣汤，《脉经》叫作"甘草小麦汤"，当是《金匮要略》的前身《金匮玉函要略方》所载之方。

"脏躁"之说，《诸病源候论》时尚无此说，当是后起之说。据此，则此方亦当是后起之方，其时间晚于《诸病源候论》。

141. 温经汤

问曰：妇人年五十所，病下利数十日不止，暮即发热，少腹里急，腹满，手掌烦热，唇口干燥，何也？师曰：此病属带下。何以故？曾经半产，瘀血在少腹不去。何以知之？其唇口干燥，故知之。当以温经汤主之。

温经汤方

吴茱萸三两　当归　芎䓖　芍药　人参　桂枝　阿胶　牡丹皮去心　生姜　甘草各二两　半夏半升　麦门冬去心，一升

右十二味，以水一斗，煮取三升，分温三服。亦主妇人少腹寒，久不受胎，兼取，一作兼治，崩中去血，或月水来过多，及至期不来。

《备急千金要方·卷四》

治崩中下血，出血一斤，服之即断，或月经来过多，及过期不来者，服之亦佳方。

吴茱萸　当归和三两　芎藭　人参　芍药　牡丹　桂心　阿胶　生姜　甘草各二两　半夏八两
麦门冬一升

右十二味，㕮咀，以水一斗，煮取三升，分为三服。

《脉经·卷九·平妊娠胎动血分水分吐下腹痛证第二》

师曰：有一妇人来诊，自道经断，脉之。师曰：一月血为闭；二月若有若无；三月为血积，譬如鸡伏子，中寒即浊，其热即禄。欲令胎寿，当治其母。侠寒怀子，命不寿也。譬如鸡伏子，试取鸡一毛拔去，覆子不偏，中寒者浊。今未人有躯，小腹寒，手掌反逆，奈何得有躯？妇人因言，当奈何？师曰：当与温经汤。

《脉经·卷九·平带下绝产无子亡血居经证第四》

问曰：妇人年五十所，病下利数十日不止，暮则发热，小腹里急痛，腹满，手掌热，唇口干燥，何也？师曰：此病属带下，何以故？曾经半产，瘀血在小腹中不去。何以知之？其证唇口干燥，故知之。当与温经汤。

《外台秘要·卷三十四》引《千金方》

温经汤

温经汤疗崩中去血一斗，服之即断。月水过期不来者，服之亦佳方。

温经汤方

吴茱萸三两　麦门冬一升，去心　半夏八两　当归　芎藭　人参　芍药　牡丹　桂心　阿胶炙
生姜　甘草各二两，炙

右十二味，切，以水一斗，煮取三升，分服。忌如常法。

桂林古本《伤寒杂病论·卷十六》

温经汤

问曰：妇人年五十所，病下血数十日不止，暮即发热，少腹里急，腹满，手掌烦热，唇口干燥，何也？师曰：此病属带下。何以知之？曾经半产，瘀血在少腹不去，故唇口干也。温经汤主之。

温经汤方

吴茱萸三两　当归二两　芎藭二两　芍药二两　人参二两　桂枝二两　阿胶二两　牡丹皮二两
甘草二两，生姜二两

右十味，以水一斗，煮取三升，去滓，日三服。每服一升。温饮之。

黄竹斋《金匮要略方论集注》

《和剂局方》温经汤，治冲任虚损，月候不调，或来多不断，或过期不来，或崩中去血过多不止。又治曾损娠，瘀血停留，少腹急痛，发热不利，手掌烦热，唇干口燥。及治少腹有寒，久不受胎，即本方。《医学入门》名大温经汤。

《张氏医通》温经汤，并治经阻不通，咳嗽便血，此肺移热于大肠也。即本方。

《产宝诸方》温经汤，治女人曾经小产成带。三十六病，腹胀唇口干，日晚发热，小腹急痛，手足烦热，大肠不调，时泄痢，经脉不匀，久不怀妊方，即本方十一味，右为粗末每服二钱，水一盏，姜五片，煎至七分，去滓，空心温服。忌生冷滑物。

《金匮要略》此方，源于《备急千金要方》。《脉经·卷九》两载其方名。据《金匮要略》此方后加注之治证及方中药物用量，可佐证《金匮要略》的前身《金匮玉函要略方》此方，为引用《备急千金要方》而来，且其成书时间自应晚于《备急千金要方》。

142. 土瓜根散

带下经水不利，少腹满痛，经一月再见者，土瓜根散主之。

土瓜根散方　注：阴癞肿亦主之

土瓜根　芍药　桂枝　䗪虫各三两

右四味，杵为散，酒服方寸匕，日三服。

《脉经·卷九·平带下绝产无子亡血居经证第四》

妇人带下，经水不利，腹满痛，经一月再见，土瓜根散主之。

桂林古本《伤寒杂病论·卷十六》

王瓜根散

经水不利，少腹满痛，或一月再经者，王瓜根散主之。阴肿者，亦主之。

王瓜根散方

王瓜根三分　芍药三分　桂枝三分　䗪虫三枚

右四味，杵为散，酒服方寸匕，日三服。

《金匮要略》此方，当为沿承其前身《金匮玉函要略方》而来。

桂林古本《伤寒杂病论》此方名"王瓜根散"，王瓜即土瓜。《神农本草经》："王瓜，味苦，寒，主消渴内痹，瘀血月闭，寒热酸疼，益气愈聋。一名土瓜，生平泽。"《本草衍义》："王瓜，体如栝楼，其壳径寸，一种长二寸许，上微圆，下尖长，七、八月间熟，红赤色。壳中子如螳螂头者，今人又谓之赤雹子，其根即土瓜根也。"《续药徵》："土瓜根散，《脉经》云王瓜根散，《本草》或云土瓜，或云王瓜。《礼记·月令》作王瓜，《吕氏春秋》作王善，《淮南子》亦作王瓜。则土字盖王字之讹也。"

143. 旋覆花汤

寸口脉弦而大，弦则为减，大则为芤，减则为寒，芤则为虚，虚寒相搏，此名曰革。妇人则半产漏下，旋覆花汤主之。

旋覆花汤方

旋覆花三两　葱十四茎　新绛少许

右三味，以水三升，煮取一升，顿服之。

《脉经·卷九·平郁冒五崩漏下经闭不利腹中诸病第五》

寸口脉弦大，弦则为减，大则为芤。减则为寒，芤则为虚。虚寒相搏，脉则为革。妇人则半产漏下，旋覆花汤主之。

桂林古本《伤寒杂病论·卷十六》

旋覆花汤

妇人半产，若漏下者，旋覆花汤主之；脉虚弱者，黄芪当归汤主之。

旋覆花汤方

旋覆花三两　葱十四茎　新绛少许

右三味，以水三升，煮取一升，去滓，顿服之。

《金匮要略》此方，系沿承其前身《金匮玉函要略方》而来。此方当是唐代之方剂，因方中"新绛"的使用，是唐代开始使用的。

新染之绛帛叫作"新绛"，《说文·系部》："绛，大赤也。"《尔雅·释天》郭璞注："纁帛，绛也。"

"帛"入药，出唐陈藏器之《本草拾遗》。陈藏器："绯帛，烧研傅初生儿脐未落时肿痛，又疗恶疮疔肿，诸疮有根者，入膏用为上。仍以掌大一片同露蜂房、棘刺钩、烂草节、乱发等份，烧研，空腹服方寸匕。"

《外台秘要·卷三十》引《古今录验方》治疗肿方：乱发一鸡子许，绯帛三寸，曲头棘棘七七枚，东枝白腐者，苍耳三七枚。右四味，合，烧作灰，研成散，每以水半盏许，服方寸匕，日二三。

《外台秘要·卷三十》引《广济方》治疗疔肿毒气方：乱发鸡子大，反钩棘针烂者二升，露蜂房一升，蛇蜕皮一升，绛绯一尺。右五味，分作五分，以绯裹之，用麻急缠之，于炭火上烧，如烟欲断即收，勿令作白灰，末以酒和，空肚服方寸匕，日二夜一，差止。

《外台秘要·卷三十》引《必效方》治疗疮方：蜂窠七枚，露者，真绯手掌大，乱发拳大。右三味，各烧为灰，作末，酒一小升和，顿服之。差止。未差，更作之。

144. 大黄甘遂汤

妇人少腹满，如敦状，小便微难而不渴，生后者，此为水与血俱结在血室也。大黄甘遂汤主之。

大黄甘遂汤方

大黄四两　甘遂二两　阿胶二两

右三味，以水三升，煮取一升，顿服之。其血当下。

《脉经·卷九·平咽中如有炙脔喜悲热入血室腹满证第六》

妇人小腹满如敦敦状，小便微难而不渴，生后者，此为水与血并，结在血室。大黄甘遂汤主之。

桂林古林《伤寒杂病论·卷十六》

大黄甘遂阿胶汤

妇人少腹满，如敦状，小便微难而不渴，或经后产后者，此为水与血俱结在血室也。大黄甘遂阿胶汤主之。

大黄甘遂阿胶汤方

大黄四两　甘遂二两　阿胶二两

右三味，以水三升，煮二味，取一升，去滓，内胶烊消，温顿服之。

《金匮要略》此方，《脉经》载其治证及方名，当是《金匮要略》沿承其前身《金匮玉函要略方》之方。

145. 抵当汤

妇人经水不利，下，抵当汤主之。注：亦治男子膀胱满急有瘀血者。

抵当汤方

水蛭三十个，熬　虻虫三十枚，熬，去翅足　桃仁二十个，去皮灰　大黄三两，酒浸

右四味，为末，以水五升，煮取三升，去滓，温服一升。

《范汪方·卷三十三》

治伤寒六七日，不大便，有瘀血方。

桃人廿枚，熬　大黄三两　水蛭十枚　虻虫廿枚

凡四物，捣筛子为四丸，晬服。当下血。不下，复服。

《备急千金要方·卷九》

抵党汤

阳明证，其人喜忘者，必有畜血。所以然者，本有久瘀血，故令喜忘。屎虽坚，大便必黑。宜抵党汤下之。

抵党汤方

水蛭三十枚　桃仁二十三枚　虻虫二十枚　大黄三两

右四味，哎咀，以水五升，煮取三升，去滓，服一升，不下，更服。

《医心方·卷十四》引《范汪方》

《范汪方》治伤寒六七日，不大便，有瘀血方。

桃仁廿枚，熬　大黄三两　水蛭十枚　虻虫廿枚

凡四物，捣筛，为四丸。晬服，当下血。不下，更服。

《外台秘要·卷一》引《千金方》

阳明证，其人善忘，必有蓄血，所以然者，本有久瘀血，故令善忘，虽大便坚，反易，色必黑，宜抵当汤下之。

抵当汤方

水蛭熬，三十枚　桃仁二十枚，去皮　虻虫去足翅，熬，三十枚　大黄三两

右四味，切，以水五升，煮取三升，分为三服。不下更服。

《千金翼方·卷九》

抵当汤

太阳病六七日出，表证续在，脉微而沉，反不结胸，其人发狂者，以热在下焦，少腹坚满，小便自利者，下血乃愈。所以然者，以太阳随经，瘀热在里故也，宜下之，以抵当汤。

太阳病，身黄，脉沉结，少腹坚，小便不利者，为无血；小便自利，其人如狂者，血证谛也。抵当汤主之。

阳明证，其人喜忘，必有畜血。所以然者，本有久瘀血，故令喜忘。虽坚，大便必黑，抵当汤主之。

抵当汤方

大黄二两，破六片　桃仁二十枚，去皮尖，熬　虻虫去足翅，熬　水蛭各三十枚，熬

右四味，以水五升，煮取三升，去滓，温服一升。不下，更服。

《金匮玉函经·卷三》

抵当汤

太阳病七八日，表证仍在，其脉微沉，反不结胸，其人发狂，此热在下焦，少腹当坚而满，小便自利者，下血乃愈。所以然者，太阳随经，瘀热在里故也。

太阳病，身黄，其脉沉结，少腹坚，小便不利，为无血也。小便自利，其人如狂者，血证谛也。

阳明证，其人喜忘者，必有畜血。所以然者，本有久瘀血，故令喜忘。屎虽坚，大便反易，其色必黑。抵当汤主之。

抵当汤方

水蛭三十个，熬　虻虫三十个，熬药，去翅足，桃仁二十个，去皮尖　大黄三两，酒浸

右四味，为沫，以水五升，煮取三升，去滓，温服一升。不下，再服。

《脉经·卷七·病可下证第七》

太阳病六七日，表证续在，其脉微沉，反不结胸，其人发狂。此热在下焦，少腹当坚而满，小便自利者，下血乃愈。所以然者，以太阳随经，瘀在里故也。属抵当汤。

太阳病，身黄，其脉沉结，少腹坚，小便不利，为无血；小便自利，其人如狂者，血证谛，属抵当汤。

《脉经·卷九·平郁冒五崩漏下经闭不利腹中诸病证第五》

妇人经水不利，抵当汤主之。方在《伤寒》中。

《康平本伤寒论》

抵当汤

太阳病六七日，表证仍在，脉微而沉，反不结胸，其人发狂者，以热在下焦，小腹当硬满，小便自利者，下血乃愈。注：所以然者，以太阳随经，瘀热在里故也。抵当汤主之。

太阳病，身黄，脉沉结，小腹硬，注：小便不利者，为无血也；小便自利，其人如狂，注：血证谛也。抵当汤主之。

阳明证，其人喜忘者，必有畜血。注：所以然者，本有久瘀血，故令喜忘。尿虽难，大便反易，而其色必黑者，宜抵当汤下之。

抵当汤方

水蛭熬 虻虫各三十个，去翅足，熬 桃仁二十个，去皮尖 大黄二两，酒洗

右四味，以水五升，煮取三升，去滓，温服一升。不下，更服。

宋本《伤寒论》

抵当汤

太阳病六七日，表证仍在，脉微而沉，反不结胸，其人发狂者，以热在下焦，少腹当硬满，小便自利者，下血乃愈。所以然者，以太阳随经，瘀热在里故也。抵当汤主之。

太阳病，身黄，脉沉结，少腹硬，小便不利者，为无血者；小便自利，其人如狂者，血证谛也。抵当汤主之。

阳明证，其人喜忘者，必有蓄血，所以然者，本有久瘀血，故令喜忘。屎虽硬，大便反易，其色必黑者，宜抵当汤下之。

抵当汤方

水蛭熬 虻虫去翅足，熬，各三十个 大黄三两，酒洗 桃仁二十个，去皮尖及两人者

右四味，以水五升，煮取三升，去滓，温服一升。不下，更服。

桂林古本《伤寒杂病论·卷七》

抵当汤

太阳病六七日，表证仍在，脉微而沉，反不结胸，其人发狂者，以热在下焦，少腹当硬满，小便自利者，下血乃愈。所以然者，以太阳随经，瘀热在里故也。抵当汤主之。

太阳病，身黄，脉沉结，少腹硬，小便不利者，为无血也；小便自利，其人如狂者，血证谛也。抵当汤主之。

阳明病，其人善忘者，必有蓄血。所以然者，本有久瘀血，故令善忘。屎虽硬，大便反易，其色必黑，宜抵当汤下之。

抵当汤方

水蛭三十个，熬 虻虫三十个，去翅足，熬 桃仁二十个，去皮尖 大黄三两，酒洗

右四味，以水五升，煮取三升，去滓，温服一升。不下，更服。

桂林古本《伤寒杂病论·卷十六》

妇人时腹痛，经水时行时止，止而复行者，抵当汤主之。

抵当汤方

水蛭三十个，熬 虻虫三十个，去翅足 桃仁三十个 大黄三两

右四味，以水五升，煮取三升，去滓，温服一升。不下，更服。

《金匮要略》抵当汤，始源于《范汪方》。原方用于治疗伤寒病有瘀血证者。

大黄酒洗或酒浸，始源于《金匮玉函经》。《金匮玉函经》大承气汤方中，大黄用"酒洗"法；调胃承气汤方中，大黄用"酒浸"法。《金匮要略》此方用"酒浸"法，说明其前身《金匮玉函要略方》之成书时间晚于《金匮玉函经》，大黄加工炮制采用了《金匮玉函经》之法。

《金匮要略》此方治证，与《伤寒论》不同，可佐证其前身《金匮玉函要略方》成书时间在《伤寒论》之前而非其后，故不采用《伤寒论》此方之治证。

146. 矾石丸

妇人经水闭不利，脏坚癖不止，中有干血，下白物，矾石丸主之。

矾石丸方

矾石三分，烧　杏仁一分

右二味，末之，炼蜜和丸枣核大，内脏中。剧者再内之。

《脉经·卷九·平郁冒五崩漏下经闭不利腹中诸病证第五》

妇人经水闭不利，脏坚僻不止，中有干血，下白物，矾石丸主之。

桂林古本《伤寒杂病论·卷十六》

矾石丸

妇人经水闭，脏坚癖，下白物不止。此中有干血也。矾石丸主之。

矾石丸方

矾石三分，烧　杏仁一分

右二味，末之，炼蜜为丸，枣核大，纳脏中。剧者再纳之。

黄竹斋《金匮要略方论集注》

《千金翼》治妇人阴瘘脱方，矾石，熬。右一味，每日空腹酒和服方寸匕，日三服。

《寿世保元》治妇人阴中生疮，杏仁、雄黄、矾石、麝香少许。右四味细末，和敷阴中。治阴痒方，杏仁烧作灰，乘热绵裹纳阴中，日二易之。

《验方新编》鼻中生疮，杏仁去皮尖研烂，乳汁调搽即愈。又蛆虫入耳，杏仁捣如泥，取油滴入耳中，非出则死。

合信氏曰：妇人流白带，用白矾贮水节，自阴户射入。

《汉方解说》治带球，治白带下，阴中瘙痒证，子宫膣部及膣黏膜之小溃疡，有奇效。明矾、蛇床子仁六分，樟脑三分，杏仁二分，白粉一分。右为末，以蜂蜜为膣球状，白粉为衣，隔日一个，插入膣内。

《金匮要略》此方，当为沿承其前身《金匮玉函要略方》之方。

147. 红蓝花酒

妇人六十二种风，及腹中血气刺痛，经蓝花酒主之。

红蓝花酒方　注：疑非仲景方。

红蓝花一两

右一味，以酒一大升，煎减半，顿服一半，未止再服。

《外台秘要·卷三十四》引《近效方》

《近效》疗血晕绝，不识人，烦闷方。

红蓝花三两，新者佳

以无灰酒半升，童子小便半大升，煮取一大盏，去滓，候稍冷服之。新汲水一大升煮之良久。

桂林古本《伤寒杂病论·卷十六》

红蓝花酒

妇人六十二种风证，腹中气血如刺痛者，红蓝花酒主之。

红蓝花酒方

红蓝花一两

右一味，以酒一斗，煎减半，去滓，分温再服。

黄竹斋《金匮要略方论集注》

《妇人良方》红花酒，疗血晕，绝不识人，烦闷，言语错乱，恶血不尽，腹中绞痛，胎死腹中。红蓝花一两，右为末，分二服。每服酒二盏，童子小便二盏，煮取盏半，候冷分为二服，留滓再并煎，一方无童便。

《徐氏胎产方》治产后血晕昏迷，心气绝。

《熊氏补遗》：热病，胎死腹中，红花，酒煮汁饮二三盏，即下。

《杨氏产乳方》：胎衣不下，方同上。

《寿世保元》治胞衣不下，红花一两，炒，清酒五爵沃之，温服。此乃气弱而瘀血盈于胞也。故用清酒壮其气，红花散其血。

《女科辑要》：热病，胎死腹中，新汲水浓煮红花汁和童便热饮，立效。注：出《本草经疏》。

《本草纲目·卷十五·红蓝花条》

《外台秘要》：治一切肿疾，红花熟捣取汁服，不过三服便瘥。

《广利方》：治喉痹壅塞不通者，红蓝花，捣，绞取汁一小升，服之，以瘥为度。如冬月无生花，以干者浸湿绞汁煎服，极验。

《子母录》：治产后血晕，心闷气绝，红花一两为末，分作二服，酒二盏，煎一盏，连服。如口噤，斡开灌之，或入小便尤妙。

《圣惠方》：治聤耳出水，红蓝花三钱半，枯矾五钱，为末，以绵杖缴净吹之。无花则用枝叶。一方去矾。

《杨起简便方》：治噎膈拒食，端午采头次红花，无灰酒拌，焙干，血竭，瓜子样者，等份为末，无灰酒一盏，隔汤顿热，徐咽。初服二分，次日四分，三日五分。

红蓝花即红花。红蓝花是一种记载较晚的药物。李时珍认为首载于宋代《开宝本草》（973年）。李时珍："宋太祖开宝六年，命尚药奉御刘翰道士马志等九人，取唐《蜀本草》详校，仍取陈藏器《拾遗》诸书相参，刊正别名，增药一百三十三种。"《开宝本草》所依底本为韩保昇之《蜀本草》（935—960），其年代相差无几。另据《证类本草·卷九·草部·中品之下》红蓝花条云："《唐本》注云：治口噤不语、血结、产后诸疾，堪染红。"由此知红蓝花最早之使用，当在唐代末期，加之《脉经》不载此方名，更可说明《金匮要略》此方为后起之方，且其前身《金匮玉函要略方》，当无此方。

148. 肾气丸

问曰：妇人病，饮食如故，烦热不得卧，而反倚息者，何也？师曰：此名转胞，不得溺也。以胞系了戾，故致此病，但利小便则愈。宜肾气丸主之。

肾气丸方

干地黄八两　薯蓣四两　山茱萸四两　泽泻三两　茯苓三两　牡丹三两　桂枝一两　附子炮，

一两

右八味，末之，炼蜜如丸，梧子大，酒下十五丸，加至二十五丸，日再服。

《肘后备急方·卷四》

建中肾沥丸

又有建中沥肾汤法诸丸方。

建中肾沥丸方

干黄四两　茯苓　薯蓣　桂　牡丹　山茱萸各二两　附子　泽泻一两

捣，蜜丸如梧子，服七丸，日三。加至十丸。此是张仲景八味肾气丸，方疗虚劳不足，大伤饮水，腰痛，小腹急，小便不利。又云，长服即去附子。加五味子，治大风冷。

《小品方·卷三》

八味肾气丸

张仲景云：足太阳者，是膀胱之经也。膀胱者是肾之腑也。而小便数，此为气盛，气盛则消谷，大便硬，衰则为消渴也。

男子消渴，饮水一斗，小便亦得一斗，宜八味肾气丸主之。神方。消渴人宜常服之。

八味肾气丸方

干地黄八两　薯蓣四两　茯苓三两　山茱萸五两　泽泻四两　牡丹皮三两　附子三两，炮，桂心三两

右药捣筛，蜜和丸，如梧子大，酒下十丸，少少加，以知为度。忌猪肉、冷水、芜荑、胡荽、酢物、生葱。

《集验方·卷五》

肾气丸

肾气丸，治虚劳不足，大渴欲饮水，腰痛，小腹拘急，小便不利方。

肾气丸方

干地黄八两　山茱萸　薯蓣各四两　泽泻　牡丹皮　茯苓各三两　桂心　附子各二两　五味子三两　肉苁蓉四两

右末之，蜜丸如梧子，酒下十五丸，日三，加至二十五丸。

《古今录验方》

八味丸

治妇人病，饮食如故，烦热不得卧，而反倚息，以胞系了戾不得溺，故致此病，名转胞。但利小便则愈，以此药有茯苓故也。此药虽局中有卖，除非自合方有效。

八味丸方

熟地黄八两　山药　山茱萸，去核，各四两　附子，炮　桂心各二两　牡丹皮去心　茯苓去皮　泽泻各三两

右为末，蜜丸如梧子大，每服三十丸，空心，温酒下。

八味肾气丸

张仲景云：足太阳者，是膀胱之经也。膀胱者，是肾之腑也。而小便数，此为气盛，气盛则消谷，大便硬。衰则为消渴也。

男子消渴，饮水一斗，小便亦得一斗，宜八味肾气丸主之。神方。消渴人宜常服之。

八味肾气丸方

干地黄八两　薯蓣四两　茯苓三两　山茱萸五两　泽泻四两　牡丹皮三两　附子三两，炮　桂

心三两

右药捣筛，蜜和丸，如梧子大，酒下十丸。少少加，以知为度。忌猪肉、冷水、芜荑、胡荽、酢物、生菜。

《备急千金要方·卷十九》

八味肾气丸

八味肾气丸，治虚劳不足，大渴欲饮水，腰痛，小腹拘急，小便不利方。

八味肾气丸方

干地黄八两　山茱萸　署蓣各四两　泽泻　牡丹皮　茯苓各三两　桂心　附子各三两

右末之，蜜丸如梧子，酒下十五丸，日三。加至二十五丸。注：仲景云：常服去附子，加五味子；姚公云：加五味子三两，苁蓉四两；张文仲云：五味子、苁蓉各四两；《肘后方》云：地黄四两，附子、泽泻各一两，余各二两。

肾气丸

胜胡公肾气丸及五石丸方。

肾气丸方

干地黄　茯苓　玄参各五两　山茱萸　署蓣　桂心　芍药各四两　附子三两　泽泻四两

右九味，末之，蜜丸，酒服如梧子二十丸，加至三十丸，以知为度。注：《千金翼》有牡丹皮四两，为十味。

肾气丸

主肾气不足，羸瘦日剧，吸吸少气，体重耳聋，眼闇，百病方。

肾气丸方

桂心四两　干地黄一斤　泽泻　署蓣　茯苓各八两　牡丹皮六两　半夏二两

右七味，末之，蜜丸如梧子大，酒服十丸，日三。

无比署蓣丸

治诸虚劳百损，无比署蓣丸方。

无比署蓣丸方

署蓣二两　苁蓉四两　五味子六两　菟丝子　杜仲各三两　牛膝　泽泻　干地黄　山茱萸　茯神一作茯苓　巴戟天　赤石脂各一两

右十一味，末之，蜜丸如梧子，食前以酒服二十丸至三十丸，日再。无所忌。惟禁醋、蒜、陈臭之物。服之七日后令人健，四体润泽，唇口赤，手足暖，面有光悦，消食，身体安和，音声清明，是其验也。十日后长肌肉，其药通中，入脑鼻，必酸疼，勿怪。若求大肥。加敦煌石膏二两；失性健忘，加远志一两；体少润泽，加柏子人一两。注：《古今录验》有白马茎二两，共十六味，治丈夫五劳七伤，头痛目眩，手足逆冷，或烦热有时；或冷痹肩疼，腰髋不随，食虽多不生肌肉；或少食而胀满，体涩无光泽，阳气衰绝，阴气不行。此药能补十二经脉，起阴阳，通内制外，安魂定魄，开三焦，破积气，厚肠胃，销五痔邪气，除心内伏热，强筋练骨，轻身明目，除风去冷，无所不治。补益处广，常须服饵为佳。七十老人服之尚有非常力，况少者乎？

《千金翼方·卷十五》

八味肾气丸

张仲景八味肾气丸方

干地黄八两　泽泻二两　桂心二两　署蓣四两　山茱萸四两　牡丹皮　茯苓各三两　附子炮，

去皮，二两

右八味，捣味为末，炼蜜和丸，如梧子，以酒服七丸，日三。稍加至十丸，久长可服。

十味肾气丸

主补虚方。

十味肾气丸方

桂心　牡丹皮　泽泻　署蓣　芍药各四两　玄参　茯苓　山茱萸各五两　附子三两，炮，去皮　干地黄八两

右一十味，捣筛为末，炼蜜和丸如梧子，酒服二十丸。稍加至三十丸，以知为度。

翟平署蓣丸

补诸虚劳损方。

翟平署蓣丸方

署蓣　牛膝　菟丝子　泽泻　干地黄　茯苓　巴戟天　赤石脂　山茱萸　杜仲炙，各二两　苁蓉四两　五味子一两半

右一十二味，捣筛为末，炼蜜各丸，如梧子，酒服二十丸，日一夜一。瘦者加敦煌石膏二两；健忘加远志二两；少津液加柏子仁二两。慎食蒜、醋、陈臭等物。

肾气丸

主五劳七伤，脏中虚竭，肾气不足，阴下痒，小便余沥，忽忽喜忘，悲愁不乐，不嗜食饮方。

肾气丸方

署蓣　石斛各三分　苁蓉　黄芪各三两　羊肾一具　茯苓　五味子　远志去心　当归　泽泻　人参　巴戟天　防风　附子炮，去皮　干姜　天雄炮，去皮　干地黄　独活　桂心　棘刺　杜仲炙　菟丝子各二两

右二十二味，捣筛为末，炼蜜和丸如梧子，空腹酒服十丸，日三。稍加至二十丸。

《脉经·卷八·平消渴小便利淋脉证第七》

趺阳脉浮而数，浮则为气，数则消谷而大坚。气盛则溲数，溲数则坚。坚数相搏，则为消渴。男子消渴，小便反多，以饮一斗，小便一斗，肾气丸主之。

《脉经·卷九·平阴中寒转胞阴吹阴生疮脱下证第七》

问曰：有一妇人病，饮食如故，烦热不得卧，而反倚息者，何也？师曰：此病转胞，不得溺也。何以故？师曰：此人故肌盛，头举身满，今反羸瘦，头举中空感，一作减，胞系了戾，故致此病。但利小便则愈。宜服肾气丸。以中有茯苓故也。

《外台秘要·卷十一》引《近效方》

八味肾气丸

张仲景云足太阳者，是膀胱之经也；膀胱者，是肾之腑也。而小便数，此为气盛。气盛则消谷，大便硬；衰则为消渴也。男子消渴，饮一斗水，小便亦得一斗，宜八味肾气丸主之。神方，消渴人宜常服之。

八味肾气丸方

干地黄八两　署蓣四两　茯苓三两　山茱萸五两　泽泻四两　牡丹皮三两　附子三两，炮　桂心三两

右药捣筛，蜜和丸，如梧子大，酒下十丸。少少加，以知为度。忌猪肉、冷水、芜荑、胡荽、酢物、生葱。注：《范汪》《小品》《深师》《古今录验》《必效》《文仲方》等并同。

《外台秘要·卷十七》引《崔氏方》

无比薯蓣丸

疗虚羸，无比薯蓣丸方。

无比薯蓣丸方

薯蓣二两　苁蓉四两　牛膝二两　菟丝子二两，酒渍　杜仲二两　五味子十分　泽泻二两　干地黄三两　巴戟天二两　茯神三两，本方作茯苓　山茱萸二两　赤石脂二两

右十二味，捣筛，以蜜和丸如梧子，食前以酒下二十九至三十丸。日再夜一服。无所忌。惟禁大醋、芜荑、蒜、陈臭物。服之七日，令人健，四体润泽，唇口赤，手足暖，面有光泽，消食，身体安和，音声清明，是其验。十日后长肌肉。其药通中入脑，鼻必酸疼，不可怪。若欲求大肥，加敦煌石膏二两；若失性健忘，加远志一两；少津液，加柏子人一两。一月许即充足。

桂林古本《伤寒杂病论·卷十一》

肾气丸

消渴，小便多，饮一斗，小便亦一斗者，肾气丸主之。

肾气丸方

地黄八两　薯蓣四两　山茱萸四两　泽泻三两　牡丹皮二两　茯苓三两　桂枝一两　附子一枚，炮

右八味，末之，炼蜜和丸，如梧子大，酒下十五丸，渐加至二十五丸，日再服。白饮下亦可。

桂林古本《伤寒杂病论·卷十三》

肾气丸

虚劳腰痛，少腹拘急，小便不利者，肾气丸主之。

肾气丸方

地黄八两　薯蓣四两　山茱萸四两　泽泻三两　牡丹皮三两　茯苓三两　桂枝一两　附子一枚，炮

右八味，捣筛，炼蜜和丸，如梧桐子大，酒下十五丸，渐加至二十五丸。日再服。不能饮者，白饮下之。

桂林古本《伤寒杂病论·卷十六》

肾气丸

问曰：妇人病，饮食如故，烦热不得卧，而反倚息者，何也？师曰：此名转胞，不得溺也。以胞系了戾，故致此病。但利小便则愈。肾气丸主之。

肾气丸方

地黄八两　薯蓣四两　山茱萸四两　泽泻三两　牡丹皮三两　茯苓三两　桂枝一两　附子一枚，炮

右八味，末之，炼蜜和丸，梧桐子大，温酒下十五丸，日再服。不知渐加，至二十五丸。

《金匮要略》此方，始源于《肘后备急方》。此方治证，多与《脉经》所引此方治证相同，由此提示《金匮要略》此方之治证，系沿承《金匮玉函要略方》而来。此方服用量，《肘后备急方》为蜜丸，梧桐子，每服七丸，日三，加至十丸；《小品方》为蜜丸梧子大，酒下十丸，少少加，以知为度；《集验方》为蜜丸梧子大，酒下十五丸，日三，加至二十五丸；《古今录验方》为蜜丸梧子大，每服三十丸，空心温酒下，另法酒下十丸；《备急千金要方》同《集验方》服法；《千金翼方》同《肘后备急方》服法；《近效方》蜜丸梧子大，酒下十丸，少少加之，以知为度；《金匮要

略》与《备急千金要方》《集验方》同，蜜丸梧子大，酒下十五丸，加至二十五丸，惟日三服易作日再服。

149. 蛇床子散

蛇床子散方　温阴中坐药

蛇床子仁

右一味，末之，以白粉少许，和令相得，如枣大，绵裹纳之，自然温。

《备急千金要方·卷三》

治产后阴下脱方

蛇床子一升，布裹灸熨之。亦治产后阴中痛。

《脉经·卷九·平阴中寒转胞阴吹阴生疮脱下证第七》

妇人阴寒，温中坐药，蛇床子散主之。

《外台秘要·卷三十四》引《广济方》

《广济》疗妇人子脏挺出数痛洗方。

蛇床子一斤　酢梅十四枚

右二味，以水五升，煮取二升半，洗痛处。日夜十过，良。

《外台秘要·卷三十四》引《通真论》

《通真论》疗妇人子门冷，坐药法。

蛇床子四分　茱萸六分　麝香三铢

右三味，捣散，蜜丸，绵裹如酸枣，内之。下恶物为度。

《外台秘要·卷三十四》引《近效方》

《近效》坐药，主下冷，子门痒闭方。

吴茱萸　葶苈子熬，各二分　蛇床子三分　无食子一枚

右四味，为散，以绵裹如枣许，内子宫中，令热为度。

桂林古本《伤寒杂病论·卷十六》

蛇床子散

妇人阴寒，蛇床子散主之。

蛇床子一两

右一味，末之，以白粉少许，和合相得，如枣大，棉裹纳阴中，自温。

《金匮要略》此方，当系沿承其前身《金匮玉函要略方》之方。

150. 狼牙汤

少阴脉滑而数者，阴中即生疮。阴中蚀疮烂者，狼牙汤洗之。

狼牙汤方

狼牙三两

右一味，以水四升，煮取半升，以绵缠筋如茧，浸汤沥阴中，日四遍。

《备急千金要方·卷三》

治阴中痒入骨，困方。

狼牙两把

以水五升，煮取一升，洗之。日五六度。

《古今录验方》

狼牙汤

疗妇人阴蚀，苦中烂伤，狼牙汤方。

狼牙三两，㕮咀，以水四升，煮取半升，去滓，内苦酒如鸡子中黄一杯，沸汤消夜，适寒温，以绵濡汤，以沥疮中，日四五度，即愈。

《千金翼方·卷十一》

治小儿阴疮，脓水出方。

煮狼牙汁，洗之愈。

《外台秘要·卷三十四》引《古今录验方》

狼牙汤

《古今录验》疗妇人阴蚀，苦中烂伤，狼牙汤方。

狼牙汤方

狼牙三两

㕮咀，以水四升，煮取半升，去滓，内苦酒如鸡子中黄一杯，煎沸，适寒温，以绵濡汤以沥疮中，日四五度即愈。

《外台秘要·卷三十四》引《崔氏方》

《崔氏方》疗阴痒痛不可忍方。

取狼牙、蛇床子

煮作汤洗，日三。

《外台秘要·卷三十四》引《千金方》

《千金》疗人阴虫疮方。

取狼牙两把

以水五升，煮取一升，洗之。日五六度。

《医心方·卷七》引《葛氏方》

《葛氏方》治男子阴疮烂方

狼牙草根

煮，以洗渍之，日五六过。注：今按：《拯要方》，狼牙二把，水四升。

《医心方·卷七》引《医门方》

《医门方》疗男子阴疮烂方。

黄柏　狼牙各三两

水四升，煮取一升半，去滓，以浸疮，数洗之，末蛇床子、黄连，以敷疮中。

《医门方》疗寸白方

橘皮　狼牙　雷丸

分等，末，可以汤服方寸匕，日一。虫当尽出。

《医心方·卷廿一》引《千金方》

《千金方》，妇人阴疮方。

狼牙两把

切，以水五升，煮取一升，温洗之。日五。注：今按：《广济方》取汁和苦酒煎，涂洗。

《脉经·卷九·平阴中寒转胞阴吹阴生疮脱下证第七》

妇人阴中蚀疮烂，狼牙汤洗之。

桂林古本《伤寒杂病论·卷十六》

狼牙汤

少阴脉滑而数者，阴中疮也。蚀烂者，狼牙汤主之。

狼牙汤方

狼牙三两

右一味，以水四升，煮取半升，去滓，以绵缠箸如大，浸汤沥阴中洗之，日四遍。

《金匮要略》此方，当始源于《葛氏方》。原方外洗治男子阴疮烂。

第二节 《金匮要略》的前身《金匮玉函要略方》

一、《金匮玉函要略方》的发现

北宋宋仁宗赵祯时期，翰林学士王洙参加编写《崇文总目》时，在翰林院所存的残旧书中，发现了《金匮玉函要略方》一书。

王洙于公元 1034—1041 年参加编写《崇文总目》，也就是北宋景祐元年（1034）至康定二年（1041）间，发现《金匮玉函要略方》一书的。钱超尘《伤寒论文献通考》："王洙得此书（指《金匮玉函要略方》）于公元 1034 年。"

宋代林亿等《金匮要略方论·序》："翰林学士王洙在馆阁日，于蠹简中得仲景《金匮玉函要略方》三卷。卷上则辨伤寒，卷中则论杂病，下则载其方，并疗妇人。乃录而传之士流，才数家耳。"

钱超尘《校勘元本影印明本金匮要略集·金匮要略版本书证·十》："王洙（997—1057），北宋前期人。南宋王应麟（1223—1296）《玉海》卷五二《庆历崇文总目》条云：'庆历元年十二月己丑，翰林学士王尧臣等上新修《崇文总目》六十卷（原书小注：尧臣与聂冠卿、郭慎、李公绰、王洙、欧阳修等撰，以四库书并合著录）。'"

"《崇文总目》编始于北宋景祐元年（1034），成于庆历元年（1041）。时有昭文馆、史馆、崇贤院，简称'三馆'；有秘阁、龙图阁、天章阁，简称'三阁'。端拱（988—989）年间'三馆''三阁'合并，合称'馆阁'。'馆阁'是收藏图书、管理图书之所。王洙于景祐元年至庆历元年参加《崇文总目》编写工作，在馆阁中发现《杂病》蠹简三卷。'蠹简'谓六朝下传残篇。《隋书·牛弘传》云：牛弘（545—610）上表请朝廷发国帑购买民间藏书，按所献文献多寡，发予金钱或颁与官职。其时所求书籍甚多。《玉海》卷五二《淳化秘阁群书》云：编纂《崇文总目》时，曾下诏收集天下图书，曰：'国初承五代之后，简编散落，三馆聚书，仅才万卷。其后平定列国，先收图籍。亦尝分遣使人，屡下诏令，访募异本，校定篇目。听政之暇，无废览观。然比开元遗逸尚众，宜加赏以广献书。中外士庶，并许上馆阁阙书。一卷支绢一匹，五百卷与文资官。'"

王洙看到《金匮玉函要略方》后，进行了抄录，才使这部封尘已久的书有了极少的传播。宋代林亿等《金匮要略方论·序》中说："乃录而传之士流，才数家耳。"宋代林亿等校订此书时，看到的应是王洙的抄录本。

按照林亿等的说法，其见到的王洙抄录本《金匮玉函要略方》，是前论后方的体例。即"《金匮玉函要略方》三卷，上则辨伤寒，中则论杂病，下则载其方并疗妇人"。这倒和《金匮玉函经》前论后方的体例相合，可惜这并不是一书，而且《金匮玉函要略方》也绝不会全部照搬《金匮玉函经》中治疗伤寒病的方剂。

一本方书，本应以检索简易、方便实用为其体例，正如段成已在《肘后备急方·序》中所说：

"不费讨寻，开卷见病。"葛洪在《抱朴子内篇·卷十五·杂应》中说："余见戴霸、华他所集《金匮绿囊》、崔中书《黄素方》及《百家杂方》五百许卷，甘胡、吕傅、周始、甘唐通、阮河南等，各撰集《暴卒备急方》，或一百十，或九十四，或八十五，或四十六，世人皆为精悉，不可加也。余究而观之，殊多不备，诸急病甚尚未尽。又浑漫杂错，无其条贯，有所寻按，不即可得。"这说明古人很早就认识到，方书的检索方便，为其成书立说的要素之一。

综观唐之前的方书，均为方论一体之书。因为这样易于查检阅读。例如《肘后备急方》《范汪方》《深师方》《刘涓子鬼遗方》《小品方》《集验方》《古今录验方》《葛氏方》《备急千金要方》《千金翼方》《崔氏方》《张文仲方》《许仁则方》《近效方》《删繁方》《广济方》《救急方》等，均无一例外地是方论一体之方书。

像《金匮玉函经》（不属方书）先论后方之体例，无疑为临床检索使用带来了极大的不方便。《金匮玉函要略方》与《金匮玉函经》不同，它是一本方书，本应以方便寻检及应用为其成书体例要素，却也仿《金匮玉函经》之例成了先论后方之体例。这不禁让人生疑，王洙在抄录《金匮玉函要略方》时，是原封不动地抄承呢还是做了次序变动？王洙抄本的传播人数虽少，是否对该书也有变动体例的可能？

林亿序中《金匮玉函要略方》前论后方的体例虽不能确切否定，但其序中有两处明显的失误应予纠正。一是《伤寒论》原本的卷数，二是《伤寒论》的书名。林亿等《金匮要略方论·序》中说："张仲景为《伤寒卒病论》合十六卷。今世但传《伤寒论》十卷，杂病未见。其书或于诸家方中载其一二矣。"

原始的《伤寒论》，本为十八卷，并非十六卷。这在《外台秘要》引录的原始本《伤寒论》注文中，可以得到明证。由于林亿在校定《伤寒论》时所依的底本是《千金翼方》中的伤寒篇及《金匮玉函经》，并没有把《外台秘要》中收录的原始本《伤寒论》作为底本，所以出现了《伤寒论》卷数的失误。

《外台秘要·卷二》

仲景《伤寒论》，疗百合之病，诸药不能疗，若得药则剧而吐利，如有神灵所加也。身体仍和，脉微数，每尿时辄头痛，六十日乃愈；尿时头不痛，淅淅然者，四十日愈；尿时快然，但头眩者，二十日愈。其证或未病而预见，或病四五日而出，或病二十日一月复见者，悉疗之。

又发汗已更发者，百合知母汤主之方。

百合七枚，擘　知母三两

右二味，以泉水洗，先渍百合经一宿，上当白沫，泻却其汁，更以好泉水二升，煮取一升，去滓，置之一处。别以泉水二升，煮知母取一升，去滓，二味汁相和，煮取一升半，分温再服之。注：《小品》《千金》同。

又，下之已，更发者，百合滑石代赭汤主之方。

百合，七枚，擘，以泉水一宿，上当白沸出，去之　滑石三两，碎　代赭如弹丸一枚，碎

右三味，先以泉水二升，煮百合取一升，去滓，置一厢。又以泉水二升，煮和二味取一升，去滓，合煎取一升半，分再服。注：《千金》《小品》同。

又，吐之已，更发者，百合鸡子汤主之。

百合七枚

右一味，依前法，泉水二升，煮取一升，去滓，扣鸡子一枚，取中黄内百合汤中，搅令调，温，再服之。注：《千金》同。

又，不吐不下不发汗，病形如初，百合生地黄汤主之方。

百合七枚

右一味，依前法，渍以泉水二升，煮取一升，生地黄汁一升，二味汁相合，煮取一升半，温分再服。一服中病者，更勿服也。大便当出恶沫。注：《千金》《小品》并同。

又，百合病一月不解，变成渴者。

以渍百合水洗身法。其后《千金方》中一味是，后服栝楼牡蛎散，其次则是。注：并出第十七卷中。

上述五方，注云并出《伤寒论》第十七卷中，已经超出了林亿《伤寒论》十六卷之说。

《外台秘要·卷十》

仲景《伤寒论》，肺胀者，咳而上气，烦躁而喘，脉浮者，以心下有水，宜服小青龙加石膏主之方。

麻黄三两，去节　五味子半升　石膏绵裹　干姜　芍药　细辛各三两　桂心　甘草各三两，炙半夏半升，洗

右九味，切，以水一斗，先煮麻黄减二升，去上沫，内诸药，煮取二升半，去滓，温服。强人一升，瘦人及老小，以意减之。日三夜一。忌生葱、生葱、海藻、菘菜、羊肉、饧等。

又，肺胀者，病人喘，目如脱状，脉浮大也。肺胀而咳者，越婢加半夏汤主之方。

大枣十五枚，擘　半夏半升，洗　生姜三两　麻黄六两，去节　甘草二两，炙　石膏半斤

右六味，切，以水六升，先煮麻黄三二沸，去沫，内诸药，煮取二升，去滓，温服八合，日三。不知，更作之。忌海藻、菘菜、羊肉、饧。注：并出第十八卷中。

这里指出所引录的小青龙加石膏汤、越婢加半夏汤两方，出自《伤寒论》第十八卷中。

仲景《伤寒论》

咳，胸中满而振寒，脉数，咽干不渴，时出浊唾腥臭，久久吐脓如粳米粥者，肺痈也。桔梗白散主之方。

桔梗三分　贝母三分　巴豆一分，去皮心，熬，研作脂。

右二味捣筛，强人饮半钱匕，羸人减之。若病在膈上者，必吐；膈下者，必利。利不止者，饮冷水一杯则定。忌猪肉、芦笋等。注：出第十八卷中。

此方亦引自《伤寒论》第十八卷中。由此知，《外台秘要》收录的原始《伤寒论》，本为十八卷，而非宋人所说的十六卷。

林亿等在《金匮要略方论·序》中，把《伤寒论》叫作"《伤寒卒病论》"，这又是一个失误。《外台秘要》是首次引录《伤寒论》的方书，且距《伤寒论》的成书时间不过二三十年，因此它最能反映出原始《伤寒论》的真实面貌。

在《外台秘要》中，只有"仲景《伤寒论》""张仲景《伤寒论》"之记载，书名中并无"卒病"二字。这说明《伤寒论》一书，原本只叫作《伤寒论》，并不叫"《伤寒卒病论》"。

更有甚者，林亿将"《伤寒卒病论》"之"卒"字，误解为"雜（杂）"义，这当然是一个错误，林亿等在《金匮要略方论·序》中说："张仲景为《伤寒卒病论》合十六卷，今世但传《伤寒论》十卷，杂病未见其书。或于诸家方中载其一二矣。"

林亿当时所见到的《伤寒论》传本，都是以《千金翼方》《金匮玉函经》为基础，传承衍化出的《伤寒论》版本，自然是以论述伤寒病为主，且与《千金翼方》《金匮玉函经》高度吻合的版本。由于当时的《伤寒论》版本，并不以真正原始的《伤寒论》版本为基础，所以林亿等校定而成的宋本《伤寒论》，同样未能以《外台秘要》中之原始《伤寒论》为底本，所以宋本《伤寒论》也与《千金翼方》《金匮玉函经》高度吻合，而与真正的《伤寒论》原本（即《外台秘要》中引录的《伤寒论》原方）有明显不同。

"卒病"二字，误加入了《伤寒论》书名之中，却又将其义曲解。"卒"字，本是"突然""急"义，与"雜（杂）"义根本无涉。

《汉书·成帝纪》颜师古注："卒，读曰猝。"《方言·卷十》戴震疏："卒、猝古通用。"《吴越春秋》徐祐注："卒，音猝。"《说文通训定声》："卒，假借为猝。"

《战国策·秦策》鲍彪注："卒，忽也。"《孟子·梁惠王上》赵岐注："卒，暴。"《汉书·杜钦传》颜师古注："卒，急也。"《广韵·没韵》："卒，急也。"

从《肘后备急方》的篇题中，可以明显看出"卒"字是"突然""急"义。

卷一

救卒中恶死方第一

救卒尸厥死方第二

救卒客忤死方第三

治卒得鬼击方第四

治卒压寐不寤方第五

治卒中五尸方第七

治卒心痛方第八

治卒腹痛方第九

治心腹俱痛方第十

治卒心腹烦满方第十一

卷二

治卒霍乱诸急方第十二

……

卷三

治卒发癫狂病方第十七

治卒得惊邪恍惚方第十八

治卒中风诸急方第十九

……

伤寒本属外感热性病之类，有发病急促的病理特征。古人将其视为急病、大病、难治之病。《小品方·卷六》："古今相传，称伤寒为难治之病。"孙思邈《千金翼方·卷九·伤寒上》："伤寒热病，自古有之。名贤睿哲，多所防御。"

伤寒本是急病，所加"卒"字之《伤寒卒病论》，即"伤寒急病论"之义。"卒"字作"杂"义解，明显与伤寒论之病理病性不合。

林亿等将《伤寒论》视为伤寒与杂病的合体之书，显然不妥。《伤寒论》原本就是论述伤寒病的，而且是广义的伤寒，与所谓"杂病"并不相关。古人认为伤寒病变化复杂，症状多样，所以将诸多病证都归属伤寒病下，都视为广义的伤寒病来论述，而并不认为所述病证中有所谓"伤寒"与"杂病"之划分。林亿等却在《金匮要略方论·序》中将伤寒与杂病截然分开，这是一个误区。该序中说："今世但传《伤寒论》十卷，杂病未见。"

《伤寒论》之书名，本无"卒病"二字（后又误为"杂病"），更不是伤寒、杂病合体之书。原始《伤寒论》中之诸多病证，均视为伤寒病的范畴进行论述治疗的，并没有将所谓"杂病"单独与伤寒病截然化分开来。例如原始《伤寒论》第一卷中，就有治疗肺痿之"甘草干姜汤"和

"炙甘草汤"，理由很简单，因为原始《伤寒论》，视肺痿病属广义伤寒病范围之内的。

我们来看一看成书于公元610年的《诸病源候论》对于伤寒病范畴的划分。

《诸病源候论·卷七·伤寒病诸候上》凡三十三论

伤寒候

伤寒发汗不解候

伤寒一日候

伤寒二日候

伤寒三日候

伤寒四日候

伤寒五日候

伤寒六日候

伤寒七日候

伤寒八日候

伤寒九日已上候

伤寒咽喉痛候

伤寒斑疮候

伤寒口疮候

伤寒登痘疮候

伤寒登豆疮后灭瘢候

伤寒谬语候

伤寒烦候

伤寒虚烦候

伤寒烦闷候

伤寒干呕候

伤寒吐逆候

伤寒哕候

伤寒喘候

伤寒厥候

伤寒悸候

伤寒痉候

伤寒心痞候

伤寒结胸候

《诸病源候论·卷八·伤寒诸病候下》凡四十四论

伤寒余热候

伤寒五脏热候

伤寒变成黄候

伤寒心腹胀满痛候

伤寒宿食不消候

伤寒大便不通候

伤寒小便不通候

伤寒热毒利候

伤寒脓血利候

伤寒利候

伤寒病后胃气不和利候

伤寒上气候

伤寒咳嗽候

伤寒衄血候

伤寒吐血候

伤寒阴阳毒候

伤寒百合候

坏伤寒候

伤寒狐惑候

伤寒湿匿虫候

伤寒下部痛候

伤寒病后热不除候

伤寒病后渴候

伤寒病后不得眠候

伤寒病后虚羸候

伤寒病后不得食候

伤寒病后虚汗候

伤寒内有瘀血候

伤寒毒攻眼候

伤寒毒攻足候

伤寒毒流肿候

伤寒病后脚气候

伤寒病后霍乱候

伤寒病后疟候

伤寒病后渴利候

伤寒肺痿候

伤寒失声候

伤寒梦泄精候

伤寒劳复候

伤寒病后食复候

伤寒病后令不复候

伤寒阴阳易候

伤寒交接劳复候

伤寒令不相染易候

以上诸多病证，均冠以"伤寒"为篇题，都视为广义伤寒病的范畴来论述。上述诸多病证，几乎囊括了《金匮要略》中除妇科、痰饮、五脏风寒积聚等篇外的全部病证。但在《诸病源候论》中，这些病证都是当作伤寒病来阐述的。由此可知原始《伤寒论》中，尽管病证杂繁，但都是视作伤寒病项下的，并不视其为"杂"病。

在唐代孙思邈的《备急千金要方·卷十·伤寒下》中，也将热毒、呕哕、毒肿斑出、虚羸少气、豌豆疮、鼻衄、喉闭、下利、虚肿、口干、盗汗、斑疹、喉中鸣、下利脓血、黄疸、百合病、疟疾、狐惑、风虚头痛等多种病证，归属于伤寒病项下论述。

《外台秘要》所引诸书，对于伤寒病的论治，也都是从广义的伤寒概念着手论述，并无伤寒与杂病截然之分割划分。例如《深师方》把呕逆、下利、小便不利、拘挛、哕、虚烦、烦渴、留饮、宿食等归伤寒方证下论述；《崔氏方》把小便不利、赤白滞下、寒疝腹痛等归伤寒项下论述；《张文仲方》把痰饮、瘅疟、虚烦等归伤寒病项下论述；《古今录验方》将烦呕、阴阳毒、癖结、惊恐、痞满、热利、吐血、呕哕、温病、咳嗽喘息、小便不利等归属伤寒项下。

《医心方·卷十四》归属于伤寒病项下的病证是：阴阳毒、鼻衄、唾血、吐、哕、呕、下利、头痛、不得眠、目病、黄疸、虚肿、手足痛、下部痒痛、豌豆疮、百合病、疟等。

从《外台秘要·卷二》的篇题中，也可明显看出彼时对于伤寒病的定义，仍属广义伤寒的范畴，所以才会将诸多病证划归于伤寒病项下。如：伤寒呕哕方、伤寒喉咽痛方、伤寒吐唾血及下血方、伤寒衄血方、伤寒烦渴方、伤寒癖实及宿食不消方、伤寒春冬咳嗽方、伤寒攻目生疮兼赤白翳方、伤寒口疮方、伤寒手足欲脱疼痛方、伤寒虚羸方、伤寒不得眠方、伤寒小便不利方、伤寒下痢及脓血赤黄方、伤寒䘌虫疮方、伤寒阴阳易方、伤寒百合病方、伤寒狐惑病方等。

上述的引证资料说明，《金匮要略》的前身《金匮玉函要略方》，并不是《伤寒论》中的杂病部分。将《伤寒论》分为"伤寒"与"杂病"两部分，本身就是一个误区。况且《伤寒论》原本就是一部论述广义伤寒病证治的书，并无伤寒、杂病划分区别之意。唐代之后，将《伤寒论》书名误加"卒病"二字，并将"卒"解为"杂"义，是人为割裂《伤寒论》一书之广义伤寒整体观念的做法。《伤寒论》的书名，本不叫"《伤寒卒病论》"；《伤寒论》的内容，也不是伤寒杂病兼论，而是专门论述广义伤寒病证治的。由此也可得到提示，凡《伤寒论》书名中加有"卒病"二字，并将《伤寒论》分为伤寒与杂病两部分的，都是唐末以后的事，并且都违背了原始《伤寒论》的初衷。

二、《金匮玉函要略方》的内容

据宋代林亿等《金匮要略方论·序》，宋初翰林院学士王洙发现的《金匮玉函要略方》为三卷内容，即"卷上则辨伤寒，中则论杂病，下则载其方并疗妇人"。

关于上卷的伤寒部分，林亿说："以其伤寒文多节略，故断自杂病以下，终于饮食禁忌，凡二十五篇。"据林亿之说，之所以不能把《金匮玉函要略方》中的伤寒部分收录继承在《金匮要略》中，是因为该部分文词简略，暗示此部分内容脱简过多，难于校正修复，所以没能收录于《金匮要略》之中，并不是后世认为的已有《伤寒论》专书问世，所以不再收录。

尽管《金匮玉函要略方》中伤寒部分的内容我们现在已不能得知，但是有一点是基本上可定论的，即《金匮玉函要略方》所收载的伤寒病治证方剂，要比《备急千金要方》及《千金翼方》伤寒篇、《金匮玉函经》等书中之方剂少很多。这也是林亿说其"文多节略"的含义之一。因为《金匮玉函要略方》是一本综合性的方书，并不专意收录伤寒之方。所以他在伤寒病方剂收录方面，无论是从系统性、整体性，还是细致具体及完整性等各方面，都无法与《备急千金要方》《千金翼方》《金匮玉函经》三书中伤寒病治证及方剂数量来对比。

还可以通过一些综合性方书中收载伤寒病方剂的情况，来推测佐证《金匮玉函要略方》中收载伤寒病方剂的状况。

曾经被唐朝政府，甚至是日本政府规定为学医必读之书，在医界颇具影响力的《小品方》一书，收载伤寒病的方剂不过30首方；辑本《集验方》，收载伤寒病方29首；辑本《古今录验方》，收载伤寒病方近40首。

抄写于公元805年的《康治本伤寒论》，收载方剂50首，较宋本《伤寒论》之113方少了63方。成书于公元970年左右的《高继冲本伤寒论》，收载之方亦为50首。

《小品方》收载的伤寒方剂：

诏书发汗白薇散	鸡子汤	葛根汤	麻黄升麻汤	茵陈汤
葳蕤汤	茅根橘皮汤	芍药地黄汤	茅花汤	麦门冬汤
白虎加人参汤	射干汤	漏芦连翘汤	秦皮汤	犀角汤
诸热毒下良方	麦奴丸	阳毒汤	阴毒汤	青葙子散
食劳复方	百合知母汤	百合滑石代赭汤	百合鸡子汤	百合生地黄汤
百合病变成渴者方	百合病变腹中满痛者方	百合病变热者方	薰草黄连汤	眼赤或有脓者方

《集验方》收载的伤寒方剂：

治伤寒二三日方	治疫气伤寒三日以后不解者方	桂枝汤	神术散
桂枝二麻黄一汤方	酒胆方，大柴胡汤	生地黄汤	伤寒虚羸少气、气逆苦呕吐方
芦根饮	栀子豉汤	伤寒吐，虚羸欲死方	青葙子丸
伤寒热病，口干喜唾方	柏皮汤	伤寒十日以上热不除方	伤寒斑出方
伤寒鼻衄方	乌扇膏	又升麻汤	伤寒䘌虫疮方
甘草汤	升麻汤	治伤寒手足疼痛欲脱方（共7方）	

《古今录验方》收载的伤寒方剂：

白薇散	鸡子汤	小前胡汤	大前胡汤	柴胡汤
阳毒汤	阴毒汤	还魂丸	续命丸	麦奴丸
解肌汤	葳蕤汤	调中汤	桃仁承气汤	雪煎
雪煎又方	乌扇膏	升麻汤	阳旦汤	大青龙汤
大柴胡汤	黄龙汤	大五补汤	蒲黄汤	通草汤
高堂丸	下气橘皮汤	滑石汤	生葱膏	瞿麦汤
栀子汤	鼠矢汤	鼠矢豉汤	鼠矢栀子豉汤	豉黄汤
白芷散	麻子汤	大黄丸		

《康治本伤寒论》收载的方剂：

桂枝汤	桂枝加葛根汤	桂枝加附子汤	桂枝去芍药汤	桂枝去桂枝加白术茯苓汤
甘草干姜汤	芍药甘草汤	葛根汤	葛根加半夏汤	麻黄汤
青龙汤	干姜附子汤	麻黄甘草杏仁石膏汤	茯苓桂枝甘草大枣汤	茯苓桂枝甘草白术汤
茯苓四逆汤	芍药甘草附子汤	调胃承气汤	栀子豉汤	栀子甘草豉汤
栀子生姜豉汤	小柴胡汤	建中汤	大柴胡汤	桃仁承气汤
陷胸汤	柴胡桂枝干姜汤	半夏泻心汤	十枣汤	生姜泻心汤
甘草泻心汤	黄连汤	黄芩汤	黄芩加半夏生姜汤	白虎汤
白虎加人参汤	大承气汤	茵陈蒿汤	桂枝加芍药汤	桂枝加芍药大黄汤
黄连阿胶汤	附子汤	桃花汤	吴茱萸汤	甘草汤
白通汤	真武汤	通脉四逆汤	猪苓汤	四逆汤

《高继冲本伤寒论》收载的方剂：

桂枝汤	桂枝附子汤	桂枝芍药汤	桂枝麻黄汤	桂枝人参汤
麻黄汤	麻黄附子汤	术附子汤	小柴胡桂枝汤	大柴胡汤
小柴胡汤	葛根汤	葛根半夏汤	半夏汤	厚朴汤
葛根黄连汤	神丹丸	瓜蒂散	甘遂散，一名水导散	蒸汗出汗
六味青散	大青龙汤	小青龙汤	橘皮汤	竹叶汤
猪苓汤	五苓散	赤茯苓汤	甘草桔梗汤	茵陈汤
栀子汤	泻心汤	半夏泻心汤	干姜汤	抵当汤
黄芩汤	白虎汤	玄武汤	建中汤	龙骨牡蛎汤
四逆汤	当归四逆汤	桃仁承气汤	大承气汤	小承气汤
桃花汤	吴茱萸汤	白通汤	大陷胸汤	小陷胸汤

梁代陶弘景在《肘后备急方·卷二》中说："凡治伤寒方甚多，其有诸麻黄、葛根、桂枝、柴胡、青龙、白虎、四顺、四逆二十余方，并是至要。"可见在公元500年左右时，治疗伤寒病的方剂就已经很多，其中有二十多首为医家通用并流行的方剂。这些方剂到了唐代，已流行了近三百年而经久不衰。成书于唐代的诸多方书及综合性医书，都沿承收载了这些重要的流行方剂。如《备急千金要方》《千金翼方》《金匮玉函经》《脉经》《伤寒论》等。从《金匮要略》中就可以看出，其前身《金匮玉函要略方》也照样收录了这些通行的方剂。

以上分析可以得知，一些当时流行的治疗伤寒的重要方剂，《金匮玉函要略方》和其时近的方书一样，都会将其收录其中的。但其伤寒方数量当不会超过作为伤寒论专书的《康治本伤寒论》及《高继冲本伤寒论》50首之数。

《脉经》是一本成书时间略晚于《金匮玉函要略方》的书，现存的《脉经》，虽然没有收录《金匮玉函要略方》中完整具体的方剂，但却收载了其中一些方剂名称，这对于探讨《金匮玉函要略方》载录方剂的情况，也有重要的帮助。

《脉经·卷八·平痓湿暍脉证第二》

1. 太阳病，无汗，而小便反少，气上冲胸，口噤不得语，欲作刚痓，葛根汤主之。

2. 刚痉为病，胸满口噤，卧不着席，脚挛急，其人必齘齿，可与大承气汤。

《脉经·卷八·平产后诸病郁冒中风发热烦呕下利证第三》

3. 病解能食，七八日更发热者，此为胃热气实，承气汤主之。

4. 太阳病，其证备，身体强，几几然，脉沉迟，此为痉，栝楼桂枝汤主之。

5. 湿家身烦疼，可与麻黄汤加术四两，发其汗为宜，慎不可以火攻之。

6. 风湿，脉浮，身重，汗出恶风者，防己汤主之。

7. 病人喘，头疼，鼻塞而烦，其脉大，自能饮食，腹中和，无病。病在头中寒湿，故鼻塞，内药鼻中即愈。

8. 伤寒八九日，风湿相搏，身体疼痛，不能自转侧，不呕不渴，脉浮虚而涩者，桂枝附子汤主之。

9. 若其人大便硬，小便自利者，术附子汤主之。

10. 风湿相搏，骨节疼烦，掣痛不得屈伸，近之则痛剧，汗出短气，小便不利，恶风不欲去衣，或身微肿者，甘草附子汤主之。

11. 太阳中热，暍是也。其人汗出，恶寒，身热而渴也。白虎汤主之。

12. 太阳中暍，身热疼重，而脉微弱，此以夏月伤冷水，水行皮肤中所致也。瓜蒂汤主之。

《脉经·卷八·平阳毒阴毒百合狐惑脉证第三》

13. 阳毒为病，身重，腰背痛，烦闷不安，狂言，或走，或见鬼，或吐血下痢，其脉浮大数，面赤斑斑如锦文，咽喉痛，唾脓血，五日可治，至七日不可治也。有伤寒一二日，便成阳毒，或服药，吐下后成阳毒，升麻汤主之。

14. 阴毒为病，身重背强，腹中绞痛，咽喉不利，毒气攻心，心下坚强，短气不得息。呕逆，唇青而黑，四肢厥冷，其脉沉细紧数，身如被打。五六日可治，至七日不可治也。或伤寒初病一二日，便结成阴毒，或服药六七日以上至十日，变成阴毒，甘草汤主之。

15. 狐惑为病，其状如伤寒，默默欲眠，目不得闭，卧起不安。蚀于喉，为惑；蚀于阴，为狐。狐惑之病，并不欲饮食，闻食臭，其面目乍赤、乍白、乍黑。其毒蚀上部，则声喝；其毒蚀于下部，则咽干，蚀于上部，泻心汤主之。

16. 蚀于下部，苦参汤淹洗之。

17. 蚀于肛者，雄黄熏之。

18. 其人脉数，无热，微烦，默默欲卧，汗出，初得三四日，目赤如鸠眼。得之七八日，目四眦黄黑，若能食者，脓已成也，赤小豆当归散主之。

19. 病人或从呼吸，上蚀其咽，或从下焦，蚀其肛阴。蚀上为惑，食下为狐。狐惑病者，猪苓散主之。

《脉经·卷八·平霍乱转筋脉证第四》

20. 转筋为病，其人臂脚直，脉上下行，微弦，转筋入腹，鸡屎白散主之。

《脉经·卷八·平中风历节脉证第五》

21. 病历节，疼痛不可屈伸，乌头汤主之。

22. 诸肢节疼痛，身体羸，脚肿如脱，头眩短气，温温欲吐，桂枝芍药知母汤主之。

《脉经·卷八·平血痹虚劳脉证第六》

23. 血痹，阴阳俱微，寸口关上微，尺中小紧，外证身体不仁，如风状，黄芪桂枝五物汤主之。

24. 脉得诸芤动微紧，男子失精，女子梦交通，桂枝加龙骨牡蛎汤主之。

《脉经·卷八·平消渴小便利淋脉证第七》

25. 男子消渴，小便反多，以饮一斗，小便一斗，肾气丸主之。

《脉经·卷八·平水气黄汗气分脉证第八》

26. 风水，其脉浮。浮为在表，其人能食，头痛汗出，表无他病。病者言但下重，故从腰以上为和，腰以下当肿及阴，难以屈伸，防己黄芪汤主之。一云，风水，脉浮身重，汗出恶风者，防己黄芪汤主之。

27. 风水，恶风，一身悉肿，脉浮不渴，续自汗出，而无大热者，越婢汤主之。

28. 师曰：里水者，一身面目洪肿，其脉沉，小便不利，故令病水。假如小便自利，亡津液，故令渴也。越婢加术汤主之。注：一云，皮水，其脉沉，头面浮肿，小便不利，故令病水。假如小便自利，亡津液，故令渴也。

29. 皮水之为病，四肢肿，水气在皮肤中，四肢聂聂动者，防己茯苓汤主之。

30. 水之为病，其病沉小属少阴，浮者为风，无水虚胀为气。水，发其汗即已。沉者与附子麻黄汤。

31. 浮者与杏子汤。

32. 问曰：黄汗之病，从何得之？师曰：以汗出入水中浴，水从汗孔入得之。黄芪芍药桂枝苦酒汤主之。

33. 若身重，汗出已辄轻者，久久必身𥄐，𥄐𥄐则胸中痛，又从腰以上必汗出，下无汗，腰髋弛痛，如有物在皮中状。剧者不能食，身疼重，烦躁，小便不利，此为黄汗。桂枝加黄芪汤主之。

34. 气分，心下坚，大如盘，边如旋杯，水饮所作，桂枝去芍药加麻黄细辛附子汤主之。

35. 或枳实术汤主之。

《脉经·卷八·平黄疸寒热疟脉证第九》

36. 师曰：诸病黄家，但利其小便。假令脉浮，当以汗解之，宜桂枝加黄芪汤。

37. 又男子黄，小便自利，当与小建中汤。

38. 黄疸腹满，小便不利而赤，自汗出，此为表和里实，当下之。用大黄黄柏栀子芒硝汤。

39. 黄疸病，小便色不变，欲自利，腹满而喘，不可除热，热除必哕。哕者，小半夏汤主之。

《脉经·卷八·平肺痿肺痈咳逆上气淡饮脉证第十五》

40. 呕家本咳，渴者为欲解，今反不渴，心下有支饮也。小半夏汤主之。

41. 黄家，日晡所发热，而反恶寒，此为女劳得之。膀胱急，少腹满，身尽黄，额上黑，足下热，因作黑疸。其腹胀如水状，大便必黑，时溏，此女劳之病，非水也。腹满不可治。硝石矾石散主之。

42. 疟病结为癥瘕，名曰疟母，鳖甲煎丸主之。

43. 疟但见热者，温疟也。其脉平，身无寒，但热，骨节疼烦，时呕，朝发暮解，暮发朝解，名曰温疟，白虎加桂枝汤主之。

44. 疟多寒者，牝疟也。蜀漆散主之。

《脉经·卷八·平胸痹心痛短气贲豚脉证第十》

45. 胸痹之病，喘息咳唾，胸痹痛，短气，寸口脉沉而迟，关上小紧数者，栝楼薤白白酒汤主之。

46. 贲豚病者，从小腹起，上冲咽喉，发作时欲死复止，皆从惊得。其气上冲胸腹痛，及往来寒热，贲豚汤主之。

《脉经·卷八·平腹满寒疝宿食脉证第十一》

47. 病腹满，发热十数日，脉浮而数，饮食如故，厚朴三物汤主之。

48. 腹满痛，厚朴七物汤主之。

49. 胁下偏痛，其脉紧弦，此寒也。以温药下之，宜大黄附子汤。

50. 趺阳脉浮而迟，浮则为风虚，迟则为寒疝，寒疝绕脐痛，若发则自汗出，手足厥寒，其脉沉弦者，大乌头汤主之。

《脉经·卷八·平呕吐哕下利脉证第十四》

51. 呕吐而病在膈上，后思水者，解，急与之。思水者，猪苓散主之。

《脉经·卷八·平肺痿肺痈咳逆上气淡饮脉证第十五》

52. 肺痿，吐涎沫而不咳者，其人不渴，必遗尿，小便数，所以然者，以上虚不能制下也。此为肺中冷，必眩，多涎唾，甘草干姜汤以温其脏。

53. 咳而胸满振寒，脉数，咽干不渴，时时出浊唾，腥臭，久久吐脓如粳米粥者，为肺痈，桔梗汤主之。

54. 肺痈，胸满胀，一身面目浮肿，鼻塞，清涕出，不闻香臭酸辛，咳逆上气，喘鸣迫塞，葶苈大枣泻肺汤主之。

55. 夫酒家咳者，必致吐血，此坐极饮过度致也。咳家，脉弦为有水，可与十枣汤下之。

夫有支饮家，咳烦，胸中痛者，不卒死。至一百日，或一岁，可与十枣汤。

56. 病者脉状，其人欲自利，利者反快，虽利，心下续坚满，此为留饮欲去故也。甘遂半夏汤主之。

57. 心下有淡饮，胸胁支满，目眩，甘草汤主之。

58. 病溢饮者，当发其汗，小青龙汤主之。

59. 膈间支饮，其人喘满，心下痞坚，面色黧黑，其脉沉紧，得之数十日，医吐下之不愈，木防己汤主之。

60. 心下有支饮，其人苦冒眩，泽泻汤主之。

61. 腹满，口舌干燥，此肠间有水气也。防己椒目葶苈大黄丸主之。

62. 假令瘦人脐下悸，吐涎沫而癫眩者，水也。五苓散主之。

63. 先渴却呕，为水停心下，此属饮家，半夏加茯苓汤主之。

《脉经·卷八·平痈肿肠痈金疮浸淫脉证第十六》

64. 肠痈者，小腹肿，按之则痛，小便数如淋，时时发热，自汗出，复恶寒，其脉迟紧者，脓未成，可下之，当有血。脉洪数者，脓已成，不可下也。大黄牡丹汤主之。

《脉经·卷九·平妊娠胎动血分水分吐下腹痛证第二》

65. 妇人怀娠，六月、七月，脉弦发热，其胎瑜腹，腹痛恶寒，寒着小腹如扇之状。所以然者，子脏开故也。当以附子汤温其脏。

66. 假令妊娠腹中痛，为胞漏。注：一作阻，胶艾汤主之。

67. 妇人妊娠，经断三月，而得漏下，下血四五日不止，胎欲动，在于脐下，此为癥痼害。妊娠六月动者，前三月经水利时，胎也。下血者，后断三月衃也。所以下血不止者，其癥不去故也。当下其癥，宜桂枝茯苓丸。

68. 妇人妊娠，小便难，饮如故，当归贝母苦参丸主之。

69. 妇人妊娠有水气，身重，小便不利，洒洒恶寒，起即头眩，葵子茯苓汤主之。

70. 妇人妊娠，宜服当归散，即易产无忧。

71. 今夫人有躯，小腹寒，手掌反逆，奈何得有躯？妇人因言，当奈何？师曰：当与温经汤。

《脉经·卷九·平带下绝产无子亡血居经证第四》

72. 曾经半产，瘀血在小腹中不去，何以知之？其证唇口干燥，故知之，当与温经汤。

《脉经·卷九·平产后诸病郁冒中风发热烦呕下利证第三》

73. 所以生妇喜汗出者，亡阳血虚，阳气独盛，故当汗出，阴阳乃复，其大便坚，若呕不能食者，小柴胡汤主之。

《脉经·卷九·平咽中如有炙脔喜悲热入血室腹满证第六》

74. 妇人中风七八日，续有寒热，发作有时，经水适断者，此为热入血室，其血必结，故使如疟状，发作有时，小柴胡汤主之。方在《伤寒》中。

75. 妇人产得风，续之数十日不解，头微痛，恶寒，时时有热，心下坚，干呕，汗出，虽久，阳旦证续在，可与阳旦，方在《伤寒》中，桂枝是也。

76. 妇人产后，中风发热，面正赤，喘而头痛，竹叶汤主之。

77. 妇人产后，腹中疠痛，可与当归羊肉汤。

78. 师曰：产妇腹痛，烦满不得卧，法当枳实芍药汤主之。假令不愈者，此为腹中有干血着脐下，宜下瘀血汤。

79. 妇人产中虚，烦乱呕逆，安中益气。竹皮大丸主之。

80. 妇人热利重下，新产虚极，白头翁加甘草主之。注：《千金方》又加阿胶。

《脉经·卷九·平带下绝产无子亡血居经证第四》

81. 妇人带下，经水不利，腹满痛，经一月再见，土瓜根散主之。

《脉经·卷九·平郁冒五崩漏下经闭不利腹中诸病证第五》

82. 寸口脉弦而大，弦则为减，大则为芤，减则为寒，芤则为虚。虚寒相搏，脉则为革。妇人则半产满下，旋覆花汤主之。

83. 妇人陷经漏下，黑不解，胶姜汤主之。

84. 妇人经水不利，抵当汤主之。方在《伤寒》中。

85. 妇人经水闭不利，脏坚癖不止，中有干血，下白物，矾石丸主之。

86. 妇人腹中诸疾痛，当归芍药散主之。注：一云，治怀妊腹中疼痛。

87. 妇人腹中痛，小建中汤主之。方在《伤寒》中。注：一云，腹中痛，小便利，理中汤主之。

《脉经·卷九·平咽中如有炙脔喜悲热入血室腹满证第六》。

88. 妇人咽中如有炙脔状，半夏厚朴汤主之。

89. 妇人脏躁，喜悲伤，欲哭，像如神灵所作，数欠，甘草小麦汤主之。

90. 妇人小腹满如敦敦状，注：《要略》云：满而热，小便微难而不渴，生后者，此为水与血并，结在血室，大黄甘遂汤主之。

《脉经·卷九·平阴中寒转胞阴吹阴生疮脱下证第七》

91. 妇人阴寒，温中坐药，蛇床子散主之。

92. 问曰：有一妇人病，饮食如故，烦热不得卧，而反倚息者，何也？师曰？此病转胞，不得溺也。何以故？师曰：此人故肌盛，头举身满，今反羸瘦，头举中空感，注：一作减，胞系了戾，故致此病。但利小便则愈。宜服肾气丸。以中有茯苓故也。方在虚劳中。

93. 师曰：胃气下泄，阴吹而正喧，此谷气实也，膏发煎导之。

94. 妇人阴中蚀疮烂，狼牙汤洗之。

95. 妇人脏肿如瓜，阴中疼引腰痛者，杏仁汤主之。

上引《脉经》95条，除重复方名外，共有方剂名90首，这90首方剂，应当载于《金匮要略》的前身《金匮玉函要略方》中。

《脉经》与《金匮要略》相对应的篇题

《金匮要略》：《痉湿暍病脉证第二》

《脉经·卷八》：《平痉湿暍脉证第二》

《金匮要略》：《百合狐惑阴阳毒病证治第三》

《脉经·卷八》：《平阳毒阴毒百合狐惑脉证第三》

《金匮要略》：《疟病脉证并治第四》

《脉经·卷八》：《平黄疸寒热疟脉证第九》

《金匮要略》：《中风历节病脉证并治第五》

《脉经·卷八》：《平中风历节脉证第五》

《金匮要略》：《血痹虚劳病脉证并治第六》

《脉经·卷八》：《平血痹虚劳脉证第六》

《金匮要略》：《肺痿肺痈咳嗽上气病脉证并治第七》

《脉经·卷八》：《平肺痿肺痈咳逆上气淡饮脉证第十五》

《金匮要略》：《奔豚气病脉证治第八》

《脉经·卷八》：《平胸痹心痛短气贲豚脉证第十》

《金匮要略》：《胸痹心痛短气病脉证治第九》

《脉经·卷八》：《平胸痹心痛短气贲豚脉证第十》

《金匮要略》：《腹满寒疝宿食病脉证治第十》

《脉经·卷八》：《平腹满寒疝宿食脉证第十一》

《金匮要略》：《五脏风寒积聚病脉证并治第十一》

《脉经·卷八》：《平五脏积聚脉证第十二》

《金匮要略》：《痰饮咳嗽病脉证并治第十二》

《脉经·卷八》：《平肺痿肺痈咳逆上气淡饮脉证第十五》

《金匮要略》：《消渴小便利淋脉证并治第十三》

《脉经·卷八》：《平消渴小便利淋脉证第七》

《金匮要略》：《水气病脉证并治第十四》

《脉经·卷八》：《平水气黄汗气分脉证第八》

《金匮要略》：《黄疸病脉证并治第十五》

《脉经·卷八》：《平黄疸寒热疟脉证第九》

《金匮要略》：《惊悸吐衄下血胸满瘀血病脉证治第十六》

《脉经·卷八》：《平惊悸衄吐下血胸满瘀血脉证第十三》

《金匮要略》：《呕吐哕下利病脉证治第十七》

《脉经·卷八》：《平呕吐哕下利脉证第十四》

《金匮要略》：《疮痈肠痈浸淫病脉证并治第十八》

《脉经·卷八》：《平痈肿肠痈金疮浸淫脉证第十六》

《金匮要略》：《趺厥手指臂肿转筋阴狐疝蛔虫病脉证治第十九》

《脉经·卷八》：《平霍乱转筋脉证第四》

《金匮要略》：《妇人妊娠病脉证并治第二十》

《脉经·卷九》：《平妊娠胎动血分水分吐下腹痛证第二》

《金匮要略》：《妇人产后病脉证治第二十一》

《脉经·卷九》：《平产后诸病郁冒中风发热烦呕下利证第三》

《金匮要略》：《妇人杂病脉证并治第二十二》

《脉经·卷九》：《平郁冒五崩漏下经闭不利腹中诸病证第五》

《平咽中如有炙脔喜悲热入血室腹满证第六》

《平阴中寒转胞阴吹阴生疮脱下证第七》

《金匮要略》由其前身《金匮玉函要略方》沿承而来，因此在很大程度上能够反映出《金匮玉函要略方》的原貌；《脉经》成书于《金匮玉函要略方》之后，从其中一些高度吻合的内容上来看，它曾袭录过《金匮玉函要略方》，所以在一定程度上也可反映出《金匮玉函要略方》当初的状况。尽管王洙发现《金匮玉函要略方》之前，此书被置之库房尘封多年，林亿也说此书仅传数家，但笔者相信民间散在的传本当时应该存在，只不过不被官方注意并统计出来罢了。

由上《金匮要略》和《脉经》之篇题对比，可以获知《金匮玉函要略方》一书中涉及的病证，大致与上述两书相同，不会有太大的出入。

另由《脉经·卷九》所载的妇科病篇题来看，当时的《金匮玉函要略方》，妇科篇题中当无"杂病"二字，《金匮要略》之"《妇人杂病脉证并治》"一篇题，当为宋臣林亿等校撰《金匮要略》时撰拟之篇题。

三、《金匮玉函要略方》的成书年代

《金匮玉函要略方》成书于《金匮玉函经》之后、《伤寒论》之前。这在本书前面的章节中已有散在的论述。《金匮玉函要略方》早于《伤寒论》，因此，它不可能抄袭《伤寒论》之方，反倒是《伤寒论》具备了袭用抄录《金匮玉函要略方》的条件。

《金匮玉函要略方》的具体成书时间，笔者推测为公元715年左右，其上下浮动年限应该不会大于10年。这是根据《千金翼方》和《外台秘要》的成书时间推算而来的。《外台秘要》是首次收录《伤寒论》方剂的书籍，由此知《伤寒论》早于《外台秘要》是毋庸置疑的。

《外台秘要》成书于公元752年，《千金翼方》成书于公元682年。在《千金翼方》至《外台秘要》之间这70年中，出现了《金匮玉函经》《金匮玉函要略方》《脉经》《伤寒论》等诸多名著。其成书时间，笔者依次推测为：《金匮玉函经》公元705年左右成书；《金匮玉函要略方》公元715年左右成书；《脉经》公元720年左右；《伤寒论》公元730年左右。

我们从《金匮要略》麻子仁丸中厚朴一味药物用量中，明显获知《金匮玉函要略方》晚于《金匮玉函经》的佐证信息。

《金匮要略·五脏风寒积聚病脉证并治第十一》

麻子仁丸

趺阳脉浮而涩，浮则胃气强，涩则小便数。浮涩相搏，大便则坚，其脾为约，麻子仁丸主之。

麻子仁丸方

麻子仁二升　芍药半斤　枳实一斤　大黄一斤　厚朴一斤　杏仁一升

右六味，末之，炼蜜和丸，梧子大，饮服十丸，日三。以知为度。

《外台秘要·卷二十七》引《肘后备急方》

《肘后》疗脾胃不和，常患大便坚强难方。

大黄　芍药　厚朴炙，各二两　枳实六枚，炙　麻子，别研，五合

右五味，捣筛，入麻子，蜜和为丸如梧子大，每服十丸，日三。稍稍增之，以通利为度。可常将之。注：《集验》《备急》《古今录验》同。

《集验方·卷五》

治脾胃不和，常患大便坚强难方。

大黄　芍药　厚朴炙，各二两　枳实六枚　麻子，别研五合

右五味，捣筛，入麻子，蜜和为丸，如梧桐子大，每服十丸，日三服。稍稍增之，以通利为度。可常将之。

《外台秘要·卷二十七》引《古今录验方》

麻子人丸

《古今录验》麻子人丸，疗大便难，小便利而反不渴者，脾约方。

麻子人丸方

麻人二升，别为膏　枳实半斤，炙　芍药半斤　大黄一斤　厚朴一尺，杏人一升，去皮尖，熬，别捣脂

右六味，捣筛为末，炼蜜为丸，如梧桐子大。每服饮下十丸，渐增至三十丸。日三服。注：此本仲景《伤寒论》方。

《备急千金要方·卷十五·上》

麻子人丸

趺阳脉浮而涩，浮则胃气强，涩则小便数，浮涩相搏，大便为坚，其脾为约。脾约者，其人大便坚，小便利而不渴，麻子人丸方。

麻子人丸方

麻子人二升　枳实八两　杏人一升　芍药八两　大黄一斤　厚朴一尺

右六味，末之，蜜丸如梧子，饮服五丸，日三，渐加至十丸。注：《肘后》《外台》无杏人。

《千金翼方·卷九》

麻子仁丸

趺阳脉浮而涩，浮则胃气强，涩则小便数浮涩相搏，大便即坚，其脾为约。麻子仁丸主之方。

麻子仁丸方

麻子仁二升　芍药　枳实炙，各八两　大黄一斤　厚朴一尺，炙　杏仁一升，去皮尖，两人者，熬，别作脂

右六味，蜜如丸，如梧桐子大，饮服十丸，日三服。渐加，以知为度。

《金匮玉函经·卷三》

麻子仁丸

趺阳脉浮而涩，浮则胃气强，涩则小便数。浮涩相搏，大便则坚，其脾为约，麻子仁丸主之。

麻子仁丸方

麻子仁二升　芍药半斤　大黄一斤　厚朴一斤，炙　枳实半斤，炙　杏仁一斤

右六味，为末，炼蜜为丸，桐子大，饮服十丸，日三服，渐加，以和为度。

《康平本伤寒论》

麻子仁丸

趺阳脉浮而涩，浮则胃气强，涩则小便数，浮涩相搏，大便则难，其脾为约。麻子仁丸主之。

麻子仁丸方

麻子仁二升　芍药半斤　枳实半斤，炙　大黄一斤，去皮　厚朴炙，去皮，一尺　杏仁一升，去皮尖，熬

右六味，蜜和丸如梧桐子大，饮服十丸，日三服。注：渐加，以知为度。

宋本《伤寒论》

麻子仁丸

趺阳脉浮而涩，浮则胃气强，涩则小便数。浮涩相搏，大便则硬，其脾为约，麻子仁丸主之。

麻子仁丸方

麻子仁二升　芍药半斤　枳实半斤，炙　大黄一斤，去皮　厚朴一尺，炙，去皮　杏仁一升，去皮尖，熬，别作脂

右六味，蜜和丸如梧桐子大，饮服十丸，日三服。渐加，以知为度。

厚朴用量，《肘后备急方》《集验方》为"二两"；《古今录验方》、《备急千金要方》、《千金翼方》、《康平本伤寒论》、宋本《伤寒论》等均为"一尺"；《金匮玉函经》《金匮要略》为"一斤"。

《金匮玉函经》厚朴用量之"一斤"，涉《千金翼方》《备急千金要方》中此方之"一尺"而误的，也就是说误将"尺"字错为"斤"字。

《金匮要略》因沿承其前身《金匮玉函要略方》，所以也将厚朴用量同其前身《金匮玉函要略方》一样，误作"一斤"。

《金匮玉函经》之前此方厚朴用量不误，错误发生在《金匮玉函经》，而《金匮要略》系沿承《金匮玉函要略方》而来，可知《金匮玉函要略方》在《金匮玉函经》之后，而随同其致误。这也说明《金匮玉函要略方》编撰之时，是参考了《金匮玉函经》之书的，因此才会出现以讹传讹的情况。

大黄酒浸或酒洗的炮制方法，也可佐证《金匮要略》的前身《金匮玉函要略方》，成书时间晚于《金匮玉函经》。

大黄酒浸或酒洗，始源于《金匮玉函经》。前面说过，《金匮玉函经》是唐代之书，成书时间在公元705年左右，在此之前的方书或医经书中，未曾见到大黄酒浸或酒洗的炮制加工方法。

《金匮玉函经·卷八》

大承气汤

大黄四两，酒洗　厚朴半斤，炙，去皮　枳实五枚，炙　芒硝三合

右四味，以水一升，先煮二味，取五升，去滓，内大黄煮二升，去滓，内芒硝，更上微火一两沸，分温再服。得下，余勿服。

调胃承气汤

大黄四两，清酒浸　甘草二两，炙　芒硝半升

右三味，㕮咀，以水三升，煮取一升，去滓，内芒硝，更上火微煮令沸，少少温服。

抵当汤

水蛭三十个，熬　虻虫三十个，熬，去翅足　桃仁二十个，去皮尖　大黄三两，酒浸

右四味，为末，以水五升，煮取三升，去滓，温服一升。不下，再服。

《金匮要略》的抵当汤中，也出现了大黄酒浸的炮制方法。《金匮要略》代表的是《金匮玉函要略方》，这说明《金匮要略》的前身《金匮玉函要略方》中，大黄用酒浸法炮制。

《金匮要略·妇人杂病脉证并治第二十二》

抵当汤方

水蛭三十个，熬　虻虫三十枚，熬，去翅足　桃仁二十个，去皮尖　大黄三两，酒浸

右四味，为末，以水五升，煮取三升，去滓，温服一升。

我们来看《金匮玉函经》之前抵当汤中大黄的情况。

《范汪方·卷三十三》

治伤寒六七日，不大便，有瘀血方。

桃人廿枚，熬　大黄三两　水蛭十枚　虻虫廿枚

凡四物，捣筛为四丸，卒服，当下血，不下，复服。

《备急千金要方·卷九》

抵党汤方

水蛭三十枚　桃仁二十三枚　虻虫二十枚　大黄三两

右四味，㕮咀，以水五升，煮取三升，去滓，服一升。不下，更服。

《千金翼方·卷九》

抵当汤方

大黄二两，破六片　桃仁十二枚，去皮尖，熬　虻虫去足翅，熬　水蛭各三十枚，熬

右四味，以水五升，煮取三升，去滓，温服一升。不下，更服。

上述例证，说明《金匮玉函经》之前，尚无大黄用酒浸或酒洗的炮制方法。由此也可佐证，《金匮玉函要略方》在《金匮玉函经》之后，所以才能引用其方法。

从"黄土汤"的药物组成及煎服法中，也可找到《金匮玉函要略方》成书于《千金翼方》之后、《伤寒论》之前的一些证据。

《小品方·卷四》

黄土汤方

灶中黄土半斤，绵裹　甘草三两，炙　干姜二两　黄芩一两　阿胶三两，炙　干地黄五两，一方三两

凡六物，以水一斗，煮取三升，分三服。

《备急千金要方·卷十二》

黄土汤

伏龙肝半升　甘草　白术　阿胶　干姜注：仲景作地黄　黄芩各三两

右六味，㕮咀，以水一斗，煮取三升，去滓，下胶，分三服。注：仲景有附子三两，为七味。

《千金翼方·卷十八》

黄土汤方

灶中黄土半升　甘草炙　干地黄　白术　附子炮，去皮　阿胶　黄芩各三两

右七味，㕮咀，以水八升，煮取二升，分温三服。亦主吐血。

《金匮要略·惊悸吐衄下血胸满瘀血病脉证并治第十六》

黄土汤方

甘草　干地黄　白术　附子炮　阿胶　黄芩各三两　灶中黄土半斤

右七味，以水八升，煮取三升，分温二服。

《外台秘要·卷二》引《伤寒论》

黄土汤方

釜灶下黄焦土半升，绵裹　甘草三两，炙　干地黄三两　白术三两　附子三两，炮，破　阿胶三两，炙　黄芩三两

右七味，以水八升，煮六味取二升，去滓，内胶令烊，分三服。忌海藻、菘菜、芜荑、猪肉、桃、李、雀肉等物。

黄土汤之初，在《小品方》及《备急千金要方》中，方中并无附子一味药。至《千金翼方》时，黄土汤方中始加入附子一药。《金匮要略》此方中有附子，提示其前身《金匮玉函要略方》中此方有附子。这同时说明《金匮玉函要略方》在《千金翼方》之后，才能随从《千金翼方》，方中有附子一味。

此方煎服法，《金匮要略》作"右七味，以水八升，煮取三升，分温二服"，提示其前身《金匮玉函要略方》，此方煎服法亦简略。《千金翼方》此方煎服方法亦较简略。《伤寒论》此方煎服法作"右七味，以水八升，煮六味取二升，去滓，内胶令烊，分三服。忌海藻、菘菜、芜荑、猪肉、桃、李、雀肉等物"。抛开"忌海藻"等十五字不说（因不能确定是否《伤寒论》原文），单凭"煮六味取二升"和"内胶令烊"二句，已有明显的增补释义之意，这说明《伤寒论》在前者的基础上，做了充义补义，说明其当在《金匮玉函要略方》之后。

《金匮要略·呕吐哕下利病脉证治第十七》

猪苓散

呕吐而病在膈上，后思水者解，急与之。思水者，猪苓散主之。

猪苓散方

猪苓　茯苓　白术各等份

右三味，杵为散，饮服方寸匕，日三服。

《备急千金要方·卷十六》

猪苓散

治呕而膈上寒，猪苓散方。

猪苓散方

猪苓　茯苓　白术各三两

右三味，治下筛，以饮服方寸匕，日三。渴者多饮水。

《脉经·卷七·病可水证第十五》

呕吐而病在膈上，后必思水者，急与猪苓散。饮之水，亦得也。

《千金翼方·卷十·宜水第十五》

呕而吐，膈上者，必思煮饼，急思水者，与五苓散。饮之水，亦得也。

《金匮玉函经·卷六》

呕吐而病在膈上，后必思水者，急与猪苓汤。饮之水亦得也。

《千金翼方》五苓散方

猪苓十八铢，去黑皮　白术十八铢　泽泻一两六铢　茯苓十八铢　桂枝半两

右五味，各为散，更于白中治之。白饮和服方寸匕，日三服。多饮暖水，汗出愈。

《金匮玉函经》猪苓汤方

猪苓　茯苓　阿胶　泽泻　滑石碎，各一两

右五味，以水四升，先煮四味取二升，去滓，内胶，消尽，温服七合，日三服。

《外台秘要·卷六》引《伤寒论》

猪苓散

仲景《伤寒论》，呕吐病在膈上，后必思水者，急与之。思水，与猪苓散方。

猪苓散方

猪苓去皮 茯苓 白术

右三味，各等份，捣筛，饮汁和服方寸匕，日三服。欲饮水者，极与之。本虚，与水则哕，攻其热亦哕。忌桃李、雀肉、醋物。注《千金》同。

本方治证，《备急千金要方》作"治呕而膈上寒"，并主张用猪苓散治疗；《备急千金要方》之后之《千金翼方》此方治证"呕而吐，膈上者"，主张用五苓散治疗；《千金翼方》之后之《金匮玉函经》，此方病证作"呕吐而病在膈上"，较《千金翼方》与《备急千金要方》都说得清楚明白，并且是在前二者论述的基础通顺句意的，这亦可佐证《金匮玉函经》晚于《千金翼方》。《金匮玉函经》此证的治疗与《千金翼方》不同，主张用猪苓汤治疗。

《金匮要略》此方之治证及治疗方剂，除将"猪苓汤"易为"猪苓散"外，其他则完全相同。况且猪苓散，也是在《金匮玉函经》猪苓汤的启发下改易的。

《金匮玉函经》：呕吐而病在膈上，后必思水者，急与猪苓汤。饮之水亦得也。

《金匮要略》：呕吐而病在膈上，后必思水者，急与猪苓散。饮之水亦得也。

《金匮要略》此处与《金匮玉函经》这种高度的吻合性，说明《金匮要略》的前身《金匮玉函要略方》成书时间晚于《金匮玉函经》，才能袭录《金匮玉函经》。《金匮要略》的原文内容，大多由沿承其前身《金匮玉函要略方》而来，所以其代表的是《金匮玉函经略方》。正因如此，我们从《金匮要略》现存的原文文字中，才可以窥探出《金匮玉函要略方》的初貌。

《伤寒论》在《金匮要略》（《金匮玉函要略方》包含在内）的基础上，此方治证略有充义："呕吐病在膈上，后必思水者，急与之。思水，与猪苓散方。"其方后的煎服法，《伤寒论》明显增义不少。

《金匮要略》：右三味，杵为散，饮服方寸匕，日三服。

《伤寒论》：右三味，各等份，捣筛，饮汁和服方寸匕，日三服。欲饮水者，极与之。本虚，与水则哕，攻其热亦哕。

由此可获知《伤寒论》的成书时间，当在《金匮玉函要略方》之后。否则不会在《金匮玉函要略方》的基础上，进行充义补充内容。

第三节 《金匮要略》成书于公元 1066 年

《金匮要略》的前身是《金匮玉函要略方》，但《金匮要略》和《金匮玉函要略方》已经不能视为同一本书了。与《金匮玉函要略方》相较，《金匮要略》不但改变了书名，更重要的是宋代林亿等人对《金匮玉函要略方》进行了大幅度的再编、辑佚、校正、扩充等，使其内容发生了明显变化。以《金匮要略·妇人杂病篇》之红蓝花酒为例，此方显然不是《金匮玉函要略方》原书之方，而是宋人加入补充之方。

红蓝花即红花。红蓝花是一种记载较晚的药物。李时珍认为首载于宋代《开宝本草》（973）。李时珍："宋太祖开宝六年，命尚药奉御刘翰道士马志等九人，取唐《蜀本草》详校，仍取陈藏器

《拾遗》诸书相参，刊正别名，增药一百三十三种。"《开宝本草》所依底本为韩保昇之《蜀本草》（935—960），其年相差无几。另据《证类本草·卷九·草部·中品之下》红蓝花条云："《唐本》注云：治口噤不语，血结，产后诸疾。堪染红。"由此知红蓝花最早之使用，当在唐代末期，加之《脉经》不载此方名，更能说明此方为林亿等人在校撰《金匮要略》时所加之方。

前面讨论过，《金匮玉函要略方》的成书时间约为公元715年左右，北宋初年翰林院学士王洙在公元1034年发现了《金匮玉函要略方》。林亿等在《金匮要略方论·序》中说："国家诏儒臣校正医书，臣奇先校定《伤寒论》，次校定《金匮玉函经》，今又校成此书（指《金匮玉函要略方》）。"由此知林亿、孙奇等人校定完《伤寒论》和《金匮玉函经》后，紧接着就依据王洙的传本而校撰成了《金匮要略》一书。

据宋本《伤寒论》国子监之牒文，林亿等于北宋治平二年二月四日校毕《伤寒论》并雕印。治平二年，即公元1065年。再据明代吴迁抄本《金匮要略》中之国子监之牒文，《金匮要略》的刊行勒命为北宋治平三年三月十九日，即公元1066年。也就是说，《金匮要略》的成书时间是公元1066年。

《金匮要略》中的附方

《金匮要略》诸篇末之附方，是林亿等在《金匮玉函要略方》的基础上，增添的主要内容。林亿等在《金匮要略方论·序》中说："又采散在诸家之方，于逐篇之末，以广其法。"

1.《金匮要略·疟病脉证并治第四》

牡蛎汤

附：《外台秘要方》

牡蛎汤，治牡疟。

牡蛎汤方

牡蛎四两，熬　麻黄去节，四两　甘草二两　蜀漆三两

右四味，以水八升，先煮蜀漆、麻黄，去上沫，得六升，内诸药，煮取二升，温服一升。若吐，则勿更服。

《外台秘要·卷五》引《伤寒论》有此方。

《外台秘要·卷五》

仲景《伤寒论》，牝疟，多寒者名牝疟。牡蛎汤主之方。

牡蛎汤方

牡蛎四两，熬　麻黄四两，去节　甘草三两，炙　蜀漆三两，若无，用常山代之。

右四味，切，以水先洗蜀漆三遍，去腥，以水八升，煮蜀漆及麻黄，去沫，取六升，内二味，更煎取二升，去滓，温服一升。即吐，勿更服，则愈。忌海藻、菘菜。

《备急千金要方》中已有此方。

《备急千金要方·卷十》

牡蛎汤

牡疟者，多寒。牡蛎汤主之方。

牡蛎汤方

牡蛎　麻黄各四两　蜀漆三两，无，以恒山代之　甘草二两

右四味，先洗蜀漆三过。去腥，㕮咀，以水八升，煮蜀漆、麻黄得六升，去沫，乃内余药，煮取二升，饮一升，即吐出，勿复饮之。

《外台秘要》明文标示此方引自《伤寒论》，林亿等收录此方时却只提《外台秘要》而只字不提《伤寒论》，不知是何缘故。《备急千金要方》中，已有此方，且《伤寒论》此方之治证，方剂组成，煎服法又多同《备急千金要方》。《金匮玉函要略方》成书于《备急千金要方》和《伤寒论》之间，即《备急千金要方》之后，《伤寒论》之前。且《备急千金要方·卷十·温疟第六》牡蛎汤与蜀漆散二方，紧密相连，今《金匮要略·疟病篇》有蜀漆散而无牡蛎汤，疑《金匮玉函要略方》原本或有牡蛎汤方。

2. 柴胡去半夏加栝楼汤

治疟病发渴者，亦治劳疟。

柴胡去半夏加栝楼汤方

柴胡八两　人参　黄芩　甘草各三两　栝楼根四两　生姜二两　大枣十二枚

右七味，以水一斗二升，煮取六升，去滓，再煎服三升，温服一升，日二服。

吴迁本《金匮要略·疟病脉证并治第四·附方》

小柴胡去半夏加栝楼汤

疟病发渴者，与小柴胡去半夏加栝楼汤。

小柴胡去半夏加栝楼汤方

柴胡八两　人参　黄芩　甘草炙，各三两　栝楼根四两　生姜二两，切　大枣十二枚，擘

右七味，㕮咀，以水一斗二升，煮取六升，去滓，再煎取三升，温服一升，日三。注：见《外台》《经心录》治劳疟。

《备急千金要方·卷十》

小柴胡去半夏加栝楼根汤

疟而发渴者，与小柴胡去半夏加栝楼根汤方。

小柴胡去半夏加栝楼根汤方

柴胡八两　黄芩　人参　甘草　生姜各三两　大枣十二枚　栝楼根四两

右七味，㕮咀，以水一斗二升，煮取六升，去滓，更煎取三升，温服一升，日三。

《外台秘要·卷五》引《伤寒论》

小柴胡去半夏加栝楼汤

疟发渴者，与小柴胡去半夏加栝楼汤。

小柴胡去半夏加栝楼汤方

柴胡八两　黄芩三两　人参三两　大枣十二枚，擘　甘草三两，炙　生姜三两　栝楼根四两

右七味，切，以水一斗二升，煮取六升，去滓，更煎服三升，温服一升，日三。忌海藻、菘菜。注：《经心录》疗劳疟。

此方《备急千金要方》名"小柴胡去半夏加栝楼根汤"；吴迁本《金匮要略》《伤寒论》名"小柴胡去半夏加栝楼汤"。

3. 柴胡桂姜汤

治疟寒多，微有热，或但寒不热。

柴胡桂姜汤方

柴胡半斤　桂枝三两，去皮　干姜二两　栝楼根四两　黄芩三两　牡蛎三两，熬　甘草二两，炙

右七味，以水一斗二升，煮取六升，去滓再煎取三升，温服一升，日三服。初服微烦，复服汗出便愈。

吴迁本《金匮要略》附方

柴胡桂姜汤

此方治寒多微有热，或但寒不热，服一剂如神，故录之。

柴胡桂姜汤方

柴胡八两　桂枝三两，去皮　黄芩三两　栝楼根四两　牡蛎熬　甘草炙　干姜各二两

右七味，㕮咀，以水一斗二升，煮取六升，去滓，再煎取三升，温服一升，日三。初服微烦，汗出愈。注：出《伤寒论》。

《千金翼方·卷九》

柴胡桂枝干姜汤

伤寒五六日，其人已发汗，而复下之，胸胁满，微结，小便不利，渴而不呕，但头汗出，往来寒热而烦。此为未解，柴胡桂枝干姜汤主之方。

柴胡桂枝干姜汤方

柴胡八两　桂枝三两　干姜二两　栝楼根四两　黄芩三两　牡蛎二两，熬　甘草二两，炙

右七味，以水一斗二升，煮取六升，去滓，更煎，温服一升，日二服。初服微烦，汗出愈。

《外台秘要·卷二》引《伤寒论》

小柴胡桂姜汤

伤寒六七日，已发汗而复下之，胸胁满结，小便不利，渴而不呕，但头汗出，往来寒热，心烦者，此未解也。属小柴胡桂姜汤主之方。

小柴胡桂姜汤方

柴胡半斤　桂心三两　黄芩三两　牡蛎二两，熬　甘草二两，炙　栝楼根四两　干姜二两

右七味，切，以水一斗二升，煮取六升，去滓，更煎取三升，温服一升，日三。初一服微烦，后汗出便愈。忌生葱、海藻、菘菜。

《千金翼方》此方之"更煎，温服一升，日二服"，《伤寒论》作"更煎取三升，温服一升，日三"。此种在《千金翼方》基础上所做的明显充义及服法变更，说明《伤寒论》成书时间晚于《千金翼方》。《伤寒论》之"初一服微烦，后汗出便愈"，同样可佐证其成书时间晚于《千金翼方》。

4.《金匮要略·中风历节病脉证并治第五》附方

《古今录验》续命汤

治中风痱，身体不能自收，口不能言，冒昧不知痛处，或拘急不得转侧。注：与大续命同，并治妇人产后去血者及老人小儿。

《古今录验》续命汤方

麻黄　桂枝　当归　人参　石膏　干姜　甘草各三两　芎藭一两　杏仁四十枚

右九味，以水一斗，煮取四升，温服一升，当小汗，薄覆脊，凭几坐，汗出则愈。不汗更服。无所禁，勿当风，并治但伏不得卧，咳逆上气，面目浮肿。

《外台秘要·卷十四》引《古今录验方》

续命汤

治中风痱，身体不能自收，口不能言，冒昧不知人，不知痛处。或拘急不得转侧。姚云：与大续命同，兼疗产妇大去血者，及老人、小儿方。

续命汤方

甘草炙　桂心　当归　人参　石膏碎，绵裹　干姜各二两　麻黄三两，去节　芎藭一两　杏人

四十枚，去皮尖，两人

右九味，㕮咀，以水一斗，煮取四升，服一升，当小汗，薄覆脊，凭几坐，汗出则愈。不愈更服。无所禁。勿当风，并疗但伏不得卧，咳逆上气，面目洪肿。忌海藻、菘菜、生葱。《范汪方》主病及用水升数，煮取多少并同。汪云，是仲景方，本欠两味。

西州续命汤

《古今录验》西州续命汤，疗中风痱，身体不自收，口不能语，冒昧不识人，不知痛处，但拘急，中外皆痛，不得转侧，悉主之方。

西州续命汤方

麻黄六两，去节　石膏四两，碎，绵裹　桂心　当归　甘草炙，各二两　芎藭　干姜　黄芩各一两　杏人四十枚，去皮尖，两人

右九味切，以水一斗九升，先煮麻黄再沸，吹去沫，后下诸药，煮取四升。初服一升，稍能自觉者，勿熟眠也，可卧厚覆，小小汗出已。渐渐减衣裳，勿复大覆，不可复服。差。前服不汗者，更服一升，汗出即愈。汗后稍稍五合一服，饮食如常。唯忌生葱、海藻、菘菜。注：《深师》《胡洽》《集验》《文仲》《肘后》《千金》同。

《备急千金要方·卷八》

西州续命汤

治中风痱，注：一作入脏，身体不知自收，口不能言语，冒昧不识人，拘急，背痛不得转侧方。

西州续命汤方

麻黄六两　石膏四两　桂心二两　甘草　芎藭　干姜　黄芩　当归各一两　杏人三十枚

右九味，㕮咀，以水一斗二升，煮麻黄再沸，掠去上沫，后下诸药，煮取四升，初服一升。犹能自觉者，勿熟眠也。可卧，厚覆小小汗出已。渐减衣，勿复大覆，可眠矣。前服不汗者，后服一升。汗后稍稍五合一服，安稳乃服，勿顿服也。汗出则愈，勿复服。饮食如常，无禁忌。勿见风。并治上气咳逆。若面目肿大，但得眠，服之大善。凡服此汤不下者，人口嘘其背，汤则下过矣。病人先患冷汗者，不可服此汤。虚羸人，但当稍与五合为佳。有辄行此汤与产妇及羸人，喜有死者。皆为顿服三升，伤多且汤浊不清故也。但清澄而稍稍服。微取汗者，皆无害也。注：《胡洽方》《古今录验》名大续命汤。

由上知此方是一首古老的方剂。《肘后方》《深师方》《范汪方》《集验方》《古今录验方》《备急千金要方》《张文仲方》等，均有收载。

5. 《千金》三黄汤

治中风手足拘急，百节疼痛，烦热心乱，恶寒，经日不欲饮食。

《千金》三黄汤方

麻黄五分　独活四分　细辛二分　黄芪二分　黄芩三分

右五味，以水六升，煮取二升，分温三服。一服小汗，二服大汗。心热加大黄二分；腹满加枳实一枚；气逆加人参三分；悸加牡蛎三分；渴加栝楼根三分；先有寒，加附子一枚。

《备急千金要方·卷八》

仲景三黄汤

治中风，手足拘挛，百节疼痛，烦热心乱，恶寒，经日不欲饮食，仲景三黄汤方。

仲景三黄汤方

麻黄三十铢　黄芪十二铢　黄芩十八铢　独活一两　细辛十二铢

右五味，㕮咀，以水五升，煮取二升，分二服。一服小汗，两服大汗。心中热，加大黄半两；胀满，加枳实六铢；气逆，加人参十八铢；心悸，加牡蛎十八铢；渴，加栝楼十八铢；先有寒，加八角附子一枚。此方秘不传。

《备急千金要方》此方名"仲景三黄汤"，指署名张仲景的方书，与《伤寒论》一书无涉。林亿等收录此方于《金匮要略》附方中，不名张仲景之方而直名为《千金》之方，恐怕也意识到了这一点。

6.《近效方》术附汤

治风虚，头重眩苦极，不知食味，暖肌补中，益精气。

《近效方》术附汤方

白术二两　附子一枚半，炮，去皮　甘草一两，炙

右三味，锉，每服五钱匕，姜五片，枣一枚，水盏半，煎七分，去滓温服。

吴迁本《金匮要略》认为此术附汤即《金匮要略·痉湿暍病篇》之白术附子汤。该方治证为伤寒八九日，风湿相搏，身体疼烦，不能自转侧，不呕不渴，脉浮虚而涩，大便坚，小便自利。

该方的组方为：白术二两；附子一枚半，炮，去皮；甘草一两，炙；生姜一两半，切；大枣六枚。由此知《金匮要略》的前身《金匮玉函要略方》本有此方。林亿等引《近效方》术附汤又附于此篇之末。《近效方》之术附汤，无生姜、大枣。

《外台秘要》引《近效方》

白术附子汤

《近效》白术附子汤，疗风虚头重眩，苦极，不知食味，暖肌，补中益精气，又治风湿相搏，骨节疼痛，不得屈伸，近之则痛，剧，汗出短气，小便不利，恶风，不欲去衣，身体微肿者方。

白术附子汤方

白术三两　附子二枚，炮　甘草二两，炙　桂心四两

右四味，切，以水六升，煮取三升，分为三服，日三。初服得微汗，即解。能食，复烦者，将服五合以上愈。忌海藻、菘菜、猪肉、生葱、桃、李、雀肉等。注：此本仲景《伤寒论》方。

《外台秘要》所引《近效方》白术附子汤，与林亿附方之《近效方》术附汤，又有不同。前者增桂心四两为四味药组成，白术用量为三两，附子用量为二枚，甘草用量为二两。据《外台秘要》注，《伤寒论》载有此方。

《千金翼方·卷九》

术附子汤

伤寒八九日，风湿相搏，身体疼烦，不能自转侧，不呕不渴，下已，脉浮而紧，桂枝附子汤主之；若其人大便坚，小便自利，术附子汤主之。桂枝附子汤方：桂枝四两，附子三枚，炮，生姜三两，切，大枣十二枚，擘，甘草二两，炙。右五味，以水六升，煮取二升，去滓，分温三服。

术附子汤方

于前方中去桂，加白术四两即是。一服觉身痹，半日许复服之尽。其人如冒状勿怪，即是附子，术并走皮中逐水气，未得除，故使之耳。法当加桂四两，以大便坚，小便自利，故不加桂也。

《金匮玉函经·卷八》

术附子汤方

白术四两　附子三枚，炮　甘草三两，炙　生姜二两　大枣十五枚

右五味，以水六升，煮取二升，去滓，分温三服。一服觉身痹，半日许，再服，如冒状。勿怪也。即是附子与术，并走皮中逐水气未得除，故使之耳。法当加桂四两，其人大便坚，小便自利，故不加桂也。

《金匮要略·痉湿暍病篇》此方亦为桂枝附子汤去桂加白术，加之上述引证资料，则《金匮要略》的前身《金匮玉函要略方》，此方中当无桂枝。林亿等之附方《近效方》术附汤无桂枝亦有所据。

7. 《崔氏》八味丸

治脚气上入，少腹不仁。

干地黄八两　山茱萸　薯蓣各四两　泽泻　茯苓　牡丹皮各三两　桂枝　附子炮，各一两

右八味，末之，炼蜜和丸，梧子大，酒下十五丸，日再服。

《外台秘要·卷十八》引《崔氏方》

张仲景八味丸

若脚气上入少腹，少腹不仁，即服张仲景八味丸方。

张仲景八味丸方

干地黄八两　泽泻四两　附子二两，炮　薯蓣四两　茯苓三两　桂心三两　牡丹三两，去心　山茱萸五两

右八味，捣筛，蜜和为丸如梧子，酒服二十丸，渐加至三十丸。仍灸三里、绝骨。若脚数转筋，灸承山；若脚胫内稍不仁，灸三阴交。忌猪肉、冷水、生葱、醋物、芜荑。

《备急千金要方·卷十九》

八味肾气丸

治虚劳不足，大渴欲饮水，腰痛，小腹拘急，小便不利方。

八味肾气丸方

干地黄八两　山茱萸　署蓣各四两　泽泻　牡丹皮　茯苓各三两　桂心　附子各三两

右末之，蜜丸如梧子，酒下十五丸，日三。加至二十五丸。注：仲景云：常服去附子，加五味子；姚公云：加五味子三两，苁蓉四两；张文仲云：五味子、苁蓉各四两；《肘后方》云：地黄四两，附子、泽泻各一两，余各二两。

此方即《金匮要略·妇人杂病篇》载录之"肾气丸"，后世俗称"《金匮》肾气丸"。肾气丸是一首古老的经典方剂，始源于晋代葛洪的《肘后备急方》。其后，由于冠名张仲景的方书不断问世，且收录了此方，于是被误以为是张仲景所创之方，《崔氏方》此方名"张仲景八味丸"，就是其例之一。《千金翼方·卷十五》亦名"张仲景八味肾气丸"。此方《金匮要略》的前身《金匮玉函要略方》有收载。其他如《范汪方》《深师方》《小品方》《古今录验方》《必效方》《张文仲方》《近效方》等多种方书，均有收载。

《肘后备急方·卷四》，此方本名"建中肾沥丸"，既是张仲景之方，葛洪为什么视而不见，不名肾气丸或提及张仲景呢？《肘后备急方》此方后之"此是张仲景八味肾气丸"句，是陶弘景校撰此书时之语。是公元 500 年左右，已存世有冠名张仲景的方书，陶弘景称之为"《张仲景诸要方》"。公元 500 年左右之陶弘景，已经开始叫"张仲景八味肾气丸"了。

8. 《千金方》越婢加术汤

治肉极，热则身体津脱，腠理开，汗大泄厉风气，下焦脚弱。

《千金方》越婢加术汤方

麻黄六两　石膏半斤　生姜三两　甘草二两　白术四两　大枣十五枚

右六味，以水六升，先煮麻黄，去上沫，内诸药，煮取三升，分温三服。恶风，加附子一枚，炮。

《备急千金要方·卷十五·上》

治肉极，热则身体津液脱，腠理开，汗大泄，厉风气，下焦脚弱，越婢汤方。出第七卷中。

《备急千金要方·卷七》

越婢汤

越婢汤治风痹脚弱方。

越婢汤方

麻黄六两　石膏半斤　白术四两　大附子一枚　生姜三两　甘草二两　大枣十五枚

右七味，㕮咀，以水七升，先煮麻黄再沸，掠去沫，入诸药，煮取三升，分三服。覆取汗。注：《胡洽方》只五味。恶风者加附子一枚，多痰水者加白术四两。

《金匮要略·水气病篇》已载有"越婢加术汤"，《外台秘要·卷二十》引《古今录验方》此方方后注云："范汪同。""本出仲景《伤寒论》。"是《范汪方》《金匮玉函要略方》《伤寒论》均载有此方。《备急千金要方》此方治证与林亿所引同，唯方用越婢汤而不加术，注云胡洽此方之加减法中痰多加白术四两。

9. 《金匮要略·血痹虚劳病脉证并治第六》附方

《千金翼》炙甘草汤，一云复脉汤

治虚劳不足，汗出而闷，脉结悸，行动如常，不出百日。危急者，十一日死。

《千金翼》炙甘草汤方

甘草四两，炙　桂枝　生姜各三两　麦门冬半斤　麻仁半斤　人参　阿胶各二两　大枣三十枚　生地黄一斤

右九味，以酒七升，水八升，先煮八味，取三升，去滓，内胶消尽，温服一升，日三服。

《千金翼方·卷十五》

复脉汤

主虚劳不足，汗出而闷，脉结心悸，行动如常，不出百日。危急者，二十一日死方。

复脉汤方

生地黄一斤，细切　生姜三两，切　麦门冬去心　麻子仁各三两　阿胶三两，炙　大枣三十枚，擘　人参　桂心各二两　甘草四两，炙

右九味，㕮咀，以水一斗，煮取六升，去滓，分六服，日三夜三。若脉未复，隔日又服一剂。力弱者，二日一剂，乃至五剂，十剂，以脉复为度。宜取汗，越公杨素因患失脉，七日服五剂而复。注：仲景名炙甘草汤。一方以酒七升，水八升，煮取三升。见伤寒中。

《千金翼方·卷九》

炙甘草汤

伤寒脉结代，心动悸，炙甘草汤主之方。

炙甘草汤方

甘草四两，炙　桂枝　生姜各三两，切　麦门冬去心，半升　麻子仁半升，人参　阿胶各二两　大枣三十枚，擘　生地黄一斤，切

右九味，以清酒七升，水八升，煮取三升，去滓，内胶烊尽，温服一升，日三服。

《外台秘要·卷十》引《伤寒论》

炙甘草汤

疗肺痿，涎唾多，心中温温液液者，炙甘草汤方。

炙甘草汤方

甘草四两，炙　生姜三两，去皮　人参二两　地黄一斤　阿胶三两，炙　大麻子人半升　大枣四十枚　麦门冬半斤，去心　桂心二两

右九味，切，以美酒七升，水八升，相和，先煮八味取四升，绞去滓，内胶，上微火烊销，温服七合，日三夜一。

《千金翼方》麦门冬半升，《伤寒论》作"半斤"；"大枣三十枚"，变作"四十枚"；麻子仁，作"大麻子仁"；"清酒"作"美酒"等，可佐证其成书时间在《千金翼方》之后。

10. 《肘后》獭肝散

治冷劳，又主鬼疰一门相染。

獭肝散方

獭肝一具

炙干，末之，水服方寸匕，日三服。

《肘后备急方·卷一·治尸注鬼注方第七》

尸注鬼注病者，葛云，即是五尸之中尸注。又挟诸鬼邪为害也。其病变动乃有三十六种至九十九种，大略使人寒热，淋沥，悗悗默默，不的知其所苦，而无处不恶，累年积月，渐就顿滞，以至于死。死后复传之旁人，乃至灭门。觉之此候者，便宜急治之方。

又方獭肝一具

阴干，捣末，水服方寸匕，日三。一具未差，更作。姚云，神良。

《备急千金要方·卷十七》

尸疰鬼疰者，即五尸之中尸疰。又挟诸鬼邪为害者也。其变动乃有三十六种至九十九中，大略令人寒热淋沥，沉沉嘿嘿，不的知其所苦，而无处不恶，累年积月，渐就顿滞，以至于死。死后复注易旁人，乃至灭门。觉如此候者，宜急疗之方。

獭肝一具

阴干，治下筛，水服方寸匕，日三。如一具不差，更作。

《外台秘要·卷十二》引《备急方》

《备急》疗尸疰鬼疰者，葛氏云，即是五尸之中尸疰，又挟诸鬼邪为害也。其病变动，乃有三十六种至九十九种。大略令人寒热，沈沈嘿嘿，不的知所苦，而无处不恶，累年积月，渐沈顿滞，以至于死。死后复注易旁人，乃至灭门。觉如此候者，宜急疗之方。

獭肝一具

右一味，阴干，捣末，水服一方寸匕，日三。如一具不差，更作。姚氏云，神良。注：《肘后》《崔氏》《千金》同。

林亿引此方之"炙干"，《肘后备急方》《备急千金要方》《备急方》等，均作"阴干"。

11.《金匮要略·肺痿肺痈咳嗽上气病脉证治第七》附方

《千金》甘草汤

治肺痿涎唾多，出血，心中温温液液。

甘草二两

右一味，以水三升，煮减半，分温三服。

吴迁本《金匮要略·肺痿肺痈咳嗽上气病脉证并治第七》附方

甘草汤

肺痿涎唾多，心中温温液液者。

甘草汤方

甘草炙，二两

右一味，㕮咀，以水三升，煮取一升半，去滓，分温三服。注：见《千金》。

《备急千金要方·卷十七》

甘草汤

治肺痿涎唾多，出血，心中温温液液，甘草汤方。注：《千金翼》名温液汤。

甘草汤方

甘草二两

㕮咀，以水三升，煮取一升半，去滓，分三服。

《肘后备急方·卷三·治卒上气咳嗽方第二十三》

治肺痿，咳嗽吐涎沫，心中温温，咽燥而不渴者。

甘草二两

以水三升，煮取一升半，分再服。

林亿等所引此方，始源于《肘后备急方》。

12.《千金》生姜甘草汤

治肺痿咳唾涎沫不止，咽燥而渴。

《千金》生姜甘草汤方

生姜五两　人参三两　甘草四两　大枣十五枚

右四味，以水七升，煮取三升，分温三服。

《备急千金要方·卷十七》

生姜甘草汤

治肺痿咳唾涎沫不止，咽燥而渴，生姜甘草汤方。

生姜甘草汤方

生姜五两　甘草四两　人参三两　大枣十二枚

右四味，㕮咀，以水七升，煮取三升，去滓，分三服。

《肘后备急方·卷三·治卒上气咳嗽方第二十三》

治肺痿咳嗽吐涎沫，心中温温，咽燥而不渴者。

生姜五两　人参二两　甘草二两　大枣十二枚

水三升，煮取一升半，分为再服。

《集验方·卷四》

治肺痿，咳唾涎沫不止，咽燥而渴方。

生姜五两　人参三两　甘草二两，炙　大枣十二枚

右四味，切，以水五升，煮取一升半，分再服。

《外台秘要·卷十》引《集验方》

《集验》疗肺痿咳唾涎沫不止，咽燥而渴方。注：一云不渴。

生姜五两　人参二两　甘草二两，炙　大枣十二枚，擘

右四味，切，以水五升，煮取一升半，分再服。忌海藻、菘菜。注：仲景《伤寒论》《备急》《范汪》《千金》《经心录》同。

《医心方·卷十三》引《集验方》

《集验方》治肺痿咳吐涎沫不止，咽燥而不渴方。

生姜五两　人参三两　甘草四两　大枣十五枚，擘

凡四物，以水七升，煮取三升，分三服。注：今按《千金方》，甘草三两，大枣十枚。

此方治证之"咽燥而渴"，《医心方》引《集验方》作"咽燥而不渴"，《外台秘要》注亦云"一云不渴"。《肘后备急方》作"咽燥而不渴"，是此方始源于《肘后备急方》，本作"不渴"，后误为"渴"。

大枣用量，《肘后备急方》《集验方》《备急千金要方》均作"十二枚"。

13. 《千金》桂枝去芍药加皂荚汤

治肺痿吐涎沫

《千金》桂枝去芍药加皂荚汤方

桂枝　生姜各三两　甘草二两　大枣十枚　皂荚一枚，去皮子，炙焦

右五味，以水七升，微火煮取三升，分温三服。

吴迁本《金匮要略·肺痿肺痈咳嗽上气病脉证并治第七》附方

桂枝去芍药加皂荚汤

肺痿吐涎沫，桂枝去芍药加皂荚汤方主之。

桂枝去芍药加皂荚汤方

桂枝三两，去皮　生姜三两，切　甘草二两，炙　大枣十二枚，擘　皂荚一枚，去皮子，炙焦

右五味，㕮咀，以水七升，微微火煮取三升，去滓，分温三服。

《备急千金要方·卷十七》

桂枝去芍药加皂荚汤

治肺痿吐涎沫不止，桂枝去芍药加皂荚汤方。

桂枝去芍药加皂荚汤方

桂枝　生姜各三两　甘草二两　皂荚一挺　大枣十二枚

右五味，㕮咀，以水七升，煮取三升，去滓，分三服。

大枣，《备急千金要方》、吴迁本《金匮要略》均作"十二枚"，当从。皂荚用量，《备急千金要方》作"一挺"，后被《金匮要略》易为"一枚"。

14. 《外台》桔梗白散

治咳而胸满，振寒，脉数，咽干不渴，时出浊唾腥臭，久久吐脓如米粥者，为肺痈。

《外台》桔梗白散方

桔梗　贝母各三分　巴豆一分，去皮，熬，研如脂

右三味，为散，强人饮服半钱匕，羸者减之。病在膈上者吐脓血，膈下者泻出。若下多不止，

饮冷水一杯则定。

《外台秘要·卷十》引《伤寒论》

桔梗白散

仲景《伤寒论》，咳，胸中满而振寒，脉数，咽干不渴，时出浊唾腥臭，久久吐脓如粳米粥者，肺痈也。桔梗白散主之方。

桔梗白散方

桔梗三分　贝母三分　巴豆一分，去皮心，熬，研作脂

右三味，捣筛，强人饮服半钱匕，羸人减之。若病在膈上者必吐，膈下者必利。若利不止者，饮冷水一杯则定。忌猪肉、芦笋等。注：出第十八卷中。

《外台秘要·卷六》引《伤寒论》

白散

寒实结胸，无热证者，与三物小陷胸汤，方如前法。白散亦可服。

白散方

桔梗三分　贝母三分　巴豆一分，去心及皮，熬令黑赤，别研如脂

右三味，捣筛，更于白内捣之，以白饮和服，强人半钱匕，羸人减之。病在膈上则吐，在膈下则利。利不止，饮冷粥一杯止。忌猪肉、芦笋等。注：《千金翼》同。

《千金翼方·卷九》

三物小白散

寒实结胸，无热证者，与三物小白散方。

三物小白散方

桔梗十八铢　巴豆六铢，去皮心，熬赤黑，研如脂　贝母十八铢

右三味，捣为散，内巴豆，更于白中治之。白饮和服。强人半钱匕，羸者减之。病在上则吐，在下则利。不利，进热粥一杯；利不止，进冷粥一杯，一云冷水一杯。

此方《外台秘要》云引自《伤寒论》，一名桔梗白散，一名白散。《千金翼方》已有此方，名三物小白散。

15.《千金》苇茎汤

治咳有微热，烦满，胸中甲错，是为肺痈。

《千金》苇茎汤方

苇茎二升　薏苡仁半升　桃仁五十枚　瓜瓣半升

右四升，以水一升，先煮苇茎得五升，去滓，内诸药，煮取二升，服一升，再服。当吐如脓。

《备急千金要方·卷十七》

治咳，有微热，烦满，胸心甲错，是为肺痈。

苇茎切，二升，以水二斗，煮取五升，去滓　薏苡人半升　瓜瓣半升　桃人二十枚

右四味，㕮咀，内苇汁中煮取二升，服一升，当有所见吐脓血。

《外台秘要·卷十》引《古今录验方》

苇茎汤

疗肺痈，苇茎汤方。

苇茎汤方

剉苇一升　薏苡人半升　桃仁五十枚，去皮尖，两人者　瓜瓣半升

右四味，㕮咀，以水一斗，先煮苇令得五升，去滓，悉内诸药，煮取二升，分再服。当吐如脓。注：仲景《伤寒论》云，苇叶切，二升。《千金》《范汪》同。《千金》云，苇茎二升，先以水二斗，煮五升。

据《外台秘要》注，林亿等引附此方，始源于《范汪方》。《备急千金要方》《伤寒论》等均有收载。

16. 《金匮要略·腹满寒疝宿食病脉证治第十》附方

《外台》乌头汤

治寒疝腹中绞痛，贼风入攻五脏，拘急不得转侧，发作有时，使人阴缩，手足厥逆。

《外台秘要·卷七》引《伤寒论》

抵当乌头桂枝汤

寒疝腹满逆冷，手足不仁。若一身尽痛，灸刺诸药所不能治者，抵当乌头桂枝汤主之方。

秋乌头实中大者十枚　白蜜二升，一方一斤　桂心四两

右三味，先以蜜微火煎乌头减半，去乌头，别一处。以水二升半，煮桂取一升，去滓，以桂汁和前蜜合煎之，得一升许。初服二合，不知更服。至三合，又不复知，更加至五合。其知，如醉状，得吐者，为中病也。忌猪肉、冷水、生葱等。注：《范汪》同。

《外台秘要·卷十四》引《千金方》

乌头汤

主寒疝，腹中绞痛，贼风入腹，攻五脏，拘急不得转侧，叫呼，发作有时，使人阴缩，手足厥逆方。

乌头汤方

乌头十五枚，炮　芍药四两　甘草二两，炙　大枣十枚，擘　生姜一斤　桂心六两

右六味，切，以水七升，煮五味取三升，去滓，别取乌头去皮，四破，蜜二升，微火煎，令减五六合，内汤中二三沸，去滓，服一合，日三。间食。强人三合，以如醉状为知。不知，渐增。忌海藻、菘菜、猪肉、冷水、生葱。注：《深师》同。

《备急千金要方·卷十六》

乌头桂枝汤

主大寒疝，腹中痛，逆冷，手足不仁，若一身尽痛，灸刺诸药不能治方。

秋干乌头实中者五枚，除去角　白蜜一斤

右二味，以蜜煎乌头减半，去滓，以桂枝汤五合解之，令得一升许。初服二合，不知，更进三合。复不知，加至五合。其知者，如醉状，得吐者，为中病也。其桂枝汤方在伤寒中。注：《外台方》云：以水二升半，煮桂取一升，以桂汁和蜜煎合煎之，得一升许服。又云：《范汪方》云，以桂枝汤和前乌头煎服。

《医心方·卷六》引《小品方》

桂枝汤加乌头汤

《小品方》治寒疝心腹痛方。夫寒疝腹中痛，逆冷，手足不仁，若一身疼痛，灸刺诸药所不治者，桂枝汤加乌头汤主之。

桂肉三两　生姜三两　甘草二两　芍药三两　大枣十二枚　乌头五枚，破之，以蜜一升，煎取五合，汤成纳之

凡六物，以水七升，煮取二升半，纳蜜煎，分服五合，日三。

《范汪方》《深师方》《小品方》《备急千金要方》《伤寒论》等均收载有此方。《范汪方》与《伤寒论》此方由乌头、白蜜、桂心三味药组成；《深师方》《小品方》此方由乌头、芍药、甘草、大枣、生姜、桂枝六味药组成；《备急千金要方》二方均有收载。

17.《外台》柴胡桂枝汤

治心腹卒中痛者

《外台》柴胡桂枝汤方

柴胡四两　黄芩　人参　芍药　桂枝　生姜各一两半　甘草一两　半夏二合半　大枣六枚

右九味，以水六升，煮取三升，温服一升，日三服。

《外台秘要·卷七》引《伤寒论》

柴胡桂枝汤

疗寒疝腹中痛者，柴胡桂枝汤方。

柴胡桂枝汤方

柴胡四两　大枣六枚　黄芩一两半　人参一两半　甘草一两，炙　半夏二合半　桂心　生姜各一两半　芍药一两半

右九味，以水八升，煮取三升，去滓，温服一升，日三服。又云：人参汤作如桂枝法，加半夏、柴胡、黄芩，复如柴胡汤法。今着人参作半剂。忌海藻、菘菜、羊肉、饧、生葱。

《千金翼方·卷九》

柴胡桂枝汤

伤寒六七日，发热，微恶寒，支节烦疼，微呕，心下支结，外证未去者，宜柴胡桂枝汤。

发汗过多，亡阳狂语者，不可下，以为可与柴胡桂枝汤。和其荣卫，以通津液，后自愈方。

柴胡桂枝汤方

柴胡四两　黄芩　人参　生姜切　桂枝　芍药各一两半　半夏二合半，洗　甘草一两，炙　大枣六枚，擘

右九味，以水六升，煮取二升，去滓，温服一升。本云人参汤，作如桂枝法，加柴胡、黄芩，复如柴胡法。今用人参作半剂。

《金匮玉函经·卷三》

柴胡桂枝汤

伤寒六七日，发热微恶寒，肢节烦疼，微呕，心下支结，外证未去者，柴胡桂枝汤主之。

《金匮玉函经·卷六》

发汗多，亡阳狂语者，不可下，可与柴胡桂枝汤，和其营卫，以通津液，后自愈。

柴胡桂枝汤方

柴胡四两　黄芩　人参各一两半　半夏二合半　甘草一两，炙　桂枝　芍药　生姜各一两半　大枣六枚

右九味，以水七升，煮取三升，去滓，温服一升。

比较方后之语，《伤寒论》显系在《千金翼方》的基础上略有变异。

18. 瓜蒂散

宿食在上脘，当吐之，宜瓜蒂散。

瓜蒂散方

瓜蒂一分，熬黄　赤小豆一分，煮

右二味，杵为散，以香豉七合煮取汁，和散一钱匕，温服之。不吐者，少加之。以快吐为度而止。亡血与虚家不可与之。

吴迁本《金匮要略·腹满寒疝宿食病脉证并治第十》附方

瓜蒂散

宿食在上管，当吐之，可与瓜蒂散。

瓜蒂散方

瓜蒂一分，熬黄　赤小豆一分，熬

右二味，杵为散，取一钱匕，以香豉一合，热汤七合煮取汁，和散，温服之。不吐者，少少加之，快吐乃止。亡血虚家，不可与之。

《外台秘要·卷一》引《范汪方》

瓜蒂散

疗伤寒及天行，瓜蒂散吐方。

瓜蒂散方

赤小豆一两　瓜蒂一两

右二味，捣作散，温汤合，服一钱匕。药下便卧。若吐，便宜急忍也。不吐者，取钱五匕散，二合汤和服之便吐矣。不吐，复稍增，以吐为度。吐出青黄如菜汁者五升以上为佳。若吐少病不除者，明日如前法复服之。可至再三，不令人虚也。药力过时不吐，服汤一升，助药力也。吐出便可食，无复余毒。若服药过多者，益饮冷水解之。

《外台秘要·卷一》引《张文仲方》

瓜蒂散

主伤寒胸中痞塞，宜吐之方。

瓜蒂散方

瓜蒂　赤小豆各一两

右二味，捣散，白汤服一钱匕，取得吐，去病，差，止。注：《备急》《经心录》《范汪》同。

《外台秘要·卷四》引《延年秘录方》

瓜蒂散

《延年秘录》疗急黄，心下坚硬，渴欲得水吃，气息喘粗，眼黄。但有一候相当，即须宜服此瓜蒂散吐则差方。

瓜蒂散方

瓜蒂二小合　赤小豆二合

右二味，捣筛为散。年大人煖浆水五小合，和散一服，满一方寸匕，一炊久，当吐，不吐，更服五分匕，水亦减之。若轻病，直吹鼻中，两黑豆粒大亦得，当鼻中黄水出即歇。并宜灸心压骨下一寸，名巨阙，灸五七炷以来，初小作炷，在后渐大，仍不得大如梧子。

《外台秘要·卷四》引《删繁方》

瓜蒂散

《删繁》疗天行毒热，通贯脏腑，沉鼓骨髓之间，或为黄疸、黑疸、赤疸、白疸、谷疸、马黄等疾。喘息须臾而绝。瓜蒂散方。

瓜蒂散方

瓜蒂二七枚　赤小豆二七枚　秫米二七枚

右三味，捣筛为散，取如大豆粒，吹于两鼻之中，甚良。不差。间日复服之。注：《千金》《范汪》《集验》同。

《外台秘要·卷四》引《救急方》

瓜蒂散

疗诸黄，暗黄，眼暗，及大角赤黑黄，先掷手足，内黄患渴，疸黄，眼赤黄，肾黄，小便不通，气急，心闷，五色黄。瓜蒂散方。

瓜蒂散方

丁香　瓜蒂　赤小豆各十枚

右三味，细捣筛，取暖水一鸡子许，和服。大神验。

《外台秘要·卷四》引《必效方》

瓜蒂散

疗诸黄，眼已黄亦差。瓜蒂散方。

瓜蒂散方

丁香一分　赤小豆一分　瓜蒂一分　一方加秫米一分

右三味，捣末，温水食前顿服使尽，则当利，并吐黄水。不差，更服。

《备急千金要方·卷九》

瓜蒂散

病如桂枝证，头不痛，项不强，寸脉微浮，胸中痞坚，气上撞咽，喉不得息者，此为胸有寒也。宜吐之，瓜蒂散方。

瓜蒂散方

瓜蒂　赤小豆各一两

右二味，治下筛，取一钱匕，香豉一合，熟汤七合，煮作稀粥，去滓，取汁和散，温，顿服之。不吐者，少少加，得使吐乃止。注：张文仲以白汤三合和服。

《备急千金要方·卷十》

治黄疸方

瓜蒂　赤小豆　秫米各二七枚

右三味，治下筛，病重者取如大豆二枚，内着鼻孔中，痛缩鼻，须臾当出黄汁。或从口中出汁升余则愈。病轻者如一豆。不差，间日复用。又，下里间以简子使人极吹鼻中，无不死。大慎之。注：《删繁》疗天行毒热，通贯脏腑，沉伏骨髓之间，或为黄疸、黑疸、赤疸、白疸、谷疸、马黄等病，喘息，须臾不绝。

《千金翼方·卷九》

瓜蒂散

病桂枝证，头项不强痛，脉微浮，胸中痞坚，气上冲候咽，不得息。此为胸有寒，当吐之，宜瓜蒂散方。

瓜蒂散方

瓜蒂熬　赤小豆各一分

右二味，捣为散，取半钱匕，豉一合，汤七合，渍之，须臾，去滓，内散汤中，和，顿服之。若不吐，稍加之。得快吐，止。诸亡血虚家，不可与瓜蒂散。

由上可知，瓜蒂散当时是一首普遍使用的方剂。据吴迁本《金匮要略》《千金翼方》等，"以香豉七合"之"七"字，当为"一"之误。

19.《外台》走马汤

治中恶，心痛腹胀，大便不通。

《外台》走马汤方

杏仁二枚　巴豆二枚，去皮心，熬

右二味，以绵缠，捶令碎，热汤二合，捻取白汁，饮之。当下。老小量之，通治飞尸、鬼击病。

《外台秘要·卷十三》引《备急方》

走马汤

《备急》，张仲景疗飞尸，走马汤方。

走马汤方

巴豆二枚，去心，皮　杏人两枚，去皮尖

右二物，绵缠，捶令极碎，投热汤二合，指捻取白汁便饮之，食顷当下。老小量服之。通疗鬼击病。忌野猪肉、芦笋。注：《文仲》同。

《外台秘要·卷七》引《张文仲方》

走马汤

《文仲》疗卒得诸疝，少腹及阴中相引绞痛，白汗出，欲死方：捣沙参，下筛，酒服方寸匕，立愈。若不差，服诸利丸下之。走马汤亦佳。此名寒疝，亦名阴疝。张仲景飞尸走马汤方。

走马汤方

巴豆二枚，去心，皮，熬　杏人一枚，去尖皮

右二味，取绵缠，捶令极碎，投热汤二合，捻取白汁服之。须臾差。未差，更一服。老小量之。通疗鬼击，有尸疰者，常蓄此药。用验。忌野猪肉、芦笋。注：《备急》同。

此方系《外台秘要》引《备急方》及《张文仲方》，二者并云为张仲景方。此指署名张仲景方书之方或方书中传载为张仲景方者，与《伤寒论》无涉。

20.《金匮要略·痰饮咳嗽病脉证并治第十二》附方

《外台》茯苓饮

治心胸中有停痰宿水，自吐出水后，心胸间虚，气满，不能食。消痰气，令能食。

《外台》茯苓饮方

茯苓　人参　白术各三两　枳实二两　橘皮二两半　生姜四两

右六味，水六升，煮取一升八合，分温三服。如人行八九里进之。

《外台秘要·卷八》引《延年秘录》

茯苓饮

《延年》茯苓饮，主心胸中有停痰宿水，自吐水出后，心胸间虚，气满，不能食。消痰气，令能食方。

茯苓饮方

茯苓三两　人参二两　白术三两　生姜四两　枳实二两，炙　橘皮一两半，切

右六味，切，以水六升，煮取一升八合，去滓，分温三服。如人行八九里进之。忌酢物、桃、李、雀肉等。注：仲景《伤寒论》同。

此方系《外台秘要》收录《延年秘录》之方。《伤寒论》亦收载有此方。

21. 桂苓五味甘草汤

青龙汤下已，多唾口燥，寸脉沉，尺脉微，手足厥逆，气从少腹上冲胸咽，手足痹，其面翕热如醉状，因复下流阴股，小便难，时复冒者，与茯苓桂枝五味甘草汤治其气冲。

桂苓五味甘草汤方

茯苓四两　桂枝四两，去皮　甘草炙，三两　五味子半升

右四味，以水八升，煮取三升，去滓，分温三服。

《辅行诀脏腑用药法要》

泻肾汤

救误用汗法，其人阳气素虚，致令阴气逆升，心中悸动不安，冒，汗出不止方。

泻肾汤方

茯苓　甘草　桂枝　生姜　五味子各三两

右方五味，以水七升，煮取三升，温分再服。

《备急千金要方·卷十八》

茯苓桂心甘草五味子汤

青龙汤下已，多唾口燥，寸脉沉，尺脉微，手足厥冷，气从少腹上冲胸咽，手足痹，其面翕热如醉状，因复下流阴股，小便难，时复冒者，与茯苓桂心甘草五味子汤治其气冲方。

茯苓桂心甘草五味子汤方

茯苓四两　桂心　甘草各三两　五味子半升

右四味，㕮咀，以水八升，煮取三升，去滓，分温三服。

《外台秘要·卷九》引《千金方》

茯苓桂心甘草五味子汤

青龙下已，多唾口燥，寸脉沉而尺脉微，手足厥逆，气从少腹上冲胸咽，手足痹，其面翕热如醉状，因复下流阴股，小便难，时复冒者，可与茯苓桂心甘草五味子等汤主之。治其气冲方。

茯苓桂心甘草五味子汤

茯苓四两　桂心一两　甘草三两，炙　五味子半升

右四味，切，以水八升，煮取三升，去滓，温分三服。忌海藻、菘菜、生葱。注：以《千金》校之，亦脱此方。今于《仲景方》录附之。

据《外台秘要》所引，此方源于《延年秘录》（400 年左右）。

22. 苓甘五味姜辛汤

冲气即低，而反更咳。胸满者，用桂苓五味甘草汤去桂，加干姜、细辛，以治其咳满。

苓甘五味姜辛汤方

茯苓四两　甘草三两　干姜三两　细辛三两　五味子半升

右五味，以水八升，煮取三升，去滓，温服半升，日三。

《备急千金要方·卷十八》

茯苓甘草五味子去桂加干姜细辛汤

冲气即低而反更咳，胸满者，用茯苓甘草五味子去桂加干姜细辛以治其咳满方。

茯苓甘草五味子去桂加干姜细辛汤方

茯苓四两　甘草　干姜　细辛各三两　五味子半升

右五味，㕮咀，以水八升，煮取三升，去滓，温服半升，日三。

《外台秘要·卷九》引《千金方》

茯苓甘草五味子去桂心加干姜细辛汤

冲气则低，而反更咳，胸满者，与茯苓甘草五味子去桂心加干姜细辛以治其咳满方。

茯苓甘草五味子去桂心加干姜细辛汤方

茯苓四两　甘草炙　干姜　细辛各三两　五味子半升

右五味，切，以水八升，煮取三升，去滓，温服一升，日三。忌海藻、菘菜、生菜、醋等物。

此方为《外台秘要》引录《备急千金要方》之方。

23. 苓甘五味加姜辛半夏杏仁汤

水去呕止，其人形肿者，加杏仁主之，其症应内麻黄，以其人遂痹，故不内之。若逆而内之者，必厥。所以然者，以其人血虚，麻黄发其阳故也。

苓甘五味加姜辛半夏杏仁汤方

茯苓四两　甘草三两　五味子半升　干姜三两　细辛三两　半夏半升　杏仁半升，去皮尖

右七味，以水一斗，煮取三升，去滓，温服半升，日三。

《备急千金要方·卷十八》

水去呕止，其人形肿者，应内麻黄，以其人遂痹，故不内麻黄，内杏人方。

杏人　半夏　五味子各半升　茯苓四两　细辛　干姜　甘草各三两

右七味，㕮咀，以水一斗，煮取三升，去滓，温服半升，日三。若逆而内麻黄者，其人必厥。所以然者，以其人血虚，麻黄发其阳故也。

《外台秘要·卷九》引《千金方》

水去呕则止，其人形肿，可内麻黄，以其人遂痹，故不内麻黄，乃内杏人也。若逆而内麻黄者，其人必厥。所以然者，以其人血虚，麻黄发其阳故也。

茯苓四两　干姜三两　细辛三两　五味子半升　半夏半升，洗　杏人半升，去尖皮，两人者　甘草三两，炙

右七味，切，以水一斗，煮取三升，去滓，温服一升，日三。忌海藻、菘菜、生菜、羊肉、饧、酢等。

此方源于《备急千金要方》，林亿等转引自《外台秘要》。

24. 苓甘五味加姜辛半杏大黄汤

若面热如醉，此为胃热上冲，熏其面，加大黄以利之。

苓甘五味加姜辛半杏大黄汤方

茯苓四两　甘草三两　五味半升　干姜三两　细辛三两　半夏半升　杏仁半升　大黄三两

右八味，以水一斗，煮取三升，去滓，温服半升，日三。

《备急千金要方·卷十八》

若面热如醉，此为胃热上冲，熏耳面，加大黄利之方。

大黄　干姜　细辛　甘草各三两　茯苓四两　五味子　半夏　杏人各半升

右八味，㕮咀，以水一升，煮取三升，去滓，温服半升，日三。

《外台秘要·卷九》引《千金方》

若面热如醉状者，此为胃中热，上冲熏其面，令热。加大黄利之方。

细辛　甘草炙　干姜各三两　茯苓四两　五味子　半夏洗　杏人去皮尖，各半升　大黄三两，蒸

右八味，切，以水一升，煮取三升，去滓，温服一升，日三服。忌海藻、菘菜、生菜、饧、醋、羊肉。

此为《备急千金要方》之方，《外台秘要》收录于卷九之中。

25.《金匮要略·黄疸病脉证并治第十五》附方

《千金》麻黄醇酒汤

治黄疸

《千金》麻黄醇酒汤方

麻黄三两

右一味，以美清酒五升，煮取二升半，顿服尽。冬月用酒，春月用水煮之。

《备急千金要方·卷十》

麻黄醇酒汤

治伤寒，热出表，发黄疸。麻黄醇酒汤方。

麻黄醇酒汤方

麻黄三两

以醇酒五升，煮取一升半，尽服之。温覆汗出即愈。冬月寒时用清酒，春月宜用水。

《肘后备急方·卷四·卒发黄疸诸黄病第三十一》

治黄疸方

麻黄一把，酒五升，煮取二升半，可尽服。汗出差。

《小品方·卷四》

麻黄醇酒汤

黄疸，麻黄醇酒汤主之方。

麻黄一大把，去节，绵裹

右一味，美清酒五升，煮取二升半，去滓，顿服尽。

《古今录验方》

麻黄醇酒汤

黄瘅，麻黄醇酒汤主之方。

麻黄一大把，去节，绵裹

右一味，美清酒五升，煮取二升半，去滓，顿服尽。伤寒热出表，发黄疸，宜汗之则愈。冬月用酒，春宜用水煮之。良。

《外台秘要·卷四》引《伤寒论》

麻黄醇酒汤

仲景《伤寒论》，黄瘅，麻黄醇酒汤主之方。

麻黄醇酒汤方

麻黄一大把，去节

右一味，美清酒五升，煮取二升半，去滓，顿服尽。《古今方》（指《古今录验方》）云：伤寒热出表，发黄疸，宜汗之则愈。冬月用酒，春月宜用水煮之良。注：《小品》《古今录验》《张文仲》《经心录》同。

本方始源于《肘后备急方》，原方之"酒"，《小品方》《古今录验方》《备急千金要方》《伤寒论》等，均易作"美清酒"。

26. 《金匮要略·呕吐哕下利病脉证治第十七》附方

《外台》黄芩汤

治干呕下利。

《外台》黄芩汤方

黄芩 人参 干姜各三两 桂枝一两 大枣十二枚 半夏半升

右六味，以水七升，煮取三升，分温三服。

《外台秘要·卷六》引《伤寒论》

黄芩汤

干呕下利，黄芩汤主之方。

黄芩汤方

黄芩三两 人参三两 桂心二两 大枣十二枚 半夏半升，洗 干姜三两

右六味，切，以水七升，煮取三升，温分三服。忌羊肉、饧、生葱。

《金匮玉函经·卷八》

黄芩人参汤方

黄芩 人参 桂枝 干姜各二两 半夏半升 大枣十二枚

右六味，以水七升，煮取二升，去滓，分温再服。

此方为《外台秘要》收录《伤寒论》方。《金匮玉函经》已有收载。

27. 《金匮要略·妇人产后病脉证治第二十一》附方

《千金》三物黄芩汤

治妇人在草蓐，自发露得风，四肢苦烦热，头痛者，与小柴胡汤；头不痛但烦者，此汤主之。

《千金》三物黄芩汤方

黄芩一两 苦参二两 干地黄四两

右三味，以水八升，煮取二升，温服一升，多吐下虫。

《备急千金要方·卷三》

三物黄芩汤

治妇人在蓐得风，盖四肢苦烦热，皆自发露所为，若头痛，与小柴胡汤；头不痛，但烦热，与三物黄芩汤。

三物黄芩汤方

黄芩 苦参各二两 干地黄四两

右㕮咀，以水八升，煮取二升，去滓，适寒温，服一升，日二。多吐下虫。

《备急千金要方》此方黄芩作"二两"。

28. 《千金》内补当归建中汤

治妇人产后虚羸不足，腹中刺痛不止，吸吸少气，或苦少腹中急，摩痛引腰背，不能食饮。产后一月，日得服四五剂为善。令人强壮宜。

《千金》内补当归建中汤方

当归四两 桂枝三两 芍药六两 生姜三两 甘草二两 大枣十二枚

右六味，以水一斗，煮取三升，分温三服，一日令尽。若大虚，加饴糖六两，汤成内之，于火上暖令饴消；若去血过多，崩伤内衄不止，加地黄六两，阿胶二两，合八味，汤成内阿胶。若无当

归，以芎䓖代之；若无生姜，以干姜代之。

《备急千金要方·卷三》

内补当归建中汤治产后虚羸不足，腹中疠痛不止，吸吸少气，或若小腹拘急，痛引腰背，不能饮食。产后一月日，得服四五剂为善。令人丁壮方。

内补当归建中汤方

当归四两　芍药六两　甘草二两　生姜六两　桂心三两　大枣十枚

右六味，㕮咀，以水一斗，煮取三升，去滓，分三服。一日令尽。若大虚，内饴糖六两。汤成内之于火上，饴消。若无生姜则以干姜三两代之；若其人去血过多，崩伤内竭不止，加地黄六两，阿胶二两，合八种。汤成，去滓，内阿胶。若无当归，以芎䓖代之。

生姜，《备急千金要方》作"六两"。

上述附方，体现出林亿等对《金匮要略》的前身《金匮玉函要略方》内容的明显补充。此外，由于原《金匮玉函要略方》"或有证而无方，或有方而无证"（见林亿等《金匮要略方论·序》），林亿等予以大幅度的校正、辑佚、补充再编，致使《金匮要略》与《金匮玉函要略方》已有明显不同。所以说《金匮要略》是一本独立的书，它既不是《金匮玉函要略方》原本沿袭版，更不是《伤寒论》的离析本。因为《金匮要略》的前身《金匮玉函要略方》成书时间早于《伤寒论》，所以它不可能去抄袭《伤寒论》之方。《金匮要略》以《金匮玉函要略方》为底本，自然和《伤寒论》没有多大的关系。

尽管《金匮玉函经》前论后方的编撰体例检索十分不便，也不实用，但仍有如《金匮玉函要略方》等书去仿效其体例，就连抄写于公元 805 年的《康治本伤寒论》及公元 970 年左右之《高继冲本伤寒论》，采用的也是前论后方之编撰体例。林亿等改变了《金匮玉函要略方》的编撰体例，方证同体，便于检索。

第三章 《金匮要略》《伤寒论》药物使用源流考略

第一节 总论

一、药物品种的时代性

人们对于药物的性质、功效、不良反应以及毒副作用的认识，是通过临床实践的长期积累才逐渐掌握的。在一定时期内，药物品种的发现和使用、临床用药习惯等，是有一定共性的。

以汉代《神农本草经》时期为例，《神农本草经》将药物归纳为 365 种。该书把药物按上、中、下三品分为三大类，上品、中品药各 120 种，下品药 125 种。对每种药的性味、主治功效、产地、别名等，《神农本草经》都做了基本论述。其中所载的许多药物，至今仍然是中医临床的常用药和基本药。

另一个重要时期，是南朝梁时陶弘景《名医别录》时期。陶弘景为梁代道教医学家，字通明，号隐居，又号华阳居士、华阳真人，人称真白先生。生于公元 452 年（刘宋元嘉二十九年），卒于公元 536 年（梁大同二年）。《名医别录》时期，距《神农本草经》时期，已约 500 年。这时《神农本草经》一书，已经"或三品混糅，冷热舛错，草石不分，虫兽无辨"了。因此，陶弘景对《神农本草经》进行修复、整理、正误、注释，并增加了当时治疗疾病已经使用、认知的药物 365 种，在《神农本草经》的基础上，使药物的品种扩增了一倍成为 730 种。

成书于公元 659 年的《新修本草》，简称《唐本草》，又名《英公本草》，为唐代苏敬等撰著。该书收载药物 844 种，其中考证此前本草书所载的有差错的药物 400 多种，增补新药 118 种。

随着时间的推移，药物的品种更是不断增加。宋代《重修政和经史证类备用本草》收载药物 1770 种。明代李时珍《本草纲目》收载药物 1892 种。到了 1977 年出版的《中药大辞典》（江苏新医学院主编，上海人民出版社出版），收载药物 5767 种。

《金匮要略》使用药物 182 种，《伤寒论》中使用药物 91 种。除去重复的 75 种，二书使用药物共 107 种。在这一百多种药物中，笔者发现，竟有 50 多种药物不是汉代《神农本草经》时期的药物（含药物名称），其中大部分见于南朝梁时陶弘景时期的《名医别录》，如生姜、芒硝、白术、粳米、葱白、猪胆汁、生地黄、小麦、白前、真朱、羊肉、椒目、乱发、竹茹、灶中黄土等。有的甚至见于唐代，如香豉、曲、赤硝、新绛、诃黎勒、法醋等。

如果再从《金匮要略》《伤寒论》中使用的 107 种药物中除去临床基本不用的人粪汁、狗屎、牛洞、马屎、人垢、雄鼠屎等十多种药物后，则汉代不使用的药物品种，占《金匮要略》《伤寒论》总药物品种的 50%还多。

　　这不禁让人对《金匮要略》《伤寒论》成书于汉代的传统说法产生了怀疑。为什么汉代的书会出现一半以上的后世（梁代及其以后）才使用的药物呢？

　　以生姜为例，这一《金匮要略》《伤寒论》中最常用的药物，并不见于汉时的《神农本草经》，而是见于南朝梁时陶弘景的《名医别录》。《药征续编》考证说："凡仲景之方二百十余方，而其内用生姜之方六十有余首。"如此高的使用频率，只能说明《金匮要略》和《伤寒论》的成书年代，并不是在汉代，而是在梁代以后。

　　下面将《金匮要略》《伤寒论》使用的药物品种和《神农本草经》的药物品种以及《名医别录》、唐《新修本草》所增加的药物品种列出，以便参考比较。

（一）《金匮要略》使用的药物品种（182 种）

序号	药物名称	序号	药物名称	序号	药物名称	序号	药物名称	序号	药物名称
1	甘草	2	桂枝	3	大枣	4	生姜	5	芍药
6	干姜	7	附子	8	人参	9	半夏	10	黄芩
11	茯苓	12	麻黄	13	大黄	14	黄连	15	白术
16	杏仁	17	栀子	18	柴胡	19	石膏	20	枳实
21	细辛	22	芒硝	23	牡蛎	24	厚朴	25	蜜
26	豉	27	当归	28	葛根	29	粳米	30	栝楼根
31	泽泻	32	龙骨	33	阿胶	34	桃仁	35	甘遂
36	知母	37	黄柏	38	五味子	39	桔梗	40	葱白
41	猪苓	42	蜀漆	43	吴茱萸	44	䗪虫	45	赤小豆
46	水蛭	47	麦门冬	48	赤石脂	49	苦酒	50	栝楼实
51	麻子仁	52	葶苈	53	酒	54	滑石	55	瓜蒂
56	蜀椒	57	胶饴	58	鸡子黄	59	大戟	60	芫花
61	竹叶	62	茵陈	63	生地黄	64	太乙余粮	65	白头翁
66	秦皮	67	贝母	68	旋覆花	69	代赭石	70	薤白
71	巴豆	72	升麻	73	文蛤	74	白粉	75	薏苡仁
76	防己	77	黄芪	78	百合	79	苦参	80	浆水
81	鼠妇	82	雄黄	83	鳖甲	84	乌扇	85	石韦
86	牡丹	87	瞿麦	88	紫葳	89	蟅虫	90	蜂窠
91	赤硝	92	蜣螂	93	云母	94	菊花	95	防风
96	矾石	97	芎䓖	98	川乌	99	寒水石	100	白石脂
101	紫石英	102	天雄	103	薯蓣	104	干地黄	105	曲
106	豆黄卷	107	白蔹	108	酸枣仁	109	酥	110	蛴螬
111	射干	112	紫菀	113	款冬花	114	皂荚	115	小麦
116	紫参	117	白前	118	甘李根白皮	119	橘皮	120	生狼牙
121	羊肉	122	木防己	123	椒目	124	蒲灰	125	乱发
126	白鱼	127	戎盐	128	硝石	129	猪膏	130	柏叶

续表

序号	药物名称	序号	药物名称	序号	药物名称	序号	药物名称	序号	药物名称
131	艾	132	灶中黄土	133	生姜汁	134	竹茹	135	诃梨勒
136	败酱	137	瓜子	138	王不留行	139	蒴藋	140	桑根白皮
141	鸡屎白	142	蜘蛛	143	葵子	144	白薇	145	干苏叶
146	土瓜根	147	新绛	148	红蓝花	149	山茱萸	150	蛇床子仁
151	槟榔	152	鬼臼	153	钟乳	154	雄鸡冠血	155	鸡肝
156	大豆	157	马屎	158	牛洞	159	狗屎	160	菖蒲
161	韭根	162	绯帛灰	163	败蒲	164	雄鼠屎	165	人垢
166	芦根汁	167	人乳汁	168	泔水	169	牛肚	170	马鞭草
171	紫苏	172	猪骨灰	173	人粪汁	174	土浆	175	肉桂
176	蒜	177	莽尼	178	黎穰	179	犀角	180	盐
181	硬糖	182	甘澜水						

（二）《伤寒论》中使用的药物品种（91 种）

序号	药物名称	序号	药物名称	序号	药物名称	序号	药物名称	序号	药物名称
1	甘草	2	桂枝	3	大枣	4	生姜	5	芍药
6	干姜	7	附子	8	人参	9	半夏	10	黄芩
11	茯苓	12	麻黄	13	大黄	14	黄连	15	白术
16	杏仁	17	栀子	18	柴胡	19	石膏	20	枳实
21	细辛	22	芒硝	23	牡蛎	24	厚朴	25	蜜
26	豉	27	当归	28	葛根	29	粳米	30	栝楼根
31	泽泻	32	龙骨	33	阿胶	34	桃仁	35	甘遂
36	知母	37	黄柏	38	五味子	39	桔梗	40	葱白
41	猪苓	42	通草	43	蜀漆	44	吴茱萸	45	虻虫
46	水蛭	47	赤小豆	48	麦门冬	49	赤石脂	50	苦酒
51	栝楼实	52	麻子仁	53	葶苈	54	猪胆汁	55	酒
56	滑石	57	瓜蒂	58	蜀椒	59	胶饴	60	鸡子黄
61	鸡子白	62	大戟	63	芫花	64	莞花	65	商陆
66	海藻	67	竹叶	68	茵陈	69	梓白皮	70	猪肤
71	天冬	72	葳蕤	73	生地黄	74	禹余粮	75	乌梅
76	连轺	77	白头翁	78	秦皮	79	贝母	80	旋覆花
81	代赭石	82	薤白	83	人尿	84	铅丹	85	巴豆
86	升麻	87	文蛤	88	裤裆灰	89	甘澜水	90	潦水
91	白粉								

（三）汉代《神农本草经》的药物品种 365 种（据马继兴《神农本草经辑注》本）

上品草部

序号	药物名称	序号	药物名称	序号	药物名称	序号	药物名称	序号	药物名称
1	菖蒲	2	菊花	3	人参	4	天门冬	5	甘草
6	干地黄	7	术	8	菟丝子	9	牛膝	10	茺蔚子
11	女萎	12	防葵	13	柴胡	14	麦门冬	15	独活
16	车前子	17	木香	18	薯蓣	19	薏苡仁	20	泽泻
21	远志	22	龙胆	23	细辛	24	石斛	25	巴戟天
26	白英	27	白蒿	28	赤箭	29	菴䕡子	30	菥蓂子
31	菁实	32	赤芝	33	黑芝	34	青芝	35	白芝
36	黄芝	37	紫芝	38	卷柏	39	蓝实	40	蘼芜
41	丹参	42	络石	43	蒺藜子	44	肉苁蓉	45	防风
46	蒲黄	47	香蒲	48	续断	49	漏芦	50	天名精
51	决明子	52	飞廉	53	旋花	54	兰草	55	蛇床子
56	地肤子	57	景天	58	茵陈蒿	59	杜若	60	徐长卿
61	石龙蒭	62	王不留行	63	升麻				

上品木部

序号	药物名称	序号	药物名称	序号	药物名称	序号	药物名称	序号	药物名称
64	牡桂	65	菌桂	66	松脂	67	槐实	68	枸杞
69	柏实	70	茯苓	71	榆皮	72	酸枣	73	蔓荆实
74	辛夷	75	五加皮	76	杜仲	77	女贞实	78	蕤核

上品谷部

序号	药物名称	序号	药物名称	序号	药物名称	序号	药物名称	序号	药物名称
79	橘柚	80	大枣	81	葡萄	82	蓬蘽	83	藕实茎
84	鸡头实	85	冬葵子	86	苋实	87	白瓜子	88	苦菜
89	胡麻								

上品石部

序号	药物名称	序号	药物名称	序号	药物名称	序号	药物名称	序号	药物名称
90	丹砂	91	云母	92	玉泉	93	石钟乳	94	矾石
95	消石	96	朴硝	97	滑石	98	空青	99	曾青
100	禹余粮	101	太一禹粮	102	白石英	103	紫石英	104	青石脂
105	赤石脂	106	黄石脂	107	白石脂	108	黑石脂	109	白青
110	扁青								

上品虫部

序号	药物名称	序号	药物名称	序号	药物名称	序号	药物名称	序号	药物名称
111	龙骨	112	熊脂	113	白胶	114	阿胶	115	丹雄鸡
116	雁肪	117	石蜜	118	蜂子	119	蜜蜡	120	牡蛎

中品草部

序号	药物名称	序号	药物名称	序号	药物名称	序号	药物名称	序号	药物名称
121	干姜	122	菜耳实	123	葛根	124	栝楼根	125	苦参
126	芎䓖	127	当归	128	麻黄	129	通草	130	芍药
131	蠡实	132	瞿麦	133	玄参	134	秦艽	135	百合
136	知母	137	贝母	138	白芷	139	淫羊藿	140	黄芩
141	石龙芮	142	茅根	143	紫菀	144	紫草	145	茜根
146	白鲜皮	147	酸浆	148	紫参	149	藁本	150	狗脊
151	草薢	152	白兔藿	153	营实	154	薇衔	155	水萍
156	王瓜	157	地榆	158	海藻	159	泽兰	160	防己
161	牡丹	162	款冬花	163	石韦	164	马先蒿	165	女菀
166	王孙	167	云实	168	爵床	169	黄芪	170	黄连
171	五味子	172	沙参	173	桔梗	174	莨菪子	175	陆英
176	姑活	177	屈草	178	别羁	179	翘根	180	萱草

中品木部

序号	药物名称	序号	药物名称	序号	药物名称	序号	药物名称	序号	药物名称
181	栀子	182	竹叶	183	檗木	184	吴茱萸	185	桑根白皮
186	芜荑	187	枳实	188	厚朴	189	秦皮	190	秦椒
191	山茱萸	192	紫葳	193	猪苓	194	白棘	195	龙眼
196	木兰	197	桑上寄生	198	柳花	199	卫矛	200	合欢
201	松萝	202	干漆	203	石南	204	蔓椒	205	栾花
206	淮木								

中品谷部

序号	药物名称	序号	药物名称	序号	药物名称	序号	药物名称	序号	药物名称
207	梅实	208	蓼实	209	葱实	210	水苏	211	瓜蒂
212	水靳	213	粟米	214	黍米	215	麻		

中品石部

序号	药物名称	序号	药物名称	序号	药物名称	序号	药物名称	序号	药物名称
216	石硫黄	217	石膏	218	磁石	219	阳起石	220	理石
221	长石	222	孔公孽	223	殷孽					

中品虫部

序号	药物名称	序号	药物名称	序号	药物名称	序号	药物名称	序号	药物名称
224	发髲	225	白马茎	226	鹿茸	227	羖羊角	228	牡狗阴茎
229	羚羊角	230	牛黄	231	麝香	232	天鼠屎	233	伏翼
234	蠡鱼	235	鲤鱼胆	236	乌贼鱼骨	237	海蛤	238	石龙子
239	白僵蚕	240	桑螵蛸						

下品草部

序号	药物名称	序号	药物名称	序号	药物名称	序号	药物名称	序号	药物名称
241	附子	242	乌头	243	天雄	244	半夏	245	虎掌
246	鸢尾	247	大黄	248	葶苈	249	草蒿	250	旋覆花
251	藜芦	252	钩吻	253	射干	254	蛇含	255	恒山
256	蜀漆	257	甘遂	258	白蔹	259	青葙子	260	藋菌
261	白及	262	大戟	263	泽漆	264	茵芋	265	贯众
266	荛花	267	牙子	268	羊踯躅	269	芫花	270	商陆
271	羊蹄	272	萹蓄	273	狼毒	274	鬼臼	275	白头翁
276	羊桃	277	女青	278	连翘	279	石下长卿	280	蔄茹
281	乌韭	282	鹿藿	283	蚤休	284	石长生	285	荩草
286	牛扁	287	夏枯草	288	败酱	289	白薇	290	积雪草
291	蜀羊泉								

下品木部

序号	药物名称	序号	药物名称	序号	药物名称	序号	药物名称	序号	药物名称
292	巴豆	293	蜀椒	294	皂荚	295	楝实	296	郁李仁
297	莽草	298	雷丸	299	梓白皮	300	桐叶	301	蘽实根
302	黄环	303	溲疏	304	鼠李				

下品谷部

序号	药物名称	序号	药物名称	序号	药物名称	序号	药物名称	序号	药物名称
305	核桃仁	306	杏核仁	307	假苏	308	苦瓠	309	大豆黄卷
310	腐婢								

下品石部

序号	药物名称	序号	药物名称	序号	药物名称	序号	药物名称	序号	药物名称
311	石胆	312	雄黄	313	雌黄	314	水银	315	肤青
316	凝水石	317	铁落	318	铅丹	319	粉锡	320	代赭
321	卤碱	322	青琅玕	323	礜石	324	石灰	325	白垩
326	冬灰								

下品虫部

序号	药物名称	序号	药物名称	序号	药物名称	序号	药物名称	序号	药物名称
327	六畜毛蹄甲	328	犀角	329	豚卵	330	麋脂	331	鼺鼠
332	燕屎	333	龟甲	334	蝦蟆	335	鮀鱼甲	336	鳖甲
337	蚱蝉	338	露蜂房	339	马刀	340	蟹	341	蛇蜕
342	蝟皮	343	蠮螉	344	蜣蜋	345	蛞蝓	346	白颈蚯蚓
347	蛴螬	348	石蚕	349	雀甕	350	樗鸡	351	斑蝥
352	蝼蛄	353	蜈蚣	354	马陆	355	地胆	356	萤火
357	衣鱼	358	鼠妇	359	水蛭	360	木虻	361	蜚虻
362	蜚蠊	363	䗪虫	364	贝子	365	彼子		

梁时《名医别录》增加的药物品种（365 种）

序号	药物名称	序号	药物名称	序号	药物名称	序号	药物名称	序号	药物名称
1	玉屑	2	芒消	3	金屑	4	银屑	5	石脑
6	玄石	7	绿青	8	方解石	9	苍石	10	土阴孽
11	铜弩牙	12	金牙	13	锻灶灰	14	伏龙肝	15	东壁土
16	半天河	17	地浆	18	琥珀	19	黄精	20	千岁蔂
21	楮实	22	忍冬	23	牡荆实	24	沉香	25	前胡
26	大青	27	棘刺花	28	杜衡	29	槟榔	30	井中苔及萍
31	白前	32	百部根	33	荠苨	34	高良姜	35	恶实
36	莎草根	37	大小蓟	38	薰草	39	艾叶	40	牡蒿
41	昆布	42	苙草	43	陟厘	44	枇杷叶	45	虎杖根
46	鼠尾草	47	牵牛子	48	芦根	49	甘焦根	50	白附子
51	侧子	52	由跋根	53	赤赫	54	麕舌	55	赭魁
56	及己	57	占斯	58	楠材	59	椲实	60	紫真檀木
61	练石	62	覃草	63	戈共	64	钓樟根皮	65	榉树皮
66	钩藤	67	苦芙	68	马鞭草	69	马勃	70	鸡肠草
71	蛇莓汁	72	苧根	73	孤根	74	狼跋子	75	蒴藋
76	船虹	77	败船茹	78	败蒲席	79	败天公	80	鼠姑
81	头垢	82	人乳汁	83	人屎	84	马乳	85	牛乳
86	羊乳	87	酪酥	88	白鹅膏	89	鹜肪	90	魁蛤
91	石决明	92	秦皮	93	鲍鱼	94	鲛鱼	95	蝉鱼
96	麋骨	97	虎骨	98	豹肉	99	狸骨	100	兔头骨
101	雉肉	102	鹰屎白	103	雀卵	104	鹳骨	105	雄鹊
106	鳗鲡鱼	107	原蚕蛾	108	弓弩弦	109	败鼓皮	110	鲮鲤甲
111	獭肝	112	狐阴茎	113	蚺蛇胆	114	蝮蛇胆	115	田中螺汁
116	蜗牛	117	至鸟头	118	鸩鸟毛	119	鸬鹚屎	120	鼹鼠

续表

序号	药物名称	序号	药物名称	序号	药物名称	序号	药物名称	序号	药物名称
121	牡鼠	122	芜菁	123	葛上亭长	124	蜘蛛	125	蜻蛉
126	豆蔻	127	覆盆子	128	艹支实	129	栗	130	樱桃
131	柿	132	木瓜实	133	甘蔗	134	芋	135	乌芋
136	李核人	137	梨	138	奈	139	安石榴	140	白冬瓜
141	葵根	142	荠	143	芜菁及芦菔	144	菘	145	芥
146	苜蓿	147	荏子	148	韭	149	白蘘荷	150	萘菜
151	苏	152	香薷	153	蓴	154	落葵	155	蘩蒌
156	蕺	157	葫	158	蒜	159	饴糖	160	豉
161	禾广麦	162	小麦	163	青粱米	164	黄粱米	165	白粱米
166	丹黎米	167	蘖米	168	秫米	169	陈廪米	170	酒
171	粳米	172	稻米	173	稷米	174	扁豆	175	酢酒
176	酱	177	盐	178	舂杵头细糠	179	青玉	180	白玉髓
181	合玉石	182	紫石华	183	白石华	184	黑石华	185	黄石华
186	厉石华	187	石肺	188	石肝	189	石脾	190	石肾
191	封石	192	陵石	193	遂石	194	白肌石	195	龙石膏
196	五羽石	197	石流青	198	石流赤	199	石耆	200	紫加石
201	终石	202	玉伯	203	文石	204	曼诸石	205	山兹石
206	石濡	207	石芸	208	石剧	209	旷石	210	败石
211	金茎	212	夏台	213	柒紫	214	鬼目	215	鬼盖
216	马颠	217	马唐	218	马逢	219	牛舌实	220	羊实
221	羊乳	222	犀洛	223	鹿良	224	兔枣	225	雀梅
226	雀翘	227	鸡涅	228	相乌	229	鼠耳	230	蛇舌
231	龙常草	232	离楼草	233	神护草	234	吴唐草	235	天雄草
236	雀医草	237	木甘草	238	益决草	239	九熟草	240	兑草
241	酸草	242	异草	243	痽草	244	莤巳草	245	莘草
246	勒草	247	英草华	248	吴奎华	249	封华	250	北荇华
251	隩华	252	棑华	253	节华	254	徐李	255	新雉木
256	合新木	257	俳蒲木	258	遂阳木	259	学木核	260	木核
261	栒核	262	荻皮	263	桑茎实	264	满阴实	265	可聚实
266	让实	267	蕙实	268	青雌	269	白背	270	白女肠
271	白扇根	272	白给	273	白并	274	白辛	275	白昌
276	赤举	277	赤涅	278	黄秫	279	徐黄	280	黄白支
281	紫蓝	282	紫给	283	天蓼	284	地朕	285	地芩
286	地筋	287	地耳	288	土齿	289	燕齿	290	酸恶
291	酸赭	292	巴棘	293	巴朱	294	蜀格	295	纍根
296	苗根	297	参果根	298	黄辨	299	良达	300	对庐

序号	药物名称	序号	药物名称	序号	药物名称	序号	药物名称	序号	药物名称
301	粪蓝	302	委蛇	303	麻伯	304	王明	305	类鼻
306	师系	307	逐析	308	并苦	309	领灰	310	父陆根
311	索干	312	荆茎	313	鬼丽	314	竹付	315	秘恶
316	唐夷	317	知杖	318	葵松	319	河煎	320	区余
321	三叶	322	五母麻	323	疥栢	324	常更之生	325	救煞人者
326	丁公寄	327	城里赤柱	328	城东腐木	329	芥	330	载
331	庆	332	腜	333	凫葵	334	白菀	335	雄黄虫
336	天社虫	337	桑蠹虫	338	石蠹虫	339	行夜	340	蜗篱
341	麋鱼	342	丹戬	343	扁前	344	蚖类	345	蜇厉
346	梗鸡	347	益符	348	地防	349	黄虫	350	乱发
351	垣衣	352	生铁	353	特生礜石	354	黄石脂	355	白石脂
356	黑石脂	357	青石脂	358	赤石脂	359	五色符	360	孔雀屎
361	玉英	362	璧玉	363	黄护草	364	越砥	365	粟米

（四）唐代《新修本草》增加的药物品种 118 种（据胡方林整理本）

序号	药物名称	序号	药物名称	序号	药物名称	序号	药物名称	序号	药物名称
1	石中黄子	2	光明盐	3	绿盐	4	密陀僧	5	紫矿麒麟竭
6	桃花石	7	珊瑚	8	石花	9	石床	10	握雪礜石
11	硇砂	12	胡桐油	13	姜石	14	赤铜屑	15	铜矿石
16	白瓷屑	17	乌古瓦	18	石燕	19	梁上尘	20	鬼督邮
21	白花藤	22	女萎	23	蔛草	24	凫葵	25	莐葵
26	鳢肠	27	蒟酱	28	百脉根	29	萝摩子	30	白药
31	怀香子	32	郁金	33	姜黄	34	阿魏	35	赤地利
36	赤车使者	37	刘寄奴草	38	三白草	39	牵牛子	40	猪膏梅
41	紫葛	42	蓖麻子	43	葎草	44	格注草	45	独行根
46	狗舌草	47	乌敛莓	48	豨莶	49	酢浆草	50	苟实
51	蒲公草	52	商陆	53	女青	54	水蓼	55	角蒿
56	昨叶何草	57	鹤虱	58	甑带灰	59	屐屧鼻绳灰	60	雀麦
61	故麻鞋底	62	笔头灰	63	枫香脂	64	食茱萸	65	椋子木
66	每始王木	67	折伤木	68	茗、苦荼	69	安息香	70	龙脑香及膏香
71	庵摩勒	72	毗梨勒	73	白杨树皮	74	水杨叶	75	栾荆
76	小檗	77	莢蒾	78	苏方木	79	接骨木	80	枳椇
81	木天蓼	82	乌白木根皮	83	赤爪草	84	诃梨勒	85	枫柳皮
86	卖子木	87	大空	88	紫真檀木	89	椿木叶	90	胡椒
91	橡实	92	无食子	93	杨栌木	94	榉若	95	醍醐

序号	药物名称	序号	药物名称	序号	药物名称	序号	药物名称	序号	药物名称
96	底野迦	97	酪	98	猬膏、肉、胞	99	野猪黄	100	驴屎
101	豹皮	102	鸀鳿鸟	103	鸱鸺肉	104	鲫鱼	105	鲛鱼皮
106	紫贝	107	蛇黄	108	甲香	109	珂	110	石蜜
111	砂糖	112	莱菔根	113	龙葵	114	薄荷	115	秦荻梨
116	马芹子	117	堇汁	118	芸薹				

二、药物治疗作用的时代性

汉代的《神农本草经》，根据当时的认识，对所载药物的功效作用，做了一个基本的论述。

随着时代的发展和临床经验的不断积累，《神农本草经》尚未认识到的药物药效不断被发现，药物的治疗范围不断被扩大、被创新。到了梁代《名医别录》时，对于药物的主治功效认识，相对于《神农本草经》来说，简直就是一个飞跃。例如：

麦门冬

《神农本草经》：麦门冬，味甘，平。主心腹结气，伤中伤胞，胃络脉绝，羸瘦短气。

《名医别录》：麦门冬，微寒，无毒。主治身重目黄，心下支满，虚劳，客热，口干，燥渴，止呕吐，愈痿蹶，强阴，益精，清谷调中，保神，定肺气，安五脏，令人肥健，美颜色，有子。

术

《神农本草经》：术，味苦，温。主风寒湿痹，死肌，痉，疸，止汗，除热，消食。

《名医别录》：术，味甘，无毒。主治大风在身面，风眩头痛，目泪出，消痰水，逐皮间风水结肿，除心下急满，及霍乱，吐下不止，利腰脐间血，益津液，暖胃，消谷，嗜食。

桂 枝

《神农本草经》：味辛，温。主上气咳逆，结气喉痹，吐吸，利关节，补中益气。

《名医别录》：味甘、辛，大热，有毒。主温中，利肝肺气，心腹寒热，冷疾，霍乱，转筋，头痛，腰痛，出汗，止烦，止唾，咳嗽，鼻齆，能堕胎，坚骨节，通血脉，理疏不足，宣导百药。

蒺藜子

《神农本草经》：蒺藜子，味苦，温。主恶血，破癥结积聚，喉痹，乳难。

《名医别录》：蒺藜子，味辛，微寒，无毒。主治身体风痒，头痛，咳逆，伤肺，肺痿，止烦，下气，小儿头疮，痈肿，阴癀。

牡 蛎

《神农本草经》：牡蛎，味咸，平。主伤寒寒热，温疟洒洒，惊恚怒气，除拘缓鼠瘘，女子带下赤白。

《名医别录》：牡蛎，微寒，无毒。主除留热在关节荣卫，虚热去来不定，烦满，止汗，心痛气结，止渴，除老血，涩大小肠，止大小便，治泻精，喉痹，咳嗽，心胁下痞热。

在《金匮要略》和《伤寒论》中，其药物应用的娴熟程度和创新性，比起《名医别录》来，更是有过之而无不及。

以干姜为例，《金匮要略》《伤寒论》中使用干姜的方剂，有 38 方：甘草泻心汤、桂枝人参汤、黄连汤、桃花汤、白通汤、白通加猪胆汁汤、四逆汤、四逆加人参汤、茯苓四逆汤、通脉四逆

汤、通脉四逆加猪胆汁汤、乌梅丸、麻黄升麻汤、干姜黄芩黄连人参汤、理中丸、甘草干姜汤、小青龙汤、小青龙加石膏汤、干姜附子汤、栀子干姜汤、柴胡桂枝干姜汤、半夏泻心汤、生姜泻心汤、鳖甲煎丸、侯氏黑散、风引汤、薯蓣丸、厚朴麻黄汤、人参汤、乌头赤石脂丸、九痛丸、大建中汤、甘姜苓术汤、柏叶汤、半夏干姜散、王不留行散、干姜人参半夏丸、胶姜汤。

除了《神农本草经》《名医别录》所记载的治疗功效外，《金匮要略》《伤寒论》又赋予了干姜不少新的治疗功效。

1. 治疗胸痹

《金匮要略·胸痹心痛短气病脉证治第九》："胸痹心中痞气，气结在胸，胸满，胁下逆抢心，枳实薤白桂枝汤主之。人参汤亦主之。"

人参汤方（此即理中汤方）

人参　甘草　干姜　白术各三两

右四味，以水八升，煮取三升，温服一升，日三服。

胸痹多由寒凝血瘀所致，所以方中用干姜以温中散寒，化浊消饮，温通血脉。

程林《金匮要略直解》："甘草、干姜，所以温胃。脾胃得其和，则上焦之气开发，而胸痹自愈。"

黄竹斋："此方自晋宋以后至唐名医，治心腹病者无不用之。或做汤，或蜜丸，或为散，皆有奇效。胡洽居士治霍乱，谓之温中汤。"（《金匮要略方论集注·胸痹心痛短气脉证治》）

《金匮要略·胸痹心痛短气病脉证治第九》："心痛彻背，背痛彻心，乌头赤石脂丸主之。"

乌头赤石脂丸方

蜀椒一两（一法二分）　乌头一分，炮　附子半两，炮（一法一分）　干姜一两（一法一分）　赤石脂一两（一法二分）

右五味，末之，蜜丸如梧子大，先食服一丸，日三服。不知，稍加服。

干姜与附子、乌头配伍，温散阴寒之邪，开通胸背阳气。寒气消除，气血温运，则疼痛消除。

喻嘉言："仲景用蜀椒、乌头一派辛辣，以温散其阴邪，然恐胸背既乱之气难安，而即于温药队中，取用干姜之守，赤石脂之涩，以填塞厥气所横冲之新队，俾胸之气自行于胸，背之气自行于背，各不相犯，其患乃除。"

2. 治疗虚劳

《金匮要略·血痹虚劳病脉证并治第六》："虚劳诸不足，风气百疾，薯蓣丸主之。"

薯蓣丸方

薯蓣三十分　当归　桂枝　曲　干地黄　豆黄卷各十分　甘草二十八分　人参七分　芎䓖　芍药　白术　麦门冬　杏仁各六分　柴胡　桔梗　茯苓各五分　阿胶七分　干姜三分　白蔹二分　防风六分　大枣百枚为膏

右二十一味，末之，炼蜜和丸弹子大，空腹酒服一丸。一百丸为剂。

方中干姜温养脾胃，人参、白术益气健脾。

干姜合桂枝，温经行血；干姜合阿胶、干地黄，温经补血；干姜合神曲、杏仁，温中消食；干姜合柴胡、防风，扶正祛邪。

魏念庭："盖人之元气在肺，元阳在肾。既剥削则难于遂复矣。全赖后天之谷气资益其生。是荣卫非脾胃不能通宣，而气血非饮食无由平复也。仲景故为虚劳诸不足，而带风气百疾，立此方以薯蓣为君，颛理脾胃，上损下损至此可以撑持。以人参、白术、茯苓、干姜、豆黄卷、大枣、神曲、甘草助之，除湿益之，而中土之令得行矣。"

3. 回阳救逆

《伤寒论》387条："吐利汗出，发热恶寒，四肢拘急，手足厥冷者，四逆汤主之。"

吐利后液脱亡阴，阳气随阴液而脱。阳气虚则怕冷恶寒，手足厥冷；阴气虚则筋脉失养，四肢拘急。

《伤寒论》388条："既吐且利，小便复利而大汗出，下利清谷，内寒外热，脉微欲绝者，四逆汤主之。"

呕吐下利，大汗亡阳，使阴阳两虚。下利清谷，是寒气中盛之象。内寒是本，外热是表。外热只是阳气浮越之假象。气虚内寒，才是其实质。脉微欲绝，正是气血两虚，阴阳俱衰之表现。

四逆汤方

甘草二两，炙　干姜一两半　附子一枚，生用，去皮，破八片

右三味，㕮咀，以水三升，煮取一升二合。去滓，分温再服。强人可大附子一枚，干姜三两。

寒盛阳脱，所以方中以附子温经回阳，用干姜温中散寒，用炙甘草调中补虚。

钱天来："真阳虚衰，阴邪肆逆。阳气不充于四肢，阴阳不相顺接，故手足厥冷而为厥逆咽中干也。若重发其汗，更加烧针取汗，则孤阳将绝矣。仲景急以温经复阳为治，故立四逆汤。其以甘草为君者，以甘草和而性缓，可缓阴气之上逆。干姜温中，可以救胃阳而温脾土。即所谓四肢皆禀气于胃，而不得至经，必因于脾乃得禀焉。此所以脾主四肢也。附子辛热直走下焦，大补命门之真阳。"

4. 治惊痫

《金匮要略·中风历节病脉证并治第五》：

风引汤　除热瘫痫

大黄　干姜　龙骨各四两　桂枝三两　甘草　牡蛎各二两　寒水石　滑石　赤石脂　白石脂　紫石英　石膏各六两

右十二味，杵，粗筛，以韦囊盛之，取三指撮，井花水三升，煮三沸，温服一升。

方中紫石英、龙骨、牡蛎等镇惊安神，干姜、桂枝温气通经，用以治疗惊痫抽搐或气滞血阻偏枯等症。

谭日强："《外台》第十五卷风痫门，引崔氏疗大人风引，少小惊痫、瘛疭，日数十发，医所不能疗，除热镇心，紫石汤方。方名虽异，其药味均与此方同。《外台》方后注云：紫石汤，一本无紫石英。紫石英贵者可除之。永嘉二年，大人小儿，颇行风痫之病。得发例不能言，或发热，半身掣缩，或五六日，或七八日死。张思惟合此散，所疗皆愈。"

5. 治肾着痹证

《金匮要略·五脏风寒积聚病脉证并治第十一》："肾着之病，其人身体重，腰中冷，如坐水中，形如水状，反不渴，小便自利，饮食如故，病属下焦。身劳汗出，衣（一作表）里冷湿，久久得之。腰以下冷痛，腹重如带五千钱，甘姜苓术汤主之。

甘草干姜茯苓白术汤

甘草二两　白术二两　干姜四两　茯苓四两

右四味，以水五升，煮取三升，分温三服，腰中即温。

肾着病即寒湿伤腰导致的痹证。方中以干姜祛散寒邪，用白术、茯苓益气除湿，甘草调中制

水，以更好地消除寒湿之邪。

尤在泾："肾受冷湿着而不去则为肾着。身重腰中冷如坐水中，腰下冷痛，腹重如带五千钱，皆冷湿着肾而阳气不化之徵也。"

徐忠可："药以苓术甘扶土渗湿为主，而以干姜一味温中去冷。"

6. 治疗疟疾癥瘕

《金匮要略·疟病脉证并治第四》："病疟，以月一日发，当以十五日愈；设不差，当月尽解；如其不差，当云何？师曰：此结为癥瘕，名曰疟母，急治之，宜鳖甲煎丸。"

鳖甲煎丸方

鳖甲十二分，炙 乌扇（即射干）三分，烧 黄芩三分 柴胡六分 鼠妇三分，熬 干姜三分 大黄三分 芍药五分 桂枝三分 葶苈一分，熬 石韦三分，去毛 厚朴三分 牡丹五分，去心 瞿麦二分 紫威三分 半夏一分 人参一分 䗪虫五分，熬 阿胶三分，炙 蜂窠四份，炙 赤硝十二分 蜣螂六分 桃仁二分

右二十三味，为末，取煅灶下灰一斗，清酒一斛五斗，浸灰，候酒尽一半，着鳖甲于中，煮令泛烂如胶漆。绞取汁，内诸药，煎为丸，如梧子大，空心服七丸。日三服。

痰热瘀血互结为癥块。方中有䗪虫、桃仁、牡丹皮、大黄、赤硝、鼠妇、蜣螂等之破血逐瘀，化坚软结，用干姜、桂枝、人参温经益气扶正，以半夏、葶苈、瞿麦等以化痰行水，则气血痰水之结得以消除。

陈修园："疟邪因人之正气衰旺，以为消长也。上节以饮食消息止之，为治久疟之正法。若有疟母，先急除其有形之癥瘕，再培其无形之元气。"

7. 治疗蛔厥

《伤寒论》338条："伤寒，脉微而厥，至七八日肤冷，其人躁无暂安时者，此为藏厥，非蛔厥也。蛔厥者，其人当吐蛔。今病者静，而复时烦者，此为藏寒，蛔上入其膈，故烦。须臾烦止，得食而呕又烦者，蛔闻食臭出，其人常自吐蛔。蛔厥者，乌梅丸主之。又主久利。"

乌梅丸方

乌梅三百枚 细辛六两 干姜十两 黄连十六两 附子六两，炮，去皮 当归四两 蜀椒四两，出汗 桂枝六两，去皮 人参六两 黄柏六两

右十味，异捣筛，合治之。以苦酒渍乌梅一宿，去核，蒸之五斗米下，饭熟捣成泥，和药令相得，内臼中，与蜜杵两千下，丸如梧桐子大，先食饮服十丸，日三服。稍加至二十丸。禁生冷、滑物、臭食等。

蛔厥证，指蛔虫病导致的手足发凉、心腹剧痛、烦躁不宁、时作时止等症。方中乌梅酸敛安蛔，干姜、附子、细辛、蜀椒、桂枝等驱寒止痛，黄连、黄柏苦寒燥湿伏蛔，人参、当归安抚气血。

吴遵程："盖蛔闻酸则定，见辛则伏，遇苦则下也。其他参归以补气血之虚寒。姜附以温胃中之寒饮。若无饮则不呕逆，蛔亦不上矣。"

（一）《金匮要略》《伤寒论》基本药物主治功效与《神农本草经》《名医别录》主治功效比较

下面将《金匮要略》《伤寒论》基本药物列出。分别将其主治功效列出，以便比较其时代性的区别。

1. 甘草

《神农本草经》：味甘，平。主五藏六府寒热邪气，坚筋骨，长肌肉，倍力，金创尰，解毒。

《名医别录》：无毒。主温中，下气，烦满，短气，伤藏，咳嗽，止渴，通经脉，利血气，解百药毒。

《金匮要略》《伤寒论》：

（1）治咽痛（甘草汤）。

（2）治心动悸、脉结代（炙甘草汤）。

（3）治心下痞满（甘草泻心汤）。

（4）安神缓躁（甘麦大枣汤）。

（5）缓中止痛（小建中汤）。

（6）舒筋解挛（芍药甘草汤）。

（7）散风湿治骨节疼（甘草附子汤）。

（8）调中通阳（四逆散）。

（9）祛散寒湿（甘姜苓术汤）。

（10）治疗肺痿（甘草干姜汤）。

（11）治疗奔豚病气上冲胸、腹痛（奔豚汤）。

（12）治疗胸痹（人参汤）。

（13）治疗里水证一身黄肿，小便不利（甘草麻黄汤）。

（14）排脓托毒（排脓汤）。

（15）安蛔止痛（甘草粉蜜汤）。

2. 桂枝

《神农本草经》：味辛，温。主上气咳逆，结气喉痹，吐吸，利关节，补中益气。

《名医别录》：味甘、辛，大热，有毒。主温中，利肝肺气，心腹寒热，冷疾，霍乱，转筋，头痛，腰痛，出汗，止烦，止唾，咳嗽，鼻衄，能堕胎，坚骨节，通血脉，理疏不足，宣导百药。

《金匮要略》《伤寒论》：

（1）治疗伤寒中风（桂枝汤）。

（2）治疗伤寒下利（桂枝人参汤）。

（3）治疗腹中满痛（桂枝加大黄汤）。

（4）治阳虚汗漏不止、小便短少、四肢拘急（桂枝加附子汤）。

（5）治喘（桂枝加厚朴杏子汤）。

（6）治伤津心悸（桂枝甘草汤）。

（7）通阳安神治躁（桂枝甘草龙骨牡蛎汤）。

（8）治疗风湿疼痛（桂枝附子汤）。

（9）治疗风寒关节疼痛（桂枝芍药知母汤）。

（10）治血痹身体麻木不仁（黄芪桂枝五物汤）。

（11）治疗虚劳心悸、腹痛、四肢酸痛、手足烦热（小建中汤）。

（12）通阳止痹治心痛胸满（枳实薤白桂枝汤）。

（13）治疗寒疝腹痛（乌头桂枝汤）。

（14）温化痰饮（苓桂术甘汤）。

（15）治疗黄汗身肿（黄芪芍药桂枝苦酒汤）。

（16）治疗皮水四肢肿（防己茯苓汤）。

（17）发汗利疸（桂枝加黄芪汤）。

（18）温通血脉，治疗瘀血癥瘕（桂枝茯苓丸）。

（19）妇女气血虚寒腹痛（温经汤）。

（20）治疗阴狐疝气（蜘蛛散）。

3. 大枣

《神农本草经》：味甘，平。主心腹邪气，安中养脾，助十二经，平胃气，通九窍，补少气少津液，身中不足，大惊，四肢重，和百药。

《名医别录》：无毒。补中益气，强力，除烦闷，治心下悬，肠澼。

《金匮要略》《伤寒论》：

（1）治伤寒中风，汗出恶风，脉缓（桂枝汤）。

（2）治疗血痹虚劳（小建中汤、黄芪建中汤等）。

（3）治疗气血虚心悸（炙甘草汤）。

（4）治疗风湿寒痹，身体关节疼痛（桂枝附子汤）。

（5）治疗狐惑病心神不宁、不欲饮食、声音嘶哑（甘草泻心汤）。

（6）治疗肺痈气喘（葶苈大枣泻肺汤）。

（7）治疗水饮脐下悸动（茯苓桂枝甘草大枣汤）。

（8）治腹中寒气，肠鸣腹痛（附子粳米汤）。

（9）缓中止痛（大柴胡汤）。

（10）护脾除饮（大枣汤、大青龙汤）。

（11）治疗支饮气喘（葶苈大枣泻肺汤）。

（12）益脾消水，治疗风水一身悉肿（越婢汤）。

（13）治疗黄汗病不能食，身疼重，小便不利（桂枝加黄芪汤）。

（14）治疗脾胃虚寒呕吐（茱萸汤）。

（15）治疗呕吐、下利、心下痞（半夏泻心汤、黄芩加半夏生姜汤）。

（16）治疗产后感受风邪，发热头痛（竹叶汤）。

（17）缓急止躁。治疗脏躁病精神失常，悲伤欲哭（甘草小麦大枣汤）。

4. 芍药

《神农本草经》：味苦，平。主邪气腹痛，除瘀血，破坚积，寒热疝瘕，止痛，利小便，益气。

《名医别录》：味酸，微寒，有小毒。主通顺血脉，缓中，散恶血，逐贼血，去水气，利膀胱、大小肠，消痈肿，时行寒热，中恶，腹痛，腰痛。

《金匮要略》《伤寒论》：

（1）调和荣卫，治伤寒中风，汗出肌肉酸痛（桂枝汤）。

（2）益阴养血，治疗虚劳病（黄芪桂枝五物汤、薯蓣丸）。

（3）敛阴涩精，治疗遗精小腹急目眩之症（桂枝加龙骨牡蛎汤）。

（4）养血安神，治虚烦不得眠（黄连阿胶汤）。

（5）治奔豚病腹痛（桂枝加桂汤）。

（6）治疗心下满痛（大柴胡汤）。

（7）滋阴利肠治疗脾阴虚便秘之症（麻子仁丸）。

（8）治疗黄汗、黄疸病（黄芪芍药桂枝苦酒汤、桂枝加黄芪汤）。

（9）凉血消肿，治疗金疮（王不留行散）。

（10）治疗血瘀癥瘕（桂枝茯苓丸）。

（11）治疗疟疾癥结（鳖甲煎丸）。

（12）治疗瘀血皮肤干枯、消瘦、不能食（大黄䗪虫丸）。

（13）治疗带下经少，小腹疼痛（土瓜根散）。

（14）凉血利咽，治疗下后伤津、手足厥冷、咽喉不利等症（麻黄升麻汤）。

（15）养血安胎（芎归胶艾汤、当归芍药散）。

（16）治疗产后腹痛（枳实芍药散）。

（17）散血行络，治疗关节疼痛（乌头汤）。

（18）柔肝止泻，治疗热证泄泻（黄芩汤、黄芩加半夏生姜汤）。

（19）益阴化饮，促进水饮消除（小青龙汤、小青龙加石膏汤、真武汤）。

5. 生姜

《神农本草经》：无记载。

《名医别录》：微温，辛，归五藏。去痰，下气，止呕吐，除风邪寒热。治伤寒头痛、鼻塞，咳逆上气。

《金匮要略》《伤寒论》：

（1）疏散风寒（桂枝汤、桂枝二麻黄一汤方）。

（2）温中散水，治疗水饮心悸（茯苓甘草汤、真武汤）。

（3）和胃止呕，治疗虚烦失眠、呕吐之症（栀子生姜豉汤）。

（4）治疗伤寒中风、寒热往来、胸胁苦满症（小柴胡汤）。

（5）调中降气，治疗惊狂不安症（桂枝去芍药加蜀漆牡蛎龙骨救逆汤）。

（6）治疗妇女经期感受风邪，发热恶寒、胸胁胀满（小柴胡汤）。

（7）和胃消痞，治疗胃中不和，心下痞硬，肠中鸣响，泄利等症（生姜泻心汤）。

（8）治疗胃气上逆，呃噫不止（旋覆代赭汤）。

（9）温散水湿，治疗风寒身体疼痛、关节疼痛（桂枝附子汤）。

（10）温中降逆，治疗胃寒呕吐（吴茱萸汤）。

（11）治疗脾胃失和，腹中疼痛之症（桂枝加芍药汤）。

（12）和胃健脾，治疗虚劳病腹痛、四肢酸痛、烦热等症（小建中汤、黄芪建中汤）。

（13）温肺行水，治疗咳嗽、哮喘（射干麻黄汤、越婢加半夏汤、小青龙加石膏汤）。

（14）温中降气止痛，治疗奔豚病气上冲胸、腹痛（桂枝加桂汤）。

（15）治疗寒疝腹痛（厚朴七物汤、抵当乌头桂枝汤）。

（16）化痰消饮，治疗溢饮病身体疼重（大青龙汤）。

（17）治疗水饮呕吐、口不渴之症（小半夏汤）。

（18）治疗水饮导致的头目眩晕、心悸、呕吐等症（小半夏加茯苓汤）。

（19）温经行水，治疗风水病一身尽肿（越婢汤）。

（20）发汗除黄，治疗黄汗病（桂枝加黄芪汤）。

（21）调胃生津，治疗津伤口渴不止之症（文蛤散）。

（22）治疗邪气郁结胸中，欲呕不能，欲喘不喘，郁闷不舒之症（生姜半夏汤）。

（23）治疗哕、噫、干呕、手足发凉之症（橘皮汤）。

（24）治疗胃中虚热，哕逆之症（橘皮竹茹汤）。

（25）温中托脓（排脓汤）。

（26）治疗产后中风，发热，喘而头痛（竹叶汤）。

（27）温经止痛（温经汤）。

6. 干姜

《神农本草经》：味辛，温。主胸满咳逆上气，温中，止血，出汗，逐风湿痹，肠澼下利。

《名医别录》：大热，无毒。主治寒冷腹痛，中恶，霍乱，胀满，风邪诸毒，皮肤间结气，止唾血。

《金匮要略》《伤寒论》：

（1）治疗狐惑病神志不安，咽喉蚀烂，不欲饮食（甘草泻心汤）。

（2）辛通复脉，治疗瘫、痫（风引汤）。

（3）调中祛风，治疗虚劳病（薯蓣丸）。

（4）治疗肺痿咳吐涎沫（甘草干姜汤）。

（5）治疗风寒咳喘（厚朴麻黄汤）。

（6）治疗肺胀病风热在肺，咳嗽脉浮，烦躁而喘（小青龙加石膏汤）。

（7）治疗胸痹病寒气凝结，心痛彻背，背痛彻心（乌头赤石脂丸）。

（8）治痰血寒气积聚所致的心痛症（九痛丸）。

（9）治疗胸腹寒冷，呕不能食（大建中汤）。

（10）治疗肾着病身重腰冷，汗出冷痛之症（甘草干姜茯苓白术汤）。

（11）温化痰饮，止咳平喘（小青龙汤、苓甘五味姜辛汤、桂苓五味甘草去桂加干姜细辛半夏汤）。

（12）治疗吐血不止症（柏叶汤）。

（13）治疗呕吐肠鸣，心下痞硬症（半夏泻心汤）。

（14）治疗寒证呕吐，四肢发凉（四逆汤）。

（15）治疗胃中虚寒，干呕吐涎沫（半夏干姜散）。

（16）治疗虚寒泄利，水谷不化，手足厥冷之症（通脉四逆汤）。

（17）治疗寒热交错，久利不止之症（乌梅丸）。

（18）治疗妊娠呕吐不止（干姜人参半夏丸）。

（19）治疗阳虚烦躁失眠之症（干姜附子汤）。

（20）治疗上热下寒，食入即吐之症（干姜黄芩黄连人参汤）。

（21）治疗上吐下泻，头痛发热，寒气滞中之症（理中丸）。

7. 附子

《神农本草经》：味辛，温。主风寒咳逆邪气，温中，金创，破癥坚积聚，血瘕，寒湿踒躄，拘挛膝痛，不能行步。

《名医别录》：味甘，大热，有大毒。主治脚疼冷弱，腰脊风寒，心腹冷痛，霍乱转筋，下痢赤白，坚肌骨，强阴。又堕胎。

《金匮要略》《伤寒论》：

（1）扶阳固表止汗（桂枝加附子汤）。

（2）治疗阳虚失眠烦躁（干姜附子汤、茯苓四逆汤）。

（3）温阳利水（真武汤）。

（4）治疗阳虚心下痞满症（附子泻心汤）。

（5）治疗风湿导致的身体、关节疼痛（桂枝附子汤、甘草附子汤）。

（6）助阳祛寒，治疗阳虚外感风寒之症（麻黄细辛附子汤、麻黄附子甘草汤）。

（7）治疗阳虚背寒之症（附子汤）。

（8）治疗阴寒内盛，下利脉微之症（白通汤、白通加猪胆汁汤）。

（9）祛寒通阳止痛（通脉四逆汤）。

（10）协调寒热，安蛔，温中，止泻（乌梅丸）。

（11）回阳救逆（四逆汤）。

（12）固阳解痉，治疗四肢拘急之症（通脉四逆加猪胆汁汤）。

（13）治疗关节疼痛，不可屈伸（桂枝芍药知母汤）。

（14）治疗胸痹心痛（薏苡附子散、乌头赤石脂丸）。

（15）治疗积聚胃脘痛（九痛丸）。

（16）治疗腹中寒气，肠鸣腹痛，呕吐哕逆（附子粳米汤）。

（17）温中通下（大黄附子汤）。

（18）治疗淋证小便不利（栝楼瞿麦丸）。

（19）治疗阳虚水肿（麻黄附子汤、桂枝去芍药加麻辛附子汤）。

（20）温中助阳，促进止血（黄土汤）。

（21）助阳托脓（薏苡附子败酱散）。

（22）扶正助阳，治疗产后中风，发热头痛（竹叶汤）。

8. 人参

《神农本草经》：味甘，微寒。主补五藏，安精神，定魂魄，除邪气，明目，开心益智。

《名医别录》：微温，无毒。主治肠胃中冷，心腹鼓痛，胸胁逆满，霍乱吐逆，调中，止消渴，通血脉，破坚积，令人不忘。

《金匮要略》《伤寒论》：

（1）益气生津，治疗里热证烦渴不解之症（白虎加人参汤）。

（2）治疗阴血津液耗伤，身体疼痛之症（桂枝加芍药生姜各一两人参三两新加汤）。

（3）益气宁神定躁（茯苓四逆汤）。

（4）益气扶表祛风，治疗伤寒中风，往来寒热，不欲饮食，胸胁胀满等症（小柴胡汤）。

（5）调节正气，治疗小便不利，胸满烦惊，谵语等症（柴胡加龙骨牡蛎汤）。

（6）治疗外感风寒，关节疼痛，发热恶寒之症（柴胡桂枝汤）。

（7）治疗心下痞满疼痛之症（半夏泻心汤、生姜泻心汤）。

（8）治疗痰饮内聚，心下痞硬，胃气上逆，噫气不除之症（旋覆代赭汤）。

（9）治疗外证头痛，里证泄利之症（桂枝人参汤）。

（10）治疗胸胃有热，腹痛呕吐之症（黄连汤）。

（11）益气养心，治疗心悸动、脉结代之症（炙甘草汤）。

（12）治疗阴寒内盛，身体关节疼痛之症（附子汤）。

（13）治疗寒热失调，食入即吐之症（干姜黄芩黄连人参汤）。

（14）益气回阳，生津养血（四逆加人参汤）。

（15）治疗脾胃虚寒导致的呕吐、泄利、腹痛等症（理中丸）。

（16）治疗中暑发热口渴（白虎加人参汤）。

（17）治疗疟疾日久，结为癥瘕之症（鳖甲煎丸）。

（18）益气祛风，治疗中风四肢烦重不遂之症（侯氏黑散）。

（19）治疗气虚虚劳病（薯蓣丸）。

（20）治疗水饮导致的气喘咳嗽（泽漆汤）。

（21）益气生津降逆，治疗肺痿咳嗽，咽喉不利之症（麦门冬汤）。

（22）治疗胸痹病心中痞满，胸胁胀满等症（人参汤）。

（23）治疗寒邪滞中，呕吐腹痛，不能饮食之症（大建中汤）。

（24）益气行水，治疗水饮导致之心下痞坚，面色黧黑等症（木防己汤，木防己加茯苓芒硝汤）。

（25）治疗中寒呕吐胸腹胀满之症（茱萸汤）。

（26）治疗胃反病呕吐（大半夏汤）。

（27）治疗胃中虚热，呃逆哕逆（橘皮竹茹汤）。

（28）治疗妊娠呕吐不止（干姜人参半夏丸）。

（29）扶正祛风，治疗产后中风（竹叶汤）。

（30）益气温经（温经汤）。

9. 半夏

《神农本草经》：味辛，平。主伤寒寒热，心下坚，下气，喉咽肿痛，头眩，胸胀咳逆，肠鸣，止汗。

《名医别录》：生微寒，熟温。有毒。主消心腹胸中膈痰热满结，咳嗽上气，心下急痛坚痞，时气呕逆，消痈肿，胎堕，治萎黄，悦泽面目。生令人吐，熟令人下。

《金匮要略》《伤寒论》：

（1）温肺化饮，燥湿化痰（小青龙汤）。

（2）治疗寒证哮喘，咳喘气急之证（射干麻黄汤、厚朴麻黄汤）。

（3）治疗水肿气短，小便不利之症（泽漆汤）。

（4）治疗肺痿病咳嗽上气，咽喉不利之症（麦门冬汤）。

（5）和胃止呕，治疗外感证寒热往来，心烦喜呕之症（小柴胡汤）。

（6）温化痰饮，降逆止呕（小半夏汤、小半夏加茯苓汤）。

（7）治疗妊娠呕吐（干姜人参半夏丸）。

（8）治疗呕吐泄利并见之症（黄芩加半夏生姜汤）。

（9）消痞散结，治胃中不和，心下痞满，肠鸣下利，干呕噫食等症（生姜泻心汤、半夏泻心汤、甘草泻心汤）。

（10）散痰通痹，治疗胸痹心痛证（瓜蒌薤白半夏汤）。

（11）开痞散结，治疗疟疾癥瘕之症（鳖甲煎丸）。

（12）降逆化浊，宁神止痛。治疗奔豚病气上冲咽，发作欲死之症（奔豚汤）。

（13）治疗水饮积聚导致的心悸动之症（半夏麻黄丸）。

（14）解郁化痰，通利咽喉。治疗痰气凝结，咽喉不利，如有异物之症（半夏散、苦酒汤）。

（15）散寒止痛（赤丸）。

10. 黄芩

《神农本草经》：味苦，平。主诸热黄疸，肠澼泄利，逐水，下血闭，恶疮疽蚀火疡。

《名医别录》：大寒，无毒。主治痰热，胃中热，小腹绞痛，消谷，利小肠，女子血闭，淋露，下血，小儿腹痛。

《金匮要略》《伤寒论》：

（1）清热止利，治疗热证泄利之症（葛根黄芩黄连汤）。

（2）协调寒热，治疗伤寒中风，往来寒热，胸胁苦满，心烦喜呕等症（小柴胡汤）。

（3）治疗呕吐潮热泄利之症（柴胡加芒硝汤）。

（4）清热镇惊，治疗热盛烦满，躁动惊悸，谵语乱言等症（柴胡加龙骨牡蛎汤）。

（5）治疗水饮内结，小便不利，关节疼痛，往来寒热等症（柴胡桂枝汤、柴胡桂枝干姜汤）。

（6）清热和胃消痞，治疗心下满硬，肠鸣下利，干呕腹胀等症（半夏泻心汤、生姜泻心汤、甘草泻心汤、附子泻心汤）。

（7）治疗热邪内结，上吐下利之症（黄芩加半夏生姜汤）。

（8）清心降火，治疗热证失眠之症（黄连阿胶汤）。

（9）治疗疟疾发渴、劳疟（因过劳复发之疟。柴胡去半夏加栝楼汤）。

（10）泻热降逆，治疗奔豚病气上冲胸，腹痛，往来寒热（奔豚汤）。

（11）凉血益阴，治疗吐血、衄血之症（黄土汤、泻心汤）。

（12）清热消肿，治疗金疮（王不留行散）。

11. 茯苓

《神农本草经》：味甘，平。主胸胁逆气，忧恚惊邪恐悸，心下结痛，寒热烦满，咳逆，口焦舌干，利小便。久服安魂养神。

《名医别录》：无毒。止消渴，好唾，大腹淋沥，膈中痰水，水肿淋结，开胸府，调藏气，伐肾邪，长阴，益气力，保神守中。

《金匮要略》《伤寒论》：

（1）除湿治眩，治疗水饮引起的头目眩晕，恶心呕吐等症（苓桂术甘汤、真武汤、五苓散、小半夏加茯苓汤）。

（2）化饮治悸，治疗饮邪导致之心下悸动、小便不利之症（真武汤、五苓散、小柴胡汤去黄芩加茯苓）。

（3）治疗虚热水饮，烦躁失眠之症（猪苓汤）。

（4）治疗支饮病气喘胀满，心下痞硬之症（木防己加茯苓芒硝汤）。

（5）治疗水饮呕吐症（小半夏加茯苓汤）。

（6）治疗小便淋涩不利症（茯苓戎盐汤）。

（7）利水除黄，治疗黄疸病（茵陈五苓散）。

（8）益气渗湿，治疗虚劳病（薯蓣丸）。

（9）宁心除烦，治疗气虚失眠症（酸枣仁汤）。

（10）化痰利咽，治疗咽喉不利之症（半夏厚朴汤）。

（11）利水消肿，治疗小便不利、水肿之症（五苓散、真武汤、葵子茯苓散）。

12. 麻黄

《神农本草经》：味苦，温，主中风伤寒头痛，湿疟，发表出汗，去邪热气，治咳逆上气，除寒热，破癥坚积聚。

《名医别录》：微温，无毒。主治五藏邪气缓急，风胁痛，字乳余疾，止好唾，通腠理，疏伤寒头痛，解肌，泄泻恶气，消赤黑斑毒。不可多服，令人虚。

《金匮要略》《伤寒论》：

(1) 发汗解表，用于风寒表实证（麻黄汤）。

(2) 清热平喘，治疗肺热哮喘症（麻黄杏仁甘草石膏汤）。

(3) 扶阳祛寒，治疗阳虚感受风寒之证（麻黄细辛附子汤）。

(4) 治疗伤寒咽喉不利、咳唾脓血之症（麻黄升麻汤）。

(5) 治疗风湿身体疼痛、关节疼痛之症（麻黄加术汤、麻黄杏仁薏苡甘草汤、乌头汤）。

(6) 止咳祛痰（厚朴麻黄汤）。

(7) 治疗肺胀病咳喘、烦躁、心悸动等症（越婢加半夏汤、小青龙加石膏汤）。

(8) 利饮行水（大青龙汤、小青龙汤）。

(9) 治疗湿热黄疸（麻黄连轺赤小豆汤）。

(10) 利水消肿，治疗风水病（越婢汤）。

(11) 温阳利水，治疗阴寒内盛之水肿（麻黄附子汤、桂枝去芍药加麻辛附子汤）。

(12) 治疗饮停胃脘，心下悸动之症（半夏麻黄丸）。

13. 大黄

《神农本草经》：味苦，寒。主下瘀血血闭，寒热，破癥瘕积聚，留饮宿食，荡涤肠胃，推陈致新，通利水谷，调中化食，安和五藏。

《名医别录》：大寒，无毒。平胃下气，除痰食，肠间结热，心腹胀满，女子寒血闭胀，小腹痛，诸老血留结。

《金匮要略》《伤寒论》：

(1) 治疗热盛燥结，大便不通之症（大承气汤）。

(2) 下积止利，治疗内有积滞，泄利不止之症（大承气汤）。

(3) 清热解痉，治疗热盛伤津，筋脉拘急，角弓反张，牙关紧闭，胸腹胀满等症（大承气汤）。

(4) 降气破瘀，治疗产后瘀血不尽，小腹坚痛，大便燥结之症（大承气汤）。

(5) 治疗燥屎在内，下利、谵语之症（大承气汤）。

(6) 和胃除胀，治疗腹部胀满，大便不通之症（小承气汤）。

(7) 清胃止呕，治疗热滞胃腑，食已即吐之症（大黄甘草汤）。

(8) 清热涤痰，治疗结胸病心下痛硬，脉沉而紧之症（大陷胸汤）。

(9) 清热解毒，排脓消肿，治疗肠痈病小腹肿痛，痛不可按（大黄牡丹汤）。

(10) 治疗经水不利或产后瘀血腹痛（下瘀血汤）。

(11) 治疗寒热互结，胁下偏痛之症（大黄附子汤）。

(12) 利水除胀，治疗肠间水气，腹部胀满之症（己椒苈黄丸）。

(13) 治疗水血互结，小腹胀满，小便涩滞不畅之症（大黄甘遂汤）。

14. 黄连

《神农本草经》：味苦，寒。主热气目痛，眦伤泣出，明目，肠澼腹痛下利，妇人阴中肿痛。

《名医别录》：微寒，无毒，主治五藏冷热，久下泄澼脓血，止消渴，大惊，除水，利骨，调胃，厚肠，益胆，治口疮。

《金匮要略》《伤寒论》：

（1）治疗狐惑病心神不宁，咽喉蚀烂（甘草泻心汤）。

（2）凉血止血，治疗吐血、衄血（泻心汤）。

（3）治疗肠鸣呕吐，心下痞满（半夏泻心汤）。

（4）清热燥湿，治疗痢疾大便脓血之症（白头翁汤）。

（5）治疗寒热互杂，久利不止之症（乌梅丸）。

（6）治疗产后气血亏虚，腹痛下利之症（白头翁加甘草阿胶汤）。

（7）治疗喘而汗出，下利不止之症（葛根黄芩黄连汤）。

（8）清热开结降痰，治疗结胸病正在心下，按之则痛之症（小陷胸汤）

（9）治疗热结肠胃，心下痞满之症（大黄黄连泻心汤）。

（10）和胃消痞，治疗胃中不和，心下痞硬，干噫食臭，肠鸣下利之症（生姜泻心汤）。

（11）清胃止呕，治疗胸胃有热，呕吐腹痛之症（黄连汤）。

（12）清心降火，治疗阴虚失眠之症（黄连阿胶汤）。

（13）清热降逆止呕（干姜黄芩黄连人参汤）。

15. 白术

《神农本草经》：味苦，温，主风寒湿痹，死肌，痉，疸，止汗，除热，消食。

《名医别录》：味甘，无毒，主治大风在身面，风眩头痛，目泪出，消痰水，逐皮间风水结肿，除心下急满，及霍乱，吐下不止，利腰脐间血，益津液，暖胃，消谷，嗜食。

《金匮要略》《伤寒论》：

（1）祛湿止痛，治疗风湿相搏，身体疼痛之症（白术附子汤、麻黄加术汤）。

（2）益气祛风止汗，治疗风湿体重，汗出怕风之症（防己黄芪汤）。

（3）化湿逐风，治疗感受风邪，肌肤不仁，四肢烦重之症（侯氏黑散）。

（4）和胃化湿止吐（桂枝芍药知母汤）。

（5）益气健脾，治疗虚劳病（薯蓣丸）。

（6）治疗胸痹病胸满，心下痞硬（人参汤）。

（7）益肾逐水，治疗肾着病腰以下冷痛之症（甘草干姜茯苓白术汤）。

（8）除饮治眩，治疗心下有痰饮，头晕目眩之症（苓桂术甘汤、泽泻汤）。

（9）治疗水饮小便不利，脐下悸动，呕吐涎沫之症（五苓散）。

（10）治疗消渴小便不利之症（五苓散）。

（11）渗湿通淋，治疗淋证小便不利之症（茯苓戎盐汤）。

（12）治疗风水身体浮肿之症（防己黄芪汤）。

（13）治疗水饮心下坚满之症（枳术汤）。

（14）祛湿除黄，治疗黄疸病（五苓散）。

（15）益气扶正止血，治疗大便下血之症（黄土汤）。

（16）治疗水饮导致之呕吐之症（猪苓散）。

（17）治疗胃反病呕吐，渴欲饮水之症（茯苓泽泻汤）。

（18）益气安胎（当归芍药散、当归散、白术散）。

（19）治疗伤寒中风，头项强痛，小便不利之症（桂枝去桂加茯苓白术汤、桂枝去桂加白术汤）。

（20）治霍乱病上吐下泻，中气虚寒（理中丸）。

16. 杏仁

《神农本草经》：味甘，温。主咳逆上气雷鸣，喉痹，下气，产乳金创，寒心奔豚。

《名医别录》：味苦，冷利，有毒。主治惊痫，心下烦热，风气去来，时行头痛，解肌，消心下急。

《金匮要略》《伤寒论》：

（1）润肺平喘，治疗风寒外感，咳嗽气喘之症（麻黄汤、桂枝加厚朴杏子汤、麻黄杏仁甘草石膏汤）。

（2）润肠通便（麻子仁丸）。

（3）益肺气，治疗虚劳病（薯蓣丸）。

（4）降气化饮，治疗溢饮病四肢水肿，咳嗽气短之症（大青龙汤）。

（5）破结润血治疗妇女瘀血阻滞，经闭不通之症（矾石丸）。

（6）利肺疏表，治疗瘀热在里，身体发黄之症（麻黄连翘赤小豆汤）。

（7）通降肺气，治疗胸痹病胸中窒闷，短气不接等症（茯苓杏仁甘草汤）。

（8）治疗瘀血导致的肌肤错甲，两目暗黑之症（大黄䗪虫丸）。

（9）治疗肺气不降，气喘胸满，胸痛拒按，腹痛便闭之结胸病（大陷胸丸）。

17. 栀子

《神农本草经》：味苦，寒，主五内邪气，胃中热气，面赤酒皰皶鼻，白癫、赤癫、疮疡。

《名医别录》：大寒，无毒。主治目热赤痛，胸心大小肠大热，心中烦闷，胃中热气。

《金匮要略》《伤寒论》：

（1）清心除烦，治疗虚热内扰，烦躁不宁，口苦失眠等症（栀子豉汤、栀子甘草豉汤）。

（2）清胃止呕，治疗虚热扰胃，恶心呕吐之症（栀子生姜豉汤、栀子豉汤）。

（3）治疗虚热不退，心中结痛之症（栀子豉汤）。

（4）清热除胀，治疗热邪内滞，胸腹胀满之症（栀子厚朴汤）

（5）治疗寒热失调，呃逆呕吐，腹满下利等症（栀子干姜汤）。

（6）清热退黄，治疗黄疸病（茵陈蒿汤、栀子柏皮汤）。

（7）清热通便，治疗酒黄疸烦闷、便秘之症（栀子大黄汤）。

（8）利湿利尿，治疗黄疸病小便不利，口苦腹满之症（大黄硝石汤）。

18. 柴胡

《神农本草经》：味苦，平。主心腹，去肠胃中结气，饮食积聚，寒热邪气，推陈致新。

《名医别录》：微寒，无毒。主除伤寒，心下烦热，诸痰热结实，胸中邪逆，五藏间游气，大肠停积水胀，及湿痹拘挛。

《金匮要略》《伤寒论》：

（1）治疗伤寒中风，往来寒热，胸胁苦满，不欲饮食，心烦喜呕等症（小柴胡汤）。

（2）祛风退黄，治疗黄疸病面目身体发黄，小便不利等症（小柴胡汤）。

（3）解表缓急，治疗伤寒中风，身热恶风，头项强，胁下满等症（小柴胡汤）。

（4）清邪止痛，治疗脾胃阳气郁滞，腹中疼痛之症（小柴胡汤）。

（5）解肌退热，治疗伤寒不解，午后潮热，胸满呕吐等症（小柴胡汤、小柴胡加芒消汤）。

（6）治疗经期感受风寒，热入血室，发热恶寒之症（小柴胡汤）。

（7）清热除饮，治疗外感风寒，水饮内停，发热恶寒，呕哕，关节疼痛之症（柴胡桂枝汤、柴胡桂枝干姜）。

（8）清热通便，治疗伤寒阳微结，大便难，心下满，不欲饮食等症（小柴胡汤）。

（9）清气止呕，治疗邪在少阳，胁下硬满，干呕不能食等症（小柴胡汤）。

（10）清热消痞，治疗心下硬满疼痛之症（大柴胡汤）。

（11）治疗疟疾寒热往来之症（鳖甲煎丸）。

（12）清热理气，治疗阳气郁滞导致的四肢逆冷，咳悸，小便不利、腹痛等症（四逆散）。

19. 石膏

《神农本草经》：味辛，微寒。主中风寒热，心下逆气惊喘，口干舌焦，不能息，腹中坚痛，除邪鬼，产乳，金创。

《名医别录》：味甘，大寒，无毒。主除时气，头痛，身热，三焦大热，皮肤热，肠胃中膈热，解肌，发汗，止消渴，烦逆，腹胀，暴气喘息，咽热。

《金匮要略》《伤寒论》：

（1）清肺疗咳（麻黄杏仁甘草石膏汤）。

（2）清热发汗除饮（大青龙汤）。

（3）清热生津止渴（白虎汤、白虎加人参汤）。

（4）清胃止呕（竹叶石膏汤）。

（5）清热除烦治疗热证烦躁不宁，口苦口渴等症（白虎汤）。

（6）清热除风，治疗风中经络，肢体瘫痪之症（风引汤）。

（7）治疗寒热互杂，手足厥冷，咳唾脓血，泄利不止等症（麻黄升麻汤）。

20. 枳实

《神农本草经》：味苦，寒。主大风在皮肤中，如麻豆苦痒，除寒热结，止利，长肌肉，利五藏，益气轻身。

《名医别录》：味酸，微寒，无毒。主除胸淡癖，逐停水，破结实消胀满，心下急，痞痛，逆气胁风痛，安胃气，止溏泄，明目。

《金匮要略》《伤寒论》：

（1）降气通结，治疗大便秘结，腹硬疼痛之症（大承气汤）。

（2）行气除胀，治疗气滞不行，腹脘胀满之症（小承气汤、厚朴七物汤）。

（3）消食通滞，治疗宿食内结，吐泻腹痛，胃脘胀满等症（大承气汤）。

（4）行气通痹，治疗气机闭阻，痰浊阻心之胸痹病，胸满胁胀，心中痞硬疼痛等症（枳实薤白桂枝汤、橘枳姜汤）。

（5）通气止痉，治疗痉病口噤、脚挛急之症（大承气汤）。

（6）行气导滞，治疗气虚便秘症（麻子仁丸）。

（7）疏肝解郁，治疗阳气郁滞导致之咳嗽、心悸、小便不利、手足发凉等症（四逆散）。

（8）行气化饮，治疗支饮病胸腹胀满之症（厚朴大黄汤）。

（9）治疗水饮病心下坚满，短气之症（枳术汤）。

（10）理气除黄，治疗酒黄疸心中烦躁，腹胀食少，小便短赤等症（栀子大黄汤）。

（11）理气止利，治疗燥屎内结下利谵语之症（小承气汤）。

（12）行气托脓，治疗疮痈肿痛之症（排脓散）。

（13）行气止痛，治疗产后腹痛，虚烦失眠之症（枳实芍药散）。

21. 细辛

《神农本草经》：味辛，温。主咳逆，头痛脑动，百节拘挛，风湿痹痛，死肌，久服明目，利九窍。

《名医别录》：主温中，下气，破痰，利水道，开胸中，除喉痹，齆鼻，风痫，癫疾，下乳结，汗不出，血不行，安五藏，益肝胆，通精气。

《金匮要略》《伤寒论》：

（1）祛散风寒，治疗阳虚外感风寒（麻黄附子细辛汤）。

（2）温气化饮，治疗水饮停滞导致之干呕、咳嗽、发热、小便不利等症（小青龙汤）。

（3）祛风通络，治疗风中经络，四肢烦重之症（侯氏黑散）。

（4）温肺平喘，治疗咳嗽上气，喉中哮鸣之症（射干麻黄汤）。

（5）治疗肺胀病咳嗽烦躁，水饮内停，肺热脉浮之症（小青龙加石膏汤）。

（6）散寒止痛，治疗寒邪内盛，胁痛腹痛胸痛等症（大黄附子汤、赤丸）。

（7）治疗水饮心下坚满疼痛之症（桂枝去芍药加麻辛附子汤）。

（8）安蛔止利，治疗寒热互杂，吐蛔腹痛，久利不止等症（乌梅丸）。

（9）温经通阳，治疗感受寒邪，手足厥冷，脉细欲绝等症（当归四逆汤、当归四逆加吴茱萸生姜汤）。

22. 芒硝

《神农本草经》：无论述。

《名医别录》：味辛，苦，大寒。主治五藏积聚，久热，胃闭，除邪气，破留血，腹中淡实结搏，通经脉，利大小便及月水，破五淋，推陈致新。

《金匮要略》《伤寒论》：

（1）泻热通便，治疗内热实证，肠中燥屎坚结，腹满胀痛之症（大承气汤）。

（2）泻积消食，治疗宿食滞中，下利腹痛之症（大承气汤）。

（3）通下存阴，治疗热盛腑实，口干舌燥之症（大承气汤、己椒苈黄丸加芒硝）。

（4）降气解痉，治疗痉病口噤脚挛急之症（大承气汤）。

（5）驱逐瘀血（桃核承气汤、大承气汤）。

（6）降气退热，治疗胁满呕吐、下利、午后潮等症（小柴胡加芒消汤）。

（7）清热消肿，治疗肠痈病腹痛拒按，脓未成者（大黄牡丹汤）。

23. 牡蛎

《神农本草经》：味咸，平，主伤寒寒热，温疟洒洒，惊恚怒气，除拘缓鼠瘘，女子带下赤白。久服强骨节。

《名医别录》：微寒，无毒。主除留热在关节荣卫，虚热去来不定，烦满，止汗，心痛气结，止渴，除老血，涩大小肠，止大小便，治泄精，喉痹，咳嗽，心胁下痞热。

《金匮要略》《伤寒论》：

（1）镇惊治狂，治疗阳气散乱，惊狂烦躁之症（桂枝去芍药加蜀漆牡蛎龙骨救逆汤、桂枝甘草龙骨牡蛎汤）。

（2）清热益津，治疗热邪伤津，小便不利，谵语，一身尽重等症（柴胡加龙骨牡蛎汤）。

（3）行水利湿，治疗腰以下水气滞留之症（牡蛎泽泻散）。

（4）祛风除湿，治疗伤寒中风，水饮阻胁，往来寒热，小便不利，烦心不安等症（柴胡桂枝干姜汤）。

（5）舒通经络，治疗手足拘挛，肢体不遂、癫痫等症（侯氏黑散、风引汤）。

（6）滋阴宁神，治疗百合病烦躁不宁，夜不能眠，口苦尿赤等症（栝楼牡蛎散）。

（7）涩精止遗，治疗虚劳遗精症（桂枝加龙骨牡蛎汤）。

（8）凉血安胎（白术散）。

24. 厚朴

《神农本草经》：味苦，温。主中风伤寒，头痛，寒热惊悸，气血痹，死肌，去三虫。

《名医别录》：大温，无毒。主温中，益气，消痰，下气，治霍乱及腹痛，胀满，胃中冷逆，胸中呕逆不止，泄痢，淋露，除惊，去留热，止烦满，厚肠胃。

《金匮要略》《伤寒论》：

（1）降气通下，治疗腹中胀满疼痛，大便秘结之症（大承气汤、小承气汤）。

（2）行气除胀，治疗腹中胀满，大便不畅之症（厚朴七物汤、厚朴三物汤、厚朴大黄汤）。

（3）降气平喘，治疗肺痿病咳嗽气喘之症（厚朴麻黄汤）。

（4）治疗素有哮喘，又外感风寒者（桂枝加厚朴杏子汤）。

（5）治疗脾胃气虚，心腹痞满之症（厚朴生姜半夏甘草人参汤）。

（6）降气利肠，治疗津气虚少导致的便秘症（麻子仁丸）。

（7）破气消癥，治疗久疟导致之癥瘕聚结（鳖甲煎丸）。

（8）行气通痹，治疗胸痹病心痛，胸满，痞闷等症（枳实薤白桂枝汤）。

（9）行气活血，治疗疮痈金疮肿痛之症（王不留行散）。

25. 豉

《神农本草经》：无记载。

《名医别录》：味苦，寒，无毒。主治伤寒，头痛，寒热，瘴气，恶毒，烦躁，满闷，虚劳，喘吸，两脚疼冷，又杀六畜胎子诸毒。

《金匮要略》《伤寒论》：

（1）清心除烦，治疗虚热内扰，烦躁失眠之症（栀子豉汤）。

（2）清胃止呕（栀子生姜豉汤）。

（3）清气和中，治疗虚热烦躁，短气不接之症（栀子甘草豉汤）。

（4）清胃止痛，治疗身热烦躁，心中结痛之症（栀子豉汤）。

（5）清胃除胀，治疗心烦腹胀满，坐卧不安之症（枳实栀子豉汤）。

（6）清宣涌吐，治疗痰食结滞，胸中痞硬之症（瓜蒂散）。

26. 当归

《神农本草经》：味甘，温。主咳逆上气，温疟寒热，洗洗在皮肤中，妇人漏下绝子，诸恶疮疡，金创。

《名医别录》：味辛，无毒。主温中，止痛，除客血内塞，中风痉，汗不出，湿痹，中恶，客气虚冷，补五藏，生肌肉。

《金匮要略》《伤寒论》：

（1）温血通经，治疗寒邪内滞，血气不行，手足厥冷，脉细欲绝等症（当归四逆汤、当归四逆加吴茱萸生姜汤）。

（2）协调经血，安蛔止痛，治疗寒热错杂，腹痛吐蛔之症（乌梅丸）。

（3）补血扶正，治疗气阴两伤之咽喉不利，咳唾脓血，泄利不止，手足厥冷等症（麻黄升麻汤）。

（4）活血化瘀止痛，治疗阴毒病身痛、咽喉痛之症（升麻鳖甲汤）。

（5）养血安胎，治疗妊娠腹痛，漏下出血之症（芎归胶艾汤、当归芍药散）。

（6）温经利水，治疗妊娠小便难之症（当归贝母苦参丸）。

（7）温中补血，和中止痛，用于治疗产后血虚，腹中疼痛，或虚劳病腹中寒气不散导致的腹痛等症（当归生姜羊肉汤）。

（8）养血调经，治疗妇女气血失调，瘀血阻滞导致之月经不调，烦热口干，小腹疼痛等症（温经汤）。

（9）祛瘀生新，治疗恶血聚积，热毒痈肿，脓毒已成之症（赤小豆当归散）。

（10）补血益肾，治疗虚劳病面色萎黄，心悸短气等症（薯蓣丸）。

（11）补血降气头痛，治疗奔豚病气逆上冲，胸腹疼痛，往来寒热等症（奔豚汤）。

（12）养血祛风，治疗风中经络，肌肤不仁，四肢烦重之症（侯氏黑散）。

27. 葛根

《神农本草经》：味甘，平。主消渴，身大热，呕吐，诸痹，起阴气，解诸毒。

《名医别录》：无毒。主治伤寒中风头痛，解肌发表出汗，开腠理，疗金疮，止痛，胁风痛。生根汁，大寒，治消渴，伤寒大热。

《金匮要略》《伤寒论》：

（1）宣肌解痉，治疗伤寒中风导致之颈项强直或痉病导致之口噤不语，四肢挛急等症（葛根汤）。

（2）清热止利，治疗肠胃有热，下利，发热等症（葛根黄芩黄连汤）。

（3）清热降逆，治疗奔豚病气机上逆，腹中疼痛，往来寒热之症（奔豚汤）。

（4）清表祛风，治疗产后感受风邪，发热面赤，气喘头痛等症（竹叶汤）。

（5）和胃止呕，治疗胃气失降，上逆呕吐之症（葛根加半夏汤）。

28. 粳米

《神农本草经》：无记载。

《名医别录》：味甘，苦，平，无毒。主益气，止烦，止泻。

《金匮要略》《伤寒论》：

（1）和胃止汗，治疗内热炽盛导致之肌表大汗，烦躁不安，口中苦渴等症（白虎汤）。

（2）益阴生津，治疗热盛伤津，大烦渴不解，脉洪大等症（白虎加人参汤）。

（3）滋养胃液，生津除烦。治疗热邪伤津，虚羸少气，烦躁不守，气逆欲呕等症（竹叶石膏汤）。

（4）和胃止痛，治疗腹中寒气，肠鸣腹痛，胸胁胀满等症（附子粳米汤）。

（5）养胃止泻，治疗肠胃虚寒，下利脓血之症（桃花汤）。

（6）滋补脾肺，降逆和中，治疗肺痿病咳逆上气，咽喉不利之症（麦门冬汤）。

（7）扶正祛疟，治疗温疟病但热无寒，骨节疼痛之症（白虎加桂枝汤）。

29. 栝楼根

《神农本草经》：味苦，寒。主消渴，身热，烦满，大热，补虚安中，续绝伤。

《名医别录》：无毒。主除肠胃中痼热，八疸，身面黄，唇干口燥，短气，通月水、止小便利。

《金匮要略》《伤寒论》：

（1）润津止痉，治疗痉病身体颈项强直，脉象沉迟之症（栝楼桂枝汤）。

（2）生津止渴，治疗百合病烦躁口渴之症（栝楼牡蛎散）。

（3）祛风止渴，治疗伤寒中风，往来寒热，胸胁苦满，心烦喜呕，口渴舌干等症（小柴胡加栝楼根汤）。

（4）治疗消渴病气虚口渴，小便不利之症（栝楼瞿麦丸）。

30. 泽泻

《神农本草经》：味甘，寒。主风寒湿痹，乳难，消水，养五藏，益气力，肥健，久服耳目聪明。

《名医别录》：味咸，无毒。主补虚损，五劳，除五藏痞满，起阴气，止泄精，消渴，淋沥，逐膀胱三焦停水。

《金匮要略》《伤寒论》：

（1）利水逐饮，治疗小便不利，水肿之症（五苓散）。

（2）治疗水饮导致的头目眩晕之症（五苓散、泽泻汤）。

（3）益肾利水，治疗胃虚烦热，烦躁不宁，气短不接，小便不利等症（肾气丸）。

（4）治疗虚劳病，小腹拘急，小便不利，腰酸腿软等症（薯蓣丸）。

（5）渗湿安胎，治疗妊娠腹痛之症（当归芍药散）。

（6）祛湿除黄，治疗湿热黄疸症（茵陈五苓散）。

（7）燥湿止吐，治疗胃反病呕吐口渴之症（茯苓泽泻汤）。

31. 龙骨

《神农本草经》：味甘，平。主心腹，鬼注，精物老魅，咳逆，泄利脓血，女子漏下，癥瘕坚结，小儿热气惊痫。

《名医别录》：微寒，无毒。主治心腹烦满，四肢痿枯，汗出，夜卧自惊，恚怒，伏气在心下，不得喘息，肠痈，内疽阴蚀，止汗，小便利，溺血，养精神，定魂魄，安五藏。

《金匮要略》《伤寒论》：

（1）镇惊定神，治疗邪热内扰，胸满烦惊，神乱谵语，一身尽重等症（柴胡加龙骨牡蛎汤）。

（2）温阳安神，治疗阳气伤亡，惊狂烦躁，坐卧不安之症（桂枝去芍药加蜀漆牡蛎龙骨救逆汤）。

（3）安神除悸，治疗心阳虚损，心中悸动不安之症（桂枝甘草龙骨牡蛎汤）。

（4）治疗寒疟往来寒热，寒多热少之症（蜀漆散）。

（5）祛风解痉，治疗风中经络，肢体瘫、痫之症（风引汤）。

（6）固涩止精，治疗遗精病导致之小腹拘急，阴头寒，目眩发落等症（桂枝龙骨牡蛎汤、天雄散）。

32. 阿胶

《神农本草经》：味甘，平。主心腹内崩，劳极洒洒如疟状，腰腹痛，四肢酸疼，女子下血，安胎。

《名医别录》：微温，无毒。主丈夫少腹痛，虚劳羸瘦，阴气不足，脚酸不能久立，养肝气。

《金匮要略》《伤寒论》：

（1）养心除悸，治疗气血不足导致之脉结代，心动悸之症（炙甘草汤）。

（2）滋阴消水，治疗水热内结，小便不利，发热口渴之症（猪苓汤）。

（3）滋阴除烦，治疗肾阴不足，虚火上炎导致之心烦不宁，夜卧失眠之症（黄连阿胶汤）。

（4）扶正益阴，软坚化结，治疗久疟癥瘕积聚之症（鳖甲方煎丸）。

（5）益肾补血，治疗虚劳病体虚羸弱诸症（薯蓣丸）。

（6）补血止血，治疗大便出血之症（黄土汤）。

（7）养血安胎，治疗妊娠下血腹痛之症（芎归胶艾汤）。

（8）调经养肝，治疗妇女冲任虚寒，月经不调，瘀血阻滞，腹痛胀满，唇口干燥等症（温经汤）。

（9）治疗产后体虚，下利脓血，腹中疼痛之症（白头翁加甘草阿胶汤）。

33. 桃仁

《神农本草经》：味苦，平。主瘀血血闭，瘕，邪气，杀小虫。

《名医别录》：主咳逆上气，消心下坚，除卒暴击血，破瘕癥，通月水，止痛。

《金匮要略》《伤寒论》：

（1）破血逐瘀，通利膀胱，治疗热结膀胱，小便尿血，烦躁发狂，小腹疼痛等症（桃核承气汤、抵当汤）。

（2）破瘀化癥，治疗久疟不愈，癥瘕积聚之症（鳖甲煎丸）。

（3）治疗虚劳病血不养荣，瘀血滞内，肌肤错甲，两目黯黑，不能饮食等症（大黄䗪虫丸）。

（4）活血排脓，治疗肠痈病小腹肿胀，按之则痛，发热恶寒等症（大黄牡丹汤）。

（5）调经逐瘀，治疗妇女瘀血阻滞胞宫导致之癥瘕病，腹痛下血，小腹肿硬等症（桂枝茯苓丸）。

（6）治疗产后瘀血不尽腹痛之症（下瘀血汤）。

34. 知母

《神农本草经》：味苦，寒。主消渴热中，除邪气，肢体浮肿，下水，补不足，益气。

《名医别录》：无毒，主治伤寒久疟烦热，胁下邪气，膈中恶，及风汗内疸。

《金匮要略》《伤寒论》：

（1）清热泻火，治疗热盛，口渴，脉洪大等症（白虎汤、白虎加人参汤）。

（2）清热滋阴，治疗百合病烦躁失眠，口苦尿赤，脉细微数等症（百合知母汤）。

（3）清热治疟，治疗温疟病但热无寒，骨节疼烦，时时呕吐之症（白虎加桂枝汤）。

（4）消肿缓痛，治疗周身关节疼痛，身体瘦弱，脚部肿胀，头眩短气等症（桂枝芍药知母汤）。

（5）降火安神，治疗虚劳病虚烦不得眠之症（酸枣汤）。

（6）治疗阳气滞阻，虚热上迫所致之手足厥冷，咽喉不利，咳唾脓血，泄利不止等症（麻黄升麻汤）。

35. 黄柏

《神农本草经》：味苦，寒。主五藏肠胃中结热，黄疸，肠痔，止泄利，女子漏下赤白，阴伤蚀疮。

《名医别录》：主治惊气在皮间，肌肤热赤起，目热赤痛，口疮。

《金匮要略》《伤寒论》：

（1）清热退黄，治疗黄疸病（栀子柏皮汤）。

（2）清热止痢，治疗湿热痢疾，大便脓血，腹痛下重等症（白头翁汤）。

（3）清热降气，治疗热邪内结，小便黄赤，大便秘结，黄疸等症（大黄硝石汤）。

（4）泻火安蛔，治疗寒热互杂，腹痛吐蛔之症（乌梅丸）。

36. 桔梗

《神农本草经》：味辛，微温。主胸胁痛如刀刺，腹满肠鸣幽幽，惊恐悸气。

《名医别录》：味苦，有小毒。主利五藏肠胃，补血气，除寒热风痹，温中，消谷，治喉咽痛，下蛊毒。

《金匮要略》《伤寒论》：

（1）化痰利咽，治疗虚热咽喉不利，咽喉疼痛之症（桔梗汤）。

（2）祛痰排脓，治疗肺痈病咳唾腥臭，吐脓如粥之症（桔梗汤）。

（3）祛痰通痹，治疗寒邪阻胸，胸痛痞硬，痰凝饮阻，气短闷满等症（三物小白散）。

（4）祛风利气，治疗产后中风，发热面赤，头痛气喘等症（竹叶汤）。

（5）利肺化痰，治疗虚劳病四肢乏力，短气咳嗽等症（薯蓣丸）。

（6）逐痰利气通络，治疗大风病四肢烦重之症（侯氏黑散）。

（7）利气排脓，治疗刀斧所伤，金疮溃脓之症（排脓散、排脓汤）。

37. 葱白

《神农本草经》：无记载。

《名医别录》：葱白，平。主治寒伤，骨肉痛，喉痹不通，安胎，归目，除肝邪气，安中，利五藏，益目精，杀百药毒。

《金匮要略》《伤寒论》：

（1）温中止利，治疗阳虚火衰，下利清谷之症（白通汤）。

（2）温中止呕，治疗脾肾虚寒，手足逆冷，干呕烦躁等症（白通加猪胆汁汤）。

（3）回阳救逆，治疗阴盛于下，格阳于上，四肢发凉，面色红赤等症（白通汤）。

（4）温阳利气，治疗肝着病胸痛闭闷，每欲热饮之症（旋覆花汤）。

（5）温经活血，治疗冲任虚寒，经气阻滞，瘀血内阻所致之小产、漏下等症（旋覆花汤）。

38. 蜀漆

《神农本草经》：味辛，平。主疟及咳逆寒热，腹中癥坚痞结，积聚邪气，蛊毒鬼注。

《名医别录》：微温，有毒。主治胸中邪结气，吐出之。

《金匮要略》《伤寒论》：

（1）祛邪治疟，治疗疟疾寒多热少之症（蜀漆散）。

（2）祛痰行水，治疗水气壅积，膀胱不泻，腰以下水肿之症（牡蛎泽泻散）。

（3）泻火镇惊，治疗阴伤阳虚，烦躁惊狂，坐立不安等症（桂枝去芍药加蜀漆牡蛎龙骨救逆汤）。

39. 吴茱萸

《神农本草经》：味辛，温。主温中下气，止痛，咳逆，寒热，除湿血痹，逐风邪，开腠理。

《名医别录》：大热，有小毒。主去痰冷，腹内绞痛，诸冷，实不消，中恶，心腹痛，逆气，利五藏。

《金匮要略》《伤寒论》：

（1）温中降逆，治疗胃寒呕吐之症（吴茱萸汤）。

（2）温中回阳，治疗阴寒内盛，手足逆冷，烦躁欲死，上吐下利等症（吴茱萸汤）。

（3）温经化痰，治疗阴寒内盛，痰浊上逆，头痛，吐涎沫等症（吴茱萸汤）。

（4）散寒通痹，治疗脾胃虚寒，心腹疼痛之症（九痛丸）。

（5）温经行气，治疗妇女瘀血不尽，小腹疼痛，唇口干燥之症（温经汤）。

（6）温经回阳，治疗感受寒邪，气血阻涩，不能温养四肢导致之手足厥冷，脉细欲绝之症（当归四逆加吴茱萸生姜汤）。

40. 赤小豆

《神农本草经》：主下水，排痈肿脓血。

《名医别录》：味甘，酸，平，温，无毒。主治寒热，热中，消渴，止泄，利小便，吐逆，卒澼，下胀满。

《金匮要略》《伤寒论》：

（1）清热利湿，消肿退黄，治疗瘀热在里肌肤发黄，黄疸之症（麻黄连轺赤小豆汤）。

（2）祛湿化积，治疗痰食阻滞胸膈之症（瓜蒂散）。

（3）清热排脓，治疗湿热蕴毒，痈脓疡疮之症（赤小豆当归散）。

41. 麦门冬

《神农本草经》：味甘，平。主心腹结气，伤中伤饱，胃络脉绝，羸瘦短气。

《名医别录》：微寒无毒。主治身重目黄，心下支满，虚劳，客热，口干，烦渴，止呕吐，愈痿蹶，强阴，益精，消谷调中，保神，定肺气，安五藏，令人肥健，美颜色。

《金匮要略》《伤寒论》：

（1）养阴清肺，治疗肺痿病咳逆上气，咳吐涎沫，咽喉不利等症（麦门冬汤）。

（2）益气养阴，治疗虚劳病气阴两虚之证（薯蓣丸）。

（3）清胃止呕，治疗热邪内扰，虚羸少气，气逆欲吐之症（竹叶石膏汤）。

（4）养阴益血，治疗气阴两虚之脉结代，心动悸之症（炙甘草汤）。

（5）滋阴调经，治疗冲任虚寒，血涩不畅，妇女月经不调，崩淋不孕，小腹冷痛之症（温经汤）。

42. 赤石脂

《神农本草经》：味甘，平。主黄疸，泄利，肠澼脓血，阴蚀下血赤白，邪气痈肿，疽痔，恶创，头疡疥瘙，久服补髓益气。

《名医别录》：味甘，酸，辛，大温，无毒。主养心气，明目，益精，治腹痛，泄澼，下痢赤白，小便利，及痈疽疮痔，女子崩中漏下，产难，胞衣不出。

《金匮要略》《伤寒论》：

（1）涩肠止血，治疗下利脓血之症（桃花汤）。

（2）温血通阳，治疗胸痹病心痛彻背，背痛彻心之症（乌头赤石脂丸）。

（3）温经化湿，治疗风中经络，肢体瘫、痫之症（风引汤）。

（4）调中祛邪，扶助正气，祛逐风寒之邪（紫石寒食散）。

（5）和胃止利，治疗脾胃虚寒，下焦滑脱，泄利不止等症（赤石脂禹余粮汤）。

43. 栝楼实

《神农本草经》：无论述。

《名医别录》：实，名黄瓜，治胸痹，悦泽人面。

《金匮要略》《伤寒论》：

（1）清热化痰，治疗结胸病正在心下，按之则痛，脉浮滑等症（小陷胸汤）。

（2）下气通痹，祛痰止痛，治疗胸痹病心痛彻背，喘息短气，不能躺卧等症（栝楼薤白白酒汤、栝楼薤白半夏汤）。

（3）化痰除痞，治疗胸痹病气结在胸，心下痞硬，胸胁胀满之症（枳实薤白桂枝汤）。

44. 葶苈

《神农本草经》：味辛，苦寒。主癥瘕积聚结气，饮食寒热，破坚逐邪，通利水道。

《名医别录》：大寒，无毒。下膀胱水，腹留热气，皮间邪水上出，面目肿，身暴中风热痱痒，利小便。久服令人虚。

《金匮要略》《伤寒论》：

（1）降气平喘，治疗肺痈病气喘，咳吐脓痰等症（葶苈大枣泻肺汤）。

（2）化痰行水，治疗久疟癥瘕之症（鳖甲煎丸）。

（3）降气利水，治疗胸中气结，痰水阻滞，心痛痞满之症（大陷胸丸）。

（4）利水消肿，治疗气滞饮阻，腰以下水肿之症（牡蛎泽泻散）。

（5）化饮润燥，治疗水饮阻滞肠间，不能输布，口舌干燥，腹部胀满等症（己椒苈黄丸）。

45. 滑石

《神农本草经》：味甘，寒。主身热，泄澼，女子乳难，癃闭，利小便，荡胃中积聚寒热，益精气。

《名医别录》：大寒，无毒。通九窍、六府、津液，去留结，止渴，令人利中。

《金匮要略》《伤寒论》：

（1）清热利水，治疗阴虚发热，小便不利，渴欲饮水之症（猪苓汤）。

（2）清热止利，治疗肠胃有热，泄泻下利，心烦不眠，咳而呕渴等症（猪苓汤）。

（3）化痰利湿，治疗痰湿阻滞，筋骨不用，抽搐痉挛之症（风引汤）。

（4）渗湿止泻，治疗百合病下利烦躁之症（滑石代赭汤）。

（5）利尿退热，治疗百合病发热烦躁，口苦尿赤等症（百合滑石散）。

（6）利水通淋，治疗淋病小便不利之症（蒲灰散、滑石白鱼散）。

46. 蜀椒

《神农本草经》：味辛，温，主邪气咳逆，温中，逐骨节皮肤死肌，寒湿痹痛，下气。

《名医别录》：大热，有毒。主除五藏六府寒冷，伤寒，温疟，大风，汗不出，心腹留饮、宿食，止肠澼、下利、泄精，女子字乳余疾，散风邪，癥结，水肿，黄疸，鬼疰，蛊毒，杀虫，鱼毒。久服开腠理，通血脉，坚齿发，调关节，耐寒暑。

《金匮要略》《伤寒论》：

（1）散寒止痛，治疗寒滞胸腹，心胸寒痛，呕不能食之症（大建中汤）。

（2）行气通痹，治疗寒邪阻滞，阳闭不通，胸痹心痛之症（乌头赤石脂丸）。

（3）温中安蛔，治疗寒热互见，腹痛吐蛔之症（乌梅丸）。

（4）温中解毒，治疗阴毒病身痛、咽喉痛之症（升麻鳖甲汤）。

（5）温中行水，治疗水饮停滞，腹部胀满，口干舌燥，小便不利之症（己椒苈黄丸）。

（6）行气消痈，治疗金疮痈肿之症（王不留行散）。

（7）温经养胎，治疗妊娠胎动，漏下腹痛等症（白术散）。

47. 旋覆花

《神农本草经》：味咸，温。主结气，胁下满，惊悸，除水，去五藏间寒热，补中，下气。

《名医别录》：味甘，微温，冷利，有小毒。消胸上痰结，唾如胶漆，心胁痰水，膀胱留饮，风气湿痹，皮间死肌，目中眵䁾，利大肠，通血脉，益色泽。

《金匮要略》《伤寒论》：

（1）行气消痞，治疗心下痞硬，噫气不除之症（旋覆代赭汤）。

（2）降气止痛，治疗肝着病胸痛闭闷，欲捶蹈其上，但欲热饮之症（旋覆花汤）。

（3）疏肝散结，理血通络，治疗妇女冲任虚寒，血络不畅，半产漏下等症（旋覆花汤）。

48. 代赭石

《神农本草经》：味苦，寒。主鬼疰贼风蛊毒，杀精物恶鬼腹中毒邪气，女子赤沃漏下。

《名医别录》：味甘，无毒。主带下百病，产难，胞衣不出，堕胎，养血气，除五藏血脉中热，血痹血瘀，大人小儿惊气入腹，及阴痿不起。

《金匮要略》《伤寒论》：

（1）降逆止呕，治疗脾胃气虚，心下痞硬，呃逆噫气之症（旋覆代赭汤）。

（2）降逆利湿，治疗百合病邪热不退，气逆上冲，小便不利，口苦口渴之症（百合代赭石汤）。

49. 薤白

《神农本草经》：味辛，温，主金疮疮败。

《名医别录》：除寒热，去水气，温中，散结，利病人。

《金匮要略》《伤寒论》：

（1）开气通痹，治疗胸痹病心痛，喘息气短，咳唾，胸满，心中痞闭等症（栝楼薤白白酒汤、栝楼薤白半夏汤、枳实薤白桂枝汤）。

（2）温中止泄，治疗阳气郁滞，腹中疼痛，泄利下重之症（四逆散加薤白方）。

50. 升麻

《神农本草经》：味甘，平。主解百毒。杀百精老物殃鬼，辟温疾、瘴邪、毒蛊。

《名医别录》：味苦，微寒，无毒。主解毒入口皆吐出，中恶腹痛，时气毒疠，头痛寒热，风肿诸毒，喉痛口疮。

《金匮要略》《伤寒论》：

（1）宣通阳气，治疗阴津伤耗，阳气不布，手足厥冷，咽喉不利，咳唾脓血，泄利不止等症（麻黄升麻汤）。

（2）疏风解毒，治疗阳毒病面赤斑斑，咽喉肿痛，咳唾脓血之症（升麻鳖甲汤）。

51. 薏苡仁

《神农本草经》：味甘，微寒，主筋急拘挛，不可屈伸，风湿痹，下气。

《名医别录》：主除筋骨邪气不仁，利肠胃，消水肿，令人能食。

《金匮要略》《伤寒论》：

（1）祛风散湿，治疗风湿身体关节疼痛之症（麻黄杏仁薏苡甘草汤）。

（2）破肿排脓，治疗肠痈病腹壁绷紧，皮肤粗糙，小腹肿痛等症（薏苡附子败酱散）。

（3）下气通痹，治疗胸痹病胸痛闷滞，心下痞满，短气不足等症（薏苡附子散）。

52. 防己

《神农本草经》：味辛平。主风寒，温疟热气诸痫，除邪，利大小便。

《名医别录》：味苦，温，无毒。主治水肿，风肿，去膀胱热，伤寒，寒热邪气，中风，手脚挛急，止泻，散痈肿、恶结，诸蜗疥癣，虫疮，通腠理，利九窍。

《金匮要略》《伤寒论》：

（1）祛风除湿，治疗风湿疼痛，身体沉重，汗出恶风等症（防己黄芪汤）。

（2）祛风熄风，治疗风邪中窍，狂乱妄行，独语不休等症（防己地黄汤）。

（3）利水消肿，治疗皮水病四肢水肿之症（防己茯苓汤）。

（4）行水治燥，治疗水停肠间，阳气阻滞，津液不布导致之口干舌燥，腹中胀满等症（己椒苈黄丸）。

53. 黄芪

《神农本草经》：味甘微温。主痈疽，久败疮，排脓止痛，大风癞疾，五痔鼠瘘，补虚，小儿百病。

《名医别录》：无毒。主治妇人子脏风邪气，逐五藏间恶血，补丈夫虚损，五劳羸瘦，止渴，腹痛泄利，益气，利阴气。

《金匮要略》《伤寒论》：

（1）补气益中，治疗虚劳病四肢酸痛，手足烦热，咽干口燥等症（黄芪建中汤）。

（2）益气调血，治疗血痹病身体麻木不仁之症（黄芪桂枝五物汤）。

（3）利水消肿，治疗风水病身体浮肿，汗出恶风之症（防己黄芪汤）。

（4）益气止痛，治疗脾肾阳虚，肢体肿胀，腹中疼痛之症（防己黄芪加芍药汤）。

（5）益气除疸，治疗黄汗病汗色黄如柏汁，发热汗出而渴，身体肿等症（黄芪芍药桂枝苦酒汤）。

（6）祛风止痛，治疗风寒痹证或历节病关节痛不可屈伸之症（乌头汤）。

54. 百合

《神农本草经》：味甘，平。主邪气腹胀，心痛，利大小便，补中益气。

《名医别录》：无毒。主除浮肿，胪胀，痞满，寒热，通身疼痛，及乳难，喉痹肿，止涕泪。

《金匮要略》《伤寒论》：

（1）滋阴退热，治疗阴虚发热，口干舌燥，口苦尿赤，烦躁不宁等症（百合知母汤）。

（2）养阴止泻，治疗阴虚下利，小便不利，口干烦躁等症（滑石代赭汤）。

（3）滋阴养心，治疗阴虚血少，津液不足导致之烦躁失眠，坐卧不宁，食少纳差等症（百合鸡子汤）。

（4）养阴补血，治疗血虚失养导致之不能饮食，身体烦热，口苦尿赤等症（百合地黄汤）。

（5）滋阴利水，治疗阴虚内热，小便不利，口渴烦躁之症（百合滑石散）。

55. 鳖甲

《神农本草经》：味咸，平。主心腹癥瘕，坚积寒热，去痞息肉，阴蚀，痔，恶肉。

《名医别录》：无毒。主治温疟，血瘕，腰痛，小儿胁下坚。

《金匮要略》《伤寒论》：

（1）软坚化结，治疗久疟癥瘕之症（鳖甲煎丸）。

（2）逐瘀解毒，治疗阴阳毒之病，面部赤斑，咽喉肿痛，咳吐脓血之症（升麻鳖甲汤）。

56. 牡丹

《神农本草经》：味苦，寒。主寒热，中风瘛疭，痉惊痫邪气，除癥坚瘀血留舍肠胃，安五藏，疗痈疮。

《名医别录》：味苦，微寒，无毒。主除时气，头痛，客热，五劳，劳气，头腰痛，风噤，癫疾。

《金匮要略》《伤寒论》：

（1）逐瘀散结，治疗瘀血癥瘕，久疟癥瘕之症（鳖甲煎丸）。

（2）活血益肾，治疗阳虚水湿不化，小便不利之症（肾气丸）。

（3）凉血排脓，治疗肠痈病小腹肿痞，疼痛拒按，热聚成脓之症（大黄牡丹汤）。

（4）活血消癥，治疗妇女血蓄胞宫，癥瘕积聚，下血淋沥等症（桂枝茯苓丸）。

（5）活血调经，治疗妇女月经不调，少腹瘀血，唇干口燥等症（温经汤）。

57. 防风

《神农本草经》：味甘，温，无毒。主大风，头眩痛，恶风，风邪，目盲无所见，风行周身，骨节疼痹烦满。

《名医别录》：味辛，无毒。主治胁痛，胁风头面去来，四肢挛急，字乳，金疮，内痉。

《金匮要略》《伤寒论》：

（1）祛风和络，治疗风中经络，四肢烦重，肌肤不仁等症（侯氏黑散）。

（2）祛风利窍，治疗风邪阻窍，狂躁妄行，独语不休等症（防己地黄汤）。

（3）祛风止痛，治疗风湿关节疼痛，体瘦足肿，头眩短气等症（桂枝芍药知母汤）。

（4）疏风和正，治疗虚劳病腰酸腿疼，四肢乏力，手足烦热等症（薯蓣丸）。

（5）利气解肌，治疗产后气血虚弱，感受风邪，发热面赤，头痛而喘之症（竹叶汤）。

58. 芎䓖

《神农本草经》：味辛，温。主中风入脑头痛，寒痹筋挛缓急，金疮，妇人血闭无子。

《名医别录》：无毒。主除脑中冷动，面上游风去来，目泪出，多涕唾，忽忽如醉，诸寒冷气，心腹坚痛，中恶，卒急肿痛，胁风痛，温中内寒。

《金匮要略》《伤寒论》：

（1）行血降气，治疗奔豚病气逆上冲，腹部疼痛，往来寒热等症（奔豚汤）。

（2）祛风活血，治疗风中经络，四肢疼痛烦重，心中恶寒畏风等症（侯氏黑散）。

（3）行气养血，治疗虚劳病身体羸弱，少气乏力，四肢酸痛等症（薯蓣丸）。

（4）和血调经，治疗妇女气血不足，冲任虚寒，血崩漏下，半产下血，腹中疼痛等症（芎归胶艾汤）。

（5）活血止痛，治疗妊娠气血虚弱，腹中疼痛之症（当归芍药散）。

（6）养血安胎，治疗妊娠胎动不安，腰酸腹痛之症（当归散、白术散）。

（7）行瘀调经，治疗瘀血阻滞，小腹疼痛，唇干口燥之症（温经汤）。

59. 川乌

《神农本草经》：味辛，温。主中风恶风，洗洗出汗，除寒湿痹，咳逆上气，破积聚寒热。其汁煎之名射罔，杀禽兽。

《名医别录》：味甘，大热，有毒。消胸上淡冷，食不下，心腹冷疾，脐间痛，肩胛痛，不可俯仰，目中痛不可力视，又堕胎。

《金匮要略》《伤寒论》：

（1）散寒通痹，治疗寒邪阻闭，胸阳不通，心痛彻背，背痛彻心之症（乌头赤石脂丸）。

（2）祛风止痛，治疗风寒滞阻，关节疼痛，不可屈伸之症（乌头汤）。

（3）祛寒止痛，治疗寒疝绕脐痛，手足逆冷，脉沉紧等症（大乌头煎）。

（4）温气回阳，治疗阴寒闭阻，阳气不达，四肢厥冷之症（赤丸）。

（5）祛风散寒，治疗感受风寒所致之手足不仁，身体疼痛之症（乌头桂枝汤）。

（二）陶弘景"诸病通用药"表达出的药物应用时代性

南朝梁时陶弘景在《本草经集注·序录》中，首创"诸病通用药"体例，归纳病证83条，将临床医家具有使用共性的"通用药"，分条依附其下，以便于检索，便于使用。后世的本草书，又多继承、效仿此例。

陶弘景的"通用药"，并不是对《神农本草经》所载药物主治功效的简单概括，更主要的是它透露出了时代用药信息，反映出了时代用药的特征与共性。

仅以陶弘景录"通用药"前十项病证为例，我们就能明显地看到，"通用药"并不是对《神农本草经》药效主治的归纳。

黄疸项下的栀子；

风眩项下的虎掌、白芷；

头面风项下的薯蓣、天雄、山茱萸、蔓荆子；

中风脚弱项下的石钟乳、殷孽、丹参；

久风湿痹项下的天门冬、丹参；

贼风挛痛项下的杜仲、麻黄；

暴风瘙痒项下的乌喙、蒺藜子、茺蔚子、景天；

伤寒项下的葛根、杏人、柴胡、龙胆、芍药、升麻、虎掌、术、鳖甲；

温疟项下的鳖甲、茵芋；

霍乱项下的人参、术、附子、干姜、桂心。

以上所举这些药物，在《神农本草经》中，并无"通用药"列举的相关主治病证论述。这说明"通用药"所反映的用药共性与特征，是陶弘景时期而非《神农本草经》时期。

通过"通用药"，我们可以为《金匮要略》《伤寒论》中的一些方剂应用源流、一些药物的使用年代等，找到一些证据。例如理中丸治疗霍乱病，流行于陶弘景时期。这从陶弘景"通用药"霍乱病项下所列属的药物中，就明显可以看出来。再如"桂枝"一药，在陶弘景的"通用药""伤寒"及各种风症项下，并没有列出。甚至在唐代《新修本草》的"通用药"中，"伤寒"项下也没有桂枝。据此，我们推知桂枝流行治疗伤寒中风症，当在唐《新修本草》之后。

下面将陶弘景的"诸病通用药"与唐《新修本草》的"诸病通用药"并举列出，以便对《金匮要略》《伤寒论》中药物应用年代进行参考比较。

1. 治风通用

《本草经集注》：防风　防己　秦胶　独活　芎䓖

《新修本草》：防风　防己　秦艽　独活　芎䓖　羌活　麻黄

2. 风　眩

《本草经集注》：菊花　飞廉　踯躅　虎掌　茯神　白芷　杜若　至鸟

《新修本草》：菊花　飞廉　羊踯躅　虎掌　杜若　茯神　茯苓　白芷　鸱头

3. 头面风

《本草经集注》：芎䓖　薯蓣　天雄　山茱萸　莽草　辛夷　牡荆子　藁本　麋芜　葈耳　蔓荆子

《新修本草》：芎䓖　薯蓣　天雄　山茱萸　莽草　辛夷　牡荆实　蔓荆实　藁本　麋芜　葈耳

4. 中风脚弱

《本草经集注》：石斛　钟乳　殷孽　孔公孽　流黄　附子　丹参　甘竹沥　大豆卷　豉　天雄　侧子　五加皮

《新修本草》：石斛　石钟乳　殷孽　孔公孽　石流黄　附子　豉　丹参　五加皮　竹沥　大豆　天雄　侧子

5. 久湿风痹

《本草经集注》：菖蒲　茵芋　天雄　附子　乌头　细辛　蜀椒　牛膝　天门冬　术　丹参　石龙芮　松叶　茵陈　松节

《新修本草》：菖蒲　茵芋　天雄　附子　乌头　蜀椒　牛膝　天门冬　术　丹参　石龙芮　茵陈蒿　细辛　松节　侧子　松叶

6. 贼风挛痛

《本草经集注》：茵芋　附子　侧子　麻黄　芎䓖　草薢　白鲜　白及　枭耳　猪椒　杜仲

《新修本草》：茵芋　附子　侧子　麻黄　芎䓖　杜仲　草薢　狗脊　白鲜　白及　枭耳　猪椒

7. 暴风瘙痒

《本草经集注》：蛇床子　蒴藋　乌喙　蒺藜　芫蔚子　青葙子　景天　枫香　藜芦

《新修本草》：蛇床子　蒴藋　乌喙　蒺藜子　景天　芫蔚子　青葙子　枫香脂　藜芦

8. 伤寒

《本草经集注》：麻黄　葛根　杏人　柴胡　前胡　大青　龙胆　芍药　薰草　升麻　牡丹　虎掌　术　防己　石膏　牡蛎　贝齿　鳖甲　犀角　零羊角　葱白　生姜豉　溺　芒消

《新修本草》：麻黄　葛根　杏仁　前胡　柴胡　大青　龙胆　芍药　薰草　升麻　牡丹　虎掌术　防己　石膏　牡蛎　贝母　鳖甲　犀角　羚羊角　葱白　生姜　豉　人溺　芒硝

9. 大热

《本草经集注》：寒水石　石膏　黄芩　蝭母　白鲜　滑石　玄参　沙参　苦参　茵陈　鼠李皮甘竹沥　栀子　蛇莓　白颈蚯蚓　粪汁　大黄　芒消

《新修本草》：凝水石　石膏　滑石　黄芩　知母　白鲜　玄参　大黄　沙参　苦参　茵陈蒿鼠李根皮　竹沥　栀子　蛇莓　人粪汁　白颈　蚯蚓　芒硝

10. 劳复

《本草经集注》：鼠屎　豉　竹沥　粪汁

《新修本草》：鼠屎　豉　竹沥　人粪汁

11. 温疟

《本草经集注》：恒山　蜀漆　鳖甲　牡蛎　麻黄　大青　房葵　猪苓　防己　茵芋　白头翁女青　巴豆　莞花　白薇

《新修本草》：常山　蜀漆　牡蛎　鳖甲　麝香　麻黄　大青　防葵　猪苓　防己　茵芋　巴豆白头翁　女青　芫花　白薇　菝萝

12. 中恶

《本草经集注》：麝香　雄黄　丹沙　升麻　干姜　巴豆　当归　芍药　吴茱萸　鬼箭　桃枭桃皮　乌鸡　蜈蚣

《新修本草》：麝香　雄黄　丹砂　升麻　干姜　巴豆　当归　芍药　吴茱萸　鬼箭　桃枭　桃皮　乌头　乌雌鸡血

13. 霍乱

《本草经集注》：人参　术　附子　桂心　干姜　橘皮

《新修本草》：人参　术　附子　桂心　干姜　橘皮　厚朴　香薷　麋舌　高良姜　木瓜

14. 转筋

《本草经集注》：小蒜　鸡舌香　楠材　扁豆　豆蔻

《新修本草》：小蒜　木瓜　橘皮　鸡舌香　楠材　豆蔻　香薷　杉木　扁豆　生姜

15. 呕哕

《本草经集注》：厚朴　香薷　麋舌　高凉姜　木瓜

《新修本草》：厚朴　香薷　麋舌　附子　小蒜　楠材　高良姜　木瓜　桂　橘皮　鸡舌香

16. 大腹水肿

《本草经集注》：大戟　甘遂　泽漆　葶苈　莞花　芫花　巴豆　猪苓　防己　桑根白皮　当陆泽兰　郁核　海藻　昆布　瓜蒂　小豆　鳢鱼　鲤鱼　赤茯苓

《新修本草》：大戟　甘遂　泽漆　葶苈　芫花　巴豆　猪苓　防己　泽兰　桑根白皮　商陆泽泻　郁李仁　海藻　昆布　苦瓠　小豆　瓜蒂　蠡鱼　鲤鱼　大豆　莞花　黄牛溺

17. 肠澼下痢

《本草经集注》：赤白石脂　龙骨　牡蛎　干姜　黄连　黄芩　当归　附子　禹余粮　藜芦　黄檗　云实　枳实　矾石　乌梅　石留皮　胶　艾　陟釐　蜡

《新修本草》：赤石脂　龙骨　牡蛎　干姜　黄连　黄芩　当归　附子　禹余粮　藜芦　檗木　云实　矾石　阿胶　熟艾　陟厘　石流黄　蜡　乌梅　石榴皮　枳实

18. 大便不通

《本草经集注》：牛胆　蜜煎　大黄　巴豆　大麻子

《新修本草》：大黄　巴豆　石蜜　麻子　牛胆　猪胆

19. 小便淋沥

《本草经集注》：滑石　冬葵子及根　白茅根　瞿麦　榆皮　石蚕　胡燕屎　蜥蜴　衣中白鱼　葶苈　石韦　雄黄　琥瑰　乱发

《新修本草》：滑石　冬葵子及根　白茅根　瞿麦　榆皮　葶苈　蒲黄　麻子　琥珀　石蚕　蜥蜴　胡燕屎　衣鱼　乱发

20. 小便利

《本草经集注》：牡蛎　龙骨　鹿茸　桑螵蛸　漏芦　土瓜根　鸡肶胵　鸡肠

《新修本草》：牡蛎　龙骨　鹿茸　桑螵蛸　漏芦　鸡肶胵　鸡肠草

21. 溺血

《本草经集注》：戎盐　鹿茸　龙骨　蒲黄　干地黄

《新修本草》：戎盐　鹿茸　蒲黄　龙骨　干地黄

22. 消渴

《本草经集注》：白石英　石膏　茯神　麦门冬　黄连　栝楼　蝭母　枸杞根　小麦　芹竹叶　土瓜根　生葛根　李根　芦根　菰根　茅根　冬瓜　马乳　牛乳　羊乳

《新修本草》：白石英　石膏　茯神　麦门冬　黄连　知母　栝楼根　茅根　枸杞根　小麦　竹叶　土瓜根　葛根　李根　芦根　菰根　冬瓜　马乳　牛乳　羊乳　桑根白皮

23. 黄疸

《本草经集注》：茵陈　枝子　紫草　白鲜

《新修本草》：茵陈蒿　栀子　紫草　白鲜　生鼠　大黄　猪屎　瓜蒂　栝楼　秦艽　黄芩

24. 上气咳嗽

《本草经集注》：麻黄　杏人　白前　橘皮　紫菀　款冬　桃人　苏子　五味　细辛　蜀椒　半夏　生姜　干姜　芫花根　射干　百部根

《新修本草》：麻黄　杏仁　白前　橘皮　紫菀　桂心　款冬花　五味子　细辛　蜀椒　半夏　生姜　桃仁　紫苏子　射干　芫花　百部根　干姜　贝母　皂荚

25. 呕吐

《本草经集注》：厚朴　橘皮　人参　半夏　麦门冬　白芷　生姜　铅丹　鸡子　薤白　甘竹叶

《新修本草》：厚朴　橘皮　人参　半夏　麦门冬　白芷　生姜　铅丹　鸡子　薤白　甘竹叶

26. 痰饮

《本草经集注》：大黄　甘遂　芒消　茯苓　荛花　柴胡　芫花　前胡　术　细辛　旋覆花　人参　厚朴　枳实　橘皮　半夏　生姜　甘竹叶

《新修本草》：大黄　甘遂　芒硝　茯苓　柴胡　芫花　前胡　术　细辛　旋覆花　人参　厚朴　枳实　橘皮　半夏　生姜　甘竹叶　荛花

27. 宿食

《本草经集注》：大黄　巴豆　朴消　柴胡　术　桔梗　厚朴　皂荚　曲　蘖　槟榔

《新修本草》：大黄　巴豆　朴硝　柴胡　术　桔梗　厚朴　皂荚　曲　蘖　槟榔

28. 腹胀满

《本草经集注》：麝香　甘草　人参　术　干姜　厚朴　葶子　枳实　桑根白皮　皂荚　大豆卷　百合

《新修本草》：麝香　甘草　人参　术　干姜　百合　厚朴　葶闾子　枳实　桑根白皮　皂荚　大豆黄卷　卷柏

29. 心腹冷痛

《本草经集注》：当归　人参　芍药　桔梗　干姜　桂　椒　吴茱萸　附子　乌头　术　甘草　礜石

《新修本草》：当归　人参　芍药　桔梗　干姜　桂心　蜀椒　吴茱萸附子　乌头　术　甘草　礜石

30. 肠鸣

《本草经集注》：丹参　桔梗　海藻

《新修本草》：丹参　桔梗　海藻　昆布

31. 心下满急

《本草经集注》：茯苓　枳实　半夏　术　生姜　百合

《新修本草》：茯苓　枳实　半夏　术　生姜　百合　橘皮

32. 心烦

《本草经集注》：石膏　滑石　杏人　枝子　茯苓　蝭母　贝母　通草　李根　甘竹汁　乌梅　鸡子　豉

《新修本草》：石膏　滑石　杏仁　栀子　茯苓　贝母　通草　李根　竹沥　乌梅　鸡子　豉　甘草　知母　尿

33. 积聚癥瘕

《本草经集注》：空青　朴消　芒硝　流黄　胡粉　礜石　大黄　狼毒　巴豆　附子　乌头　苦参　茇花　柴胡　鳖甲　鱼单甲　蜈蚣　赭槐　白马溺

《新修本草》：空青　朴消　芒硝　石流黄　粉锡　大黄　狼毒　巴豆　附子　乌头　苦参　柴胡　鳖甲　蜈蚣　赭魁　白马溺　鮀甲　礜石　茇花

34. 鬼注尸注

《本草经集注》：雄黄　朱沙　金牙　野葛　马目毒公　鬼臼　女青　徐长卿　虎骨　狸骨　鹳骨　獭肝　芫青　白盐

《新修本草》：雄黄　丹砂　金牙　野葛　马目毒公　女青　徐长卿　虎骨　狸骨　鹳骨　獭肝　芫青　白僵蚕　鬼臼　白盐

35. 惊邪

《本草经集注》：雄黄　丹沙　紫石英　茯苓　茯神　龙齿　龙胆　房葵　马目毒公　升麻　麝

香 人参 沙参 桔梗 白薇 远志 柏人 鬼箭 小草 卷柏 紫菀 零羊角 羖羊角 鱼单甲 丹雄鸡

《新修本草》：雄黄 丹砂 紫石英 茯神 龙齿 龙胆 房葵 马目毒公 升麻 麝香 人参 沙参 桔梗 白薇 远志 柏实 鬼箭 鬼督邮 小草 卷柏 羚羊角 鮀甲 丹雄鸡 犀角 羖羊角 茯苓 蚱蝉

36. 痫

《本草经集注》：龙齿角 牛黄 房葵 牡丹 白蔹 莨菪子 雷丸 铅丹 钩藤 僵蚕 蛇床 蛇蜕 蛴螂 蚱蝉 白马目 白狗血 豚卵 牛猪犬齿

《新修本草》：龙齿角 牛黄 房葵 牡丹 白蔹 莨菪子 雷丸 钩藤 白僵蚕 蛇床子 蛇蜕 蛴螂 白马目 铅丹 蚱蝉 白狗血 豚卵 牛猪犬等齿 熊胆

37. 喉痹痛

《本草经集注》：升麻 射干 杏人 蒺藜 枣针 落石 芹竹叶 百合 莽草

《新修本草》：升麻 射干 杏人 蒺藜子 棘针 络石 百合 堇竹叶 莽草 苦竹叶 细辛

38. 噎病

《本草经集注》：零羊角 通草 青竹茹 头垢 芦根 舂杵糠 牛饴

《新修本草》：羚羊角 通草 竹茹 头垢 芦根 牛齿台 舂杵头细糠

39. 鲠

《本草经集注》：狸头骨 獭骨 鸬鹚骨

《新修本草》：狸头骨 獭骨 鸬鹚骨

40. 齿痛

《本草经集注》：当归 独活 细辛 椒 芎䓖 附子 莽草 矾石 蛇床子 生地黄 莨菪子 鸡舌香 车下李根 马悬蹄 雄雀屎

《新修本草》：当归 独活 细辛 蜀椒 芎䓖 附子 莽草 矾石 蛇床子 生地黄 莨菪子 鸡舌香 车下李根 马悬蹄 雄雀屎

41. 口疮

《本草经集注》：黄连 黄蘗 升麻 大青 苦竹叶 蜜 酪苏 豉

《新修本草》：黄连 蘗木 龙胆 升麻 大青 苦竹叶 石蜜酪 酥 豉

42. 吐唾血

《本草经集注》：羊角 白胶 戎盐 柏叶 艾叶 生地黄 大蓟 鸡苏 蛴螬 饴糖 伏龙肝 黄土

《新修本草》：羚羊角 白胶 戎盐 柏叶 艾叶 水苏 生地黄 大、小蓟 蛴螬 饴糖 伏龙肝 黄土

43. 鼻衄血

《本草经集注》：矾石 蒲黄 蝦蟇蓝 大蓟 鸡苏 艾 竹茹 烧蝟皮 烧发 溺垽 桑耳

《新修本草》：矾石 蒲黄 蝦蟇蓝 大蓟 鸡苏 艾叶 桑耳 竹茹 蝟皮 溺垽 蓝 狗胆 烧乱发

44. 鼻齆

《本草经集注》：通草　细辛　桂　蕤核　薰草　瓜蒂

《新修本草》：通草　细辛　桂心　蕤核　薰草　瓜蒂

45. 耳聋

《本草经集注》：慈石　菖蒲　葱涕　雀脑　白鹅膏　鲤鱼脑

《新修本草》：磁石　菖蒲　葱涕　雀脑　白鹅膏　鱼脑　络石　白颈蚯蚓

46. 鼻息肉

《本草经集注》：藜芦　矾石　地胆　通草　白狗胆

《新修本草》：藜芦　矾石　地胆　通草　白狗胆

47. 目赤热痛

《本草经集注》：黄连　蕤核　石胆　空青　曾青　决明子　黄蘗　枝子　荠子　苦竹叶　鸡子白　鲤鱼胆　田中螺

《新修本草》：黄连　蕤核　石胆　空青　曾青　决明子　蘗木　栀子　荠子　苦竹叶　鸡子白　鲤鱼胆　田中螺　车前子　菥蓂子

48. 目肤翳

《本草经集注》：秦皮　细辛　真朱　贝齿　石决明　麝香　毒公　伏翼　青羊胆　蛴螬汁

《新修本草》：秦皮　细辛　珍珠　贝子　石决明　麝香　马目毒公　伏翼　青羊胆　蛴螬汁　菟丝子

49. 声音哑

《本草经集注》：菖蒲　钟乳　孔公蘗　皂荚　苦竹叶　麻油

《新修本草》：菖蒲　石钟乳　孔公蘗　皂角　苦竹叶　麻油

50. 面䵟疱

《本草经集注》：菟丝子　麝香　熊脂　葳蕤　藁本　木兰　枝子　紫草　冬瓜子

《新修本草》：菟丝子　麝香　熊脂　女萎　藁本　木兰　栀子　紫草　白瓜子

51. 发秃落

《本草经集注》：桑上寄生　秦椒　荆子　桑根白皮　桐叶　麻子人　枣根　松叶　雁肪　马鬐膏　猪脂膏　鸡肪

《新修本草》：桑上寄生　秦椒　桑根白皮　麻子　桐叶　猪膏　雁肪　马鬐膏　松叶　枣根　鸡肪　荆子

52. 灭瘢

《本草经集注》：鹰屎白　白僵蚕　衣中白鱼

《新修本草》：鹰屎白　白僵蚕　衣鱼

53. 金疮

《本草经集注》：石胆　蔷薇　地榆　艾叶　王不流行　白头翁　钓樟根　石灰　狗头骨

《新修本草》：石胆　蔷薇　地榆　艾叶　王不流行　白头翁　钓樟根　石灰　狗头骨

54. 蹉折

《本草经集注》：生鼠　生龟　生地黄　乌雄鸡血　李核人　乌鸡骨

《新修本草》：生鼠　生龟　生地黄　乌雄鸡血　乌鸡骨　李核仁

55. 瘀血

《本草经集注》：蒲黄　虎魄　零羊角　牛膝　大黄　干地黄　朴消　紫参　桃人　茅根　䗪虫　虻虫　水蛭　蜚蠊

《新修本草》：蒲黄　琥珀　羚羊角　牛膝　大黄　干地黄　朴硝　紫参　桃仁　虎杖　茅根　䗪虫　虻虫　水蛭　蜚蠊

56. 火灼

《本草经集注》：柏皮　生胡麻　盐　豆酱　井底泥　黄芩　牛膝

《新修本草》：柏白皮　生胡麻　盐　豆酱　井底泥　醋　黄芩　牛膝　栀子

57. 痈疽

《本草经集注》：落石　黄芪　白蔹　乌头　乌喙　通草　败酱　白及　大黄　半夏　玄参　蔷薇　鹿角　蝦蟇　土蜂房　伏龙肝　甘焦根

《新修本草》：络石　黄芪　白蔹　乌喙　通草　败酱　白及　大黄　半夏　玄参　蔷蘼　鹿角　虾蟆　土蜂子　伏龙肝　甘蕉

58. 恶疮

《本草经集注》：雄黄　雌黄　胡粉　流黄　矾石　石灰　松脂　蛇床子　地榆　水银　蛇衔　白蔹　漏芦　闾茹　黄蘗　占斯　藋菌　莽草　青葙　白及　练实　及己　狼跋　桐叶　虎骨　藜芦　狸骨　猪肚

《新修本草》：雄黄　雌黄　粉锡　石硫黄　矾石　松脂　蛇床子　地榆　水银　蛇衔　白蔹　漏芦　蘗木　占斯　藋菌　莽草　青葙子　白及　楝实　及己　狼跋　桐叶　虎骨　猪肚　闾茹　藜芦　石灰　狸骨　铁浆

59. 漆疮

《本草经集注》：蟹　茱萸皮　苦芙　鸡子白　鼠查　秫米　井中苔萍　杉材

《新修本草》：蟹　吴茱萸　苦芙　鸡子白　鼠查　井中苔萍　秫米　杉材

60. 瘿瘤

《本草经集注》：小麦　海藻　昆布　文蛤　海蛤　半夏　贝母　通草　松萝　连翘　白头翁

《新修本草》：小麦　海藻　昆布　文蛤　半夏　贝母　通草　松萝　连翘　白头翁　海蛤　生姜

61. 瘘疮

《本草经集注》：雄黄　礜石　恒山　狼毒　侧子　连翘　王不流行　昆布　狸骨　斑猫　地胆

《新修本草》：雄黄　礜石　常山　野狼毒　侧子　连翘　昆布　狸骨　王不留行　斑蝥　地胆　鳖甲

62. 痔

《本草经集注》：白桐叶　萹蓄　蝟皮　猪悬蹄

《新修本草》：白桐叶　蒿蓄　猬皮　猪悬蹄　黄芪

63. 脱肛

《本草经集注》：鳖头　卷柏　铁精　生铁　东壁土　蜗牛

《新修本草》：鳖头　卷柏　铁精　东壁土　蜗牛　生铁

64. 䘌

《本草经集注》：青葙子　苦参　蚺蛇胆　蝮蛇胆　大枣　大蒜　盐

《新修本草》：青葙子　苦参　蚺蛇胆　蝮蛇胆　大蒜　戎盐

65. 蛔虫

《本草经集注》：薏苡根　雚菌　干漆　练根

《新修本草》：薏苡根　雚菌　干漆　楝根　吴茱萸　艾叶

66. 寸白

《本草经集注》：槟榔　芜荑　贯众　狼牙　雷丸　茱萸根　青葙　橘皮　牡桂　石榴根　巴豆

《新修本草》：槟榔　芜荑　贯众　狼牙　雷丸　青葙子　吴茱萸根　石榴根　榧子

67. 虚劳

《本草经集注》：丹沙　空青　曾青　钟乳　紫石　白石英　慈石　石解　龙骨　黄芪　干地黄　茯苓　茯神　天门冬　麦门冬　薯蓣　人参　沙参　玄参　五味　苁蓉　续断　泽泻　牡蛎　牡丹　芍药　远志　当归　牡桂　五加皮　棘刺　覆盆子　巴戟天　牛膝　柏子　桑螵蛸　石龙芮　石南草　桑根白皮　地肤子　菟丝子　干漆　蛇床子　车前子　枸杞子　枸杞根　大枣　麻子　胡麻

《新修本草》：丹砂空青　石钟乳　紫石英　白石英　磁石　龙骨　茯苓　黄芪　干地黄　茯神　天门冬　薯蓣　石斛　沙参　人参　玄参　五味子　肉苁蓉　续断　泽泻　牡丹　芍药　牡桂　远志　当归　牡蛎　五加皮　白棘　覆盆子　巴戟天　牛膝　杜仲　柏实　桑螵蛸　石龙芮　石南　桑根白皮　地肤子　车前子　麦门冬　干漆　菟丝子　蛇床子　枸杞子　大枣　枸杞根　麻子　胡麻　葛根

68. 阴痿

《本草经集注》：白石英　阳起石　巴戟天　肉苁蓉　五味　蛇床子　地肤子　铁精　白马茎

《新修本草》：白石英　阳起石　巴戟天　肉苁蓉　五味子　蛇床子　地肤子　铁精　白马茎　菟丝子　原蚕蛾　狗阴茎　雀卵

69. 阴癫

《本草经集注》：海藻　铁精　狸阴茎　狐阴　蜘蛛　蒺藜　鼠阴

《新修本草》：海藻　铁精　狸阴茎　狐阴茎　蜘蛛　蒺藜　鼠阴

70. 囊湿

《本草经集注》：五加皮　槐枝　黄蘖　虎掌

《新修本草》：五加皮　槐枝　檗木　虎掌　庵䕡子　蛇床子　牡蛎

71. 泄精

《本草经集注》：韭子　白龙骨　鹿茸　牡蛎　桑螵蛸　车前子叶　泽泻　石榴皮　骨

《新修本草》：韭子　白龙骨　鹿茸　牡蛎　桑螵蛸　车前子叶　泽泻　石榴皮　獐骨

72. 好眠

《本草经集注》：通草　孔公蘖　马头骨　牡鼠目　茶茗

《新修本草》：通草　孔公蘖　马头骨　牡鼠目　茶茗

73. 不得眠

《本草经集注》：酸枣　榆叶

《新修本草》：酸枣仁　榆叶　细辛

74. 腰痛

《本草经集注》：杜仲　萆薢　狗脊　梅实　鳖甲　五加皮

《新修本草》：杜仲　萆薢　狗脊　梅实　鳖甲　五加皮　菝葜　爵床

75. 妇人崩中

《本草经集注》：石胆　禹余粮　赤石脂　代赭　牡蛎　龙骨　白僵蚕　牛角䚡　乌贼鱼骨　蒲黄　紫葳　生干地黄　桑耳　黄蘗　白茅根　艾叶　鱼单甲　鳖甲　马蹄甲　白胶　丹雄鸡　阿胶　鬼箭　鹿茸　大小蓟根　马通　伏龙肝

《新修本草》：石胆　禹余粮　赤石脂　牡蛎　龙骨　蒲黄　白僵蚕　牛角䚡　乌贼鱼骨　紫葳　桑耳　生地黄　蘗木　白茅根　艾叶　鱼单甲　鳖甲　马蹄　白胶　丹雄鸡　阿胶　鬼箭　鹿茸　大小蓟根　马通　伏龙肝　干地黄　代赭

76. 月闭

《本草经集注》：鼠妇　䗪虫　水蛭　蛴螬　桃核人　狸阴茎　土瓜根　牡丹　牛膝　占斯　虎杖　阳起石　桃毛　白恶　铜镜鼻

《新修本草》：鼠妇　䗪虫　虻虫　水蛭　蛴螬　桃仁　狸阴茎　土瓜根　牡丹　牛膝　占斯　虎杖　阳起石　桃毛　白恶　铜镜鼻

77. 无子

《本草经集注》：紫石　钟乳　阳起石　紫葳　卷柏　桑螵蛸　艾　秦皮

《新修本草》：紫石英　石钟乳　阳起石　紫葳　桑螵蛸　艾叶　秦皮　卷柏

78. 安胎

《本草经集注》：紫葳　白胶　阿胶

《新修本草》：紫葳　白胶　桑上寄生　鲤鱼　乌雌鸡　葱白　阿胶　生地黄

79. 堕胎

《本草经集注》：雄黄　水银　胡粉　飞生虫　溲疏　大戟　雌黄　巴豆　野葛　藜芦　牡丹　牛膝　桂　皂荚　菌茹　蹲属　鬼箭　槐子　薏苡根　瞿麦　附子　天雄　乌头　乌喙　侧子　蜈蚣　地胆　斑猫　芫青　亭长　水蛭　虻虫　䗪虫　蛴螬　蝼蛄　蜥蜴　蛇蜕　朴消　蟹爪　芒消

《新修本草》：雄黄　雌黄　水银　粉锡　朴硝　飞生虫　溲疏　大戟　巴豆　野葛　牛黄　藜芦　牡丹　牛膝　桂心　皂荚　菌茹　羊踯躅　鬼箭　槐子　薏苡仁　瞿麦　附子　天雄　乌头　乌喙　侧子　蜈蚣　地胆　斑蝥　芫青　葛上亭长　水蛭　虻虫　蠮虫　蝼蛄　蛴螬　猥皮　蜥蜴　蛇蜕　蟹爪　芒硝

80. 产难

《本草经集注》：槐子　桂　滑石　贝母　蒺藜　皂荚　酸浆　蚱蝉　蝼蛄　鼺鼠　生鼠肝　乌雄鸡肝血　弓弦　马衔

《新修本草》：槐子　桂心　滑石　贝母　蒺藜　皂荚　酸浆　蚱蝉　蝼蛄　鼠鼺　生鼠肝　乌雄鸡冠血　弓弩弦　马衔　败酱　榆皮　蛇蜕

81. 产后病

《本草经集注》：干地黄　秦椒　败酱　泽兰　地榆　大豆

《新修本草》：干地黄　秦椒　败酱　泽兰　地榆　大豆

82. 下乳汁

《本草经集注》：钟乳　漏芦　蛴螬　栝楼子　土瓜蒂　猪狗四足

《新修本草》：石钟乳　漏芦　蛴螬　栝楼子　土瓜根　狗四足　猫四足

83. 中蛊

《本草经集注》：桔梗　鬼臼　马目毒公　犀角　斑猫　芫青　亭长　射罔　鬼督邮　白襄荷　败鼓皮　蓝子

《新修本草》：桔梗　鬼臼　马目毒公　犀角　斑蝥　芫青　葛上亭长　射罔　鬼督邮　白襄荷　败鼓皮　蓝实

三、药物名称的时代性

同一种药物，在不同的时代，有着不同的称谓。

例如"桂枝"一药，在汉代的《神农本草经》中，称之为"牡桂"；在马王堆汉墓帛书《五十二病方》及《武威汉代医简》中，叫作"桂"。

晋代至唐代，根据用药习惯及炮制习惯，多将桂枝称作"桂心"，即桂枝去皮使用。

"桂枝"的称谓出现最晚，至唐代《新修本草》时始见。即便是唐时，"桂心"的称谓也很常见。

在《伤寒论》《金匮要略》中，已普遍称为"桂枝"了。况且桂枝在《伤寒论》中是一味治疗伤寒中风的主要药物。据王占玺主编的《张仲景药法研究》一书统计，桂枝在《金匮要略》《伤寒论》中的应用共达 130 余处，涉及桂枝汤、麻黄汤、葛根汤等 77 个方剂。足见其举足轻重的作用。

尽管《伤寒论》中沿袭了桂枝去皮使用的习惯，但并不称它为"桂心"，而仍称之为"桂枝"，这就透露出了其称谓的时代性特征。

再如今天称作"淡豆豉"的一味药，汉代的《神农本草经》并没有记载其名称，这自然不是汉代使用的药物名称。南朝梁时陶弘景《名医别录》首载此药，称作"豉"。

《伤寒论》"栀子豉汤""栀子生姜豉汤""栀子甘草豉汤""瓜蒂散"等方剂中，均将豉称作"香豉"。

"香豉"的称谓，出现于东晋。公元 350 年左右的《范汪方》中，出现了"香豉"的称谓。其后的《深师方》《拯要方》《集验方》《删繁方》《备急千金要方》《广剂方》等，均见"香豉"的称谓。唐代的《新修本草》（成书于公元 659 年），却仍然称之为"豉"。成书于公元 650 年的《备急千金要方》中，"豉""香豉"等并见。

仅通过上两味药的称谓使用年代，就可以佐证《金匮要略》和《伤寒论》，并不成书于汉代。

第二节　各论

一、生姜

（一）生姜临床应用源流

汉代的《神农本草经》中，只有"干姜"条，并没有"生姜"的论述。《神农本草经》干姜条中说："干姜，味辛，温。主胸满咳逆上气，温中止血，出汗逐风，湿痹，肠澼下利。生者尤良。久服去臭气。"

《神农本草经》中，只有一句话涉及生姜，即"生者尤良"。通过这句话，我们得到两个提示：一是汉时干姜、生姜还没有开始区分使用；二是至少在汉代，生姜的使用还是一个不成熟的时期。

在《金匮要略》和《伤寒论》中，生姜被普遍而且是高频率地使用。日人吉益东洞等《药徵》："凡仲景之方，二百十余方，而其内用生姜之方，六十有余首。"王占玺《张仲景药法研究》："《伤寒论》用生姜的方剂有 37 个，其中 32 个出于太阳篇；《金匮》用生姜的方剂有 41 个，其中 14 个是与《伤寒论》同见的。两书用生姜的方剂，附方除外共计 64 个。仲景用生姜，主要取其发表、止呕、和中、散饮等。"

在《金匮要略》《伤寒论》二书的诸多方剂中，大量、成熟地使用生姜治疗多种病证。无论从干姜、生姜区分使用的源流上来看，还是从辨证论治，生姜应用的娴熟程度来看，《金匮要略》和《论寒论》二书，不可能成书于汉代。

《金匮要略》中使用生姜的方剂

序号	方剂名称	序号	方剂名称	序号	方剂名称	序号	方剂名称
1	栝楼桂枝汤	2	葛根汤	3	防己黄芪汤	4	桂枝附子汤
5	白术附子汤	6	桂枝芍药知母汤	7	黄芪桂枝五物汤	8	桂枝加龙骨牡蛎汤
9	小建中汤	10	黄芪建中汤	11	射干麻黄汤	12	泽漆汤
13	越婢加半夏汤	14	奔豚汤	15	桂枝加桂汤	16	橘枳姜汤
17	桂枝生姜枳实汤	18	厚朴七物汤	19	大柴胡汤	20	当归生姜羊肉汤
21	乌头桂枝汤	22	大青龙汤	23	小半夏汤	24	小半夏加茯苓汤
25	越婢汤	26	越婢加术汤	27	桂枝加黄芪汤	28	桂枝去芍药加麻辛附子汤
29	桂枝救逆汤	30	茱萸汤	31	黄芩加半夏生姜汤	32	小柴胡汤
33	茯苓泽泻汤	34	文蛤汤	35	生姜半夏汤	36	橘皮汤
37	橘皮竹茹汤	38	桂枝汤	39	竹叶汤	40	半夏厚朴汤
41	半夏厚朴汤	42	温经汤	43	四时加减柴胡饮子		

《伤寒论》中使用生姜的方剂

序号	方剂名称	序号	方剂名称	序号	方剂名称	序号	方剂名称
1	桂枝汤	2	桂枝加葛根汤	3	桂枝加厚朴杏子汤	4	桂枝加附子汤
5	桂枝去芍药汤	6	桂枝去芍药加附子汤	7	桂枝麻黄各半汤	8	桂枝二麻黄一汤方
9	桂枝二越婢一汤方	10	桂枝去桂加茯苓白术汤	11	葛根汤	12	葛根加半夏汤
13	大青龙汤	14	桂枝加芍药生姜各一两人参三两新加汤	15	厚朴生姜半夏甘草人参汤	16	茯苓甘草汤
17	栀子生姜豉汤	18	真武汤	19	小柴胡汤	20	小建中汤
21	大柴胡汤	22	柴胡加芒硝汤	23	柴胡加龙骨牡蛎汤	24	桂枝去芍药加蜀漆牡蛎龙骨救逆汤
25	桂枝加桂汤	26	柴胡桂枝汤	27	生姜泻心汤	28	旋覆代赭汤
29	黄芩加半夏生姜汤	30	桂枝附子汤	31	桂枝附子去桂加白术汤	32	炙甘草汤
33	吴茱萸汤	34	麻黄连轺赤小豆汤	35	桂枝加芍药汤	36	桂枝加大黄汤
37	当归四逆加吴茱萸生姜汤	38	理中去术加生姜汤				

　　南朝梁时陶弘景《名医别录》，始有生姜的论述。《名医别录·中品》干姜条中说："生姜，味辛，微温。主治伤寒头痛、鼻塞，咳逆上气，止呕吐。""又，生姜，微温，辛，归五藏。去痰，下气，止呕吐，除风邪寒热。久服小志少智，伤心气。"

　　后一段文字是陶弘景对生姜性味功能所做的补充。见《新修本草》韭条陶氏之注。陶氏说："生姜是常食物，其以随干姜在中品。今依次入食，更别显之，而复有小异处，所以弥宜书。"

　　对于陶氏说的"（生姜）久服小志少智，伤心气"，唐代苏敬在《新修本草》中提出了反驳（见《新修本草》韭条之按语）。苏敬说："今云少智少志，伤心气，不可多服者，误为此说，检无所据也。"

　　《备急千金要方·卷二十六·食治》："生姜，味辛，微温，无毒。辛归五藏，主伤寒头痛，去痰下气，通汗，去鼻中塞，咳逆上气，止呕吐，去胸膈上臭气，通神明。黄帝云，八月九月勿食姜，伤人神，损寿。胡居士云：姜杀腹内长虫。"

　　唐代甄权《药性论》："生姜，去水气满，疗咳嗽时疾，和半夏主心下急痛，合杏仁作煎下急痛气实，心胸雍隔冷热气神效，捣汁和蜜服治中热呕吐不能下食。"

　　李杲："生姜之用有四：制半夏厚朴之毒一也；发散风寒二也；与枣同辛温益脾胃元气，温中去湿三也；与芍药同用，温经散寒四也。孙真人云：姜为呕家圣药。姜辛以散之，呕乃气逆不散，此药行阳而散气也。或问生姜辛温入肺，何以入胃口？曰：俗以心下为胃口者非矣。咽门之下受有形之物，及胃之系，便是胃口，与肺系同行，故能入肺而开胃口也。曰：人云夜间勿食生姜，令人闭气，何也？曰：生姜辛温，主开发。夜则气本收敛，反开发之，则违天道矣。若有病人则不然也，生姜屑比之干姜则不热，比之生姜则不温。以干生姜代干姜者，以其不僭故也。俗言上床萝卜下床姜：姜能开胃，萝卜消食也。"

　　李时珍："姜辛而不荤，去邪辟恶，生啖热食，醋酱糟盐，蜜煎调和，无不宜之。可蔬可和可果可药,其利博矣。凡早行山行宜含一块,不犯雾露清湿之气及山岚不正之邪。按《方广心法附余》云:凡中风、中暑、中气、中毒、中恶、干霍乱,一切卒暴之病,用姜汁与童尿服,立可解散。盖姜能开痰下气,童尿降火也。"

苏颂:"崔元亮《集验方》载,敕赐姜茶治痢方,以生姜切细,和好茶一两盏,任意呷之便瘥。若是热痢留姜皮,冷痢去皮。大妙。"

杨士瀛:"姜能助阳,茶能助阴。二物皆消散恶气,调和阴阳,且解湿热及酒食暑气之毒。不问赤白,通宜用之。苏东坡治文潞公有效。"

《药徵续编》:"凡仲景之方,二百十余方。而其内用生姜之方六十有余。并用大枣之方四十有七首。又其内生姜五两,对大枣十二枚之方二首;对十枚之方一首;对十五枚之方一首。生姜六两,对大枣十二枚之方一首;生姜四两,对大枣十二枚之方一首;生姜一两,对大枣十枚之方一首;生姜半斤,对大枣三十枚之方一首。如此数方,无不专取生姜大枣之功者。又桂枝汤去加之方二十有六首;及越婢汤之方三首;葛根汤之方两首;小柴胡汤之方五首。又文蛤汤、防己黄芪汤。以上十三方,凡三十有九首,皆以生姜三两对大枣十二枚。虽他品加减之,亦至生姜大枣无有变之者,何也?其证不变故乎?又别有妙用乎?由此观之,姜与枣者,虽为日用饵食之物,亦仲景方内二味必相对者多,则盖似有调和之意。故后世缪仿之,方后必有调姜枣水煎者。虽似取仲景之法,亦未知基本功之所在也。殊不知生姜大枣之于其证也,每方必有其所治之毒矣。"

《医学入门》:"姜,产后必用者,以其能破血逐瘀也。今人但知为胃药,而不知其能通心肺也。心气通,则一身之气正而邪气不能容,故曰去秽恶,通神明。丹溪云:留皮则冷,去皮则热。非皮之性本冷也,盖留皮则行表而热去,去皮则守中而热存矣。"

《药品化义》:"生姜辛窜,药用善豁痰窍,止寒呕,去秽气,通神明。助葱白头大散表邪,一切风寒湿热之症。合黑枣、柴、甘,所谓辛甘发散为阳,治寒热往来及表虚发热;佐灯心通窍利肺气,宁咳嗽;入补脾药,开胃补脾,止泄泻。"

《本草新编》:"姜通神明,古志之矣。然使用一二片,欲遽通明,亦必不得之数。或用人参,或用白术,或用石菖蒲,或用丹砂,彼此相剂,而后神明可通,邪气可辟也。生姜性散,能散风邪。伤风小恙,何必用桂枝,用生姜三钱,捣碎,加薄荷二钱,滚水冲服,邪即时解散。"

(二) 生姜在《金匮要略》中的应用

1. 疏肌调卫治疗柔痉病

太阳病,其症备,身体强几几然,脉反沉迟,此为痉,栝楼桂枝汤主之。

栝楼桂枝汤方

栝楼根二两　桂枝三两　芍药三两　甘草二两　生姜三两　大枣十二枚

右六味,以水九升,煮取三升,分温三服,取微汗。汗不出,食顷,啜热粥发之。

本方实际上就是桂枝汤加栝楼根,治疗伤寒太阳病中之中风证型而兼有身体强直、脉沉迟之症者(痉)。除头痛、发热恶风恶寒、鼻鸣干呕、脉浮等基本症状之外,添加了身体强直之症。

陈修园:"痓,充至切,读去声,恶也;痉,其劲切,音敬,风强病也。旧本以'痓'为'痉',传写之误也。今改正之。其病皆由血精津少,不能养筋所致,燥之为病也。然《内经》谓:诸痉强直,皆属于湿。何其相反若是乎?而不知湿为六淫之一,若中于太阴,则从阴化为寒湿,其病流于关节而为痹;若中于阳明,则从阳化为湿热,热甚而阳明燥化之气愈烈,其病烁筋强直而为痉。是言湿者,言其未成痉之前;言燥者,言其将成痉之际也。经又云:赫曦之纪,上羽其病痉,言热为寒抑，无汗之痉也。又云：肺移热于肾，传为柔痉。言湿蒸为热，有汗之痉也。《千金》谓：湿病热入肾中则为痉。小儿痫热盛亦为痉。圣经贤训可据，其为亡阴筋燥无疑。

"太阳病，头项强痛，发热恶风，自汗，论所谓桂枝证也。其证备，但身体强，几几然，为风邪入于经输。《内经》云：邪入于输，腰脊乃强是也。然经输入病，脉应浮数，今按其脉反沉迟。盖沉为痉之本脉，迟为津液不足，营卫之行不利，是痉证尚未全备，而痉脉先已见端，此不为伤寒而为痉，以瓜蒌桂枝汤主之。

"此一节为痉病之将成未成者出其方也。然细按方法，必是中风自汗之变证。柔痉用此，则刚痉用葛根汤。"

陈氏指出，此方治疗汗出伤津，阴血失养之柔痉证。

方中栝楼根，清热生津，滋阴润燥，润养筋脉以治疗身体强直、痉挛之痉（痓）病。生姜疏散风邪，解肌舒痉，缓解肌肉强直之症。

徐彬《金匮要略论注》："盖痓即痉，强直之谓也。痉病必有背项强直等的证。故曰痓。即省文不言。但治痉病，刚柔之辨最为吃紧，故特指无汗反恶寒为刚，有汗不恶寒为柔，以示辨证之要领耳。"

尤在泾《金匮要略心典》："伤寒项背强几几，汗出恶风者，脉必浮数。为邪风盛于表。此证身体强几几然，脉反沉迟者，为风淫于外，而津伤于内，故用桂枝则同。而一加葛根，以助其散；一加栝楼根，兼滋其内，则不同也。"

痉（痓）病之辨，在于津液之伤与不伤，津伤失养即成柔痉，津不伤则多风寒之邪阻滞经络而成痉，即所谓刚痉。由此，则生姜通过解肌疏风而缓解治疗痉病之肌肉强直之症，柔痉、刚痉均适用。

谭日强《金匮要略浅述》："本条论述柔痉初起的证治。太阳病，其证备，是指太阳中风，头痛发热汗出之证都已具备。身体强，几几然，即身体强直，不能俯仰自如的样子。但太阳中风，脉当浮缓，今脉反沉迟，则是风淫于外，津伤于内，荣卫的流行不畅所致，为柔痉初起的脉证。栝楼桂枝汤：栝楼根清热滋液，合桂枝汤以调和荣卫，故主治之。方中栝楼根，当依古本用三两，桂枝依古本去皮为宜。

"本条证与《伤寒论》太阳病桂枝加葛根汤证，很相类似。但彼则项背强几几，此则身体强几几，彼轻此重。彼则邪盛于表，故加葛根，重在解肌；此则津伤于里，故加栝楼根，重在滋液。医者宜比较参看。"

生姜的调和营卫作用，也是治疗痉病、缓解肌肉强直的主要治病机理之一。

成无己："姜、枣味辛甘，专行脾之津液而和营卫，药中用之，不独专于发散也。"

《本草经读》："仲景桂枝汤等，生姜与大枣同用者，取其辛以和肺卫，得枣之甘以养心营，合之能兼调营卫也。"

王占玺《张仲景药法研究》："《伤寒论》中用生姜的 37 个方，其中 33 个配有大枣；《金匮》中用生姜的 41 个方，其中 27 个配有大枣。两书生姜与大枣相伍的方剂占用生姜方剂的 77%。生姜协大枣，在表可以调和营卫，在里可以调和气血。清代邹澍云：'大率姜与枣联，为和营卫之主剂。姜以主卫，枣以主营。'"

陈元犀："方中姜、桂合甘、枣，为辛甘化阳；芍药合甘、枣，为苦甘化阴。阴阳和则得微汗而邪解矣。"

2. 解肌和卫治疗刚痉病

太阳病，无汗而小便反少，气上冲胸，口噤不得语，欲作刚痉，葛根汤主之。

葛根汤方

葛根四两　麻黄三两，去节　芍药二两　甘草二两，炙　生姜三两　大枣十二枚

右七味，㕮咀，以水一斗，先煮麻黄葛根，减二升，去沫，内诸药，煮取三升，去滓，温服一升。覆取微似汗，不须啜粥。余如桂枝法，将息及禁忌。

和栝楼桂枝汤一样，生姜在此方中的作用，仍然是疏风解肌，调和营卫，缓解痉挛强直之症。所不同的是，栝楼桂枝汤治疗的是津液失润的柔痉之证，此治疗津液未伤，风寒阻滞脉络，筋脉拘挛之刚痉之证。

尤在泾《金匮要略心典》："成氏（成无己）曰：'《千金》云：'太阳中风，重感寒湿则变痉。'太阳病，发热无汗为表实，则不当恶寒。今反恶寒者，则太阳中风，重感于寒，为痉病也。以其表实有寒，故曰刚痉；太阳病，发热汗出为表虚，则当恶寒，今不恶寒者，风邪变热，外伤筋脉为痉病也。以其表虚无寒，故曰柔痉。

"然痉者强也，其病在筋，故必兼有颈项强急，头热足寒，目赤头摇，口噤背反等症。仲景不言者，以痉字该之也。《活人书》亦云：'痉证发热恶寒，与伤寒相似，但其脉沉迟弦细，而项背反张为异耳。'

"盖病有太阳风寒不解，重感寒湿而成痉者；亦有亡血竭气，损伤阴阳而并变成痉者。经云：'气主煦之，血主濡之。'又云：'阳气者，精则养神，柔则养筋。'阴阳既衰，筋脉失其濡养，而强直不柔矣。此痉病标本虚实之异，不可不辨也。"

陈无铎："夫人之筋各随经络结束于身。血气内虚，外为风寒湿热之所中则痉。盖风散气，故有汗而不恶寒者，曰柔痉；寒泣血，故无汗而恶寒，曰刚痉。其原因，多由亡血筋无所荣，故邪得以袭之。所以伤寒汗下过多，与夫病疮人及产后，致斯疾者概可见矣。诊其脉皆沉伏弦紧，但阳缓阴急，则久久拘挛；阴缓阳急，则反张强直。二证各异，不可不别。"

喻嘉言："伤寒论太阳篇中项背几几无汗恶风者，用葛根汤。此证亦用之者，以其邪在太阳阳明两经之界。两经之热并于胸中，必延伤肺金清肃之气，故水道不行而小便少，津液不布而无汗也。阳明之筋脉内结于胃口，过人迎，环口。热并阳明斯筋脉牵引，口噤不得语也。然则痉无汗必从汗解。况湿邪内郁必以汗出如故而止，故用此汤合解两经之湿热。"

柯琴《伤寒来苏集》："葛根汤治头项强痛，背亦强，牵引几几然。脉浮无汗恶寒，兼治风寒在表而自利者。此开表逐邪之轻剂也。

其证身不疼，腰不痛，骨节不痛，是骨不受寒矣。头项强痛，下连于背，牵引不宁，是筋伤于风矣。不喘，不烦躁，不干呕，是无内症。无汗而恶风，病只在表。若表病而兼下利，是表实里虚矣。比麻黄青龙之剂较轻。然几几更甚于头项，而无汗不失为表实。脉浮不紧数，是中于鼓动之阳风。故以桂枝汤为主，而加麻葛以攻其表实也。葛根味甘气凉，能起阴气而生津液，滋筋脉而舒其牵引，故以为君；麻黄、生姜，能开玄府腠理之闭塞，祛风而出汗，故以为臣；寒热俱轻，故少佐桂、芍，同甘、枣以和里。此于麻、桂二方之间，衡其轻重，而为调和表里之剂也。故用于治表实，而外邪自解。"

陈修园："太阳病，头项强痛，发热恶寒等症悉备，表实既已。无汗而邪气不得外达，小便反少，邪气又不得下行。正不胜邪，其气遂逆上而冲胸，口噤不得语，面赤头摇，项背强直，势所必至。此欲作刚痉，以葛根汤主之。"

陈元犀："葛根汤治太阳病无汗而小便反少，气上冲胸，口噤不得语，欲作刚痉。此汤主之。无汗例用麻黄，然恶其太峻，故于桂枝汤加麻黄以发汗。君葛根以清经络之热，是发表中寓养阴之

意也。又此方与前方（栝楼桂枝汤）皆是太阳中兼阳明之药。以阳明主宗筋也。"

黄竹斋："《甲乙》刚痉，太阳中风感于寒湿者也。其脉往来进退，以沉迟细异于伤寒热病。其治不宜发汗针灸。治之以药者，可服葛根汤。"

3. 疏散风湿治疗风湿在表证

风湿脉浮，身重，汗出恶风者，防己黄芪汤主之。

防己黄芪汤方

防己一两　黄芪一两一分，去芦　甘草半两，炒　白术七钱半

右锉麻豆大，每抄五钱匕，生姜四片，大枣一枚，水盏半，煎八分，去滓温服。良久再服。喘者，加麻黄半两；胃中不和者，加芍药三分；气上冲者，加桂枝三分；下有陈寒者，加细辛三分。

服后当如虫行皮肤中，从腰下如冰。后坐被上，又以一被绕腰以下，温令微汗，差。

中医研究院编著《金匮要略语译》："这个方子的药量，轻重不一致，显然系后人窜改的。《千金·卷八·风痹门》所载的此方为：汉防己四两，甘草二两，黄芪五两，生姜、白术各三两，大枣十二枚。当是原方。

"《千金方》原方：

"治风痹，脉浮，身重，汗出恶风方

"汉防己四两　甘草二两　黄芪五两　生姜　白术各三两　大枣十二枚

"右六味，㕮咀，以水六升，煮取三升，分三服。服了坐被中，欲解，如虫行皮中。卧取汗。

本方在黄芪益气固表、化气行水，防己祛逐风邪、利水消肿的基础上，用生姜以疏散风寒，宣散湿邪，治疗风湿侵表所致的脉浮，身重，汗出恶风等症。"

赵以德："风湿皆从表受之。其病在外，故脉浮汗出。凡身重，有肌肉痿而重者，有骨痿而重者。此之身重乃风湿在表，故不作疼。虚其卫气而湿着为身重。由是以黄芪实卫，甘草佐之；防己去湿，白术佐之。然则风湿二邪独无散风之药何耶？盖汗多知其风已不留，以表虚而风出入乎其间。因之湿风耳。惟实其卫，正气壮则风自退。此不治而治之者也。"

茝庭："此方注家以为实卫渗湿之剂。此殊不然。防己，皮水有防己茯苓汤，而陶隐居曰：是疗风水家要药尔。然则亦是系逐表湿之品。黄芪，但黄芪建中汤治里虚，其他如黄芪桂枝五物汤、乌头汤、芪芍桂酒汤、桂枝加黄芪汤，皆用治湿着。盖托阳排结，于濡滞之邪，适然相对矣。术之驱外湿，既如前述，况方后曰服后当如虫行皮中，曰令微汗差，则知此方为风湿家解肌之治，而非渗利之剂也明矣。"

尤在泾："风湿在表，法当从汗而解，乃汗不待发而自出，表尚未解而已虚。汗解之法不可守矣。故不用麻黄出之皮毛之表，而用防己驱之肌肤之里。服后如虫行皮中，乃从腰下如冰，皆湿下行之征也。然非芪、术、甘草，焉能使卫阳复振，而驱湿下行哉？"

陈修园："风湿之病，脉浮为风，身重为湿。若见此证此脉，汗不出而恶风者，为实邪。大剂有麻黄加术汤，小剂有麻黄杏仁薏苡甘草汤可用。若汗出恶风者，为虚邪，以防己黄芪汤主之。

"此为风湿证汗自出者出其方也。合上二方，即《伤寒论》麻黄汤、大青龙汤、桂枝汤之意乎！钱天来云：病因汗出当风。夫汗出则腠理开，当风则风乘腠理矣。风邪既入，汗不得出，以离经之汗液，既不得外出皮毛，又不能内返经络，留于腠理而为湿。此即人身汗液之湿也。其或暑汗当出之时，伤于纳凉太过，使欲出之汗不得外泄，留着肌腠而致病，与汗出当风无异也。

"按：《金匮》以痉、湿、暍三证合篇，痉证兼湿，暍证亦兼湿。湿证最要。必须如此活看方得。"

谭日强："风湿在表，故脉浮身重；卫阳不固，故汗出恶风。防己黄芪汤：防己祛湿，黄芪固表，白术、甘草燥湿健脾，生姜、大枣散寒和胃，故主治之。服后如虫行皮中，是卫阳复振，驱邪外出的现象。从腰以下如冰，即下有陈寒的表现，故宜坐被围腰，微令微汗即差。

"防己黄芪汤，亦见本书《水气病篇》，并治风水脉浮，头汗出，表无他病，但下重，从腰以上和，腰以下当肿及阴，难以屈伸。可互参。"

《药性类明》："生姜去湿，只是温中益脾胃，脾胃之气温和健运，则湿气自去矣。"

4. 祛风止痛治疗风湿肌肉疼痛

伤寒八九日，风湿相搏，身体疼烦，不能自转侧，不呕不渴，脉浮虚而涩者，桂枝附子汤主之；若大便坚，小便自利者，去桂加白术汤主之。

桂枝附子汤方

桂枝四两，去皮　附子三枚，炮，去皮，破八片　甘草二两，炙　生姜三两，切　大枣十二枚，擘

右五味，以水六升，煮取二升，去滓，分温三服。

白术附子汤方

白术二两　附子一枚半，炮，去皮　甘草一两，炙　生姜一两半，切　大枣六枚

右五味，以水三升，煮取一升，去滓，分温三服。一服觉身痹，半日许再服，三服都尽，其人如冒状，勿怪，即是术附并走皮中，逐水气未得除故耳。

桂枝附子汤中的生姜，配合桂枝、附子祛除风湿，治疗风湿导致的身体肌肉疼痛，不能转侧等症；白术附子汤中的生姜，配合白术之燥湿、附子之祛寒止痛，治疗寒湿在里，除有肌肉疼痛之症外，又兼大便坚，小便清白等症。

徐忠可："风湿有在伤寒后，而兼阴分虚寒者，即当顾其本元，而分别行阳燥湿之法。谓伤寒八九日正邪解之时，乃因风湿相搏，身体疼烦不能自转侧。不言热，不言汗，则表邪欲解而热微。使呕且渴，则里有热矣。今不呕渴则脉浮，风也。浮而虚涩，寒湿在内，而外阳不行也。故以桂枝汤去芍药加附以开寒痹，并行通体之风湿。然桂枝所以行荣卫而走表者，若大便坚小便自利是表里无病，病在躯壳，无取治表。即去桂枝加术以壮肠胃之气，使燥湿之力从内而出。则风之挟湿而在躯壳者，不从表解而从热化也。故曰其人如冒勿怪，即是术附并走皮中云。"

程林："风淫所胜，则身体烦疼；湿淫所胜，则身体难转侧。风湿相搏于荣卫之间，不干于里，故不呕不渴也。脉浮为风，涩为湿。以其脉有近于虚，故用桂枝附子汤，温经以散风湿。

"桂枝甘草，辛甘以发散风邪；附子生姜，辛热以温经逐湿。大枣引辛温之药，而通十二经脉。此风湿相搏之重者，故用此辛热之药，以除风逐湿也。"

"小便利者，大便必硬。桂枝近于解肌，故去之。白术能生津液，故加之。凡方中有如虫行状、如醉状、如冒者，皆药势将行使然也。"

尤在泾："身体疼烦，不能自转侧者，邪在表也；不呕不渴，无里热也；脉浮虚而涩，知其风湿外持而卫阳不正，故以桂枝汤去芍药之酸收，加附子之辛温，以振阳气而散阴邪。若大便坚，小便自利，知其在表之阳虽弱，而在里之气犹治，则皮中之湿，自可驱之于表，使从水道而出，不必更发其表，以危久弱之阳矣。故于前方去桂枝之辛散，加白术之苦燥，合附子之大力健行者，于以并走皮中而逐水气，亦因势利导之法也。"

陈修园："伤寒至于八九日，九日值少阳主气之期，宜从少阳之枢而外出矣。乃不解，而复感风湿合而相搏，寒邪拘束，故身体疼；风邪扇火，故心烦；湿邪沉着，故不能自转侧；邪未入里，

故不呕不渴。脉浮虚而涩者，浮虚则为风，涩则为湿也。此风多于湿之症，以桂枝附子汤主之。若脾受湿伤，不能为胃行其津液，则大便坚。大便愈坚，则小便愈觉其自利者，脾受伤，而津液不能还入胃中故也。即于前方去桂枝加白术汤主之。湿若去，则风无所恶而自解矣。"

柯琴："桂枝附子汤，即桂枝去芍药加附子汤也。彼治下后脉促胸满而微恶寒，是病在半表，仍当是桂枝为君，加附子为佐。此风寒湿相合而搏于表，当从君君臣臣之制，则桂附并重可知。旧本两方，分两相同，误亦甚矣。

"夫脉浮为风，涩为虚。浮而涩，则知寒之不去，而湿之相承也。风寒湿三气合至，合而成痹，故身体烦疼而不能转侧。病只在表而不在内，桂枝能祛风散寒而胜湿，故重其分两，配附子之辛热，率甘草姜枣以主之。三气自平，营卫以和矣。

"若其人又兼里气不和，大便反硬，小便反利者，此非胃家实，乃脾家虚也。盖脾家实，腐秽当自去。此湿流肌肉，因脾土失职，不能制水，故大便反见燥化。不呕不渴，是上焦之化源清，故小便自利。濡湿之地，风气常存。故风寒相搏而不解耳。

"病本在脾，法当培土以胜湿，而风寒自解。故君白术以代桂枝。白术专主健脾，脾虚则湿胜而不运。湿流于内，故使大便不实；湿流于表，更能使大便不濡。脾健则能制水。水在内，能使下输膀胱而大便实；水在外，能使还入胃中而大便濡。故方末云：初服其人身如痹，三服尽，其人如冒状。此以术附并走皮肉，逐水气未得除，故使然耳。法当加桂四两。此本一方二法，以大便硬，小便自利，去桂也；以大便不硬，小便不利，当加桂。因桂枝治上焦，大便硬小便利，是中焦不治，故去桂。服汤已，湿反入胃，故大便不硬，小便不利，是上焦不治，故仍须加桂。

"盖小便由于上焦之气化，而后膀胱之藏者能出也。《内经》曰：风气胜者为行痹，寒气胜者为痛痹，湿气胜者为着痹。此身疼而不能转侧，是风少而寒湿胜，必赖附子雄壮之力，以行痹气之着。然附子治在下焦，故必同桂枝，始能令在表之痹气散。同白术，又能令在表之痹气内行。故桂枝附子汤是上下二焦之表剂，去桂加白术汤，是中下二焦之表剂。附子白术汤仍加桂枝，是通行三焦之表剂也。是又一方三法也。"

《伤寒论·辨太阳病脉证并治下》桂枝附子汤去桂加白术汤方后云："此本一方二法。以大便硬、小便自利，去桂也；以大便不硬，小便不利，当加桂。附子三枚，恐多也。虚弱家及产妇，宜减服之。"

《伤寒论》白术附子汤中附子、生姜、甘草、大枣用量与桂枝附子汤相同，《金匮要略》则四味药物用量均减半，是否受了《伤寒论》嫌此方附子量大之说的影响而做了变更，虽不能定论，但据《金匮要略》白术附子汤方后之说，三服尽后其人如冒状（药物反应），则《金匮要略》白术附子汤四味药物之用量，当与桂枝附子汤相同。不然，量大之桂枝附子汤不云服药后之反应，药量减一半的白术附子汤却反而说起服药后之机体反应了呢？

5. 疏散风寒治疗关节疼痛

诸肢节疼痛，身体尪羸，脚肿如脱，头眩短气，温温欲吐，桂枝芍药知母汤主之。

桂枝芍药知母汤方

桂枝四两　芍药三两　知母四两　麻黄二两　生姜五两　白术五两　甘草二两　防风四两　附子二枚，炮

右九味，以水七升，煮取二升，温服七合，日三服。

生姜在此之用，在外疏散风寒，缓解关节疼痛；在内温中燥湿，止呕降逆。

赵以德："此风寒湿，痹其荣卫筋骨。三焦之病，头眩短气，上焦痹也；温温欲吐，中焦痹也；

脚肿如脱,下焦痹也。诸肢节疼痛,身体成尪羸,筋骨痹也。韵书以尪为火,以羸为筋结也。然湿多则肿,寒多则痛,风多则动。故用桂枝治风,麻黄治寒,白术治湿。防风佐桂枝,附子佐麻黄、白术。其芍药、生姜、甘草,亦和发其荣卫,如桂枝汤例也。知母治脚肿,引诸药祛邪益气力。附子行药势,为开痹之大剂。然分量多而水少,恐分其服而非一剂也。"

唐容川:"诸肢节疼痛,即四属断绝;身体尪羸,即身体羸瘦;脚肿如脱,即独足肿大也。案历节之正证,只是风血相搏疼痛如掣。仲景不立方,以为人所易知,不烦再赘。惟此节与下节是荣卫虚之历节,乃变证中之至微者也。故详言之。下节有黄汗,此节无之。而有头眩短气,温温欲吐。以见或有此证,无彼证,或有彼证,无此证。总是三焦气虚,乃见以上三证也。"

尤在泾:"诸肢节疼痛,即历节也。身体尪羸,脚肿如脱,形气不足,而湿热下甚也。头眩、短气、温温欲吐,湿热且从下而上冲矣,与脚气冲心之候颇同。

"桂枝、麻黄、防风散湿于表;芍药、知母、甘草除热于中;白术、附子驱湿于下;而用生姜最多,以止呕降逆,为湿热外伤肢节,而复上冲心胃之治法也。"

魏荔彤:"湿热在体,风邪乘之,而历节成矣。于是掣痛之势如脱,甚不可奈。湿上甚而为热,热上甚而为风,风上甚而耗气。冲胸、头眩短气、温温欲吐,皆风邪、热邪、湿邪,合为患者也。

"以桂枝、防风、麻黄、生姜之辛燥,治风治湿;白术、甘草之甘平补中;芍药、知母之酸寒苦寒,生血清热。是风湿热三邪,并除之法也。其间加附子,走湿邪于经隧中,助麻桂为驱逐,非以温经也。"

徐忠可:"桂枝行阳,知芍养阴。方中药品颇多。独掣此三味以名方者,以此证阴阳俱痹也。又云,欲制其寒则上之郁热已甚;欲治其热则下之肝肾已痹。故桂、芍、附寒热辛苦并用而各当也。"

黄竹斋:"'辑义'案:历节,即痹论所谓行痹痛痹之类。后世呼为痛风(丹溪有痛风论,见《格致余论》。知是元以降之称)。《三因》《直指》称白虎历节风是也(白虎病见《外台》引《近效》云。其疾昼静而夜发,发即彻髓酸疼,乍歇。其疾如虎之啮,故曰白虎病。此即历节风也,而别为一证恐非)。

"盖风寒湿三气杂至,合而所发,痛久则邪盛正弱,身体即尪羸也。痹气下注,脚肿如脱,上行则头眩短气,扰胃则温温欲吐。表里上下皆痹。故其治亦杂糅。桂、麻、防风发表行痹;甘草、生姜和胃调中;芍药、知母合阴清热。而附子用知母之半行阳除寒,白术合于桂、麻,则能祛表里之湿。而生姜多用,以其辛温,又能使诸药易行也。与越婢加术附汤其意略同。"

王占玺:"治疗风湿相搏,身体疼烦的桂枝附子汤、白术附子汤,治疗风湿身重的防己黄芪汤,以及治疗脓疡的排脓汤等,这些不同原因所致的营卫不和证,仲景在治疗主证的同时,必取生姜与大枣相伍,生姜辛以行卫,大枣甘以和营。营卫和则有利于风湿寒热诸邪的祛除……这些方剂多半是生姜与大枣或甘草相伍,不但有调和气血的作用,还有恢复脾胃功能,促进气血资生的作用。"

山田业广:"多用生姜,犹桂枝加芍药生姜各一两人参三两新加汤之意,不特和胃降逆也。又按:此中麻桂二汤,又有麻黄加术汤意。即祛风除湿之中,更加芍药、知母之滋润。刚燥之队中,入润凉之品,其调停阴阳之妙,实不可思议也。"

6. 宣痹调卫治疗血痹证

问曰:血痹病从何得之? 师曰:夫尊荣人骨弱肌肤盛,重因疲劳汗出,卧不时动摇,加被微风,遂得之。但以脉自微涩,在寸口关上小紧。宜针引阳气,令脉和,紧去则愈。血痹,阴阳俱微,寸口关上微,尺中小紧,外症身体不仁,如风痹状,黄芪桂枝五物汤主之。

黄芪桂枝五物汤方

黄芪三两　芍药三两　桂枝三两　生姜六两　大枣十二枚

右五味，以水六升，煮取二升，温服七合，日三服。原注：一方有人参。

《张氏医通》："血痹者，寒湿之邪痹着于血分也。辛苦劳勤之人，皮肤致密，筋骨坚强，虽有风寒湿邪，莫之能容。惟尊荣奉养之人，肌肉丰满，筋骨柔脆，素常不胜疲劳，行卧动摇，或遇微风，则能痹着为患。不必风寒湿之气杂至而为病也。夫血痹者，即《内经》所谓在脉则血凝不流，仲景直发其所以不流之故。

"血既痹，脉自微涩。然或寸，或关，或尺，其脉见小急之处，即风入之处也。故其针药所施，皆引风外出之法也。"

尤在泾："阳气者，卫外而为固也。乃因疲劳汗出而阳气一伤，卧不时动摇而阳气再伤，于是风气虽微，得以直入血中而为痹。经云：'邪入于阴则痹也。'

"脉微为阳微，涩为血滞，紧则邪之征也。血中之邪，始以阳气伤而得入，终必得阳气通而后出。而痹之为病，血既以风入而痹于外，阳亦以血痹而止于中，故必针以引阳使出，阳出而邪去，邪去而脉紧乃和，血痹乃通。以知血分受痹，不当独治其血矣。

"阴阳俱微，该人迎、趺阳、太溪为言。寸口、关上微，尺中小紧，即阳不足而阴为痹之象。不仁者，肌体顽痹，痛痒不觉，如风痹状，而实非风也。

"黄芪、桂枝五物，和营之滞，助卫之行，亦针引阳气之意。以脉阴阳俱微，故不可针而可药，经所谓'阴阳形气俱不足者，勿刺以针而调以甘药也'。"

周禹载："阳所以统夫阴者也。统阴则血必随气行矣。乃经言血痹而不言气，何哉？不知血之痹，由于之伤也。经曰：入于脉则血凝而不流。夫所以不流者气为邪阻也。然邪之足以伤者，必因于作劳，则卫气不能固外，而后邪得以入之。故仲景发其不流之故，以明得病之由。

"言天下惟尊荣人为形乐志苦。形乐故肌肤盛，志苦故骨弱。骨弱则不耐劳，肌盛则气不固，稍有劳困汗易出也。夫汗者血之液也。卫不固斯汗出，汗出斯阳气虚。虽微风且得以袭之，则血为之痹。故一见脉微，则知其阳不足；一见脉涩，则知其阴之多阻。此血痹之本脉也。而其邪入之处则自形其小紧。小为正气拘抑之象，紧为寒邪入中之征。然仲景明言微风，何以反得寒邪耶？盖邪随血脉上下阻滞汁沫。未有不痛者，故痛为脉紧也。针以泄之，引阳外出，则邪去而正自伸也。否则终于痹也。

"寸口微者今则阴阳俱微，且寸关俱微矣。且尺中小紧矣。夫小紧既见于尺，则邪之入也愈深，而愈不得出。何也？正虚之处便是客邪之处也。脉经内外谓之阴阳，上下亦谓之阴阳。今尺既小紧则微属内外也明矣。

"若言证以不仁概之，盖身为我身则体为我体，而或为疼痛，或为麻木，每与我相阻，其为不仁甚矣。故以风痹象之，非真风痹也。经曰：风寒湿三者合而成痹。然何以单言风痹也？邪有兼中，人之受者必有所偏。如多于风者，则其痛流行不常，淫于四末。盖血以养筋，血不通行则筋节为之阻塞。且血藏于肝，肝为肾子。肾既受邪则血无不壅滞。于是以黄芪固卫，芍药养荣，桂枝调和荣卫，托实表里，驱邪外出。佐以生姜宜胃，大枣益脾。岂非至当不易者乎。"

陈修园："形乐而志苦，志苦故骨弱，形乐故肌肤盛。然骨弱则不能耐劳，肌肤盛则气不固。若重因疲劳则汗出，汗后愈疲而嗜卧。卧中不时动摇，加被微风，遂得而干之。

"风与血相搏，是为血痹。但以血痹入两手寸、关、尺六部，脉本自微涩。一见脉微，则知其阳之不足；一见脉涩，则知其阴之多阻。而其邪入之处在于寸口，以左寸之心主营，右寸之肺主卫也。今诊其关上之寸口小紧，紧为邪征，又合各部之微涩，可知阳伤，而邪因以阻其阴。必得气通，而血方可循其度。宜针引阳气，令脉和紧去则愈。

"此言血痹之症，由于质虚劳倦，列于虚劳之上，与他痹须当分别也。

"血痹之症脉通体阴阳俱微。前方微涩，今言微而不言涩，以涩即在微中也。寸口脉在关上者亦微，尺中小紧。前言紧在关上之寸口，今言紧在尺中，非前后矛盾也？邪自营卫而入，故紧止见于寸口。即入之后，邪搏于阴而不去，故紧又见于尺中也。

"外证身不仁，虽如风痹之状，其实非风。以黄芪桂枝五物汤主之。经云：阴阳形气俱不足者，勿刺以针，而调以甘药。"

徐灵胎："此即桂枝汤以黄芪易甘草。乃卫虚荣弱之方，固卫即以护荣。"

魏念庭："黄芪桂枝五物汤，在风痹可治，在血痹亦可治也。以黄芪为主固表补中，佐以大枣；以桂枝治卫升阳，佐以生姜；以芍药入荣理血。共成其美。五味而荣卫兼理，且表荣卫，理胃肠，亦兼理矣。推之中风于皮肤肌肉者，亦兼理矣。

"桂枝汤去甘草之缓，加黄芪之强有力者，于气分中调其血。更妙倍用生姜以宣发其气。气行则血不滞而痹除。"

7. 温中理肾治疗遗精病

夫失精家，少腹弦急，阴头寒，目眩，一作目眶痛，发落。脉极虚芤迟，为清谷亡血失精；脉得诸芤动微紧，男子失精，女子梦交。桂枝龙骨牡蛎汤主之。

桂枝加龙骨牡蛎汤方

原注：《小品》云，虚弱浮热汗出者，除桂，加白薇、附子各三分，故曰二加龙骨汤

桂枝 芍药 生姜各三两 甘草二两 大枣十二枚 龙骨 牡蛎各三两

右七味，以水七升，煮取三升，分温三服。

魏念庭："失精家，肾阳大泄，阴寒凝闭，小腹必急。小腹中之筋，必如弦之紧，而不能和缓，阴头必寒。下真寒如是，上假热可征矣。

"火浮则目眩，血枯则发落。诊其脉必极虚，或浮大，或弱涩，不待言矣。更兼芤迟，芤则中虚，胃阳不治；迟则里寒，肾阳无根。或便清谷，中焦无阳也；或吐衄亡血，上焦浮热也；或梦交遗精，下焦无阳也。此虚劳之所以成，而精失血亡，阴阳俱尽。"

尤在泾："脉极虚芤迟者，精失而虚及其气也。故少腹弦急，阴头寒而目眩。脉得诸芤动微紧者，阴阳并乖而伤及其神与精也。故男子失精，女子梦交。沈氏所谓'劳伤心气，火浮不敛，则为心肾不交；阳泛于上，精孤于下，火不摄水，不交自泄，故病失精；或精虚心相内浮，扰精而出，则成梦交者是也'。"

陈修园："桂枝龙骨牡蛎汤一方，谓为失精家之主方。而以上阴阳互见之证，亦在其中。亦且精、气、神之为病，千变万化，无不总括其中。夫肾主闭藏，肝主疏泄，失精家，过于疏泄，故少腹弦急。前阴为宗筋之所聚，气随精而过泄，故阴头无气而自寒。肝开窍于目，黑水神光属肾，肝肾虚故目眩。肾之华在发，肝藏血。发者血之余，肝肾虚故发落。

"以上诸症，征之于脉，脉极虚、芤、迟。迟为清谷，芤为亡血，虚为失精。然失精家脉复不一。苟脉得诸芤动微紧，男子为阴虚不得阳之固摄而失精，女子为阴虚不得阳之刚正而梦交，桂枝龙骨牡蛎汤主之。是汤也，伊圣阐阴阳造化之微，与小建中等方相表里。用得其法，则头头是道矣。

"此为阴虚者出其方也。其方看似失精梦交之专方，而实为以上诸证之总方也。时医只知桂枝

为表药，龙牡为涩药，妄测高深。皆不读《神农本草经》之过也。

"自夫失精家至桂枝加龙骨牡蛎汤止，隐承第一节脉大为劳意。言虚阳盛而真阴虚者，故以脉之浮大边为主，而兼有沉、弦、微、紧者，仍露出阳衰之象。盖以阴根于阳，阴病极则并伤其阳也。故其方以桂枝汤调阴阳，加龙骨牡蛎，以专滋其阴。可知阴虚中又有阴阳之分也。

"又按《小品》云：虚弱浮热汗出者，此方除桂枝，加白薇、附子各三分，名曰二加龙骨汤。盖以桂枝升发，非阴虚火亢者所宜。况此证之汗，因虚阳鼓之而外溢，必得白薇之苦寒泻火，即是养阴；附子之辛热导火，亦是养阴。功同肾气丸。但肾气丸《金匮》中五见，皆从利小便中而治各证，不若此方之泛应曲当也。究之偏于阴虚者宜此。否则原方及小建中等方，阴阳并理，面面周到，可谓入神。"

谭日强："失精家，脉极虚芤迟，为脾肾虚寒之象；脾虚不能统血，肾虚不能藏精，故亡血失精；脾阳衰弱，故下利清谷；肾阳衰弱，故少腹弦急，阴头寒；瞳神属肾，发乃血余，精血不足，故目眩发落。

"脉得芤动微紧，为肝肾虚寒之象；肾虚不能藏精，肝虚不能藏魂，故男子失精，女子梦交。桂枝汤功能调阴阳，和荣卫，加龙骨以安魂，牡蛎以涩精，故主治之。

"芤、动、微、紧四脉，并非同时并见。丹波元坚说：'先见（指丹波元胤）曰：芤与微反，动与紧反。盖芤动与微紧，自是二脉，即上文脉大为劳，极虚亦劳之意。故下一诸字也。'其说可参。"

张路玉："夫亡血失精，皆虚劳内因之证，举世皆用滋补血气之药。而仲景独与桂枝汤，其义何居？盖人身之气血全赖后天水谷以资生。水谷入胃，其清者为荣，浊者为卫。荣气不荣则上热而血溢，卫气不卫则下寒而精亡。是以调和荣卫为主。荣卫和，则三焦各司其职而火自归根。热者不热，寒者不寒。水谷之精微输化，而精血之源有赖矣。以其亡脱既惯，恐下焦虚滑不禁，乃加龙骨牡蛎以固敛之。"

8. 温中健脾治疗虚劳病

虚劳里急，悸，衄，腹中痛，梦失精，四肢酸疼，手足烦热，咽干口燥，小建中汤主之。

虚劳里急，诸不足，黄芪建中汤主之。

小建中汤方

桂枝三两，去皮　甘草三两，炙　大枣十二枚　芍药六两　生姜三两　胶饴一升

右六味，以水七升，煮取三升，去滓，内胶饴，更上微火消解，温服一升，日三服。呕家不可用建中汤，以甜故也。

原注：《千金》疗男女因积冷气滞，或大病后不复常，若四肢沉重，骨肉酸疼，呼吸少气，行动喘乏，胸满气急，腰背强痛，心中虚悸，咽干唇燥，面体少色，或饮食无味，胁肋腹胀，头重不举，多卧少起，甚者积年，轻者百日，渐至瘦弱，五藏气竭，则难可复常。六脉俱不足，虚寒乏气，小腹拘急，羸瘠百病，名曰黄芪建中汤。又有人参二两。

黄芪建中汤方

于小建中汤内，加黄芪一两半。余依上法。气短胸满者加生姜；腹满者去枣加茯苓一两半；及疗肺虚损不足，补气，加半夏三两。

尤在泾："此和阴阳、调营卫之法也。夫人生之道，曰阴曰阳。阴阳和平，百疾不生。若阳病不能与阴和，则阴以其寒独行，为里急，为腹中痛，而实非阴之盛也；阴病不能与阳和，则阳以其热独行，为手足烦热，为咽干、口燥，而实非阳之炽也。昧者以寒攻热，以热攻寒，寒热内贼，其

病益甚。惟以甘酸辛药，和合成剂，调之使和，则阳就于阴，而寒以温，阴就于阳而热以和。医之所以贵识其大要也。

"岂徒云寒可治热，热可治寒已哉。或问和阴阳、调营卫是矣，而必以建中者何也？曰中者脾胃也，营卫生于水谷，而水谷转输于脾胃。故中气立则营卫流行而不失其和。又，中者四运之轴而阴阳之机也。故中气立则阴阳相循，如环无端，而不极于偏。是方甘与辛合而生阳，酸得甘助而生阴。阴阳相生，中气自立。是故求阴阳之和者必于中气。求中气之立者必以建中也。

"里急者，里虚脉急，腹中当引痛也。诸不足者，阴阳诸脉并俱不足，而眩、悸、喘喝、失精、亡血等症相因而至也。急者缓之必以甘，不足者补之必以温，而充虚塞空，则黄芪尤有专长也。"

陈修园："阳虚之症，前论颇详。兹再约其大要，而出其治方。虚劳病如元阳之气不能内充精血，则营枯而虚，为里急，为悸，为衄，为腹中痛，为梦失精。如元阳之气不能外充四肢口咽，则气虚而燥，为四肢酸痛，为手足烦热，为咽干口燥。《内经》云：劳者温之，又云：调之以甘味，小建中汤主之。"

徐忠可云：劳字以火，未有劳症而不发热者也。又劳字从力，以火能蚀气，未有劳症而力不疲者也。

"人身中不过阴阳气血四字，气热则阳盛，血热则阴盛，然非真盛也。真盛则为血气方刚，而健壮无病矣。惟阴不能与阳和，阳不能与阴和，故变生以上数节所列之证。阴阳中更有阴阳之分，寒热互见，医者当如舆家按罗经以定子午，则各向之宜忌，以及兼针之可否，无不可按法而行矣。

"至于亡血失精，阴虚阳虚皆有之者，阴极能生热也。故见脉在浮大边，即当知阴不能维阳。肾为阴之主，务交其心肾，而精血自足；见脉在细小边，即当知阳不能胜阴。脾为阳之主，即补其中气，而三阳自泰。

"故仲景特指此二大扇，以为后人治虚劳之准。至阴虚热极而燥，此虚劳之坏证也。朱奉议创出滋阴一法，授庸医以耽延时日，依阿附和之术，大失治虚劳正法。后人见滋阴亦有愈者，乃用参不用参，聚讼不已。岂知仲景以行阳固阴为主，而补中安肾，分别用之，不专恃参，不专滋阴，为恢恢游刃也哉？

"按：阳虚阴虚，古人亦有是说。而朱紫之最混者，薛立斋倡之，张景岳和之。至于今止知多寒者，可施芪、术、姜、附等为阳虚；多热者，可施地、冬、归、芍等为阴虚。而斯文扫地尽矣。余于前注，亦以阴虚阳虚分析。然而里急腹中痛，四肢酸疼，手足烦热，脾虚也；悸，心虚也；衄，肝虚也。

"气短何以不加人参？胸满何以不加橘皮？而俱加生姜乎？腹满加茯苓，以茯苓不根不苗，得气化而生，以气化者气化，犹为思议可及。而去枣者，恐枣之甘能壅满。然何以饴糖、甘草之大甘而不去乎？又何以疗及肺虚损不足乎？补气加半夏，更为匪夷所思。今之医师，请各陈其所见。"

9. 温肺降逆治疗咳嗽病

咳而上气，喉中水鸡声，射干麻黄汤主之。

射干麻黄汤方

射干十三枚，一云三两　麻黄四两　生姜四两　细辛　紫菀　款冬花各三两　五味子半升　大枣七枚　半夏大者，洗，八枚，一法半升

右九味，以水一斗二升，先煮麻黄两沸，去上沫，内诸药，煮取三升，分温三服。

本方治疗咳嗽痰多、胸闷哮喘等病证。方中射干清肺祛痰，麻黄宣肺平喘，生姜温肺止咳，降气治喘，又能行水化饮。细辛散寒利肺，五味子敛肺止咳，半夏降逆燥湿，大枣和胃健脾，资生后

天之源。诸药配合,气降痰化而咳喘之症除。

《医宗金鉴》:"咳逆上气,谓咳则气上冲逆也。水鸡声者,谓火与气相触之声,在喉中连连不绝也。"

古人认为咳嗽为肺气不能肃降所致,所以多称为"咳逆""上气",即今之"哮喘"。水饮滞留肺管气道,所以呼吸喉中如水鸡声。射干麻黄汤宣肺化饮,降气平喘。肺气降,清肃之职复,则痰清肺宁。

徐彬:"凡咳之上气者,皆为有邪也。其喉中水鸡声,乃痰为火所吸不能下。然火及风所生,水从风战,而作声耳。"

魏念庭:"以射干为君,专散胸中热气,兼破疗老血在上部间者。佐以麻黄、生姜、细辛,以散表郁。紫菀、款冬、五味,以收润肺气。半夏开郁,大枣补中。一方而解表润里。"

生姜与麻黄、细辛合用,可增强宣肺散寒之功效;生姜与款冬、紫菀同用,可增强其化痰止咳之功效;生姜与五味子合用,行中有敛,温有寓补;生姜与大枣配用,调和营卫,扶助脾胃,彰显扶正祛邪之功。

山田业广:"此方多用麻黄、生姜,则发风之意颇重。然比之小青龙汤稍轻,且散寒蠲饮之功薄,而润肺则过之。乃不如小青龙之温燥也。又徐氏曰:麻黄细辛为主,射干为臣,巩不妥贴。"

射干在此,以清肺之功见长,凡外感风热,或肺热蕴积,咳痰哮喘之症,均宜射干麻黄汤治之。

张路玉:"上气而作小鸡声,乃是痰碍其气,气触其痰,风寒入肺之一验。故于小青龙方中除桂心之热。芍药之收,甘草之缓,而加射干、紫菀、款冬、大枣。专以麻黄细辛发表,射干五味下气,款冬紫菀润燥,半夏生姜开痰。四法萃于一方,分解其邪。大枣运行脾津以和药性也。"

陈修园:"上气有咳与不咳之分。不咳者止是风邪上逆,咳者内有水气,外有风邪也。若咳而上气,水与气相触,声在喉中连连不绝,作水鸡声,以射干麻黄汤主之。"

哮喘病除有兼咳与不咳之分外,咳嗽之中又有有痰无痰之分。单纯哮喘,不咳无痰者,多为风邪犯肺;喘而兼咳,干咳少痰者,多为燥邪、热邪伤肺;喘而咳逆,痰多白浊者,多为寒邪伤肺,内有痰饮。射干麻黄汤,有生姜、麻黄、细辛,可外散风寒;有半夏、射干、生姜,内可化痰饮。

尤在泾:"咳而上气,肺有邪,则气不降而反逆也。肺中寒饮,上入喉间,为呼吸之气所激,则作声如水鸡。射干、紫菀、款冬降逆气;麻黄、细辛、生姜发邪气;半夏清饮气;而以大枣安中,五味敛肺,恐劫散之药,并伤及其正气也。"

谭日强:"水鸡声:水鸡,即青蛙,俗名田鸡。水鸡声,是形容喉中痰声好像蛙鸣。

"本条论述咳嗽上气,寒饮上逆的证治。肺失清肃,气逆不降,故咳而上气;寒饮上逆,气道阻塞,故喉中痰鸣如水鸡声。射干麻黄汤:射干、麻黄降逆平喘;款冬花、紫菀止咳化痰;细辛、半夏散寒涤饮;姜枣健胃;五味护肺;故主治之。

"咳嗽上气,有因寒饮上逆的,也有因热饮上逆的。本条所论,系寒饮上逆而为外邪诱发者,所以用散寒涤饮、降逆平喘之射干麻黄汤治疗。"

10. 降气化饮治疗肺胀病

上气喘而躁者,属肺胀,欲作风水,发汗则愈。

咳而上气,此为肺胀。其人喘,目如脱状,脉浮大者,越婢加半夏汤主之。

越婢加半夏汤方

麻黄六两　石膏半斤　生姜三两　大枣十五枚　甘草二两　半夏半升

右六味，以水六升，先煮麻黄，去上沫，内诸药，煮取三升，分温三服。

肺胀病是肺气胀满之症，除上气喘促外，有水饮阻滞、浮肿、脉急躁、心悸动等特征。生姜在此，除配合麻黄降逆平喘、配合半夏燥温化痰外，又与石膏一同，有散湿化饮的功效。陶弘景说石膏有"解肌、发汗"之功效，唐代甄权说生姜有"去水气满"的作用。二者合用，可以更好地消除水饮之患。

陈修园："上气证，有正气夺与邪气实之不同。如上气，面浮肿，摇肩出息，气但升而无降矣。又按其脉浮大，是无阳之根已拔。不治，又如下利则阳脱于上，阴脱于下，阴阳离绝，其证尤甚。

"上气喘而躁者，其喘为风之扇，躁为风之烦。此为肺胀。其逆上之涎沫，将欲秉风势而作风水。但令其发汗，风从汗解，则水无风战，自然就下而愈。

"咳而上气，上既详其证矣。又有外邪内饮，填塞肺中而为胀者，自当另看。目突如脱之状，诊其脉浮则知其风邪。若浮而且大者，则知其风火挟水饮而乘于肺，以越婢加半夏汤主之。"

魏念庭："上气喘为心躁者，此外感风邪，内积水气也。外风郁于表而气不舒，故喘；内水冲于心而气不下，故躁。肺亦因之胀满，则胸膈可知。此风邪变热携水湿上逆之证也。法当发其汗以解表。风邪解散而表不郁，则气舒不喘矣；汗出湿邪必随风邪俱散，而里不冲矣。且气顺躁止，而肺亦不胀矣。

"师言欲作风水，风水邪除而病愈矣。师所以明之为发汗则愈。此上气之风郁水逆，病之轻者。"

尤在泾："上气喘而躁者，水性润下，风性上行。水为风激，气凑于肺，所谓激而行之，可使在山者也。故曰欲作风水。发汗令风去，则水复其润下之性矣。故愈。

"外邪内饮，填塞肺中，为胀，为喘，为咳而上气。越婢汤散邪之力多，而蠲饮之力少，故以半夏辅其未逮。不用小青龙者，以脉浮且大，病属阳热，故利辛寒不利辛热也。目如脱状者，目睛胀突如欲脱落之状，壅气使然也。"

赵以德："咳而上气，则其气之有冲而不下可知矣。其咳之相连而不已，可知矣。此皆属肺之胀使之也。邪入于肺则气壅，壅肺则欲不喘不可得。惟喘极，故目如脱。所以状胀与喘之至也。

"脉浮，邪也。兼大则邪实。而所以遗害于肺，正未有已。故必以辛热发之，亦兼以甘寒佐之，使久合之邪涣然冰释。岂不快乎！然久蓄之饮何由得泄，故特加半夏于越婢汤中，一定之法也。"

陈灵石："此肺胀原风水相搏，热气奔腾上蒸华盖，走入空窍，故咳而上气喘，目如脱状，证脉浮大者。风为阳邪，鼓荡于其间故也。方用麻黄、生姜直攻外邪；石膏以清内热，甘草、大枣以补中气；加半夏以开其闭塞之路。俾肺窍中之痰涎净尽，终无肺壅之患也。"

朱丹溪："风热相搏，壅于肺家血分则为痈，阻于肺家气分则为胀。胀而至于咳喘，目如脱状，则其气能上而不能下，可出而不可入，势孔迫矣。故用越婢加半夏。半夏，外内疏泄，即轻可去实之法也。脉浮而大，正合邪壅气分之象。"

谭日强："肺胀，是肺气胀满的病变。肺失清肃，气逆不降，故上气喘躁；肺不能通调水道，下输膀胱，故欲作风水。风水，一身面目浮肿，故当发汗，使风从汗泄，水气下降，则喘躁浮肿之证自愈。

"上条证是肾阳衰微，气不摄纳，其本在肾，其标在肺。故上气肩息，面目浮肿；本条证是肺实胀满，气失肃降，不能通调水道，下输膀胱，故上气喘躁，欲作风水。

"气逆不降，则咳而上气；水饮内作，肺气胀满，故其人喘；水饮上泛，塞迫气道，故目如脱状；外有风邪，内蓄热饮，故脉浮且大。越婢加半夏汤：麻黄、石膏，散水清热；生姜、半夏，降逆涤饮；大枣、甘草，健胃安中。故主治之。"

11. 降气止痛治疗奔豚病

师曰：奔豚病从少腹起，上冲咽喉，发作欲死，复还止，皆从惊恐得之。

奔豚气上冲胸，腹痛，往来寒热，奔豚汤主之。

发汗后，烧针令其汗，针处被寒，核起而赤者，必发奔豚。气从少腹上至心，灸其核上各一壮，与桂枝加桂汤主之。

奔豚汤方

甘草　芎藭　当归各二两　半夏四两　黄芩二两　生葛五两　芍药二两　生姜四两　甘李根白皮一升

右九味，以水二斗，煮取五升，温服一升，日三，夜一服。

桂枝加桂汤方

桂枝五两　芍药三两　甘草二两，炙　生姜三两　大枣十二枚

右五味，以水七升，微火煮取三升，去滓，温服一升。

"奔豚"一病，古多以气上逆似小猪奔腾之状作解。义失。此为气逆上冲、发作性疼痛之症，与豚（小猪）之状态何涉？况且幼小之猪稚嫩之体，怎可用来比拟此急痛难奈之症状？难怪唐容川将豚解作"江豚"："证名奔豚，豚者江豚。"

此"豚"，在此引申为疼痛之义。"奔豚"，即"奔走性疼痛"之义。

朱骏声《说文通训定声》："豚，字亦作独。"《慧琳音义·卷九十五》注："豚，作肫、独。"《庄子·外物》陆德明释文："屯，难也。"《广雅释诂》："屯，难也。""难"与"病"同义。《广雅·释诂》："病，难也。""痛"又与"病"通，"难"，也与"病"通。《广雅·释诂·三》王念孙疏证："《僖十年·左传》：'为子君者，不亦难乎。'《公羊传》作'不亦病乎'。"是"难"通"病"之证。《文选·鲍照·苦热行》："吹蛊痛行晖"，"痛"，旧注："五臣作'病'。"是"病"通"痛"之证。

由此，知此"豚"即"痛"义，并不指小猪讲。

气机阻滞、寒邪所客、水邪上凌、情志惊恐、肾脏积邪等多种原因，都可以导致奔豚病。

《难经·五十六难》："肾之积，名曰奔豚，发于少腹，上至心下。若豚状，或上或下无时，久不已，令人喘逆、骨疼、少气。""若豚状"，即"其痛状"之义。后世多据此解作如豚奔状。细析豚之奔走，往往前行者为多，其跳跃动作或后退动作则绝少，与此"或上或下"自难合拍。其疼痛之状，或在上或在下，没有规律，时间也不固定，所以称其为奔痛之病状。

《诸病源候论》："奔豚气候：夫奔豚气者，肾之积气，起于惊恐忧思所生。若惊恐，则伤神。心藏神也；忧思则伤志，肾藏志也。神志伤动，气积于肾而气上游走如豚之奔，故曰贲豚。

"其气乘心，若心中踊踊如事所惊，如人所恐，五藏不安，食饮辄呕，气满胸中，狂痴不定，妄言妄见，此惊恐奔豚之状；若气满支心，心下闷乱，不欲闻人声，休作有时，乍差乍极，吸吸短气，手足厥逆，内烦结痛，温温欲吐，此忧思奔豚之状。"

此论惊恐情志之奔豚。

《灵枢·邪气藏府病形》："肾脉急甚为骨癫疾，微急为沉厥奔豚，足不收，不得前后。"此"奔豚"，亦当为"奔痛"之义。由于疼痛，导致足膝不能弯曲，影响行走。

《素问·骨空论》："冲脉为病，逆气里急……此生病从少腹上冲心而痛，不得前后，为冲疝。"

此论与奔豚之状一致，气逆上冲，疼痛难忍。

山田业广："奔豚诸证，皆系心阳虚，阴气上逆。故成氏注《伤寒论》加桂汤条，云惊动心气，云心气因惊而虚，云肾气欲上乘心，皆以心释之，宜味。今考经文，曰上冲咽喉，曰气上冲胸，曰止至心，而必言少腹脐下，则见下焦之阴气，侵上焦之阳。古人属于心肾者，良有故。然而有因惊恐者，有因外感者，有因火逆者，有因水者不一。要之未必不由心阳虚。按《巢源》云其气承心云云，亦为心肾之病可考。"

徐灵胎："按《伤寒论·太阳中篇》云：发汗后，脐下悸者，欲作奔豚。又云：烧针令其汗，针处被寒，核起而赤者，必发奔豚。此似卒然之病，与此处异。《金匮要略》云：奔豚病从少腹起，上冲咽喉，发作欲死，复还止，皆从惊恐而得之。其说与此相近，而其所载方内，亦引《伤寒论》一条文。则此病得之久而已，时发作者，即为肾之积，为难治。因外感误治而骤起者，非肾之积，为易治。盖病形同，而病因异也。"

《医宗金鉴》："烧针取汗，亦汗法也。针处宜当避寒，若不知谨，外被寒袭，火郁脉中，血不流行，所以有结核肿赤之患也。

"夫温针取汗，其法亦为迅烈矣。既针而营不奉行作解，必其人素寒阴盛也。故虽有温针之火，但发核赤，又被寒侵，故不但不解，反召阴邪。而加针之时，心既惊虚，所以肾水阴邪，得上凌心阳，而发奔豚也。

"奔豚者，肾水阴邪之气，从少腹上冲于心，若豚之奔也。先灸核上各一壮者，外祛其寒邪，继与桂枝加桂者，内伐其肾邪也。"

尤在泾："奔豚之气发于肝邪者，往来寒热，肝藏有邪，而气通于少阳也。肝欲散，以姜、夏、生葛散之；肝苦急，以甘草缓之；芎、归、芍药理其血；黄芩、李根下其气。桂、苓为奔豚主药而不用者，病不由肾发也。

"肾气乘外寒而动，发为奔豚者，发汗后烧针复汗，阳气重伤，于是外寒从针孔而入，通于肾，肾气乘外寒而伤于心。故须灸其核上，以杜再入之邪，而以桂枝外解寒邪，加桂内泄肾气也。

"发汗后心气不足，而后肾气乘之，发为奔豚者，脐下先悸，此其兆也。"

柯琴："寒气外来，火邪不散，发为赤核，是将作奔豚之兆也。从少腹上冲心，是奔豚已发之象也。此因当汗不发汗，阳气不舒，阴气上逆，必灸其核以散寒，仍用桂枝以解外。更加桂者，补心气以益火之阳，而阴自平也。

"前条发汗后，脐下悸，是水邪乘阳虚而犯心，故君茯苓以清水之源。此表寒未解，而少腹上冲，是水邪挟阴气以凌心，故加肉桂以温水之主。"

张路玉："气上冲胸腹痛者，阴邪上逆也；往来寒热者，邪正交争也。奔豚虽曰肾积，而实卫脉为患。卫主血，故以芎、归、芍、草、苓、半、生姜散其坚积之瘀；葛根通津液；李根以降逆气。并未尝用少阴药也。设泥奔豚为肾积而用伐肾之剂，则谬矣。"

沈明宗："是以芎、归、姜、芍，疏养厥阴少阳气血之证，而驱邪外出；以生葛、李根，专解表里风热，而清奔逆上之邪；黄芩能清风化之热；半夏以和脾胃而化客痰。"

徐忠可："此方合桂枝小柴胡二汤去桂去柴，以太少合病治法。解内外相合之客邪。肝气不调，而加辛温之芎、归；热气上冲，而加苦泄之生李葛根。"

12. 散寒通痹治疗胸痹病

胸痹，胸中气塞，短气，茯苓杏仁甘草汤主之，橘枳姜汤亦主之。

心中痞，诸逆心悬痛，桂枝生姜枳实汤主之。

橘枳姜汤方

橘皮一斤　枳实三两　生姜半斤

右三味，以水五升，煮取二升，分温再服。原注：《肘后》《千金》云治胸痹，胸中愊愊如满，噎塞习习如痒，喉中涩燥唾沫。

桂枳生姜枳实汤方

桂枝　生姜各三两　枳实五枚

右三味，以水六升，煮取三升，分温三服。

周禹载："痹者，痞闷而不通也。经云通则不痛。故惟痛为痹。而所以为痹者。邪入之，其所以为邪入者，正先虚也。故曰脉取太过不及。不及为阳微，太过为阴弦。阳虚故邪痹于胸，阴盛故心痛。仲景已自申说甚明。乃知此证总因阳虚，故阴得以乘之。设或不弦，则阳虽虚而阴不上干，可知也。然胸痹有微甚之不同，则为治因亦异。微者但通上焦不足之阳，甚者且驱其下焦厥逆之阴。"

尤在泾："阳主开，阴主闭。阳虚而阴干之，即胸痹而痛。痹者闭也。

"胸中，阳也。而反痹，则阳不用矣。阳不用，则气之上下不相顺接，前后不能贯通，而喘息、咳唾、胸背痛、短气等证见矣。

"心中痞气，气痹而成痞也。胁下逆抢心，气逆不降，将为中之痞也。是宜急通其痞结之气，否则速复其不振之阳。盖去邪之实，即以安正；养阳之虚，即以逐阴。是在审其病之久暂与气之虚实而决之。

"胸痹不得卧，是肺气上而不下也；心痛彻背，是心气塞而不和也。其痹为尤甚矣。所以然者，有痰饮为之援也。"

程林："《内经》曰：肺痹者，烦满喘而呕；心痹者，脉不通，烦则心下鼓，暴上气而喘。胸中者，心肺之分，故作喘息咳唾也。诸阳气受于胸，而转行于背，气痹不行，则胸背为痛，而气为短也。"

《医宗金鉴》："凡阴实之邪，皆得以上乘阳虚之胸，所以病胸痹心痛。

"而有短气不足以息之证，不可责其虚也。此必邪在胸中，痹而不通，阻碍呼吸。当责其实也。

"胸痹病，心下痞，气闷而不通者，虚也；若不在心下，而气结在胸，胸满连胁下，气逆撞心者，实也。"

陈修园："究其所以胸痹、心痛者，以其阴中之弦乃阴中之寒邪，乘上焦之虚，而为痹为痛。是虚为致邪之因，而弦则露其袭虚之本象故也。此言胸痹心痛之病，皆由虚处邪客，从其脉象而探其病源。

"人之胸中，如天阳气用事。阳气一虚，诸阴寒得而乘之，则为胸痹之病，盖诸阳受气于胸，而转行于背。气痹不行，则阻其上下往来之路，则为喘息咳唾；塞其前后阴阳之位，则为胸背痛。且不特喘息咳唾，而呼吸之间，不相续而短气。

"有病势之最急者，胸痹病更加心中痞，为羁留不去之客气结聚在胸，胸痹之外，又见胸满，胁下之气又逆而抢心，是胸既痹而且满，而又及于心中，牵及胁下，为留为结，为逆为抢，可谓阴邪之横行无忌矣。

"有病势之稍缓者，胸痹，病胸中时觉气之阻塞，息之出入，亦觉不流利，而短气。此水气滞而为病。若水盛于气者，则短气，以茯苓杏仁甘草汤主之，水利则气顺矣；若气盛于水者，则胸中气塞，橘枳生姜汤亦主之，气开则痹通矣。"

唐容川："气塞者，谓胸中先有积气阻塞，而水不得下。有如空瓶中全是气，欲纳水入则气反冲出，不肯容水之入。此为气塞之形也。以泄其气为主，气利则水利。故主枳橘以行气。"

程林："气塞气短，非辛温之药不足以行之。橘皮、枳实、生姜，辛温同为下气药也。《内经》曰：病有缓急，方有大小。此胸痹之缓者，故用君一臣二之小方也。"

"心中痞，即胸痹也。诸逆如胁下逆抢心之类。邪气独留于上则心悬痛。枳实以泄痞，桂枝以下逆，生姜以散气。"

王旭高："胸痹腹痛，夜甚昼安，清阳不振，浊阴潜逆，法必通阳。"

橘皮枳实生姜汤中之生姜，正有散寒消阴通阳之功效。枳实破气通塞，橘皮温中行气。此即辛温通阳之剂。

赵良："枳实、生姜，厚以治气塞，况于痞乎？故较前条，稍减轻分两，使痞者下其气以开之。悬痛属饮者，得生姜以散之，既足健功矣。"

《医宗金鉴》："桂枝生姜枳实汤，通阳气，破逆气，痛止痞开矣。"

谭日强："胸痹，胸中气塞，短气，非水气在肺，即寒气在胃。因水为阴邪，寒亦为阴邪。肺胃阳虚，而阴邪乘之，故气塞短气。其治疗……由于寒气之在胃者，必有心痞的见证，宜苦辛通降。橘枳姜汤：橘皮以疏胃气，枳实以消痞气，生姜以散寒气。"

13. 温中行气治疗腹部胀满症

病腹满，发热十日，脉浮而散，饮食如故，厚朴七物汤主之。

厚朴七物汤方

厚朴半斤　甘草三两　大黄三两　大枣十枚　枳实五枚　桂枝二两　生姜五两

右七味，以水一斗，煮取四升，温服八合，日三服。呕者加半夏五合，下利去大黄，寒多者加生姜至半斤

腹胀满有数种：寒邪滞中，腹中胀满，下利清谷者，宜温中散寒，则胀满自除；腹中胀满，按之疼痛，燥屎内结者，宜通下除胀；气虚乏力，面色萎黄，腹中胀满，大便不实者，宜益气健脾，正复则胀除。此为表邪未除，脾胃气滞之胀满，所以表里兼治，利气除胀。生姜之辛温宣散，外可解散表邪之滞，内可消散脾胃之气滞，和营卫，调中气。使气机畅通而滞胀消除。

贺古寿《奇正方》："世医以为发热脉浮数者，桂枝去芍药汤之所主。而腹满者，厚朴三物汤之所治。故合此二方以制方者，妄也。盖曰发热十日者，示病之未深也。夫腹满日浅者，未至大满，而精气仍能抗之，故必发热也。若夫腹满数十日，满腹稍大者，精气衰弱，而不能抗于毒，是以不复发热，饮食不如故也。故举发热之日数，以见病之浅。曰发病仅十日，示其腹满将渐大之机也。又曰：饮食如故，示未至妨食道也。"

周禹载："此有里复有表之证也。腹满而能饮食，亦热邪杀谷之义。发热脉浮数，此表邪正炽之时。故以小承气治其里，桂枝去芍药以解其表。内外两解，涣然冰释。即大柴胡汤之意也。以表见太阳，故用桂枝耳。"

张路玉："腹满者邪气入于里也，发热者阳气达于外也。虽病轻十日而脉浮数，邪犹未全入里。况饮食能证胃气之有权。故用小承气合桂枝去芍药汤。两解表里之法。较之桂枝加大黄汤多枳、朴而少芍药。以枳、朴专泄壅滞之气，故用之。芍药专收耗散之阴，此腹但满而不痛，与阴血无预，故去之。"

陈灵石："呕者气逆于上也，故加半夏以降逆；下利去大黄者，以表邪未解，恐重伤胃气以陷邪也；寒多加生姜者，以太阳本寒之气盛，重用生姜以散寒也。"

尤在泾："腹满，里有实也；发热脉浮数，表有邪也。而饮食如故，则当乘其胃气未病而攻之。枳、朴、大黄，所以攻里；桂枝、生姜，所以攻表；甘草、大枣，则以其内外并攻，故以之安藏气，抑以和药气也。"

《金匮要略集注》："按，此方即利气之剂，所以多用厚朴、枳实、生姜。若夫用桂枝以通阳，用甘草、大枣以和胃，不必解表之谓。不用芍药者，病在气而不在血故也。《张氏医通》云：较之桂枝加大黄汤，多枳、朴而少芍药，以枳、朴专泄壅滞之气，故用之。"

陈修园："病腹满，为里实，发热为表邪。表里之邪，相持至于十日，而脉尚浮而数，为日虽久，而表邪犹未已也。饮食如故，其表虽实，而胃气未伤。法宜两解，以厚朴七物汤主之。

"此言腹满发热，而出表里两解之方也。但发热疑是中风证。风能消谷。《伤寒》云：能食物，为中风。可以参看。"

陈元犀："病过十日，腹满发热，脉浮而数。夫脉浮而发热，邪盛于表也；腹满而脉数，邪实于里也。表里俱病，故以两解之法治之。取桂枝汤去芍药之苦寒，以解表邪而和营卫；小承气汤荡胃肠以泄里实。虽故饮食如故，以病已十日之久，表里相交，邪不去则正不复，权宜之法，在所必用也。

"呕者，气逆于上也，故加半夏以降逆；下利去大黄者，以表邪未解，恐重伤胃气以陷邪也；寒多加生姜者，以太阳本寒之所盛，重用生姜以散寒也。"

徐彬："此表里两病，故两解之耳。此即大柴胡之法也。但脉浮数，邪尚在太阳，故用桂枝去芍药，合小承气耳。"

山田业广："按，尤云内外并攻，朱云外内两解。考合小承气则或然。"

魏念庭："脉浮数而发热者，似外感风邪之证矣。不知浮数而发热，却无头痛项强恶风等证。但见腹满，则腹里停滞有形之物，蕴窿作热，气尚外泄，所以脉见浮。而证为发热，唯其外邪，故不见中风他证也。"

14. 温中止痛治疗寒疝腹痛

寒疝，腹中痛及胁痛里急者，当归生姜羊肉汤主之。

当归生姜羊肉汤方

当归三两　生姜五两　羊肉一斤

右三味，以水八升，煮取三升，温服七合，日三服。若寒多者，加生姜成一斤；痛多而呕者，加橘皮二两、白术一两；加生姜者，亦加水五升，煮取三升二合，服之。

此"寒疝"之"疝"，为"气"义。"寒疝"，即"寒气"之义。前文有"寒气厥逆，赤丸主之"，"寒气"，正与此"寒疝"互文同义。

《汉书·艺文志》注："疝，心腹气病。"《素问·大奇论》："肾脉大急沉，肝脉大急沉，皆为疝。"王冰注："疝者，寒气结聚之所为也。"

《素问·大奇论》又说："心脉搏滑急为心疝，肺脉沉搏为肺疝。"王冰注："皆寒薄于藏故也。"此更明"疝"在此并非阴癫狐疝之"疝"。

观《金匮》当归生姜羊肉汤方后之下文"寒疝腹中痛，逆冷，手足不仁，若身疼痛""脉数弦者，当下其寒"等句，亦可佐证此"寒疝"，即"寒气"之义。

徐忠可："寒疝之急脉证也，其初亦止腹满，脉独弦紧。寒则表中之卫气不行而恶寒；紧则寒气痹胃而不欲食。因而风冷注脐，邪正相搏而绕脐痛。是卫外之阳，胃中之阳，下焦之阳，皆为寒所痹。因寒脐痛，故曰疝……手足厥冷厥逆，其脉沉紧，是寒已直入于内也。"

尤在泾："卫阳与胃阳并衰，而外寒与内寒交盛，于是阴反无畏而上冲，阳反不治而下伏。所谓邪正相搏，即为寒疝者也。绕脐痛，发则白津出，手足厥冷，其脉沉紧，皆寒疝之的证。

"脉数为阳，紧弦为阴。阴阳参见，是寒热互至也。然就寒疝而言，则数反从弦，故其数为阴凝于阳之数，并非阳气生热之数矣……脉数弦者当下其寒，而迟、大而紧亦然。"

陈修园："寒结腹中，因病又叠聚如山，犯寒即发，谓之寒疝，其初亦止腹满而脉独弦而紧。弦紧，皆阴也。但弦之阴，从内生；紧之阴，从外得。弦则卫气不行，即恶寒。阴出而痹其外之阳也；紧则不欲食，阴入而痹其胃之阳也。卫阳与胃阳并衰，而内寒与外寒交盛，由是阴反无畏而上冲，阳反不治而下伏，谓为邪正相搏，即为寒疝，绕脐痛。

"若发作之时，是阴寒内动，或则迫其汗而外出，或则迫其白津而下出，出则为阴阳离脱也。故手足厥冷，并见其脉沉紧者。沉为里，紧为寒。阴寒凝聚，急宜以辛甘辛温之品。

"寒疝之为多寒而虚者，其腹中痛，及胁痛里急者。以血虚则脉不荣，寒多则脉结急故也。以当归生姜羊肉汤主之。

"此治寒多而血虚者之法。养正为本，散寒为次，治寒疝之和剂也。

"寒疝之证，不外于寒。而寒中之虚实，固当所辨。寒疝之脉，不外弦紧。而弦紧之互见，更不可不知。寒疝病，按其脉数，为寒疝之病脉，而数中仍不离乎本脉之紧乃弦。紧弦之状易明，而弦脉状如弓弦，按之不移。此寒疝之本脉，不以数而掩其面目也。

"若脉数弦者，数虽阳脉，而见之于弦中，是阴在阳中，当下其寒。若脉紧大而迟者，必心下坚。迟为在藏，病应心下奚疑，而坚为阴象，与大为阳脉而相反，其义何居？而不知脉大为阳，而与紧脉并见，即为阴所窍附于此者。"

《医宗金鉴》："疝属肝病。肝藏血，其经布胁肋。腹胁并痛者，血气寒而凝泣也。

"当归通经活血，生姜温中散寒。里急者，内虚也。用羊肉补之。《内经》云：'形不足者，温之以气；精不足者，补之以味'是也。"

《古方选注》："寒疝为沉寒在下，由阴虚得之。阴虚则不得用辛热燥烈之药，重劫其阴。故仲景另立一法，以当归羊肉，辛甘重浊，温暖下元，而不伤阴；佐以生姜五两，加至一斤，随血肉有情之品，引入下焦，温散冱寒。若痛多而呕，加陈皮白术，奠安中气以御寒逆。本方三味非但治疝气冲逆，移治产后下焦虚寒，亦称神剂。"

《本草衍义》："张仲景治寒疝，用生姜羊肉汤。服之无不应验。有一妇人产当寒月。寒气入产门。腹脐以下胀满，手不敢犯。此寒疝也。师将治之以抵当汤，谓有瘀血。非其治也。可服张仲景羊肉汤。二服遂愈。"

15. 发散饮邪治疗溢饮病

饮水流行，归于四肢，当汗出而不汗出，身体疼重，谓之溢饮。

病溢饮者，当发其汗，大青龙汤主之，小青龙汤亦主之。

大青龙汤方

麻黄六两，去节　桂枝二两，去皮　甘草二两，炙　杏仁四十个，去皮尖　生姜三两　大枣十二枚　石膏如鸡子大，碎

右七味，以水九升，先煮麻黄，减二升，去上沫，内诸药，煮取三升，去滓，温服一升，取微似汗。汗多者温粉粉之。

溢饮病是四肢水肿，身体疼重之症。四肢属表。水邪滞于肌表，用发汗法治疗，以使水邪从外而解。生姜辛温解表，发散水气，与麻黄、桂枝之发汗解肌之品配伍，更增强了其发汗祛水之

功效。

石膏，古人认为它有辛凉解表的功效。《名医别录》说它有"解肌、发汗"的作用。辛凉发汗之石膏，与辛温发汗之生姜、麻黄、桂枝等同用，既不滋阴助火，又不损阳伤脾。加之甘草、大枣之调中和胃；杏仁之肃降肺气，疏利下降之水道，共使体表之饮邪消除。

赵以德："水性走下，而高原之水流入于川，川入于海。塞其川则洪水汛溢。而人之饮水亦若是。《内经》曰：'饮入于胃，游溢精气，上输于脾。脾气散精，上归于肺。通调水道，下输膀胱。水精四布，五经并行。'今所饮之水或因脾土壅塞而不行，或因肺气涩滞而不通，以致流溢随处停积。

"水汛溢于表。表，阳也。流入四肢者，四肢为诸阳之本，十二经脉之所起，水至其处若不胜其表之阳，则水散当为汗出。今不汗是阳不胜水，反被阻碍经脉荣卫之行，故身体疼重，故名溢饮。"

沈明宗："益脾胃之气，不能转运，饮水流行，泛于四肢、皮肤、肌肉之间，即当汗出而散。设不汗出，凝逆经隧，身体疼重，而为溢饮。《经》谓：'溢入肌皮'是也。"

陈修园："饮水流行，归于四肢，当汗出而不汗出，流壅肌表，身体疼重，谓之溢饮。溢，即流溢之义也。

"夫四肢，阳也。水在阴者宜利，在阳者宜汗，然汗亦有寒热之别。热者以辛凉发其汗，大青龙汤主之；寒者，以辛温发其汗，小青龙汤亦主之。

"此言溢饮之治法也。小青龙汤不专发汗，而利水之功居多。二方平列，用者当知所轻重焉。"

陈元犀："师云：饮水流行归于四肢，当汗而不汗出，身体疼重，谓之溢饮。故病溢饮者，以得汗为出路。然饮既流溢，亦随人之藏气寒热而化。饮从热化，故立大青龙汤，辛凉发汗以行水；饮从寒化，故立小青龙汤，辛温发汗以利水。二方并列，用者当酌其宜焉。"

《医宗金鉴》："溢饮者，饮后水流行，归于四肢，当汗出而不汗出，壅塞经表，身体疼重，即今之风水水肿病也。"

徐忠可："盖表为寒气所侵而疼，肌体着温而重，全乎是表。但水寒相裹，犹之风寒两伤。内有水气，故以大青龙、小青龙主之。然大青龙合桂、麻而去芍，加石膏，则水气不甚，而挟热者宜之。倘咳多而寒伏，则必小青龙汤为当。盖麻黄去杏仁，桂枝去生姜而加五味、干姜、半夏、细辛，虽表散，而实欲其寒饮之下出也。"

谭日强："痰饮，即水饮。与后世所说的稠者为痰，稀者为饮不同。本篇篇名所标的痰饮，是广义的，亦即痰饮、悬饮、溢饮，支饮等饮病的总称。

"溢饮，是因脾气虚弱，运化失常所致。故饮水流行，归于四肢，水气不能随汗排泄，故身体疼重。

"溢饮，是因饮水流行，归于四肢，当汗出而不汗出，引起身体疼重的病证。故当发其汗，使邪从汗出而解。大、小青龙汤，均为发汗逐水的方剂，故并主之。但在具体运用时，必须辨证施治。

"大青龙汤，即麻黄汤加生姜、大枣、石膏所组成，功能发表清里。用于新病，饮从热化，证见身体疼重，寒热烦躁者宜之；小青龙汤，即麻桂各半汤去杏仁、大枣，以干姜易生姜，加细辛、半夏、五味子组成，功能发表散饮。用于病久，饮从寒化，证见身体疼重，咳嗽喘满者宜之。"

16. 和胃散逆治疗呕吐眩悸症

呕家本渴，渴者为欲解。今反不渴，心下有支饮也，小半夏汤主之。

卒呕吐，心下痞，膈间有水气，眩悸者，小半夏加茯苓汤主之。

小半夏汤方

半夏一升　生姜半斤

右二味，以水七升，煮取一升半，分温再服。

小半夏加茯苓汤方

半夏一升　生姜半斤　茯苓三两，一法四两

右三味，以水七升，煮取一升五合，分温再服。

尤在泾："谷入而胃不能散其精，则化而为痰；水入而脾不能输其气，则凝而为饮；其平素饮食所化之精津，凝结而不布，则为痰饮。

"水即饮也。坚筑，悸动有力筑筑然也。短气者，心属火而畏水，水气上逼，则火气不伸也；吐涎沫者，气水相激而水从气泛也；欲饮水者，水独聚肺，而诸经失溉也；脾为水困，故少气；水淫肌肉，故身重。

"渴者饮从呕去，故欲解。若不渴，则知其支饮仍在，而呕亦未止。半夏味辛性燥。辛可散结，燥能蠲饮；生姜制半夏之悍，且以散逆止呕也。

"饮气逆于胃则呕吐，滞于气则心下痞，凌于心则悸，蔽于阳则眩。半夏、生姜止呕降逆，加茯苓去其水也。"

陈修园："凡呕家必伤津液，本应口渴，渴者病从呕出为欲解。今反不渴，是胃中之客邪可尽，而边旁之水饮常存。饮气能制燥。心下有支饮故也，以小半夏汤主之。

"此言支饮偏而不中，故不能与吐俱出也。小半夏汤散结蠲饮，且能降逆。

"无物曰呕，有物曰吐。病人卒然呕吐，邪从上越，则心下宜空旷无碍。乃仍然心下痞，是膈间停蓄有水，水阻阳气不升，则眩水凌心主不安，则悸者，宜辛温以升上焦之痞，淡渗以通决渎之壅，以小半夏加茯苓汤主之。"

陈元犀："《神农本草经》载半夏之功甚大。仲师各方，无不遵法用之。凡呕者，必加此味。元明后，误认为治痰专药，遂有用朴硝水浸者；有用皂角水及姜水浸者；有用白芥子和醋浸者；市用乌梅、甘草、青盐等制造者，更不堪入药。近日通用水煮，乘热以白矾拌晒切片者，皆失其本性，不能安胃止呕。宜从古法，以汤泡七次，去涎用之。或畏其麻口，以姜汁、甘草水浸透心，洗净晒干，再以清水浸三日，每日换水，蒸热晒干用之。

"支饮之症，呕而不渴者，旁支之饮未尽也。用小半夏汤者，重在生姜散旁支之饮，半夏降逆安胃，合之为涤饮下行之用。神哉！

"水滞于心下则为痞，水凌于心则为眩悸。水阻胸膈，则阴阳升降之机不利，为呕吐。方用半夏降逆，生姜利气，茯苓导水，合之为涤痰定呕之良方。"

喻嘉言："今以水饮之故，下郁于阴中，挟其阴邪，鼓动于脐则为悸；上入于胃则吐涎沫；及其郁极乃发，直上头目为癫为眩。"

张路玉："呕本有痰。呕尽痰去而渴者为欲解。与伤寒服小青龙汤已渴者，寒去欲解义同。今反不渴，是积饮尚留，去之未尽，故用半夏散结胜湿，生姜散气止呕。"

沈明宗："此支饮上溢而呕之方也。凡外邪上逆作呕，必伤津液，应当作渴。故谓呕家本渴。渴则病从呕去谓之欲解。若心下有支饮停蓄胸膈致燥，故呕而不渴，则当治饮。"

朱丹溪："此条病机在眩悸上见。卒然呕吐，则初无别病可知，乃心下痞硬，不因呕吐而解。知是水聚膈间，故上攻则眩，凌心则悸，清浊混淆，而为呕吐。正邪相搏，而为痞结。水邪之扰攘胸膈如此，则惟祛饮开痞，则诸证自已。小半夏加茯苓，乃一定之治法也。"

赵以德："心下痞，膈间有水眩悸者，阳气必不宣散也。经云以辛散之，半夏生姜皆味辛。本草半夏可治膈上痰，心下坚、呕逆、眩者，亦上焦阳气虚，不能升发。所以半夏、生姜并治之。悸则心受水凌，非半夏可独治，必加茯苓，去水，下肾逆，以安神。神安则悸愈也。"

17. 调卫散水治疗风水证

病有风水，有皮水，有正水，有石水，有黄汗。风水其脉自浮，外症骨节疼痛恶风。

寸口脉沉滑者，中有水气，面目肿大，有热，名曰风水；视人之目裹上微拥，如蚕新卧起状，其颈脉动，时时咳，按其手足上，陷而不起者，风水。

太阳病，脉浮而紧，法当骨节疼痛。反不疼，身体反重而酸，其人不渴，汗出即愈，此为风水。

风水恶风，一身悉肿，脉浮不渴，续自汗出，无大热，越婢汤主之。

里水，越婢加术汤主之。甘草麻黄汤亦主之。

越婢汤方

麻黄六两　石膏半斤　生姜三两　甘草二两　大枣十五枚

右五味，以水六升，先煮麻黄，去上沫，内诸药，煮取三升，分温三服。恶风者加附子一枚，炮；风水加术四两

原注：《古今录验》（《古今录验》大枣用十二枚）。

陈修园："此言肤肿病。《内经》概言目窠上微肿，如新卧起之状，其颈脉动，时咳，阴股间寒，足颈肿，腹乃大，水已成矣。以手按其腹，随手而起，如裹水之状。而不分别而言。师故立五名以为大纲，而脉证标本变化之微，详悉于下。

"风水之脉证奈何？其脉自浮，浮为风，故外证骨节疼痛。风尚在表，故恶风。

"试详风水之证，而别其相似之病。脉浮而洪，浮则为风。风者，天之气也。洪则为气，气者，人之气也。是皆失其和者也。

"风气相搏，若风强于气，则气从风而浸淫肌肤而为瘾疹，身体为痒。痒者借搔而稍疏浅，为泄风。久则生虫为痂癞；若气强于风，则风从气而鼓涌水液，而为水。水成则肿胀喘满，难以俯仰。若风气并强，两相维系，而水液从之，以致身体洪大而肿。

"盖风为虚邪，自汗恶风，乃其的证。今因汗出乃愈，恶风则邪之属虚，无有疑义。故直指之曰：此为风水。

"风水中有变异者，不可不知也。风之脉，浮也；水之脉，滑也。今寸口脉沉滑者，不见风脉，但见水脉。中有水气，似属正水。然高巅之上，惟风可到，故面目肿大。风为阳邪，故身中有热。证既属风，其沉亦将变而为浮。而未变之初，无不可先正其名曰风水。

"视其人之目窠上微肿，如蚕新卧起状，其颈脉动，时时咳，此正水之征也。乃按其手足上陷而不起者，知非正水，而为气水矣。风气相系，亦可正其名曰风水。

"太阳病，脉浮而紧，法当骨节疼痛。此阴邪表实证也。今反不疼，即与阴邪迥别。且身体不为疼而反为重。重则便知其为正水也。不为疼而为酸，酸则便知其为风也。风水误于外，未入内，故其人不渴。病在外者宜汗，故汗出即愈。此为风水。"

张路玉："风水者，肾本属水。因风而水积也。经云：并浮为风水，传为胕肿。又曰：肾风者面胕庞然，壅，害于言，不能正偃，正偃则咳，名曰风水。其本在肾，其末在肺。皆积水也。上下溢于皮肤，故为胕肿。今止言外证骨节疼痛恶风，不言胕肿，脱文也。

"肾外合于骨，水则病骨；肝外合于筋，风则筋束关节。故骨节痛。脉浮恶风者，知其风水之在外也。"

《医宗金鉴》："风水得之内有水气，外感风邪。风则从上肿，故面浮肿。骨节疼痛、恶风，风在经表也。"

风水为水气在表之证。越婢汤中用生姜之辛温解肌调卫，宣散水邪；麻黄发汗散肿，风邪与水邪并驱；石膏辛凉解肌发汗；甘草、大枣调和营卫，扶助阳气，助上药治疗风水之证。

苣庭："药有性有用，方之既成，或取其性，或取其用。如此方，则石膏得麻黄之温发，但存逐水之用，相借以驱水气（注：石膏逐水，《本草》不言。然仲景用之驱饮者，不一而足）。加术汤，则麻、石之功与前方同。而术与麻黄相借，走外之功稍胜矣。"

陈元犀："越婢汤发肌表之邪，以清内蓄之热。加白术运中土，除湿气，利其小便。此分消表里法也。或云：越婢散肌表之水，加白术止渴生津也。"

沈明宗："麻黄通阳气而散表；石膏入胃，能治气强壅逆，风化之热；甘草、姜、枣，以和营卫。"

尤在泾："麻黄之发阳气，十倍防己。乃反减黄芪之实表，增石膏之辛寒，何耶？脉浮不渴句，或作脉浮而渴。渴者热之内炽，汗为热逼，与表虚出汗不同。故得以石膏清热，麻黄散肿，而无事兼固其表也。"

18. 行阳散湿治疗黄汗病

黄汗，其脉沉迟，身发热，胸满，四肢头面肿。久不愈，必致痈脓。

问曰："黄汗之为病，身体肿，原注：一作重。发热汗出而渴，状如风水，汗沾衣，色正黄如柏汁，脉自沉。从何得之？师曰：以汗，出入水中浴，水从汗孔入得之。"

黄汗之病，两胫自冷；假令发热，此属历节。食已汗出，又身常暮盗汗出者，此劳气也。若汗出已，反发热者，久久其身必甲错。发热不止者，必生恶疮。若身重，汗出已，辄轻者，久久必身瞤。瞤即胸中痛，又从腰以上必汗出。下无汗。腰髋弛痛，如有物在皮中状。剧者不能食，身疼重，烦躁，小便不利。此为黄汗，桂枝加黄芪汤主之。

桂枝加黄芪汤方

桂枝三两　芍药三两　甘草二两　生姜三两　大枣十二枚　黄芪二两

右六味，以水八升，煮取三升，温服一升。须臾，饮热粥一升余，以助药力。温覆取微汗。若不汗，更服。

谭日强："风水与皮水其脉都浮，但风水恶风，皮水不恶风；正水和石水其脉都沉，但正水自喘，石水不喘；黄汗其脉亦沉，但汗出色黄而身不黄，以此为辨。

"黄汗之病，身体洪肿，发热汗出不渴等证，与风水相似。但风水恶风，黄汗不恶风；风水脉浮，黄汗脉沉；风水汗出不黄，黄汗则汗出沾衣，色正黄如柏汁，以此为辨。黄汗的成因，是因汗出入水中浴，水从汗孔入于肌腠所致。水湿外侵，阳气被遏，影响营卫失调，故出现以上症状。

"黄汗之病，亦与历节相似，均有发热骨节疼痛等证。但黄汗则两胫自冷，历节则两胫发热，这是辨证的要点。

"若食已汗出，卧常盗汗，则为卫气外泄，荣气内虚的现象；若汗出而热不为汗减，津液外泄太多，则皮肤枯燥，必如鳞甲之交错；若发热不止，热伤血脉，必生恶疮。恶疮即本篇首条所说的痈脓。

"若湿胜身重，汗出则湿随汗泄，故身重转轻。但汗出日久，阳气必伤，故身体肌肉瞤动而胸中聚痛。又从腰以上出汗，腰以下无汗，则为上焦阳虚，下焦湿重。故腰髋酸软疼痛。有物如在皮中状。其剧者，湿郁中焦则不能食，湿侵肌肉则身疼重，阳为湿郁则烦躁不眠。水湿不化则小便不利。这是黄汗表虚湿郁，荣卫失调所演变的结果。"

尤在泾："风水为风气外合水气，黄汗为水气内遏热气。热被水遏，水与热得，交蒸互郁，汗液则黄。

"两胫自冷者，阳被郁而不下通也。黄汗本发热，此云假令发热，便为历节者，谓胫热，非谓身热也。盖历节黄汗，病形相似。而历节一身尽热，黄汗则身热而胫冷也。

"食已汗出，又身尝暮卧盗汗出者，营中之热，因气之动而外浮，或乘阳之间而潜出也。然黄汗，郁证也。汗出则有汗达之机。若汗出已反发热者，是热与汗俱出于外，久而肌肤甲错，或生恶疮，所谓自内之外而盛于外也。

"若汗出已身重辄轻者，是湿与汗俱出也。然湿虽出而阳亦伤，久必身瞤而胸中痛。若从腰以上汗出下无汗者，是阳上通而不下也，故腰髋弛痛，如有物在皮中状。其病之剧而未经得汗者，则窒于胸中而不能食，壅于肉理而身体重，郁于心而烦躁，闭于下而小便不通利也。此其进退微甚之机不同如此，而要皆水气伤心之所致，故曰此为黄汗。"

魏念庭："汗属血，为水湿之寒邪所郁，则内变热而色黄，如《伤寒论》所言湿热内瘀则发黄也。然彼湿热内瘀，又不专在血分，其湿热内瘀者里分也，而发黄者表分也。在里则气血兼有，而在表必营卫兼有也。今黄汗之证，专在血分，故汗出之色黄，而身不黄。又与发黄之证不同也。更与风水、皮水、风寒外感之气分，大不同也。"

程云来："夫湿胜则身重汗出，虽湿去身轻，而正气未必不损。如此久久必耗散诸阳，故身瞤而胸痛。是以上焦阳虚，则腰以上汗出；下焦湿胜，而为腰髋弛痛，如物在皮中状也。剧则内伤于脾，而不能食。外伤肌肉，而身体疼重。若烦躁小便不利，则水气无从出，蕴蓄肌中，必为黄汗。"

赵以德："汗本津也。津泄则卫虚。水血同类，阴也。水入则荣寒，寒则气郁，郁则发热。水热相搏于肉分，则身重。荣出中焦，荣之郁热内蓄于脾则津液不行而渴；卫虚腠理不固则汗出；脾土发热则黄色见于汗如柏汁也。所以补卫为要。"

陈元犀："桂枝行阳，芍药益阴。黄芪气味轻清，外皮最厚，故其达于皮肤最捷。

"黄本郁热，得汗不能透彻，则郁热不能外达。桂枝汤虽调和营卫，啜粥可令作汗。然恐其力量不及，故又加黄芪以助之。黄芪善走皮肤，故前方得苦酒之酸而能收，此方得姜、桂之辛而能发也。"

19. 温中回阳治疗亡阳神惊症

火邪者，桂枝去芍药加蜀漆牡蛎龙骨救逆汤主之。

桂枝救逆汤方

桂枝三两，去皮　甘草二两，炙　生姜三两　牡蛎五两，熬　龙骨四两　大枣十二枚　蜀漆三两，洗，去腥

右为末，以水一斗二升，先煮蜀漆，减二升，内诸药，煮取三升，去滓，温服一升。

"右为末"，《伤寒论·辨太阳病脉证并治》作"右七味"。

尤在泾："此但举火邪二字，而不详其证。按：《伤寒论》云：伤寒脉浮，医以火迫劫之，亡阳，必惊狂，起卧不安。又曰：太阳病，以火熏火，不得汗，其人必躁；到经不解，必圊血，名为火邪。仲景此条，殆为惊悸下血备其证欤。

"桂枝汤去芍药之酸，加蜀漆之辛，盖欲使火邪与风邪一时并散，而无少有留滞。所谓从外来

者，驱而出之于外也。龙骨、牡蛎，则收敛其浮越之神与气尔。"

《金匮要略语译》："本条只举'火邪'，没有说出症状。《伤寒论》太阳中篇第112条说：'伤寒脉浮，医以火迫劫之，亡阳，必惊狂，卧起不安者，桂枝去芍药加蜀漆牡蛎龙骨救逆汤主之。'可以作为参考。

"本方所治的亡阳，与少阴汗出的亡阳不同。少阴的亡阳是气虚，所以用真武汤、四逆汤回阳、扶元气；本方所治的亡阳，是心神被热邪所逼而耗散，因而惊狂、卧起不安，所以用散邪行血、救逆安神的药品。桂枝入心助阳，甘草补养心气，龙骨、牡蛎安神镇惊，蜀漆通泄阳邪，姜、枣补中。"

徐忠可："此方治惊，乃治病中之惊狂不安者。非如安神丸、镇惊丸等之镇心为言也。标之为火邪者，见胸中者清阳之所居，乃火劫亡阳，致神明散乱。故以桂、甘、姜、枣宣其上焦之元阳，则燔火自息。惊则必有瘀结，故加常山苗蜀漆，破血疗胸中结邪，而以龙骨之甘涩平，牡蛎之酸咸寒，一阳一阴以交其心肾，而宁其散乱之神。

"若桂枝汤去芍，病不在肝脾，故嫌其酸收入腹也。惊悸似属神明之病，然仲景以此冠于吐衄下血及瘀血之上，可知此方重在治其瘀结以复其阳，而无取乎镇坠。故治惊全以宣阳、散结、宁心、去逆为主。至于悸则又专责之痰，而以半夏麻黄发其阳，化其痰为主。谓结邪不去则惊无由安，而正阳不发则悸邪不去也。"

陈修园："试为惊者出其方。火邪者，所包者广，不止以火迫劫亡阳惊狂一证。然举其方治，可以启其悟机，但认得火邪为主，即以桂枝去芍药加蜀漆牡蛎龙骨救逆汤主之。

"此为惊证出其方也，以火邪二字为主，而其方不过举以示其概也。"

陈心典："举火邪冠于方首，示人治血先治火也。又恐治火专主寒滞之品，故拈出此方不寒不滞以立榜样。意深哉！"

柯琴："寒伤君主之阳也，以火迫劫汗，并亡君主之阴。此为火逆矣。盖太阳伤寒，以发汗为主。用麻黄发汗，是为扶阳。用火劫汗，犹挟天子以令诸侯，权不由主。此汗不由心也。故惊狂而起，卧不安，犹芒刺在背之状矣。

"心为阳中之阳，太阳之汗，心之液也。凡发热自汗出者，是心液不收。桂枝方用芍药以收之。此因迫汗，津液既亡，无液可敛，故去芍药，加龙骨、牡蛎者，是取其咸以补心，重以镇怯，涩以固脱。故曰救逆也。且去芍药之酸，则肝家得辛甘之补，加龙骨、牡蛎之咸，肾家既有既济之力。此虚则补母之法，又五行承制之理矣。

"血汗同源。火邪迫汗，亡阳伤气，津血同虚。方中生姜、桂枝，温经复阳，扶助生气；蜀漆逐瘀通经，疏利气机；龙骨、牡蛎敛上越之浮阳，敛失养之心神；甘草、大枣益胃和中，调和营卫。"

谭日强："火邪，是指误用烧针、艾灸、火熏等法，劫汗亡阳，引起惊狂，起卧不安的变证。桂枝去芍药加蜀漆牡蛎龙骨救逆汤：桂、甘、姜、枣，调荣和卫；龙骨、牡蛎，安神镇惊；蜀漆除邪散结。故主治之。"

"据《伤寒论》：'太阳伤寒者，加温针必惊也。'又'伤寒脉浮，医以火迫动劫之，亡阳，必惊狂，起卧不安者，桂枝去芍药加蜀漆龙骨牡蛎救逆汤主之'二条，可见本条的火邪，必有惊狂、起卧不安的症状。"

20. 温中降逆治疗干呕呃逆症

干呕，吐涎沫，头痛者，茱萸汤主之。

病人胸中似喘不喘，似呕不呕，似哕不哕，彻心中愦愦然无奈者，生姜半夏汤主之。

干呕，哕，若手足厥者，橘皮汤主之。

哕逆者，橘皮竹茹汤主之。

茱萸汤方

吴茱萸一升　人参三两　生姜六两　大枣十二枚

右四味，以水五升，煮取三升，温服七合，日三服。

生姜半夏汤方

半夏半升　生姜汁一升

右二味，以水三升，煮半夏，取二升，内生姜汁，煮取一升半。小冷，分四服。日三，夜一服。止，停后服。

橘皮汤方

橘皮四两　生姜半斤

右二味，以水七升，煮取三升，温服一升，下咽即愈。

橘皮竹茹汤方

橘皮二升　竹茹二升　大枣三十枚　生姜半斤　甘草五两　人参一两

右六味，以水一斗，煮取三升，温服一升，日三服。

陈修园："胸为阳位，呕为阴邪，使胸中阳气足以御邪，则不呕。即呕而胸亦不满，若呕而胸满者，是阳不治，而阴乘之也。以吴茱萸汤主之。

"有声无物谓之干呕，无物则所吐者尽是涎沫。更兼头痛者，是寒气从经气上攻于头也，以吴茱萸汤主之，温补以驱浊阴，又以折逆冲之势。"

张路玉："《伤寒论》用是方治食谷欲呕之阳明证，以中焦有寒也。茱萸能治内寒，降逆气；人参补中益阳；大枣暖脾；生姜发胃气，且散逆止呕。逆气降，胃之阳行，则胸满消矣。此脾脏阴盛逆胃，与夫肝肾下焦之寒上逆于中焦而致者，即用以治之。故干呕、吐涎沫、头痛，亦不出是方也。"

尤在泾："寒邪搏饮，结于胸中而不得出，则气之呼吸往来，出入升降者阻矣。似喘不喘，似呕不呕，似哕不哕，皆寒饮与气，相搏互击之证也。且饮，水邪也；心，阳脏也。以水邪而逼处心脏，欲却不能，欲受不可，则彻心中愦愦然无奈也。生姜半夏汤，即小半夏汤。而生姜用汁，则降逆之力少而散结之力多，乃正治饮气相搏，欲出不出者之良法也。"

李玥臣："生姜、半夏，辛温之气足以散水饮而舒阳气。然待小冷服者，恐寒饮固结于中，拒热药而不纳，反致呕吐。今热药冷饮，下嗌之后冷体即消，热性便发，情且不违而致大益。此《内经》之旨也。

"此方与前半夏干姜汤略同。但前温中气，故用干姜；此散停饮故用生姜。前因呕吐上逆，顿服之，则药力猛峻足以止逆降气，呕吐立除；此心中无奈，寒饮内结，难以猝消，故分四服，使胸中邪气徐徐散也。"

程云来："干呕哕则气逆于胸膈间，而不行于四末。故手足为之厥。橘皮能降逆气，生姜为呕家圣药。小剂以和之也。然干呕非反胃，厥非无阳，故下咽气行即愈。"

《万病回春》："发呃者，气逆上冲而作声也。呃，一名呃逆。若胃火上冲而逆，随口应起于上膈，病者知之，易治也；自脐下上冲直出于口者，阴火上冲，难治。俗名为之打呃也。"

东洞翁："橘皮汤治胸中痹，呕哕者。顾与小半夏证所异者，以本方有胸痹之证，彼则无之。

又本方以呃逆为主，以呕为副，彼则以呕吐为主，以呃逆为副。"

陈元犀："（橘皮竹茹汤）方中用生姜、竹茹，一寒一热以祛之；人参、橘皮，一开一合以分之；甘草、大枣奠安中土，使中土有权，而哕逆自平矣。"

21. 温经行气治疗月经失调症

问曰："妇人年五十所，病下利数十日不止，暮即发热，少腹里急，腹满，手掌烦热，唇干燥，何也？"师曰："此病属带下。何以故？曾经半产，瘀血在少腹不去。何以知之？其唇口干燥，故知之。当以温经汤主之。"

温经汤方

吴茱萸三两 当归 芎䓖 芍药 人参 桂枝 阿胶 牡丹皮去心 生姜 甘草各二两 半夏半升 麦门冬去心，一升

右十二味，以水一斗，煮取三升，分温三服。亦主妇人少腹寒，久不受胎，兼取（一作兼治）崩中去血，或月水来过多，及至期不来。

陈修园："妇人年五十所，七七之期已过，天癸当竭，地道不通，今病前阴血下利，数十日不止，暮即发热，少腹里急，腹满，手掌烦热，唇口干燥，何也？师曰：前言妇人三十六病，皆病在带脉之下，此病属带下。何以故？曾经半产，瘀血在少腹不去。何以知之？盖以瘀血不去，则新血不生，津液不布。其证唇口干燥，故知之。况暮热、掌心热，俱属阴。任主胞胎，冲为血海。二脉皆起于胞宫，而出于会阴。正常少腹部分，冲脉挟脐上行。冲任脉虚，则少腹里急。有干血亦令腹满，其为宿瘀之证无疑。当以温经汤主之。

"李氏云：《内经》谓血气虚者，喜温而恶寒，寒则凝涩不流，温则消而去之。此汤名温经，以瘀血得温则行也。方内皆补养血气之药，未尝以逐瘀为事，而瘀血自去者，此养正邪自消之法也。故妇人崩淋不孕、月事不调者并主之。"

尤在泾："妇人年五十所，天癸已断而病下利，似非因经所致矣。不知少腹旧有瘀血，欲行而未得遂行，欲止而不能竟止，于是下利窘急，至数十日不止。暮即发热者，血结在阴，阳气至暮不得入于阴，而反浮于外也；少腹里结，腹满者，血积不行，亦阴寒在下也；手掌烦热，病在阴，掌亦阴也；唇口干燥，血内瘀者外不荣也。此类瘀血作利，不必治利，但去其瘀而利自止。

"吴茱萸、桂枝、丹皮，入血散寒而行其瘀；芎、归、芍药、麦冬、阿胶，以生新血；人参、甘草、姜、夏，以正脾气。盖瘀久者营必衰，下多者脾必伤也。"

《医宗金鉴》："血属阴，阴虚故发热，暮亦属阴也。任主胞胎，冲为血海。二脉皆起于胞宫，而出于会阴，正当少腹部分。冲脉挟脐上行。故冲任脉虚，则少腹里急，在干血，亦令腹满。

"《内经》云：任脉为病，女子带下，瘕聚是也。手背为阳，掌心为阴，乃手三阴过脉之处，阴虚故掌中烦热也。阳明脉挟口环唇，与冲脉会于气街，皆属于带脉。《难经》云：血主濡之。以冲脉血阻不行，则阳明津液衰少，不能濡润，故唇口干燥。断以病属带下，以曾经半产，少腹瘀血不去，则津液不布，新血不生，此则唇口干燥之所由生也。"

程云来："妇人有瘀血，当用前证下瘀血汤。今妇人年五十，当天癸竭之时，又非下药所宜，故以温药治之，以血得温即行也。经寒者，温以茱萸姜桂；血虚者，益以芍药归芎；气虚者，补以人参甘草；血枯者，润以阿胶麦冬；半夏用以止带下，牡丹用以逐坚瘕。十二味为养血温经之剂，则瘀血自行，而新血自生矣。故亦主不孕崩中，而调经水。"

山田业广："欲开下焦，先通上焦。犹求南风开北牖，水注之开后窍，则前窍自通之义。知本方之半夏、归母苦参丸之贝母，皆系通上焦，非行湿利窍而已。《千金方》卷四月经不调篇，桃人

汤，茱萸䗪虫汤方中，并用半夏，亦此理也。

"本方所用桂枝、芍药、生姜、甘草，桂枝汤之加减也；更加当归，即当归建中汤也；吴茱萸、当归、芍药、桂枝、生姜、甘草，当归四逆加吴茱萸生姜汤之加减也；当归、芎窮、芍药、阿胶、甘草，芎归胶艾汤之加减也；人参、桂枝、阿胶、生姜、甘草、麦门冬，炙甘草汤之加减也；人参、甘草、半夏、麦门冬，麦门冬汤之加减也。就中多用吴茱萸、半夏、麦门冬，乃知一方之中，兼温经、通经、调经、养血、滋阴之数义。更添一味牡丹皮之破瘀，而意味尤其妙。"

（三）生姜在《伤寒论》中的应用

1. 疏风解肌治疗外感风邪症

太阳中风，阳浮而阴弱，阳浮者热自发，阴弱者汗自出，啬啬恶寒，淅淅恶风，翕翕发热，鼻鸣干呕者，桂枝汤主之。

太阳病，头痛，发热，汗出，恶风，桂枝汤方之。

桂枝汤方

桂枝三两，去皮　芍药三两　甘草二两，炙　生姜三两，切　大枣十二枚，擘

右五味，㕮咀三味，以水七升，微火煮取三升，去滓，适寒温，服一升。服已须臾，啜热稀粥一升余，以助药力。温覆令一时许，遍身漐漐微似有汗者益佳，不可令如水流离，病必不除。若一服汗出病差，停后服，不必尽剂。若不汗，更服依前法。又不汗，后服小促其间，半日许令三服尽。若病重者，一日一夜服，周时观之。服一剂尽，病证犹在者，更作服。若不汗出，乃服至二三剂。禁生冷、黏滑、肉面、五辛、酒酪、臭恶等物。

柯琴："此为仲景群方之魁，乃滋阴和阳、调和营卫、解肌发汗之总方也。凡头痛、发热、恶风、恶寒，其脉浮而弱，汗自出者，不拘何经，不论中风、伤寒、杂病，咸得用此发汗。若妄汗妄下而表不解者，仍当用此解肌。如所云头痛、发热、恶寒、恶风、鼻鸣、干呕等病，但见一症即是，不必悉具。惟以脉弱自汗为主耳。

"桂枝赤色，通心温经，能扶阳散寒。甘能益气生血，辛能解散外邪，内辅君主，发心液而为汗。故麻黄、葛根、青龙辈，凡发汗御寒者咸用之。惟桂枝汤不可用麻黄，麻黄汤不可无桂枝也。

"本方皆辛甘发散，惟芍药微苦微寒，能益阴敛血，内和营气。先辈之无汗不得用桂枝汤者，以芍药能止汗也。芍药之功，本在止烦，烦止汗亦止，故反烦更烦，与心悸而烦者咸赖之。若倍加芍药，即建中之剂，非复发汗之剂矣。

"是方也，用桂枝发汗，即用芍药止汗。生姜之辛，佐桂以解肌；大枣之甘，佐芍以和里。桂芍之相须，姜枣之相得。阴阳表里，并行而不悖。是刚柔相济以为和也。甘草甘平，有安内攘外之功，用以调和气血者，即以调和表里，且以调和诸药矣。而精义犹在啜稀热粥以助药力。盖谷气内充，外邪勿复入。热粥以继药之后，则余邪勿复留。复方之妙用又如此。故用之发汗，自不至于亡阳；用之止汗，自不至于贻患。今人凡遇发热，不论虚实，悉忌谷味。刊桂枝方者，俱削此法。是岂知仲景之心法乎。

"要知此方专治表虚，但能解肌，以发营中之汗，不能开皮毛之窍，以出卫分之邪。故汗不出者，是麻黄症；脉浮紧者，是麻黄脉。即不得与桂枝汤矣。然初起无汗，当用麻黄发汗，如汗后复烦，即脉浮数者，不得再与麻黄而更用桂枝。如汗后不解，与下后脉仍浮，气上冲，或下利止而身痛不休者，皆当用此解外。益此时表虽不解，腠理已疏，邪不在皮毛而在肌肉，故脉证虽同麻黄，而主治当属桂枝也。粗工妄谓桂枝汤专治中风一证，印定后人耳目，而所称中风者，又与此方不

合，故置之不用。愚常以此汤治自汗、盗汗、虚疟、虚痢，随手而愈。因知仲景方可通治百病。"

方有执："阳浮而阴弱，乃言脉状以释缓之义也。《难经》曰：'中风之脉，阳浮而滑，阴濡而弱是也。'阳浮者，热自发；阴弱者，汗自出。关前阳，外为阳，卫亦阳也。凡邪中于卫，则卫实，实则太过，太过则强。然卫本行脉外，又得阳邪而助之，强于外，则其气愈外浮。脉所以阳浮。阳主气，气郁则蒸热。阳之性本热，风善行而数变，所以变热亦快捷，不待闭郁而即自蒸发。故曰：阳浮者，热自发也。

"关后阴，内为阴，营亦阴也。营无故，则营此之卫为不及，不及则不足，不足则弱。然营本行于脉内，又无所助，而但自不足于内，则其气愈内弱，脉所以阴弱。阴主血，汗者血之液，阴弱不能内守，阳强不能外固，所以致汗亦直易，不待覆盖而即自出泄。故曰：阴弱者，汗自出也。

"啬啬恶寒，淅淅恶风，乃双关之句。啬啬言恶寒由于内气馁，不足以耽当其渗逼而恶之甚之意。淅淅言恶风由于外体疏，犹惊恨雨水，卒然淅沥其身而恶之切之意。盖风动则寒生，寒生则肤粟，恶则皆恶，未有恶寒而不恶风、恶风而不恶寒者，所以经皆互文而互言之也。翕翕发热，乃形容热候之轻微。翕，火炙也，团而合也，言犹雌之伏卵，翕为温热而不蒸蒸大热也。"

2. 温经解肌治疗肌肉强硬之证

太阳病，项背强几几，反汗出恶风者，桂枝加葛根汤主之。

桂枝加葛根汤方

葛根四两　桂枝三两，去皮　芍药三两　生姜三两，切　甘草二两，炙　大枣十二枚，擘

右六味，以水一斗，先煮葛根减二升，内诸药，煮取三升，去滓，温服一升。覆取微似汗，不须啜粥，余如桂枝法将息及禁忌。

方中之葛根、桂枝，均有解肌作用。葛根辛凉解表，祛逐风邪，缓解肌肉之挛急强硬；桂枝辛温解表，温通经络，缓解肌肉之风寒挛缩、强硬疼痛等症。妙在生姜一味，既可助桂枝之辛温发表，以缓表肌强硬疼痛之状，又可佐葛根之辛凉解肌，清利卫气而疏通肌肉挛拘强硬之症。

沈济苍《伤寒论析疑》："太阳病汗出恶风，属太阳中风证，应包括头痛、发热、脉浮缓等脉证在内。本条只提出汗出恶风，是突出重点。

"太阳病原有头痛项强。本条的项背强几几，是说从项至背都发生拘急牵强，其范围较广。什么叫'几几'？据《说文》：'几，鸟之短羽，飞几几也……读若殊。'成无己《明理论》说：'几，音殊，伸颈之貌。几，短羽鸟也。短羽之鸟，不能飞腾，动则先伸引其头尔。项背强者，动亦如之。'这里借以形容项背拘急牵强，俯仰转侧不能自如的一种感觉。是由于外邪客于太阳经输，经气不利，津液不升，筋脉失养所致。故用桂枝加葛根汤调和营卫，兼通经输。

"项背强几几，一般多见于伤寒无汗之证。今汗出恶风，故曰反。葛根性味辛平，功能解肌透表，清热生津。《本草经》说：'葛根能起阴气。'《名医别录》说：'疗伤寒中风头痛，解肌生津。'李东垣说：'葛根之气轻浮，鼓舞胃气上行，生津液。'日人吉益东洞《药徵》称葛根为'汗药中之润品'。这些都是经验有得之言。

"桂枝与葛根都具有解肌的作用，但桂枝辛温，葛根辛凉，两者有一定区别。本条用桂枝汤治太阳中风证，加葛根专治邪客太阳经输的项背强几几，桂枝与葛根同用，有相辅相成之妙。"

成无己："《内经》曰：辛甘发散为阳。桂枝汤辛甘之剂也，所以发散风邪。《内经》曰：风淫所胜，平以辛，佐以苦甘，以甘缓之，以酸收之。是以桂枝为主，芍药甘草为佐也。

"《内经》曰：风淫于内，以甘缓之，以辛散之。是以生姜、大枣为使也。桂枝用姜、枣，不特专于发散，以脾主为胃行其津液。姜、枣之用，专行脾之津液而和荣卫者也。"

陈修园："《内经》云，邪入于输，腰脊乃强。盖太阳之经输在背，邪之中人始于皮毛，次及肌络，次及经输。邪入而经输实，则皮毛虚，反汗出而恶风。视桂枝证同而不同，非得葛根入土最深，其藤延蔓似络，领桂枝直入肌络，而还出肌肉之外不能奏效。"

顾尚之："项背强几几，则痉之头面摇动，但不若口噤背反张之甚耳。桂枝汤以治风，即加葛根以润燥。屠俊夫引《本草经》曰：葛根起阴气。其益阴可知矣。近世竟作发表用，不知其何所本也。盖葛根其体润泽，其味甘平。今时徽人作粉常服，谓之葛粉。是可知其为和平之品。"

张令韶："此病太阳之经输也。太阳之经输在背。经云：邪入于输腰脊乃强。项背强者，邪入于输而经气不舒也。几几者，短羽之鸟欲飞不能之状，乃形容强急之形，欲伸而不能伸，有如几几然也。夫邪之中人始于皮肤，次及于肌络，次及于肌输。邪在经输，则经输实而皮毛虚，故汗出而恶风也。宜桂枝汤以解肌，加葛根以宣通经络之气。"

黄竹斋："经云：中于项则下太阳。盖太阳之经输在背。邪入经输，则血凝气滞，津液不通，而脊椎神经麻痹，筋失柔和，故项背强几几然也。中风则汗出，恶风，桂枝加葛根汤主之；伤寒则无汗，恶风，葛根汤主之。"

按："几几"之解，诸家义均失。"几几（音殊）"当为"几几"之误，形近致误。陆渊雷据《诗经》，改读几案之"几"。

"几"通"急"，又可通"挈"（即"牵"字）。"急急"或"牵牵"，均可形容肌肉拘挛强直之状。而与鸟之短羽无涉。

《诗·豳风·狼跋》"赤舄几几"，李富孙异文释"几几，《说文·己部》引作'己己'"，是"几"通"己"之证；又《说文·手部》"几几"引作"挈挈"，是"几"通"挈"之证。《玄应音义·卷十三》注："挈，亦'牵'字。"

朱骏声《说文通训定声》："已，又助语之词。《诗·扬之水》'彼其之子'，笺：'或作已'。《韩诗外传》引羔裘：彼已之子。"是"已"通"其"之证。

《群经平议·春秋左传一》："及，读为'急'"，《经词衍释·卷五》："及，犹若也，其也。"是急、挈、几、已、及等，古并可通假。

3. 宣肺平喘治疗外感喘息症

喘家，作桂枝汤，加厚朴、杏子佳。

太阳病，下之微喘者，表未解故也，桂枝加厚朴杏子汤主之。

桂枝加厚朴杏子汤方

桂枝三两，去皮　甘草二两，炙　生姜三两，切　芍药三两　大枣十二枚，擘　厚朴二两，炙，去皮　杏仁五十枚，去皮尖

右七味，以水七升，微火煮取三升，去滓，温服一升，覆取微似汗。

生姜温肺消饮化痰，宣通肺气，消散肺中风寒，利肺气，息喘逆；杏仁降肺气，止嗽化痰而平喘；炙厚朴温通气机，调降肺卫之气；生姜之宣散风寒，助桂枝之发汗解肌；芍药之酸敛肺气，助杏仁、生姜之宣降肺气。本方为祛风平喘之剂。

柯琴："桂枝加厚朴杏仁汤治太阳下后微喘，而表未解者。夫喘为麻黄症，方中治喘者，功在杏仁。桂枝本不治喘，此因妄下后，表虽不解，腠理已疏，则不当用麻黄而宜桂枝矣。所以宜桂枝者，以其中有芍药也。既有芍药之敛，若但加杏仁，则喘虽微，恐不能胜任。必加厚朴之辛温，佐桂以解肌，佐杏仁以降气。故凡喘家不当用麻黄汤，而作桂枝汤者，加厚朴杏仁为佳法矣。"

魏念庭："凡病人素有喘证，每感外邪势必作喘。谓之喘家。亦如酒客等有一定之治，不同泛

常人一例也。"

成无己："太阳病，为诸阳主气。风甚气拥，则生喘也。与桂枝汤以散风，加厚朴、杏仁以降气。

"下后大喘，则为里气太虚，邪气传里，正气将脱也。下后微喘，则为里气上逆，邪不能传里，犹在表也。与桂枝汤以解外，加厚朴、杏人以下逆气。"

方中行："喘者气夺于下，而上行不利，故呼吸不顺而息声不续也。盖表既未罢，下则里虚。表邪入里而上冲，里气适虚而下夺，上争下夺所以喘也。以表尚在，不解其表则邪转内攻，而喘不可定，故用桂枝解表，加厚朴利气。杏仁有下气之能，所以为定喘当加之要药。"

《本事方》："戊申正月，有一武臣为寇所执，致舟中舟黄板下，数日得脱归。乘饥恣食，良久解衣扪虱。次日遂作伤寒，自汗而胸膈不利。一医作伤寒而下之，一医作解表中邪而汗之。杂治数日，渐觉昏困，上喘息高，医者怆惶失措。予诊之曰：太阳病下之，表未解，微喘者，桂枝加厚朴杏仁汤，此仲景之法也。指令医者急治药。一啜喘定，再啜絷絷微汗，至晚身凉，而脉已和矣。"

姜建国、李树沛《伤寒析疑》："谓喘家，有深意。大凡平素患者有喘息宿疾者，每多正气不足，尤其肺卫气虚。此以'喘家'提示：一者此类人尤易感受外邪，二者感邪后尤易引发宿疾，三者发病后尤宜桂枝汤。'佳'字亦寓示此义。作，乃引发、发作，寓示外感风寒引发宿疾，当有头痛、发热、恶风诸症。若非如此，仅喘家作喘，则不宜桂枝加厚朴杏子汤。

"本条句读有别，关键在'作'字上。一为'喘家作，桂枝汤加厚朴杏子佳'，一为'喘家，作桂枝汤加厚朴杏子佳'。第一种为'发作'意，指喘家由外感风寒而诱发。第二种是'造作'义，指处以桂枝汤方。喘家仅宿疾耳，若不因外感诱发，何以处以桂枝加厚朴杏子汤？总之，正确的句读，当是'喘家作'。

"太阳为病，法当汗之。若误用下法，非但表证不解，且易造成变证。本条即属误下，邪气入肺，肺气不利，气逆作喘。下法必耗正气，故与桂枝汤缓汗，厚朴杏子平喘。"

钱天来："此示人以用药之活法。当据理合法加减，不可率意背理妄加也。言凡作桂枝解肌之剂，而遇有气逆喘急之兼症者，皆邪壅上焦也。

"盖胃为水谷之海，肺乃呼吸之门。其气不利，则不能流通宣布，故必加入厚朴杏仁乃佳。"

4. 温中止利治疗下利症

太阳与阳明合病者，必自下利，葛根汤主之。

葛根汤方

葛根四两 麻黄三两，去节 桂枝二两，去皮 生姜三两，切 甘草二两，炙 芍药二两 大枣十二枚，擘

右七味，以水一斗，先煮麻黄、葛根减六升，去白沫，内诸药，煮取三升，去滓，温服一升。覆取微似汗。余如桂枝法将息及禁忌。

柯琴："治头项强痛，背亦强，牵引几几然，脉浮无汗恶寒。兼治风寒在表而自利者。此开表逐邪之轻剂也。其证身不疼，腰不痛，骨节不痛，是骨不受寒矣。头项强痛，下连于背，牵引不宁，是筋伤于风矣。不喘，不烦躁，不干呕，是无内症。无汗而恶风，病只在表。若病表而兼下利，是表实里虚矣。比麻黄、青龙之剂较轻。然几几更甚于项强，而无汗不失为表实。脉浮不紧数，是中于鼓动之阳风。故以桂枝汤为主，而加麻、葛以攻其表实也。

"葛根味甘气凉，能起阴气而生津液，滋筋脉而舒其牵引，故以为君；麻黄、生姜，能开玄府腠理之闭塞，祛风而出汗，故以为臣；寒热俱轻，故少佐桂、芍同甘、枣以和里。此于麻、桂二方

之间，衡其轻重，而为调和表里之剂也。故用之以治表实，而外邪自解；不必治里虚，而下利自瘳。与大青龙汤治表里俱实者异矣。

"要知葛根秉性轻清，赋体厚重，轻可去实，重可镇动，厚可固里。一物而三美备。然惟表实里虚者宜之。胃家实者，非所宜也。"

成无己："伤寒有合病，有并病。本太阳病不解，并于阳明者，谓之并病。二经俱受邪，相合病者，谓之合病。合病者，邪气甚也。太阳阳明合病者，与太阳少阳合病，阳明少阳合病，皆言必自下利者，以邪气并于阴，则阴实而阳虚；邪气并于阳，则阳实而阴虚。寒邪气甚，客于二阳，二阳方外实而不主里，则里气虚，故必下利。与葛根汤，以散经中甚邪。"

沈济苍《伤寒论析疑》："既有太阳病的头痛发热、恶寒无汗、项背强几几等表证，又有自下利的里证，所以称它为太阳与阳明合病。

"自下利，是指不因误下而自然发生的腹泻。因为肺与大肠相表里，寒邪可以内迫大肠而导致下利，这在临床上是常见的现象。这种下利实际上是由于表邪所引起。病偏于表，只要用葛根汤解表散寒，表解则里自和，而下利亦自止。

"感受寒邪，可以引起下利。但感受寒邪的病，不一定都会出现下利。因此，'必自下利'的'必'字，就有推敲的必要。《史记·廉颇蔺相如列传》：'王必无人，臣愿奉璧往使。'这个'必'字，就应作'如果''假使'解，不宜作'必定'解。本条的'必'字，同样应该作'如果'解，不宜作'必定'解，否则就不符合临床实际。葛根汤的作用，在于解肌表、升津液，既能治项背强，又能治自下利。临床上感冒发热无汗而见大便泄泻的，一般称为胃肠型感冒，投本方有较好疗效。"

古人为了区别使用泻下剂导致的下利泄泻之症，所以"自下利"一词，是时代性的产物。古人当时治病，盛行汗、吐、下之法以攻邪，所以才出现了"自利""自汗"等词以示区别。

既云太阳与阳明合病，所以当有太阳病头痛、脉浮、恶风、恶寒等肌表之症，又有阳明胃经之下利泄泻之证。方中生姜既能与麻黄、桂枝配合，辛温发汗，解表祛邪，又能与葛根之辛凉止泻配合，且有芍药之酸敛，甘草、大枣之和胃扶中，所以使合病之表里之症得以治疗。

《伤寒明理论》："太阳与阳明合病，必自下利，葛根汤主之；太阳与少阳合病，必自下利，黄芩汤主之；阳明与少阳合病，必自下利，大承气汤主之。三者皆合病下利，一者发表，一者攻里，一者和解，所以不同也。

"下利家，何以明其寒热邪，且自利不渴属太阴，以其脏有寒故也；下利欲饮水者，以有热也。故大便溏，小便自利者，此为有热；自利，小便色白者，少阴病形悉具，此为有寒；恶寒，脉微，自利清谷，此为有寒；发热，后重，泄色黄赤，此为有热。皆可理其寒热也。"

庞安常："二阳合病，脉必浮大而长，外证必头痛、腰疼、肌热、目疼、鼻干也。浮大者，太阳受病也；长者，阳明也；头腰，太阳也；肌、目、鼻，阳明也。凡阳明病俱宜下，唯中寒恶寒为病在经，与太阳合病属表，可发其汗。"

5. 温中和血治疗身体疼痛症

发汗后，身疼痛，脉沉迟者，桂枝加芍药生姜各一两人参三两新加汤主之。

桂枝加芍药生姜各一两人参三两新加汤方

桂枝三两，去皮　芍药四两　甘草二两，炙　人参三两　大枣十二枚，擘　生姜四两

右六味，以水一斗二升，煮取三升，去滓，温服一升。本云桂枝汤，今加芍药、生姜、人参。

成都中医学院《伤寒论释义》："汗后身疼痛，脉见沉迟。沉为在里，迟为血不足。汗后身疼

痛是因汗多耗伤荣血，筋脉失其濡养，故用新加汤主治。

"本方为调和荣卫、和血、益气生津之剂。以桂枝汤原方为主，意在调和荣卫。但因汗多使荣血损耗过甚，故增芍药以滋养荣血。生姜宣通卫阳，另加人参以补汗后之虚。"

血汗同源，汗多则伤血；气为血帅，血为气源，血耗则气伤。血虚则筋脉肌肉失养，气虚则脉动运行乏力。所以出现了身体疼痛，脉沉迟等症。

体虚无力祛表邪，当以调和营卫、鼓舞正气为主。方中之生姜、桂枝辛甘解表疏肌，调和荣卫；人参之益气扶正，鼓舞正气。芍药酸敛滋补营血，大枣之甘温补血和荣，炙甘草之调中和胃。总之，本方以甘温调补、扶正祛邪为主。

成无己："汗后身疼痛，邪气未尽也；脉沉迟，荣血不足也。经曰：其脉沉者，荣气微也。又曰：迟者，荣气不足，血少故也。与桂枝汤以解未尽之邪。加芍药、生姜、人参，以益不足之血。"

陈古愚："此言太阳证发汗后，邪已净而荣虚也。身疼痛证虽似外邪，而血虚不能荣养者，必痛也。师恐人之误认为邪，故复申之曰，脉沉迟。以脉沉者痛不在表，迟者血虚无以荣脉也。

"方用桂枝汤，取其专行荣分，加人参以滋补血液生始之源，加生姜以通血脉循行之滞，加芍药之苦平，欲领姜、桂之辛，不走于肌腠而作汗，潜行于经脉而定痛也。曰新加者，言邪盛忌用人参，今因邪净而新加之。注家谓有余邪者，误也。"

"新加"之义，因本有"桂枝加芍药汤"。《伤寒论·太阴病篇》："本太阳病，医反下之，因尔腹满时痛者，属太阴也。桂枝加芍药汤主之。"此在"桂枝加芍药汤"的基础上，又增加了生姜用量一两，增人参三两，所以叫作"新加"。"新"，在此有"又"义。

张兼善："或谓经言表邪盛，脉浮而紧，法当身疼痛，宜以汗解之。况身疼痛系表邪未尽。此又加人参、芍药、生姜以益血何也？余曰：表邪盛则身疼，血虚则身亦疼。其脉浮紧者，邪盛也；其脉浮迟者，血虚也。盛者损之则安，虚者益之则愈。"

程郊倩："身疼痛，脉沉迟，全属阴经寒证之象。然而得之太阳病发汗后，非属阴寒。乃由内阳外越，荣阴遂虚。经曰：其脉沉者，荣气微也。又曰：迟者荣血寒。荣主血，血少则隧道窒涩，卫气不流通，故身疼痛。于桂枝汤中倍芍药生姜养荣血，而从阴分宣阳。加人参三两托里虚而从阳分长阴。曰新加者，明沉迟之脉非本来之沉迟，乃汗后新得之沉迟。故治法亦新加人参而倍姜、芍耳。血无气领不自归经，血不归经不能生养。此加人参而倍姜、芍之故。"

顾尚之："此遥承前文尺中涩者不可发汗，而发之则六脉尽变为沉迟矣。案：身疼痛者，表未解也。故仍可用桂枝汤法。一散一收，以和荣卫。"

中药之用，妙在配伍。本证本属汗后伤津，荣血不足，不宜再汗。但表证未尽，仍有身疼；里气已虚，脉见沉迟。生姜、桂枝虽属辛温发汗之属，但与芍药之酸敛配伍，又有人参之益气固表，则尽显调和荣卫之效而无发汗伤津之弊。

唐容川："仲景脉法散见各条，须加钩考，乃能会通。如此处论脉，曰微细，曰沉微，曰沉迟。粗工遇此，不过一虚字了之。而仲景则大有分别。"

徐灵胎："邪未尽宜表，而气虚不能胜散药。故用人参。凡素体虚而过汗者，方可用。"

6. 温中行气治疗心下痞硬腹中胀满症

伤寒汗出，解之后，胃中不和，心下痞硬，干噫食臭，胁下有水气，腹中雷鸣下利者，生姜泻心汤主之。

发汗后，腹胀满者，厚朴生姜半夏甘草人参汤主之。

生姜泻心汤方

生姜四两　甘草三两，炙　人参三两　干姜一两　黄芩三两　半夏半斤，洗　黄连一两　大枣十二枚，擘

右八味，以水一斗，煮取六升，去滓，再煎取三升。温服一升，日三服。

厚朴生姜半夏甘草人参汤方

厚朴半斤，炙，去皮　生姜半斤，切　半夏半升，洗　甘草二两，炙　人参一两

右五味，以水一斗，煮取三升，去滓，温服一升，日三服。

徐灵胎："汗后而邪未尽，必有留饮在心下，其证甚杂。而方中诸药一一对证。内中有一药治两证者，亦有两药合治一证者。错综变化，攻补兼施，寒热互用。皆本《内经》立方诸法，其药性与《神农本草经》所载，无处不合。

"凡诸泻心汤法，皆已汗、已下、已吐之余疾。此方生姜、干姜同用，取辛以开之。"

成无己："胃为津液之主，阳气之根。大汗出后，外之津液，胃中空虚，客气上逆，心下痞硬。《金匮要略》曰：中焦气未和，不能消谷，故令噫。干噫食臭者，胃虚不能杀谷也。胁下有水气，腹中雷鸣，土弱不能胜水也。与泻心汤以攻痞，加生姜以益胃。"

尤在泾："伤寒中风者，成氏所谓伤寒或中风者是也。邪盛于表而反下之，为下利谷不化，腹中雷鸣，为心下痞硬而满，为干呕心烦不得安。是表邪内陷心间，而复上攻下注。非中气空虚，何致邪气淫溢至此哉！医以为结热未去而复下之，是已虚而益虚也。虚则气不得化，邪愈上逆，而痞硬有加矣。故与泻心汤消痞，加甘草以益中气。"

黄竹斋："此方即小柴胡汤去柴胡，增生姜，加干姜、黄连也。君以生姜者，以其善解食臭，而有和胃散水之长也；半夏止呕降逆，芩、连涤热泻痞；参、枣补虚以生津；干姜温里而祛寒；甘草补中以和胃。去滓再煎者，邪在少阳半表，仍不离和解之正法也。"

张令韶："夫人身中，火在上而水在下。火为热，水为寒，一定之理也。今或伤寒，或中风，此病在表阳也。医反下之，虚其肠胃，则水寒在下而不得上交，故其人下利，日数十行，谷不化而腹中雷鸣也。火热在上而不得下济，故心下痞硬而满，干呕，心烦，不得安也。医不知上下水火不交之理，反见心下痞，谓病邪不尽，复下之，则下者益下，上者益上，而痞益甚。此非结热，但以下之虚其中，胃客气乘虚上逆，故使硬也。"

《施氏续易简方》："生姜泻心汤治大病新差，脾胃尚弱，谷气未复，强食过多，停积不化，心下痞硬，干噫食臭，胁下有水，腹中雷鸣，下利，发热，名曰食臭，最宜之。"

程郊倩："发汗后阳虚于上，遂令阴盛于下。不知发汗后阳虚于外，并令阴盛于中，津液为阴气搏结，腹中无阳以化气，遂壅为胀满。主以厚朴生姜甘草半夏人参汤者，益胃和脾培其阳，散滞涤饮遣去阴。缘病已在中，安中为主。胃阳得安，外卫不固而自固，桂枝不得用也。"

汗后胃津伤耗，脾气虚弱，中阳无力，运行不畅，气滞于中，所以腹中胀满。生姜温中行气，宣通阳气而除胀；厚朴行气开郁，宽中降逆而除满；半夏开结化痰，燥湿和胃而消胀；甘草、人参益气健脾，培补中气，增加动力而消除虚寒之胀。

钱天来："此虽阳气已伤，因未经误下，故虚中有实。以胃气未平，故以厚朴为君；生姜宣通阳气，半夏蠲饮利膈，故以为臣；参、甘补中和胃，所以益汗后之虚平。"

张隐庵："厚朴气味辛温，色性赤烈，凌冬不凋。盖得阴中之生阳，具木火之体用。炙香主助太阴脾土之气。甘草、人参资生津液。生姜、半夏宣发胃气，为上输于脾。

7. 宣阳泄水治疗水湿停滞症

太阳病发汗，汗出不解，其人仍发热，心下悸，头眩，身瞤动，振振欲擗地者，真武汤主之。

真武汤方

茯苓　芍药　生姜各三两，切　白术二两　附子一枚，炮，去皮，破八片

右五味，以水八升，煮取三升，去滓，温服七合，日三服。

少阴病，二三日不已，至四五日，腹痛，小便不利，四肢沉重疼痛，自下利者，此为有水气。其人或咳，或小便不利，或下利，或呕者，真武汤主之。

真武汤加减法：若咳者，加五味子半斤，细辛、干姜各一两；若小便利者去茯苓；若下利者，去芍药加干姜二两；若呕者，去附子加生姜半斤。

柯琴："肾液入心而为汗，汗出不能遍身，故不解。所以然者，太阳阳微，不能卫外而为固。少阴阴虚，不能藏精而起亟也。仍发热而心下悸，坎阳外亡而肾水凌心耳；头眩身瞤，因心下悸所致；振振欲辟地，形容身瞤动之状。

"凡水从火发，肾火上炎，水邪因得上侵。若肾火归原，水气自然下降。外热因之亦解。此条用真武者，全在降火利水。重在发热而心下悸。并不在头眩、身瞤动也。如伤寒厥而心下悸，宜先治水。亦重在悸，不重在厥。但彼本于太阳寒水内侵，故用桂枝；此则少阴邪水泛溢，故用附子。

"真武，主北方水也。坎为水而一阳居其中。柔中之刚，故名真武。取此方名者，所以治少阴水气为患也。盖水体本静，其动而不息者，火之用耳。若坎宫之火用不宣，则肾家之水体失职，不润下而逆行，故中宫四肢俱病。此腹痛下利、四肢沉重疼痛、小便不利者由坎中阳虚，下焦有寒，不能制水故也。法当壮元阳以消阴翳，培土泄水，以消留垢。故君大热之附子，以奠阴中之阳；佐芍药之酸苦，以收炎上之气；茯苓淡渗，止润下之体；白术甘温，制水邪之溢；生姜辛温，散四肢之水。使少阴之枢机有主，则开合得宜，小便得利，下利自止，腹中四肢之邪解矣。

"若兼咳者，是水气射肺所致。加五味之酸温，佐芍药以收肾中水气。细辛之辛温，佐生姜以散肺中水气。而咳自除。

"若兼呕者，是水气在胃。因中焦不和，四肢亦不治。此病不涉少阴。由于太阴湿化不宣也。与治肾水射肺者不同法。不须附子以温肾水，倍加生姜以散脾湿。此为和中之剂，而非治肾之剂矣。

"若大便自利而下利者，是胃中无物。此腹痛因于胃寒，四肢因于脾湿。故去芍药之阴寒，加干姜以佐附子之辛热。即茯苓之甘平者，亦去之。此为温中之剂，而非利水之剂矣。

"要知真武加减，与小柴胡不同。小柴胡为少阳半表之剂，只不去柴胡一味，便可名柴胡汤。真武以五物成方，为少阴治本之剂。去一味便不成真武。故去姜加参，即名附子汤。于此见制方有动静阴阳之别也。"

喻嘉言："此本为误服大青龙汤，因而致变者立法。然阳虚之人，才发其汗，便出不止。即用麻黄火劫等法，多见有此证者。所以仲景于桂枝汤中，垂戒不可令如水流漓。益见解肌中且有逼汗亡阳之事矣。大青龙证中垂戒云：若脉微弱，汗出恶风者，不可服，服之则厥逆，筋惕肉瞤。正与此段互发。振振欲擗地五字。形容亡阳之状如绘。汗虽出而热不退，则邪未尽而正已大伤。况里虚为悸，上虚为眩，经虚则为瞤，身振振摇。无往而非亡阳之象，所以行真武把关坐镇之法也。

罗东逸："真武汤治表已解有水气，中外皆虚寒之病也。真武者，北方司水之神也。以之名汤者，借以镇水之义也。夫人一身制水者脾也，主水者肾也。肾为胃关，聚水而从其类。倘肾中无阳，则脾之枢机难运，而肾之关门不开，水即欲行以无主制，故泛溢妄行而有是证也。

"用附子之辛热，壮肾之元阳，则水有所主矣；白术之温燥，建立中土，则水有所制矣；生姜之辛散，佐附子以补阳，于补水中寓散水之意；茯苓之淡渗，佐白术以健土，于制水中寓利水之道

焉；而尤重在芍药之苦降，其旨甚微。盖人身阳根于阴，若徒以辛热补阳，不少佐以苦降之品，恐真阳飞越矣。芍药为春花之殿，交夏而枯，用之以哑收散漫之阳气而归根。下利减芍药者，以其苦降涌泄也；加干姜者，以其温中胜寒也。"

8. 温中健脾治疗腹痛悸烦症

伤寒，阳脉涩，阴脉弦，法当腹中急痛，先与小建中汤。

伤寒二三日，心中悸而烦者，小建中汤主之。

小建中汤方

桂枝三两，去皮　甘草二两，炙　大枣十二枚，擘　芍药六两　生姜三两，切　胶饴一升

右六味，以水七升，煮取三升，去滓，内饴，更上微火消解。温服一升，日三服。呕家不可用建中汤，以甜故也。

成无己："脉阳涩，阴弦，而腹中急者，当作里有虚寒治之。与小建中汤，温中散寒。

"伤寒二三日，邪气在表，未当传里之时，心中悸而烦，是非邪气搏所致。心悸者，气虚也；烦者，血虚也。以气血内虚，与小建中汤先建其里。

"建中者，建脾也。《内经》曰：脾欲缓，急食甘以缓之。胶饴、大枣、甘草之甘以缓中也。辛润散也，荣卫不足，润而散之；桂枝、生姜之辛，以行荣卫；酸收也、泄也，正气虚弱，收而行之，芍药之酸，以收正气。

"脾者土也，应中央，处四藏之中，为中州，治中焦，生育荣卫，通行津液。一有不调，则荣卫失所育，津液失所行。必以此汤温建中藏。是以建中名焉。胶饴味甘温，甘草味甘平。脾欲缓急食甘以缓之。建脾者必以甘为主，故以胶饴为君，甘草为臣。桂味辛热，辛，散也，润也。荣卫不足，润而散之；芍药味酸微寒。酸，收也，泄也。津液不足，收而行之。是以桂、芍药为佐；生姜味辛温，大枣味甘温。胃者卫之源，脾者荣之本。《黄帝针经》曰：荣出中焦，卫出上焦是矣。卫为阳，不足者益之必以辛；荣卫阴，不足者益之必以甘。辛甘相合，脾胃健行而荣卫通。是以姜、枣为使。"

柯琴："尺寸俱弦，少阳受病也。今阳脉涩而阴脉弦，是寒伤厥阴，而不在少阳也。寸为阳，阳主表。阳脉涩者，阳脉不舒，表寒不解也。弦为木邪，必挟相火，相火不能御寒，必还入厥阴而为患。厥阴气抵少腹，挟胃属肝络胆，则腹中皆厥阴部也。尺为阴，尺主里。今阴脉弦，为肝脉。必当腹中急痛矣。

"肝苦急，甘以缓之，酸以泻之，辛以散之。此小建中汤为厥阴驱寒发表，平肝逐邪之先着也。

"伤寒二三日，无阳明证，是少阳发病之期。不见寒热头痛，胸胁苦满之表，又无腹痛、苦呕，或咳或渴之里。但心悸而烦，是少阳中枢受寒，而木邪挟相火为患。相火旺则君火虚。离中真火不减，故悸；离中真火不足，故烦。非辛甘以助阳，酸苦以维阴，则中气亡矣。故制小建中以理少阳，佐小柴胡之不及。心烦心悸原属柴胡证而不用柴胡者，首揭伤寒不言发热，则无热而恶寒可知。心悸而烦，是寒伤神热伤气矣。二三日间，热已发里，寒犹在表，原是半表半里证，然不往来寒热，则柴胡不中与也。心悸当去黄芩，心烦不呕当去参、半。故君桂枝通风而散寒；佐甘草、枣、饴，助脾安悸；倍芍药泻火除烦；任生姜佐金平木。此虽桂枝加芍而倍芍药，不外柴胡加减之法。名建中，寓发汗于不发之中。曰小者，以半为解表，不全固中也。少阳妄汗后，胃不和，因烦而致燥，宜小柴胡清之。未发汗，心已虚，因悸而致烦，宜小建中汤和之。"

小建中汤方名，并非柯氏"半为解表"为义。小建中与大建中（蜀椒、干姜、人参、胶饴）对举而言。《伤寒论》中虽无"大建中汤"，但《金匮要略》有之，《伤寒论》之时代有之。彼时凡

言"大""小"方名者，皆是对举定名。如有"小柴胡汤"，就有"大柴胡汤"之对应；有"小青龙汤"，即有"大青龙汤"之对应。

小建中汤为温中和表之剂。方中生姜温中健脾，降逆止呕，散饮除悸；饴糖温养心脾，解除烦悸；有桂枝之温通心阳；有芍药之酸敛益心；炙甘草补益心脾；大枣健脾养血。营血得养，中阳得助，气血调和，则内寒、表邪得除。

张隐庵："此言小柴胡汤主旋转少阳之枢，能行皮肤气分之邪，又能行经脉外内之血者也。夫皮肤经脉之血，生于胃府水谷之精。由胃之大络而注于脾之大络。脾之大络名曰大包。从大包而行于藏府之经隧，从经隧而外出于孙络皮肤。伤寒阳脉涩，阴脉弦，是皮肤经脉之血气，逆于脾络之间，故法当腹中急痛。先与小建中汤。桂枝辛走气，芍药苦走血。故以芍药为君，加胶饴之甘以守中，不宜发谷精而为汗。故名曰建中。"

9. 温阳通脉治疗久寒手足厥冷症

手足厥寒，脉细欲绝者，当归四逆汤主之。若其人内有久寒者，宜当归四逆加吴茱萸生姜汤。

当归四逆加吴茱萸生姜汤

当归三两　芍药三两　甘草二两，炙　通草二两　大枣二十五枚，擘　桂枝三两，去皮　细辛三两　生姜半斤，切　吴茱萸二升

右九味，以水六升，清酒六升和，煮取五升，去滓，温分五服。原注：一方水酒各四升。

刘昆湘："此示阴乘阳陷，荣寒卫郁之例。乃阴经之阴厥也。手足厥逆，较厥冷四逆之证为轻，但厥至手足而止。谓病人手足冷而自感四末寒侵者是也。此由三阴之邪外乘三阳，阴束阳郁，致表里失其顺接，令阳为阴阖，入而不出，故为手足厥冷之变。所以经系厥阴者，由络寒而经气始陷，亦厥阴病机内合少阴者也。

"脉细为荣气内束，细而欲绝乃形容应指萦萦如丝，而三部显然，举按皆有之象。非应指乍见，绝而不至之谓。

"以证为邪乘而非正夺，故宜当归四逆汤法主之。桂、芍、当归，和荣疏络；人参、附子，温肾生精；细辛，助荣气旁充而散脉内之寒；通草，疏血脉阻滞，且行经络之水；甘草、大枣和中。具通脉散寒之用，故以四逆名汤。

"通行本阙人参、附子，则散多补少，非脉细欲绝者所宜与矣。内有久寒，知病因已久，或其人素为寒中，或见小腹关元冷结之类，脉者细紧而迟。加吴茱萸以暖肝气，生姜以宣胃阳。用清酒和水煎服者，所以助药气之流传，此又法中之法也。"

柯琴："此厥阴伤寒发散表邪之剂也。厥阴居两阴之交尽，名曰阴之绝阳。外伤于寒，则阴阳之气不相顺接，故手足厥逆，脉细欲绝。然相火居于厥阴之脏，脏气实热则寒邪不能侵，只外伤于经而内不伤脏。故先厥者，后必发热。

"凡伤寒初起，内无寒证，而外寒极盛者，但当温散其表，勿遂温补其里。此方用桂枝汤以解外，而以当归为君者，因厥阴主肝，为血室也。肝苦急，甘以缓之，故倍加大枣，犹小建中加饴糖法；肝欲散，当以辛散之。细辛甚辛，能通三阴之气血，外达于毫端，比麻黄更猛，可以散在表之严寒；不用生姜，不取其横散也。木通能通九窍而通关节，用于开厥阴之阖而行气于肝。夫阴寒如此，而仍用芍药者，须防补火之为患也。

"是方桂枝得芍药，生血于荣；细辛同木通，行气于卫；甘草得枣，气血以和，且缓中以调肝，则荣气得至于手太阴，而脉自不绝；温表以逐邪，则卫气行四末，而手足自温矣。若其人内有久寒者，其相火亦不足。加吴萸之辛热，直达厥阴之脏；生姜之辛散，淫气于筋；清酒以温经络，经脉

不沮弛。则气血如故，而四肢自温，脉息自至矣。此又治厥阴内外两伤于寒之剂也。冷结膀胱而少腹满痛，手足厥冷者宜之。"

成无己："手足厥寒者，阳气外虚，不通四末；脉细欲绝者，阴血内弱，脉行不利。与当归四逆汤，助阳生阴也。

"《内经》曰：脉者，血之府也。诸血者，皆属心。通脉者，必先补心益血。苦先入心，当归之苦，以助心血。心苦缓，急食酸以收之。芍药之酸，以收心气。肝苦急，急食甘以缓之。大枣、甘草、通草之甘，以缓阴血。茱萸辛温，以散久寒；生姜辛温，以行阳气。"

姜建国、李树沛《伤寒析疑》："本条脉细欲绝是辨证眼目。脉微欲绝之厥逆，是少阴阳衰，必治以四逆汤。而脉细主血虚，系平素血虚，复感寒邪，寒凝经脉，血行不畅，四肢失于温养，故手足厥寒。可见本证之厥，既非热厥，亦与阳衰脏寒之寒厥有别。

"由于本证病变重在经脉，病机兼以血虚，故治不用姜附温脏回阳，而用当归四逆汤温经通脉，养血散寒。汪苓友：'此条乃寒中厥阴血分之证。手足厥寒，与厥逆厥冷略异。逆冷者，寒深入脏，故手足不顺利而如冰，斯为厥逆厥冷。厥寒者，手足厥而自觉畏寒之甚，乃寒中于经。'陆渊雷：'今案本方方意，实为肌表活血之剂。血被外寒凝束，令手足厥寒，脉细欲绝，初非阳虚所致。日本医以本方治冻疮，大得效验。可见其活血之功焉。'

"本方当归合芍药，养血通络；桂枝合细辛，温经散寒；大枣合甘草，补益气血；通草专通血脉。全方具有温阳、养血、通络三大功用。为治寒凝经脉之良方……当归四逆，养血散寒，温通血络，以治寒厥。加吴茱萸、生姜，直入肝胃，温中祛寒。更用清酒煎药，酒性温通，可加强温通血络，祛除寒邪的作用。"

10. 温中宣气治疗脉结代症

伤寒，脉结代，心动悸，炙甘草汤主之。

脉按之来缓，时一止，复来者，名曰结。又脉来动而中止，更来小数，中有还者反动，名曰结，阴也。脉来动而中止，不能自还，因而复动者，名曰代，阴也。

炙甘草汤方

甘草四两，炙　生姜三两，切　人参二两　生地黄一斤　桂枝三两，去皮　阿胶二两　麦门冬半斤，去心　麻仁半升　大枣三十枚，擘

右九味，以清酒七升，水八升，先煮八味，取三升。去滓，内胶烊消尽。温服一升，日三服。一名复脉汤。

钱天来："结者邪结也。脉来停止暂歇之名。犹绳之有结也。凡物之贯于绳上者遇结必碍，虽流走之甚者亦必少有逗留，乃得过也。此因气虚血涩，邪气间隔于经脉之间耳。虚衰则气力短浅，间隔则经络阻碍，故不得快于流行而止歇也。

"动而中止者，非辨脉法中阴阳相搏之动也，谓缓脉正动之时忽然中止，若有所遏而不得动也；更来小数者，言止后更勉强作小数。小数者，郁而复伸之象也。小数之中有脉还而反动者，名曰结阴。《辨脉法》云：阴盛则结。故谓之结阴也。代，替代也。气血虚惫，真气衰微，力不支给，如欲求代也。动而中止句，与结脉同。不能自还因而复动者，前因中止之后更来小数，随即有还者反动，故言自还。此则止而未即复动，本以缓脉中来，为阴盛之脉。故谓之代阴也。

"上文虽云脉结代者，皆以炙甘草汤主之。然结为病脉，代为危脉。"

柯琴："寒伤心主，神明不安，故动悸；心不主脉，失其常度，故结代也。结与代皆为阴脉。伤寒有此，所谓阳证见阴脉者死矣。不忍坐视，姑制炙甘草汤，以欲挽回已去之候耳。

"持其脉口，五十动而不一止者，五藏皆受气。呼吸闰息，脉以五至为平。太过不及，是阴阳偏胜，失其常变矣。偏胜之脉，更为邪阻则止而不前。阳邪盛而数中见止，名曰促。有急趋忽蹶之象也；阴邪盛而缓中见止，名曰结。有绵绵泻漆之状也。阳盛，可知为阴虚之病脉；阴盛，可知为阳虚之病脉矣。

"仲景凡于不足之脉，阴弱者用芍药以益阴，阳虚者用桂枝以通阳。甚则加人参以生脉。未有用麦冬者，岂以伤寒之法义重扶阳乎？抑阴无骤补之法欤！此以中虚脉结代，用生地黄、麦冬，峻补真阴者，是已开后学滋阴之路矣。然地黄、麦冬，味虽甘而气则寒，非发陈蕃秀之品，必得人参、桂枝以通阳脉，生姜、大枣以和荣卫，阿胶补血，酸枣安神，甘草之缓不使速下，清酒之猛捷于上行。内外调和，悸可宁而脉可复矣。酒七升水八升，只取三升者，久煮之则气不峻。此虚家用酒之法。且知地黄、麦冬，得酒则良。

"厥阴伤寒，则相火内郁，肝气不舒，血室干涸，以致营气不调，脉道涩滞而见代结之象。如程郊倩所云，此结者不能前而代替，非阴盛也。

"凡厥阴病则气上冲心，故心动悸。此悸动因于脉代结，而手足不厥。非水气为患矣。不得甘寒多液之品以滋阴而和阳，则肝火不息，而心血不生。心不安其位，则悸动不止。脉不复其常，则代结何以调？故用生地为君，麦冬为臣，炙甘草为佐，大剂以峻补真阴。开来学滋阴之一路也。反以甘草名方者，借其载药入心，补离中之虚，以安神明耳。然大寒之剂，无以奉发陈蕃秀之机，必须人参、桂枝，佐麦冬以通脉；姜、枣佐甘草以和营；胶、麻佐地黄以补血。甘草不使速下，清酒引之上行。且生地、麦冬，得酒力而更优也。"

陈师亮："代为难治之脉，而有治法者何？凡病气血骤脱者，可以骤复。若积久而虚脱者，不可复。盖久病渐损于内，脏气日亏，其脉代者，乃五脏无气之候。伤寒为暴病，死生之机在于反掌。亦有垂绝而亦有可救者。此其代脉乃一时气乏，然亦救于万死一生之途，而未可其必生也。"

尤在泾："脉结代者，邪气阻滞，而荣卫涩少也；心动悸者，神气不振，而都城震惊也。是虽有邪气，而攻取之法无所施矣。故宜人参、姜、桂，以益卫；胶、麦、麻、地、甘、枣，以益荣气。荣卫既充，脉复神完，而后从而取之，则无有不服者矣。此又扩建中之制，为阴阳并调之法。如此，今人治病不问虚实，概与攻发。岂知真气不立，病虽去亦必不生，况病未必去耶。"

11. 温中降逆治疗呕吐症

食谷欲呕，属阳明也，吴茱萸汤方之。得汤反剧者，属上焦也。

少阴病吐利，手足厥冷，烦躁欲死者，吴茱萸汤主之。

干呕吐涎沫，头痛者，吴茱萸汤主之。

吴茱萸汤方

吴茱萸一升，洗　人参三两　生姜六两，切　大枣十二枚，擘

右四味，以水七升，煮取二升，去滓，温服七合，日三服。

陈修园："此一节言少阴水火之气，皆本阳明之水谷以资生，而复交会于中土。若上吐下利，则中土虚矣。中土虚则气不行于四末，故手足逆冷。中土虚，不能导手少阴之气而下交则为烦，不能引足少阴之气上交则为躁。甚则烦躁欲死。

"方用吴茱萸之大辛大温，以救欲绝之阳；佐人参之冲和，以安中气；姜、枣和胃以行四末。师于不治之症，不忍坐视，专求阳明，是得绝处逢生之妙。所以与通脉四逆汤、白通加猪胆汁汤，三方鼎峙也。"

《医宗金鉴》："少阴厥阴多合病，证同情异而治别也。少阴有吐利，厥阴亦有吐利；少阴有厥

逆，厥阴亦有厥逆；少阴有烦躁，厥阴亦有烦躁。此合病而证同者也。

"少阴之厥有微甚，厥阴之厥有寒热；少阴之烦躁则多躁，厥阴之烦躁则多烦。盖少阴之病多阴盛格阳，故主以四逆之姜、附，逐阴以回阳也；厥阴之病阴盛郁阳，故主以吴茱萸之辛烈，迅散以通阳也。此情异而治别者也。"

张路玉："凡用吴茱萸汤有三证：一为阳明食谷欲呕；一为少阴吐利，手足厥冷，烦躁欲死；此则干呕、吐涎沫、头痛。经络证候各殊而治则一者，总之下焦浊阴之气，上乘于胸中清阳之界，真气反郁在下，不得安其本位。有时欲上不能，但冲动浊气，所以干呕、吐涎沫也。

"头痛者，厥阴之经与督脉会于巅也；食谷欲呕者，浊气在上也；吐利者，清气在下也；手足厥冷者，阴寒内盛也；烦躁欲死者，虚阳扰乱也。故主吴茱萸汤，以茱萸专开豁胸中逆气，兼人参、姜、枣，以助胃中之清阳，共襄祛浊之功。由是清阳得以上升，而浊阴自必下降矣。"

成无己："干呕、吐涎沫者，里寒也；头痛者，寒气上攻也。与吴茱萸汤温里散寒。

"吐利手足厥冷，则阴寒气甚；烦躁欲死者，阳气内争。与吴茱萸汤，助阳散寒。

"上焦主内，胃为之市。食谷欲呕者，胃不受也。与吴茱萸汤以温胃气。

"《内经》曰：寒淫于内，治以甘热，佐以苦辛。吴茱萸、生姜之辛以温胃；人参、大枣之甘以缓脾。"

尤在泾："食谷欲呕，有中焦与上焦之别。盖中焦多虚寒，而上焦多火逆也。阳明中虚，客寒乘之，食谷则呕。故宜吴茱萸汤，以益虚而温胃。"

柯琴："少阴病，吐利，烦躁，四逆者死。四逆者，四肢厥冷，兼臂胫而言。此云手足，是指指掌而言。四肢之阳犹在。岐伯曰：四末，阴阳之会，气之大路也。气街者，气之经络也。络绝则经通，四末解则气从合。故用吴茱萸汤以温之，吐利止而烦躁除。阴邪入于合者，更得从阳而出乎井矣。

"呕而无物，胃虚可知矣。吐惟涎沫，胃寒可知矣。头痛者，阳气不足，阴寒得以乘之也。吴茱萸汤温中益气，升阳散寒，呕痛尽除矣。

"胃热则消谷善饥，胃寒则水谷不纳。食谷欲呕，固是胃寒。服汤反剧者，以痰饮在上焦为患，呕尽自愈。非谓不宜服也。此与阳明不大便，服柴胡汤胃气因和者不同。

"吴茱萸辛苦大热，禀东方之气色，入通于肝。肝温则木得遂其生矣。苦以温肾，则水不寒；辛以散邪则土不扰。佐人参固元气而安神明；助姜、枣调营卫以补四末。此拨乱反正之剂，与麻黄、附子之拔帜先登，附子、真武之固守社稷者，鼎足而立也。

"若命门火衰，不能腐熟水谷，故食谷欲呕，若干呕、吐涎沫而头痛，是脾肾虚寒，阴寒上乘阳位也。用此方鼓动先天之少火，而后天之土自生。培植下焦之真阳，而上焦之寒自散，开少阴之关，而三阴得位者，此方是钦。"

（四）生姜在方书中的应用选例

1.《备急千金要方》

半夏茯苓汤

治妊娠阻病，心中愦闷，空烦，吐逆，恶闻食气，头眩重，四肢百节疼烦沉重，多卧少起，恶寒汗出，疲极黄瘦方。

半夏三十铢　茯苓　干地黄各十八铢　橘皮　细辛　人参　芍药　旋覆花　芎䓖　桔梗　甘草各十二铢　生姜三十铢

右十二味，㕮咀，以水一斗，煮取三升，分三服。若病阻积月日不得治，及服药冷热失候，病变客热烦渴，口生疮者，去橘皮、细辛，加前胡、知母各十二铢；若变冷下痢者，去干地黄，入桂心十二铢；若食少，胃中虚，生热，大便闷塞，小便赤少者，加大黄十八铢，去地黄，加黄芩六铢。余依方服一剂。得下后，消息，看气力冷热，增损方调定，更服一剂汤，便急服茯苓丸。令能食，便强健也。忌生冷醋滑、油腻、菘菜、海藻。

此方重用生姜，其量与君药半夏同。正是取生姜之温中健脾、降逆止呕、行散水饮痰滞等功效。

治妊娠恶阻呕吐不下食方

青竹茹　橘皮各十八铢　茯苓　生姜各一两　半夏三十铢

右五味，㕮咀，以水六升，煮取二升半，分三服。不差频作。

本方为安胎和中止呕之剂。

橘皮汤方

治妊娠呕吐，不下食，橘皮汤方。

橘皮　竹茹　人参　白术各十八铢　生姜一两　厚朴十二铢

右六味，㕮咀，以水七升，煮取二升半，分三服。不差重作。

本方有益气健脾，和胃止呕之功效。

徐之才逐月养胎方

乌雌鸡汤

妊娠一月，足厥阴脉养，不可针灸其经。足厥阴内属于肝，肝主筋及血。一月之时，血行否涩，不为力事。寝必安静，无令恐畏。妊娠一月，阴阳新合为胎，寒多为痛，热多卒惊。举重腰痛，腹满胞急，卒有所下，当预安之，宜服乌雌鸡汤方。

乌雌鸡一只，治如食法　茯苓二两　吴茱萸一升　芍药　白术各三两　麦门冬五合　人参三两　阿胶二两　甘草一两　生姜一两

右十味，㕮咀，以水一斗二升，煮鸡取汁六升，去鸡，下药煎取三升，内酒三升，并胶烊尽，取三升，放温，每服一升，日三。

补胎汤

若曾伤一月胎者，当预服补胎汤方。

细辛一两　干地黄　白术各三两　生姜四两　大麦　吴茱萸各五合　乌梅一升　防风二两

右八味，㕮咀，以水七升，煮取二升半，分三服，先食服。寒多者，倍细辛、茱萸。若热多渴者去细辛、茱萸，加栝楼根二两；若有所思，去大麦，加柏子仁三合。一方有人参一两。

艾叶汤

妊娠二月，始阴阳踞经。有寒，多坏不成。有热，即萎悴。中风寒有所动摇，心满，心下悬急，腰背强痛，卒有所下，乍寒乍热，艾叶汤主之方。

艾叶　丹参　当归　麻黄各二两　人参　阿胶各三两　甘草一肉　生姜六两　大枣十二枚

右九味，㕮咀，以酒三升，水一斗，煮减半，去滓，内胶，煎取三升，分三服。一方用乌雌鸡一只，宿肥者，治如食法，割头取血，内三升酒中相和，鸡以水一斗二升，先煮取汁，去鸡，内药煎取三升，内血酒并胶煎，取三升，分温三服。

黄连汤

若曾伤二月胎者，当预服黄连汤方。

黄连　人参各一两　吴茱萸五合　生姜三两　生地黄五两，一方用阿胶

右五味，㕮咀，以酢浆七升，煮取三升，分四服，日三夜一。十日一作。若颇觉不安，加乌梅一升。加乌梅者，不用浆，直用水耳。一方用当归半两。

雄鸡汤

妊娠三月为定形。有寒大便青，有热小便难，不赤即黄。卒惊恐忧愁嗔怒喜，顿仆，动于经脉，腹满，绕脐苦痛，或腰背痛，卒有所下。雄鸡汤方。

雄鸡一只，治如食法　甘草　人参　茯苓　阿胶各二两　黄芩　白术各一两　麦门冬五合　芍药四两　大枣十二枚，擘　生姜一两

右十一味，㕮咀，以水一斗五升，煮鸡减半，出鸡内药，煮取半，内清酒三升，并胶煎取三升，分三服。一日尽之，当温卧。一方用当归、芎各二两，不用黄芩、生姜。

调中汤

若曾伤四月胎者，当预服调中汤方。

白芍药四两　续断　芎䓖　甘草各一两　白术　柴胡各三两　当归一两半　乌梅一升　生姜四两　厚朴　枳实　生李根白皮各三两

右十二味，㕮咀，以水一斗，煮取三升，分四服，日三夜一。八日后复服一剂。

阿胶汤

妊娠五月，有热，若头眩，心乱，呕吐；有寒，苦腹满痛，小便数。卒有恐怖，四肢疼痛，寒热，胎动无常处，腹痛，闷顿欲仆。卒有所下。阿胶汤主之方。

阿胶四两　旋覆花二合　麦门冬一升　人参一两　吴茱萸七合　生姜六两　当归　芍药　甘草　黄芩各一两

右十味，㕮咀，以水九升，煮药减半，内清酒三升并胶，微火煎取三升半，分四服，日三夜一，先食服。便愈。不差，再服。一方用乌雌鸡一只，割取咽血，内酒中，以水煮鸡，以煎药减半，内酒并胶煎，取三升半，分四服。

安中汤

曾伤五月胎者，当预服安中汤方。

黄芩一两　当归　芎䓖　人参　干地黄各二两　甘草　芍药各三两　生姜六两　麦门冬一升　五味子五合　大枣三十五枚　大麻人五合

右十二味，㕮咀，以水七升，清酒五升，煮取三升半，分四服，日三夜一。一七日复服一剂。

麦门冬汤

妊娠六月，卒有所动不安，寒热往来，腹内胀满，身体肿，惊怖，忽有所下，腹痛如欲产，手足烦疼，宜服麦门冬汤方。

麦门冬一升　人参　甘草　黄芩各二两　干地黄三两　阿胶四两　生姜六两　大枣十五枚

右八味，㕮咀，以水七升，煮减半，内清酒二升并胶，煎取三升，分三服。中间进糜粥。一方用乌雌鸡一只，煮水以煎药。

柴胡汤

若曾伤六月胎者，预当服柴胡汤方

柴胡四两　白术　芍药一方作紫葳　甘草各二两　苁蓉一两　芎䓖二两　麦门冬二两　干地黄五两　大枣三十枚　生姜六两

右十味，㕮咀，以水一斗，煮取三升，分四服，日三夜一。中间进糜粥。勿食生冷及坚硬之

物。七日更服一剂。

葱白汤

妊娠七月，忽惊恐摇动，腹痛，卒有所下，手足厥冷，脉若伤寒，烦热腹满，短气，常苦颈项及腰背强。葱白汤主之方。

葱白，长三四寸，四茎　半夏一升　生姜八两　甘草　当归　黄芪各三两　麦门冬一升　阿胶四两　人参一两半　黄芩一两　旋覆花一合

右十一味，㕮咀，以水八升，煮减半，内清酒三升及胶，煎取四升，服一升，日三夜一。温卧，当汗出。若不出者，加麻黄二两，煮服如前法；若秋后，勿强渍汗。一方以黄雌鸡一只，割咽取血，内酒中，煮鸡取汁以煎药。

芍药汤

妊娠八月，中风寒，有所犯触，身体不痛，乍寒乍热，胎动不安，常苦头眩痛，绕脐下寒，时时小便白如米汁，或青或黄。或使寒栗，腰背苦冷而痛，目䀮䀮。芍药汤主之方。

芍药　生姜各四两　厚朴二两　甘草　当归　白术　人参各三两　薤白切，一升

右八味，㕮咀，以水五升，清酒四升，合煮取三升，分三服，日再夜一。一方用乌雌鸡煮汁，以煎药。

葵子汤

若曾伤八月胎，当预服葵子汤方。

葵子二升　生姜六两　甘草二两　芍药四两　白术　柴胡各三两　大枣二十枚　厚朴二两

右八味，㕮咀，以水九升，煮取三升，分三服，日三。十日一剂。一方用乌雌鸡一只，煮水以煎药。

观之以上诸方，生姜又为养胎安胎之要药。

2. 《千金翼方》

治气汤

主散家患气，不能食，若气逆方。

人参　茯苓　桂心　厚朴炙　半夏洗　甘草炙，各一两　麦门冬去心　生姜各三两　大枣二十枚，擘

右九味，㕮咀，以水八升，煮取二升六合，分服七合。

此治胃中虚热，不能食，或气喘胸闷方。

调脏腑方

发散虚羸，不能食饮，大便不通，调脏腑方。

麦门冬去心　黄芩　人参各二两　竹茹一升　大枣十四枚，擘　茯神　半夏洗　生姜切　甘草各三两，炙　桂心半两

右壹拾味，㕮咀，以水一升，煮取三升，分三服。

此清胃益气、调理脏腑之方。生姜在此温中健脾，调和荣卫。

伤心汤

主心伤不足，腰、脊、腹背相引痛，不能俯仰方。

茯苓　远志去心　干地黄各二两　大枣三十枚，擘　饴糖一升　黄芩　半夏洗　附子炮，去皮　生姜切　桂心各二两　石膏碎　麦门冬各四两，去心　甘草炙　阿胶熬，各一两

右一十四味，㕮咀，以水一斗五升，煮取三升半，去滓，内饴糖、阿胶，更煎取三升二合，分

三服。

心主血，肾藏精。精血不足，筋脉失养，心血伤耗，所以腰背痛。方以养血柔筋，滋补肝肾为主。生姜在此，有助桂、附温经止痛之效。

泻肝汤

主肝气不足，目暗，四肢沉重方。

人参　半夏洗　白术各三两　生姜六两，切　细辛一两　茯苓　黄芩　前胡　桂心　甘草各二两

右一十味，㕮咀，以水八升，煮取三升，分三服。

肝气不足，气血失达，所以目暗，四肢沉重。方以益气养肝为主。重用生姜，散肝气之滞，宣脾胃之湿。

肺伤汤

主肺气不足而短气，咳唾脓血，不得卧方。

人参　生姜切　桂心各二两　阿胶炙　紫菀各一两　干地黄四两

桑根白皮　饴糖各一斤

右八味，㕮咀，以水一斗五升，煮桑根白皮二十沸，去滓，内药煮取二升五合，次内饴糖令烊。分三服。

桑根白皮辛凉利肺，生姜温肺止咳，合紫菀之止嗽化痰，人参之益气，地黄、阿胶炙养血，饴糖之温中补血。共治肺气不足诸症。

伤中汤

主伤中，肺气不足，胁下痛，上气，咳唾脓血，不欲食，恶风，目视䀮䀮，足胫肿方。

生地黄半斤，切　桑根白皮三升，切　生姜五累　白胶五挺　麻子仁　芎䓖各一升　紫菀三两　麦种　饴糖各一升　桂心二尺　人参　甘草各一两

右一十二味，㕮咀，以水二斗，煮桑根白皮取七升，去滓，内药煮取五升，澄去滓，内饴糖煎取三升，分为三服。

生姜在此，温肺止咳，疏散肝气。

泻脾汤

主脾脏气实，胸中满，不能食方。

茯苓四两　厚朴四两，炙　桂心五两　生姜八两，切　半夏一两洗，去滑　人参　黄芩　甘草炙，各二两

右八味，㕮咀，以水一斗，煮取三升，分三服。又主冷气在脾脏，走在四肢，手足流肿。亦逐水气。

五补汤

主五脏内虚竭，短气，咳逆，伤损，郁郁不足，下气复通津液方。

麦门冬去心　小麦各一升　粳米三合　地骨皮　薤白各一斤　人参　五味子　桂心　甘草炙，各二两　生姜八两，切

右一十味，㕮咀，以水一斗二升，煮取三升，分三服。口干，先煮竹叶一把减一升，去滓，内药煮之。

五脏气血虚弱，生姜佐人参、甘草以益气健脾；佐麦门冬、桂心以养心行气；佐五味子、粳米以敛肺生津，宣降肺气；佐小麦、地骨皮以调养肝肾。

人参汤

主男子五劳七伤，胸中逆满，害食乏气，呕逆，两胁下胀，少腹急痛，宛转欲死，调中、平脏、理伤绝方

人参　茯苓　芍药　当归　白糖　桂心　甘草炙，各二两　蜀椒去目及闭口，汗　生姜　前胡　橘皮　五味子各一两　枳实三分，炙　麦门冬三合，去心　大枣十五枚，擘

右一十五味，㕮咀，以东流水一斗五升，渍药半日，以三岁陈芦微微煮取四升，去滓，内糖令消。二十以上，六十以下服一升；二十以下，六十以上，服七八合。日三夜一。

生姜在此，有调中行气、健脾和胃之作用。

当归茱萸四逆汤

治手足厥寒，脉为之细绝，其人有寒。当归茱萸四逆汤方。

当归　芍药　桂心各三两　吴茱萸二升　生姜半斤，切　细辛　通草　甘草各二两，炙　大枣二十五枚，擘

右九味，㕮咀，以酒水各四升，煮取三升，分四服。

大建中汤

主五劳七伤，小肠急，脐下彭耳。两胁胀满，腰脊相引，鼻口干燥，目暗盯盯，愦愦不乐，胸中气逆，不下食饮，茎中策然痛，小便黄赤，尿有余沥，梦与鬼神交通，失精，惊恐，虚乏方。

人参　龙骨　泽泻　黄芪各三两　大枣二十枚　芍药四两　远志去心　甘草炙各二两　生姜切　饴糖各八两

右一十味，㕮咀，以水一斗，煮取二升半，去滓，内饴糖令消。一服八合。相去如行十里久。

重用生姜，脾肺两宣，散湿利肾。

黄芪汤

主虚劳不足，四肢顿瘵，不欲食饮，食即汗出方。

黄芪　当归　细辛　五味子　生姜切　人参　桂心　甘草各二两，炙　芍药三两　前胡一两　茯苓四两　半夏八两洗　麦门冬二两，去心　大枣二十枚，擘

右一十四味，㕮咀。以水一斗四升，煮取三升，去滓。一服八合，日三。

生姜在此，佐大枣、甘草以调和荣卫。

补心汤

主奄奄忽忽，朝差暮剧。惊悸，心中憧憧，胸满，不下食饮。阴阳气衰，脾胃不磨。不欲闻人声。定志下气方。

人参　茯苓　龙齿炙　当归　远志去心　甘草炙，各三两　桂心　半夏洗，各五两　生姜六两，切　大枣二十枚，擘　黄芪四两　枳实炙　桔梗　茯神各二两半

右一十四味，㕮咀，以水一斗二升，先煮粳米五合，令熟，去滓，内药煮取四升。每服八合，日三液二服。

生姜与人参、黄芪、桂心、茯神、远志等，益气养心，通阳安神。

茯神汤

治风眩倒屋转，吐逆，恶闻人声，茯神汤方。

茯神四两　黄芪　生姜切　远志各三两，去心　附子一枚，炮，去皮　防风五两　人参　独活　当归　牡蛎熬　苁蓉　白术　甘草炙，各二两

右一十三味，㕮咀，以水一斗二升，煮取三升，分六服。每服五合，日三夜三。

本方为益气祛风之方。生姜疏散风邪，调和胃气。

续命汤

主久风卧在床，起死人神方。

麻黄去节　人参　桂心　附子炮，去皮　茯苓各一两　防己　防风　黄芩各一两半　生姜六两，切　半夏五两，洗　枳实二两，炙，上气闷者加之　甘草一两，炙

右一十二味，㕮咀，以水一斗，先煮麻黄取九升，去上沫，停冷，去滓，内药煮取三升。分三服。若不须半夏，去之，加芍药三两。

此治中风之方。生姜与麻黄、附子、桂心、防风等，共奏疏肌祛风、通利经络之效。

3. 《延年秘录》

竹茹饮

主痢后得天行病，头痛三四日，食即呕吐者方。

竹茹二两　橘皮二两　生姜四两　人参二两　芦根切，一升　粳米一合

右六味，切，以水六升，煮取二升五合，去滓，分温五六服。中间任食。忌热面生冷。

天行为热性传染病类疾病。方中生姜降逆止呕；橘皮行气和中；竹茹、芦根清胃止呕；人参、粳米益气生津。

4. 《必效方》

鳖甲汤

疗天行病，经七日以上，热势弥固，大便涩秘，心腹痞满，食饮不下，精神昏乱恍惚。狂言浪语，脉沉细。众状之中，一无可救。且决计服此鳖甲汤方。

鳖甲二两，炙　细辛二两　桂心二两　白术二两　生姜四两　吴茱萸一两　白鲜皮二两　附子一两半，炮　枳实二两，炙　茵陈二两　大黄二两，切

右十一味，切，以水八升，煮取二升六合，去滓，分三服。服别相去如人行五里，进一服。忌生葱、生菜、苋菜、猪肉、桃、李、雀肉等。

生姜在此，有解肌退热的功效。

5. 《许仁则方》

解肌干葛五物饮

治天行一二日，觉身体壮热头痛，骨肉酸楚，背脊强，口鼻干，手足微冷，小便黄赤。

葛根切，五合　葱白切，一升　生姜切，一合　豉心一升，绵裹　粳米二合，研碎

右药，切，以水五升，煮豉心以上四味，取三升半汁，去滓，内粳米屑，煮令米烂，带热顿啜候尽，微覆取汗。无所忌。

此为疏风祛邪护津之方。

6. 《广济方》

前胡汤

疗天行，恶寒壮热，食则呕逆，前胡汤方。

前胡一两　麦门冬三两，去心　竹茹二两　橘皮一两　甘草一两，炙　生姜二两　生地黄四两，切

右七味，切，以水七升，煮取二升三合，绞去滓，分温三服。服如人行六七里，进一服。忌海藻、菘菜、芜荑、热面、猪犬肉、油腻。

此为养阴止呕之剂。麦门冬、生地黄滋阴生津;竹茹清胃止呕;生姜和胃止呕;橘皮行气止呕;甘草和胃益脾;前胡祛邪解表。

7. 《崔氏方》

竹叶汤

疗烦躁而渴不止,恶寒,仍热盛者,竹叶汤常用亦佳。不徒疗天行,凡虚赢久病,及疟后胸上痰热者,服之皆妙方。

甘草二两,炙 枣十五枚,擘 半夏一两,洗 芍药三两 前胡一两 黄芩一两 小麦五合 人参二两 粳米一升 知母二两 麦门冬四合,去心 栝楼一两 生姜四两 竹叶一把,须以竹条饮,代水煮汤,不用其叶

右十四味,切,以竹条饮一斗五升,煮取五升,分三服。若非天行,而虚赢久病,胸生痰热,亦可服之。加黄芪二两,除黄芩,减知母一两,除栝楼。用之大效。忌羊肉、海藻、菘菜、饴。

生姜于清热和胃、益气生津方中,有降逆和中止呕之效。

8. 《删繁方》

香豉汤

疗肺腑脏热,暴气斑点,香豉汤方。

香豉一升,绵裹 葱须切,四两 石膏八两 栀子人三两 生姜八两 大青二两 升麻三两 芒消三两

右八味,切,以水六升,煮七味取二升五合,去滓,然后下芒消。分三服。

石膏、大青、升麻清热消斑,生姜、葱须解肌调卫。

9. 《深师方》

醇醨汤

治疟疾

生姜三两 乌梅三七枚,擘,一方十四枚 甘草三两,炙 桂心二两 常山三两 襄河根三两

右六味,切,以水六升,煮取一升,曰醇。未发时顿服。更以水三升,煮取一升,曰醨。至发不断,复顿服,甚良。别方说,发日平旦服醨一升,以醇着头边,若欲发便服醇。神良。二说不同也。忌海藻、菘菜、生葱、生菜。

方中常山、乌梅劫疟祛邪,生姜、桂心解肌疏表,消除寒热往来之症。

10. 《小品方》

竹叶汤

疗霍乱吐痢,已服理中及四顺汤不解者,以竹叶汤方。

竹叶一虎口 小麦一升 生姜十两 甘草一两 人参一两 附子一两,炮 肉桂二两 当归二两 芍药一两 白术三两 橘皮二两

右十一味,以水一斗半,先煮小麦、竹叶,取八升汁,去滓,内诸药,煮取二升半,分三服。吐痢后腹满,加厚朴二两,炙;上气,加吴茱萸半升,差。理中、四顺则大热。热毒霍乱,宜竹叶汤。忌生葱、海藻、菘菜、猪肉、桃、李、雀肉等。

11. 《救急方》

生姜汤

疗霍乱,无问干湿冷热等。

东壁土一把　生姜一大两，碎之

右二味，用水一大升，煮取半升，澄清，热饮之。

东壁土燥湿止泄，生姜和胃止呕。故治霍乱吐泻诸症。

12.《延年方》

腹内气胀雷鸣胸背痛方

丹参三两　枳实炙，三两　桔梗　白术　芍药各二两　生姜四两　槟榔七枚

右七味，细切，以水九升，煮取二升七合，去滓，分温三服。忌猪肉、桃、李、雀肉、生冷油腻、鱼、蒜等。

生姜在此，温中行气除胀。

13.《集验方》

桂心汤

疗寒疝气往来，冲心腹痛，桂心汤方。

桂心四两　生姜三两　吴茱萸二两

右三味，切，以酒一大升，煎至三合，去滓，分温三服。如人行六七里一服。忌生葱。

14.《范汪方》

姜椒汤

主胸中积聚痰饮，饮食减少，胃气不足，咳逆吐呃方。

半夏三两，洗　生姜汁七合　桂心　附子炮　甘草炙　茯苓　桔梗各一两　蜀椒二合，汗　橘皮二两，切

右九味，以水七升，煮取二升半，去滓，内姜汁煎，取四升半，分三服。服三剂佳。若欲服大散，并诸五石丸，必先服此方，及进黄芪丸辈必佳。忌海藻、菘菜、羊肉、饧、生葱、猪肉、冷水、酢物。

生姜在此，止吐和胃，化饮消食。

15.《万全方》

半夏饮子

疗脾，饮食吐逆，水谷不化。此为胃反，半夏饮子方。

制半夏八分　厚朴炙　人参　白术　生姜切　枣各六分　粳米二合　橘皮四分

右八味，细切，以水二大升，煎取一升，去滓，分温四服。空肚服二服。忌羊肉、饧。

二、桂枝

（一）桂枝临床应用源流

桂枝在《神农本草经》时，就已入药使用。但"桂枝"名称的使用，却是唐代的事情。之前并不叫作"桂枝"，而是叫作"牡桂""桂""桂心"等。直至唐代《新修本草》时，才出现了"桂枝"的称谓。

《神农本草经》："牡桂，味辛，温。主上气咳逆，结气喉痹，吐吸，利关节，补中益气。久服通神，轻身不老。生山谷。"

南朝梁时陶弘景《名医别录》："桂，辛，大热，有毒。主温中，利肝肺气，心腹寒热，冷疾，

霍乱，转筋，头痛，腹痛，出汗，止烦，止唾，咳嗽，鼻衄，能堕胎，坚骨节，通血脉，理疏不足，宣导百药，无所畏。久服神仙不老。生桂阳。二月、七八月、十月采皮，阴干。"

陶弘景："案《本经》唯有菌桂、牡桂，而无此桂。用体大同小异，今俗用便有三种，以半卷多脂者单名桂，入药最多，所用悉与前说相应。

"《仙经》乃并有三种桂，常服食，以葱涕合和云母，蒸化为水者，正是此种耳。今出广州湛惠为好。湘州、始兴、桂阳县即是小桂，亦有，而不如广州者。交州、桂州者形段小，多脂肉，亦好。

"《经》云桂叶如柏叶，泽黑，皮黄心赤。齐武帝时，湘州送桂树，以植芳林园中。今东山有山桂皮，气粗相类，而叶乖异，亦能凌冬，或恐者牡桂，时人多呼丹桂，正谓皮赤耳。北方今重此，每食辄须之。盖《礼》所云姜桂以为芬芳也。"

《新修本草》"桂"条苏敬案："菌桂，叶似柿叶，中有纵纹三道，表裹无毛而光泽。牡桂叶长尺许，陶云小桂，或言其叶小者。陶引《经》云：叶似柏叶，验之殊不相类，不知此言从何所出。

"今案桂有两种，唯皮稍不同。若菌桂老皮坚板无肉，全不堪用。其小枝皮薄卷，乃二三重者，或名菌桂，或名筒桂。其牡桂，嫩枝皮，名为肉桂，亦名桂枝。其老者，名牡桂，亦名木桂。"

《新修本草》"牡桂"条苏敬案："古方亦用木桂，或云牡桂，即今木桂及单名桂者是也。此桂花子与菌桂同，唯叶倍长，大小枝皮俱名牡桂。然大枝皮肌理粗虚如木兰，肉少味薄，不及小枝实也。小枝皮肉多，半卷，中心皱起，味辛美。一名肉桂，一名桂枝。"

《说文》："桂，江南木，百药之长。"《山海经·南山经》："招摇之山多桂。"郭璞注："桂叶似枇杷，长二尺余，广数寸，味辛，白花。丛生山峰，冬夏常青，间无杂木。"

《尔雅·释木》："梫木桂。"此"梫"，当为"青"之音转。桂树四季常青，所以叫"青木桂"。郝懿行疏："郭以皮厚者为木桂，《本草》亦作'牡桂'，'牡''木'音相近也。"

由此知，"牡桂"，本是"木桂"之音转。

唐代陈藏器说："菌桂、牡桂、桂心，三色同是一物。桂林、桂岭因桂得名。今之所生，不离此郡。从岭以南际海，尽有桂树，唯柳象州最多。味既辛烈，皮又厚坚。厚者必嫩，薄者必老。采者以老、薄为一色，嫩厚为一色。嫩既辛烈兼又筒卷。老必味淡，自然版薄。薄者即牡桂，卷者即菌桂也。桂心，即是消除皮上甲错，取其近理而有味者。"

五代韩保昇说："牡桂叶似枇杷叶，狭长于菌桂叶一二倍，其嫩枝皮半卷，多紫而肉，中皱起，肌理虚软，谓之桂枝，又名肉桂。削去上皮，名曰桂心。其厚者，名曰木桂。药中以此为善。"

《本草纲目》引苏颂说："《尔雅》但言梫木桂一种，《本草》载桂及牡桂、菌桂三种。今岭表所出则有筒桂、肉桂、桂心、官桂、板桂之名，而医家用之罕有分别。"

综上所述，"桂枝"之名，出现和使用最晚。

北齐徐之才《雷公药对》以及与其同时的《刘涓子鬼遗方》、北周姚僧垣之《集验方》、晋代陈延之《小品方》、范汪之《范汪方》、唐代甄权之《古今录验方》，甚至公元 723 年左右成书之《广济方》等，多用"桂心"。由此知晋唐之间，"桂心"的应用较为普遍。

在《金匮要略》和《伤寒论》中，已经普遍使用"桂枝"了。因此笔者认为它们的成书年代不会是在汉代。

《伤寒论》中全部称为"桂枝"，但却秉承了前人使用"桂心"的习惯，方剂中"桂枝"之下，多注明"去皮"。实际上仍然使用的是"桂心"，只不过将其名称叫作"桂枝"罢了。

《金匮要略》中使用桂枝的方剂

序号	方剂名称	序号	方剂名称	序号	方剂名称	序号	方剂名称
1	栝楼桂枝汤	2	葛根汤	3	麻黄加术汤	4	桂枝附子汤
5	甘草附子汤	6	鳖甲煎丸	7	白虎加桂枝汤	8	侯氏黑散
9	风引汤	10	防己地黄汤	11	桂枝芍药知母汤	12	黄芪桂枝五物汤
13	桂枝加龙骨牡蛎汤	14	天雄散	15	小建中汤	16	黄芪建中汤
17	泽漆汤	18	小青龙加石膏汤	19	桂枝加桂汤	20	茯苓桂枝甘草大枣汤
21	枳实薤白桂枝汤	22	桂枝生姜枳实汤	23	厚朴七物汤	24	乌头桂枝汤
25	苓桂术甘汤	26	大青龙汤	27	小青龙汤	28	木防己汤
29	木防己加茯苓芒硝汤	30	五苓散	31	防己茯苓汤	32	黄芪芍药桂枝苦酒汤
33	桂枝加黄芪汤	34	桂枝去芍药加麻辛附子汤	35	茵陈五苓散	36	桂枝救逆汤
37	茯苓泽泻汤	38	桂枝汤	39	蜘蛛散	40	乌梅丸
41	桂枝茯苓丸	42	竹叶汤	43	竹皮大丸	44	温经汤
45	土瓜根散	46	肾气丸	47	紫石寒石散	48	薯蓣丸

《伤寒论》中使用桂枝的方剂

序号	方剂名称	序号	方剂名称	序号	方剂名称	序号	方剂名称
1	桂枝汤	2	桂枝加葛根汤	3	桂枝加厚朴杏子汤	4	桂枝加附子汤
5	桂枝去芍药汤	6	桂枝去芍药加附子汤	7	桂枝二麻黄一汤方	8	桂枝二越婢一汤方
9	桂枝去桂加茯苓白术汤	10	葛根汤	11	葛根汤	12	葛根加半夏汤
13	麻黄汤	14	大青龙汤	15	小青龙汤	16	桂枝加芍药生姜各一两人参三两新加汤
17	桂枝甘草汤	18	茯苓桂枝甘草大枣汤	19	茯苓桂枝白术甘草汤	20	五苓散
21	茯苓甘草汤	22	小柴胡去人参加桂枝汤	23	小建中汤	24	桃核承气汤
25	柴胡加龙骨牡蛎汤	26	桂枝去芍药加蜀漆牡蛎龙骨救逆汤	27	桂枝加桂汤	28	桂枝甘草龙骨牡蛎汤
29	柴胡桂枝汤	30	柴胡桂枝干姜汤	31	桂枝人参汤	32	黄连汤
33	桂枝附子汤	34	甘草附子汤	35	炙甘草汤	36	桂枝加芍药汤
37	桂枝加大黄汤	38	半夏散及汤	39	乌梅丸	40	当归四逆汤
41	当归四逆加吴茱萸生姜汤	42	麻黄升麻汤	43	理中去术加桂汤		

《本草衍义》："桂，甘辛大热。《素问》云：辛甘发散为阳。故汉张仲景桂枝汤，治伤寒表虚皆须此药。是专用辛甘之意也。《本草》第一又云：疗寒以热药。故知三种之桂，不取菌桂、牡桂者，盖此两种，性止温而已，不可以治风寒之病。独有一字桂，《本经》言甘辛大热，此正合《素问》辛甘发散为阳之说，尤知菌、牡二桂不及也。然《本经》止言桂，仲景又言桂枝者，盖亦取其枝上皮，其本身粗厚处，亦不中用。诸家之说，但各执己见，终无证据。今又谓之官桂，不知缘

何而立名。虑后世为别物，故书之。又有桂心，此则桂之心，不若一字桂也。"

《日华子本草》："桂心，治一切风气，补五劳七伤，通九窍，利关节，益精明目，暖腰膝，破痰癖瘕癥，消瘀血，治风痹骨节挛缩，续筋骨，生肌肉。"

《本草从新》："桂枝，轻，解肌，调营卫。辛甘而温，气薄升浮。入太阴肺、太阳膀胱经。温经通脉，发汗解肌。能利肺气。经曰：辛甘发散为阳。治伤风头痛，无汗能发；伤寒自汗，有汗能止。桂枝为君，芍药、甘草为佐，加姜枣，名桂枝汤，能和营实表，调和营卫，使邪从汗出，而汗自止。

"王好古曰：或问桂枝止烦出汗，仲景治伤寒发汗，数处皆用桂枝汤。又曰：无汗不得用桂枝，汗多者，桂枝甘草汤，此又能闭汗也。二义相通否乎？曰：仲景云：太阳病，发热汗出者，此为营弱卫强，阴虚阳必凑之，故以桂枝发其汗。此乃调其营气，则卫气自和，风邪无所容，遂自汗而解，非若麻黄能开腠理，发出其汗也。汗多用桂枝者，以之调和营卫，则邪从汗解，而汗自止。非桂枝能闭汗孔也。亦惟有汗者宜之。若伤寒无汗，则当以发汗为主，而不独调其营卫矣。故曰：无汗不得服桂枝，有汗不得服麻黄。以桂枝汤中有芍药故也。

"亦治手足痛风胁风。痛风有风痰、风湿、湿痰、瘀血、气虚、血虚之异，桂枝用作引经。胁风属肝，桂枝能平肝。东垣曰：桂枝横行手臂，以其为枝也。又曰：气薄则发泄，桂枝上行而解表。气厚则发热，肉桂下行而补肾。

"李士材曰：肉桂乃近根之最厚者，桂心即在中之次厚者，桂枝即顶上细枝。肉桂在下，主治下焦；桂心在中，主治中焦；桂枝在上，主治上焦。此本乎天者亲上，本乎地者亲下之道也。桂性偏阳，阴虚之人，一切血证，不可误投。"

《本草述》："桂枝与薄桂，虽皆属细枝条，但薄桂尤其皮之薄者，故和营卫之力似不及桂也。又肉桂治奔豚而桂枝亦用之者，以奔豚属肾气，肾气出之膀胱，桂枝入足太阳故也。

"世医不悟桂枝实表之精义。似以此味能补卫而密腠理。若然，何以不用参、芪邪？盖四时之风，因于四时之气，冬月寒风伤卫，卫为寒风所并，则不为营气之并而与之和，故汗出也。唯桂枝辛甘，能取肌表风寒，又通血脉，故合于白芍，由卫之固以达营，使其相和而肌解汗止也。"

张寿颐："桂枝轻用三五分至七八分，重用一钱至钱半。若营血素虚，而卫阳亦微，外有凛寒，则用一二分，与白芍合妙。其舌滑无苔者，且必桂、芍同炒，而拣去桂枝不用，仅取其气，不食其味。此虽吴下近时新法，而不可谓其无深意者也。

"桂枝即肉桂之枝，柔嫩细条，芬芬馥郁，轻扬升散，味辛气温。祛营卫之风寒，主太阳中风而头痛；立中州阳气，疗脾胃虚馁而腹疼；宣通经络，上达肩臂，温辛胜水，则抑降肾气，下定奔豚，开肾家之痹着。若是阳微溲短，斯为通溺良材。惟在燥咳气升，妄用即教血溢，抑或阴亏液耗，误投必致病加。"

《本草汇言》："桂枝，散风寒，逐表邪，发邪汗，止咳嗽，去肢节间风痛之药也。气味虽不离乎辛热，但体属枝条，仅可发散皮毛肌腠之间，游行臂膝肢节之处。"

（二）桂枝在《金匮要略》中的应用

1. 祛风止痛治疗身体关节疼痛

风湿相搏，一身尽疼痛，法当汗出而解。

湿家身烦疼，可与麻黄加术汤。发其汗为宜，慎不可以火攻之。

伤寒八九日，风湿相搏，身体疼烦，不能自转侧，不呕不渴，脉浮虚而涩者，桂枝附子汤主之。

风湿相搏，骨节疼烦，掣痛不得屈伸，近之则痛剧，汗出短气，小便不利，恶风，不欲去衣，或身微肿者，甘草附子汤主之。

麻黄加术汤方

麻黄三两，去节　桂枝二两，去皮　甘草二两，炙　杏仁七十个，去皮尖　白术四两

右五味，以水九升，先煮麻黄减二升，去上沫，内诸药，煮取二升半，去滓，温服八合。覆取微似汗。

桂枝附子汤方

桂枝四两，去皮　附子三枚，炮，去皮，破八片　甘草二两，炙　生姜三两，切　大枣十二枚，擘

右五味，以水六升，煮取二升，去滓，分温三服。

甘草附子汤方

甘草二两，炙　附子二枚，炮，去皮　白术二两　桂枝四两，去皮

右四味，以水六升，煮取三升，去滓，温服一升，日三服。初服得微汗则解。能食汗出，复烦者，服五合。恐一升多者，宜服六七合为妙。

尤在泾："风湿虽并为六淫之一，然风邪无形而湿有形，风气迅而湿气滞。值此雨淫湿胜之时，自有风易却而湿难除之势，而又发之迅而驱之过，宜其风去而湿不与俱去也。故欲湿之去者，但使阳气内蒸而不骤泄，肌肉关节之间充满流行，而湿邪自无地可容矣。此发其汗，但微微似欲汗出之旨欤？

"身烦疼者，湿兼寒而在表也。用麻黄汤以散寒，用白术以除湿。喻氏曰：'麻黄得术，则虽发汗不至多汗；而术得麻黄，并可以行表里之湿。'不可以火攻者，恐湿与热合，而反增发热也。

"身体疼烦，不能自转侧者，邪在表也；不呕不渴，无里热也；脉浮虚而涩，知其风湿外持而卫阳不正。故以桂枝汤去芍药之酸收，加附子之辛温，以振阳气而散阴邪。若大便坚，小便自利，知其在表之阳虽弱，而在里之气犹治，则皮中之湿，自可驱之于里，使从水道而出，不必更发其表，以危久弱之阳矣。

"湿胜阳微之证，其治亦不出助阳散湿之法。云得微汗则解者，非正发汗也，阳复而阴自解耳。夫风湿在表，本当从汗而解，麻黄加术汤、麻黄杏仁薏苡甘草汤，其正法也；而汗出表虚者，不宜重发其汗，则有防己黄芪实表行湿之法；而白术附子，则又补阳以为行者也；表虚无热者，不可遂发其阳，则有桂枝附子温经散湿之法；而甘草附子，则兼补中以为散者也。即此数方，而仲景审病之微，用法之变，盖可见矣。"

陈修园："湿又别其为风湿者，不可不知，风为阳，湿为阴。内有湿而外感于风，则为风湿不和而两相搏，以致一身尽疼痛。若阴阳和则雨露降，法当微似汗自出而解。然阳之汗以天之雨名之，值天阴雨不止，医者不知所以然之理，竟云此可发汗。汗之病犹不愈者，何也？盖汗者所以利阴阳也。若发其汗，汗大出者，风为阳邪，但风气从大汗而去。大汗而阳衰，阳衰而阴转盛，而阴湿之邪气仍在，是故不愈也。若治风湿者，但微微似汗出者，则阴阳两不相负，而风湿俱去也。

"湿家之表证身烦疼，而不发黄，可知未郁于内而为热也。且无小便不利，可知未入于里而为痹也。表则宜汗，而不宜大汗，斟酌其适，可者，当与麻黄加术汤，发其微似汗为宜。慎不可以火攻之，致火气逼汗，过多而变证也。

"伤寒至于八九日，九日主少阳主气之期，宜从少阳之枢而外出矣。乃不解，而复感风湿合而

相搏，寒邪拘束，故身体疼；风邪扇火，故心烦；湿邪沉着，故不能自转侧；邪未入里，故不呕不渴。脉浮虚而涩者，浮虚则为风，涩则为湿也。此风多于湿之证，以桂枝附子汤主之。

"伤寒合风湿而病，上既详言之矣。若其病较剧者，用药亦须较缓。今风湿相搏，业已深入，其骨节疼烦掣痛，不得屈伸，近之则痛剧。此风、寒、湿三气之邪，阻遏正气，不令宜通之象也。

"汗出短气，小便不利，恶风不欲去衣，或身微肿者，荣气、卫气、三焦之气俱病，总由于坎中元阳之气失职也。务使阳回气暖，而经脉柔和，阴气得煦，而水泉流动矣。以甘草附子汤主之。"

柯琴："要知风湿与伤寒之身疼不同。伤寒身疼无止时。风湿相搏而痛，多在日晡时发。若更值阴雨，是风湿与天气合，故疼痛更甚。不必在日晡时也。阴雨不止，疼痛亦不止。法当汗解。汗大出，湿反不去者，风为阳邪，其入浅；湿为阴邪，其入深。又风伤于上，湿伤于下。浅者上者宜去，而深者下者难出。故微汗之，令遍身漐漐乃佳耳。

"脉浮为在表。虚为风，涩为湿。身体烦疼，表证表脉也。不呕不渴，是无里热。故以桂枝汤加桂以治风寒。去芍药之酸寒，易附子之辛热，以除寒湿。

"身肿痛剧，不得屈伸，湿盛于外也；恶风不欲去衣，风淫于外也；汗出短气，小便不利，化源不清也。君桂枝以理上焦而散风邪，佐术、附、甘草以除湿而调气。

"治风湿相搏，骨节疼痛，不得屈伸，近之则短气，小便不利，恶风不欲去衣，身微肿者，此即桂枝附子汤加白术，去姜枣也。

"前症得之伤寒，有表无里；此症因于中风，故兼见汗出、身肿之表，短气、小便不利之里。此《内经》所谓风气胜者，为行痹之症也。然上焦之化源不清，总因在表之风湿相搏。故于前方仍重用桂枝，而少减术、附，去姜、枣者，以其短气，而辛散湿泥之品，非所宜耳。"

徐忠可："此方风湿当汗解，而不可过也。谓风湿相搏疼痛，原当汗解，值天阴雨则湿更甚，可汗无疑。而不愈何故？盖风性急可骤驱，湿性滞者渐解。汗大出则骤风去而湿不去，故不愈。若发之微则出之缓，缓则风湿俱去矣。然则湿在人身，黏滞难去，骤汗且不可，而况骤下乎。故前章曰下之死。此但云不愈。见用法不当而非误下此也。"

陈灵石："身烦痛者，寒湿之邪着于肤表也。肤表实故无汗。无汗则邪无从出矣。方用麻黄发肤表之汗以散表寒。又恐大汗伤阴，寒去而湿反不去，加白术，补土发液而除湿气。发汗中寓缓汗之法也。"

2. 通经化瘀治疗疟疾癥瘕症

病疟，以月一日发，当以十五日愈。设不差，当月尽解。如其不差，当云何？师曰：此结为癥瘕，名曰疟母，急治之，宜鳖甲煎丸。

温疟者，其脉如平，身无寒但热，骨节疼烦，时呕，白虎加桂枝汤主之。

鳖甲煎丸方

鳖甲十二分，炙　乌扇三分，烧　黄芩三分　柴胡六分　鼠妇三分，熬　干姜三分　大黄三分　芍药五分　桂枝三分　葶苈一分，熬　石韦三分，去毛　厚朴三分　牡丹五分，去心　瞿麦二分　紫葳三分　半夏一分　人参一分　䗪虫五分，熬　阿胶三分，炙　蜂窠四分，炙　赤硝十二分　蜣螂六分，熬　桃仁二分

右二十三味，为末，取煅灶下灰一斗，清酒一斛五斗，浸灰，候酒尽一半，着鳖甲于中，煮令泛烂如胶漆，绞取汁，内诸药，煎为丸，如梧子大，空心服七丸，日三服。原注：《千金方》用鳖甲十二片，又有海藻三分，大戟一分，䗪虫五分。无鼠妇、赤硝二味。以鳖甲煎药和诸药为丸。

白虎加桂枝汤方

知母六两　石膏一斤　甘草二两，炙　粳米二分　桂三两，去皮

右锉，每五钱，水一盏半，煎至八分，去滓，温服。汗出愈。

疟疾日久，邪气与气血凝滞瘀结，腹内有块者，叫作疟母，属癥瘕之类病。桂枝有通经活血、行气化瘀的作用，故与方中之大黄、牡丹、赤硝、芍药等活血逐瘀诸品，以及鳖甲、鼠妇、䗪虫等破癥软坚之品同用，以治疗疟母癥瘕之症。

《万病回春》："腹中有块者，疟母也。凡疟发时不可带热饮食，恐不消而成痞块。痞散成鼓者，有之矣。"

黄竹斋："合信氏曰：人有疟疾，脾每胀大。盖身体发冷，血脉不行于外即缩于内，无所归藏则聚于脾，所以脾大耳。"

赵以德："《内经》云：天度者，所以制日月之行也；气数者，所以纪生化之用也。五日为一候，三候为一气。然人之三阴三阳上奉之，而为之应焉。是疟有发于月一日者，至十五日则一气终。人气亦更，故疟气随变而散。设有未愈，则至月尽又历第二气终。其天之月以应人之血。月再生魄血亦更新，邪当从其更新而解矣。若又不愈，则是荣气内着，不得流行，与日月度数相应。而肝藏血，血并其邪归之于肝，是以疟母之多结在胁下。由是用柴胡行气，鳖甲破血，为君。余二十一味佐之，行血补血，散结导滞而已。虽然，天人气候之相应者，大法如此。然人之禀质有强弱，邪中有重轻。质弱邪重，虽不内结疟母，亦至连月者有之。质强邪轻，不待一候即瘥者，亦有之。然仲景此论，补《内经》未言耳。

"《内经》名温疟，亦有二。一者谓先伤风后伤寒。风，阳也，故先热后寒。一者为冬感风寒藏于骨髓之中，至春夏邪与汗出，故病藏于肾，先从内出之外，寒则气复反入，是亦先热后寒。二者之温疟则皆有阴阳往来寒热之证。而此之无寒但热，亦谓之温疟，似与《内经》不侔。然绎其义，一皆以邪疟为重而名之。

"夫阴不与阳争，故无寒骨节皆痹；不与阳通则疼痛；火邪上逆则时呕。用白虎治其阳盛也，加桂疗骨节痹痛，通血脉，散疟邪，和阴阳以取汗也。

"《内经》云：但热而不寒者，阴气先绝，阳气独发，则热而少气烦冤，手足热而欲呕，名曰瘅疟。又云：肺素有热，气盛于身，因而用力，风寒舍于分肉之间而发，发则阳气盛，盛而不衰。其气不及于阴，故但热而不寒。气内藏于心而外舍于分肉之间，令人消烁肌肉，故命曰疽疟。此二者，一为先伤于风，一为肺素有热，所感之邪虽不一，然病是阳盛。

"又《内经》之阳盛逢风，两阳相得而阴气虚少，少水不能制盛火而阳独治，此热如火，当灼肉也。由是观之，疟之寒热更作，因阴阳之气互为争并。若阴衰少，则离绝真阳，先自退处不与之并，而阳亦不并于阴，故阳独发，但热而已。此总论二者之疽疟。

"其少气烦冤，肺主气，肺受火抑故也；手足热者，阳主四肢，阳盛则四肢热也；欲呕者，火邪上冲胃气逆也。白虎汤退热药也。分肉、四肢，内属脾胃。非切于其所舍者乎！又泻肺火非救其少气烦冤者乎！设其别有兼证，岂不可推加桂之例以加别药乎！"

尤在泾："天气十五日一更，人之气亦十五日一更，气更则邪当解也。否则三十日天人之气再更，而邪自不能留矣。设更不愈，其邪必假血依痰，结为癥瘕，僻处胁下，将成固不服之势，故宜急治。鳖甲煎丸，行气逐血之药颇多，而不嫌其峻；一日三服，不嫌其急。所谓乘其未集而击之也。

"此与《内经》论温疟文不同。《内经》言其因，此详其脉与证也。瘅疟、温疟，俱无寒但热，

俱呕。而其因不同。瘅疟者，肺素有热而加外感，为表寒里热之证。缘阴气内虚，不能与阳相争，故不作寒也；温疟者，邪气内藏肾中，至春夏而始发，为伏气外出之证。寒蓄久而变热，故亦不作寒也。

"脉如平者，病非乍感。故脉如其平时也。骨节烦疼时呕者，热从肾出，外舍于其合，而上并于阳明也。白虎甘寒除热，桂枝则因其势而达之耳。"

在汉时的《神农本草经》中，桂枝的功效为"主上气咳逆，结气喉痹，吐吸，利关节，补中益气"，并无活血化瘀的记载，亦无治疟疾病的记载。至梁时的《名医别录》，已认识到桂枝有活血化瘀的功效，说桂枝能"堕胎""通血脉"。桂枝治疗疟母癥瘕的作用机理，主要是靠其温经行血、利气化瘀的功效，而这一功效的出现及使用，则是在梁以后。

《名医别录》虽然记载了桂枝活血化瘀的功效，却未记载桂枝治疗疟疾的功能。桂枝治疗疟疾，无非取它解肌祛风、调和营卫的作用。《深师方》中治疗疟疾的常山乌梅汤（乌梅 桂心 芫花 豉 半夏 常山 酒）及醇醨汤（生姜 桂心 乌梅 常山 甘草 襄荷根），均使用了"桂心"；《古今录验》中用乌梅丸（乌梅肉 常山 鳖甲 香豉 蜀漆 人参 肉苁蓉 桂心 知母 桃人）治疗疟疾，也使用了"桂心"。

《备急千金要方·卷十·伤寒下》："有瘅疟者，阴气孤绝，阳气独发而脉微。其候必少气烦满，手足热，欲呕，但热而不寒。邪气内藏于心，外舍于分肉之间，令人消灼肌肉也。有温疟者，其脉平，无寒时，病六七日，但见热也。其候骨节疼烦，时呕，朝发暮解，暮发朝解，名温疟。白虎加桂枝汤主之。"这里用白虎加桂枝汤治疗瘅疟和温疟但热不寒之证。

3. 活血理筋治疗中风肢体不遂惊痫抽搐之症

夫风之为病，当半身不遂。或但臂不遂者，此为痹。脉微而数，中风使然。

寸口脉浮而紧，紧则为寒，浮则为虚。寒虚相搏，邪在皮肤。浮者血虚，络脉空虚，贼邪不泻，或左或右。邪气反缓，正气即急，正气引邪，喎僻不遂。邪在于络，肌肤不仁；邪在于经，即重不胜；邪在于腑，即不识人；邪入于脏，舌即难言，口吐涎。

寸口脉迟而缓，迟则为寒，缓则为虚。营缓则为亡血，卫缓则为中风。邪气中经，则身痒而瘾疹；心气不足，邪气入中，则胸满而短气。

侯氏黑散

治大风，四肢烦重，心中恶寒，不足者，原注：《外台》治风癫。

菊花四十分　白术十分　细辛三分　茯苓三分　牡蛎三分　桔梗八分　防风十分　人参三分　矾石三分　黄芩五分　当归三分　干姜三分　芎䓖三分　桂枝三分

右十四味，杵为散，酒服方寸匕，日一服。初服二十日。温酒调服。禁一切鱼肉大蒜。常宜冷食，六十日止。即药积在腹中不下也，热食即下矣。冷食自能助药力。

风引汤

除热瘫痫

大黄　干姜　龙骨各四两　桂枝三两　甘草　牡蛎各二两　寒水石　滑石　赤石脂　白石脂　紫石英　石膏各六两

右十二味，杵，粗筛，以韦囊盛之，取三指撮，井花水三升，煮三沸，温服一升。原注：治大人风引，少小惊痫瘛疭，日数十发，医所不疗。除热方。巢氏云：脚气宜风引汤。

中医研究院编《金匮要略语译》："大风，指风邪直侵脏腑，出现突然昏倒的病证。""瘫痫，指惊痫抽搐。

"中风病的症状，往往有半边身体不能活动。如果只是手臂不能移动的，这叫痹证。脉象所以微数是由于正虚，感受风邪所引起。

"寸口的脉象浮而紧。紧为感受外邪的表现；浮而重按乏力为血气不足的虚象。寒邪乘虚侵入，最初只是在肌表，但由于血虚的缘故，大小经络就可能由于某处空虚，而使风寒等外邪易于侵入，而不易外泄。拿面部来说，不论是左或右侧，凡受到邪气侵袭一侧的经络往往表现为弛缓状态；而没有受邪气侵袭的一侧，因该侧的经脉和肌肉的功能正常，反而似乎显得紧急。这种情况，也就是所谓正气牵引邪气，其结果，眼睛和口角歪向不病的一侧，同时出现偏瘫。患侧肢体不能随意运动。

"如果风邪侵犯于络，皮肤的感觉就会消失；风邪侵犯于经，身体就感到重着不灵活；风邪侵犯于腑，神志就不清楚；如风邪侵犯于脏，说话就不方便，而且还会吐涎沫。

"菊花、防风驱表里之风；佐参、苓、归、芎补气血之虚；白术化湿；桔梗涤痰；牡蛎开结；矾石固涩填窍；借桂枝引导诸药达于四肢，以温酒助药力并引导至经络；黄芩泄热；姜、辛温化，助桂、防以开寒热之痹。

"汤名风引，重在熄风。汇集六种石药，清热镇降以熄风；佐以龙骨、牡蛎介类潜纳；使大黄导热下行；桂枝、干姜，辛通以复脉。"

周岩《本草思辨录》："桂枝辛而不苦，且与甘埒，色赤气温。有条理如脉络，质复轻扬，故只能于营卫之间，调和其气血，俾风寒之邪，无所容而自解。《本经》如麻黄、羌活、防风、葱白、川芎等，皆主发表出汗，而桂枝无之。桂枝所优为，在温经通脉，内外证咸宜，不得认桂枝为汗药也。"

尤在泾："风彻于上下，故半身不遂；痹闭于一处，故但臂不遂。以此见风重而痹轻，风动而痹著也。风从虚入，故脉虚；风发而成热，故脉数。曰中风使然者，谓痹病亦是风病。但以在阳者则为风，而在阴者则为痹耳。"

"寒虚相搏者，正不足而邪乘入，为风寒初感之诊也。浮为血虚者，气行脉外而血行脉中，脉浮者沉不足，为血虚也。血虚则无以充灌皮肤，而络脉空虚，并无以捍御外气，而贼邪不泻。由是或左或右，随其空处而留着矣。

"邪气外缓，正气即急者，受邪之处，筋脉不用而缓；无邪之处，正气独治而急。缓者为急者所引，则口目为僻，而肢体不遂。是以左喝者邪反在右，右喝者邪反在左。然或左或右，则有邪正缓急之殊，而为表为里，亦有经络脏腑之别。

"经云：'经脉为里，支而横者为络，络之小者为孙。'是则络浅而经深，络小而经大。故络邪病于肌肤，而经邪病连筋骨。甚而入腑，又甚而入脏，则邪递深矣。

"盖神藏于脏而通于腑，腑病则神室于内，故不识人。诸阴皆连舌本，脏气厥不至舌下，则机息于上，故舌难言而涎自出也。

"此方（指侯氏黑散）亦孙奇等所附，而去风、除热、补虚、下痰之法具备。以为中风之病，莫不由是数者所致云尔。学者得其意，毋泥其迹可也。

"迟者行之不及，缓者至而无力。不及为寒，而无力为虚也。沉而缓者为营不足，浮而缓者为卫中风，卫在表而营在里也。经不足而风入之，血为风动，则身痒而瘾疹；心不足而风中之，阳用不布，则胸满而短气。经行肌中，而心处胸间也。

"此（指风引汤）下热清热之剂。孙奇以为中风多从热起，故特附于此欤？中有姜、桂、石、脂、龙、蛎者，盖以涩驭泄，以热监寒也。然亦猛剂，用者审之。"

《金匮辑义》:"喎僻不遂,《内经》所谓偏风偏枯。《巢源》有口喎候,又有风偏枯、风身体手足不随、风半身不遂等候,即《外台》以降所谓瘫痪风也。肌肤不仁,《巢源》有风不仁候,云其状搔之皮肤如隔衣是也。重不胜,《巢源》有风腲退候,云四肢不收,身体疼痛,肌肉虚满,骨节懈怠,腰脚缓弱不自觉知。又有风鼾曳候,云筋肉懈惰,肢体弛缓不收摄,盖此之类也。不识人,《内经》所谓击仆,《巢源》有风癔候,云其状奄忽不知人,喉里噫噫然有声,即卒中急风是也。详见于《医说》刘子仪论。舌难言,《内经》所谓音痱,《巢源》有风舌强不得语候,云脾脉络胃挟咽连舌本、散舌下,心之别系舌本。今心脾二脏受风邪,故舌强不得语也。由以上数义观之,正如此条乃是中风诸证之一大纲领也。"

黄竹斋:"昔贤有言:治风先治血,血行风自灭。此方(指侯氏黑散)用补气血药于驱逐风寒温热剂中,俾脏腑坚实,荣卫调和,则风自外散也。

"君以菊花之轻升,清头部之热;佐以防风祛风;白术除湿;归、芎补血;参、苓益气;桂、牡行痹;姜、辛驱寒;桔梗涤痰开胸;黄芩泻火解郁;矾石解毒,善排血中之瘀浊,且能护心俾邪无内凌;酒运药力,直达经络以散旧风。

"《巢氏病源》寒食散发候云:仲景经有侯氏黑散。知其方相传已久。《外台》取治风癫者,亦以清上之力宏也。后人火气痰寒类中诸治法,皆不能出其范围。

"《本草纲目》载经验方,治失心颠狂,用真郁金七两,明矾三两,为末,薄糊丸,梧子大,每服五十丸,白汤下。有妇人颠狂十年,至人授此,初服心胸间有物脱去,神气洒然,再服而苏。此惊忧痰血,络聚心窍所致。郁金入心去恶血,明矾化顽痰故也。与此方药味繁简虽殊,而制义则同也。"

4. 通心温阳治疗狂妄症

防己地黄汤

治病如狂状妄行,独语不休,无寒热,其脉浮。

防己一钱　桂枝三钱　防风三钱　甘草一钱

右四味,以酒一杯,渍之一宿,绞取汁,生地黄二斤,㕮咀,蒸之如斗米饭久,以铜器盛其汁,更绞地黄汁和,分再服。

本方为滋阴养血、利窍安神之方。方以生地为君,养血滋阴,使阴亏火盛,心神失养所致之如狂、妄行、独语不休等症平息。防己、防风祛风利窍,桂枝通阳行气温心,既可通利心窍,又可防生地泥滞之弊。

赵以德:"狂走谵语,身热脉大者,则阳明若此。无寒热其脉浮者,非其证也。然脉浮者,血虚从邪并于阳而然也。《内经》曰:邪入于阳则狂。此狂者谓五脏阴血虚乏,魂魄不清,昏动而然也。

"桂枝、防风、防己、甘草酒浸其汁用,是轻清归之于阳以散其邪;用生地黄之凉血补阴,熟蒸以归五脏益精养神也。盖药生则散表,熟则补里。此煎煮法也,又降阴法也。

"阴之不降者,须少升以提其阳,然后降之,方可下。不然则气之相并,不得分解矣。"

此"脉浮",并非外感风寒之脉浮,而是阴亏血热、虚阳外扰之脉浮。此脉当浮乱。血虚失养,虚热扰窍,神明失清,所以才会有狂乱妄行、独语乱言之症。心气扰乱,脉象必然浮乱无章。

徐忠可:"此亦风之进入于心者也。风升必气涌,气涌必滞涩,涩滞则留湿,湿留壅火,邪聚于心。故以二防、桂、甘去其邪。而以生地最多,清心火,凉血热。谓如狂妄行、独语不休,皆心火炽盛之证也。况无寒热,则知病不在表。不在表而脉浮,其为火盛血虚无疑耳。后人地黄饮子、犀角地黄汤等，实祖于此。"

徐氏痰湿与阴虚火炽之说，自相矛盾。神志狂乱，自古虽不乏痰浊壅窍之说，但此方重用生地，则阴虚火旺之证已明。若为痰湿，用生地之壅滞，反而资助痰湿。正如《精神病广义》所说："此散血分风热之方。妄行、独语而无热，热并于心脏也。脉浮者，血虚动风之象也。此证极似神经错乱所致。而痰迷心窍者亦辄见此等症状。此方地黄分两极重，防己等四味分两极轻。而配合方剂之理亦甚玄妙。《千金》治风热心烦闷之生地黄煎，似从此方化出，而方义较显。不妨消息用之。"

黄竹斋："《辑义》：'《千金》风眩门所收，却似古制，今录于左，以备考。防己地黄汤，治言语狂错，眼目霍霍，或言见鬼，精神昏乱。防己、甘草各二两，桂心、防风各三两。生地黄五斤，别切。勿合药渍。疾小轻，用二斤。右五味，㕮咀，以水一升渍一宿绞汁，着一面取滓着竹簀上，以地黄着药渣上，于五斗米下蒸之，以铜器承取汁。饭熟，以向前药汁合绞取之。分再服。"

谭日强《金匮要略浅述》："《千金》第十四卷风眩门，载有治语狂错，眼目霍霍，或言见鬼，精神昏乱，防己地黄汤，其方用防己二两，生地黄五斤，别切，勿合药渍，疾小轻，用二斤。甘草二两，桂心、防风各三两。煮服法作右五味，㕮咀，以水一斗，渍之一宿，绞汁，着一面；取其滓，着竹簀上，以地黄着药滓上。于五斗米下蒸之。以铜器承取汁，饭熟，以向前药汁合绞取之。分再服。丹波元简说：'此方程氏、《金鉴》并不载，盖以为宋人所附也。未知果然否？《千金》风眩门所收，却似古之制。'按《千金》风眩门所载，系徐嗣伯方，未说是仲景方。"

5. 祛风解肌治疗关节疼痛症

盛人脉涩小，短气自汗出，历节疼不可屈伸，此皆饮酒，汗出当风所致。

诸肢节疼痛，身体尪羸，脚肿如脱，头眩短气，温温欲吐，桂枝芍药知母汤主之。

桂枝芍药知母汤方

桂枝四两　芍药三两　知母四两　麻黄二两　生姜五两　白术五两　甘草二两　防风四两　附子二枚，炮

右九味，以水七升，煮取二升，温服七合，日三服。

尤在泾："盛人脉涩小，短气者，形盛于外而气欠于内也。自汗出，湿复胜也。缘酒客湿本内积，而汗出当风，则湿复外郁。内外相召，流入关节，故历节疼不可屈伸也。

"合三条观之：汗出入水者，热为湿郁也；风血相搏者，血为风动也；饮酒汗出当风者，风湿相合也。历节病因，有是三者不同，其为从虚所得则一也。

"诸肢节疼痛，即历节也。身体尪羸，脚肿如脱，形气不足，而湿热下甚也。头眩、短气、温温欲吐，湿热且从下而上冲矣。与脚气冲心之候颇同。桂枝、麻黄、防风散湿于表；芍药、知母、甘草，除热于中；白术、附子，驱湿于下；而用生姜最多；以止呕降逆，为湿热外伤肢节，而复上冲心胃之治法也。"

黄坤载："肥盛人之荣卫本盛旺，忽然脉涩小，短气自汗，历节疼痛不可屈伸，此皆饮酒汗出当风，感袭皮毛所致。风性疏泄，故自汗出；风泄而卫闭，故脉涩小；经脉闭塞，肺气不得下达，故气道短促。《素问》：饮酒中风则为漏风。以酒行经络，血蒸汗出。盖以风邪疏泄自汗常流，是为漏风。汗孔不合，水湿易入，此历节伤痛之根也。"

程云来："《圣济总录》曰：历节风者，由血气衰弱，为风所侵，血气凝涩，不得流通，关节诸筋，无以滋养，真邪相搏，所历之节，悉皆疼痛。或昼静夜发，痛彻骨髓，谓之历节风也。"

魏念庭："盛人者，肥盛而丰厚之人也。外盛者中必虚，以肥人多气虚也。气虚必短气，气虚

必多汗，汗出而风入筋骨之间，遂历节疼痛之证见矣。

"湿热在体，风邪乘之，而历节成矣。于是掣痛之势如脱，甚不可奈。湿上甚而为热，热上甚而引风，风上甚而耗气冲胸，头眩短气，温温欲吐，皆风邪、热邪、湿邪、合而为患也。

"以桂枝、防风、麻黄、生姜之辛燥，治风治湿；白术、甘草之甘，平补中；芍药、知母之酸寒苦寒，生血清热。是风湿热三邪，并除之法也。其间加附子，走湿邪于经隧中，助麻桂为驱逐，非以温经也。"

山田业广："盛人脉当洪大而反涩小，是表所风湿遏，而脉不能舒畅也；短气者，表闭而里气不能通也；自汗者，邪迫于肌肤，而腠理不密，犹越婢汤之自汗。盖邪之入则因正虚，然后郁而为实也。

"此去加麻桂二汤，又有麻黄加术汤意。即祛风除湿之中，更加芍药、知母之滋润。刚燥之队中，入润凉之品。其调停阴阳之妙，实不可思议也。"

《金匮辑义》："历节，即《痹论》所谓行痹、痛痹之类。后世呼为痛风。《三因》《直指》称白虎历节风是也。《外台》引《近效》云：其疾昼静而夜发，发即彻髓酸疼。乍歇，其疾如虎之啮，故曰白虎病。此即历节风也。"

6. 温阳固精治疗遗精症

劳之为病，其脉浮大，手足烦，春夏剧，秋冬瘥。阴寒精自出，酸削不能行。

夫失精家，少腹弦急，阴头寒，目眩，一作目眶痛，发落。脉极虚芤迟，为清谷、亡血、失精。脉得诸芤动微紧，男子失精，女子梦交，桂枝龙骨牡蛎汤主之。

桂枝龙骨牡蛎汤方

原注：《小品》云：虚弱浮热汗出者，除桂，加白薇、附子各三分，故曰二加龙骨汤。

桂枝　芍药　生姜各三两　甘草二两　大枣十二枚　龙骨　牡蛎各三两

右七味，以水七升，煮取三升，分温三服。

天雄散方

天雄三两，炮　白术八两　桂枝六两　龙骨三两

右四味，杵为散，酒服半钱匕，日三服。不知稍增之。

陈修园："虚劳病，见于脉者，尚隐而难窥。而征之于色，则显而易见。男子面色无华而浅薄者，主气不布精而口渴，及失血过多而亡血。卒然之顷，或气不顺而喘，心不宁而悸。更诊其脉，若脉之浮于外者，便知其里之虚也。

"男子劳而伤阳，阳气不足，其脉虚沉弦。不关外邪，其身无寒热，但病短气里急，小便不利，面色白，为伤阳之易见者也。人可共知。而上虚则眩，当随时自见其目眶。阳虚阴必走，有时兼见为鼻衄。丹田、气海、关元等穴，俱在少腹。元阳伤则少腹满，此为劳而伤阳使之然。劳而伤阴之为病，阴病而虚，虚阳愈炽，其脉浮大，手足烦。春夏木火炎盛之际，气浮于外，则里愈虚而剧；秋冬金水相生之候，气敛于内，则不外扰而差。

"阴虚而阳必荡，故阴寒精自出。精枯而骨渐痿，故酸削不能行。此为劳而伤阴使之然。男子精气交亏，气亏而脉浮弱，精亏而脉涩。

"当知有精、气、神三宝，于精、气、神中求一真救治，则惟有桂枝龙骨牡蛎汤一方，谓为失精家之主方。而以上阴阳互见之证，亦在其中。亦且精、气、神之为病，千变万化，无不总括其中。

"夫肾主闭藏，肝主疏泄。失精家，过于疏泄，故少腹弦急；前阴为宗筋之所聚，气随精而过

泄，故阴头无气而自寒；肝开窍于目，黑水神光属肾。肝肾虚，故目眩；肾之华在发，肝藏血，发者血之余，肝肾虚，故发落。以上诸症，征之于脉，脉极虚、芤、迟。迟为清谷，芤为亡血，虚为失精。然失精家脉复不一，苟得诸芤动微紧，男子为阴虚不得阳之固摄而失精，女子为阴虚不得阳之刚正而梦交，桂枝龙骨牡蛎汤主之。是汤也，伊圣阐阴阳造化之微，与小建中等方相表里。用得其法，则头头是道矣。

"此为阴虚者出其方也。其方看似失精梦交之专方，而实为以上诸证之总方也。时医止知桂枝为表药，龙、牡为涩药，妄测高深，皆不读《神农本草经》之过也。自夫失精家至桂枝加龙骨牡蛎汤止，隐承第一节脉大为劳意，言虚阳盛而真阴虚者，故以脉之浮大边为主，而间有沉、弦、微、紧者，仍露出阳衰之象。盖以阴根于阳，阴病极则并伤其阳也。故其方以桂枝汤调阴阳，加龙骨牡蛎，以专滋其阴。"

周禹载："经曰：肾主水，受五脏六腑之精而藏之。又曰：厥气接于阴器，则梦接内。盖阴器宗筋之所系也。而脾胃肝胆之筋亦皆聚焉。故厥阴主筋则诸筋统于肝也。肾为阴，主藏精。肝为阳，主疏泄。故肾之阴虚则精不藏，肝之阳强则气不固。若遇阴邪客之与所强之阳相感，则或梦或不梦而精脱矣。是肾虚则无有不虚者也。膀胱与肾为表里，故少腹弦急为阴结而气不化者。可知水不生木则血不养筋，致宗筋惫而阴头寒，以致虚风生则目眩。血不会则发脱。种种虚状，悉本诸此。而其脉则为虚、为芤、为迟。可想而知也。

"夫阳虚则水谷不化，阴虚则亡血失精。故芤为阴虚，复阴阳相搏而为动。微则阳微，又微紧相搏而为邪。皆脉经所云至虚者也。然男子失精，女子梦交，何能已哉。此病之原，皆起于肾之不固，遂令三焦皆底于极虚矣！斯于法必以固精为主治也。于是以桂枝和荣卫，芍药收阴，生姜散寒，甘草、胶、枣益脾补气。更用龙骨以涩其阳，牡蛎以涩其阴。庶肾肝既固，荣卫调和，而诸证自愈尔。"

魏念庭："失精家，肾阳大泄，阴寒凝闭，小腹必急，小腹中之筋，必如弦之紧，而不能和缓，阴头必寒。下真寒如是，上假热可征矣。火浮则目眩，血枯则发落。诊其脉必极虚，或浮大，或弱涩，不待言矣。更兼芤迟，芤则中虚，胃阳不治；迟则里寒，肾阳无根。或便清谷，中焦无阳也；或吐衄亡血，上焦浮热也；或梦交遗精，下焦无阳也。此虚劳之所以成，而精失血亡，阴阳俱虚。"

张路玉："夫亡血失精，皆虚劳内因之证。举世皆用滋补血气之药，而仲景独与桂枝汤，其义何居？盖人身之气血全赖后天水谷以资生，水谷入胃其清者为荣，浊者为卫。荣气不荣则上热而血溢，卫气不卫则下寒而精亡。是以调和荣卫为主。荣卫和，则三焦各司其职而火自归根。热者不热，寒者不寒。水谷之精微输化，而精血之源有赖矣。以其亡脱既惯，恐下焦虚滑不禁，乃加龙骨牡蛎以固敛之。"

陈元犀："徐忠可以龙骨、牡蛎敛其浮越四字括之，未免以二味为涩药，犹有人之见存也。吾于龙之飞潜，见阳之变化莫测；于海之潮汐，见阴之运动不穷。龙骨乃龙之脱换所遗，牡蛎及海之精英所结，分之为对待之阴阳，合之为各具之阴阳，亦为互根之阴阳，难以一言尽也。其治效无所不包，余亦恐举一漏万，惟能读《本经》、《内经》、仲景书名，自知其妙。

"此方（指天雄散）虽系后人采取，然却认出春之脚、阳之家，而施以大温大补大镇纳之剂，可谓有胆有识。方中白术入脾以纳谷，以精生于谷也；桂枝入膀胱以化气，以精生于气也；龙骨具龙之性，尤能致水，以海为家，益于精归于肾，犹水归于海而龙得安其宅也。深得《难经》所谓损其肾者，益其精之旨。然天雄不可得，可以附子代之。断不可泥于小家天雄主上、附子主下之分。"

7. 温中祛寒调和荣卫治疗虚劳病

虚劳里急，悸，衄，腹中痛，梦失精，四肢酸疼，手足烦热，咽干口燥，小建中汤主之。

虚劳里急，诸不足，黄芪建中汤主之。

虚劳诸不足，风气百疾，薯蓣丸主之。

小建中汤方

桂枝三两，去皮　甘草三两，炙　大枣十二枚　芍药六两　生姜三两　胶饴一升

右六味，以水七升，煮取三升，去滓，内胶饴，更上微火消解，温服一升，日三服。呕家不可用建中汤，以甜故也。

黄芪建中汤方

于小建中汤内加黄芪一两半，余依上法。

薯蓣丸方

薯蓣三十分　当归　桂枝　曲，《千金》作神曲　干地黄　豆黄卷各十分　甘草二十八分　人参七分　芎窮　芍药　白术　麦门冬　杏仁各六分　柴胡　桔梗　茯苓各五分　阿胶七分　干姜三分　白蔹二分　防风六分　大枣百枚，为膏

右二十一味，末之，炼蜜和丸，如弹子大，空腹酒服一丸。一百丸为剂。

尤在泾："夫人生之道，曰阴曰阳。阴阳和平，百疾不生。若阳病不能与阴和，则阴以其寒独行，为里急，为腹中痛，而实非阴之盛也；阴病不能与阳和，则阳以其热独行，为手足烦热，为咽干，口燥，而实非阳之炽也。

"昧者以寒攻热，以热攻寒，寒热内贼，其病益甚。惟以甘酸辛药，和合成剂，调之使和，则阳就于阴，而寒以温；阴就于阳而热以和。医之所以贵识其大要也。岂徒云寒可治热，热可治寒已哉。

"或问和阴阳，调营卫是矣，而必以建中者何也？曰中者脾胃也，营卫生于水谷，而水谷转输于脾胃。故中气立则营卫流行而不失其和。又，中者四运之轴，而阴阳之机也。故中气立则阴阳相循，如环无端，而不极于偏。

"是方甘与辛和而生阳，酸得甘助而生阴。阴阳相生，中气自立。是故求阴阳之和者必于中气，求中气之立者必以建中也。

"里急者，里虚脉急，腹中当引痛也。诸不足者，阴阳诸脉并俱不足。而眩、悸、喘喝、失精、亡血等证相因而至也。急者缓之必以甘，不足者补之必以温，而充虚塞空，则黄芪尤有专长也。

"下焦之分，少阴主之。少阴虽为阴脏而中有元阳，所以温经脏，行阴阳，司开合者也。虚劳之人，损伤少阴肾气，是以腰痛，少腹拘急，小便不利。程氏所谓肾间动气而已损者是矣。

"虚劳证多有挟风气者，正不可独外其虚，亦不可着意去风气。仲景以参、地、芎、归、苓、术补其气血；胶、麦、姜、枣、甘、芍益其营卫；而以桔梗、杏仁、桂枝、防风、柴胡、白蔹、黄卷、神曲去风行气。其用薯蓣最多者，以其不寒不热，不燥不滑，兼擅补虚去风之长。故以为君。谓必得正气理而后风气可去耳。"

成无己："脾者，土也，应中央，处四脏之中，为中州，治中焦，生育荣卫，通行津液。一有不调，则荣卫失所育，津液失所行。必以此汤温建中脏，是以建中名焉。

"胶饴味甘温，甘草味甘平。脾欲缓，急食甘以缓之。建脾必以甘为主，故以胶饴为君，甘草为臣。桂味辛热。辛，散也，润也。荣卫不足，润而散之。芍药味酸微寒。酸，收也，泄也。津液不逮，收而行之，是以桂、芍为佐。生姜味辛温，大枣味甘温。胃者卫之源，脾者荣之本。《黄帝针经》曰：荣出中焦，卫出上焦是矣。卫为阳，不足者益之必以辛；荣为阴，不足者补之必以甘。辛甘相合，脾胃建而荣卫通。是以姜、枣为使。"

程云来："里急腹中痛，四肢酸疼，手足烦热，脾虚也；悸，心虚也；衄，肝虚也；失精，肾虚也；咽干口燥，肺虚也。此五脏皆虚，而土为万物之母，故先建其脾土。《内经》曰：脾为中央土，以灌四旁。故能生万物而法天地。失其职则不能为胃行其津液。五脏失所养亦从而病也。

"建中者必以甘，甘草、大枣、胶饴之甘，所以建中而缓诸急；通行卫气者必以辛，姜、桂之辛用以走表而通卫；收敛荣血者必以酸，芍药之酸用以走里而收荣。荣卫流行，则五脏不失权衡，而中气斯建矣。"

魏念庭："虚劳上损于肺，下损于肾。递传递损，必极于心肺而归极于脾胃。仲景又为一法，以调理脾胃为主，而以补气养血，生津散热为佐。从缓以固其本。

"元阳在肾，既剥削则难以遂复矣。全赖后天之谷气资益其生。是荣卫非脾胃不能通宣，而气血非饮食无由平复也。仲景故为虚劳诸不足，而带风气百疾，立此方以薯蓣为君，颛理脾胃。上损下损，至此可以撑持；以人参、白术、茯苓、干姜、豆黄卷、大枣、神曲、甘草助之，除湿益气，而中土之令得行矣；以当归、芎藭、芍药、地黄、麦冬、阿胶，养血滋阴；以柴胡、桂枝、防风，升邪散热；以杏仁、桔梗、白蔹，下气开郁。惟恐虚而有热之人，滋补之药上拒不受，故为散其邪热，开其逆郁，而气血平顺，补益得纳。勿以其迂缓而舍之。王道无近功。欲速则不达。圣人之言详矣。"

徐忠可："虚劳证多有兼风气者，正不可着意治风气。故仲景以四君物养其气血；麦冬、阿胶、干姜、大枣补其肺胃；而以桔梗、杏仁开提肺气；桂枝行阳；防风运脾；神曲开郁；黄卷宣肾；柴胡升少阳之气；白蔹化入荣之风。虽有风气，未尝专治之。谓正气运而风气自去也。然薯蓣最多，且以此为汤名者，取其不寒不热，不燥不滑，脾肾兼宜，故以为君。则诸药相助为理耳。"

茝庭："按此条即虚劳之正证。实属斫丧太过，虚火上亢者。筋失所养，故里急；血脉衰乏，故悸；血随火上，故衄；寒盛于下，故腹中痛；下元不固，而心神不宁，故失精；血道涩滞，故四肢酸疼；虚阳外泛，故手足烦热；上焦液枯，故咽干口燥。皆是莫不自阴虚所致。阴虚，故不与阳相谐，是以用小建中汤和调阴阳。

"盖桂枝汤，营卫均和，而此方则倍芍药，专滋其阴，以配于阳，为虚劳正对之治矣。"

朱丹溪："前条'里急诸不足'，初无外见表证，而此则有风气百疾。则当着意表分可知。然外证实由里虚而发，则补正祛邪，法贵万全。故以四君、四物，大补其气血；麦冬、阿胶，佐以养阴，熄风；桂、姜、大枣，佐以养阳固表。诸虚不足，恃此以无恐也。然既有风气，又不可不从风气主治。因以防风散周身之风；桔梗、杏人，泄上焦气分之风；白蔹清中焦入营之风；柴胡升少阳之生气；神曲疏脾胃之滞气；豆卷利下焦之浊气。如是则风调则气和，百疾有不咸理乎？但病气纷纭，且攻且补，难以相协。惟君之经纯粹以精之山药，培养脾肾，俾其率补剂以治诸虚，和风药以除百疾。调燮气味，归于中和，制方之所以为圣也。"

8. 祛逐风寒调和肺卫治疗咳逆症

肺胀，咳而上气，烦躁而喘，脉浮者，心下有水，小青龙加石膏汤主之。

小青龙加石膏汤方

原注：《千金》证治同，外更加"胁下痛引缺盆"。

麻黄　芍药　桂枝　细辛　甘草　干姜各三两　五味子　半夏各半升　石膏二两

右九味，以水一斗，先煮麻黄，去上沫，内诸药，煮取三升。强人服一升，羸者减之。日三服。小儿服四合。

陈修园："心下有水，咳而上气，以小青龙汤为的剂。然烦躁则挟有热邪，故加石膏。参用大青龙之例，寒温并进，而不相碍。（石膏）宜生用，研末加倍，用之方效。"

尤在泾："此亦外邪内饮相搏之证，而兼烦躁，则挟有热邪。麻、桂药中必用石膏，如大青龙之例也。又此条见证与上条颇同，而心下寒饮，则非温药不能开而去之。故不用越婢加半夏，而用小青龙加石膏，温寒并进，水热俱捐。于法尤为密矣。"

魏念庭："师为肺冷而干燥将痿者，立甘草干姜汤一方；为肺热而枯焦将致痿者，立麦冬汤一方，皆预治肺痿之法也。师为有表邪而肺郁，恐成痿与痈者，立射干汤一法；为无外邪而气上逆者，恐其成痈，立皂荚丸一法；为有外邪而预理其肺者，立厚朴麻黄汤一法；有外邪而复有内热者，立泽漆汤一法；皆预治肺气，不令成痿痈之意也。又为有外邪而肺胀急，立越婢加半夏汤一法；有外邪而复有内热，肺胀烦躁者，立小青龙加石膏一法。亦皆预治肺气，不令成痈痿之意也。主治者果能明此，选择比属而用之，又何大患之可成乎？"

《金匮要略集注》："有烦躁，即所以加石膏。余并小青龙证也。小青龙汤，本辛温驱饮之药，加石膏者，其意虽似大青龙越婢加半夏，而观分两之多寡，则不得已而加之之意，自表于言外矣。"

《金匮要略浅述》："《千金》作'咳而上气，肺胀，其脉，心下有水气，胁下痛引缺盆，设若有实者必躁，其人常倚伏，小青龙加石膏汤主之'。《外台》引仲景《伤寒论》，与本条同。

"本条论述肺胀饮重于热的证治。本条肺胀，咳而上气，亦是外邪内饮相搏之证。肺气胀满，水热互结，故烦躁而喘；脉浮不大，心下有水，为饮重于热的肺胀。

"小青龙加石膏汤：麻黄、桂枝，宣肺发表；姜、辛、半夏，降逆涤饮；芍药、五味，保肺护阴；石膏、甘草，清热除烦。故主治之。

"上条肺胀，虽未明言烦躁，但据前第四条上气喘而烦躁者，属肺胀，可知上条脉浮且大，亦有烦躁的见证，为热重于饮的肺胀，故用越婢汤清热为主，加半夏涤饮为辅；本条咳而上气，烦躁而喘，脉浮不大，心下有水，为饮重于热的肺胀，故用小青龙汤涤饮为主，加石膏清热为辅。"

苣庭："按麻杏甘石汤、厚朴麻黄汤、越婢加半夏汤、小青龙加石膏汤，皆麻黄、石膏同用。麻黄发阳，石膏逐水，二味相借，而驱饮之力更峻，不必取之乎发表清热。盖此四方，紧慢稍异，而其旨趣则大约相均。要在临证之际，随其剧易，以为审处耳。"

麻黄辛温发汗，石膏辛凉发汗，二者合用，除饮之力增强，不良反应减少。又有桂枝祛风调卫，干姜、细辛温肺化痰，半夏燥湿祛痰，五味子敛肺止咳。共成降逆化饮之方。临证所见，凡哮喘之重者，必兼烦躁之症。所以烦躁不是加用石膏的唯一指征。

9. 温中降逆治疗奔豚病

奔豚病从少腹起，上冲咽喉，发作欲死，复还止，皆从惊恐得之。

奔豚气上冲胸，腹痛，往来寒热。

发汗后，烧针令其汗，针处被寒，核起而赤者，必发奔豚，气从少腹上至心。灸其核上各一壮，与桂枝加桂汤主之。

发汗后，脐下悸者，欲作奔豚，茯苓桂枝甘草大枣汤主之。

桂枝加桂汤方

桂枝五两　芍药三两　甘草二两，炙　生姜三两　大枣十二枚

右五味，以水七升，微火煮取三升，去滓，温服一升。

茯苓桂枝甘草大枣汤方

茯苓半斤　甘草二两，炙　大枣十五枚　桂枝四两

右四味，以甘澜水一升，先煮茯苓，减二升，内诸药，煮取三升，去滓，温服一升，日三服。

甘澜水法，取水二斗，置大盆内，以杓扬之，水上有珠子五六千颗相逐，取用之。

魏念庭："奔豚气病者，气病也。气之铤而走险，有迫而致之者也。孟子曰：夫志，气之帅也；气，体之充也。以直养而无害，斯善矣。苟不能持其志，以致暴其气也，而奔豚作矣。

"师为人指示曰：病有奔豚，有吐脓，有惊怖，有火邪。此四部皆从惊恐得之。凡人心藏神，心安则神安。若因外事猝起惊动其心，则神魂飞越，而为气，为血，俱从之奔豚矣。又凡人喜则气开，忧则气敛，怒则气侈，恐则气歉。心既惊动而气血随之，更复气歉，消阻闭藏，遂结聚成病。此奔豚吐脓惊怖火邪四部病之根源也。

"四部者一气所成，而各聚不同，故分四种。此分属位置而言之，可谓之四部也。气动而积热随之，入肺结聚则可成肺痈为吐脓；气动而神不安其舍，惊气即为邪气，返于心而结聚为惊怖；气动而心火随之上炎，熏灼于上焦而结聚为火邪。此三者各因其人何部受邪，病即中于何部。莫非扰乱其志而凌突其气之故也，而奔豚则又有异焉。

"师曰：奔豚病从少腹起，上冲咽喉，发作欲死，复还止，皆从惊恐得之。此犹惊之剧焉者也。凡人心安则怡，怡则气上；惊则恐，恐则气下。大惊则气愈下，竟入少腹，乃一时仓慌，畏惧不知所出，而其人之神志遂不自知已潜逃极幽深之所，犹之《伤寒论》中汗多亡阳振振欲僻地之义。其人不知其然而然也。案：经云：心藏神，肾藏志。恐伤肾则志亦伤焉。于是心下则气下，气下则结聚于下而奔豚伏于少腹矣。奔豚者状气之似奔豚，非实有所谓奔豚也。初伏不觉也，伏久必飞。原为心气，上行是其本性。岂肯郁郁久居于下乎！忽从少腹直起上冲咽喉，发作时有欲死之状，顷之气复平而气还止。此又惊病入之最深，发之最猛。故师必断以皆从惊恐得之也。"

张路玉："气上冲胸腹痛者，阴邪上逆也；往来寒热者，邪正交争也。奔豚虽曰肾积，而实冲脉为患。冲主血，故以芎、归、芍、草、苓、半、生姜散其坚积之瘀。"

柯琴："烧针令其汗，针处被寒，核起而赤者，必发奔豚。气从少腹上冲心者，先灸其核上各一壮，乃与此汤。寒气外束，火邪不散，发为赤核，是将作奔豚之兆也。从少腹上冲心，是奔豚已发之象也。此因当汗不发汗，阳气不舒，阴气上逆，必灸其核上以散寒，仍用桂枝汤以解外。更加桂者，补心气以益火之阳，而阴自平也。

"前条发汗后，脐下悸，是水邪乘阳虚而犯心，故君茯苓以清水之源。此表寒未解，而少腹上冲，是水邪挟阴气以凌心，故加肉桂以温水之主。前症已在里而奔豚未发，此症尚在表而奔豚已发，故治有不同。

"桂枝不足以胜风，先刺风池、风府，复与桂枝以祛风。烧针不足以散寒，先灸其核，与桂枝加桂以散寒，皆内外夹攻法。又先治其外后治其内之理也。"

徐忠可："此言太阳余邪未尽而加奔豚，兼又核起者，宜内外两治之法也。谓太阳病发汗矣，又复烧针令汗，以太阳之邪未服故也。奈烧针则惊发其奔豚之气，所以气从少腹上至心。于是治其余邪，攻其卫气，治之甚易。乃又针处被寒核起而赤，则兼治为难。故以桂枝汤主太阳之邪，加桂以伐奔豚之气。而赤核则另灸以从外治之法。庶为两得耳。所以若此者，以无腹痛及往来寒热，则病专在太阳故也。"

徐灵胎："按《伤寒论·太阳中篇》云：发汗后，脐下悸者，欲作奔豚。又云：烧针令其汗，针处被寒，核起而赤者，必发奔豚。此似卒然之病，与此处异。《金匮要略》云：奔豚病从少腹起，上冲咽喉，发作欲死，复还止，皆从惊恐而得之。其说与此相近，而其所载方内，亦引《伤寒论》一条文。则此病得之久而不已，时发作者，即为肾之积，为难治。因外感误治而骤起者，非肾之积，为易治。盖病形同，而病因异也。"

《医宗金鉴》："烧针即温针也。烧针取汗，亦汗法也。针处宜当避寒，若不知谨，外被寒袭，火郁脉中，血不流行，所以有结核肿赤之患也。

"夫温针取汗，其法亦为迅烈矣。既针而营不奉行作解，必其人素寒阴盛也。故虽有温针之火，但发核赤，又被寒侵，故不但不解，反召阴邪。而加针之时，心既虚惊，所以肾水阴邪，得上凌心阳，而发奔豚也。先灸核上各一壮者，外祛其寒邪。继与桂枝加桂者，内伐其肾邪也。"

山田业广："奔豚诸证，皆系心阳虚，阴气上逆。故成氏注《伤寒论》加桂汤条，云惊动心气，云心气因惊而虚，云肾气欲上乘心，皆以心释之。宜味。

"今考经文，曰上冲咽喉，曰气上冲胸，曰止至心，而必言少腹脐下，则见下焦之阴气，侵上焦之阳。古人属之心肾者，良有故。然而有因惊恐者，有因外感者，有因火逆者，有因水者不一。要之未必不由心阳虚。按《巢源》云其气承心云云，亦为心肾之病可考。"

程云来："汗后脐下悸者，阳气虚而肾邪上逆也。脐下为肾气发源之地。茯苓泄水以伐肾邪，桂枝行阳以散逆气，甘草、大枣甘温助脾土，以制肾水。煎用甘澜水者，扬之无力，全无水性，取其不助肾邪也。"

陈心典："余读《金匮》茯苓桂枝甘草大枣汤治汗后肾气凌心，即悟桂枝甘草汤叉手冒心之治也，更悟桂枝去芍药加蜀漆牡蛎龙骨救逆汤火逆惊狂之治也。"

10. 温阳通痹治疗胸痹病

胸痹心中痞气，气结在胸，胸满，胁下逆抢心，枳实薤白桂枝汤主之。

心中痞，诸逆心悬痛，桂枝生姜枳实汤主之。

枳实薤白桂枝汤方

枳实四枚　厚朴四两　薤白半斤　桂枝一两　栝楼实一枚

右五味，以水五升，先煮枳实、厚朴，取二升，去滓，内诸药，煮数沸，分温三服。

桂枝生姜枳实汤方

桂枝　生姜各三两　枳实五枚

右三味，以水六升，煮取三升，分温三服。

尤在泾："胸中，阳也，而反痹，则阳不用矣。阳不用，则气之上下不相顺接，前后不能贯通，而喘息、咳唾、胸背痛、短气等症见矣。

"心中痞气，气痹而成痞也；胁下逆抢心，气逆不降，将为中之害也。是宜急通其痞结之气，否则速复其不振之阳。盖去邪之实，即以安正。养阳之虚，即以逐阴。是在审其病之久暂与气之虚实而决之。

"诸逆，该痰饮、客气而言。心悬痛，谓如悬物动摇而痛，逆气使然也。桂枝、枳实、生姜，辛以散逆，苦以泄痞，温以祛寒也。"

周扬俊："寒浊之邪，滞于上焦，则阻其上下往来之气，塞其前后阴阳之位，遂令为喘息、为咳、为痛、为短气也。阴寒凝泣，阳气不复自舒，故沉迟见于寸口，理自然也。"

《医宗金鉴》："心中，即心下也。胸痹病，心下痞，气闷而不通者，虚也。若不在心下，而气结在胸，胸满连胁下，气逆撞心者，实也。实者，用枳实薤白桂枝汤主之。倍用枳朴者，是以破气降逆为主也。"

《金匮要略集注》："本条云心中痞气，云气结在胸，是专于利气，而不专于逐饮，故用枳、朴之利气者。盖阴凝之寒，比白酒汤证虽稍轻，而上焦阳虚则同，所以用薤白。而更用桂枝，以运胸阳，乃寓白酒之意。若夫气滞则饮亦必结，是以用栝楼，然而方后先煮枳、朴，余药微沸耳。可见气滞则重，而阴凝则轻矣。"

赵良："枳实、生姜，原以治气塞，况于痞乎。故较前条，稍减轻分两，使痞者下其气以开之。悬痛属饮者，得生姜以散之，既是健功矣。乃去橘皮，而用桂枝者，以所逆非一，或通阳气，或破结气，或散寒气，皆能去痹也。"

陈元犀："枳实、厚朴，泄其痞满，行其留结，降其抢逆。得桂枝化太阳之气，而胸中之滞塞自开。此三药与薤白、瓜蒌之专疗胸痹者而同用之，亦去疾莫如尽之旨也。

"心中痞气，是气痹而成痞也；胁下逆抢心者，气不由中上而由胁逆，是中痹而阻诸气之往来也。"

魏念庭："胸痹自是阳微阴盛矣。心中痞气，气结在胸，正胸痹之病状也。再连胁下之气俱逆而抢心，则痰饮水气俱乘阴寒之邪，动而上逆。胸胃之阳全难支拒矣。故用枳实薤白桂枝汤行阳开郁，温中降气。犹必先后煮治以融和其气味，俾缓缓荡除其结聚之邪也。"

11. 温中除胀散寒止痛治疗腹满腹痛症

病腹满，发热十日，脉浮而数，饮食如故，厚朴七物汤主之。

寒疝腹中痛，逆冷，手足不仁，若身疼痛，灸刺诸药不能治，抵当乌头桂枝汤主之。

厚朴七物汤方

厚朴半斤　甘草三两　大黄三两　大枣十枚　枳实五枚　桂枝二两　生姜五两

右七味，以水一斗，煮取四升，温服八合，日三服。呕者加半夏五合；下利去大黄；寒多者加生姜至半斤。

乌头桂枝汤方

乌头实，中者五枚，除去角

右一味，以蜜二斤，煎减半，去滓，以桂枝汤五合解之，令得一升后，初服二合，不知，即服三合，又不知，复加至五合。其知者，如醉状。得吐者，为中病。

桂枝汤方

桂枝三两，去皮　芍药三两　甘草二两，炙　生姜三两　大枣十二枚

右五味，锉，以水七升，微火煮取三升，去滓。

贺古寿《奇正方》："世医以为发热脉浮数者，桂枝去芍药汤之所主，而腹满者，厚朴三物汤之所治。故合此二方以制方者，妄也。

"盖曰发热十日者，示病之未深也。夫腹满日浅者，未至大满，而精气仍能抗之，故必发热也。若夫腹满数十日，满腹稍大者，精气衰弱，而不能抗于毒，是以不复发热，饮食不如故也。故举发热之日数，以见病之浅。曰发病仅十日，示其腹满渐大之机也。又曰：饮食如故，示未至妨食道也。"

山田业广《金匮要略集注》："此方（指厚朴七物汤）即利气之剂，所以多用厚朴、枳实、生姜，若夫用桂枝以通阳，用甘草、大枣以和胃，不必解表之谓。不用芍药者，病在气而不在血故也。《张氏医通》云：较之桂枝加大黄汤，多枳、朴而少芍药，以枳、朴专泄壅滞之气，故用之。芍药专收耗散之阴，此腹但满而不痛，与阴血无预，故去之。此说颇佳。

"徐曰：此表里两病，故两解之耳。此即大柴胡之法也。但脉浮数，邪尚在太阳，故用桂枝去芍药，合小承气耳。"

陈修园："病腹满，为里实；发热为表邪，表里之邪，相持至于十日，而脉尚浮而数，为日虽久，而表邪犹未已也。饮食如故，其表虽实，而胃气未伤。法宜两解，以厚朴七物汤主之。

"此言腹满发热，而出表里两解之方也。但发热疑是中风证，风能消谷。《伤寒论》云：能食物为中风。可以参看。

"寒疝有里外俱病之症。其腹中痛，逆冷，阳绝于里也；手足不仁，若身疼痛，阳痹于外也。医者或攻其外，或攻其内，邪气牵制不服，所以灸制诸药皆不能治，里外交迫，孰可抵挡？惟有乌头桂枝汤之两顾，可以主之。此言寒疝之表里兼剧，而出其并治之方也。

"寒疝之证，不外于寒。而寒中之虚实，固所当辨。寒疝之脉，不外弦紧。而弦紧之互见，更不可不知。寒疝病，按其脉数，为寒疝之病脉，而数中仍不离乎本脉之紧乃弦。紧脉之状易明，而弦脉状如弓弦，按之不移。此寒疝之本脉，不以数而掩其面目也。"

陈元犀："病过十日，腹满发热，脉浮而数。夫脉浮而发热，邪盛于表也；腹满而脉数，邪实于里也。表里俱病，故以两解之法治之。取桂枝汤去芍药之苦寒，以解表邪而和营卫；小承气汤荡胃肠以泄里实。故虽饮食如故，以病已十日之久，表里交病，邪不去则正不复，权宜之法，在所必用也。

"呕者，气逆于上也，故加半夏以降逆；下利去大黄者，以表邪未解，恐重伤胃气以陷邪也；寒多加生姜者，以太阳本寒之所盛，重用生姜以散寒也。"

周禹载："此有里复有表之证也。腹满而能饮食，亦热邪杀谷之义。发热脉浮数，此表邪正炽之时，故以小承气汤治其里，桂枝去芍药以解其表。内外两解，焕然冰释。即大柴胡汤之义也。以表见太阳，故用桂枝耳。"

张路玉："腹满者，邪气入于里也；发热者，阳气达于外也。虽病经十日而脉浮数，邪犹未全入里。况能食以证胃气之有权。故用小承气合桂枝去芍药汤，两解表里之法。"

和久田："寒疝为下焦寒毒凝结之名。逆冷不曰手足者，此证之冷处不止于手足。盖承腹中而言也。不仁为不知痛痒；身疼痛由于气血之不和。抵训当，与物直接相遇也。此方（指乌头桂枝汤）为瞑眩剂，与病表之凝结者直接相遇，故曰抵当。故曰灸刺诸药不能治，而示笃剧之病状者也。"

程云来："乌头煎热药也，能散腹中寒痛；桂枝汤表药也，能解外证身痛。二方相合，则能达脏腑而利荣卫，和血气而播阴阳。其药势翕翕行于肌肉之间，恍如醉状。如此则外之寒凝已行，得吐则内之冷结将去，故为中病。"

12. 温阳化水治疗眩晕心悸症

心下有痰饮，胸胁支满，目眩，苓桂术甘汤主之。

假令瘦人，脐下有悸，吐涎沫而癫眩，此水也。五苓散主之。

苓桂术甘汤方

茯苓四两　桂枝三两　白术三两　甘草二两

右四味，以水六升，煮取三升，分温三服。小便则利。

五苓散方

泽泻一两一分　猪苓三分，去皮　茯苓三分　白术三分　桂枝二分，去皮

右五味，为末，白饮服方寸匕，日三服。多饮暖水，汗出愈。

尤在泾："痰饮，阴邪也，为有形。以形碍虚则满，以阴冒阳则眩。苓桂术甘，温中去湿，治痰饮之良剂。是即所谓温药也。盖痰饮为结邪，温则易散。内属脾胃，温则能运耳。

"气为饮抑则短，欲引其气，必蠲其饮。饮，水类也。治水必自小便去之。苓桂术甘益土气以行水，肾气丸养阳气以化阴。虽所主不同，而利小便则一也。

"瘦人不应有水，而脐下悸，则水动于下矣；吐涎沫，则水逆于中矣；甚而癫眩，则水且犯于上矣。形体虽瘦，而病实为水。乃病机之变也。

"颠眩即头眩。苓、术、猪、泽，甘淡渗泄，使肠间之水从小便出；用桂者，下焦水气，非阳不化也。曰多服暖水汗出者，盖欲使表里分消其水，非挟有表邪而欲两解之谓。"

吕搽村："《金匮》用此方以治痰饮。其一曰：心下有痰饮，胸胁支满，目眩，苓桂术甘汤主之。又曰：短气有微饮，当从小便去之，苓桂术甘汤主之。盖治痰饮大法，当以温药和之。温则脾阳易于健运，而阴寒自化。白术、茯苓，虽能理脾而胜湿，必合桂枝化太阳之气，以伐肾邪而通水道，方能有效。"

赵以德："心胞络循胁出胸下。《灵枢》曰：胞络是动则胸胁支满。此痰饮积其处而为病也。目者心之使，心下有痰，水精不上注于目，故眩。《本草》茯苓能治痰水，伐肾邪。痰，水类也。治水必自小便出之。然其水淡渗手太阴，引入膀胱，故用为君；桂枝及手少阴经药，能通阳气开经络，况痰水得温则行，用之为臣；白术除风眩，燥痰水，除胀满，以佐茯苓。然中满勿食甘，用甘草何也？盖桂枝之辛，得甘则佐其发散，和其热而使不潜上。复益土以制水。甘草有茯苓则不支满而反渗泄。《本草》曰：甘草能下气除烦满也。"

柯琴："用五苓散，饮暖水利水而发汗。此因表邪不解，心下之水气亦不散，既不能为溺，更不能生津，故渴。及与之水，非上焦不受，即下焦不通。所以名为水逆。水者，肾所司也。泽泻味咸入肾，而培水之本；猪苓黑色入肾，以利水之用也；白术味甘归脾，制水之逆流；茯苓色白入肺，清水之源委，而水气顺矣。然表里之邪，谅不因水利而顿解，故必少加桂枝，多服暖水，使水精四布，上滋心肺，外达皮毛，溱溱汗出，表里之烦热两除也。

"可知用五苓散，原是治水，不是治渴。用以散所饮之水，而非治烦渴消渴之水也。且本方重在内烦外热，用桂枝是逐水以除烦，不是热因热用。"

喻嘉言："瘦人木火之气本盛，今以水饮之故，下郁于阴中，挟其阴邪鼓动于脐则为悸，上入于胃则吐涎沫。及其郁极乃发，直上头目为癫为眩。巢氏《病源》云：邪入于阴则癫。夫阳郁于阴，其时不为癫眩，出归阳位反为癫眩者，夹带阴气而上也。故不治其癫眩，但散其在上夹带之阴邪，则立愈矣。散阴邪之法固当从表，然不如五苓散之表法为良。以五苓散兼利其水耳。"

徐忠可："心下有痰饮，心下，非即胃也，乃胃之上，心之下，上焦所主。唯其气挟寒湿阴邪，冲胸及胁，而为支满。支者，撑定不去，如痞状也。阴邪抑遏上升之阳，而目见玄色，故眩。苓桂术甘汤，正所谓温药。茯苓独多，任以君也。"

朱丹溪："茯苓宁辑上焦清气，渗泄饮邪，为君；桂枝通太阳，而导饮下行，为臣；白术健脾，甘草和胃，使中土有权，饮邪不复泛滥，用以为佐、为使也。即温药和之谓也。

"以痰饮本乎阳虚，果其中阳虚也，则用苓桂术甘法。如属下焦之真阳虚也，则宜肾气丸法。

"此明水饮从下焦来者，不可因形证在上，而误治上焦也。其病机在脐下悸上见，如瘦人身中，本无湿可责，乃何以脐下有悸，而上见吐涎沫，头目颠眩？此非水饮在肺而口吐涎沫也，亦非心下支饮而头眩冒也。观其悸在脐下，脐属少阴，肾气之所主。膀胱为肾之府。气化失宣，水邪得以据之，借肾气以上凌，故脐下动惕，土恶水激也。吐涎颠眩者，下焦水逆，则上焦肺胃之精气，亦不能四达，而惟壅阻于膈间，为吐涎，为颠眩也。是不开膀胱，则所客之水邪，何由得布？"

13. 温阳利水治疗溢饮支饮皮水等证

饮水流行，归于四肢，当汗出而不汗出，身体疼重，谓之溢饮；咳逆倚息，短气不得卧，其形如肿，谓之支饮。

病溢饮者，当发其汗。大青龙汤主之，小青龙汤亦主之。

膈间支饮，其人喘满，心下痞坚，面色黧黑，其脉沉紧，得之数十日，医吐下之不愈，木防己汤主之；虚者即愈，实者三日复发，复与不愈者，宜木防己汤去石膏加茯苓芒硝汤主之。

皮水为病，四肢肿，水气在皮肤中，四肢聂聂动者，防己茯苓汤主之。

大青龙汤方

麻黄六两，去节　桂枝二两，去皮　甘草二两，炙　杏仁四十个，去皮尖　生姜三两　大枣十二枚　石膏如鸡子大，碎

右七味，以水九升，先煮麻黄，减二升，去上沫，内诸药，煮取三升，去滓，温服一升，取微似汗。汗多者温粉粉之。

小青龙汤方

麻黄去节，三两　芍药三两　五味子半升　干姜三两　甘草三两，炙　细辛三两　桂枝三两，去皮　半夏半升，汤洗

右八味，以水一斗，先煮麻黄，减二升，去上沫，内诸药，煮取三升，去滓，温服一升。

木防己汤方

木防己三两　石膏十二枚，鸡子大　桂枝二两　人参四两

右四味，以水六升，煮取二升，分温再服。

木防己加茯苓芒硝汤方

木防己二两　桂枝二两　人参四两　芒硝三合　茯苓四两

右五味，以水六升，煮取二升，去滓，内芒硝，再微煎，分温再服。微利则愈。

防己茯苓汤方

防己三两　黄芪三两　桂枝三两　茯苓六两　甘草二两

右五味，以水六升，煮取二升，分温三服。

尤在泾："水气流行，归于四肢，当汗出而不汗出，身体重痛，谓之溢饮。夫四肢，阳也。水在阴者宜利，在阳者宜汗。故以大青龙发汗去水，小青龙则兼内饮而治之者耳。

"支饮上为喘满而下为痞坚，则不特碍于肺，抑且滞其胃矣。面色黧黑者，胃中成聚，营卫不行也。脉浮紧者为外寒，沉紧者为里实。里实可下，而饮气之实非常法可下；痰饮可吐，而饮之在心下者，非吐可去。宜其得之数十日医吐下之而不愈也。木防己、桂枝一苦一辛，并能行水气而散结气。而痞坚之处必有伏阳，吐下之余定无完气，书不尽言而意可会也。故又以石膏治热，人参益虚，于法可谓密矣。

"其虚者外虽痞坚而中无结聚，即水去气行而愈；其实者中实有物，气暂行而复聚，故三日复发也。魏氏曰：'后方去石膏加芒硝者，以其既散复聚，则有坚定之物留作包囊。故以坚投坚而不破者，即以软投坚而即破也。加茯苓者，亦引饮下行之用耳。'"

赵以德："心肺在膈上，肺主气，心主血。今支饮在膈间，气血皆不通利。气不利则与水同逆于肺而发喘满；血不利则与水杂糅结于心下而为痞坚。肾气上应水饮。肾水之色黑，血凝之色亦黑，故黧黑之色见于面也。

"脉沉为水，紧为寒。非别有寒邪，即水气之寒也。医虽以吐下之法治，然药不切于病，故不愈。用木防己者，味辛温，能散留饮结气，又主肺气喘满，所以为主治；石膏味辛甘微寒，主心下逆气，清肺定喘；人参味甘温，补心肺气不足。皆为防己之佐。桂枝辛热，通血脉，开结气。且支饮得温则行。又宣导诸药用之为使。若邪客之浅，在气分多而虚者，服之即愈。若邪客之深在血分

多而实者，则愈后必再发。以石膏为气分之药，故去之。芒消味咸为血分药，能治痰实结，去坚消血癖。茯苓伐肾邪，治心下坚满。佐芒硝则行水之力益倍，故加之。"

谭日强："溢饮，是因饮水流行，归于四肢，当汗出而不汗出，引起身体疼重的病证，故当发其汗，使邪从汗出而解。大、小青龙汤，均为发汗逐水的方剂，故并主之。但在具体运用时，必须辨证施治。大青龙汤，即麻黄汤加生姜、大枣、石膏所组成，功能发表清里，用于新病，饮从热化，证见身体疼重，寒热烦躁者宜之；小青龙汤，即麻桂各半汤去杏仁、大枣，以干姜易生姜，加细辛、半夏、五味子组成。功能发表散饮。用于病久，饮从寒化，证见身体疼重，咳嗽喘满者宜之。

"膈间有支饮，肺胃气机被阻，故其人上则喘满，下则痞坚；黑为水色，饮为阴邪，故面色黧黑，其脉沉紧。得之数十日，病程已久，又经吐下，治疗失当，以致饮郁化热，正气已虚，故不愈。

"木防己汤：防己除湿，石膏清热，桂枝通阳，人参补虚。故虚者即愈。实者正虚邪实，虽能一时缓减，但实邪未去，故三日复发，复与木防己汤不愈者，宜于原方去石膏之大寒，加茯苓以利水，芒硝以软坚，但得微利则愈。"

徐忠可："溢饮者，水已流行，归四肢，以不汗而致身体疼重。盖表为寒气所侵而疼，肌体着湿而重，全乎是表。但水寒相襦，犹之风寒两伤，内有水气。故以大青龙、小青龙主之。然大青龙合桂、麻而去芍，加石膏，则水气不甚，而挟热者宜之。倘咳多而寒伏，则必小青龙为当。盖麻黄去杏仁，桂枝去生姜而加五味、干姜、半夏、细辛。虽表散，而实欲其寒饮之下出也。"

朱丹溪："至数十日之久，邪愈缠绵，则正益耗伤，是必宣壅与养正兼施，庶合病机。故君之以木防己，宣心下之壅也。佐之以桂枝，布膈间之阳也。壅久恐生郁热，加石膏以清之；正虚恐邪不运，用人参以补之，使邪不实，而虚但清热祛湿则愈矣。设胃有实邪，石膏只能除热，安能除实邪？将见旋通旋结，不久复发矣。再为缓图，何能为功？是必去石膏之缓，加茯苓、芒消，以直导之下行，俾复聚之邪，前后分驱而出，即禹之导水播九河之意也。"

沈明宗："风入于卫，阳气虚滞，则四肢肿。皮毛气虚，受风而肿，所谓水气在皮肤中，邪正相搏，风虚内鼓，故四肢聂聂瞤瞤动，是因表虚也。盖肺与三焦之气，同入膀胱，而行决渎。此肺虚抑郁，不入膀胱，而水亦不行，则当使小便利，而病得除。

"用防己茯苓，除湿而宣水道；以黄芪补卫而实表气，表实则邪不能容，甘草安土而制水邪；桂枝以和营卫，又行阳化气，而实四末。俾风从外出，水以内泄矣。"

14. 调营利湿治疗黄汗病

问曰："黄汗之为病，身体肿，一作重，发热汗出而渴，状如风水，汗沾衣，色正黄如柏汁，脉自沉，何从得之？"师曰："以汗出入水中浴，水从汗孔入得之，宜芪芍桂酒汤主之。"

黄汗之病，两径自冷；假令发热，此属历节；食已汗出，又身常暮盗汗出者，此劳气也；若汗出已，反发热者，久久其身必甲错；发热不止者，必生恶疮。若身重，汗出已，辄轻者，久久必身瞤，瞤即胸中痛，又从腰以上必汗出，下无汗，腰髋弛痛，如有物在皮肤状，剧者不能食，身疼重，烦躁，小便不利，此为黄汗。桂枝加黄芪汤主之。

黄芪芍药桂枝苦酒汤方

黄芪五两　芍药三两　桂枝三两

右三味，以苦酒一升，水七升，相和，煮取三升，温服一升。当心烦，服至六七日乃解，若心烦不止者，以苦酒阻故也。原注：一方用美酒醯代苦酒。

桂枝加黄芪汤方

桂枝三两　芍药三两　甘草二两　生姜三两　大枣十二枚　黄芪二两

右六味，以水八升，煮取三升，温服一升，须臾，饮热稀粥一升余，以助药力，温覆取微汗，若不汗，更服。

陈修园："汗出黄色，而身不黄，与发黄之证异，别其名曰黄汗。黄汗之为病，身体肿，发热汗出而渴，状如风水，汗沾衣，色正黄，如柏汁，脉自沉。前此详其病状，而其病源，何从得之？请再申言，而出其方治。师曰：以汗出入水中浴，水从汗孔入得之。盖汗出则腠疏，客水之气从毛孔而伤其心，故水火相蒸而色黄，水气搏结而脉迟。然此证亦有从酒后汗出当风所致者，虽无外水，而所出之汗，因风内返，亦是水也。

"凡脾胃受湿，湿久生热，湿热交蒸而成黄者，皆可以汗出入水之气推之也。宜芪芍桂酒汤主之。

"黄汗之病，阳被郁而下不通，则两胫自冷。身热而胫冷，为黄汗之的证。假令一身中尽发热，此属历节，不为黄汗也。然黄汗，郁证也。汗出则有外达之机，若食已汗出，乃荣中之热，因气之动而外浮。又身常于入暮盗汗出者，乃荣中之热，乘阳之间而潜出。此皆责之荣气之热也。

"若汗出已，反发热，是热与汗俱出于外也。久久其身必甲错。发热不止者，必生恶疮。所谓自内之外，而盛于外是也。

"若身重，汗出已，辄轻者，是湿与汗俱出也。然湿虽出，而阳亦伤。久久必身瞤，瞤即胸中痛。

"又若从腰以上汗出，腰以下无汗，是阳上通，而下不通也。故腰髋弛痛，如有物在皮中之状，不能便捷。

"更有病剧而未经得汗者，则窒于胸而不能食，壅于肉里而身疼重，郁于心而烦躁，闭于下而小便不利。此其进退微甚之机，可以指之曰：此为黄汗。以桂枝加黄芪汤主之。

"此言黄汗变证不一，总缘发黄本为郁病，得汗不能透彻，则郁热不得外达，所以又出一桂枝加黄芪之方法也。"

陈元犀："桂枝行阳，芍药益阴。黄芪气味轻清，外皮最厚，故其达于皮肤最捷。今煮以苦酒，则直协苦酒之酸以止汗。但汗出于心，止之太急，反见心烦，至六七日，正复邪退，烦必自止。而不止者，以苦酒阻其余邪未尽故也。

"凡看书宜活看，此证亦有从酒后汗出当风所致者。虽无外水，而所出之汗，是亦水也。凡脾胃受湿，湿久生热，湿热交蒸而成黄，皆可以汗出入水浴之意悟之也。

"桂枝汤虽调和营卫，啜粥可令作汗。然恐其力量不及，故又加黄芪以助之。黄芪善走皮肤，故前方得苦酒之酸而能收；此方得姜、桂之辛而能发也。前方止汗，是治黄汗之正病法；此方令微汗，是治黄汗之变证法。"

尤在泾："黄汗之病，与风水相似。但风水脉浮，而黄汗脉沉；风水恶风，而黄汗不恶风为异。其汗沾衣，色正黄如柏汁，则黄汗之所独也。

"风水为风气外合水气，黄汗为水气内遏热气。热被水遏，水与热得，交蒸互郁，汗液则黄。

"黄芪、桂枝、芍药，得阳益阴，得酒则气益和而行愈周。盖欲使营卫大行而邪气毕达耳。云苦酒阻者，欲行而未得遂行，久积药力，乃自行耳。故曰服至六七日乃解。

"两胫自冷者，阳被郁而不下通也。黄汗本发热，此云假令发热，便为历节者，谓胫热，非谓身热也。盖历节黄汗，病形相似。而历节一身尽热，黄汗则身热而胫冷也。

"食已汗出，又身尝暮卧盗汗出者，营中之热，因气之动而外浮，或乘阳之间而潜出也。"

"桂枝黄芪，亦行阳散邪之法，而尤赖饮热稀粥取汗，以发交郁之邪也。"

15. 温经散寒治疗阴狐疝气

阴狐疝气者，偏有小大，时时上下，蜘蛛散主之。

蜘蛛散方

蜘蛛十四枚，熬焦　桂枝半两

右二味，为散，取八分一匕，饮和服，日再服。蜜丸亦可。

赵以德："厥阴之筋病也。狐，阴兽，善变化而藏。睾丸上下有若狐之出入无时也。足厥阴之筋，上循阴股，结于阴器。筋结，故偏有小大。气病，故时时上下也。蜘蛛布网取物，其丝右绕从外而内，大风不坏，得千金旋转之义，故主治风木之妖狐。配桂枝以宣散厥阴之气结。"

尤在泾："阴狐疝气者，寒湿袭阴，而睾丸受病，或左或右，大小不同；或上或下，出没无时。故名狐疝。蜘蛛有毒，服之能令人利，合桂枝辛温，入阴而逐其寒湿之气也。"

朱丹溪："蜘蛛为物，暮现昼伏，与阴为贵，且取其纲物之巧，可想见攻物之神。然阴得阳则化，桂枝入阴出阳，能泄肝邪，用以为向导也。"

程云来："《别录》云：蜘蛛治大人小儿癀。癀，疝也。其性有毒，服之能使人利。得桂枝，引入厥阴肝经，而治狐疝。"

《日华子本草》："斑蜘蛛，冷，无毒。治疟疾、丁肿。"苏颂："《别录》言蜘蛛治癀。张仲景治阴狐疝气，偏有大小，时时上下者，蜘蛛散主之。蜘蛛十四枚炒焦，桂半两为散。每服八分，日再。或以蜜丸，亦通。"

王晋三："蜘蛛性阴而历，隐见莫测，可定幽暗之风，其功在壳。能泄下焦结气；肉桂芳香入肝，专散沉阴结症。《四时刺逆从论》曰：厥阴滑为狐风疝。推仲景之意，亦谓阴狐疝气，是阴邪挟肝风而上下无时也。治以蜘蛛，如披郤导窾。"

陈修园："凡痛连少腹，皆谓之疝。古有心疝、肝疝等名。上卷有寒疝，皆是也。而此独见之外肾睾丸肿大。因前阴之间，有狐臭气，遂别其名为阴狐疝气者。其睾丸或偏左，或偏右，有小大。病发时，则坠而下；病息时，则收而上。因发时息时而上下。以蜘蛛散主之。

"此言寒湿袭阴为阴狐疝气者，出其方治也。后人分为七疝：曰寒疝、水疝、筋疝、血疝、气疝、颓疝、狐疝之不同。狐疝，似指七疝之一，而不知师言狐疝，以病气之腥臭，为狐之臊，所以别上卷寒疝也。方书以时时上下句误解，遂有许多附会也。"

16. 温中伏虫治疗蛔厥证

蛔厥者，当吐蛔，令病者静而复时烦，此为脏寒。蛔上入膈，故烦。须臾复止，得食而呕，又烦者，蛔闻食臭出，其人当自吐蛔。

蛔厥者，乌梅丸主之。

乌梅丸方

乌梅三百枚　细辛六两　干姜十两　黄连一斤　当归四两　附子六两，炮　川椒四两，去汗　桂枝六两　人参六两　黄柏六两

右十味，异捣筛，合治之。以苦酒渍乌梅一宿，去核，蒸之五升米下，饭熟，捣成泥，和药令相得，内臼中，与蜜杵两千下，丸如梧子大，先食饮服十丸，日三服。稍加至二十丸，禁生冷滑臭等物。

柯琴："六经惟厥阴最为难治。其本阴而标热。其体风木，其用相火。以其具合晦朔之理，阴

之初尽，即阳之初出，所以一阳为纪，一阴为独。则厥阴病热，是少阳之相火使然也。火旺则水亏，故消渴；气有余便是火，故气上撞心，心中疼热；木甚克土，故饥不欲食，是为风化。饥则胃中空虚，蛔闻食臭则出，故吐蛔。此厥阴之火症，非厥阴之伤寒也。

"《内经》曰：必伏其所主，而先其所因。或收或散，或逆或从，随所利而行之，调其中气，使之和平，是厥阴之治法也。仲景之方，多以辛甘甘凉为君，独此方用酸收之品者，以厥阴主肝而属木。《洪范》云：木曰曲直，曲直作酸。《内经》曰：木生酸，酸入肝。以酸泻之，以酸收之。君乌梅之大酸，是伏其所主也。佐黄连泻心而除痞，黄柏滋肾以除渴。先其所因也。肾者肝之母，椒附以温肾，则火有所归。而肝得所养，是固其本也。肝欲散，细辛、干姜以散之。肝藏血，桂枝、当归，引血归经也。寒热并用，五味兼收，则气味不和，故佐以人参调其中气，以苦酒浸乌梅，同气相求。蒸之米下，资其谷气。加蜜为丸，少与而渐加之，缓以治其本也。仲景此方，本为厥阴诸症之法，叔和编于吐蛔条下，令人不知有厥阴之主方。观其用药，与诸症符合，岂只吐蛔一症耶。蛔为生冷之物，与湿热之气相成。故寒热互用以治之。且胸中烦而吐蛔，则连、柏是寒因热用。蛔得酸则静，得辛则伏，得苦则下。杀虫之方，无更出其右者。"

尤在泾："蛔厥，蛔动而厥，心痛、吐涎、手足冷也。蛔动而上逆，则当吐蛔；蛔暂安而复动，则病亦静而复时烦也。然蛔之所以时安而时上者，何也？虫性喜温，脏寒则虫不安而上膈；虫喜得食，脏虚则虫复上而求食。故以人参、姜、附之属，益虚温胃为主，而以乌梅、椒、连之属，苦酸辛气味，以折其上入之势也。"

刘田良："蛔虫之为病，其脉洪大，其候面色青白，口唇纯红。其人吐涎沫，腹痛发作有时，令病者静而时烦，须臾复止。此为蛔上入膈也。得食则呕而又烦者，此为蛔闻食臭出也。其人当自吐蛔。或腹中刺痛，有物如有头足上下之状；或往来寒热，气不了了；或下利不利而呕逆；或脉伏四肢厥逆。各随其脉证而治之也。"

徐忠可："黄连之苦，可以安蛔，则前甘草与蜜，何以亦能安蛔也？不知上条之蛔，因燥而上逆，致使心痛，故以白粉杀蛔为主，而加以甘、蜜以润其燥。若蛔厥，未尝攻心，且蛔因脏寒而上，故以乌梅酸收，黄连苦降，以收伏降蛔为主。而加辛热追脏寒，所以一心痛而不吐蛔，一吐蛔而不心痛。此是二条大分别也。"

《医宗金鉴》："乌梅味酸，黄连、黄柏味苦，桂枝、蜀椒、干姜、细辛味辛。以蛔得酸则止，得苦则安，得甘则动于上，得辛则伏于下也。然胃气虚寒，人参、附子，以温补之。吐亡津液，当归以辛润之，则蛔厥可愈矣。"

17. 温通血脉治疗癥瘕病

妇人宿有癥病，经断未及三月，而得漏下不止，胎动在脐上者，为癥痼害。妊娠六月动者，前三月经水利时，胎也。下血者，后断三月。衃也。所以血不止者，其癥不去故也。当下其癥，桂枝茯苓丸主之。

桂枝茯苓丸方

桂枝 茯苓 牡丹去心 桃仁去皮尖，熬 芍药各等份

右五味，末之。炼蜜和丸，如兔屎大，每日食前服一丸，不知，加至三丸。

徐忠可："妇人行经时，遇冷则余血留而为癥。癥者为有形可征。然癥病女人恒有之。或不在子宫则仍行经而受孕。经断即是孕也。未及三月，将三月也。既孕而仍见血，谓之漏下。今未及三月而漏下不止，则养胎之血伤，故胎动。假使动在脐下，则真欲落矣。今在脐上，是每月凑集之新血，因癥气相妨而为漏下，实非胎病。故曰癥痼害。痼者，宿疾难愈。曰痼害者，无端而累之曰

害。至六月胎动，此宜动之时，但较前三月经水利时胎动下血，则已断血三月不行，乃复血不止，是前之漏下新血去而癥反坚牢不去，故须下之为安。

"药用桂枝茯苓丸者，桂枝、芍药，一阴一阳；茯苓、丹皮，一气一血。调其寒温，扶其正气。桃仁以之破恶血，消癥癖，而不嫌伤胎血者，所谓有病则病当之也。且癥之初，必因寒，桂能化气而消其本寒。癥之成，必挟湿热为窠囊，苓渗湿气，丹清血热，芍药敛肝血而扶脾，使能统血，则养正即所以去邪耳。每服甚少而频，更巧。要知癥不碍胎其结原微，故以渐磨之。

"此方去癥之力不独桃仁。癥者，阴气也，遇阳则消。故以桂枝扶阳而桃仁愈有力矣。其余皆养血之药也。"

尤在泾："癥，旧血所积，为宿病也。癥痼害者，宿病之气，害其胎气也。于法，妊娠六月，其胎当动。今未三月，胎不当动而忽动者，特以癥痼害之之故。是六月动者胎之常，三月动者胎之变也。

"夫癥病之人，其经月当不利，经不利则不能受胎。兹有三月经水适利，胞宫净而胎可结矣。胎结致经断不复下，乃未三月而虾血仍下，亦以癥痼害之之故。是血养胎者其常，血下不止者其变也。

"要之，其癥不去，则血必不守，血不守，则胎终不安，故曰当下其癥。桂枝茯苓丸，下癥之力颇轻且缓。盖恐峻厉之药，将并伤其胎气也。"

林礼丰："师云：妇人宿有瘕病者，谓未受胎之前，本停瘀而有癥病也；经断者，谓经水净尽之后，交媾而得胎也；未及三月而得漏下不止者，谓每月凑集之血，因宿昔之癥痼妨害之而漏下也。

"盖六月胎动者，胎之常，而三月胎动者，胎之变。然胎当居脐下，今动在脐上者，是本有癥痼在脐下，逼动其胎，故胎不安而动于脐上也。因复申言之曰：前三月经水利时，胎也。下血者，后断三月槃也。槃者，谓每月凑集之血，始凝而未痼也。所以血不止者，其癥不去，必害其胎。去其癥，即所以安其胎。故曰当下其癥。

"主以桂苓丸者，取桂枝通肝阳，芍药滋肝阴，茯苓补心气，丹皮运心血。妙在桃仁监督其间，领诸药抵于癥痼而攻之，使瘀结去而新血无伤。瘀既去，则新血自能养胎。"

18. 辛温解表治疗产后感受风邪

产后中风，发热，面正赤，喘而头痛，竹叶汤主之。

竹叶汤方

竹叶一把　葛根三两　防风　桔梗　桂枝　人参　甘草各一两　生姜五两　大枣十五枚　附子一枚，炮

右十味，以水一斗，煮取二升半，分温三服。温覆使汗出。颈项强用大附子一枚，破之如豆大，煎药扬去沫。呕者，加半夏半升，洗。

陈修园："产后中风，发热，面正赤，喘而头痛，此病在太阳，连及阳明。而产后正气大虚，又不能以胜邪气，诚恐变为痉证，以竹叶汤主之。

"此为产后中风，正虚邪盛者，而出其补正散邪之方也。方中以竹叶为君者，以风为阳邪，不解即变为热，热甚则灼筋而成痉。故于温散药中，先以此而折其势，即杜渐防微之道也。"

程云来："产后血虚多汗出，喜中风，故令病痉。今证中未至背反张，而发热，面赤，头痛，亦风痉之渐。故用竹叶主风痉，防风治内痉，葛根治刚痉，桂枝治柔痉，生姜散风邪，桔梗除风痹，辛以散之之剂也。邪之所以凑，其气必虚。佐人参以固卫，附子以温经，甘草以和诸药，大枣

以助十二经。同诸风剂,则发中有补,为产后中风之大剂也。"

尤在泾:"此产后表有邪而里适虚之证。若攻其表,则气浮易脱;若补其里,则表多不服。竹叶汤用竹叶、葛根、桂枝、防风、桔梗,解外之风热;人参、附子,固里之脱;甘草、姜、枣,以调阴阳之气,而使其平。乃表里兼济之法。凡风热外淫,而里气不固者,宜于此取则焉。"

赵以德:"此证太阳上行至头表,阳明脉过膈上循于面。二经合病,故如是。竹叶汤亦桂枝汤变化者。仲景凡治二经合病,多加葛根。为阳阳解肌药也。防风佐桂主二经之风。竹叶主气上喘。桔梗佐竹叶利之。人参亦治喘。甘草和中,生姜、大枣行谷气,发荣卫。谷气行,荣卫和,则上下交济而汗出矣。附子恐是方后所加,治颈项强耳。颈项强者以邪在太阳,禁固其筋脉不得屈伸,故用附子温经散寒湿。以佐葛根,若邪在胸中而呕,加半夏治之。"

徐忠可:"中风发热头痛,表邪也。然面正赤,此非小可淡红。所谓面若妆朱,乃真阳上浮也。加之以喘,气高不下也。明是产后大虚,元阳不能自固,而又杂以表邪。自宜攻补兼施。"

《张氏医通》:"此桂枝汤去芍药,加竹叶、葛、防、桔梗、人参。

"附子,恐是方后所加,治颈项强者,以邪在太阳禁固其筋脉,不得屈伸,故用附子温经散寒。扬去沫者,不使辛热上浮之气,助其虚阳上逆也。若邪在胸而呕,加半夏治之。上言破之如豆,入前药。旧本作'如豆大',今从徐忠可驳正。"

谭日强:"产后血虚汗多,易中风邪。风邪外乘,故发热头痛,面赤而喘。竹叶汤:竹叶、葛根,清热生津;桂枝、防风,祛风防痉;人参、附子,补虚护阳;桔梗、甘草,开利肺气;生姜、大枣,调和荣卫。故主治之。一说附子是方后所加,与呕者加半夏同。此说待考。"

19. 温经调血治疗瘀血腹痛症

问曰:"妇人年五十所,病下利数十日不止,暮即发热,少腹里急,腹满,手掌烦热,唇口干燥,何也?"师曰:"此病属带下。何以故?曾经半产,瘀血在少腹不去。何以知之?其症唇口干燥,故知之。当以温经汤主之。"

带下经水不利,少腹满痛,经一月再见者,土瓜根散主之。

温经汤方

吴茱萸三两　当归　芎䓖　芍药　人参　桂枝　阿胶　牡丹皮去心　生姜　甘草各二两　半夏半斤　麦门冬去心一升

右十二味,以水一斗,煮取三升,分温三服。亦主妇人少腹寒,久不受胎,兼取(一作"兼治")崩中去血,或月水来过多,及至期不来。

土瓜根散方

土瓜根　芍药　桂枝　䗪虫各三两

右四味,杵为散,酒服方寸匕,日三服。

《金匮要略语译》:"妇人年已五十,冲任皆虚,经水应止,这里下利当是崩、淋、下血之病。所以'下利',应为'下血'之误。仲景以其曾经小产,小腹瘀血未去,所以判断为妇科疾病。暮即发热与手掌烦热,均为阴血虚;小腹里急与腹满,是下焦瘀积;唇口干燥乃荣血不布所致。用温经汤生新去瘀为治。

"本方适用于冲任虚寒而有瘀血、少腹冷痛的病证。方中当归、阿胶、芍药、麦冬益气;生姜、半夏和胃;吴萸、桂枝温经散寒。瘀血得温则行。故妇女崩淋不孕,月经不调,也可用本方主治,被认为是妇科调经之'祖方'。"

陈修园:"妇人年五十所,七七之期已过,天癸当竭,地道不通。今病前阴血下利数十日不止,暮即发热，少腹里急，腹满，手掌烦热，唇口干燥，何也？师曰：前言妇人三十六病，皆病在带脉之下，此病属带下。何以故？曾经半产，瘀血在少腹不去。何以知之？盖以瘀血不去，则新血不生，津液不布。其证唇口干燥，故知之。况暮热掌心热，俱属阴。任主胞胎，冲为血海。二脉皆起于胞宫，而出于会阴。正常少腹部分，冲脉挟脐上行。冲、任脉虚，则少腹里急。有干血亦令腹满。其为宿瘀之证无疑。当以温经汤主之。此承上节言历年血寒积结胞门之重证，而出其方治也。

"李氏云：《内经》谓血气虚者，喜温而恶寒。寒则凝涩不流，温则消而去之。此汤名温经，以瘀血得温则行也。方内皆补养血气之药，未尝以逐瘀为事，而瘀血自去者，此养正邪自消之法也。故妇人崩淋、不孕、月事不调者，并主之。

"妇人因经致病，凡三十六种，皆谓之带下，经水因寒而瘀，不能如期而利，以致少腹满痛。然既瘀而不行，则前经未畅所行，不及待后月之正期而先至，故其经一月再见者，以土瓜根散主之。

"此为带下而经候不匀，一月再见者，出其方治也。土瓜，即王瓜也。主驱热行瘀，佐以䗪虫之蠕动逐血，桂、芍之调和阴阳，为有制之师。"

陈元犀："（温经汤）方中当归、芎藭、芍药、阿胶，肝药也；丹皮、桂枝，心药也；吴茱萸，肝药亦胃药也；半夏，胃药亦冲药也；麦门冬、甘草，胃药也；人参补五脏，生姜利诸气也。

"病在经血。以血生于心，藏于肝也，冲为血海也。胃属阳明，厥阴、冲脉丽之也。然细绎方意：以阳明为主，用吴茱萸驱阳明中土之寒，即以麦冬滋阳明中土之燥。一寒一热，不使偶偏。所以谓之温也，用半夏、生姜者，以姜能去秽而胃气安，夏能降逆而胃气顺也；其余皆相辅而成温之之用，绝无逐瘀之品。故过期不来者能通之，月来过多者能止之，少腹寒而不受胎者并能治之。统治带下三十六病，其神妙不可言矣。

"带下端由瘀血停，不能如期而至，以致少腹满痛，月间再见，既瘀而不行，则前经未畅所行，不及待后月正期而至，故一见再见，不循经。经，常也。言不循常期也。䗪、瓜、桂、芍，均相等，调协阴阳病自宁。

"此条单指经水不利之带下病也。经，常也。妇人行经，必有常期。尤云：血满则行，血尽复生，如月之盈亏，海之潮汐，必定应期而至，谓之信。此云经水不利，一月再见者，乃蓄泄失常，则有停瘀之患也。然瘀既停，必着少腹之间作满而痛也。

"立土瓜根散者，为调协阴阳，主驱热通瘀之法。方中桂枝通阳，芍药行阴，使阴阳和，则经之本正矣。土瓜根驱热行瘀，䗪虫蠕动逐血，去其旧而生新，使经脉流畅，常行不乱也。"

山田业广："欲开下焦，先通上焦，犹求南风开北牖，水注之开后窍，则前窍自通之义。知本方（指温经汤）之半夏、归母苦参丸之贝母，皆系通上焦，非行湿利窍而已。《千金方》卷四月经不调篇，桃人汤，茱萸䗪虫汤方中，并用半夏，亦此理也。

"本方所用桂枝、芍药、生姜、甘草，桂枝汤之加减也。更加当归，即当归建中汤也；吴茱萸、当归、芍药、桂枝、生姜、甘草，当归四逆加吴茱萸生姜汤之加减也；当归、芎藭、芍药、阿胶、甘草，芎归胶艾汤之加减也；人参、桂枝、阿胶、生姜、甘草、麦门冬，炙甘草汤之加减也；人参、甘草、半夏、麦门冬，麦门冬汤之加减也。就中多用吴茱萸、半夏、麦门冬，乃知一方之中，兼温经、通经、调经、养血、滋阴之数义。更添一味牡丹皮之破瘀，而意味尤其妙。

"本方能令人有娠，不必索求嗣奇方。本方取调经养血之义，则可以治崩中去血，月水过多。取通经破瘀之义，则可以治至期不来。乃宜塞则塞，宜通则通，通塞互用者也。

"《千金》卷四赤白带下崩中漏下篇：治崩中下血，出血一斛，服之即断。或月经来过多，及过期不来者，服之即佳方。即本方。"

20. 温阳化水治疗转胞病

问曰："妇人病，饮食如故，烦热不得卧，而反倚息者，何也？"师曰："此名转胞，不得溺也。以胞系了戾，故致此病。但利人小便则愈。宜肾气丸主之。"

肾气丸方

干地黄八两　薯蓣四两　山茱萸四两　泽泻三两　茯苓三两　牡丹皮三两　桂枝一两　附子炮，一两

右八味，末之，炼蜜和丸，梧子大，酒下十五丸，加至二十五丸，日再服。

《金匮要略语译》："转胞，病证名称。这里的'胞'，系指膀胱而言。胞系了戾，'胞系'，指膀胱以及与膀胱相连接的尿道部分；'了戾'，是形容其扭转，不能顺通。胞系了戾是前人解释胞转的病理名词。

"病人饮食如常，是病不在胃。溺不得出，是病在膀胱。此症胞系了戾，不得小便。下焦湿甚，阳气不化，水湿在中，不得气化而出，以致膀胱排尿障碍。宜温行下焦阳气，使气化水行，胞系自正，其病可愈。

"方中地黄、薯蓣，固肾脏之阴；山萸、附子，补肾脏之阳；茯苓、泽泻，利水燥湿；丹皮、桂枝，疏肝和血，有温化下焦的功能。"

《诸病源候论·卷四十·妇人杂病诸候·胞转候》："胞转之病，由胞为热所迫，或忍小便，俱令水气还迫于胞，屈辟不得充张，外水应入不得入，内泄应出不得出，内外壅胀不通，故为胞转。其状小腹急痛，不得小便，甚者至死。张仲景云：妇人本肥盛，头举身满，今羸瘦，头举中空减，胞系了戾，亦致胞转。"

《诸病源候论·卷十四·胞转候》："胞转者，由是胞屈辟，小便不通，名为胞转。其病状，脐下急痛，小便不通是也。此病或由小便应下而强忍辱负重之，或为寒热所迫。此二者，俱令水气还上，气迫于胞，使胞屈辟不得充张，外水应入不得入，内溲应出不得出，外内相壅塞，故令不通。此病至四五日，乃有致死者。饮食食讫，应小便而忍之，或饱食食讫，而走马，或小便急，因疾走，或忍尿入房，亦皆令胞转，或胞落并致死。"

陈元犀："胞为血海，与膀胱并列于脐下，俱悬空之腑，其气相通，全赖肾气充溢于其间，其胞系乃正。若肾气不充，则胞系了戾。胞系了戾，必不得溺矣。是病虽在胞，其权则专在肾也，故以肾气丸主之。

"方中地黄、山药，固肾脏之阴；山茱萸、附子，补肾脏之阳；桂枝化脐气，茯苓行水道；妙在泽泻形圆善转，俾肾气旺，则能充于胞而系自正，系正则小便不利者而可利矣。又主虚劳腰痛，少腹拘急，小便不利者。

"以腰为肾之外腑，肾司开合，主骨髓，为作强之官，与膀胱相表里。若少阴精气虚，不能主骨，则腰痛；少阴阳气虚，不能通腑，则少腹拘急，小便不利。本方补益真阴，蒸动水气，使阴平阳秘，开合之枢自如，故能治虚劳之病。然小便自利者，不宜服之。以其渗泄而更劫阴也。"

赵良："此方在虚劳中，治腰痛，小便不利，小腹拘急。此亦用之，何也？盖因肾虚用之也。用此补肾则气化，气化则水行而愈矣。然转胞之病，岂尽由下焦肾虚，气不化出致耶？若中焦脾虚，不能散精归于胞，及上焦肺虚，不能下输布于胞，或胎重压其胞，或忍溺入房，皆足成此病。必求其所因以治之也。"

《和剂局方》："治肾气虚乏，下元冷惫，脐腹疼痛，夜多旋溺，脚膝缓弱，肢体倦怠，面色黧

黑，不思饮食。又脚气上冲，少腹不仁，及虚劳不足，渴欲饮水，腰重疼痛，少腹拘急，小便不利。或男子消渴，小便反多，妇人转胞，小便不通。久服壮元阳，益精髓，活血驻颜，强志轻身。"

（三）桂枝在《伤寒论》中的应用

1. 辛温解表治疗风寒外感证

太阳病，头痛，发热，汗出，恶风，桂枝汤主之。

太阳中风，阳浮而阴弱。阳浮者热自发，阴弱者汗自出，啬啬恶寒，淅淅恶风，翕翕发热，鼻鸣干呕者，桂枝汤主之。

桂枝汤方

桂枝三两，去皮　芍药三两　甘草二两，炙　生姜三两，切　大枣十二枚，擘

右五味，㕮咀三味，以水七升，微火煮取三升，去滓，适寒温，服一升。服已须臾，啜热稀粥一升余，以助药力。温覆令一时许，遍身漐漐微似有汗者益佳，不可令如水流离，病必不除。若一服汗出病差，停后服，不必尽剂。若不汗，更服依前法。又不汗，后服小促其间，半日许令三服尽。若病重者，一日一夜服，周时观之，服一剂尽，病证犹在者，更作服。若不汗出，乃服至二三剂。禁生冷、黏滑、肉面、五辛、酒酪臭恶等物。

《伤寒论释义》："桂枝汤为治疗太阳中风的主方，有调和营卫、解肌止冲、发汗以止汗的功能。桂枝宣阳，使气运行；芍药和阴，通调血脉。芍药与桂枝为伍，能调和营卫。生姜辛散，温胃止呕，佐桂枝以通阳。枣、草甘缓，益气调中，助芍药以和阴。协力以赴，而达助正驱邪、安内攘外之功。服用本方，尤须啜粥以助药力，使谷气得充，培养汗源，则微汗而解。

"太阳中风，即包括第1条的脉浮、头项强痛而恶寒，及第2条的发热、汗出、恶风、脉缓等脉证。阳浮而阴弱，即浮缓之义。人体卫外之阳，有抵抗外邪的功能。卫阳抗邪，正盛于外，故热自发；因营阴弱于内，不能自守，故汗自出。此即阳浮者热自发、阴弱者汗自出之义。

"感受风邪后，卫外之阳受伤，所以恶风、恶寒；肺应皮毛，邪客于表，肺气不利则鼻鸣；肺气不利，影响胃气上逆，是以干呕。据此脉证，是邪在体表，而致荣卫不和，故可用桂枝汤解肌而和营卫。"

柯琴："此为仲景群方之冠，乃滋阴和阳，调和营卫，解肌发汗之总方也。桂枝赤色通心，温能扶阳散寒，甘能益气生血，辛能解散风邪，内辅君主，发心液而为汗。故麻、葛、青龙，凡发汗御寒咸赖之。惟桂枝汤，不用麻黄，麻黄汤不可无桂枝也。

"本方皆辛甘发散，惟芍药之酸苦微寒，能益阴敛血，内和营气，故能发汗而止汗。先辈言无汗不得服桂枝汤，正以中有芍药能止汗也。芍药之功本在止烦，烦止汗亦止。故反烦更烦与心悸而烦者咸赖之。若倍加芍药，即建中之剂，非发汗之剂矣。是方用桂枝发汗，即用芍药止汗。生姜之辛，佐桂以解肌；大枣之甘，助芍以和里。阴阳表里，并行而不悖，是刚柔相济，以为和也。甘草甘平，有安内攘外之能，用以调和气血者，即以调和表里。且以调和诸药矣。而精义又在啜热稀粥。盖谷气内充，则外邪不复入，余邪不复留。方之妙用又如此。

"汗已遍身，则邪从汗解。此汗生于谷，正所以调和营卫，濡腠理，充肌肉，泽皮毛者也。令如水流漓，使阴不藏精，精不胜则邪不却，故病不除。世医只知大发其汗，即与芍药亦不敢用。汗后再汗，岂不误人？"

成无己："阳以候卫，阴以候荣。阳脉浮者，卫中风也；阴脉弱者，荣气弱也。风并于卫，则卫实而荣虚，故发热汗自出也。经曰：太阳病，发热汗出者，此为荣弱卫强者是也。啬啬者，不足

也，恶寒之貌也；淅淅者，洒淅也，恶风之貌也。卫虚则恶风，荣虚则恶寒，荣弱卫强，恶寒复恶风者，以自汗出，则皮肤缓，腠理疏，是亦恶风也。翕翕者，熇熇然而热也。若合羽所复，言热在表也。鼻鸣干呕者，风拥而气逆也。与桂枝汤和劳营卫而散风邪也。

"《内经》曰：辛甘发散为阳。桂枝汤，辛甘之制也，所以发散风邪。《内经》曰：风淫所胜，平以辛，佐以苦甘，以甘缓之，以酸收之。是以桂枝为主，芍药、甘草为佐也。《内经》曰：风淫于内，以甘缓之，以辛散之。是以生姜、大枣为使也。"

陈古愚："桂枝，辛温阳也；芍药，苦平阴也。桂枝又得生姜之辛，同气相求，可恃之以调周身之阳气；芍药而得大枣、甘草之甘，苦甘合化，可恃之以滋周身之阴液。师取大补阴阳之品养其汗源，为胜邪之本。又啜粥以助之，取水谷之津以为汗，汗后毫不受伤，所谓立身于不败之地，以图万全也。"

黄竹斋："方名桂枝汤者，君以桂枝也。桂枝味辛气香而性温，善能杀菌，功用在皮，能引诸药达于肌腠，以解寒凝驱风邪；臣以芍药之苦平，生血兼行经络之痹滞。君臣相须，以奏通经宣阳之绩；使以甘草之甘平，调和诸药，交通荣卫；佐以生姜之辛，温胃散寒以止呕；大枣之甘，健脾补虚以生津。且姜枣合则生津而不腻，桂、芍均则解表兼和里，诚解肌补虚，除风散寒，调和营卫之圣方也。"

2. 温阳固表治疗漏汗不止症

太阳病，发汗，遂漏不止，其人恶风，小便难，四肢微急，难以屈伸者，桂枝加附子汤主之。

桂枝加附子汤方

桂枝三两，去皮　芍药三两　甘草三两，炙　生姜三两，切　大枣十二枚，擘　附子一枚，炮，去皮，破八片

右六味，以水七升，煮取三升，去滓，温服一升。本云桂枝汤，今加附子。将息如前法。

柯琴："太阳固当汗，若不取微似而发至太过，阳气无所止息，而汗出不止矣。汗多亡阳，玄府不闭，风乘虚入，故复恶风。汗多于表，津弱于里，故小便难。四肢者，诸阳之末，阳气者，精则养神，柔则养筋，开合不得，寒气从之，故筋急而屈伸不利也。此离中阳虚，不能摄水，当用桂枝以补心阳，阳密则漏汗自止矣。坎中阳虚，不能行水，必加附子，以回肾阳。阳归则小便自利矣。

"漏不止，与大汗出同。若无他变症，仍与桂枝汤。若形如疟，是玄府反闭，故加麻黄。此玄府不闭，故加附子。若大汗出后大烦渴，是阳陷于内，急当滋阴，故用白虎加人参汤。此漏下止而小便难。四肢不利，是阳亡于外，急当扶阳。此发汗虽不言何物，其为麻黄汤可知。盖桂枝汤有芍药而无麻黄，故虽大汗出，而玄府能闭。但使阳陷于里，断不使阳亡于外也。

"此与伤寒自汗出条颇同而义殊。彼脚挛急在未汗前，是阴虚；此四肢急在汗后，是阳虚。自汗因心烦，其出微，遂漏因亡阳，故不止。小便数尚未难，恶寒微不若恶风之甚，挛急在脚，尚轻于四肢不利。故彼用芍药甘草汤，此用桂枝加附子汤。其命剂悬殊矣。"

成无己："太阳病，因发汗，遂漏不止而恶风者，为阳气不足，因发汗，阳气益虚而皮腠不固也。《内经》曰：膀胱者，州都之官，津液藏焉，气化则出。小便难者，汗出亡津液，阳气虚弱，不能施化。四肢者，诸阳之本也。四肢微急，难以屈伸者，亡阳而脱液也。《针经》曰：液脱者，骨属屈伸不利。与桂枝加附子汤，以温经复阳。"

喻嘉言："大发其汗致阳气不能卫外为固，而汗漏不止，即如水流漓之互词也。恶风者，腠理大开为风所袭也。小便难者，津液外泄而不下渗，兼以卫气外脱而膀胱之化不行也。四肢微急难以

屈伸者，筋脉无津液以养，兼以风入而增其劲也。此阳气与阴津两亡，更加外风复入，与亡阳真武汤微别，故用桂枝加附子以固表驱风，而复阳敛液也。"

徐灵胎："此发汗太过如水流漓，或药不对证之故。中风本恶风，汗后当愈。今仍恶风，则表邪未尽也。小便难者，津液少也。四肢为诸阳之本，急难屈伸，乃津脱阳虚之象。但不至亡阳耳。桂枝同附子，服则止汗回阳。若更甚而厥冷恶寒，则有阳脱之虑，当用四逆汤矣。"

《伤寒析疑》："太阳病发汗，当取微汗。若汗不得法，则易伤阳，使表阳虚弱，卫失固护，则见汗漏不止。发汗太过非但伤阳，亦耗阴律。阳失气化，阴津不足，则小便难；阳失温煦，阴失濡养，则四肢微急，难以屈伸。此属表证未解兼阳虚汗漏。因阳虚而漏汗，因漏汗而伤津，阳虚为病本，阳生则阴长，故治法以扶阳解表为主。表证得除，阳气得回，汗漏得止，津自得复。

"方中桂枝汤，一者解肌祛风以解表，一者调和营卫以止汗。炮附子温经扶阳，固表止汗，使表解阳回，汗止津复。"

程佼倩："误汗亡阳，实是夺液之故。燥液无如附子。仲景偏生用之。盖阳亡便来阴袭，阴不破阳必难回。且附子走而不守。桂枝加此便能壮阳气，直走于表而建捷功。故凡药有附子，能为人祛湿遣风，强筋壮气，而杜格拒者，皆此走之一字也。"

3. 祛风调卫治疗肺逆喘息症

喘家，作桂枝汤，加厚朴、杏子佳。

太阳病，头痛发热，身疼腰痛，骨节疼痛，恶风，无汗而喘者，麻黄汤主之。

太阳与阳明合病，喘而胸满者，不可下，宜麻黄汤。

发汗后，不可更行桂枝汤。汗出而喘，无大热者，可与麻黄杏仁甘草石膏汤。

桂枝加厚朴杏子汤方

桂枝三两，去皮　甘草二两，炙　生姜三两，切　芍药三两　大枣十二枚，擘　厚朴二两，炙，去皮　杏仁五十枚，去皮尖

右七味，以水七升，微火煮取三升，去滓，温服一升。覆取微似汗。

麻黄汤方

麻黄三两，去节　桂枝二两，去皮　甘草一两，炙　杏仁七十个，去皮尖

右四味，以水九升，先煮麻黄减二升，去上沫，内诸药，煮取二升半，去滓，温服八合。覆取微似汗，不须啜粥。余如桂枝法将息。

麻黄杏仁甘草石膏汤

麻黄四两，去节　杏仁五十个，去皮尖　甘草二两，炙　石膏半斤，碎，绵裹

右四味，以水七升，煮麻黄减二升，去上沫，内诸药，煮取二升，去滓，温服一升。

柯琴："桂枝加厚朴杏仁汤，治太阳下后微喘，而表未解者。夫喘为麻黄症，方中治喘者，功在杏仁。桂枝本不治喘，此因妄下后，表虽不解，腠理已疏，则不当用麻黄而宜桂枝矣。所以宜桂枝者，以其中有芍药也。既有芍药之敛，若但加杏仁，则喘虽微，恐不能胜任。必加厚朴之辛温，佐桂以解肌，佐杏仁以降气。故凡喘家不当用麻黄汤，而作桂枝汤者，加厚朴杏仁为佳法矣。"

成无己："太阳病，为诸阳主气。风甚气拥，则生喘也。与桂枝汤以散风，加厚朴、杏仁以降气。

"发汗后喘，当作桂枝加厚朴杏人汤，汗出则喘愈。今汗出而喘，为邪气拥甚，桂枝汤不能发散，故不可更行桂枝汤。汗出而喘有大热者，内热气甚也；无大热者，表邪必甚也。与麻黄杏子甘草石膏汤，以散其邪。"

柯琴："太阳为诸阳主气，阳气郁于内，故喘。太阳主开，立麻黄汤以开之，诸证悉除也。

"此方治风寒在表，头痛项强，发热，身疼腰痛，骨节烦痛，恶风，恶寒，无汗，胸满而喘。其脉浮紧、浮数者。此为开表逐邪，发汗之峻剂也。古人用药，取法象之义。麻黄中空外直，宛如毛窍骨节，故能去骨节之风寒从毛窍而出，为卫分发散风寒之品；桂枝之条纵横，宛如经脉系络，能入心化液，通经络而出汗，为荣分散解风寒之品；杏仁为心果，温能助心散寒，苦能清肺下气，为上焦逐邪定喘之品；甘草甘平，外拒风寒，内和气血，为中宫安内攘外之品。此汤入胃，行气于玄府，输精于皮毛，斯毛脉合精而溱溱汗出，在表之邪尽去而不留，痛止喘平，寒热顿解。不须啜粥，而借汗于谷也。不用姜枣者，以生姜之性横散解肌，碍麻黄之上升；大枣之性滞泥于膈，碍杏仁之速降。此欲急于直达，稍缓则不迅，横散则不峻。若脉浮弱，自汗出者，或尺脉微迟者，是桂枝汤所主，非此方所宜也。予治冷风哮与风寒湿三气成痹等证，用此辄效，非伤寒一证可拘也。

"汪友苓：喘而胸满，则肺气必实而胀。所以李东璧云：麻黄汤虽太阳发汗重剂，实为发散肺经火郁之药。彼盖以喘而胸满为肺有火邪实热之证。方中有麻黄、杏仁专泄肺利气，肺气泄利，则喘逆自平，又何有于阳明之胸满耶？"

李时珍："仲景治伤寒无汗用麻黄，有汗用桂枝，未有究其精微者。津液为汗，汗即血也。在荣则为血，在卫则为汗。夫寒伤荣，荣血内涩不能外通于卫，卫气闭固，津液不行，故无汗，发热而憎恶。夫风伤卫，卫气受邪，不能内护于荣，荣气虚弱，津液不固，故有汗发热而恶风。然风寒之邪皆由皮毛而入。皮毛者，肺之合也。肺主卫气，包络一身，天之象也。证虽属乎太阳，而肺实受邪气，其证时兼面赤怫郁，咳嗽痰喘，胸满诸证者，非肺病乎？盖皮毛外闭，则邪热内攻，而肺气膹郁。故用麻黄、甘草同桂枝引出荣分之邪，达之肌表；佐以杏仁泄肺而利气。是则麻黄汤虽太阳发汗重剂，实为发散肺经火郁之药也。"

方有执："头痛已见太阳病，而此犹出者，以其专太阳而主始病也。上条先言或已发热，或未发热，而此先言头痛，即上条之体痛而详言之也。上条言必恶寒，而此言恶风者，乃更互言之，与上篇啬啬恶寒，淅淅恶风，双关互文之意同。无汗，乃对上篇有汗而言，以见彼此两相反，所以为风、寒之辨别。不言无是证者，则不言也。然所以无汗者，汗乃血之液，血为荣。荣强则腠理闭密，虽热，汗不出也。喘，气逆也。卫主气，卫弱则气乏逆，呼吸不利而声息所以不遂也。然上条言呕而此言喘，呕与喘，皆气逆，亦互言以明互见之意。"

《伤寒析疑》："本方（指麻黄汤）以麻黄为中心，组成两个配伍药对。麻黄与桂枝，辛温相伍，发汗祛邪，宣通营卫；麻黄与杏仁，宣降相伍，调气平喘，宣通肺卫。甘草调药。此方为发汗之峻剂。

"杏仁乃降气平喘止咳之药，然而，众所周知，喘症，决非太阳伤寒证之主症、常见症。那么，一般性无喘症的太阳伤寒证，为何还适用麻黄汤呢？由此推知，对于麻黄汤中的杏仁，不应简单化地解释为降气平喘。仲师治肺很有特点，如小青龙汤止咳平喘，就不用任何止咳药，而用干姜、细辛、五味子，取其宣散与收敛配伍，通过调节肺气之升降，以达到止咳的目的。体现了一种整体治本的治疗思路与法则。麻黄汤中的杏仁亦寓此意。肺外合皮毛，与表气相通，肺气宣发肃降正常，则表气亦宣通正常，营卫益加调和。所以，伤寒表证即使无喘，亦当用杏仁，使之与麻黄相伍，一宣一降，调节肺气，利于解表。吴又可说过'里气得通，邪气还表'，即是此义。"

陈修园："太阳之气与肺金相合而主皮毛，若麻黄证用桂枝汤啜粥以促其汗。桂枝之热虽能令其汗出，而不能除麻黄本证之喘。热盛于内，上乘于肺，而外热反轻。取石膏以止桂枝热通之汗，仍用麻黄以出本证未出之汗。此一节言发汗不解，邪乘于肺，而为肺热证也。"

钱天来："杏仁利气而能泄肺，石膏寒凉能肃西方金气，乃泻肺肃肺之剂，非麻黄汤及大青龙之汗剂也。世俗不晓，惑于活人书陶节庵之说，但见一味麻黄，即以为汗剂，畏而避之。不知麻黄汤之制。欲用麻黄以泄荣分之汗。必先以桂枝开解卫分之邪，则汗出而邪去矣。所以麻黄不与桂枝同用，止能泄肺邪而不至大汗泄也。观后贤之麻黄定喘汤，皆因之以立法也。"

秦皇士："汗出而喘，身无大热，且见于汗下后，乃是肺家内有积热，外冒寒邪。内有积热，外攻皮毛，故汗出；外有表邪，故发喘。此方妙在杏仁利肺气，借麻黄以散外寒，借石膏以清内热。从越婢汤中化出辛温变辛凉之法。"

4. 通阳利气治疗胸满症

太阳病，下之后，脉促，胸满者，桂枝去芍药汤主之；若微恶寒者，桂枝去芍药加附子汤主之。

桂枝去芍药汤方

桂枝三两，去皮　甘草二两，炙　生姜三两，切　大枣十二枚，擘

右四味，以水七升，煮取三升，去滓，温服一升。本云桂枝汤，今去芍药。将息如前法。

桂枝去芍药加附子汤方

桂枝三两，去皮　甘草二两，炙　生姜三两，切　大枣十二枚，擘　附子一枚，炮，去皮，破八片

右五味，以水七升，煮取三升，去滓，温服一升。本云桂枝汤，今去芍药加附子。将息如前法。

成无己："脉来数，时一止复来者，名曰促。促为阳盛，则不因下后而脉促者也。此下后脉促，不得为阳盛也。太阳病下之，其脉促不结胸者，此为欲解。此下后脉促而复胸满，则不得为欲解。由下后阳虚，表邪渐入而客于胸中也。与桂枝汤以散邪客，通行阳气。芍药益阴，阳虚者非所宜，故去之。阳气已虚，若更加之微恶寒，则必当温剂以散之，故加附子。"

《医宗金鉴》："太阳病，表未解而下之，胸实邪陷，则为胸满，气上冲咽喉不得息，瓜蒂散证也；胸虚邪陷，则为气上冲，桂枝汤证也。今下之后，邪陷胸中，胸满脉促，似乎胸实，而无冲喉不得息之证；似乎胸虚，又见胸满之证。故不用瓜蒂散以治实，亦不用桂枝汤以治虚。惟用桂枝之甘辛，以和太阳之表。去芍药之酸收，以避胸中之满。"

柯琴："促为阳脉，胸满为阳证。然阳盛则促，阳虚亦促；阳盛则胸满，阳虚亦胸满。此下后脉促而不汗出，胸满而不喘，非阳盛也，是寒邪内结，将作结胸之症。桂枝汤阳中有阴，去芍药之酸寒，则阴气流行，而邪不自结。即扶阳之剂矣。若微恶寒，则阴气凝聚，恐姜桂之力不能散，必加附子之辛热。仲景于桂枝汤一加一减，遂成三法。"

《伤寒析疑》："太阳病误下，极易伤正，出现胸满，即是下药伤损胸阳，胸阳不振，郁而难伸所致。脉促则是正气被下药所激而引起的反应。说明病机向上，正气趋表，故仍主表未解。既然表证未解，兼胸阳不振，故仍以桂枝汤加减治之。

"脉促，自王叔和《脉经》'促脉，来去数，时一止复来'始，历代伤寒注家大多以此说解释《伤寒论》促脉。但仲师明言'脉促者，表未解也'，表未解，是不会出现'时一止复来'的促脉的。所以，对《伤寒论》促脉应重新认识。仲师脉法，乃汉代脉法，有其历史的局限性与特殊性。因此，对其脉象及其运用的理解，就不应割断历史地去分析认识。促脉就极有代表性。

"'促'之古义，乃言急迫。《伤寒论》四条有关促脉的条文，从病机分析，均未出此义。促脉的出现，多是太阳病下后形成的。是知促脉乃浮脉变化而来。其机理是，下后虽正气受挫，但表邪

尚在,正气急急趋表抗邪,气血仍向上向外,故脉现急促,上壅两寸(《内经》称'中手促上击')。此时之促脉,与下后'其气上冲''微喘'等证候表现一样,均反映了表邪未解,正气趋表的病理机制。《伤寒论》促、结、代三脉,结与代脉概念,与现代脉法尚近,而促脉却含义迥别,切不可以今释古,曲解经旨。"

5. 驱风和表治疗身痒症

太阳病,得之八九日,如疟状,发热恶寒,热多寒少,其人不呕,清便欲自可,一日二三度发。脉微缓者,可欲愈也;脉微而恶寒者,此阴阳俱虚,不可更发汗、更下、更吐也;面色反有热者,未欲解也,以其不得小便出,身必痒,宜桂枝麻黄各半汤。

桂枝麻黄各半汤方

桂枝一两十六铢,去皮 芍药 生姜切 甘草炙 麻黄去节,各一两 大枣四枚,擘 杏仁二十四枚,汤浸,去皮尖及两仁者

右七味,以水五升,先煮麻黄一两沸,去上沫,内诸药,煮取一升八合,去滓,温服六合。本云:桂枝汤三合,麻黄汤三合,并为六合,顿服。将息如上法。

《伤寒论释义》:"本条内容,指出太阳病八九日后有三种转变:

"(1)好转将愈 太阳病得之八九日,为日较久,病情转变如疟状者,即寒热发作有时,热多寒少。是阳气进,邪气退的象征。其人不呕,是邪未入少阳;清便欲自可,是邪未入阳明;一日二三度发,言寒热一日发三三次;脉微缓者,微属邪衰,缓属正复。脉证相合,是为欲愈。

"(2)阴阳俱虚 脉微而恶寒者,脉微主正气衰,恶寒是阳气不足,寓有寒多热少之义。此阴阳俱虚,是说表里皆虚,故脉微而恶寒,不可更用汗、吐、下的治法。今病已转变为虚,故汗、吐、下的治法不可再用。

"(3)变为桂麻各半汤证 太阳病到了八九日,理宜表解身凉,今热多寒少,面部反有郁热之色,是表邪仍未欲解,邪郁久,不得小汗出,故身必痒。惟其病情不适于专用桂枝汤或专用麻黄汤,故用桂枝麻黄各半汤,取其微汗而解。

"方名桂枝麻黄各半汤,实际只桂枝、麻黄各取三分之一,为发汗轻剂。因本证邪微正未复,须发汗解表,以无汗不得专用桂枝汤,寒少不得专用麻黄汤,故以轻量桂麻合剂,小发其汗,解表而不伤正。"

黄坤载:"如疟者,荣阴卫阳之相争,阳郁于内则发热,阴郁于中则恶寒。此先中于风而后伤于寒,荣泄卫闭,彼此交争,故寒热往来如疟也。太阳病得之八九日之久,证如疟状,发热恶寒,发热多而恶寒少,此风多于寒,卫伤颇重而荣伤颇轻,如其寒热不能频作,是后章桂二麻一之证也。

"若其人上不呕下不泄,则中气未伤。寒热一日三三度发,则正气颇旺,频与邪争。脉微和缓则邪气渐退,是为欲愈,无用治也。若其脉微弱而又恶寒者,此卫阳荣阴之俱虚。盖荣虚则脉数,卫虚则恶寒。后章无阳即解此句。虚,故不可更以他药发汗、吐、下也。

"如其发热脉浮,是后章桂枝越婢之证也。若外不恶寒而面上反有热色者,是阳气蒸发欲从外解,而表寒郁迫,未欲解也,使得小汗略出,则阳气通达,面无热色矣。以其正气颇虚,不得小汗,阳郁皮腠,莫之能通,是其身必当发痒,解之以桂枝麻黄各半汤。"

柯琴:"太阳病得之八九日,如疟状,发热恶寒,热多寒少,面有赤色者,是阳气拂郁在表不得越。因此前当汗不汗,其身必痒。法当小发汗,故以麻桂二汤各取三分之一,合为半服而急汗之。

"盖八九日来，正气已虚，表邪未解，不可不汗，又不可多汗。多汗则转属阳明，不汗则转属少阳。此欲只从太阳而愈，不再作经。故立此法耳。

"此与前症大不同。前方因汗不如法，虽不撤而已得汗，故取桂枝二分，入麻黄一分，合为二升，分再服而缓汗之；此因未经发汗，而病日已久，故于二汤各取三合，并为六合，顿服而急汗之。两汤相合，泾渭分明。见仲景用偶方轻剂，其中更有缓急、大小、反佐之不同矣。原法两汤各煎而合服，如水陆之师，各有节制，两军相为表里，异道夹攻之义也。"

6. 温阳化气治疗小便不利症

服桂枝汤，或下之，仍头项强痛，翕翕发热，无汗，心下满，微痛，小便不利者，桂枝去桂加茯苓白术汤主之。

太阳病，发汗后，大汗出，胃中干，烦躁不得眠，欲得饮水者，少少与饮之，令得胃气和则愈；若脉浮，小便不利，微热消渴者，五苓散主之。

伤寒，汗出而渴者，五苓散主之；不渴者，茯苓甘草汤主之。

桂枝去桂加茯苓白术汤方
芍药三两 甘草二两，炙 生姜切 白术 茯苓各三两 大枣十二枚，擘

右六味，以水八升，煮取三升，去滓，温服一升。小便和则愈。本云桂枝汤，今去桂枝加茯苓、白术。

《医宗金鉴》："'去桂'，当是'去芍药'。此方去桂，将何以治仍头项强痛、发热无汗之表乎？故用桂枝汤去芍药之酸收，避无汗心下之满，加苓、术之渗湿，使表里两解，则内外诸症自愈矣。"

《医宗金鉴》之说为是。查成无己该条之注文："头项强痛，翕翕发热，虽经汗下，为邪气仍在表也。心下满，微痛，小便利者，则欲成结胸。今外证未罢，无汗，小便不利，则心下满，微痛，为停饮也。与桂枝汤解其外，加茯苓、白术利小便，行留饮。"

成氏即云"与桂枝汤解其外"，如去掉桂枝，怎么能再叫"桂枝汤"呢？看来成氏也是主张不去桂枝的。

五苓散方
猪苓十八铢，去皮 泽泻一两六铢 白术十八铢 茯苓十八铢 桂枝半两，去皮

右五味，捣为散，以白饮和服方寸匕，日三服。多饮暖水，汗出愈。如法将息。

茯苓甘草汤方
茯苓二两 桂枝二两，去皮 甘草一两，炙 生姜三两，切

右四味，以水四升，煮取二升，去滓，分温三服。

程效倩："夫水气作渴，与热蒸作渴不同其治者。以寒温各别也。伤寒汗出而渴，为膀胱蓄热，挟水气上升，非肺胃郁蒸之热也。主以五苓散。若不渴者，则阳虚便防阴盛。此汗近于魄汗。其中伏有厥逆筋惕肉瞤之证。故用茯苓甘草之甘以益津液而补心，以桂枝生姜之辛助阳气而行卫。

"二证俱有小便不利证。而热蓄膀胱，与寒蓄膀胱，虚实不同，则又从渴、不渴处辨之。观厥阴条。厥而心下悸者用茯苓甘草汤治水，则知此条渴与不渴，有阳水阴水之别。有水而渴，汗属阳气升腾；有水不渴，而汗属阴液失统。茯苓甘草汤用桂姜者，行阳以统阴也。阴即水也。"

唐容川："汗出而渴者，是伤寒皮毛开而汗自出，膀胱之卫阳越外，因之水不化气而津不布。故用五苓散化气布津，津升而渴止，气布则寒去矣。汗出不渴者，亦是伤寒皮毛开而汗自出。不渴则内水尚能化气布津，只汗自出是膀胱阳气随汗发泄，而邪反不得去，故用茯苓以渗为敛，使不外泄；用桂姜专散其寒，寒去汗止。与桂枝证之自汗出相似，但桂枝证之自汗啬啬恶风，汗虽出不透

快也，故仍发之使出，用芍药以行荣血之滞，使汗透快而出，无滞留也；如证之汗自出，是太透快，恐其遂漏不止，故不用白芍之行血，而用茯苓之利水，使水气内返则不外泄矣。"

张令韶："散者，取四散之意也。茯苓、泽泻、猪苓，淡味而渗泄者也；白术助脾气以转输；桂枝从肌达表。外窍通而内窍利矣。故曰多饮暖水，汗出愈也。"

7. 通阳降逆治疗心悸眩冒症

发汗后，其人脐下悸者，欲作奔豚，茯苓桂枝甘草大枣汤主之。

伤寒，若吐若下后，心下逆满，气上冲胸，起则头眩，脉沉紧，发汗则动经，身为振振摇者，茯苓桂枝白术甘草汤主之。

茯苓桂枝甘草大枣汤方

茯苓半斤　桂枝四两，去皮　甘草二两，炙　大枣十五枚，擘

右四味，以甘澜水一斗，先煮茯苓减二升，内诸药，煮取三升，去滓，温服一升，日三服。

茯苓桂枝白术甘草汤方

茯苓四两　桂枝三两，去皮　白术　甘草各二两，炙

右四味，以水六升，煮取三升，去滓，分温三服。

理中去术加桂方

人参　干姜　甘草炙，各三两　桂枝四两

右四味，捣筛，蜜和为丸如鸡子黄许大，以沸汤数合和一丸，研碎，温服之，日三四、夜二服。腹中未热，益至三四丸，然不及汤。汤法：以四物依两数切，用水八升，煮取三升，去滓，温服一升，日三服。

成无己："汗者，心之液。发汗后，脐下悸者，心气虚而肾气发动也。肾之积，名曰奔豚。发则从少腹至心下，为肾气逆，欲上凌心。今脐下悸为肾气发动，故云欲作奔豚。与茯苓桂枝甘草大枣汤，以降肾气。

"苓以伐肾邪；桂枝能泄奔豚；甘草、大枣之甘，滋助脾土，以平肾气；煎用甘澜水者，扬之无力，取不助肾气也。

"吐下后，里气虚。上逆者，心下逆满，气上冲胸；表虚里不足，起则头眩；脉浮紧，为邪在表，当发汗；脉沉紧，为邪在里，则不可发汗。发汗则外动经络，损伤阳气。阳气外虚，则不能主持诸脉，身为振振摇也。与此汤（指茯苓桂枝白术甘草汤）以和经益阳。

"阳不足者，补之以甘。茯苓、白术，生津液而益阳也；里气逆者，散之以辛。桂枝、甘草，行阳散气。

"《内经》曰：脾欲缓，急食甘以缓之，用甘补之。人参、白术、甘草之甘，以缓脾气调中；寒淫所胜，平以辛热。干姜之辛，以温胃散寒。

"脾虚肾气动者，脐上筑动。《内经》曰：甘者，令人中满。术甘壅补，桂泄奔豚，是相易也。"

张隐庵："此因发汗而更虚其肾气也。"

徐灵胎："心下悸，是扰胸中之阳；脐下悸，则因发汗太过，上焦干涸，肾水上救。故重用茯苓以制肾水，桂枝以制奔豚。"

柯琴："发汗后心下悸，欲得按者，心气虚而不自安，故用甘草桂枝汤以补心。若脐下悸，欲作奔豚者，是肾水乘心而上克，故制此方以泻肾。豚为水畜，奔则昂首疾驰，酷肖水势上攻之象。此证因以为名。脐下悸时，水气尚在下焦，欲作奔豚之兆而未发也。当先其时急治之。

"君茯苓之淡渗以伐肾邪；佐桂枝之甘温以保心气；甘草、大枣，培土以制水，亢则害者承乃制矣。澜水状似奔豚，而性则柔弱，故又名劳水，用以先煮茯苓。水郁折之之法。

"吐下后既无下利胃实证，是不转属太阴阳明，心下又不痞硬而逆满，是病已过太阳矣。此非寒邪自外而内结，乃肝邪自下而上逆。其气上冲胸，可知也。下实而上虚，故起则头眩；脉因吐下而沉，是沉为在里矣；复发汗则攻其表，经络空虚，故一身振摇也。

"夫诸紧为寒，而指下须当深辨。浮沉俱紧者，伤寒初起之脉也；浮紧而沉不紧者，中风脉也；若下后结胸，热实而脉沉紧，便不得谓之里寒。此吐下后热气上冲，更非里寒之脉也。紧者弦之转旋，浮而紧者名弦，是风邪外伤。此沉而紧之弦，是木邪内发。凡厥阴为病，气上冲心，此因吐下后胃中空虚，木邪因而为患，是太阳之转属，而非厥阴之自病也。

"君以茯苓，以清胸中之肺气，则治节出而逆气自降；用桂枝以补心血，则荣气复而经络自和；白术培既伤之元气，而胃气可复；甘草调和气血，而荣卫以和。则头自不眩而身不振摇矣。"

喻嘉言："心下逆满，气上冲胸，寒邪搏饮塞涌于膈，所以起则头眩，脉见沉紧，明系饮中留结外邪。若但发汗以强解其外，外虽解而津液尽竭，反足伤动经脉，有身为振摇之患矣。盖人身经脉，赖津液以滋养，吐下而津液一伤，更发其汗，津液再伤，坐令经脉失养，身为振摇贻害深矣。所以遇此等证，必一方之中，涤饮与散邪并施，乃克有济。伤寒心下有水气，用小青龙汤，全是此意。但彼证风寒两受，不得不重在表；此证外邪已散，止存饮中之邪，故以桂枝加入治饮药内，俾饮之邪尽散，津液得以四布，而滋养其经脉。"

8. 温经通阳治疗惊烦狂躁症

伤寒八九日，下之，胸满烦惊，小便不利，谵语，一身尽重，不可转侧者，柴胡加龙骨牡蛎汤主之。

伤寒脉浮，医者以火迫劫之，亡阳，必惊狂，卧起不安者，桂枝去芍药加蜀漆牡蛎龙骨救逆汤主之。

火逆下之，因烧针烦躁者，桂枝甘草龙骨牡蛎汤主之。

柴胡加龙骨牡蛎汤方

柴胡四两　龙骨　黄芩　生姜切　铅丹　人参　桂枝去皮　茯苓各一两半　半夏二合半，洗　大黄二两　牡蛎一两半，熬　大枣六枚，擘

右十二味，以水八升，煮取四升，内大黄切如棋子，更煮一两沸，去滓，温服一升。本云柴胡汤，今加龙骨等。

桂枝去芍药加蜀漆牡蛎龙骨救逆汤方

桂枝三两，去皮　甘草二两，炙　生姜三两，切　大枣十二枚，擘　牡蛎五两，熬　蜀漆三两，洗去腥　龙骨四两

右七味，以水一斗二升，先煮蜀漆减二升，内诸药，煮取三升，去滓，温服一升。本云桂枝汤，今去芍药，加蜀漆、牡蛎、龙骨。

桂枝甘草龙骨牡蛎汤方

桂枝一两，去皮　甘草二两，炙　牡蛎二两，熬　龙骨二两

右四味，以水五升，煮取二升半，去滓，温服八合，日三服。

柯琴："伤寒八九日不解，阳盛阴虚，下之应不为过，而变症蜂起者，是未溝于调胃承气之法，而下之不得其术也。

"胸满而烦，小便不利，三阳皆有是症。而惊是木邪犯心；谵语是热邪入胃；一身尽重，是病

在阳明而无气以动也；不可转侧，是关少阳而枢机不利也。此为少阳阳明并病，故取小柴胡之半，以转少阳之枢；辅大黄之勇，以开阳明之合。满者忌甘，故去甘草；小便不利，故加茯苓；惊者须重以镇怯，铅禀乾金之体，受癸水之气，能清上焦无形之烦满，中焦有形之热结。炼而成丹，不特入心而安神，且以入肝以滋血矣；龙骨重能镇惊而平木；蛎体坚不可破，其性守而不移，不特静可以镇惊，而寒可以除烦热，且咸能润下，佐茯苓以利水，又能软坚，佐大黄以清胃也；半夏引阳入阴，能治目不瞑，亦安神之品，故少用为佐；人参能通血脉；桂枝能行营气。一身尽重不可转侧者，在所必需。故虽胸满谵语而不去也，此于柴胡方加味而取龙蛎名之者，亦以血气之属，同类相求耳。

"用火劫汗，犹挟天子以令诸侯，权不由主。此汗不由心也。故惊狂而起，起卧不安。犹芒刺在背之状矣。心为阳中之阳，太阳之汗，心之液也。凡热自汗出者，是心液不收，桂枝方用芍药以收之。此因迫汗，津液既亡，无液可敛，故去芍药加龙骨牡蛎者，是取其咸以补心，重以镇怯，涩以固脱，故曰救逆也。且去芍药之酸，则肝家得辛甘之补。加龙骨、牡蛎之咸，肾家既有既济之力。此虚则补母之法，又五行承制之理矣。

"火逆又下之，因烧针而烦躁，即惊狂之渐也。急用桂枝、甘草以安神，加龙骨、牡蛎以救逆。比前方简而切当。近世治伤寒者，无火熨之法，而病伤寒者，多烦躁惊狂之变。大抵用白虎、承气辈，作有余治之。然此症属实热者固多，而属虚寒者间有，则温补安神之法，不可废也。更有阳盛阴虚而见此症者，当用炙甘草加减。"

吕木茶村："此证全属误下，阴阳扰乱，浊邪填膈，膻中之气不能四布，而使道绝，则君主孤危，因而神明内乱，治节不行，百骸无主，以致胸满烦惊，小便不利，谵语，一身尽重，不可转侧。种种皆表里虚实，正邪错杂之证。但病属表邪陷入，则阴阳出入之界全借少阳为枢纽，故以柴胡名汤。而阴邪之上借者，使桂枝生姜半夏以开之；阳邪之下陷者，用黄芩大黄以降之。使上下分解其邪。邪不内扰，而兼以人参、大枣扶中气之虚；龙骨、牡蛎、铅丹镇心气之逆。且柴胡、大黄之攻伐，得人参扶正以逐邪，而邪自解。龙骨、牡蛎之顽钝，桂枝助阳以载神而神自返。其处方之极错杂处，正其处方之周到处。"

章虚谷："桂枝汤去芍药之酸敛，加蜀漆清膈上痰涎；龙骨牡蛎镇摄心肝之气以止惊狂；而龙牡皆钝滞，仍借桂枝之轻扬色赤入心者为使佐；甘草、姜、枣和中调荣卫，合桂枝以去余邪，其阴阳之气乖逆，故名救逆汤。"

9. 温中和胃治疗心下痞硬症

太阳病，外证未除，而数下之，遂协热而利，利下不止，心下痞硬，表里不解者，桂枝人参汤主之。

桂枝人参汤方

桂枝四两，别切　甘草四两，炙　白术三两　人参三两　干姜三两

右五味，以水九升，先煮四味，取五升，内桂，更煮取三升，去滓，温服一升，日再、夜一服。

黄坤载："太阳病外证未解而数下之，外热不退，而内寒亦增，遂协合外热而为下利，利而不止。清阳既陷，则浊阴上逆，填于胃口，而心下痞硬。缘中气虚败，不能分理阴阳，升降倒行，清浊易位，是里证不解而外热不退。法当内外兼医。桂枝汤通经而解表热，理中温中而转升降之机也。"

程郊倩："太阳病外证未除而数下之，表热不去而里虚作利，是曰协热。利下不止，心下痞硬

者，里气虚而土来心下也。表里不解者，阳因痞而被格拒于外也。

"桂枝汤行阳于外以解表，理中助阳于内以止利。阴阳两治，总是补正令邪自却。缘此痞无客气上逆动膈之阳邪，辄防阳欲入阴。故不但泻心中芩、连不可用，并桂枝中芍药不可用也。

"协热而利，向来俱作阳邪陷入下焦，果尔安得用理中耶。利有寒热二证，但表热不罢者，皆为协热利也。"

沈丹彩："此与葛根黄连汤同一误下，而利不止之证也，而寒热各别，虚实对待，可于此互参之。彼因实热而用清邪，此因虚邪而从补正；彼得芩、连而喘汗安，此得理中而痞硬解；彼得葛根以升下陷而利止，此借桂枝以解表邪而利亦止矣。"

喻嘉言："以表未除，故用桂枝以解之，以里适虚，故用理中以和之。此方即理中加桂枝而易其名。亦治虚痞下利之圣法也。"

柯琴："太阳病外证未解而反下之，遂协热而利，心下痞硬，脉微弱者，用桂枝人参汤。本桂枝证，医反下之，利遂不止，其脉促，喘而汗出者，用葛根黄连黄芩汤。二证皆因下后外热不解，下利不止，一以脉微弱而心下痞硬，是脉不足而证有余；一以脉促而喘，反汗出，是脉有余而证不足。表里虚实，当从脉而辨证矣。弱脉见于数下后，则痞硬为虚，非辛热何能化痞而软硬，非甘温无以止利而解表，故用桂枝、甘草为君，佐以干姜、参、术，先煎四味，后内桂枝，使和中之力饶，而解肌之气锐。是又于两解中行权宜法也。"

10. 温经通阳治疗手足厥寒症

手足厥寒，脉细欲绝者，当归四逆汤主之。若其人内有久寒者，宜当归四逆加吴茱萸生姜汤。

当归四逆汤方

当归三两　桂枝三两，去皮　芍药三两　细辛三两　甘草二两，炙　通草二两　大枣二十五枚，擘，一法十二枚

右七味，以水八升，煮取三升，去滓，温服一升，日三服。

当归四逆加吴茱萸生姜汤方

当归三两　芍药三两　甘草二两，炙　通草二两　大枣二十五枚，擘　桂枝三两，去皮　细辛三两　生姜半斤，切　吴茱萸二升

右九味，以水六升，清酒六升和，煮取五升，去滓，温分五服。一方，水酒各四升。

成无己："手足厥寒者，阳气外虚，不温四末，脉细欲绝者，阴血内弱，脉行不利。与当归四逆汤，助阳生阴也。

"《内经》曰：脉者，血之府也。诸血者，皆属心。通脉者，必先补心益血。苦先入心，当归之苦，以助心血；心苦缓，急食酸以收之，芍药之酸，以收心气；肝苦急，急食甘以缓之，大枣、甘草、通草之甘，以缓阴血。茱萸辛温，以散久寒，生姜辛温，以行阳气。"

刘昆湘："此示阴乘阳陷，荣寒卫郁之例，乃阴经之阴厥也。手足厥逆，较厥冷四逆之证为轻，但厥至手足而止，谓病人手足冷而自感四末寒侵者是也。由此三阴之邪外乘三阳，阴束阳郁，致表里失其顺接，令阳为阴合，入而不出，故为手足厥逆之变，所以经系厥阴者，由络寒而经气始陷，亦厥阴病机内合少阴者。

"脉细为荣气内来，细而欲绝乃形容应指萦萦如丝，而三部显然举按皆有之象，非应指乍见，绝而不至之谓。以证为邪乘而非正夺，故宜当归四逆法主之。桂、芍、当归和荣疏络；人参、附子温肾生精；细辛助荣气旁充而散脉内之寒；通草疏血脉阻滞，且行经络之水；甘草、大枣和中，具通脉散寒之用，故以四逆名汤。

"内有久寒，知病因已久，或其人素为寒中，或见小腹关元冷结之类，脉当细紧而迟。加吴茱萸以暖肝气，生姜以宣胃阳。用清酒和水煎服者，所以助药气之流传，此又法中法也。"

孟承意："四逆之名多矣，此名当归四逆者，因风寒中于血脉而逆，当云血中之邪，故用当归通脉散逆；桂枝、细辛散太阳、少阳血分之风寒；未有荣卫不和而脉道能通者，故以甘草、大枣、芍药调和荣卫；木通利九窍通关节。合而用之，破阻滞，散厥寒，诚为颈敌。前贤云：四逆汤全从回阳起见，当归四逆全从养血通脉起见。不入辛热之味者，恐灼阴也。厥阴职司藏血，不养血则脉不起；少阴重在真阳，阳不回则邪不退。成氏曰：手足厥寒者，阳气外虚，不温四末，脉细欲绝者，阴血内弱，脉行不利。与此汤复脉生阴。"

尤在泾："手足厥寒，脉微欲绝者，阳之虚也，宜四逆辈。脉细欲绝者，血虚不能温于四末，并不能荣于脉中也。夫脉为血之府，而阳为阴之先，故欲续其脉必益其血，欲益其血必温其经。

"方用当归、芍药之润以滋之；甘草、大枣之甘以养之；桂枝、细辛之温以行之。而犹借通草之入经通脉，以续其绝而止其厥。若其人内有久寒者，必加吴茱萸、生姜之辛以散之。而尤借清酒之濡经温脉，以散其久伏之寒也。"

沈尧封："叔和释脉云：细极谓之微。则此之脉细欲绝，即与微脉混矣。不知微者薄也，属阳气虚；细者小也，属阴血虚。薄者未必小，小者未必薄也。盖荣行脉中，阴血虚则实其中者少，脉故小；卫行脉外，阳气虚则约乎外者怯，脉故薄。况前人用微字多取薄字意。试问微云淡河汉，薄乎细乎？故少阴论中脉微欲绝，用通脉四逆主治，回阳之剂也；此之脉细欲绝，用当归四逆主治，补血之剂也。两脉阴阳各异，岂堪混释？"

11. 温经通气治疗膀胱蓄血症

太阳病不解，热结膀胱，其人如狂，血自下，下者愈。其外不解者，尚未可攻，当先解其外。外解已，但少腹急结者，乃可攻之，宜桃核承气汤。

桃核承气汤方

桃仁五十个，去皮尖 大黄四两 桂枝二两，去皮 甘草二两，炙 芒消二两

右五味，以水七升，煮取二升半，去滓，内芒消，更上火微沸，下火，先食温服五合，日三服，当微利。

柯琴："阳气太重，标本俱病，故其人如狂；血得热则行，故尿血也；血下则不结，故愈。冲任之血，会于少腹，热极则血不下反结，故急。然病自外来者，当先审表热之轻重，以治其表。继用桃仁承气以攻其里之结血。此少腹未硬满，故不用抵当。然服五合取微利，亦先不欲下意。

"首条以反不结胸句，知其为下后症。此以尚未可攻句，知其为未下症。急结者宜解，只须承气；硬满者不易解，必仗抵当。表证仍在，竟用抵当，全不顾表者，因邪甚于里，急当救里也。外症已解，桃仁承气汤未忘桂枝者，因邪甚于表，仍当顾表也。

"治太阳病不解，热结膀胱，小腹急结，其人如狂。此蓄血也。如表证已罢者，用此攻之。夫人身之经，营于内外者，气血耳。太阳主气所生病，阳明主血所生病。邪之伤人也，先伤气分，继伤血分。气血交并，其人如狂。是以太阳阳明并病所云，气留而不行者，气先病也；血壅而不濡者，血后病也。

"若太阳病不解，乃太阳随经之阳热瘀于里，致气留不行，是气先病也。气者血之用，气行则血濡，气结则血蓄。气壅不濡，是血亦病矣。

"小腹者，膀胱所居也。外邻卫脉，内邻于肝。阳气结而不化，则阴血蓄而不行。故少腹急结，气血交并，则魂魄不藏，故其人如狂。治病必求其本，气留不行，故君大黄之走而不守者，以行其

逆气；甘草之甘平者，以调和其正气；血气结而不行，故用芒硝之咸以软之；桂枝之辛以散之；桃仁之苦以泄之。血濡，则小腹自舒，神气自安矣。此又承气之变剂也。此方治女子月事不调，先期作痛，与经闭不行者，最佳。"

方中行："热结膀胱，即下文太阳随经，瘀热在里之互词。少腹急结者，有形之血蓄积也。然则桃仁承气者，太阳随经入府之轻剂也。"

程郊倩："热结膀胱而小便不利者，是气分受邪；小便自利者，是血分受邪。此条不及小便者，以有'血即下'三字也。然小腹急结处，包有小腹自利句。桃仁承气汤与五苓散，虽同为太阳犯本之药，而一从前利，一从后攻，气分血分，主治各不同矣。"

《医方考》："伤寒外证已解，小腹急，大便黑，小便利，其人如狂者，有蓄血也。此方主之。无头痛发热恶寒者，为外证已解；小腹急者，邪在下焦也；大便黑者，瘀血渍之也；小便利者，血病而气不病也。上焦主阳，下焦主阴。阳邪居上焦者，名曰重阳，重阳则狂。今瘀热客于下焦，下焦不行则干上部清阳之分，而天君不宁矣。故其证如狂。

"桃仁润物也，能润肠而滑血；大黄，行药也，能推陈致新；芒消，咸物也，能软坚而润燥；甘草，平剂也，能调胃而和中；桂枝，辛物也，能利血而行滞。

"血寒则止，血热则行。桂枝之辛热，君以桃仁消黄，则入血而助下行之性矣。斯其制方之意乎？"

钱天来："《神农本经》：桃仁主瘀血血闭。洁古云：治血结血秘，通润大肠，破蓄血；大黄下瘀血、积聚，荡涤肠胃，推陈致新；芒消走血软坚，热淫于内，治以咸寒之义也；桂之为用，通血脉，消瘀血，尤其所长也；甘草所以保脾胃，和大黄、芒消之寒峻耳。"

12. 疏风散寒治疗咽痛症

少阴病，咽中痛，半夏散及汤主之。

半夏散及汤方

半夏洗　桂枝去皮　甘草炙

右三味，等份，各别捣筛已，合治之。白饮和，服方寸匕，日三服。若不能散服者，以水一升，煎七服，内散两方寸匕，更煮三沸，下火令小冷，少少咽之。半夏有毒，不当散服。

成无己："甘草汤，主少阴客热咽痛；桔梗汤，主少阴寒热相搏咽痛；半夏散及汤，主少阴客寒咽痛也。

"《内经》曰：寒淫所胜，平以辛热，佐以甘苦。半夏、桂枝之辛，以散经寒；甘草之甘，以缓正气。"

柯琴："少阴之脉循喉咙，挟舌本，故有咽痛症。若因于他症而咽痛者，不必治其咽。如脉阴阳俱紧，反汗出而吐利者，此亡阳也。只回其阳，则吐利止而咽痛自除；如下利而胸满心烦者，是下焦虚而上焦热也，升水降火，上下和调而痛自止；若无他症而但咽痛者，又有寒热之别。见于二三日，是阴火上冲，可与甘草汤。甘凉泻火以缓其热。不差者，配以桔梗，兼辛以散之。所谓奇之不去而偶之也。二方为正治之轻剂。

"以少阴为阴中之阴，脉微细而但欲寐，不得用苦寒之剂也。若其阴证似阳，恶寒而欲吐者，非甘、桔所能疗，当用半夏之辛温，散其上逆之邪；桂枝之甘温，散其阴寒之气；缓以甘草之甘平，和以白饮之谷味，或为散，或为汤，随病之意也。"

《医宗金鉴》："少阴病咽痛者，谓或左或右一处痛也。咽中痛者，谓咽中皆痛也。较之咽痛而有甚焉。甚则涎缠于咽中，故主以半夏散，散风邪以逐涎也。"

唐容川："此言外感风寒，客于会厌，干少阴经而咽痛。此症予见多矣。喉间兼发红色，并有痰涎，声音嘶破，咽喉颇痛。四川此病多有。皆知用人参败毒散即愈。盖即仲景半夏散及汤之意也。"

王晋三："半夏散，咽痛能咽者用散，不能咽者用汤。少阴之邪逆于经脉，不得由枢而出。用半夏入阴散郁热，桂枝、甘草达肌表，则少阴之邪由经脉而出肌表，悉从太阳开发。半夏治咽痛，可无劫液之虑。"

《伤寒析疑》："以方测证，则知是风寒客于少阴经脉，痰邪阻于咽部所致。寒性咽痛，一般无红肿。

"方中半夏涤痰开结，桂枝通阳散寒，甘草缓急止痛。方名半夏散及汤，指可用汤，也可用散。

"验案选录：郑某，家庭妇女，身体素弱，有痰嗽疾患。因取媳期届，心力俱劳，引起恶寒、发热、头痛等症。咽部疼痛尤剧，卧床不起，吞咽困难。脉象两寸浮缓，咽部颜色不变。治以《伤寒论》半夏汤原方。义取桂枝以解肌。甘草以清火，半夏以散结降逆，表里兼治方法。嘱徐徐咽下。服二剂。寒热、痰嗽、咽痛等顿消。继以扶正而愈。"

（四）桂枝在方书中的应用选例

1. 《武威汉代医简》

治久咳上气，喉中如百虫鸣状，卅岁以上方

芘胡（柴胡）　桔梗　蜀椒各二分　桂　乌喙　姜各一分

凡六物，治合和丸，以白密大如樱桃，昼夜含三丸，消咽其汁，甚良。

瘀　方

干当归二分　芎䓖（川芎）二分　牡丹二分　漏庐二分　桂二分　蜀椒一分　虻一分

皆治合，以淳酒和饮一方寸匕，日三饮，倍恚者卧药当出血久瘀。

治伏梁裹脓在胃肠之外方

大黄　芩　勺药各一两　消石二两　桂一尺　桑卑肖（桑螵蛸）十四枚　䗪虫三枚

凡七物，皆父且，渍以淳酒五升，卒时煮之三。

《武威汉代医简》为东汉早期之方书。书中桂枝皆单称"桂"，是汉时并无"桂枝"之称。

2. 《范汪方》

治风舌强不语方

新好桂，削去皮，捣，下筛，以三指撮，舌下咽之。

续命汤

治中风，痱，身体不能自收，口不能言，冒昧不知人，不知痛处，或拘急不得转侧方。

甘草炙　桂心　当归　人参　石膏绵裹，碎　干姜各二两　麻黄三两，去节　芎䓖一两　杏人四十枚，去皮尖，两人

右九味，吹咀，以水一斗，煮取四升，服一升。

肾虚腰痛治之方

牡丹二分，去心　桂心三分　草薢三分　白术三分

右四味，捣筛，以酒服方寸匕，日三。亦可作汤服之。忌生葱、胡荽、桃、李、雀肉等。

治胸痛枳实散方

枳实八分，炙　桂心五分

右二捣下筛，酒服方寸匕，日三。忌生姜、葱。

《范汪方》约成书于350年左右。书中"桂""桂心"混用，但以"桂心"为多，此时亦无"桂枝"之称。

3.《刘涓子鬼遗方》

续断散方

治金疮中筋骨，续断散方

芎䓖一两半　干地黄二两　蛇衔二两　当归一两半　苁蓉一两半　干姜三分，炮　续断三两　附子三分，炮　汉椒三分，出汗，去目　桂心三分　人参一肉　甘草一两，炙　细辛二分　白芷三分，一本用芍药一两半

右十四味，捣筛，理令匀，调温酒服之方寸匕，日三服，夜一服。

麻黄散方

治金疮烦疼，麻黄散方

麻黄六分，去节　甘草五分，炙　干姜三分　附子三分，炮　当归三分　白芷三分　续断三分　黄芩三分　芍药三分　桂心三分　芎䓖三分

右十一味，捣筛，理令匀，调温酒服方寸匕，日三服，夜一服。

竹叶汤方

治发痈疽，取利，热小便退，不用食物，竹叶汤方。

淡竹叶切，三升　小麦二升　干地黄　人参　黄芩　前胡　升麻各二两　麦门冬，去心　生姜　黄芪　芍药各三两　大枣十四枚　桂心半两　远志半两，去心　当归一两　甘草炙

右十六味，切，先以水一斗八升，煮竹叶，小麦，取一斗，去滓，内诸药，又煮取三升，分二服。羸者分四服，日三夜一。

内补黄芪汤方

治发背已溃，大脓汁，虚惙少气力，内补黄芪汤方。

黄芪三两　干地黄　人参　茯苓各二两　当归　芍药　芎䓖　桂心　远志去心，各一两　甘草一两半　麦门冬，去心，三两　生姜五两　大枣十四枚

右十三味，以水一斗，煮取三升二合，去滓，分温四服，日三夜一。

治葛膏方

治久疽诸疮，治葛膏方

治葛皮　黄连　细辛　杏仁　茵草　芍药　藜芦　附子　乱发　芦茹　芎䓖　白芷　蛇床子　桂心　藁本　乌头　白术　吴茱萸　雌黄　矾石　天雄　当归以上各二两　斑蝥　巴豆去皮、心　蜀椒去目、汗、闭口　黄柏各一两

右二十六味，㕮咀，各捣筛，以猪脂五升于铜器内，微火煎诸药七沸上下，绞去滓，更煎，搅匀成膏，以敷疮上，日四五。

《刘涓子鬼遗方》，约成书于442年。彼时只用"桂心"。

4.《小品方》

通气汤

通气汤，主胸胁满，气噎方

半夏八两，洗　生姜六两　桂肉三两　吴茱萸三十枚

凡四物，以水八升，煮取三升，分三服。

半夏麦门冬汤

半夏麦门冬汤,治胸满短气方

半夏一升,洗　麦门冬一升　生姜八两　桂肉二两　葱白一虎口　白蜜二合　淡竹叶一虎口　甘草一两

凡八物,切,以水一斗,煮取三升,分三服。

茱萸汤

茱萸汤,治胸中积冷,心下淡水,烦满汪汪,不下饮食,心胸应背欲痛方

生姜五两　人参一两　半夏三两,洗　桂肉三两　吴茱萸三两　大枣三十枚　甘草一两,炙

凡七物,以水九升,煮取三升,内白蜜五合,分三服。

半夏橘皮汤

半夏橘皮汤,治胸中冷淡气痛,不欲食饮方。

半夏五两,洗　橘皮二两　桂肉四两　茯苓三两　人参一两　白术三两　生姜五两　细辛一两　甘草二两,炙

凡九物,以水八升,煮取三升半,分四服。

半夏茯苓汤

半夏茯苓汤,治胸膈心腹中淡水冷,心下汪洋漕烦,或水鸣多吐,口清水自出,心胁弦急胀痛,不欲食,此皆胃气受冷故也。其脉喜沉弦细迟,方悉主之。若欲取利者,加大黄;须微调者,用干地黄佳。

半夏五两,洗　生姜五两　茯苓三两　旋覆花一两　细辛二两　橘皮二两　桂肉二两　人参二两　桔梗二两　芍药二两　甘草二两

《小品方》与《刘涓子鬼遗方》是同时代的方书,但前者的传播及影响却远大于后者。北宋校正医书局,把《小品方》与《伤寒论》相提并论,在我国唐朝及日本、朝鲜等国颁布的医事律令中,都把《小品方》列为医家必读之书。

上列方剂中,均称"桂肉",实即去皮之桂枝,与"桂心"同义。

紫菀七味汤

治咳嗽,紫菀七味汤方

紫菀半两　五味子一两　桂心二两　杏人七十枚,去皮尖两人,碎　干姜四两　麻黄四两,去节　甘草二两炙

右药切,以水九升,煎取二升半,去滓,温服七合,日三服。忌海藻、菘菜、生葱、蒜、面、腥腻。

生姜五味子汤

治咳,生姜五味子汤方

五味子五合　生姜八两　紫菀一两　半夏二两,洗　吴茱萸一两　款冬花半两　细辛一两　附子一枚,炮　茯苓四两　甘草二两,炙　桂心一两

右十一味,切,以水一斗,煮取五升,分温三服。老人可服五合。忌海藻、菘菜、猪肉、冷水、羊肉、饧、生菜、醋物、生葱。

奔豚汤

奔豚汤,治虚劳,五脏之气损,游气归上,上走时若群豚相逐憧憧,时气来,便自如坐惊梦,精光竭,不泽,阴痿,上引少腹急痛,而乍热赤色,喜怒无常,耳聋,目视无精光方。

葛根八两，干者　生李根节，一升　人参三两　半夏一升，洗　芍药三两　当归二两　桂心五两　生姜二斤　甘草炙，二两

右九味，切，以水二斗，煮得五升，温服八合，日三。不知，稍增至一升，日三，忌羊肉、饧、生葱、海藻、菘菜等。

小女曲散

小女曲散，治利后虚肿水肿者，服此药小便得利，止肿亦消方。

女曲一升，生用　干姜　细辛　椒目　附子炮　桂心各一两

右六味，为散，酒服方寸匕，不知，服二三匕，日三。产后虚满者大良。忌猪肉、生葱、生姜。

增损肾沥汤

增损肾沥汤，治肾气不足，消渴引饮，小便过多，腰背疼痛方。

肾一具，猪、羊并得　远志二两　麦门冬一升，去心　人参二两　五味子二合　泽泻二两　干地黄二两　茯苓一两　桂心二两　当归二两　芎䓖二两　黄芩一两　芍药一两　生姜三两　枣二十枚　螵蛸二十枚，炙　鸡肶胵里黄皮一两

右十七味，以水一斗五升，煮肾取一斗三升，去肾，煎药取三升，去滓，分三服。忌生葱、芜荑、酢物。

以上各方均用"桂心"，可知《小品方》之时，"桂肉""桂心"混称混用，但并不用"桂枝"之称谓。

5.《深师方》

七物升麻汤

疗天行毒病，酷热下痢，七物升麻汤方

升麻　当归　黄连去毛　甘草炙　芍药　桂心　黄柏各半两

右药切，以水三升，煮取一升，顿服之。忌海藻、菘菜、猪肉、冷水、生葱等物。

芍药汤

疗温毒病及吐下后有余热，渴。芍药汤神方。

芍药五分　黄连四分　甘草二分，炙　黄芩二两　桂心二两　栝楼二分

右六味，切，以水五升，煮取三升，分三服，一日令尽。

常山乌梅汤

疗疟，膈痰不得吐，宜吐之，常山乌梅汤方。

乌梅半两　桂心半两　芫花半两　豉五合，绵裹　半夏半两　常山半两

右六味，切，以酒三升，水四升，煮取二升，分三服。必得吐。一方取三升。忌生葱、羊肉、饧、生菜。

防风茯苓汤

疗胸满短气，心痛，吐涎，虚冷，防风茯苓汤方

防风二两　茯苓二两　桂心六两　甘草二两，炙　半夏四两，洗　干姜四两，炮　人参三两

右七味，切，以水一斗，煮取三升，绞去滓，分三服，良。忌酢物、生葱、海藻、菘菜、羊肉、饧。

前胡汤

疗久寒冷，胸膈满，心腹绞痛，不能食，忽气吸吸不足。前胡汤方

前胡一两　羊脂二两　大枣二十枚　当归一两　茯苓一两　白术一两　芍药六分　桂心一两
半夏二两　干姜一两　麦门冬六分，去心　吴茱萸三百粒

右十二味，切，以水八升，煮取三升，分三服。相去如人行十里，进一服。忌酢物、生葱、羊肉、饧、桃、李、雀肉等。

厚朴汤

疗腹胀满彭彭，逆害饮食，热不得卧，流汗，厚朴汤方。

厚朴炙　桂心　芍药　半夏，洗，各三两　枳实三枚，炙　甘草二两，炙　麦门冬四两，去心　黄芩一两　干姜二两

右九味，切，以水一斗，煮取二升半，绞去滓，服八合，日三。小便难，加术三两，人参四两。忌生葱、海藻、菘菜、羊肉、饧。

芎䓖丸

疗虚冷，心腹寒疝，胸胁支满，饮食不消，腹中痛，久痢，颈强。芎䓖丸方。

芎䓖七分　乌头四分，炮　防葵三分　蜀椒九分，汗　白薇二分　桂心十分　白芷五分　茱萸六分　干姜八分

右九味，捣筛，蜜和丸，如梧子，饮服二丸，日三。稍加至五六丸，以知为度。忌猪肉、冷水、生葱。

《深师方》成书于 460 年左右，其书中之方剂，用"桂心"，则彼时"桂枝"的称谓尚无。

6. 《删繁方》

生地黄汤

疗天行七日至二七日，脏腑阴阳毒气，天行病欲歇而未歇，或因食饮劳复，心下胀满烦热。生地黄汤方。

生地黄切，一升　黄芩三两　桂心二两　甘草二两，炙　竹叶切，一升，洗　香豉一升，绵别裹　葱心一升　芒消三两　尖鼠屎三七枚　干葛一两　麻黄一两，去节　石膏八两，碎，绵裹

右十二味，切，以水九升，煮取三升，去滓，下芒消，分三服。忌芜荑、海藻、菘菜、生葱等。

人参理中汤

疗霍乱，洞泄不止，脐上筑筑，肾气虚，人参理中汤方。

人参　干姜　甘草炙，各三两　茯苓四两　橘皮四两　桂心三两　黄芪二两

右七味，切，以水九升，煮取三升，去滓，分温三服。忌海藻、菘菜、生葱、醋物。

泽泻汤

疗上焦实热，饮食下胃，其气未定，汗出面背身中皆热，名曰漏气。通脉泻热，泽泻汤方。

泽泻二两　生地骨皮五两　甘草一两，炙　半夏二两，洗　石膏八两　柴胡三两　茯苓三两　生姜三两　竹叶切，五合　人参二两
桂心一两　葱心一升

右十二味，切，以水一斗，煮取三升，分三服。忌海藻、菘菜、羊肉、饧、醋、生葱。

茯苓安神汤

疗上焦虚寒，精神不守，泄下便利，语声不出。茯苓安神汤方。

茯苓三两　人参三两　干姜三两　桂心一两　远志皮三两　甘草二两，炙

右六味，切，以水九升，煮取三升。去滓，分三服。忌生葱、醋物、海藻、菘菜等物。

人参续气汤方

疗下焦虚寒，津液不止，气欲绝，人参续气汤方。

人参　橘皮去赤脉　茯苓　乌梅皮　麦门冬去心　黄芪　芎䓖　干姜各三两　白术四两　厚朴四两，炙　桂心二两　吴茱萸三合

右十二味，切，以水一斗二升，煮取三升，去滓，分三服。忌桃、李、雀肉、生葱、醋物。

茯苓丸

疗下焦虚寒损，腹中瘀血，令人喜忘，不欲闻人声，胸中气塞而短气，茯苓丸方。

茯苓八分　甘草七分，炙　杏人五十枚　人参七分　厚朴五分，炙　干姜七分　黄芪六分　桂心四分　当归八分　芎䓖五分　干地黄八分

右十一味，捣筛，下蜜和为丸，如梧子，初服二十丸，加至三十丸。日再服。清白饮进之。忌海藻、菘菜、生葱、酢物、芜荑等。

人参补虚汤

疗胃虚，苦饥，寒痛，人参补虚汤方。

人参　当归　茯苓　桔梗　芎䓖　橘皮　厚朴炙，各三两　桂心　甘草炙，各二两　白术五两　吴茱萸二两　大麦蘖二升，炒

右十二味，切，以水一斗二升，煮取三升，去滓，分三服。忌海藻、菘菜、桃、李、雀肉、生葱、猪肉、酢等物。

《删繁方》成书于560年左右，书中凡桂枝皆称为"桂心"。

7.《古今录验方》

阳旦汤

疗中风伤寒，脉浮，发热往来，汗出恶风，项颈强，鼻鸣干呕，阳旦汤主之方。

大枣十二枚，擘　桂枝三两　芍药三两　生姜三两　甘草三两，炙　黄芩二两

右六味，㕮咀，以泉水六升，煮取四升，分四服，日三。自汗者，去桂心，加附子一枚，炮；渴者，去桂，加栝楼三两；利者，去芍药、桂，加干姜三两，附子一枚，炮；心下悸者，去芍药，加茯苓四两；虚劳里急者，正阳旦主之。煎得二升，内胶饴半斤，分为再服。若脉浮紧发热者，不可与也。忌海藻、菘菜、生葱、等物。

此方剂中称"桂枝"，煎服法中却说"自汗者，去桂心"，是原本当为"桂心"。

大黄丸

疗热病劳复。

大黄一两，蒸之二斗米下　巴豆五十枚，去心皮，熬　消石三分，熬，无者以芒消代之　桂心二分　干姜二分，炮

右五味，捣筛四味，别捣巴豆令如泥，合和以蜜，更捣二千杵，丸如梧子。一丸，汤服之。但热在膈上当吐，在膈下当利。豫作粥，如服他吐下丸法。服药而食顷不吐下，以热饮动之。若不得吐下，可更服一丸半。

犀角丸

疗久心痛、腹痛积年，定不过一时间，还发。发甚则数日不能食，又便出干血，穷天下方不差。甄立言为处犀角丸，服之，数日则差方。

犀角二分，屑　麝香二分，碎　朱砂四分，光明者，研　桔梗二分　莽草二分，炙　鬼臼二分　附子二分，炮　桂心二分　贝齿五枚　甘草六分　芫花二分，熬　巴豆二十枚，去心皮　赤足蜈

蚣二枚，去足，炙

右十三味，捣筛，蜜和丸，如梧子，饮服一丸，日一，渐加至三丸，以利为度。忌生葱、猪肉、野猪肉、芦笋、生血物。

楚王瓜子丸

疗心腹寒疝，胸胁支满，食饮不化，寒中腹痛，及呕痢、风痉，头项强急，不得俯仰方。

桂心五分　茱萸三两　白薇一分　干姜四分　乌头二分，炮　蜀椒五分，汗　芎䓖四分　防葵二分　白芷三分

右九味，末之，合蜜和为丸，如梧子，先食服一丸，日三。不知，稍稍增之，以腹中温，身中恹恹为度。忌生葱、猪肉、冷水。

七疝丸

疗疝诸寒，脐傍痛，上支，胸中满，少气，太医丞樊之方。

蜀椒五分，汗　干姜　厚朴炙　黄芩　细辛　芍药　桂心各四分　桔梗二分　乌喙一分，炮　柴胡一分　茯苓一分　牡丹皮一分

右十二味，捣筛，蜜和丸，梧子大，先铺以酒服七丸，日三。不知渐加，以知为度。忌猪肉、冷水、生葱、生菜、酢物、胡荽。

乌头续命丸

疗久寒三十岁，心腹疝，癥瘕积聚，邪气往来，厥逆抢心痛，久痹羸瘦，少气，妇人产乳余疾，胸胁支满，不嗜食，手足悁烦，月水不通，时时便血，名曰破积聚。乌头续命丸方。

食茱萸十分　芍药五分　细辛五分　前胡五分，一云柴胡　干姜十分　乌头十分，炮　紫菀黄芩　白术　白薇各三分　芎䓖　人参　干地黄各五分　蜀椒十分，汗　桂心十分

右十五味，捣筛，蜜和丸，如梧子大，先食服三丸，日三。不知，稍加至七丸。忌生菜、生葱、猪肉、冷水、桃、李、雀肉、芜荑等。

《古今录验方》成书于620年左右，书中仍多用"桂心"。

8. 《崔氏方》

增损阮氏小青龙汤

疗天行数日或十许日而表不解，心下有水，热毒相搏，遂呕，时复有饮者，增损阮氏小青龙汤方。

麻黄二两，去节　芍药二两　桂心一两　甘草二两，炙　细辛一两

右五味，切，以水六升，煮取二升，温服七合。阮本汤方等份。虽未尝用，嫌其太温，余增损其分两，以疗十余人，皆愈。忌海藻、菘菜、生葱、生菜等。

常山散

疗疟，纵久患者，不过五六服以来亦差。常山散方。

常山三两　干漆三两，熬烟尽　牡蛎一两半，熬　桂心三两　橘皮二两　杏人二两，去皮尖，熬

右六味，捣筛为散，一服方寸匕。先发热饮和服。若先寒，清酒和服之，时取未发前一食顷服。服药日唯须晚食。七日内慎如药法。忌生葱、生菜。

痃癖积冷方

疗痃癖积冷，发如锥刀所刺，鬼疰往来者方。

乌头八分，炮　人参八分　桂心八分　附子八分，炮　干姜八分　赤石脂八分　朱砂三分，研

右七味，捣筛，蜜和为丸，如梧子，以煖酒服七丸，稍稍加之，至十丸。

疗鳖瘕方

大黄六铢　干姜半两　附子九铢，炮　人参九铢　侧子半两，炮　桂心六铢　贝母半两　白术二两　细辛十八铢　䗪虫大一寸者，七枚，熬

右十味，捣，下筛，以酒服半方寸匕，日三，忌猪肉、冷水。

鳖瘕为癥瘕病之一种类型。《诸病源候论》："鳖瘕者，谓腹内瘕结如鳖状是也。有食鳖触冷不消而生者，亦有食诸杂冷物变化而作者。皆由脾胃虚弱，而遇冷即不能克消所致。"

金牙散

疗江南三十六疰，人病经年，羸瘦垂死，服之皆差。并带之能杀鬼气，逐尸疰。诸恶疠不祥悉主之方。

金牙研　曾青研　消石研　礜石泥裹，烧半日　石膏研　莽草　玉支一作玉泉　雄黄研　朱砂研　寒水石　龙骨　蛇蜕皮炙　芫青熬　当归　龙胆　大黄　细辛　防风　大戟　芫花熬　野葛炙　苁蓉　天雄炮　茯苓　附子炮　乌啄炮　干姜　人参　桔梗　桂心　椒去目汗　贯众　巴豆去心皮，熬　狸骨炙　蜂房炙　鹳骨炙，各一两

右三十六味，捣筛为散，以酒服一钱匕，渐增五分匕，日三。并以三角绛囊贮散方寸匕，以系头及心上，大良。一方加蜈蚣、蜥蜴、雌黄、镤鼻、麝香、毒公，合四十二味。忌猪肉、生血物、物菜、冷水、大醋、芦笋。

《崔氏方》成书于660年左右，书中凡"桂枝"，均称作"桂心"。

三、芒硝

（一）芒硝临床应用源流

芒硝之名，始见南朝梁时陶弘景之《名医别录》。该书上品药"芒消"条说："芒硝，味辛、苦，大寒。主治五脏积聚，久热、胃闭，除邪气，破留血，腹中淡实结搏，通经脉，利大小便及月水，破五淋，推陈致新，生于朴消。"

芒硝由朴硝加工而成。汉时的《神农本草经》只有"朴消"一名，而无"芒消"的记载。

《神农本草经》"朴消"条说："朴消，味苦寒，主百病，除寒热邪气，逐六府积聚、结固、留癖，能化七十二种石，练钅耳服之，轻身神仙，生山谷。"

吴普："朴硝石，神农、岐伯、雷公：无毒，生益州或山阴。入土千岁不变，练之不成不可服。"

孙星衍："《说文》云：'朴，木皮也。'此盖消石外裹如玉璞耳。旧作'硝'，俗字。"

《名医别录》"朴消"条："朴消，味辛，大寒，无毒。主治胃中食饮热结，破留血、闭绝，停痰痞满，推陈致新。炼之白如银，能寒、能热、能滑、能涩、能辛、能苦、能咸、能酸。入地千岁不变。色青白者佳，黄者杀人。一名消石朴。生益州有咸水之阳，采无时。"

陶弘景："案《神农本草经》无芒消，只有消石，名芒硝尔。后名医别载此说，其疗与消石正同，疑此即是消石。旧出宁州，黄白粒大，味极辛苦，顷来宁州道断都绝，今医家多用煮炼作者，色全白，粒细，而味又不甚烈。此云生于朴消，则作者亦好。又皇甫士安解散消石大凡说云：'无朴消可用消石，生山之阴，盐之胆也。取石脾与消石，以水煮之，一斛得三斗，正白如雪，以水投中即消，故名消石。其味苦，无毒。主消渴热中，止烦满。三月采于赤山。

"朴消者，亦生山之阴，有盐咸苦之水，则朴消生于其阳。其味苦无毒，其色黄白，主疗热，腹中饱胀，养胃消谷，去邪气，亦得水而消，其疗与消石小异。

"按如此说，是取芒消合煮，更成为真消石，但不知石脾复是何物？《本草》乃有石脾、石肺，人无识者，皇甫既是安定人，又明医药，或当详。

"炼之以朴消作芒消者，但以暖汤淋朴消，取汁清澄，煮之减半，出着木盆中，经宿即成，状如白石英，皆六道也。作之忌杂人临视。"

苏敬："此物（指朴消）有二种：有纵理、缦理，用之无别。白软者，朴消苗也，虚软少力，炼为消石，所得不多，以当消石，功力大劣也。"又"晋宋古方，多用消石，少用芒消。近代诸医，但用芒消，鲜言消石，岂古人昧于芒消也。《本经》云生于朴消，朴消一名消石朴，消石一名芒消。理既明白，不合重出之"。

陶氏、苏氏均将芒消误作即是《神农本草经》所载之"消石"。《神农本草经》既得朴消（芒消之前体）与消石分别另论，则芒消与消石并非一物已明。

《神农本草经》"消石"条说："消石，味苦寒，主五脏积热，胃张闭，涤去蓄结饮食，推陈致新，除邪气，练之如膏，久服轻身，生山谷。"

上引为孙星衍本，"生山谷"句前，无"一名芒消"四字，当妥。因"消石"与"芒消"本不是一物。"一名芒消"四字，当是后人误解之注文误入正文。由此引出后人误解，认为"消石"即"芒消"。

《神农本草经》明言"消石""练之如膏"，并没有朴消淋汁煎炼后结成细芒之芒消的论述，所以说二者并非一物。

《神农本草经》之"消石"，当是后世所说的"焰消""火消"，与"芒消""朴消"不是一类。

消石的主要成分为硝酸钾或硝酸钠，而芒消、朴消的主要成分是硫酸钠，二者明显不同。

陶弘景："消石，味辛，大寒，无毒，主治五脏十二经脉中百二十疾，暴伤寒，腹中大热，止烦满消渴，利小便及瘘蚀疮。天地至神之物，能化十二种石。生益州及武都、陇西、西羌，采无时。萤火为之使，恶苦参、苦菜，畏女菀。疗病与朴消相似，《仙经》多用此消化诸石，今无正识别此者。顷来寻访，犹云与朴消同山，所以朴消名消石朴也。如此则非一种物。

"先时有人得一种物，其色理与朴消大同小异，朏朏如握盐雪不冰，强烧之，紫青烟起，仍成灰，不停沸，如朴消，云是真消石也。此又云一名芒消。今芒消乃是练朴消作之，与后皇甫说同。"

此"真消石"，即《神农本草经》之"消石"，与"芒消"非一物。

李时珍："此物（指朴消）见水即清，又能消化诸物，故谓之消。生于盐卤之地，状似末盐。凡牛马诸皮，须此治熟，故今俗有盐消，皮消之称。煎炼入盆，凝结在下，粗朴者为朴消；在上有芒者为芒消；有牙者为牙消。《神农本经》只有朴消、消石，《名医别录》复出芒消；宋《嘉祐本草》又出马牙消。盖不知消石即是火消，朴消即是芒消、马牙消。一物有精粗之异尔。诸说不识此，遂致纷纭也。

"消有三品，生西蜀者俗呼川消，最胜；生河东者，俗呼盐消，次之；生河北青齐者，俗呼土消。皆生于斥卤之地，彼人刮扫，煎汁经宿结成，状如末盐，犹有沙土猥杂，其色黄白，故《别录》云：朴消黄者伤人，赤者杀人。须再以水煎化，澄去滓，脚入萝卜数枚同煮熟，去萝卜，倾入盆中，经宿则结成白消如冰如蜡，故俗呼为盆消。齐术之消则底多而上面生细芒如锋，《别录》所谓芒消者是也。川晋之消则底少而面上生牙，如圭角，作六棱，纵横玲珑，洞澈可爱，《嘉祐本草》所谓马牙消者是也。状如白石英，又名英消。二消之底，则通名朴消也。取芒消、英消，再三以萝卜煎炼，去咸味，即为甜消。以二消置之风日中吹去水气，则轻白如粉，即为风化消。以朴消、芒消、英消同甘草煎过，鼎罐升煅，则为玄明粉。陶弘景及唐宋诸人，皆不知诸消是一物，但有精粗之异。

"土宿之说乃消石神化之妙，《别录》列于朴消之下，误矣。朴消属水，味咸而气寒，其性下走，不能上升，阴中之阴也。故惟荡涤肠胃积滞，折治三焦邪火；消石属火，味辛带苦，微咸而气大温，其性上升，水中之火也。故能破积散坚，治诸热病，升散三焦火郁，调和脏腑虚寒。与硫黄同用，则配类二气，均调阴阳，有升降水火之功，治冷热缓急之病。煅制礞石则除积滞痰饮。盖硫黄之性暖而利其性下行，消石之性暖而散其性上行，礞石之性寒而下消石之性暖而上。一升一降，一阴一阳，此制方之妙也。

"今兵家造烽火锐机等物用消石者，直入云汉。其性升可知矣。《雷公炮炙论·序》云：脑痛欲死，鼻投消末。是亦取其上升辛散，乃从治之义。

"《本经》言其寒，《别录》言其大寒，正与龙脑性寒之误相似。凡辛苦物未有大寒者，况此物得火则焰生，与樟脑火酒之性同，安有性寒、大寒之理哉？

"《史记·仓公传》云，菑川王美人怀子不乳，来召淳于意。意往，饮以莨菪药一撮，以酒饮之，旋乳。意复诊其脉躁，躁者有余病，即饮以消石一剂，出血豆比五六枚而安。此去血结之验也。"

苏颂："旧说朴消、芒消、消石三物同种。初采得苗，以水淋汁煎成者为朴消，一名消石朴，又炼朴消或地霜而成坚白如有芒者，为芒消，亦谓之盆消。芒消之底澄凝者为消石。朴消力紧，芒消次之，消石更缓。未知孰是。苏恭言，晋宋古方多用消石，少用芒消。按张仲景《伤寒论》承气、陷胸，皆用芒消；葛洪《肘后方》伤寒、时气，亦多用芒消。惟治食鲙不化云：无朴消用芒消代之。是晋宋以前通用朴消、芒消矣。《胡洽方》十枣汤，用芒消，大五饮丸用消石，并云：无消石用芒消。是梁隋间通用芒消、消石矣。以此言之，朴消、消石为精，芒消为粗。故陶氏引皇甫士安之言为证，是消石当时已难得其真，故方书通以相代矣。

"又古方金石凌法用朴消、消石、芒消、马牙消四种相参，次第下之。方出唐世，不知当时如何分别也。又南方医人著消说云，《本草》有朴消、消石、芒消，而无马牙消，诸家所注三种，竟无断决。或言芒消、消石是一物，不合重出；或言煎炼朴消经宿，盆中有细芒为芒消；或言马牙消自是一物。今诸消之体各异，理亦易明，而惑乃如此。

"朴消味苦而微咸，出蜀郡者莹白如冰雪，内地者小黑，皆苏脆易碎，风吹之则结霜泯，泯如粉，熬之烊沸亦可溶铸，以水合甘草、猪胆，煮至减半，投大盆中，又下凝水石屑，同渍一宿，则凝结如白石英者，芒消也。扫地霜煎炼而成，试竹上如解盐而味辛苦，烧之成焰都尽者，消石也，能消金石，又性畏火而能制诸石使拒火，亦天地之神物也。牙消即是芒消也。"

《开宝本草》："芒消，此即出于朴消，以暖水淋朴消取汁炼之令减半，投于盆中，经宿乃有细芒生，故谓之芒消也。又有英消者，其状若白石英，作四五棱，白色莹澈可爱，主疗与芒消颇同，亦出于朴消，其煎炼自别有法，亦呼为马牙消。"

《本草思辨录》："消石，即火消。亦名焰消。芒消，消之经煎炼而凝底成块者为朴消，亦名皮消。在上生细芒如锋者为芒消，均即水消。

"李濒湖谓：朴消下走，火消上升。火消得火则焰生，与樟脑火酒之性同。《本经》言其寒，《别录》言其大寒。实乃大温。刘氏引申其说，谓水消治热之结。热结多属血分，所谓阴不降，阳不化者也。能行阴中之阳结，则阴降阳自化矣。火消治热之郁，热郁多属气分，所谓阳不升，阴不畅者也。能达阳中之阴郁，则阳化阴自畅矣。

"邹氏又以火消为性向阳，解自阴而阳之盛热；水消为性向阴，故逐伏在阳之实结。斯三家可谓发前人所未发矣。虽然，愚窍有未安焉。阴阳之理，至为微妙，就物论物，易圆其说。与物合证与方而论之，则难于确当，难于莹彻。浑言之而深，何如切言之而浅也。

"火消固上升而散，固在气分，然其升散者为阴中热郁之气，非阳中热郁之气。病在阴经，阴藏为阴，病在阴邪亦为阴。盖其辛温际上，咸苦入下，凡在上在下之病胥治之，而总归于解阴中之热郁。

"刘氏达阳中阴郁一语，得毋犹可商。试核之证，来复丹、二气丹、玉真丸，皆阴邪中有伏热，《金匮》消石矾石散尤彰彰者。惟大黄消石汤用以下夺，不与升散之旨相庋欤？乃其证为黄瘅腹满小便不利而赤。热为阳邪，得湿而郁，且独在里，里实而表和，是亦阴中之邪不压正也。阴中之邪，非咸苦何以得入？舍芒消用消石者，以表虽汗出，而表间之湿热自在，消石辛温胜于咸苦，故于大黄柏栀下夺之中，加兹一味以达表而散邪。

"夫火消之不易明者，为其以温治热耳。若水消以寒治热，曰走血，曰润下，曰软坚，曰破结，固宜古今无异词，然亦何尝易明哉。大承气、调胃承气、桃核承气，洵可谓去血中热结矣。独大陷胸汤丸用芒消至一升半升，而其所治为结胸。纵云破结软坚，非多不济，独不虑下降之物，用之多不愈迷其降耶？是则有故矣。

"芒消乃煎消时结之于上者，细芒如锋，质本轻于朴消，味复兼辛，宁无上升之性，宁不入气分，后世且以治口舌咽喉诸热证。谓芒消不能际上治上可乎？由斯以观，刘氏阴中阳结之说，恐亦有未然者。仲圣有言，病发于阳而反下之，热入，因作结胸。据此自非阴中之阳结。又凡仲圣用芒消之方，皆阳证无伏阴，用消石之方，则一证中有阴有阳。然则行阴中阳结者，乃消石非芒消。芒消者，逐阳证之热结也。芒消咸寒胜于苦辛，多者则下益速，下速则遗上邪，故仲圣必后内微煮而少扬之；消石辛温胜于苦咸，微煮则升之呕，升呕则不入下，故仲圣于二升中煮取一升而少抑之。此似二物正相对待。刘氏于二物亦似以对待释之，而不知非也。

"咸与寒皆阴也，其微辛不过挟有升性，并不能治阴邪。咸与温则阴阳异趣矣，温而兼辛，辛温而兼辛润，则必阴中有阳邪之证，始克任之。其中奥旨，猝不易悟，故曰非对待也。抑刘氏以入血分为阴中乎。血分为阴，则大承气当曰太阴病，不当曰阳明病，桃核承气当曰少阴病，不当曰太阳病。

"芒消盖血药而亦不专入血者，与大黄颇有似处。大黄味苦入心，能开胸膈之热结，若与芒消皆不宜于气病。胸膈之间，其能堪此重剂哉？

"邹氏以火消向阳，水消向阴，为脏病移腑，腑病移躯体之所以然，此尤不可不辨者。本经积热曰五脏，岂悉能入胃使胀闭？病曰百病，岂尽在于躯体？谓火消性向阳，解自阴而阳之盛热。向阳自即入阳，何以先入于阴，宁得谓非其所向？谓水消性向阴，逐伏在阳之实结。所逐在阳，所向亦必在阳。反是则有异谋，人固有之，物所必无。此等近似之谈，并无真理可求，徒眩人目耳。

"邹氏更有误者，谓己椒苈黄丸加芒消以治渴，是去其痼癖，正使津液流行。小柴胡汤加芒消以止利，是去其积聚，正所以止下利。噫！是亦不深思矣。己椒苈黄丸之证，原非痼癖，大黄决不止用一两，芒消亦不后加。况方后云：先食饮服一丸，日三服，稍增，口中有津液，渴者加芒消半两。是无芒消，津液非不能生，岂加芒消之津液与此有异耶？

"徐氏、尤氏皆云渴是胃热，故加芒消。邹氏坐泥本经太过耳。柴胡加芒消汤云：潮热者，实也。热实无不下之理，以柴胡加芒消汤主之，即所以治热实。云：内芒消更煮微沸，分温再服，不解更作。加芒消非欲其散而何!? 邹氏之说，何与相反，殆误会今反利句耳。不知仲圣明云微利，明云下非其治，下之而仍潮热，安得不以对证之下药继之？此读古书所以贵细心寻绎也。"

《本草衍义》："朴消，是初采扫得，一煎而成者，未经再炼治，故曰朴消。其味醋涩，所以力紧急而不和。可以熟生牛、马皮，及治金银有伪，葛洪治食鲙不化，取此以荡逐之。蜡月中以新瓦罐，满注热水，用朴消二升，投汤中，搅散，挂北簷下，俟消渗出罐外，羽收之。以人乳汁调半钱，扫一切风热毒气攻注目睑外，及发于头面、四肢肿痛。应手神验。

"芒消，《经》云：生于朴消。乃是朴消以水淋汁，澄清，再经熬炼减半，倾木盆中，经宿，遂结芒有廉棱者。故其性和缓，古今多用以治伤寒。"

"消石，是再煎已取讫芒消，凝结在下如石者。精英既去，但余滓而已。故功力亦缓。惟能发烟火。《唐本》注盖以能消化诸石，故名消石。煎柳汁汤煮三周时，即伏火。汤耗，即又添柳枝汤。"

此"消石"，与发烟火之"消石"，并非一物。

汉时无芒消之名。芒消的使用，当在晋以后。葛洪《肘后备急方》治伤寒时气用鸡子三枚，芒消方寸匕，酒三合，合搅散消，尽服之；以治暴宿食，留饮不除，腹中为患方，用大黄、茯苓、芒消各三两，巴豆一分，捣蜜丸如梧子大，一服二丸，不痛止。

约与《肘后备急方》同时之《范汪方》，以及稍后之《胡洽方》《小品方》等，都有使用芒消的方剂。至梁时陶弘景时期，治疗伤寒病的方剂初步形成基本体系。此时，更是将芒消作为常规药，用于伤寒病的对症治疗之中。

据《张仲景药法研究》一书统计，在《金匮要略》《伤寒论》中使用芒硝者，共九方四十六处。即大承气汤、调胃承气汤、桃核承气汤、柴胡加芒消汤、大陷胸丸、木防己去石膏加茯苓芒硝汤、大黄牡丹汤、防己椒目葶苈大黄丸等。

《金匮要略》中使用芒硝的方剂

序号	药物名称	序号	药物名称	序号	药物名称	序号	药物名称
1.	大承气汤	2.	木防己加茯苓芒硝汤	3.	己椒苈黄丸加芒硝	4.	大黄牡丹汤

《伤寒论》中使用芒硝的方剂

序号	药物名称	序号	药物名称	序号	药物名称
1.	调胃承气汤	2.	柴胡加芒硝汤	3.	桃核承气汤
4.	大陷胸丸	5.	大陷胸汤	6.	大承气汤

（二）芒硝在《金匮要略》中的应用

1. 通闭解痉治疗刚痉病

太阳病，发热无汗，反恶寒者，名曰刚痉。原注：一作痓，余同。

病者，身热足寒，颈项强急，恶寒，时头热，面赤目赤，独头动摇，卒口噤，背反张者，痉病也。

痉为病（原注：一本"痉"字上有"刚"字），胸满，口噤，卧不着席，脚挛急，必齘齿，可与大承气汤。

大承气汤

大黄四两，酒洗　厚朴半斤，炙，去皮　枳实五枚，炙　芒硝三合

右四味，以水一斗，先煮二物取五升，去滓，内大黄，煮取二升，去滓，内芒硝，更上火微一二沸，分温再服。得下止服。

《金匮要略语译》："篇中治痉，只有三方：柔痉用栝楼桂枝汤；刚痉用葛根汤；燥屎内结的发痉，可用大承气汤。都是治标以救急，不是治本的主方。因为痉病多属津液暗伤，应禁用汗法和下法。

"卧不着席，形容角弓反张的意思；龂齿，形容牙齿切磋的声音。痉病发作，有胸满、牙关紧、角弓反张而不能平卧，脚拘挛得很厉害，牙齿相磨有声音等症状，可以给服大承气汤。

"卧不着席，脚挛急，龂齿等，说明痉病已甚，故用大承气汤峻下剂以急下存津，系针对阳明有燥屎症而言。"

"痓"与"痉"义同。此即肢体痉挛抽搐之症，手足痉挛，角弓反张，多同时伴有二目上翻、牙关紧闭等症。

《金匮要略浅述》："痉，《说文》：'痉，强急也。'

"痉病发生的原因，有外感风邪引起的，也有误治伤阴所致的。此两条所论的痉病，就是由于外感风邪引起的。风为阳邪，病从太阳开始，故有发热的见证。因机体有表实、表虚的不同，故症状的表现，有刚痉、柔痉的区别。刚痉表实无汗，阳不外达，故反恶寒；柔痉表虚汗出，阳能外达，故不恶寒。

"痉病，邪在太阳，则身热恶寒；邪入阳明，则面目俱赤；风乘于上，则头摇口噤；阳并于上，则头热足寒；筋脉痉挛，则项背强急，角弓反张。这是痉病的主症。

"痉病邪入阳明之里，则较邪在太阳之表病势更为严重，所有胸满、口噤、龂齿，卧不着席、脚挛急等证，就是由气上冲胸、口噤不语、身体强几几的进一步发展而来。这是热甚伤津，筋脉失养所致。大承气汤：枳、朴泄满，硝、黄泻热，故可与之。但临床时，必须斟酌病情，慎重使用，并掌握'得下止服'的原则，以免过下伤阴，于病不利。"

尤在泾："成氏曰'《千金》云：太阳中风，重感寒湿则变痉。太阳病，发热无汗为表实，则不当恶寒，今反恶寒者，则太阳中风，重感于寒，为痉病也。以其表实有寒，故曰刚痉；太阳病，发热汗出为表虚，则当恶寒。今不恶寒者，风邪变热，外伤筋脉为痉病也。以其表虚无寒，故曰柔痉'。然痉者强也，其病在筋，故必兼有颈项强急，头热足寒，目赤头摇，口噤背反等症。仲景不言者，以痉字该之也。《话人书》亦云：'痉证发热恶寒，与伤寒相似，但其脉沉迟弦细，而项背反张为异耳。'

"痉病不离乎表，故身热恶寒；痉为风强病，而筋脉受之，故口噤、头项强、背反张、脉强直。经云'诸暴强直，皆属于风'也。头热足寒，面目赤，头动摇者，风为阳邪，其气上行而又主动也。寒湿相得者，汗液之湿与外寒之气相得不解，而表气以汗而益虚，寒气得湿而转增，则恶寒甚也。

"阳明之筋起于足，结于跗，其直者上结于髀。阳明之脉，入齿中，挟口环唇，其支者，循喉咙，入缺盆下膈，故为是诸证。然无燥实见证，自宜涤热而勿荡实。乃不用调胃而用大承气者，岂病深热极，非此不能治欤？"

陈修园："痉之为言，强也。其证颈项强急，头热足寒，目赤头摇，口噤背反，详于下文。初

起不外太阳。太阳病，病在标阳，则发热邪在肌表，则肌表实而无汗。既在标阳，不宜恶寒而反恶寒者，本亦病也。以其表实，名曰刚痉。

"痉，充至切，读去声，恶也；痉，其颈切，音敬。风强病也。旧本以'痉'为'痓'，传写之误也。今改正之。其病皆由血精津少，不能养筋所致，燥之为病也。然《内经》谓：诸痉强直，皆属于湿。何其相反若是乎？而不知湿为六淫之一，若中于太阴，则从阴化为寒湿，其病流于关节而为痹；若中于阳明，则从阳化为湿热，热甚而阳明燥化之气愈烈，其病烁筋强直而为痉。是言湿者，言其未成痉之前；言燥者，言其将成痉之际也。

"经又云：赫曦之纪，上羽其病痉。言热为寒抑，无汗之痉也。又云：肺移热于肾，传为柔痉。言湿蒸为热，有汗之痉也。《千金》谓：湿病热入肾中刚为痉。小儿痫热盛亦为痉。圣经贤训可据，其为亡阴筋燥无疑。

"然而太阳底面，即是少阴，入脏即死，入腑即愈，首篇言之详矣。兹太阳病发于标阳，无有不热，发热则脉不宜沉细矣。今反脉沉而细者，是证见太阳，脉见少阴，而背项强直等症并见，名之曰痉。

"痉有本证，可以备言其形状，亦有误治之变证、变脉，可以略陈其大概。今请先言其本证。经云：因于风者，上先受之。故病痉者上而身热未及于下，故下而足寒；风伤太阳之经，故颈项强直；风伤太阳之气，故通身恶寒；阳气上行于头面，故时头热面赤；太阳之脉起于目内眦，风热伤于经脉，故目赤；颈项皆强急而不能动，独头虽风象而动摇；强急则筋不舒，而牙关紧闭；且风客会厌，而语言不出，所以卒然口噤；背反张者，风邪入经输也。此痉病本证之形状也。

"痉之为病，至于入里而胸满气闭而口噤，卧不着席，反能甚也。筋为热灼，下为脚挛急，上必牙关紧而龂齿。此或为少阴火亢，或为阳明燥化。救焚在此顷刻，起死即在此须臾，可与大承气汤，以急下之，为下其热以救阴，非下其便以宽胀。

"此一节为痉之既成，出一救治之正方。大旨在泻阳明之燥气而救其津液，清少阴之热气而复其元阴。大有起死回生之神妙。

"或问：凡曰'可与'，则犹有相酌之意，岂因大承气之过峻而云然乎？而不知此证，舍大承气并无他法。犹恐服大承气之后，重证犹未尽除，还当审其缓急，而商其再服与否，此际全凭医家之定识定力也。或一下之后，病势已减，审系阳明，以白虎加人参汤滋阳明之燥；审系少阴，以黄连阿胶汤救少阴之阴。二汤可以频服。服后又以竹叶石膏汤收功。抑或以三汤用于大承气之前，全要心灵手敏。此仲师'可与'二字，言外之意也。"

钱天来："身热者，风寒在表也；足寒者，阴邪在下也；颈项强急、背反张者，太阳之经脉四行，自巅下项，夹背脊而行于两旁，寒邪在经，诸寒收引，其性劲急，邪发则筋脉抽掣。故颈项强急，背如角弓之反张。所谓筋所生病也。恶寒者，寒邪在表则当恶寒。在下焦而阳气虚衰，亦所当恶也；时头热面赤目脉赤者，头为诸阳之会，阳邪独盛于上，所以足寒于下也；时者，时或热，炎于上而作止有时也；头面为诸阳之所聚，乃元首也，不宜动摇。因风火煽动于上，故独头面动摇，卒然口噤而不言也。"

喻嘉言："仲景之用此方，乃死里求生之法也。《灵枢》谓：热而痉者死，腰折、瘈疭、齿龂也。兹所云卧不着席，即腰折之变文。脚挛急，即瘈疭之变文。且龂齿加以胸满口噤，上中下三焦热邪充斥，死不旋踵矣。何以投是汤乎？在伤寒证，腹满可下，胸满则不可下，又何以投是汤乎？须知所谓胸满不可下者，谓其邪尚在表，未入于里，故不可下。此证入里之热极深极重，匪可比伦。况阳热至极，阴血立至消亡。即小小下之尚不足以胜其阳，救其阴，故取用大下之方，以承顺其一线之阴气。阴气不尽，为阳热所劫，因而得生者多矣。"

程应旄："身热足寒，颈项强急，恶寒，时头热，面赤目赤，由下虚而上盛，中枯而外炽也。然是太阳同有之证，不足定为何病，须于其独处观之。独者何？头面强，卒口噤，背张。是经络统于太阳，太阳受郁，不得宣畅，故有此身热等，皆属表。惟头项强急则属筋病，其余皆太阳经分之证。至于头面摇者，颈以下之筋被束，则颈以上之筋失统，遂缓纵而动摇也。口噤者，舌络之筋，被挛缩而不得舒也。背反张者，人一身之筋，皆督脉统之。督脉通于背，筋强而不得伸，则督脉所过之处，皆挛急而不得直也。"

2. 通结下痰治疗支饮心下痞坚症

膈间支饮，其人喘满，心下痞坚，面色黧黑，其脉沉紧，得之数十日，医吐下之不愈，木防己汤主之；虚者即愈。实者三日复发，复与不愈者，宜木防己汤去石膏加茯苓芒硝汤主之。

木防己加茯苓芒硝汤方

木防己二两　桂枝二两　人参四两　芒硝三合　茯苓四两

右五味，以水六升，煮取二升，去滓，内芒硝，再微煎，分温再服，微利则愈。

水饮积聚数十日，心下痞坚，治后复作，已成实证，故用芒硝下饮涤痰，逐去饮邪积聚之患。

吴仪洛："芒硝，辛能润燥，咸能软坚，苦能下泄，大寒能除热。

"芒硝，经炼稍缓，能荡涤三焦肠胃实热，推陈致新，治阳强之病，疫痢，积聚结癖，留血停痰，黄疸淋闭，瘰疬疮肿，通经堕胎。"

"停痰""淋闭"，皆指出芒硝有下痰涤饮之功效。

尤在泾："支饮上为喘满而下为痞坚，则不特碍其肺，抑且滞其胃矣。面色黧黑者。胃中成聚，营卫不行也。脉浮紧者为外寒，沉紧者为里实。里实可下，而饮气之实非常法可下；痰饮可吐，而饮之在心下者，非吐可去。宜其得之数十日，医吐下之而不愈也。

"木防己、桂枝一苦一辛，并能行水气而散结气。而痞坚之处必有伏阳，吐下之余定无完气。书不尽言而意可会也。故又以石膏治热，人参益虚，于法可谓密矣。其虚者外虽痞坚而中无结聚，即水去气行而愈；其实者中实有物，气暂行而复聚，故三日复发也。"

陈修园："膈在上，比心下稍高。膈间有支饮，迫近于肺，故其人喘；膈间清虚，如天之空，饮气乘之，故其人满，满极，则连及心下痞坚；胃之精华在面，阴邪夺其正气，故不荣于面而色黧黑；其脉因水而沉，因寒而紧。得之数十日，医或疑其在上而吐之，或疑其在下而下之，俱不能愈。宜开三焦水结，通上、中、下之气，以木防己汤主之。方用人参，以吐下后水邪因脾虚而结者服之即愈。

"若胃中有实者，虽愈而三日复发，复与前方而病不愈者，宜木防己汤去石膏之寒，加茯苓以直输水道，加芒硝以峻开坚结，作汤主之。"

陈元犀："膈间支饮喘满者，支饮充满于膈间，似有可吐之义。然既曰支饮，则偏旁而不正中，岂一吐所能尽乎？云心下痞坚者，似有可下之义。然心下之旁，为脾之部，以病得数十日之久，虽成坚满，而中气已虚，下之恐蹈虚虚之弊，岂常法所可下乎？故曰：医吐下之不愈也。

"面色黧黑者，是黑而黯黄，主脾虚胃肠实也。胃肠实则不能敷布精华于上，此面色黧黑之所由来也；脉沉紧者，沉为病在里，紧为寒为饮。饮邪充满，内阻三焦之气，喘满痞实之证作矣。

"主以木防己汤者，以防己纹如车辐，运上焦之气，使气行而水亦行；石膏色白体重，降天气以下行，天气降则喘满自平；得桂枝为助，化气而蒸动水源，使决渎无壅塞之患；妙在重用人参，补五脏，益中焦，脾输转有权，以成其攻坚破结之用。故曰虚者之愈。实者胃肠成聚，实而有物，故曰三日复发也。复与不愈者，宜前方去石膏之凝寒，加茯苓以行水气，芒硝以攻其积聚，斯支饮顺流而下出矣。

"魏氏云：后方去石膏，加芒硝者，以其既散复聚，则有坚定之物，留作包囊，故以坚投坚而不破者，以软投坚而即破也。加茯苓者，亦引饮下行之用耳。此解亦超。

"防己入手太阴肺，肺主气，气化而水自行矣；桂枝入足太阳膀胱，膀胱主水，水行而气自化矣。二药并用，辛苦相须，所以行其水气而散其结气也。水行结散，则心下痞里可除矣。

"然病得数十日之久，又经吐下，可知胃阴伤而虚气逆，故用人参以生既伤之阴，石膏以镇虚逆之气，阴复逆平，则喘满面黧自愈矣。此方治其本末，救其失误，面面俱到。"

赵以德："水性走下，而高原之水流入于川，川入于海。塞其川即洪水泛溢。而人之饮水亦若是。《内经》曰：饮入于胃，游溢精气，上输于脾，脾气散精，上归于肺，通调水道，下输膀胱，水津四布，五经并行。

"今所饮之水或因脾土壅塞而不行，或因肺气涩滞而不通，以致流溢随处停积。水入于肠间者，大肠属金主气，小肠属火，水与火气相搏，气火皆动，故水入不得，流主肠间沥沥有声，是名痰饮。然肠胃与肌肤为合，素受水谷之气，长养而肥盛。今为水所病，故肌肉消瘦也。水入胁下者，属是少阳经，少阳经脉从缺盆下胸中，循胁理，过季胁之部分。其经多气属相火，今为水所积，其气不利，从火上逆胸中，遂为咳吐，吊引胁下痛，是名悬饮。水泛溢于表，表，阳也。流入四肢者，四肢为诸阳之本，十二经脉之所起，水至其处若不胜其表之阳，则水散当为汗出，今不汗是阳不胜水，反被阻碍经脉荣卫之行，故身体疼重，是名溢饮。水流入肠间，宗气不利，阳不得升，阴不得降，呼吸之息与水迎逆于其间，遂作咳逆倚息，短气不得卧，荣卫皆不利，故形如肿也，是名支饮。

"心肺在膈上，肺主气，心主血。今支饮在膈间，气血皆不通利。气不利则与水同逆于肺而发喘满。血不利则与水杂糅结于心下而为痞坚。肾气上应水饮，肾水之色黑，血凝之血亦黑。故黧黑之色见于面也。脉沉为水，紧为寒。非别有寒邪，即水气之寒也。医虽以吐下之法治，然药不切于病，故不愈。

"用木防己者味辛温，能散留饮结气，又主肺气喘满，所以为主治；石膏味辛甘微寒，主心下逆气，清肺定喘；人参味甘温，补心肺气不足，皆为防己之佐；桂枝辛热，通血脉，开结气。且支饮得温则行，又宣导诸药，用之为使。若邪客之浅，在气分多而且虚者，服之即愈。若邪客之深，在血分多而实者，则愈后必再发。以石膏为气分之药故去之。芒硝味咸为血分药，能治痰实结，去坚消血癖。茯苓伐肾邪，治心下坚满，佐芒硝则行水之力益倍，故加之。"

程云来："《圣济总录》曰：三焦者，水谷之道路，气之所终始也。三焦调适，气脉平匀，则能宣通水液，行入于经，化而为血，灌溉周身。若三焦气塞，脉道壅闭，则水饮停滞，不得宣行，聚成痰饮，为病多端。又因脾土不能宣达，致水饮流溢于中，布散于外，甚则五脏受病也。

"痰饮者何？以平人水谷之气，入于胃，变化精微，以充肌肉，则形盛。今不能变化精微，但化而为痰饮。"

沈目南："若溢出于胃，从下注上，贮于胸膈之间，壅遏肺气，上逆而内，则咳逆倚息，短气不得卧。外应皮毛，肺气壅而不行，则如肿，故为支饮也。

"饮之为病，《内经》但言溢入肌皮肠胃之外，仲景推广其义曰肠间、曰胁下、曰四肢、曰胸膈，及于五脏。要知各随虚处现证，无所不至矣。"

朱丹溪："至数十日之久，邪愈缠绵，则正益耗伤，是必宣壅与养正兼施，庶合病机。故君之以木防己，宣心下之壅也；佐之以桂枝，布膈间之阳也。壅久恐生郁热，加石膏以清之；正虚恐邪不运，用人参以补之，使邪不实，而虚但清热祛湿则愈矣。

"设胃有实邪，石膏只能除热，安能除实邪？将见旋通旋结，不久复发矣。再为缓图，何能为功？是必去石膏之缓，加茯苓、芒硝，以直导之下行，俾复聚之邪，前后分驱而出，即禹之导水播九河之意也。"

3. 泻下除胀治疗肠间水气积滞症

其人素盛今瘦，水走肠间，沥沥有声，谓之痰饮。

腹满，口舌干燥，此肠间有水气，己椒苈黄丸主之。

己椒苈黄丸方

防己　椒目　葶苈熬　大黄各一两

右四味，末之，蜜丸如梧子大，先食饮服一丸，日三服，稍增，口中有津液。渴者，加芒硝半两。

己椒苈黄丸加芒硝方

于己椒苈黄丸中加芒硝半两

《诸病源候论》："痰饮者，由气脉闭塞，津液不通，水饮气停在胸府结而成痰。又其人素盛今瘦，水走肠间，漉漉有声，谓之痰饮。其病也，胸胁胀满，水谷不消，结在腹内两胁，水入肠胃，动作有声，体重多唾，短气好眠，胸背痛，甚则上气咳逆，倚息短气，不能卧，其形如肿是也。脉偏弦为痰，浮而滑为饮。

"流饮者，由饮水过多，水流走于肠胃之间，漉漉有声，谓之流饮。遇血气否涩，经络不行，水不宣通，停聚溢于膀胱之间，即令人短气将息，遇冷亦能虚胀，久不瘥。结聚而成癖也。

"流饮宿食者，由饮水过多，水气流行，在脾胃之间，脾得湿气则不能消食，令人噫。则有宿食之气，腹胀满，亦壮热，或吞酸，皆其候也。"

朱丹溪："人身不过阴阳二气，阳少替，阴即盛矣。饮即有形之阴邪也。人之中气常不足，故病饮者居多，但饮有浅深表里之不同。

"弦为寒脉，数为热脉，寒热相搏，即所谓阳中有阴也。故主寒饮。然饮虽为寒，而致饮之由，实因寒热搏结而起。

"防己、椒目善治水湿者，使之分利水气，直达膀胱而出。然肺主气化之源。肺气不开，无以泄上流之怒。葶苈所以开上焦之闭也。大肠为传导之府，肠胃壅滞，无以泄下流之溢，大黄所以开下焦之闭也。渴加芒消者，湿郁必生热，胃汁坐耗，佐以咸苦荡涤，所以救阳明也。药类峻利，而服法极缓。以病已腹满，恐伤太阳脏气也。"

程云来："痰饮留于中，则腹满。水谷入于胃，但为痰饮，而不为津液，故口舌干燥也。上证曰：水走肠间，沥沥有声，故谓之痰饮。此肠间有水气，亦与痰饮不殊，故用此汤以分消水饮。"

尤在泾："水既聚于下，则无复润于上，是以肠间有水气而口舌反干燥也。后虽有水饮之入，只足以益下趋之势，口燥不除，而腹满益甚矣。

"防己疗水湿，利大小便；椒目治腹满，去十二种水气；葶苈、大黄，泄以去其闭也；渴者知胃热甚，故加芒硝。经云：'热淫于内，治以咸寒也。'"

陈修园："中焦以下为腹，腹满，责在下焦，何以上焦见口舌干燥？此为肠间有水气，水尽趋于下，则不能复润于上矣。以己椒苈黄丸主之。前后分攻水结，水结开豁，则腹满可除，水化津生，则口燥可滋矣。

"此下三节，俱言水病，水即饮也。饮之未聚为水，水之既聚为饮。师又统言之，以补上文所未备。此言肠间有水之治法。"

"小服而频，示缓治之意，稍增，大抵可渐增至五丸及十丸。口中有津液渴者，加芒硝半两。渴，不应有津液。今津液多而久渴，故知胃有实热也。加芒硝以下之，所以救胃也。"

张路玉："水积肠间则肺气不宣，脐郁成热而为腹满。津液遂不上行而口舌干燥。用防己、椒目、葶苈利水散结气。而葶苈尤能利肠。然肠胃受水谷之气者，邪实腹满，非轻剂所能治。必加大黄以泻之。若口中有津液而仍作渴治，此痰饮聚于血分，必加芒硝以祛逐之。"

既渴，口中不当有津液。"口中有津液"，属前句。指"先食饮服一丸，日三服"之服药后出现之效果。津液阻滞肠间，不能上承，所以出现了"口舌干燥"之症。服药后饮消结散，津液能够正常上升输布，口舌干燥之症消失，所以出现了"口中有津液"的效果。后"渴者"二字，是服药后症不缓解，津液仍不能上承，所以口舌干燥而渴之症仍在，故加芒硝以泻热下满，拯救津液。

程云来："此水气在小肠也。防己、椒目导饮于前，清者得从小便而出；大黄、葶苈推饮于后，浊者得从大便而下也。此前后分消则腹满减而水饮行，脾气转而津液生矣。若渴则甚于口舌干燥，加芒消佐诸药以下腹满，而救脾土。"

谭日强："肠间有水气，故腹满；水气不能蒸化津液，故口干舌燥。己椒苈黄丸，防己去水湿，椒目下水气，葶苈开上窍，大黄通地道，使肠间水气，从大小便分利而去，故主治之。每服一丸，一日三服，是采用小剂频攻的方法。渴者，为胃有伏热，故加芒硝，以助推陈致新之力。则诸证自愈。"

4. 泻热逐瘀治疗肠痈病

肠痈者，少腹肿痞，按之即痛如淋，小便自调，时时发热，自汗出，复恶寒；其脉迟紧者，脓未成，可下之，当有血；脉洪数者，脓已成，不可下也。大黄牡丹汤主之。

大黄牡丹汤方

大黄四两　牡丹一两　桃仁五十个　瓜子半升　芒硝三合

右五味，以水六升，煮取一升，去滓，内芒硝，再煎沸，顿服之。有脓当下，如无脓，当下血。

陈修园："痈之在于大肠者，何如？大肠居于小肠之下，若肿高而痛甚者，迫处膀胱，致少腹肿痞，按之即痛如淋。而实非膀胱为害，故小便仍自调。

"小肠为心之合，而气通于血脉，大肠为肺之合，而气通于皮毛。故彼脉数，身无热，而此则时时发热，自汗出，复恶寒。

"再因其证而辨其脉，若其脉迟紧者，邪暴遏而营未变，为脓未成，可下之，令其消散；若其脉洪数者，毒已聚而营气腐，为脓已成，虽下之，亦不能消。故不可下也。若大黄牡丹皮汤不论痈之已成未成，皆可主之。此为大肠痈而出其方治也。"

王晋三："肺与大肠相表里，大肠痈者，肺气下结于大肠之头，其道远于上，其位近于下，治在下者因而夺之也。故重用大黄、芒硝开大肠之结；桃仁、丹皮下将败之血；至于消肺润肠，不过瓜子一味而已。服之当下血，下未化脓之血也。若脓已成形，肉已坏，又当先用排脓散及汤。故原文云脓已成，不可下也。"

《金匮要略语译》："患肠痈的人，少腹部肿胀而痞硬，用手按上去就感觉疼痛牵引到阴部，好像淋病一样。但小便却正常，常常发热出汗，又怕冷。病人脉象迟紧的，是还没有成脓，可以用泻法，以大黄牡丹汤主治。服药后大便中当有血。如果脉象洪数，表示脓已形成，这时就不能用泻下法了。

"如淋者，以少腹为厥阴经脉所过，厥阴脉循阴器，故按少腹而痛引阴部，有如淋状。但小便自调，说明膀胱没有病。

"本方用大黄、芒硝荡涤肠中湿热瘀毒；牡丹皮、桃仁能活血、祛瘀、排脓，丹皮并有凉血清热作用；瓜子（指气味甘寒的甜瓜子）润肠、溃脓血。故大黄牡丹汤是泻热破瘀、散结消肿的方剂。当前治急性阑尾炎多用此方加减。"

尤在泾："肿痞，疑即肠痈之在下者。盖前之痈在小肠，而此之痈在大肠也。大肠居小肠之下，逼处膀胱，致小腹肿痞，按之即痛如淋，而实非膀胱为害，故仍小便自调也。小肠为心之合而气通于血脉，大肠为肺之合而气通于皮毛，故彼脉数，身无热，而此时时发热，自汗出，复恶寒也。脉迟紧者，邪暴遏而营未变，云可下者，谓可下之令其消散也。脉洪数者，毒已聚而营气腐，云不可下者，谓虽下之而亦不能消之也。大黄牡丹汤，肠痈已成、未成，皆得主之。故曰：有脓当下，无脓当下血。"

程云来："上证痈在小肠，以小肠在上，痛近于腹则位深，但腹皮急而按之有如肿形。故用前汤导其毒从小便而出。此证痈在大肠，以大肠在下，痈隐少腹其位浅，则有痞肿之形，其迹易见，其按即痛。故用大黄牡丹汤排其脓血从大便而下也。

"诸疮疡痛皆属心火，大黄芒硝用以下实热；血败肉腐则为脓，牡丹、桃仁用以下脓血；瓜子当是甜瓜子，味甘寒。《神农经》不载主治。考之雷公曰：血泛经过，饮调瓜子。则瓜子亦肠中血分药也。故《别录》主溃脓血，为脾胃肠中内痈要药。想亦本诸此方。"

《备急千金要方》："卒得肠痈而不晓其病候，愚医治之，错则杀人。肠痈之为病，小腹肿而强，抑之则痛，小便数似淋，时时汗出，复恶寒，其身皮皆甲错，腹皮急如肿状。其脉数者小有脓也，其脉迟紧者未有脓也。甚者腹胀大，转侧闻水声，或绕脐生疮，或脓从脐中出，或大便出脓血。

"问曰：官羽林妇病。医脉之，何以知妇人肠中有脓，为下之即愈。师曰：寸口脉滑而数，滑则为实，数则为热；滑则为荣，数则为卫。卫数下降，荣滑上升。荣卫相干，血为浊败，少腹否坚，小便或涩，复汗出，或复恶寒，脓为已成。设脉迟紧，即为瘀血，血下则愈。治肠痈，大黄牡丹汤方。"

《诸病源候论》："肠痈者，由寒温不适，喜怒无度，使邪气与荣卫相干，在于肠内，遇热加之，血气蕴积，结聚成痈。热积不散，血肉腐坏，化而为脓。

"其病之状，小腹重而微强，抑之即痛，小便数似淋，时时汗出，复恶寒。其身皮皆甲错，腹皮急，如肿状。诊其脉洪数者，已有脓也；其脉迟紧者，未有脓也。甚者腹胀大，转侧闻水声。或绕脐生疮，穿而脓出，或脓从脐中出，或大便出脓血。惟宜急治之。

"又云：大便脓血，似赤白下，而实非者，是肠痈也。卒得肠痈而不晓治之，错者杀人。寸脉滑而数，滑则为实，数而为热。滑则为荣，数则为卫。卫下降，荣上升，遇热荣卫相干，血为浊败，小腹否革卵，小便或难，汗出，或复恶寒，脓为已成。设脉迟紧为瘀血，血下则愈。脓成引日，又诸浮数脉，当发热而反洒淅恶寒，若有痛处者，当积有脓。滑涩者，小肠痈出血者也。"

茞庭："按痈肿之病，不论外内诸证，其初起也，乘其未溃而夺之，其既成也，扶正气以外托，故葶苈大枣泻肺汤，肺痈逐毒之治也；桔梗汤，肺痈排脓之治也；大黄牡丹汤，肠痈逐毒之治也；薏苡附子败酱散，肠痈排脓之治也。益痈医之方，皆莫不自此二端变化，亦即仲景之法则也。"

周禹载："肠痈而少腹不可按，阳邪下结部位牵引也；按之如淋，情所必至。夫血病而气不病，故小便自调；然阳邪已盛，卫气斯虚，遂发热汗出而畏寒也。痈证如是，治之者须以脓成未成为异。欲知之法，舍脉无由。脉迟紧知未熟，为血瘀于内，勿使成脓，下之须早，非桃仁承气汤乎；脉若洪数者，则已成矣，岂复有瘀可下？此大黄、丹皮以涤热排脓，势所必用也。然《内经》曰：肠痈为病不可惊，惊则肠断而死。故患此者坐卧转侧，理宜徐缓，少饮稀粥，毋失调养斯善。"

《千金衍义》："大黄下瘀血血闭；牡丹治瘀血留舍；芒硝治五脏积热，涤去蓄结，推陈致新之功较大黄尤锐；桃仁治疝瘕邪气，下瘀血血闭之功亦与大黄不异；甜瓜瓣《别录》治腹内结聚，破溃脓血，专于开痰利气，为内痈脉迟紧脓未成之专药。"

《医通》："肠痈下血，腹中疞痛，其始，发热恶寒。欲验其证，必小腹满痛，小便淋沥，反侧不便。即为肠痈之确候。无论已成未成，俱用大黄牡丹汤加犀角急服之。"

《药徵》："大黄牡丹皮汤，后世以为治肠痈之方。虽然此方岂惟治肠痈矣乎？凡治诸疡脓未成者，苟脓已成者，非此方之所治也。至少腹肿痞，按之即痛如淋，小便自调，其脉迟紧者，则此方之所治也。"

（三）芒硝在《伤寒论》中的应用

1. 下滞和胃治疗腹胀发热谵语心烦等症

阳明病，不吐不下，心烦者，可与调胃承气汤。

伤寒吐后，腹胀满者，与调胃承气汤。

太阳病三日，发汗不解，蒸蒸发热者，属胃也，调胃承气汤主之。

伤寒，脉浮，自汗出，小便数，心烦，微恶寒，脚挛急，反与桂枝欲攻其表，此误也。得之便厥，咽中干，烦躁吐逆者，作甘草干姜汤与之，以复其阳；若厥愈足温者，更作芍药甘草汤与之，其脚即伸；若胃气不和，谵语者，少与调胃承气汤。

调胃承气汤方

大黄四两，去皮，清酒洗　甘草二两，炙　芒硝半升

右三味，以水三升，煮取一升，去滓，内芒消，更上火微煮令沸，少少温服之。

柯琴："此治太阳阳明并病之和剂也。因其人平素胃气有余，故太阳病三日，其经未尽，即欲再作太阳经，发汗而外热未解，此外之不解，由于里之不通。故太阳之头项强痛虽未除，而阳明之发热不恶寒已外见。此不得执太阳禁下之一说，坐视津液之枯燥也。少与此剂以调之，但得胃气一和，必自汗而解。是与针足阳明同义，而用法则有在经在府之别矣。

"不用气药而亦名承气者，调胃即所以承气也。经曰：平人胃满则肠虚，肠满则胃虚，更虚更实。故气得上下。今气之不承，由胃家之热实，必用硝、黄以濡胃家之糟粕，而气得以下；同甘草以生胃家之津液，而气得以上。推陈之中，便寓致新之义。一攻一补，调胃之法备矣。胃调则诸气皆顺，故亦得以承气名之。

"前辈见条中无燥屎字，便云未坚硬者可用，不知此方专为燥屎而设，故芒硝分两多于大承气。因病不在气分，故不用气药耳。古人用药分两有轻重，煎服有法度。粗工不审其立意，故有三一承气之说。岂知此方全在服法之妙，少少服之，是不取其势之锐，而欲其味之留中，以濡润胃府而存津液也。所云太阳病未罢者不可下，又与若欲下之，宜调胃承气汤，合观之，治两阳并病之义始明矣。白虎加人参，是于清火中益气；调胃用甘草，是于攻实中虑虚。"

成无己："吐后心烦，谓之内烦；下后心烦，谓之虚烦。今阳明病不吐不下心烦，则是胃有郁热也，与调胃承气汤，以下郁热。

"蒸蒸者，如热熏蒸，言热甚也。太阳病三日，发汗不解，则表邪已罢，蒸蒸发热，胃热为甚，与调胃承气汤下胃热。

"《内经》曰：诸胀腹大，皆属于热。热在上焦则吐，吐后不解，复腹胀满者，邪热入胃也，与调胃承气汤下其胃热。

"脉浮，自汗出，小便数而恶寒者，阳气不足也；心烦，脚挛急者，阴气不足也。阴阳血气俱虚，则不可发汗；若与桂枝汤攻表，则又损阳气，故为误也。得之便厥，咽中干，烦躁吐逆者，先作甘草干姜汤，复其阳气，得厥愈足温，乃与芍药甘草阳，益其阴血，则脚胫得伸。阴阳虽复，其有胃燥、谵语，少与调胃承气汤微溏，以和其胃。"

赵嗣真："脉浮，虚也；汗自出，微恶寒者，阳虚无以卫外也；小便数，为下焦虚寒不能制水也；心烦，为阴虚血少也；脚挛急，乃血为汗夺，筋无以润养也。此初得病便自表里俱虚。外无阳证，邪不在表，固不得与桂枝同法。设若误用桂枝攻表，重发其汗，是虚虚也。故得之便厥。

"咽干烦躁、吐逆、厥，为亡阳，不能与阴相顺接。咽干，为津液寡，烦躁吐逆，为寒格而上也。故宜干姜以温里复阳，甘草、芍药益其汗夺之血。然后可以复阴阳不足之气，得脚伸后，或谵语者，由自汗小便数，胃家先自津液干少，又服干姜性燥之药，以致阳明内结谵语。然非邪实大满，故但用调胃承气以调之，仍少与之也。

"以上用药次第，先热后寒，先补后泻，似逆而实顺，非仲景之妙，孰能至是哉？"

程效倩："伤寒脉浮，自汗出，小便数，阳虚可知。纵有心烦之假热，而有微恶寒、脚挛急之真寒以证之。即此时而温经散寒，当不嫌其暴也，反与桂枝汤欲攻其表，非误而何？里阳根表阳而出，阴霾骤现矣。得之便厥者，真寒也。咽中干，烦躁者，阳浮而津竭，假热也。吐逆者，阴盛而上拒也。作甘草干姜汤，散寒温里以回其阳，阳回则厥自愈，足自温。其有脚未伸者，阴气未行下也，更作芍药甘草汤，从阳引至阴，而脚伸。其谵语者，缘胃中不和而液燥，非胃中实热者比。仅以调胃承气汤少少与和之。"

王海藏："实热尚在胃中，用调胃承气，以甘草缓其下行而祛胃热也。仲景调胃承气汤证八，方中并无干燥，不过曰胃气不和，曰胃实，曰腹满。则知此汤专主表邪悉罢，初入府而欲结之证也。故仲景以调胃承气收入太阳阳明，而大黄注曰酒浸。是太阳阳明去表未远，其病在上，不当攻下，故宜缓剂以调和之。又曰：大黄宜酒浸。盖邪气居高，非酒不到。譬如物在高巅，人所不及，必射而取之，故用酒浸引上。若生用，苦泄峻下，则遗高分之邪热，所以愈后或目赤，或喉闭，或头肿，膈上反生热证矣。"

徐忠可："仲景用此汤凡七见，或因吐下津干，或因烦满气热，总为胃中燥热不和，而非大实满者比，故不欲其速下，而去枳、朴，欲其恋膈而生津，特加甘草以调和之，故曰调胃。"

《伤寒析疑》："脉浮，自汗出，微恶寒，为病在表，属太阳表虚证；小便数，乃阳虚失于固摄；脚挛急，乃阴虚失于濡养；心烦，又为正虚不耐邪扰。此三症为虚在里，属阴阳两虚证。虚人复感外邪，治当扶正解表。若只着眼表证，而忽视里虚，贸然用桂枝汤发汗，则犯虚虚之戒。此为误治，必引起一系列变症。

"首先是进一步伤阳。阳虚失于温煦，则手足厥逆；胃寒气逆不降，则为吐逆。其次是进一步伤阴。阴虚失于濡润，则咽中干；血虚心神失养，则为烦躁。此乃阴阳两虚变证。治当分清标本缓急。

"病已厥逆，阳虚为急。故先用甘草干姜汤以复阳气，再与芍药甘草汤益阴养血，通络缓急。使肌肉得养，筋脉得濡，挛急缓解，其脚即伸。

"病本阴虚，汗更伤阴，致胃肠化燥化热，热扰主神而发谵语，可少与调胃承气汤，泻胃热，止谵语。

"太阳病仅三日，本应汗后热退病愈。今汗后不解，且发热变为蒸蒸发热，此属里热，而非表热，是病由太阳转属阳明的特征。但因其发病时间短暂，虽属阳明内实，尚未至大燥大实，故只宜以调胃承气汤清泄里热。

"大黄苦寒泄热开结，芒硝咸寒软坚涤热，炙甘草甘平和中。三药相合，以达泻热和胃之目的。应当注意的是方后煎服法之'少少温服之'，旨在提示，本方少量频服，俾药力持续，意在缓泻胃热，而不在急攻燥屎。

"甘草、芒硝，本方以甘草列为首位，可知'调胃'之意，在于甘草。但用甘草之意，又在于芒硝。用芒硝之意，又在于蒸蒸发热。芒硝与大黄相较，泻下推荡之力不如大黄，但清泻胃热之力却长于大黄。

"本方芒硝用量是三个承气汤中最大的。由此可知，本方当以清泻热邪为重点，与蒸蒸发热之主症相吻合。但芒硝过寒，又恐伤损胃气，故用甘草佐制护胃。另外，泻热不易过速，以免药过病所，余热留恋难祛。故甘草又有缓急之义，以求缓泻胃热祛邪务尽。三承气汤比较，就泻热而言，调胃承气汤力量最大，不可不知。

"胃气本以下行为顺，若过用吐法，必伤胃气；同时，胃中津伤亦能化燥成实，使腑气不降，出现腹部胀满。虽腹胀满，却非大实大满之证，故不可峻下，而与调胃承气汤，以和降胃气。"

喻嘉言："吐后而腹胀满，则邪不在胸，其为里实可知。然但胀满而不痛，自不宜急下之法，少与调胃承气可耳。此亦和法，非下法也。观正阳阳明篇中，腹满不减，减不足言，如是之急者，止言当下，自可类推。"

尤在泾："吐后腹胀满者，邪气不从吐而外散，反因吐而内陷也。然胀形已具，自必攻之使去。而吐后气伤，又不可以大下，故亦宜大黄、甘草、芒硝调之，俾反于利而已。设遇庸工，见其胀满，必以枳、朴为急矣。"

方中行："此概言阳明发热之大意。三日，举大纲言也。蒸蒸，热气上行貌。言热自内，腾达于外，犹蒸炊然，故曰属胃也。"

2. 泄热清里治疗潮热症

伤寒十三日，不解，胸胁满而呕，日晡所发潮热。已而微利，此本柴胡证，下之以不得利，今反利者，知医以丸药下之，此非其治也。潮热者，实也。先宜服小柴胡汤以解外，后以柴胡加芒消汤主之。

柴胡加芒消汤方

柴胡二两十六铢　黄芩一两　人参一两　甘草一两，炙　生姜一两，切　半夏二十铢，本云五枚，洗　大枣四枚，擘　芒消二两

右八味，以水四升，煮取二升，去滓，内芒消，更煮微沸，分温再服。不解，更作。

《伤寒论释义》："本条可分三段：自'伤寒十三日'至'发热潮'为第一段，说明原有的症状是少阳兼阳明。自'已而微利'至'非其结也'为第二段，叙述医者误用丸药攻下所引起之下利。自'潮热者实也'至末句为第三段，言误治变证及用药救治之法。（1）伤寒十三日不解，有向里传变之势，胸胁满而呕，日晡发潮热等，是少阳兼阳明内实之证。（2）上证既兼里实，大便应见秘结，今反下利，此是误用丸药所致。丸药不能荡涤肠胃实邪，药力反留中不去，致微利不止。虽有微利而病不解，柴胡证依然存在。（3）潮热为里实，但因少阳之邪未解，故先用小柴胡汤以解少

阳,再用柴胡加芒硝汤兼治里实。

"小柴胡加芒硝汤,治小柴胡汤证兼胃有实热者。虽有微利,燥结仍留。加芒硝者,泄热软坚,胃实可除,潮热微利自止。本方量小,为和解兼清里之轻剂。"

成无己:"伤寒十三日,再转经尽,当解之时也。若不解,胸胁满而呕者,邪气犹在表里之间,此为柴胡证;若以柴胡汤下之,则更无潮热自利。医反以丸药下之,虚其肠胃,邪气乘虚入府,日晡所发潮热,热已而利也。潮热虽为热实,然胸胁之邪未已,故先与小柴胡汤以解外,后以柴胡加芒硝汤以下胃热。"

程郊倩:"胸胁满而呕,日晡所发潮热,此伤寒十三日不解之本证也。微利者,已而之证也。本证经而兼府,自是大柴胡。能以大柴胡之下,本证且罢,何有于已而之下利,乃医不以柴胡之辛寒下,而以丸药之毒热下,虽有所去而热以益热,遂复留中而为实,所以下利自下利,而潮热仍潮热。盖邪热不杀谷,而逼液下行,谓协热利是也。潮热者,实也,恐人疑攻后之下利为虚,故复指潮热以证之。此实得之攻后,究竟非胃实,不过邪热搏结而成,只须于小柴胡解外后,但加芒硝一洗涤之。以从前已有所去,大黄并可不用,盖节制之兵也。"

柯琴:"日晡潮热已属阳明,而微利可疑,利既不因于下药,潮热呕逆又不因利而除。故知误不在下而在丸药也。丸药发作既迟,又不能荡涤肠胃。以此知日晡潮热原因胃实。此少阳、阳明并病,先服小柴胡二升,以解少阳之表,其一升加芒消,以除阳明之里。

"不加大黄者,以地道原通;不用大柴胡者,以中气已虚也。后人有加大黄、桑螵蛸者,大背仲景法矣。"

章虚谷:"此方以小柴胡三分之一,而重加芒硝者,因其少阳之证误用丸药下之,余热留于阳明而发潮热,故仍用小柴胡和少阳而加芒硝,咸寒润下以清阳明之热,不取苦重之药峻攻也。"

汪苓友:"医用丸药,此是许学士所云巴豆小丸子药,强迫溏粪而下。夫巴豆辛烈伤胃气,若仍用大柴胡,则枳实、大黄之峻,胃中之气不堪受其创矣。故易以小柴胡加芒硝汤,用人参、甘草以扶胃气。且微利之后,溏者已去,燥者自留。加芒硝者能胜热攻坚。又其性速下而无碍胃气,乃一举而两得也。"

徐灵胎:"本草芒消治六府积聚,因其利而复下之,所谓通因通用之法也。潮热而利,则邪不停结,故较之大柴胡证用药稍轻。案大柴胡汤加大黄、枳实,乃合用小承气也;此加芒消,乃合用调胃承气也。皆少阳阳明同治之方。"

张志聪:"胃为水谷之海,而外合海水。是胃气昼夜升降,如潮往来。但平人有潮而不为热也。如有病邪留于脉肉筋骨间,随潮而出,则为发热。是潮热为阳明胃实之征也。"

黄坤载:"日晡申戌之交,阳明旺盛之时也。《汉书·天文志》:正月旦决八风,旦至食为麦,食至昳为稷,昳至晡为黍,晡至下晡为菽,下晡至日入为麻。各以其时用云色,占种所宜。案日晡在日昳之后,下晡在日入之前,正申酉戌燥金得令之时也。"

《伤寒析疑》:"伤寒十三日不解,出现胸胁满而呕,知邪在少阳。日晡所发热,则为热炽阳明。此时当和解少阳兼泄里热,则诸症可愈。'今反利者',是误用丸药攻下所致。此类丸药,多属热性泻下之品,泻之肠道虽通,但肠中之热难去。故尽管下利,而潮热依旧,知'医以丸药下之,非其治也'误治之后,既知少阳病未解,故先用小柴胡汤以解外,若病证不愈,再以柴胡加芒硝汤,以治阳明之潮热。"

《伤寒明理论》:"潮热,若潮水之潮,其来不失其时也。一日一发,指时而发者,谓之潮热。若日三五发者,即是发热,非潮热也。潮热属阳明,必于日晡时发。阳明者胃属土,应时则王于四季，应日则王于未申。邪气入于胃而不复传，郁而为实。热虽王而潮，是以日晡所发潮热者属阳明也。"

3. 泻结逐瘀治疗蓄血症

太阳病不解，热结膀胱，其人如狂，血自下，下者愈。其外不解者，尚未可攻，当先解其外。外解已，但少腹急结者，乃可攻之，宜桃核承气汤。

桃核承气汤方

桃仁五十个，皮尖 大黄四两 桂枝二肉，去皮 甘草二两，炙 芒硝二两

右五味，以水七升，煮取二升半，去滓，内芒硝，更上火微沸，下火，先食温服五合，日三服。当微利。

柯琴："阳气太重，标本俱病，故其人如狂。血得热则行，故尿血也。血下则不结，故愈。冲任之血，会于少腹，热则血不下而反结，故急。然病自外来者，当先审表热之轻重，以治其表，继用桃仁承气汤以攻其里之结血。此少腹未硬满，故不用抵当。然服五合取微利，亦先不欲下意。首条以反不结胸句，知其为下后症。此以尚未可攻句，知其为未下症。急结者宜解，只须承气；硬满者不易解，必仗抵当。表证仍在，竟用抵当。全不顾表者，因邪甚于里，急当救里也。外症已解，桃仁承气未忘桂枝者，因邪甚于表，仍当顾表也。

"桃仁承气汤，治太阳病不解，热结膀胱，小腹急结，其人如狂。此蓄血也。如表证已罢者，用此攻之。夫人身之经营于内外者，气血耳。太阳主气所生病，阳明主血所生病。邪之伤人也，先伤气分，继伤血分。气血交并，其人如狂。是以太阳阳明并病所云，气留而不行者，气先病也；血壅而不濡者，血后病也。若太阳病不解，热结膀胱，乃太阳随经之阳热瘀于里，致气留不行，是气先病也。气者血之用，气行则血濡，气结则血畜。气壅不濡，是血亦病矣。

"小腹者，膀胱所居也。外邻卫脉，内邻于肝。阳气结而不化，则阴血畜而不行。故少腹急结。气血交并，则魂魄不藏，故其人如狂。

"治病必求其本。气留不行，故君大黄之走而不守者，以行其逆气；甘草之甘平者，以调和其正气；血结而不行，故用芒硝之咸以软之，桂枝之辛以散之，桃仁之苦以泄之。气行血濡，则小腹自舒，神气自安矣。此又承气之变剂也。此方治女子月事不调，先期作痛，与经闭不行者，最佳。"

《药徵续编》："桃仁承气汤证曰：热结膀胱，其人如狂，血自下，下者愈。此似无医治所预也。岂非自愈之证乎？虽然热结膀胱，其人如狂者，虽其血自下，亦是少腹急结证也。若或有前证而血不自下，少腹急结者，亦宜与此方攻之。犹产后血不自下，瘀热上冲，少腹急结者。夫急结者，必满痛，是桃仁五十枚所主也。故云服汤已，其血必自下，大便微利则愈。然则桃仁治少腹急结满痛明矣。后世医者未见其血自下，而但见少腹急结，以为热结膀胱，岂不想象之治乎？余故曰：'热结膀胱'四字，后人妄添可知焉。'下者愈'《脉经》作'下之则愈'，为是。"

成无己："太阳，膀胱经也。太阳经邪热不解，随经入府，为热结膀胱。其人如狂者，为未至于狂，但不守尔。经曰：其人如狂者，以热在下焦。太阳多热，热在膀胱，必与血相搏，若血不为畜，为热迫之则血自下，血下则热随血出而愈。若血不下者，在血为热搏，畜积于下，而少腹急结，乃可攻之。与桃核承气汤，下热散血。《内经》曰：从外之内而盛于内者，先治其外，后调其内。此之谓也。

"甘以缓之，辛以散之，少腹急结，缓以桃人之甘；下焦畜血，散以桂枝辛热之气，寒以取之。热甚搏血，故加二物于调胃承气汤中也。"

钱天来："注家有血蓄膀胱之说，尤为不经。盖太阳在经之表邪不解，故热邪随经内入于府，

而瘀热结于膀胱，则热在下焦，血受煎迫，故溢入回肠。其所不能自下者，蓄积于少腹而急结也。

"膀胱为下焦清道，其蒸腾之气由气化而入出，未必能藏蓄血也。若果膀胱之血蓄而不行，则膀胱瘀塞，所谓少腹硬满，小便自利者，又何自出乎？

"《神农本经》，桃仁主瘀血血闭。洁古云：治血结血秘，通润大肠，破蓄血。大黄下瘀血，积聚，荡涤肠胃，推陈致新。芒硝走血软坚。热淫于内，治以咸寒之义也。桂之为用，通血脉，消瘀血，尤其所长也。甘草所以保脾胃，和大黄、芒硝之寒峻耳。"

沈济苍："'热结膀胱'四字，历代注家有不同的看法。一种看法以成无己为代表，他认为膀胱是太阳之府，太阳经热邪不解，随经入府，热结膀胱，与血相搏，便成蓄血；另一种看法以钱天来为代表。他认为蓄血不一定在膀胱里面。所谓热结膀胱，是说瘀热互结于下焦少腹，相当于膀胱这个部位而已。如果真是热结膀胱，因何反用桃仁承气汤通其大便？

"作者认为这后一种观点是正确的。结合下文第124、125、126三条抵当汤丸证来看，都说蓄血证的小便是自利的。小便自利，即小便正常。如果瘀热结在膀胱里面，那么膀胱热必被瘀塞，小便就不可能不发生变化。程钟龄《医学心悟》称蓄水是太阳膀胱府证，而把蓄血证列为太阳病兼证。蓄水与蓄血并不相提并论。这种安排非常突出，可谓深得我心。至于说瘀血究竟结在什么地方？这要看具体情况。男子大多在肠道，妇女也可能在子宫或卵巢等处。

"由于瘀热上乘，神情烦躁，所以其人如狂；血结下焦，气血运行受阻，所以少腹急结。正因瘀热结于下焦，故当用泄热行瘀的桃核承气汤进行治疗。

"'血自下，下者愈'，可以从两个方面理解；（1）如果瘀结比较轻浅，往往血能自下。例如血瘀经闭，只要经水得到畅通，病情即可缓解。（2）瘀结较深的，在大多数情况下，如果不用活血攻瘀的方法治疗，则瘀血不能自下。'下者愈'一句，《脉经》作'下之则愈'。值得参考。否则下文'尚未可攻'四字，就没有着落。

"'其外不解者，尚未可攻，当先解其外'。这是讲太阳病先表后里的治疗原则。如果是外有表邪，当然要考虑是否应该先解表邪或表里同治。但对本条证来说，重点在于瘀热结于下焦，少腹急结，其人如狂。明明是蓄血在里，那就非攻不可。正因瘀热互结在里，有些患者可以出现热象。但此非表热，一般均不用解表药。

"桃核承气汤，即调胃承气汤（大黄四两，芒硝二两，甘草二两，炙）加桂枝二两、桃仁五十个。此方用桃仁活血祛瘀；大黄、芒硝、甘草，泄热下瘀；桂枝既通血脉，又能行瘀。如果兼有外邪，也可以用。程门雪先生说：'桂枝既为解表而设，方中攻瘀之药，轻于抵当，明是表里并治之法，因当先解表，攻下不用峻。'此说也有一定道理。

"有人问既是瘀热互结，桂枝辛温，如何可用？其实正因内有瘀血，所以要用温药通阳。血得寒则凝，得温则行。本方泄热行瘀并重，其获效也就在于此。《素问·调经论》说：'血气者，喜温而恶寒。寒则泣不能流，温则消而行之。'也就是这个道理。

"桃核承气汤为治疗下焦蓄血的常用方，能泄瘀热下行，不论外感杂病都可以用。在《金匮要略》中蓄血又称瘀血，即属杂病一类。凡血瘀经闭、痛经、产后恶露不下等引起的少腹胀痛以及如狂发狂等证，都可用本方治疗。目前临床上用本方加减治疗急性盆腔炎、附件炎、单纯性肠梗阻、部分肝硬化病人以及跌打损伤、瘀血停滞作痛等实证，都有一定疗效。如见舌有紫痕紫斑的，就更为合适。本方服后，大便'当微利'，这一点与本条方后所说是一致的。"

4. 清热软坚治疗结胸病

问曰：病有结胸，有藏结，其状何如？答曰：按之痛，寸脉浮，名曰结胸也。

病发于阳而反下之，热入因作结胸；病发于阴而反下之，因作痞也。所以成结胸者，以下之太早故也。

结胸者，项亦强，如柔痓状，下之则和，宜大陷胸丸。

太阳病，脉浮而动数，浮则为风，数则为热，动则为痛，数则为虚。头痛发热，微盗汗出，而反恶寒者，表未解也。医反下之，动数变迟，膈内拒痛，胃中空虚，客气动膈，短气躁烦，心中懊憹，阳气内陷，心下因硬，则为结胸。大陷胸汤主之。

伤寒六七日，结胸热实，脉沉而紧，心下痛，按之石硬者，大陷胸汤主之。

伤寒十余日，热结在里，复往来寒热者，与大柴胡汤；但结胸，无大热者，此为水结在胸胁也。但头微汗出者，大陷胸汤主之。

太阳病，重发汗而复下之，不大便五六日，舌上燥而渴，日晡所小有潮热，从心下至少腹硬满而痛不可近者，大陷胸汤主之。

大陷胸丸方

大黄半斤　葶苈子半斤，熬　芒硝半升　杏仁半升去皮尖，熬黑

右四味，捣筛二味，内杏仁、芒消合研如脂，和散，取如弹丸一枚；别捣甘遂末一钱匕，白蜜二合，水二升，煮取一升；温，顿服之。一宿乃下；如不下，更服。取下为效。禁如药法。

大陷胸汤方

大黄六两，去皮　芒消一升　甘遂一钱匕

右三味，以水六升，先煮大黄取二升，去滓，内芒消，煮一两沸，内甘遂末，温服一升。得快利，止后服。

成无己："结胸者，邪结在胸；藏结者，邪结在藏。二者皆下后，邪气乘虚入里所致。下后邪气入里，与阳相结者为结胸，以阳受气于胸中故尔；与阴相结者，为藏结，以阴受之，则入五藏故尔。气与宜通而塞，故痛。邪结阳分，则阴气不得上通；邪结阴分，则阳气不得下通。是二者，皆心下硬痛。寸脉浮，关脉沉，知邪结在阳也。

"发热恶寒者，发于阳也。而反下之，则表中阳邪入里，结于胸中为结胸。

"结胸病项强者，为邪结胸中，胸膈结满，心下紧实，但能仰而不能俯，是项强，亦如柔痓之状也。与大陷胸丸，下结泄满。

"大黄、芒硝之苦咸，所以下热；葶苈、杏人之苦甘，所以泄满；甘遂取其直达；白蜜取其润利，皆以下泄满实物也。

"动数皆阳脉也，当责邪在表。睡而汗出者，谓之盗汗。为邪气在半表半里，则不恶寒。此头痛发热，微盗汗出，反恶寒者，表未解也，当发其汗。医反下之，虚其胃气，表邪乘虚则陷。邪在表则见阳脉，邪在里则见阴脉。邪气内陷，动数之脉所以变迟，而浮脉独不变者，以邪结胸中，上焦阳结，脉不得而沉也。

"客气者，外邪乘胃中空虚入里，结于胸膈，膈中拒痛者，客气动膈也。《金匮要略》曰：短气不足以息者，实也。短气躁烦，心中懊憹，皆邪热为实。

"阳气内陷，气不得通于膈，壅于心下，为硬满而痛，成结胸也。与大陷胸汤，以下结热。

"大黄谓之将军，以苦荡涤；芒消一名硝石，以其咸能软坚，夫间有甘遂以通水也。甘遂若夫间之，遂其气，可以直达透结，陷胸三物为允。

"病在表而下之，热入，因作结胸。此不云下后，而云伤寒六七日，则是传里之实热也。沉为在里，紧为里实，以心下痛，按之实硬，是以为结胸，与大陷胸汤，以下结热。

"伤寒十余日，热结在里，是可下之证。复往来寒热，为正邪分争，未全敛结，与大柴胡汤下之。但结胸无大热者，非热结也。是水饮结于胸胁，谓之水结胸。周身汗出者，是水饮，外散则愈；若但头微汗出，余处无汗，是水饮不得外泄，停畜而不行也。与大陷胸汤，以逐其水。

"重发汗而复下之，则内外重亡津液，而邪热内结，致不大便五六日，舌上燥而渴也。日晡潮热者属胃。此日晡小有潮热，非但在胃，从心下至少腹，硬满而痛不可近者，是一腹之中，上下邪气俱甚也。与大陷胸汤以下其邪。"

程郊倩："病发于阳者，从发热恶寒而来。否则热多寒少者，下则表热陷入，为膻中之阳所格。两阳相搏，是为结胸。结胸为实邪，故硬而痛。病发于阴者，从无热恶寒而来。否亦寒多热少者，下则虚邪上逆，亦为膻中之阳所拒，阴阳至结，是为痞。痞为虚邪，故或硬，或不硬，而总不痛。然痞气虽属阴邪，亦有表里之分。属表者紧反入里之谓，属里者无阳独阴之谓。故痞证阳陷则有之，无热入也。虽有干呕烦躁症。总因邪阳之扰，非实热也。以其人津液本虚也。

"结胸则热因阳陷而入，入则热结而实矣。以其人津液素盛也。痞证误在下，结胸误在下之早。阴阳二字从虚实而分者。经曰：阳道实，阴道虚也。实不与热期而热自至，虚不与寒期而寒自至。故结胸未下之来路，曰脉浮而动数；痞证未下之来路，曰脉浮而紧。然阴阳二字，亦可从气血分。结胸满气分，故汤名陷胸；痞属血分，故汤名泻心。所以风寒皆有二证。视邪之虚实如何，不可执也。

"结胸一证，虽曰阴阳陷入，然阴阳二字从虚实寒热上区别，非从中风、伤寒上区别。表热盛实，转入胃府则为阳明证；表热盛实，不转入胃府，而陷入膈，则为结胸证。故不必误下始成。

"伤寒六七日有竟成结胸者，以热以成实而填塞在胸也。脉沉紧，心下痛，按之石硬，知邪热聚于此一处矣。不因下而成结胸者，必其人胸有燥邪，以失汗而表邪合之，遂成里实。此处之紧脉从痛得之，不从寒断。"

张志聪："合下四节，皆为大陷胸汤之证，而有风结、寒结、水结、燥结之不同。此节言风中太阳之表气，医反下之而成结胸也。邪正之气并陷于内，故动数之脉变为迟矣。下之则邪气逆于内，故膈内拒痛，而胃中空虚，客邪乘虚动膈，故短气躁烦。盖膈上之心肺也，膈下之肝肾也。呼出心与肺，吸入肝与肾。邪结于中则呼吸不利，故短气。上下水火不交，故躁烦也。邪留于中，故心中懊恼，阳气内陷，故心下因硬则为结胸。"

喻嘉言："热实二字，形容结胸之状甚明，见邪热填实于胸间不散漫也。上条言寸脉浮关脉沉，此言脉沉紧，更明。盖紧脉有浮沉之别，浮紧主伤寒无汗，沉紧主伤寒结胸，与中风之阳邪结胸迥殊，此所以不言浮也。

"治结胸之证取用陷胸之法者，以外邪挟内饮搏结胸间，未全入于里也。若十余日热结在里，则是无形之邪热蕴结，必不定在胸上，加以往来寒热，仍兼半表，当用大柴胡汤以两解表里之热邪，于陷胸之义无取矣。

"无大热，与上文热实互意。内陷之邪但结胸间，表里之热反不炽盛，是为水饮结在胸胁，其人头有微汗，乃邪结在高，而阳气不能下达之明征。此则主用大陷胸汤，允为的对也。后人反谓结胸之外，复有水结胸一证。又谓下文支结，乃支饮结聚，亦别是一证。可笑极矣。

"不大便燥渴，日晡潮热，少腹硬满，证与阳明颇同，但有小潮热，则不似阳明大热。从心下至少腹手不可近，则阳明又不似此大痛。因是辨其为太阳结胸，有阳明内实也。缘误汗复误下，重伤津液，不大便而燥渴潮热。虽太阳阳明亦属下证。但痰饮内结，必用陷胸汤，由胸胁以及胃肠，荡涤始无余。若但下肠胃结热，反遗胸上痰饮，则非法矣。"

柯琴："阳者，指外而言，形躯是也；阴者，指内而言，胸中心下是也。此指人身之外为阳，内为阴，非指阴经之阴，亦非指阴证之阴。发阴发阳，俱指发热、结胸与痞。俱是热证，作痞不言热入者，热原发于里也。误下而热不得散，因而痞硬，不可以发阴作无热解也。

"上条言热入是结胸之因，本条言水结是结胸之本，互相发明结胸病源。若不误下则热不入，热不入则水不结。若胸胁无水气，则热必入胃而不结于胸胁矣。此因误下热入，太阳寒水之邪，亦随热而内结于胸胁间，水邪热邪结而不散，故名曰结胸。粗工不解此义，竟另列水结胸一症。由是多歧滋惑矣。不思大陷胸汤、丸，仲景用甘遂、葶苈何为耶？

"无大热，指表言。未下时大热，下后无大热，可知大热乘虚入里矣。但头微汗者，热气上蒸也。余处无汗者，水气内结也。水结于内，则热不得散；热结于内，则水不得行。故用甘遂以直攻其水，任硝、黄以大下其热。所谓其次治六府也。

"前条言病因与外症，此条言脉与内症。又当于热实二字着眼。六七日中，详辨结胸有热实，亦有寒实。太阳病误下，成热实结胸，外无大热，内有大热也；太阴病误下，成寒实结胸，外内无热证也。沉为在里，紧则为寒，此正水结胸胁之脉；心下满痛，按之石硬，此正水结胸胁之症。然其脉其症，不异于寒实结胸，故必审其为病发于阳，误下热入所致，乃可用大陷胸汤。是谓治病必求其本耳。

"结胸一症，有只在太阳部分者，有并阳明者。此或丸或汤，有轻重缓急之不同也。结在太阳部分者，身无大热，但头汗出，项亦强如柔痓状，寸脉浮，关脉沉，是病在上焦，因气之不行，致水之留结耳。

"夫胸中者，太阳之都会，宗气之所主，故名气海。太阳为诸阳主气，气为水母，气清则水精四布，气热则水浊而壅瘀矣。此水结因于气结，用杏仁之苦温，以开胸中之气，气降则水下矣；气结因于热邪，用葶苈之大寒，以清气分之热，源清而流洁矣；水结之所，必成窠臼，甘遂之苦辛，所以直达其窠臼也。然太阳之气化，不行于胸中，则阳明之胃府，亦因热而成实，必假大黄、芒硝，小其制而为丸，和白蜜以缓之，使留恋于胸中，过一宿乃下，即解心胸之结滞，又保肠胃之无伤。此太阳里病之下法，是以攻剂为和剂也。

"其并阳明者，因水结于胸，上焦不通，则津液不下，无以润肠胃，故云五六日不大便，因而舌干口渴，日晡潮热，是阳明受病矣。心下至小腹硬满而痛不可近，脉沉紧者，此水邪结于心肠，而热邪实于肠胃，用甘遂以潜太阳之水，硝、黄以攻阳明之实，汤以荡之，是为两阳表里之下法也。"

5. 泻下除燥治疗实热内结症

阳明病，脉迟，虽汗出，不恶寒者，其身必重，短气，腹满而喘，有潮热者，此外欲解，可攻里也，手足濈然汗出者，此大便已硬也，大承气汤主之。

伤寒，若吐若下后，不解，不大便五六日，上至十余日，日晡所发潮热，不恶寒，独语如见鬼状。若剧者，发则不识人，循衣摸床，惕而不安，微喘直视。脉弦者生，涩者死。微者，但发热谵语者，大承气汤主之。

阳明病，谵语，有潮热，反不能食者，胃中必有燥屎五六枚也。若能食者，但硬耳，宜大承气汤下之。

汗出谵语者，以有燥屎在胃中，此为风也。须下者，过经乃可下之。下之若早，语言必乱，以表虚里实故也。下之则愈，宜大承气汤。

大下后，六七日不大便，烦不解，腹满痛者，此有燥屎也。所以然者，本有宿食故也，宜大承气汤。

病人小便不利，大便乍难乍易，时有微热，喘冒不能卧者，有燥屎也，宜大承气汤。

伤寒六七日，目中不了了，睛不和，无表里证，大便难，身微热者，此为实也，急下之，宜大承气汤。

发汗不解，腹满痛者，急下之，宜大承气汤。

腹满不减，减不足言，当下之，宜大承气汤。

脉滑而数者，有宿食也，当下之，宜大承气汤。

大承气汤方

大黄四两，酒洗　厚朴半斤，炙，去皮　枳实五枚，炙　芒消三合

右四味，以水一斗，先煮二物，取五升，去滓，内大黄，更煮取二升，去滓，内芒消，更上微火一两沸，分温再服。得下，余勿服。

尤在泾："伤寒以身热恶寒为在表，身热不恶寒为在里。而阳明病无表证者可下，有表证者则不可下。此汗出不恶寒，身重短气，腹满而喘，潮热，皆里证也。脉虽迟犹可攻之。以腹满便闭里气不行，故脉为之濡滞不利，非可比于迟则为寒之例也。若手足濈然汗出者，阳明热甚，大便已硬。欲攻其病，非大承气不为功矣。若汗多微发热恶寒，则表犹未解，其热不潮则里亦未实，岂可漫与大承气？遗其表而攻其里哉？即腹大满不通而急欲攻之者，亦宜与小承气微和胃气，而不可以大承气大泄大下，恐里虚邪陷，变证百出则难挽救矣。

"汗出谵语，谓风未去表而胃已成实也。故曰有燥屎在胃中。又曰：此为风也，须下之，过经乃可下之。见胃实须下，而风未去表，则必过经而后可下。不然表间邪气又将入里，胃益增热而语言错乱矣。表虚里实，即表和里病之意，言邪气入而并于里也。《外台》云：里病表和，下之则愈，汗之则死。故以大承气汤以下里实。

"阳明少阳合病，视太阳阳明合病为尤深矣，故必下利，负者少阳王而阳明衰，谓木胜乘土也。若脉滑而数，则阳明王而少阳负，以有宿食在胃，故邪得归阳明而成可下之证。"

程郊倩："心脉亦有邪聚，热结腹满胃实，阻住经隧而成者，又不可不知。身重者，经脉有所阻。表里邪盛，皆能令经脉阻。邪气在表而喘者，满或在胸而不在腹。此则腹满而喘，知外欲解可攻里也。

"烦不解，指大下后之证；腹满痛，指六七日不大便后之证。从前宿食，经大下而栖泊于回肠曲折之处，胃中尚有此，故烦不解。久则宿食结成燥屎，挡住去路，新食之浊秽总着于腹，故满痛；下后亡津液，亦能令不大便。然烦有解时，腹满不痛，可验。章虚谷曰：大下后六七日不大便，其人本元强而津液伤也。又烦而腹满，知其有宿食与邪热结成燥屎，热不得泄，故烦，宜大承气汤以下燥屎也。张令韶曰：此证着眼全在六七日上。以六七日不大便，则六七日内所食之物又为宿食，所以用得大承气。

"若见滑数，是为水谷有余之诊，缘食入于胃，散精于肝，淫气于筋，土邪盛而无木制，反不能输化水谷，以致宿食留中，通因通用，宜大承气汤平其敦阜矣。"

张志聪："伤寒六经，止阳明、少阴有急下证。盖阳明乘悍热之气，少阴为君火之化。在阳明而燥热太甚，缓则阴绝矣；在少阴而火气猛烈，勿戢将自焚矣。非肠胃之实满也。若实在肠胃者，虽十日不更衣无所苦也。仲师所云急下六证，若究省不到，不敢急下。致病此者鲜有能生之。且予尝闻之曰：痞、满、燥、实、坚，五证皆备，然后可下。噫！当下者，全不在此五证。盖大承气汤为下阳明大肠之燥结，及少阴血室之瘀热之主方。

"悍热之气循空窍而上炎者,急下之。《灵枢·动输》曰:胃气上注于肺,其悍气上冲头者,循咽上走空窍,循眼系,入络脑,出颅下客主人,循牙车,合阳明并下人迎。此卫气别走于阳明,故阴阳上下,其动若一。伤寒六七日,气当来复于高表,目中不了了者,乃悍热之气循眼系而上走于空窍也。睛不和者,脑为精髓之海,而髓之精为瞳子,悍热之气入络于脑故也。无表里证者,言悍热之气上走空窍,而非在表在里也。此为空窍不虚,而热邪上实也。经云:火热在上,水气承之,亢则害矣。故当急下之,宜大承气汤。若不急下,则髓枯神散矣。

"悍热之气在经脉外内者,急下之。夫胃之悍气合阳明而循行于经脉,其性慓悍滑疾。乘两火之热,故阳明病发热,则荣血之所生,泉之竭矣。汗多则卫外之津液,燥其干矣。阳热甚而阴液亡。若不急下,独阳不生矣。案此病无白虎汤之渴证,无肠胃实之腑证,止发热汗出多者。病阳明之别气,非阳明之本气也。

"悍气之在腹者,急下之。《灵枢·卫气》曰:气在头者,止之于脑,气在腹者,止之背俞。与冲脉于脐左右之动脉,言胃之悍气上从头脑,而下至于脐腹。复从气街而外出于皮肤。

"发汗不解,腹满痛者,言悍热之邪不从皮肤之汗解,而留于脐腹之间,不能下出于气街,而满痛者,急下之。若不急下,脐筑湫痛,命将难全矣。"

陈修园:"三急下证,本经并不说出悍气,兹何以知其为悍气也?答曰:阳明胃气有燥气,有悍气。悍气者,别走阳明而下循于脐腹。《素问·痹论》云:卫气者,水谷之悍气也,其气慓疾滑利不入于脉,循皮肤之中,分肉之间,熏于肓膜,散于胸腹。目中不了了,睛不和者,上走空窍也。发热汗多者,循皮肤分肉之间也。腹满痛者,熏肓膜而散胸腹也。慓悍之气伤人甚捷,非若阳明燥实之证内归中土,无所复传,可以缓治也。故下一急字,有急不容待之意焉。"

柯琴:"夫方分大小,有二义焉。厚朴倍大黄,是气药为君,名大承气;大黄倍厚朴是气药为臣,名小承气。味多性猛,制其大服,欲令泄下也,因名曰大;味少性缓,制小其服,欲微和胃气也,故名曰小。二方煎法不同,更有妙义。大承气用水一斗,先煮枳、朴取五升,入大黄煮取二升内消者,以药之为性,生者锐而先行,熟者气纯而和缓。仲景欲使芒消先化燥屎,大黄继通地道,而后枳、朴除其痞满。缓于制剂者,正以急于攻下也。若小承气则三物同煎,不分次第。而服只四合,此求地道之通,故不用芒消之峻,且远于大黄之锐矣,故称为微和之剂。"

(四)芒硝在方书中的应用选例

1.《肘后备急方》

治伤寒时气温病方

鸡子三枚,芒硝方寸匕,酒三合,合,搅散消尽,服之。

黑奴丸

麻黄二两 大黄二两 黄芩一两 芒硝一两 釜底墨一两 灶突墨二两 梁上尘二两

捣蜜丸如弹丸,新汲水五合,末一丸顿服之。若渴,但与水,须臾寒,寒了汗出便解。日移五赤不觉,更服一丸,五六日胸中大热,口噤,名为坏病,不可医治。用此黑奴丸。

承气丸

治天行十余日不大便者。

大黄 杏人各二两 枳实一两 芒硝一合

捣蜜和丸,如弹丸,和汤六七合服之,未通更服。

治癖食不消，恶食畏冷方

好大黄末半升 芒消半升 甘草二两 半夏 黄芩 芫花各一分

捣为散，藏蜜器中，欲服以水八升，先煮大枣二十枚使烂，取四升，去枣，乃内药五方寸匕，搅和，着火上三上三下毕，分三服。旦一服便利者，亦可停。若不快，更一服。下后即作酒粥食二升，次作水飧，进之，不可之即食，胃中空虚，得热入便煞人矣。

治腹中冷癖，水谷阴结方

大黄八两 葶苈四两，并熬 芒消四两，熬令汁尽，熟

捣蜜和丸，丸如梧子大，食后服三丸，稍增五丸。

治暴宿食，留饮不除，腹中为患方

大黄 茯苓 芒消各三两 巴豆一分

捣蜜丸如梧子大，一服二丸，不痛，止。

芒硝在上诸方中分别有泻热逐邪、通便除燥、泄结消饮、通滞止痛等作用。

2.《范汪方》

五通丸

主积聚留饮宿食，寒热烦结，长肌肤，补不足方。

椒目一两，汗 附子一两，炮 厚朴一两 杏人三两，熬 半夏一两，洗 葶苈三两，熬 芒消五两，熬 大黄九两，炙

凡八物，别捣葶苈、杏人使合和诸药末，使调和，以蜜捣五千杵，吞如梧子二丸。

寒疝心腹痛方

茯苓五两 干姜六两 大黄二斤 柴胡十两 芎䓖七两 蜀椒一两，汗 芒消一升，重十两，今减五两 杏人一升，去皮尖、两人，熬 葶苈子一升 桂心五两 附子三两，炮

右药干姜、茯苓不熬，余皆熬，捣筛，以蜜和丸如梧子，饮服七丸，日三。忌猪肉冷水醋物生葱等。

治水肿方

疗大水肿，腹如皱，坚如石方。

葶苈一升，熬 椒目一升 芒消六两 水银十二两

右四味，以水煮炼水银三日三夜，数益水，要当令黄白，以合捣药六万杵，自令相和，如梧子，先食服一丸，日三。日增一丸至十丸。不知，更以一丸始。病当从小便利。

此方水银有剧毒，不可轻易试用。

驮跂丸

疗伤寒留饮，宿食不消。一名续命丸方

黄芩五两 大黄五两 栀子人一十六枚，大 黄连五两，去毛 豉一升，熬 甘遂三两，太山者 大麻黄五两，去节 芒消二两 巴豆一百枚，去皮及心，熬研

右九味，捣筛，白蜜和丸，如梧子，服三丸，以吐下为度。若不吐利，加二丸。一本有杏人七十枚。

疗热风冲顶热闷方

诃梨勒一枚，取大者 芒消三合 醋一升

右三味，捣诃梨勒为细末，并芒消于醋中搅全消，摩涂热处，日一二度。

瘾疹百疗不差方

黄连　芒消各五两

右二味，以水六升，煮取四升，去滓，洗之。日四五度良。忌猪肉冷水。

以上诸方，芒硝的应用，有消饮通滞、泻积止痛、攻下宿食、泄热止痛、凉血消疹等功效。

3. 《小品方》

麦奴丸

治伤寒五六日以上不解，热在胸中，口噤不能言，唯欲饮水，为败伤寒，医所不治方。

麻黄去节　大黄　芒消　灶突中墨　黄芩各二分　麦奴　梁上尘　斧底墨各一分

右八味，捣筛，蜜和如弹丸，以新汲水五合研一丸，病者渴欲饮水，但极饮冷水，不节升数，须臾当寒，寒讫汗出则愈。若日移五六丈不汗，依前法服一丸，以微利止。药势尽乃食，当冷食以除药势。一名黑奴丸。小麦黑勃名为麦奴是也。

栀子汤

（服寒石散后）若小便稠数者，为热食及啖诸热饼肉之属故也。宜冷水洗腹，兼服栀子汤法。

栀子人二两　甘草炙　芒消汤成下　黄芩各二两

右四味，切，以水五升，煮取二升，分温二服，取利即差。

解散三黄汤

治散盛，热实不除，心腹满，小便赤，大行不利，屺逆冲胸中，口焦燥，目赤熏热方。

黄连二两　黄芩二两　大黄一两　甘草二两　芒消二两

凡五物，以水五升，煮取二升半，内芒消令烊，分三服。

升麻汤

治丹疹诸毒肿，渝渍方

升麻二两　黄芩二两　栀子二十枚　漏芦二两　蒴藋根五两　芒消二两

凡六物，㕮咀，以水一斗，煮取七升，停冷分用，渍渝恒湿也。

升麻膏

治丹疹诸毒肿热疮方。

升麻二两　黄芩二两　栀子二千枚　白蔹二两　漏芦二两　枳实三两，炙　连翘二两　蒴藋根四两　芒消二两　蛇衔三两

凡十物，切，舂碎细细，以水三升，渍半日，以猪脂五升，煎令水气竭，去滓，敷诸丹毒肿热疮上，日三。若急须之，但合水即煎之。

麦奴丸中，芒消有泻热通结的作用；栀子汤及解散三黄汤中，芒消有消除寒石散导致的小便稠数、大便不利、口燥目赤等热实热闭之症的作用；升麻汤、升麻膏中，芒消有凉血消肿的功效。

4. 《深师方》

栝楼根汤

疗伤寒，除热止渴欲饮水。

黄芩三两　人参二两　桂心二两　大黄一两　栝楼根三两　芒消二两　甘草二两，炙

右七味，切，以水八升，煮取三升，去滓，饮一升。须臾当下，不下，复饮一升，得下止，勿复饮。汤药力势歇，乃可食糜耳。一方用生姜二两。忌海藻、菘菜、生葱、油腻等物。

海藻丸

疗水癥，腹内胸胁半强，通身肿，不能食，海藻丸方。

海藻一两，洗　水银一两　椒目一两　芒消一两　葶苈一两，熬　大黄一两　甘遂一两，熬 杏人三十枚，去尖皮，熬　桂心一两　附子一两，炮　茯苓一两　大戟一两　松萝一两　干姜一两 巴豆三十枚，去心皮，熬

右十五味，下筛，蜜和丸，如小豆，二丸，日三。不知，稍增加之。忌猪肉、大酢、生葱、 芦笋。

5.《备急千金要方》

蒲黄汤

治产余疾，胸中少气，腹痛头疼，余血未尽，除腹中胀满欲死方。

蒲黄五两　桂心　芎䓖各一两　桃人二十枚　芒消一两　生姜　生地黄各五两　大枣十五枚

右八味，㕮咀，以水九升，煮取二升半，去滓，内芒消，分三服，日三。良验。

铜镜鼻汤方

治产后余疾，恶露不除，积聚作病，气血结搏，心腹疼痛。

铜镜鼻十八铢，烧末　大黄二两半　干地黄　芍药　芎䓖　干　芒消各二两　乱发如鸡子大， 烧　大枣三十枚

右九味，㕮咀，以水七升，煮取二升二合，去滓，内发灰、镜鼻末，分三服。

小铜镜鼻汤

治产后恶露不尽，心腹疼痛。

铜镜鼻十铢，烧末　大黄　甘草　黄芩　芒消　干地黄各二两　桃人五十枚

右七味，㕮咀，以酒六升，煮取三升，去滓，内镜鼻末，分三服。亦治遁尸心腹痛，及三十六 尸疾。

治产后漏血不止方

大黄三两　芒消一两　桃人三十枚　水蛭三十枚　虻虫三十枚　甘草　当归各二两　蟅虫四 十枚

右八味，㕮咀，以水三升，酒三升，合煮取三升，去滓，分三服。当下血。

干漆汤

治月水不通，小腹坚痛，不得近方。

干漆　萎蕤　芍药　细辛　甘草　附子各一两　当归　桂心　芒消　黄芩各二两　大黄三两 吴茱萸一升

右十二味，㕮咀，以清酒一斗，浸一宿，煮取三升，去滓，内消烊尽，分为三服。相去如一 炊顷。

芒消汤

治月经不通方。

芒消　丹砂末　当归　芍药　土瓜根　水蛭各二两　大黄三两　桃人一升

右八味，㕮咀，以水九升，煮取三升，去滓，内丹砂、芒消，分为三服。

桃人汤

治月经不通方。

桃人一升　当归　土瓜根　大黄　水蛭　蟅虫　芒消各二两　牛膝　麻子人　桂心各三两

右十露水，㕮咀，以水九升，煮取三升半，去滓，内消令烊，分为三服。

牡蛎丸

治经闭不通，不欲饮食方。

牡蛎四两　大黄一斤　柴胡五两　干姜三两　芎䓖　茯苓各二两半　蜀椒十两　葶苈子　芒消　杏人各五合　水蛭　虻虫各半两　桃人七十枚

右十三味为末，蜜丸如梧子大，饮服七丸，日三。

上诸方芒消治疗妇科之症，每有下瘀通经之效。

五味子汤

治小儿伤寒，病久不除，差后复剧，瘦瘠骨立，五味子汤方。

五味子十铢　甘草　当归各十二铢　大黄六铢　芒消五铢　麦门冬　黄芩　前胡各六铢　石膏一两　黄连六铢

右十味，㕮咀，以水三升，煮取一升半，服二合，得下便止。计大小增减之。

十二物寒水石散粉方

治少小身体壮热，不能服药，十二物寒水散粉方。

寒水石　芒消　滑石　石膏　赤石脂　青木香　大黄　甘草　黄芩　防风　芎䓖　麻黄根

右各等份，合治下筛，以分一升，药屑三合相和，复以筛筛之，以粉儿身，日三。

大黄汤

治小儿肉中久挟宿热，瘦瘠，热进退休作无时，大黄汤方。

大黄　甘草　芒消各半两　桂心八铢　石膏一两　大枣五枚

右六味，㕮咀，以水三升，煮取一升，每服二合。

治小儿腹大短气方

治小儿腹大短气，热有进退，食不安，谷为不化方。

大黄　黄芩　甘草　芒消　麦门冬各半两　石膏一两　桂心八铢

右七味，㕮咀，以水三升，煮取一升半，分三服。期岁已下儿作五服。

上诸儿科方剂中，芒消有泻宿食、退寒热之功效。

漏芦汤

治小儿热毒痈疽，赤白诸丹毒疮节方。

漏芦　连翘　白蔹　芒消　甘草各六铢　大黄一两　升麻　枳实　麻黄　黄芩各九铢

右十味，㕮咀，以水一升半，煎取五合。儿生一日至七日，取一合分三服；八日至十五日，取一合半，分三服；十六日至二十日，取二合，分三服；二十日至三十日，取三合，分三服；三十日至四十日，取五合，分三服。

搨汤方

治小儿数十种丹，搨汤方。

大黄　甘草　当归　芎䓖　白芷　独活　黄芩　芍药　升麻　沉香　青木香　木兰皮各一两　芒消三两

右十三味，㕮咀，以水一斗一升，煮取四升，去滓，内芒消，以绵搨汤中，适寒温，搨之，干则易之，取差止。

上二方中，芒消有消肿解毒清热的功效。

泻肝汤

治眼风赤暗方。

前胡　芍药各四两　生地黄十两　芒消　黄芩　茯苓　白芷　枳实各三两　人参　白术　泽泻

栀子人各二两　甘草　细辛各一两　竹叶五升

右十五味，㕮咀，以水一斗二升，先煎竹叶取九升，去滓，内诸药，煮取三升半，分三服。

此方中，芒消有泻热明目之效。

玉屑面脂方

玉屑　白附子　白茯苓　青木香　菱蕤　白术　白僵蚕　蜜陀僧　甘松香　乌头　商陆　石膏

黄芪　胡粉　芍药　藁本　防风　芒消　白檀各一两　当归　土瓜根　桃人各二两　辛夷　桃花　白

头翁　零陵香　细辛　知母各半两　猪脂一升　羊肾脂一具　白犬脂　鹅脂各一合

右三十三味，切，以酒水各一升，合渍一宿，出之，用铜器微火煎，令水气尽，候白芷色黄，去滓，停一宿，旦以柳枝搅白，乃用之。

此方中，芒消又有祛瘀增白之作用。

四、葱白

（一）葱白临床应用源流

汉时的《神农本草经》，并没有"葱白"的记载，而只有"葱实"。该书"葱实"条说："葱实，味辛，温，主明目，补中不足。其茎可作汤，主伤寒寒热，出汗，中风面目肿。"

梁时陶弘景《名医别录》"葱实"条中，有"葱白"的记载："葱白，平，主治寒伤，骨肉痛，喉痹不通，安胎，归目，除肝邪气，安中，利五脏，益目精，杀百药毒。葱根，主治伤寒头痛。"

唐代苏敬《新修本草》："葱有数种，山葱曰葱，疗效似胡葱，主诸恶蛰，狐尿刺毒，山溪中沙虱、射工等毒。煮汁浸成捣敷，大效。亦兼小蒜、茱萸辈，不独用也。其人间食葱，又有二种，有冻葱，即经冬不死，分茎栽莳而无子；又有汉葱，冬则叶枯。食用入药，冻葱最善，气味亦佳也。"

北齐徐之才《药对》，有"葱白"的记载："葱白，平，主出汗，臣。"

汉时的方书，并无使用葱白的记载。晋时葛洪的《肘后方》（公元350年左右之书）中，治疗伤寒初觉头痛肉热，脉洪，起一二日，用葱白一虎口，豉一升，以水三升，煮取一升，顿服取汗。

据《医心方》卷十四所引，此方为《葛氏方》中的方剂。《葛氏方》成书约公元400年左右，与《肘后方》并非一书。由此，则上方中葱白的使用时间，又向后推移了几十年。

《肘后方》中治疗霍乱烦躁，卧不安稳，用葱白二十茎，大枣十二枚，水三升，煮取二升顿服之；治疗脑骨破及骨折，用葱白细研，和蜜厚封损处。

由于《肘后方》是由梁时陶弘景整理补缺而成之书，葛氏、陶氏之方往往相互参杂，难以辨别究竟是谁之方，所以上述中使用葱白的方剂，并不能定论是晋代葛洪之方。

尽管如此，将葱白临床使用的时间推定为公元400年左右，时差不会过大。

《本草纲目·卷二十六》"葱"条引陶弘景曰："葱有寒热，白冷青热，伤寒汤中不得用青也。"

《日华子本草》："治天行时疫，头痛热狂，通大小肠，霍乱转筋及奔豚气，脚气，心腹痛，目眩及止心迷闷。"

张元素："葱茎白，味辛而甘平，气厚味薄，升也，阳也。入手太阴足阳明经，专主发散，以通上下阳气，故《活人书》治伤寒头痛如破，用连须葱白汤主之；张仲景治少阴病下利清谷，里寒外热，厥逆脉微者，白通汤主之，内用葱白。若面色赤者，四逆汤加葱白。腹中痛者，去葱白。成无已解之云，肾恶燥，急食辛以润之。葱白辛温以通阳气也。"

李时珍："葱从忽，外直中空，有忽通之象也。芤者，草中有孔也，故字从孔，芤脉象之葱。初生曰葱针，叶曰葱青衣，曰葱袍，茎曰葱白，叶中涕曰葱苒。

"冬葱即慈葱，或名太官葱，谓共茎柔细而香，可以经冬，太官上供宜之，故有数名。汉葱一名木葱，其茎粗硬，故有'木'名。冬葱无子。汉葱春末开花，成丛，青白色，其子味辛色黑，有皱纹，作三瓣状。收取阴干，勿令浥郁，可种可栽。

"葱乃释家五荤之一，生，辛散，熟，甘温，外实中空，肺之菜也。肺病宜食之。肺主气，外合皮毛，其合阳明，故所治之症多属太阴阳明，皆取其发散通气之功，故能解毒及理血病。气者血之帅也，气通则血活矣。金疮磕损折伤，血出疼痛不止者，王璆《百一方》用葱白砂糖等份，研封之，云痛立止。更无瘢也。"

《本草思辨录》："葱之为物，茎则层层紧裹而色白气凉，叶则空中锐末而色青气温。凡仲圣之用葱无不是白，其层层紧裹之中，即含有未出之青叶，是为阳涵于阴，犹少阴寓有真阳，其生气上出，含有青叶，则又似厥阴，色白又似肺，信乎其为肝肾，为肺药矣。

"通脉四逆汤证，面色赤者，阴格阳也。阴既格之，必当使阴仍向之。姜附能扶阳驱阴而不能联阴阳之暌隔，惟葱白升阴以为之招，阳乃飘然而返，阳返而面不赤。然则白通汤证无面赤，何为亦升其阴？夫阳在上宜降，阴在下宜升，少阴下利一往不返，失地道上行之德。姜附能扶阳而不能升阴以通阳，阳不通，则阴下溜而利不止，故以葱白冠首而名之曰白通。通非通脉之谓也。

"旋覆花汤治肝着，欲人蹈其胸上，有上下不交之象。以旋覆散结而降阳，葱白升阴而上济，新绛佐旋覆，并能通阴阳之路，俾上下交而成泰。至妇人半产漏下，肝肾之阴已下沉矣，非通其血中结滞之气，与挽之使上不可，旋覆、新绛所以通之，葱白所以挽之。

"玩此三方，葱白之用于肝肾者悉见矣。特是本经主出汗，后世亦多用于表剂，义又安在？盖心与肾，手足少阴相通者也。汗为心液，葱白升肾阴，即入心营。色白味辛，则又能开肺卫之郁，此汗之所以出也。"

《本草衍义》："葱，初生名葱针，至夏，则有花，于秋月植，作高沟垅，旋壅起，以备冬用，曰冬葱，其实一也。又有龙角葱，每茎上出歧如角，皮赤者曰楼葱，可煎汤渫下部。子皆辛，色黑，有皱纹，作三瓣。此物大抵以发散为功。多食昏人神。"

《蜀本草》："《图经》云：葱有冬葱、汉葱、胡葱、茖葱，凡四种。冬葱夏衰冬盛，茎叶俱软美，山南江左有之；汉葱冬枯，其茎实硬而味薄；胡葱茎叶粗短，根若金葵，能疗肿毒；茖葱生于山谷，不入药用。"

《本草图经》："葱有数种，入药用山葱、胡葱，食品用冻葱、汉葱。又有一种楼葱，亦冬葱类也，江南人呼为龙角葱。言其苗有八角，故云尔。淮、楚间多种之。汉葱茎实硬而味薄，冬即叶枯。凡葱皆能杀鱼肉毒，食品所不可阙也。"

《本草经疏》："葱，辛能发散，能解肌，能通上下阳气。故外来怫郁诸证，悉皆主之。伤寒寒热，邪气并也；中风面目肿，风热郁也；伤寒骨肉痛，邪始中也；唯痹不通，君相二火上乘于肺也。辛凉发散，得汗则火自散而喉痹通也。肝开窍于目，散肝中邪热，故云归目。除肝邪气，邪气散则正气通，血自和调而有安胎安中利五脏之功矣。其曰益目睛，杀百药毒者，则是辛润利窍而兼解通气之力也。"

张寿颐："鲜葱白，轻用二三枚，重至五枚，以柔细者为佳，吾吴谓之绵葱。其粗壮者则曰胡葱，气浊力薄，不如柔细之佳。去青用白，取其轻清；或连须用，欲其兼通百脉；若单用青葱茎，则以疏通肝络之郁窒，与葱白专主发散不同。"

《金匮要略》中使用葱白的方剂

1. 旋覆花汤

《伤寒论》中使用葱白的方剂

1. 白通汤

2. 白通加猪胆汁汤

《金匮要略》在《五脏风寒积聚篇》及《妇人杂病篇》中的旋覆花汤中使用葱白；《伤寒论》在《辨少阴病脉证篇》中的白通汤和白通加猪胆汁汤方中使用葱白。葱白既然是公元 400 年左右开始使用的药物，那么，该二书的成书年代应当在 400 年以后，而不应是汉代。

（二）葱白在《金匮要略》中的应用

肝着，其人常欲蹈其胸上，先未苦时，但欲饮热，旋覆花汤主之。

寸口脉弦而大，弦则为减，大则为芤，减则为寒，芤则为虚。虚寒相搏，此名曰革，妇人则半产漏下，旋覆花汤主之。

旋覆花汤方

旋覆花三两　葱十四茎　新绛少许

右三味，以水三升，煮取一升，顿服之。

尤在泾："肝脏气血郁滞，着而不行，故名肝着。然肝虽着，而气反注于肺，所谓'横'之病也。故其人常欲蹈其胸上。胸者肺之位，蹈之欲使气内鼓而出肝邪。以肺犹囊籥，抑之则气反出也。

"先未苦时，但欲饮热者，欲着之气，得热则行，追既着则亦无益矣。旋覆花咸温，下气散结，新绛和其血，葱叶通其阳，结散阳通，气血以和，而肝着愈。肝愈而肺亦和矣。"

陈修园："肝主疏泄，气血滞而不行，如物之黏着，为病名曰：肝着。其人常欲以手蹈其胸上，借按摩以通其气也。盖血气之郁滞，遇热略散。苟至大苦时，则病气发而为热，又非饮热所能胜矣。故必先于未苦时，但欲求其散而思饮热，由此病证而得其病情以为据，以旋覆花汤主之。

"此另言肝着之证治也。但胸者，肺之位也，肝病而气注于肺，所谓'横'也。"

《金匮要略浅述》："肝脏气血郁滞，着而不行，故名肝着。肝脉贯膈，胸中气机痞塞，苦闷不堪，故其人常欲以手揾其胸上。揾胸，即捶胸的意思。

"气血遇寒则滞，得热则行，故于先未苦时，但欲饮热，借以舒其胸闷。旋覆花汤：旋覆花即金沸草，功能下气散结，故胸满气结者多用之；新绛为茜草所染，功能活血通络，为治肝着之要药；青葱管通阳行痹，故主治之。

"蹈，当系揾字之误。《说文》：'揾，叩也。'《国语·鲁语》：'无揾膺。''揾膺'，即叩胸的意思。

"《圣济总录》载有：'治风寒客于肝经，膈脘痞塞，胁下拘痛，常欲蹈其胸上，名肝着，蹈胸汤方。'方用枳实、薤白、橘皮、生姜、桔梗等组成。于肝着初起偏于气滞者宜之，若肝着久病入络，偏于血郁者，仍以旋覆花汤为宜。"

"肝着"，即"肝痹"之义。"痹"为闭阻不通。

《史记·赵世家》司马贞索隐："闭，谓藏之也。"《论语·子罕》何晏集解："着，犹言藏也。"是"闭""着"均有"藏"义。

《素问·诊要经终论》张志聪注："痹者，闭也。"《素问·至真要大论》张志聪注："痹者，闭而痛也。"《玄应音义·卷十一》注："闭，经文作'痹'。"是痹、闭义同，又可通假之证。

"肝着"，桂林古本《伤寒论》作"胸痹"，是"着""痹"义同互用之例证。

由此可知，"肝着"，并非邪气附着于肝之义，而是气血闭阻不通之义。

王占玺："（葱白）治疗'肝着'：肝着一病见于《金匮·五脏风寒积聚》篇，是肝脏气血郁滞，着而不行所致。其证胸胁苦闷不舒，甚或胀痛，喜蹈其胸上，先未苦时，但欲饮热，治以旋覆花汤。

"（葱白）治疗妇人半产漏下：此用见于《金匮·妇人杂病》篇，云：'寸口脉弦大，弦则为减，大则为芤，减则为寒，芤则为虚。寒虚相搏，此名曰革，妇人则半产漏下，旋覆花汤主之。'此条文亦见于《血痹虚劳》篇、《惊悸吐衄》篇及《伤寒论》《辨脉法》中。

"本条是以脉辨证，从减、大、芤，名曰革脉，病主虚寒。然而妇人之病，以治肝为主。肝藏血，喜条达，治疗时应以温补寓于舒肝解郁、理血通脉之剂中，故制旋覆花汤主之。

"方中用葱白十四茎，即葱白与葱叶同用。葱白偏于通阳散寒，葱叶偏于舒肝解郁散结，使气机条达，血亦归经。两者同用取其温散，温寓于散中。旋覆花温能祛寒降逆，又能下趋，葱性以温肝肾。新绛一味，既能理血，又能养血，合为攻补兼施之剂。"

尤在泾："详《本草》旋覆花治结气，去五脏间寒热，通血脉；葱主寒热，除肝邪，绛帛入肝理血，殊与虚寒之旨不合。然而肝以阴脏而含少阳之气，以生化为事，以流行为用，是以虚不可补；解其郁聚，即所以补；寒不可温，行其血气，即所以温。固不可专补其血，以伤其气。"

陈修园："寸口脉经按弦而重按大，弦则为阳微而逆减，大则为外盛而中芤，减则阳不自振，为诸寒，芤则阴不守中为中虚。寒虚相搏，此名曰革。革脉不易明，以弦减芤虚形容之，则不易明者明矣。

"凡妇人得革脉，气血虚也。内无以养脏腑，外无以充形体，则胎亦无以养矣。故半产，其气不能运转而漏下，用旋覆花汤运气行血以主之。

"此为虚寒而半产漏下者出其方治也。但此方为调气行血之用，或者病源在肝。"

葱白，《用药心法》说它有"通阳气，发散风邪"的功效，所以以用来治疗肝着病之气闭不通之症；《日用本草》说葱白有"达表和里，安胎止血"之功效，所以可用它来治疗半产漏下之症。

《本草经疏》："旋覆花，其味首系之以咸，润下作咸，咸能软坚；《别录》加甘，甘能缓中；微温，温能通行，故主结气，胁下满；心脾伏饮则病惊悸，饮消则复常矣。除水，去五脏间寒热，及消胸上痰结，唾如胶漆，心胁痰水，膀胱留饮，风气湿痹，皮间死肌，目中眵䁾，利大肠者，皆软坚、冷利、润下、消痰饮、除水之功也。其曰补中下气者，以甘能缓中，咸能润下故也。通血脉，益色泽者，盖指饮消则脾健，脾健能运行，脾裹血又统血故也。"

《本草正义》："旋覆花，其主治当以泄散风寒，疏通脉络为专主。《别录》治风气湿痹，皮间死肉，通血脉，宗奭去头目风，皆其轻疏泄散之功也。以治风寒喘咳，寒饮渍肺，最是正法。

"或谓旋覆花降气，寒邪在肺者，不宜早用，则止知疏泄之力是以下降，而不知其飞扬之性本能上升。且《本经》明谓其温，寇宗奭又以为辛，则疏散寒邪，正其专职。若其开结泄水，下气降逆等治，则类皆沉重下达之义，颇嫌其与轻扬之本性，不甚符合。

"其花专主温散，疏泄之力亦猛。宜于寒饮，而不宜于热疾。石顽已谓阴虚劳嗽，风热燥咳，误用之，嗽必愈甚。"

肝着之病，为寒邪滞肝所致，所以用葱白之温通，旋覆花之温散，合用以散寒开闭。上述半产漏下之症，亦为寒虚所致，所以亦适用葱白及旋覆花以温经理血。

《金匮要略语译》："寸口部位脉象弦而大，但象弦脉而重按则现衰减，象大脉细辨却又中空而似芤脉，这样的重按而现衰减的弦脉见于寒证，大而空的芤脉见于虚证。这两种脉象相结合叫作革脉。一般在妇女小产或子宫出血断续不止的病证，常可以出现这种脉象。可以用旋覆花汤主治。

"旋覆花能行血脉之瘀，葱白能通经气之滞，绛帛新染者为新绛。凡丝帛皆能理血。绛帛为红花所染，能入血分而活血。"

黄竹斋："《素问·腹中论》有病胸胁支满者，妨于食，病至则先闻腥臊臭，出清涕，先唾血，四支清，目眩，时时前后血，病名血枯。此得之年少时有所大脱血，若醉入房中，气竭肝伤，故月事衰少不来也。治之以四乌鲗骨，一茹芦。二物并合之，丸以雀卵，大如小豆，以五丸为饭后，饮以鲍鱼汁，利肠中及伤肝也。

"案《内经》此节之证治，与旋覆花汤治肝着，及妇人半产漏下义同。茹芦即茜草，新绛，茜草所染也。"

（三）葱白在《伤寒论》中的应用

1. 通阳止利治疗少阴病阴寒下利症

少阴病，下利，白通汤主之。

白通汤方

葱白四茎　干姜一两　附子一枚，生，去皮，破八片

右三味，以水三升，煮取一升，去滓，分温再服。

《伤寒论释义》："少阴病下利，是阴寒盛而阳气虚，肾火衰微，不能制水所致。本方用姜附回阳温里，里温则寒自散。葱白通阳，阳行则阴自消。本证下利不用四逆而用白通汤者，盖少阴下利，若阳虚阴盛至下利清谷者，应用四逆汤回阳补虚；今阳为阴拒，气郁脉微者，用葱白之辛滑，通阳以破阴，四逆汤中之甘草反嫌其滞，此二方之所别。

"本方用干姜、附子以回元阳，佐葱白通阳以破阴，此扶阳散寒止利之剂。"

柯琴："下利脉微，是下焦虚寒不能制水故也。与白通汤以通其阳，补虚却寒而制水。

"白通者，通下焦之阴气，以达于上焦也。少阴病，自利而渴，小便色白者，是下焦之阳虚，而阴不生少火，不能蒸动其水气而上输于肺，故渴；不能生土，故自利耳。法当用姜附以振元阳，而不得生腾之品，则利止而渴不能止，故佐葱白以通之。

"葱白禀西方之色味，入通于肺，则水出高源而渴自止矣。凡阴虚则小便难，下利而渴者，小便必不利，或出涩而难，是厥阴火旺，宜猪苓白头翁辈。此小便色白者，属少阴火虚，故曰下焦虚，故引水自救。自救者，自病人之意，非医家之正法也。若厥阴病欲饮水者，少少与之矣。"

成无己："少阴主水，少阴客寒，不能制水，故自利也。白通汤温里散寒。

"《内经》曰：肾苦燥，急食辛以润之。葱白之辛，以通阳气；姜附之辛，以散阴寒。"

《伤寒析疑》："少阴下利，除兼脾阳虚衰，清气不升外，尚有少阴虚阳下陷、失于固摄的情况。此种下利具有重坠不爽或滑脱的特点，故当温阳举陷，通达上下阳气。而通阳举陷，宜用葱白，故治以白通汤。

"本证述症简略，只突出下利。以方测证，当有厥逆、脉微、倦卧、恶寒等脉症。

"本方主用葱白宣通阳气，举陷止利。方名白通，亦取意于此。附子温下焦之阳，以加强固摄之力；干姜温中焦之阳，以强化后天之本。此方姜附用量颇轻，重用葱白旨在通阳举陷。

"白通，'白'，指葱白；'通'，意通阳。由于受通脉四逆汤证'面色赤者加葱九茎'的影响，注家及教科书均认为本证既然用葱白治之，必当具有阴盛格阳，虚阳上浮的'面色赤'症状。如此解释，那么仲师又何必复列白通汤证? 言'白通'者，必另有与四逆汤，包括通脉四逆汤证不同的旨义。本条只提出'下利'一症，就别有深意。葱白善于通阳，阳气被格而上浮时，用葱白宣通上下阳气，使上格之阳回复。同样，若阳虚下陷时，仍可用葱白宣通上下阳气，使之下陷之阳升提。所以，本条但提'下利'，就是指此种少阴寒化得下利，与四逆汤的'下利清谷'有所区别。

"肾主二便，肾阳虚衰，失于固摄，其下利必滑脱不禁或重坠不爽。单纯中气下陷，治以柴胡、升麻之升举中气。若阳气虚陷，则应治以葱白升阳举陷。此乃'白通'之本义也。"

"白通"，或为"白葱"之音转，义例亦合。

汪苓友："武陵陈氏云：白通汤者，谓葱白能通阳气，而因名白通也。少阴阳气原微，又为大寒所中，而独见下利一证。阴盛阳微，其势大危，故用姜附二味，使其从中焦直达下焦，补益真阳之气，而散极寒也。此方与四逆汤相类，独去甘草，盖驱寒欲其速，辛热之性，取其骤发，直达下焦，故不欲甘以缓之也。而尤重在葱白，少阴为阴，天之寒气亦为阴，两阴相合而偏于下利，则与阳气隔绝不通。姜附之力，虽能益阳，不能使真阳之气，必入于阴中，惟葱白味辛，能通阳气，令阴得阳则愈。盖大辛大热之药，原非吾身真阳，不过借以益吾阳气，非有以通之，能令真阳和会，而何以有济也耶?"

钱天来："下利已多，皆属寒在少阴，下焦清阳不升，胃中阳气不守之病，而未有用白通汤者。此条但云下利，而用白通汤者，以上有少阴病三字，则知有脉微细，但欲寐，手足厥之少阴证。观下文，下利脉微，方与白通汤，则知之矣。

"盖白通汤即四逆汤，而以葱易甘草。甘草所以缓阴气之逆，和姜、附而调护中州。葱则辛滑行气，可以通行阳气而解散寒邪。二者相较，一缓一速，故其治亦颇有缓急之殊也。"

《伤寒摘锦》："白通汤，姜、附加葱白，为脉沉细而微涩。姜、附以治寒，葱白之辛，以润之，为肾恶燥也。何以知其脉之微涩也? 经曰：少阴病下利脉微涩，必数更衣。白通汤治下利不止，故知四逆汤姜、附加甘草，为脉沉细而迟弦，姜、附以治寒，甘草之甘以缓之，为肝苦急也。何以知脉之迟弦也? 经曰：少阴病，饮食入口则吐，手足寒，脉迟弦者，宜四逆汤。故知也。"

王占玺："(《伤寒论》中) 用葱白治疗少阴下痢的方剂有白通汤和白通加猪胆汁汤。见于《伤寒》314 条和 315 条。前者是论述使用白通汤的证治，后者是'与白通汤，利不止，厥逆无脉，干呕烦者'。病情更加危重一些，需要用白通汤加猪胆汁治疗。此两条所治的下利，均属少阴虚寒，脾肾阳虚。

"在《伤寒论》中，白通汤与四逆汤同治少阴虚寒下利，而且白通汤又是四逆汤去甘草加葱白而成。两者的脉证不同，用药也异。所以我们把两个方证做一比较，就可以看出仲景使用葱白治下利的作用。

"四逆汤主下利，脉沉而迟，是其脏有寒，应用四逆汤温之。方中君以甘草之甘温，温养中焦之气，合附子鼓动肾阳，干姜温中寒而利止；白通汤证是下利脉微或无脉，为阴盛于下，格阳于上而出现的阴阳格拒，有真寒假热的现象，病情较四逆汤严重。恐四逆汤中甘草有缓姜、附之性，故去甘草加葱白为君，名曰白通汤。取葱白急通上下格拒之阳气，配伍姜、附温中下二焦以消阴寒。

"至于 315 条服白通汤利不止，并非药不对症，是因其病为阴寒格拒太甚，药入被阴邪所格拒，需要反佐咸寒苦降的猪胆汁，达到从阴引阳的目的，使水火既济。即《内经》所谓'热因寒用''甚者从之'之意。

"通过上面对白通汤与四逆汤两方证的比较，可以清楚地看出葱白有通上下之阳气的作用。另外，白通汤与通脉四逆汤同治伤寒阴阳格拒的少阴下利，但二者是有区别的。陈修园曰：'阴盛于下，格阳于上，宜白通汤；阴盛于内，格阳于外，宜通脉四逆汤。'所以临证时，需要详细审证，灵活运用。"

2. 通阳和阴治疗少阴病真寒假热症

少阴病，下利，脉微者，与白通汤。利不止，厥逆无脉，干呕，烦者，白通加猪胆汁汤主之。服汤，脉暴出者死，微续者生。

　　白通加猪胆汁汤方

　　葱白四茎　干姜一两　附子一枚，生，去皮，破八片　人尿五合　猪胆汁一合

　　右五味，以水三升，煮取一升，去滓，内胆汁、人尿，和令相得，分温再服。若无胆，亦可用。

　　成无己："少阴病，下利，脉微，为寒极阴胜，与白通汤复阳散寒。服汤利不止，厥逆无脉，干呕，烦者，寒气太甚，内为格拒，阳气逆乱也，与白通汤加猪胆汁以和之。《内经》曰：逆而从之，从而逆之。又曰：逆者正治，从者反治。此之谓也。服汤脉暴出者，正气因发泄而脱也，故死；脉微续者，阳气渐复也，故生。

　　"《内经》曰：若调寒热之逆，冷热必行，则热物冷服，下嗌之后，冷体既消，热性便发，由是病气随愈，呕哕皆除，情且不违，而致大益。此和人尿、猪胆汁咸苦寒物于白通汤热剂中，要其气相从，则可以去格拒之寒也。"

　　《伤寒论析疑》："314条仅以下利一证而用白通汤，粗看似较简略，其实这一条是突出一个重点，说明少阴病如果以下利为重点，就应该用白通汤通阳止利。第315条说：'少阴病，下利脉微者，与白通汤。'可见，白通汤证不但应包括脉微在内，而且当有恶寒，但欲寐等证。脉微细，但欲寐，已属阳虚阴盛，再加下利，说明阳气更微，阴寒更盛。火衰不能制水，故用白通汤温肾通阳，散寒止利。

　　"白通汤用干姜（一两）、附子（一枚，生用）以温肾，葱白（四茎）以通阳，此即四逆汤去甘草加葱白，其通阳止利之力，较四逆汤尤为迅速。葱白辛温，与表药同用则发汗，如葱豉汤；若与姜、附同用，却能宣通上下阳气。《医宗金鉴》说：'君以葱白，大通其阳而上升。'这也是通阳止利的意思。白通汤与四逆汤虽同治下利，但白通汤在四逆汤的基础上，去甘草之和缓而加葱白，则通阳止利之力更专。《肘后方》用白通汤'疗伤寒泄利不已，口渴不得下食，虚而烦'，即本方。可见白通汤还有预防阴盛格阳的功效。

　　"第315条是说服了白通汤以后，如果下利不止，并出现厥逆无脉，干呕心烦等证，这是阳衰阴盛之极。厥逆无脉，当然和循环衰竭有关。利不止是阴液下脱，干呕烦是阳欲上脱，阴阳两竭，故用白通加猪胆汁汤通阳止利，滋阴降逆。

　　"白通加猪胆汁汤，是在白通汤的基础上加入人尿五合，猪胆汁一合。人尿即童便，性味咸寒，大补元气，滋阴降逆，能引火下行；猪胆汁性味苦寒，能治烦呕，也有滋阴降逆的作用。

　　"根据临床体会，此证厥逆无脉，用本方宜加人参。参、附并用，则疗效更好。注家如尤在泾、柯韵伯、徐灵胎等都认为这是由于阴寒太甚，上为格拒，热药不得入口，故用人尿、猪胆汁的咸寒苦降以反佐。这是说用阴药引导阳药下行，使阳药入口无格拒之意。柯韵伯的所谓'从阴引阳'，徐灵胎的所谓'引阳药达于至阴而通之'，都是这个意思。《素问·至真要大论》说'甚者从之''从者反治'，这也是一个十分重要的治疗原则。

　　"第315条最后两句'服汤脉暴出者死，微续者生'，这是从脉象的变化来决定疾病的预后。这个经验非常宝贵。大凡厥逆无脉之证，服药后脉徐徐出而柔和，这叫作'有胃气'。《素问·玉机真藏论》说：'五藏者，皆禀气于胃，胃者，五藏之本也。'又说：'脉弱以滑，是有胃气。'说明

正气得药力之助，真阳渐复，便可转危为安。相反，若脉暴出而散乱，按之豁然而空，这叫作'无胃气'。这仅仅是由于药力所迫，药力尽则无根之阳气（孤阳）乃绝，故为不治。"

柯琴："白通汤以通其阳，补虚却寒而制水，服之利仍不止，更厥逆，反无脉，是阴盛格阳也。如干呕而烦，是阳欲通而不得通也。猪者水畜，属少阴也。胆者甲木，从少阳也。法当取猪胆汁之苦寒为反佐，加入白通汤中，从阴引阳，则阴盛格阳者，当成水火既济矣。脉暴出者，孤阳独行也，故死；微续者，少阳初生也，故生。

"葱辛温而茎白，通肺以行营卫阴阳，故能散邪而通阳气，率领姜、附，入阳明而止利，入少阴而生脉也。附子生用，亦取其勇气耳。论中不及人尿，而方后反云无猪胆汁亦可服者，以人尿咸寒，直达下焦，亦能止烦除呕矣。"

姜建国："下利，脉微，乃阴盛阳衰，服白通汤后，当下利停止，脉气渐复，结果出现异常现象，下利仍然不止，脉微发展至无脉，又出现厥逆，病情进一步加重，说明白通汤未发生效用。为什么会热之不热呢？通过'干呕烦者'，则知这是阳药被阴邪格拒，逆于胃脘所致。非药不对证，故仍宜白通汤。只是必须解决阴寒格拒热药的矛盾。遵照'甚者从之'的治疗原则，于白通汤中反佐寒药，以从阴引阳，消除格拒，于是治用白通加猪胆汁汤。

"病至格拒热药，更见厥逆无脉，阳脱阴竭之危候已现，此时虽格拒消除，但服白通加猪胆汁汤后，仍可出现顺、逆两种不同的转归。若药后脉突然浮而散大，则是阴液枯竭，孤阳外脱，是为死候。脉由小渐大，由弱逐强，则是阴液未竭，阳气渐复，预后较好。

"猪胆汁与人尿性寒善降，与阴邪同气相求，故能引阳药直入阴中，以解阴阳格拒之势，使白通汤充分发挥破阴回阳之功效。同时，猪胆汁与人尿，又有滋阴养液的作用。"

《医宗金鉴》："此承上条详审其脉，以明病进之义也。少阴病下利脉微者，与白通汤下利当止，今利不止，而转见厥逆无脉，更增干呕而烦者，此阴寒盛极，格阳欲脱之候也。若专以热药治寒，寒既甚，必反格拒而不入，故于前方中加人尿、猪胆之阴，以引阳药入阴。经曰：逆者从之，此之谓也。

"无脉者，言诊之而欲绝也。服汤后，更诊其脉，若暴出者，如烛烬焰高，故主死；若其脉徐徐微续而出，则是真阳渐回，故可生也。故上条所以才见下利，即用白通以治于未形，诚善法也。"

徐灵胎："无脉厥逆，呕而且烦，则上下俱不通，阴阳相格，故加猪胆、人尿，引阳药达于至阴而通之。《内经》云：反佐以取之。是也。服汤脉暴出，乃药力所迫，药力尽则气仍绝。续微乃正气自复，故可生也。"

张志聪："始焉下利，继则利不止；始焉脉微，继则厥逆无脉。更兼干呕心烦者，乃阴阳水火并竭，不相交济，故以白通加猪胆汁汤。夫猪乃水畜，胆具精汁，可以滋少阴而济其烦呕。人尿乃入胃之饮，水精四布，五经并行，可以资中土而和其厥逆。中土相济则烦呕自除。"

（四）葱白在方书中的应用选例

1.《小品方》

半夏麦门冬汤

治胸满短气方

半夏一升，洗　麦门冬一升　生姜八两　桂肉二两　葱白一虎口　白蜜二合　淡竹叶一虎口
甘草一两

凡八物，切，以水一斗，煮取三升，分三服。

方中葱白通阳利气，配合半夏、淡竹叶之涤痰消饮，桂肉、生姜温经散寒，麦门冬、白蜜、甘

草润血和经、缓急止痛，共成开胸通痹之方。

香豉饮

治服寒食散后体上生疮，结气肿痛不得动者，为自劳太过也。宜服香豉饮法。

香豉三升　葱白一虎口

右二味，以水三升，煮三沸服之。不止，乃至三四剂，自止。

晋时流行服"寒石散"养生，致使不少人深受其害。至唐时，已对此服石引起的毒害作用有了清醒的认识。孙思邈在《备急千金要方·解五石毒》中说："寒食五石更生散方，旧说此药方，上古名贤无此。汉末有何侯行用。自皇甫士安以降，有进饵者，无不发背解体，而取颠覆。余自有识性以来，亲见朝野仕人遭者不一，以宁食野葛，不服五石，明其大大猛毒，不可不慎也。"

此方治疗服石后热郁气结，出现体上生疮、结气肿痛等症。葱白轻扬走表，利气消肿；香豉清热凉肌，宣散热结。

葱白汤

应杨州所得吴解散，单行葱白汤方。药沉体中数年更发，治之方。

生葱白一斤

凡一物，以水八升，煮取四升，分服一升，使一日尽之，明日便当温食饮于被中，不后发，便为知也。不过三剂，都愈也。

葱白宣散邪气，通阳和阴，所以可治疗服石后数年发作之沉疾痼疾。

葱豆洗汤

治虚热及石热，当风，露卧，冷湿伤肌，热阻在里，变成热风水病，心腹肿满，气急不得下，小便不利，大便难，四肢肿，如皮囊盛水，晃晃如蚕色，阴卵坚肿如斗，茎肿生疮如死鼠。此皆虚损，肾中有热，强取风冷，湿损脾胃故也。内依方服诸利水药，外宜以此汤洗四肢竟，以葱豆膏傅之，别以猪蹄汤，洗阴茎疮烂处及卵肿也。

葱合青白，一升，切　蒺藜子一升，碎　赤小豆一升　松菜子一升，碎　蔄藘五升，切　巴豆一百枚，碎

右六物，以水一石二斗，煮取八斗，以淋洗身肿处。

此方取葱白之解毒消肿，利气疏表作用，合蒺藜、赤小豆、巴豆等祛风解毒之品，外洗肿处，以配合内服药共同收效。

2. 《葛氏方》

葱豉汤

伤寒有数种，庸人不能别，今取一药兼治者。若初举头痛，肉热，脉洪，起一二日，便作此葱豉汤。

葱白一虎口　豉一升

以水三升，煮取一升，顿服取汗。

此正用葱白之辛温解表，合豆豉之辛凉解肌，治疗伤寒初起之证。

妊身胎动不安方

妊身卒胎动不安，或胎转抢心，或下血不止方。

葱白一把，以水三升，煮令葱熟，饮其汁。

此葱白之应用，与《金匮要略·妇人杂病篇》旋覆花汤中葱白应用之意义相同，均取葱白温经理血之效而治疗胎动不安、下血不止、半产漏下等症。但《葛氏方》在前，《金匮要略》在后。是公元400年左右，葱白就被用于治疗妇科崩漏下血之症了。

心腹绞痛方

治堕胎后，心腹绞痛方。

豉三升　生姜五两　葱白十四枚　酒六升，煮取三升，分三服。

此方取葱白之温阳通经、散瘀理血功效，合生姜之散寒温经，豆豉之清热除烦，酒之活血逐瘀，治疗妇女堕胎后，气血虚寒，心腹绞痛之症。气行则血畅，寒散则痛止。

妊身腰背痛方

治妊身腰背痛如折方。

葱白煮汁服汁，验。

葱白理气通阳，气血流通，经脉和畅，则腰背疼痛之症可除。所谓"通则不痛"，即此义。

鲤鱼汤方

治产后虚羸，白汗出，鲤鱼汤方。

鲤鱼肉三斤　葱白一斤　香豉一升

凡三物，水六升，煮取二升，分再服，微汗即止。

"白汗"，即"大汗"之义。《素问·生气通天论》："魄汗未尽，形弱而气烁。"《礼记·祭义》："魄也者，鬼之盛也。""魄"，又为"白"之音转。"白"古有"大"义。苦参古名"白苦"，即"大苦"之义。所以"白汗""魄汗"，均"大汗"之义。产后体虚，卫气不固，所以大汗出。方用鲤鱼补虚行水，李时珍："煮食，下水气，利小便。"葱白调和荣卫阴阳，调理卫气固摄功能。豆豉消除虚热烦躁，有利于汗液之固止。另外，水汗同源，同归津液之属。汗多伤津，必然小便不利或少涩。同样，津液通调，小便畅利，则外出之汗自然内从津液循行而减少。

3. 《备急千金要方》

葱白汤

妊娠七月，忽惊恐摇动，腹痛，卒有所下，手足厥冷，脉若伤寒，烦热，腹满，短气，常苦颈项及腰背强，葱白汤主之方。

葱白长三四寸，十四茎　半夏一升　生姜八两　甘草　当归　黄芪各三两　麦门冬一升　阿胶四两　人参二两半　黄芩一两　旋覆花一合

右十一味，㕮咀，以水八升，煮减半，内清酒三升及胶煎，取四升，服一升。日三夜一，温卧，当汗出。若不出者，加麻黄二两，煮服如前法。若秋后勿强责汗。一方以黄雌鸡一只，割咽取血，内酒中煮鸡，取汁以煎药。

方中葱白，通阳温经，安胎止血；人参、黄芪、当归、阿胶，益气养血安胎；旋覆花、半夏，降逆除满；生姜、甘草，温中和胃；黄芩清热除烦。合使胎动不安诸症消除。

葱白汤方

治妊娠胎动不安，腹痛，葱白汤方。

葱白切，一升　阿胶二两　当归　续断　芎藭各三两

右五味，㕮咀，以水一斗半，煮银六七两，取七升，去银，内药煎，取二升半，下胶令烊，分三服。不差，重作。

此葱白汤，功效专主养血安胎，所以用葱白之通阳温经，当归、阿胶、芎藭之补血行血，续断温益肝肾，助养冲任。银，《名医别录》说它能"安五脏，定心神，止惊悸，除邪气"，取其定心安脏之效。

妊娠伤寒方

葱白十茎　生姜二两，切

右二味，以水三升，煮取一升半，顿服，取汗。

妊娠热病方

葱白五两　头豉二升

右二味，以水六升，煮取二升，分二服，取汗。

又方

葱白一把

以水三升，煮令熟，服之取汗，食葱令尽。亦主安胎。若胎已死者，须臾即出。

以上三方，取葱白之发散风寒、解表退热、通阳安胎等功效。在上第三方中，葱白又有下死胎之作用。

鲤鱼汤

主妇人体虚，流汗不止，或时盗汗方。

鲤鱼二升　葱白切，一升　豉一升　干姜二两　桂心二两

右五味，㕮咀四物，以水一斗，煮鱼取六升，去鱼，内诸药，微火煮取二升，去滓，分再服，取微汗即愈，勿用生鱼。

葱白、桂心本辛温发汗之品，但此证体虚卫弱，阳气不固，所以汗出不止。助阳温肌，加之鲤鱼之滋补利水，反成固表止汗之方。

治疫气伤寒方

治疫气伤寒，三日已前不解者方。

好豉一斗，绵裹　葱白，切，一升　小男儿尿三升

右三味，先熬豉，葱令相得，则投小便煮取二升，分再服。徐徐服之，覆令汗。神验。

疫气、伤寒，三日前不解，是其初起阶段。方用豆豉清热透表，葱白通营卫之阴阳，疏散表邪，童尿驱降邪气，逐毒，通利气血。共成祛毒解表之方。

治伤寒方

治伤寒四五日，头痛壮热，四肢烦疼，不得饮食方。

栀子人　黄连　黄柏　大黄各半两　好豉一升　葱白七茎

右六味，㕮咀，以水八升，煮上四物六七沸，内后葱白、豉，煮得三升，顿服一升，日三服。汤讫，温覆令汗出，粉之，得汗便止后服，勿复取汗。不得汗者，复服重发。此药无忌，特宜老小。神良。

头痛壮热，为伤寒热盛之证，所以方中用栀子、黄连、黄柏、大黄清热泻火解毒，用豆豉、葱白辛温解表，疏散风寒。

4. 《新录方》

治尸厥方

葱白一升

水二升，煮取一升，顿服之。

尸厥为突然昏厥、脉极微细欲绝、手足发凉之"假死"症。葱白有通阳开窍、促进清醒的作用。

治伤寒三日内方

治伤寒、温疫三日内，脉洪浮，头痛，恶寒，壮热，身体痛者方。

葱白一升　豉一升　栀子三七枚　桂心二两，无，用生姜三两

以水七升，煮取二升，分三服之。

葱白合桂心或生姜，发散风寒，辛温解表；豆豉合栀子，辛凉解表，清热解毒。所以适用于伤寒、温疫初起之症。

治服石后大便出血方

散发，大便血者方。

葱白切，一升　豉一升

水四升，煮取二升，二服。

散发，指服"寒石散"后药性发作，不良反应出现。葱白温中通气，豆豉清热凉血。阴阳协调，气血和顺，便血可止。

5.《肘后方》

葱豉汤

疗伤寒初起一二日，头痛，发热，脉洪。

葱白一虎口　豉一升，绵裹

右二味，以水三升，煮取一升，顿服取汗。若汗不出者，更作，加葛根三两；一方更加升麻三两，水五升，煮取二升，分温再服。徐徐服亦得，必得汗即差。若不得汗，更作，加麻黄三两，去节服。取汗出为效。

汗出，邪才能随汗散去，所以以汗出为效。葱白有辛温发汗作用，所以首先用葱白合豆豉以发汗祛风。

治伤寒方

葱白一握，切　米三合　豉一升

右三味，以水一斗，煮米少时，下豉后内葱白，令大熟，取三升，分温三服，则出汗。

此实为葱白作粥，饮服治伤寒法。葱白发散风寒，米粥和胃扶正，使祛邪而不伤正气。另有助于发汗。

6.《许仁则方》

治天行方

葛根切，五合　葱白切，一升　生姜切，一合　豉心一升，绵裹　粳米二合，研碎

右药切，以水五升，煮取豉心以上四味，取三升半汁，去滓，内粳米屑，煮令米烂，带热顿啜，候尽，微覆取汗。无所忌。

天行为流行之热性病。葱白合葛根、生姜、豆豉心等祛风解表，宣散病邪。粳米和胃生津扶正。

葱白七味饮

治天行差后劳发。此病复发，不但起动劳役，或因饮食稍多，或因言语过分，或缘视听不节，或为动转不常，皆成此复。

若复甚者，乃至不救。剧于初得病时，不可以复发而云轻易。劳复状一如伤寒初有，如此者，宜和葱白等七味饮，服之渐覆取汗方。

葱白连须，切，一升　干葛切，六合　新豉一合，绵裹　生姜切，二合　生姜门冬，去心，六合　干地黄六合

劳水八升，此水以杓扬之一千过

右药用劳水煎之，三分煎二，去滓，分温三服。相去行八九里，如觉欲汗，渐渐覆之。兼主伤寒。忌芜荑。

萎蕤五味饮子

治天行差后劳发方。

萎蕤五两，切　葱白切，一升　豉心一升，绵裹　粳米三合，研碎　雄鼠屎七枚，末之

右药以水七升，先煮豉以上取四升汁，去滓，内粳米屑，煮米烂讫，内鼠屎末，搅调，顿服。覆被，安卧，取汗差。

上二方为治疗天行病瘥后复发之方。葱白七味饮，葱白、干葛、生姜疏散表邪，麦门冬、干地黄补益津血，使卫气有源，营卫和调。劳水即"甘澜水"，亦即《灵枢》半夏汤以流水千里以外者，取之扬之万遍之水。又名劳水。取其性平和缓，利于祛邪而不伤津气之特性。

萎蕤五味饮子，葱白、豉心祛风解表；萎蕤益气生津，扶助正气；粳米和胃生津，滋补肺卫；雄鼠屎解毒祛邪。

7.《广济方》

麻黄汤

治天行壮热、烦闷，发汗麻黄汤方。

麻黄五两，去节　葛根四两　栀子二七枚，擘　葱切，一升　香豉一升，绵裹

右五味，㕮咀，以水八升，先煮麻黄、葛根三两，沸去沫，内诸药，煎取二升五合，绞去滓，分为三服。别相去如人行五六里，更进一服。不利，覆取行。后以粉粉身。忌风及诸热食。

以取葱白、麻黄之辛温发汗、祛散表邪，葛根、栀子、香豉之辛凉解表，使寒温适宜，攻邪发汗而不伤正气。

柴胡汤

疗天行后，乍寒乍热，昏昏不省觉，胁下痛，百节骨痛，咳，不能下食，兼口舌干生疮。柴胡汤方。

柴胡八分　升麻六分　芍药六分　黄芩六分　甘草五分　石膏十二分，碎，绵裹　生麦门冬六分，去心　葱白半分　香豉六合　生姜六分　竹叶切，一升，洗

右十一味，切，以水九升，煮取二升五合，绞去滓，分温三服，服别相去如人行六七里，进一服。不吐不利差。忌海藻菘菜热面油腻。

天行后乍寒乍热，是邪热滞于半表半里；神志昏沉，是热扰神明，清窍失司；骨节痛，是风邪阻滞肌腠关节所致；口舌干生疮，是肝胆郁热所致。

方中柴胡，主少阳邪热之症；黄芩、升麻，清热解毒；芍药、麦冬，滋津益荣；葱白、香豉、生姜，散邪疏表；石膏清阳明之郁热，竹叶利太阳之热邪。

枳实汤

疗天行数日后复劳发者。

枳实三枚，炙　栀子十四枚，擘　葱白切，一升　香豉半升　鼠屎二七枚

右五味，以水一斗，煎取二升五合，分温三服。服别相去如人行六七里，进一服。内消不利，忌如药法。

枳实行气，葱白散邪；栀子、香豉清热；鼠屎解毒。

8.《延年秘录方》

栀子汤

主天行一二日，头痛壮热，心中热者方。

栀子三两　黄芩三两　豉一升，熬，绵裹　葱白切，一升　石膏四两，碎，绵裹　干葛四两，切

右六味，切，以水七升，煮取二升六合，去滓，分温三服。如人行八九里，再服。忌面、酒、生冷等物。

天行病一二日，头痛壮热，是邪气在表之症；心中热，是邪已入里证。邪正相搏，所以壮热不退。表里俱热，治当表里双解，清热逐邪。

方中葱白、干葛清解腠理之表热；栀子、黄芩、石膏、豆豉清泻肺胃之里热。

葛根汤

主热病劳复，身体痛；天行壮热，烦闷。葛根汤方。

葛根一两　葱白一握　豉半升　米一合

右四味，先切葛根，以水九升，煮取七升，则内葱白，更煮取四升，去葛及葱滓讫，则内豉及少许米，煮取三沸，并滤去米等滓，分四服，当有汗出即差。明旦又更作服。忌猪肉、蒜等。

葱白、葛根，解肌表之壮热，除腠理之体痛；豆豉清在里之郁热，消热扰之烦闷；取米之生津益胃，以助祛邪发汗。

9.《深师方》

伤寒方

疗伤寒一日至三日，应汗者，作此汤方。

葛根半斤　乌梅十四枚　葱白一握　豉一升，绵裹

右四味，切，以水九升，煮取三升，分为三服。初一服便厚覆取汗，汗出粉之。

方中葱白、葛根，发汗逐邪解表；豆豉宣散郁热；乌梅生津降气，泄热除烦。周岩谓："梅实熏黑，味酸而苦，虽是由肝归肾，然能激肝中之津以止渴，不能壮肾中之水以灭火。《素问》酸苦涌泄为阴。核之于梅，涌即津生之谓；泄则气之为下，热烦满为之除，气下热烦满除而心以安。"

由此观之，方中有葛根、葱白之发汗退邪，又辅乌梅之生津益正，则散中寓敛，攻中寓补，祛邪而免伤正。

葱白豉汤

治散发，悉口噤心痛，服葱白豉汤方。

葱白半斤　豉三升　甘草二两　生麦门冬四两，去心

凡四物，以水五升，煮取二升，分再服。一方加茱萸一升。

本方治疗服用"寒石散"后导致之口噤心痛之症。方中葱白通阳止痛，甘草缓中止痛，生麦门冬生津增液之力尤强，滋润经脉，舒缓口噤。豆豉清心除烦。

10.《崔氏方》

葱豉汤

疗伤寒，服度瘴散而汗不出者，便作葱豉汤方。

葱十四茎　豉一升，绵裹

右二味，以水三升，煮取一升，顿服。温暖覆取汗出，胜度瘴散也。

度瘴散由麻黄、桔梗、蜀椒、细辛、白术、吴茱萸、防风、乌头、干姜、桂心等十味药组成，用于治疗伤寒一二日至三日可发汗治疗者。服度瘴散不汗出，是邪轻药重，正气不能鼓舞。改用葱豉汤之轻扬宣散，使正气调动，则易于发汗去邪。

葛根汤

治伤寒发汗方。

葱白十四茎　豉一升，绵裹　葛根三两，切

右三味，以水五升，煮取二升，分为再服。温覆取汗，汗不出更服。余时用此，一服辄汗，略

不再服，救数十人，甚效。

根据崔氏所记载之经验，葱白发汗散寒解表之功效甚好，常常一服即效。

麻黄汤

治伤寒恶寒而拘急方

麻黄二两，去节 葛根三两 葱白十四茎 豉一升，绵裹

右四味，切，以水七升，煮取二升半，分三服。

葱白、麻黄辛温发汗，散寒解表；葛根辛凉解表，缓和筋脉，消除拘急。

11.《救急方》

豉尿汤

疗天行热气，头痛，骨肉酸疼，壮热等疾。若初病一日在毛发，二日在皮肤，三日在肌肉。必未得取利，旦宜进豉尿汤方。

豉一升 葱白切，一升 小便三升，童子者为佳

右三味，先熬豉及葱白，令相得，则投小便，煮取一升，澄清及热顿服，或汗或利，但差则得，如未歇，如前更进一剂，频用有效。

葱白、豆豉，发散表邪；小便凉血益阴，预防温热之邪伤阴，泄热而不伤阴，与葱白、豆豉共成解表退热之剂。

12.《医门方》

安胎方

疗妊娠腹内冷，致胎动不安方。

葱白切，一升 当归四两

清酒五升，煮取二升半，分温二服，大效。

葱白温经通阳，散寒止痛；当归温经养血，和荣止痛；清酒温通经络。气血安和，寒气消除，胎气得平。

13.《集验方》

治女子伤于丈夫，四体沉重，虚吸头痛方。

生地黄八两 芍药五两 香豉一升 葱白切，一升 生姜四两 甘草二两，炙

右六味，切，以水七升，煮取三升，分三服。不瘥重作。

此治妇女外阴损伤之方。方中葱白通阳，芍药养阴，甘草缓中，三者共成调经止痛之效；生姜宣散寒邪水气，香豉清除血滞虚烦；生地黄调补肝肾，滋养冲任，使血荣气和而损伤易于恢复。

14.《产经》

当归葱白汤

治妊身中恶，心腹暴痛，遂动胎，少腹急，当归葱白汤方。

当归四两 人参二两 厚朴二两 葱白一虎口 胶二两 芎窮二两

右六物，以水七升，煮取二升半，分三服。

方中葱白祛邪安胎，人参益气养胎，当归、阿胶补血养胎，厚朴行滞气，芎窮行血滞，总使气血协调，正气安和，邪气消除。

五、苦酒

（一）苦酒临床应用源流

苦酒即醋的俗称。该俗称汉代并无，所以《神农本草经》无此记载。把醋叫作"苦酒"，出现在公元400年左右之《葛氏方》中。到了隋唐时期，该俗称则被普遍使用。

醋为什么会叫作"苦酒"呢？原来古人发现醋的酿造过程中，是先成为酒，再继续酿制，就转变成醋了。另外，低度酒长期置放，也会最终转变为醋。所以古人当时把醋也叫作"醋酒"，意寓醋源于酒。"醋"与"苦"音近，于是"醋酒"被音转成为"苦酒"。时间长了，"苦酒"之称渐行，而"醋酒"之称却弃置少用了。

尚志钧《名医别录》辑校："醋条见《新修》（指唐《新修本草》）、《千金翼》。'醋'，武田本《新修》《医心方》《和名》作'酢酒'。据《千金翼》《证类》改。'醋'或写作'酢'。酒久放变成醋，所以醋又名醋酒，或作酢酒。《新修》《和名》作'酢酒'，《证类》、陶隐居注作'醋酒'。后世本简称之为醋，不用酢酒或醋酒之名。"

《新修本草辑复本》尚志钧注："醋，《新修》原作'醋酒'，据《证类》改。"查日本武田氏影印《新修本草》仁和寺本、傅云龙影刻《新修本草》十一卷本、罗根玉《日本传抄卷子本〈新修本草〉残卷》等，均作"酢酒"，是唐时"醋（酢）酒"之称尚行。

陶弘景《本草经集注》："醋，味酸，温，无毒。主消痈肿，散水气，杀邪毒。

"醋酒为用，无所不入，逾久逾良，亦谓之醯。以有苦味，俗呼苦酒。丹家又加余物，谓为华池左味。但不可多食之，损人肌脏耳。"

把"苦酒"之名义解为"有苦味"，是陶氏之误。"苦酒"本由"醋酒"之音转而来，且醋之味，只酸不苦，古今如此。陶氏望文生义，导致误释。

唐代苏敬《新修本草》"醋"条按："醋有数种，此言米醋。若蜜醋、麦醋、曲醋、桃醋、葡萄、大枣等诸杂果醋，蒌蓂及糠糟等醋会意者，亦极酸烈，止可啖之，不可入药用也。"又"惟米醋二三年者入药"。

此指出入药所用之醋，以米醋为正。

醋，古又称"醯""酰"。《说文》："酢，酰也。""酰，酢也。""酸，酢也。"贾思勰《齐民要术》："酢，今醋也。"

朱骏声《说文通训定声》："醯，酸也，亦作醯。"《广雅·释器》："醯，酢也。"王筠："夫今文、古文，醋、酢互用，则是一字两体也。"

是醯、酰、酢，均即醋。

《仪礼·士昏礼》"醯酱二豆"，注："以醯和酱。"由此知古人很早就开始把醋作饮食调味品了。

段玉裁《说文解字》注："酢本截浆之名，引申之，凡味酸者，皆谓之酢。"《急就篇·卷三》颜师古注："大酸谓之酢。"

在汉代的《五十二病方》中，用"醯"的方剂七见。汉时的《武威汉代医简》有用"酢浆"的方剂。是汉时之方剂，并无"苦酒"之使用，因当时之醋，并无"苦酒"之俗称。

到了唐代，根据"酰"字之音，又衍生出一种"酽醋"的称谓。"酽"字，《说文》不载，是唐时始见之字。唐代的《备急千金要方》《外台秘要》《子母秘录》等书中，出现了"酽醋""三年酽醋"等醋的另一种称谓。

《集韵》:"醯,酫或字",《广韵》:"醯,醋味厚",《说文通训定声》:"醯,字亦作醯。"寇宗奭:"米醋比诸醋最醯,入药多用之,谷气全也。"此"醯",在此又有"酸"义。

陈藏器:"醋,破血运除癥块坚积,消食,杀恶毒,破结气,心中酸水,痰饮。多食损筋骨。然药中用之当取二三年米酢良。"

《日华子本草》:"醋,治产后妇人,并伤损,及金疮血运,下气除烦,破癥结,治妇人心痛,助诸药力,杀一切鱼、肉、菜毒。"

《本草经疏》:"醋惟米造者入药,得温热之气,其味酸,气温无毒。酸入肝,肝主血,血逆热壅则生痈肿,酸能敛壅热,温能行逆血,故主消痈肿。其治产后血晕,癥块血积,亦此意耳。散水气者,水气泛滥,得收敛而宁谧也。"

《本草汇言》:"醋,解热毒,消痈肿,化一切鱼腥、水菜诸积之药也。林氏曰:醋主收,醋得酸味之正也,直入厥阴肝经,散邪敛正,故藏器方治产后血胀、血晕,及一切中恶邪气,卒时昏冒者,以大炭火入熨斗内,以酽米醋沃之,酸气遍室中,血行气通疾下,而神自清矣。

"凡诸药入肝者,须以醋拌炒制,应病如方中。又仲景《金匮要略》治黄汗,有黄芪白芍桂枝苦酒汤。"

李时珍:"大抵醋治疮肿积块,心腹疼痛,痰水血病,杀鱼肉、菜及诸虫毒气,无非取其酸收之义,而又有散瘀解毒之功。李延飞云:酸能少饮,辟寒胜酒。"

陶弘景:"凡合膏,初以苦酒渍取,令淹浃,不用多汁,密覆勿泄。云晬时者,周时也,从今旦至明旦,亦有止一宿者。"

古人制膏药,其所用药物均提前用醋浸渍 24 小时或 12 小时,然后再依法制膏。

《本草从新》:"醋,敛气血,散瘀,消痈肿。酸苦温,散瘀,治产后血晕,烧红炭投醋中,使用其气。除癥瘕疗心腹诸病,涂痈疮肿,杀鱼肉毒,愈黄疸黄汗。多食损筋骨,损胃,损颜色。用米醋。"

《金匮要略》中使用苦酒的方剂

1. 黄芪芍药桂枝苦酒汤
2. 乌梅丸
3. 饮食中毒方

《伤寒论》中使用苦酒的方剂

1. 苦酒汤
2. 乌梅丸

在《金匮要略》和《伤寒论》中,应用苦酒的方剂共五首。在这些方剂中,苦酒分别有清热降火、利黄除疸、安蛔止痛、化痰解毒等功效。苦酒既不是汉时之称谓,《金匮要略》及《伤寒论》中苦酒的应用又每多创意,则二书成书时间,当在陶弘景之后。

(二)苦酒在《金匮要略》中的应用

1. 凉血利气治疗黄汗病

黄汗之病,两胫自冷;假令发热,此属历节;食已汗出,又身常暮盗汗出者,此劳气也;若汗出已,反发热者,久久其身必甲错;发热不止者,必生恶疮。若身重,汗出已,辄轻者,久久必身瞤,瞤即胸中痛,又从腰以上必汗出,下无汗,腰髋弛痛,如有物在皮中状,剧者不能食,身疼重,烦躁，小便不利，此为黄汗。

问曰："黄汗之为病，身体肿，一作重，发热汗出而渴，状如风水，汗沾衣，色正黄如柏汁，脉自沉，何从得之？"

师曰："以汗出水中浴，水从汗孔入得之，宜芪芍桂酒汤主之。"

黄芪芍药桂枝苦酒汤方

黄芪五两　芍药三两　桂枝三两

右三味，以苦酒一升，水七升，相和，煮取三升，温服一升，当心烦，服至六七日乃解。若心烦不止者，以苦酒阻故也。原注：一方用美酒醯代苦酒。

《金匮要略浅述》："黄汗之病，身体洪肿，发热汗出不渴等症，与风水相似，但风水恶风，黄汗不恶风；风水脉浮，黄汗脉沉；风水汗出不黄，黄汗则汗出沾衣，色正黄如柏汁，以此为辨。黄汗的成因，是因汗出入水中浴，水从汗孔入于肌腠所致。水湿外侵，阳气被遏，影响营卫，失调，故出现以上症状。

"芪芍桂酒汤，黄芪益卫，桂枝通阳，芍药调营，苦酒消肿，故主治之。服后心烦者，是因苦酒味酸，阻留药力之故。服至六七日，则荣卫协调，其病自解。

"黄汗之病，亦与历节相似，均有发热骨节疼痛等症。但黄汗则两胫自冷，历节则两胫发热。这是辨证的要点。若汗出而热不为汗减，津液外泄太多，则皮肤枯燥，必如鳞甲之交错；若发热不止，热伤血脉，必生恶疮。恶疮即本篇首条所说的痈脓；若湿胜身重，汗出则湿随汗泄，故身重转轻；但汗出日久，阳气必伤，故身体肌肉瞤动而胸中聚痛；又从腰以上出汗，腰以下无汗，则为上焦阳虚，下焦湿重，故腰髋酸软疼痛，有物如在皮肤状；其剧者，湿郁中焦则不能食，湿侵肌肉则身疼重，阳为湿郁则烦躁不眠，水湿不化则小便不利。这是黄汗表虚湿郁，荣卫失调所演变的结果。

"芪芍桂酒汤与桂枝加黄芪汤，均主黄汗，调和营卫，这是两方相同之点。但前方功能益卫通阳，调营摄阴，于黄汗之遍体浮肿，汗出色黄者宜之；后方功能通阳益卫，散邪和营，于黄汗之身体疼重，腰以上汗出者宜之。这是两方不同之处。"

《金匮要略语译》："黄汗这种病，两小腿往往是冷的；假如小腿发热，这是历节病；吃饭以后出汗，晚上又常出盗汗的，这是虚劳病；如果汗出以后，反而发热，那么日久营血就会凝涩，卫气熏灼，可以产生瘀血症常见的肌肤甲错（皮肤干枯、粗糙如鳞状）现象；如果身热不止的，就会长恶疮。如果身体沉重，虽然出汗以后，每觉身体轻快，但日久必因阳虚引起肌肉颤动及胸中作痛，又会从腰以上出汗，而腰以下不出汗，腰及髋部疼痛而无力，好像有什么东西在皮肤中一样；病情严重的就不能进食，身体疼痛而沉重，心烦、躁动不安，小便不畅利，这是黄汗。

"黄芪补气固表，芍药、苦酒治在血分，引桂枝入营，驱逐水邪。"

尤在泾："黄汗之病，与风水相似。但风水脉浮，而黄汗脉沉；风水恶风，而黄汗不恶风为异。黄汗沾衣，色正黄如柏汁，则黄汗之所独也。风水为风气外合水气，黄汗为水气内遏热气。热被水遏，水与热得，交蒸互郁，汗液则黄。

"黄芪、桂枝、芍药，行阳益阴，得酒则气益和而行愈周。盖欲使营卫大行而邪气毕达耳。云苦酒阻者，欲行而未得遽行，久积药力，乃自行耳。故曰服至六七日乃解。

"按：前第二条云：'小便通利，上焦有寒，其口多涎，此为黄汗。'第四条云：'身肿如冷，状如周痹。'此云：'黄汗之病，身体肿，发热而渴。'后又云：'剧者不能食，身疼重，小便不利。'何前后之不侔也？岂新久微甚之辨欤！夫病邪初受，其未郁为热者，则身冷，小便利，口多涩；其郁久而热甚者，则身热而渴，小便不利，亦自然之道也。

"两胫自冷者，阳被郁而不下通也。黄汗本发热，此云假令发热，便为历节者，谓胫热，非谓身热也。盖历节黄汗，病形相似，而历节一身尽热，黄汗则身热而胫冷也。

"食已汗出，又身尝暮盗汗出者，营中之热，因气之动而外浮，或乘阳之间而潜出也。然黄汗，郁证也，汗出则有外达之机。若汗出已反发热者，是热与汗俱出于外，久而肌肤甲错，或生恶疮。所谓自内之外而盛于外也。

"若汗出已，身重辄轻者，是湿与汗俱出也。然湿虽出而阳亦伤，久必身瞤而胸中痛。若从腰以上汗出下无汗者，是阳上通而不下通也，故腰髋弛痛，如有物在皮中状。

"其病之剧而未经得汗者，则室于胸中而不能食，壅于肉理而身体重，郁于心而烦躁，闭于下而小便不通利也。此其进退微甚之机不同如此，而要皆水气伤心之所致，故曰此为黄汗。"

赵以德："汗本津也。津泄则卫虚，水血同类，阴也。水入则荣寒，寒则气郁，郁则发热，水热相搏于分肉，则身肿。荣出中焦，荣之郁热内蓄于脾，则津液不行而渴；卫虚腠理不固则汗出。脾土发热则黄色见于汗如柏汁也。

"所以补卫为要。黄芪益气入皮毛，肥腠理，退热止汗之功尤切，故为君；桂枝理血入荣散寒，通血脉解肌肉，用之调荣以和卫，故为臣；荣气因邪所阻不利于行，芍药能收阴气，故佐桂枝一阴一阳以利其荣；苦酒，醋也。用之使引入血分以散滞。

"黄汗病由阴阳水火不既济。阴阳者荣卫之主，荣卫者，阴阳之用。阴阳不既济而荣卫亦不循行上下，阳火独壅于上为黄汗，阴水独积于下为两胫冷。"

魏念庭："汗属血，为水湿之寒邪所郁，则内变热而色黄，如《伤寒论》所言湿热内瘀则发黄也。然彼湿热内瘀，又不专在血分，其湿热内瘀者，里分也。而发黄者，表分也。在里则气血兼有，而在表必营卫兼有也。今黄汗之证，专在血分，故汗出之色黄，而身不黄，又与发黄之证不同也。更与风水、皮水、风寒外感之气分，大不同也。

"古人称醋为苦酒，非另有所谓苦酒也。美酒醵即人家所制社醋，亦即镇江红醋是也。又醋之劣者即白酒醋，各处皆是。总以社醋入药。"

陈灵石："桂枝行阳，芍药益阴；黄芪气味轻清，外皮最厚，故其达于皮肤最捷。今煮以苦酒则直协苦酒之酸以止汗。但汗出于心，止之太急反见心烦，至六七日正复邪退，烦必自止，而不止者，以苦酒阻其余邪未尽故也。"

张路玉："黄汗皆由荣气不和，水气乘虚袭入，所以有发热汗出，身体重痛，皮肤甲错，肌肉瞤动等证。至于胫冷髋弛，腰下无汗，《内经》所谓身半以下，湿中之也。脉沉迟者，水湿之气渗于经脉，而显迟滞不行之状。证虽多歧，观其所治，咸以桂、芍和荣散邪，即兼黄芪司开合之权，杜邪复入之路也。

"案仲景于瘀热壅滞之候，每云甲错。即肌若鱼鳞之状。故发热不止则瘀热溃腐而为恶疮。每言身瞤乃经脉动惕之兆。故发汗不已则荣气乏内，而胸中痛也。"

程云来："若两胫热，则属历节之病；其食已汗出，为胃气外泄；暮而盗汗，为荣气内虚，又属虚荣之证。二者俱汗出，皆非黄汗也；欲作黄汗之证，汗出已，而热不为汗衰，反发热而热不止，薄于外，则销铄皮肤，故令身体枯槁；薄于里，则溃脉烂筋，故令生恶疮也。

"夫湿胜则身重汗出，虽湿去身轻，反正气未必不损，如此久久必耗散诸阳，故身瞤而心痛。是以上焦阳虚，则腰以上汗出；下焦湿胜，而为腰髋弛痛，如有物在皮肤中之状也。剧则内伤于脾，而不能食；外伤肌肉，而身体痛重。若烦躁小便不利，则水气无从出，蕴蓄肌中，必为黄汗。"

陈修园："黄汗之为病，身体肿，发热汗出而渴，状如风水，汗沾衣，色正黄，如柏汁，脉自沉。前此详其病状，而其病源，何从得之？请再申言，而出其方治。师曰：以汗出入水中浴，水从汗孔入得之。

"盖汗出则腠疏，客水之气从毛孔而伤其心，故水火相蒸而色黄，水气搏结而脉迟。然此证亦有从酒后汗出当风所致者，虽无外水，而所出之汗，因风内返，亦是水也。凡脾胃受湿，湿久生热，湿热交蒸而成黄者，皆可以汗出入水之气推之也。宜芪芍桂酒汤主之。

"黄汗之病，阳被郁而不下通，则两胫自冷；身热而胫冷，为黄汗之的证。假令一身中尽发热，此属历节，不为黄汗也。然黄汗，郁证也，汗出则有外达之机，若食已汗出，乃荣中之热，因气之动而外浮。又身常于入暮盗汗出者，乃荣中之热，乘阳之间而潜出。此皆责之荣气之热也。

"若汗出已，反发热，是热与汗俱出于外也。久久其身必甲错，发热不止者，必生恶疮。所谓自内之外，而盛于外是也。若身重，汗出已，辄轻者，是湿与汗俱出也。然湿虽出，而阳亦伤，久久必身瞤，瞤即胸中痛，又若从腰以上汗出，腰以下无汗，是阳上通，而不下通也。故腰髋弛痛，如有物在皮中之状，不能便捷。

"更有病剧而未经得汗者，则窒于胸而不能食，壅于肉里而身疼重，郁于心而烦躁，闭于下而小便不利。此其进退微甚之机，不同如此，而要皆水气伤心之所致。可以指之曰：此为黄汗。"

陈元犀："桂枝行阳，芍药益阴，黄芪气味轻清，外皮最厚，故其达于皮肤最捷。今煮以苦酒，则直协苦酒之酸以止汗。但汗出于心，止之太急，反见心烦，至六七日，正复邪退，烦必自止。而不止者，以苦酒阻其余邪未尽故也。"

2. 敛气安蛔治疗蛔厥症

蛔厥者，当吐蛔，令病者静而复时烦，此为脏寒，蛔上入膈，故烦。须臾复止，得食而呕，又烦者，蛔闻食气出，其人自当吐蛔。蛔厥者，乌梅丸主之。

乌梅丸方

乌梅三百枚　细辛六两　干姜十两　黄连一斤　人参六两　黄柏六两

右十味，异捣筛，合治之，以苦酒渍乌梅一宿，去核，蒸之五升米下，饭熟，捣成泥，和药令相得，内臼中，与蜜杵两千下，丸如梧子大，先食饮服十丸，日三服，稍加至二十丸。禁生冷滑臭等物。

此"厥"字，在此作"逆"解。"蛔厥"，即"蛔逆"，蛔虫上逆之义。说得通俗一点，蛔厥症，就是吐蛔症。

由于蛔得酸而止，得苦而安，得辛而状，所以乌梅丸中用苦酒、乌梅之酸，敛气安蛔；黄连、黄柏之苦泄热止逆安蛔；干姜、细辛之辛温中伏蛔；川椒温中杀蛔；人参益气；当归益血；附子祛寒。共成治蛔安胃之剂。

尤在泾："蛔厥，蛔动而厥，心痛，吐涎，手足冷也。蛔动则上逆，则当吐蛔；蛔暂安而复动，则病亦静而复时烦也。然蛔之所以时安而时上者，何也？虫性喜温，脏寒则虫不安而上膈；虫喜得食，脏虚而蛔复上而求食。故以人参、姜、附之属，益虚温胃为主，而以乌梅、椒连之属，苦酸辛气味，以折其上入之势也。"

尤氏虫动上逆之说义妥，但将"厥"解为"手足冷"则义失。此与手足逆、阳气不通之厥逆不同。观此段文字，并非蛔虫病导致之腹痛剧烈，呕逆吐蛔，手足发凉之急腹症。从"静而复时烦""须臾复止"之描述可知，这只是寻常之腹痛吐蛔症，而且有间歇期，所以不是因痛导致手足发凉之紧急状态。此"厥"解为"逆"义，较妥。《山海经·中山经》注："厥，气逆病。"《释名·释疾病》："厥，谓逆行上冲也。"《素问·生气通天论》《素问·阴阳应象大论》《素问·脉要精微论》等篇注厥字均为："厥，谓气逆也。"

《金匮要略语译》："患蛔厥的病人应当吐蛔虫，现在病人安静而又时常心烦，这是内脏寒冷，蛔虫入膈上，所以发烦。这种发烦很快就可以停止，但一吃东西就吐出来，而又发烦的，这是因为蛔虫闻到食物气味而到膈上来，所以病人应当吐蛔。蛔厥病应当用乌梅丸主治。

"本方主治胃虚而寒热错杂的蛔厥症，所以用寒热错杂的药物来治疗，是一个既能辛温散寒，又能苦寒清热的杀虫安胃的方剂。

"乌梅能安胃、止呕、杀虫；黄连、黄柏清热止呕；川椒温中杀虫；细辛、干姜、附子、桂枝温阳散寒；人参、当归补气行血。"

徐忠可："黄连之苦，可以安蛔，则前甘草与蜜，何以亦能安蛔也？不知上条之蛔，因燥而上逆，致使心痛，故以白粉杀虫为主，而加甘、蜜以润其燥。若蛔厥，未尝攻心，且蛔因脏寒而上，故以乌梅酸收，黄连苦降，以收伏降蛔为主，而加辛热追脏寒。所以一心痛而不吐蛔，一吐蛔而不心痛。此是二条大分别也。"

刘田良："蛔虫之为病，其脉洪大，其候面色青白，口唇纯红，其人吐涎沫，腹痛发作有时，令病者静而时烦，须臾复止。此为蛔上入膈也。得食则呕而又烦者，此为蛔闻食臭出也，其人当自吐蛔。或腹中刺痛有物如有头足上下之状，或往来寒热气不了了，或下利不止而呕逆，或脉伏四肢厥逆。各随其脉证而治之也。"

李彣："乌梅味酸，黄连、黄柏味苦，桂枝、蜀椒、干姜、细辛味辛。以蛔得酸则止，得苦则安，得甘则动于上，得辛则伏于下也。然胃气虚寒，人参、附子，以温补之；吐亡津液，当归以辛润之，则蛔厥可愈矣。"

谭日强："蛕虫即蛔虫，因饮食不洁，误食虫卵所致。本篇提出心痛吐涎，发作有时，及腹痛脉反洪大为蛔虫病的主要脉证，但临床时还应结合其他症状，如面色苍白或萎黄而有白色斑点；或鼻内作痒，唇内生疮；或舌苔崩剥，睡时龂齿；或食欲异常，喜食生米、茶叶、泥炭等物；或腹部按之有索状物等，全面进行诊察。治疗一般以杀虫为主，如用各种杀虫药而病不愈的，则宜甘草粉蜜汤解毒安中；如蛔厥吐蛔，手足逆冷，静而复烦，得食即吐，可用乌梅丸止呕安蛔。

"心痛吐蛔，手足逆冷，名为蛔厥；脏寒腑热，故静而复烦；蛔上入膈，故得食而呕；蛔闻食臭出，故其人吐蛔。此属厥阴寒热错杂之证。

"乌梅丸：乌梅、川椒，止呕杀虫；人参、当归，补气行血；附子、细辛，温经散寒；干姜、桂枝，健胃通阳；黄柏、黄连，清热除烦。便蛔得酸则止，得苦则安，得辛则伏。故主治之。

"本条的蛔厥，与《伤寒论》的脏厥不同。脏厥则脉微而厥，肢冷烦躁，无暂安时，为孤阳将绝之候，宜四逆、白虎加猪胆汁之类急救之；蛔厥则吐蛔，手足厥冷，静而复烦，得食而呕，为寒热错杂之证，故宜复方乌梅丸主治之。"

王占玺："蛔厥，烦闷疼痛，时发时止，得食而呕，甚者四肢厥冷，呕吐蛔虫；（乌梅丸）亦治久利及反胃呕吐等寒热错杂者。大体有以下几点：（1）治疗因肠寒胃热，蛔上入膈所致之蛔厥证。（2）治久利，急性肠炎，属厥阴寒热错杂之证。（3）临床报道，乌梅汤随证加减治疗胆道蛔虫255例，治愈率97.60%，有效率100%（湖南医药卫生资料选编，1971年11月）。（4）岳美中老师，用其治疗白塞氏病之属寒热错杂型者。

"本方是治疗蛔厥的主方。蛔厥是因肠寒胃热，蛔虫上扰入膈所致。前人认为：'蛔得酸则静，得辛则伏，得苦则下。故方中以乌梅酸能安蛔，制其蠕动；川椒、细辛之辛能驱蛔，且治内寒；黄连、黄柏苦能使蛔下行。本方不仅苦辛酸俱备，能安蛔止痛，且配伍姜、桂、附可温肠寒，黄连、黄柏除下蛔外，还能清膈与胃中热，同时还用人参、当归补养气血。此方为寒温并用，攻补兼施之剂。其又治久痢者，亦属寒热错杂之证。"

3. 化痰杀毒治疗饮食中毒症

《金匮要略·果实菜谷禁忌并治》：饮食中毒，烦满，治之方。

苦参三两　苦酒一升半

右二味，煮三沸，三上三下，服之吐食出即差，或以水煮亦得。

此饮食中毒，除"烦满"之症外，当有恶心、呕吐、腹痛、下利、发热等症状。苦参之苦，苦酒之酸，合之有酸苦涌泄、化痰杀毒之功。

醋，《名医别录》说它"消痈肿，散水气，杀邪毒"，《本草拾遗》说它"除癥块坚积，消食，杀恶毒，破结气，心中酸水疾饮"，《本草备要》说它"散瘀、解毒，下气消食"。

《本草经疏》："（醋）散水气者，水性泛滥，得收敛而宁谧也；杀邪毒者，酸苦涌泻，能吐出一切邪气毒物也。《日华子》主下气除烦，妇人心痛血气，并产后及伤损，金疮出血，迷闷，杀一切鱼肉菜毒，取其酸收而又有散瘀解毒之功也。"

《本草求真》："米醋，酸主敛，故书多载散瘀解毒，下气消食。且同木香磨服，则治心腹血气诸痛；以火淬醋入鼻，则治产后血晕；且合外科药敷，则治癥结痰癖，疸黄痈肿；暨口漱以治舌疮；面涂以散损伤积血，及杀鱼肉菜蕈诸毒。"

苦参有清热燥湿、凉血解毒之功效，与苦酒合用，增强了其解毒祛邪之功效。

《药性论》："治热毒风，皮肌烦躁生疮，赤癞眉脱，主除大热嗜睡，治腹中冷痛，中恶腹痛，除体闷，治心腹积聚。"

《滇南本草》："凉血，解热毒，疥癞，脓窠疮毒，疗皮肤瘙痒，血风癣疮，顽皮白屑，肠风下血，便血，消风，消肿毒，痰毒。"

《长沙药解》："《金匮》苦参汤，治狐惑蚀于下部者，以肝主筋，前阴者宗筋之聚，土湿木陷，郁而为热，化生虫蟨，蚀于前阴，苦参清热而去湿，疗疮而杀虫也。"

《本草正义》："苦参，大苦大寒，退热泄降，荡涤湿火，其功效与芩、连、龙胆皆相近，而苦参之苦愈烈，其燥尤烈，故能杀湿热所生之虫，较之芩、连，力量益烈。近人乃不敢以入煎剂，盖不特畏其苦味难服，亦嫌其峻厉而避之也。然毒风恶癞，非此不除。"

程云来："酸苦涌泄为阴，苦参之苦，苦酒之酸，所以涌泄烦满而除食毒。"

黄竹斋："《梅师方》饮食中毒，鱼肉菜等毒，即本方煮服，取吐即愈。

"《肘后》上下诸瘘，或在项，或在下部。用苦参五升，苦酒一斗渍三四日，服之，以知为度。又疗白癞，苦参五斤，酒三升，渍饮勿绝，并取皮根丰服，效验。又治中恶卒心痛，即本方煮取升半，分再服。

"《外台》天行病四五日，结胸满痛壮热，苦参一两，以醋三升，煮取一升二合，饮之取吐即愈。天行病毒，非苦参醋药不解。及温覆取汗良。

"《子母秘录》治小腹疼，青黑，或不能喘。苦参一两，醋一升半，煎药八合。分二服。"

（三）苦酒在《伤寒论》中的应用

1. 消肿敛疮治疗咽喉肿痛

少阴病，咽中伤，生疮，不能语言，声不出者，苦酒汤主之。

苦酒汤方

半夏洗，破如枣核，十四枚 鸡子一枚，去黄，内上苦酒，着鸡子壳中。

右二味，内半夏苦酒中，以鸡子壳置刀环中，安火上，令三沸，去滓，少少咽含之。不差，更作三剂。

成无己："热伤于络，则经络干燥，使咽中伤，生疮，不能言语，声不出者，与苦酒汤，以解络热，愈咽疮。

"辛以散之，半夏之辛，以发声音；甘以缓之，鸡子之甘，以缓咽痛；酸以收之，苦酒之酸，以敛咽疮。"

柯琴："取苦酒以敛疮，鸡子以发声，而兼半夏者，必因呕而咽伤，胸中之痰饮尚在，故用之，且以散鸡子、苦酒之酸寒，但令滋润其咽，不令泥痰于胸膈也。置刀环中放火上，只三沸即去滓，此略见火气，不欲尽出其味，意可知矣。鸡子黄生血分，故心烦不卧者宜之；其白走气分，故声不出者宜之。

"甘草汤、桔梗汤、半夏汤、苦酒汤，四方皆因少阴咽痛而设也。少阴之脉动循喉咙，挟舌本，故有咽痛症。若因于他症而咽痛者，不必治其咽。如脉阴阳俱紧，反汗出而吐利者，此亡阳也，只回其阳，则吐利止而咽痛自除；如下利而胸满心烦者，是下焦虚而上焦热也，升水降火，上下和调而痛自止；若无他症而但咽痛者，又有寒热之别。见于二三日，是阴火上冲，可与甘草汤，甘凉泻火以缓其热，不差者，配以桔梗，兼辛以散之。所谓奇之不去，偶之也。二方为正治之轻剂。

"以少阴为阴中之阴，脉微细而但欲寐，不得用苦寒之剂也。若其阴证似阳，恶寒而欲吐者，非甘、桔所能疗，当用半夏之辛温，散其上逆之邪，桂枝之甘温，散其阴寒之气，缓以甘草之甘平，和以白饮之谷味，或为散，或为汤，随病之意也；如咽中痛而且伤，生疮，不能言，语声不出者，不得即认为热证。必因呕而咽痛，胸中之痰饮为散，仍用半夏之辛温，取苦酒之酸以敛疮，鸡子白之清以发声。且三味相合，而半夏减辛烈之猛，苦酒缓收敛之骤。取鸡子白之润，滋其咽喉。又不令泥痰饮于胸膈也。故其法以鸡子连壳置刀环中，安火上，只三沸即去滓。此意在略见火气，不欲尽出半夏之味也明矣。二方皆少少含咽，是以治缓剂。按鸡卵，法太极之形，含阴阳两气，其黄走血分，故心烦不卧者用之。此仲景用药法象之义也。"

沈济苍："咽中伤生疮，是指咽喉部发生溃疡，肿痛糜烂；不能语言，声不出，是指语言不利，声音嘶哑，甚至失音。这是由于痰火互结于咽喉部延及声带等处所致。徐灵胎认为是阴火喉癣之类，一般属于杂物范围，不一定都是少阴病。

"苦酒汤的苦酒，即米醋。此方有半夏涤痰散结，鸡子白润燥止痛，苦酒消肿敛疮。三味相合，具有涤痰消肿、止痛敛疮的作用，适用于口腔溃疡、慢性咽喉炎等疾患。临床上可用制半夏10克，加水煎成200毫升，待温后视耐受力加入适量米醋，再调入鸡子清一枚，每日一剂，少少含咽，使药液能经常接触局部病灶，15天为一疗程，有效再服。

"刀环，即古之刀币，其形狭长，柄端有环，可安鸡卵。但方后制法颇多可疑之处。如鸡子一枚，去黄留白，以一个卵黄的地位，要容纳枣核大的半夏十四枚，还要加入米醋，事实上不可能。又鸡子清或令三沸，早已凝结成块，岂能少少含咽？故当存而待考。"

《伤寒析疑》："少阴咽痛证：阴虚咽痛，主要见症有咽痛，下利，胸满，心烦，用猪肤汤滋肾润肺益脾；客热咽痛，主要见症在咽痛、咽部轻度红肿，用甘草汤、桔梗汤清热利咽；痰热咽痛，主要见症有咽伤破溃，不能语言，声不出，用苦酒汤清热涤痰，敛疮消肿；客寒咽痛，主要见症有咽痛，呕逆，痰多，咽部一般无红肿，用半夏散及汤散寒涤痰开始。

"半夏涤痰散结，鸡子白清润利咽，米醋消肿敛疮。取法少少含咽之，使药直接持续作用于患部，以便提高疗效。"

尤在泾："少阴热气，随经上冲，咽伤生疮，不能语言，音声不出，东垣所谓少阴邪入于里，上接于心，与火俱化而克金也。故与半夏之辛，以散结热，止咽痛；鸡子白甘寒入肺，清热气，通声音；苦酒苦酸，消疮肿，散邪毒也。"

方中行："咽伤而生疮，比痛为差重也；不能语言者，少阴之脉入肺络心，心通窍于舌，心热则舌不掉也；声不出者，肺主声而属金，金清则鸣，热则昏而塞也。半夏主咽而开痰结，苦酒消肿而敛咽疮，鸡子甘寒而除伏热。"

程效倩："足少阴之有咽痛，皆下寒上热，津液搏结使然。无厥气撞心，故不成痹。但视气势之微甚，或润，或解，或温。总不用凉剂。"

汪苓友："或问仲景言咽痛，咽以嚥物，于喉何与？而云声不出邪？余答云：喉与咽相附，仲景言少阴病热咽痛，而喉咙即在其中。"

唐容川："此生疮即今之喉癣、喉蛾。肿塞不得出声。今有刀针破之者，有用巴豆烧焦烙之者，皆是攻破之使不壅塞也。仲景用生半夏，正是破之也。予亲见治重舌敷生半夏，立即消破。即知咽喉肿闭，亦能消而破之也。"

《伤寒论释义》："咽中伤生疮，以致语言不利，声不得出，此必痰火互结，咽部糜烂而有所阻塞，故用苦酒汤少少含嚥，取其涤痰消肿，止痛敛疮。

"本方主要以半夏散结降痰，但半夏辛燥，故佐以鸡子清之甘寒，润燥止痛。更以苦酒（即米醋）消肿敛疮。三者相合，可达散结祛痰，消肿止痛的作用。

再本方应注意'少少含嚥之'的服法，目的是为了使药效能持续作用于咽部。"

《灵枢·忧恚无言》："黄帝问于少师曰：人之卒然忧恚而无音者，何道之塞？何气出行，使言不彰？愿闻其方。少师答曰：咽喉者，水谷之道也，喉咙者，气之所以上下者也。会厌者，音声之户也。口唇者，音声之扇也。舌者，音声之机也。悬雍垂者，音声之关也。颃颡者，分气之所泄也。横骨者，神气所使，主发舌者也。故人之鼻洞涕出不收者，颃颡不开，分气失也。是故厌小而疾薄，则发气疾。其开阖利，其出气易；其厌大而厚，则开阖难，其气出迟，故重言也。人卒然无音者，寒气客于厌，则厌不能发，发不能下至，其开阖不致，故无音。

"黄帝曰：刺之奈何？岐伯曰：足之少阴，上系于舌，络于横骨，终于会厌，两泻其血脉，浊气乃辟。会厌之脉，上络任脉，取之天突，其厌乃发也。"

王晋三："苦酒汤治少阴水亏，不能上济君火而咽生疮。声不出者，疮也，疳也。半夏之辛滑，佐以鸡子清之甘润，有利窍通声之功，无燥津涸液之虑。然半夏之功能，全赖苦酒摄入阴分劫涎敛疮。即阴火沸腾，亦可因苦酒而降矣。故以名其汤。"

钱天来："半夏开上焦痰热之结邪，卵白清气治伏热，苦酒味酸使阴中热淫之气敛降。今之优人每遏声哑，即以生鸡子白啖之，声音好出。亦此方之遗意也。"

2. 酸敛安蛔治久利

伤寒，脉微而厥，至七八日肤冷，其人躁无暂安时者，此为脏厥，非蛔厥也。蛔厥者，其人当吐蛔。今病者静，而复时烦者，此为脏寒，蛔上入其膈，故烦。须臾复止，得食而呕又烦者，蛔闻食臭出，其人常自吐蛔。蛔厥者，乌梅丸主之。又主久利。

乌梅丸方

乌梅三百枚　细辛六两　干姜十两　黄连十六两　附子六两，炮，去皮　人参六两　黄柏六两右十味，异捣筛，合治之。以苦酒渍乌梅一宿，去核，蒸之五斗米下，饭熟捣成泥，和药令相得，内臼中，与蜜杵两千下，丸如梧桐子大，先食饮服十丸，日三服。稍增至二十丸。

禁生冷、滑物臭食等。

成无己："脏厥者死，阳气绝也。蛔厥，虽厥而烦，吐蛔已则静，不若脏厥而燥无暂安时也。病人脏寒胃虚，蛔动上膈，闻食臭出，因而吐蛔，与乌梅丸，温脏安蛔。

"肺主气，肺欲收，急食酸以收之。乌梅之酸，以收肺气；脾欲缓，急食甘以缓之。人参之甘，以缓脾气；寒淫于内，以辛润之，以苦坚之。当归、桂、椒、细辛之辛，以润内寒；寒淫所胜，平以辛热。姜、附子之辛热，以胜寒；蛔得甘则动，得苦则安。黄连、黄柏之苦，以安蛔。"

柯琴："伤寒脉微厥冷烦躁者，在六七日，急灸厥阴以救之。此至七八日而肤冷，不烦而躁，是纯阴无阳，因脏寒而厥，不治之证矣。然蛔厥之证，亦有脉微肤冷者，是内热而外寒，勿遽认为脏厥而不治也。其显证在吐蛔，而细辨在烦躁。脏寒则躁而不烦，内热则烦而不躁，其人静而时烦，与躁而无暂安者迥殊矣。此与气上撞心，心中疼热，饥不能食，食即吐蛔者，互文以见意也。

"夫蛔者，虫也。因所食生冷之物，与胃中湿热之气，相结而成。今风木为患，相火上攻，故不下行谷道，而上出咽喉，故用药亦寒热相须也。此是胸中烦而吐蛔，不是胃中寒而吐蛔，故可用连、柏。要知连、柏是寒因热用，不特苦以安蛔。看厥阴诸证，与本分相符，下之利不止，与又主久利句合。则乌梅丸为厥阴主方，非只为蛔厥之剂矣。

"蛔从风化，得酸则静，得辛则伏，得苦下。故用乌梅、苦酒至酸者，为君；姜、椒、辛、附、连、柏，大辛大苦者，为臣；佐参、归以调气血；桂枝以散风邪；借米之气以和胃；蜜之味以引蛔。少与之而渐加之，则烦渐止而蛔渐化矣。食生冷则蛔动，得滑物则蛔上入膈，故禁之。

"太阴以理中丸为主，厥阴以乌梅丸为主。丸者，缓也，所以和脾胃之气，厥阴之缓，所以制相火之逆也。观所主诸分，治手足厥冷，脉微欲绝，而不用姜、附；下利，脉沉结，而用黄柏；心动悸，脉结代，而用生地、麦冬。总因肝有相火，当泻无补。与肾中虚阳之发，当补当温者不同耳。

"夫三阴皆有本经之热，太阴之热，脾家实而行胃脘之阳也；少阴之热，肾阴虚而无阳发越也；厥阴之热，肝胆热而拂郁之火内热也。举世误于传经热邪之说，遇三阴热证，漫无主张。见发热脉沉者，断为阳证；见阴脉而不治。中风下利者，妄呼为漏底伤寒。不明仲景之论，因不敢用仲景之方。非不学无术乎？

"六经惟厥阴最为难治，其本阴而标热，其体风木，其用相火，以其具合晦朔之理。阴之初尽，即阳之初出，所以一阳为纪，一阴为独，则厥阴病热，是少阳相火使热也。火旺则水亏，故消渴。气有余便是火，故气上撞心，心中疼热。木甚则克土，故饥不欲食，是为风化。饥则胃中空虚，蛔闻食臭则出，故吐蛔。此厥阴之火证，非厥阴之伤寒也。《内经》曰：必伏其所主，而先其所因，或收，或散，或逆，或从，随所利而行之，调其中气，使之和平，是厥阴之治法也。

"仲景之方，多以辛甘、甘凉为君，独此方用酸收之品。以厥阴主肝而属木，《洪范》云：木曰曲直，曲直作酸。《内经》曰：木生酸，酸入肝。以酸泻之，以酸收之。君乌梅之大酸，是伏其所主也；佐黄连泻心而除痞，黄柏滋肾以除渴，先其所因也；肾者肝之母，椒附以温肾，则火有所归，而肝得所养。是固其本也。肝欲散，细辛、干姜以散之。肝藏血，桂枝、当归引血归经也。寒热并用，五味兼收，则气味不和，故佐以人参调其中气。以苦酒浸乌梅，同气相求。蒸之米下，资其谷气。加蜜为丸，少与而渐加之，缓以治其本也。

"仲景此方，本为厥阴诸症之法，叔和编于吐蛔条下，令人不知有厥阴之主方。观其用药，与诸证符合，岂只吐蛔一症耶！蛔为生冷之物，与湿热之气相成，故寒热互用以治之。且胸中烦而吐蛔，则连、柏是寒因热用。蛔得酸则静，得辛则伏，得苦则下。杀虫之方，无更出其左右者。久利则虚，调其寒热，扶其正气，酸以收之，其利自止。愚按：厥利发热诸证，诸条不立方治，当知治法不出此方矣。"

姜建国："本条以与脏厥相对比的形式，阐述蛔厥的脉症等特点及辨证论治。脏厥属阳衰寒厥，必具三个特点：其一，厥逆程度严重，可冷过肘膝，甚至通体皆冷。其二，必见脉微，甚至脉微欲绝。其三，阴盛格阳，虚阳躁动，出现神昏躁扰，且无暂安时，反映了真阳大虚，脏气垂绝的寒厥危候。

"蛔厥为病，主在蛔扰，非属阳衰。所以蛔厥的诊断，有如下特点：其一，四肢虽厥，但程度较轻，一般不会冷过肘膝，更不会通体皆冷。其二，有吐蛔的病史。其三，不躁而烦，且时静时烦。其四，得食易吐，吐出蛔虫。这是因为膈胃有热，脾肠有寒，蛔虫喜温恶寒，向上窜扰，气血逆乱的缘故。其厥与烦均有阵发性的特点。厥逆，因于蛔虫扰动。蛔扰，又因于上热下寒，故治以寒热并用，安蛔驱蛔的乌梅丸。本方又治寒热错杂的久利。

"蛔虫有得酸则静，得苦则下，得辛则伏的特性。所以治蛔当用酸、苦、辛诸味，乌梅丸的组方即是如此。本方分为四部分：重用乌梅，以酸制蛔；蜀椒、桂枝、干姜、附子、细辛，一者以辛制蛔，二者兼温下寒；黄连、黄柏，一者苦以制蛔，二者兼清上热；当归、人参、白蜜、米粉，调补气血。如此则上热清，下寒祛，气血调，蛔虫安，而厥逆自然得愈。

"但亦不可把此方视为治虫专剂，仲师又指出'又主久利'。久利乃慢性、长期泻利，多气血双虚，易寒热错杂。乌梅味酸，一者滋补阴液，一者酸敛固脱；热药，温阳散寒；寒药，清热止利；当归、人参，气血双补。所以此方清、温、补、涩俱备，又为治久利之良方。"

尤在泾："伤寒脉微而厥，寒邪中于阴也。至七八日身不热而肤冷，则其寒邪未变可知。乃其人躁无暂安时者，此为脏厥发躁，阳气欲绝，非为蛔厥也。蛔厥者蛔动而厥，其人亦躁。但蛔静则躁亦止，蛔动则时复自烦，非若脏寒之躁无有暂安时也。

"然蛔之所以时动而时静者何也？蛔性喜温，脏寒则蛔不安则上膈。蛔喜得食，脏虚则蛔复上求食，甚则吐呕涎液从口中出。古云：蛔得甘则动，得苦则安。又曰：蛔闻酸则静，得辛热则止。故以乌梅丸安蛔温脏，而止其厥逆。"

喻嘉言："脏厥者，正指肾而言也；蛔厥者，正指胃而言也。曰脉微而厥，则阳气衰微可知。然未定其为脏厥蛔厥也。惟肤冷而躁无暂安，乃为脏厥。脏厥用四逆及灸法。其厥不回者，主死。若蛔厥则时厥而时止，未为死候。但因此而驯至胃中无阳则死也。乌梅丸中酸苦辛温互用，以安蛔温胃益虚，久利而便脓血亦主此者，能解阴阳错杂之邪故也。"

魏念庭："二证虽厥同，而烦躁不同。肾寒之脏厥，躁无暂安时；胃寒蛔厥，烦而有静时也。以此可辨其寒在肾在胃，而分证以治之也。

"仲师又为申明蛔厥吐蛔之理，亦属之脏寒，此脏字即指胃。《内经》十二脏，并腑以言脏也。况胃寒未有脾不寒者，见蛔上入于膈，烦有起止，得食而呕，而烦，而吐，皆脏寒而蛔不安伏之故也。"

吴遵程："此方主胃气虚而寒热错杂之邪积于胸中，所以蛔不安而时时上攻，故仍用寒热错杂之味治之。方中乌梅之酸以安胃，蜀椒之辛以泄滞，连、柏之苦以降气。盖蛔闭酸则定，见辛则伏，遇苦则下也。其他参归以补气血之虚寒，姜附以温胃中之寒饮。若无饮则不呕逆，蛔亦不上矣。辛桂以祛陷内之寒邪。若无寒邪，虽有寒饮亦不致呕逆。若不呕逆，则胃气纵虚，亦不致蛔厥。"

（四）苦酒在方书中的应用选例

1. 《五十二病方》

狂犬伤人方

治鬈与橐莫，醯半咅（杯），饮之。女子同药。

犬筮（噬）人伤者方

取丘引矢二升，以井上罋甃处土与等，并熬之，而以美醯……以熨其伤。

瘁病方

以醯、酉（酒）三乃（汤）煮黍稷而饮其汁。

癪（癫）病方

以冥蚕种方尺，食衣白鱼一七，长足二七。熬蚕种令黄，靡（磨）取蚕种治，亦靡白鱼，长足，节三，并以醯二升和，以先食饮之。

夕毋食，旦取丰（蜂）卵一，渍美醯一栖（杯），以饮之。

由上诸方可知，汉时的《五十二病方》并不称醋为苦酒，而只叫作"醯"。

2. 《武威汉代医简》

治金创止痛方

治金创止慁方。

石膏一分　姜二分　甘草一分　桂一分

凡四物，皆治合和，以方寸酢浆饮之，日再夜一，良。甚勿传也。

酢即醋。此称醋为"酢浆"。

3. 《葛氏方》

疠疡方

面颈忽生白驳，状如癣，世名为疠疡方。

以新布揩令赤，苦酒摩巴豆涂之，勿广。

治百虫入耳方

以好苦酒渍椒灌之，以起行便出。

治鼻卒衄方

苦酒渍绵，塞鼻孔。

口舌生疮方

含好淳苦酒即愈。

治喉卒痈肿方

治喉卒痈肿，饮食不通方。

用韭一把，捣熬以薄肿上，冷复换之。苦酒和之亦佳。

治阴卵卒肿方

治男子阴卵卒肿痛方。

烧牛屎，末，以苦酒和，敷之。

大黄膏

治足忽得瘡病，腓胫暴大如吹，头痛寒热，筋急。

若数日不止，便以甘刀破足第四、第五指间脉处，并踝下骨解，泄其恶血，血皆作赤色，去一斗五升，亦无苦。若在余处亦破之，而角嗽（嗍）去恶血，都毕，敷此大黄膏，勿令得风水。

大黄　附子　细辛　连翘　巴豆　水蛭炙，一两

苦酒淹一宿，以腊月猪膏煎，三上三下，去滓，以敷之。亦可酒服如杏核。

治舌卒肿方

治舌卒肿起，如吹猪胞状，满口塞喉，气息欲不复通，须臾不治则杀人方。

浓煮甘草汤，含少时，取釜底墨，苦酒和，厚涂舌上下，脱去更涂，须臾便消。若先决出汁竟与弥佳。

治大腹水肿病方

防己　甘草　葶苈各二两

捣，苦酒和，服如梧子三丸，日三。恒将之，取都消乃止。

治霍乱转筋方

苦酒和粉涂痛上。

《葛氏方》是公元 400 年左右时之方书，书中多将醋称作"苦酒"。

5.《小品方》

治虫入耳方

酱、苦酒、浆汁灌之。

治霍乱转筋方

以苦酒煮青布裹漏方，冷复易。

治痈结肿坚方

治痈结肿坚如石，或如大核，色不变，或作石痈，不消。

鹿角八两，烧作灰　白蔹二两　精理黄色磨石一斤，烧令赤

三物捣作末，以苦酒和泥，厚涂痈上，燥更涂，取消止。内服连翘汤下之。

灭瘢痕方

治面黯，灭瘢痕，除皯，去黑痣方。

茉苈二分　桂心一分

右二味，捣筛，以酢浆水服方寸匕，日一，止即脱，又服栀子散差。

治狐臭方

辛夷　芎䓖　细辛　杜蘅　藁本各二分

右五味，㕮咀，以苦酒渍之一宿，煎三日，取汁傅之，欲傅临时，以差为度。

6.《备急千金要方》

治疬疡方

醋摩硫黄涂之，最上。

又方

以三年醋摩乌贼骨，先布摩肉赤，敷之。

治白癜风方

矾石　硫黄各等份，末，醋和，敷之。

明目方

芜菁子三升　醋味清酒三升

煮令熟，曝干，末，下筛，以井花水和服方寸匕，日三，稍加至三匕。

治齿龈出血方

治齿龈间血出不止方。

生竹茹四两

醋渍一宿，含之。

治龋齿方

大醋一升　煮枸杞白皮一升，取半升，含，虫出。

治阴囊肿痛方

醋和面，涂之。

治尸疰方

治遁尸尸疰方。

桂心一两　干姜二两　巴豆仁二枚

三味，下筛，上醋和，和如泥，涂病上，干即易。

治瘘方

烧死蜣螂末，醋和涂之。

又方

死蛇灰，醋和敷之。

黄连汤

曾伤二月胎者，预服黄连汤方。

黄连　人参各一两　吴茱萸五合　生地黄五两　生姜三两

右五味，切，以醋浆七升，煮取三升，分四服，日三夜一。每十日一作。若颇觉不安，加乌梅一升。加乌梅者，不用浆，直用水耳。忌猪肉、冷水、芜荑。一方当归半两。

茯神汤方

曾伤三月胎者，当预服茯神汤方。

茯神　丹参　龙骨各一两　阿胶　当归　甘草炙　人参各二两　赤小豆二十一粒　大枣十二枚，擘

右九味，切，酢浆一斗，煮取三升，分四服。七日后服一剂。腰痛者加桑寄生二两。忌海藻、菘菜。

治耳聋方

淳酢

微火煎附子一宿，削令可入耳，以绵裹塞之。

治崩中下血方

桑耳二两半　鹿茸十八铢

右二味，以醋五升，渍，炙燥，清尽为度，治下筛，服方寸匕，日三。

治小儿疸方

治小儿疸极，月初即生，常黄水出方。

酢和油，煎令如粥，及热傅之，二日一易，欲重傅，则以皂荚汤洗疮，乃傅之。

真朱汤

治胎死腹中，真朱汤方。

熟真朱一两　榆白皮切，一升

右二味，以苦酒三升，煮取一升，顿服，死胎立出。

治胎死不出方

治娠未足月而胎卒死，不出，其母欲死方。

以苦酒浓煮大豆，一服一升，死胎立出。不能顿服。分再服。一方用醇酒煮大豆，亦治积聚成瘕。

治产乳晕绝方

含酽醋潠面即愈。凡闷即潠之，愈。

又方

取酽醋和产血，如枣许大，服之。

在唐代的《备急千金要方》（652）中，对醋的称谓有多种：醋、苦酒、酽醋、酢浆、醋味清酒。

7.《深师方》

泽兰膏

生发，泽兰膏方

细辛二两　蜀椒三升　续断二两　杏仁三升　乌头二两　皂荚二两　泽兰二两　石南二两　厚朴二两　茵草二两　白术二两

凡十一物，㕮咀，以淳苦酒三升，渍铜器一宿，以不中水、猪肪，成煎四斤，铜器中东向灶，炊以苇薪，三沸三下，膏成，以布绞去滓，拔白涂之。

蒺藜散方

治黚黯黑邑，蒺藜散方。

蒺藜子　栀子仁　香豉各一升　木兰皮半斤

凡四物，下筛，醋浆和如泥，暮卧涂病上，明旦汤洗去。

治癣方

末雄黄醋和，先以布拭疮令伤，以药涂上。神效，不传。

又方

附子一枚　皂荚一枚，搔癣上令周遍，汁出，以散薄之。若干癣，以苦酒和散，以涂其上。神良秘方。

《深师方》是公元460年左右时之方书。彼时"醋""苦酒"混称。

8.《新录方》

治狐臭方

醋和胡椒粉，涂腋下，日一。

治肉刺方

醋摩之，至消。

治代指方

醋和热气灰封，日二三。

治热沸疮方

治夏月热沸疮方。

醋浆煮，洗之。

治齿黄黑方

取桑黄皮，醋渍一宿，洗七遍。一云黄白皮，此方正月亦及五月五日用。

《新录方》为公元 580 年左右时之方书。该书中直称"醋"。

9.《经心方》

治疣方

若酒渍石灰六七日，滴取汁沾疣上，小作疮即落。良验。

治孤臭方

苦酒和白灰涂，燥复易。

《经心方》为公元 610 年左右之方书。书中称醋为"苦酒"。

10.《古今录验方》

口舌生疮方

治口中十二病，或肿，或有脓血，或如饭粒，青白黑起，或如鼠乳，或有根，下龈上，饮食则痛方。

甘草　桂心　生姜　细辛各一两

凡四物，淳苦酒三升，煮取一升，适寒温含之。

治下部痒痛方

下部痒痛，如虫啮者。

小豆一升　好苦酒五升

煮豆熟出，干，干复纳酒，酒尽止，末，酒服方寸匕，日三。

《古今录验方》为公元 620 年左右之方书。书中称醋为"苦酒"。

11.《拯要方》

治疥疮方

苦酒摩狼跋子涂之。效。

疗腹蛇疮方

醋磨蚤休敷之。

《拯要方》为公元 500 年左右时之方书。上引二方，一方称"苦酒"，一方称"醋"，是彼时"醋""苦酒"混称。

12.《广济方》

疗疬疡风方

雄黄一两　硇砂二两　附子三两，生

右为散，苦酒和如泥，涂上。

治牙痛方

槐白皮切，一握　醋三升

煎取二升，去滓，纳盐，适寒温含之。三五日即定也。

《广济方》是公元 746 年之方书。此时"苦酒""醋"仍然混称。

13.《医门方》

疗灸疮肿急痛方

柏白皮　当归各三两　薤白切，一升　猪膏一升

切，以苦酒浸之三味一宿，以微火煎，三上三下，薤白黄为度。去滓，敷上，甚效。

疗乳痈方

疗妇人乳痈初得，令消方。

赤小豆　茵草各等份，苦酒和，涂之，立愈。

《医门方》为公元 800 年左右之方书。上引二方均称醋为"苦酒"。

14.《治眼方》

治眼肿痛方

以醋浆作盐汤洗之，日可十反。

治眼铁（高文柱："疑当作'瞙'"）烂赤方

淳苦酒一升　大钱二七枚

凡二物，烧钱令赤，投苦酒中，以着铜器中，覆头。着屋北阴地理廿一日，出爆干，可丸。卧，药如黍米，着目比中各一丸，不过十敷都瘥。

神明膏

治目风烂赤眵眦恒湿，神明膏药方。

蜀椒一升半　吴茱萸半升　术五合　芎䓖五合　当归五合　附子十五枚，去皮　白芷五合　桂一两　苦酒二升半　猪肪五升

十物，㕮咀，渍着苦酒中一宿，明旦纳药膏中，微火上煎之，三上三下，下留定之，冷乃上也，为候色黄膏成，以绵合布绞，去滓，密封。若腹痛，温酒服如半枣一枚，日三；皮肤肿痛，向火摩数百过，日三。稍即止。亦治风冻疮，治目烂亦泡。神良，验也。

《治眼方》之成书年代不祥，但其不会晚于唐代。书中以"苦酒"之称为主。

六、鸡子黄

（一）鸡子黄临床应用源流

鸡子黄入药使用，始自晋代，汉代并无此使用。《范汪方》有用"鸡子黄调和烧鹿角末、甘草末，外敷治疗乳疮流水疼痛之症"的记载；《葛氏方》中有用"鸡子黄、胡粉，酒服治疗赤白痢下之症"的论述。

约成书于公元 500 年左右之《拯要方》中，治疗"风头痛，眼眩心闷，阴雨弥甚"之方中，用"防风二两，当归一两，山茱萸一两，柴胡二两，薯蓣二两，鸡子二两，去白，打黄碎。右为散，用鸡子黄和散，令调，酒服方寸匕，日三"。

唐代孙思邈的《备急千金要方》（成书于公元 652 年）中，治疗百合病已经吐之后更发者，用百合鸡子汤方。方中用百合七枚，擘，浸一宿去汁，以泉水二升，煮取一升。取鸡子黄一枚内汁中搅令调，分再服。该书治瘤病方，用"矾石、芎䓖、当归、大黄、黄连、芍药、白蔹、黄芩各二分，吴茱萸一分。九味为末，鸡子黄和之，涂细故布上，随瘤大小以薄贴之，干即易。着药当熟，作脓脂细细从孔出也。按却脓血尽，着生肉膏；若脓不尽，复起故也"。

《药性论》："醋煮治产后虚痢，小儿发热；煎食除烦热，炼过治呕逆；和常山末为丸，竹叶汤服，治久疟。"

《日华子本草》："（鸡子）黄，炒取油和粉，傅头疮。"

《本草纲目》："鸡子黄，气味俱厚，阴中之阴，故能补形。昔人谓其与阿胶同功，正此意也，其治呕逆、诸疮，则取其除热、引虫而已。

"卒干呕者，生吞数枚良；小便不通者，亦生吞之数次效，解热毒，治下痢甚验。"

苏颂："鸡子入药最多，而发煎方奇特。刘禹锡《传信方》云，乱发鸡子膏，治孩子热疮。用鸡子五枚，煮熟，去白取黄，乱发如鸡子大，相和，于铁铫中炭火熬之，初甚干，少顷即发焦，乃有液出，旋取置碗中，以液尽为度。取涂疮上，即以苦参末粉之。顷在武陵生子，蓐内便有热疮，涂诸药无益，而日益剧，蔓延半身，昼夜号啼，不乳不睡。因阅《本草》，发髲条云，合鸡子黄煎之消为水，疗小儿惊热、下痢。注云：俗中妪母为小儿作鸡子煎，用发杂熬之良，久得汁与小儿服，去痰热，主有病。又鸡子条云，疗火疮，因是用之，果如神效也。"

《长沙药解》："鸡子黄，补脾精而益胃液，止泄利而断呕吐。《伤寒》黄连阿胶汤，用之治少阴病，心中烦，不得卧者，以其补脾而润燥也。《金匮》百合鸡子汤，用之治百合病吐之后者，以其涤胃而降逆也。排脓散，用之以其补中脘而生血肉也。

"湿润淳脓，滋脾胃之精液，泽中脘之枯槁，降浊阴而止呕吐，升清阳而断泄利，补中之良药也。"

《本草思辨录》："卵白为阳，黄为阴，白气轻而黄气重。故白能解散浮阳，疗目热赤痛，与咽中生疮。黄能涵育真阴，主心中烦不得卧，与百合病吐后，孩子热疮，妊娠胎漏。"

《金匮要略》中使用鸡子黄的方剂

1. 百合鸡子汤；

2. 排脓散。

《伤寒论》中使用鸡子黄的方剂

1. 黄连阿胶汤。

（二）鸡子黄在《金匮要略》中的应用

1. 养阴降逆治疗百合病

百合病，吐之后者，用后方主之。

百合鸡子汤方

百合七枚，擘　鸡子黄一枚

右先以水洗百合，渍一宿，当白沫出，去其水，更以泉水二升，煎取一升，去滓，内鸡子黄，搅匀，煎五分，温服。

百合病本为阴虚内热之证，又用吐法，津液更伤，所以病证不愈。方用百合、鸡子黄养阴复液，使津复气和，正复邪却。

《金匮要略语译》："百合病是一种阴虚类型的病证，多见于伤寒病前后，尤以伤寒病后为多。杂病中也间或有之。它的传变，只有阴阳表里的区别，不能用六经症状来划分。治疗以百合为主药。除了精神不安和神志恍惚的症状外，还有口苦、小便赤、脉微数，这些都是阴虚内热现象。

"有些注家根据'肺朝百脉'的理论，认为百合病是肺病。肺病影响到气，气病又影响于脉。肺主一身之气，当然可以影响百脉而'悉致其病'。《金鉴》则指出百合病为'形神俱病'，可供参考。

"谈起百合病，我们要把它和百脉联系起来看。因为人体千百条脉络同出于一个根源，而百合病的发病和脉络有关，所以这种病很容易影响整体，似乎全身都感到不舒服。

"百合病的主要症状表现是想吃东西又吃不下；经常沉默默地，想睡觉又睡不稳，想走路又走不动；饮食方面，有时食欲很好，有时又不想吃，而且怕闻到饮食的气味；身上似乎怕冷，但又不发冷，似乎有热，又不发热；嘴里很苦，小便颜色发红。很多药都治不好这种病，有时吃了药还往往呕吐或腹泻得很厉害。这些病状好像有神灵作祟似的，捉摸不定。

"由外表看来并没有显著的病象，脉搏稍微有点快。根据临床观察的体会，如病人在小便的同时，有头痛感觉的，预计六十天左右病可以好；如果在小便时头不痛，而有点怕风的，大概四十天左右病可以好；假如小便时很畅快，只稍微有一些头晕的，那么二十天左右病就可以好了。

"以上这些百合病的症状，或者在患伤寒病之前预先出现，或者在得伤寒病后四五天出现，或者到病后二十天至一个月左右才稍微出现一些症状的，可以按照不同的病情进行治疗。

"本方鸡子黄佐百合、泉水，以养阴、降逆止呕……百合鸡子汤是治吐后中虚的。"

《诸病源候论·伤寒百合候》："百合病者，谓无经络。百脉一宗，悉致病也。多因伤寒虚劳，大病之后不平复，变成斯疾也。

"其状意欲食，复不能食，常默默欲得卧，复不得卧；欲出行，复不能行；饮食或有美时，或有不用饮时；如强健人，而卧不能行；如有寒复如无寒；如有热，复如无热；苦小便赤黄。

"百合之病，诸药不能治。得药即剧吐利。如有神灵者，身形如和，其人脉微数，每尿辄头痛，其病六十日不愈；若尿头不痛，渐渐然者，四十日愈；若尿快然，但眩者，二十日愈；其证或未病而预见，或病四五日而出，或病二十日、一月微见，其状恶寒而呕者，病在上焦也，二十三日当愈；其状腹满微喘，大便硬，三四日一大便，时复小溏者，病在中焦也，六十三日当愈；其状小便淋沥难者，病在下焦也，四十三日当愈。各随其证以治之耳。"

尤在泾："百脉一宗者，分之则为百脉，合之则为一宗。悉致其病，则无之非病矣。然详其证，意欲食矣，而复不能食；常默然静矣，而又躁不得卧；饮食或有美食矣，而复有不欲闻食臭时；如有寒、如有热矣，而又不见为寒，不见为热；诸药不能治，得药则剧吐利矣，而又身形如和。全是恍惚去来，不可为凭之象。惟口苦、小便赤、脉微数，则其常也。

"所以者何？热邪散漫，未统于经，其气游走无定，故其病亦去来无定。而病之所以为热者，则征于脉，见于口与便，有不可掩然者矣。

"夫膀胱者，太阳之府，其脉上至巅顶，而外行皮肤。溺时头痛者，太阳乍虚，而热气乘之也；渐然、快然，则递减矣。夫乍虚之气，溺已即复，而淫热之气，得阴乃解。

"故其甚者，必六十日之久，诸阴尽集，而后邪退而愈；其次四十日；又其次二十日，热差减者，愈差速也。此病多于伤寒热病前后见之。其未病而预见者，热气先动也；其病四五日，或二十日，或一月见者，遗热不去也。

"《本草》：鸡子安五脏，治热疾。吐后脏气伤而病不去，用之不特安内，亦且攘外也。"

陈修园："百合病者，分为百脉，合为一宗，无经络可别，悉致其病也。第见其证，意欲食而复不能食；口欲言，而又不言，而常默默；欲卧而又躁，而不能卧；欲行而又懒，而不能行；欲饮食，或有美时，或有不欲闻食臭时；如寒无寒，如热无热；口苦，小便赤，诸药不能治。得药则剧吐利，如有神灵者。身形如和。以上诸证，全是恍惚去来不可为凭之象，惟凭之于脉与溺，确知其为热。其脉微数，数则主热也。溺出膀胱，膀胱为太阳之府，其脉上至巅顶，溺时头痛者，太阳乍虚，而热气乘之也。今每溺时而头每痛者，乃热气之甚者，必六十日之久，月再周而阴气复，阴气复而阳邪平，然后乃愈；若溺时不头痛，淅淅然者，则病稍浅矣，大约四十日可愈；若溺时快然，但头眩者，则更浅矣，不过二十日可愈。

"此详言百合病之证脉也。此证多见于伤寒大病前后，或为汗、吐、下失法而变，或平素多思不断，情志不遂，或偶触惊疑，猝临异遇，以致行往坐卧饮食等，皆若不能自主之势，此病最多，而医者不识耳。"

程云来："头者，诸阳之首，溺则阳气下施，头必为之摇动。曷不以老人小儿观之？小儿元气未足，脑髓不满，溺得出，头为之摇，此阳气不能充故耳；老人血气衰，肌肉涩，脑髓清，故溺出时，不能射远，将完必湿衣，而头亦为之动者，此阳气已衰，不能施射故耳。由此观之，溺出头之痛与不痛，可以观邪之浅与深矣。故百合病溺出头痛者，阳邪会深而阳气衰也。内衰则入于脏腑，上则牵连脑髓，是以六十日愈。若溺出头不痛渐渐然者，渐渐如水洒淅皮毛，外舍于皮肤肌肉，尚未入脏腑之内，但阳气微耳，是以四十日愈。若溺出快然，但头眩者，言邪犹浅，快则阴阳和畅，营卫通利，脏腑不受邪，外不淅淅然，则阳气尚是完固，但头眩者，是邪在阳分，阳实则不为邪所牵，故头不痛而眩，是以二十日愈也。其说亦通。"

陈元犀："中者，阴之守也。必伏阴精上举动，《内经》云：阴精上奉，其人寿。百合七枚洗去沫，鸡黄石人搅浑融。

"吐后伤中者，病在阴也。阴伤，故用鸡子黄养心胃之阴，百合滋肺气，下润其燥。胃为肺母，胃安则肺气和而令行，此亦用阴和阳，无犯攻阳之戒。"

王晋三："误吐伤阳明者，以鸡子黄救厥阴之阴，以安胃气。救厥阴，即所以奠阳明，救肺之母气，是亦阳病救阴之法也。"

陈载安："其得之吐后者，吐从上逆，较发汗更伤元气。阴火得以上乘，清窍为之蒙蔽矣。故以鸡子黄之纯阴养血者，佐百合以调和心肺，是亦用阴和阳矣。"

李玗臣："伤寒大病后血气未得平复，变成百合病。今由百脉一宗，悉致其病观之，当是心肺二经之病也。如行卧饮食寒热等证，皆有莫可形容之状。在《内经》，解㑊病似之。观篇中有如神灵者，岂非以心藏神，肺藏魄，人生神魂失守，斯有恍惚错妄之情乎？又曰，《内经》云，凡伤于寒则为病热，热气遗留不去，伏于脉中则昏昏默默。凡行卧饮食寒热皆有一种虚烦不耐之象矣。"

沈明宗曰："若邪淫于胸中连及上脘，则意欲食复不能食，走于肝肾，故常默默；流入脾胃，故欲卧不能卧，欲行不能行；邪不在胃，饮食或有美时，壅抑胃气则闻食臭；流于胆，则口苦；流于膀胱，则便赤。以上诸证非一齐并见，皆移易变动而见也。"

黄竹斋："案百合病者，精神病之一。《金鉴》云，百合瓣一蒂如人百脉一宗，命名取治皆此义也。盖血海为百脉所归宗，乃化精补髓之源，而脑为髓海，若经络瘀，有热毒，则脑髓失灵而志意昏愦。百合质类脑髓，善清热解郁，而气味甘平微苦，最宜于元气虚弱之证，而为斯病之主药，犹伤寒中所谓桂枝证、柴胡证例也。又此证与狂均为血室及脑之病，而阴阳虚实不同。《内经》云，邪入于阳则狂，邪入于阴则痹。痹盖脑髓不仁，失觉运动失常之词，即百合病证也。赵氏以此证断为血病，魏氏断为气病，并非。"

山田业广《金匮要略集注》："按：百合病，《巢源》题以'伤寒百合候'，《千金》隶之'伤寒劳复'下，并谓伤寒虚劳大病之后，变成此疾。兹知百合病，发于伤寒后也甚明者。尤氏谓'伤寒热病前后见之'者，诚不诬。然斯疾今不可考，后人或云《内经》解㑊证（《伤寒补亡论》、《医垒元戒》、赵以德《衍义》）。或云与劳瘵同形状（赵以德），或云心神涣散证（《吴医汇讲》），或云气病（魏荔彤）。并臆揣，不可从。"

王孟英："仲景以百合主治，即以百合名其病，其实余热逗留肺经之证。凡温、暑、湿、热诸病后皆有之，不必疫也。肺主魄，魄不安则如有神灵；肺失清肃则小便赤。百合功专清肺，故以为君也。"

谭日强："百合病的发生，有因伤寒虚劳大病之后，余热未净，阴液未复，影响百脉不和所致的。肺朝百脉而主治节，百脉一宗，悉致其病。故表现的症状，意兴索然，默默不语，欲食不能食；欲卧不能卧，欲行不能行；食欲有时好转，有时不好；如寒无寒，如热无热，神志恍惚，如有神灵。阴虚内热，故口苦小便赤，其脉微数；身形如和，内无实热可攻。故诸药不能治。有时吃了药以后，可以吐泻得很厉害。

"肺主通调水道，下输膀胱，足太阳之脉上额交巅，故从小便的畅利与否，头部的感觉怎样，可以推断病情的轻重和病程的长短。"

2. 养血托脓治疗疮痈病

排脓散方

枳实十六枚　芍药六分　桔梗二分

右三味，杵为散，取鸡子黄一枚，以药散与鸡黄相等，揉和令相得，饮和服之，日一服。

尤在泾："枳实苦寒，除热破滞为君；得芍药则通血，得桔梗则利气，而尤赖鸡子黄之甘润，以为排脓化毒之本也。"

黄竹斋："案：是方芍药行血分之滞而不伤阴；桔梗利气分之结而不损阳；枳实导水以消肿；鸡黄调胃以护心安神，允为排脓之良剂也。

"《南阳活人书》治胸满不痛，桔梗、枳壳等份，水二钟煎一钟，温服。

"《苏沈良方》枳壳汤治伤寒痞气，胸满欲死者，桔梗、枳壳炙去瓤各一两，右细剉如米豆大，用水一斗半煎减半，去滓分二服。凡伤寒胸胀，勿问结胸痞气，但先投此药，若不瘥，然后下别药。缘此汤但行气下膈耳。无他损。《张氏医通》排脓散治内痈，脓从便出。即本方。"

邹润庵："排脓散，即枳实芍药散加桔梗、鸡子黄；排脓汤，即桔梗汤加姜枣也。排脓何必取桔梗，盖皮毛者肺之合，桔梗入肺畅达皮毛，脓自当以出皮毛为顺也。散之所至者深，汤之所至者浅。枳实芍药散本治产后瘀血腹痛，加桔梗、鸡子黄为排脓散。是知所排者结于阴分血分之脓。桔梗汤本治肺痈吐脓喉痛，加姜枣为排脓汤。是知所排者阳分气分之脓矣。"

陈元犀："枳、桔行气滞，芍药通血滞，从气血以排之，人所易知也。妙在揉入鸡子黄一枚，取有情之物以养心脾之阴，则排之之法，独得其本也。"

陈修园："枳实得阳明金气以制风，禀少阴水气以清热，又合芍药以通血，合桔梗以利气，而尤赖鸡子黄之养心和脾，取有情之物，助火土之脏阴，以为排脓化毒之本也。"

王占玺："排脓散，治疗痈肿，乃以鸡子黄一枚送服枳实、芍药、桔梗之散剂。是取鸡子黄温润淳浓，滋脾胃之精液，泽中脘之枯槁，补土而生血肉也。更与行气破瘀之枳实，和血敛阴之芍药，排脓消肿之桔梗同用，以奏养血消痈、排脓解毒之功。"

谭日强："痈肿，一般以证候的寒热虚实，分痈和疽两类，大抵焮肿色赤，痛剧热甚，其皮薄亮，其脓易化，疮口易敛的为痈；平塌白陷，坚硬木痛，皮色不变，按之不热，化脓收口迟缓的为疽。痈属阳证，多为风火热毒所致；疽属阴证，多因寒温凝滞而成。本篇所论，系指阳性痈肿而言。至于阴疽，则未论及。

"痈肿初起，多见脉象浮数，自觉恶寒的表证，但有局部固定的痛处，与外感的一身尽痛不同。

辨别痈肿的化脓与否，可用手按其肿上，热者为有脓，不热者为无脓。后世医家，又从痈肿的软硬、陷起、疼痛、颜色等各方面进行诊察，这是在《金匮》的基础上进一步的补充和发展。

"排脓散，枳实破滞气，芍药除血痹，桔梗排脓，鸡子黄补虚。大抵适用于肠痈之化脓者。排脓汤，甘草解毒，桔梗排脓，生姜健胃，大枣安中，大抵适用于肺痈化脓者。但两方都是以排脓为目的，亦不可拘于何种痈脓，灵活使用。

"排脓散，即《产后篇》枳实芍药散加桔梗、鸡子黄；排脓汤，即《肺痈篇》桔梗汤加生姜、大枣。两方只桔梗一味相同，均以排脓名方，可见桔梗为排脓之要药。惟两方药力较薄，应用时，均可适当加入银花、连翘、赤小豆、贝母、苡米、败酱、丹皮、桃仁、瓜瓣之类，其效更显。"

（三）鸡子黄在《伤寒论》中的应用

滋阴养心治疗心烦失眠症

少阴病，得之二三日以上，心中烦，不得卧，黄连阿胶汤主之。

黄连阿胶汤方

黄连四两　黄芩二两　芍药二两　鸡子黄二枚　阿胶三两，一云三挺

右五味，以水六升，先煮三物，取二升，去滓，内胶烊尽，小冷，内鸡子黄，搅令相得，取七合，日三服。

成无己："《脉经》曰：风伤阳，寒伤阴。少阴受病，则得之于寒，二三日已上，寒极变热之时，热烦于内，心中烦，不得卧也。与黄连阿胶汤，扶阴散热。

"阳有余，以苦除之，黄芩、黄连之苦，以除热；阴不足，以甘补之，鸡黄、阿胶之甘，以补血；酸，收也，泄也，芍药之酸，收阴气而泄邪热。"

柯琴："此病发于阴，热为在里。与二三日无里证，而热在表者不同。按少阴受病，当五六日发，然发于二三日居多。二三日背恶寒者，肾火衰败也，必温补以益阳。反发热者，肾水不藏也，宜微汗以固阳。口燥咽干者，肾火上走空窍，急下之以存津液。此心中烦不得卧者，肾火上攻于心也，当滋阴以凉心肾。

"鸡感巽化，得心之母气者也。黄禀南方火色，率芍药之酸，入心而敛神明，引芩、连之苦，入心而清壮火。驴皮被北方水色，入通于肾，济水性急趋下，内合于心，与之相溶而成胶，是火位之下，阴精承之。凡位以内为阴，外为阳，色以黑为阴，赤为阳。鸡黄赤而居内，驴皮黑而居外，法坎宫阳内阴外之象，因以制壮火之食气耳。

"内胶烊尽，少冷，内鸡子黄搅令相得，温服七合，日三。此少阴之泻心汤也。凡泻心汤必借芩、连，而导引有阴阳之别。病在三阳，胃中不和而心下痞硬者，虚则加参、甘补之；实则加大黄下之。病在少阴而心中烦不得卧者，既不得用参、甘以助阳，亦不得用大黄以伤胃矣。用黄连以直折心火，佐芍药以收敛神明。所以扶阴而益阳也。然以但欲寐之病情，而至于不得卧，以微细之病脉，而反见心烦，非得气血之属以交合心肾，甘平之味以滋阴和阳，不能使水升而火降，阴火不归其部，则少阴之热不除。

"鸡子黄禀南方火之色，入通于心，可以补离宫之火。用生者搅和，取其流动之义也。黑驴皮禀北方之水色，且咸先入肾，可以补坎宫之精，内合于心，而性急趋下，则阿井有水精凝聚之要也，与之相溶而成胶，用以配鸡子之黄，合芩、连、芍药，是降火引元之剂矣。经曰：火位之下，阴精承之；阴平阳秘，精神乃治。斯方之谓欤。"

《伤寒论释义》："少阴病得之二三日以上，由于肾阴不足，不能上济于心，于是心火亢盛而

出现心中烦，不得卧等证，是邪随热化，故用黄连阿胶汤，滋阴养血而清心火，为治少阴热化之剂。

"本证的心中烦、不得卧，与栀子豉汤证的虚烦、不得卧不同。栀子豉汤证是余邪扰于胸膈，舌上有黄白相兼之胎，治宜清透郁热；本证为阴虚阳盛，除心中烦，不得卧外，舌质必红绛而干燥少津，脉细数。纯为水枯火焚之象，治宜滋阴降火。

"本方以黄连、黄芩清心火，芍药、阿胶、鸡子黄滋阴血，心肾得应，水火既济，则心中烦，不得卧自愈。"

王占玺："黄连阿胶汤临床应用范围：（1）少阴病，血少火旺，热病久延，灼及真阴，而出现口干舌燥，心烦少寐，或口舌生疮，身热，心悸等神经系统症状。（2）少阴病热化后，久痢腹痛，便下脓血。正如李士材《医宗必读》曰：'黄连阿胶汤，又名黄连鸡子汤，治温毒下利脓血。'后世推广应用，治疗阴虚血分有热，或赤痢便血。

"此方乃治少阴阴虚阳亢，水不制火之方。邪从热化，灼烧真阴，肾水不足而心火更炽，故见胸热，心烦不眠，舌红苔黄，脉象细数等。均是阴亏于下，虚火上炎之证。正如陈修园所谓：'下焦水阴之气，不能上交于心火……上焦君火之气，不能下入于水阴。'故心肾不交，水火不能相济。所以此方以芩、连直折心火，除烦宁神；用阿胶以补肾阴；鸡子黄佐芩、连于泻火中生血养心；芍药佐阿胶以滋阴并敛阴气，使心肾交合，水升火降，阴虚火亢之证则可自愈。

"如上证兼口渴咽干，可予本方加麦冬、元参、花粉；咽痛加桔梗、甘草；若心中烦热较甚，小便黄赤，可予上方酌加竹叶、灯心、通草、白茅根等；失眠严重，妇女精神抑郁，可予上方加甘麦大枣汤、酸枣仁汤或百合地黄汤等；若热灼真阴，血溢皮肤，牙龈或皮下紫斑者，可予上方加女贞子、旱莲草、炒地榆、丹皮、生地等。"

沈济苍："本条提示少阴热化，阴虚火旺的证治。少阴病，得之二三日以上，是说得病已不止二三日。心中烦，不得卧，是指患者心中烦热，不能成寐。其病机主要由于肾阴亏耗，心火偏亢所致。《素问·调经论》说：'阴虚则内热。'张景岳说：'阴不足则阳乘之，其变为热。'都是指此等病证而言。

"但欲寐是阳虚，心烦不得卧是阴虚。阳虚患者，往往恶寒蜷卧，昏沉欲睡；阴虚火旺的病人，则自觉心中烦热，常昼夜不得眠。此种不得眠，并非精神有余，而是由于心中烦乱所引起。故虽精神疲惫已极，却苦于不能成寐。这种病人，除心中烦，不得卧外，常伴有口燥、咽干、舌红绛、脉细数等证。这些都是辨证要点。

"黄连阿胶汤方，用黄连（四两）、黄芩（二两）以清热降火；阿胶（三两）、芍药（二两）、鸡子黄（二枚）以滋阴养血。功能滋阴降火，是治疗阴虚火旺，泻有余，补不足的代表方。后世称此法为泻南补北。

"吴鞠通在《温病条辨·下焦篇》中说：'少阴温病，真阴欲竭，壮火复炽，心中烦，不得卧者，黄连阿胶汤主之。'又说：'邪少虚多者，不得用黄连阿胶汤。'于此可见，黄连阿胶汤是为'一面补阴，一面搜邪'而设。若是邪少虚多，便不可滥用。吴氏的大、小定风珠，都配用阿胶、鸡子黄，大定风珠但用芍药，而不用芩、连，这是值得深思的。

柯韵伯说：'此少阴之泻心汤也。凡泻心必借芩连，而导引有阴阳之别。病在三阳，胃中不和，而心下痞硬者，虚则加参甘补之，实则加大黄下之。病在少阴，而心中烦不得卧者，既不得用参甘以助阳，亦不得用大黄以伤胃也。'这一段话，讲得非常合乎情理。黄连阿胶汤用芩、连的目的是泻心火，有心火则用，无心火便不用。与吴鞠通之说有异曲同工之妙。

"黄连阿胶汤治阴虚火旺、心肾不交之失眠有卓效。原方用鸡子黄二枚，一般用一枚已足，但不可不用。原方用黄连四两，比黄芩加一倍，按目前临床常规应用似嫌太多。《张氏医通》以本方治热伤阴血便红；《医宗必读》一名黄连鸡子黄汤，治温毒下利脓血；《类聚方广义》以此方治久痢腹中热痛，心中烦而不得眠，或便脓血者。

"少阴病为什么既有寒化证，又有热化证？作者认为，少阴寒化证，属阳虚阴盛，于法当温。然而外感热病由实证转为虚证时，既可以有伤阳的一面，也可以有伤阴的一面，尤其是素体阴虚的患者，热久不解，或大病之后，伤阴耗液，每多阴虚火旺之证，所以《伤寒论》在少阴篇中又立滋阴清火一法，实为后世开了一大法门。"

尤在泾："少阴之热有从阳经传入者，亦有自寒邪久而变热者。曰二三日以上，谓自二三日至五六日，或八九日，寒极而变热也。至心中烦不得卧，则热气内动，尽入血中，而诸阴蒙其害矣。

"盖阳经之寒变，则热归于气，或入于血，阴经之寒变，则热入于血，而不归于气。此余历试之验也。故用黄连、黄芩之苦，合阿胶、芍药、鸡子黄之甘，并入血中以生阴气，而除邪热。成氏所谓阳有余以苦除之，阴不足以甘补之是也。"

喻嘉言："心烦不得卧，而无燥证，则与真阳发动迥别。盖真阳发动，必先阴气四布为呕、为下利、为四逆，乃至烦而且躁，魄汗不止耳。今但心烦不卧，而无呕、利、四逆等证，是其烦为阳烦，乃真阴为邪热煎熬，如日中纤云，顷刻消散。安能霾蔽青天也哉？故以解热生阴为主治，始可有济，少缓则无及矣。"

吴遵程："此汤本治少阴温热之证，以其阳邪暴虐，伤犯真阴，故二三日以上便见心烦不得卧，所以始病之际即用芩、连大寒之药，兼芍药、阿胶、鸡子黄以滋养阴血也。然伤寒六七日后，热传少阴，伤其阴血者，亦可取用。与阳明腑实用承气汤法，虽虚实补泻悬殊，而祛热救阴之意则一耳。"

陈修园："少阴病，得之二三日以上，自二日及三日，各随三阳主气之期，以助上焦君火之热化也。下焦水阴之气，不能上交于君火，故心中烦；上焦君火之气，不能下入于水阴，故不得卧。宜壮水之主，以制阳光，以黄连阿胶汤主之。"

姜建园："素体阴虚，复感外邪，二三日后，邪从热化，阴虚火旺，形成少阴热化证。少阴属心肾，心属火，肾属水。肾水亏虚，不能上制心火，心火独亢于上，故心中烦，不得眠。临床还当伴见：口干咽燥，舌红少苔，脉象细数等一系列虚火炽脉症。本证上实下虚，心肾不交，治当滋补肾阴，清泄心火，交通上下，与黄连阿胶汤。

"方中黄芩、黄连苦寒，泻心火以治上实；芍药益阴泄热；阿胶滋补阴血；鸡子黄养心滋肾。三药补阴血以治下虚。小冷再入鸡子黄，所以鸡子黄是生用，须注意。"

（四）鸡子黄在方书中的应用选例

1. 《肘后方》

疗小便不通及胞转方

取鸡子黄一枚服之，不过三服，佳。

《诸病源候论》："胞转者，是由胞屈辟，小便不通，名为胞转。其病状，脐下急痛，小便不通是也。此病或由小便应下强忍之，或为寒热所迫。"

此方之治症，当为阴火炽盛，邪热下迫，阴结膀胱之小便不通，短涩赤红等症。

2.《葛氏方》

治赤白下痢方

鸡卵一枚，取黄去白，入胡粉满壳，烧存性，以酒服一钱匕。

此治久痢虚寒之证，故用胡粉温中祛寒，行气止痛，用鸡子黄扶中气，和脾胃。取其烧存性，则有固涩止泻之功效。下痢日久，中气不固，每有气陷阳虚诸症状，用鸡子黄合胡粉，烧存性后则有固涩扶正之效。

3.《小品方》

百合鸡子汤

吐之已，更发者，百合鸡子汤主之方。

百合七枚

右一味，依前法，泉水二升，煮取一升，去滓，扣鸡子一枚，取中黄，内百合汤中，搅令调，温再服之。

百合病之种种病状，本为阴虚内热所致。所以方中用百合清肺益津，用鸡子黄滋血清心，以降阴虚之火，而补体中之津液。

4.《范汪方》

治乳痈方

治妇人乳痈方

灶中黄土，以鸡子黄和，涂之。

鸡子黄清热消肿，灶中黄土敛疮解毒。二者相合外涂，有解毒清肿之功效，所以用来治疗乳痈。

5.《集验方》

治谷道赤痛方

菟丝子熬令黄黑

和以鸡子黄，以涂之，日三。

此方取鸡子黄消肿止痛之功效。此言又可治疗痔疮下部痒痛之症。

治妊娠下血方

妊娠血下不止，名曰漏胞，血尽子死方。

鸡子十四枚，取黄，以好酒二升煮，使如饧，一服之。

此取鸡子黄滋阴凉血之功效。妊娠血下不止，阴血伤损，阳气不固，所以用鸡子黄扶正固气，凉血止血。

治汤火烧疮方

熟鸡子一十个，取黄炒取油，入十文腻粉，搅匀，用鸡翎扫疮上，三五日，永除瘢痕。

蛋黄油有敛疮解毒、祛瘀生肌之功效。临床报道，将鸡蛋煮熟，去壳取蛋黄，置铜锅内以文火加热，待水分蒸发后再用大火，即熬出蛋黄油，过滤装瓶，高压灭菌备用。用时，将蛋黄油直接涂在经清创处理的烧伤创面上，治疗一、二度中小面积烧伤，涂药后，创面有清凉感，疼痛减轻，渗出减少，结痂快，痂皮自行脱落，一般不留瘢痕或疮痕不明显。

6. 《古今录验方》

天雄鸡子黄散

疗三十年聋方。

天雄一分 鸡子一枚 附子一枚

右三味，捣末，取鸡子开一孔，取黄和药，却纳鸡子中，封合其头，还令鸡覆之。药成，以绵裹塞所聋中，取瘥为度。

天雄、附子通阳行气；鸡子黄养阴和血。阴阳调和，气血畅顺，为诸病治疗之基础。

7. 《广济方》

疗卒干呕不息方

破鸡子、去白，吞中黄数枚则愈。

此治胃阴虚，虚火上逆之干呕，所以用鸡子黄养阴和胃，降逆止呕。

8. 《延年秘录》

疗胞衣不出，腹中满方。

吞鸡子黄两三枚，解发刺喉中，令得呕，即出。若困极死者，以水一升，煮栝楼一枚，三两沸，写口中，汁下即出。

9. 《备急千金要方》

治鼠瘘已溃方

鸡卵一枚，米下蒸半日，取黄熬令黑，先拭疮令干，以药纳孔中，三度即愈。

此取蛋黄熬黑，仍是解毒敛疮之意。

10. 《三因方》

治妊娠下痢方

治妊娠下痢，腹中绞痛。

乌鸡子一枚

开口，去白，留黄。入黄丹一钱在内，厚纸裹定，泥固，煨干为末，每服三钱，米饮下，一服愈者是男，再服愈者是女。

鸡子黄养血和胃，缓中止痛；黄丹祛邪解毒。

11. 《圣惠方》

灭瘢痕方

鸡子五七枚，煮熟，取黄炒黑，拭涂，日三，久久自灭。

12. 《普济方》

子死腹中方

鸡子黄一枚 姜汁一合

和服当下。

鸡子黄养血和荣，姜汁温经行气。气血流顺，死胎易下。

小肠疝气方

鸡子黄

搅温水服之，三服效。

此取鸡子黄养血和荣、缓急止痛之效。

小儿痈疾方

鸡子黄

和乳汁搅服，不过三两枚，自定。

此取鸡子黄养心安神之效。

13.《传信方》

治孩子热疮方

鸡子五枚，去白取黄　乱发如鸡子大

二味相和，于铁铫子中，炭火熬，初甚干，少顷即发焦，遂有液出，旋取置一瓷碗中，以液尽为度，取涂热疮上，即以苦参末粉之。

蛋黄油凉血和营，乱发破血逐瘀，苦参清热解毒。合以治疗热疮毒盛之证。

14.《温病条辨》

小定风珠汤

治疗温邪入踞下焦，既厥且哕，脉细而劲。

鸡子黄一枚，生用　真阿胶二钱　生龟板六钱　童尿一杯　淡菜三钱

水五杯，先煮龟板、淡菜，约二杯，去滓入阿胶，上火烊化，纳鸡子黄，搅令相得，再冲童便，顿服之。

本方为滋阴凉血之剂。鸡子黄、阿胶、龟板均有清热滋阴凉血之功效。

七、生地黄

（一）生地黄临床应用源流

汉代《神农本草经》中，只有"干地黄"之名，而无"生地黄"之称。自晋以后，始有"生地黄"之称。

《神农本草经》："干地黄，味甘，寒，主折跌绝筋，伤中，逐血痹，填骨髓，长肌肉。作汤。除寒热积聚，除痹。生者尤良。久服轻身不老。一名地髓。生川泽。"

孙星衍案："《说文》云：'苄，地黄也。'《礼》曰：'钘毛牛藿，羊苄，豕薇。'《广雅》云：'地髓，地黄也。'《尔雅》云：'苄，地黄。'郭璞云：'一名地髓，江东呼苄。'《列仙传》云：'吕尚服地髓。'"

北齐徐之才《雷公药对》："生地黄，大寒。主月闭。君。"

梁时陶弘景《名医别录》："生地黄，大寒，主治妇人崩中血不止，及产后血上薄心，闷绝，伤身，胎动下血，胎不落，堕坠，踠折，瘀血，留血，衄血，吐血，皆捣饮之。"

《日华子本草》："生地黄，生者水浸验，浮者名天黄，半浮半沉者名人黄，沉者为地黄。沉者力佳，半沉者次，浮者劣。煎忌铁器。"

陶弘景："得麦门冬、清酒良，恶贝母，畏芜荑。咸阳即长安也。生谓城者乃有子实，实如小麦。淮南七精散用之。中间以彭城干地黄最好，次历阳。今用江宁板桥者为胜。作干者有法，捣汁和蒸，殊用工意；而此直云阴干，色味乃不相似，更恐以蒸作为失乎？大贵时乃取牛膝、萎蕤作之，人不能别。《仙经》亦服食，要用其华，又善生根，亦主耳暴聋、重听。干者黏湿，作丸散用。"

陈藏器:"本草云干地黄,《本经》不言生、干及蒸干。方家所用二物别。蒸干即温补,生干则平宣,当依此以用之。"

《本草图经》:"神仙方服食地黄采取根,洗净捣,绞取汁,煎令小稠,内白蜜更煎,令可丸,晨朝酒送三十丸,如梧子,日三。"

王好古:"生地黄治心热,手足心热,入手足少阴厥阴,能益肾水,凉心血,其脉洪实者宜之,若脉虚者则宜熟地黄。"

李时珍:"《本经》所谓干地黄者,即生地黄之干者也。"

"按王硕《易简方》云,男子多阴虚,宜用熟地黄;女子多血热,宜用生地黄。又云,生地黄酒炒则不妨胃;熟地黄姜汁炒则不泥膈。此皆得用地黄之精微者也。"

苏颂:"崔元亮《海上方》治一切心痛,无问新久,以生地黄一味,随人所食多少,捣绞取汁,溲面作馎饦,或冷淘食,良久当利出虫,长一尺许,头似壁宫,后不复患矣。昔人有患此病二年,深以为恨,临终戒其家人,吾死后当剖去病本。从其言,果得出,置于竹节中,每所食皆饲之,因食地黄馎饦,亦与之,遂绝。遂作地黄冷淘食,便吐一物,可方寸匕状,如蝦蟇,无足,目似有口,遂愈。"

《本草经疏》:"生地黄性大寒,凡产后恶食作泻,虽见发热,恶露作痛,不可用。用则泄不止。凡阴虚咳嗽,内热骨蒸,或吐血等候,一见脾胃薄弱,大便不实,或天明肾泄,产后泄泻,产后不食,俱禁用生地黄。"

《本草正义》:"凡跌扑敲仆,肌肉血瘀,发肿青紫者,以鲜生地捣烂厚敷,自能生瘀消肿,活血定痛。知地黄去瘀自有天然作用。"

《本草衍义》:"地黄,叶如甘露子,花如脂麻花,但有细斑点,北人谓之牛奶子。花、茎有微细短白毛。《经》只言干生二种,不言熟者。如血虚劳热,产后虚热,老人中虚燥热,须地黄者,生与生干常虑大寒。如此之类,故后世改用熟者。蒸曝之法:以细碎者洗出,研取汁,将粗地黄蒸出曝干,投汁中,浸三二时,又一曝,再蒸,如此再过为胜。亦不必多。此等与干、生二种,功治殊别。陶但云捣汁和蒸,殊用工意,不显其法,不注治疗,故须悉言耳。"

《本草经百种录》:"熟地黄乃唐以后制法。"

《本草汇考》:"地黄,《本经》主治,首举伤中,逐血痹,即继填骨髓,长肌肉,续绝筋。夫痹者,闭而不通也,随其血之不通而为病,如在目则赤,在齿则痛,在肉里则痛肿,在心则昏烦,在肺则咳血,壅遏而为身热,枯耗而为燥涩痿软,泛滥而为吐衄崩漏。血痹颇广,当各以类推之。

"逐者,俾其流通者也。性惟润下,功力到时,得二便通利,以为外候。《千金方》黑膏,用治热积所成之斑。《肘后方》拌鸡蒸汁,用治寒积所成之疝。咸从血痹而生耳。血中有痹,则骨髓不满,肌肉不长,筋脉断绝,均谓伤中。若填满,若生长,若接续,皆克成血液之流通者也。"

《金匮要略》中使用生地黄的方剂

1. 百合地黄汤

2. 防己地黄汤

(二) 生地黄在《金匮要略》中的应用

1. 滋阴清热治疗百合病

百合病者,百脉一宗,悉致其病也。意欲食复不能食,常默默,欲卧不能卧,欲行不能行,饮食或有美时,或有不用闻食臭时,如寒无寒,如热无热,口苦,小便赤,诸药不能治。得药则剧吐利，如有神灵者，身形如和，其脉微数。每溺时头痛者，六十日乃愈；若溺时不头痛，淅然者，四十日愈；若溺快然，但头眩者，二十日愈。其症或未病而预见，或病四五日而出，或病二十日，或一月微见者，各随症治之。

百合病不经吐下发汗，病形如初者，百合地黄汤主之。

百合地黄汤方

百合七枚，擘　生地黄汁一升

右以水洗百合，渍一宿，当白沫出，去其水，更以泉水二升，煎取一升，去滓，内地黄汁，煎取一升五合，分温再服。中病勿更服，大便当如漆。

百合病尽管症状表现错综复杂，但其本质上仍是阴虚内热之证。"欲卧不能卧，欲行不能行"，正是其阴虚热扰神明，烦躁不宁之症；"饮食或有美食，或有不用闻食臭时"，是其内热轻重不定之结果，阴虚内热较轻，脾胃消食快，故"饮食或有美时"；若内热炽盛，胃气协同肝火上逆，则口苦厌食，所以"不用闻食臭时"；"如寒无寒，如热无热"，正是阴虚内热，时而燥热之表现。其燥热之时，只是身体感觉燥热，但体温并不升高，只是手足心、心口灼热感觉，所以说"如热无热"；不燥热时，似乎身体较燥热时凉爽了许多，但实际上并无淅淅恶寒畏风之寒凉感觉，所以说"如寒无寒"；"口苦""小便赤"，正是阴虚火旺之正症，是其本质表现。"诸药不能治"，是指服药后呕吐药，并非真的不能治。

尿时牵引头痛，说明病重。尿为阴液，本来阴虚，再泄阴液，引起清窍反应，故头痛。尿时头不痛，相对来说病轻。病重者六十日愈，病轻者四十日愈。此均为大概天数，并非绝对。例如《诸病源候论》就分别作六十三日愈和四十三日愈。

以上百合病诸症之论述，颇与今之甲型肝炎症状暗合。今之甲型肝炎，自愈之时亦是六十天左右，轻者亦是四十天左右。且上述症状之"不用闻食臭"、"口苦、小便赤"、"常默默"（乏力无精神之状）、"欲食复不能食"等，亦每相合。

注家每认为百合病是"百脉"俱病之病，这一解释未免夸大其词，不切临床实际。例如《诸病源候论·伤寒百合候》说："百合病者，谓无经络，百脉一宗，悉致病也。""谓无经络"，即没有不病之经络。

后世医家，多宗此说。尤在泾："百合一宗者，分之则为百脉，合之则为一宗，悉致其病。"陈修园："百合病者，分为百脉，合为一宗，无经络可别，悉致其病也。"

有人认为百合病是心肺二经之病。如李玱臣说："伤寒大病后血气未得平复，变成百合病。今由百脉一宗，悉致其病观之，当是心肺二经之病也。如行、卧、饮食、寒热等证，皆有莫可形容之状。在《内经》，解㑊病似之。"

黄竹斋认为百合病为精神病状之一。他说："案百合病者，精神病之一。《金鉴》云：百合瓣一蒂如人百脉一宗，命名取治皆此义也。盖血海为百脉所归宗，乃化精补髓之源，而脑为髓海，若经络瘀，有热毒，则脑髓失灵而志意昏愦。百合质类脑髓，善清热解郁，而气味甘平微苦，最宜于元气虚弱之证，而为斯病之主药。"

陈修园："百合病不经吐下发汗，病形如初者，即所谓未病预见是也。此固热气先动，以百合地黄汤主之。然亦有太阳病久久不愈，始终在太阳经者，亦用此汤。"

陈元犀："百脉朝于肺，以肺为主。病从百脉成，起居冒昧各难名；药投吐利如神附，头痛参观溺更明。以溺时头痛为辨，盖百脉之所重，在少阴、太阳。以太阳统六经之气，其经上循巅顶，下通水道，气化不行，乃下溺而上头痛；少阴为生水之源，开合涩乃溺而淅然。

"百脉俱朝于肺，百脉俱病，病形错杂，不能悉治，只于肺治之。肺主气，气之为病，非实而不顺，即虚而不足。百合能治邪气之实，而补正气之虚。

"不经汗、下、吐诸伤，形但如初守太阳，迁延日久，始终在太阳经不变者，地汁一升，百合七，阴柔最是化阳刚。

"病久不经吐、下、发汗，病形如初者，是郁久生热，耗伤气血矣。主之百合地黄汤者，以百合苦寒清气分之热，地黄汁甘润泄血分之热，皆取阴柔之品以化阳刚，为泄热救阴法也。中病者，热邪下泄，由大便而出矣，故曰如漆色。"

尤在泾："此则百合病正治之法也。盖肺主行身之阳，肾主行身之阴。百合色白入肺，而清气中之热；地黄色黑入肾，而除血中之热。气血既治，百脉俱清，虽有邪气，亦必自下。服后大便如漆，则热除之验也。《外台》云：大便当出黑沫。"

《医宗金鉴》："百合一病，不经吐下发汗，病形如初者，是谓其病迁延日久而不增减，形证如首章之初也。以百合地黄汤，通其百脉，凉其百脉。"

赵以德："若不经吐下发汗，未有所治之失，病形得如初者，但佐之生地黄汁补血凉血。凉则热毒消，补则新血生。蕴积者行而自大便出如黑漆矣。"

陈载安："不经吐下发汗，正虽未伤，而邪热之袭于阴阳者，未必透解，所以致有百合病之变也。病形如初，指百合病首节而言。地黄取汁下血分之瘀热。故云大便当如漆。非取其补也。百合以清气分之余热，为阴阳和解法。"

王占玺："百合地黄汤的临床应用范围：（1）伤寒大病之后，余热未解，百脉未和，或平素多思寡断，情志不遂，或偶触惊疑，而形神俱病，出现欲饮食复不能食，欲卧不能卧，欲行不能行，饮食或有美时，或有不欲闻食臭时，如寒无寒，如热无热等神经症状者。（2）伤寒余热未解，口苦小便赤，其脉微数，头晕头痛者。临床常用此方加味治疗神经衰弱，失眠心烦，症状来去不定，偏于阴虚内热者，也可用于白塞氏病属于本型者。

"百合病，百脉一宗悉致为病也。是说百脉虽都有病，而归根结底是一宗于肺的。肺主气，伤寒后虚劳者，肺卫之气不能抗御外邪，致使欲饮食，复不能食，经常默然，欲卧不能卧，欲行不能行，如寒无寒，如热无热，如有神灵等现症弥漫，没有经络可分。王世雄曾说过：'其实余热逗留肺经之症，凡湿暑湿热诸病皆有之。'岳美中老师主张其治疗'百脉不可治，可治一宗之肺'。

"百合地黄汤乃治百合病之主方，所谓'病形如初者'。百合色白入肺，其味甘平，清心安神，润肺止咳，补五脏虚劳，退六腑虚热，故为主药；生地黄凉血滋阴，尤主肾阴不足。二药相伍，兼顾心肺肾三脏，气阴两益，上下皆调，使余热得清，真阴得复，肺气得生，百合病则可自愈。

"如见患者口苦小便赤，误为实热可下，误用下剂，致使脾胃阴液大伤，而出现呃逆者，宜本方去生地，加滑石、代赭石，名滑石代赭汤。"

《金匮要略浅述》："百合病是以百合为治疗主药而定名，可由热病转归而来，亦可因情志不遂引起。因其百脉不和，故见症恍惚去来，莫可名状。但口苦、小便赤、脉微数，是其常见之证，亦为辨证的依据。本病的治疗方法，以百合地黄汤，养阴清热为主。

"百合病，未经吐、下、发汗误治，其病形如初起时一样，仍是精神不安，口苦，小便赤，其脉微数。可知阴虚内热的情况，并未改变。百合地黄汤，百合补虚清热，生地凉血养阴，故主治之。这是百合病的正治方法。唯生地黄汁，多服能令便溏，故方后指出中病勿更服。大便如漆，系生地黄汁所染，与消化道出血大便色黑者不同。"

2. 养血熄风治疗狂妄症

防己地黄汤

治病如狂状妄行，独语不休，无寒热，其脉沉。

防己一钱　桂枝三钱　防风三钱　甘草一钱

右四味，以酒一杯，渍之一宿，绞取汁，生地黄二斤，㕮咀，蒸之如斗米饭久，以铜器盛其汁，更绞地黄汁，和分再服。

《金匮要略语译》："独语不休，形容自言自语说个不停；以铜器盛其汁，生地忌铁，宜用铜器。

此方重用生地黄二斤之多，又蒸绞浓汁，是侧重养血的大剂。其余防己等四味，分量极轻，又系渍取清汁，是轻而又轻。将祛风药放在养血中，含养血以熄风的意思，与治外风的方法完全不同。"

尤在泾："狂走谵语，身热脉大者，属阳明也。此无寒热，其脉浮者，乃血虚生热，邪并于阳而然。桂枝、防风、防己、甘草，酒浸取汁，用是轻清，归之于阳，以散其邪；用生地黄之甘寒，熟蒸使归于阴，以养血除热。盖药生则散表，熟则补衰。此煎煮法，亦表里法也。"

陈修园："防己地黄汤，治风逆入心，风乘火热，火借风威，其病如狂状，妄行，独语不休，热进于内而外反无热。浮为风之本脉，而风火交扇，其脉益浮。此亦风进入心之治法也。徐灵胎云：此方他药轻而生地独重，乃治血中之风也。此等法最宜细玩。

"《金匮》书寥寥数语，读者如疑其未备，然而所包者广也。中风以少阴为主，此节言风进于少阳之证，出其方治曰病如狂状妄行、独语不休者，盖以手少阴心火也。阳邪进之，则风乘火势，火借风威，其见证无非动象。

"曰无热者，热归于内，外反无热。即《伤寒论》桂枝二越婢一汤证，外无大热之例也。曰其脉浮者，风火属阳之本象也。然有正面，即有对面，手足少阴，可一而二之，实二而一之者也。

"考之唐宋后各家之论中风，曰昏迷不醒等证，其不为狂状可知也；曰猝倒口噤等症，其不为妄行独语可知也；曰面为糁米，可知寒盛于下，格阳于上，不能无热也；曰冷汗不止，可知其四肢厥逆不止，无热也；曰脉脱，曰无脉，又将何以言浮乎？

"盖以足少阴肾水也。阴邪进之，则寒水相遭，寒冰彻骨，其见证无非静象，方书用三生饮一两，薛立斋又加人参一两者，盖指此也。

"中风，大证也。《内经》与风痹、风懿等证并论，读者莫得其要。后世主火、主气、主血、主痰、主虚，纷纷不一，而且以真中、类中分门。张景岳又以非风另立一门。而中风究系何病？究用何方？茫然无据，每致患者十难救一。今读《金匮》此论，以风字专指八方之风，中字从外入内，如矢之射人一般。

"病从太阳而起，在外在腑者为浅，在内在脏者为深，进于少阴者为较重。何等明亮！何等直捷！何等精粹！间有言之未尽者，余不于小注、总注，遵先生之大旨而补之，庶无驳而不纯，编而不举之憾。

"其云邪在于络二句，言络邪病表，在六经之表也；其云邪在于经二句，言经邪病里，在六经之里也。

"余在直隶供职，著《金匮要略浅注》，此一证稿经三易，忽于防己地黄汤证，从对面反面处会悟，遂不禁拍案大呼曰：风为阳邪，烂熟语，大有精义！他若阴邪为病，如三生饮、三因白散、黑锡丹等法，当辟之于中风门外，即加味六君子汤。"

赵以德："狂走谵语，身热脉大者，即阳明若此。无寒热其脉浮者，非其证也。然脉浮者，血虚从邪并于阳而然也。《内经》曰：邪入于阳则狂。此狂者谓五脏阴血虚乏，魂魄不清，昏动而然也。桂枝、防风、防己、甘草，酒浸其汁用，是轻清归之阳以散其邪；用生地黄之凉血补阴，熟蒸以归五脏益精养神也。盖药生则散表，熟则补里。此煎煮法也，又降阴法也。阴之不降者，须少升以提其阳，然后降之，方可下。不然，气之相并，不得分解矣。"

徐忠可："此亦风之进入于心者也。风升必气涌，气涌必滞涎，涎滞则留湿，湿留壅火，邪聚于心，故以二防、桂、甘去其邪，而以生地最多，清心火，凉血热。谓如狂妄行独语不休，皆心火炽盛之证也。况无寒热，则知病不在表。不在表而脉浮，其为火盛血虚无疑耳。后人地黄饮子、犀角地黄汤等，实祖于此。"

徐灵胎："此方他药轻而生地独重，乃治血中之风。生渍取清汁归之于阳，以散邪热；蒸取浓汁归之于阴以养血。此皆治风邪归附于心，而为癫痫惊狂之病，与中风、风痹，自当另看。

"凡风胜则燥，又风能发火，故治风药中无纯用燥热之理。"

《精神病广义》："此散血分风热之方，妄行独语而无热，热并于心脏也。脉浮者，血虚动风之象也。此证极似神经错乱所致，而痰迷心窍者亦辄见此等症状。此方地黄分两极重，防己等四味分量极轻。而配合方剂之理亦甚玄妙。《千金》治热风心烦闷之生地黄煎，似从此方化出。而方义轻显，不妨消息用之。"

王占玺："防己地黄汤临床应用范围：（1）平素阴虚血热，热极生风，或因外感时邪化热而生风，五脏气盛归并于心。心主神明，故神智不清。如'狂状妄行，独语不休'，或曰'心风'。（2）血虚风胜，风燥伤血而热更甚，故现手足蠕动，或瘛疭，舌红少苔，脉虚神倦。（3）风湿挟阴虚，误用燥剂而化热，肢体肌肤起红斑疼痛，状如'游火'。这都是因为本方有滋阴凉血熄风之功。临床上常用此方治疗阴虚血少之'风痹'，也包括了今之风湿性或类风湿关节炎，以及瘛病、癫痫等。

"平素阴血少，虚风内动，而又复感风邪，致血虚风燥，热扰神明则见语言错乱；风伤脉络，血不养筋，故手足瘛疭，抽搐，甚则疼痛。故重用生地黄滋补真阴，以平相火，又取凉血补血，善治'血中之风'以为君；防己善搜经络风湿，兼可清热。尤其木防己，为治上焦风湿要药，和地黄相伍，意在凉血滋阴，清热熄风，故以为臣；防风、桂枝调和荣卫，解肌疏表，驱散风邪为佐；使以甘草调胃补中，兼和协诸药。故临床上不仅能治疗'虚风内动'之癫痫，尤善治疗阴虚之人复感风湿而肢节红肿疼痛麻木，或风湿性结节红斑。笔者等曾多年用防己黄芪汤加四藤汤或桂枝芍药知母汤治疗'痹证'的阴虚风燥型，取得了一定的疗效。

"风湿患者，偏于肾阴不足而见小关节疼痛，或游走不定者，宜本方加自制四藤汤，即海风藤、鸡血藤、忍冬藤、青风藤等；阴虚偏重于下肢足膝关节疼痛者，用本方加桂枝芍药知母汤。偏于上肢者，可酌加蠲痹汤；治疗脏躁、'心风'、瘛病时，可与甘麦大枣汤同用；治疗'风痫'，可予上方加钩藤、天竹黄、僵蚕、白芍、牡蛎等平肝镇惊之品。"

《金匮要略浅述》："《千金》第十四卷风眩门，载有治语狂错，眼目霍霍，或言见鬼，精神昏乱，防己地黄汤。其方用防己二两，生地黄五斤（别切，勿合药渍，疾小轻，用二斤），甘草二两，桂心、防风各三两。煮服法作：右五味，㕮咀，以水一斗，渍之一宿，绞汁，着一面；取其滓，着竹簣上，以地黄着药滓上，于五斗米下蒸之，以铜器承取汁，饭熟，以向前药汁合绞取汁，分再服。

"丹波元简说：'此方程氏、《金鉴》并不载，盖以为宋人所附也，未知果然否？《千金》风眩门所收，却似古之制。'按《千金》风眩门所载，系徐嗣伯方，未说是仲景方。"

（三）生地黄在方书中的应用选例

1.《小品方》

生地黄汤

治小便血方。

生地黄半斤　柏叶一把　黄芩一两　胶二两　甘草二两

凡五物，以水七升，煮取三升，绞去滓，纳胶令烊，取二升半，分三服。

此治邪热下迫，小便尿血之症。方中用生地黄、柏叶之凉血止血，黄芩之消热泻火，阿胶补血，甘草补气，共成滋阴凉血之剂。

治散热盛渴方

生地黄一斤　小麦二升　竹叶切，一升　枸杞根一斤

凡四物，切，以水一升，煮取九升，渴者饮之。

"散热"，指服用"五石散"后邪热充斥脏腑，身体燥热之症。方中生地黄滋阴凉血，小麦养阴生津，竹叶清热除烦，枸杞根凉血退热。

治妬乳肿方

生地黄汁以薄之。

此取生地黄凉血消肿之功效。

治堕伤瘀血方

治从高堕下，腹中崩伤，瘀血，满，断气方。

春生地黄，酒沃取汁，稍服，甚良。

生地黄凉血消肿止痛，酒行气血，逐瘀滞，合用治疗堕下跌打损伤所致之瘀血肿痛之症。

百合生地黄汤

治百合病不吐、不下、不发汗，病形如初，百合生地黄汤主之方。

百合七枚

右一味，依前法渍，以泉水二升，煮取一升，出地黄汁一升，二味汁相合，煮取一升半，温分再服。一服中病者，更勿服也。大便当出恶沫。

2.《刘涓子鬼遗方》

甘菊膏

治金疮、痈疽，生肌止痛，甘菊膏方。

茴草　防风　芎䓖　甘草炙　黄芩　大戟以上各一两　生地黄四两　芍药一两半　细辛　大黄　蜀椒去目、闭口，汗　杜仲　黄芪各半两　白芷一两

右十四味，㕮咀，以腊月猪脂四升，微火煎五上下，白芷候黄成膏。一方添甘菊二两，以敷疮上，日易两次。

生肌膏

治痈疽、金疮，生肌膏方。

大黄　芎䓖　芍药　黄芪　独活　当归　白芷以上各一两　薤白二两，别方一两　生地黄一两，别方二两

右九味，合薤，㕮咀，以猪脂三升，煎三上下，白芷黄，膏成，绞去滓用。磨之，多少随其意。

乌鸡汤

治金疮腹内有瘀血，乌鸡汤方。

乌雌鸡一只　大黄三两　细辛三两　人参一两　甘草一两，炙　地黄三两　杏仁一两，去皮、双仁　虻虫一两　当归二两　芍药一两　黄芩一两　桃仁二两，去皮，碎　大枣二十枚

右十三味，理乌鸡如食法，以水二斗，煮鸡，取一斗；㕮咀诸药，内鸡汁中更煮，取三升，绞去滓，适寒温。伤出困甚者，初服五合，以一日二夕尽汤，便应下。食之粥，慎食他物。

豚心汤

治金疮惊悸，心中满满如车所惊担，豚心汤方。

豚心一具　人参　桂心　甘草炙　干地黄　桔梗　石膏末　芎䓖各一两　当归二两

右九味，细切剉，诸药㕮咀，先以水二斗煮心，取汁八合，纳诸药，煮取一升，一服八合，一日令尽。

生肉膏

治金疮、痈疽，生肉膏方。

黄芪　细辛　生地黄　蜀椒去目，汗，闭口　当归　芍药　薤白　芎䓖　独活　苁蓉　白芷　丹参　黄芩　甘草以上各一两　腊月猪脂二斤半

右十五味，㕮咀，以苦酒一升，合渍诸药，夏一夜、冬二夜浸，以微火煎三上，候苦酒气，成膏用之。

淡竹叶汤

治发痈疽兼结实，大小便不通，寒热，已服五利汤，吐出不得下，大渴烦闷，淡竹叶汤方。

淡竹叶切，四升，去尖　瓜蒌四两　通草　前胡　升麻　茯苓　黄芩　知母　甘草炙　石膏末，以上各二两　生地黄十两　芍药一两　大黄三两　黄芪三两　当归一两半　人参一两

右十六味，先以水一斗六升，煮竹叶，去叶，取九升，纳诸药后，煮取三升二合，分四服，日三夜一，快利便血，不必尽汤，汤尽不利，便合取利。

生地黄汤

治发背、发乳，四体有痈疽，虚热大渴，生地黄汤方。

生地黄十两　竹叶四升　黄芩　黄芪　甘草炙　茯苓　麦门冬，去心，以上各三两　升麻　前胡　知母　芍药各二两　瓜蒌四两　大枣二十枚，去核　当归一两半　人参一两

右十五味，先以水一斗五升，煮竹叶，取一斗，去叶，纳诸药，煮取三升六合，分为四服，日三夜一。

内补黄芪汤

治妇人客热，乳结肿，或溃，或人痈，内补黄芪汤方。

黄芪　茯苓各三两　芍药二两　麦门冬三两，去心　甘草二两，炙　厚朴一两，炙　人参三两　生姜四两　干地黄三两

右九味，切，以水一斗二升，煮取三升，分五服，日三夜一。

生肉黄芪膏

治痈疽疮，生肉黄芪膏方。

黄芪　细辛　生地黄　蜀椒去目，闭口，汗　当归　芍药　薤白　白芷　丹参　甘草炙　苁蓉　独活　黄芩以上各一两　腊月猪脂一斤半

右十四味，细切，以苦酒一升二合，夏即渍一日，冬二夜，微火煎三上下，酒气尽，成膏，敷之极良。

生肉地黄膏

治痈疽败坏，生肉地黄膏方。

生地黄一斤　辛夷　独活　当归　大黄　芎穷　黄芪　薤白　白芷　芍药　黄芩　续断各二两

右十二味，切，以腊月猪脂四升，微火煎，白芷色黄膏成，绞去滓，敷，日四。

《刘涓子鬼遗方》是公元442年之外科方书，从上述所引方剂中，彼时生地黄、干地黄已明显区别使用。

3.《备急千金要方》

地黄煎

主热风心烦闷，及脾胃间热，不下食，冷补方。

生地黄汁二升　生姜汁一升　枸杞根汁三升　荆汤　竹沥各五升　酥三升　人参　天门冬各八两　茯苓六两　栀子人　大黄各四两

右十一味，捣筛五物为散，先煎地黄等汁，成煎，次内散药搅调，一服一匕，日三。渐加至三匕，觉利减之。

此取生地黄汁养阴凉血、清热除烦之效。

防己地黄汤

治语狂错，眼目霍霍，或言见鬼，精神昏乱，防己地黄汤方。

防己二两　生地黄五斤，别切，勿合药渍，疾小轻用二斤　甘草二两　桂心　防风各三两

右五味，㕮咀，以水一升渍之一宿，绞汁，着一面，取其滓，着竹箦上，以地黄着药滓上，于三斗米下蒸之，以铜器承取汁，饭熟，以向前药汁合绞取之，分再服。

薯蓣汤

治心中惊悸而四肢缓，头面热，心胸痰满，头目眩冒，如欲摇动者，薯蓣汤方。

薯蓣　人参　麦门冬各四两　前胡　芍药　生地黄各八分　枳实　远志　生姜各三分　茯苓六分　半夏五分　甘草　黄芩　竹叶各一分　茯神六分　秫米三合

右十六味，㕮咀，取江水，高举手扬三百九十下，且里取三斗煮米，减一斗，内半夏，复减九升，去滓，下药煮取四升，分四服。无江水处，以千里东流水代之。挍手令上头也。秦中无江，泾渭可用。诸旧灌钗曰尚取之。

上二方中，取生地黄养心安神之效。

薯蓣煎

治头目眩晕。

薯蓣二十分　甘草十四分　泽泻　人参　黄芩各四分　当归　白薇　桂心　防风　麦门冬各三分　大豆黄卷　桔梗　芍药　山茱萸　紫菀　白术　芎穷　干姜　蜀椒　干地黄各二分，以上二十味捣筛　生地黄十八斤，捣，绞取汁煎，令余半　麻子人三升，研　大枣二十枚　蜜三升　麋鹿杂髓八两　鹿角胶八两　桑根皮五升，忌冈上自出土者，大毒，大忌。近蘿屋垣墙下、沟渎边者，皆不中用。

右二十七味，以清酒二斗四升，煮桑白皮、麻子、枣，得一斗，去滓，乃下地黄汁、胶髓、蜜，煎减半，内前药末，煎之，令可丸，如鸡子黄。饮服一枚，日三。稍加至三丸。

此方中既有干地黄，又用生地黄汁。取干地黄之滋补阴血，取生地黄汁之清心除眩。

强胃气煎

治脉热极则血气脱，色白干燥不泽，食饮不为肌肤，生地黄消热止极，强胃气煎方。

生地黄汁　赤蜜各一升　人参　茯苓　芍药　白术各三两　甘草二两　生麦冬门冬一升　石膏六两　生姜蒘四两　干地黄三两　蓴心一升，一作豉　远志二升

右十三味，哎咀，以水一斗二升，煮十一味，取二升七合，去滓，下地黄、蜜更煎取三升五合，分四服。

此方取生地黄汁之凉血润燥。

升麻汤

治脉实洪满，主心热病，升麻汤方。

升麻　栀子人　子芩　泽泻　淡竹叶　芒消各三两　生地黄切，一升

右七味，哎咀，以水九升，煮取三升，去滓，下芒消，分三服。

此方治心热脉洪之证，方中生地黄清心凉血；黄芩、栀子仁清热泻火；淡竹叶与生地黄配伍，清心除烦；升麻清热解毒，芒消下瘀热。以治心经实热之证。

麻黄调心泄热汤

治心脉厥大，寸口小肠热，齿龋嗌痛，麻黄调心泄热汤方。

麻黄　生姜各四两　细辛　子芩　茯苓　芍药各五两　白术二两　桂心一两　生地黄切，一升

右九味，哎咀，以水九升，煮取三升，去滓，分三服。须利，加芒消三两。

去三虫方

生地黄汁三斗

东向灶，苇火煎三沸，内清漆二升，以荆比搅之，日移一尺，内真丹三两；复移一尺，内瓜子末三升；复移一尺，内大黄末三两。微火勿令焦，候之可丸，先食服如梧子大一丸，日三。浊血下鼻中。三十日，诸虫皆下；五十日，百病愈，面色有光泽。

石斛地黄煎

治妇人虚羸短气，胸逆满闷，风气。石斛地黄煎方。

石斛四两　生地黄汁八升　桃人半升　桂心二两　甘草四两　大黄八两　紫菀四两　麦门冬二升　茯苓一斤　淳酒八升

右十味，为末，于铜器中，炭火上熬，内鹿角胶一斤，耗得一斗，次内饴三斤，白蜜三升，和调。更与铜器中釜上煎微耗，以生竹搅，无令着，耗令相得，药成，先食酒服如弹子一丸，日三。不知，稍加至二丸。一方用人参三两。

地黄酒

治产后百病。未产前一月，当预酿之。产讫蓐中服之方。

地黄汁一升　好曲一斗　好米一升

右三味，先以地黄汁渍曲令发，准家法酝之至熟，封七日，取清服之，当使酒气相接，勿令断绝。慎蒜、生冷、酢滑、猪、鸡、鱼一切。妇人皆须服之。但夏三月热，不可合。春、秋、冬并得合服，地黄并滓内米中，炊合用之。一石十石一准此。一升为率，先服羊肉当归汤三剂，乃服之佳。

白薇丸

主久无子或断绪，上热下冷，百病皆治之方。

白薇十八铢　紫石英二十铢　泽兰　太乙余粮各二两　当归一两　赤石脂一两　白芷一两半芎穷一两　藁本　石膏　蕳茼子　卷柏各二十铢　蛇床子一两　桂心二两半　细辛三两　覆盆子桃人各二两半　干地黄　干姜　蜀椒　车前子各十八铢　蒲黄二两半　人参一两半　白龙骨　远志　麦门冬　茯苓各二两　橘皮半两

右二十八味，末之，蜜和，酒服十五丸，如梧子大，日再。渐增，以知为度，亦可至五十丸。慎猪、鸡、生冷、酢滑、鱼、蒜、驴、马、牛肉等。觉有娠即停。三月正择食时，可食牛肝及心，至四月五月不须，不可故杀，令子短寿。遇得者，大良。

在《备急千金要方》中，生地黄与干地黄，亦是区别使用。

八、炙甘草

(一) 炙甘草临床应用源流

汉时并无炙甘草之使用,晋时开始使用"炙甘草"。晋时之《范汪方》《刘涓子鬼遗方》《小品方》等,均有使用炙甘草的方剂。

晋以后,炙甘草的使用越来越广泛,以至到了唐代《千金翼》之时(682),基本上凡用甘草必炙,变成了一种常规。而使用生甘草时反而需要注明。例如《千金翼·卷十一·小儿篇》:"治小儿半身皆红赤,渐渐长引者方:牛膝,甘草(原注:生用)。右二味,细剉,各得五升,以水二斗,煮取三五沸,去滓,和灶下黄土涂之。"这里甘草生用注明可反佐证明炙甘草的使用已成了习惯及常规。

《备急千金要方·卷一·序例》:"凡用甘草、厚朴、枳实、石南、茵芋、藜芦、皂荚之类,皆炙之。"这说明当时似乎已形成了一种惯例,凡用甘草必炙。事实上,《备急千金要方》中所收录的方剂,不但不是逢用甘草必炙。正好相反,基本上都是生用。倒是在30年后之《千金翼》中,却应验了"凡用甘草必炙"这一说法。

晋以后甘草之炙法有蜜炙、水炙、酥炙、淡浆水炙等不同。

蜜炙甘草,始见唐代之《集验方》(540年左右),该书说:"阴恶疮方,蜜煎甘草末,涂之,良。"唐代之《备急千金要方》(652),该书卷二十四第八也说:"治阴恶疮方,蜜煎甘草,末之,涂上。"《医心方》引《千金方》:"治小儿阴痒生疮方:蜜煎甘草,末之,涂上。"《千金翼·卷二十·杂病下》:"治阴头生疮方,蜜煎甘草,涂之即差,大良效。"

酥炙甘草法:《雷公炮炙论》:"酥炙甘草法,甘草,使一斤用酥七两涂上,炙酥为度。"

淡浆水炙甘草法:《重修政和经史证类备用本草》:"甘草,劈破,以淡浆水蘸三二度,又以慢火炙之。"

水炙甘草法:《本草纲目·卷十二·甘草条》:"方书炙甘草皆用长流水蘸湿炙之,至熟,刮去赤皮;或用浆水炙熟。未有酥炙酒蒸者。大抵补中宜炙用,泻火宜生用。"《炮炙大法》:"用清水蘸炙。"《外科大成》:"用长流水浸透,炭火炙。"

《本草衍义》:"甘草,入药须微炙,不尔,亦微凉,生则味不佳。"

李杲:"甘草,气薄味厚,可升可降,阴中阳也。阳不足者补之以甘,甘温能降大热,故生用则气平,补脾胃不足,而大泻心火;炙之则气温,补三焦元气而散表寒,除邪热,去咽痛,缓正气,养阴血。凡心火乘脾,腹中急痛,腹皮急缩者,宜倍用之。其性能缓急,而又协和诸药,使之不争。故热药得之缓其热,寒药得之缓其寒,寒热相杂者,用之得其平。"

王好古:"五味之用,苦泄,辛散,酸收,咸敛,甘上行而发。《本草》言,甘草下气,何也?盖甘味主中,有升降浮沉,可上可下,可外可内,有和有缓,有补有泄。居中之道尽矣。张仲景附子理中汤用甘草恐其僭上也;调胃承气汤用甘草,恐其速下也。皆缓之之意。小柴胡汤有柴胡、黄芩之寒,人参、半夏之温,而用甘草者,则有调和之意;建中汤用甘草以补中而缓脾急也;凤髓丹用甘草,以缓肾急以生元气也。乃甘补之意。

"又曰甘者令人中满,中满者勿食甘,甘缓而壅气,非中满所宜也。凡不满而用炙甘草为之补,若中满而用生甘草为之泻,能引诸药直至满所。甘味入脾,归其所喜。此升降浮沉之理也。经云:以甘补之,以甘泻之,以甘缓之是矣。"

苏颂:"按《千金方》论云,甘草解百药毒······葛洪《肘后备急方》云:席辩刺史尝言,岭有俚人解虫毒药，并是常用之物……凡饮食时先取炙熟甘草一寸，嚼之咽汁，若中毒随即吐出，仍以炙甘草三两，生姜四两，水六升，煮三升，日三服。或用都淋藤、黄藤二物，酒煎，温，常服，则毒随大小便出。又常带甘草数寸，随身备急。若经含甘草而食物不吐者，非毒物也。"

《药品化义》："甘草，生用凉而泻火，主散表邪，消痈肿，利咽痛，解百药毒，除胃积热，去尿管痛，此甘凉除热之力也；炙用温而补中，主脾虚滑泻，胃虚口渴，寒热咳嗽，气短困倦，劳役虚损。此甘温助脾之功也。"

《本草思辨录》："甘草中黄皮赤，确是心脾二经之药。然五脏六腑皆受气于脾，心为一身之宰。甘草味至甘，性至平，故能由心脾以及于他脏他腑，无处不到，无邪不祛。其功能全在于甘，甘则补，甘则缓。

"凡仲圣方补虚缓急，必以炙用，泻火则生用。虽泻亦兼有缓意。如治咽痛肺痿，火在上焦者为多。以其为心药也。甘草泻心汤，是泻心痞而非泻心火。泻痞有黄连、芩、夏，甘草特以补胃，故炙用。炙用而以甘草泻心汤名汤者，甘草之奏绩可思也。

"李东垣谓甘草生用泻心火，熟用散表寒。散表寒之方，无如桂枝、麻黄二汤。自汗者表虚，故桂枝汤以桂芍散风邪，姜枣和营卫；无汗者表实，故麻黄汤以麻、桂散寒，更加杏仁。然解表而不安中，则中气一匮，他患随生。故二汤皆有炙甘草以安中。表实与表虚不同，故二汤甘草亦分多寡。可见用炙甘草，所以资镇抚，非以资摧陷也。东垣不加分辨，非示学者以准的之道。

"东垣又云：心火乘脾，腹中急痛，肌肉急缩者，甘草宜信用之。按小建中汤治里急腹痛，甘草炙用，病非心火乘脾。生甘草泻心火，而不治心火乘脾之腹痛。《本经》黄连主腹痛，治心火乘脾之腹痛，即仲圣黄连汤是。东垣之说，殊有未合。刘潜江发心火乘脾之义，而深赞之，邹氏又引东垣此说，以证栀子甘草豉汤之虚烦不得眠。不得眠岂是脾病？三君皆名家，而于甘草不细辨如此，真为不解。

"王海藏谓附子理中汤用甘草，恐其僭上，调胃承气汤用甘草，恐其速下。按《伤寒论》无附子理中汤，理中汤之附子，腹满则加。腹满而加附子，盖以其为中宫药不可缺也。若恐附子僭上，则白通汤乃少阴下利用附子，何以反无甘草？至生用而不炙用，则固有义在。寒多之霍乱，非全不挟热，温中补虚，既有干姜、参、术，故加以生甘草之微凉，即《别录》除烦满，东垣养阴血之谓。以是汤用于胸痹，则生甘草亦因气结在胸，不欲其过守也。调胃承气汤，是治胃气不和之内实，以调胃为下，是下法之元妙者，舍枳、朴而取炙甘草，以与黄、朴一补一攻，适得调和之义，非止防其速下也。"

《金匮要略》中使用炙甘草的方剂

序号	药物名称	序号	药物名称	序号	药物名称	序号	药物名称	序号	药物名称
1.	葛根汤	2.	麻黄加术汤	3.	麻黄杏仁薏苡甘草汤	4.	防己黄芪汤	5.	桂枝附子汤
6.	白术附子汤	7.	甘草附子汤	8.	白虎加桂枝汤	9.	乌头汤	10.	小建中汤
11.	黄芪建中汤	12.	甘草干姜汤	13.	桂枝加桂汤	14.	茯苓桂枝甘草大枣汤	15.	桂枝汤
16.	甘遂半夏	17.	大青龙汤	18.	小青龙汤	19.	桂枝救逆汤	20.	半夏泻心汤
21.	黄芩加半夏生姜汤	22.	四逆汤	23.	通脉四逆汤	24.	还魂汤	25.	治马坠及一切筋骨损方

《伤寒论》中使用炙甘草的方剂

序号	药物名称	序号	药物名称	序号	药物名称	序号	药物名称	序号	药物名称
1.	桂枝汤	2.	桂枝加葛根汤	3.	桂枝加厚朴杏子汤	4.	桂枝加附子汤	5.	桂枝去芍药汤
6.	桂枝去芍药加附子汤	7.	桂枝麻黄各半汤	8.	桂枝二麻黄一汤方	9.	白虎加人参汤	10.	桂枝二越婢一汤方
11.	桂枝去桂加茯苓白术汤	12.	甘草干姜汤	13.	芍药甘草汤	14.	调胃承气汤	15.	四逆汤
16.	葛根汤	17.	葛根加半夏汤	18.	葛根黄芩黄连汤	19.	麻黄汤	20.	大青龙汤
21.	小青龙汤	22.	桂枝加芍药生姜各一两人参三两新加汤	23.	麻黄杏仁甘草石膏汤	24.	桂枝甘草汤	25.	茯苓桂枝甘草大枣汤
26.	厚朴生姜半夏甘草人参汤	27.	茯苓桂枝白术甘草汤	28.	芍药甘草附子汤	29.	茯苓四逆汤	30.	茯苓甘草汤
31.	栀子甘草豉汤	32.	小柴胡汤	33.	小建中汤	34.	柴胡加芒硝汤	35.	桃核承气汤
36.	桂枝去芍药加蜀漆牡蛎龙骨救逆汤	37.	桂枝加桂汤	38.	桂枝甘草龙骨牡蛎汤	39.	柴胡桂枝汤	40.	柴胡桂枝干姜汤
41.	半夏泻心汤	42.	生姜泻心汤	43.	甘草泻心汤	44.	旋覆代赭汤	45.	桂枝人参汤
46.	黄芩汤	47.	黄芩加半夏生姜汤	48.	黄连汤	49.	桂枝附子汤	50.	桂枝去桂加白术汤
51.	甘草附子汤	52.	白虎汤	53.	炙甘草汤	54.	栀子柏皮汤	55.	麻黄连轺赤小豆汤
56.	桂枝加芍药汤	57.	桂枝加大黄汤	58.	麻黄附子甘草汤	59.	半夏散及汤	60.	通脉四逆汤
61.	四逆汤	62.	当归四逆汤	63.	当归四逆加吴茱萸生姜汤	64.	麻黄升麻汤	65.	四逆加人参汤
66.	理中汤	67.	通脉四逆加猪胆汁汤	68.	竹叶石膏汤				

在《伤寒论》中，除了个别方剂外（如甘草汤、桔梗汤），基本上是凡用甘草必炙。这一使用特点与唐代孙思邈指出的凡用甘草必炙具有时间上的吻合，尤其是《千金翼方》之时，"凡用甘草必炙"的特征更为明显。《伤寒论》"凡用甘草必炙"的特点，与公元682年之《千金翼方》"凡用甘草必炙"之特征，都具有明显的时代特征性。从这一特点来看，可以佐证《伤寒论》的成书时间不会早于公元682年。

（二）炙甘草在《金匮要略》中的应用

1. 缓急和中治疗气逆筋急症

太阳病，无汗而小便反少，气上冲胸，口噤不得语，欲作刚痉，葛根汤主之。

葛根汤方

葛根四两　麻黄三两，去节　桂枝二两，去皮　芍药二两　甘草二两，炙　生姜三两　大枣十二枚

右七味，㕮咀，以水一斗，先煮麻黄、葛根，减二升，去沫，内诸药，煮取三升，去滓，温服一升，覆取微似汗，不须啜粥。余如桂枝汤法，将息及禁忌。

尤在泾："无汗而小便反少者，风寒湿甚，与气相持，不得外达，亦并不下行也。不外达，不下行，势必逆而上冲，为胸满，为口噤不得语，驯至面赤头摇，项背强直，所不待言，故曰欲作刚痉。葛根汤，即桂枝汤加麻黄、葛根，乃刚痉无汗者之正法也。

"痉病多在太阳、阳明之交。身体强、口噤不得语，皆其验也。故加麻黄以发太阳之邪，加葛根兼疏阳明之经。而阳明外主肌肉，内主津液。用葛根者，所以通隧谷而逐风湿。"

陈修园："太阳病，头项强痛，发热恶寒等证悉备。表实既已，无汗而邪气不得外达，小便反少，邪气又不得下行，正不胜邪，其气遂逆上而冲胸，口噤不得语，面赤头摇，项背强直，势所必至，此欲作刚痉，以葛根汤主之。此一节为刚痉之将成未成者出其方也。究为太阳之治法，非痉证之正治法。"

陈元犀："无汗例用麻黄汤，然恶其太峻，故于桂枝汤加麻黄以发汗，君葛根以清经络之热。是发表中寓养阴之意也。又此方与前方皆太阳中兼阳明之药，以阳明主宗筋也。"

柯琴："轻可以去实，麻黄、葛根是也。去沫者，止取其清阳发腠理之义也。葛根能佐麻黄而发表，佐桂枝以解肌。不需啜粥者，开其腠理而汗自出，凉其肌肉而汗自止。

"葛根味甘气凉，能起阴气而生津液，滋筋脉而舒其牵引，故以为君；麻黄、生姜能开玄府腠理之闭塞，祛风而去汗，故以为臣；寒热俱轻，故少佐桂、芍，同甘、枣以和里。此于麻、桂二汤之间衡其轻重，而为调和表里之剂也。葛根汤与桂枝汤同为解肌和里之药，故有汗无汗，下利不下利，皆可用。"

喻嘉言："《伤寒论》太阳篇中项背几几，无汗恶风者，用葛根汤。此证亦用之者，以其邪在太阳阳明两经之界，两经之热并于胸中，必延伤肺舍清肃之气，故水道不行而小便少，津液不布而无汗也。

"阳明之筋脉内结胃口，过人迎，环口，热并阳明斯筋脉牵引，口噤不得语也。然刚痉无汗必从汗解。此湿邪少郁必以汗出如故而止。故用此汤合解两经之湿热。"

程云来："麻黄、葛根，以发其阳，则汗自出，而口噤自开；桂枝通血脉，芍药和阴血，则小便自通，而卫气自止；生姜之辛以散逆，甘草、大枣之甘以和胃。则经络流通，内外柔和，而强急可愈。"

方有执："风寒过太阳之荣卫，初交阳明之经络。经络同，所以风寒皆然也。无汗者，以起自伤寒，故汗不出，乃上篇有汗之反对，风寒之辨别也。恶风乃恶寒之互文，风寒皆通恶，而不偏有无也。夫以太阳中风，项背强几几，汗出，恶风，用桂枝加葛根而论之。则此太阳伤寒，项背强几几，无汗，恶风，当用麻黄加葛根，而用葛根汤者何哉？盖几几乃加阳明之时，喘已不作，故去杏仁，不用麻黄之全方，不可以麻黄加为名，而用麻黄、桂枝、甘草、葛根以为汤者，实则是麻黄加

之规制也;用姜、枣、芍药者,以阳明属胃,胃为中宫,姜、枣皆和中之物,芍药有缓中之义也。不须啜粥,麻黄类例也。"

《金匮要略浅述》:"太阳病,无汗而小便反少,是津液不能输布所致。无汗则邪不外达,小便少则邪不下行,故气上冲胸,口噤不得语;若病势继续发展,必得出现卧不着席,脚挛龂齿等证,所以说欲作刚痉。

"葛根汤:葛根输布津液以解项背之强急;麻黄解表发汗,以开腠理之闭塞;合桂枝汤以调和荣卫,故主治之。"

《金匮要略语译》:"病人具有太阳病的脉症,没有汗,小便反而少,自己感到有气向上冲到胸部,牙关紧,不能讲话。这是要发生刚痉的先兆,用葛根汤主治。小便反少,在一般情况下,有汗小便应少,无汗小便应多,今无汗而小便少,所以说'反少'。

"本方即桂枝汤加葛根和麻黄,取桂枝汤解肌,因背强是欲作刚痉的先兆,故加葛根。因无汗,故加麻黄。"

王占玺:"葛根汤的临床应用范围:外感风寒,恶寒发热,无汗,项背强急,脉浮紧等证。其具体应用有以下几点:(1)太阳病,项背强几几,无汗恶风的表实证。包括感冒、流行性感冒及其他热性病初期。(2)太阳与阳明合病下利者,常见于胃肠型感冒。(3)由于外感表证引起的抽风,即所谓'刚痉',证见无汗而小便反少。无汗为表实,小便反少为津液不足。取本方生津解肌发表以治疗。(4)小儿麻疹初起,恶寒发热,头痛项强,无汗,脉浮数者。此外,亦有用此方治颈椎病之项背强直者。"

王晋三说:"葛根汤即桂枝汤加麻黄,葛根以去营实,小变麻黄之法也。'故方中用葛根生津解肌,滋筋脉而舒其牵引强急,项背几几;麻黄发汗散寒,以解表实为君;桂枝帮助君药以通阳解表;芍药敛阴和里;生姜、大枣解表和胃;又以甘草调和诸药以保持中气,共奏发表散寒、生津而濡养筋脉的作用。"

2. 调和荣卫治疗风湿身疼症

湿家身烦疼,可与麻黄加术汤。发其汗为宜,慎不可以火攻之。

病者一身尽疼,发热,日晡所剧者,名风湿。此病伤于汗出当风,或久伤取冷所致也。可与麻黄杏仁薏苡甘草汤。

麻黄加术汤方

麻黄三两,去节　桂枝二两,去皮　甘草二两,炙　杏仁七十个,去皮尖　白术四两

右五味,以水九升,先煮麻黄,减二升,去上沫,内诸药,煮取二升半,去滓,温服八合,覆取微似汗。

麻黄杏仁薏苡甘草汤

麻黄半两,去节,汤泡　甘草一两,炙　薏苡仁半两　杏仁十个去皮尖,炒

右锉麻豆大,每服四钱匕,水盏半,煮八分,去滓,温服,有微汗,避风。

《金匮要略语译》:"患风湿病的人,身体疼痛而发烦,可以给麻黄加术汤治疗。这种病以发汗法为主,是适宜的。但应注意不要用火攻的方法来发汗。火攻,即指火熏、温针等,这种治法易伤津耗液,用于本条症情,则寒湿更不宜驱除。本方就是麻黄汤中再加白术一味,以麻黄汤发汗驱寒,另加白术健脾去湿,寒湿同治,重在微汗。

"病人浑身都疼,发热到了下午更加厉害,这叫作风湿病。由于出汗时受了风,或者是过分贪凉所引起的,这种病是可以给麻黄杏仁薏苡甘草汤治疗。发热日晡所剧:'晡',即申时。此句的意

思是发热在每天的申时（约十五点到十七点）比较厉害。

"钱匕：通常一钱匕的剂量是指用五铢钱抄满药物（以不落为度）为准。《外台·卷三十一》记载：'钱匕者，以大钱上全抄之，若云半钱匕者，则是一钱抄取一边耳。一钱匕折合现在的药秤（十六两为一斤）约为五分六厘，或相当于2克强。

"麻、杏宣肺气以祛风，薏、甘健脾胃以化湿，表里双解，风湿并治。"

尤在泾："身烦疼者，湿兼寒而在表也。用麻黄汤以散寒，用白术以除湿。喻氏曰：'麻黄得术，则虽发汗不至多汗；而术得麻黄，并可以行表里之湿。'不可以火攻者，恐湿与热合而反增发热也。

"此亦散寒除湿之法。日晡所剧，不必泥定肺与阳明。但以湿无来去，而风有休作，故曰此名风湿。然虽言风而寒亦在其中，观下文云：'汗出当风。'又曰：'久伤取冷。'意可知矣。盖痉病非风不成，湿痹无寒不作。故以麻黄散寒；薏苡除湿；杏仁利气，助通泄之用；甘草补中，予胜湿之权也。"

陈灵石："身烦疼者，寒湿之邪着于肤表也。肤表实故无汗，无汗则邪无从出矣。方用麻黄发肤表之汗以散表寒。又恐大汗伤阴，寒去而湿反不去，加白术补土生液而除湿气。发汗中寓缓汗之法也。又白术补脾驱湿之功甚大，且能助脾之转输而利水。观仲师用术各方可知。今人炒燥、炒黑、土蒸、水漂等制，皆失经旨。"

钱天来："病因汗出当风。夫汗出则腠理开，当风则风乘腠理矣。风邪既入，汗不得出，以离经之汗液既不得外出皮毛，又不能内返经络，留于肌肤而为湿。此即人身汗液之湿也。其或暑汗当出之时，伤于纳凉太过，使欲出之汗不得外泄，留着肌腠而致病，与汗出当风无异也。案《金匮》以痉、湿、暍三证合篇，痉证兼湿，暍证亦兼湿。湿证最重。必须如此活看方得。"

《医宗金鉴》："湿家一身尽痛，风湿亦一身尽痛。然湿家痛则重着，不能转侧。风湿痛则轻掣，不可屈伸，此痛之有别者也；湿家发热，蚤暮不分微甚，风湿之热，日晡所必剧。盖以湿无来去，而风有休作，故名风湿。原其由来，或为汗出当风，或为久伤取冷，相合而致。则麻黄杏仁薏苡甘草汤，发散风湿，可与之明矣。"

3. 益气和中治疗风湿饮滞症

风湿脉浮，身重，汗出恶风者，防己黄芪汤主之。

防己黄芪汤方

防己一两　黄芪一两一分，去芦　甘草半两，炒　白术七钱半

右锉麻豆大，每抄五钱匕，生姜四片，大枣一枚，水盏半，煎八分，去滓，服用，良久再服。喘者，加麻黄半两；胃中不和者，加芍药三分；气上冲者，加桂枝三分；下有陈寒者，加细辛三分；服后当如虫行皮中，从腰下如冰，后坐被上，又以一被绕腰以下，温令微汗，差。

此处甘草之"炒"，与"炙"同义。《金匮·水气病篇》曰："风水，脉浮身重，汗出恶风者，防己黄芪汤主之。"该条所引防己黄芪汤方，甘草下注正作"炙"。

陈修园："风湿之病，脉浮为风，身重为湿，若见此脉此证，汗不出而恶风者，为实邪。大剂有麻黄加术汤，小剂有麻黄杏仁薏苡甘草汤可用。若汗出恶风者，为虚邪，以防己黄芪汤主之。"

"此为风湿证汗自出者出其方也。合上二方，即《伤寒论》麻黄汤、大青龙汤，桂枝汤之意乎！钱天来云：病因汗出当风，夫汗出则腠理开，当风则风乘腠理矣。风邪既入，汗不得出，以离经之汗液，既不得外出皮毛，又不能内返经络，留于肌腠而为湿，此即人身汗液之湿也。"

"太阳为寒水之经，病则水不行，水不行，则必化湿。"

陈元犀："治实邪无汗，即桂枝、麻黄二汤例也。虚汗自出，故不用麻黄以散之，只用防己以驱之。服后如虫行，及腰下如冰云云，皆湿气下行之征也。然非芪、术、甘草，焉能使卫阳复振而驱湿下行哉？

"张隐庵《本草经注》云：防己生于汉中者，破之纹如车辐，茎藤空通，主通气行水，以防己土之药，故有防己之名。《金匮》治水、治痰诸方，盖取气运于上，而水能就下也。李东垣谓防己乃下焦血分之药，上焦气分者禁用等论，张隐庵历历指驳，使东垣闻之，当亦俯首无词。

"恶风者，风伤肌腠也；身重者，湿伤经络也；脉浮者，病在表也。何以不用桂枝、麻黄以发表祛风，而用防己、黄芪以补虚行水乎？盖以汗出为腠理之虚，身重为土虚湿胜。故用黄芪以走表塞空；枣、草、白术以补土胜湿；生姜辛以去风，湿以行水；重用防己之走而不守者，领诸药环转于周身，使上行下出，外通内达，迅扫而无余矣。"

赵以德："此证风湿皆从表受之，其病在外，故脉浮汗出。凡身重，有肌肉痿而重者，有骨痿而重者。此之身重乃风湿在表，故不作疼。虚其卫气而湿着为身重。由是以黄芪实卫，甘草佐之；防己去湿，白术佐之。然则风湿二邪独无散风之药何耶？盖汗多知其风已不留，以表虚而风出入乎其间，因之恶风耳。惟实其卫；正气壮则风自退。此不治而治者也。"

徐忠可："风水有骨节疼痛，此处出方反无骨节疼，而有身重汗出，何也？前为风字，辨与他水不同，故言骨节疼。谓正水、皮水、石水，皆不能骨节疼也。然骨节疼痛，实非水之证也。故前推广风水，一曰风气相系身体洪肿，一曰面目肿大有热，一曰目窠微肿颈脉动咳，按手足上陷而不起，一曰骨节反不疼，身体反重而酸。不渴汗出，总不若身重为确，而合之脉浮、汗出、恶风，其为风水无疑。"

4. 调和表里治疗风湿寒湿症

伤寒八九日，风湿相搏，身体疼烦，不能自转侧，不呕不渴，脉浮虚而涩者，桂枝附子汤主之；若大便坚，小便自利者，去桂加白术汤主之。

桂枝附子汤方

桂枝四两，去皮　附子三枚，炮，去皮，破八片　甘草二两，炙　生姜三两，切　大枣十二枚，擘

右五味，以水六升，煮取二升，去滓，分温三服。

白术附子汤方

白术二两　附子一枚半，炮，去皮　甘草一两，炙　生姜一两半，切　大枣六枚

右五味，以水三升，煮取一升，去滓，分温三服。一服觉身痹，半日许再服，三服都尽，其人如冒状，勿怪，即是术、附并走皮中，遂水气未得除故耳。

尤在泾："身体疼烦，不能自转侧者，邪在表也；不呕不渴，里无热也；脉浮虚而涩，知其风湿外持而卫阳不正。故以桂枝汤去芍药之酸收，加附子之辛湿，以振阳气而故阴邪。若大便坚，小便自利，知其在表之阳虽弱，而在里之气犹治，则皮中之湿，自可驱之于表，使从水道而出，不必更发其表，以危久弱之阳矣。故于前方去桂枝之辛散，加白术之苦燥，合附子之大力健行者，于以并走皮中而逐水气，亦因势利导之法也。"

《金匮要略浅述》："湿病，是以致病的因素而命名的，一般有外湿和内湿之分。外湿多因汗出当风，或久伤取冷所致，临床上表现以身体疼重为主征；内湿多因运化失常，水湿内停所致，临床表现以小便不利为主征。但外湿和内湿又是相互影响的。如素有风湿、脾不健运，容易招致外湿；外感湿邪，影响脾的运化，又可产生内湿。本篇所论治湿大法，湿在表的宜取微汗，湿在里的当利

小便。忌用火攻和下法。但湿邪伤人，往往相兼为患，兼风则为风湿，兼寒则为寒湿，兼热则为湿热。如寒湿表实，身热疼烦的，用麻黄加术汤发汗去湿；风湿表实，身疼发热，日晡时增剧的，用麻杏薏甘汤解表渗湿；风湿表虚，脉浮身重，汗出恶风的，用防己黄芪汤固表行湿；风湿在表，阳气虚弱的，用三附子汤分别施治：如风重于湿，身体疼烦，不能自转侧的，用桂枝附子汤通阳化湿；湿重于风，其人大便坚，小便自利的，用白术附子汤助阳逐湿；风湿并重，骨节掣痛，不可屈伸，小便不利，或身微肿的，用甘草附子汤温经除湿。

"伤寒八九日，正当阳明、少阳主气之时，邪传少阳则呕，邪入阳明则渴；伤寒表解，则身当不疼；伤寒里实，则脉沉实而滑。今风湿相搏，邪尚在表，故身体疼烦，不能自转侧；邪未入里，故不渴不呕；风湿在表，阳气虚弱，故脉浮虚而涩。桂枝附子汤：桂枝解肌祛风，附子温阳止痛，生姜、草、枣，散寒和胃，故主治之。若湿淫于内，小便不利，大便反快，则当利其小便。今湿不在内，大便坚，小便自利，则不须利其小便。桂枝解肌，亦能化膀胱之气而利小便，故去之。白术健脾，能与附子并走皮中以逐水气，故加之。一服觉身体麻痹，三服如昏冒状，这是术附所引起的抗病反应，湿气未得骤除的缘故，所以不要疑惧惊怪。

"本条亦见于《伤寒论·太阳病篇》，白术附子汤方后云：'此本一方二法，以大便坚，小便自利，去桂也；以大便不坚，小便不利，当加桂。'据此，则桂枝附子汤所主，可能还有大便不坚，小便不利之证。"

5. 益气温经缓急止痛治疗骨节疼痛症

风湿相搏，骨节疼烦，掣痛不得屈伸，近之则痛剧，汗出短气，小便不利，恶风不欲去衣，或身微肿者，甘草附子汤主之。

甘草附子汤方

甘草二两，炙　附子二枚，炮，去皮　白术二两　桂枝四两，去皮

右四味，以水六升，煮取三升，去滓，温服一升，日三服。初服得微汗则解，能食，汗出复烦者，服五合。恐一升多者，宜服六七合为妙。

沈明宗："此阳虚邪盛之证也。风湿伤于荣卫，流于关节经络之间，邪正相搏，骨节疼烦掣痛；阴血凝滞，阳虚不能轻跷，故不得屈伸，近之则痛剧也；卫阳虚而汗出；里气不足则短气而小便不利；表阳虚而恶风不欲去衣；阳伤气滞故身微肿。然表里阴阳正虚邪实，故用甘、术、附子助阳健脾除湿，固护而防汗脱；桂枝宣行荣卫，兼去其风，乃补中有发，不驱邪而风湿自除。盖风湿证须识无热自汗，便是阳气大盛，当先固阳为主。"

徐忠可："湿有因病转者，有积渐浸淫者，有因湿传热者，有下热而胸仍寒者，有上湿而下仍寒者。总是湿性黏滞，挟风则上行，因虚或寒则偏阻，积久则痹着。故仲景首揭太阳病变湿痹者病后也，次言身疼变黄者久病也。又言上寒下热者，因虚偏阻而上下之间，为热为寒正未可知也。性命关头，在内元之气。故始终戒下忌泄，而治法唯发汗渗湿为主。外有痹着兼补之，内有积寒兼温之。所出凡六方，约三法。麻黄加术汤、麻杏薏苡甘草汤，发汗法也；防己黄芪汤，开痹渗湿法也；桂枝附子汤，去桂加白术附子汤；甘草附子汤，行湿温下法也。若利小便，或搐鼻，皆不出方。此有定法也。

"《内经》曰：因于湿，首如裹，湿热不攘，大筋软短，小筋弛长，软短为拘，弛长为痿。因于气为肿，仲景不言及。此湿之变则从痿从肿论治。若湿胜则濡泻，湿胜不欲食亦不言及。皆湿证中所有，非验湿的证耳。余治一久湿挟风痰，身痛而痹，饮食不进，以苓、半、苏、朴、薤白、栝楼辈，二剂愈。湿虽不可下，痰滞宜清也。"

唐容川："湿兼寒热二者而成，或偏寒，或偏热，不得以阴邪二字括之。观天地之湿发于夏月，是火蒸水而湿乃发。故湿之中人有寒闭于外，热郁于内之证，有湿挟寒之证，有湿挟热之证。因湿系寒热合化，故多用不寒不热之药以渗利之，为治湿正药。茯苓、薏苡是矣。此条治湿，皆兼寒之证也。其湿兼热者，如所谓丹田有热，胸中有寒，发热如熏黄，皆不列方，非简略也。以《伤寒论》已有，论外故不再赘。学者须通观之，始见仲景之精密。"

程云来："此风湿之最重者，湿为阴邪则疼，风为阳邪则烦。风湿搏于关节之间，注经络，流骨髓，则烦疼掣痛，不得屈伸，近之则剧也；汗多阳虚，则短气也；小便不利，里湿不行也；以其汗多阳虚，则恶风以其小便不利，则湿气外薄，外薄则身有微肿也。"

"附子能温经散湿，白术能胜湿燥脾，桂枝能通行荣卫，甘草能益气和中，斯成固表散湿之重剂。"

朱丹溪："此条较前条为更剧，前条表阳虚，故加生姜以行在表之痹也；此条里气更虚，故去姜、枣，加白术，以行在里之痹着。盖汗出为表虚，短气为里虚；恶风为表虚，不欲去衣为里虚。而且湿阻太阳，小便不利；风郁皮毛，身体微肿。故以术、附、甘，大健中阳，以去湿为主。而以桂枝和解在表之风痹，使中外邪解，而真气辑宁矣。"

山田业广："甘草，《玉函》作三两，宜从。少气者，栀子甘草豉汤主之。《千金方》妇人中风，安心汤方后，胸中少气者，益甘草。又呕吐半夏汤方后，少气加甘草。兹加甘草主短气，以能补中焦之气也。凡本条证，比之前证，更为剧证，而表里稍虚，汗出恶风，不欲去衣者，表阳虚也；短气者，里气虚也。但重于前条，故用单刀直入法，然带虚则不得不减附子而倍甘草。"

6. 扶中益气治疗虚劳证

虚劳里急，悸，衄，腹中痛，梦失精，四肢酸疼，手足烦热，咽干口燥，小建中汤主之。

虚劳里急，诸不足，黄芪建中汤主之。

小建中汤方

桂枝三两，去皮　甘草三两，炙　大枣十二枚　芍药六两　生姜三两　胶饴一升

右六味，以水七升，煮取三升，去滓，内胶饴，更上微火消解，温服一升，日三服。呕家不可用建中汤，以甜故也。

原注：《千金》疗男女因积冷气滞，或大病后不复常，若四肢沉重，骨肉酸疼，吸吸少气，行动喘乏，胸满气急，腰背强痛，心中虚悸，咽干唇燥，面体少色，或饮食无味，胁肋腹胀，头重不举，多卧少起，甚者积年，轻者百日，渐致瘦弱，五脏气竭，则难可复常。六脉俱不足，虚寒乏气，少腹拘急，羸瘠百病，名曰黄芪建中汤，又有人参二两。

黄芪建中汤

于小建中汤内加黄芪一两半，余依上法。

尤在泾："此和阴阳，调营卫之法也。夫人生之道，曰阴曰阳。阴阳和平，百疾不生。若阳病不能与阴和，则阴以其寒独行，为里急，为腹中痛，而实非阴之盛也；阴病不能与阳和，则阳以其热独行，为手足烦热，为咽干、口燥，实非阳之炽也。昧者以寒攻热，以热攻寒，寒热内贼，其病益甚。惟以甘酸辛药，和合成剂，调之使和，则阳就于阴，而寒以温，阴就于阳，而热以和。医之所以贵识其大要也，岂徒云寒可治热，热可治寒而已哉！"

"或问和阴阳、调营卫是矣，而必以建中者何也？曰中者脾胃也。营卫生成于水谷，而水谷转输于脾胃。故中气立则营卫流行而不失其和。"

"又中者四运之轴，而阴阳之机也。故中气立则阴阳相循，如环无端，而不极于偏。是方甘与

辛合而生阳，酸得甘助而生阴，阴阳相生，中气自立。是故求阴阳之和者必于中气，求中气之立者必以建中也。

"里急者，里虚脉急，腹中当引痛也。诸不足者，阴阳诸脉并俱不足，而眩、悸、喘喝、失精、亡血等证相因而至也。急者缓之必以甘，不足者补之必以温。而充虚塞空，则黄芪尤有专长也。"

张心在："肺损之病，多由五志生火，销铄金脏，咳嗽发热，渐至气喘，侧眠，消瘦羸瘠。虚证交集，咽痛失音而不起矣。壮水之主，以制阳光。王冰成法，于理则通，而多不效。其故何欤？窃尝观于炉中之火而得之。炊饭者始用武火，将熟则掩之以灰，饭徐透而不焦黑，则知以灰养火，得火之用而无火之害，断断如也。

"五志之火内燃，温脾之土以养之，而焰自息。方用小建中汤，虚甚加黄芪。火得所养而不燃，金自清肃；又况饴糖为君，治嗽妙品，且能补土以生金。肺损虽难着手，不患其不可治也。然不独治肺损，凡五劳七伤，皆可以通治。"

陈元犀："虚劳里急者，里虚脉急也；诸不足者，五脏阴精阳气俱不足也。经云：阴阳俱不足，补阴则阳脱，泻阳则阴竭。如是者，当调以甘药。又云：针药所莫及，调以甘药。故用小建中汤，君以饴糖、甘草，本稼穑作甘之味，以建立中气，即《内经》所谓'精不足者，补以之味'是也。又有桂枝、姜、枣之辛甘，以宣上焦阳气，即《内经》所谓'辛甘发散为阳'是也。

"夫血气生于中焦，中土虚则木邪肆，故用芍药之苦泄，于土中泻木，使土木无忤，而精气以渐而复。虚劳诸不足者，可以应手而得耳。加黄芪者，以其补虚塞空，贯膜通络，尤有专长也。"

王占玺："少阳荣血不足，留滞不畅则'阳脉涩，阴脉强'。多主张为肝脉强，脾脉弱，肝乘脾，脉见右弦左涩。中气不足，虚寒内生，故'腹中急痛'，喜按喜温，面色萎黄或苍白，气阴两虚，阴阳俱损。阳虚则寒，故里急腹痛；阴虚则热，则心下悸动，鼻衄，梦交失精，四肢酸痛，手足烦热，咽干口燥。

"本方即桂枝汤倍芍药加饴糖组成。方名建中，可知以温中补虚，祛寒止痛为主。因中气虚衰，脾阳不运，寒主收引，故腹痛喜按喜温；脾虚则失生化之源，而无水谷之精以濡养脏腑，四肢百骸，致生虚劳里急，心悸而烦，甚则阳虚发热，面色苍白无华等。

"方中重用白芍加饴糖，义偏重于酸甘，专和血脉之阴，补中焦营气，且能缓急止痛，故为君药；桂枝温运脾阳，以驱寒湿；甘草补中益气；大枣、生姜，既可健脾胃，又能和营卫。如此配伍，中焦阳气得复，但不受肝旺乘克，阴寒自散，腹痛自止，荣血充足则虚劳自愈。"

7. 调中缓痛治疗历节疼痛症

病历节不可屈伸，疼痛，乌头汤主之。

乌头汤方

治脚疼痛，不可屈伸。

麻黄　芍药　黄芪　甘草炙，各三两　川乌五枚，㕮咀，以蜜二升煎取一升，即出乌头

右五味，㕮咀四味，以水三升，煮取一升，去滓，内蜜煎中，更煎之，服七合，不知，尽服之。

《金匮要略语译》："历节是病单独发生于一些关节的部位，多由血气虚弱，为风寒侵袭，血气凝痹，关节诸筋无以滋养，所谓'所历之节，悉皆疼痛'，故名。

"患历节病的人，关节部位疼痛而不能够随意弯曲或伸直。用乌头汤治疗。此方重用川乌，温散内寒；佐以麻黄通阳，芍药、甘草定痛；黄芪外达，培养正气，驱逐寒湿。寒湿排出，则病自愈。

"川乌、乌头、附子，三种性效相同。居中央部位而大的，为乌头；旁出而小的为附子；产于四川的为川乌；野生的为草乌。本方川乌，不是生用，又不是熟用。而是川乌用蜂蜜合煎，煎后去川乌存蜜汁，利用川乌的温，蜂蜜的守，使温药能在关节有相当时间的逗留，使川乌能有持久的疗效。"

黄坤载："忽然脉涩小，短气自汗，历节疼痛不可屈伸，此皆饮酒汗出当风，感袭皮毛所致。风性疏泄故自汗出。风泄而卫闭故脉涩小，经脉闭塞，肺气不得下达故气道短促。《素问》饮酒中风则为漏风。以酒行经络，血蒸汗出。盖以风邪疏泄自汗常流，是为漏风。汗孔不合，水湿易入，此历节伤痛之根也。"

程云来："血气衰弱为风寒所侵，血气凝涩不得流通，关节诸筋无以滋养，真邪相搏，所历之节悉皆疼痛。或昼静夜发，痛彻骨髓，谓之历节风也。节之交三百六十五，十二筋皆结于骨节之间，致腠理疏而汗易出。汗者心之液，汗出而入于水浴则水气伤心，又从流于关节交会之处，风与湿相搏，故令历节黄汗而疼痛也。"

沈明宗："此寒湿历节之方也。经谓风寒湿三气合而为痹。此风少寒湿居多，痹于筋脉关节肌肉之间，以故不可屈伸。疼痛即寒气胜者为痛痹是也。所以麻黄通阳出汗，散邪而开痹着；乌头驱寒而燥风湿；芍药收阴之正。以蜜润燥兼制乌头之毒；黄芪、甘草固表堵中，使痹着开而病自愈。谓治脚气疼痛者，亦风寒湿邪所致也。"

尤在泾："营不通因而卫不行者，病在阴而及于阳也。不通不行，非壅而实，盖即营卫涸流之意。四属，四肢也。营卫者，水谷之气，三焦受气于水谷，而四肢禀气于三焦。故营卫微，则三焦无气而四属失养也。由是精微不化于上而身体羸瘦，阴浊独注于下而足肿、胫冷，黄汗出。此病类似历节、黄汗，而实非水湿之病。所谓肝肾虽虚，未必便成历节者也，而虚病不能发热，历节则未有不热者，故曰假令发热，便为历节。

"此治寒湿历节之正法也。寒湿之邪，非麻黄、乌头不能去；而病在筋节，又非皮毛之邪，可一汗而散者。故以黄芪之补，白芍之收，甘草之缓，牵制二物，俾得深入而去留邪。"

8. 温肺止咳治疗肺痿病

肺痿吐涎沫而不咳者，其人不渴，必遗尿、小便数。所以然者，以上虚不能制下也。此为肺中冷，必眩，多涎唾，甘草干姜汤以温之。

甘草干姜汤方

甘草四两，炙　干姜二两，炮

右㕮咀，以水三升，煮取一升五合，去滓，分温再服。

肺痿多因热盛伤津所致。《素问·痿论》："肺者，脏之长也，为心之盖也。有所失亡，所求不得，则发肺鸣，鸣则肺热叶焦，故曰：五脏因肺热叶焦，发为痿躄，此之谓也。"此篇前亦说："热在上焦者，因咳为肺痿。"

肺痿虽热证者居多，但此条所指，却是肺寒所致。肺气虚寒，所以不渴，小便数，吐稀涎沫。方用炙甘草合干姜补虚益气，温肺祛寒。

魏念庭："肺痿为虚热之证矣，然又有肺痿而属之虚寒者。则不可不辨也。乃吐涎沫而不咳，其人既不渴，又遗尿、小便数者，以上虚，不能制水故也。肺气既虚而无收摄之力，但趋脱泄之势。膀胱之阳气下脱，而肺金益清冷干燥以成痿也。肺叶如草木之花叶，有热之痿，如日炙之则枯；有冷之痿，如霜杀之则干矣。此肺冷之所以成痿也。"

尤在泾："此举肺痿之属虚冷者，以见病变之不同。盖肺为娇脏，热则气烁，故不用而痿；冷则气沮，故亦不用而痿也。遗尿、小便数者，肺金不用而气化无权，斯膀胱无制而津液不藏也；头眩、多涎唾者，经云：'上虚则眩。'又云：'上焦有寒，其口多涎也。'甘草、干姜，甘辛合用，为温肺复气之剂。服后病不去而加渴者，则属消渴。盖小便数而渴者为消；不渴者，非下虚即肺冷也。"

《金匮要略浅述》："肺痿有虚热和虚寒两类。虚热肺痿，其人咳，口中反有浊唾涎沫，用麦门冬汤，清肺润燥；虚寒肺痿，吐涎沫而不咳不渴，头眩，小便数，用甘草干姜汤温肺散寒。又附方《千金》甘草汤，适用于虚热肺痿；《外台》炙甘草汤，《千金》生姜甘草汤，适用于虚寒肺痿。

"肺为娇脏，恶热恶燥，热在上焦，肺液被伤，因而咳为肺痿。究其致病之由，或从汗多伤津，或从呕吐伤液，或从消渴，小便利数，或从便难，又被峻下，重亡津液，以致肺失所养，而成本病。

"虚寒肺痿则不咳，只吐涎沫而无浊唾；上焦无热，故其人不渴；肺主治节，上虚不能制下，故遗尿，小便频数；肺中虚冷，阳气不足，故目为之眩，口多涎唾。甘草干姜汤：辛甘合化为阳，以温肺寒，最为合适；若服后小便仍数，而口反渴者，则非肺痿而属消渴。"

王占玺："本方适用于阴阳两虚，以阳虚偏重者。出现四肢厥冷，小便数，不渴，心烦，咽中干，或多涎唾，或吐逆；也用于治疗肺痿。其具体应用有以下几点：（1）素有阳虚，又误发汗而厥冷，咽中干、烦躁吐逆者。（2）肺痿吐涎沫而不咳者，其人不渴，必遗尿，小便数等肺肾两虚所致者。（3）脾胃阳气虚微所致的胃痛、腹胀、腹泻等慢性胃炎、胃肠炎、溃疡病而属于本型者。（4）吐血衄血致伤阳者。尤常用其治疗阳虚鼻衄。

"本方取甘草之甘，干姜之辛，辛甘发散为阳，重在复中焦脾胃之阳气。凡属中焦阳虚，以致阴液不生者，皆可用之。"

9. 温中和气治疗奔豚病

发汗后，烧针令其汗，针处被寒，核起而赤者，必发奔豚。气从少腹上至心，灸其核上各一壮，与桂枝加桂汤主之。

桂枝加桂汤方

桂枝五两　芍药三两　甘草二两，炙　生姜三两　大枣十二枚

右五味，以水七升，微火煮取三升，去滓，温服一升。

《金匮要略语译》："烧针，针灸方法之一，先将针刺入应刺的穴位，约留一二分在外，用艾火烧之令热以治疾病，叫作'温针'或'烧针'。

"病人本来是患太阳病，经过发汗后，又用烧针法使他出汗，烧针部位的肌肤外露，受了寒邪而起红色核块，很可能会发奔豚证。它的主要症状是有一股气从少腹上冲到心窝部，治疗应该在起红色核块上各灸一炷，另外再用桂枝加桂汤治疗。

"桂枝散寒，降冲逆；芍药止腹痛；甘草、大枣和胃、缓急迫；生姜健胃、降逆。属于寒性的奔豚气可用本方。不是因烧针而引起的也同样适用。"

柯琴："寒气不能外散，发为赤核，是奔豚之兆也。从小腹冲心，是奔豚之气象也。此阳气不舒，阴气反胜，必灸其核，以散寒邪，服桂枝以补心气。更加桂者，不特益火之阳，且以制木邪而逐水气耳。前条发汗后脐下悸，是水邪欲乘虚而犯心，故君茯苓以正治之，则奔豚自不发；此表寒未解而小腹气冲，是木邪挟水气以凌心，故于桂枝汤倍加桂以平肝气，而奔豚自除。前在里而未发，此在表而已发，故治有不同。

"烧针令其汗，针处被寒，核起而赤者，必发奔豚，气从少腹上冲心者，先灸其核上各一壮，

乃与此汤。寒气外束，火邪不散，发为赤核，是将作奔豚之兆；从少腹上冲心，是奔豚已发之象也。此当汗不发汗，阳气不舒，阴气上逆，必灸其核以散寒，仍用桂枝以解外，更加桂者，补心气以益火之阳，而阴自平也。

"桂枝不足以胜风，先刺风池、风府，复与桂枝以祛风；烧针不足以散寒，先灸其核，与桂枝加桂以散寒。皆内外夹攻法，又先治其外后治其内之理也。桂枝加芍药，治阳邪下陷；桂枝更加桂，治阴邪上攻。只在一味中加分两，不于本方外求他方，不即不离之妙如此。"

陈元犀："汗后又迫其汗，重伤心气，心气伤不能下贯元阳，则胃气寒而水滞也。加以针处被寒，为两寒相搏，必挟肾邪而凌心，故气从少腹上至心，发为奔豚也。灸之者，杜其再入之患；用桂枝汤补心气以解外邪；加桂者，通肾气，暖水脏，而水邪化矣。"

《医宗金鉴》："烧针即温针也。烧针取汗，亦汗法也。针处当宜避寒，若不知谨，外被寒袭，火郁脉中，血不流行，所以有结核肿赤之患也。夫温针取汗，其法亦为迅烈矣，既针而营不奉行作解，必其人素寒阴盛也。故虽有温针之火，但发核赤，又被寒侵，故不但不解，反召阴邪。而加针之时，心既惊虚，所以肾水阴邪，得上凌心阳，而发奔豚也。奔豚者，肾水阴邪之气，从少腹上冲心，若豚之奔也。先灸核上各一壮者，外祛其寒邪，继与桂枝加桂者，内伐其肾邪也。"

徐忠可："以桂枝汤主太阳之邪，加桂以伐奔豚之气。而赤核则另灸以从外治之法，庶为两得耳。所以若此者，以无腹痛及往来寒热，则病专在太阳故也。

"仲景论证，每合数条以尽其变。言奔豚由于惊，又言其从少腹冲至咽喉，又言其兼腹痛而往来寒热，又言其兼核起而无他病，又言汗后脐下悸欲作奔豚而未成者。其浅深了然。用和解，用伐肾；用桂，不用桂。酌治微妙。奔豚一证，病因证治无复剩义。苟不会仲景立方之意，则峻药长用，平剂寡效。岂古方不宜于今哉？"

10. 益气行饮治疗留饮溢饮等症

病者脉伏，其人欲自利，利反快。虽利，心下续坚满，此为留饮欲去故也。甘遂半夏汤主之。

脉浮而细滑，伤饮。

病溢饮者，当发其汗，大青龙汤主之，小青龙汤亦主之。

甘遂半夏汤方

甘遂大者三枚　半夏十二枚，以水一升，煮取半升，去滓　芍药五枚　甘草如指大，一枚，炙

右四味，以水二升，煮取半升，去滓，以蜜半升和药汁，煎取八合，顿服之。

大青龙汤方

麻黄六两，去节　桂枝二两，去皮　甘草二两，炙　杏仁四十个，去皮尖　生姜三两　大枣十二枚　石膏如鸡子大，碎

右七味，以水九升，先煮麻黄，减二升，去上沫，内诸药，煮取三升，去滓，温服一升，取微似汗，汗多者温粉粉之。

小青龙汤

麻黄去节，三两　芍药三两　五味子半升　干姜三两　甘草三两，炙　细辛三两　桂枝三两，去皮　半夏半升，汤洗

右八味，以水一斗，先煮麻黄，减二升，去上沫，内诸药，煮取三升，去滓，温服一升。

尤在泾："伤饮，饮过多也。气资于饮，而饮多反伤气，故脉浮而细滑，则饮之征也。脉弦数而有寒饮，则病与脉相左，魏氏所谓饮自寒而挟自热是也。

"脉伏者，有留饮也。其人欲自利，利反快者，所留之饮，从利而成也；虽利，心下续坚满者，

未尽之饮，复注心下也。然虽未尽而有饮去之势，故以甘遂、半夏因其势而导之。甘草与甘遂相反而同用之者，盖欲其一战而留饮尽去，因相激而相成也。芍药、白蜜，不特安中，抑缓毒药耳。

"水气流行，归于四肢，当汗出而不汗出，身体重痛，谓之溢饮。夫四肢，阳也。水在阴者宜利，在阳者宜汗。故以大青龙发汗去水，小青龙则兼内饮而治之者耳。徐氏曰：'大青龙合桂、麻而去芍药加石膏，则水气不甚而挟热者宜之，倘饮多而寒状，则必小青龙为当也。'"

赵以德："仲景尝谓天枢开发，胃和脉生。今留饮之堵塞中焦，以致天真不待流通，胃气不得转输，脉隐伏而不显；留饮必自利，自利而反快者，中焦所壅暂通也；通而复积，故续坚满。必更用药尽逐之，然欲直达其积饮，莫若甘遂快利，用之为君；欲和脾胃，除心下坚，又必以半夏佐之；然心下者，脾胃部也。脾胃属土，土由木郁其中而成坚满，非甘草不能补土，非芍药不能伐木，又可佐半夏和胃消坚也。"

徐忠可："仲景谓脉得诸沉，当责有水，又曰脉沉者为留饮，又曰脉沉弦者为悬饮。伏者亦即沉之意。然有饮而痛者为胸痹，彼云寸口脉沉而迟，则知此脉字指寸口矣。欲自利者，不由外感内伤，亦非药误也。利反快，饮减人爽。然病根未拔，外饮加之仍复坚满，故曰续坚满。虽坚满而去者自去，续者自续，其势已动，故曰欲去。

"甘遂能达水所而去水，半夏燥水兼下逆气，故以为君。乘其欲去而攻之也。甘草反甘遂而加之，取其战克之力也。蜜能通三焦，调脾胃，又制其不和之毒故加之。利则伤脾，故以芍药协甘草以补脾阴，固其本气也。"

王占玺："留饮虽有欲去之势，但留饮非攻不能除其病根，故治以甘遂半夏汤。方中甘遂攻逐水饮；半夏散结除痰；白蜜、甘草甘缓，以缓甘遂之急下，并有安中之用；芍药配甘草，可敛阴解痉止痛。但甘草与甘遂相反，本方合用取其相反相承，俾激发留饮得以尽去。本方煎法，据《千金》记载，应甘遂半夏同煮，芍药甘草同煎，最后将二药汁加蜜合煮，顿服。此法似较安全，供临床使用参考。

"本方（指大青龙汤）是麻黄汤加重麻黄、甘草的用量，再加石膏、生姜、大枣所组成。加重麻黄用量是增强发汗解表的作用；加石膏能清里热而除烦躁；加重甘草，以和中气。更有杏仁利肺宣散表邪；生姜、大枣调和营卫；桂枝以散寒。使全方共奏发汗解表、清热除烦之功。

"大青龙汤的临床使用范围：本方主要用于治疗外感风寒，恶寒发热，寒热俱重，不汗出而身疼，且里有郁热而烦躁者。其具体应用有以下几点：（1）表寒外束，郁热不宣的不汗出而兼有烦躁者。（2）饮水流行，归于四肢，四肢浮肿，当汗出而不汗出，身体疼重的'溢饮'。多用于'浮肿病'或慢性肾病浮肿兼发外感者。（3）可用于流感、肺炎而见表寒内热的证候者。（4）凡急性热病，寒热严重而烦，需发汗清热者，亦可酌用。

"小青龙汤的临床应用范围：外感风寒，内有痰饮，或水饮溢于四肢、恶寒发热、无汗、咳喘痰多而稀，或清稀泡沫痰，或肢体沉重，肢面浮肿、舌苔白腻、脉浮紧，或沉滑等症。其具体应用如下：（1）本方是一首发表祛痰剂，可用于表实证兼有水饮内停的咳喘病。又治疗痰饮所致咳逆倚息不得卧，包括今之慢性支气管炎等慢性咳嗽并发感染者。（2）又主治寒饮溢于肌肤的溢饮病。即咳喘伴有浮肿者。（3）治疗慢性支气管炎、喘息性支气管炎和支气管哮喘，肺气肿合并外感，出现恶寒、发热、咳喘，痰有稀泡等症。

"素有痰饮，复感外邪，风寒闭塞，外寒引动，内饮上逆迫肺，故见咳喘。此内外合邪，所以方中用麻黄、桂枝发汗解表；桂枝、芍药调合营卫；干姜、细辛、半夏可以温肺化饮。再配以五味子收敛肺气，是发散中有收，以防肺气耗散太过。外邪得解，内饮温化，使肺气宣畅，而咳喘自平。麻黄、桂枝辛温发散，又可使溢饮因势利导，由汗而解。所以说本方可'外治风寒，内治痰饮'。"

11. 温中益气治疗亡阳惊狂症

火邪者，桂枝去芍药加蜀漆牡蛎龙骨救逆汤主之。

桂枝救逆汤方

桂枝三两，去皮　甘草二两，炙　生姜三两　牡蛎五两，熬　龙骨四两　大枣十二枚　蜀漆三两，洗，去腥

右为末，以水一斗二升，先煮蜀漆，减二升，内诸药，煮取三升，去滓，温服一升。

陈修国："火邪者，所包者广，不止以火迫劫亡阳惊狂一证，然常其分治，可以启其悟机，但认得火邪为主，即以桂枝去芍药加蜀漆牡蛎龙骨救逆汤主之。此为惊证出其方也。以火邪二字为主，而其方不过举以示其概也。

"徐忠可云：惊悸似属神明边病，然仲景以此冠于吐衄下血及瘀血之上，可知此方重在治其瘀结，以复其阳，而无取乎镇坠，故治惊全以宣阳散结，宁心去逆为主。至于悸，则又专责之痰，而以半夏、麻黄发其阳，化其痰为主。谓结邪不去，则惊无由安，而正阳不发，则悸邪不去也。

"此为悸证出其方也。但悸证有心包血虚火旺者，有肾水虚而不交于心者，有肾邪凌心者，有心脏自虚者，有痰饮所致者。此则别无虚证，惟饮气为之病欤。"

徐忠可："此方治惊，乃治病中之惊狂不安者，非如安神丸、镇惊丸等之镇心为言也。标之为火邪者，见胸中者清阳之所居，乃火劫亡阳致神明散乱，故以桂、甘、姜、枣宣其上焦之元阳，则爝火自息。惊则必有瘀结，故加常山苗蜀漆破血，疗胸中结邪；而以龙骨之甘涩平，牡蛎之酸咸寒，一阳一阴以交其心肾，而宁其散乱之神。

"若桂枝汤去芍，病不在肝脾，故嫌其酸收入腹也。惊悸似属神明边病，然仲景以此冠于吐衄下血及瘀血之上，可知此方重在治其瘀结以复其阳，而无取乎镇坠。故治惊全以宣阳散结，宁心去逆为主。"

尤在泾："此但举火邪二字，而不详其证。按《伤寒论》云：伤寒脉浮，医以火迫劫之，亡阳，必惊狂，起卧不安。又曰：太阳病，以火熏之，不得汗，其人必躁；到经不解，必圊血，名为火邪。仲景此条，殆为惊悸下血备其证欤。

"桂枝汤去芍药之酸，加蜀漆之辛，盖欲使火气与风邪一时并散，而无少有留滞。所谓从外来者，驱而出之于外也。龙骨、牡蛎，则收敛其浮越之神与气尔。"

赵以德："心者君主之官，神明出焉。不役形，不劳心，则精气全，而神明安其宅。苟有所伤，则气虚而脉动，动则心悸神惕，精虚则脉弱，弱则怔忡恐悸。盖惊自外物触入而动，属阳，阳变则脉动。悸自内恐而生，属阴，阴耗而脉弱。"

《金匮要略浅述》："惊与悸，都有心跳的症状，惊因突受外界刺激而起，惊则气乱，故脉动不宁；悸因血虚则脉弱无力。但临床所见，惊与悸常可互相影响。在治疗上，一般惊宜镇静，悸宜补虚。因惊致悸的，以治惊为主，惊平则悸自定；因悸致惊的，以治悸为主，悸定则惊自平。本篇只提出救逆汤证、半夏麻黄丸证。前者为火邪致惊，后者为水饮致悸。仅是举隅而言。

"火邪，是指误用烧针、艾灸、火熏等法劫汗亡阳，引起惊狂，起卧不安的变证。桂枝去芍药加蜀漆牡蛎龙骨救逆汤：桂、甘、姜、枣，调荣和卫，龙骨、牡蛎，安神镇惊，蜀漆除邪散结，故主治之。"

12. 温中和胃治疗呕吐心下痞硬症

呕而肠鸣，心下痞者，半夏泻心汤主之。

干呕而利者，黄芩加半夏生姜汤主之。

半夏泻心汤方

半夏半升，洗　黄芩　干姜　人参各三两　黄连一两　大枣十二枚　甘草三两，炙

右七味，以水一斗，煮取六升，去滓再煮，取三升，温服一升，日三服。

黄芩加半夏生姜汤方

黄芩三两　甘草二两，炙　芍药二两　半夏半升　生姜三两　大枣二十枚

右六味，以水一斗，煮取三升，去滓，温服一升，日再，夜一服。

尤在泾："邪气乘虚，陷入心下，中气则痞。中气既痞，升降失常，于是阳独上逆而呕，阴独下走而肠鸣，是虽三焦俱病，而中气为上下之枢，故不必治其上下，而但治其中。黄连、黄芩，苦以降阳；半夏、干姜，辛以升阴。阴升阳降，痞将自解。人参、甘草则补养中气，以为交阴阳，通上下之用也。

"此伤寒热邪入里作利，而复上行为呕者之法；而杂病肝胃之火，上冲下注者，亦复有之。半夏、生姜，散逆于上；黄芩、芍药，除热于里；上下俱病，中气必困，甘草、大枣合芍药，生姜以安中而正气也。"

陈修园："阳不下交而上逆，则呕；阴不上交而独走，则肠鸣。其升降失常无非由于心下痞所致者，以半夏泻心汤主之。此为呕证中有痞而肠鸣者出其方也。此虽三焦俱病，而中气为上下之枢。但治其中，而上呕下鸣之证俱愈也。干呕，胃气逆也。若下利清谷，乃肠中寒也。今干呕而下利浊黏者，是肠中热也，可知为热逆之呕，利为挟热之利，以黄芩加半夏生姜汤主之。此言热邪入里作利，而复上行而为呕也。"

柯琴："结胸与痞，同为硬满之症，当以痛为辨。满而硬痛为结胸热实，大陷胸汤下之，则痛随利减，如满而不痛者，为虚热痞闷，宜清火散寒而补虚。盖泻心汤方，即小柴胡去柴胡加黄连干姜汤也。不往来寒热，是无半表证，故不用柴胡；痞因寒热之气互结而成，用黄连、干姜之大寒大热者，为之两解。且取其苦先入心，辛以散邪耳。此痞本于呕，故君以半夏、生姜，能散水气；干姜善散寒气。凡呕后痞硬，是上焦津液已干，寒气留滞可知。故去生姜而倍干姜。痛本于心火内郁，故仍用黄芩，佐黄连以泻心也。干姜助半夏之辛，黄芩协黄连之苦，痞硬自散。用参、甘、大枣者，调既伤之脾胃，且以壮少阳之枢也。

"《内经》曰：腰以上为阳。故三阳俱有心胸之病。仲景立泻心汤，以分治三阳。在太阳以生姜为君者，以未经误下而心下成痞，虽汗出表解，水气犹未散。故微寓解肌之义也。在阳明用甘草为君者，以两番妄下，胃中空虚，甚痞益甚，故倍甘草以建中，而缓客邪之上逆。是亦从乎中治之法也。在少阳用半夏为君者，以误下而成痞，邪已去半表，则柴胡汤不中与之。又未全入里，则黄芩汤亦不中与之矣。未经下面胸胁苦满，是里之表证，用柴胡汤解表；心下满而胸胁不满，是里之半里证，故制此汤和里，稍变柴胡半表之治，推重少阳半里之意耳。名曰泻心，实以泻胆也。"

13. 益气温中治疗手足厥冷症

呕而脉弱，小便复利，身有微热，见厥者，难治。四逆汤主之。

四逆汤方

附子一枚，生用　干姜一两半　甘草二两，炙

右三味，以水三升，煮取一升二合，去滓，分温再服。强人可大附子一枚，干姜三两。

尤在泾："夫胃为阳，脾为阴，浮则为虚者，胃之阳虚也；涩则伤脾者，脾之阴伤也。谷入于胃而运于脾，脾伤则不能磨，脾不磨则谷不化。而朝食者暮当下，暮食者朝当下。若谷不化则不得下，不得下必反而上出也。

"脉弱，便利而厥，为内虚且寒之候，则呕非火邪，而是阴气之上逆。热非实邪，而是阳气之外越矣。故以四逆汤救阳驱阴为主。然阴方上冲，而阳且外走，其离决之势，有未可即为顺接者，故曰难治。或云：呕与身热为邪实，厥、利、脉弱为正虚。虚实互见，故曰难治，四逆汤舍其标而治其本也。亦通。"

陈修园："呕而脉弱，正气虚也；小便复利，中寒盛也；身有微热，见厥者，正虚邪盛，而阻格其升降之机也。此为表里阴阳之气不相顺接，故为难治，以四逆汤主之。此为虚寒而呕者出其方治也。阴邪逆则为呕；阳虚而不能摄阴，则小便利；真阴伤而真阳越，则身有微热。而虚阳又不能布护周身，而见厥、脉弱者，此表里阴阳气血俱虚之危候也。此症虚实并见，治之当求其本矣。四逆汤，为少阴之专剂，所以救阴枢之折也。"

陈元犀："呕与热为阴邪所迫；小便利与见厥，证属无阳；脉弱者，真脏虚寒也。用四逆汤彻上下之阴邪，招欲散之残阳，引气血接回其厥。外温经，内温脏，面面俱到。"

黄坤载："呕而脉弱，胃气之虚；小便复利，肾气之虚。肾司二便，寒则膀胱不约，故小便自利。里阳虚败，加以身热而见厥逆者，阴盛于内而微阳外格，故为难治。宜四逆汤以回里阳也。"

柯琴："太阴病，以吐利腹满为提纲，是遍及三焦矣。然吐虽属上，而由于腹满；利虽属下，而由于腹满。皆因中焦不治以致之也。其来由有三，有因表虚而风寒自外入者，有因下虚而寒湿自下上者，有因饮食生冷而寒邪由中发者。总不出于虚寒。

"腹满吐利，四肢厥逆，为太阴证。姜、附、甘草，本太阴药。诸条不冠以太阴者，以此方为太阳并病立法也。按四逆诸条，皆是太阳坏病转属太阴之症。太阳之虚阳留于表而不罢，太阴之阴寒，与外来之寒邪相得而益深，故外症则恶寒发热，或大汗出，身体痛，四肢疼，手足冷。或脉浮而迟，或脉微欲绝；内症则腹满腹胀，下利清谷，小便自利，或吐利交作。此阴邪猖獗，真阳不归，故云逆也。本方是用四物以救逆之谓，非专治四肢厥冷而为名。盖仲景凡治虚证，以补中为主。

"按理中、四逆二方，在白术、附子之别。白术为中宫培土益气之品，附子为坎宫扶阳生气之剂。故理中只理中州脾胃之虚寒，四逆能佐理三焦阴阳之厥逆也。后人加附子于理中，名曰附子理中汤。不知理中不须附子，而附子之功不专在理中矣。盖脾为后天，肾为先天。少阴之火所以生太阴之土。脾为五脏之母，少阴更太阴之母。与四逆之为剂，重于理中也。"

（三）炙甘草在《伤寒论》中的应用

1. 调和营卫治疗外感中风症

太阳中风，阳浮而阴弱，阳浮者热自发，阴弱者汗自出，啬啬恶寒，淅淅恶风，翕翕发热，鼻鸣干呕者，桂枝汤主之。

太阳病，头痛，发热，汗出，恶风，桂枝汤主之。

桂枝汤方

桂枝三两，去皮　芍药三两　甘草二两，炙　生姜三两，切　大枣十二枚，擘

右五味，㕮咀三味，以水七升，微火煮取三升，去滓，适寒温，服一升。服已须臾，啜热稀粥一升余，以助药力，温覆令一时许，遍身漐漐，微似有汗者益佳，不可令如水流离，病必不除。若

一服汗出病差，停后服，不必尽剂。若不汗，更服依前法。又不汗，后服小促其间，半日许令三服尽。若病重者，一日一夜服。周时观之，服一剂尽，病证犹在者，更作服。若不汗出，乃服至二三剂。禁生冷、黏滑、肉面、五辛、酒酪、臭恶等物。

成无己："阳以候卫，阴以候荣。阳脉浮者，卫中风也；阴脉弱者，荣气弱也。风并于卫，则卫实而荣虚，故发热自汗出也。经曰：太阳病，发热汗出者，此为荣弱卫强者是也。啬啬者，不足也，恶寒之貌也；淅淅者，洒淅也，恶风之貌也。卫虚则恶风，荣虚则恶寒，荣弱卫强，恶寒复恶风者，以自汗出，则皮肤缓，腠理疏，是亦恶风也。翕翕者，熇熇然而热也，若合羽所复，言热在表也。鼻鸣干呕者，风拥而气逆也。与桂枝汤，和荣卫而散风邪也。

"《内经》曰：辛甘发散为阳。桂枝汤，辛甘之剂也，所以发散风邪。《内经》曰：风淫所胜，平以辛，佐以苦甘，以甘缓之，以酸收之。是以桂枝为主，芍药甘草为佐也。《内经》曰：风淫于内，以甘缓之，以辛散之。是以生姜、大枣为使也。

"头痛者，太阳也；发热汗出恶风者，中风也。与桂枝汤，解散风邪。"

沈济苍："第1条的脉浮、头项强痛而恶寒，以及第2条的发热汗出，恶风脉缓等脉证，同时出现以上这些脉证的，就称为太阳中风。治疗太阳中风以桂枝汤为主，所以我们又常常习惯地把太阳中风证称为桂枝汤证，或称为太阳中风桂枝证。

"阳浮而阴弱，主要是指太阳中风的脉象。脉轻按见浮，称为阳浮；脉重按见弱，称为阴弱。脉阳浮而阴弱，也就是脉浮缓而弱的意思。

"因为发热，所以阳脉浮；因为汗出，所以阴脉弱。发热汗出是因，脉阳浮阴弱是果。如果把它理解为阳脉浮所以发热，阴脉弱所以汗出，那就是倒因为果了。

"桂枝汤方的组成：桂枝（三两）辛温，有祛风解肌与温经通阳的作用；芍药（三两）酸苦微寒，有和营益阴与通调血脉的作用；甘草（二两，炙）甘平和中，且佐桂枝以通阳，佐芍药以和营；生姜（三两）辛散，能佐桂枝以解表，且能温胃止呕；大枣（十二枚）味甘，能佐芍药以和营，且能益气调中。以上五味药，辛甘发散为阳，它的主要作用是祛风解肌，调和营卫。本方应用范围很广，临床上不论外感内伤，只要出现头痛发热，汗出恶风等证，便是桂枝汤的适应证，就可以用桂枝汤治疗。"

《伤寒标本心法》："伤风之证，头痛项强，肢节烦疼，或目痛肌热，干呕鼻塞，手足温，汗自出，恶风。其脉阳浮而缓，阴浮而弱，此为邪在表，皆宜桂枝汤。"

2. 调荣缓急治疗中风项背拘急症

太阳病，项背强几几，反汗出恶风者，桂枝加葛根汤主之。

桂枝加葛根汤方

葛根四两 桂枝三两，去皮 芍药三两 生姜三两，切 甘草二两，炙 大枣十二枚，擘

右六味，以水一斗，先煮葛根减二升，内诸药，煮取三升，去滓，温服一升。覆取微似汗，不须啜粥，余如桂枝法将息及禁忌。

张令韶："此病太阳之经输也。太阳之经输在背，《经》云：邪入于输，腰脊乃强。项背强者，邪入于输而经气不舒也。几几者，短羽之鸟欲飞不能之状，乃形容强急之形，欲伸而不能伸，有如几几然也。夫邪之中人始于皮肤，次及于肌络，次及于经输。邪在于经输，则经输实而皮毛虚，故反汗出而恶风也。宜桂枝汤以解肌，加葛根以宣通经络之气。"

王占玺："表虚之人，复感风邪，风为阳邪，主升主散，表气不固，致使卫气不能入营而腠理开，营不能内守而外出，故自汗出。因而形成了卫阳不能为营阴之使，营阴不能为卫阳之守，出现

营卫不和的病理现象。这时虽有自汗而表不解，则风邪无从外出。若因风邪在表而过发其汗，则会使卫气更虚。故以桂枝温经行血，通阳解肌。既能调营，又能和卫，以解除肌腠风寒之邪。又合芍药养血敛阴，以防桂枝汗散太过。正如《医宗金鉴》说：'桂枝主芍药是于发汗中寓敛汗之旨；芍药辅桂枝，是于和营中有调卫之功。'

"桂芍相合，可使发汗而不致耗伤营血，止汗而不致恋邪。一开一合，使表解里和，有相反相成之效。生姜辛，佐桂枝解表，又能温中和胃。大枣之甘，佐芍药以和中，酸甘化阴，且可不因汗而伤及津液。甘草甘平，可安内攘外，缓急止痛，且可调和诸药，故以为使。上述诸药合用，使此方成为以桂芍相须，姜枣相得，甘草调和诸药与表里，卫气营血，刚柔相济以相和的一张方子。

"加葛根以生津濡润经脉，适用于桂枝汤证兼见项背强急，转侧不利者。"

黄竹斋："经云：中于项则下太阳。盖太阳之经输在背，邪入于经输，则血凝气滞，津液不通，而脊椎神经麻痹，筋失柔和，故项背强几几然也。中风则汗出，恶风，桂枝加葛根汤主之；伤寒则无汗，恶风，葛根汤主之。《明理论》：'几'，音殊。几几，引颈之貌。几，短羽鸟也，短羽之鸟不能飞腾，动则先伸其头尔。项背强者，动亦如之。《伤寒准绳》引诗：豳风狼跋赤鸟几几。注云：几几，绚貌，绚谓拘，著鸟屦为行戒状，如刀衣鼻在屦头，言拘者，取自拘持，使低目不妄顾视。按此可以想见项背拘强之状，是则几当作本字。音几，说亦可通。"

顾尚之："项背强几几，即痉之头面动摇，但不若口噤背反张之甚耳。桂枝汤以治风，即加葛根以润燥。屠俊夫引《本草经》曰：葛根起阴气。其益阴可知矣。近世竟作发表用，不知其何所本也。益葛根其体润泽，其味甘平，今时徽人作粉常服，谓之葛粉。是可知其为和平之品，非发汗之药也。"

3. 和中温肺治疗风寒哮喘症

喘家，作桂枝汤，加厚朴、杏子佳。

太阳病，下之微喘者，表未解故也。桂枝加厚朴杏子汤主之。

桂枝加厚朴杏子汤方

桂枝三两，去皮　甘草二两，炙　生姜三两，切　芍药三两　大枣十二枚，擘　厚朴二两，炙，去皮　杏仁五十枚，去皮尖

右七味，以水七升，微火煮取三升，去滓，温服一升，覆取微似汗。

《伤寒论释义》："素有喘息的病人，又患太阳中风新病，引起喘息发作，在治疗上，必须新病久病兼顾，用桂枝汤加厚朴、杏子，解表以祛风邪，利肺气以治宿喘。此言喘家中风，以合治为佳。

"本方以桂枝汤加厚朴、杏仁而成。用桂枝汤以解肌，加杏仁、厚朴降气定喘，适用于喘病兼桂枝汤证之患者。"

柯琴："夫喘为麻黄症。方中治喘者，功在杏仁。桂枝本不治喘。此因妄下后，表虽不解，腠理已疏，则不当用麻黄而宜桂枝矣。所以宜桂枝者，以其中有芍药也。既有芍药之敛，若但加杏仁，则喘虽微，恐不能胜任，必加厚朴之辛温，佐桂以解肌，佐杏仁以降气。故凡喘家不当用麻黄汤，而作桂枝汤者，加厚朴、杏仁为佳法矣。"

方中行："喘者，气夺于下而上行不利，故呼吸不顺而声息不续也。盖表既未罢，下则里虚，表邪入里而上冲，里气适虚而下夺，上争下夺，所以喘也。以表尚在，不解其表则邪传内攻而喘不可定，故用桂枝解表，加厚朴利气，杏仁有下气之能，所以为定喘当加之要药。"

钱天来："此示人以用药之活法，当据理合法加减，不可率意背理妄加也。言凡作桂枝解肌之

剂，而遇有气逆喘急之兼症者，皆邪壅上焦也。盖胃为水谷之海，肺乃呼吸之门，其气不利，则不能流通宣布，故必加入厚朴、杏仁乃佳。"

《伤寒析疑》："谓喘家，有深意。大凡平素患有喘息宿疾者，每多正气不足，尤其肺卫气虚。此以'喘家'提示：一者此类人尤易感受外邪，二者感邪后尤易引发宿疾，三者发病后尤宜桂枝汤。'佳'字亦寓示此义。作，乃引发、发作，寓示外感风寒引发宿疾，当有头痛、发热、恶风诸症。若非如此，仅喘家作喘，则不宜桂枝加厚朴杏子汤。

"太阳为病，法当汗之。若误用下法，非但表证不解，且易造成变证。本条即属误下，邪气入肺，肺气不利，气逆作喘。下法必耗正气，故与桂枝汤缓汗，厚朴、杏子平喘。

"前证之喘，是指外感风寒诱发宿疾之哮喘；后者之喘，并非宿喘，而是临时正气伤耗，阳气虚弱，气息不能如常人而见气短喘促。二者之喘并不相同。前者外感风邪诱发宿疾哮喘，今天临证中亦每每见到。

"一为哮喘，一为短气喘促。桂枝加厚朴杏子汤，既可祛外邪，又能温肺助阳，扶正益气。所以不管是宿疾之哮喘发作，还是下后伤正之气短促，均可适用。方中炙甘草，既为益气扶正之品，且有温肺止喘之效用。又能益气补中，治疗阳气不足，正气伤耗之短气症。"

黄坤载："平素喘家胃逆肺阻。作桂枝汤解表，宜加朴、杏降逆而破壅也。"

4. 益气和营治疗汗漏不止症

太阳病，发汗，遂漏不止，其人恶风，小便难，四肢微急，难以屈伸者，桂枝加附子汤主之。

桂枝加附子汤方

桂枝三两，去皮　芍药三两　甘草三两，炙　生姜三两，切　大枣十二枚，擘　附子一枚，炮，去皮，破八片

右六味，以水七升，煮取三升，去滓，温服一升。本云桂枝汤，今加附子。将息如前法。

柯琴："太阳病固当汗，若不取微似有汗，而发之太过，阳气无所止息，而汗出不止矣；汗多亡阳，玄府不闭，风乘虚入，故复恶风；汗多于表，津弱于里，故小便难；四肢者，诸阳之末，阳气者，精则养神，柔则养筋，开合不得，寒气从之，故筋急而屈伸不利也。此离中阳虚，不能摄水，当用桂枝以补心阳，阳密则漏汗自止矣。坎中阳虚，不能行水，必加附子以回肾阳，阳归则小便自利矣。内外调和，则恶风自罢，而手足便利矣。

"漏不止，与大汗出同。若无他变症，仍与桂枝汤。若形如疟，是玄府反闭，故加麻黄。此玄府不闭，故加附子。若大汗出后而大烦渴，是阳陷于内，急当滋阴，故用白虎加人参汤。此漏不止而小便难，四肢不利，是阳亡于外，急当扶阳。此发汗虽不言何物，其为麻黄汤可知。盖桂枝汤有芍药而无麻黄，故虽大汗出，而玄府能闭。但使阳陷于里，断不使阳亡于外也。

"此与伤寒自汗出条颇同而义殊。彼脚挛急在未汗前，是阴虚；此四肢急在汗后，是阳虚。自汗因心烦，其出微；遂漏因亡阳，故不止。小便数尚未难，恶寒微不若恶风之寒。挛急在脚，尚轻于四肢不利。故彼用芍药甘草汤，此用桂枝加附子。

"此发汗汗遂不止，是阳中之阳虚，不能摄汗，所以本证之恶风不除。而变症有四肢拘急之患，小便难之理。故仍用桂枝加附，以固太阳卫外之气也。"

成无己："太阳病，因发汗，遂汗漏不止而恶风者，为阳气不足，因发汗，阳气益虚而皮腠不固也。《内经》曰：膀胱者，州都之官，津液藏焉，气化则出。小便难者，汗出之津液，阳气虚弱，不能施化。四肢者，诸阳之本也。四肢微急，难以屈伸者，亡阳而脱液也。《针经》曰：液脱者，骨属屈伸不利。与桂枝加附子汤，以温经复阳。"

姜建国："太阳病发汗，当取微汗。若汗不得法，则易伤阳，使表阳虚弱，卫失固护，则见汗漏不止。发汗太过非但伤阳，亦耗阴津。阳失气化，阴津不足，则小便难；阳失温煦，阴失濡养，则四肢微急，难以屈伸。此属表证未解兼阳虚汗漏。因阳虚而漏汗，因漏汗而伤津。阳虚为病本，阳生则阴长，故治法以扶阳解表为主。表证得除，阳气得回，汗漏得止，津自得复。

"方中桂枝汤，一者解肌祛风以解表，一者调和营卫以止汗。炮附子温经扶阳，固表止汗，使表解阳回，汗止津复。"

炙甘草合芍药以和营敛汗，合附子以温经回阳，固表止汗，合生姜、大枣以调和营卫。共成温阳固表之剂。

5. 温阳益气治疗脉促胸满症

太阳病，下之后，脉促，胸满者，桂枝去芍药汤主之；若微恶寒者，桂枝去芍药加附子汤主之。

桂枝去芍药汤方

桂枝三两，去皮　甘草二两，炙　生姜三两，切　大枣十二枚，擘

右四味，以水七升，煮取三升，去滓，温服一升。本云桂枝汤，今去芍药。将息如前法。

桂枝去芍药加附子汤方

桂枝三两，去皮　甘草二两，炙　生姜三两，切　大枣十二枚，擘　附子一枚，炮，去皮，破八片

右五味，以水七升，煮取三升，去滓，温服一升。本云桂枝汤，今去芍药加附子。将息如前法。

柯琴："促为阳脉，胸满为阳证。然阳盛则促，阳虚亦促。阳盛则胸满，阳虚亦胸满。此下后脉促而不汗出，胸满而不喘，非阳盛也，是寒邪内结，将作结胸之症。桂枝汤阳中有阴，去芍药之酸寒，则阴气流行，而邪自不结，即扶阳之剂矣。若微恶寒，则阴气凝聚，恐姜、桂之力不能散，必加附子之辛热。仲景于桂枝汤一加一减，遂成三法。"

《医宗金鉴》："太阳病，表未解而下之，胸实邪陷，则为胸满，气上冲咽喉不得息，瓜蒂散证也；胸虚邪陷，则为气上冲，桂枝汤证也。今下之后，邪陷胸中，胸满脉促，似乎胸实，而无冲喉不得息之证；似乎胸虚，又见胸满之证。故不用瓜蒂散以治实，亦不用桂枝汤以治虚。惟用桂枝之甘辛，以和太阳之表，去芍药之酸收，以避胸中之满。"

姜建国："太阳病误下，极易伤正，出现胸满，即是下药伤损胸阳，胸阳不振，郁而难伸所致。脉促则是正气被下药所激而引起的反应。说明病机向上，正气趋表，故仍主表未解。既然表证未解兼胸阳不振，故仍以桂枝汤加减治之。

"'促'之古义，乃言急迫。《伤寒论》四条有关促脉的条文，从病机分析，均未出此义。促脉的出现，多是太阳病下后形成的。是知促脉乃浮脉变化而来。其机理是，下后虽正气受挫，但表邪尚在，正气急急趋表抗邪，气血仍向上向外，故脉现急促。

"微寒提示阳虚失温，说明误下伤阳较重。治疗不但要去抑阳助阴的芍药，还要加炮附子温经扶阳。本条承接桂枝去芍药汤证，应是表邪未解。既然表邪未解，自当恶寒。所以，陈修园等注家将本条之'微寒'之'微'，注释为'脉微'，以求与加附子之治相应。问题是仲师句法，未有此例。凡言脉象者，均前冠'脉'字。可知，本系之'微寒'，就是微微恶寒之意。

"汉代无阳虚怕冷者称'畏寒'，外感怕冷者称'恶寒'之分。故无论外感、阳虚，均称'恶寒'。加附子证明，本条之'微寒'，当属下后伤阳，阳虚失温所致。有表无表者，当以发热与否

为辨。若表证未罢，必兼发热（脉促）；若表证已罢，必不发热（汗出）。

"桂枝汤去芍药解表通阳，炮附子温经扶阳。"

陈修园："阳衰于内，宜振其阳以自立，芍药则大非所宜也。若脉微恶寒者，为阳虚已极，恐姜、桂之力微，必助之附子而后可。"

沈明宗："若脉促胸满而微恶寒，乃虚而局促，阳气欲脱，又非阳实之比，所以去芍药，方中加附子，固护真阳。"

6. 调和营卫治疗轻微外感证

太阳病，得之八九日，如疟状，发热恶寒，热多寒少，其人不呕，清便欲自可，一日二三度发。脉微缓者，为欲愈也；脉微而恶寒者，此阴阳俱虚，不可更发汗、更下、更吐也；面色反有热色者，未欲解也，以其不得小汗出，身必痒，宜桂枝麻黄各半汤。

服桂枝汤，大汗出，脉洪大者，与桂枝汤，如前法；若形似疟，一日再发者，汗出必解，宜桂枝二麻黄一汤。

桂枝麻黄各半汤方

桂枝一两十六铢，去皮 芍药 生姜切 甘草炙 麻黄去节，各一两 大枣四枚，擘 杏仁二十四枚，汤浸，去皮尖及两仁者

右七味，以水五升，先煮麻黄一二沸，去上沫，内诸药，煮取一升八合，去滓，温服六合。本云桂枝汤三合，麻黄汤三合，并为六合，顿服。将息如上法。

桂枝二麻黄一汤方

桂枝一两十七铢，去皮 芍药一两六铢 麻黄十六铢，去节 生姜一两六铢，切 杏仁十六个，去皮尖 甘草一两二铢，炙 大枣五枚，擘

右七味，以水五升，先煮麻黄一二沸，去上沫，内诸药，煮取二升，去滓，温服一升，日再服。本云桂枝汤二分，麻黄汤一分，合为二升，分再服。今合为一方，将息如前法。

《伤寒析疑》："太阳病七日以上，是病过一经，乃病情最易变化之时，可能出现的转归无非有三种：一者表邪未尽，病仍在表；二者表邪衰退，病将痊愈；三者向里传变，或虚或实。本条就指出这三种情况，而重点又在前者。

"太阳病八九日，发热恶寒变为间歇性发作，日仅发作二三次，且恶寒较发热为轻，说明表邪衰退。其人不呕，是无内传少阳之证；大小便正常，是无内传阳明之象，证明病仍在表。其转归有三种，以脉为辨，其一，若脉由浮紧变为缓和，是寒邪衰退，正气渐复，故可推测表病欲愈。其二，若脉由浮紧变为微弱，更兼恶寒加重，是表里阳气俱虚，故不可再施汗吐下等祛邪之法。其三，如寒热如疟，而又见面赤身痒，是邪气仍然外束，阳气怫郁在表，欲作汗而不能。此属太阳病轻证，病变则治亦变，邪衰则方宜小。当小发其汗，故宜桂枝麻黄各半汤。

"名曰'各半汤'，是桂枝汤与麻黄汤药量等同的合方。名曰小发汗，是各取两方三分之一的药量合煎，或各取一方三合汤液，合服。剂轻力小，故适宜太阳轻证。因为邪衰，故用桂枝汤调和营卫，以祛风解肌；因为邪郁，故用麻黄汤开泄毛窍，以散寒解表。

"桂枝汤方后注指出，服桂枝汤，当取微汗，不可令如水流漓，病必不除。本条药后大汗出，显然汗法不当。由于药力未能从容驱邪外出，故表证难以尽除。此时有两种可能，其一，在桂枝汤辛温药力的鼓动下，致阳气更浮。而汗出太过，又致营阴更弱。脉原本浮弱，此则由浮而变洪大，只是来盛而去衰，按之乏力，实属浮弱之变脉。故仍宜顺应病势，服桂枝汤以取微汗。"

尤在泾："病在太阳，至八九日之久，而不传他经，其表邪本微可知。

"热多寒少，一日二三度发，则邪气不胜而将退舍矣。更审其脉而参验之，若得微缓，则欲愈之象也。

"夫既不得汗出，则非桂枝所能解，而邪气又微，亦非麻黄所可发，故合两方为一方，变大制为小制。桂枝所以为汗液之地，麻黄所以为发散之用。且不使药过病，以伤其正也。

"其人病形如疟，而一日再发，则正气内胜，邪气欲退之征。设得汗出，其邪必从表解，然非重剂所可发者。桂枝二麻黄一汤以助正而兼散邪，而又约小其制，乃太阳发汗之轻剂也。"

7. 益气和胃治疗热盛伤津症

服桂枝汤，大汗出后，大烦渴不解，脉洪大者，白虎加人参汤主之。

伤寒，若吐若下后，七八日不解，热结在里，表里俱热，时时恶风，大渴，舌上干燥而烦，欲饮水数升者，白虎加人参汤主之。

伤寒，无大热，口燥渴，背微恶寒者，白虎加人参汤主之。

伤寒，脉浮，发热无汗，其表不解，不可与白虎汤；渴欲饮水，无表证者，白虎加人参汤主之。

阳明病，脉浮而紧，咽燥口苦，腹满而喘，发热汗出，不恶寒，反恶热，身重。若发汗则躁，心愦愦，反谵语。若加温针，必怵惕，烦躁不得眠。若下之，则胃中空虚，客气动膈，心中懊侬，舌上胎者，栀子豉汤主之；若渴欲饮水，口干舌燥者，白虎加人参汤主之。

白虎加人参汤方

知母六两　石膏一斤，碎，绵裹　甘草炙，二两　粳米六合　人参三两

右五味，以水一斗，煮米熟汤成，去滓，温服一升，日三服。

陈修园："太阳之气由肌腠而通于阳明，服桂枝汤当取微似有汗者佳。今逼取太过，则大汗出后，阳明之津液俱亡；胃络上通于心，故大烦；阳明之上，燥气主之，故大渴不解；阳气亢盛，其脉洪大无伦。白虎为西方金神，秋金得令而炎气自除。加人参者，以大汗之后，必救其液以滋其燥也。"

柯琴："外邪初解，结热在里，表里俱热，脉洪大，汗大出，大烦大渴，欲饮水数升者，是阳明无形之热。此方乃清肃气分之剂也。盖胃中糟粕燥结，宜苦寒壮水以夺土，若胃口清气受伤，宜甘寒泻火而护金。要知承气之品，直行而下泄。如胃家未实而下之，津液先之，反从火化。故妄下之后，往往反致胃实之害。《内经》所谓味过于苦，脾气不濡，胃气反厚者是已。法当助脾家之湿土，以制胃家燥火之上炎。经曰：甘先入脾。又曰：以甘泻脾。又曰：脾气散津，上归于肺。是甘寒之品，乃土中泻火而生津液之上剂也。

"石膏大寒，寒能胜热；味甘归脾，性沉而主降，已备秋金之体；色白通肺，质重而含津，已具生水之用。知母气寒主降，味辛能润，泄肺火而润肾燥，滋肺金生水之源；甘草土中泻火，缓寒药之寒，用为舟楫，沉降之性，始得留连于胃；粳米稼穑作甘，培形气而生津血，用以奠安中宫。阴寒之品，无伤脾损胃之虑矣。

"饮入于胃，输脾归肺，水精四布，烦渴可除也。更加入人参者，以气为水母。邪之所凑，其气必虚。阴虚则无气。此大寒剂中，必得人参之力，以大补真阴。阴气复而津液自生也。

"若壮盛之人，元气未伤，津液未竭，不大渴者，只须滋阴以抑阳，不必加参而益气；若元气已亏者，但用纯阴之剂，火去而气无由生，惟加人参，则火泻而土不伤，又使金能得气，斯立法之尽善欤！

"此方重在烦渴，是热已入里。若伤寒脉浮，发热无汗，恶寒，表不解者，不可与；若不恶寒

而渴者，虽表未全解。如背微恶寒，时恶风者，亦用之；若无汗烦渴，而表不解者，是麻黄杏子甘草石膏症；若小便不利，发热而渴，欲饮水者，又五苓、猪苓之症矣；若太阳阳明之疟，热多寒少，口燥舌干，脉洪大者，虽不得汗，用之反汗出而解。"

8. 温中行饮治疗水气内停症

服桂枝汤，或下之，仍头项强痛，翕翕发热，无汗，心下满微痛，小便不利者，桂枝去桂加茯苓白术汤主之。

桂枝去桂加茯苓白术汤方

芍药三两　甘草二两，炙　生姜切　白术　茯苓各三两　大枣十二枚，擘

右六味，以水八升，煮取三升，去滓，温服一升。小便利则愈。本云桂枝汤，今去桂枝加茯苓、白术。

成无己："头项强痛，翕翕发热，虽经汗下，为邪气仍在表也。心下满，微痛，小便利者，则欲成结胸。今外证未罢，无汗，小便不利，则心下满；微痛，为停饮也。与桂枝汤以解外，加茯苓、白术，利小便，行留饮。"

柯琴："服桂枝汤已，桂枝症仍在者，当仍用桂枝如前法。而或妄下之，下后，其本症仍头痛项强，翕翕发热，而反无汗，其变症心下满微痛，而小便不利，法当利小便则愈矣。凡汗下后，有表里症兼见者，见其病机向里，即当救其里证。心下满而不硬，痛而尚微，此因汗出不彻，有水气在心下也。当问其小便，若小便利者，病仍在表，仍须发汗；如小便不利者，病根虽在心下，而病机实在膀胱。由膀胱之水不行，致中焦之气不通，营卫之汗反无，乃太阳之府病，非桂枝症未罢也。

"病不在经，不当发汗。病已入府，法当利水。故于桂枝汤去桂而加苓、术，则姜、芍即为利水散邪之佐。甘、枣得效培土制水之功，非复辛甘发散之剂矣。

"盖水结中焦，可利而不可散，但得膀胱水去，而太阳表里之邪悉除。所以与小青龙、五苓散不同法。经曰：血之与汗，异名而同类。又曰：膀胱津液气化而后能出。此汗由血化，小便由气化也。桂枝为血分药，但能发汗，不能利水。观五苓方末云，多服暖水出汗愈。此云小便利则愈。比类二方，明桂枝去桂之理矣。今人不审，概用五苓以利水，岂不悖哉！"

黄竹斋："此节遥申前第十七节，桂枝本为解肌，若其人脉浮紧，发热汗不出者，不可与之义。盖伤寒为实邪，反与桂枝汤则皮毛闭塞，邪无出路，故本证仍在，下之则一误再误。寒邪乘里气之虚而内陷，结于膈间而成停饮，为结胸之渐。

"下篇云，病发于阳而反下之，热入因作结胸者，项亦强如柔痉状，下之则和。故此用苓、术以下其水饮。去桂枝者，以桂枝长于解肌，而不长于利水，且其证无汗。是急在泄饮而缓于解外。故去桂枝则药力专于内利小便也。小便利，则停饮去，自无结胸及下利之变矣。"

唐容川："此与五苓散互看自明。五苓散是太阳之气不外达，故用桂枝以宣太阳之气，气外达则水自下行，而小便利矣；此方是太阳之水不下行，故去桂枝，重加苓、术，以行太阳之水，水下行则气自外达，而头痛、发热等证自然解散。无汗者，必微汗而愈矣。然则五苓散重在桂枝以发汗，发汗即所以利水也；此方重在苓、术以利水，利水即所以发汗也。实如水能化气，气能行水之故。所以左宜右有。"

9. 缓急和荣治疗筋脉挛急症

伤寒，脉浮，自汗出，小便数，心烦，微恶寒，脚挛急。反与桂枝汤欲攻其表，此误也。得之便厥，咽中干，烦躁吐逆者，作甘草干姜汤与之，以复其阳；若厥愈足温者，更作芍药甘草汤与

之，其脚即伸。

甘草干姜汤方

甘草四两，炙　干姜二两

右二味，以水三升，煮取一升五合，去滓，分温再服。

芍药甘草汤方

芍药　甘草炙各四两

右二味，以水三升，煮取一升五合，去滓，分温再服。

《伤寒论释义》："伤寒脉浮，自汗出，小便数，微恶寒，为感邪后阳不足之征；心烦，脚挛急，是阴不足之证。此际若以脉浮自汗而误用桂枝汤，必致引起变证。故服汤后，阳愈虚而四肢厥冷，阴愈伤而咽中干燥；烦躁是阳虚阴阳不能相济；吐逆是阳虚寒气上逆。

"从上所述，症状虽属阳虚，亦见阴液不足，在此阴阳两虚之时，救逆方法，必须分步进行。治应先复其阳，后复其阴，故作甘草干姜汤辛甘扶阳之剂以复其阳，阳复则厥愈足温；再与芍药甘草汤苦甘化阴之剂以复其阴，阴复则两脚即伸。如是则阳气既能温煦，阴气亦能濡养，治法井然，庶无偏弊。

"本方（指甘草干姜汤）是辛甘化阳之方。取甘草之甘平能补中益气，干姜之辛温可以复阳。辛甘合用，为理中之半，重在复中焦之阳气。中阳一复，其厥自愈。

"此（指芍药甘草汤）酸甘化阴之方。津液不足则无以灌溉，血液不足则无以养筋。芍药和血养筋，甘草补中缓急，故服后其脚即伸。"

陈古愚："误服桂枝汤而厥，其为热厥无疑。此方以甘草为主，取大甘以化姜、桂之辛热。干姜为佐，妙在炮黑变辛为苦（《金匮》干姜后有'炮'字），合甘草又能守中以复阳也。论中干姜俱生用，而惟此一方用炮。须当切记。

"或问亡阳由于辛热，今干姜虽经炮苦，皆竟热性尚存，其义何居？曰：此所谓感以同气则易入也。子能知以大辛回阳，主姜、附而佐以胆、尿之妙，便知以大甘复阳，主甘草而佐以干姜之神也。仲景又以此汤治肺痿，更为神妙。后贤取治吐血，盖学古而大有所谓也。

"芍药味苦，甘草味甘。苦甘合用有人参之气味，所以大补阴血。血得补则筋有所养而舒。安有拘挛之患哉？"

赵嗣真："脉虚浮也，汗自出微恶寒者，阳虚无以卫外也；小便数，为下焦虚寒不能制水也；心烦，为阴虚血少也；脚挛急，乃血为汗夺，筋无以润养也。此初得病，便自表里俱虚，外无阳证，邪不在表，故不得与桂枝同法。设若误用桂枝攻表，重发其汗，是虚虚也。故得之便厥，咽干烦躁；吐逆，厥，为亡阳，不能与阴相顺接；咽干，为津液寡；烦躁吐逆，为寒格而上也。故宜干姜以温里复阳，甘草、芍药，益其汗夺之血。然后可以复阴阳不足之气。"

程郊倩："甘草干姜汤，散寒温里以回其阳，阳回则厥自愈，足自温。其有脚未伸，阴气未行下也，更作芍药甘草汤，从阳引至阴，而脚伸。"

10. 调中和胃治疗胃气不和谵语症

胃气不和，谵语者，少与调胃承气汤。

发汗后，恶寒者，虚故也；不恶寒，但热者，实也，当和胃气，与调胃承气汤。

调胃承气汤方

大黄四两，去皮，清酒洗　甘草二两，炙　芒消半升

右三味，以水三升，煮取一升，去滓，内芒消，更上火微煮令沸，少少温服之。

赵嗣真：“谵语者，由自汗小便数，胃家先自津液干少，又服干姜性燥之药，以致阳明内结谵语。然非邪实大满，故但用调胃承气以调之，仍少与之也。”

程郊倩："其谵语者，缘胃中不和而液燥，非胃中实热者比，仅以调胃承气汤少少与和之。

"发汗后恶寒为虚，主以前芍药甘草附子汤，不必言矣。若汗后不恶寒反恶热，其人大便必实。由发汗后之津液所致，病不在荣卫而在胃矣。法当和胃气，与调胃承气汤从阳明治例。同一汗后，而虚实不同者，则视其人之胃气素寒素热，而气随之转也。可见治病，须顾及其人之本气为主。"

王海藏："实热尚在胃中，用调胃承气。以甘草缓其下行而祛胃热也。仲景调胃承气汤证八，方中并无干燥。不过曰胃气不和，曰胃实，曰腹满。则知此汤专主表邪悉罢，初入府而欲结之证也。故仲景以调胃承气收入太阳阳明，而大黄注曰酒浸。是太阳阳明去表未远，其病在上不当攻下，故宜缓剂以调和之。又曰：大黄宜酒浸。盖邪气居高，非酒不到。譬如物在高巅，人迹所不及，必射而取之，故用酒浸引上。"

柯琴："此治太阳阳明并病之和剂也。因其人平素胃气有余，故太阳病三日，其经未尽，即欲再作太阳经，发汗而外热未解，此外之不解，由于里之不通，故太阳之头项强痛虽未除，而阳明之发热不恶寒已外见。此不得执太阳禁下之说，坐视津液之枯燥也。少与此剂以调之，但得胃气一和，必自汗而解。是与针足阳明同义，而用法则有在经在府之别矣。不用气药而亦名承气者，调胃即所以承气也。

"经曰：平人胃满则肠虚，肠满则胃虚。更虚更实，故气得上下。今气之不承，由胃家之热实，必用硝、黄以濡胃家之糟粕，而气得以下；同甘草以生胃家之津液，而气得以上。推陈之中，便寓致新之义。一攻一补，调胃之法备矣。胃调则诸气皆顺，故亦得以承气名之。

"前辈见条中无燥屎字，便云未坚硬者可用。不知此方专为燥屎而设，故芒硝分两多于大承气。因病不在气分，故不用气药耳。

"古人用药分两有轻重，煎服有法度。粗工不审其立意，故有三一承气之说。岂知此方全在服法之妙，少少服之，是不取其势之锐，而欲其味之留中，以濡润胃府而存津液也。所云太阳病未罢者不可下，又与若欲下之，宜调胃承气汤。合观之，治两阳并病之义始明矣。白虎加人参，是于清火中益气；调胃用甘草，是于攻实中虑虚。"

成无己："《内经》曰：热淫于内，治以咸寒，佐以苦甘。芒硝咸寒以除热；大黄苦寒以荡实；甘草甘平，助二物，推陈而缓中。

"汗出而恶寒者，表虚也；汗出而不恶寒，但热者，里实也。经曰：汗出不恶寒者，此表解里未和，与调胃承气汤和胃气。"

徐忠可："胃中燥热不和，而非大实满者比，故不欲其速下，而去枳、朴，欲其恋膈而生津。特加甘草以调和之，故曰调胃。"

11. 调节肺卫治疗肺热哮喘病

发汗后，不可更行桂枝汤，汗出而喘，无大热者，可与麻黄杏仁甘草石膏汤。

麻黄杏仁甘草石膏汤

麻黄四两，去节　杏仁五十个，去皮尖　甘草二两，炙　石膏半斤，碎，绵裹

右四味，以水七升，煮麻黄减二升，去上沫，内诸药，煮取二升，去滓，温服一升。

方中行："更行犹言再用也。不可再用桂枝汤则是已经用过，所以禁止也。盖伤寒当发汗，不当用桂枝。桂枝固卫，寒不得泄而气转上逆，所以喘益甚也。无大热者，郁伏而不显见也。以伤寒之表犹在，故用麻黄以发之，杏仁下气定喘，甘草退热和中，本麻黄正治之佐使也。石膏有撤热之

功，尤能助下喘之用，故易桂枝加石膏，为麻黄汤之变制，而太阳伤寒误汗之主治，所以必四物者而后可行也。"

张兼善："予观仲景常言发汗后，乃表邪悉解，止余一证而已，故言不可更行桂枝汤。今汗出而喘无大热，乃上焦余邪未解，常用麻黄杏仁甘草石膏汤以散之。桂枝加厚朴杏仁汤，乃桂枝证悉具，而加喘者用之。"

陈修园："太阳之气与肺金相合而主皮毛，若麻黄证用桂枝汤啜粥以促其汗，桂枝之热虽能令其汗出，而不能除麻黄本证之喘。热盛于内，上乘于肺，而外热反轻。取石膏以止桂枝热逼之汗，仍用麻黄以出本证未出之汗。此一节言发汗不解，邪乘于肺，而为肺热证也。"

"肺主皮毛，肺热气逆，哮喘胸闷，皮毛之营卫随之失调，故哮喘之证，多合并汗出之症。此时甘草辅助麻黄，宣肺降逆平喘。而麻黄此时以平喘之效为主，其发汗之力并不彰显。肺气平静，喘症消失，则汗出之症即同时消除。不必担心麻黄治喘致多汗之虑。"

钱天来："李时珍云：麻黄乃肺经专药。虽为太阳发汗之重剂，实发散肺经火郁之药也。杏仁利气而能泄肺，石膏寒凉能肃西方金气。乃泻肺肃肺之剂，非麻黄汤及大青龙之汗剂也。世俗不晓，惑于《活人书》陶节庵之说，但见一味麻黄，即以为汗剂，畏而避之。不知麻黄汤之制，欲用麻黄以泄荣分之汗，必先以桂枝开解卫分之邪，则汗出而邪去矣。所以麻黄不与桂枝同用，止能泄肺邪而不至于大汗泄也。观后贤之麻黄定喘汤，皆因之以立法也。"

陈古愚："此方借治风温之病。论曰：太阳病，发热而渴，不恶寒者，为温病。若发汗已，身灼热者，名风温一节，未出其方，此处补之。其文略异，其实互相发明。不然汗后病不解，正宜桂枝汤。曰不可更行者，知阳盛于内也。汗出而喘者，阳盛于内，火气外越而汗出，火气上越而喘也。其云无大热者奈何？前论温病曰：发热而渴不恶寒者，邪从内出。得太阳之标热，无太阳之本寒也。今曰：无大热。邪已蕴酿成热，热盛于内，以外热较之而转轻也。"

张锡纯："太阳病，发热而渴，不恶寒者，为温病。若发汗已，身灼热者，名曰风温。风温为病，脉阴阳俱浮，自汗出，身重，多眠睡，息必鼾，言语难出。此仲景论温病之提纲也。而未明言治温病之方。及反复详细观此节，云发汗后不可更行桂枝汤，汗出而喘无大热者，可与麻杏甘石汤主之。

"夫此证既汗后不解，必是用辛热之药，发不恶寒证之汗，即温病提纲中所谓若发汗也。其汗出而喘无大热者，即温病提纲中所谓若发汗也，身灼热，及后所谓自汗出，多眠睡，息必鼾也。睡而息鼾，醒则喘矣，此证既用辛热之药误发于前，仲景恐医者见其自汗，再误认为桂枝汤证，故特戒之曰：不可更行桂枝汤。而宜治以麻杏甘石汤。"

秦皇士："此方妙在杏仁利肺气，借麻黄以散外寒，借石膏以清内热，从越婢汤中化出辛温变辛凉之法。"

12. 温中和营治疗脉迟身疼症

发汗后，身疼痛，脉沉迟者，桂枝加芍药生姜各一两人参三两新加汤主之。

桂枝加芍药生姜各一两人参三两新加汤方

桂枝三两，去皮　芍药四两　甘草二两，炙　人参三两　大枣十二枚，擘　生姜四两

右六味，以水一斗二升，煮取三升，去滓，温服一升。本云桂枝汤，今加芍药、生姜、人参。

成无己："汗后身疼痛，邪气未尽也；脉沉迟，荣血不足也。经曰：其脉沉者，荣气微也。又曰：迟者，荣气不足，血少故也。与桂枝汤以解未尽之邪；加芍药、生姜、人参，以益不足之血。"

程郊倩："身疼痛，脉沉迟，全属阴经寒证之象，然而得之太阳病发汗后，非属阴寒，乃由内

阳外越，荣阴遂虚。经曰：其脉沉者，荣气微也。又曰：迟者荣中寒。荣主血，血少则隧道窒涩，卫气不流通，故身疼痛。于桂枝汤中倍芍药、生姜养荣血，而从阴分宣阳。加人参三两托里虚，而从阳分长阴。曰新加汤者，明沉迟之脉非本来之沉迟，乃汗后新得之沉迟，故治法亦新加人参而倍姜、芍耳。血无气领不自归经，血不归经不能生养。此加人参而倍姜、芍之故。"

尤在泾："发汗后邪痹于外而营虚于内，故身疼痛不除，而脉转沉迟。经曰：其脉沉者，营气微也。又曰：迟者荣气不足，血少故也。故以桂枝加芍药、生姜、人参，以益不足之血，而散未尽之邪。东垣云：仲景于病人汗后身热，亡血脉沉迟者，下利身凉，微血虚者，并加人参，古人血脱者必益气也。然人参味甘气温，温固养气，甘亦实能生血。汗后之后，血气虚表者，非此不为功矣。"

《伤寒析疑》："身痛是本证的主症。身痛见于汗后，且伴脉沉迟，则非表证身痛，是发汗太过，伤阳耗阴，阳虚筋脉失于温养，阴虚肌肉失于濡养，故身体疼痛。脉沉，提示里病；脉迟，说明里虚。此迟为脉行滞涩无力，是阴阳两虚，心脉失养，无力鼓动使然。

"本条意义较大，揭示了痛证辨证的变法思维。提示痛证，既有寒凝经脉，不通则痛的实性、表证身痛；又有阴阳两虚，不荣则痛的虚性、里证身痛。

"脉迟，迟寓涩意，迟主血虚，是仲师脉法的特殊性之一。第50条'尺中迟者，以荣气不足，血少故也'。即是有力的佐证。故本条之'迟'，不应从'迟者为寒'理解。因为以方药推论，方中重点药物是芍药与人参。而芍药、人参又是滋补阴血之品。身疼痛证，虽有伤阳虚寒的因素，但按仲师脉法惯例，沉脉多示阳虚（如'脉沉者，急温之'），故此迟脉当示血虚。脉象的一沉一迟，分别揭示了阴阳两虚，不荣则痛的病机。"

陈古愚："方用桂枝汤，取其专行荣分。加人参以滋补血液生始之源；加生姜以通血脉循行之滞；加芍药之苦平，欲领姜、桂之辛不走于肌腠而作汗。"

13. 益气养心治疗心悸症

发汗过多，其人叉手自冒心，心下悸，欲得按者，桂枝甘草汤主之。

伤寒，脉结代，心动悸，炙甘草汤主之。

桂枝甘草汤方

桂枝四两，去皮　甘草二两，炙

右二味，以水三升，煮取一升，去滓，顿服。

炙甘草汤方

甘草四两，炙　生姜三两，切　人参二两　生地黄一斤　桂枝三两，去皮　阿胶二两　麦门冬半斤，去心　麻仁半升　大枣三十枚，擘

右九味，以清酒七升，水八升，先煮八味，取三升，去滓，内胶烊消尽，温服一升，日三服。一名复脉汤。

柯琴："汗多则心液虚，心气馁，故心悸；叉手自冒，则外有所卫，得按则内有所凭。则望之而知其虚矣。桂枝为君，独任甘草为佐。去姜之辛散，枣之泥滞，并不用芍药，不借其酸收，且不欲其苦泄。甘温相得，气血和而悸自平。与心中烦，心下有水气而悸者迥别。

"厥阴伤寒，则相火内郁，肝气不舒，血室干涸，以致营气不调，脉道涩滞而见代结之象。如程郊倩所云，此结者不能前而代替，非阴盛也。凡厥阴病，则气上冲心，故心动悸，此悸动因于脉代结，而手足不厥，非水气为患矣。不得甘寒多液之品以滋阴而和阳，则肝火不息，而心血不生，心不安其位，则悸动不止。脉不复其常，则代结何以调？故用生地为君，麦冬为臣，炙甘草为佐。

大剂以缓补真阴，开来学滋阴之一路也。反以甘草名方名者，借其载药入心，补离中之虚以安神明耳。然大寒之剂，无以奉发陈蕃秀之机，必须人参、桂枝，佐麦冬以通脉，姜、枣佐甘草以和营，胶、麻佐地黄以补血。甘草不使速下，清酒引之上行，且生地、麦冬，得酒力而更优也。"

成无己："结代之脉，动而中止能自还者，名曰结；不能自还者，名曰代。由血气虚衰，不能相续也。心中悸动，知真气内虚也，与炙甘草汤，益虚补血气而复脉。

"结代之脉，一为邪气留结，一为真气虚衰。脉来动而中止，若能自还，更来小数，止是邪气留结，名曰结阴；若动而中止，不能自还，因其呼吸，阴阳相引复动者，是真气衰极，名曰代阴，为难治之脉。经曰：脉结者生，代者死。此之谓也。"

尤在泾："脉结代者，邪气阻滞而荣卫涩少也；心动悸者，神气不振而都城震惊也。是虽有邪气，而攻取之法无所施矣。故宜人参、姜、桂以益卫气，胶、麦、麻、地、甘、枣以益荣气。荣卫既充，脉复神完。而后从而取之，则无有不服者矣。此又扩建中之制，为阴阳并调之法如此。今人治病不问虚实，概与攻发，岂知真气不立，病虽去亦必不生，况病未必去耶。"

陈师亮："代为难治之脉，而有治法者何？凡病气血骤脱者，可以骤复；若积久而虚脱者，不可复。益久病渐损于内，脏气日亏，其脉代者，乃五脏无气之候。伤寒为暴病，死生之机在于反掌，亦有重绝而亦可救者。此其代脉乃一时气乏，然亦救于万死一生之途。"

14. 温中和胃治疗腹胀满症

发汗后，腹胀满者，厚朴生姜半夏甘草人参汤主之。

厚朴生姜半夏甘草人参汤方

厚朴半斤，炙，去皮　生姜半斤，切　半夏半升，洗　甘草二两，炙　人参一两

右五味，以水一斗，煮取三升，去滓，温服一升，日三服。

程郊倩："发汗后阳虚于外，并令阴盛于中，津液为阴气搏结，腹中无阳以化气，遂壅为胀满。主之以厚朴生姜甘草半夏人参汤者，益胃和脾培其阳，散滞涤饮遣去阴。缘病已在中，安中为主。胃阳得安，外卫不固而自固，桂枝不得用也。

"人身之阳气，实则虚，虚则实。胃为津液之主，发汗亡阳则胃气虚，而不能敷布阳气，故壅滞而为胀满。是当实其所虚，自能虚其所实矣。虚气留滞之胀满，较实者自不坚痛。"

张志聪："此因发汗，而致脾脏之穷约也。夫脾主腹，为胃行其津液者，胃府之津液消亡，则脾气虚而腹胀满矣。

"厚朴气味辛温，色亦赤烈，凌冬不凋，盖得阴中之生阳，具木火之体用。炙香主助太阴脾土之气。甘草、人参资生津液，生姜、半夏宣发胃气，为上输于脾。"

柯琴："此太阴调胃承气之方也。凡治病，必分表里，若下利腹胀满者，太阴里证，而兼身体疼痛之表证。又有先温其里，后解其表之法。若下利清谷，而兼脉浮表实者，又有只宜治里，不可攻表之禁。是知仲景重内轻外之中，更有浅深之别也。

"夫汗为阳气，而腰以上为阳，发汗只可散上焦荣卫之寒，不能治下焦脏腑之湿。病若在太阴，寒湿在肠胃而不在荣卫，故阴不得有汗。妄发其汗，则胃脘之微阳随而达于表，肠胃之寒湿入经络而留于腹中，下利或止而清谷不消，所以汗出必胀满也。

"凡太阳汗后胀满，是阳实于里，将转属阳明。太阴汗后而胀满，是寒实于里，而阳虚于内也。邪气盛则实，故用厚朴、姜、夏，散邪而除胀满；正气夺则虚，故用人参、甘草，补中而益元气。此亦理中之剂软。"

成无己："吐后腹胀，与下后腹满，皆为实。言邪气乘虚入里为实。发汗后，外已解也，腹胀

满知非里实，由脾胃津液不足，气涩不通，壅而为满，与此汤和脾胃而降气。

"脾欲缓，急食甘以缓之，用苦泄之。厚朴之苦以泄腹满；人参、甘草之甘以益脾胃；半夏、生姜之辛以散滞气。"

姜建国："平素脾气不足，发汗太过，更伤脾气，致脾气内虚，运化失职，气机壅滞，则腹生胀满。本证脾虚是病本，气滞是病标，腹胀是症状。若从本而言，此属虚性胀满，治病必求于本，故脾虚腹胀，当补虚行气，消胀除满。故治以厚朴生姜半夏甘草人参汤。

"厚朴，下气除满；生姜，和胃散结；半夏，降逆开结；人参、甘草，补益脾气，以助温运。此方补而不滞，消不伤正。为补消兼施，扶正祛邪之剂。

"本方从参、草温补而言，体现补虚除满、塞因塞用的治疗法则。原方祛邪之力，大于温补。临床可根据虚实偏重，灵活加减处治。"

汗后伤津，津伤气亡，以致出现脾胃虚寒之腹胀。此阳气无力，中气不足之象。故用炙甘草、人参益气助力，扶助中阳；用炙厚朴、生姜、半夏，行气降逆散寒，宽中除胀。共成温中除胀之剂。

15. 调和荣卫治疗汗后恶寒症

发汗，病不解，反恶寒者，虚故也。芍药甘草附子汤主之。

芍药甘草附子汤方

芍药 甘草各三两，炙 附子一枚，炮，去皮，破八片

右三味，以水五升，煮取一升五合，去滓，分温三服。

柯琴："发汗而病不解，反恶寒，其里虚可知也。夫发汗所以逐寒邪，故只有寒去而热不解者。今恶寒比未汗时反甚，表虽不解，急当救里矣。盖太阳有病，本由少阴之虚，不能藏精而为阳之守。若发汗以扶阳，寒邪不从汗解，是又太阳阳虚，不能卫外，令阴邪得以久留，亡阳之兆，已见于此。仍用姜、桂以攻里，非以扶阳，而反以亡阳矣。故于桂枝汤去桂枝、姜、枣，取芍药，收少阴之精；甘草缓阴邪之逆；加附子固坎中之火。但使肾中元阳得位，表邪不治而自解矣。

"按：少阴亡阳之症，未曾立方，本方恰与此症相合。芍药止汗，收肌表之余津；甘草和中，除咽痛而止吐利；附子固少阴而招失散之阳，温经络而缓脉中之紧。此又仲景隐而未发之旨欤。作芍药甘草汤治脚挛急，固其阴虚，此阴阳俱虚，故加附子，治里不治表之义。"

成无己："发汗病解，则不恶寒；发汗病不解，表实者，亦不恶寒。今发汗病且不解，又反恶寒者，荣卫俱虚也。汗出则荣虚，恶寒则卫虚。与芍药甘草附子汤，以补荣卫。

"芍药之酸，收敛津液而益荣；附子之辛，固阳气而补卫；甘草之甘，调和辛酸而安正气。"

姜建国："表证发汗，当恶寒自罢。今汗后病仍不解，恶寒加重，是病情已变，故称'虚故也'。以方测证，非但阳虚，症见恶寒；阴亦不足，当有脚挛急。阴阳两虚，尚未厥逆，故可阴阳同治，不分先后。

"方中附子温阳祛寒，芍药、甘草益阴养筋，通利血络。"

前方芍药甘草汤，治疗津液失灌，阴血失养之筋脉拘强、脚挛急之症。取芍药之和血养筋，取炙甘草之补中缓急。此则加炮附子一味，治疗阳虚恶寒之症。是阴阳两补之剂。

喻嘉言："未汗而恶寒，邪盛而表实；已汗而恶寒，邪退而表虚。阳虚则恶寒，宜用附子固矣。然既发汗不解，可知其热犹在也。热在而别无他症，自是阴虚之热，又当用芍药以收阴。此荣卫两虚之救法也。"

程郊倩："凡伤寒发汗一法，原为去寒而设。若病不解，较前反恶寒者，非复表邪可知。缘阳

外泄而里遂虚，故主之以芍药甘草附子汤。芍药得桂枝则走表，得附子则走里。甘草和中，从阴分敛戢其阳。阳回而虚者不虚矣。"

陈修园："此一节言误发虚人之汗，另立一补救法也。案：'反'字有二义。一是不当有而有，一是尚未有而有。"

周禹载："汗多为阳虚，而阴则素虚。补阴当用芍药，回阳当用附子。势不得不芍药附兼资。然又惧一阴一阳两不相合也。于是以甘草和之，庶几阴阳谐而能事毕矣。"

16. 益气养心治疗烦躁惊狂症

发汗，若下之，病仍不解，烦躁者，茯苓四逆汤主之。

伤寒脉浮，医者以火迫劫之，亡阳，必惊狂，卧起不安者，桂枝去芍药加蜀漆牡蛎龙骨救逆汤主之。

火逆下之，因烧针烦躁者，桂枝甘草龙骨牡蛎汤主之。

茯苓四逆汤方

茯苓四两　人参一两　附子一枚，生用，去皮，破八片　甘草二两，炙　干姜一两半

右五味，以水五升，煮取三升，去滓，温服七合，日二服。

桂枝去芍药加蜀漆牡蛎龙骨救逆汤方

桂枝三两，去皮　甘草二两，炙　生姜三两，切　大枣十二枚，擘　牡蛎五两，熬　蜀漆三两，洗去腥　龙骨四两

右七味，以水一斗二升，先煮蜀漆减二升，内诸药，煮取三升，去滓，温服一升。本云桂枝汤，今去芍药，加蜀漆、牡蛎、龙骨。

桂枝甘草龙骨牡蛎汤方

桂枝一两，去皮　甘草二两，炙　牡蛎二两，熬　龙骨二两

右四味，以水五升，煮取二升半，去滓，温服八合，日三服。

成无己："发汗若下，病宜解也，若病仍不解，则发汗外虚阳气，下之内虚阴气，阴阳俱虚，邪独不解，故生烦躁。与茯苓四逆汤，以复阴阳之气。

"伤寒脉浮，责邪在表。医以火劫发汗，汗大出者亡其阳。汗者，心之液，亡阳则心气虚。心恶热，火邪内迫，则心神浮越，故惊狂起卧不安，与桂枝汤，解未尽表邪；去芍药，以芍药益阴，非亡阳所宜也；火邪错逆，加蜀漆之辛以散之；阳气亡脱，加龙骨、牡蛎之涩以固之。《本草》云：涩可去脱。龙骨、牡蛎之属是也。

"先火为逆，复以下除之，里气因虚，又加烧针，里虚而为火热所烦，故生烦躁，与桂枝甘草龙骨牡蛎汤以散火邪。

"辛甘发散，桂枝、甘草之辛甘，以发散经中之火邪；涩可去脱，龙骨、牡蛎之涩，以收敛浮越之正气。"

张令韶："此汗下而虚其少阴水火之气也。汗下之后，心肾之精液两虚，以致病仍不解，阴阳水火离隔而烦躁也。烦者阳不得通阴，躁者阴不得遇阳也。茯苓、人参，助心主以止阳烦，四逆补肾脏以定阴躁。"

顾尚之："此亦转属少阴，故与干姜附子汤证同一烦躁而病不解，则有表热矣。前亦无表证故用四逆汤去甘草，破阴以行阳也；此以病不解，故用四逆加参、苓，固阴以收阳也。"

章虚谷："伤寒脉浮，其邪在表，应以麻黄发汗，妄用火迫劫亡其津，外既不解，火邪内攻，肝风动则惊，心火乱则狂。肝藏魂，心藏神，神魂不宁则起卧不安也。故以桂枝汤去芍药之酸收，

加蜀漆清膈上痰涎，龙骨牡蛎镇摄心肝之气以止惊狂。而龙、牡皆钝滞乃借桂枝之轻扬色赤入心者为使佐。甘草、姜、枣和中调荣卫，合桂枝以去余邪，其阴阳之气乖逆，故名救逆汤。"

喻嘉言："误而又误，虽无惊狂等变，然烦躁则外邪未尽之候，亦真阳欲亡之机。故但用桂枝以解其外，龙骨、牡蛎以安其内。"

陈古愚："火逆则阳亢于上，若遂下之则阴陷于下。阳亢于上，不能遇阴而烦；阴陷于下，不能遇阳而躁。故取龙牡水族之物，俾亢阳以下交于阴；取桂枝辛温之品，启阴气以上交于阳。最妙在甘草之多，使上下阴阳之气交通于中土，而烦躁自平也。"

顾尚之："此虽未至惊狂亡阳之变，而心君不安，已见烦躁，故用救逆汤之半以救之。"

17. 调中和营治疗蓄血症

太阳病不解，热结膀胱，其人如狂，血自下，下者愈。其外不解者，尚未可攻，当先解其外。外解已，但少腹急结者，乃可攻之，宜桃核承气汤。

桃核承气汤方

桃仁五十个，去皮尖 大黄四两 桂枝二两，去皮 甘草二两，炙 芒消二两

右五味，以水七升，煮取二升半，去滓，内芒消，更上火微沸，下火，先食温服五合，日三服。当微利。

《伤寒论释义》："太阳病不解，内热郁结下焦膀胱部分。其人如狂者，是热盛血瘀所致。惟其外不解时，尚不可攻下，恐致外邪内陷，当用先表后里法。候外证已解，只见少腹急结时，再用桃核承气汤下其瘀热。

"本方为清热祛瘀剂，以调胃承气汤原方加桂枝宣阳行气，桃仁解凝通瘀。经化裁后，入气入血，各不相同。"

《伤寒析疑》："太阳病不解，热结膀胱，是蓄血证的病因病机。如狂、少腹急结，是蓄血证的主症。有邪不解，化热入里，与血搏结于下焦，故少腹拘急不适；血热搏结，瘀热上扰心神，故神乱而发狂。但本证尚属初结，故只是如狂，少腹只是拘急，尚未硬满。本证是热与血初结，若血自下，则热随血泄，病可自愈。若不下，当用桃核承气汤攻之。但用时，必须依据先解表后攻里的原则。表证未解，尚不可收。表解后，乃可攻逐瘀血。

"本方桃核与大黄为主药，桃仁活血化瘀；大黄攻逐瘀血，导热下行；桂枝温经通络，畅利血行；芒硝咸则入血，软坚散瘀，寒则泻热导下；甘草调药。共奏活血化瘀、通泄里热之功。"

《张仲景药法研究》："本方是由调胃承气汤加桃仁、桂枝所组成，主治下焦蓄血证。瘀热蓄结下焦，故少腹胀满，疼痛拒按，或大便色黑。下焦蓄血而非蓄水，故小便自利；热在血分，血属阴，则至夜发热；瘀热上扰心神，故谵语烦躁，甚则如狂。柯琴云：'太阳病不解，热结膀胱，乃太阳经随经之阳瘀热于里，致气留不行，是气先病也。气者血之用也，气行则血濡，气结则血蓄，气壅不濡，是血亦病矣。少腹者，膀胱所居也，外邻冲脉，内邻于肝，阳气结而不化，则阴血蓄而不行，故少腹急结。气血交并，则魂魄不藏，故其人如狂。'

"治病必求其本，以桃仁、大黄为主药。桃仁既能破瘀，又能润肠通便；大黄走而不守，以清热泻下，祛瘀通便。二者相伍则破血逐瘀之力更强。辅以桂枝温通血脉以散蓄血，可助桃仁破血行瘀。佐以芒硝软坚散结，可助大黄通便泻热。更有甘草和胃保中，调和诸药，使之活血化瘀不致太过。气行血濡，而小腹自舒，诸药合用则有'泻热逐瘀'之功。本方用于下焦蓄血证，如外证未解，当先解表，方可攻下。由于攻下峻烈，妊娠期禁服。

"桃核承气汤的临床应用范围：此证多由太阳病不解，热随经入府，与血相结，下焦蓄血，故

少腹急结而痛。邪入血分，上扰神明，故'其人如狂'。其临床具体应用，有以下几点：（1）常用此方治疗温热病，热与血结，少腹坚满，大便色黑，神志如狂，脉沉实，舌有瘀斑。或便秘伴有瘀血症状者。（2）妇人血瘀经闭，或先期作痛，或产后恶露不尽，急性盆腔炎以及瘀血性头痛，或鼻衄便秘者。（3）跌打损伤，瘀血停蓄于内，疼痛不能转侧，大便秘结者。"

18. 补中和胃治疗心下痞硬症

伤寒五六日，呕而发热者，柴胡汤证具，而以他药下之，柴胡证仍在者，复与柴胡汤。此虽已下之，不为逆，必蒸蒸而振，却发热汗出而解。若心下满而硬痛者，此为结胸也，大陷胸汤主之；但满而不痛者，此为痞，柴胡不中与也，宜半夏泻心汤。

伤寒汗出，解之后，胃中不和，心下痞硬，干噫食臭，胁下有水气，腹中雷鸣，下利者，生姜泻心汤主之。

伤寒中风，医反下之，其人下利日数十行，谷不化，腹中雷鸣，心下痞硬而满，干呕，心烦不得安。医见心下痞，谓病不尽，复下之，其痞益甚。此非热结，但以胃中虚，客气上逆，故使硬也。甘草泻心汤主之。

半夏泻心汤方

半夏半升，洗　黄芩　干姜　人参　甘草炙，各三两　黄连一两　大枣十二枚，擘

右七味，以水一斗，煮取六升，去滓，再煎取三升，温服一升，日三服。

生姜泻心汤方

生姜四两，切　甘草三两，炙　人参三两　干姜一两　黄芩三两　半夏半升，洗　黄连一两　大枣十二枚，擘

右八味，以水一斗，煮取六升，去滓，再煎取三升，温服一升，日三服。

甘草泻心汤方

甘草四两，炙　黄芩三两　半夏半升，洗　大枣十二枚，擘　黄连一两　干姜三两

右六味，以水一斗，煮取六升，去滓，再煎取三升，温服一升，日三服。

成无己："阴邪传里者，则留于心下为痞，以心下为阴受气之分，与半夏泻心汤，以通其痞。经曰：病发于阳而反下之，热入，因作结胸；病发于阴而反下之，因作痞。此之谓也。

"辛入肺而散气，半夏之辛，以散结气；苦入心而泄热，黄芩、黄连之苦，以泻痞热；脾欲缓，急食甘以缓之，人参、甘草、大枣之甘，以缓之。

"胃为津液之主，阳气之根。大汗出后，外亡津液，胃中空虚，客气上逆，心下痞硬。《金匮要略》曰：中焦气未和，不能消谷，故令噫。干噫食臭者，胃虚不杀谷也。胁下有水气，腹中雷鸣，土不能胜水也。与泻心汤攻痞，加生姜以益胃。

"伤寒中风，是伤寒或中风也。邪气在表，医反下之，虚其肠胃而气内陷也。下利日数十行，谷不化，腹中雷鸣者，下后里虚胃弱也。心下痞硬，干呕心烦，不得安者，胃中空虚，客气上逆也。与泻心汤以攻表，加甘草以补虚。前以汗后胃虚，是外伤阳气，故加生姜；此以下后胃虚，是内伤阴气，故加甘草。"

尤在泾："寒邪因下而内陷，与热入因作结胸同意，但结胸心下硬满而痛，痞则按之濡而不硬不痛。所以然者，阳邪内陷，止于胃中，与水谷相结则为结胸；阴邪内陷，止于胃中，与气液相结则为痞。是以结胸为实，而按之硬痛；痞病为虚，而按之自濡耳。

"汗解之后，胃中不和，既不能运行真气，并不能消化饮食。于是心中痞硬，干噫食气。《金匮》所谓中焦气未和，不能消谷，故令人噫是也。噫，嗳食气也。胁下有水气，腹中雷鸣下利者，

土德不及，水邪为殃也。故以泻心消痞，加生姜以和胃。

"结胸及痞，不特太阳误下有之，即少阳误下亦有之。柴胡汤证具者，少阳呕而发热，及脉弦口苦等证俱在也。是宜和解。而反下之，于法为逆。若柴胡证仍在者，复与柴胡汤和之即愈。此虽已下之，不为逆也。蒸蒸而振者，气内作而与邪争胜，则发热汗出而邪解也。若无柴胡证而心下满而硬痛者，则为结胸。其满而不痛者，则为痞。均非柴胡所谓得而治之者矣。结胸宜大陷胸汤，痞宜半夏泻心汤。各因其证而施治也。"

庞安常："胃虚上逆，寒结在心下，故宜辛甘发散。半夏下气，苦能去湿，兼通心气。又甘草力大，故干姜、黄连不能相恶也。"

黄竹斋："生姜者，以其善解食臭，而有和胃散水之长也；半夏止呕降逆；芩、连涤热泻痞；参、枣补虚以生津；干姜温里而祛寒；甘草补中以和胃。"

19. 调胃和气治疗胃气上逆症

伤寒发汗，若吐，若下，解后，心下痞硬，噫气不除者，旋覆代赭汤主之。

旋覆代赭汤方

旋覆花三两　人参二两　生姜五两　代赭一两　甘草三两，炙　半夏半升，洗　大枣十二枚，擘

右七味，以水一斗，煮取六升，去滓，再煎取三升，温服一升，日三服。

《伤寒论析疑》："本条提示胃虚气逆，噫气频作的证治。伤寒经过发汗吐下后，外邪已解，出现心下痞硬，噫气不除之证，这是胃虚气结不行，虚气上逆所致。由于胃虚气结不行，所以心下痞硬；虚气上逆，所以噫气频作。这在内科杂病中也是比较常见的。噫气大多是由消化不良，食物在胃中发酵而充满气体所致。噫气后，心下痞满得以消除。这是因为蓄积在消化道的气体得以排出体外的缘故。消化不良的患者还可以出现食欲不振，胃中嘈杂，呕恶泛酸，舌苔白腻等证。大多与胃虚气逆有关。故宜用旋覆代赭汤和胃降逆，益气补虚。

"本方适用于胃、十二指肠溃疡，慢性胃炎、胃肠神经官能症，胃扩张等病因消化不良引起的心下痞满和嗳气呕吐。痰湿重加陈皮、茯苓；胃寒重加高良姜、制香附等。周扬俊借以治反胃噎食，气逆不降者。根据临床实践，对神经性反胃呕吐有效。

"旋覆代赭汤证的主证为心下痞硬，噫气不除；而生姜泻心汤证则有'胃中不和，心下痞硬，干噫食臭'等证。这说明两者的证候有共同之处，应该相互鉴别。旋覆代赭汤即生姜泻心汤去芩、连、干姜，易旋覆花、代赭石。生姜泻心汤以治心下痞硬为主，邪实正虚，所以寒热并用，虚实兼顾；旋覆代赭汤以治噫气不除为主。因胃虚气结，虚气上逆，故不用芩、连，而用旋覆花、代赭石。这是两方的主要区别点。

"其次，生姜泻心汤功专和胃消痞，散寒行水，除治心下痞硬，干噫食气外，还有腹中雷鸣、下利等证。故生姜与干姜同用。而旋覆代赭汤则善于和胃降逆，益气补虚，主治胃虚气逆，痰浊内阻。故只用生姜而不用干姜。"

喻嘉言："此亦伏饮为逆，但因胃气亏损，故用补法以养正，而兼散余邪。大意重在噫气不除上。既心下痞硬，更加噫气不除，则胃气上逆，全不下行，有升无降。所谓弦绝者其声嘶，土败者其声哕也。故用代赭领人参下行，以镇安其逆气，微加散邪涤饮，而痞自开耳。"

徐灵胎："《灵枢·口问》云：寒气客于胃，厥逆从下上散，复出于胃，故为噫。俗名嗳气。皆阴阳不和于中之故。此乃病已向愈，中有留邪在于心胃之间。与前诸泻心法大约相近。《本草》云：旋覆治结气胁下满，代赭治腹中邪毒气。加此二物治噫气，余则散痞补虚之法也。"

周禹载："旋覆花能消痰结，软痞，治噫气；代赭石止反胃，除五脏血脉中热，健脾，乃痞而噫气者用之，谁曰不宜？于是佐以生姜之辛可以开结也；半夏逐饮也；人参补正也；甘草、大枣益胃也。予每借之以治反胃噎食，气逆不降者，靡不神效。"

20. 补中健脾治疗下利呕吐症

太阳与少阳合病，自下利者，与黄芩汤；若呕者，黄芩加半夏生姜汤主之。

伤寒，胸中有热，胃中有邪气，腹中痛，欲呕吐者，黄连汤主之。

黄芩汤方

黄芩三两　芍药二两　甘草二两　炙　大枣十二枚，擘

右四味，以水一斗，煮取三升，去滓，温服一升，日再、夜一服。

黄芩加半夏生姜汤方

黄芩三两　芍药二两　甘草二两，炙　大枣十二枚，擘　半夏半升，洗　生姜一两半，一方三两，切

右六味，以水一斗，煮取三升，去滓，温服一升，日再、夜一服。

黄连汤方

黄连三两　甘草三两，炙　干姜三两　桂枝三两，去皮　人参二两　半夏半升，洗　大枣十二枚，擘

右七味，以水一斗，煮取六升，去滓，温服，昼三夜二。

成无己："太阳阳明合病，自下利为在表，当与葛根汤发汗；阳明少阳合病，自下利为在里，可与承气汤下之；此太阳少阳合病，自下利，为在半表半里，非汗下所宜。故与黄芩汤以和解半表半里之邪。呕者，胃气逆也，故加半夏、生姜，以散逆气。虚而不实者，苦以坚之，酸以收之。黄芩、芍药之苦酸，以坚敛肠胃之气；弱不足者，甘以补之。甘草、大枣之甘，以补固肠胃之弱。

"湿家下后，舌上如胎者，以丹田有热，胸中有寒，是邪气入里，而为下热上寒也；此伤寒邪气传里，而为下寒上热也。胃中有邪气，使阴阳不交，阴不得升，而独治于下，为下寒腹中痛；阳不得降，而独治于上，为胸中热，欲呕吐。与黄连汤，升降阴阳之气。上热者，泄之以苦，黄连之苦以降阳；下寒者，散之以辛，桂、姜、半夏之辛以升阴；脾欲缓，急食甘以缓之，人参、甘草、大枣之甘以益胃。"

柯琴："太阳少阳合病，是热邪陷入少阳之里，胆火肆逆，移热于脾，故自下利。此阳盛阴虚，与黄芩汤苦甘相淆以存阴也。凡太少合病在半表者，法当从柴胡桂枝加减。此则热淫于内，不须更顾表邪。故用黄芩以泄大肠之热配芍药以补太阴之虚，用甘草以调中州之气。虽非胃实，亦非胃虚，故不必人参以补中也。若呕是上焦之邪未散，故仍加姜、夏。此柴胡桂枝汤去柴、桂、人参方也。凡两阳表病用两阳之表药，两阳之半表病用两阳之半表药。此两阳之里病，用两阳之里药。逐条细审，若合符节。然凡正气稍虚，表虽在而预固其里。邪气正盛，虽下利而不须补中。此又当着眼处。

"表无热，腹中痛，故不用柴、芩。若黄连以泻胸中积热，姜、桂以祛胃中寒邪。佐甘枣以缓腹痛。半夏除呕，人参补虚。虽无寒热往来于外，而有寒热相持于中，仍不离少阳之治法耳。此与泻心汤大同，而不名泻心者，以胸中素有之热，而非寒热相结于心下也，看其君臣更换处，大有分寸。"

21. 温经和营治疗手足厥冷症

手足厥寒，脉细欲绝者，当归四逆汤主之。若其人内有久寒者，宜当归四逆加吴茱萸生姜汤。

当归四逆汤方

当归三两 桂枝三两，去皮 芍药三两 细辛三两 甘草二两，炙 通草二两 大枣二十五枚，擘，一法十二枚

右七味，以水八升，煮取三升，去滓，温服一升，日三服。

当归四逆加吴茱萸生姜汤方

当归三两 芍药三两 甘草二两，炙 通草二两 大枣二十五枚，擘 桂枝三两，去皮 细辛三两 生姜半斤，切 吴茱萸二升

右九味，以水六升，清酒六升和，煮取五升，去滓，温分五服，一方，水酒各四升。

《伤寒论析疑》："平素血虚的患者，复感寒邪，经脉凝滞，血行不畅，不能温养四肢，故见手足厥寒；营血不足，不能充盈脉中，故见脉细欲绝。同是寒厥，有脉微欲绝与脉细欲绝的不同。脉微欲绝，多见于心肾阳虚的患者，常伴有汗多、肢冷、下利清谷等亡阳证，当用四逆汤、通脉四逆汤，急救回阳为主；脉细欲绝，多为血虚寒凝之证，虽见手足厥寒，但无汗多亡阳，故用当归四逆汤温经散寒，养血通脉。当归四逆汤用当归、芍药、甘草、大枣养血合营；桂枝、细辛、通草温经散寒。是一首温通血脉，兼散寒邪的方剂。

"通草指木通。《本草经》云：'通利九窍血脉关节。'故本方治血虚寒凝导致的肢体痹痛有良效。血虚寒凝的患者，每到气候寒冷季节，手足就会感到冰冷，脉细欲绝，用本方有卓效。治冻伤、冻疮，不论已溃未溃，疗效亦好。有一些血虚寒凝的患者，自觉腹中或左或右有一块冷处，或一手一足冰冷，经久不愈者，用此方亦效。近年来多用于血栓闭塞性脉管炎，趾端青紫症等疾患。但治此等病，尚须加用桃仁、红花、川芎、毛冬青等活血化瘀药。

"所谓内有久寒，除手足厥冷外，当有呕吐、下利或干呕、吐涎沫、头痛等肝胃不和，升降失常现象。用此方在于温肝胃，散寒邪，并可治寒疝少腹冷痛，睾丸掣痛，此等病理应属于厥阴肝经范畴。"

《伤寒论释义》："病受寒邪，致气血运行不利，不能温养四肢，而见手足厥寒，脉细欲绝之证，宜以当归四逆汤养血通阳，兼散寒邪。如下焦积冷，少腹痛，中焦寒饮呕吐，腹中痛等内素有寒者，应于当归四逆汤中加吴茱萸、生姜辛温以祛里寒，加清酒以助药之行。厥阴的四逆证，有属血虚感寒，阳气被阻不能贯于手足者，宜用当归四逆以温通血脉。若内有久寒，亦不宜用干姜、附子之温燥，宜加吴茱萸、生姜散寒涤饮，降逆温中。再以清酒和之，则阴阳调和，手足自温。"

《张仲景药法研究》："本条方证，乃因患者平素阴血虚衰，更加外寒，阳气不足，以致气血运行不畅，不能温养四末，而出现手足厥冷，脉细欲绝等症。首以当归养血为君；细辛温通血脉，达于四肢，为臣；桂枝汤去生姜调和荣卫，以温通经脉为佐；使以木通或通草，以通利血脉。诸药合用，有'温经通脉，养血和营'之效。"

（四）炙甘草在方书中的应用选例

1. 《刘涓子鬼遗方》

蛇衔散

治金疮内伤，蛇衔散方。

蛇衔 甘草炙 芎䓖 白芷 当归各一两 续断 黄芩 泽兰 干姜 桂心各三分 乌头五分，炮

右十一味，合捣筛，理令匀，酒服方寸匕，日三服，夜一服。

续断散

治金疮中筋骨，续断散方。

芎穷一两半　干地黄二两　蛇衔二两　当归一两半　苁蓉一两半　干姜三分，炮　续断三两　附子三分，炮　汉椒三分，出汗，去目　桂心三分　人参一两　甘草一两，炙　细辛二分　白芷三分，一本用芍药一两半

右十四味，捣筛，理令匀，调温酒服之方寸匕，日三服，夜一服。

内补苁蓉散

治金疮去血多，虚竭，内补苁蓉散方。

苁蓉　当归　甘草炙　芎穷　黄芩　桂心　人参　芍药　干姜　吴茱萸　白及　厚朴炙　黄芪各一两　蜀椒三分，出汗，去目、闭口

右十四味，筛，理令匀，调温酒服方寸匕，日三服，夜一服。

内补瞿麦散

治金疮大渴，内补瞿麦散方。

瞿麦　芎穷　当归　甘草炙　干姜　桂心　续断　厚朴炙　白蔹　蜀椒去目、闭口，汗　辛夷去毛　牡蛎末　芍药　桔梗　干地黄　防风各三分　细辛二分　瓜蒌一分　人参三分

右十九味，捣筛，理令匀，调温酒服方匕，日三夜一。或筋骨断，更加续断三分。

甘菊膏

治金疮、痈疽，止痛生肌，甘菊膏方。

茵草　芎穷　甘草炙　防风　黄芩　大戟以上各一两　生地黄四两　芍药一两半　细辛　大黄各半两　白芷一两

右十四味，㕮咀，以腊月猪脂四升，微火煎五上下，白芷候黄成膏。一方添甘菊二两，以敷疮上，日易两次。

淡竹叶汤

治发痈疽兼结实，大小便不通，寒热，已服五利汤，吐出不得下，大渴烦闷，淡竹叶汤方。

淡竹叶切，四升，去皮　瓜蒌四两　通草　前胡　升麻　茯苓　黄芩　知母　甘草炙　石膏末，以上各二两　生地黄十两　芍药一两　大黄三两　黄芪三两　当归一两半　人参一两

右十六味，先以水一斗六升，煮竹叶，去叶，取九升，内诸药后，煮取三升二合，分四服，日三夜一，快利便止，不必尽汤。汤尽不利，便合取利。

生肉黄芪膏

治痈疽疮，生肉黄芪膏方。

黄芪　细辛　生地黄　蜀椒去目、闭口，汗　当归　芍药　薤白　白芷　丹参　甘草炙　苁蓉　独活　黄芩以上各一两　腊月猪脂一斤半

右十四味，细切，以苦酒一升二合，夏即渍一日，冬二夜，微火煎三上下，酒气尽成膏，敷之极良。

木占斯散

治痈，消脓，木占斯散方。

木占斯　桂心　人参　细辛　败酱　干姜　厚朴　甘草炙　防风　桔梗以上各一两

右十味，捣筛，酒服方寸匕，入咽觉流入疮中，若痈及疽灸之不能发坏者，可服之。疮未坏，去败酱；已发脓，纳入败酱。此药时有化痈疽成水者，方正桂为异，故两存焉。

麻黄散

治金疮烦疼，麻黄散方。

麻黄六分，去节　甘草五分，炙　干姜三分　附子三分，炮　当归三分　白芷三分　续断三分
黄芩三分　芍药三分　桂心三分　芎䓖三分

右十一味，捣筛，理令匀，调温酒服方寸匕，日三服，夜一服。

白薇散

治金疮烦满，疼痛不得眠睡，白薇散方。

白薇　瓜蒌　枳实炒　辛夷去毛　甘草炙　石膏以上各一两　厚朴二分，炙　酸枣二分，炙

右八味，为末，调温酒服方寸匕，日三服，夜一服。

《刘涓子鬼遗方》是公元442年之方书，此书中甘草多炙用。

2.《千金翼方》

黄芪汤

主妇人七伤，骨髓疼，小腹急满，面目黄黑，不能食饮，并诸虚不足，少气，心悸不安方。

黄芪　半夏各三两，洗　大枣三十枚　当归　干地黄　桂心　人参　茯苓　远志去心　芍药
泽泻　五味子　麦门冬去心　白术　甘草各二两，炙　干姜四两

右一十六味，㕮咀，以水一斗半，煮取二升，一服五合，日三。

排脓散

主乳痈方。

铁粉　细辛　芎䓖　人参　防风　干姜　黄芩　桂心　芍药　苁蓉各一两　当归　甘草炙，各
五分

右一十二味，捣筛为散，酒服方寸匕，日三夜一服。加至一匕半，服十日，脓血出多，勿怪，
是恶物除。

柏子人圆

主妇人五劳七伤，羸弱瘦削，面无颜色，饮食减少，貌失光泽，及产后半身枯焠，伤坠断绝，
无子，令人肥白，能久服，夫妇不相识，神方。

柏子人　白石英　钟乳　干姜　黄芪各二两　泽泻九分，取叶熬　藁本　芜荑各三分　芎䓖二
两半　防风五分　蜀椒一两半，去目及闭口者，汗　人参　紫石英　石斛　赤石脂　干地黄　芍药
五味子　秦艽　肉苁蓉　厚朴炙　龙骨　防葵　细辛　独活　杜仲炙　白芷　茯苓　桔梗　白术
桂心各一两　当归　甘草炙各七分

右三十三味，捣筛为末，炼蜜和圆如梧子，空肚煖酒服十圆，不知，稍增至三十圆，以知为
度。禁食生鱼、肥猪肉、生冷。

大五石泽兰圆

主妇人产后虚损寒中，腹中雷鸣，缓急风头痛寒热，月经不调，绕脐恻恻痛，或心下石坚，逆
害饮食，手足常冷，多梦纷纭，身体痹痛，荣卫不和，虚弱不能动摇方。

泽兰九分，取叶熬　石膏　干姜　白石英　阳起石各二两　芎䓖　当归各七两　人参　石斛
乌头炮，去皮　白术　续断　远志去心　防风各五分　紫石英　禹余粮　厚朴炙　柏子人　干地黄
五味子　细辛　蜀椒去目、闭口者，汗　龙骨　桂心　茯苓各一两半　紫菀　山茱萸各一两　白
芷　藁本　芜荑各三两　钟乳　黄芪　甘草炙，各二两半

右三十三味，捣筛为末，炼蜜和圆如梧桐子，酒服二十圆，渐加至三十圆。

远志汤

主心气虚,惊悸喜忘,不进食,补心方。

远志去心 黄芪 铁精 干姜 桂心各三两 人参 防风 当归 芎穷 紫石英 茯苓 茯神 独活 甘草炙,各二两 五味子三合 半夏洗 麦门冬各四两,去心 大枣十二枚,擘

右一十八味,㕮咀,以水一斗三升,煮取三升五合,分为五服。日三夜二。

镇心圆

主男子女人虚损,梦寐惊悸失精,女人赤白注漏,或月水不通,风邪鬼疰,寒热往来,腹中积聚,忧恚结气,诸疾皆羌主之方。

紫石英 茯苓 菖蒲 苁蓉 麦门冬去心 当归 细辛 卷柏 干姜 大豆卷 防风 大黄各五分 䗪虫十二枚,熬 大枣五十枚,擘 干地黄三两 人参 泽泻 丹参 秦艽各一两半 芍药 石膏研 乌头炮,去皮 柏子仁 桔梗 桂心各三分 半夏洗 白术各二两 铁精 白蔹 银屑 前胡 牛黄各半两 薯蓣 甘草炙各二两半

右三十五味,捣筛为末,炼蜜及枣膏和之,更捣五千杵,丸如梧子,饮服五丸,日三,稍稍加至二十圆,以差为度。

肾沥散

主五劳,男子百病方。

防风 黄芩 山茱萸 白蔹 厚朴炙 芍药 薯蓣 麦门冬去心 天雄炮,去皮 甘草炙,各五分 独活 菊花 秦艽 细辛 白术 枳实炙 柏子仁各一两 当归 芎穷 菟丝子 苁蓉 桂心各七分 石斛 干姜 人参各二两 钟乳研 蜀椒汗,去目、闭口者 附子炮,去皮 白石英各一两 乌头三分,炮,去皮 羊肾一具 黄芪二两半

右三十二味,捣筛为散,酒服方寸匕,日二。加至二匕,日三。

人参汤

主男子五劳七伤,胸中逆满,害食正气,呕逆,两胁下胀,少腹急痛,宛转欲死,调中平脏气理伤绝方。

人参 茯苓 芍药 当归 白糖 桂心 甘草炙,各二两 蜀椒去目及闭口,汗 姜 前胡 橘皮 五味子各一两 枳实三分,炙 麦门冬三合,去心 大枣十五枚,擘

右一十五味,㕮咀,以东流水一斗五升,渍药半日,以三岁陈芦微微煮取四升,去滓,内糖令消,二十以上,六十以下服一升;二十以下,六十以上,服七八合。又羸者,服七合。日三夜一。

大八风汤

主毒风,顽痹瘫曳,或手脚不随,身体偏枯,或毒弱不任,或风入五脏,恍恍惚惚,多语喜忘,有时恐怖,或肢节疼痛,头眩烦闷,或腰脊强直,不得俯仰,腹满不食,咳嗽,或始遇病时卒倒,闷绝即不能语,便失音,半身不遂,不仁沉重,皆由体虚,特少不避风冷所致方。

乌头炮,去皮 黄芩 芍药 远志去心 独活 防风 芎穷 麻黄去节 秦艽 石斛 人参 茯苓 石膏研 黄芪 紫菀各二两 当归二两半 升麻一两半 大豆二合 五味子五分 杏仁四十枚,去皮尖,双仁 干姜 桂心 甘草炙,各二两半

右二十三味,㕮咀,以水一斗三升,酒二升,合煮取四升。强人分四服,少力人服五六服。

栝楼散

主消渴,延年益寿方

栝楼 枸杞根 赤石脂 茯苓各一两半 天门冬二两半,去心 牛膝 干地黄各三两 桂心

菊花　麦门冬去心　菖蒲　云母粉　泽泻　卷柏　山茱萸　远志去心　五加皮　杜仲炙　瞿麦　续断　石斛　黄连　柏人　石韦去毛　忍冬各一两　菟丝　车前子　蛇床子　巴戟天　钟乳研　署预　甘草炙，各五分

右三十二味，捣筛为散，酒服方寸匕。日三四。亦可圆，服十圆，日三。

猪苓散

主虚满，通身肿，利三焦，通水道方。

猪苓去皮　茯苓　葶苈熬　人参　五味子　防风　泽泻　狼毒　玄参　干姜　白术　桂心　椒目　大戟　远志去心　甘草炙，各半两　女曲三合，熬　小豆二合　苁蓉二分半

右一十九味，捣筛为散，酒服方寸匕，日三夜一。老小服一钱匕，日三。以小便利为度。

大五饮圆

主五种饮，一曰留饮，停水在心下；二曰澼饮，水澼在两胁下；三曰淡饮，水在胃中；四曰溢饮，水溢在膈上，五脏间；五曰流饮，水在肠间，动摇有声。夫五饮者，皆由饮后伤寒，饮冷水过多所致。方：

远志去心　苦参　藜芦　白术　乌贼骨　甘遂　大黄　石膏　半夏洗　紫菀　桔梗　前胡　芒消　栝楼　五味子　苁蓉　贝母　桂心　芫花熬　当归　人参　茯苓　芍药　大戟　葶苈熬　黄芩各一两　附子炮，去皮　常山　厚朴炙　细辛　署预　甘草炙，各三分　巴豆三十枚，去心、皮，熬

右三十三味，捣筛为末，炼蜜和圆，如梧桐子大，酒服三圆，日三。稍加之。

葱白汤

主冷热膈淡，发时头痛闷乱，欲吐不得方。

葱白二七茎　桃叶一把　乌头炮，去皮　真珠　常山　甘草炙，各半两

右六味，㕮咀，以酒四升，水四升，合煮取三升，去滓，内真珠，服一升。得吐止。

《千金翼方》成书于公元682年，与30年前的《备急千金要方》甘草尚以生用为主相比较，此甘草基本上都是炙用。

九、诃黎勒

（一）诃黎勒临床应用源流

诃黎勒又叫"诃子"，是唐代开始使用的药物。唐《新修本草》："诃黎勒，味苦，温，无毒。主冷气，心腹胀满，下宿物。生交、爱州。树似木梡，花白，子形似栀子，青黄色，皮肉相着。水磨或散水服之。"

五代李珣在《海药本草》中说："诃梨勒，按徐表《南州记》云：生南海诸地。味酸，涩，温，无毒。主五膈气结，心腹虚痛，赤白诸痢，及呕吐、咳嗽，并宜使。其皮主嗽。肉炙，治眼涩痛。方家使陆路诃梨勒，即六棱是也。按波斯将诃梨勒、大腹（即大腹槟榔）等，船上用防不虞。或遇大鱼放涎滑水中数里，不通舡也，遂乃煮此洗其涎滑，寻化为水。可量治气功力者乎。

"大腹、诃子，性焦者，是近铛下，故中国种不生。故梵云：诃梨恒鸡，谓唐言天堂，未并只此也。"

宋代掌禹锡："诃梨勒，苦酸下宿物，止肠澼久泄，赤白痢。波斯船上来者，六路黑色，肉厚者良。"

唐代甄权《药性论》："诃梨勒，使，亦可单用，味苦甘，能通利津液，止破胸膈结气，止水

道，黑髭发。"

宋代苏颂《本草图经》："诃梨勒生交、爱州，今岭南皆有，而广州最盛。株似木梡，花白子似栀子，青黄色，皮肉相着。七月、八月实熟时采六路者佳。《岭南异物志》云：广州法性寺佛殿前，有四五十株，子椒小而味不涩，皆是六路，每岁州贡只以此寺者，寺有古井，木根蘸水，水味不咸，每子熟时，有佳客至，则院僧煎汤以延之。其法用新摘诃子五枚，甘草一寸，皆碎破，汲木下井水同煎，色若新茶。今其寺谓之干明旧木，仍有六七株，古井亦在。南海风俗尚贵此汤，然煎之不必尽如昔时之法也。

"诃梨勒主痢，《本经》不载，张仲景冷气痢以诃梨勒十枚，面裹煻火灰中煨之，令面黄熟，去核细研为末，和粥饮，顿服。又长服方，诃梨勒、陈橘皮、厚朴各三大两，捣筛，蜜丸，大如梧子，每服二十丸至三十丸。"

唐代刘禹锡《传信方》云："予曾苦赤白下，诸药服遍久不差，转为白脓，令狐将军传此法，用诃梨勒三枚，上好者二枚，炮取皮，一枚生取皮，同末之，以沸浆水一两合服之，淡水亦得。若空水痢，加一钱匕甘草末；若微有脓血，加二匕；若血多加三匕。皆效。又取其核，入白蜜研，注目中，治风赤涩痛，神良。

"其子未熟时风飘坠者，谓之随风子，暴干收之，彼人尤珍贵，益小者益佳。治痰嗽咽喉不利，含三数枚，殊胜。"

五代大明《日华子本草》："诃梨勒，消痰下气，除烦，治水，调中，止泻痢，霍乱，奔豚肾气，肺气喘急，消食开胃，肠风泻血，崩中带下，五膈气；怀孕未足八月人漏胎，及胎动欲生，胀闷气喘，并患痢人后分急痛，并产后阴痛，和蜡烧熏及热煎汤熏。"

宋代寇宗奭《本草衍义》："诃梨勒，气虚人亦宜，缓缓煨熟，少服。此物虽涩肠，而又泄气，盖其味苦涩。"

李杲："肺苦气上逆，急食苦以泻之，以酸补之。诃子苦重泄气，酸轻不能补肺，故嗽药中不用。"

朱丹溪："诃子下气，以其味苦而性急。肺苦急，急食苦以泻之，谓降而下走也。气实者宜之。若气虚者，似难轻服。又治肺气因火伤极遂郁遏胀满，其味酸苦，有收敛降火之功也。"

李时珍："诃子同乌梅、五倍子用则收敛；同橘皮、厚朴用则下气；同人参用则能补肺治咳嗽。东垣云嗽药不用者，非矣。但咳嗽未久者不可骤用。"

《本草经疏》："诃黎勒其味苦涩，其气温而无毒。苦所以泄，涩所以收，温所以通。惟敛故能主冷气，心腹胀满；惟温故下食。甄权用以止水道，萧炳用以止肠澼久泄，苏颂用以疗肠风泻血、带下，朱震亨用以实大肠，无非苦涩收敛，治标之功也。"

《本经逢原》："诃子，苦涩降敛，生用清金止嗽，煨热固脾止泻。古方取苦以化痰涎，涩以固滑泄也。殊不知降敛之性，虽云涩能固脱，终非甘温益脾之比。然此仅可施之于久嗽喘乏，真气未艾者，庶有劫截之能。又久嗽阴火上炎，久痢虚热下迫，愈劫愈滞，岂特风寒暴嗽、湿热下痢为禁剂乎？"

《药品化义》："诃子能降能收，兼得其善。盖金空则鸣，肺气为火邪郁遏，以致吼喘咳嗽，或至声哑，用此降火敛肺，则肺窍无壅塞，声音清亮矣。取其涩可去脱，若久泻久痢，则实邪去而元气脱，用此同健脾之药，固涩大肠，泻痢自止。但苦能泄气，真气太虚者，宜少用之。"

《长沙药解》："《金匮》诃黎勒散治气利，以肝脾郁陷，二气凝塞，木郁风动，疏泄失藏而为下利，利则气阻而痛涩，是为气利。诃黎勒行结滞而收滑脱也。肠滑而为利者，清气滞塞而不收也；肺逆而为咳者，浊气壅塞而不敛也；诃黎勒苦善泄而酸善纳，苦以破其壅滞，使上无所格而下无所碍。酸以益其收敛，使逆者自降而陷者自升，是以咳、利俱止也。其治胸满心痛，气喘痰阻者，皆破壅降逆之力；其治崩中、带下、便血、堕胎者，皆疏郁升陷之功也。"

《金匮要略》中使用诃黎勒的方剂

1. 诃黎勒散

2. 长服诃黎勒丸

（二）诃黎勒在《金匮要略》中的应用

1. 温涩固肠治疗气利证

气利，诃黎勒散主之。

诃黎勒散方

诃黎勒十枚，煨

右一味为散，粥饮和，顿服。

尤在泾："气利，气与屎俱失也。诃黎勒涩肠而利气，粥饮安中益肠胃；顿服者，补下，治下，制以急也。"

沈明宗："此下利气之方也。前云当利小便，此以诃梨勒味涩性温，反固肺气大肠之气，何也？盖欲大肠之气不从后泄，则肺旺木平，气走膀胱，使小便自利，正为此通则彼塞，不用淡渗药，而小便自利之妙法也。"

陈元犀："气利者，肺气下脱，胃肠俱虚，气陷屎下，急用诃黎勒涩肠胃以固脱，又用粥饮扶中以转气，气转而泻自止耳。"

程云来："寇宗奭曰：诃梨勒能涩便而又宽肠。涩能治利，宽肠能治气，故气利宜之。调以粥饮者，借谷气以助肠胃也。论曰：仲景治气利用诃梨勒散，详其主治不知其义。及后读杜壬方，言气利里急后重，始知诃黎勒用以调气。

"盖有形之伤则便垢而后重，无形之伤则气坠而后重。便肠垢者得诸实，气下坠者得诸虚，故用诃梨勒温涩之剂也。唐贞观中，太宗苦气利，众医不效。金吾长张宝藏以牛乳煎荜拨进服之，立差。荜拨，温脾药也。刘禹锡传信方治气利用矾石。矾石亦涩气药也。大都气利得之虚寒，气陷下者多，其用温涩之药可见矣。"

赵以德："治病有轻重，前言气利，惟通小便，此乃通大便。盖气结处，阴阳不同，举此二者为例。六经皆得结，而为利各有阴阳也。

"诃黎勒，有通有涩，通以下涎，消宿食，破结气。涩以固肠脱，佐以粥饮引肠胃，更补虚也。"

《圣惠方》："夫气痢者，由表里不足，肠胃虚弱，积冷之气，客于肠间，藏府不和，因虚则泄，故为气痢也。"

《金匮要略浅述》："下利，包括泄泻与痢疾而言，一般以大便稀薄，次数增多为泄泻；便下脓血，里急后重为痢疾。引起下利的原因，主要是饮食不节，气候失常所致。本篇所论，泄泻分虚寒、实积、气利三类。

"气利，指气虚久痢，气体与黏液杂下如蟹渤者而言，与前第三十一条下利之有湿气，当利小便者不同。诃黎勒散功能收敛固脱，又用粥饮和服。借收安中补虚之效，故主治之。诃黎勒即诃子，味苦性涩，宜煨熟用。功似罂粟壳而无毒，较石榴皮则力大。若与补中益气汤同用，其效更著。亦治直肠及子宫脱垂。"

王占玺:"气利,乃指濡泄滑泄,夹有宿积,排泄而不畅,久留腹中则浊气滞于内,故便时多泡沫黏液,所谓'泄如蟹渤'也。诃黎勒既能涩肠又能宽肠,既能升陷举阳,又能下气通浊。涩能止利,宽能治气,故气利宜之。

"由于诃子能降能收,兼得其善,故可用于肺虚喘咳,或久咳失音诸证。如《医宗金鉴》诃子清音汤,即诃子与甘草、桔梗相配伍。还有《济生方》诃子饮:诃子,去核,30克,杏仁,泡去皮尖,30克,通草8克。上药细切,每服12克,水一盏,煨生姜切五片,煎后去滓,食后温服。治久咳语声不出者。

"由于本品酸涩善收,故可治疗久泻脱肛。此证常见原因有三:其一,邪热下迫而脱肛,如热痢等证,应以宣通清热,不宜于涩;其二,气虚下陷,劳后或起立下脱者,又宜补中益气;其三,为下窍不固,肛门括约肌不用者,宜收涩时,可用诃子。如《兰室秘藏》诃子皮散:米壳、橘皮各1.5克,干姜1.8克,诃子2克。上药为细末,都作一服,用水二盏,煎至一盏,和渣空心热服。治脱肛日久,服药未验,复下赤白脓痢,里急后重,白多赤少者。

"本品善降酸收,既能涩肠固脱,又能行气化浊。敛则治久咳,久泻,久痢滑精、崩证带下和脱肛等证。下气化浊,则治腹胀腹满,大便不畅等证。"

2. 温中宽肠,利气行滞

长服诃黎勒丸方

诃黎勒煨　陈皮　厚朴各三两

右三味,末之,炼蜜丸如梧子大,酒饮服二十丸,加至三十丸。

黄竹斋:"案人之疾病由饮食不节,致肠胃积滞而成者,常十之八九。故古人养生方,长服多消导之药,所以使腠理无壅滞,九窍不闭塞,而气血自调畅也。后人每喜用滋腻之品以为补益之方。致气壅邪滞,盖由未达此理也。本方三味皆利气行滞之物,蜜丸酒服,使血分之气,亦无滞也。"

诃子除有固涩止泻作用外,又有温中降逆、行气导滞之功效。《药性论》说它有"主破胸膈结气"之效;《新修本草》说它"主冷气心腹胀满,下宿物";《海药本草》说它"主五膈气结,心腹虚痛";《日华子本草》说它"消痰,下气,除烦,治水,调中……消食开胃"。由此,则知凡中焦虚寒所致之胃气上逆,恶心呕吐、心腹胀满、宿食不消、脘腹疼痛等症,均宜使用诃子治疗。

(三)诃黎勒在方书中的应用选例

1.《广济方》

柴胡汤

疗两胁下妨,呕逆不下食,柴胡汤方。

柴胡八分　茯苓八分　橘皮六分　人参六分　厚朴八分,炙　桔梗六分　紫苏五分　生姜十六分　诃黎勒七枚,去核,煨　甘草五分,炙

右十味,切,以水八升,煮取二升五合,绞去滓,分温三服。服别相去如人行六七里,进一服。不吐利。忌海藻、菘菜、醋物、猪肉等。

胁下妨即胁下胀满不适,又兼胃气上逆而呕,饮食不下,所以方中用诃黎勒、炙厚朴、紫苏、橘皮等温中除胀;茯苓、生姜健脾除饮;人参、炙甘草补益中气;柴胡、桔梗疏通肝气。使肝胃相和。

疗呕逆不能多食方

诃黎勒三两，去核，煨

右一味，捣为散，蜜和丸，空腹服二十丸，日二服，以知为度。利多减服。无所忌。

此取诃黎勒温中降逆之效，佐蜜以和中润脾。

桔梗散

主冷气心痛，肋下鸣转，喉中妨食不消，常生食气，每食心头住，不下，桔梗散方。

桔梗　当归　芍药　茯苓　橘皮　厚朴炙　白术各八分　荜拨四分　豆蔻子四分　槟榔六分　桂心六分　诃黎勒去皮，六分，炙

右十二味，捣筛为散，空腹煮姜枣饮服方寸匕，日二服。加至一匕半。不利。忌生葱、猪肉、酢物、桃、李、雀肉等。

此为中寒气滞之方。方中诃黎勒、槟榔温中消食导滞；橘皮、厚朴、豆蔻行气降逆；荜拨温中祛寒；茯苓、白术、桔梗益气利湿；当归、芍药和肝养血。

高良姜汤方

疗久心刺肋，冷气结痛，不能食，高良姜汤方。

高良姜十分　当归十分　橘皮八分　厚朴十分，炙　桔梗八分　桃人五十枚，去皮尖　吴茱萸八分　生姜八分　诃黎勒五分

右九味，切，以水八升，煮取二升八合，绞去滓，分温三服。服别相去如人行六七里，再服。忌猪肉、生冷、油腻、黏食、小豆等。

此寒冷气滞，兼瘀血内阻之方。所以方中有高良姜、吴茱萸之温中散寒；有诃黎勒、厚朴、橘皮、桔梗之行气通滞；有生姜之和胃除饮；有桃仁、当归活血行瘀。

桃人丸方

疗心痛，又心撮肋，心闷则吐血，手足烦疼，饮食不入，桃人丸方。

桃人八分，去皮尖　当归六分　芍药八分　诃黎勒六分　甘草六分，炙　延胡索四分　人参六分　槟榔十四枚

右八味，捣筛，蜜丸如梧子，以酒空腹下二十丸，渐加至三十丸。日再服。取快利。忌海藻、菘菜、生菜、热面、荞麦、猪犬肉、黏食。

方用诃黎勒，伍桃仁、当归、槟榔等化瘀行滞为主，温通血脉，调节气机；用甘草、人参益气扶正；延胡索、芍药行气止痛。气血畅通，则心痛等症可除。

芍药丸方

疗心腹胀满，脐下块硬如石，疼痛不止，芍药丸方。

芍药　当归　白术　鳖甲炙，各八分　诃黎勒十颗，去核　干姜　人参各六分　豆蔻　雄雀屎各四分　郁李人十分，去皮

右十味，捣筛，蜜和为丸，如梧子大，空肚以酒下二十丸，渐加至三十丸。日再服。不吐不利。忌生菜、热面、葱、苋、桃、李、雀肉、蒜、黏食等物。

方用诃黎勒、豆蔻、干姜消胀满；用鳖甲、雄雀屎除癥结；人参、芍药、当归、白术益气血；郁李人除水湿之结。

鳖甲丸

疗鼓胀气急，冲心硬痛。鳖甲丸方。

鳖甲炙　芍药　枳实炙　人参　槟榔各八分　诃黎勒　大黄各六分　桂心四分　橘皮四分

右九味，捣筛为末，蜜和为丸，空肚以酒服，如梧子大二十丸，渐加至三十丸。日二服。微利为度。忌生葱、苋菜、炙肉、蒜、面等。

此治气结血滞鼓胀病之方。方中鳖甲软坚化结；诃黎勒、槟榔、大黄、枳实等破气通滞；桂心温血活血；人参益气健脾。

诃黎勒散

疗气结筑心，胸胁闷痛，不能吃食，诃黎勒散方。

诃黎勒四颗，炮，去核　人参二分

右二味，捣筛为散，以牛乳二升，煮三四沸，顿服之。分为二服亦得。如人行三二里，进一服。无所忌。

此以诃黎勒温中行气止痛，用人参益气健脾，用牛乳和润胃腑。

痃癖气方

疗痃癖气，两胁妨满方。

牛膝十分　桔梗八分　芍药八分　枳实八分　人参六分　白术八分　鳖甲八分　茯苓八分　诃黎勒皮八分　柴胡六分　大黄十分　桂心六分

右十二味，捣筛，蜜和丸如梧子。空肚酒饮及姜汤，任服二十丸。日二服。渐加至三十丸。利多即以意减之。常取微通泄为度。忌生硬、难消油腻等物及苋菜。一方用五加皮，无人参。

方治痃癖结聚，以化滞消癥为主。牛膝、芍药、桂心、大黄消血瘀；诃黎勒皮、枳实、桔梗、柴胡破气滞；人参、白术、茯苓扶正祛邪。

脐下冷方

疗脐下冷，连腰胯痛，食冷物即剧方。

牛膝八分　当归八分　黄芪八分　芍药八分　厚朴六分，炙　白术八分　茯苓六分　人参六分　橘皮八分　诃黎勒皮八分，熬　桂心六分

右十一味，捣筛，蜜和丸，如梧子，空腹酒服二十丸，加至四十丸。日再。忌桃、李、雀肉、生葱、酢物。

诃黎勒皮、橘皮、厚朴、桂心温中行气；牛膝、当归、芍药行血通络；黄芪、人参、白术、茯苓补气健脾。共成温补脾胃、祛寒止痛之方。

2.《必效方》

青木香丸

主气满腹胀不调，不消食，兼冷方。

青木香六分　槟榔六分　大黄十二分　芍药五分　诃黎勒五分　枳实五分，炙　桂心四分

右七味，捣筛，蜜和丸，如梧子。饮服十五丸，渐渐常加，以利为度，不限丸多少。不利者至五十六十丸亦得。忌生葱。

方以行滞消食为主，故用诃黎勒消食化滞，宽中除胀；大黄荡食滞，推陈腐；青木香、槟榔、枳实降逆导滞，破气除胀；桂心、芍药，温中止痛。

3.《近效方》

诃黎勒丸

疗气胀不下食，尤除恶气方。

诃黎勒　青木香

右二味，等份，捣筛，融砂糖和，众手一时捻为丸，随意服之。甚者每服八十丸。日再。稍轻

者，每服四五十丸则得。性热者，以生牛乳下；性冷者，以酒下。不问食之前后。

方以行气除胀为主，故用诃子之温中行气，合青木香之破气行滞，加砂糖之建中和胃，共成行气通滞之方。

《必效方》《近效方》均为唐时之方书，可见诃黎勒在唐时的应用，较为广泛。

4. 《食医心镜》

下气消食方

诃黎一枚

为末，瓦器中水一大升，煎三两沸，下药更煎三五沸，如曲陈色，入少盐饮之。

此用诃黎勒行气消食之功效。

5. 《本草汇言》

肠风泻血方

诃黎勒十个，酒润，草纸裹，煨熟，肉与核共捣细　白芷　防风　秦艽各一两

俱微炒，研为末，米糊丸，梧桐子大。每早晚各服三钱，白汤下。

方中诃称勒酸温收涩，止血固肠；防风、秦艽祛风润肠，和血调络；白芷祛风止痛。共成祛风止血之方。

治尿频口涎方

治老人气虚，不能收摄，小水频行，缓放即自遗下，或涕泪频来，或口涎不收。

诃黎勒

不用煨制，取肉，时时干嚼化，徐徐含咽。

诃黎勒之固涩，不但涩肠止泻，又能敛涩固止尿频、遗尿、涕泪频、口涎多等各种气虚不固之症。

口疮方

治口疮经久不愈

诃黎勒五个，酒润，草纸裹，煨热，肉与核共研细　好冰片一分

共研匀细，不时掺入少许，口含徐徐咽下。

此取诃黎勒酸敛固涩之效。

6. 《济生方》

诃子饮

治久咳音哑方。

诃子去核一两　杏仁泡，去皮尖一两

通草二钱五分

右细切，每服四钱，水一盏，煨生姜切五片，煎至八分，去滓，食后温服。

诃子有敛肺止咳、利气清音之功效；杏仁利肺降气，润燥止咳；通草清利咽喉；煨生姜温肺调卫。

7. 《宣明论方》

诃子汤

治失音，不能言语者。

诃子四个，半炮半生　桔梗一两，半炙半生　甘草二两，半炙半生

右为细末，每服二钱，用童子小便一盏，同水一盏，煎至五七沸，温服。

上药生用，取其清音利气之效，炙用取其缓急润燥之效。通润合用，寓缓于通，则润而不滞气，通而不耗气。诃子行气开音，桔梗行气利肺，甘草缓急止痛，童子尿凉血通阴。

8.《兰室秘藏》

诃子皮散

治脱肛日久，服药未验，复下赤白脓痢，作里急后重，白多赤少，不任其苦。

御米壳，去蒂萼，蜜炒　橘皮各五分　干姜炮，六分　诃子煨，去核，七分

右为细末，都作一服。水二盏，煎至一盏，和渣空心热服。

脱肛日久，气虚下陷。诃子、御米壳收涩固脱，橘皮行气化滞。

9.《医林集要》

虚寒白带方

治白带、白淫，因虚寒者。

诃黎勒十个，酒润，草纸裹，煨熟，肉与核共捣细　白术　黄芪　当归　杜仲　蛇床子　北五味子　山茱萸肉各二两

俱炒研为末，炼蜜丸，梧桐子大，每早服三钱，白汤下。

方中诃黎勒收涩止带；五味子、山萸肉、杜仲固肾止脱；白术、黄芪、当归调补气血；蛇床子祛风燥湿止带。

10.《经验方》

气漱日久方

生诃黎一枚

含之咽汁。瘥后口爽，不知食味，却煎槟榔汤一碗服，立便有味。此知连州成密方也。

此取诃黎勒敛肺止嗽之效。

11.《圣惠方》

诃黎勒散

治老人久泻不止。

诃黎勒三分，煨，去皮　白矾一两，烧灰

右药捣，细罗为散。每服不计时候，以粥饮调下二钱。

此用诃黎勒固肠止泻之效。

水泻下痢方

诃黎勒炮二分　肉豆蔻一分

为末，米饮每服二钱。

诃黎勒固肠止泻，肉豆蔻温中止泻。

12.《备急千金要方》

气疾宿食方

治一切气疾，宿食不消。

诃黎一枚

入夜含之，至明嚼咽。

又方

诃黎三枚，湿纸包，煨熟，去核，细嚼，以牛乳下。

诃黎勒有消宿食、行气除胀之功效，所以单用治一切气滞食积之症。

13. 《外台秘要》

风痰霍乱方

治风痰霍乱，上吐下泻，或食不消，大便涩。

诃黎三枚

取皮为末，和酒顿服。三五次妙。

由此方知，诃黎勒有消食化痰、止吐止泻、行滞导气疗大便涩滞不畅等多种功效。

14. 《子母秘录》

小儿霍乱方

诃黎一枚

为末，沸汤服一半。未止，再服。

此取诃黎勒止吐止泻之功效。

15. 《全幼心鉴》

二圣散

治小儿风痰壅闭，语音不出，气促喘闷，手足动摇。

诃子半生半炮，去核　大腹皮

等份，水煎服。

痰涎壅滞，导致语音不出，气促喘闷等症，故用诃子破滞化痰，大腹皮行气开滞。

16. 《图经本草》

气痢水泻方

诃黎勒十枚，面裹，煻火煨熟，去核

研末，粥饮顿服。亦可饭丸服。一加木香。又长服方，诃黎勒、陈皮、橘皮、厚朴各三两，捣筛，蜜丸，大如梧子，每服二三十丸，白汤下。

此仍用诃黎勒之固涩止泻，用陈皮、橘皮、厚朴之行气和中，共成温中止泻之效。

17. 《普济方》

白痢方

诃子三个，二炮一生

为末，沸汤调服。水痢加甘草末一钱。

古之白痢，多与今之结肠炎症状相仿，大便挟白色黏液。其日久不愈者，可用诃子固涩止泻。

18. 《赵原阳济急方》

赤白下痢方

诃子十二个，六生六煨，去核，焙为末

赤痢，生甘草汤下；白痢，炙甘草汤下。不过再服。

方以诃子固肠止泻为主。生甘草兼有清热凉血之效；炙甘草兼有温中益气之效。所以赤痢用生甘草汤服下，白痢用炙甘草汤服下。

19.《拯要方》

心腹胀满方

治宿食不消，心腹妨满胀痛，须利方。

诃黎勒皮八分　桔梗六分　槟榔仁八分　芍药六分　大黄十分

右为散，空腹煮生姜，饮服三钱匕，日二服。

方用诃黎勒皮、槟榔、大黄破滞导滞，行气除胀；芍药和中止痛；桔梗利气；生姜行气。共成利气导滞之方。

十、粳米

（一）粳米临床应用源流

粳米，《神农本草经》不载，汉时入药不用。自晋代始，粳米始作药用。梁时陶弘景《名医别录》，将粳米收载其中。该书说："粳米，味甘，苦，平，无毒。主益气，止烦，止泄。"陶弘景说："此即今常所食米，但有白、赤、小、大异族四五种，犹同一类也。前陈廪米，亦是此种，以廪军人，故曰禀耳。"唐代苏敬按："传称食廪为禄。廪，仓也。前陈仓米曰禀，字误作廪，即谓廪军米也。"陈廪米条："陈廪米，味咸，温，无毒，主下气，除烦渴，调胃，止泄。"陶弘景："此今久入仓陈赤者，汤中多用之。人以作酢酒，胜于新粳米。"

粳米即不黏之大米。"粳"字，古又写作"秔"。《玉篇》："秔，稻也。今通作粳，俗作粳。"《汉书·沟洫志》："故种禾麦，更为秔稻。"颜师古注："秔，谓稻之不黏者也。音庚。"《汉书·扬雄传》："驰骋粳稻之地。"注："宋祁曰：粳，古作秔。"《文选·左思蜀都赋》："黍稷油油，粳稻莫莫。"《史记·滑稽优孟传》："祭以粳稻。"《后汉书·文苑杜笃传》："渐泽成川，粳稻陶遂。"朱起凤："秔、粳、粳三字，并左形右声字，互通。"

《说文·禾部》："秔，稻属，从禾亢声。秔或从更声。"段玉裁注："稻有至黏者，稬是也；有次黏者，秔是也；有不黏者，稴是也。秔比于稬，则为不黏。"《尔雅·释草》"稌稻"条郝懿行疏："沛国呼稻曰秔，是稴、秔，亦稻之通名。《释文》引《字林》云：稬（俗作稬字），黏稻也；秔，稻之不黏者。李登《声类》亦以秔为不黏稻。"

汉代的《五十二病方》及《武威汉代医简》中，没有使用"粳米（秔米）"的记载。晋代的《肘后备急方》《范汪方》等，已有粳米入药使用的记载了。《肘后备急方》用粳米治卒心痛及小儿甜疮（生于面耳者），以及五种尸病。《范汪方》中用粳米止渴除烦（白虎汤）。

与其同时代之《刘涓子鬼遗方》的辑本中，并没有使用粳米的记载。此可认为当时粳米的使用尚未普遍。

李时珍："粳乃谷稻之总名也，有早、中、晚三收。诸本草独以晚稻为粳米，非矣。黏者为糯，不黏者为粳。糯者懦也，粳米硬也。但入解热药，以晚粳为良尔。

"粳有水旱二稻。南方土下涂泥多，宜水稻，北方地平惟泽土宜旱稻。西南夷亦有烧山地为畬田种旱稻者，谓之火米。古者惟下种成畦，故祭祀为稻为嘉蔬。今人皆拔秧栽插矣。其种近百名，各不同。俱随土地所宜也。其谷之光芒、长短、大细，百不同也；其米之赤、白、紫、乌、坚、松、香否，不同也；其性之温凉寒热，亦因土产形色而异也。真腊有水稻高丈许，随水而长；南方有一岁再熟之稻；苏颂之香粳，长白如玉，可充御贡。皆粳之稍异者也。

"北粳凉，南粳温；赤粳热，白粳凉；晚白粳寒；新粳热；陈粳凉。

"粳稻六、七月收者为早粳，止可充食。八、九月收者为迟粳，十月收者为晚粳。北方气寒，粳性多凉，八、九月收者即可入药；南方气热，粳性多温，惟十月晚稻气凉，乃可入药。迟粳、晚粳得金气多，故色白者，入肺而解热也。早粳得土气多，故赤者益脾而白者益胃。"

寇宗奭："粳以白晚米为第一，早熟米不及也。平和五脏，补益血气，其功莫述然。稍生则复不益脾，过熟乃佳。"

王好古："《本草》言粳米益脾胃，而张仲景白虎汤用之入肺，以味甘为阳明之经，色白为西方之象，而气寒入手太阴也。少阴证桃花汤用之，以补正气；竹叶石膏汤用之，以益不足。"

《食鉴本草》："粳米，即今之晚白米，惟味香甘，与早熟米及各土所产赤白大小异族四五种，犹同一类也。皆能补脾，益五脏，壮气力，止泄痢，惟粳米之功为第一耳。"

《本草蒙筌》："粳米，伤寒方中，亦多加入，各有取义，未尝一拘。少阴证，桃花汤每加，取甘以补正气也；竹叶石膏汤频用，取甘以益不足焉；白虎汤入手太阴，亦同甘草用者，取甘以缓之，使不速于下尔。"

《随息居饮食谱》："以其性补，能闭塞隧络也。故贫人患虚证，以浓米饮代参汤。至病人、产妇，粥养最宜，以其较籼为柔，而较糯不黏也。炒米虽香，性躁助火，非中寒便泻者忌之。又有一种香粳米，自然有香，亦名香珠米，煮粥时加入之，香美异常，尤能醒胃。"

《本草思辨录》："粳米平调五脏，补益中气。有时委顿乏力，一饭之后，便舒适异常，真有人参不及者，可以想其功能矣。粳米得金水之气多，于益气之中兼能养阴，故补剂寒剂，无不可赞助成功。谷为人生至宝，而霍乱痧胀，与夫欲吐不吐，欲泻不泻之证，周时内咽米饮一口，即不可救。盖暑湿秽恶之邪，充斥隧络，而米饮入胃输脾归肺，又适以恢张之，使无一隙之余，所以告危如是之速。"

《日华子本草》："粳米，补中，壮筋骨，补肠胃。"

《金匮要略》中使用粳米的方剂

1. 白虎加人参汤

2. 白虎加桂枝汤

3. 麦门冬汤

4. 附子粳米汤

5. 桃花汤

《伤寒论》中使用粳米的方剂

1. 白虎加人参汤

2. 白虎汤

3. 桃花汤

4. 竹叶石膏汤

（二）粳米在《金匮要略》中的应用

1. 清热生津治疗中暑病

太阳中暍，发热恶寒，身重而疼痛，其脉弦细芤迟，小便已，洒洒然毛耸，手足逆冷。小有劳，身即热。口开前板齿燥。若发其汗，则其恶寒甚；加温针则发热甚；数下之则淋甚。

太阳中热者，暍是也。汗出恶寒，身热而渴。白虎加人参汤主之。

白虎加人参汤方

知母六两　石膏一斤，碎　甘草二两　粳米六合　人参三两

右五味，以水一斗，煮米熟，汤成，去滓，温服一升，日三服。

尤在泾："中暍即中暑，暑亦六淫之一，故先伤太阳而为寒热也。然暑，阳邪也。乃其证反身重疼痛，其脉反弦细而迟者，虽名中暍，而实兼湿邪也。小便已，洒洒毛耸者。太阳主表，内合膀胱，便已而气馁也；手足逆冷者，阳内聚而不外达，故小有劳，即气出而身热也；口开前板齿燥者，热盛于内而气淫于外也。盖暑虽阳邪，而气恒与湿相合，阳求阴之义也。暑因湿入，而暑反居湿之中，阴包阳之象也。治之者，一如分解风湿之法，辛以散湿，寒以凉暑可矣。若发汗则徒伤其表，温针则更益其热，下之则热且内陷，变证随出。皆非正治暑湿之法也。中热亦即中暑，暍即暑之气也。恶寒者，热气入则皮肤缓，腠理开，开则洒然寒，与伤寒恶寒者不同。发热汗出而渴，表里热炽，胃阴待涸，求救于水，故与白虎加人参以清热生阴，为中暑而无湿者之法也。"

陈修园："太阳中暍，病标本之气，故发热恶寒；病所过之经，故身重而疼痛；热伤气，故其脉弦、细、芤、迟；膀胱者，毫毛其应，故小便已，洒洒然毛耸；阳气者，不荣于四肢，故手足逆冷；小有劳，身即热，气虚不能自支也；口开，前板齿燥，以劳而动阳热，阴液不能上滋也。

"此表里经脉俱虚，不可汗、下、温针。倘若误以为伤寒，而发其汗，则表虚而恶寒甚；若因其寒甚，而加温针，则经脉虚而发热甚；若因其发热甚，而数下之，里虚而津液伤，则淋甚。

"此言中暑之证，从经脉表里俱病处绘出虚证模样。恶者，寒则伤形，责其实；热则伤气，责其虚也。汗、下、火皆为所戒，而治法从可知矣。

"太阳中热者，暍是也。暑于肌表，而气虚微，所以汗出太阳以寒为本，所以恶寒。暑热之邪，内合太阳之标热，所以身热而渴。以白虎加人参汤主之。"

魏念庭："太阳主表，六淫之邪必先中之，故中暍亦为太阳病。虽所受之邪不同，而所感之分则同也。太阳中暍，暑热客皮肤之外，内热盛躯壳之里。发热者，客邪在表；恶寒者，热甚于里也；身重而疼痛，暍不自感，必有所挟，挟湿则身重，挟寒则身痛。暍何有于寒乎？盖暍之为病，或得于冒暑服劳，所谓劫而得之者也。则暍气多而寒湿少，竟为暍所中也；或得于避暑深居，所谓静而得之者也，寒湿多而暍气少，暍为寒中人而郁成也。均可谓之太阳中暍也。

"试诊之其脉，弦细。弦者紧之类，寒在表也；细者湿之微，热挟湿也。此二者病脉也。再见芤迟。芤者中气之虚，暑月汗出气虚，故易于感外也；迟者腹中之寒。暑月伏阴在里，故易于寒内也。此二者又暍病由来之脉也。合脉证而谛之，而中暍之病可识矣。

"再征之于余证，小便已洒洒然毛耸，太阳之表有邪，则膀胱府壅之，小便时，气动于膀胱，必连及于皮毛，洒洒然恶风寒之状。正绘表证如画也。再验之于手足逆冷，内热极而寒见于四末，且内热为寒湿所郁，其气格阻而不宣达，亦可逆见手足。皆内热外寒之象也。所谓阴阳气不顺接凡厥之症也。以致小有劳身即热，热病阴虚动则生阳也。口开前板齿燥，热盛于内，欲开口以泄其气，气出而内热熏灼于板齿，则齿燥也。此全为内热炽盛之证。

"若单感暍邪者，内外俱是阳邪；若兼感寒湿者，内为阳邪而外为阴邪，非兼治其内外不为功也。若发汗以治其外，用麻黄桂枝治风寒温辛发散之品，则内热不除而表气益虚，内热已恶寒矣。表虚而内热，恶寒必更甚也。或加温针则热益以热，发热不可消息也。数下之则表证未解，内热不能宣通于表，反使热势下趋，寒湿之气亦随之入里，气化阻滞，小便必不利而淋必甚也。是皆非治暍病之法也。"

程云来："《内经》曰：先夏至为病温，后夏至为病暑。又曰：热病者皆伤寒之类也，以其太

阳受病与伤寒相似，亦令发热恶寒，身重而疼痛也。《内经》曰：寒伤形，热伤气。气伤则气消而脉虚弱，所以弦细芤迟也；小便已毛耸者，阳气内陷不能卫外，手足亦逆冷也；劳动则扰乎阳，故小劳即身热也；《内经》曰：因于暑，汗，烦则喘喝。故热盛则口开，口开则前极齿燥也。发汗虚其阳则恶寒甚，温针动火邪则发热甚，下之亡津液则淋甚也。"

《医门法律》："喝者，中暑之称。《左传》'萌喝人于樾下'，其名久矣。后人以动而得之为中热，静而得之为中暑。然则道途中喝之人，可谓静而得之耶。动静二字只可分外感内伤，动而得之为外感天日之暑热，静而得之因避天日之暑热。而反受阴湿风露，瓜果生冷所伤，则有之矣。

"时令小寒、大寒，而人受之者为伤寒；时冷小暑、大暑，而人受之者即为伤暑。劳苦之人凌寒触暑，故多病寒暑。安养之人，非有饮食房劳为之招寒引暑，则寒暑无繇入也。所以膏粱藜藿，东南西北，治不同也。

"夏月人身之阳以汗而外泄，人身之阴以热而内耗。阴阳两俱不足，仲景于中喝，禁汗下温针。汗则伤其阳，下则伤其阴，温针则引火热内攻。故禁之也。而其用药但取甘寒生津，保肺，固阳益阴为治。此等关系最钜。"

王肯堂："中喝，中暑，中热，名虽不同，实一病也。谓之喝者，暑热当令之时，其气因暑为邪耳。非即夏月暑热当令之正气也。即《热论》所谓后夏至日者为病暑是也。喝乃暑热之邪，其气本热，不待入里，故中人即渴也。喝为夏至已后之病，阳极阴生之后，阴气已长，当暑汗大出之时，腠理开张，卫阳空疏，表气已虚，不能胜受外气，故汗出恶寒也。是热邪乘腠理之虚而为喝证也。故以白虎加人参汤主之。即用石膏以治时令暑热之邪，又加人参以补汗出之表虚，添津液而治燥渴也。"

钱潢："小便已，洒洒然毛耸者，小便虽通，其茎中艰涩可知。卫阳已虚，恶寒之状可见。乃下焦无火，气化不快于流行也。四支为诸阳之本，手足逆冷者，是阳虚而不达于四支也。凡此皆阴寒无火之脉证也。小有劳，身即热者，起居动静间，小有劳动，即扰动其阳气，而虚邪伏暑，即因之而发热也。口开前板齿燥者，脉虽弦细芤迟，证虽手足逆冷，以小劳，而鼓动其阳邪，身热而枯燥其津液，虽不渴而板齿燥矣。

"若发其汗，则阳愈虚，阳虚则生外寒，故恶寒甚；若加温针，则火力内攻，必反助其暑热之阳邪，故发热甚；邪不在里，而数下之，适足以败坏真阳，使下焦愈冷，气化不行，小便艰涩而淋甚也。"

2. 清热和胃治疗温疟症

温疟者，其脉如平，身无寒但热，骨节疼痛，时呕，白虎加桂枝汤主之。

白虎加桂枝汤

知母六两　石膏一斤　甘草二两，炙　粳米二合　桂三两，去皮

右锉，每五钱，水一盏半，煎至八分，去滓，温服。汗出愈。

程云来："《内经》曰：温疟得之冬中于风寒，气藏于骨髓之中，至春则阳气大发，邪气不能自出，因遇大暑，脑髓烁，肌肉消，腠理发泄，或有所用力，邪气与汗皆出，此病藏之肾，其气先从内出之外也。如是者，阴虚而阳盛，阳盛则热矣。衰则气反入，入则阳虚，阳虚则寒矣。故先热而后寒，名曰温疟。今但热不寒，则与瘅疟无异。意者，《内经》以先热后寒为温疟，仲景以但热不寒为温疟也。

"其气不及于阴，故但热无寒；邪气内藏于心，故时呕；外舍于肌肉，故骨节疼烦。今阳邪偏胜，但热无寒，加桂枝于白虎汤中，引白虎辛寒，而出入营卫，制其阳邪之亢害。"

山田业广："此表虚炽盛，郁邪气于皮肤中，里气不通，故呕。犹桂枝汤证有干呕。其疟之未发，不必呕，所以谓之时也。凡用白虎，有用之于表里俱热者；有用之于表热而里不热者；有用之于里热而表不热者。吴氏又可以为白虎清肃肌表之剂。"

尤在泾："夫阴气虚者，阳气必发，发则足以伤气耗神，故少气烦冤也。四肢者，诸阳之本，阳盛则手足热也。欲呕者，热干胃也。邪气内藏于心者，瘅为阳邪，心为阳脏，以阳从阳，故邪外舍分肉，而其气则内通心脏也。

"此与《内经》论温疟文不同。《内经》言其因，此详其脉与证也。瘅疟、温疟，俱无寒但热，俱呕，而其因不同。瘅疟者，肺素有热而加外感，为表寒里热之症。缘阴气内虚，不能与阳相争，故不作寒也；温疟者，邪气内藏肾中，至春夏而始发，为伏气外出之证，寒蓄久而复热，故亦不作寒也。脉如平者，病非乍感，故脉如平时也。骨节烦疼时呕者，热从肾出，外舍于其合，而上并于阳明也。白虎甘寒除热，桂枝则因其势而达之耳。"

赵以德："《内经》名温疟，亦有二。一者谓先伤风后伤寒。风，阳也。故先热后寒。一者为冬感风寒藏于骨髓之中，至春夏邪与汗出，故病藏于肾。先从内出之外，寒则气复反入，是亦先热后寒。二者之温疟则皆有阴阳往来寒热之证。而此之无寒但热，亦谓之温疟，似与《内经》不侔。然释其义，一皆以邪疟为重而名之。夫阴不与阳争，故无寒骨节皆瘅；不与阳通则疼痛；火邪上逆则时呕。用白虎汤治其阳盛也。加桂枝疗骨节瘅痛，通血脉，散疟邪，和阴阳以取汗也。"

陈修园："《内经》所论之瘅名，撮其大略，以肺素有热，而偶变风寒，内藏于心，外舍分肉，表则寒而里则热，缘阴气内虚不能与阳相争，故但热而不作寒也。

"以白虎清心救肺，以除里热；加桂枝调和营卫，以驱外邪。诚一方而两扼其要也。即先热后寒，名为热疟，亦以白虎清其先，桂枝却其后，极为对证。此法外之法也。然此节与《内经》稍异，师又略节经文，不言及外感风寒，以阴气孤绝，阳气独发二句为主。方内有桂枝，又未中的，师早已熟审矣。若明薛立斋、张景岳、赵养葵，用六味地黄汤及玉女煎之说，反致滞邪行热而增剧。俗传疟痢三方，为害更速。师于此等重症而不出方者，欲人寻绎而自得也。

"又有温疟者，冬不藏精，则水亏而火盛，火盛于内，外为寒气所格而不出，则火内郁，日盛一日，至春令感温气而发，夏令感热气而发。是病在伏气，与乍感不同，故其脉如平。但此病当凭证而不凭脉。《难经》云：温病之脉，行在诸经，不知何经之病。即此意也。身无寒，但热，骨节疼烦，时呕，为热从肾出，外舍其合，而上并于阳明也。以白虎加桂枝汤主之。盖于大凉肺胃之中，加一辛温之品，因其势而利导之也。

"此言温疟与《内经》不同，而其义则相表里也。然余谓仲师书，读其正面，须知其对面，须知其反面，须知其旁面。则顺逆分合，如织锦回文，字字扣得着。

"上节言瘅疟，单主阴绝阳发，以补经文之未尽，至于经文所云：肺热加以外感，为瘅疟之正证，亦包括在内，均一瘅疟，不无毫厘千里之判，此所以不率尔而出方也。至此节论温疟，又与《内经》不同，意者伏气外出之征，其始也；热为寒邪而内藏，其发也，寒因热盛而俯首。究竟酿此猖狂之热祸，皆缘寒邪之格外为祸端，以白虎清其热势，加桂枝追其所由来。可谓面面周到。且所云所寒、但热、疼、呕之证，俱是《内经》瘅疟之正证，师于此补叙其正证，补出其正方。文法错综变化，非细心人不能体会。虽然篇首有弦数者，风发一句，《伤寒论》有风温一证，于此可以悟开大觉路，即可以普济无量苍生矣。"

王晋三："《内经》论疟，以先热后寒、邪藏于骨髓者，为温、瘅二疟；仲景以但热不寒、邪藏于心者，为温、瘅二疟。《内经》所言，是邪之深者；仲景所言，是邪之浅者也。其殆补《内经》之未逮欤？治以白虎加桂枝汤，方义原在心营肺卫。白虎汤清营分热邪，加桂枝引领石膏、知母上行至肺，从卫分泄热，使邪之郁于表者，顷刻致和而疟已。至于《内经》温、瘅疟，虽未有方，然同是少阴之伏邪，在手经者为实邪，在足经者为虚邪。实邪尚不发表而用清降，何况虚邪有不顾虑其亡阴者耶？临证之生心化裁，是所望于用之者矣。"

3. 生津润肺治疗肺痿病

热在上焦者，因咳为肺痿。

大逆上气，咽喉不利，止逆下气者，麦门冬汤主之。

麦门冬汤方

麦门冬七升 半夏一升 人参三两 甘草二两 粳米三合 大枣十二枚

右六味，以水一斗二升，煮取六升，温服一升，日三，夜一服。

大逆上气，即肺痿病咳嗽气喘之症；咽喉不利，即口咽干燥，声音嘶哑之症。燥热之邪，伤津耗阴，导致肺胃阴虚，所以方以益气生津，润养肺胃为主。方中粳米、麦门冬、人参，生津益气滋阴；甘草大枣补脾和中；半夏止咳降逆祛痰。

王占玺："此方乃治肺痿之主方。肺痿一证，病在肺，源在胃。乃因阴虚内热，或热病后津液大伤，虚火灼金所致。《内经》谓'聚于肺，关于胃'。一由胃为肺母，土能生金；二因胃为水谷之海，脾主运化，水津受损，虚火内生，上灼于肺，故肺热叶焦。《张氏医通》云：'胃气者，肺之母也……麦门冬数倍为君，人参、甘草以滋肺母，使水谷精气皆上注于肺，自然沃泽无虞。'

"治肺先养胃，此乃仲景之妙法。麦冬甘凉滋润，善生肺胃之津，以退虚火；合人参、甘草、粳米，调补肺气，以助麦门冬滋肺清胃，益气健脾，生津增液之功。木得雨露而荣，热得滋润而彻，津液得布，逆火自降，胃气乃和，燥气乃解。复加半夏一味参与其间，即降火逆之气，又能涤胃中痰湿。粗看，半夏之辛烈，会助燥伤阴。细究则知麦冬倍于半夏，一防滋之过腻，二在大队滋阴药中，半夏之燥，变为开通痰热结聚之力，以达清肺降气，转输中焦，平喘止逆之目的。

"麦门冬汤的应用范围：（1）肺胃津液耗损，咽喉干燥不利。（2）胃中津液干枯，虚火上炎而致咳逆上气。（3）肺有燥热，清肃之令不行，脾胃上输之津液，转从热化，煎熬成涎沫；或因误治，或热病后伤津，肺失濡养，阴虚生内热，津枯则肺胃更燥，正如《金匮》所云：'热在上焦者，因咳而成肺痿。'本方不仅适用于虚火喘逆，虚热肺痿。而对劳嗽不愈，津枯噎膈，大病后咽燥虚喘，以及妇女倒经，胃热呕恶，急慢性咽炎、喉炎、梅核气等属于本型者，均有良好的效果。"

朱凡溪："肺痿之所由成，由于上焦燥热，故以重亡津液为大戒。盖肺为娇脏，最畏火燔，津液一伤，便致咳嗽，非必遂成痿也。惟因误治而更伤之，则阴液愈耗，燥热益聚，所谓肺热叶焦而成痿也。

"如误汗则夺荣血，君火燔灼矣；误吐则伤胃汁，津液不上输矣。既消渴而复利小便，阴火愈炽矣。因肠枯而强利求快，脾阴从下脱矣。凡此皆重亡津液，为误治之所致也。因正虚液涸，燥火挟痰上逆，以致咽喉不利，则逆甚矣。补虚润燥，下气生津，无出此方右矣。"

《医门法律》："此胃中津液干枯，虚火上炎之症，治本之良法也。于麦冬、人参、甘草、粳米、大枣，大补中气，大生津液队中，增入半夏之辛温一味，其利咽下气，非半夏之功，实善用半夏之功，擅古今未有之奇矣。"

张路玉："此胃中津液干枯，虚火上炎之证。凡肺病有胃气则生，无胃气则死。胃气者，肺气之母也。故于竹叶石膏汤中，偏除方名二味，而用麦冬数倍为君，兼参、草、粳米，以滋肺母，使水谷之清微，皆得上注于肺，自然沃泽无虞。当知火逆上气，皆是胃中痰气不清，上溢肺隧，占据津液流行之道而然。是以倍用半夏，更加大枣，通津涤饮为先。奥义全在乎此。若浊饮不除，津液不致，虽日用润肺生津之剂，乌能建止逆下气之责力哉！俗以半夏性燥不用，殊失仲景立方之旨。"

魏念庭："火逆上气，挟热气冲也。咽喉不利，肺燥津干也。主之以麦门冬生津润燥，佐以半夏开其结聚。人参、甘草、粳米、大枣，既施补益于胃土，以资肺金之助。是为肺虚有热津短者立法也。亦所以预救乎肺虚而有热之痿也。"

尤在泾："热在上焦二句，见《五脏风寒积聚篇》。盖师有是语，而因之以为问也。汗出、呕吐、消渴、二便下多，皆足以亡津液而生燥热。肺虚且热，则为痿矣。口中反有浊唾涎沫者，肺中津液，为热所迫而上行也。或云肺既痿而不用，同饮食游溢之精气，不能分布诸经，而但上溢于口，亦通。

"火热挟饮致逆，为上气，为咽喉不利。与表寒挟饮上逆者悬殊矣。故以麦冬之寒治火逆；半夏之辛治饮气；人参、甘草之甘以补益中气。盖从外来者，其气多实，故以攻发为急；从内生者，其气多虚，则以补养为主也。"

陈修园："上气不咳，上言正为邪夺者不治，邪盛而正不虚者，宜发汗矣。然此特为外邪而言也。更有虚火灼金，与风邪挟饮而上逆者，绝不相类。当另分其名曰火逆。火逆上气，无咳逆吐痰、水鸡声等证，但觉咽喉若有物相碍，而不爽利，法宜止逆下气，以麦门冬汤主之。此言火逆证而出其方也。此证绝无外邪，亦无咳嗽，故用人参。否则人参必不可姑试也。"

4. 养脾和胃治疗中寒腹痛呕吐症

腹中寒气，雷鸣切痛，胸胁逆满，呕吐，附子粳米汤主之。

附子粳米汤方

附子一枚，炮　半夏半升　甘草一两　大枣十枚　粳米半升

右五味，以水八升，煮米熟，汤成，去滓，温服一升，日三服。

《金匮要略语译》："因腹内有寒气，以致产生很响的肠鸣音，腹部疼痛得很厉害，胸胁部有气上逆而感到胀满，同时又发生呕吐的，用附子粳米汤主治。腹中寒凝气滞，水湿不行，胃肠之气逆而上行，以致有胸胁胀满、肠鸣、腹痛苦、呕吐等症。用附子温化寒湿；半夏降逆降满；甘草、大枣、粳米和胃，缓急迫，止疼痛。"

《金匮要略浅述》："寒气阻滞，则肠鸣如雷，腹痛如切；寒气上逆，则胸胁逆满呕吐。附子粳米汤，附子温经止痛；半夏降逆止呕；粳米、枣、草健胃安中，故主治之。

"腹满是一个症状，在多种疾病中皆可出现。其发病机理较为复杂。本篇系根据'阳道实，阴道虚'的理论加以归纳。实证热证，多由胃肠腑实所致；虚证寒证，多与脾、肝、肾脏气虚弱有关。其辨证要点，以按之痛者为实，不痛者为虚；舌苔黄燥者为热，白滑者为寒；腹满不减，系有形之积，多属实热；腹满时减，为无形之气，多属虚寒。这皆是指一般情况而言。若能四诊合参，将重点辨证与一般辨证合起来，则可靠性更大。

"腹满的治疗原则，虚证寒证，当用温法；实证热证，可用下法。如里实气滞，腹痛便秘的，用厚朴三物汤泄满行滞；如胃肠实热，腹满不减的，用大承气汤荡涤实热；如热结在里，按之心下满痛的，用大柴胡汤清热泄满；如里实兼表，腹满发热，饮食如故的，用厚朴七物汤表里兼治；如腹中寒气，肠鸣切痛，胸胁满逆呕吐的，用附子粳米汤温寒止痛。"

《金匮要略浅注》："腹中为阴部，下也。阴部有寒气，气逆则为雷鸣；寒盛则切痛；而且从下而上，其胸中两胁逆满；兼见呕吐，是阴邪不特自肆于阴部，而阳位亦任其横行而无忌，所谓肾虚而寒动于中，急以附子粳米汤主之。此言寒气之自下而上僭，中上之阳必虚，惟恐胃阳随其呕吐而

脱，故于温暖胃阳方中，而兼补肾阳也。"

《金匮方歌括》："腹中雷鸣，胸胁逆满呕吐，气也。半夏功能降气；腹中切痛，寒也。附子功能驱寒；又佐以甘草、粳米、大枣者，取其调和中土，以气逆为病并于上，寒生为病起于下，而交乎上下之间者，土也。如兵法之击中坚，而首尾自应也。"

《张仲景药法研究》："本方所主虚寒性腹痛呕吐，其发病机制多由肾虚而寒动于中，胃肠为寒气凝滞，故见腹部'雷鸣切痛'，上为'逆满呕吐'。故尤在泾曰：'下焦浊阴之气，不特肆于阴部，而且逆于阳位，中土虚而堤防撤矣，故以附子辅阳驱阴，半夏降逆止呕。而尤赖粳米、甘、枣，培令土厚，而使阴气得敛也。'诸药合用共奏'温中止呕，散寒定痛'之功。

"附子粳米汤的临床应用范围：虚寒腹痛，肠鸣，胸胁逆满而呕。总之其特点有：（1）胃虚中寒，腹中雷鸣切痛。（2）寒之气上犯，胸胁逆满而呕。本方除治疗虚寒腹痛外，更适用于寒呕。此处即可区别于附子理中汤。急、慢性胃炎，胃痉挛，溃疡病，尿毒症之寒呕等，属于本型者，均可酌情加减使用。"

《金匮要略直解》："《灵枢经》曰：邪在脾胃，阳气不足，阴气有余，则寒中肠鸣腹痛。盖脾胃喜温而恶寒，寒气客于中，奔迫于肠胃之间，故作雷鸣切痛，胸胁逆满、呕吐也。附子粳米汤，散寒止逆。

"疗寒以热药，腹中寒气，非附子辛热，不足以温之；雷鸣切痛，非甘草、大枣、粳米之甘，不足以和之；逆满呕吐，非半夏之辛，不足以散之。五物相需，而为佐使。"

《金匮要略集注》："腹中寒气，本条之纲领。腹中本温，与寒相激，故雷鸣切痛；寒逆于上，故胸胁逆满呕吐。其实皆由胃肠不足，阴寒有余，是以制温寒扶胃之方而主之者也。

"余尝论竹叶石膏汤与本方宜对待，今载其说于此，以备参商。竹叶石膏汤，治胃热而饮逆者之剂；附子粳米汤，治胃寒而饮逆者之方。病之寒热，药之温凉虽异，而其情则同。夫以石膏清胃中之热，以附子温胃中之寒，以半夏降上逆之饮，以人参、甘草、粳米与甘草、大枣、粳米，滋养胃气。此知虽寒热温凉之不同，而其顾虑胃气之意，无所不至。不然则或甘草，或大枣，或参，或米，一二味而足矣，何须三味悉具乎哉？说者泛然以为一则清凉之剂，一则温热之剂，徒见石膏、附子二味，而始不知此二方扶持胃气之最者，可谓疏矣。"

5. 和胃止泄治疗虚寒下利症

下利便脓血者，桃花汤主之。

桃花汤方

赤石脂一斤，一半剉，一半筛末　干姜一两　粳米一升

右三味，以水七升，煮米令熟，去滓，温七合，内赤石脂末方寸匕，日三服。若一服愈，余勿服。

尤在泾："此治湿寒内淫，脏气不固，脓血不止者之法。赤石脂理血固脱，干姜温胃驱寒，粳米安中益气。崔氏去粳米加黄连、当归，用治热利，乃桃花汤之变法也。"

陈修园："下利便脓血者，由寒郁转为温热，因而动血也。以桃花汤主之。

此为利伤中气，及于血分，即《内经》阴络伤则便血之旨也。桃花汤姜、米以安中益气；赤石脂入血分而利湿热。后人以过涩疑之，是未读《本草经》之过也。"

谭日强："湿热痢疾而见里急后重的，用白头翁汤除湿清热；虚寒久痢，而见便下脓血的，用桃花汤固脱止血。

"下利便脓血，这里系指虚寒久痢，滑脱不禁者而言，与热痢下重者不同，故宜桃花汤。赤石

脂固脱止血，干姜温中散寒，粳米补虚安中以主治之。本条的下利便脓血，必系久痢失治，或治疗不当所致。所下脓血，必暗而不鲜，脉象必微细而弱，并有舌苔淡白，精神萎靡，或四肢不温，腹痛喜按等证，才可用温中固脱之桃花汤治疗。"

王占玺："本方为温中固脱之剂，治疗虚寒下利便脓血，滑脱不禁最为相宜。故方中以赤石脂涩肠固脱，以止下利；干姜温中散寒；粳米养胃和中，助赤石脂、干姜以厚肠胃。本方证兼见四肢厥冷等阳衰证象者，可加参、附以壮其阳，或倍干姜加生附子以固其阳；若本方去干姜、粳米，加禹余粮一斤，名赤石脂禹余粮汤。《伤寒》159 条说：'伤寒服汤药，下利不止，心下痞硬，服泻心汤已，复以他药下之，利不止，医与理中与之，利益甚。理中者，理中焦。此利在下焦，赤石脂禹余粮汤主之。'即本方专于固涩，而桃花汤兼可温中；若用其治疗少阴、厥阴热利时，可与白头翁汤合用。

"桃花汤的临床应用范围：脾肾虚寒，下焦滑脱不固，下利不止，便脓血，腹痛喜按，脉沉细等证。其具体应用，大体有以下两点。（1）少阴病，下利便脓血者。（2）临床应用于慢性菌痢，慢性阿米巴痢疾，伤寒肠出血或慢性肠炎等病，日久不愈，所下脓血色暗不鲜，腹痛喜温喜按，苔白，脉迟弱或微细的虚寒滑脱证者。"

（三）粳米在《伤寒论》中的应用

1. 清热生津治疗内热烦渴症

服桂枝汤，大汗出后，大烦渴不解，脉洪大者，白虎加人参汤主之。

伤寒，若吐若下后，七八日不解，热结在里，表里俱热，时时恶风，大渴，舌上干燥而烦，欲饮水数升者，白虎加人参汤主之。

伤寒，无大热，口燥渴，心烦，背微恶寒者，白虎加人参汤主之。

伤寒，脉浮，发热无汗，其表不解，不可与白虎汤；渴欲饮水，无表证者，白虎加人参汤主之。

阳明病，脉浮而紧，咽燥口苦，腹满而喘，发热汗出，不恶寒，反恶热，身重。若发汗则躁，心愦愦，反谵语。若加温针，必怵惕，烦躁不得眠。若下之，则胃中空虚，客气动膈，心中懊憹，舌上胎者，栀子豉汤主之；若渴欲饮水，口干舌燥者，白虎加人参汤主之。

白虎加人参汤方

知母六两　石膏一斤，碎，绵裹　甘草炙，二两　粳米六合　人参三两

右五味，以水一斗，煮米熟汤成，去滓，温服一升，日三服。

成无己："大汗出，脉洪大而不渴，邪气犹在表也，可与桂枝汤；若大汗出，脉洪大，而烦渴不解者，表里有热，不可更与桂枝汤，可与白虎加人参汤，生津止渴，和表散热。

"若吐若下后，七八日则当解。复不解，而热结在里。表热者，身热也；里热者，内热也。本因吐下后，邪气乘虚内陷为结热，若无表热而纯为里热，则邪热结而为实；此以表热未罢，时进恶风。若邪气在表，则恶风无时；若邪气纯在里，则更不恶风。以时时恶风，知表里俱有热也。邪热结而为实者，则无大渴；邪热散漫则渴。今虽热结在里，表里俱热，未为实结，邪气散漫，熏气焦膈，故大渴。舌上干燥而烦，欲饮水数升。与白虎加人参汤，散热生津。

"无大热者，为身无大热也，口燥渴，心烦者，当作阳明病。然以背微恶寒，为表未全罢，所以属太阳也。背为阳，背恶寒口中和者，少阴病也，当与附子汤；今口燥而渴，背虽恶寒，此里热也，则恶寒亦不至甚，故云微恶寒。与白虎汤和表散热，加人参止渴生津。

"伤寒脉浮，发热无汗，其表不解，不渴者，宜麻黄汤；渴者，宜五苓散，非白虎宜。大渴欲水，无表证者，乃可与白虎加人参汤，以散里热。临病之工，大宜精别。

"脉浮发热，为邪在表；咽燥口苦，为热在经；脉紧腹满而喘，汗出，不恶寒，反恶热，身重，为邪在里。此表里俱有邪，犹当双解之。若发汗攻表，表热虽除，而内热益甚，故躁而愦愦，反谵语。愦愦者，心乱。经曰：荣气微者，加烧针则血不行，更发热而躁烦。此表里有热，若加烧针，则损动阴气，故怵惕烦躁不得眠也；若下之，里热虽去，则胃中空虚，表中客邪之气乘虚陷于上焦，烦动于膈，使心中懊憹而不了了也。舌上胎黄者，热气客于胃中；舌上胎白，知热气客于胸中，与栀子豉汤，以吐胸中之邪。若下后，邪热客于上焦者为虚烦；此下后，邪热不客于上焦，而客于中焦，是为干燥烦渴，与白虎加人参汤，散热润燥。"

柯琴："白虎汤治结热在里之剂。先示所禁，后明所用。见白虎为重，则不可轻用也。脉浮发热无汗，麻黄证尚在，既是表不解，更兼渴欲饮水，又是热入于里。此谓有表里证，当用五苓，多服暖水发汗矣；若外热已解，是无表证，但渴欲饮水，是邪热内攻。热邪与元气不两立，急当救里，故用白虎加人参以主之。若表不解而妄用之，热退寒起，亡可立待矣。

"伤寒六七日，无大热，其人躁烦，为阳去入阴，此虽不躁而口渴心烦，阳邪入里明矣。无大热，指表言。见微热犹在，背微恶寒。见恶寒将罢，此虽有表里证，而表邪已轻，里热已甚，急与白虎加人参汤，里和而表自解矣。

"伤寒七八日尚不解者，当汗不汗，反行吐下，是治之逆也。吐则津液亡于上，下则津液亡于下。表虽不解，热已入于里矣。太阳主表，阳明主里。表里俱热，是两阳并病也。恶风为太阳表证未罢。然时时恶风，则有时不恶，表将解矣。与背微恶寒同，烦躁舌干大渴，为阳明证。欲饮水数升，里热结而不散，急当救里以滋津液，里和表亦解，故不须两解之法。

"外邪初解，热结在里，表里俱热，脉洪大，汗大出，大烦大渴，欲饮水数升者，是阳明无形之热。此方乃清肃气分之剂也。

"盖胃中糟粕燥结，宜苦寒壮水以夺土；若胃口清气受伤，宜甘寒泻火而护金。要知承气之品，直行而下泄。如胃家未实而下之。津液先亡，反从火化。故妄下之后，往往反致胃实之害。《内经》所谓味过于苦，脾气不濡，胃气反厚者是也。法当助脾家之湿土，以制胃家燥火之上炎。经曰：甘先入脾。又曰：以甘泻脾。又曰：脾气散津，上归于肺。是甘寒之品，乃土中泻火而生津液之上剂也。

"石膏大寒，寒能胜热，味甘归脾，性沉而主降，已备秋金之体；色白通肺，质重而含津，已具生水之用。知母气寒主降，味辛能润，泄肺火而润肾燥，滋肺金生水之源；甘草土中泻火，缓寒药之寒，用为舟楫。沉降之性，始得留连于胃；粳米稼穑作甘，培形气而生津血，用以奠安中宫。阴寒之品，无伤脾损胃之虑也。更加人参者，以气为水母，邪之所凑，其气必虚。阴虚则无气。此大寒剂中，必得人参之力，以大补真阴。阴气复而津液自生也。

"若壮盛之人，元气未伤，津液未竭，只须滋阴以抑阳，不必加参而益气；若元气已亏者，但用纯阴之剂，火去而气无由生，惟加人参，则火泻而土不伤，又使金能得气，斯立法尽善欤！

"此方重在烦渴，是热已入里。若伤寒脉浮，发热无汗，恶寒，表不解者，不可与；若不恶寒而渴者，虽表未全解，如背微恶寒，时恶风者，亦用之；若无汗烦渴而表不解者，是麻黄杏子甘草石膏症；若小便不利，发热而渴，欲饮水者，又五苓、猪苓之症矣。

"彼以恶寒故名中风，此反恶热故名阳明病。阳明主肌肉，热甚无津液以和之，则肉不和，故身重。此阳明半表半里证也。邪已入腹，不在荣卫之间，脉虽浮不可为在表而发汗，脉虽紧不可以身重而加温针。胃家初实尚未燥结，不可以喘满恶热而攻下。若妄汗之，则肾液虚，故躁；心液亡，故昏昧而愦愦；胃无津液，故大便燥硬而谵语也。若谬加温针，是以火济火，故心恐惧而怵惕。土水皆因火侮，故烦躁而不得眠也。

"阳明中风病在气分，不可妄下。此既见胃实之证，下之亦不为过。但胃中以下而空虚，喘满、汗出、恶热、身重等证或罢。而邪之客上焦者，必不因下除，故动于膈而心中懊侬之象，皆心病所致，故当以舌验之。舌为心之外候，心热之微甚，与胎之厚薄，色之浅深，为可征也。

"咽燥口苦恶热，热虽在里尚未犯心，愦愦、怵惕、懊侬，虽入心尚不及胃。烦渴欲饮，是热已入胃，尚未燥硬，用白虎加人参汤，泻胃火而扶元气，全不涉汗吐下三法矣。"

2. 清热泻火治疗热邪炽盛证

伤寒，脉滑而厥者，里有热，白虎汤主之。

伤寒，脉浮滑，此表有热，里有寒，白虎汤主之。

三阳合病，腹满身重，难以转侧，口不仁，面垢，谵语，遗尿，发汗则谵语；下之则额上生汗，手足逆冷。若自汗出者，白虎汤主之。

白虎汤方

知母六两　石膏一斤，碎　甘草二两，炙　粳米六合

右四味，以水一斗，煮米熟汤成，去滓，温服一升，日三服。

《伤寒论释义》："伤寒脉浮滑，浮为热盛于外，滑为热炽于里，是表里俱热，太阳化热已转阳明的脉象。阳明病热盛，大汗，烦，渴等证势所必见，故用白虎汤以清泄热邪。

"本条详脉略证，且'表有热，里有寒句'，疑有错误。注家有谓'寒'字作'邪'字解者，有谓'表热里寒'应改作'表寒里热者'，更有谓'白虎'是'白通'之误者，皆属强解之词，当存疑待考。"

王孟英："此条'寒'字徐亚枝云：当作'痰'字解。可称千古只眼。夫本论无'痰'字。如湿家胸中寒之'寒'字，亦作'痰'字解。盖'痰'本作'淡'，会意。二火搏水成痰也。彼湿家火微湿盛，虽渴而不能饮，是为湿痰；此暍病火盛烁液，脉既滑矣。主以白虎汤，则渴欲饮水可知，是为热痰。凡痰因火动，脉至滑实，而口渴欲饮者，即可以白虎治之。"

黄竹斋："案：本论言脉云滑则为实者，凡数见。此节虽云里有寒而未尝揭明里寒证候。且下节脉结代而有止，可知此节脉浮滑，为过于流利，而无止数之象。其为非常之实热证脉矣。故与白虎汤以急救其焚。"

《伤寒论手册》："里有寒之'寒'字，应为'热'字之误。350条可证。"350条说："伤寒，脉滑而厥者，里有热，白虎汤主之。"可证此处（181条）之"里有寒"，当为"里有热"，与白虎汤的治证始合。

成无己："浮为在表，滑为在里。表有热，外有热也；里有寒，有邪气传里也。以邪未入府，故止言寒。如瓜蒂散证云：胸上有寒者是矣。与白虎汤，以解内外之邪。《内经》曰：热淫所胜，佐以苦甘。知母、石膏之苦甘以散热；热则伤气，甘以缓之，甘草、粳米之甘以益气。

"腹满身重，难以反侧，口不仁谵语者，阳明也。《针经》曰：少阳病甚则面微尘。此面垢者，少阳也；遗尿者，太阳也。三者以阳明证多，故出阳明篇中。三阳合病，为表里有邪。若发汗攻表，则燥热益甚，必愈谵语；若下之攻里，表热乘虚内陷，必额上汗出，手足逆冷；其自汗出者，三阳经热甚也。《内经》曰：热则腠理开，荣卫通，汗大泄。与白虎汤，以解内外之热。"

陆渊雷："诸家释口不仁甚析，而不及面垢，惟《医宗金鉴》以为阳明主面，热邪蒸郁，故面

垢，则亦言其因而不言其状。面垢者，皮脂腺分泌亢进，故面色垢晦。即后世所谓油妆也。温热家以面之光洁垢晦，辨伤寒温热，而不知面垢之本是伤寒阳明证，可谓疏矣。此证腹满谵语而不可下者，必因表热炽盛，正气犹有祛病外向之势，故不主承气而主白虎也。白虎虽清热之剂，其效犹偏于走表。昔贤谓石膏质重气轻，专达肌表，有以也。身重遗尿，皆因神经受热灼而麻痹之故。自汗出为本条证用白虎之标准。"

《伤寒析疑》："三阳合病，而三阳之中，太阳主表，阳明主里，少阳主半表半里，故三阳合病，是热势充斥于表里内外。热盛于里，腑气壅滞则腹满；热蒸肌肉则身重；浊热上攻，故口中黏腻不爽，食不知味；热扰神明，则出现谵语；波及少阳所属的两胁，就会转侧困难；波及膀胱，膀胱失约，以致小便失禁。概言之，腹满、口不仁、面垢、谵语，是热在阳明；难以转侧，是热在少阳；遗尿，是热在太阳。本条冠以三阳合病，即源于此。本证若见到自汗出时，就是以证明是热盛于里，气蒸于外之候。证之重点在阳明，就当以白虎汤清之。

"本条列举误治变证以示人其禁忌。三阳合病，里热已盛，故决不可以麻桂辛温之品以发汗；若误发其汗，则津液外泄，里热愈炽，会出现谵语更甚之后果。本证虽有腹满谵语，但热而未实，若误作阳明里实之证，施以攻下，则致阴液枯竭于下，阳气浮越于上，出现手足逆冷，额上出汗危候，促使病情进一步加重。"

沈济苍："身大热，汗大出，大烦渴，脉洪大，这是阳明经病最常见的脉证，也就是白虎汤的主要适应证。白虎汤方用石膏、知母清热润燥，甘草、粳米和中养胃。功能大清阳明里热。在白虎汤证的基础上如果出现气阴两伤的证候时，就有必要加人参。

"白虎汤有明显的清热作用，它的适应范围很广。《伤寒论》用以治疗阳明经病，温热家用以治气分实热。亦常用于中暑、小儿暑热症以及乙型脑炎之属于气分实热者。对于胃火引起的头痛、齿痛、牙龈出血等证，亦有较好疗效。"

柯琴："阳明邪从热化，故不恶寒而恶热；热蒸外越故汗出；热燥胃中故渴欲饮水；邪盛而实，故脉滑。然犹在经，故兼浮也。盖阳明属胃，外主肌肉。虽内外大热而未实，终非苦寒之味所宜也。石膏辛寒，辛能解肌热，寒能胜胃火。寒能沉内，辛能走外。此味两擅内外之能，故以为君；知母苦润，苦亦泻火，润以滋燥，故用为臣；甘草、粳米调和于中宫，且能土中泻火，稼穑作甘。寒剂得之缓其寒，苦剂得之平其苦。使二味为佐。庶大寒大苦之品无伤损脾胃之虑也。煮汤入胃，输脾归肺，水津四布，大烦大渴可除矣。白虎为西方金神，取以名汤者，秋金得令而炎暑自解矣。"

陈修园："此言三阳合病，而为谵语也。腹满，阳明经热合于前也；身重，太阳经热合于后也；难以转侧，少阳经热合于侧也。三证见，而一身之前后左右俱热气弥漫矣。口不仁而面垢，热合少阳之府也；谵语，热合阳明之府也；遗尿，热合太阳之府也。三证见而身内之上中下，俱热气充塞矣。

"大抵三阳主外，三阴主内。阳实于外，阴虚于内。故不可发汗以耗欲竭之阴。若发汗，则谵语；阳浮于外则阴孤于内，故不可下夺，以伤其欲脱之微阳。若下之则额上生汗，手足逆冷。医者审其未经汗下之误，兼治太阳少阳，不如专顾阳明。若自汗出一证者，从阳明而得太阳少阳之总归。白虎汤主之。"

方中行："阳明主胃，胃主肌肉而通窍于口。不仁谓不正而饮食不利便，无口之知觉也。然则腹满身重，不仁，谵语，阳明也。《灵枢》曰：足少阳之正，上肝贯心，以上挟咽出颐颔中，散于面。故又曰：是动则病口苦，善太息，心胁痛不能转侧，甚则面微有尘。垢，亦尘也。遗尿，太阳膀胱不约也，故曰三阳合病。"

3. 和胃止泄治疗下利脓血症

少阴病，下利，便脓血者，桃花汤主之。

少阴病，二三日至四五日，腹痛，小便不利，下利不止，便脓血者，桃花汤主之。

桃花汤方

赤石脂一斤，一半全用，一半筛末　干姜一两　粳米一升

右三味，以水七升，煮米令熟，去滓，温服七合，内赤石脂末方寸匕，日三服。若一服愈，余勿服。

成无己："阳病下利便脓血者，协热也；少阴病下利便脓血者，下焦不约而里寒也。与桃花汤，固下散寒。涩可去脱，赤石脂之涩，以固肠胃；辛以散之，干姜之辛，以散里寒；粳米之甘以补正气。

"二三日以至四五日，寒邪入里深也。腹痛者，里寒也；小便不利者，水谷不别也；下利不止，便脓血者，肠胃虚弱，下焦不固也。与桃花汤，固肠止利也。"

柯琴："本证与真武不同。彼以四肢沉重疼痛，是为有水气。此便脓血，是为有火气矣。盍不清火，反用温补？盖治下焦水气，与心下水气不同法。下焦便脓血，与心下痛，心中烦，亦应异治也。

"心为离火，而真水居其中，法当随其势之润下，故用苦寒以泄之；坎为水而真火居其中，法当从其性之炎上，故用苦温以发之。火郁于下，则克庚金，火炎于上，则生戊土。五行之里，将来者进，以往者退。土得其令，则火退位矣。水归其职，腹痛自除，脓血自清，小便自利矣。故训此方，不清火，不利水，一惟培土，又全赖干姜转旋。而石脂、粳米，得收平成之绩也。名桃花汤，取春和之义，非徒以色言耳。

"石脂性涩以固脱，色赤以和血。味甘而酸，以补元气。酸以收逆气，辛以散邪气，故以为君。半为块而半为散，使浊中清者，归心而入营；浊中浊者，入肠而止利。火曰炎上，又火空则发，得石脂以涩肠，可以遂其炎上之性矣。炎上作苦，佐干姜之苦温，以从火化，火郁则发之也。火亢则不生土。臣以粳米之甘，使火有所生，遂成有用之火。土中火用得宜，则水中火体得位，下陷者上达，妄行者归原，火自升而水自降矣。少阴病腹痛下利，是坎中阳虚，故真武有附子，桃花用干姜。不可以小便不利作热治。真武是引火归原法，桃花是升阳散火法。"

沈济苍："这两条是提示少阴病虚寒性腹痛下利便脓血的证治。下利、便脓血，总以热证实证居多，但寒证虚证亦有之。腹痛下利原是少阴本证。里寒凝滞，故见腹痛；若下利不止，则水并大肠，水谷不别，故小便不利。小便不利从下利不止来，其病机属下焦虚寒，与水饮内停的小便不利并不相同。少阴病下利不止，便脓血，近似现代所称的肠出血，亦即钱潢所谓'大肠受伤，故皮坼血滞，变为脓血，滑利下脱'之病。其血必黯而不鲜，所下多胶黏样物，甚至如膏如漆，其中挟有血腥点点，故称为脓血。

"肠出血属伤寒危候，当发病时可由阳证突然变为阴证，患者多是面色苍白，四肢厥冷，额汗如珠，脉细沉数等亡阳虚脱的征象，与实热性的下利便脓血，其血色鲜，多见身热烦渴，腹痛里急后重者迥然不同。桃花汤方用赤石脂以涩肠固脱，干姜以温中散寒，粳米以养胃和中。它具有温中固脱的作用。张隐庵谓赤石脂如桃花，故名桃花汤；柯韵伯则谓'名桃花汤者，取其春和之义，非徒以色言耳'。

"本方常用于脾肾阳虚之症，对久泻而虚寒滑脱者可用，对久痢而虚寒滑脱者亦可用。甚者加炮附子。若是肠出血，本方宜加附子、阿胶等温肾止血之品，或与黄土汤、赤石脂禹余粮汤等加减

化裁，始能有效。"

汪苓友："此条乃少阴中寒，即成下利之证。下利便脓血，协热者多。今言少阴病下利，必脉微细，但欲寐，而复下利也。下利日久至便脓血，乃里寒而滑脱也。

"少阴里寒便脓血，所下之物其色必黯而不鲜，乃肾受寒湿之邪，水谷之津液为其凝泣，酝酿于肠胃之中，而为脓血。非若火性争速而色鲜明。盖水伏已久，其色黯黑，其气不臭，其人必脉微细，神气静而腹不甚痛，喜就温暖，欲得手按之腹痛即止。斯为少阴寒利之征。"

钱天来："见少阴证而下利，为阴寒之邪在里，湿滞下焦，大肠受伤，故皮坼血滞，变为脓血，滑利下脱。故以温中固脱之桃花汤主之。二三日至四五日，阴邪在里，气滞肠间，故腹痛也；下焦无火，气化不行，故小便不利；且下利不止，则小便随大便而频去，不得潴蓄于膀胱而小便不得分利也；下利不止，气虚不固，而大肠滑脱也；便脓血者，邪在下焦，气滞不流而大肠伤损也。此属阴寒虚利，故以涩滑固脱，温中补虚之桃花汤主之。"

唐容川："下利不止，无后重之文，知是虚利，非实证也。故用米以养中，姜以温中，石脂以填塞中宫。脓血原是热所化，今因脾虚寒，用从治法。用脂、米极多而用姜极少。脂、米补而质柔，则不犯血脉，以免动血也。盖此证是脾土有寒，心经有热。热化脓血，寒为利不止。桃花汤专止利。"

万密斋："此少阴自受寒邪而下利之证也。为病在里，属脏。太阳病下利便脓血者，协热也；少阴下利便宜脓血，里寒也。里寒何以有脓血也？盖二三日至四五日，寒邪变热，迫血不行，血流腐而为脓，下焦不阖故大便注下也。桃花汤赤石脂以固脱，粳米以补正气，干姜以散肾之寒而阖下焦也。"

4. 养津和胃治疗气逆欲吐症

伤寒解后，虚羸少气，气逆欲吐，竹叶石膏汤主之。

竹叶石膏汤方

竹叶二把　石膏一斤　半夏半斤，洗　麦门冬一升，去心　人参二两　甘草二两，炙　粳米半升

右七味，以水一斗，煮取六升，去滓，内粳米，煮米熟汤成，去米，温服一升，日三服。

柯琴："此加减人参白虎汤也。三阳合病，脉浮大，在关上，但欲睡而不得眠，合目则汗出，宜此主之。若用于伤寒解后，虚羸少气，气逆欲吐者，则谬之甚矣。三阳合病者，头项痛而胃家实，口苦、咽干、目眩者是也。夫脉浮为阳，大为阳，是三阳合病之常脉，今在关上，病机在肝胃两部矣。凡胃不和则卧不安，如肝火旺则上走空窍，亦不得睡。夫肾主五液，入心为汗，血之与汗，异名同类。是汗即血也。心主血而肝藏血，人卧则血归于肝。目合即汗出者，肝有相火，窍闭则火无从泄，血不得归肝，心不得主血，故发而为汗，此汗不由心，故名之为盗汗耳。此为肝昔，故用竹叶引导，以其秉东方之青色，入通于肝；大寒之气，所以泻肝家之火。用麦冬佐人参以通血脉；佐白虎以回津，所以止盗汗耳；半夏禀一阴之气，能通行阴之道。其味辛，能散阳蹻之满，用以引卫气从阳入阴。阴阳通，其卧立至，其汗自止矣。其去知母者何？三阳合病而遗尿，是肺气不收，致少阴之津不升，故借知母以上滋于太阴。知母外皮毛而内白润，肺之润药也。此三阳合病而盗汗出，是肝火不宁。今少阴之精妄泄，既不可复濡少阴之津，又不可再泄皮毛之泽，故用麦冬以代之欤。"

成无己："伤寒解后，津液不足而虚羸，余热未尽。热则伤气，故少气，气逆欲吐，与竹叶石膏汤，调胃散热。辛甘发散而除热，竹叶、石膏、甘草之甘辛，以发散余热；甘缓脾而益气，麦门

冬、人参、粳米之甘，以补不足；辛者散也，气逆者，欲其散，半夏之辛，以散逆气。"

张隐庵："此言差后而里气虚热也。伤寒解后，津液内竭，故虚羸；中土不足，故少气；虚热上炎，故气逆欲吐。竹叶石膏汤主之。"

吕木茶村："此系肺胃之津液，因病热而受伤，故主此方滋养肺胃，以复阴气而清余热。"

尤在泾："大邪虽解，元气未复，余邪未尽，气不足而因而生痰，热不除而因而上逆，是以虚羸少气，而气逆欲吐也。"

喻嘉言："身中津液为热邪所耗，余热不清，必致虚羸少气，难于康复。若更气逆欲吐，是余邪复挟津液滋扰，故用竹叶石膏汤以益虚清热散逆气也。"

《伤寒论释义》："伤寒病解后，证见虚羸少气，气逆欲吐，是病后元气受伤，津液不足，兼有余热，故以竹叶石膏汤主治之。本方为白虎人参汤加减而成。方中以竹叶、石膏除烦清热；人参、甘草益气生津；麦冬、粳米滋养胃液；半夏降逆。此病后虚而有热者，本方能生津益气，清热养阴，上证自愈。"

《伤寒析疑》："热病后期，每多伤阴耗气，本证即是例证。气液两虚，肌体失养，则身体虚羸；中气不足则少气不足以息；胃脘余热不清，气失和降，故气逆欲吐。病属气液两虚，余热未清。可伴有发热、心烦、口渴、舌红、苔少、脉细等症。方中石膏清透余热；竹叶清心导热；人参、麦冬益气生津；半夏降逆止呕；甘草、粳米和中养胃。"

张路玉："此汤即人参白虎去知母，而益半夏、麦冬、竹叶也。病后虚烦少气，为余热未尽，故加麦冬、竹叶于人参、甘草之甘温益气药中，以清热生津。加半夏者，痰饮上逆，欲呕故也。"

徐灵胎："此仲景先生治伤寒愈后调养之方也。其法专于滋养肺胃之阴气以复津液。盖伤寒虽六经传遍，而汗吐下三者皆肺胃当之。又《内经》云：人之伤于寒者，则为病热。故滋养肺胃。岐黄以至仲景不易之法也。后之庸医则用温热之药峻补脾胃，而千圣相传之精义消亡尽矣。《集验》载此方加生姜，治呕最良。"

张锡纯："竹叶石膏汤原寒温大热退后，涤余热，复真阴之方，故其方不列于六经，而附载于六经之后。其所以能退余热者，不恃能用石膏，而恃石膏与参并用。盖寒温余热，在大热铄涸之余，其中必兼有虚热，石膏得人参，能使寒温后之真阴顿复，而余热自消。此仲景制方之妙也。又麦冬甘寒黏滞，虽能为滋阴之佐使，实能留邪不散致成劳嗽，而惟与石膏半夏并用则无忌。诚以石膏能散邪，半夏能化滞也。"

王占玺："本方为白虎汤加减而成，而白虎汤是为邪气实，身大热，大汗，大渴，脉洪大而设。此方则为余热未清，而气阴已伤者所备。伤寒等热性病新差，正气亏损，营血虚少，或体虚而形瘦，中气虚则短气不足以息，邪未尽则生痰，热不除则因而上逆。故本方用竹叶、石膏清散余热为君；臣以人参、麦冬以益气生津；再以半夏调和虚实，且可豁痰镇逆止呕；佐以甘草、粳米和胃安中。诸药和用共奏'养阴益气、清热生津、和胃止呕'之功。方中配以半夏最为妙意，盖防大队阴药，滋阴有余，降逆不足。且半夏、麦冬同用，则半夏无燥津之弊，麦冬无滋腻之嫌，使全方清热和胃，补虚而不恋邪，实为一首清补兼施之方。"

沈济苍："本条为气阴两伤，虚热烦扰的证治。当伤寒热病外解之后，出现虚羸少气，气逆欲吐之证，这是气阴两伤，虚热内扰所致。当用竹叶石膏汤清热养阴，益气和胃。

"本方除治病后气阴两伤，虚热烦扰外，徐灵胎《兰台轨范》亦治'伤暑、发渴、脉虚'。钱天来说：'仲景虽未言脉，若察其脉虚数而渴者，当以竹叶石膏汤主之。'因此在临床上只要见到热久不退，汗多口渴，虚羸少气，温温欲吐，脉虚数不静，舌红少苔者，即可用此方。"

（四）粳米在方书中的应用选例

1. 《小品方》

流水汤

主虚烦不得眠方。

半夏二两，洗十遍　粳米一升　茯苓四两

右三味，切，以东流水二升，扬之三千遍，令劳，煮药，取五升，分服一升，日三夜再。忌羊肉、饧、醋物。有半夏必须着生姜四两，不尔，戟人咽。

半夏有调和阴阳、促进睡眠之功效。《灵枢·邪客》："阳气盛则阳跷陷，不得入于阴，阴虚，故目不瞑。黄帝曰：善。治之奈何？伯高曰：补其不足，泻其有余，调其虚实，以通其道而去其邪。饮以半夏汤一剂，阴阳已通，其卧立至。"粳米有益中和胃之效，胃和则卧安。茯苓宁心安神。所以此方可以治疗虚烦不得眠之症。

2. 《肘后方》

疗卒腹痛方

粳米二升

右一味，以水六升，煮取六七沸，饮之。

此取粳米和中止痛之效。

3. 《必效方》

产后下痢腹痛方

疗妇人新产后赤白痢，心腹刺痛方。

薤白切，一升　当归二两　酸石榴皮三两　地榆根四两　粳米五合　一本加厚朴一两　阿胶　人参　甘草炙　黄连各一两半

右十味，切，以水六升，煮取二升，分三服。忌如常法。

方中人参、当归、甘草、阿胶调补气血，扶助正气；粳米缓急和胃，调中止泻；薤白、厚朴行气化滞；黄连燥温止泻；地榆根、酸石榴皮固肠止泻。共成补益气血、缓中止泻之剂。

4. 《深师方》

胶蜡汤

疗产后下痢，胶蜡汤方。

粳米一合　蜡如鸡子一枚　阿胶　当归各六分　黄连十分

右五味，切，以水六升半，先煮米，令蟹目沸，去米内药煮取二升，入阿胶、蜡消洋，温分三两沸。

此取粳米和胃止泄之效。

竹根汤

治短气欲绝，不足以息，烦扰。益气止烦，竹根汤方。

竹根一斤　麦门冬一升　甘草二两　大枣十枚　粳米一升　小麦一升

凡六物，水一斗，煮麦、米熟去之，纳药，煮取二升七合，服八合，日三。不能饮，以绵滴口中。

此补阴生津、和中益气之剂。方中粳米、小麦、麦门冬、竹根养阴生津，宁心除烦；甘草、大

枣益气补中。

5.《葛氏方》

胃中虚冷方

治胃中虚冷,不能饮食,食辄不消,羸瘦惙乏,四肢尫弱,百疾因此互生方。

薤白一斤　枳实三两　橘皮一肉　大枣十二枚　粳米二合　豉七合

以水七升,先煮薤,得五升,纳诸药,煮取二升半,分三服,日日作之。

此方以理气和胃为主。方中薤白、橘皮、枳实温中行气;大枣、粳米、豉养胃和中。

6.《医心方》

赤白痢方

治热病后赤白痢,痛不可忍方。

香豉一升　黄连三两　薤白三两

以粳米泔汁五升,煮取二升半,分三服。

此用粳米泔汁,更其缓中止痛之效。

7.《集验方》

芦根饮

治伤寒后干呕不下食,芦根饮方。

生芦根切,一升　青竹茹一升　粳米三合　生姜二两,切

以水七升,煮取二升,随便饮,不瘥,重作。

此滋阴生津、和胃止呕之方。粳米、芦根、竹茹清热和胃,生津润燥;生姜温中和胃,降逆止呕。

8.《备急千金要方》

米癥方

有人好啗米,久则成癥,不得米则吐出清水,得米即止。米不消化,久亦毙人。

白米五合　鸡屎一升

同炒焦为末,水一升,顿服。少时吐出癥,如研米汁或白沫淡水,乃愈也。

疗肿方

白粉熬黑,和蜜傅之。

白粉即白粳米粉。此取粳米清热凉血之功效。

9.《普济方》

霍乱吐泻方

治霍乱吐泻,烦渴欲绝。

粳米二合

研粉,入水二盏,研汁,和淡竹沥一合,顿服。

粳米与淡竹沥,清热养阴,生津止渴。

赤痢热躁方

粳米半升

水研取汁,入油瓷瓶中,蜡纸封口,沉井底一夜,平旦服之。吴内翰家乳母病此,服之有效。

此取粳米清热和胃除烦之效。

10. 《圣济总录》

初生无皮方

初生无皮,色赤,但有红筋。乃受胎未足也。

旱白米粉

扑之,肌肤自生。

竹沥饮

治霍乱狂闷,烦渴,吐泻无度,气欲绝者。

淡竹沥一合　粳米一合,炒,以水二盏同研,去滓取汁。

上二味,和匀顿服之。

11. 《圣惠方》

胎动腹痛方

胎动腹痛,急下黄汁。

粳米五升　黄芪六两

水七升,煎二升,分四服。

粳米和中缓痛,黄芪益气安胎。

12. 《证治要决》

鼻衄方

浙二泔

频饮,仍以真麻油或萝卜汁滴入之。

浙二泔又名粳米泔,为淘洗粳米时第二次滤出之米泔水。性甘寒,有清热凉血、生津止渴、宁心除烦、利小便等功效。

酒齄鼻方

浙二泔

食后凉饮之。外以硫黄入大菜头内煨,碾末涂之。

此乃取粳米泔水之清热凉血功效。

风热赤眼方

浙二泔

睡时冷调洗肝散或菊花散服。

13. 《外台秘要》

服药过剂方

服药过剂,闷乱者。

粳米渖,饮之。

粳米渖即米渖,也是粳米泔的别名。

主要参考文献

[1] 唐·孙思邈．备急千金要方．（影印北宋刊本）．北京：人民卫生出版社，1982.

[2] 唐·孙思邈．千金翼方．（影印清翻刻元大德梅溪书院本）．北京：人民卫生出版社，1982.

[3] 金匮玉函经．北京：学苑出版社，2005.

[4] 注解伤寒论/金匮玉函经．影印本．北京：人民卫生出版，2013.

[5] 脉经．影印元广勤书堂刊本．北京：人民卫生出版社，1982.

[6] 福州市人民医院．脉经校释．北京：人民卫生出版社，1984.

[7] 唐·王焘．外台秘要．（影印经余居刊本）．北京：人民卫生出版社，1982.

[8] 日·丹波康赖．医心方．高文柱校注．北京：华夏出版社，2011.

[9] 隋·巢元方．诸病源候论．（影印清《周氏医学丛书》本）．北京：人民卫生出版社，1982.

[10] 马伯英．中国医学文化史．上海：上海人民出版社，2010.

[11] 贾得道．中国医学史略．太原：山西人民出版社，1979.

[12] 湖南中医学院．中国医学发展简史．长沙：湖南科学技术出版社，1979.

[13] 贾维诚．三百种医籍录．哈尔滨：黑龙江科学技术出版社，1982.

[14] 陈邦贤，等．中国医学人名志．北京：人民卫生出版社，1983.

[15] 郭霭春．中国医史年表．哈尔滨：黑龙江科学技术出版社，1984.

[16] 中国历史年代简表．北京：文物出版社，1973.

[17] 王彦坤．历代避讳字汇典．北京：中华书局，2012.

[18] 姜生，等．中国道教科学技术史．北京：科学出版社，2002.

[19] 杜石然，等．中国科学技术史稿．北京：科学出版社，1985.

[20] 日·丹波元胤．中国医籍考．北京：人民卫生出版社，1983.

[21] 日·冈西为人·宋以前医籍考·北京：学苑出版社，2010

[22] 虞云国，等．中国文化史年表．上海：上海辞书出版社，1990.

[23] 杨金鼎．中国文化史词典．杭州：浙江古籍出版社，1987.

[24] 任莉莉．七录辑证．上海：上海古籍出版社，2011.

[25] 李今庸．古医书研究．北京：中国中医药出版社，2003.

[26] 宗福邦，等．故训汇纂．北京：商务印书馆，2003.

[27] 西汉·司马迁．史记．郑州：中州古籍出版社，1996.

[28] 东汉·班固．汉书．杭州：浙江古籍出版社，2000.

[29] 南朝·范晔．后汉书．杭州：浙江古籍出版社，2000.

[30] 柯美成．汉晋春秋通释．北京：人民出版社，2015.

[31] 晋·陈寿．三国志．长沙：岳麓出版社，2002.

[32] 唐·房玄岭，等．晋书．北京：中华书局，1974.

[33] 唐·李延寿．南史．北京：中华书局，1975.

[34] 唐·姚思廉．梁书．北京：中华书局，1973.

［35］唐·魏徵等．隋书．北京：中华书局，1974.

［36］后晋·刘昫等·旧唐书·北京：中华书局，1975

［37］宋·欧阳修等·新唐书·北京：中华书局，1975

［38］宋·王溥·唐会要·北京：中华书局，1960

［39］清·姚振宗·隋书经籍志考证·上海：开明书店，1936

［40］王重民·中国目录学史论丛·北京：中华书局，1984

［41］王明．抱朴子内篇校释．北京：中华书局，1980.

［42］谢松龄．天人像阴阳五行学说史导论．济南：山东文艺出版社，1989.

［43］于元．阴阳家与阴阳五行学说．长春：吉林文史出版社，2012.

［44］清·陈梦雷，等．古今图书集成医部全录．北京：人民卫生出版社，1983.

［45］许浚，等．东医宝鑑．（影印明万历刊本）．北京：人民卫生出版社，1982.

［46］崔先任．东医宝鑑道教医学思想研究．成都：巴蜀书社，2014.

［47］钱超尘．伤寒论文献通考．北京：学苑出版社，2001.

［48］李顺保．伤寒论版本大全．北京：学苑出版社，2001.

［49］金·成无己．注解伤寒论．北京：人民卫生出版社，1972.

［50］黄竹斋．伤寒论集注．北京：人民卫生出版社，1957.

［51］黄竹斋．伤寒杂病论会通．陕西省中医研究院印，1982.

［52］注解伤寒论．赵开美《仲景全书》（影印本）．北京：人民卫生出版社，1982.

［53］李华安．伤寒论东考．北京：中国医药科技出版社，1992.

［54］中医研究院．伤寒论语译．北京：人民卫生出版社，1974.

［55］姜建国，等．伤寒析疑．北京：科学技术文献出版社，1999.

［56］沈济苍．伤寒论析疑．上海：上海科学技术出版社，1990.

［57］清·柯琴．伤寒来苏集．上海：上海科学技术出版社，1978.

［58］古本康平伤寒论．长沙：湖南科学技术出版社，1988.

［59］蔡德元．古本伤寒杂病论校评．郑州：河南科学技术出版社，1992.

［60］桂林古本伤寒杂病．南宁：广西人民出版社，1980.

［61］成都中医学院．伤寒论释义．上海：上海科学技术出版社，1978.

［62］张启基，等．伤寒论手册．重庆：科学技术文献出版社重庆分社，1984.

［63］钱超尘．校勘元本影印明本金匮要略集．北京：学苑出版社，2015.

［64］景印赵开美翻刻宋本伤寒论．

［65］朱佑武·宋本伤寒论校注·长沙：湖南科学技术出版社，1982.

［66］金匮要略浅注．金匮要略歌括．太原：山西科学技术出版社，2013.

［67］清·尤在泾．金匮要略心典．上海：上海人民出版社，1975.

［68］黄竹斋．金匮要略方论集注．北京：人民卫生出版社，1957.

［69］明·吴迁钞本；陈萌，点校．金匮要略．北京：北京科学技术出版社，2016.

［70］金匮要略方论．（影印明赵开美刻《仲景全书》本）．北京：人民卫生出版社，1985.

［71］中医研究院．金匮要略语译．北京：人民卫生出版社，1974.

［72］谭日强．金匮要略浅述．北京：人民卫生出版社，1981.

［73］山田业广；郭秀梅，等，点校．金匮要略集注．北京：学苑出版社，2009.

［74］王占玺，等．张仲景药法研究．北京：科学技术文献出版社，1984．

［75］杨绍伊．汤液经钩考．北京：学苑出版社，2012．

［76］吉益东洞，等．药徵及药徵续编．北京：人民卫生出版社，1955．

［77］郭子光．日本汉方医学精华．成都：四川科学技术出版社，1989．

［78］田中荣信．长沙证汇．北京：人民卫生出版社，1955．

［79］马继兴．敦煌古医籍考释．南昌：江西科学技术出版社，1988．

［80］丛春雨．敦煌中医药全书．北京：中医古籍出版社，1994．

［81］隋·萧吉；马新平等点校．五行大义．北京：学苑出版社，2014．

［82］南齐·褚澄；许敬生等校注．褚氏遗书．郑州：河南科学技术出版社，2014．

［83］金匮要略．邱浩重校．北京：学苑出版社，2014．

［84］南京中医学院．诸病源候论校释．北京：人民卫生出版社，1982．

［85］宋·玉怀隐，等．太平圣惠方．北京：人民卫生出版社，1982．

［86］盖建民．道教医学．北京：宗教文化出版社，2001．

［87］盖建民，等．道教医学精义．北京：宗教文化出版社，2014．

［88］明·王九思．难经集注．（影印《佚存丛书》本）．北京：人民卫生出版社，1982．

［89］南京中医学院医经教研组．难经译释．上海：上海科学技术出版社，1980．

［90］黄作陈．中藏经校注．北京：学苑出版社，2008．

［91］李聪甫．中藏经校注．北京：人民卫生出版社，2013．

［92］王家葵．养性延年录校注．北京：中华书局，2014．

［93］针灸甲乙经．影印明刻《医统正脉本》．北京：人民卫生出版社，1982．

［94］清·廖平．隋本黄帝内经明堂．书林书局影印，2015．

［95］黄帝内经素问．影印明顾从德翻刻宋本．北京：人民卫生出版社，1982．

［96］黄帝内经素问．北京：人民卫生出版社，1963．

［97］灵枢经．北京：人民卫生出版社，1979．

［98］灵枢经．（影印明赵府居敬堂刊本）．北京：人民卫生出版社，1984．

［99］郭霭春．黄帝内经素问校注语译．天津：天津科学技术出版社，1981．

［100］郭霭春．黄帝内经灵枢经校注语译．天津：天津科学技术出版社，1989．

［101］周海平，申洪砚．黄帝内经考证新释．北京：中医古籍出版社，2016．

［102］清·黄琳．脉确．影印广陵鹤来轩藏清抄本．北京：中医古籍出版社，1981．

［103］汪剑．脉决汇辨校释．北京：中国中医药出版社，2012．

［104］清·郝懿行．尔雅义疏．北京：中国书店，1981．

［105］清·王先谦．释名疏证补．（影印清光绪二十二年本）．上海：上海古籍出版社，1984．

［106］清·段玉裁．说文解字注．（影印经韵楼原刻）．上海：上海古籍出版社，1981．

［107］清·朱骏声．说文通训定声．（影印临啸阁刻本）．北京：中华书局，1984．

［108］清·王念孙．广雅疏证．（影印嘉庆王氏家刻本）．北京：中华书局，1985．

［109］清·孙星衍，辑．神农本草经．北京：人民卫生出版社，1982．

［110］清·黄奭辑．神农本草经．（影印《子史钩沉》本）．北京：中医古籍出版社，1987．

［111］马继兴．神农本草经辑注．北京：人民卫生出版社，2013．

［112］梁·陶弘景；尚志钧辑校．本草经集注．北京：人民卫生出版社，1994．

［113］尚志钧，等，辑校．吴普本草．北京：人民卫生出版社，1987.

［114］尚志钧，辑校．吴氏本草经．北京：中医古籍出版社，2005.

［115］梁·陶弘景；尚志钧，辑校．名医别录．北京：中国中医药出版社，2013.

［116］北齐·徐之才．尚志钧，辑校．药对．合肥：安徽科学技术出版社，1994.

［117］唐·苏敬；胡方林，整理．新修本草．太原：山西科学技术出版社，2013.

［118］唐·苏敬；尚志钧，辑校．新修本草．合肥：安徽科学技术出版社，2004.

［119］常敏毅，辑校．后梁·日华子本草．北京：中国医药科技出版社，2016.

［120］五代·李珣；尚志钧，辑校．海药本草．北京：人民卫生出版社，1997.

［121］宋·寇宗奭．本草衍义．北京：人民卫生出版社，1990.

［122］清·吴仪洛．本草从新．上海：上海科学技术出版社，1982.

［123］清·周岩．本草思辨录．北京：人民卫生出版社，1982.

［124］明·李时珍．本草纲目．上海：锦章书局，1954.

［125］江苏新医学院．中药大辞典．上海：上海人民出版社，1977.

［126］丁安伟．中药炮制学．北京：高等教育出版社，2007.

［127］宋·唐慎微．重修政和经史证类备用本草．（影印晦明轩本）．北京：人民卫生出版社，1982.

［128］王孝涛．历代中药炮制法典．南昌：江西科学技术出版社，1998.

［129］张炳鑫．中药炮制品古今演变评述．北京：人民卫生出版社，2011.

［130］南北朝．雷敩．雷公炮炙论．南京．江苏科学技术出版社，1985.

［131］顿宝生，等．雷公炮炙论通释．西安：三秦出版社，2001.

［132］炮炙全书．影印东瀛元禄刻本．北京：文物出版社，1979.

［133］马王堆汉墓帛书五十二病方．北京：文物出版社，1979.

［134］武威汉代医简．北京：文物出版社，1975.

［135］田吉生，等．中药小辞典．北京：中医古籍出版社，1990.

［136］晋·葛洪．肘后备急方．影印明万历刊本．北京：人民卫生出版社，1982.

［137］东晋·范汪；范行准，辑校．范东阳方．（书林书局影印本）．2015.

［138］高文柱．小品方辑校．天津：天津科学技术出版社，1983.

［139］高文柱，辑校．小品方．北京：中国中医出版社，1995.

［140］南齐·龚庆宣；宋白杨，等，点校．刘涓子鬼遗方．北京：北京科学技术出版社。2016.

［141］北周·姚僧垣；高文铸，辑校．集验方．天津：天津科学技术出版社，1986.

［142］唐·甄权；谢盘根，辑校．古今录验方．北京：中国医药科技出版社，1996.

［143］王永庆，等．广济方研究．哈尔滨：黑龙江科学技术出版社，1990.

［144］李顺保．伤寒论类著作书目总览．北京：学苑出版社，2016

［145］逯铭昕．宋代伤寒学术与文献考论．北京：科学出版社，2016

［146］郭霭春．中国分省医籍考．天津：天津科学技术出版社，1984